PDDR-2

医师案头用药参考（第二版）

PHYSICIANS' DESK DRUG REFERENCE 2015

「中成药 化学药」

名誉主编 张恒弼

主 编 刘福强 侯志宏

王艳萍 肖秋生

中国中医药出版社

·北 京·

图书在版编目（CIP）数据

医师案头用药参考（第二版）/刘福强等主编. —2 版.
—北京：中国中医药出版社，2016.1

ISBN 978 – 7 – 5132 – 2488 – 8

Ⅰ. ①医… Ⅱ. ①刘… Ⅲ. ①用药法 Ⅳ. ①R452

中国版本图书馆 CIP 数据核字（2015）第 099702 号

中国中医药出版社出版
北京市朝阳区北三环东路 28 号易亨大厦 16 层
邮政编码　100013
传真　010 64405750
三河鑫金马印刷有限公司印制
各地新华书店经销

＊

开本 787×1092　1/16　印张 64　字数 1699 千字
2016 年 1 月第 2 版　2016 年 1 月第 1 次印刷
书　号 ISBN 978 – 7 – 5132 – 2488 – 8

＊

定价　218.00 元
网址　www.cptcm.com

《医师案头用药参考》（第二版）
编审委员会

宗宇平 中国人民解放军第 208 医院 主治医师

肖秋生 中国人民解放军第 208 医院 461 临床部 副主任药师、副教授、硕导

康振中 中国人民解放军第 208 医院 461 临床部 副主任医师、副教授、硕士

李殿华 中国人民解放军第 208 医院 461 临床部 副主任药师

潘洪涛 中国人民解放军第 208 医院 副主任医师

贾芙蓉 中国人民解放军第 208 医院 副主任技师、博士

赵文莘 中国人民解放军第 208 医院 副主任药师、硕士

刘福强 中国人民解放军第 208 医院 主任药师、教授、硕导

王艳萍 中国人民解放军第 208 医院 副主任药师、副教授、硕导

李 健 中国人民解放军第 208 医院 副主任药师

李洪斌 中国人民解放军第 208 医院 主管药师、硕士

孟庆彪 中国人民解放军第 208 医院 主管药师

张 琦 中国人民解放军第 208 医院 博士

赵 楠 中国人民解放军第 208 医院 药师、硕士

梁玲玲 中国人民解放军第 208 医院 药师

刘 丹 中国人民解放军第 208 医院 药师

周慧琴 中国人民解放军第 208 医院 主管药师

李子严 中国人民解放军第 208 医院 药师

刘 革 中国人民解放军第 208 医院 主管药师

赵力波 中国人民解放军第 208 医院 药师

吴艳云 中国人民解放军第 208 医院 药师

狄艳琴 中国人民解放军第 208 医院 副主任药师

郑丽杰 中国人民解放军第 208 医院 药师

尤海明 深圳市天悦制药有限公司 副主任药师、副教授、硕士、硕导

尹寿玉 延边大学 教授、博士、硕导

郭建鹏 延边大学 教授、硕士、硕导

张 钧 第二军医大学 教授、硕导

蒋雪涛 第二军医大学 教授、硕导

吴 伟 复旦大学 教授、博士、博导

王锦平 复旦大学 讲师

管清香 吉林大学 教授、博士、硕导

敖 雷 重庆医科大学 博士

杨长青 中国药科大学 教授、博士、博导

刘美辉 江苏卫生技术学院 讲师、硕士

阚俊明 长春中医药大学 副教授、博士

颜 鸣 沈阳军区总医院 副主任药师

马宏达 沈阳军区总医院 主管药师、博士

安　晔　沈阳军区总医院　副主任药师、硕士

蔡朝宏　沈阳军区总医院　副主任药师

宋洪涛　南京军区福州总医院　主任药师、教授、博士、博导

陈　磊　南京军区福州总医院　副主任药师、博士

袁海龙　第 302 医院 – 解放军中药研究所　研究员、博士、博导

李仙义　中国人民解放军总后勤部卫生部药检所　副主任药师

王　锦　沈阳军区药检所　主任药师、硕士

杨　松　沈阳军区药检所副主任药师、硕士

闫　冰　南京军区南京总医院　主管药师、博士

尹万昕　长春八一医院　副主任医师、硕士

李　成　吉林省军区门诊部　副主任医师、硕士

原　源　中国人民解放军第 85 医院　主管药师、博士

王　强　中国人民解放军第 202 医院　主任药师

庄庆媛　吉林市第二人民医院　主任医师

樊文华　沈阳军区联勤部长春干休所　副主任医师

刘　洋　沈阳军区联勤部长春干休所　医师

张公良　沈阳军区联勤部长春干休所　医师

林天慕　吉林省卫生厅　副教授、博士

李　力　上海诗丹德生物技术有限公司　博士

周　运　仙知（上海）健康管理机构　主治医师

方　通　上海华拓医药科技发展股份有限公司　药师、硕士

张白晶　上海华拓医药科技发展股份有限公司　药师、硕士

名誉主编张恒弼简介

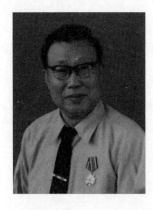

张恒弼教授是编写本书的倡导者和积极参与者，新中国成立初期毕业于上海第二军医大学药学系，以后又先后返校学习，历时近五年。在中国人民解放军第 208 医院长期从事医院药学工作，对临床药学有较好的理论基础和实际经验。

先后被第二军医大学和延边大学聘为教授和硕士研究生导师。曾任国家第四届药审委员，国家药监局新药评审中心专家库专家，国家基本药物目录遴选与调整专家；全军药学会药学情报组副组长，药剂学组、中药学组成员；曾任吉林省药审委员，吉林省药学会常务理事、药剂委员会主任，长春市药学会副理事长等；中国药学发展基金委员；《药学实践杂志》编委。

自 20 世纪 60 年代起，长期从事科研工作，特别重视长白山区药用植物的研究，如蛹虫草、人工小刺猴头、草苁蓉、蜜源花粉、刺五加和黑加仑等；大多能开展系统研究，如月见草油项目研究包括月见草油成分分析、降血脂作用、十八碳三烯酸提取、二高－γ－亚麻酸药效学和月见草油微囊的制备等内容。曾主持两项国家自然科学基金和两项吉林省科研项目研究工作。发表论文 35 篇，其重点为中药学和药剂学研究，如"复方冬五片的抗病毒作用研究"，并在 1992 年国际抗病毒学术会议上做大会发言。曾从事多项新药研究，其中由本人牵头研究的"五味治肝片"为国家批准的新药。曾先后参加十余部专著的主审、副主编和编写工作。尤其本人主编的《中药现代研究和开发》，从药剂学角度归纳了新中国成立以来中药现代研究的工艺和技术，进一步探讨了中药现代研究的方法学。

由于科研成绩突出，曾获中国人民解放军科技进步二等奖 2 项、吉林省科技进步二等奖 1 项、中国人民解放军科技进步三等奖 5 项，并享有国务院特殊津贴。

王　序

　　《医师案头用药参考》（中成药 化学药）于 2012 年初出版，第二版将于 2015 年问世，在此期间，刘福强、侯志宏两位教授，组织国内科研、教学、应用和生产单位的有关专家，根据读者反应和药物科学发展，对全书收载药品进行了增删，药物栏目作了调整，使本书在保持符合国情、栏目适用、内容精练、品种广泛而新颖的基础上，又增加新的特色。

　　一、编入现代中药内容　部分中成药处方的【组方简介】增加了中药现代研究资料，如中药的主要化学成分，这些成分的药理作用，可治疗哪些疾病；有的处方增加了全方现代药理研究的结论，体现了用现代科学技术研究中药、用现代语言表达中医药知识的成果，使西医和广大群众更易掌握和利用。

　　二、吸收了中医药的精粹　中成药处方的【功能】和【主治】两个栏目，尽可能地选用中医药学语言表达；对中成药组方理论做了调整，使其更加系统、更加准确地表达其组方意义，体现了中医药学的科学性和博大精深。

　　三、向合理用药倾斜　化学药增加了【体内过程】专栏，更加系统地介绍药物动力学内容，使临床医师了解药物进入体内后吸收、分布、代谢和排泄的全过程，给医师选择药物、确定剂量和给药次数提供参考。

　　四、增加安全用药知识　第二版化学药除保留【注意事项】外，还增加了【不良反应】和【药物相互作用】两项，每个栏目都有针对性叙述，可以减少用药的不良反应，可合理配伍药物，使治疗更安全有效。

　　这次再版，广泛收集有关中、西药物研究成果的科研资料，经过理论升华、编辑加工、科学表达，使其内容进一步贴近临床，其创新价值和临床意义不言而喻，谨书此序以贺之。

中国工程院院士

王永炎

2015 年 9 月于北京

编写说明

（第二版）

　　《医师案头用药参考》收载内容包括中成药（含民族药）和化学药（含生物药、植物药），是一本专门供临床医师用药参考和强化临床基本功的工具书，于 2012 年 3 月初出版，第二版将如约在 2015 年和读者见面。第一版（原版）面世后，承蒙广大读者关怀，提出不少宝贵意见，编者根据这些建议和叁年来药物科学发展情况及临床用药情况，进行吐故纳新，对原版作了修改。第二版上篇中成药从原版删除 157 个品种，新增 86 个品种，共计 745 个品种；下篇化学药从原版删除 54 个品种，新增 86 个品种，共计 1201 个品种。在原有章节基础上，下篇第七章增加一节抗糖尿病并发症用药，第七章第八节加注为抗骨质疏松症用药，第十一章新编入一节抗老年痴呆症用药，并对这三个小节重新遴选了药物。第十九章专科用药（如皮肤科）与其他章节中重叠收录的品种，以制剂形式列表于该章之后。

　　本书主旨是为广大临床医师服务，编者将不断引用新的资料、临床用药经验和药物治疗要求，继续修正本书内容和结构，以求保持本书实用性、科学性和新颖性。有关具体问题阐述如下：

　　1. 本书收载的中成药（包括民族药）名称为《中国药典》或《国家食品药品管理局颁布标准》确定的名称，化学药名称为通用名，英文名称为国际非专利药名（INN）。

　　2. 药品分类参照《国家基本保险药品目录》，药物的临床应用不受目录分类限制。

　　3. 本书文前有王序、编写说明、编审委员会、目录等内容。正文分上、下两篇。上篇为中成药，含民族药；下篇为化学药，其中包括生物药、植物药。附录有中成药药名汉语拼音索引和笔画索引，化学药中文名笔画索引和汉语拼音索引、英文名索引及参考文献。

　　4. 每一中成药下列【方剂组成】【功能】【主治】【剂型规格】【用法用量】【组方简介】和【临床应用】七个栏目。每一化学药下有英文名，并列【别名】【药理作用】【体内过程】【适应证】【剂量与用法】【不良反应】【注意事项】【药物相互作用】和【制剂规格】九个栏目。

　　5. 在编写过程中，我们参考了国内外的有关资料。由于文献众多，篇幅太大，故仅在书末列出主要参考书目，未能一一列出，向原作者致歉。

　　6. 依照国际惯例，特作如下声明：对因使用本书资料而引起的任何医疗纠纷、医疗差错和事故，一律不承担任何法律责任。本书编审者鼓励读者参照其他材料来核实本书资料的正确性，尤其是本书推荐的药物剂量、注意事项等。

　　7. 由于水平有限，本书难免存在一些错误，希望广大读者不吝提出宝贵意见，以期再版时修正。

　　本书编写是在上海第二军医大学金进教授关怀和指导下实现的，现在金进教授已经辞世，全体编审者愿以百倍努力，继续编好本书，以实际行动缅怀金进教授。

编者

2015 年 10 月 4 日

目　　录

上　篇　中成药(含民族药)

下　篇　化学药(含生物药、植物药)

附　录

上　篇
中成药（含民族药）

第一章　内儿科用药

一、解表剂

1. 辛温解表剂

正柴胡饮颗粒

【方剂组成】柴胡、防风、陈皮、赤芍、甘草、生姜等。

【功能】解表散寒，辛温宣肺，解热止痛。

【主治】风寒感冒。用于恶寒发热、无汗、头痛、四肢酸痛、鼻塞、清涕、咳嗽、痰吐清稀等症，尤适宜外感初期。

【剂型规格】颗粒剂：每袋装 3g（无糖）或 5g，10g（有糖）。

【用法用量】开水冲服，每次 3g（无糖）或 10g（有糖），一日 3 次。儿童剂量减半或遵医嘱。

【组方简介】本方根据《景岳全书》中的"柴胡饮"研制而成。该方以柴胡为主药，配以防风、陈皮、生姜发散表邪，配芍药助其凉散之功；芍药配甘草缓急止痛，生姜配甘草调和营卫，甘草配诸药既能调和药性、又能协助升散。方中诸药间有相须作用的（如柴胡－赤芍）、有相使作用的（如柴胡－陈皮）、有相恶作用的（如赤芍－陈皮）。主药柴胡伍上任何一味或全部辅药，作用均能显著增强，佐使生姜则能明显增强其他药物的效能。减去方中任何一味药物，则能削弱全方药效。

药理实验表明，本方具有抗流感病毒、镇痛、抗炎、解热、抗菌等作用。对金黄色葡萄球菌、流感杆菌、大肠杆菌、绿脓杆菌、痢疾杆菌、肺炎双球菌等均有较强的抑制作用。

【临床应用】本品适用于风寒感冒，忌用于风热感冒。风寒化热感冒亦不宜用。

三拗片

【方剂组成】麻黄、苦杏仁、甘草、生姜。

【功能】宣肺解表。

【主治】风寒袭肺证。症见鼻塞身重，头痛目眩，咳嗽痰多等。

【剂型规格】片剂，每片重 0.5g。

【用法用量】口服。一次 2 片，一日 3 次，7 天为一个疗程。

【组方简介】本品出自宋代《太平惠民和剂局方》。方中麻黄发汗解表，宣肺平喘，为君药；苦杏仁降肺气，祛风寒，为臣药；生姜发汗解表，温胃止呕，为佐药；甘草调和诸药，为使药。药效学试验表明：本品可降低感染甲型流感病毒小鼠的肺指数；降低金黄色葡萄球菌感染小鼠的死亡率；延长枸橼酸引咳豚鼠咳嗽潜伏期并减少咳嗽次数；减少氨水引咳小鼠的咳嗽次数；延长氯化乙酰胆碱与磷酸组织胺混合液引喘豚鼠的引喘潜伏期；抑制二甲苯引起的小鼠耳肿胀。

【临床应用】风寒袭肺，咳嗽声重，咳嗽痰多，痰白清稀，胸满气短，呼吸困难，急性支气管炎病情轻而见上述证候者。抗炎抗菌，有效预防肺炎、肺气肿等并发症。

午时茶

（颗粒）

【方剂组成】藿香、防风、白芷、柴胡、羌活、前胡、陈皮、苍术、枳实、川芎、连翘、山楂、六曲、干姜、甘草、制川朴、紫苏、桔梗、红茶。

【功能】祛风散寒，理气消食。

【主治】风寒感冒或兼有食积吐泻。症见畏寒发热，头痛身痛，胸腹胀满，不思饮食，恶心呕吐，腹痛泄泻等。

【剂型规格】午时茶：每袋装 2.5g。颗粒剂（茶剂）：每袋装 6g，10g。

【用法用量】午时茶：口服，一次 2 袋，一日 1~2 次，开水泡服。颗粒（茶剂）：口服，一次 6g 或 10g，一日 1~2 次，开水冲服。

【组方简介】本品表里兼顾，既解表又和中。现代研究本方主要药材的药理作用：防风、紫苏叶、柴胡解热；枳实、藿香、紫苏叶、山楂助消化；桔梗、前胡止咳化痰；川芎解痉止痛。

【临床应用】主治外感风寒，内伤食滞所致胃肠功能紊乱、消化不良、感冒、过敏性肠炎等病。凡风热感冒热甚，咽喉红肿疼痛，苔黄尿赤者忌服。

小儿清感灵片

【方剂组成】羌活、荆芥穗、防风、苍术（麸炒）、白芷、葛根、川芎、地黄、苦杏仁（炒）、黄芩、甘草、牛黄。

【功能】发汗解肌，清热透表。

【主治】外感风寒湿邪证。

【剂型规格】片剂，每片重 0.23g。

【用法用量】口服。周岁以内，每次 1~2 片；1~3 岁，每次 2~3 片；3 岁以上，每次 3~5 片。一日 2 次。

【组方简介】方中羌活辛温，发表力强，主散太阳经肌表游风及寒湿之邪，荆芥、防风发表散风，共为君药。苍术祛风胜湿，兼能发表散寒；白芷祛风散寒，通窍止痛；葛根解肌退热，升津止渴；川芎行气活血，散寒止痛。四药共为臣药。佐以杏仁降肺利气，止咳化痰；生地、黄芩清解郁热；牛黄清热息风，以防寒邪化热生风。甘草为使，调和诸药。诸药合用，共奏发汗解肌、清热透表之效。

【临床应用】外感风寒引起的发热怕冷，肌表无汗，头痛口渴，咽痛鼻塞，咳嗽痰多，体倦等症。

感冒清热颗粒

（胶囊）

【方剂组成】荆芥穗、薄荷、防风、柴胡、紫苏叶、葛根、桔梗、苦杏仁、白芷、苦地丁、芦根。

【功能】疏风散寒，清热解表。

【主治】风寒感冒。症见鼻塞流涕，怕冷发热，头身作痛，咳嗽咽干。

【剂型规格】颗粒剂：每袋装 12g，6g（无糖型）或 33g（乳糖型）。胶囊剂。

【用法用量】颗粒剂：开水冲服，一次 1 袋，一日 2 次。胶囊剂：口服，一次 3 粒，一日 2 次。

【组方简介】方中荆芥穗、紫苏叶、防风发汗散风解表为主药；以薄荷、柴胡、葛根解肌清热为辅药；佐以白芷散风止头痛，桔梗祛痰利咽喉，杏仁止咳平喘；用芦根清肺胃热，生津止渴；地丁清热解毒。各药合用，具有发汗解表、清泄里热作用。

【临床应用】本品为临床应用多年的有效验方。感冒初起，及时服用，效果尤佳。

葛根汤颗粒

【方剂组成】葛根、麻黄、白芍、桂枝、甘

草、生姜、大枣。

【功能】发汗解表，升津舒经。

【主治】风寒感冒。症见发热恶寒，鼻塞流涕，咳嗽咽痛，咳痰稀白，汗出，头痛身痛，项背强急不舒，苔薄白或薄白润，脉浮或脉紧。

【剂型规格】颗粒剂：每袋装4g。

【用法用量】开水冲服，一次4g，一日3次。

【组方简介】方中葛根、麻黄发表解肌，祛风散邪；桂枝、白芍解肌发表，温通经脉；生姜祛风胜湿，温经通络；甘草清热解毒，调和诸药。诸药合用，共奏发表解肌、调和营卫、活血祛瘀之功。

【临床应用】用于风寒感冒。风热感冒者慎用。

桂枝颗粒

【方剂组成】桂枝、白芍、甘草、生姜、大枣。

【功能】解肌发表，疏散风寒，调和营卫。

【主治】外感风邪，头痛发热，鼻塞干呕，汗出恶风。

【剂型规格】颗粒剂：每袋装5g。

【用法用量】口服，一次5g，一日3次。

【组方简介】桂枝辛温，温通卫阳而解肌发表，疏散风寒；白芍苦酸微寒，益阴和营，通调血脉。桂、芍相合，一治卫强，一治营弱，调和营卫。生姜辛温，佐桂枝解表，辛甘化阳，又能和胃止呕；大枣味甘，益脾和胃，助芍药益阴以和营，且益气调中；甘草味甘性温，甘平和中，且佐桂枝解肌，合芍药益阴，并能调和诸药。

【临床应用】传统古方桂枝汤被誉为《伤寒论》群方之首，称作中医最古老的医方。此方为调节人体阴阳，增强人体正气的基础方药。研究表明，本方具有体温双向调节、抗病毒、免疫调节、调补脾胃等作用。表实无汗或温病内热口渴者忌用。

2. 辛凉解表剂

清解片

【方剂组成】金银花、金钱草、柴胡、夏枯草、连翘、石膏、牡丹皮、蒲公英。

【功能】疏风解毒，清热解毒。

【主治】用于风热感冒。症见发热头痛，鼻塞流黄浊涕，咽痛红肿，口渴欲饮，咳嗽等。

【剂型规格】片剂，每片重0.3g。

【用法用量】口服。成人一次3片，一日2～3次，儿童酌减。

【组方简介】本方来源于《外伤科学》。方中以银花、连翘为君药，既有辛凉透邪清热之效，又具芳香辟秽解毒之功。配以金钱草、牡丹皮、蒲公英清热凉血解毒，能助银花、连翘清热解毒之力，为臣药。石膏清热除烦，泻火止渴；夏枯草清热散结，二者清气分实热证为佐药。柴胡和解退热，泄半表半里之邪，并将内邪疏散于表，以致表里双解为使药。诸药合用，共奏清热解毒、疏风泻火之功效。药理实验表明：本品能抑制醋酸致痛小鼠扭体反应，延长热板致痛小鼠后足反应期，提高小鼠痛阈。对小鼠热板法，扭体法试验有镇痛作用。

【临床应用】对病毒和细菌引起的上呼吸道感染、气管炎、肺炎、肺脓疡、扁桃体炎、牙龈炎、心肌炎、急性肠胃炎、痢疾、急性阑尾炎、急性黄疸性肝炎、乳腺炎、盆腔炎、泌尿系统感染、痈、疮、疖、肿、外伤感染等病具有解热镇痛、抗菌消炎、抗病毒作用，其退热效果尤佳。

银翘解毒丸

（片、口服液、

胶囊、软胶囊、颗粒）

【方剂组成】金银花、牛蒡子（炒）、连翘、桔梗、薄荷、淡竹叶、荆芥穗、甘草、淡豆豉、芦根、板蓝根、茅根等。

【功能】辛凉解表，清热解毒。

【主治】风热感冒，咳嗽咽痛，头痛口干，发热又微恶风寒。

【剂型规格】大蜜丸：每丸3g，9g。浓缩蜜丸：每丸3g。片剂：每片相当于原生药1g。颗粒（冲剂）：每袋10g。口服液：每支10mL。胶囊剂：每粒0.5g。软胶囊：每粒0.45g。

【用法用量】口服。大蜜丸：一次3~9g，浓缩蜜丸：一次1丸，一日2~3次，以芦根汤或温开水送服。片剂：一次4片，一日2~3次。颗粒（冲剂）：每次10~15g，一日3次，开水冲服，重症者加服1次，小儿减半。口服液：一次20mL，一日2~3次。胶囊、软胶囊：一次2粒，一日3次。

【组方简介】方中金银花、连翘辛凉解表，清热解毒；薄荷、荆芥、豆豉散邪退热；桔梗、牛蒡子、甘草祛痰，宣肺，利咽；竹叶清热生津。诸药协同，共奏疏散风热、清热解毒之效。实验研究表明，本方对体外流感病毒有抑制作用。

【临床应用】多用于感冒、流感、麻疹、肺炎、流行性腮腺炎、急性咽炎、急性扁桃体炎、乙脑等病治疗。风寒感冒者忌用。

柴胡口服液

（注射液、滴丸）

【方剂组成】柴胡。

【功能】解表和里，疏肝解郁，升提中气。

【主治】感冒发热，疟疾，胁痛，月经不调等症。

【剂型规格】口服液：每支10mL，相当于原药材10g。注射剂：每支2mL，5mL，相当于生药1g/mL。滴丸剂：每袋0.525g，0.551g。

【用法用量】口服液：口服，一次10~20mL，一日3次，小儿酌减。注射液：肌内注射，一日1~2次，成人首次用4mL，以后每次2mL，儿童酌减，周岁以内婴儿每次1~1.5mL。滴丸：含服，一次1袋，一日3次。

【组方简介】柴胡对中枢神经系统具有明显镇静、镇痛、解热与镇咳等作用。实验表明，柴胡尚有抗炎、利胆、保肝、降血脂、抗疟等作用。

【临床应用】对感冒、流行性感冒、疟疾、肺炎等发热均有较好的退热效果；对传染性肝炎、急性胰腺炎、急性胆道感染应用柴胡注射液时，效果较为满意。对月经不调，经期前后错乱，经行腹痛，或子宫脱垂等亦可应用。本品对过敏性体质者及真阴亏损者慎用。风寒感冒和暑湿表证不宜使用。

瓜霜退热灵胶囊

【方剂组成】西瓜霜、寒水石、石膏、滑石、磁石、玄参、水牛角浓缩粉、羚羊角、甘草、升麻、丁香、沉香、麝香、冰片、朱砂。

【功能】清热解毒，开窍镇静。

【主治】热病高热，惊厥抽搐，咽喉肿痛，舌疔等症。

【剂型规格】胶囊剂：每粒0.3g。

【用法用量】口服，一日3~4次，成人每次4~6粒；周岁小儿，每次1粒；5岁以内小儿，每次2粒；5岁以上小儿，酌情服用或遵医嘱。

【组方简介】药理研究显示，本品能较大幅度地降低实验动物体温，具有中等程度镇痛作用。

【临床应用】用于上呼吸道感染、扁桃体炎、肠炎、菌痢等病治疗。本品不宜久服，孕妇忌服。

桑菊感冒片

（冲剂、合剂）

【方剂组成】桑叶、菊花、连翘、苦杏仁、

桔梗、芦根、薄荷、甘草。

【功能】辛凉解表，疏风清热，宣肺止咳。

【主治】风热感冒或温病初起所致轻微发热，头痛，咳嗽，口渴，咽红肿痛等。

【剂型规格】片剂：每片 0.6g。冲剂：每袋 7.5g。合剂：每瓶 100mL。

【用法用量】片剂：一次 4~8 片，一日 2~3 次，温开水送服。冲剂：一次 1 袋，一日 2~3 次，温开水冲服。合剂：口服，一次 15~20mL，一日 3 次，用时摇匀。

【组方简介】方中桑叶、菊花、薄荷清凉透表解热；配以黄连、芦根清热生津，解毒透表；桔梗、甘草、杏仁清咽喉，利胸膈，止咳祛痰为辅助药。药理研究表明，本品具有抑菌、抗炎、解热、祛痰、镇咳作用。

【临床应用】临床主要用于治疗感冒、流行性感冒、急性扁桃体炎初起、流行性结膜炎、急性喉炎初期等。风寒感冒者不宜使用。

维 C 银翘片

（颗粒）

【方剂组成】连翘、金银花、牛蒡子、桔梗、芦根、荆芥、甘草、淡豆豉、淡竹叶、薄荷油、对乙酰氨基酚、维生素 C、马来酸氯苯那敏。

【功能】辛凉解表，清热解毒。

【主治】风热表证。

【剂型规格】糖衣片：每片基片 0.32g（含维生素 C 49.5mg，对乙酰氨基酚 105mg，马来酸氯苯那敏 1.05mg）。颗粒剂：每袋 10g。

【用法用量】片剂：口服，一次 3 片，一日 3 次，小儿酌减。颗粒剂：温开水冲服，一次 10g，一日 3 次。

【组方简介】本方在银翘散的基础上加西药对乙酰氨基酚、马来酸氯苯那敏。配方中的对乙酰氨基酚为解热镇痛药，马来酸氯苯那敏为组胺（H_1）受体阻断药，可对抗组胺引起微血管扩张

和毛细血管通透性增加，从而减轻流泪、打喷嚏、流涕等过敏症状；用维生素 C 以增强人体抗病毒的能力。本方中西药合用，对感冒有针对性治疗作用。特别对中医辨证为风热感冒者，效果明显。

【临床应用】治疗风热感冒，症见发热头痛、咳嗽、口干、咽喉疼痛等。

复方感冒灵片

【方剂组成】岗梅、三叉苦、五指柑、野菊、板蓝根、金银花、对乙酰氨基酚、马来酸氯苯那敏、咖啡因。

【功能】清热解毒。

【主治】感冒。

【剂型规格】糖衣片：每片 0.25g。

【用法用量】口服，一次 4 片，一日 3 次，2 天为 1 个疗程。预防量一次 4 片，一日 2 次，连服 3~5 天。

【组方简介】方中金银花、板蓝根、野菊、三叉苦、岗梅清热解毒；五指柑疏风消痰，行气止痛；西药对乙酰氨基酚、马来酸氯苯那敏、咖啡因以增强药效。

【临床应用】治疗感冒，预防流感、流脑。

感冒退热冲剂

【方剂组成】大青叶、板蓝根、连翘、拳参。

【功能】清热解毒，消肿散结。

【主治】风热感冒，咽喉肿痛，咽干，周身酸痛等。

【剂型规格】冲剂：每袋 4.5g（无糖型），18g（含糖型）。

【用法用量】口服，一次 4.5~9g（无糖型）或 18~36g（含糖型），一日 3 次，开水冲服。

【组方简介】方中大青叶、连翘含 α - 蒎烯、连翘苷等以及板蓝根含菘蓝苷、靛玉红、靛蓝等，

均有抗流感病毒作用，且为广谱抗菌的中药，如对金黄色葡萄球菌、甲型、乙型溶血性链球菌、肺炎双球菌、脑膜炎球菌、肠炎杆菌、痢疾杆菌、伤寒、副伤寒杆菌等均有抑制作用。故本方可用于感冒的治疗，特别用于中医辨证的风热感冒。大青叶、板蓝根并有抗腮腺病毒作用，连翘有抗白喉杆菌的作用。

【临床应用】治疗病毒传染性疾病，如上呼吸道感染、咽喉炎、流感、流行性腮腺炎、乙脑、病毒性肺炎、急性扁桃体炎等。风寒感冒者忌用。

羚羊感冒片
（胶囊）

【方剂组成】金银花、连翘、牛蒡子（炒）、淡竹叶、甘草、淡豆豉（炒）、羚羊角、薄荷油、荆芥油。

【功能】清热解毒，散风解表。

【主治】外感风热，温热病初起。

【剂型规格】糖衣片：每片0.3g。胶囊剂：每粒0.42g。

【用法用量】口服。片剂：一次4~6片，一日2次；胶囊剂：一次2粒，一日2~3次。温开水送服。

【组方简介】方中羚羊角、金银花、连翘清热解毒，散风；牛蒡子、薄荷、淡豆豉、荆芥解表祛风；淡竹叶助其清热；甘草调和诸药。

【临床应用】用于风热感冒，如治疗流行性感冒、伤风咳嗽、头眩发热。

柴黄片

【方剂组成】柴胡、黄芩。

【功能】清热解表。

【主治】用于风热感冒引起发热，周身不适，头痛目眩，咽喉肿痛。

【剂型规格】糖衣片：每片相当于原药材2g。

【用法用量】口服，一次3~5片，一日2次。

【组方简介】柴胡性轻主升散，能散肌表之邪；黄芩性平，入手太阴经，清肌表之热。二药相配，共奏和解退热、疏散解表的目的。

【临床应用】治疗上呼吸道感染，感冒发烧。

柴银口服液

【方剂组成】柴胡、金银花、黄芩、葛根、荆芥、青蒿、连翘等。

【功能】清热解毒，利咽止渴。

【主治】外感风热证。

【剂型规格】口服液：每瓶20mL。

【用法用量】口服，一次1瓶，一日3次，连服3天。

【组方简介】临床前动物试验结果提示：本品有一定的抗流感甲、乙型病毒及抗菌作用，同时还有一定的解热、镇咳、抗炎作用。

【临床应用】治疗上呼吸道感染，症见发热恶风，头痛咽痛，汗出，鼻塞流涕，咳嗽，舌边尖红，苔薄黄。

银翘片

【方剂组成】连翘、银花、桔梗、薄荷、竹叶、甘草、荆芥穗、淡豆豉、牛蒡子、芦根。

【功能】疏风解表，清热解毒。

【主治】用于风热感冒所致发热头痛，咳嗽口干，咽喉疼痛。

【剂型规格】薄膜衣片：每片0.35g。

【用法用量】口服，一次4~8片，一日2次。

【组方简介】用银花、连翘为君药，既有辛凉透邪清热之效，又有芳香辟秽解毒之功；臣药荆芥穗、豆豉，助君药开皮毛而逐邪；桔梗宣肺利咽，甘草清热解毒，竹叶清上焦热，芦根清热生津，皆是佐使药。

【临床应用】治疗感冒、麻疹、支气管肺炎、急性咽炎等。

小儿热速清颗粒
（口服液）

【方剂组成】柴胡、黄芩、板蓝根、葛根、金银花、水牛角、连翘、大黄。

【功能】清热解毒，疏风利咽。

【主治】风热感冒，发热头痛，咽喉红肿，鼻塞流黄涕，咳嗽，便秘。

【剂型规格】颗粒剂：每袋2g。口服液：每支10mL。

【用法用量】颗粒剂：1岁以内，一次1/4～1/2袋；1～3岁，一次0.5～1袋；3～7岁，一次1～1.5袋；7～12岁，一次1.5～2袋。一日3～4次，口服。口服液：1岁以内，一次2.5～5mL，1～3岁，一次5～10mL，3～7岁，一次10～15mL，7～12岁，一次15～20mL。口服，一日3～4次。

【组方简介】柴胡、葛根辛凉解肌，透表泄热而解外来风热；银花味甘，与连翘相须，功擅轻宣疏散。四者相合，则上焦风热可除。黄芩苦寒，泻火解毒，清泄肺热；合水牛角、板蓝根则清热凉血解毒之力更著；大黄苦寒，功擅荡涤胃肠实热，奏效迅捷。现代研究表明：本方柴胡含柴胡皂苷、槲皮素，具有抗惊厥、解热镇痛、镇静、抗炎、抗病原体功能；黄芩含黄芩苷、黄芩素，具有抗菌、抗病毒、抗变态反应等作用；水牛角含胆甾醇、肽类、微量元素，具有抗惊厥、解热、抗炎、抗感染等作用。综合其他药物，本方可用于治疗小儿感冒、急性呼吸道感染，特别对中医辨证的风热感冒效果较好。

【临床应用】本品临床使用多年，对小儿急性呼吸道感染疗效显著。

3. 表里双解剂

防风通圣丸
（颗粒）

【方剂组成】防风、荆芥穗、薄荷、麻黄、大黄、芒硝、栀子、滑石、桔梗、石膏、川芎、当归、白芍、黄芩、连翘、甘草、白术（炒）。

【功能】解表通里，清热解毒。

【主治】外寒内热，表里俱实，恶寒壮热，口苦咽干，尿赤便秘，头痛目眩，瘰疬初起，风疹湿疮。

【剂型规格】水丸：每20粒为1g，每袋18g。大蜜丸：每丸9g。浓缩丸：每8丸相当于原药材6g。颗粒剂：每袋3g。

【用法用量】口服。水丸：一次6g，大蜜丸：一次1丸；浓缩丸：一次8丸。一日2次，温开水送服，或遵医嘱。颗粒剂：温开水冲服，一次3g，一日2次。

【组方简介】本方中防风、麻黄、荆芥穗、薄荷散风透表；大黄、芒硝荡胃涤肠、泻热；滑石、栀子清热利湿；黄芩、石膏、桔梗、连翘清泻肺胃积热；川芎、白芍、当归活血和血；白术健脾燥湿；甘草和中，调和诸药。共奏透表通里，清热化毒之功效。实验表明，本方主药防风具有解热、镇痛及对多种病原微生物有抑制作用。

【临床应用】临床常用本品治疗风热、湿热、血热所致多种皮肤病，如荨麻疹、接触性皮炎等效果满意。此外，对麻疹、肺炎、急性卡他性结膜炎、风热乳蛾、肠痈、尿路感染、急性化脓性扁桃体炎、点状角膜炎等眼病疗效亦佳。孕妇慎用。脾虚便溏者忌服。

小柴胡汤丸
（颗粒、片）

【方剂组成】柴胡、黄芩、党参、制半夏、

甘草、生姜、大枣。

【功能】和解少阳，清热解毒，补中扶正，和胃降逆。

【主治】少阳证，症见口苦、咽干、目眩、寒热往来、胸胁苦满、心烦喜呕。

【剂型规格】浓缩丸：每8丸相当于原生药3g。颗粒剂：每袋10g。片剂：每片0.4g。

【用法用量】口服。浓缩丸：一次8丸，一日3次。颗粒剂：一次10~20g，一日3次，开水冲服。片剂：一次4~6片，一日3次。

【组方简介】本方用柴胡解少阳之邪，兼能疏畅胸胁气机郁结痞闷，为主药；黄芩清肝胆之热，可协助柴胡以清少阳之邪热，为辅药。二药合用，使其达到和解清热的目的。党参、大枣益气和中，扶正以祛邪；制半夏、生姜和胃降逆，善治心烦喜呕，共为佐药。甘草既能调和诸药，又可相助扶正，为使药。诸药合用，共奏和解少阳、补中扶正、和胃降逆之效。现代研究表明：本方柴胡含柴胡皂苷、柴胡多糖，可解热、镇痛、镇静、促进物质代谢，增强免疫功能；黄芩含黄芩苷等，可抗菌、抗病毒、抗变态反应，保肝利胆；党参含甾醇类、糖、苷类和有机酸类，可调节中枢，改善微循环，增强免疫功能；甘草含皂苷、黄酮，有抗菌、保肝、抗过敏等作用。本方可用于治疗急慢性肝炎和上呼吸道感染等病证。

【临床应用】本品除了用于和解少阳外，对于妇人伤寒、热入血室，以及疟疾、黄疸等杂病见少阳证者，均可运用本品治疗。基本运用指征是：往来寒热、口苦咽干、胸胁苦满、舌苔薄白、脉弦。这些指征体现了邪在少阳肝胆的基本病机，应用甚广。急慢性肝炎、上呼吸道感染、胆囊炎、胆石症、神经衰弱、产后感染或经期感冒见上述表现者，皆可辨证施治。服药期间，忌生冷辛辣刺激食物。阴虚吐血或肝阳上亢之高血压者忌用，真阴亏损之虚热者慎用。

荆防合剂

（颗粒）

【方剂组成】荆芥、防风、羌活、独活、柴胡、前胡、川芎、枳壳、茯苓、桔梗、甘草。

【功能】发汗解表，散风祛湿。

【主治】用于风寒感冒，头痛身痛，恶寒无汗，鼻塞清涕，咳嗽白痰。

【剂型规格】合剂：每支10mL。颗粒剂：每袋15g。

【用法用量】合剂：口服，一次10~20mL，一日3次，用时摇匀。颗粒剂：开水冲服，一次15g，一日3次。

【组方简介】方中以荆芥、防风解表祛风散寒为君药。羌活、独活祛湿止痛且助荆防解表；川芎辛散，能祛血中之风而宣痹止痛，增强解表之力，共为臣药。柴胡辛凉透表，可疏散肌表郁热，并与桔梗配合前胡、枳壳双升双降，共奏宣肺化痰、开胸利气之效；茯苓甘淡而平，既利水渗湿，又不伤正气，以上均为佐药。甘草为使，调和诸药。诸药合用，共奏发汗解表、散寒疏风祛湿之效。

【临床应用】本方为治外感风寒湿邪所致感冒、疮疡初起而见表证的有效成药。

九味双解口服液

【方剂组成】柴胡、大黄（熟）、青蒿、大青叶、金银花、蒲公英、黄芩（酒炙）、草果（去皮、姜制）、重楼。

【功能】解表清热，泻火解毒。

【主治】用于风热感冒。

【剂型规格】口服液：每支10mL。

【用法用量】口服，每次20mL，一日3次。儿童减量服用：1~2岁，一次3mL，一日2次；3~4岁，一次5mL，一日2次；5~6岁，一次

5mL，一日 3 次；7～9 岁，一次 10mL，一日 2 次；13～14 岁，一次 20mL，一日 2 次。

【组方简介】方中取柴胡透表解热，大黄泻火解毒，二药合用使邪热既有外散之机，又有下泄之路，表里分消，共为君药；青蒿去火，金银花解毒，黄芩清热燥湿，共助柴胡、大黄解热泻火之功，是为臣药；佐以大青叶、蒲公英、重楼清热解毒利咽，草果芳香燥湿以温制诸药之寒。方中柴胡达表、大黄清里，银、黄入肺胃，故不再用引经之使药。九药合用，共奏表里双解之效。

【临床应用】临床用于发热，恶风，头痛，鼻塞，咳嗽，流涕，咽痛或红肿，口渴，或伴溲赤，便干等症。

小儿双清颗粒

【方剂组成】人工牛黄、羚羊角、水牛角浓缩粉、厚朴、板蓝根、连翘、拳参、石膏、莱菔子（炒）、荆芥穗、薄荷脑、冰片。

【功能】清热解毒，表里双解。

【主治】小儿外感属表里俱热证。症见发热，流涕，咽红，口渴，便干，尿赤，舌红，苔黄。

【剂型规格】颗粒剂：每袋 2g。

【用法用量】颗粒剂：1 岁以内，每次0.5～1袋；1～3 岁，每次 1～1.5 袋；4～6 岁，每次1.5～2 袋；7 岁以上，每次 2～2.5 袋。口服，一日 3 次。重症者，于服药 2 小时后加服 1 次。

【组方简介】荆芥穗、薄荷、板蓝根、连翘、石膏具有祛风解表，清热镇痛作用；羚羊角、水牛角、拳参具有清热解毒，平肝息风，抗惊厥作用；厚朴、莱菔子具有降气化痰，消积平喘作用；牛黄具有清心开窍，息风定惊，清热解毒作用；冰片具有开窍醒神作用。现代实验表明，板蓝根、连翘、厚朴、莱菔子、拳参具有抗炎作用。诸药相配，共起疏风清热、表里双解、化痰定惊、开窍醒神之作用。

【临床应用】本品具有抗炎、抗病毒和增强免疫功能作用，主治小儿感冒、发热、痰热惊厥等症。

小儿柴桂退热颗粒
（口服液）

【方剂组成】柴胡、桂枝、葛根、浮萍、黄芩、白芍、蝉蜕。

【功能】发汗解表，清里退热。

【主治】用于外感发热。

【剂型规格】颗粒剂：每袋 5g。口服液：每支 10mL。

【用法用量】颗粒剂：1 岁以内，每次 2.5g，1～3 岁，每次 5g，4～6 岁，每次 7.5g，7～14 岁，每次 10g。开水冲服，一日 4 次，3 天为 1 个疗程。口服液：1 岁以内，每次 5mL，1～3 岁，每次 10mL，4～6 岁，每次 15mL，7～14 岁，每次 20mL。开水冲服，一日 4 次，3 天为 1 个疗程。

【组方简介】本方用柴胡、葛根解肌清热为君。桂枝解肌发表，外散风寒；白芍益阴敛营。桂芍相合为臣。一治卫强，一治营弱，合则调和营卫。黄芩清邪郁所化之热为佐，蝉蜕、浮萍退其肺热为使。

【临床应用】用于风热感冒见发热，头身痛，流涕，口渴，咽红等症。

4. 扶正解表剂

玉屏风口服液
（颗粒）

【方剂组成】黄芪、白术、防风。

【功能】益气健脾，固表止汗。

【主治】表虚不固，自汗恶风，面色苍白，或体虚易感风邪者。

【剂型规格】口服液：每支 10mL。颗粒剂：每袋 5g。

【用法用量】口服。口服液：一次 10mL。颗粒剂：一次 1 袋，一日 3 次。

【组方简介】方中重用黄芪补气固表，配以白术健脾益气以资气血生化之源。防风走表协黄芪驱邪而不伤正，黄芪得防风固表而无留邪之虑，二药合用散而不越、补而不滞、散中寓补、补中有疏。药理作用显示，本品能提高机体免疫力，抑制流感病毒，增强肾上腺皮质功能，并具有中和过敏源等作用。

【临床应用】常用于防治感冒、流感、上呼吸道感染及支气管肺炎、支气管哮喘，尤其适用于体弱小儿、老年人及孕妇。还可用于治疗小儿虚汗症、过敏性鼻炎、慢性荨麻疹、过敏性紫癜等病证。

表虚感冒颗粒

【方剂组成】桂枝、白芍、生姜、大枣、葛根、苦杏仁（炒）。

【功能】散风解肌，和营退热。

【主治】风寒表虚型感冒。症见发热恶风，有汗，头痛项强，咳嗽痰白，鼻鸣干呕，苔薄白，脉缓。

【剂型规格】颗粒剂：每袋8g。

【用法用量】口服。成人一次 1 袋，一日 3次，小儿酌减，开水冲服。

【组方简介】本方系桂枝汤去甘草，加葛根等药而成。取桂枝汤发汗解肌，调和营卫，扶正固表之功；加葛根解肌发表，生津舒筋，助桂枝治太阳经脉之邪。

【临床应用】本品用于感冒属外感风寒表虚者。服药后多饮热开水或热粥，覆被保暖，取微汗，不可大汗，慎防复感。

参苏丸

（片、胶囊）

【方剂组成】党参、紫苏叶、葛根、前胡、茯苓、半夏（制）、陈皮、枳壳（炒）、桔梗、木香、甘草、生姜、大枣。

【功能】疏风散寒，理气化痰，利肺止咳。

【主治】用于体弱感冒，气短乏力，怕冷发热，头痛鼻塞，咳嗽痰多，胸闷恶心。

【剂型规格】丸剂：每袋 9g。片剂：每片 0.3g。胶囊剂：每粒 0.45g。

【用法用量】口服。丸剂：一次 6 ~ 9g，一日 2 ~ 3 次。片剂：一次 3 ~ 5 片，一日 2 ~ 3 次。胶囊剂：一次 4 粒，一日 2 次。

【组方简介】方中以紫苏叶、葛根为君，散风寒，解肌表。辅以前胡、桔梗、半夏宣降肺气，化痰止咳；陈皮、枳壳理气宽胸。佐以党参益气，扶正托邪；茯苓健脾渗湿以消痰；木香行气，醒脾畅中；甘草补气安中，调和诸药，为佐使之用。诸药相合，以起益气解表、理气化痰之功。

【临床应用】临床用于体弱感冒、上呼吸道感染、急性支气管炎等病证。风热感冒者不宜使用。

二、泻下剂

麻仁润肠丸

（软胶囊）

【方剂组成】火麻仁、大黄、陈皮、木香、苦杏仁、白芍。

【功能】润肠通便，消胀除满。

【主治】肠胃燥热引起便秘。

【剂型规格】蜜丸：每丸 6g。软胶囊：每粒 0.5g。

【用法用量】蜜丸：成人一次 1 ~ 2 丸，一日 2 次，温开水送服。软胶囊：口服，一次 8 粒，一日 2 次，年老、体弱者酌情减量使用。

【组方简介】本方以火麻仁润肠通便为主药；辅以杏仁降气润肠，芍药养阴和里；佐以木香、陈皮行肠胃气滞，大黄通下；使以蜂蜜润燥滑肠，合而为丸。现代研究表明：本方火麻仁含干性脂肪油，可促进肠道运动，刺激肠黏膜，从而增加分泌，减少大肠对水分的吸收；大黄含蒽醌衍生物，能兴奋和抑制胃肠运动；木香含木香内酯，可双向调节胃肠运动，加速消化液分泌。本方对便秘有治疗作用。

【临床应用】运用本品的基本指征是：肠胃燥热，脘腹胀满，大便干燥。常用于治疗虚性便秘、老年人肠燥便秘、产妇便秘、习惯性便秘、痔疮便秘属热秘者。忌食辛辣之物。孕妇忌用。严重器质性病变引起的排便困难，如结肠癌、严重的肠道憩室、肠梗阻及炎症性肠病等忌用。儿童、老年人及体虚者不宜长期服用。

麻仁丸

（胶囊、软胶囊、合剂）

【方剂组成】火麻仁、苦杏仁、大黄、枳实（炒）、厚朴（姜制）、白芍（炒）。

【功能】润肠，泻热，通便。

【主治】肠胃燥热，大便秘结。

【剂型规格】大蜜丸：每丸9g。水蜜丸：每丸6g。小蜜丸、胶囊剂：每粒0.35g。软胶囊：每粒0.6g。合剂：每瓶100mL。

【用法用量】大蜜丸：一次1丸；水蜜丸：一次6g，小蜜丸：一次9g。一日1～2次，温开水送服。胶囊剂：口服，一次2～4粒，一日2次，5天为1个疗程。软胶囊：口服，一次2粒，一日3次，或一次3～4粒，一日2次，小儿减半服用。合剂：口服，一次10～20mL，一日2次，用时摇匀。

【组方简介】本方以火麻仁为主药，含脂肪油约30%，有缓泻作用。苦杏仁降气润肠，白芍养阴和里，枳实破积，厚朴除满，大黄清热通便。全方合用，达到清热缓下之功。

【临床应用】主要用于习惯性便秘、痔漏便秘属肠胃燥热者。孕妇忌用，老年体弱、血枯津燥的便秘不宜久用。

一清胶囊

（颗粒）

【方剂组成】黄连、大黄、黄芩。

【功能】清热燥湿，泻火解毒，化瘀止血。

【主治】热毒所致身热烦躁，目赤口疮，咽喉、牙龈肿痛，大便秘结等。

【剂型规格】胶囊剂：每粒0.5g。颗粒剂：每袋7.5g。

【用法用量】胶囊剂：一次2粒，一日3次，口服，儿童酌减。颗粒剂：用开水冲服，一次7.5g，一日3～4次。

【组方简介】本方以黄芩清热燥湿，凉血解毒而清肺热，黄连清热燥湿解毒以清胃火，大黄清热解毒泻下通便，三药合用，共清上、中、下三焦之火。现代研究表明，本品具有抗炎、抑菌、退热、镇痛、止血、利胆作用，还有降低血压和血脂的作用。

【临床应用】经临床观察，本品对急性咽炎、牙龈炎、扁桃体炎等属肺胃实热者疗效较好。亦可用于热盛迫血妄行所致吐血、咯血、鼻血、大便潜血及痔疮出血等症。临床用于动脉硬化、脑溢血、脑血栓有协同疗效。用于肝胆疾病，其利胆作用明显，并有抗肝损伤作用。服用后出现腹泻时，可酌情减量。孕妇忌服。出血量大且出血速度快，伴有全身症状者不宜使用。

达立通颗粒

【方剂组成】柴胡、枳实、木香、陈皮、清半夏、蒲公英、山楂（炒焦）、焦槟榔、鸡矢藤、党参、延胡索、六神曲（炒）。

【功能】清热解郁，和胃降逆，通利消滞。

【主治】肝胃郁热所致痞满证。

【剂型规格】颗粒剂，每粒装6g。

【用法用量】温开水冲服，一次 1 袋，一日 3 次，饭前服用。

【组方简介】方中柴胡、枳实合用具有理气行滞，和胃降逆功效，共为君药；木香、清半夏、陈皮行气消痞、降胃逆，止恶心呕吐，辅助君药理气畅中而共为臣药。蒲公英舒肝理气、清热解郁，焦槟榔、山楂（炒焦）、六神曲（炒）、鸡矢藤行气消积、助脾健胃，延胡索理气止痛，党参补中益气、健脾和胃，七药共助君臣药舒肝和胃，行气止痛，清热解郁，共为佐药。诸药配合，共奏清热解郁，通利消滞，和胃降逆之功效，使肝气条达舒畅，胃得通降，诸证皆除。药效学试验表明：本品能促进正常大鼠的胃酸、胃蛋白酶分泌，促进小鼠胃排空及小肠推进运动，提高兔在体肠肌的收缩幅度和收缩频率，增加阿托品所致便秘小鼠的排便次数和排便量。可减少小鼠腹腔注射醋酸所致扭体次数，降低小鼠棉球肉芽肿的湿重和干重；对洋地黄酊所致家鸽的呕吐反应有抑制作用。

【临床应用】胃脘胀满、嗳气、纳差、胃中灼热、嘈杂泛酸、脘腹疼痛、口干口苦；运动障碍型功能性消化不良见上述症状者。

厚朴排气合剂

【方剂组成】厚朴（姜炙）、木香、枳实（麸炒）、大黄。

【功能】宽中行气，消胀除满。

【主治】脘腹胀满实证。症见腹部胀满，胀痛不适，腹部膨隆，无排气，排便，舌质淡红，舌苔薄白或薄腻。

【剂型规格】合剂，每瓶装 100mL。

【用法用量】术后 6 小时、10 小时各服一次，每次 50mL。服用时摇匀，加热温服。

【组方简介】本品厚朴三物汤加木香而成。厚朴行气消积除胀为君药，大黄泻下攻积、木香宽中行气止痛为臣药，枳实消积除痞为佐，大黄

兼为使药。诸药合用，共达宽中消胀之功。药效学试验表明：本品可提高盲肠切除小鼠的小肠碳末推进率，缩短碳末排出时间；对肠吻合加盲肠切除造成的肠麻痹大鼠，可增强结肠的收缩幅度和频率，缩短手术引起结肠麻痹的收缩恢复时间。

【临床应用】用于腹部非胃肠吻合术后早期肠麻痹。孕妇、肠梗阻、恶性肿瘤、血管供血不足引起肠麻痹忌用。

朴实颗粒

【方剂组成】厚朴、枳实、白芍、大黄。

【功能】行气消积，消胀，导滞通腑。

【主治】脘腹胀满实证。

【剂型规格】颗粒剂，每袋装 3g（无蔗糖型）。

【用法用量】手术后 6 小时口服。一次 6g，在第一次服药后 3 小时再服 6g。

【组方简介】本品为厚朴三物汤加白芍组成。方中厚朴行气消积除胀为君药，大黄泻下攻积、白芍柔肝止痛为臣药，枳实消积除痞为佐，大黄为使。诸药合用，共达宽中消胀之功。药效学实验表明：本品对正常状态下的肠运动及抑制状况下的胃肠运动具有增强作用，可加强家兔在体回肠蠕动，促进小鼠正常状态下及阿托品抑制状态下的全肠推进运动；提高吗啡抑制状态下的小鼠小肠推进率，降低胃复安所致小鼠的小肠推进亢进作用，对化学性刺激所致疼痛具有一定的抑制作用。

【临床应用】用于非胃肠手术（胆囊、阑尾、盆腔及腹膜后肾及输尿管手术）后，能促进肠道蠕动而改善腹胀。孕妇及绞窄性肠梗阻者忌服。

苁蓉通便口服液

【方剂组成】肉苁蓉、何首乌、枳实（麸炒）、蜂蜜。

【功能】滋阴补肾，润肠通便。

【主治】血虚肠燥证。

【剂型规格】口服液：每支 10mL。

【用法用量】一次 10~20mL，一日 1 次，睡前或清晨服用。

【组方简介】本方主治血虚肠燥证。方中肉苁蓉补肾助阳，温补下元，润肠通便为主药。辅以何首乌养精血，滋肾阴；枳实破气消积，导滞除痞，理气宽胸。使以蜂蜜滋阴润燥，调和诸药。诸药合用，滋阴补肾阳，破气消积，润肠通便。

【临床应用】主治中老年人、病后产后等虚性便秘及习惯性便秘。

芪蓉润肠口服液

【方剂组成】黄芪、肉苁蓉、白术、太子参、地黄、玄参、麦冬、当归、黄精、桑椹、黑芝麻、火麻仁、郁李仁、枳壳、蜂蜜。

【功能】益气养阴，健脾滋肾，润肠通便。

【主治】用于气阴两虚，脾肾不足，大肠失于濡润而致虚证便秘。

【剂型规格】口服液：每支 20mL。

【用法用量】口服，一次 20mL，一日 3 次；或遵医嘱。

【组方简介】方中主以黄芪补气健脾，促进气血津液生成，推动大肠传导功能；肉苁蓉补肾滋阴、润肠通便，具有润而不泻之殊功，故二药为君药。白术、黄精助黄芪健脾补气之力；生地黄、玄参、麦冬甘寒质润，生津增液，助肉苁蓉滋阴、润肠、通便之效；以太子参补气生津，当归、桑椹补血润肠，是为臣药。佐以黑芝麻、火麻仁、郁李仁滑润肠道。以蜂蜜滋养补中，润肠通便，且可矫味矫臭；少用枳壳行气宽中，消痞除胀，使群药补而不滞，且可引药力下行，直达病所，是为使药。诸药合用，配伍精当，有主有从，相得益彰。

【临床应用】本品治疗虚秘起效迅速，作用缓和，无腹痛、腹泻等不良反应。对治疗中老年便秘疗效很好。本品不仅可以起到防治便秘的作用，而且还具有保护肝肾的功能；可提高免疫和抗病能力，起到延缓衰老及养颜功效，既通便又养生。

通便灵胶囊

【方剂组成】番泻叶、当归、肉苁蓉。

【功能】泻热导滞，润肠通便。

【主治】用于热结便秘，长期卧床便秘，一时性腹胀便秘，老年习惯性便秘。

【剂型规格】胶囊剂：每粒 0.25g。

【用法用量】口服，一次 5~6 粒，一日 1 次。

【组方简介】番泻叶具有泻热导滞，排毒解毒的作用；能调理肠胃，恢复自然排便功能。当归、肉苁蓉具有补血润燥，温阳扶正，溶解脂肪的作用；能清除体内余毒，溶解肠道脂肪沉积，药力直达病根，从而促进肠道蠕动，恢复排便功能。

【临床应用】临床验证，本方具有调肝益肾、清热润肠、泻火解毒、活血化瘀、宁心安神等功效。服用本品后，肠道蠕动加快，排便感觉明显，肝火、胆火、心火、胃火得到全面解除。排便无腹泻，无疼痛感。肛裂、痔疮患者的疼痛显著减轻。体内宿便被大量排出，毒素得以清除，精神大振，气机和顺，食欲增强。

当归龙荟丸

【方剂组成】当归（酒炒）、龙胆（酒炒）、芦荟、青黛、栀子、黄连（酒炒）、黄芩（酒炒）、黄柏（盐炒）、大黄（酒炒）、木香、麝香。

【功能】清肝利胆，泻火通便。

【主治】肝胆火旺，神志不宁，头目眩晕，耳鸣耳聋，胁痛，脘腹胀痛，便秘，小便赤涩等。

【剂型规格】水丸：每 100 粒重 6g，每袋 18g。蜜丸：每丸 6g。

【用法用量】口服。水丸：一次6g，一日2次。蜜丸：一次1丸，一日2次。

【组方简介】本方龙胆泻肝胆实火，除湿热；芦荟泻下、泻肠热；当归养血补肝；大黄、黄芩、黄连、黄柏、栀子、青黛清热泻火；麝香、木香芳香开窍，行气止痛。

【临床应用】适用于肝胆实热所致头目眩晕，神志不宁，口苦胁痛，大便秘结，小便赤涩等症。高血压、黄疸型肝炎、梅尼埃综合征等见上述体症者，可选用此药。此外，本品治疗慢性粒细胞白血病有效，它的有效成分为青黛中的靛玉红。孕妇禁用。体虚便溏者慎用。

三、清热剂

1. 清热泻火剂

黄连上清丸
（片、胶囊、颗粒）

【方剂组成】黄连、栀子（姜制）、连翘、蔓荆子（炒）、防风、荆芥穗、白芷、黄芩、菊花、薄荷、大黄（酒炒）、黄柏（酒炒）、桔梗、川芎、石膏、旋覆花、甘草。

【功能】清热通便，泻火解毒，散风止痛。

【主治】上焦风热，头痛眩晕，牙龈红肿，口舌生疮，咽喉肿痛，目赤耳鸣，暴发火眼，溲赤便燥。

【剂型规格】大蜜丸：每丸6g，9g。水丸：20丸重1g。片剂：每片0.25g。胶囊剂：每粒0.3g。颗粒剂：每袋2g。

【用法用量】口服。大蜜丸：一次1~2丸（6~12g）；水丸：一次3g（60丸）；片剂：一次6片；胶囊剂：一次4粒；颗粒剂：一次2g。口服，一日2次。

【组方简介】本品主以黄连、黄芩、黄柏、栀子清泻实火，大黄清泻实火郁热，生石膏清热止渴，均为清热缓下药；辅以连翘清热解毒消肿，荆芥穗、防风、川芎、白芷散风而止头痛，薄荷、菊花、蔓荆子既清宣上焦风热，又可明目消肿，桔梗清肺利咽，旋覆花消痰、下气、降上焦之火；甘草调和诸药。全方共奏清热泻火、宣散风热之效。药理实验表明：黄连、黄芩、黄柏、栀子均具有抗感染作用，对细菌、病毒、真菌、原虫等均有抑制作用，又有不同程度的解热、镇静、降压作用；防风有抗炎、解热作用；白芷具有抗菌、抗病毒作用；薄荷可扩张皮肤血管；菊花有抗菌、解热作用；连翘具有抗菌、抗病毒、解热，以及强心、抗内毒素、抗休克作用；石膏有解热、镇静作用；大黄有泻下、抗感染作用。

【临床应用】多用于急性口腔炎、急性扁桃体炎、急性齿龈炎、急性结膜炎、急性中耳炎（无化脓者）、急性肠胃炎、菌痢（初起），以及眩晕、牙痛等。孕妇忌服。老年、体弱、大便溏薄者慎用。忌辛辣刺激等食物。

牛黄解毒丸
（片、胶囊、软胶囊）

【方剂组成】牛黄、雄黄、石膏、大黄、黄芩、桔梗、冰片、甘草。

【功能】清热解毒。

【主治】口鼻生疮，上焦实热引起咽喉肿痛，头晕目赤，牙龈肿痛，耳鸣，口疮，大便不通。

【剂型规格】蜜丸剂：每丸3g。片剂：每片0.25g，0.3g，0.4g。胶囊剂：每粒0.5g。软胶囊：每粒0.4g，0.6g。

【用法用量】口服。蜜丸：一次1丸，一日2~3次。片剂：小片一次3片，大片一次2片，一日2~3次。胶囊剂：一次2粒，一日2~3次。软胶囊：一次2~4粒，一日3次。

【组方简介】方中牛黄清心豁痰，息风解毒；雄黄燥湿祛痰解毒；石膏清热泻火；大黄泻热通便；黄芩清热泻火。以上具有清热，泻火，解毒，通便之功能。加之桔梗宣肺利咽；冰片止痛，走窜；甘草调和诸药。全方协同，达到解毒泄热、破积行瘀之效。现代研究表明：本方牛黄含胆酸、去氧胆酸等，可解热、镇痛、抗炎、抗过敏、扩血管等作用；雄黄含二硫化二砷，可抗菌；黄芩含黄芩苷，可抗菌、抗病毒、抗变态反应；桔梗含皂苷，可抗炎、增强免疫。故本方对急性炎症，如咽喉炎、牙龈炎等有治疗作用。

【临床应用】急性咽喉炎、急性扁桃体炎、牙龈炎、结膜炎、便秘等具上述症状者，可用此药。孕妇及脾胃虚弱者忌用。

牛黄上清丸

（片、胶囊）

【方剂组成】牛黄、菊花、薄荷、连翘、荆芥穗、白芷、川芎、桔梗、甘草、黄芩、黄连、黄柏、栀子、生石膏、冰片、大黄、当归、赤芍、地黄。

【功能】散风止痛，泻热消肿。

【主治】头痛眩晕，目赤耳鸣，咽喉肿痛，牙龈肿痛，溲赤便秘，舌红脉数。

【剂型规格】蜜丸：每丸6g。片剂：每片0.25g。胶囊剂：每粒0.3g。

【用法用量】蜜丸：口服，一次1~2丸，一日2次，温开水送服。片剂：口服，一次4片，一日2次。胶囊剂：口服，一次3粒，一日2次。

【组方简介】本方以牛黄为君药，清心肝之实火。菊花、薄荷、连翘、荆芥穗、白芷、川芎、桔梗、甘草为臣，有祛风止痛利咽之效。佐以黄芩、黄连、黄柏等清泄三焦实火；加入生石膏清气分实热，冰片通诸窍、散郁火、明目、止痛；又以大黄泻热毒凉血，赤芍、当归、地黄清血中瘀热以治热疮肿痛。

【临床应用】急性结膜炎、急性咽炎、急性扁桃体炎、齿龈炎、感冒等有上述症状者，可以服用。孕妇慎服。老年体弱、大便溏软者忌用。

复方羊角胶囊

（片）

【方剂组成】羊角、川芎、白芷、制川乌。

【功能】平肝潜阳，祛风镇痛。

【主治】偏头痛、血管性头痛、紧张性头痛、反射性头痛、三叉神经痛和神经痛。

【剂型规格】胶囊剂：每粒0.42g。片剂：每片0.33g。

【用法用量】胶囊：口服，一次3粒，一日2~3次。片剂：口服，一次5片，一日3次，2周为1个疗程，必要时连服2~3个疗程。

【组方简介】方中山羊角咸、寒，入肝经，平肝阳、镇静止痛，以治肝阳上亢所致头痛、头晕；川芎、白芷辛香善升，祛风散寒止痛；川乌散寒止痛。诸药配伍可平肝阳、祛风寒、止痛。现代药理研究显示，该药能使舒张状态的脑血管收缩，亦能使痉挛状态的颅内血管扩张，以维持血管舒缩的功能平衡，双向调节患者血浆5－HT水平，对患者脑血流供血不足、血管阻力大、弹性差、血流缓慢等异常表现均有明显改善作用。

【临床应用】对各类头痛，尤其是顽固性头痛有较好的疗效。起效迅速，疗效稳定，复发率低。

牛黄清胃丸

【方剂组成】牛黄、大黄、菊花、麦冬、薄荷、石膏、栀子、玄参、番泻叶、黄芩、连翘、桔梗、黄柏、甘草、牵牛子（炒）、枳实（沙烫）、冰片。

【功能】清热泻火，润燥通便。

【主治】肝胃肺热证。症见头目眩晕，口舌生疮，牙龈红肿，乳蛾咽痛，便燥溲赤。

【剂型规格】丸剂：每丸6g。

【用法用量】口服，一次2丸，一日2次。

【组方简介】牛黄、黄芩、黄柏、大黄、栀子清热解毒；牵牛子（炒）清气分湿热；番泻叶泻胃火；生石膏清肺胃热；冰片、菊花、薄荷、连翘、桔梗、甘草清上焦诸热；玄参、麦冬清热养阴。

【临床应用】用于口腔溃疡、牙龈炎、便秘等病证。孕妇忌服。

2. 清热解毒剂

穿心莲片
（胶囊、滴丸）

【方剂组成】穿心莲总内酯及总黄酮化合物。

【功能】清热解毒，抗菌消炎。

【主治】感冒、流感及炎症等病证。

【剂型规格】片剂：每片 0.3g，含穿心莲干浸膏小片 0.105g，大片 0.210g。胶囊剂：每粒含穿心莲干浸膏 0.105g。滴丸剂：每丸含穿心莲内酯 0.15g。

【用法用量】片剂：口服，一次 2~3 片（小片），一日 3~4 次；或 1~2 片（大片），一日 3 次。胶囊剂：口服，一次 2~3 粒，一日 3~4 次。滴丸：口服，一次 1 袋，一日 3 次

【组方简介】穿心莲煎剂对绿脓杆菌、变形杆菌、金黄色葡萄球菌有抑制作用；穿心莲内酯、新穿心莲内酯对感染肺炎双球菌和溶血性乙型链球菌的家兔，均有抑制和延缓该两菌种所引起的体温升高作用。

【临床应用】本品用于风热感冒及流感、实热型急性扁桃体炎及咽炎、湿热型肠炎、急性细菌性痢疾等。胃寒者宜在饭后服用。本品不适宜风寒感冒及由于肺脾肾虚所致之支气管炎、肺炎、肠炎等症。虚寒患者勿用。

穿心莲内酯分散片

【方剂组成】穿心莲内酯。

【功能】清热解毒，抗菌消炎。

【主治】用于治疗上呼吸道感染、细菌性痢疾。

【剂型组成】片剂（分散片），每片含穿心莲内酯 50mg。

【用法用量】口服或用水冲服，每次 2~3 片，一日 3~4 次。

【组方简介】穿心莲内酯系自爵床科植物穿心莲中提取得到的二萜内酯类化合物，是穿心莲的主要有效成分之一，其主要药理作用为抗炎作用。

【临床应用】主要治疗炎症性疾病，包括上呼吸道感染、咽喉炎、慢性牙周炎、腹泻以及细菌和病毒感染。对本品过敏者禁用。

二丁片

【方剂组成】紫花地丁、蒲公英、板蓝根、半边莲。

【功能】清热解毒。

【主治】热毒证。

【剂型规格】片剂。每片重 0.55g。

【用法用量】口服，一次 4 片，一日 3 次。

【组方简介】方中紫花地丁清热解毒为君药，蒲公英清热解毒，消肿散结，加强地丁解毒之功为臣药，佐以板蓝根清热、解毒、凉血，半边莲解毒、利湿、消肿。诸药合用，共达清热泻火，消肿散结之功。

【临床应用】火热毒盛所致的热疔痈毒、咽喉肿痛、风热火眼。孕妇禁用。忌烟、酒及辛辣食物。不宜在服药期间同时服用滋补中药。

连花清瘟胶囊

【方剂组成】连翘、金银花、炙麻黄、炒苦杏仁、石膏、板蓝根、绵马贯众、鱼腥草、广藿香、大黄、红景天、薄荷脑、甘草。

【功能】清瘟解表，清热解毒，宣泄肺热。

【主治】热毒犯肺证。症见高热、咳嗽、头痛等。

【剂型规格】胶囊剂，每粒装 0.35g。

【用法用量】口服。一次 4 粒，一日 3 次。

【组方简介】由银翘散合麻杏石甘汤加减构成。连翘、薄荷、炙麻黄散外邪，辛凉解表，疏散风热，以消除头痛、发热、肌肉酸痛、鼻塞等感冒症状；大黄、金银花、板蓝根、石膏清热泻火，以消退口渴、咽痛的症状；红景天增强机体免疫力；杏仁、绵马贯众、鱼腥草、广藿香消除咽干、咽痛、咳嗽等流感症状；甘草止咳，调和诸药。诸药同用，达到表里双解、扶正祛邪功效。

【临床应用】流行性感冒，症见发热、恶寒、肌肉酸痛、头痛、咽痛、咽干等；病毒感染，如流感病毒、副流感病毒、EV71、SARS、禽流感等。忌烟、酒及辛辣、生冷、油腻食物。不宜在服药期间同时服用滋补中药。风寒感冒者不宜使用。高血压、心脏病患者慎用。

蒲地蓝消炎口服液

【方剂组成】蒲公英、苦地丁、板蓝根、黄芩。

【功能】清热解毒，抗炎消肿。

【主治】热毒证。症见咽喉肿痛、发热等。

【剂型规格】口服液，每支装 10mL。

【用法用量】口服，一次 10mL，一日 3 次，小儿酌减。如有沉淀，摇匀后服用。

【组方简介】方中蒲公英清热解毒，消痈散结，利尿通淋；板蓝根清热解毒，凉血利咽；黄芩清热解毒，凉血；苦地丁清热解毒，消痈散结。其中蒲公英、黄芩、板蓝根在有效杀灭病菌的同时，还具有免疫调节作用，通过增强体液免疫和细胞免疫两方面作用，来提高人体对细菌的抵抗能力。此外，本品有直接对抗细菌死后所释放的内毒素作用。药理研究表明：本品对大肠杆菌和脆弱类杆菌所致小鼠皮下混合感染的脓肿形成有一定的抑制作用，对金黄色葡萄球菌和脆弱类杆菌腹腔注射所致的小鼠感染有一定的保护作用，对二甲苯致小鼠耳郭肿胀和角叉菜胶所致大鼠足跖肿胀均有一定的抑制作用，对伤寒菌苗所致家兔体温升高也有一定的抑制作用。

【临床应用】用于疖肿、腮腺炎、咽炎、扁桃体炎等。忌食辛辣刺激性食物；用药期间，不宜同时服用温热性药物；孕妇及脾胃虚寒而见腹痛、喜暖、泄泻者慎用。

清热散结片

【方剂组成】千里光。

【功能】清热解毒，散结止痛。

【主治】风热感冒、目赤肿痛、泄泻痢疾、皮肤湿疹、疮疖。

【剂型规格】片剂，每片重 0.52g。

【用法用量】口服，一次 2~3 片，一日 3 次。

【组方简介】药理作用：①抗菌作用：千里光有广谱抗生素作用，对金黄色葡萄球菌、伤寒杆菌、甲型副伤寒杆菌、乙型副伤寒杆菌及志贺、鲍氏、宋内痢疾杆菌均有较强的抑制作用。②抗螺旋体作用：千里光煎剂（50%）对黄疸出血型钩端螺旋体有很强的抑制作用，当浓度为 1:（800~1600）时，能抑制钩端螺旋体的生长。各种提取物都有不同程度的体外抗螺旋体作用，其中以醚提取液效果较好。大鼠和家兔灌服千里光煎剂后，血和尿具有抗钩体活性。对豚鼠或金黄色地鼠进行实验性治疗，千里光醚提取物疗效不佳，仅千里光合剂（另含柴胡、蜜柑草、石榴皮）对豚鼠有一定的保护作用。③抗滴虫作用：千里光煎剂在试管中（1:40）对人的阴道滴虫有一定抑制作用。

【临床应用】结膜炎，急性扁桃体炎，急性咽炎，细菌性痢疾，肠炎，急性支气管炎，淋巴结炎，疖，中耳炎，皮炎，湿疹。

四季抗病毒合剂

【方剂组成】鱼腥草、桔梗、桑叶、连翘、荆芥、薄荷、紫苏叶、苦杏仁、芦根、菊花、甘草。

【功能】清热解毒，消炎退热。

【主治】上呼吸道感染，病毒性感冒。

【剂型规格】合剂，每瓶装 120mL。

【用法用量】口服。成人一次 10 ~ 20mL，一日 3 次；小儿 2 ~ 5 岁一次 5mL，5 ~ 7 岁一次 5 ~ 10mL，一日 3 次。

【组方简介】方中鱼腥草苦寒，入肺经，清热排脓消痈；桔梗入肺经，宣肺祛痰排脓，二者为主药。桑叶、菊花、薄荷疏散风热，清热解毒，助君药清热解毒，泄肺热；荆芥、紫苏叶辛温，发汗解表；连翘清热解毒消痈，可用于风寒、风热感冒为辅药。佐以苦杏仁止咳平喘；芦根清热生津，防伤阴太过。甘草止咳，调和诸药为使。诸药合用，共奏解毒退热之功。

【临床应用】感冒引起头痛，发热，流涕，咳嗽；以及病毒引起腮腺炎、流感等。忌烟、酒及辛辣、生冷、油腻食物；不宜在服药期间同时服用滋补中药。孕妇禁用。糖尿病患者禁服。

施保利通片

【方剂组成】侧柏叶、紫锥菊根、赝靛根、抗坏血酸。

【功能】凉血解毒，止血活血。

【主治】热毒证。

【剂型规格】片剂，每片重 0.3g。

【用法用量】口服（吞服或含服）。成人每次 3 片，每日 3 次；婴儿每次 1 片，每日 3 次；6 岁以下每次 1 ~ 2 片，每日 3 次；7 ~ 12 岁每次 2 片，每日 3 次。

【组方简介】方中侧柏叶凉血止血，祛痰止咳；紫锥菊根能抑制免疫刺激，促进组织更新与抗感染、抗菌、抗病毒；赝靛根有抗菌、免疫增强及抗坏血酸作用，促进抗体形成。高浓度维生素 C 有助于食物蛋白质中的胱氨酸还原为半胱氨酸，进而合成抗体以解毒。体内补充大量的维生素 C 后，可以缓解铅、汞、镉、砷等重金属对机体的毒害作用。

【临床应用】细菌或病毒引起的呼吸道感染，如支气管炎、咽峡炎、咽炎、中耳炎、鼻窦炎等；单纯性疱疹；细菌性皮肤感染；因放射或细菌抑制剂治疗而引起白细胞减少症。可作为严重细菌感染的辅助治疗。已知对其中某一成分过敏者或对菊科植物过敏者慎用；结核病、白血病、胶原性疾病、多发性硬化症、艾滋病及艾滋病毒感染者和其他自身免疫性疾病不宜使用本品。

小儿清咽颗粒

【方剂组成】玄参、蒲公英、牛蒡子、薄荷、蝉蜕、板蓝根、连翘、牡丹皮、青黛。

【功能】清热解表，解毒利咽。

【主治】风热邪毒壅盛证，症见喉痹、外感、痄腮等。

【剂型规格】颗粒剂：每袋装 6g。

【用法用量】开水冲服。1 岁以内，每次 3g；1 ~ 5 岁，每次 6g；5 岁以上，每次 9 ~ 12g。一日 2 ~ 3 次。

【组方简介】方中以玄参养阴生津，清火利咽；蒲公英、板蓝根、连翘、青黛清热解毒，凉血利咽；配伍玄参，可增强其清热解毒、凉血利咽之功。六味合为君药，以清上焦风热实火。牡丹皮清热凉血，以助君药清热之功，为臣药；牛蒡子、蝉蜕疏散风热，解毒利咽消肿，为佐药；薄荷辛凉，轻清上浮，既疏散上焦风热、清利头目，又引方中清热解毒之品上归肺经，治疗咽喉诸疾，为佐使药。诸药合用，共奏清热凉血解毒、疏解利咽之功。

【临床应用】小儿外感风热引起的发热头痛，咳嗽音哑，咽喉肿痛。本品苦寒，易伤脾胃，不宜久服。

凌草片

（蛾喉宁片）

【方剂组成】冬凌草。

【功能】清热解毒，活血止痛。

【主治】乳蛾，喉痹。

【剂型规格】糖衣片：每片0.47g（片芯重0.36g）。

【用法用量】口服，一次2~3片，一日3次，温开水送服。

【组方简介】实验表明，冬凌草对金黄色葡萄球菌、甲型及乙型溶血性链球菌、肺炎双球菌、伤寒杆菌、痢疾杆菌、大肠杆菌等都有抑制作用；冬凌草在体外对Hela细胞有明显细胞毒作用，在体内对移植性动物肿瘤艾氏腹水癌和肉瘤S180均有明显抗肿瘤作用；其所含冬凌草甲素及乙素均有明显的抗肿瘤作用。

【临床应用】对急性化脓性扁桃体炎疗效好，对青霉素等具有抗药性的病例，服用本品仍可奏效。此外，对急慢性咽炎、慢性支气管炎、慢性盆腔炎等亦有一定疗效。近年来试用于抗癌，对食管癌有肯定的疗效，对肝癌也有一定疗效。

抗病毒口服液

（片、胶囊、颗粒、注射液）

【方剂组成】板蓝根、连翘、生地、芦根、藿香、郁金、知母、石菖蒲等。

【功能】清热解毒，生津养阴，开窍化湿。

【主治】风热疫毒侵袭之证。温病发热、头昏头痛、口渴咽痛、舌红脉数等。

【剂型规格】口服液：每支10mL。片剂：每片0.58g。胶囊剂：每粒0.3g。颗粒（冲剂）：每袋4g，10g。注射剂：每支2mL。

【用法用量】口服液：口服，一次10mL，一日2~3次，儿童酌减。片剂：口服，一次4片，一日3次。胶囊剂：口服，成人，一次4~6粒；3~7岁，一次2粒；2岁以下，一次1粒。均一日3次。颗粒（冲剂）：口服，一次4g，一日3次，温开水冲服。注射液：肌注，一次2~5mL，一日2次。

【组方简介】板蓝根、连翘清热解毒，利咽消肿；芦根、地黄、藿香清热生津，养阴，芳香祛湿。现代药理研究显示：板蓝根、连翘均有较强的抗病毒作用；板蓝根、连翘、藿香均有较广的抗菌谱，对金黄色葡萄球菌、溶血性链球菌、痢疾杆菌等均有抑制作用；连翘、板蓝根有抗炎作用，并有较强的解热作用；连翘能明显抑制炎性渗出而对增生无影响。

【临床应用】临床常用于治疗由病毒感染的感冒、流行性腮腺炎、流行性出血热、结膜炎（红眼病）等。脾胃虚寒者忌服。风寒感冒者勿用。

莲必治注射液

【方剂组成】穿心莲提取物。

【功能】清热解毒，抗菌消炎。

【主治】急性痢疾，急性胃肠炎，呼吸道感染，泌尿系统感染等。

【剂型规格】注射剂：每支2mL（0.1g），2mL×10支装。

【用法用量】肌内注射：一次0.1~0.2g，一日2次。静脉注射：0.4~0.75g加入5%葡萄糖注射液或0.9%生理盐水注射液中注射；儿童用量，10~15mg/kg·d，分2次静滴。

【组方简介】本品即亚硫酸氢钠穿心莲内酯注射液，是从穿心莲中提取制成的有效单体注射剂。药理研究表明，本品具有抗菌消炎、抗病毒、解热、增强机体免疫功能等作用。

【临床应用】凡辨证属瘟疫、温毒或热毒等一切实热所致病证，如感冒发热、咽喉肿痛、口舌生疮、顿咳劳嗽、泄泻痢疾、热淋涩痛、痈肿疮疡、毒蛇咬伤、外伤感染等均可应用。以本品治疗上呼吸道感染、流感、百日咳、肺炎、痢疾、肠炎、传染性肝炎、肾盂肾炎、尿道炎、流行性腮腺炎、化脓性中耳炎等均有较好疗效。忌辛辣刺激、油腻饮食。本品在临床应用中，曾发生多起急性肾功能损害等严重不良反应，因此，必须在医师严密观察下按照药品说明书的规定使用。

清热解毒片

（口服液、胶囊、软胶囊、颗粒、糖浆、注射液）

【方剂组成】生石膏、知母、紫花地丁、金银花、麦门冬、黄芩、玄参、连翘、龙胆草、生地黄、栀子、板蓝根。

【功能】疏风解表，清热散瘟，解毒利咽，生津止渴。

【主治】流行性感冒，上呼吸道感染及各种热性疾病。

【剂型规格】片剂：每片0.5g，0.7g。口服液，每支10mL。胶囊剂：每粒0.3g。软胶囊：每粒1.2g。颗粒（冲剂）：每袋5g，9g，12g，15g。糖浆剂：每瓶100mL。注射剂：每支2mL。

【用法用量】片剂：口服，一次4片（每片0.5g），一日3次；一次2片（每片0.7g），一日2次。口服液：口服，一次1~2支，一日3次。胶囊：口服，一次2粒，一日3次。软胶囊：口服，一次2~4粒，一日3次。颗粒（冲剂）：口服，一次5~15g，一日3次。糖浆：口服，一次10~20mL，一日3次。注射剂：肌注，一次2~4mL，一日2~4次，儿童酌减。

【组方简介】石膏、知母清气分实热，生津除烦；配金银花、连翘、板蓝根、紫花地丁清瘟解毒，表里双解；栀子、黄芩、龙胆草清泻里热，凉血解毒；麦门冬、玄参、生地清热生津利咽。药理试验显示，本方有抗菌、增强免疫功能等作用。

【临床应用】本方适用于外感时邪，内有蕴热所致身热汗出，头痛身痛，心烦口渴，微恶寒或反恶热，舌红苔黄，脉数或洪大等。阴虚便溏者不宜使用。风寒感冒、脏腑虚寒及虚热等证忌用。

万应丸

（胶囊）

【方剂组成】胡黄连、黄连、儿茶、冰片、香墨、熊胆、麝香、牛黄、牛胆汁。

【功能】清热解毒，消肿止痛，镇惊息风。

【主治】小儿高热，烦躁易惊，小便短赤，大便燥结，口腔溃疡，牙龈肿痛，吐血，衄血等。

【剂型规格】水丸剂：每10粒重1.5g。胶囊剂：每粒0.3g。

【用法用量】水丸：口服，一次2~4粒，一日1~2次。3岁以内小儿，一次0.5~1粒。胶囊剂：口服，一次1~2粒，一日2次，3岁以内小儿酌减。外用，醋调捣碎涂患处。

【组方简介】药理研究表明，黄连、胡黄连、儿茶等均有较广的抗菌、抗病毒作用。如黄连抗菌谱较广，对痢疾杆菌作用最强；胡黄连对皮肤真菌有不同程度的抑制；儿茶对金黄色葡萄球菌、流感病毒都有抑制作用。牛黄对中枢神经系统有镇静及抗惊厥作用。全方具有抗菌消炎，增强机体免疫功能，解热镇痛，镇静抗惊厥等药理作用。

【临床应用】主要用于小儿上呼吸道感染、支气管肺炎、麻疹肺炎等见高热惊厥者；支气管扩张咯血、上消化道出血、鼻衄等有血热证者。急性扁桃体炎、急性咽炎、牙龈炎等有热证者，也可选用。热疖疔疮初起未化脓时亦可应用。忌食辛辣油腻。孕妇及小儿慢脾风忌服。

西黄丸
（胶囊）

【方剂组成】乳香（制）、没药（制）、麝香、牛黄。

【功能】清热解毒，活血祛瘀，散结止痛。

【主治】痈疽疮疡等。

【剂型规格】水丸：20粒重1g。胶囊剂：每粒0.3g。

【用法用量】口服。水丸：一次3g，一日2次；胶囊剂：一次4～6粒，一日2次。

【组方简介】牛黄清热解毒、镇惊；麝香香窜通络，散瘀消肿；乳香、没药行气活血，消肿止痛，祛腐生肌。诸药合用，共奏解毒散结，消肿止痛之功。

【临床应用】本品用于痈疽疮疡，多发性脓肿，淋巴结炎，寒性脓疡。孕妇忌服。

板蓝根颗粒
（茶、泡腾片、胶囊、糖浆、口服液）

【方剂组成】板蓝根。

【功能】清热解毒，凉血利咽，消肿。

【主治】温病热盛，如流感、口疮、急性喉炎、丹毒、痈疽肿毒等。

【剂型规格】颗粒剂：每袋10g，相当于原生药16.6g。茶剂：每块10g。泡腾片：每片2.5g。胶囊剂：每粒0.3g。糖浆剂：每100mL溶液含板蓝根70g。口服液：每支10mL。

【用法用量】颗粒剂：口服，成人一次1/2袋，儿童一次1/4袋，每4小时1次，温开水送服或冲服。茶剂：一次1块，一日3次，开水冲服，小儿、年老体弱者应在医师指导下服用。泡腾片：加热水适量，泡腾溶解后口服，一次0.5～1片，一日3～4次。胶囊剂：口服，一次4粒，一日4次。糖浆剂：口服，一次15mL，一日3次。口服液：一次10mL，一日4次。

【组方简介】本品具有清热、解毒、凉血、消肿、利咽等作用。现代药理研究表明：板蓝根对流感病毒有明显抑制作用，对痢疾杆菌、流感杆菌、金黄色葡萄球菌、肺炎双球菌、甲型链球菌、大肠杆菌、伤寒杆菌等多种病原菌有抑制作用。

【临床应用】临床常以本品或单味板蓝根煎剂治疗感冒、扁桃体炎、乙型脑炎、流行性腮腺炎、传染性肝炎等证属温热毒邪所致者；亦可用于白喉、肺炎、流行性脑脊髓膜炎、麻疹、水痘、单纯性疱疹性口炎、口腔黏膜溃疡等。非实火热毒者忌用。风寒感冒者不宜使用。脾胃虚寒者慎用。

北豆根片

【方剂组成】北豆根总碱。

【功能】清热解毒，祛痰止咳。

【主治】咽喉炎，扁桃体炎。

【剂型规格】片剂：每片15mg。

【用法用量】口服，一次4片，一日3次。

【组方简介】药理试验显示，北豆根总碱主要具有镇咳、祛痰、降压和肌肉松弛作用。

【临床应用】本品主要用于风热外感、咽喉肿痛、咳嗽痰黄之咽喉炎、扁桃体炎。对慢性支气管炎也有一定疗效。忌辛辣、刺激、油腻食物。

复方大青叶合剂

【方剂组成】大青叶、金银花、羌活、拳参、大黄。

【功能】清瘟解毒，凉血泻火。

【主治】温邪疫毒、便干、尿赤、发热头痛、流感、腮腺炎等。

【剂型规格】合剂：每小瓶10mL，每盒6支；每大瓶100mL。

【用法用量】口服，一次 10 ~ 15mL，一日 2 ~ 3 次。儿童酌减。

【组方简介】本方中大青叶清热解毒，凉血止血；金银花清热解毒；羌活散表寒，祛风湿；拳参清热镇惊，利湿消肿；大黄泻热毒，破积滞，行瘀血。诸药配伍，共奏清热解毒，散寒祛风，逐瘀止痛，凉血消斑之功。药理实验表明，大青叶对金黄色葡萄球菌、白色葡萄球菌、甲型链球菌、脑膜炎球菌等均有较强抑制作用，对肺炎双球菌、流感杆菌、痢疾杆菌也有一定抑制作用。金银花也有多种抗菌作用，与胆固醇结合，可减少家兔肠道对胆固醇的吸收。羌活、拳参、大黄均有抗菌作用。

【临床应用】本品主要治疗病毒性感染，如流行性腮腺炎、乙型脑炎、病毒性肝炎；细菌性感染如流行性脑脊髓膜炎、扁桃体炎等。

复方四季青片

【方剂组成】四季青干浸膏、癸酰乙醛（合成鱼腥草素）。

【功能】清热解毒，抗菌消炎。

【主治】上呼吸道感染等。

【剂型规格】糖衣片：每片 0.5g。

【用法用量】口服，一次 2 ~ 4 片，一日 3 次。

【组方简介】四季青祛风清热，化痰解毒为主药；鱼腥草清肺热，解毒散痈为辅药。

【临床应用】本品用于上呼吸道感染、咽喉炎、扁桃体炎及急慢性支气管炎等。

复方岩白菜素片

【方剂组成】岩白菜素、马来酸氯苯那敏。

【功能】镇咳祛痰。

【主治】慢性支气管炎。

【剂型规格】片剂：每片含岩白菜素 125mg，马来酸氯苯那敏 2mg。

【用法用量】口服，一次 1 片，一日 3 次。

【组方简介】药理研究表明，岩白菜素对电刺激猫喉上神经所引起咳嗽及氨水喷雾所引起的小鼠咳嗽均有明显止咳作用。马来酸氯苯那敏为组胺 H_1 受体拮抗剂，具有较强的抗过敏作用。

【临床应用】本品为镇咳祛痰药，用于慢性支气管炎。

比拜克胶囊

【方剂组成】熊胆、大黄（酒制）、儿茶、胡黄连、冰片、玄明粉、香墨。

【功能】清热，解毒，通便。

【主治】用于外感气分热盛，发热烦躁，头痛目赤，牙龈肿痛，大便秘结等症。

【剂型规格】胶囊剂：每粒 0.36g。

【用法用量】口服，一次 2 ~ 3 粒，小儿 1 ~ 2 粒，3 岁以下酌减，一日 3 次。

【组方简介】现代药理研究表明，本品具有较强的解热、镇静、抗炎、止咳作用，对引起上呼吸道感染常见的流感病毒、腺病毒有较强的灭活作用，对引起上呼吸道感染常见的金黄色葡萄球菌、链球菌、肺炎双球菌等均有较强的抑制作用。

【临床应用】用于细菌感染和病毒感染所致上呼吸道感染、咽炎、扁桃体炎、牙龈炎、鼻炎、副鼻窦炎、结膜炎；热毒所致发热、烦躁、易惊、头痛、咳嗽、目赤、口疮、咽喉及牙龈肿痛、大便秘结等。

复方双花颗粒
（片、口服液）

【方剂组成】金银花、连翘、黄芩。

【功能】清热解毒，利咽消肿。

【主治】用于风热外感。症见发热，微恶风，头痛，鼻塞流涕，咽红而痛或咽喉干燥灼痛，吞咽则加剧，扁桃体红肿。

【剂型规格】 颗粒剂：每袋6g。片剂：每片0.6g。口服液：每支10mL。

【用法用量】 颗粒剂：口服，成人，一次6g，一日4次。儿童，3岁以下，一次3g，一日3次；3~7岁，一次3g，一日4次；7岁以上，一次6g，一日3次，疗程均为3天。片剂：口服，成人一次2~4片，一日3~4次。口服液：口服，成人一次20mL，一日4次；儿童3岁以下，一次10mL，一日3次；3~7岁，一次10mL，一日4次；7岁以上，一次20mL，一日3次，疗程3天。

【组方简介】 方中金银花清热解毒、凉散风热，入血分可凉血，在内散解热毒，在外又能解表；连翘又能清热解毒、消肿散结、凉散风热，与金银花配伍可增强解毒、消肿、散结的作用；黄芩苦寒，始载于《神农本草经》，有清热解毒之功效。现代研究表明：黄芩含黄芩苷等，有抗炎作用，且对乙醇诱导的高脂血症大鼠有显著降血脂作用；金银花含黄酮、有机酸等，具有抗微生物、提高细胞吞噬功能；连翘含α-蒎烯等，可抑制病原微生物，具有解热、抗炎作用。故本方对发烧、头痛、鼻塞流涕，属风热感冒有较好疗效。

【临床应用】 风寒感冒者不适用。

金莲清热颗粒

【方剂组成】 金莲花、大青叶、生石膏、知母、生地黄、玄参、苦杏仁（炒）。

【功能】 清热解毒，利咽生津，止咳祛痰。

【主治】 主治外感热证。症见高热，口渴，咽干，咽痛，咳嗽，痰稠。

【剂型规格】 颗粒剂：每袋5g。

【用法用量】 口服，成人一次5g，一日4次，高烧时每4小时服1次。小儿1岁以下，一次2.5g，一日3次；高烧时，一日4次。1~15岁，一次2.5~5g，一日4次；高烧时，每4小时1次，或遵医嘱。

【组方简介】 药学研究表明，金莲花的主要成分为生物碱和黄酮类物质，具有消炎、抗病毒、增强机体免疫功能作用。金莲花和大青叶合用，增强了抗病毒作用。药理研究表明，生石膏有很好的退热作用，与生地黄、知母为伍则清热作用明显；玄参、苦杏仁有利咽生津，祛痰止咳作用。

【临床应用】 用于治疗感冒，发热，上呼吸道感染。

蓝芩口服液

【方剂组成】 板蓝根、黄芩、栀子、黄柏、胖大海等。

【功能】 清热解毒，利咽消肿。

【主治】 用于急性咽炎及肺胃实热证所致的咽痛、咽干、咽部灼热。

【剂型规格】 口服液：每支10mL。

【用法用量】 口服，一次20mL，一日3次。

【组方简介】 板蓝根清泻胃热，凉血解毒，兼清胃经血分之热；黄芩泻实火，除湿热，清泻肺与大肠之火，两药合用相得益彰；栀子善清热泻火，凉血解毒；黄柏有清热解毒，凉血消肿之功；胖大海开宣肺气，清泻郁火，为治疗咽喉病要药。诸药合用，增强清热泻火，解毒消肿，利咽止痛之功。

【临床应用】 蓝芩口服液具有清泻肺胃蕴热、解毒消肿、利咽退热、抗炎、抗病毒等作用，可作为治疗肺胃湿热型小儿呼吸道感染性疾病的首选药。孕妇及脾虚大便溏者慎用。咽痛伴风寒感冒，症见恶寒发热、无汗、鼻流清涕者慎用。

肿节风注射液
（片）

【方剂组成】 肿节风。

【功能】清热解毒，消肿散结。

【主治】用于热毒壅盛所致肺炎、阑尾炎、蜂窝织炎、细菌性痢疾、脓肿。以及消化道癌、胰腺癌等。

【剂型规格】注射剂：每支2mL，含浸膏1g（相当于生药10g）。片剂：每片0.25g，相当于生药2.5g。

【用法用量】注射液：肌内注射。抗菌消炎：一次2~4mL，一日1~2次。抗肿瘤：一次3~4mL，一日2次。片剂：口服，一次3片，一日3次。

【组方简介】本品主要成分为延胡索酸、乙酸芳樟酯、琥珀酸、香豆精、愈创木基本脂体、香豆酮、内脂、黄酮苷、氰苷、酚类、蜀纹天竺素鼠李葡萄糖苷。药理作用：①抗癌作用：本品对癌细胞的细胞核分裂有明显抑制作用，可抑制癌细胞增殖、复制，还有细胞毒样作用，有一定的直接杀死癌细胞的作用。②对放、化疗药物有增效作用。③免疫调节作用：肿节风有和人参相似的作用，小剂量可使免疫功能低下者的免疫功能增强，大剂量则使免疫亢进者的免疫功能下降，对细胞吞噬功能有促进作用。

【临床应用】除治疗上述病证外，还可用于胰腺癌、胃癌、直肠癌、肝癌、食管癌等，可减轻癌症疼痛，增进食欲，延长缓解期。此外，尚可用于治疗肺炎、扁桃体炎、口腔炎、外伤感染，以及原发性血小板减少性紫癜等。

唐草片

【方剂组成】老鹳草、金银花、瓜蒌皮、柴胡、香薷、黄芪、甘草、木棉花、鸡血藤、糯稻根、龙葵、白花蛇舌草等。

【功能】提高免疫力。

【主治】辅助治疗艾滋病、艾滋病证候群（淋巴结肿大、消瘦、乏力、口腔白斑、慢性腹泻、皮炎等），以及免疫功能低下者。

【剂型规格】片剂：每片0.4g（薄膜包衣）。

【用法用量】口服，一日3次，一次8片，连续使用6个月。

【组方简介】动物实验表明：本品以每天每公斤体重1.25g，2.10g及4.20g剂量给予SD大鼠口服，连续给药6个月。其结果：高、中剂量组AST和高、低剂量组Cr和BUN升高，部分动物肝脏系数和肾脏系数增大。

【临床应用】治疗艾滋病。具有提高CD_4淋巴细胞计数的作用，可以改善乏力、脱发、食欲减退和腹泻等症状，并改善机体功能。

小儿咽扁颗粒

【方剂组成】金银花、射干、金果榄、桔梗、玄参、麦冬、牛黄、冰片。

【功能】清热利咽，解毒止痛。

【主治】用于肺实热引起咽喉肿痛，咳嗽痰盛，咽炎。

【剂型规格】颗粒剂：每袋8g。

【用法用量】开水冲服。1~2岁，一次4g，一日2次；3~5岁，一次4g，一日3次；6~14岁，一次8g，一日2~3次。

【组方简介】方中金银花、射干、金果榄清热解毒，利咽喉，消痰涎；玄参配麦冬清热利咽；桔梗宣肺祛痰；冰片清热止痛；牛黄配金银花清心开窍，豁痰定惊，清热解毒。

【临床应用】急性喉炎不适用，若症见咳嗽伴有犬吠声时，应及时到医院就诊。风寒袭肺咳嗽，症见发热恶寒、鼻流清涕、咳嗽痰白等不宜使用。脾虚易腹泻者慎服。

3. 清热祛暑剂

藿香正气丸

（水、片、颗粒、冲剂、
胶囊、软胶囊、滴丸、口服液）

【方剂组成】广藿香、紫苏叶、白芷、白术、陈皮、苍术、生半夏、厚朴、茯苓、桔梗、甘草、大腹皮、生姜、大枣。

【功能】发散风寒，化湿和中。

【主治】伤风感冒，怕冷发热，食物积滞，头痛胸闷，吐泻腹胀。

【剂型规格】水丸：每袋18g。浓缩丸：每8丸相当于原生药3g。水剂：每支10mL，15mL，20mL。片剂：每片0.3g。颗粒剂：每袋5g。冲剂：每袋10g。软胶囊：每粒0.45g。胶囊剂：每粒0.25g，0.3g，0.45g。滴丸剂：每袋2.6g。口服液：每支10mL。

【用法用量】口服。水丸：一次6g，一日2次，温开水或淡姜汤送下。浓缩丸：一次8丸，一日3次。水剂：成人一次5~10mL，一日2次，急性患者宜频服加量，重症加倍，凉开水冲服，用时摇匀；外用：适量涂擦。颗粒剂：一次5g，一日2次，小儿酌减，温开水送服。冲剂：一次6~10g，一日2次，开水冲服。胶囊剂：一次4粒，一日2次，小儿酌减。软胶囊，一次2~4粒，一日2次。滴丸：一次1~2袋，一日2次。口服液：一次5~10mL，一日2次，用时摇匀。

【组方简介】方中紫苏、藿香、生姜、白芷、桔梗发散风寒，宣肺解表，和胃；大腹皮、厚朴、白术、茯苓、陈皮、半夏燥湿和胃；甘草调和诸药。药理研究表明，本方主要有解痉、镇痛、抑菌和增强细胞免疫功能等作用。

【临床应用】本品适用于外感风寒，内伤湿滞或食积中阻，气机不畅，中焦阻滞，升降失常，而致恶寒头痛、腹胀痛、胸满、吐泻等。主治夏日呕吐，腹泻，胃肠型感冒，急性胃肠炎，以及四时感冒。服药期间忌食生冷油腻等不消化之物。阴虚火旺者忌服。

保济丸

（口服液）

【方剂组成】钩藤、菊花、蒺藜、厚朴、木香、苍术、天花粉、广藿香、葛根、茯苓、薄荷、化橘红、白芷、薏苡仁、神曲茶、稻芽。

【功能】发散风寒，解表，祛湿，和中。

【主治】肠胃不适，腹痛吐泻，消化不良，舟车晕浪，四时感冒，头痛发热。

【剂型规格】水丸：每瓶1.89g。口服液：每支10mL。

【用法用量】水丸：一次1~2瓶。口服液：一次10~20mL，一日3次。

【组方简介】藿香止呕止泻，和胃解热，发散风寒；厚朴温中下气燥湿；木香行气止痛，温中和胃；白芷解表祛风，消肿止痛；薄荷发散风热；稻芽开胃消滞；橘红祛风，止呕，止呃。配伍其他诸药，共奏祛风解表、化湿和中之功效。

【临床应用】本品适用于四时感冒、胃肠型感冒、急性胃肠炎等属外邪束表，湿滞内蕴者。症见身热恶风，头身疼痛，身重困倦，胸脘痞闷，恶心呕吐，纳少腹胀，大便稀溏，舌苔薄腻，脉濡。外感燥热者不宜服用。

十滴水

（软胶囊）

【方剂组成】樟脑、桉油或薄荷油、大黄、干姜、桂皮、辣椒、小茴香、乙醇等。

【功能】祛风解暑，止呕止泻。

【主治】中暑。

【剂型规格】酊水剂：每瓶5mL，10mL，20mL。软胶囊：每粒0.3g，0.425g。

【用法用量】酊水剂：口服，一次2.5~5mL，一日1~2次。软胶囊：一次1~2粒（0.425g），或一次4粒（0.3g），温开水送服。

儿童酌减。

【组方简介】方中大黄清化湿热，薄荷油疏风清热，桂皮、小茴香、干姜、辣椒温中散寒、健胃，樟脑开窍醒脑。诸药相合，以奏功效。药理研究表明，本品主要有镇痛，抑制胃肠运动，提高动物对高温耐受性的作用。

【临床应用】本品适用于夏季中暑引起绞肠痧，恶心呕吐，腹痛泄泻，肠胃不适等症。酊剂亦可外擦治疗痱子，疗效显著。孕妇忌服。

避瘟散

【方剂组成】白芷、冰片、薄荷脑、丁香、甘松、姜黄、玫瑰花、木香、檀香、麝香、香榧草、朱砂等。

【功能】祛暑辟秽，开窍止痛。

【主治】中暑，日射病，晕动病。

【剂型规格】散剂：每盒0.84g。

【用法用量】散剂：口服，一次0.6g，一日2次。外用：取适量，涂入或吸入鼻孔。

【组方简介】本方芳香祛暑，辟秽化浊，温开宣窍。主要有兴奋中枢神经系统，调节胃肠机能，镇静、抗菌及抗炎等药理作用。

【临床应用】对于因夏季感受暑湿，复感秽浊疫毒之气，蒙蔽清窍所致头痛眩晕、猝然闷乱、胸脘痞闷、烦躁呕吐、肤热有汗、四肢厥逆，甚则神昏耳聋，或乘车乘船引起头痛眩晕、胸脘痞闷、恶心呕吐者，均可使用本药。

行军散

【方剂组成】姜粉、冰片、硼砂（炒）、硝石（精制）、雄黄、珍珠、牛黄、麝香。

【功能】解毒辟秽，镇静安神，泻热疏导。

【主治】夏伤中暑，头目眩晕，呕吐腹泻，风热障翳。

【剂型规格】散剂：每瓶0.3g。

【用法用量】口服，一次0.1g或0.3~0.9g，一日1~2次，温开水冲服或凉开水调匀服下。障翳，用少许点眼；时疫闻鼻取嚏，醒后再用。

【组方简介】方中雄黄祛风解毒；牛黄、硼砂解毒泻热；麝香、冰片辟秽，散瘀，开窍；珍珠重镇安神；硝石泻热，疏导壅滞；姜粉温中散寒。诸药配伍，共奏解毒辟秽、祛痰开窍、镇静安神之功。

【临床应用】本品为开窍解毒剂，可用于治疗夏伤暑热所致头晕目眩、烦躁、神昏、腹痛吐泻，或过食生冷瓜果引起急性胃肠炎，以及水土不服和轻度的食物中毒等。外用于口舌生疮，咽喉肿痛，如口腔溃疡、急性扁桃体炎、咽炎等属于热毒证者。本品孕妇忌服。忌食腥冷、油腻等物。

清瘟解毒丸

【方剂组成】大青叶、连翘、玄参、天花粉、桔梗、牛蒡子（炒）、羌活、防风、葛根、柴胡、黄芩、白芷、川芎、赤芍、甘草、淡竹叶。

【功能】清瘟解毒。

【主治】用于外感时疫，憎寒壮热，头痛无汗，口渴咽干，痄腮，大头瘟。

【剂型规格】丸剂：每丸9g。

【用法用量】口服，一次2丸，一日2次；小儿酌减。

【组方简介】本品为外感时疫温邪或外感风热之证而设。方中大青叶、黄芩苦寒，清热解毒，共为君药。葛根、连翘、羌活、防风、白芷、柴胡、川芎疏散风热，解肌透表，共为臣药。玄参、天花粉、牛蒡子消肿利咽，生津止渴；赤芍凉血活血，桔梗开宣肺气，淡竹叶散热除烦，共为佐药。甘草调和诸药，共奏清热解毒之功。

【临床应用】用于流感，流行性腮腺炎，急性扁桃体炎。

4. 清脏腑热剂

（1）清热理肺剂

鱼腥草片

【方剂组成】鱼腥草提取物。

【功能】清热解毒，消痈排脓，利尿通淋。

【主治】上呼吸道、肠道、泌尿道炎症。

【剂型规格】片剂：每片 0.3g。

【用法用量】口服，一次 2～3 片，一日 2～3 次。

【组方简介】药理研究表明，本品具有抗菌消炎、镇痛镇咳、利尿解热等多种功用，并能增强机体免疫力。

【临床应用】本品广泛应用于肺脓疡，上呼吸道感染，化脓性扁桃体炎，肺炎，急性胃肠炎，细菌性痢疾，泌尿道感染等各种炎症。忌辛辣、刺激、油腻食物。

双黄连口服液

（片、注射液、
粉针、颗粒、胶囊、合剂）

【方剂组成】金银花、黄芩、连翘。

【功能】清热解毒，解表透邪。

【主治】上呼吸道感染。

【剂型规格】口服液：每支 10mL。片剂：每片 0.5g。注射剂：每支 20mL。粉针剂：每支 0.6g。颗粒剂：每袋 5g。胶囊剂：每粒 0.4g。合剂：每瓶 100mL。

【用法用量】口服液：口服，一次 20mL，一日 3 次，小儿酌减。片剂：口服，每次 4 片，一日 3 次。注射液：静脉注射，一次 10～20mL，一日 1～2 次；静脉滴注，每次每公斤体重 1mL，加入生理盐水或 5%～10% 葡萄糖注射液中；肌内注射，一次 2～4mL，一日 2 次。粉针剂：静脉滴注，临用前先以适量注射用水充分溶解，再用生理盐水或 5% 葡萄糖注射液 500mL 稀释，每次每公斤体重 60mg，一日 1 次，或遵医嘱。颗粒剂：一次 5g，一日 3 次，开水冲服，小儿酌减。胶囊剂：口服，一次 4 粒，一日 3 次，儿童酌减。合剂，口服，一次 20mL，一日 3 次。

【组方简介】金银花含黄酮、有机酸等；黄芩含黄芩苷等；连翘含 α-蒎烯等。此三味中药对多种病原微生物均有较强的抑制作用，如金黄色葡萄球菌、溶血性链球菌、大肠杆菌、肺炎双球菌、结核杆菌、流感病毒等。尚有抗炎、解热等作用。

【临床应用】本品用于病毒感染为主的上呼吸道感染，包括急性扁桃体炎、咽喉炎、急性支气管炎、肺炎等。不适用于风寒感冒。

夏枯草膏

（胶囊、口服液）

【方剂组成】夏枯草。

【功能】清肝火，散郁结，清头目。

【主治】用于气郁结滞，痰阻经络引起瘰瘤痰核、瘰疬鼠疮、痈疖肿痛、流脓流水、缠绵不愈，以及乳癌肿痛；肝火上炎，头痛目痛，眩晕。

【剂型规格】蜜膏剂：每瓶 30g，60g，100g，120g，125g，240g，250g。胶囊剂：每粒 0.35g。口服液：每支 10mL。

【用法用量】膏剂：口服，一次 10～20g，约一羹匙，一日 2～3 次，温开水冲服。7 岁以上儿童服成人量的 1/2，3～7 岁服成人量的 1/3。胶囊剂：口服，一次 2 粒，一日 2 次。口服液：口服，一次 10mL，一日 2 次。

【组方简介】本方清泄肝火，消散痈肿，化痰散结，消除瘰疬。药理实验表明，具有抑制细菌、抗炎作用。体外试验，夏枯草煎剂对痢疾杆菌、伤寒杆菌、大肠杆菌和葡萄球菌、链球菌均有抑制作用。

【临床应用】本品多用于治疗肝火上炎的目疾、头痛、头晕、目眩胀痛、舌边尖红、苔黄、脉弦数等有郁热实证，如郁结瘰疬、瘿瘤、头痛、眩晕等。服用本品时，注意过敏反应，但停药后丘疹消退。感冒后暂停服用，体虚者慎用。

银黄片

（含片、颗粒、
胶囊、口服液、注射液）

【方剂组成】金银花提取物、黄芩素。

【功能】抗菌消炎，清热，解毒透邪。

【主治】上呼吸道感染，发热咳嗽，痈疮肿毒，咽痛，鼻流浊涕。

【剂型规格】片剂：每片0.3g。含化片：每片0.65g。颗粒（冲剂）：每袋2g，4g，10g。口服液：每支10mL。胶囊剂：每粒0.3g。注射剂：每支2mL。

【用法用量】片剂：口服，一次2~4片，一日3~4次。含片：一次1~2片，一日6~8次。颗粒（冲剂）：每次4~10g，一日2次，开水冲服。口服液：一次1~2支，一日3次。胶囊剂：口服，一次2~4粒，一日4次。注射液：肌内注射，一次2~4mL，一日1~2次。

【组方简介】方中金银花清热解毒透邪；黄芩清热泻火，以助金银花清透邪热。金银花的提取物及黄芩素对多种细菌均有抑制作用，并对某些流感病毒有抑制作用。

【临床应用】本品多用于外感风邪、咽痛、喉痹等病。症见发热，不恶风寒或微恶风寒，微汗或无汗，舌尖微红，舌苔薄黄，脉浮数等。上呼吸道感染、急性扁桃体炎、急性咽喉炎、肺炎等见上述症状者均可用之。疮疖脓肿、丹毒、痢疾等亦可应用。忌食生冷、油腻及不易消化食物。患寒热病者不宜服用。

穿琥宁注射液

【方剂组成】穿心莲内脂、琥珀酸酐。

【功能】清热解毒。

【主治】急性上呼吸道感染，急性支气管炎，肺炎等。

【剂型规格】注射剂：每支含穿心莲内酯、琥珀酸半酯单钾盐各40mg。

【用法用量】肌内注射，一次40~80mg，一日2次。静脉滴注，一日400~640mg，分两次静脉滴注，用5%葡萄糖注射液按1mL液体含1mg穿琥宁的浓度稀释，以每分钟30~40滴的速度滴入。小儿用量遵医嘱。

【组方简介】药理研究表明：本药能抑制细菌内毒素引起之发热，使发热减退，患者体温下降；对金黄色葡萄球菌、大肠杆菌、肺炎球菌、流感病毒等有灭活作用。

【临床应用】用于病毒及细菌感染引起上呼吸道炎症、急性支气管肺炎属热壅于肺者。症见发热，咳嗽，痰黄，咽喉疼痛，或胸痛，口渴，舌红，脉数等。孕妇慎用。

复方夏枯草膏

【方剂组成】夏枯草、香附（炙）、甘草、僵蚕（麸炒）、白芍（麸炒）、当归、陈皮、桔梗、川芎、红花、昆布（漂）、浙贝母、玄参、乌药。

【功能】清火散结。

【主治】用于瘿瘤瘰疬，结核作痛。

【剂型规格】煎膏剂：每瓶125g。

【用法用量】口服，一次9~15g，一日2次。温开水冲服。

【组方简介】夏枯草清肝散结；香附、乌药、陈皮、桔梗助行气；僵蚕、昆布、浙贝母化痰散结；玄参、白芍养阴；当归、川芎、红花行气活血；甘草调和诸药。

【临床应用】用于淋巴结结核，单纯性甲状腺肿，结节性甲状腺肿，脂肪瘤，皮脂腺囊肿和慢性淋巴结炎等。

合成鱼腥草素片

【方剂组成】合成鱼腥草素。

【功能】抗菌消炎。

【主治】上呼吸道感染等。

【剂型规格】片剂：每片含合成鱼腥草素 30mg。

【用法用量】口服，一次 60～90mg，一日 3 次。

【组方简介】本品为鱼腥草主要成分癸酰乙醛的亚硫酸氢钠加成物，具有清热解毒、抗菌消炎的作用。

【临床应用】用于上呼吸道感染，慢性支气管炎，肺炎，附件炎等。

感咳双清胶囊

【方剂组成】黄芩苷、穿心莲内酯。

【功能】清热解毒。

【主治】肺实热证。症见发热、咽痛、咳喘、舌尖边红、苔薄黄等。

【剂型规格】胶囊剂，每粒装 0.3g（含黄芩苷 150mg，穿心莲内酯 37.5mg）。

【用法用量】口服。一次 2 粒，一日 3 次。

【组方简介】药效学试验结果表明，本品对金黄色葡萄球菌、变形杆菌感染小鼠死亡率有一定降低作用；可降低流感病毒感染小鼠的肺指数，并对肺内流感病毒增殖量有一定降低作用。本品对酵母所致大鼠发热有一定抑制作用；可抑制二甲苯所致小鼠耳肿胀和醋酸所致小鼠毛细血管通透性增高；可减少浓氨水引起小鼠咳嗽次数；增加大鼠气管排痰量。另外，本品对小鼠腹腔巨噬细胞吞噬鸡红细胞的吞噬百分率和吞噬指数有一

定提高作用，并可增加环磷酰胺所致免疫功能低下小鼠的血清溶血素含量。

【临床应用】急性上呼吸道感染、急性支气管炎伴有头痛、鼻塞、发热等症状。忌烟、酒及辛辣、生冷、油腻食物。不宜在服药期间同时服用滋补性中药。脾胃虚寒者慎服。

复方鱼腥草片

【方剂组成】鱼腥草、黄芩、板蓝根、连翘、金银花。

【功能】清热解毒。

【主治】用于外感风热引起咽喉疼痛；急性咽炎、扁桃腺炎有风热证候者。

【剂型规格】片剂：每片 0.41g。

【用法用量】口服，一次 4～6 片，一日 3 次。

【组方简介】方中以鱼腥草清热解毒、消痈排脓为主药；辅以黄芩清泻肺火，板蓝根宣泻肺经郁火、凉血消肿；佐以连翘清热透邪解毒，金银花轻清透表。诸药伍用，共起清热解毒之功效。

【临床应用】用于外感风热、肺经风热证的上呼吸道感染、急性扁桃体炎、咽炎、慢性支气管炎、肺脓疡等。

（2）清肝解毒剂

益肝灵片
（胶囊）

【方剂组成】水飞蓟素。

【功能】改善肝功能，护肝，降血脂。

【主治】急慢性肝炎，早期肝硬化，高脂血症。

【剂型规格】片剂：每片含水飞蓟素 35mg。胶囊剂：每粒 0.35g。

【用法用量】片剂：口服，一次 2 片，一日 3 次，服满 3 个月后，剂量减至 1 片，一日 3 次。

胶囊剂：口服，每次1~2粒，一日2次，温开水送服。

【组方简介】水飞蓟素是从菊科水飞蓟提得的总黄酮。实验表明，本品有降低血清总胆固醇作用，还能显著降低肝脏脂质含量，使肝细胞脂肪变性程度大为减轻。实验还表明，本品对四氯化碳、D-氨基半乳糖等造成的动物肝损伤均有保护作用。

【临床应用】本品适用于急慢性黄疸型与无黄疸型肝炎、迁延型肝炎、慢性肝炎、早期肝硬化、中毒性肝炎。

澳泰乐颗粒

【方剂组成】还魂草、郁金、黄精（蒸）、白芍、麦芽。

【功能】疏肝理气，清热解毒。

【主治】甲、乙型病毒性肝炎。

【剂型规格】颗粒剂：每袋15g。

【用法用量】一次1袋，一日3次，开水冲服。30天为1个疗程。

【组方简介】药理研究表明，本品具有促进肝细胞功能全面改善和退黄的作用，并能调整机体免疫功能，阻断病毒侵袭，加速病原体和有毒物质的清除。

【临床应用】治疗急慢性甲、乙型病毒性肝炎。

护肝宁片

【方剂组成】垂盆草、虎杖、丹参、灵芝。

【功能】清热利湿，疏肝活血。

【主治】湿热为患之胁痛、黄疸。

【剂型规格】片剂：每片0.35g。

【用法用量】口服。一次4~5片，一日3次。

【组方简介】本方以垂盆草为主药，清热解毒、利湿退黄，并能降低血清谷丙转氨酶。以虎杖为辅药，清热利湿，活血定痛。丹参养血活血，又能祛瘀止痛；灵芝能保肝宁神，共为佐药。

【临床应用】胁肋胀痛，全身皮肤及巩膜发黄，小便黄赤，倦怠乏力，纳差食少，口苦恶心，血清谷丙转氨酶升高，舌苔薄黄，脉弦数或细数，为运用本方主要指征。临床可用于治疗急性黄疸型肝炎，慢性迁延型肝炎，早期肝硬变等。孕妇慎服。

利肝隆冲剂
（胶囊、片）

【方剂组成】板蓝根、茵陈、郁金、五味子、甘草、当归、黄芪、刺五加。

【功能】疏肝解郁，健脾化湿，清热解毒，扶正固本。

【主治】急慢性肝炎。

【剂型规格】冲剂：每袋重3g，10g。胶囊剂：每粒0.3g。片剂：每片0.37g。

【用法用量】冲剂：一次10g，一日3次，开水冲服，小儿酌减。胶囊剂：口服，一次2~4粒，一日3次。片剂：口服，一次5片，一日3次。

【组方简介】药理实验显示，本品主要有保肝，降低谷丙转氨酶，促进肝蛋白质合成和肝坏死再生等作用。其中刺五加、五味子、黄芪可以增强小鼠网状内皮细胞吞噬功能，从而增强免疫功能；板蓝根、黄芪具有一定抗病毒作用。这些对治疗病毒性肝炎都有重要作用。

【临床应用】本品适用于肝郁脾虚，兼有湿热所致肝区疼痛、舌苔黄腻等。临床用于治疗急慢性肝炎及迁延型肝炎、慢性活动型肝炎，对降低血清谷丙转氨酶、麝香草酚浊度、黄疸指数均有显著的作用，对乙型肝炎表面抗原转阴有较好效果。

乙肝清热解毒颗粒
（胶囊、片）

【方剂组成】虎杖、白花蛇舌草、北豆根、

拳参、茵陈、土茯苓、茜草、白茅根、淫羊藿、甘草、蚕砂、野菊花、橘红等。

【功能】清热解毒，清肝利胆，利湿逐瘟。

【主治】肝胆湿热型急、慢性病毒性乙型肝炎初期或活动期；乙型肝炎病毒携带者。

【剂型规格】颗粒剂：每袋10g。胶囊剂：每粒0.4g。片剂：每片0.3g。

【用法用量】颗粒剂：温开水冲服，一次2袋，一日3次。胶囊剂：口服，一次2~6粒，一日3次。片剂：口服，一次8片，一日3次。

【组方简介】药理学研究表明，本方虎杖含蒽醌及蒽醌苷等，可降脂、保肝、抗病毒；茵陈含茵陈二烯酮等，可利胆、护肝、降血脂等；甘草含甘草酸、甘草素等，有保肝、抗病毒、提高免疫功能、降脂等作用。全方具有降低转氨酶，麝香草酚和硫酸锌浊度的功能。可保护肝细胞，对于肝细胞脂肪变性也有抑制和减轻作用。此外，可对抗小鼠胸腺萎缩，具有一定免疫调节作用。

【临床应用】对肝胆湿热，疫毒蕴结所致口干口苦、恶心厌油、腹胀等症状有明显改善作用，对肝功能亦有明显的改善功能，并有抑制乙肝病毒复制的作用。脾虚便泄者慎用或减量服用本品。忌烟、酒及油腻之物。

复方益肝灵片

【方剂组成】益肝灵粉（水飞蓟素）、五仁醇浸膏。

【功能】益肝滋肾，解毒祛湿。

【主治】用于肝肾阴虚，湿毒未清引起胁痛、纳差、腹胀、腰酸乏力、尿黄等症；或慢性肝炎转氨酶增高者。

【剂型规格】片剂：每片重0.32g（含水飞蓟素，以水飞蓟宾计为21mg）。

【用法用量】口服，一次4片，一日3次，饭后服用。

【组方简介】水飞蓟素具有抗肝炎病毒作用，对四氯化碳、氨基半乳糖、硫化乙酰胺、乙醇等引起肝损伤，可通过其稳定肝细胞膜的作用而保护肝细胞及改善肝功能。五仁醇是五味子的有效成分，具有降低血清谷丙氨基转移酶的作用。

【临床应用】用于治疗慢性肝炎、迁延型肝炎、酒精肝及肝硬化。

利肝康片

【方剂组成】青叶胆总苷。

【功能】疏肝健脾。

【主治】急慢性肝炎属肝郁脾虚证。

【剂型规格】片剂：糖衣片基片0.2g，薄膜衣片：每片0.36g。

【用法用量】口服，糖衣片一次4片，薄膜衣片一次2片，一日3次。宜在饭后30分钟服用。

【组方简介】方中所含治疗肝炎的齐墩果酸、环烯醚萜类、黄酮三类等有效成分，可促进肝细胞修复，具有降酶、调节机体免疫功能、退黄等作用。

【临床应用】用于改善急慢性肝炎症状，退黄，降酶，调节机体免疫力。

肝苏颗粒
（片）

【方剂组成】扯根菜。

【功能】降酶、退黄、保肝、健脾。

【主治】肝胆湿热脾虚证。

【剂型规格】颗粒剂：每袋3g。片剂：基片0.3g。

【用法用量】颗粒剂：一次1袋，开水冲服，一日3次，小儿酌减，或遵医嘱。急性病毒性肝炎，一个月为1个疗程；慢性活动型肝炎、乙型肝炎，3个月为1个疗程。片剂：口服，一次5片，一日3次，小儿酌减。

【组方简介】对大鼠四氯化碳肝损伤有降低血清谷丙转氨酶作用；对总胆红素有降低作用；对试验动物四氯化碳造成肝损伤及消炎痛中毒小鼠有明显保肝、解毒作用；对大白鼠十二指肠给药有非常显著增加胆汁分泌量的作用（$P < 0.01$）。

【临床应用】用于慢性活动型肝炎、乙型肝炎、急性病毒性肝炎。

护肝颗粒
（胶囊、片）

【方剂组成】柴胡、茵陈、板蓝根、五味子、猪胆粉、绿豆。

【功能】疏肝理气，健脾消食。

【主治】慢性肝炎及早期肝硬化等。

【剂型规格】颗粒剂：每袋 2g。胶囊剂：每粒 0.35g。片剂：基片 0.35g。

【用法用量】颗粒剂：口服，一次 1 袋，一日 3 次。胶囊剂：口服，一次 4 粒，一日 3 次。片剂：口服，一次 4 片，一日 3 次。

【组方简介】方中五味子含有五味子乙素，可降低血清丙氨酸转氨酶活力，增强肝细胞内蛋白质合成，促进肝细胞修复和再生；柴胡疏肝解郁，保肝利胆，抑制乙型肝炎病毒和肝脏脂肪性变；茵陈清湿热，退黄疸，抗乙型肝炎病毒，增加肝细胞含糖量，降低转氨酶活力；板蓝根抗乙型肝炎病毒，增强机体免疫力；猪胆粉清热解毒，刺激胆汁分泌，增加肠蠕动而助消化；绿豆清热解毒，补充维生素。上述药物组合，其功能为疏肝理气，健脾消食。

【临床应用】此药对肝脏、肾脏易造成损害，故不能长期服用。

双虎清肝颗粒

【方剂组成】金银花、虎杖、黄连、白花蛇舌草、蒲公英、丹参、野菊花、紫花地丁、法半夏、甘草、瓜蒌、枳实。

【功能】清热利湿，化痰宽中，理气活血。

【主治】湿热内蕴所致胃脘痞闷、口干不欲饮、恶心厌油、食少纳差、胁肋隐痛、腹部胀满、大便黏滞不爽或臭秽、身目发黄、舌黯、边红、舌苔厚腻或黄腻、脉弦滑或弦数者。

【剂型规格】颗粒剂：每袋 12g。

【用法用量】口服，一次 1～2 袋，一日 2 次。3 个月为 1 个疗程，或遵医嘱。

【组方简介】现代研究表明：蒲公英有促进胆汁分泌和保护受损肝细胞的作用；虎杖有保护受损肝细胞、促进肝细胞修复和再生、减轻炎症的功能；丹参能改善肝脏微循环，保护肝细胞，减轻炎症坏死，促进肝细胞再生，并能抑制肝星状细胞激活，减少细胞外间质的分泌；甘草能稳定肝细胞膜，拮抗或清除自由基，阻止肝星状细胞活化。综合本方，具有以下几方面作用：①抗病毒作用：促使乙肝病毒指标 HBeAg、抗－HBeIgM、HBV－DNA 等阴转，对 HBeAg 阴转率达 55.81%。②有显著恢复肝功能指标的作用。③可明显改善患者体征。④明显调节体液免疫、细胞免疫及非特异性免疫功能。

【临床应用】治疗慢性乙型肝炎以及甲肝、丙肝、酒精肝、肝早期纤维化、肝硬化等见上述证候者。

（3）清肝胆湿热剂

五酯胶囊
（片）

【方剂组成】华中五味子。

【功能】降血清谷丙转氨酶。

【主治】慢性、迁延型肝炎谷丙转氨酶升高者。

【剂型规格】胶囊剂：每粒含五味子甲素 11.25mg。片剂：基片 0.27g（含五味子酯甲

7.5mg)。

【用法用量】胶囊剂：口服，一次 2 粒，一日 3 次。片剂：口服，一次 2 片，一日 3 次。

【组方简介】本品主要成分是华中五味子果实中提取的五味子甲素，能疏肝健脾、除热解毒、补养五脏。

【临床应用】用于降低血清谷丙转氨酶。

茵栀黄注射液
（口服液）

【方剂组成】茵陈、栀子、金银花、黄芩苷。

【功能】清热解毒，利湿退热，降低转氨酶。

【主治】湿热内蕴证。症见：双眼及全身黄染，小便黄赤，肚腹胀满，头重身困。

【剂型规格】注射剂：每支 2mL。口服液：每支 10mL。

【用法用量】注射液：静脉滴注，一次 10 ~ 20mL，用 10% 葡萄糖注射液 250mL 或 500mL 稀释后滴注。肌内注射，一日 2 ~ 4mL。口服液：口服，一次 10mL，一日 3 次。

【组方简介】本方茵陈利湿退黄；栀子清热凉血；黄芩除湿热，其苷对伤寒、痢疾等细菌有抑制作用；金银花清热解毒。药理实验表明，本品四种中药均有较广抗菌谱。

【临床应用】本品是治疗肝炎的有效药物，对重症肝炎Ⅰ型、急慢性黄疸型肝炎、迁延型肝炎均有较好的治疗作用，降低谷丙转氨酶。此外，本品对胆道系统感染、慢性顽固性肾盂肾炎、肺脓疡、上呼吸道感染、痢疾、急性胃肠炎、慢性支气管炎合并感染，以及急性扁桃体炎等感染性疾病疗效均佳。极个别病例对该药有过敏反应。

舒胆片

【方剂组成】木香、厚朴、枳壳、郁金、栀子、茵陈、大黄、虎杖、芒硝。

【功能】清热泻火，化湿，行气止痛，利胆排石。

【主治】肝胆湿热证。症见黄疸胁痛，发热口苦，尿赤便燥等。

【剂型规格】片剂，每片含生药 1.15g。

【用法用量】口服。一次 5 ~ 6 片，一日 3 次。小儿酌减。

【组方简介】在舒胆片中，虎杖、茵陈、栀子、郁金入肝胆经，擅长清热利湿利胆，同为君药。木香、厚朴、枳壳行气化滞，使气行则津行，气行则胆腑畅通，共为臣药。大黄、芒硝泻下通腑，寓"六腑以通为用"之意，为佐药。诸药同用，融清、疏、通为一体，共奏疏肝行气，利胆，清热除湿之功。实验表明：舒胆片具有直接舒张胆管，增加胆汁流量的作用；具有较强的体内体外抑菌作用。所以，舒胆片具有利胆排石、抗菌消炎、止痛作用。

【临床应用】胆结石，胆囊炎，胆道感染等。孕妇忌服。

当飞利肝宁胶囊

【方剂组成】当药、水飞蓟等。

【功能】清热利湿，益肝退黄。

【主治】急、慢性肝炎。

【剂型规格】胶囊剂：每粒 0.25g。

【用法用量】口服，一次 4 粒，一日 3 次。急性肝炎：15 ~ 20 天为 1 个疗程。慢性肝炎：2 ~ 3 个月为 1 个疗程。

【组方简介】本品主要成分为当药苷、龙胆苦苷、龙胆碱、齐墩果酸、水飞蓟素、脱氢水飞蓟素等，具有清热利湿、益肝退黄作用。

【临床应用】本品用于治疗湿热蕴结所引起的急性黄疸型肝炎，慢性活动型和迁延型肝炎，中毒性肝炎，药物性肝炎，乙型肝炎及乙肝病毒携带者等。

乙肝宁冲剂

【方剂组成】黄芪、白花蛇舌草、绵茵陈、金钱草、党参、蒲公英、制何首乌、牡丹皮、丹参、茯苓、白芍、白术、川楝子。

【功能】调气健脾，活血化瘀，祛肝胆湿热。

【主治】慢性乙型肝炎。

【剂型规格】冲剂：每包17g。

【用法用量】开水冲服，一次1包，一日3次。儿童酌减。3个月为1个疗程。

【组方简介】方中黄芪补气升阳，益胃固表，利水退肿；白花蛇舌草、绵茵陈、金钱草清热解毒，除湿退黄；党参补气养血；丹参活血祛瘀；白芍养血柔肝。合用其他诸药，增强调气健脾、活血化瘀、祛肝胆湿热之功效。

【临床应用】本品除治疗慢性迁延型肝炎外，对急性肝炎也有一定疗效。服药期间忌食油腻、辛辣食物。

茵陈五苓丸

【方剂组成】茵陈、泽泻、茯苓、猪苓、白术（炒）、肉桂。

【功能】清热祛湿，通利小便。

【主治】急性黄疸型肝炎，急、慢性胆囊炎，胆石症等。

【剂型规格】水丸：每20粒重1g。

【用法用量】口服。一次6g，一日2次。

【组方简介】本方中用茵陈清利湿热，退黄为主药；辅以茯苓、猪苓、泽泻淡渗利湿，白术燥湿利水，肉桂引火归原，共奏利湿、退黄、清热之功。

【临床应用】本方适用于肝胆湿热、脾肺郁结引起的两眼、面身皆黄，脘腹胀满，小便黄赤不利等。临床证明，以利尿法治传染性肝炎有独到之处，确能缩短黄疸消退过程。孕妇慎用。

胆乐胶囊

【方剂组成】猪胆汁、连钱草、郁金、陈皮、山楂。

【功能】清热利湿，行气止痛，利胆排石。

【主治】慢性胆囊炎、胆石症属气滞证。症见胸胁疼痛拒按，痛甚如绞，或见黄疸身热，头痛等。

【剂型规格】胶囊剂：每粒0.25g。

【用法用量】口服，一次4粒，一日3次，温开水送服；小儿酌减。疗程一般1个月，患有胆石症者服用3~6个月。

【组方简介】方中猪胆汁清热解毒，通下润肠，利胆排石；连钱草甘淡利尿，咸性软坚，微寒清热，排石止痛；郁金行气解郁，宣散郁结，疏肝利胆退黄；陈皮、山楂辛散苦降，健脾开胃，芳香醒脾。全方配伍，具有清热利湿、行气止痛之效。

【临床应用】急、慢性胆道感染、胆囊炎、胆石症等。忌食生冷辛辣油腻之品，勿郁怒生气。

胆清胶囊

【方剂组成】虎耳草、凤尾草。

【功能】消炎镇痛，利胆排石。

【主治】胆道疾病。

【剂型规格】胶囊剂：每粒0.3g。

【用法用量】口服。一次3~5粒，一日3次，饭前服用。

【组方简介】本品清热利湿，疏肝利胆，消炎镇痛，兼有排石之效。

【临床应用】本品用于肝胆湿热引起的口干口苦，胁肋胃脘痞满疼痛，呃逆呕恶，大便秘结等。胆囊炎、胆管炎、胆结石见有上述证候者可用此药。

黄疸茵陈冲剂

【方剂组成】茵陈蒿、海金沙、黑山栀、甘草。

【功能】清利湿热。

【主治】肝胆湿热实证。

【剂型规格】冲剂：每袋20g。

【用法用量】口服，一次1袋，一日2次，开水冲服。小儿减半。

【组方简介】方中茵陈蒿清湿热、利水；海金沙清热通淋；黑山栀清热泻火；甘草调和诸药，具有解毒作用。

【临床应用】本品用于急性黄疸型肝炎。

熊胆胶囊

【方剂组成】熊胆粉。

【功能】清热解毒，利胆明目。

【主治】急慢性肝炎，胆囊炎，胆结石等。

【剂型规格】胶囊剂：每粒0.25g，每盒10粒。

【用法用量】口服。一次2~3粒，一日3次，儿童酌减或遵医嘱。

【组方简介】药理实验表明，本品主要具有利胆，溶石，降血脂，降血糖，抗炎，抑菌，解热，解痉，镇静，抗惊厥等作用。

【临床应用】本品除适用于急慢性肝炎、胆囊炎、胆结石外，也可用于胃肠炎、消化不良、高血压、高血脂、糖尿病、咽喉肿痛、癫痫、惊风抽搐等。孕妇忌服。

参芪肝康胶囊

【方剂组成】当归、党参、水飞蓟、五味子、茵陈、黄芪、刺五加浸膏。

【功能】祛湿清热，调和肝脾。

【主治】湿热内蕴，肝脾不和所致急、慢性肝炎。

【剂型规格】胶囊剂：每粒0.4g。

【用法用量】口服，一次5粒，一日3次。

【组方简介】本方以清热利湿、退黄降酶、排毒保肝之茵陈为君药；黄芪、党参作为臣药起到健脾护肝，扶正祛毒的作用；水飞蓟与五味子相佐以清热降酶；当归活血疏肝为使。共奏清热利胆，排毒降酶，扶正护肝的功效。现代研究表明：当归含阿魏酸等，党参含甾醇等，黄芪含黄芪总皂苷、多糖等，四味均有增强免疫力的功能；茵陈含茵陈二烯酮等，可保肝；水飞蓟含水飞蓟素等，可保肝和稳定肝细胞膜；五味子含五味子素等，可降转氨酶。故本方可治疗肝炎。

【临床应用】用于治疗黄疸型肝炎、慢性迁延型肝炎（甲肝）的治疗。

利胆片

【方剂组成】柴胡、大黄、黄芩、木香、茵陈、金钱草、金银花、大青叶、知母、白芍、芒硝。

【功能】清热止痛，利胆消炎。

【主治】胆道疾患，胁肋及胃腹部疼痛，按之痛剧，大便不通，小便短黄，身热头痛，呕吐不食等症。

【剂型规格】片剂：每片0.3g。

【用法用量】口服，一次6~10片，一日3次。

【组方简介】柴胡、茵陈、金钱草、大黄、芒硝有疏肝利胆排石作用，可使胆汁分泌旺盛，胆道通畅。双花、黄芩、大青叶等有清热解毒作用，使感染得以控制。木香、白芍有理气止痛作用，使腹痛得以缓解。知母滋阴降火。共奏清热止痛，利胆消炎之功。

【临床应用】主要用于胆石病及胆道感染。

茵芪肝复颗粒

【方剂组成】茵陈、焦栀子、大黄、白花蛇舌草、猪苓、柴胡、当归、黄芪、党参、甘草。

【功能】清热解毒利湿，疏肝补脾。

【主治】肝胆湿热兼脾虚肝郁证。症见右胁胀满，恶心厌油，纳差食少，口淡乏味。

【剂型规格】颗粒剂：每袋18g。

【用法用量】口服。一次18g，一日3次，3个月为1个疗程，或遵医嘱。

【组方简介】茵陈苦平微寒，寒能清热，苦能燥湿，既能发汗使湿热从汗而出，又能利水使湿热从小便而去，是治疗黄疸的要药。它与苦寒泻火、通利小便的栀子同用，则能直导肝胆湿热出小便外泄。大黄苦寒泄热，荡涤胃肠，不但能协助茵陈、山栀以泄郁热，并能通大便以泻结实。

【临床应用】治疗慢性乙型病毒性肝炎、脂肪肝及酒精肝。孕妇忌服。

(4) 清利肠胃湿热剂

复方黄连素片

【方剂组成】黄连素、木香、白芍、吴茱萸。

【功能】清热燥湿，行气止痛，止痢止泻。

【主治】细菌性痢疾，急、慢性肠炎。

【剂型规格】片剂：每片0.25g。

【用法用量】口服。一次4片，一日4次。

【组方简介】黄连素抗菌消炎，为方中主药。配以木香、白芍行气止痛，吴茱萸温中散寒，是治疗肠道疾患的常用中成药。

【临床应用】本品适用于肠炎、痢疾，症见大肠湿热，赤白下痢，里急后重或暴注下泻，肛门灼热。肠炎、痢疾属虚证或寒证者忌用。

香连丸
（片）

【方剂组成】黄连（吴茱萸制）、木香。

【功能】清化湿热，行气止痛。

【主治】湿热内滞，肠炎，痢疾，脓血相兼，里急后重，腹痛腹泻。

【剂型规格】水丸：每袋18g。片剂：每片相当于原生药1.2g。

【用法用量】水丸，一次3~6g，一日2~3次，温开水送下。片剂，一次4~6片，一日2~3次。小儿酌减。

【组方简介】黄连清肠中湿热，吴茱萸制黄连以抑其寒，木香辛温行气止痛，温中和胃，以消胀止痛。药理实验表明：黄连具有抗病原微生物及抗原虫等作用。

【临床应用】本品主要用于治疗湿热痢疾，表证已解，痢犹未止，仍见有腹痛、呕吐、里急后重、下痢赤白等症。单用香连丸治疗急性细菌性痢疾，可取得确切效果。本品对过敏性体质者应注意，可出现荨麻疹和环形红斑。胃弱泄泻者忌用。

肠康胶囊
（片）

【方剂组成】盐酸小檗碱、木香、吴茱萸（制）。

【功能】清热燥湿，理气止痛。

【主治】湿热泄泻，痢疾腹痛，里急后重。

【剂型规格】胶囊剂：每粒0.23g，片剂：每片0.4g（含盐酸小檗碱0.05g）。

【用法用量】胶囊剂：口服，一次4粒，一日2次，或遵医嘱。片剂：口服，一次2~4片，一日2次。

【组方简介】盐酸小檗碱具有抗菌消炎、清

热泄火之功效，能有效地杀灭痢疾杆菌等肠道致病菌；木香行气导滞，其挥发油、木香碱对小肠平滑肌有较强的解痉作用；吴茱萸开郁化滞，有显著的镇痛作用。

【临床应用】治疗急慢性肠炎、腹痛、菌痢等。孕妇、哺乳期妇女忌用。

枫蓼肠胃康颗粒
（胶囊、片）

【方剂组成】牛耳枫、辣蓼。

【功能】清热、祛湿、解滞、和胃。

【主治】伤食泄泻及湿热泄泻。症见腹痛，脘腹胀满，恶心呕吐，泄泻臭秽或有发热恶寒，苔黄脉数等。亦可用于食滞胃痛而见胃脘痛、拒按，食欲不振，嗳腐吞酸，舌苔厚腻或黄腻脉滑数者。

【剂型规格】颗粒剂：每袋8g。胶囊剂：每粒装0.37g。片剂：每片片芯0.2g。

【用法用量】颗粒剂：开水冲服，一次1袋，一日3次。浅表性胃炎15天为1个疗程。胶囊剂：口服。一次2粒，一日3次。浅表性胃炎15天为1个疗程。片剂：口服，一次4~6片，一日3次。

【组方简介】辣蓼味辛酸，性温，功效消肿止痛；牛耳枫味苦涩，性平，功效清热解毒、活血化瘀。二者为方，寒温并用以调和阴阳，苦辛并进以顺其升降，使胃肠得和，升降复常，从而消除临床症状，恢复胃肠生理功能。

【临床应用】用于治疗急性胃肠炎、慢性胃炎、慢性结肠炎、小儿急性肠炎。对食滞、消化不良所引起腹胀、腹满、腹痛、食欲不振有明显治疗效果。

香连化滞丸

【方剂组成】黄连、木香、黄芩、枳实（麸炒）、陈皮、青皮（醋炙）、厚朴（姜炙）、槟榔（炒）、滑石、白芍（炒）、当归、甘草。

【功能】清热燥湿，破积导滞。

【主治】湿热凝滞引起里急后重，腹痛下痢。

【剂型规格】丸剂：每丸6g。

【用法用量】口服，一次2丸，一日2次。

【组方简介】方用木香、槟榔、青皮、陈皮、厚朴、枳实理气化湿而导滞；配以黄芩、黄连清热燥湿；当归、白芍和血；滑石、甘草清热利湿。诸药合用，共奏理气化滞、清热燥湿之功。

【临床应用】可用于细菌性痢疾、阿米巴痢疾、急性肠炎、消化不良、慢性肝炎、慢性胆囊炎等病症。

小儿泻速停颗粒

【方剂组成】地锦草、儿茶、乌梅、山楂（炒焦）、茯苓、白芍、甘草等。

【功能】清热利湿，健脾止泻，解痉止痛。

【主治】用于治疗小儿泄泻、腹痛、纳差。

【剂型规格】颗粒剂：每袋3g。

【用法用量】开水冲服，一日3~4次。1岁以内，一次1.5~3g；1~3岁，一次3~6g；3~7岁，一次6~9g。

【组方简介】方中乌梅生津、敛肠、安蛔；山楂炭行气散瘀；地锦草清热解毒、凉血止血；儿茶收湿、生肌、敛疮。其中乌梅含多种有机酸，具有抑菌，促进胆囊分泌胆汁作用；山楂炭含黄酮类成分及有机酸，具有促进消化、收敛止泻的作用；地锦草含黄酮类、没食子酸，具有抗菌、止血的作用；儿茶含儿茶鞣酸（20%~50%），具有抗菌、止泻的作用。诸药合用，共起健脾止泻，抗菌止痢，解痉止痛之作用。

【临床应用】用于小儿腹泻，尤其适用于秋季腹泻、轮状病毒性肠炎与急、慢性腹泻。如病情较重或服用1~2天后，疗效不佳者，可酌情增加剂量；有脱水者，可口服或静脉补液；服药期间忌生冷、油腻。

小儿肠胃康颗粒

【方剂组成】鸡内金、地胆草、谷精草、夜明砂、蚕砂、蝉蜕、谷芽、盐酸小檗碱、木香、党参、麦冬、玉竹、赤芍、甘草。

【功能】清热平肝，调理脾胃。

【主治】小儿食欲不振，面色无华，精神烦忧，夜寝哭啼，腹泻腹胀。

【剂型规格】颗粒剂：每袋5g。

【用法用量】开水冲服，一次 5 ~ 10g，一日 3 次。

【组方简介】方中党参具有补中益气、健脾养血的作用，能使血红细胞、血红蛋白增加。与玉竹、麦冬共奏养阴益气，生津和胃之功。辅以谷芽、鸡内金、木香、夜明砂、蚕砂行气消食，健脾开胃，散寒止痛，消食导滞。诸药合用，共奏调理脾胃之功。

【临床应用】治疗小儿厌食症效果良好。

四、温里剂

1. 温中散寒剂

附子理中丸
（片）

【方剂组成】附子（制）、党参、白术（炒）、干姜、甘草。

【功能】温中散寒，健脾止痛。

【主治】脾胃虚寒，腹痛泄泻，手足不温。

【剂型规格】大蜜丸，每丸9g。水蜜丸：每盒200丸。片剂：片芯250mg。

【用法用量】丸剂：口服，大蜜丸一次1丸，水蜜丸一次6g，一日2 ~ 3次。片剂：口服，一次

6 ~ 8 片，一日 3 次。

【组方简介】本方附子散寒除湿；干姜温中祛寒；党参补中益气、和脾胃；白术缓中止痛；甘草助参、术扶脾益气，缓急止痛。实验研究表明，附子具有强心作用，它的降压作用与肌肉血管、特别是四肢血管扩张有较大关系，为中医用附子治疗"四肢厥逆"提供了实验依据；附子对机体尚有促进免疫作用。干姜内服对口腔黏膜有刺激作用，能促进消化液分泌，使食欲增加，并具有抑制肠内异常发酵及促进气体排出。党参有增加红细胞，升高白细胞作用。甘草有抗炎、解痉、解毒等作用。

【临床应用】本品适用于脾胃虚寒，阳气不足引起的腹痛脘痛、呕吐腹泻、肠鸣腹胀、不思饮食、手足发凉等症。可用于慢性胃肠炎，胃肠痉挛性疼痛，伴有食欲不振、脘腹疼痛而喜暖喜按、手足不温者，也可用于妇女受寒痛经。孕妇慎用。

桂附理中丸

【方剂组成】附子、肉桂、党参、白术、干姜、甘草。

【功能】补肾助阳，温中、散寒、健脾。

【主治】中焦虚寒所致呕吐、泄泻、腹痛。

【剂型规格】大蜜丸：每丸9g。

【用法用量】口服。一次1丸，一日2次，用姜汤或温开水送服。

【组方简介】本方用党参补益脾胃，附子温阳散寒，共为主药。白术、干姜、肉桂能助主药补脾益气，温中散寒，共为辅药。甘草为使，调和诸药。

【临床应用】本丸适用于肾阳衰弱，脾胃虚寒，脘腹冷痛，呕吐泄泻，四肢厥冷。急、慢性胃肠炎，溃疡病等具有上述证候者，皆可选用。实热证不宜使用。孕妇慎服。

黄芪建中丸

【方剂组成】桂枝、白芍、甘草、生姜、大枣、黄芪、饴糖。

【功能】益气散寒，温中补虚，和里缓急。

【主治】消化性溃疡，慢性胃炎，胃肠功能紊乱等。

【剂型规格】蜜丸：每丸9g。

【用法用量】口服，一次1丸，一日2~3次。

【组方简介】本方用桂枝温经通络，白芍缓中止痛，黄芪补中益气，饴糖温中补虚，和里缓急；生姜、甘草、大枣既能温中补虚，益脾和胃，又能调和诸药。共奏益气散寒，健中补虚之功。

【临床应用】本品适用于胃及十二指肠溃疡、慢性胃炎、胃肠功能紊乱属中焦虚寒，脾胃失调，阴阳气血俱虚者。症见胃部隐痛，泛吐清水，或腹痛绵绵，时作时止，喜温恶寒，神疲气短，手足不温，大便溏薄。阴虚火旺者忌用。呕吐、中满、吐蛔者不可用。

理中丸
（片）

【方剂组成】干姜、人参、白术、炙甘草。

【功能】温中散寒，益气健脾。

【主治】脘腹痛，呕吐，泄泻，阳虚失血等症。

【剂型规】蜜丸剂：每丸9g。水丸剂：每9粒重1g。片剂：基片重0.3g。

【用法用量】丸剂：口服，蜜丸，一次1丸，一日2次；水丸，一次5~9g，一日2次，温开水送服。片剂：一次5~6片，一日2次。

【组方简介】方中干姜温散脾寒；人参大补元气；白术健脾燥湿；炙甘草补中益气，调和诸药。四药配合，中焦之寒得辛热自解，中焦之虚得甘温自补，升降调和，运化自如，则中州平静，故曰"理中"。

【临床应用】本品多用于治疗中焦虚寒之脘腹痛、呕吐、泄泻，病后喜唾沫等症。此外，若阳虚失血、便血、崩漏等也可用之。本品运用基本指征是：脘腹疼痛，肢体倦怠，手足不温，或口泛清涎，恶心呕吐，或腹痛纳差，口淡不渴，喜热饮，大便稀溏，小便清利，脉沉紧或迟缓，舌淡苔白滑。这些指征都属于脾胃虚寒，所以本品应用较广。

温胃舒颗粒
（胶囊）

【方剂组成】党参、白术、山楂、黄芪、肉苁蓉等。

【功能】扶正固本，养胃止痛。

【主治】主要治疗阳虚型萎缩性胃炎。

【剂型规格】颗粒剂：每袋10g。胶囊剂：每粒0.4g。

【用法用量】口服。颗粒剂：一次1袋，一日2次。胶囊剂：一次3粒，一日2次，8周为1个疗程。

【组方简介】方中党参补中益气，和胃生津；白术补脾胃，和中；山楂消食健胃，行气散瘀；黄芪补气升阳；肉苁蓉补肾益精。诸药合用，共奏扶正固本功效。

【临床应用】本品用于治疗胃体萎缩性胃炎、胃窦萎缩性胃炎、慢性胃炎。

小建中口服液
（颗粒、合剂、胶囊）

【方剂组成】白芍、桂枝、生姜、甘草、大枣。

【功能】温中补虚，缓急止痛。

【主治】慢性结肠炎，胃、十二指肠溃疡等。

【剂型规格】口服液：每支10mL。颗粒（冲剂）：每袋 15g。合剂：每瓶 100mL，200mL，250mL，500mL。胶囊剂：每粒 0.4g。

【用法用量】 口服。口服液：一次 20 ～ 30mL，一日 3 次。颗粒（冲剂）：一次 1 袋，一日 3 次。合剂：一次 20～30mL，一日 3 次。胶囊剂：一次 2～3 粒，一日 3 次。

【组方简介】 现代研究表明：白芍含芍药苷、牡丹酚，具有促进胃液分泌、抗溃疡的作用；桂枝含桂皮醛，具有解热、抗菌、抗病毒作用；生姜含三环烯等挥发油，具有抗菌消炎、保护胃肠黏膜细胞、促进创伤愈合作用。因此，本品具有滋养、强壮、健胃的作用，并能解痉，镇痛。动物试验证明，本品对大鼠实验性结肠炎有治疗作用；对离体兔肠肌收缩频率和幅度有明显抑制作用，并呈明显量效关系。

【临床应用】 本品适用于脾胃虚寒，脘腹疼痛，喜温喜按，嘈杂吞酸，食少，心悸，腹泻与便秘交替。外感风热表证未清及脾胃湿热或有明显胃肠道出血症状者，不宜服用。实热或阴虚火旺证均忌用。

香砂养胃丸
（颗粒、片）

【方剂组成】 白术、香附、陈皮、藿香、茯苓、豆蔻、厚朴、枳实、半夏曲、木香、砂仁、甘草、大枣、生姜等。

【功能】 健脾祛湿，和胃畅中，芳香化浊，消胀散满。

【主治】 用于脾胃虚弱、湿阻气滞引起不思饮食，呕吐酸水，胃脘满闷，四肢倦怠。

【剂型规格】 水丸：每100粒重9g，20粒重1g，100粒重6g等多种规格。颗粒剂：每袋5g。片剂：每片重 0.6g。

【用法用量】 口服。水丸：成人一次 6～9g，一日 2～3 次。颗粒剂：成人一次 1 袋，一日 2 次，空腹时服用。片剂：一次 4～6 片，一日 2 次。小儿剂量酌减。

【组方简介】 本方以白术补益中气为主药。脾为中土，喜燥而恶湿，方中以藿香芳香化湿，醒脾开胃；半夏曲燥湿健脾；茯苓利水渗湿，健脾补中；又脾主健运，宜运不宜滞，故以香附、木香、陈皮、厚朴、砂仁、豆蔻诸药调理气分，疏畅气机，兼以化湿、温中、止痛，且香附疏肝解郁，寓有"理太阴土必兼理厥阴木"之意，以上十药均为辅。枳实化食消积为之佐。甘草为使，调和诸药，且益气健中。综观全方，具有健脾祛湿，和胃畅中，芳香化浊，消胀散满之功效。

【临床应用】 本方应用范围较广，多用于治疗痞满、胃病、泄泻、呕吐、纳呆等病。运用本品的基本指征是：面色萎黄，倦怠乏力，气短懒言，食欲不振，嗳气呕秽，胸中痞闷，脘腹胀满，肠鸣便溏，舌质淡，苔白腻，脉沉缓。这些指征体现了气虚湿阻兼气滞之病机。慢性胃炎、胃神经官能症、胃及十二指肠溃疡以及胃大部切除术后见以上临床表现者，皆可用之。服药期忌食生冷食物；勿气恼。胃痛阴虚燥热证，症见胃灼痛隐痛、口干舌燥者不宜使用。

良附丸

【方剂组成】 高良姜、香附（醋制）。

【功能】 温胃理气，散寒止痛。

【主治】 寒凝气滞，脘痛吐酸，胸腹胀满。又治行经腹痛。

【剂型规格】 水丸：每 500 粒重 31g，每袋9g。

【用法用量】 口服，一次 3～6g，一日 2 次，温开水送下。

【组方简介】 方中高良姜温中散寒，行气止痛；香附理气、解郁、调经。两药并用，共奏温胃理气、散寒止痛之功。现代研究表明：高良姜含高良姜素，具有促进胃酸分泌、抗炎、抗菌及局部麻醉的作用；香附含绿叶萜烯酮、香附醇等，具有抗菌、健胃、增加胆汁分泌、祛除消化道积气等作用。因此，本方可治胃脘胀痛。

【临床应用】本品用于治疗胃痛、胁痛、痛经喜温者，症见胃脘冷痛、呕吐嗳气、胸胁胀痛等。如慢性胃炎、溃疡病、胃肠神经官能症、肋间神经痛、痛经等属寒凝气滞者。本品对肝胃郁火，阴虚津少及出血者不宜用。忌气恼寒凉。

香砂理中丸

【方剂组成】党参、干姜、木香、白术、砂仁、甘草。

【功能】健脾和胃，温中行气。

【主治】消化道溃疡，慢性胃肠炎。

【剂型规格】蜜丸：每丸9g。

【用法用量】口服，一次1丸，一日2次。

【组方简介】方中党参补中气，健脾胃；干姜温中散寒，回阳通脉；配以健脾益气，消食开胃之木香、白术、砂仁、甘草，共奏温养脾胃之功效。

【临床应用】本品适用于脾胃虚弱，中阳不振，寒从内生，胃失温养之证。慢性胃炎，胃及十二指肠溃疡，慢性肠炎属脾胃虚寒者，可用此药。

2. 回阳救逆剂

参附注射液

【方剂组成】红参、附片。

【功能】回阳救逆，益气固脱。

【主治】各种休克，心律失常等。

【剂型规格】注射剂：每支2mL，10mL。

【用法用量】肌内注射，一次2~4mL，一日1~2次。静脉滴注，一次10~20mL，以5%或10%葡萄糖注射液250~500mL稀释后使用。静脉推注，一次5~20mL，以5%或10%葡萄糖注射液20mL稀释后使用。

【组方简介】药理研究证实，本品具有抗心律失常、抗休克、抗心肌缺血、抗缺血再灌注损伤和免疫增强等作用。不论缓慢心律失常或是快速心律失常均能奏效。能明显延长低温下的动物存活时间；尚有激活网状内皮细胞功能；能保护心肌缺血的试验动物，具有一定的升压作用。

【临床应用】本品适用于阳气暴脱之厥脱证。症见面色苍白，冷汗大出，手足厥逆，脉微细欲绝，血压骤降，气短喘促等。亦可用于阳虚（气虚）引起的惊悸，怔忡，喘咳，胃痛，泄泻等症。感染性、失血性、失液性休克，充血性心力衰竭，心律失常等见上述症状者皆可用之。

四逆汤

【方剂组成】附子（制）、甘草（蜜炙）、干姜。

【功能】回阳救逆，益气、温中、逐寒。

【主治】阴寒内盛，阳气衰微，四肢厥逆，恶寒蜷卧，神疲欲寐，呕吐腹痛，下利清谷，或大汗亡阳，脉沉或微细欲绝。

【剂型规格】口服液：每支10mL。

【用法用量】口服，一次10mL，一日3次。

【组方简介】方中附子大辛大热，为回阳救逆要药；干姜大辛大热，善散里寒；炙甘草甘温，益气温阳，并能缓和附子、干姜燥烈之性。

【临床应用】本品主要用于心力衰竭，心肌梗死，以及各种原因引起的休克。此外，对于垂体、甲状腺及肾上腺皮质功能低下，以及慢性腹泻亦可应用。对内热外寒者禁用。

3. 益气复脉剂

参麦注射液

【方剂组成】人参、麦冬。

【功能】益气固脱，养阴生津，生脉，增强机体免疫功能等。

【主治】气阴两虚证。

【剂型规格】注射剂：每支10mL。

【用法用量】①配合癌症化疗，用本品40~60mL加入10%葡萄糖注射液500mL中静脉滴注，一日1次，连续10天或遵医嘱。②对病毒性心肌炎，静脉滴注一次10~20mL，连续10~30天（用5%葡萄糖注射液250mL稀释后应用），或遵医嘱。③对各种休克患者、慢性肺心病、心力衰竭等，一次10~20mL，连续10天（用5%葡萄糖注射液稀释后应用），或遵医嘱。

【组方简介】方中人参补气固脱，安神益智；麦冬养阴生津。两药合用，达到复脉、补气、安神、生津之效。药理和临床实验表明，能增强机体免疫功能及自稳调节功能，改善心、脑供血。

【临床应用】①配合多种癌症化疗，有明显的增效及减毒作用。②适用于各种休克，可改善心、肝、脑等主要脏器的供血。③对冠心病及病毒性心肌炎有疗效，能提高机体耐缺氧能力。④对慢性肺心病、心力衰竭患者，能强心升压，改善微循环。

生脉饮

（胶囊、颗粒、注射液）

【方剂组成】人参、麦冬、五味子等。

【功能】益气复脉，养阴生津。

【主治】用于气阴两亏，心悸气短，脉细无力，口渴自汗。

【剂型规格】口服液：每支10mL。胶囊剂：每粒0.3g，0.35g。颗粒剂：每袋2g，10g。注射剂：每支2mL，10mL，20mL。

【用法用量】口服液：口服，一次10mL，一日3次。胶囊剂：口服，一次3粒，一日3次。颗粒剂：一次2g或10g，一日3次，开水冲服。注射液：肌内注射：一次2~4mL，一日1~2次；

静脉推注：一次10~20mL，一日4~6次，连续3~10日；静脉滴注：一次20~60mL，用5%葡萄糖注射液250~500mL稀释后使用，或遵医嘱。

【组方简介】方中人参补气复脉，生津安神；五味子敛肺止汗；麦冬清热养阴生津。本品有加强心肌供血，调节血压，改善微循环的作用。

【临床应用】凡临床上出现气阴两虚证候时，基本都可用本品作为一种基础治疗剂，其药性平和。本品用于治疗心脏病的报道很多，特别是冠心病患者，无论是冠心病的稳定阶段，还是急性心肌梗死、心源性休克、心律失常等危重时期，本品均有很好的疗效。亦可治疗无症状心肌缺血、β受体兴奋症、过早搏动、中重度新生儿硬肿症、顽固性室性早搏、防治抗精神病药物不良反应。

本方对有实证及暑热等病邪热尚盛者及咳而尚有表证未解者禁用。腹胀便溏、食少苔腻者忌服。

稳心颗粒

【方剂组成】党参、黄精、三七、琥珀、甘松等。

【功能】益气养阴，定悸复脉，活血化瘀。

【主治】心律失常。

【剂型规格】颗粒剂：每袋9g。

【用法用量】开水冲服，一次1袋，一日3次。疗程4周，或遵医嘱。

【组方简介】党参补气养血并能兴奋心肌，黄精养阴，二者均可益气健脾，是方中主要成分。三七活血散瘀；琥珀镇惊安神；甘松理气开郁。诸药合用，共奏益气养阴、定悸复脉之功。现代研究表明：党参含豆甾醇、党参酸等，具有抗心肌缺血、增强免疫功能；黄精含黄精多糖、氨基酸等，具有抗心肌缺血、抗氧化作用；三七含三七皂苷、三七素等，具有增加冠脉流量、抗心律失常的作用。因此，本品可改善微循环，增强心肌收缩力，调解心律失常的作用。

【临床应用】本品适用于气阴两虚兼心脉瘀阻所致的心悸不宁，气短乏力，头晕心悸，胸闷胸痛。心律失常，室性早搏，房性早搏等见上述证候者。孕妇慎用。

益气复脉胶囊

【方剂组成】红参、麦冬、北五味子等。

【功能】益气复脉，养阴生津。

【主治】用于气阴两亏，心悸气短，脉微自汗。

【剂型规格】胶囊剂：每粒 0.37g。

【用法用量】口服，一次 2～4 粒，一日 2 次。

【组方简介】现代研究表明：本品能对抗冠状动脉痉挛，降低冠脉阻力，增加冠脉流量，增强心肌收缩力和心血输出量，有抗心衰、抗休克、抗心律失常作用。

【临床应用】用于冠心病、心绞痛和衰老等症。

五、化痰、止咳、平喘剂

1. 温化寒痰剂

通宣理肺丸

（膏、胶囊、口服液、颗粒、片）

【方剂组成】紫苏叶、前胡、桔梗、苦杏仁、麻黄、甘草、陈皮、半夏（制）、茯苓、枳壳（炒）、黄芩。

【功能】宣肺止嗽，辛温发散。

【主治】感冒，流感等。

【剂型规格】水蜜丸：每 100 丸重 10g。大蜜丸：每丸重 6g。浓缩丸：每 8 丸相当于原药材 3g。胶囊：每粒 0.3g。口服液：每支 10mL。膏剂：每瓶 60g。颗粒剂：每袋 9g。片剂：每片 0.3g。

【用法用量】口服。丸剂：水蜜丸，一次 7g；大蜜丸，一次 2 丸；浓缩丸，一次 8～10 丸。一日 2～3 次。胶囊剂：一次 2 粒，一日 2～3 次。口服液：一次 20mL，一日 2～3 次。膏剂：一次 15g，一日 2 次。颗粒剂：一次 9g，一日 2 次，温开水冲服。片剂：一次 4 片，一日 2～3 次。

【组方简介】方中麻黄、紫苏叶辛温发散风寒，为主药；以前胡、杏仁、桔梗宣通肺气，止咳化痰为辅；陈皮、制半夏理气燥湿化痰，茯苓健脾渗湿，枳壳行气消痰、通理痰湿；甘草、黄芩润肺清热，化痰止咳，共为佐药；甘草调和诸药为使药。现代研究表明，本品具有抗菌，抗病毒，解热，镇痛，抗炎，缓解肺及支气管痉挛，镇咳，祛痰和平喘等作用。

【临床应用】本品用于风寒表证之感冒咳嗽，发热恶寒，鼻塞流涕，头痛无汗，肢体酸痛。风热感冒及阴虚咳嗽忌用。

二陈丸

【方剂组成】陈皮、半夏（制）、茯苓、甘草。

【功能】降逆化痰，理气和胃，健脾利湿。

【主治】咳嗽痰多，胸脘胀满，纳呆呕恶。

【剂型规格】水丸（生姜汁水泛丸）：50 粒重 3g。蜜丸：每丸 6g。

【用法用量】口服。水丸，一次 9～15g，一日 2 次。蜜丸，一次 2 丸，一日 2 次。

【组方简介】方中陈皮理气健脾，半夏降逆止呕，二者均有燥湿化痰之功；茯苓利水宁心，甘草祛痰止咳，调和诸药。四药合用，可理气和胃，燥湿化痰。现代研究表明：陈皮含橙皮苷、柠檬烯等，具有祛痰平喘、助消化作用；半夏含挥发油、葫芦巴碱等，具有镇咳、祛痰、促进胆汁分泌、抗溃疡等作用；茯苓含 β - 茯苓聚糖、茯苓酸，具有预防溃疡、抗炎作用；甘草含甘草酸、甘草素等，具有抗菌、抗炎、抗溃疡、镇咳、祛痰等作用。因此，本方可用于治疗咳嗽痰多、胃脘胀痛等症。

【临床应用】本品化痰和胃，为治疗痰湿要方，适用于脾虚痰湿阻滞引起的痰饮、痞满诸证。多用于呼吸系统、消化系统疾病，如慢性气管炎、肺气肿、肠胃不适等。阴虚、燥热、咳嗽痰少、痰黏难咯者，不宜服用。

橘红痰咳液

（煎膏、颗粒）

【方剂组成】橘红、苦杏仁、制半夏、白前、百部（蜜炙）、茯苓、五味子、甘草等。

【功能】理气祛痰，润肺止咳，燥湿平喘。

【主治】痰湿所致咳喘、痰饮等。

【剂型规格】口服液：每瓶 10mL，20mL。煎膏剂。颗粒剂：每袋 10g。

【用法用量】口服液：口服，一次 10 ~ 20mL，一日 2 次。煎膏剂：口服，一次 10 ~ 20g，一日 3 次。颗粒剂：一次 10 ~ 20g，一日 3 次，温开水冲服；小儿酌减。

【组方简介】方中橘红清痰理肺为君；杏仁止咳平喘，半夏降逆止呕共为臣；佐以百部、白前、五味子润肺、生津、止咳，茯苓利水渗湿；甘草为使，调和诸药。

【临床应用】本品用于感冒、支气管炎、咽喉炎引起痰多咳嗽，气喘。

杏苏止咳颗粒

（糖浆、口服液）

【方剂组成】苦杏仁、紫苏叶、前胡、陈皮、桔梗、甘草。

【功能】宣肺散寒，镇咳祛痰。

【主治】感受风寒的感冒、咳嗽等。

【剂型规格】颗粒（冲剂）：每袋 12g。糖浆（露）剂：每瓶 100mL，300mL。口服液：每支 10mL。

【用法用量】颗粒（冲剂）：一次 1 袋，一日 3 次，开水冲服。糖浆剂：一次 10 ~ 15mL，一日 3 次，口服；儿童酌减。口服液：一次 10mL，一日 3 次，用温开水送服。

【组方简介】方中苦杏仁宣肺下气、止咳祛痰，紫苏叶解表发汗，共为主药。辅以桔梗、前胡之宣肺利咽，疏风降气。佐以陈皮之理气健脾化痰。使以甘草之调和诸药。共收表解化痰，畅肺调气之功效。

【临床应用】本品适用于感受风寒而致鼻塞，咽痒，咳嗽，痰稀等症。临床常用于治疗上呼吸道感染，急性支气管炎，流行性感冒。外感风热咳嗽、阴虚久咳者忌服。

镇咳宁糖浆

（胶囊、口服液）

【方剂组成】甘草流浸膏、桔梗酊、盐酸麻黄碱、桑白皮酊。

【功能】镇咳祛痰。

【主治】伤风咳嗽证。

【剂型规格】糖浆剂：每支 10mL。胶囊剂：每粒 0.35g。口服液：每支 10mL。

【用法用量】口服。糖浆剂：一次 5 ~ 10mL，一日 3 次。胶囊剂：一次 1 ~ 2 粒，一日 3 次。口服液：一次 5 ~ 10mL，一日 3 次。

【组方简介】药理研究表明，本品能明显抑制实验动物的咳嗽反射，促进气管酚红排泌量，延长引喘潜伏期，并具有抗炎作用。

【临床应用】本品具有较好的镇咳、祛痰和平喘功效，常用于治疗支气管炎、哮喘等。失眠者不宜服。

半夏糖浆

【方剂组成】生半夏、远志、桔梗、枇杷叶、紫菀、麻黄等。

【功能】止咳化痰，温肺散寒。

【主治】咳嗽多痰，胸闷，畏寒，脉滑。

【剂型规格】糖浆剂：每瓶 120mL。

【用法用量】口服，一次 15mL，一日 4 次。

【组方简介】半夏和胃止呕，燥湿祛痰，散结消肿。远志安神、祛痰、消炎，为恶心性祛痰药，所含皂苷能刺激胃黏膜引起轻度恶心，反射性地增加气管分泌，但作用较弱；体外试验对革兰阳性菌有抑制作用。桔梗清肺提气，祛痰排脓；枇杷叶化痰止咳，有和胃止呕作用；紫菀能显著增加呼吸道腺体分泌，使痰液稀释，易于咳出；麻黄能松弛支气管平滑肌，可平喘，作用缓和持久。

【临床应用】用于治疗急、慢性气管炎，感冒，上呼吸道感染等。忌食油腻。燥咳、干咳及热咳者禁用。胃寒患者服药过多时，会有不适感，停药即消失。

指迷茯苓丸

【方剂组成】茯苓、枳壳（麸炒）、半夏、芒硝、鲜生姜（打汁）。

【功能】燥湿和中，化痰通络。

【主治】痰饮留伏，筋络挛急，臂痛难举。

【剂型规格】药汁丸：每袋 18g。

【用法用量】口服，一次 9g，一日 2 次，饭前服用。

【组方简介】本方为祛痰代表方。方中茯苓健脾渗湿，和中化饮；半夏燥湿化痰，消痞散结；枳壳行气以助消痰；芒硝涤痰导饮；姜汁制半夏毒，且能消痰行气。全方共奏祛湿化痰之功。

【临床应用】本品用于治疗慢性气管炎、哮喘及多种结缔组织疾病，如类风湿关节炎、结节性多发性动脉炎、硬皮病等。亦可治疗多发性神经炎之周围神经损坏等具有麻木拘急症状而属脾胃虚弱、痰饮内停所致者。对便溏者勿服。

2. 理肺止咳剂

蛇胆陈皮口服液
（片、散、胶囊）

【方剂组成】蛇胆汁、陈皮。

【功能】顺气化痰，祛风健胃。

【主治】风寒咳嗽，痰多呕逆，久咳不愈，痰黄黏稠。

【剂型规格】口服液：每支 10mL。片剂：每片 0.3g。散剂：每瓶 0.3g，0.6g，0.7g。胶囊剂：每粒 0.3g。

【用法用量】口服。口服液：一次 1 支，一日 2~3 次，小儿酌减。片剂：一次 2~4 片，一日 3 次。胶囊剂：一次 1~2 粒，一日 2~3 次。散剂：一次 0.3~0.6g，一日 2~3 次，温开水送服，小儿酌减。

【组方简介】方中蛇胆汁清肺化痰，清热解毒；陈皮化痰理气。二药合用，可奏理肺化痰之功。药理研究表明，本品具有镇咳祛痰，解痉平喘和镇静作用。

【临床应用】本品适用于急、慢性支气管炎，小儿百日咳等。孕妇禁用。

克咳胶囊

【方剂组成】麻黄、罂粟壳、甘草、苦杏仁、莱菔子、桔梗、石膏。

【功能】止咳，定喘，祛痰。

【主治】各种咳嗽。

【剂型规格】胶囊剂：每粒 0.3g。

【用法用量】口服，一次 3 粒，一日 2 次。

【组方简介】方中麻黄发汗解表，宣肺平喘；罂粟壳敛肺止咳；苦杏仁止咳平喘；配伍其他诸药，增强止咳定喘，宣肺祛痰功效。现代研究表明：麻黄中含麻黄碱；罂粟壳中含吗啡、罂粟壳碱；甘草中含甘草酸、甘草苷、甘草素等，苦杏仁中含苦杏仁苷、苦杏仁酶等，莱菔子中含芥酸、亚油酸，桔梗中含远志酸、桔梗苷元等，均具有镇咳平喘、祛痰的作用。因此，本品适用于各种咳嗽。

【临床应用】本品止咳快速，适用于各种咳嗽，喘急气短病证。

金荞麦片

【方剂组成】金荞麦。

【功能】清热解毒，排脓祛痰，止咳平喘。

【主治】咳吐腥臭味脓血痰液，或咳嗽痰多、喘息、痰鸣及大便泄下、赤白脓血。

【剂型规格】片剂：每片0.33g。

【用法用量】口服。一次4~5片，一日3次。

【组方简介】金荞麦清热解毒，止喘祛痰。

【临床应用】用于急性肺脓疡，急、慢性气管炎，喘息性慢性支气管炎，支气管哮喘及细菌性痢疾。

牛黄蛇胆川贝散

（液、胶囊、滴丸、软胶囊）

【方剂组成】人工牛黄、蛇胆汁、川贝母。

【功能】清热润肺，化痰止咳。

【主治】风热咳嗽，小儿痰热喘咳等。

【剂型规格】散剂：每瓶0.5g。口服液：每支10mL。胶囊剂：每粒含生药0.25g。滴丸：每10丸重0.35g。软胶囊：每粒0.3g。

【用法用量】散剂：一次1~2瓶，一日2~3次，温开水送服。口服液：口服，一次10mL，一日3次。胶囊剂：口服，一次2粒，一日3g。滴丸：口服或舌下含服，一次10丸，一日3次；儿童酌减。软胶囊：口服，一次2~4粒，一日2~3次。

【组方简介】本方以人工牛黄甘、凉，解毒息风，清心豁痰；辅佐以蛇胆汁、川贝母，共奏清热化痰、润肺止咳的作用。

【临床应用】咳嗽，痰少而黏为本方之临床应用指征。急性及慢性支气管炎、上呼吸道感染、支气管肺炎、小儿肺炎等热痰咳嗽，皆为本品适用范围。脾胃虚寒及痰湿阳虚咳嗽忌用。孕妇忌服。

枇杷叶膏

（颗粒）

【方剂组成】枇杷叶。

【功能】清热，润肺，和胃，止咳，化痰。

【主治】肺热燥咳，气逆喘促、痰少，咽干。

【剂型规格】膏滋：大瓶60g，小瓶30g。颗粒剂：每袋18g，每克相当于原生药0.96g。

【用法用量】口服。膏滋：一次9~15g，一日2次。颗粒剂：一次1袋，一日2次，开水冲服。

【组方简介】枇杷叶清肺、降气、化痰，是治疗肺热咳嗽、气逆喘息的常用药。现代药理研究表明，枇杷叶含挥发油、皂苷、维生素B_1、葡萄糖、枸橼酸盐、鞣质等，具有抑制流感病毒作用。

【临床应用】本品适用于燥热咳嗽，以舌红、口干、干咳痰少为主症。对咳嗽经久不愈，肺阴已伤，舌红少苔，咳痰不多者亦可应用。但对风寒咳嗽初起者慎用。

祛痰灵口服液

【方剂组成】鲜竹沥、鱼腥草、枇杷叶、生半夏、生姜、桔梗、薄荷油。

【功能】清热解毒，化痰止咳。

【主治】用于肺热痰喘、咳嗽痰多。

【剂型规格】口服液：每瓶100mL。

【用法用量】口服，一次30mL，一日3次。

2~5岁，一次15mL，一日2次；6岁以上儿童一次30mL，一日2~3次，或遵医嘱。

【组方简介】鲜竹沥、鱼腥草清肺热；半夏化痰；生姜佐制半夏之毒；枇杷叶、桔梗、薄荷油宣利肺气，止咳化痰。

【临床应用】本品用于肺热痰喘，咳嗽痰多，急慢性支气管炎。便溏者禁用本品。

蛇胆川贝枇杷膏

【方剂组成】蛇胆汁、川贝母、枇杷叶、半夏。

【功能】清肺定喘，止咳化痰，降逆润燥。

【主治】肺燥所致咳喘等病。

【剂型规格】膏剂：每瓶75mL，100mL。

【用法用量】口服，一次15mL，一日3次，小儿酌减。

【组方简介】方中蛇胆汁凉润苦降，用以清热、润燥、化痰；川贝母甘凉清润，清肺化痰定喘；枇杷叶清金肃肺；半夏降逆止咳。

【临床应用】主要用于治疗肺燥痰阻患者。临床基本指征是咳嗽、痰黏、咯之不爽、胸闷，气喘，苔白腻，脉弦滑等。本品对痰清稀者慎用。孕妇忌服。

消咳喘片

（糖浆、胶囊、颗粒）

【方剂组成】满山红叶等。

【功能】止咳化痰，解痉平喘。

【主治】感冒咳嗽，痰多，气急，喘息等症。

【剂型规格】片剂：每片0.3g。糖浆剂：每瓶100mL。胶囊剂：每粒0.35g。颗粒剂：每袋2g。

【用法用量】口服。片剂：一次4~5片，一日3次。糖浆剂：一次10mL，一日3次，温开水送服，小儿酌减。胶囊剂：一次2粒，一日3次；

小儿酌减。颗粒剂：开水冲服，一次1袋，一日3次。

【组方简介】本品具有止咳化痰，解痉平喘作用。药理实验表明，对咳、痰、喘均有作用。

【临床应用】本品对单纯型慢性支气管炎有较好的疗效。止咳效果显著，祛痰次之。对气管炎、支气管炎疗效显著。肺热咳喘、痰黄质黏者慎用。

3. 清热化痰剂

急支糖浆

（颗粒）

【方剂组成】麻黄、金荞麦、四季青、前胡、鱼腥草、紫菀、枳壳、甘草等。

【功能】清热祛痰，止咳平喘。

【主治】急性支气管炎等呼吸系统疾病。

【剂型规格】糖浆剂：每瓶100mL。颗粒剂：每袋4g。

【用法用量】糖浆剂：口服，一次20~30mL，一日3~4次。颗粒剂：口服，一次4g，一日3~4次。小儿酌减。

【组方简介】本方麻黄宣肺平喘；金荞麦清热解毒、化痰；四季青清热解毒、凉血；前胡降气化痰；鱼腥草善解肺热咳嗽痰稠；紫菀消痰止咳；枳壳破气、消积、化痰；甘草调和诸药。全方合用，共奏消炎止咳、祛痰平喘之效。实验表明，本品具有显著的抗炎、镇咳和祛痰作用。

【临床应用】本品用于治疗急性支气管炎、感冒后咳嗽及慢性支气管炎急性发作。还可用于急性肺炎初起，支气管扩张或肺脓疡等属于肺热咳喘者。咳嗽寒证者忌服。

强力枇杷露

（胶囊）

【方剂组成】枇杷叶、罂粟壳、百部、白前、桑白皮、桔梗、薄荷脑。

【功能】清肺养阴，镇咳祛痰。

【主治】伤风咳嗽，支气管炎等。

【剂型规格】糖浆剂：每瓶 100mL，200mL。胶囊剂：每粒 250mg。

【用法用量】糖浆剂：口服，一次 15mL，一日 3 次。胶囊剂：一次 2 粒，一日 3 次，温开水送服；小儿酌减。

【组方简介】现代研究显示：枇杷叶含熊果酸、齐墩果酸等，罂粟壳含吗啡、罂粟壳碱，百部含百部碱，白前含 10 余种 C-21 甾体皂苷。因此，本品主要有镇咳祛痰、抗炎抗菌作用。对金黄色葡萄球菌，甲、乙型链球菌，肺炎链球菌，大肠杆菌有一定程度的抑制作用，其中对乙型链球菌的抑制作用最强。

【临床应用】据临床观察，本品对单纯性咳嗽和支气管炎用之最宜，对感冒、肺炎、哮喘也有一定疗效。孕妇、哺乳期妇女及儿童慎用。本品含罂粟壳，不宜长期服用。

小儿清肺散

【方剂组成】黄芩、石膏、胆南星、清半夏、贝母、百部、白前、冰片、茯苓、沉香。

【功能】清肺化痰，止咳平喘。

【主治】痰热壅肺证。症见咳嗽，喘息等。

【剂型规格】散剂，每袋装 0.5g。

【用法用量】口服。1 岁每次半袋，每日 2 次。

【组方简介】方中黄芩味苦性寒，入肺、大肠经，长于清泻肺热；石膏辛甘寒，助黄芩以清热泻火；胆南星清热化痰，并能息风定惊，有防热极生风之效，为主药。半夏祛温燥之性而存化痰止咳之效，贝母、百部润肺化痰止咳，白前祛痰止咳，降气平喘，以上共为辅药；冰片清热开窍，茯苓健脾以制痰源，并防石膏等过于苦寒伤胃，共为佐药；使以沉香速降利气，调达气机，使气降火消，协诸药引痰火下行为使。诸药相合，

共达清肺化痰、止咳平喘之功。研究表明，本品具有抗病原微生物，抗炎，镇咳，祛痰等作用。石膏、黄芩有解热作用，石膏浸液对人工发热兔有轻微降温作用。黄芩煎剂口服或静注均可使伤寒混合菌苗发热兔退热。黄芩、冰片均有抗病原微生物作用。胆南星、百部、川贝母、半夏有祛痰作用，百部提取液对组织胺所致离体豚鼠支气管平滑肌痉挛有松弛作用。

【临床应用】痰热壅肺见咳嗽喘促，痰多色黄稠，咯吐不爽，面赤身热，气急鼻煽，胸闷胀满，舌红苔黄腻，脉滑数等。急性支气管炎，哮喘，肺炎等病属痰热壅肺证者。本品偏于寒凉，对寒证、虚证之咳喘不宜。

痰咳净片

（散）

【方剂组成】桔梗、杏仁、龙脑、甘草、咖啡因、远志、五倍子。

【功能】祛痰镇咳，消炎，通窍。

【主治】急、慢性支气管炎，咽喉炎，肺气肿等。

【剂型规格】片剂：每片 0.2g（含咖啡因 20mg）。散剂：每盒 6g。

【用法用量】片剂：口服，一次 1～2 片，一日 3 次，用含化法疗效尤佳。散剂：口腔含服，成人一次 0.2g，一日 3～6 次，小儿酌减。

【组方简介】本品为中西药复合制剂。桔梗辛散苦泄，开宣肺气而宽胸膈、利咽喉，并有较好的祛痰作用；远志辛温，祛痰开窍；杏仁苦温，祛痰、止咳、平喘；五倍子酸涩寒，敛肺降火；冰片辛苦，通诸窍，散郁火。药理试验表明，本品能促进气管纤毛运动，增加黏液分泌，加快排痰，并有较强的镇咳、消炎作用。

【临床应用】本品适用于咽喉炎，急、慢性支气管炎，哮喘，肺气肿，扁桃体炎，百日咳所致咳嗽、痰多、气促气喘等症。

贝羚散

（胶囊）

【方剂组成】羚羊角、川贝母、青礞石、天竺黄、猪胆酸、硼砂、麝香、沉香。

【功能】清热、镇惊、化痰。

【主治】痰热所致咳嗽痰黄，痰壅气急。

【剂型规格】散剂：每瓶 0.3g。胶囊剂：每粒 0.3g。

【用法用量】口服。散剂：一次 0.3～0.6g，一日 3 次；儿童 2 岁以下，一次 0.3g，一日 2 次；3～5 岁，一次 0.45g，一日 2 次；6～12 岁，一次 0.6g，一日 2 次。胶囊剂：成人一次 2 粒，一日 3 次；小儿一次 1/2～2 粒，一日 2 次。

【组方简介】本品是在传统著名验方猴枣散基础上改制而成，以猪胆酸代替猴枣。猪胆酸、川贝母清热解毒，化痰止咳；天竺黄、硼砂以清热消痰；青礞石坠痰下气；羚羊角息风镇惊；麝香、沉香芳香开窍。综合本方，具有化痰镇惊功效。实验表明，口服猪胆酸的祛痰作用明显高于猴枣散。

【临床应用】对小儿肺炎、急慢性支气管炎、哮喘有明显疗效。也可用于成人慢性支气管炎。

鲜竹沥

【方剂组成】鲜竹沥。

【功能】清热化痰。

【主治】急、慢性支气管炎等。

【剂型规格】口服液：每支 10mL，15mL，或每瓶 100mL。

【用法用量】口服，一次 15～30mL，一日 1～2 次，或遵医嘱。

【组方简介】竹沥可清热化痰。药理试验表明，本品有明显镇咳和祛痰作用，可刺激胃黏膜经迷走神经反射性地引起呼吸道分泌增加，稀释痰液，使其易于排出。

【临床应用】经临床验证，竹沥对热咳痰稠最具卓效。本品除可用于呼吸道感染、支气管炎、肺炎等引起肺热咳嗽、痰多胸闷外，还可用于治疗中风痰迷、小儿痰热惊风等症。寒咳、脾胃虚弱及便溏者慎用。

复方鲜竹沥

【方剂组成】鲜竹沥、鱼腥草、枇杷叶、生半夏、生姜、桔梗、薄荷油。

【功能】清热，化痰，止咳。

【主治】痰热咳喘。

【剂型规格】口服液：每瓶 100mL。

【用法用量】口服，一次 20mL，一日 2～3 次，或遵医嘱。

【组方简介】鲜竹沥、鱼腥草清肺热；半夏化痰；生姜佐制半夏之毒；枇杷叶、桔梗、薄荷宣利肺气，止咳化痰。

【临床应用】本品祛痰作用明显，常治咳喘。

沙棘颗粒

【方剂组成】沙棘。

【功能】补脾健胃，化痰生津，活血清热。

【主治】咳嗽痰多，消化不良等症。

【剂型规格】颗粒剂：每包 10g。

【用法用量】口服，一次 1 包，一日 2～3 次，温开水冲服。

【组方简介】本品含大量维生素 C 及维生素 E、B_1、B_2。尚含 β-胡萝卜素、叶酸及苹果酸等，推测沙棘可能通过提供患者大量的维生素来保持机体正常免疫反应，纠正免疫调控紊乱。

【临床应用】用于治疗支气管哮喘缓解期，以及慢性支气管炎迁延期的咳、痰、喘症状。

二母宁嗽丸
（片）

【方剂组成】川贝母、知母、石膏、栀子（炒）、黄芩、桑白皮（蜜炙）、瓜蒌子（炒）、茯苓、陈皮、枳实（麸炒）、五味子（蒸）、甘草（蜜炙）。

【功能】清肺止咳，理气化痰。

【主治】用于咳嗽痰黄，不易咯出，胸闷气促，咽喉疼痛。

【剂型规格】丸剂：每丸9g。片剂：每片0.55g。

【用法用量】丸剂：口服，一次1丸，一日2次。片剂：口服，一次4片，一日2次。

【组方简介】方中以川贝母清热化痰止咳，知母上能清肺泻火、中能滋胃润燥，共为主药；生石膏、栀子、黄芩能助主药清泄肺中之实热，桑白皮清热化痰止咳，共为辅药；配以茯苓健脾渗湿，枳实、橘皮、瓜蒌子宽胸利气豁痰以除胸满；五味子敛肺止咳，甘草既清热祛痰止咳又缓和药性。综观此方组成，以苦寒之品较重，虽有五味子相佐，但用量小，故全方仍以清热化痰止咳为主要功效。

【临床应用】本方为痰热咳嗽的常用成药。

矽肺宁片

【方剂组成】连钱草、虎杖、岩白菜素。

【功能】活血通络，散结消瘀，清热化痰。

【主治】矽肺、煤矽肺等引起咳嗽，胸闷，胸痛，气短，乏力等症。

【剂型规格】片剂：每片0.33g。

【用法用量】口服，一次4片，一日3次，饭后服用，一年为1个疗程或遵医嘱。

【组方简介】实验研究表明，本品具有抗炎、保护红细胞膜、促进肺巨噬细胞存活、提高细胞

内ATP含量及改善小气道通气换气功能、延缓矽肺病变发展的作用。

【临床应用】治疗结节性矽肺，弥漫性间质纤维化型矽肺及团块型矽肺等。

小儿消积止咳口服液

【方剂组成】山楂（炒）、槟榔、枳实、枇杷叶（蜜炙）、瓜蒌、莱菔子（炒）、葶苈子（炒）、桔梗、连翘、蝉蜕。

【功能】清热疏肺，消积止咳。

【主治】用于小儿食积咳嗽。症见咳嗽以夜晚间重，喉间痰鸣，腹胀，口臭等。

【剂型规格】口服液：每支10mL。

【用法用量】口服，1岁以内，一次5mL，1～2岁，一次10mL，3～4岁，一次15mL，5岁以上，一次20mL。一日3次，疗程5天。

【组方简介】该方以山楂、槟榔消食导滞为君药，以治其本，使积滞食物得消，使蕴郁的痰浊无以依附，祛除了生热生痰之源，也祛除了产生食积咳嗽的基本原因；用枇杷叶、瓜蒌、桔梗、连翘清肺化痰，宣降肺气，使咳嗽易愈；用莱菔子、葶苈子、蝉蜕泻降肺气并止咳；枳实行气消痰。诸药合用，共奏消食导滞、化痰止咳的作用。

【临床应用】用于小儿食积咳嗽属痰热证者。症见咳嗽且夜间加重，伴有痰鸣、腹胀、纳少、口臭、便秘及恶心等。上呼吸道感染、气管炎或支气管肺炎恢复期者亦可应用。

4. 润肺化痰剂

蜜炼川贝枇杷膏

【方剂组成】川贝母、枇杷叶、沙参、桔梗、陈皮、半夏、北五味子、款冬花、杏仁水、薄荷脑、远志、生姜、阿胶、甘草、蜂蜜等。

【功能】清热润肺，生津润燥，理气平喘，

止咳祛痰。

【主治】风热咳嗽、痰热咳嗽、肺燥咳嗽咳嗽。

【剂型规格】膏滋剂：每瓶 75mL，100mL。蜜膏剂：每瓶 100mL，150mL。

【用法用量】口服，成人一次 15mL，一日 3 次；儿童减半。

【组方简介】实验表明：川贝母具有镇咳、祛痰作用；枇杷叶止咳、化痰，水煎液抗菌；杏仁镇咳；北五味子镇咳、祛痰、抗菌；沙参、陈皮、半夏、桔梗均有祛痰作用。

【临床应用】本品用于治疗以咳嗽、咯痰为主要症状或伴有喘息患者。

养阴清肺膏

（丸、糖浆、口服液）

【方剂组成】地黄、玄参、麦冬、川贝母、牡丹皮、白芍、薄荷、甘草。

【功能】养阴清肺，利咽止咳。

【主治】多用于久咳、肺痨、白喉、咯血等病。

【剂型规格】煎膏剂：每瓶 120g。蜜丸剂：每丸 9g。糖浆剂：每瓶 120mL。口服液：每支 10mL。

【用法用量】口服。煎膏剂：一次 10～15g，一日 2～3 次。蜜丸剂：一次 1 丸，一日 2 次。糖浆剂：一次 20～30mL，一日 2～3 次。口服液：一次 10mL，一日 2～3 次。小儿酌减。

【组方简介】方中地黄、玄参、麦冬为君，滋补肺肾之阴；白芍、甘草为臣，助君药以生阴液；川贝母、丹皮为佐，清热凉血，化痰利咽；薄荷为使，载药上行。实验表明，本方对白喉杆菌有显著抑制作用，并能调节人体机能趋于平衡。

【临床应用】本品适用于肺肾两虚所致咽喉干燥疼痛，干咳少痰，痰中带血，心烦少寐，盗汗颧红，舌红少苔，男子遗精，女子月经不调等。

咳嗽痰多，或舌苔厚腻者慎用。湿盛痰多或感冒初起咳嗽，不宜应用。孕妇忌服。

川贝止咳糖浆

【方剂组成】车前子、枇杷叶、甘草、麻黄、百部、桔梗、杏仁、川贝母、薄荷油。

【功能】止咳，祛痰，平喘。

【主治】上呼吸道感染等疾病。

【剂型规格】糖浆剂：每瓶 100mL。

【用法用量】口服，一次 15mL，一日 4 次。

【组方简介】川贝母、枇杷叶、车前子清热化痰、止咳；百部、甘草润肺止咳；麻黄、杏仁宣肺平喘；薄荷油疏散风热；桔梗宣肺祛痰。

【临床应用】用于治疗上呼吸道感染、支气管炎、肺炎、气喘和百日咳等病。

利肺片

【方剂组成】冬虫夏草、百部、百合、五味子、枇杷叶、白及、牡蛎、甘草、蛤蚧粉。

【功能】驱痨补肺，镇咳化痰。

【主治】肺痨咳嗽，咯痰，咯血，哮喘等。

【剂型规格】片剂：每片 0.25g。

【用法用量】口服，一次 2 片，一日 3 次。

【组方简介】方中虫草富含的虫草素、虫草酸是提高机体免疫，扩张支气管，抗炎杀菌，强身健体之佳品；甘草中大量的甘草甜素、甘草次酸具有极强的镇咳、抗菌、抗过敏功能；百合、五味子、百部、白及等可以抑制肺炎球菌、葡萄球菌、链球菌、结核杆菌、绿脓杆菌及诸多致病细菌，并具有镇咳、祛痰之功效。诸药联用，从提高机体免疫着手，起到广谱抗菌、止咳化痰、平喘、抗过敏、扩张支气管、镇咳化痰作用。

【临床应用】临床用于治疗慢性气管炎、支气管炎、哮喘、肺炎、肺结核等多种呼吸系统疾病，同时能够预防和治疗由肺结核引发的其他病变。

黄根片

【方剂组成】黄根。

【功能】通经散结，祛瘀生新，强壮筋骨。

【主治】用于咳嗽、气短、胸痛，以及虚劳等症。

【剂型规格】片剂：每片含干浸膏 0.2g（相当于原药材 6g）。

【用法用量】口服，一次 3~4 片，一日 3 次。

【组方简介】药理研究表明，本品主要有抑制矽肺病变，保护巨噬细胞，抗二氧化硅细胞毒性，抗菌及抗溶血等作用。

【临床应用】用于矽肺治疗。

5. 平喘剂

桂龙咳喘宁胶囊

【方剂组成】桂枝、龙骨、法半夏、黄连、白芍、生姜、大枣、炙甘草、牡蛎、瓜蒌皮、苦杏仁（炒）等。

【功能】止咳祛痰，降气平喘。

【主治】急、慢性支气管炎。

【剂型规格】胶囊剂：每粒重 0.3g。

【用法用量】口服，一次 5 粒，一日 3 次。小儿酌减，或遵医嘱。

【组方简介】方中桂枝祛风散寒，温中止痛、止血；龙骨安神、敛汗；法半夏止咳、化痰。配伍其他诸药，增强止咳化痰、降气平喘功效。实验表明，本品能增强小鼠腹腔巨噬细胞吞噬作用，从而提高机体非特异性免疫能力。

【临床应用】本品治疗风寒或痰湿阻肺引起的咳嗽、气喘、痰涎壅盛等症。外感风热证忌服。痰热证、燥热证、阴虚火旺证不宜服用。阴虚肺燥者慎用。忌烟酒、猪肉和生冷辛辣等食物。

海珠喘息定片

【方剂组成】珍珠层粉、天花粉、甘草、蝉蜕、胡颓叶等。

【功能】平喘，祛痰，镇咳。

【主治】支气管炎等疾病。

【剂型规格】片剂：每片 0.25g，0.5g。每瓶 30 片；50 片。

【用法用量】口服，一次 2~4 片，一日 3 次，或遵医嘱。

【组方简介】方中珍珠层粉安神镇惊；天花粉清肺化痰；甘草止咳祛痰；蝉蜕宣肺定惊；胡颓叶平喘止咳。

【临床应用】本品用于支气管哮喘、慢性气管炎、哮喘性支气管炎治疗。

复方川贝精片

（胶囊）

【方剂组成】川贝母、麻黄膏、陈皮、法半夏、远志、桔梗、五味子、甘草。

【功能】润肺止咳，化痰平喘。

【主治】久咳、痰喘等。

【剂型规格】片剂：每片 0.5g，含药量 0.25g。胶囊剂：每粒 0.4g。

【用法用量】片剂：口服，成人一次 3~6 片，一日 3 次；儿童酌减，温开水送服。胶囊剂：口服，一次 2~3 粒，一日 3 次，小儿酌减。

【组方简介】本方用川贝母润肺止咳为主药。麻黄膏、法半夏、陈皮、桔梗、五味子止咳平喘，燥湿化痰，共为辅药。远志散郁化痰，甘草和中润肺，为佐使药。

【临床应用】本药适用于痰涎阻肺，肺失宣降所致急、慢性支气管炎，支气管扩张，咳嗽，痰喘。高血压症，心脏病，冠状动脉硬化者忌服或遵医嘱。孕妇慎服。

蛤蚧定喘丸

（胶囊）

【方剂组成】蛤蚧、瓜蒌仁、紫菀、麻黄、鳖甲、黄芩、甘草、麦冬、黄连、百合、紫苏子、石膏、苦杏仁、朱砂。

【功能】润肺益肾，定喘止咳，清热化痰。

【主治】肺肾阴虚所致哮喘，咳嗽等。

【剂型规格】大蜜丸：每丸 9g。小蜜丸：每 60 粒重 9g。胶囊剂：每粒 0.5g。

【用法用量】口服。蜜丸：一次服 9g，一日 2 次。胶囊剂：一次 3 粒，一日 2 次，或遵医嘱。小儿酌减。

【组方简介】本方中以蛤蚧补肺益肾，摄纳肾气而定喘为之主药。以鳖甲、麦冬、百合滋补肺阴，生津润燥，除蒸退热为辅药。以紫菀、苏子、杏仁、瓜蒌仁化痰降逆，麻黄宣肺平喘，石膏、黄芩、黄连清胸中郁热，配朱砂安神镇惊，共为佐药。甘草为使，调和诸药。

【临床应用】本丸适用于虚劳久咳，老年哮喘，气短发热，胸满郁闷，自汗盗汗，不思饮食等症。喘息性支气管炎、心源性哮喘、慢性支气管炎、肺气肿等，皆可辨证应用此药。

固本咳喘片

【方剂组成】党参、白术、茯苓、麦冬、甘草。

【功能】益气固表，健脾补肾。

【主治】脾虚痰盛，肾气不固。

【剂型规格】片剂：每片 0.4g。

【用法用量】口服，一次 4~5 片，一日 3 次，3 个月为 1 个疗程。

【组方简介】本方是在补脾益气常用的四君子汤基础上加麦冬而成，有止咳、祛痰、平喘作用。共奏益气固表，健脾补肾，扶正固本之功。

【临床应用】适用于脾虚型慢性支气管炎缓解期或迁延期，对咳、痰、喘均有较强的疗效；对慢性阻塞性肺疾患者，服后不仅能控制症状，且使肺虚、脾虚、肾虚患者体质增强。长期服用无不良反应。

苏子降气丸

【方剂组成】苏子、半夏、厚朴、前胡、陈皮、沉香、当归、生姜、大枣、甘草。

【功能】降气平喘，温化寒痰。

【主治】气逆痰壅，咳嗽喘息，胸膈痞塞等。

【剂型规格】水丸剂：13 粒重 1g。

【用法用量】口服。一次 3~6g，一日 2 次。空腹，温开水送服。

【组方简介】本方中以苏子、半夏为主药，降气平喘，温化寒痰；辅以厚朴、前胡、陈皮、沉香宣降肺气，理气化痰，温肾纳气；佐以当归养血润燥，生姜、大枣、半夏温中健脾，降逆和胃，祛痰止呕；甘草和中润肺，调和诸药为之使。

【临床应用】本品为临床常用的降气平喘剂，主要用于肺脾不利，肾不纳气，上盛下虚之咳嗽胸痹等症。慢性支气管炎、支气管哮喘、肺气肿等疾病可辨证选用此药。

补肾防喘片

【方剂组成】附片、补骨脂、淫羊藿、熟地黄、山药、陈皮等。

【功能】温肾纳气，补肺益气。

【主治】哮证、喘证、虚劳。

【剂型规格】片剂：每片重 0.25g。

【用法用量】口服，成人一次 4~6 片，一日 3 次，空腹温开水送服。7 岁以上儿童服成人 1/2 量；3~7 岁服 1/3 量。用于哮证缓解期者，应在每年哮喘季节性（或习惯性）发作前 1~3 个月开始服用，每一疗程 3 个月，连服 3 个疗程为宜。

【组方简介】本方中附片、补骨脂温补心肾之阳，固摄下元；淫羊藿等补肾壮阳；熟地黄等滋补肾阴，以阴中求阳；山药健脾益气，培土生金以充肺气；陈皮利气化痰。

【临床应用】本品为温肾补阳药，季节性哮证、喘证的发作期，具有喘促日久，呼长吸短，动则喘息尤甚的肾阳虚肾不纳气证，服用本药有一定治疗作用。休止期时坚持服用本药，能起温肾纳气、固本防喘的作用，对喘病复发有一定的预防作用。孕妇忌用。

恒制咳喘胶囊

【方剂组成】法半夏、红花、陈皮、砂仁、沉香、肉桂等。

【功能】扶正祛邪，强身健体，镇咳化痰，纳气平喘等。

【主治】胸脘痞闷、咳嗽气喘。

【剂型规格】胶囊剂：每粒0.25g。

【用法用量】口服，一次2~4粒，一日2次。

【组方简介】方中法半夏为脾胃二经主药，功能燥湿健脾化痰，和胃降逆止呕；配合陈皮、砂仁等理气调中，燥湿化痰，平逆降气镇咳；肉桂温肾助阳，温化痰饮；沉香温肾纳气；红花活血化痰。诸药配合，共奏疗效。

【临床应用】镇咳化痰，对慢性支气管炎见胸脘痞闷、咳嗽气喘者有良好疗效。

喘可治注射液

【方剂组成】淫羊藿、巴戟天等。

【功能】温阳补肾，平喘止咳。

【主治】哮喘属肾虚夹痰证。症见喘促日久，反复发作，面色苍白，腰酸肢软，畏寒，汗多；发时喘促气短，动则加重，喉有痰鸣，咳嗽，痰白清稀不畅。

【剂型规格】注射剂：每支2mL。

【用法用量】肌内注射。成人：一次4mL，一日2次。儿童：7岁以上，一次2mL，一日2次；7岁以下，一次1mL，一日2次。

【组方简介】方中淫羊藿辛甘温，入脾肾经，有温肾助阳止咳之功，为君药。巴戟天性甘温，入脾肾经，能补肾纳气、化痰止咳，以之为臣。二者共奏补肾固本、健脾化痰、止咳平喘之功。

【临床应用】本品有抗过敏，增强体液免疫与细胞免疫的功能。适用于哮喘、支气管炎等病见主治证候者，还可作为免疫增强剂使用。

小儿肺咳颗粒

【方剂组成】人参、沙参、茯苓、鸡内金、白术、黄芪、甘草、桂皮、胆南星、鳖甲、附子、陈皮、地骨皮、麦冬、枸杞子、甘草、大黄（酒制）等。

【功能】健脾益肺，止咳平喘。

【主治】用于肺脾不足，痰湿内壅所致咳嗽或痰多稠黄，咳吐不爽，气短，喘促，动辄汗出，食少纳呆，周身乏力，舌红苔厚。

【剂型规格】颗粒剂：每袋3g。

【用法用量】开水冲服。1岁以下，一次2g；1~4岁，一次3g；5~8岁，一次6g。一日3次。

【组方简介】方中人参、沙参为君药，大补元气，温脾益肺，生津安神，具有扶正祛邪，增强机体免疫力功效。黄芪、白术、茯苓健脾益肺，以助人参补脾益肺；麦冬、鳖甲、枸杞子滋补肺肾之阴，以助先天之本，协助沙参养阴生津，扶正祛邪；用瓜蒌、胆南星、桑白皮化痰止咳，泻肺平喘，共为臣药。用酒制大黄以活血化瘀；青蒿、地皮骨以清虚热；鸡内金以消食健脾，增强食欲；干姜、附子、桂枝以温脾肾之阳，扶助正气，共为佐药。以甘草为使药，健脾益气，化痰止咳，且可调和诸药。

【临床应用】临床用于小儿迁延性支气管性肺炎、小儿支气管炎、感冒等见主治证候者。

六、开窍剂

1. 清热开窍剂

清开灵注射液

（口服液、胶囊、软胶
囊、滴丸、片、泡腾片、颗粒）

【方剂组成】胆酸、水牛角、珍珠层粉、黄芩苷、猪脱氧胆酸、栀子、板蓝根、金银花提取物。

【功能】清热解毒，安神镇惊。

【主治】肝炎，上呼吸道感染，肺炎。

【剂型规格】注射剂：每支 2mL 含黄芩苷 10mg，每支 5mL 含黄芩苷 25mg。口服液：每支 10mL。胶囊剂：每粒 0.25g，0.3g，0.5g。软胶囊剂：每粒含内容物 0.4g（含黄芩苷 20mg）。颗粒剂：每袋 3g，10g。滴丸剂：每瓶 100 粒，120粒。片剂：每片 0.5g，含黄芩苷 20mg。泡腾片：每片 1g，含黄芩苷 10mg。

【用法用量】注射液：静脉滴注，一日 20 ~ 40mL，稀释于 10% 葡萄糖注射液 200mL 或生理盐水 100mL 使用；肌内注射，一次 2 ~ 4mL，一日 1 ~ 2 次。口服液：口服，一次 10 ~ 20mL，一日 2 ~ 3 次。胶囊剂：口服，一次 0.5 ~ 2g，一日 3 次。软胶囊：口服，一次 2 粒，一日 3 次。颗粒剂：一次 3 ~ 6g，一日 2 ~ 3 次，开水冲服。滴丸：口服或舌下含服，一次 20 粒，一日 2 ~ 3 次。片剂：口服，一次 1 ~ 2 片，一日 3 次。泡腾片：热水中泡腾溶解后口服，一次 2 ~ 4 片，一日 3 次。儿童用量均酌减。

【组方简介】方中猪、牛胆酸清热；水牛角、珍珠层粉解毒、定惊、安神；黄芩苷、栀子、金银花提取物清热、泻火；板蓝根清热解毒。诸药合用，共奏清热解毒、安神镇惊之功。本品多种成分具有抗菌、抗病毒作用，其中金银花、黄芩对金黄色葡萄球菌、链球菌、肺炎球菌、脑膜炎双球菌、痢疾杆菌以及流感病毒等均有较强的抑制作用。

【临床应用】注射液可用于热病神昏，中风偏瘫，神志不清；亦可用于急慢性肝炎，上呼吸道感染，肺炎，高热，以及脑血栓形成，脑出血见上述证候者。口服液主要用于上呼吸道感染，病毒性感冒，急性化脓性扁桃体炎，急性咽炎，急性支气管炎等病症。胶囊、软胶囊、滴丸、颗粒、片剂、泡腾片，多用于湿热型肝炎和上呼吸道感染。孕妇忌用。

紫雪散

（胶囊）

【方剂组成】石膏、寒水石、滑石、磁石、玄参、木香、沉香、升麻、甘草、丁香、芒硝（制）、硝石（精制）、水牛角浓缩粉、羚羊角、麝香、朱砂。

【功能】清热解毒，止痉开窍，镇惊安神。

【主治】温热病邪热内陷，神昏谵语，惊厥之证。

【剂型规格】散剂：每瓶装 1.5g。胶囊剂：每粒 0.5g。

【用法用量】口服，一次 1.5 ~ 3g，一日 2 次。周岁小儿，一次 0.3g，5 岁以内小儿，每增 1 岁，递增 0.3g，一日 1 次；5 岁以上小儿，酌情服用。

【组方简介】药理实验表明，本品有解热、镇静及抗惊厥作用。方中石膏、寒水石、滑石大寒清热；玄参、升麻、甘草清热解毒；羚羊角清肝息风；水牛角浓缩粉清心解热；朱砂、磁石安神定惊；麝香、沉香开窍通络，温中；丁香、木香行气；芒硝、硝石泄热散结。诸药合用，共建清热开窍、解毒镇惊之功。

【临床应用】临床主要用于治疗流行性乙型脑炎、流行性脑脊髓膜炎等急性传染病，以及败血症、急性扁桃体炎，或其他原因引起高热烦躁、神志昏迷、四肢抽搐等。亦可用于小儿高热惊厥。小儿发热表邪未解者不可应用，孕妇禁用。本品药力峻猛，体非强壮，证非实火，不可妄用。

安宫牛黄丸
（片、胶囊）

【方剂组成】人工牛黄、水牛角浓缩粉、麝香、珍珠、朱砂、雄黄、黄连、黄芩、栀子、郁金、冰片。

【功能】清热解毒，镇惊开窍，化痰安神。

【主治】热病邪入心包，高热惊厥；痰热互结，舌謇肢厥，神昏谵语。

【剂型规格】大蜜丸：每丸3g，含原药材约1.8g。水蜜丸：每瓶2g。片剂：每片0.3g。胶囊剂：每粒0.4g。

【用法用量】蜜丸：一次1丸。3岁以内，一次1/4丸；4~6岁，一次1/2丸。水蜜丸：一次2g。3岁以内，一次0.5g；4~6岁，一次1g。一日1次，温开水送服或遵医嘱。亦可鼻饲或灌肠。片剂：口服，一次5~6片。3岁以内，一次1~2片；4~6岁，一次3片。一日1次，或遵医嘱。胶囊：成人一次4粒（1.6g）。3岁以内，一次1/4量；4~6岁，一次1/2量。口服，一日1次，或遵医嘱。

【组方简介】方中牛黄清心、豁痰、定惊、开窍；水牛角浓缩粉凉血清热解毒；黄连、黄芩、栀子清泻心火；麝香芳香通窍、苏醒神志；冰片醒神止痛；郁金清心解郁；雄黄辟秽解毒；朱砂、珍珠镇惊安神。现代研究表明：牛黄中含胆酸、去氧胆酸，具有解热、抗炎、保肝作用；水牛角含胆甾醇及多种氨基酸，具有解热、抗炎、抗感染、降转氨酶、促肝细胞再生作用；黄芩含黄芩苷，具有广谱抗菌、利胆、抗炎、解热、解毒作用等。因此，本方可用于治疗传染性肝炎，也可用于治疗脑卒中和瘫痪，亦可用于高热、镇惊

等症。

【临床应用】本品为清热解毒、镇惊开窍之品，凡神昏谵语属实热痰闭者均可应用。临床常用于治疗流行性脑脊髓膜炎、乙型脑炎、中毒性脑病、脑血管意外、中毒性肺炎、中毒性痢疾、中毒性肝炎、肝昏迷、尿毒症、癫痫以及小儿高热惊厥等。本品孕妇忌服。忌辛辣油腻厚味食物。舌苔白腻，寒痰阻窍证勿用。中风脱证神昏者不可使用。本品含朱砂、雄黄等含有毒性药物，中病即止，不宜久服。

局方至宝丸
（散）

【方剂组成】水牛角浓缩粉、牛黄、玳瑁粉、麝香、朱砂、雄黄、琥珀粉、安息香、冰片。

【功能】清热解毒，豁痰开窍，重镇定惊。

【主治】痰热内闭之证，如温病、中暑、中风闭证、癫证等。

【剂型规格】蜜丸：每丸3g。散剂：每瓶2g。

【用法用量】蜜丸：口服。必要时化服1丸，每日2次。脉弱体虚者，人参汤化服；痰涎壅盛者，可用生姜汁化服。散剂：口服，一次2g，一日1次。小儿酌减。

【组方简介】本方以麝香、冰片、安息香芳香开窍醒神为主；以水牛角、玳瑁、牛黄清热解毒为辅；雄黄辟秽解毒，朱砂、琥珀镇惊安神，共为佐使。

【临床应用】本方适用于温邪入里，逆转心包引起高烧惊厥，烦躁不安，神昏谵语，小儿急热惊风者。孕妇忌服。

牛黄至宝丸

【方剂组成】水牛角浓缩粉、人参、朱砂（飞）、人工天竺黄（飞）、琥珀（飞）、腰黄（飞）、玳瑁、天南星（制）、人工牛黄、麝香、

冰片。

【功能】清热解毒，镇惊开窍。

【主治】温邪内陷，热入心包，神昏谵语，斑疹隐现，以及小儿急热惊风。

【剂型规格】蜜丸：每丸1.75g。

【用法用量】口服，一次1丸，用温开水化服。

【组方简介】牛黄、水牛角、玳瑁清热解毒为君药，其中牛黄又能化痰镇惊；麝香、冰片芳香开窍，辟秽化浊为臣药；佐天南星（制）、天竺黄以祛无形之痰，朱砂、琥珀以安神定志，雄黄豁痰解毒。

【临床应用】用于中风瘫痪诸症治疗。配合针灸治疗，疗效更显。

醒脑静注射液

【方剂组成】麝香、郁金、冰片、栀子等。

【功能】清热泻火，凉血解毒，开窍醒脑。

【主治】热入营血，内陷心包，高热烦躁，神昏谵语，舌绛脉数。

【剂型规格】注射剂：每支2mL，5mL，10mL。

【用法用量】肌内注射，一次2~4mL，一日1~2次。静脉滴注，每次10~20mL，用5%或10%葡萄糖注射液250~500mL稀释后使用；或遵医嘱。本品为芳香性药物，开启后应立即使用，防止挥发。

【组方简介】药理研究显示，本品能调节中枢神经系统功能，如强心、兴奋呼吸中枢，以及具有抗炎、解热、保肝等功效。

【临床应用】本品适用于流行性乙型脑炎等神经系统感染，急性脑出血、脑血栓、脑外伤、中毒性脑病、酒精及药物中毒等具有主治症状者。

牛黄清心丸

【方剂组成】当归、川芎、甘草、山药、黄芩、白芍、麦冬、白术（麸炒）、六神曲（麸炒）、蒲黄、大枣、阿胶（蛤粉烫）、茯苓、人参（去芦）、防风、干姜、白蔹、肉桂（去粗皮）、桔梗、苦杏仁（去皮尖）、人工牛黄、朱砂粉、麝香、水牛角浓缩粉、羚羊角粉、冰片、雄黄粉。

【功能】清胃泻火，润燥通便。

【主治】心胃火盛，头晕目眩，口舌生疮，牙龈肿痛，乳蛾咽痛，便秘尿赤。

【剂型规格】蜜丸：每丸3g。

【用法用量】口服，一次1丸，病重者一次2丸，一日2次。小儿酌减。

【组方简介】本方以益气养血，健脾清胃药为基础，配伍清心泻火、定惊化痰和辛凉开窍等多种药物而成。全方合用，温润协同、补散共剂、辛凉互补、不凉不燥，既能调和营卫气血，又能清心泻火、镇静息风，有虚实兼顾和引火归原之用。

【临床应用】本品为清心豁痰，开窍通络，兼益气养血之剂。临床多用于中风、眩晕、易惊心烦、口歪眼斜、言语不利等症，如高血压、癫痫、脑血管意外后遗症、面神经麻痹、精神或神经疾患等见以上症状者均可治疗。孕妇慎用。忌烟酒辛辣食物。温热病狂躁、谵语、神昏者不宜使用。

2. 芳香、化痰开窍剂

礞石滚痰丸

【方剂组成】金礞石（煅）、沉香、黄芩、熟大黄。

【功能】降火，逐痰，散结。

【主治】实热顽痰，发为癫狂惊悸，或咳喘痰盛，便秘，脘腹胀痛。

【剂型规格】水丸：每袋18g。

【用法用量】口服，一次6~12g，一日1次。

【组方简介】本品为攻痰峻剂。方中礞石坠

痰下气；大黄荡涤胃肠；黄芩清热泻火；沉香降气，协诸药引痰下行。

【临床应用】 本品主要用于痰火所致实证，如因浊痰内壅，或夹火、夹风所致癫狂痫，症见惊悸怔忡、咳喘多痰、胸脘痞闷、头晕目眩、昏迷抽搐等。尚可用于治疗眩晕、喘咳、惊惕不安、久泄、失眠、偏头痛、肝胆病以及小儿急惊风高热惊厥等症。

本品孕妇忌服。非实热顽痰者忌用。本丸为攻痰峻剂，服药期间禁房事，不能过劳。禁荤腥食物，忌忧郁忿怒。

苏合香丸

【方剂组成】 苏合香、安息香、冰片、水牛角浓缩粉、麝香、檀香、沉香、丁香、香附、木香、乳香（制）、荜茇、白术、诃子肉、朱砂。

【功能】 芳香开窍，行气解郁，辟秽化浊。

【主治】 中风，痰厥昏迷，心胃气痛，心绞痛。

【剂型规格】 蜜丸：每丸3g。

【用法用量】 口服，一次1丸，一日1~2次。

【组方简介】 本方为急救回苏剂。方中苏合香、檀香、麝香、沉香、木香理气开窍，宽胸止痛；乳香调气定痛；冰片辟秽，行气止痛；水牛角清热解毒。诸药协同，达到理气宽胸止痛的目的。现代研究表明：本方苏合香含苏合香树脂醇等，具有兴奋中枢的作用；沉香含白木香酸等，可镇吐、平喘；麝香含麝香酮等，有强心、抗血小板聚集、增强免疫等作用；冰片含龙脑素，可镇静、止痛、增加血-脑屏障通透性；香附含黄酮苷等，具有麻醉、增加胆汁分泌、健胃等作用；白术含苍术酮等，有扩血管、抗凝作用。故本方具有抗昏厥、止吐和抗中风的作用。

【临床应用】 主要用于脑血管意外、中风昏厥、冠心病心绞痛属于寒凝气滞血瘀者；霍乱吐泻，昏迷不省人事者。忌气恼、辛辣食物。孕妇禁用。

苏冰滴丸

【方剂组成】 苏合香、冰片。

【功能】 芳香开窍，理气止痛。

【主治】 胸痹，心痛，中风昏迷等。

【剂型规格】 滴丸剂：每丸50mg，每瓶120粒。

【用法用量】 口服，一次2~4粒，一日3次。病发时可即刻吞服或含服。

【组方简介】 本方苏合香开窍止痛，冰片清热醒神，正是针对胸阳不运、气机闭阻之证。此外，本品可以抗心肌缺血、减低心肌耗氧和减慢心率。小鼠耐缺氧实验和麻醉狗冠状窦血流量及心脏动静脉血压差实验的结果表明，本品能延长小鼠耐缺氧时间；能使心肌梗死狗的冠状窦血流量回升，减缓心率和减小心脏动静脉血压差。本品作用机理，与解除冠状动脉痉挛有关。

【临床应用】 主要治疗冠心病心绞痛、心肌梗死时的疼痛，以及冠心病胸闷不适等。本品亦可用于中风所致突然昏迷、牙关紧闭、不省人事，以及中暑等所致昏迷。有胃病者慎用。

七、固涩剂

1. 固精止遗剂

缩泉丸

（胶囊）

【方剂组成】 山药、益智仁（盐炒）、乌药。

【功能】 温肾缩尿，固涩止遗。

【主治】 肾虚之小便频数，夜卧遗尿。

【剂型规格】 水丸剂：每20粒重1g。胶囊剂：每粒0.3g。

【用法用量】 水丸剂：口服，一次3~6g，一日3次，空腹温开水送服。胶囊剂：口服，成人一次4~6粒；5岁以上儿童一次3粒，一日3次。

【组方简介】本方以益智仁温脾止泻，暖肾缩尿；乌药温肾散寒，暖膀胱；山药补脾益肾固涩。三药合用，共奏温补脾肾、固肾气、缩小便之功，对于肾气虚寒而致的尿频、遗尿等有效。

【临床应用】本品多用于治疗小便频数、遗尿等症。基本指征是腰膝酸软，四肢清冷，夜尿频数，或小便失禁，舌淡苔白，脉沉而弱。这些症状反映了肾气虚寒，膀胱不约的病机。临床还可用于便秘，治疗涎瘘、氯氮平所致的流涎症、小儿泄泻、回乳、肾炎等。忌辛辣刺激性食物。

金锁固精丸

（男固精丸）

【方剂组成】沙苑子（炒）、芡实（蒸）、莲须、龙骨（煅）、牡蛎（煅）、莲子。

【功能】补肾益精，固涩止遗。

【主治】肾虚精关不固，腰痛耳鸣，四肢乏力，盗汗，滑精，失眠等。

【剂型规格】水丸：每袋9g。

【用法用量】口服，一次9g，一日2次，空腹淡盐汤或温开水送下。

【组方简介】沙苑子温补肝肾、固精、缩尿、明目；莲子养心安神，益肾涩精；牡蛎收敛固涩；芡实补脾固肾，莲须、龙骨均可涩精补气。诸药共用，达到补肾益精固涩止遗之效。

【临床应用】本品用于治疗神经衰弱、盗汗、滑精，慢性肾炎引起的血尿，小儿遗尿，乳糜尿，慢性肠炎，功能性子宫出血，重症肌无力等属肾虚不固者。本品对相火偏旺或下焦湿热之遗精者不宜使用。感冒发热者勿服。

固本丸

【方剂组成】熟地黄、党参、地黄、天冬、麦冬。

【功能】滋阴补气，清肺降火。

【主治】气阴两虚证。症见潮热，咳嗽咳血，形体瘦弱，自汗盗汗，乏力或病后津伤等。

【剂型规格】丸剂：每12丸相当于总药材3g。

【用法用量】口服，一次10~12丸，一日3次。

【组方简介】党参具有补中益气，健脾益肺功效。生地和熟地具有补血凉血，滋阴补肾功效。麦冬和天冬都是养阴良药，具有生津止渴、润肺止咳等功效。

【临床应用】常用于肾阴不足，血虚阴亏所致贫血、眩晕、心悸、耳聋耳鸣、面色萎黄、舌质淡白及腰膝酸软、月经不调及崩漏带下等病症。

2. 固涩止泻剂

固本益肠片

【方剂组成】党参、黄芪、山药、补骨脂、赤石脂、炮姜、当归、地榆、延胡索等。

【功能】健脾温肾，涩肠止泻。

【主治】脾虚或脾肾阳虚所致慢性泄泻等。

【剂型规格】片剂：每片0.32g。

【用法用量】口服，一次8片，一日3次。30天为1个疗程，连服2~3疗程。儿童酌减。

【组方简介】方中黄芪、党参、山药补气健脾，补骨脂温补肾阳，炮姜温中散寒，当归补血养血，延胡索缓急止痛。诸药合用，有温肾健脾，涩肠止泻之功效。现代研究表明，本品具有较好的抗溃疡作用；动物离体肠管实验可见其有抑制肠蠕动效应。本品还可提高动物对不利环境的耐受力，尚有一定的抗炎、镇痛和促进血凝的作用。

【临床应用】本品可用于治疗慢性结肠炎、溃疡性结肠炎、慢性腹泻、浅表性胃炎等。急性肠炎及急性痢疾患者忌用。属实证、热证以及阴虚证者忌用。湿热下痢不宜用。

固肠止泻丸

【方剂组成】乌梅、干姜、黄连、罂粟壳、木香、延胡索。

【功能】调和肝脾，涩肠止痛。

【主治】用于肝脾不和，泻痢腹痛，下痢脓血，里急后重。

【剂型规格】丸剂：每9粒重1g（浓缩丸）；每12粒重1g（水丸）。

【用法用量】口服，一次4g（浓缩丸）或一次5g（水丸），一日3次。

【组方简介】黄连为君药，清热解毒燥湿；干姜为臣药，温里散寒开结；延胡索、木香为佐药，行气活血止痛；以乌梅等为使药，酸涩收敛止泻。全方共奏清热燥湿，散寒开结，行气活血，收涩止泻的功效。

【临床应用】临床用于急慢性结肠炎、非特异性溃疡性结肠炎、慢性细菌性痢疾属湿热蕴结证，症见腹痛、下痢脓血、里急后重等。

八、扶正剂

1. 补气剂

（1）健脾益气剂

补中益气丸

（合剂、口服液）

【方剂组成】黄芪（蜜炙）、党参、甘草（蜜炙）、白术（炒）、当归、升麻、柴胡、陈皮、生姜、大枣。

【功能】补中益气，益肺固表，升阳举陷，健脾养胃。

【主治】脾胃虚弱，神疲倦怠，中气下陷，四肢乏力，食少腹胀，头昏耳鸣，久泻脱肛，子宫脱垂。

【剂型规格】大蜜丸：每丸9g。小蜜丸。水丸。合剂。口服液：每支10mL。

【用法用量】丸剂：大蜜丸一次1丸，小蜜丸一次9g，水丸一次6~9g，一日2~3次，姜枣汤、淡盐水或温开水送服。合剂：口服，一次10~15mL，一日3次。口服液：口服，一次10mL，一日2~3次。

【组方简介】本品中黄芪、党参补中益气，升阳固表止汗；甘草、白术益气健脾；陈皮理气和胃；当归养血；升麻、柴胡升举下陷之阳气；生姜、大枣调和营卫。实验表明，对在体或离体子宫及其周围组织有选择性兴奋作用；并能增强心肌和横纹肌的兴奋作用。能明显降低小鼠血清谷丙转氨酶活性，提高机体免疫功能等。

【临床应用】本品可用于治疗气虚外感、发热、便秘、高热汗出、乳糜尿、重症肌无力等。对哮喘、慢性支气管炎、肺结核、心律失常、心包炎、高血压、低血压、慢性肠道病变、十二指肠雍滞症等也有治疗报道。外科可用于疝气、疮疖、慢性骨髓炎等。妇科可用于子宫脱垂、产后癃闭、妊娠期尿潴留、功能性子宫出血等。儿科可用于麻疹不透、脱肛泄泻、小儿秋季腹泻、疳热、复发性肠套叠等。本品为升提中气之剂，有甘温升散之性，若实证、热证、阴虚火旺、肝阳上亢或阳虚于下者，不宜应用。忌食生冷。

强力康颗粒

【方剂组成】灵芝菌浸膏、猴头菌浸膏、银耳菌浸膏、维生素E。

【功能】扶正固本，滋补强壮。

【主治】慢性疾病体虚者。

【剂型规格】颗粒剂，每袋装5g（含蛋白多糖35mg）。

【用法用量】开水冲服。一次5g，一日3次。

【组方简介】方中灵芝浸膏具有宁心安神、健脾和胃作用。可用于失眠健忘、身体虚弱、神经衰弱、慢性支气管炎治疗，亦可用于冠心病的辅助治疗。猴头菌浸膏能益气养血，扶正培本；本品含有多糖、肽、氨基酸等，能改善胃黏膜营养状态，促进溃疡愈合及炎症消退，激活机体免疫细胞，增强机体免疫功能。银耳菌浸膏能增强机体免疫力及肿瘤患者对放、化疗的耐受力。维生素E具有良好的抗氧化性，即降低细胞老化；保持红细胞的完整性，促进细胞合成，具有抗污染、抗不孕的功效。四药合用，共达扶正固本、强壮身体作用。

【临床应用】用于各种肿瘤放、化疗期及急慢性肝炎、白细胞低下等慢性病患者。

消食健儿糖浆

【方剂组成】南沙参、白术、山药、谷芽、麦芽、九香虫。

【功能】健脾消食。

【主治】小儿脾虚、运化失职证。

【剂型规格】糖浆剂，每支装10mL。

【用法用量】口服。3岁以下儿童每次5mL，3岁以上儿童每次10mL，每日3次。

【组方简介】方中山药甘平，既补脾气，又补胃阴，兼能止泻，无论脾气虚弱，胃阴不足，均可用之平补气阴，不热不燥，补而不腻为其所长；白术甘温苦燥，补脾胃，祛湿浊，助运化，和胃气，善补后天之本，为补气健脾之要药。二药配伍，益气健脾故为君药。南沙参滋养胃阴为臣药；谷芽、麦芽消食健脾，九香虫理气止痛，温中壮阳，三药配伍，具有消食健脾，理气止痛之功。诸药配伍，共奏健脾消食、理气止痛之功。

【临床应用】小儿慢性腹泻，食欲不振及营养不良等属脾虚者。

参苓白术散

（丸、胶囊）

【方剂组成】人参、茯苓、白术（炒）、山药、白扁豆（炒）、莲子、薏苡仁（炒）、砂仁、桔梗、甘草。

【功能】补脾健胃益肺，渗湿止泻。

【主治】脾胃虚弱，食少便溏，胸闷腹满，气短咳嗽，四肢乏力。

【剂型规格】散剂：每袋6g，9g。水丸：每袋6g。胶囊剂：每粒0.5g。

【用法用量】散剂：一次6~9g，一日2~3次，空腹大枣煎汤送下。丸剂：一次6g，一日3次，温开水送服。胶囊剂：口服，一次3粒，一日3次。

【组方简介】本方以参、苓、术、草四君子汤为基础，配薏苡仁健脾渗湿；白扁豆健脾、和中、化食；砂仁化食开胃，温暖止泻；山药、莲子平补脾胃之阴，桔梗宣肺祛痰；陈皮理气行滞。共奏补脾健胃，渗湿止泻之效。

【临床应用】本品常用于慢性胃炎、慢性肠炎、小儿营养不良、慢性肾炎蛋白尿、白带、经期泄泻，属于脾虚湿滞者。本品具有健脾和胃，利湿行气等效用。服后，能使脾气得升，胃气得降，湿邪得除，虚象得消。对实热便秘者、高血压及感冒热证者、孕妇忌用。忌生冷食物。

参芪片

（颗粒、胶囊）

【方剂组成】人参、黄芪、当归、熟地黄、鹿角、天麻、泽泻、决明子、菟丝子、枸杞子等。

【功能】补气养血，健脾益肾，甘温益气。

【主治】气血亏虚。

【剂型规格】糖衣片：每片0.25g。颗粒（冲剂）：每袋10g。胶囊剂：每粒0.33g。

【用法用量】片剂：口服，一次 4 片，一日 3 次。颗粒（冲剂）：口服，一次 1 袋，一日 3 次，温开水冲服。胶囊剂：口服，一次 6 粒，一日 3 次，小儿酌减。

【组方简介】现代研究表明，人参含人身皂苷等，黄芪含多糖和黄芪总皂苷，当归主含藁本内酯、阿魏酸等，均具有明显免疫调节作用，可提高患者血象和细胞免疫功能，抑制癌细胞生长，促进血液中白细胞、免疫细胞数量增加。

【临床应用】本品适用于癌症应用放、化疗所致白细胞减少及因放、化疗引起头晕头昏、倦怠乏力、消瘦、恶心呕吐等症。对其他原因引起白细胞减少症，亦可用之。

刺五加片

（糖浆、胶囊、颗粒）

【方剂组成】刺五加。

【功能】益气健脾，补肾安神，活血通络，扶正固本。

【主治】冠心病，心绞痛，脑血栓，脑梗死，神经衰弱等。

【剂型规格】糖衣片：每片 0.3g。糖浆剂：每瓶 100mL。胶囊剂：每粒 0.25g。颗粒剂：每袋 10g。

【用法用量】片剂：口服，一次 2 ~ 3 片，一日 2 次。糖浆剂：口服，每次 20mL，一日 2 次。胶囊剂：口服，一次 2 ~ 3 粒，一日 3 次。颗粒剂：开水冲服，一次 10g，一日 2 ~ 3 次。

【组方简介】本品主要含刺五加苷。药理作用显示，刺五加具有较人参更好的适应原样作用，可使机体处于"增强非特异性防御能力状态"。本品能扩张血管，改善大脑供血量，增加冠状动脉血流量，增强机体免疫功能，并有良好的镇静作用。

【临床应用】本品主要用于治疗短暂性脑缺血发作，脑动脉硬化，脑血栓，脑梗死以及冠心病引起的心绞痛、心悸、胸闷、气短等症。对心气血虚、心肝两虚、心肾不交或心脾气虚引起的头痛、头晕、健忘、失眠等神经官能症及其他衰弱病症，也有良好疗效。

四君子丸

（合剂）

【方剂组成】党参、白术（炒）、茯苓、甘草（蜜炙）。

【功能】益气健脾。

【主治】用于脾胃气虚，消化不良，胃纳不佳，食少便溏，气短乏力。

【剂型规格】水丸：每瓶 100g。合剂。

【用法用量】水丸：口服，一次 3 ~ 6g，一日 3 次。合剂：口服，一次 15 ~ 20mL，一日 3 次，用前摇匀。儿童用量酌减。

【组方简介】本品四药均有健脾补气功效，而白术、茯苓又能化湿，故补气又不至滞留湿邪。实验表明，本方能提高机体免疫机能，促进肝脏细胞内非核酸物质储存，可能是因为肝糖原储存，可有利于发挥肝细胞正常生理功能，但对健康小鼠则无以上作用。

【临床应用】慢性胃炎、慢性肠炎、胃及十二指肠溃疡病、慢性肝炎、慢性胆囊炎、慢性胰腺炎，以及神经衰弱表现为气虚、脾胃虚弱者均可治疗。对阴虚内热者慎用。

参芪丸

（糖浆）

【方剂组成】党参、黄芪。

【功能】补益元气，益脾健胃。

【主治】用于气虚体弱，倦怠乏力，纳少便溏，面色黄白。

【剂型规格】浓缩丸：8 丸重 3g，糖浆剂：每瓶 100mL。

【用法用量】口服。浓缩丸：一次 8～10 丸，一日 3 次。糖浆剂：一次 15mL，一日 2 次。

【组方简介】方中党参补中益气健脾，黄芪补气固表。故本品具有补中升阳，益气生津，健脾利水作用，为补益元气之滋补性药物。现代研究表明：本方党参含甾醇、糖和苷类，可抗血栓形成、调节中枢、改善微循环、增强免疫功能；黄芪含黄芪苷和多糖，具有强心、抗衰老、增强免疫等功能。故本方对慢性肝炎、慢性肾炎、慢性胃炎等有一定疗效。

【临床应用】主要用于治疗脾胃气虚之消化功能紊乱，功能性发热，慢性胃炎，贫血，慢性肾炎，慢性肝炎，慢性肠炎，肺结核等。本品对白、球蛋白比例倒置有较好的治疗效果，对感冒有较好的预防作用。

黄芪颗粒

（口服液）

【方剂组成】黄芪。

【功能】补气固表，利尿，托毒排脓，生肌。

【主治】气虚乏力，气短心悸，虚脱，中气下陷，久泻脱肛，便血崩漏，表虚自汗，痈疽难溃，久溃不敛，血虚萎黄，内热消渴等。

【剂型规格】颗粒剂：每袋 15g（含糖）；每袋 4g（无糖）。口服液：每支 10mL。

【用法用量】颗粒剂：开水冲服，每次 1 袋，一日 2 次。口服液：口服，每次 10mL，一日 2 次，早晚服用。

【组方简介】黄芪性微温，味甘，有补气固表、止汗脱毒、生肌、利尿、退肿之功效。

【临床应用】用于治疗慢性肾炎，蛋白尿，糖尿病，慢性胃炎等属气虚者。

猴头菌片

【方剂组成】猴头菌丝体。

【功能】养胃和中。

【主治】用于慢性浅表性胃炎引起胃痛。

【剂型规格】片剂：每片 0.25g。

【用法用量】口服，一次 3～4 片，一日 3 次。

【组方简介】猴头菌每百克干品含蛋白质 26.3g，脂肪 4.2 g，磷 856mg，还含有碳水化合物、钙、铁、胡萝卜素、维生素 B_1 及 B_2 等成分。蛋白质中含有多种氨基酸，其中人体八种必需氨基酸齐全。最近研究表明，猴头菌含有多肽、多糖和脂肪族酰胺等抗癌物质，具有很好的增强人体免疫功能的作用，对消化道肿瘤疗效较好，并有利于手术后伤口愈合。

【临床应用】用于胃溃疡、十二指肠溃疡、慢性胃炎、萎缩性胃炎等。

肾衰宁胶囊

【方剂组成】太子参、黄连、半夏（制）、陈皮、茯苓、大黄、丹参、牛膝、红花、甘草。

【功能】益气健脾，活血化瘀，通腑泄浊。

【主治】脾失运化，瘀浊阻滞，升降失调所引起的腰痛疲倦、面色萎黄、恶心呕吐、食欲不振、小便不利、大便黏滞等。

【剂型规格】胶囊剂：每粒 0.35g。

【用法用量】口服。一次 4～6 粒，一日 3～4 次，45 天为 1 个疗程，小儿酌减。

【组方简介】方中太子参善于补气；陈皮、半夏、茯苓、甘草理气健脾，补中解毒，利水渗湿；红花、丹参活血祛瘀；黄连清热燥湿；大黄攻下逐瘀，泻火解毒；牛膝既能逐瘀通经，又能补肾利水。诸药相伍，共成益气健脾，活血化瘀，通腑泄浊之剂。

【临床应用】用于慢性肾功能不全、痛风性肾病者。

（2）健脾和胃剂

香砂六君丸

（片）

【方剂组成】党参、茯苓、法半夏、白术（麸炒）、甘草、陈皮、木香、砂仁。

【功能】益气健脾，燥湿化痰。

【主治】脾胃虚弱，食滞不消，胸膈满闷，呕吐泄泻，痰饮积滞。

【剂型规格】水丸：每袋重18g。片剂：每片0.46g。

【用法用量】水丸：口服，一次6～9g，一日2次，饭前服用。片剂：口服，一次4～6片，一日2～3次。

【组方简介】本方为六君子汤加入木香、砂仁而成。方中党参补中益气；白术健脾利湿；茯苓利水渗湿；甘草清热解毒；陈皮、半夏化痰和胃；木香、砂仁消胀散满，共为治疗脾胃虚弱之品。

【临床应用】用于治疗慢性胃炎、肠功能紊乱属湿阻气滞者，表现脘腹胀痛、食欲不振或恶心呕吐、消化不良等症。忌生冷及不易消化食物。

小儿止泻安冲剂

【方剂组成】赤石脂（煅）、肉豆蔻（煨）、伏龙肝、茯苓、陈皮、木香（煨）、砂仁。

【功能】健脾和胃，利湿止泻。

【主治】小儿脾虚证。

【剂型规格】颗粒剂，每袋装12g。

【用法用量】开水冲服。1岁以内每次服3g，1～2岁每次服6g，一日3次。2～3岁每次服12g，一日2次。

【组方简介】茯苓健脾和中，利水渗湿，利小便以实大便，用为君药。伏龙肝、肉豆蔻温中行气，涩肠止泻；陈皮理气调中，燥湿和胃；砂仁化湿行气，温中止呕；木香理气和中止痛；赤石脂酸涩质重，涩肠止泻，共为方中臣药。诸药合用，共达健脾和胃，利水渗湿，涩肠止泻之功。药理研究证实，陈皮有抗菌抗炎之作用，对葡萄球菌、绿脓杆菌、福氏痢疾杆菌、变形杆菌有抗菌作用。其成分橙皮苷有降低毛细血管通透性，防止微血管出血，拮抗组织胺和溶血性卵磷脂引起的血管通透性增加；皮下注射橙皮苷可减轻大鼠肉芽肿炎症反应。茯苓含有特殊的利尿成分而具利尿作用，其煎剂对金葡菌、大肠杆菌、变形杆菌有抑制作用；茯苓多糖能提高小鼠腹腔单核细胞的吞噬功能，对小鼠体液免疫有促进作用。

【临床应用】用于治疗小儿消化不良腹泻，腹痛，厌食，畏寒肢冷，舌质淡，苔薄白，脉沉细等症。不宜用于合并其他感染的小儿腹泻。

补脾益肠丸

【方剂组成】黄芪、党参、延胡索、赤石脂等。

【功能】补中益气，健脾和胃，涩肠止泻，补血生血，温阳止血。

【主治】治疗各种慢性泄泻症。

【剂型规格】水丸：每瓶90g。

【用法用量】口服，一次6～9g，一日3次，温开水送下。

【组方简介】方中党参补中益气，健脾；黄芪补气固表；延胡索活血、利气、止痛；赤石脂涩肠、止血、生肌。诸药协同，共为治疗泄泻之方。

【临床应用】本品用于治疗慢性结肠炎、溃疡性结肠炎、结肠过敏等。症见长期腹泻，黏液便，黏液血便，或便秘，腹痛，腹胀，里急下坠，神疲乏力，纳差等。对胃溃疡、慢性胃炎也有一定疗效。忌食生冷、油腻之物。

六君子丸

【方剂组成】党参、白术、法半夏、陈皮、

茯苓、甘草。

【功能】益气健脾，燥湿化痰，止泻。

【主治】各种原因所致脾胃气虚，食少神倦，咳嗽多痰，胸满腹胀，大便溏薄等症。

【剂型规格】水丸剂：每50粒重3g。

【用法用量】口服。成人一次6~9g，一日2~3次，温开水送服。7岁以上小孩服成人1/2量。

【组方简介】党参补中益气、和胃生津，实验表明可使兔的红细胞显著增加；白术补脾；半夏有止吐、止咳化痰作用；陈皮理气燥湿化痰；茯苓具有利尿、镇静、保肝、抗菌、抗胃溃疡及促进免疫作用；甘草具有皮质激素样作用。全方能抗炎、解毒、止咳化痰、抗菌、抗胃溃疡等。

【临床应用】用于慢性肠炎、慢性胃炎、胃及十二指肠溃疡以及慢性支气管炎等病属脾胃气虚者。忌食生冷、辛辣刺激及油腻食物。

养胃颗粒

【方剂组成】黄芪、党参、白芍、香附、陈皮、山药等。

【功能】养胃健脾，益气和中，祛痛消胀。

【主治】脾胃气虚之胃痛，食少乏力。

【剂型规格】颗粒剂：每袋15g。

【用法用量】口服，一次1袋，一日3次，开水冲服，空腹服用。3个月为1个疗程。

【组方简介】方中黄芪、党参益气健脾以扶正，白芍和里缓急、止腹痛、抗炎症，而香附等又有理气和胃、止痛的功能。药理研究表明，本品理气畅中以治标，健脾养胃以固本，能明显改善临床症状，祛除胃痛，消除胃胀，保护胃黏膜屏障，改善胃黏膜腺体萎缩。对轻度和中度的腺体萎缩有逆转作用。

【临床应用】本品对慢性胃炎，特别是慢性萎缩性胃炎属脾胃气虚者有良效。

肠泰合剂

【方剂组成】红参、白术、茯苓、甘草、双歧杆菌培养液、陈皮。

【功能】益气健脾，补中燥湿，消食和胃。

【主治】用于脾胃气虚所致神疲懒言，体倦无力，食少腹胀，大便稀溏等；胃肠功能紊乱、药源性肠菌群失调见以上证候者。

【剂型规格】合剂：每支10mL，每瓶装100mL。

【用法用量】口服，一次10~20mL，一日3次，或遵医嘱。

【组方简介】方中红参甘温，益气补中为君；白术健脾燥湿，合红参以益气健脾为臣；茯苓渗湿健脾为佐；炙甘草甘缓和中为使；加陈皮以行气宽胸，双歧杆菌可以调节菌群失调。诸药合用，共奏益气健脾，消食和胃之效。

【临床应用】用于治疗慢性溃疡性结肠炎，直肠炎和其他原因引起的各种结肠炎，以及临床上其他原因所引起的腹泻、腹痛、里急后重、黏液脓血便和直肠出血等症状。

健脾丸

【方剂组成】党参、白术（炒）、陈皮、枳实（炒）、山楂（炒）、麦芽（炒）。

【功能】健脾开胃，消食导积。

【主治】用于脾胃虚弱，胃脘痞满，食少便溏。

【剂型规格】丸剂：每8丸相当于原生药材3g。

【用法用量】口服，一次8丸，一日3次。

【组方简介】方中党参、白术补益脾胃以资运化；山楂、麦芽消食化滞；陈皮、枳实理气和胃。诸药合用，补脾益胃，理气运滞，对于脾虚食积证极为适用。

【临床应用】小儿消化不良最为常用。此外，还用于慢性胃炎、胃神经官能症、胃及十二指肠溃疡、慢性肠炎等治疗。临床发现，健脾丸对肿瘤患者化疗后遗留消化系症状有良好治疗作用，对患者化疗后体力恢复也有明显帮助。

人参健脾丸

【方剂组成】人参、白术（麸炒）、茯苓、山药、陈皮、木香、砂仁、黄芪（蜜炙）、当归、酸枣仁（炒）、远志（制）等。

【功能】健脾除胀，消积和胃。

【主治】脾胃虚弱，消化不良，不思饮食，脘胀腹闷，腹痛便溏，小儿疳积。

【剂型规格】蜜丸：每丸6g。

【用法用量】口服，一次2丸，一日2次，小儿酌减。

【组方简介】方中用人参大补元气，补脾益肺；白术补中益气健脾，燥湿利水；山药补脾养胃；砂仁、莲子肉、芡实、白扁豆消食行气，健脾渗湿；六神曲、山楂、谷芽消食健胃；草豆蔻、陈皮、木香理气消食；枳壳、青皮破气化滞；当归补血活血养血，润肠通便。全方补消兼施，达到健脾益气，消食除胀之目的。

【临床应用】本方为消补兼施的健脾养胃剂，多用于治疗食欲不振、消化不良、久泻等病，如厌食症、慢性胃及十二指肠炎症、溃疡病。又治小儿疳积等。忌油腻生冷。

醒脾养儿颗粒

【方剂组成】一点红、毛大丁草、山栀茶、蜘蛛香。

【功能】醒脾开胃，养血安神，固肠止泻。

【主治】用于脾气虚所致儿童厌食，腹泻便溏，烦躁盗汗，遗尿夜啼。

【剂型规格】颗粒剂：每袋2g。

【用法用量】温开水冲服。1岁以内一次2g，一日2次；1~2岁一次4g，一日2次；3~6岁一次4g，一日3次；7~14岁一次6~8g，一日2次。

【组方简介】毛大丁草燥湿醒脾，补虚敛汗，用于食积纳差、脘腹胀满、盗汗、遗尿等病症。一点红清热解毒，消炎利尿，用于便溏、便血、肠道溃疡等病症。蜘蛛香祛风除湿，消炎止泻，理气止痛，用于消化不良、腹痛、腹泻等病症。山栀茶养血，补虚弱，镇静，安神，用于体虚遗尿、血虚烦躁、失眠多梦、小儿夜啼等病症。

【临床应用】本品是治疗儿童厌食，便溏腹泻，烦躁盗汗，遗尿夜啼等多种病症的综合性治疗药物。因此，不仅适用于治疗某种单纯病症，更能治疗患儿常见的、因脾气虚滞而引发的多种综合病症。本品具有养血安神功效，适用于儿童常见的非缺铁性贫血及儿童生理期常见的夜啼症状。本品对儿童遗尿、盗汗有独特疗效。

2. 养血剂

归脾丸
（合剂）

【方剂组成】党参、白术（炒）、黄芪（蜜炙）、甘草（蜜炙）、茯苓、远志（制）、酸枣仁（炒）、龙眼肉、当归、木香、大枣（去核）。

【功能】益气健脾，养血安神。

【主治】既可治心脾两虚，气短心悸，失眠多梦，头昏头晕，全身乏力，纳呆，崩漏便血；又可治眩晕健忘，怔忡易惊，面色萎黄等属于营血不足引起之症；以及脾虚不能统血而引起的各种出血症。

【剂型规格】大蜜丸：每丸9g。水蜜丸：每袋6g。小蜜丸：每8丸相当于原药3g。合剂：每瓶100mL。

【用法用量】水蜜丸：一次6g。小蜜丸：一次 9g。大蜜丸：一次 1 丸，一日 3 次，用温开水或生姜汤送服。合剂：口服，一次 10mL，一日 2～3 次。

【组方简介】方中党参、黄芪补气健脾，白术燥湿，当归益肝生血，远志安神益智，酸枣仁、龙眼肉、茯苓安神，木香理气行脾，大枣和胃健脾。故本方气血双补，补中有行，标本兼顾，心脾同治。现代研究表明：党参的醇、水浸膏，对家兔红细胞和血红蛋白略有增加。但摘除脾脏后，其作用显著减弱，推测其"补血"作用可能与脾脏有关。实验表明，本方具有抗小鼠烫伤休克的作用。有调节神经、提高机体免疫和造血功能。

【临床应用】凡属思虑过度，劳伤心脾而致心脾两虚、气血不足者均可应用。临床用于治疗喘症、泄泻、发热。有将该方加减，辨证施治于脑震荡后遗症、脑外伤后综合征而取效者；还常用于心脾两虚所致月经先期、崩中漏血、功能性子宫出血、白带多、经闭、不孕及更年期综合征；以及治疗青光眼和中心性视网膜脉络膜炎等病。注意有痰湿、瘀血、外邪者不宜用。

八珍丸

（颗粒）

【方剂组成】党参、白术（炒）、茯苓、甘草、当归、白芍、川芎、熟地黄。

【功能】补气益血，健脾燥湿。

【主治】气血两虚，面色萎黄或苍白，浑身无力，纳呆，月经过多等症。

【剂型规格】大蜜丸：每丸 9g。水蜜丸：每袋 6g。浓缩丸：8 丸 3g。颗粒剂：每袋 3.5g。

【用法用量】大蜜丸：一次 1 丸。水蜜丸：一次 6g。浓缩丸：一次 8 丸。均口服，一日 3 次。颗粒剂一次 1 袋，一日 2～3 次，温开水冲服。

【组方简介】本品是以四君子汤（参、苓、术、草）及四物汤（归、芎、芍、地）合成的气血双补基础方剂。党参补中益气、健胃；地黄补血、养阴、生津；白术、茯苓健脾燥湿，当归、白芍养血调经，川芎行气活血，甘草补气益气，调和诸药。诸药合用，补气益血。实验表明：本品对于急性失血状态的动物，有促进红细胞再生的作用，且能使血压很快恢复正常，并维持一定时间。

【临床应用】本品常用于贫血、再生障碍性贫血、白血病、各种失血、低血糖性晕厥、视神经萎缩、疮疡久溃不愈以及妇女月经不调、痛经、功能性子宫出血、习惯性流产、产后体倦发热、重症肌无力等证属气血两虚者。注意忌过劳、寒凉，慎房事。体实有热者忌用。本品性质较黏腻，有碍消化，故气滞痰多、脘腹胀痛、纳食不消、腹胀便溏者忌服。

四物丸

（合剂、颗粒、膏）

【方剂组成】熟地黄、当归、白芍、川芎。

【功能】补血行血，养血调经。

【主治】血虚型月经不调、痛经、闭经等。

【剂型规格】水丸：每丸 1g。蜜丸：每丸 9g。合剂：每支 10mL。颗粒剂：每袋 5g。膏剂：每瓶装 125g，250g，400g。

【用法用量】水丸：口服，一次 30 粒，一日 2～3 次。蜜丸：口服，一次 1 丸，一日 2 次。合剂：口服，一次 10～15mL，一日 2～3 次。颗粒剂：口服，一次 5g，一日 3 次，温开水冲服。膏剂：口服，一次 14～21g，一日 3 次。

【组方简介】方中当归活血、补血、调经；熟地黄补血滋阴；川芎活血、行气；白芍养血、调经。诸药协同，共奏补血调经之功。药理试验表明，本方对处于急性失血状态下的动物，有促进红细胞增生的作用。

【临床应用】中医有"四物地芍与归芎，血家百病此方通"之说，凡一切血分不和的疾患，均可应用。特别对妇女血虚血滞所致月经不调、痛经闭经、崩漏、心悸、面色无华等症，尤为适用。忌气恼与劳碌。孕妇慎用。血虚严重者，当配合汤剂服用。阴虚血热、肝火旺盛致月经量多者不宜用。脾胃阳虚，食少便溏者忌用。实证忌服。

当归丸

【方剂组成】当归、黄芪（蜜炙）、甘草等。

【功能】活血调经，补血和血，散瘀止痛。

【主治】月经不调，赤白带下，血虚头痛，闭经，痛经。

【剂型规格】蜜丸：每丸9g。水丸：每瓶200g。浓缩丸：每10粒相当2.5g当归。

【用法用量】口服。蜜丸：一次1丸，一日2次。浓缩丸：一次15~20粒，一日2次。水丸：一次20粒，一日2次。

【组方简介】当归活血、补血、调经；甘草补气益气；黄芪益气健脾。诸药协同，可发挥活血调经，补血和血之功。现代研究表明：当归丸对D-氨基半乳糖所致急性肝损伤小鼠有一定保护作用。当归可促进血红蛋白和红细胞生成，增强红细胞输氧功能，降低血小板聚集及抗血栓形成，能改变血液黏滞凝聚状态，并能调节子宫收缩，促进兔耳创面愈合，对局部组织有止血和加强末梢循环作用。

【临床应用】本品主要用于女子月经不调、痛经、血虚等症。治迁延型肝炎、慢性肝炎、肝炎肝硬化属虚证者疗效较好，肝胆湿热型较差。临床治疗脂肪肝有效。此外，用于治疗贫血、荨麻疹、支气管哮喘、硬皮病、烧伤、植皮后排异反应等，用单味当归及当归为主的复方，都有一定疗效。阴虚阳亢及阴虚内热者慎用。

十全大补丸

【方剂组成】党参、白术（炒）、茯苓、甘草（蜜炙）、当归、川芎、白芍（酒炒）、熟地黄、黄芪（蜜炙）、肉桂。

【功能】养气育神，醒脾健胃，温暖命门，养血调经，温补气血。

【主治】气血两虚，面色苍白，精神倦怠，气短心悸，头晕失眠，肢体乏力，手脚不温，月经量多。

【剂型规格】大蜜丸：每丸重9g。水蜜丸：每丸重1g，每袋装30g。

【用法用量】口服，水蜜丸，一次6g。大蜜丸，一次1丸，一日2~3次。儿童酌减。

【组方简介】本方由四君子汤、四物汤加黄芪、肉桂而成。方中以党参、熟地黄甘温益气养血为主药，配以茯苓、白术健脾燥湿；当归、白芍养血和营，炙甘草和中益气；川芎入血分而理气，黄芪补气升阳，肉桂补肾助阳，并能助气血生长。诸药相合，共收温补气血之功。研究表明，组成十全大补丸的四君子汤对多种原因所致脾虚证模型均有显著的对抗作用，具有增强免疫，增强肾上腺皮质功能以及改善循环、解痉、抗胃溃疡、抗贫血等作用。四物汤具有显著的抗贫血和免疫增强效果。十全大补丸具有显著的免疫增强效果，能明显促进特异性抗体生成，并具有抗癌活性。

【临床应用】本品为气血双补常用药。如面色苍白，气短心悸，食欲不振，贫血，头晕自汗，体倦乏力，月经不调，四肢不温，以及疮疡气血虚弱，溃疡脓液清稀等表现为气血两虚证者均可用十全大补丸治疗。本方对抗生素所致不良反应有防治效果。但阴虚火旺、咳嗽失血者不可服用。

血宁糖浆

【方剂组成】花生衣。

【功能】止血。

【主治】血友病，紫癜等。

【剂型规格】糖浆剂：每瓶500mL。

【用法用量】口服。一次10~20mL，一日3

次。饭后服用或遵医嘱，用时摇匀。

【组方简介】本品为花生衣经提取制成的糖浆。花生衣中含蛋白酶抑制剂，故能抑制溶纤维蛋白酶，而有缩短凝血时间的作用。花生衣尚有促进骨髓制造血小板的功效。

【临床应用】用于血友病、血小板减少症、紫癜、鼻衄、齿龈出血等出血性疾病。

小儿生血糖浆

【方剂组成】熟地黄、山药（炒）、大枣、硫酸亚铁。

【功能】健脾养胃，补血生津。

【主治】小儿脾胃虚弱、营养不良所致贫血症。临床表现为小儿体质消瘦，面色萎黄或苍白，发焦易脱，倦怠无力，食少纳呆，心悸气短，头目昏晕，唇口黏膜发白，指甲色浅等。

【剂型规格】糖浆剂：每只装10mL。

【用法用量】口服，1～3岁，一次10mL；3～5岁，一次15mL，一日2次。

【组方简介】熟地黄滋阴补血，益精填髓；炒山药补脾健胃；大枣补中益气，养血安神。西药硫酸亚铁中的铁离子是红细胞合成血色素必不可少的物质。

【临床应用】本品系健脾养胃，补血生血之剂，用于小儿缺铁性贫血及营养不良性贫血。服药期间忌饮茶、食用含鞣酸类的食物及药物。

复方阿胶浆

【方剂组成】阿胶、人参、熟地黄、党参、山楂。

【功能】补气养血。

【主治】用于气血两虚，头晕目眩，心悸失眠，食欲不振及贫血。

【剂型规格】糖浆，每瓶装250mL。

【用法用量】口服，一次20mL，一日3次。

【组方简介】阿胶滋阴补血，人参大补元阳，益气生津，二药相合，有阴生阳长之意；熟地滋阴补血，党参补脾益肺，以助阿胶、人参之力；山楂和胃健脾，活血化瘀，防止补药滋腻。诸药伍用，有补益气血之效。现代研究表明：本方阿胶含多种氨基酸，明胶蛋白，可促进血红细胞和血红蛋白生成，治疗进行性肌营养性障碍和增强免疫功能等；熟地黄含胡萝卜苷等，可促进造血、调节免疫功能；人参含人身皂苷等，可促进造血系统功能；山楂含有机酸和黄酮类，可促进消化。故本方可用于治疗贫血和消化不良。

【临床应用】本品可改善贫血，提高血氧量。服用本品同时不宜服用藜芦、五灵脂、皂荚及其制剂；不宜喝茶和吃萝卜，以免影响药效。

升血小板胶囊

【方剂组成】青黛、连翘、仙鹤草、牡丹皮、甘草。

【功能】清热解毒，凉血止血，散瘀消斑。

【主治】用于原发性血小板减少性紫癜。症见全身瘀点或瘀斑，发热烦渴，小便短赤，大便秘结，或见鼻衄，齿衄，舌红苔黄，脉滑数或弦数。

【剂型规格】胶囊剂：每粒0.45g。

【用法用量】口服，一次4粒，一日3次。

【组方简介】方中青黛泻肝胆，散瘀火，凉血消斑；牡丹皮清热解毒，活血散瘀；连翘清热解毒，疏风散结；仙鹤草收敛止血；甘草调和诸药。

【临床应用】用于原发性血小板减少性紫癜。

再造生血片

【方剂组成】菟丝子（酒制）、红参（去芦）、鸡血藤、阿胶、当归、女贞子、黄芪、益母草、熟地黄、白芍、制何首乌、淫羊藿、黄精（酒制）、鹿茸（去毛）、党参、麦冬、仙鹤草、白术（炒）、补骨脂（盐制）、枸杞子、墨旱莲。

【功能】补肝益肾，补气养血。

【主治】用于肝肾不足，气血两虚所致血虚虚劳。症见心悸气短，头晕目眩，倦怠乏力，腰膝酸软，面色苍白，唇甲色淡，或伴出血。再生障碍性贫血，缺铁性贫血见以上表现者。

【剂型规格】片剂：每片 0.38g。

【用法用量】口服，一次 5 片，一日 3 次。

【组方简介】现代药理研究表明：鹿茸能够促进骨髓造血，加速红细胞和血红蛋白生成，熟地能够刺激造血系统，促进红细胞及白细胞增生，能刺激造血干细胞增生，刺激肾脏产生促红细胞生成素。鸡血藤对骨髓粒系、红系、巨核系都有促进增殖的作用，改善再障骨髓微环境进而促进骨髓粒系、红系、巨核系的增殖。补肾阴药物熟地、枸杞、首乌等有促进红细胞系统的增殖作用，且能改善免疫功能；补肾阳药物鹿茸、菟丝子、补骨脂、淫羊藿等可以促进细胞 DNA 的合成，具有雄激素样作用对造血干细胞增殖分化，抑制凋亡有明显作用。

【临床应用】用于治疗再生障碍性贫血，缺铁性贫血。

3. 滋阴剂

（1）滋补肾阴剂

补肾固齿丸

【方剂组成】骨碎补、熟地、枸杞、紫河车、生地、丹参、五味子等。

【功能】补肾填精，充髓固齿。

【主治】肾气不足，牙痛齿摇。

【剂型规格】水丸：每 30 丸重 1g。

【用法用量】口服。每次 4g，一日 2 次。

【组方简介】本方以骨碎补补肾、强骨、止痛为主药。熟地黄补肾、养血、滋阴；枸杞滋补肝肾；紫河车温肾、益气、补精，共为辅药。佐以生地黄凉血、清热、生津，丹参祛瘀、活血、止痛，五味子收敛、固涩。诸药合用，收补肾填精，充髓固齿之效。

【临床应用】本品适用于肾虚血热型牙周病，牙齿酸软，咀嚼无力，松动移位，牙龈出血。牙痛属实火者慎用。

大补阴丸

【方剂组成】熟地黄、知母（盐炒）、黄柏（盐炒）、龟板（制）、猪脊髓。

【功能】滋阴降火。

【主治】用于阴虚火旺，遗精盗汗，咳嗽咯血，耳鸣失眠。

【剂型规格】大蜜丸：每丸重 9g。水蜜丸。

【用法用量】口服，大蜜丸一次 1 丸，一日 2 次。水蜜丸一次 6g，一日 2~3 次。空腹时，用姜盐汤或淡盐水送服。

【组方简介】本品熟地黄滋阴补肝肾；龟板滋阴潜阳、益肾；猪脊髓峻补精髓；知母、黄柏苦寒，泻肾火、生津、润燥。诸药合用，符合"阴常不足，阳常有余，宜常养阴，阴与阳济，则水能制火，斯无病矣"的理论。

【临床应用】临床可用本品或其加减方治疗肺结核、肾结核、骨结核、甲状腺功能亢进、糖尿病、神经衰弱、妇女更年期综合征、肾盂肾炎、附睾炎等。注意忌食辛辣食物。脾胃虚弱者不宜服用。

六味地黄丸

（片、颗粒、胶囊、软胶囊、口服液）

【方剂组成】熟地黄、山茱萸（制）、牡丹皮、山药、茯苓、泽泻。

【功能】滋阴补肾。

【主治】肾阴不足，真阴亏损，腰痛足酸，骨蒸潮热，盗汗遗精，消渴，头晕，目眩，耳鸣；又治失血，失音，虚火牙痛，小便淋沥，咽喉疼痛，口干舌燥。

【剂型规格】大蜜丸：每丸 9g。小蜜丸：每袋 6g，30g。水蜜丸：每袋 5g。片剂：每片 0.3g。颗粒剂：每袋 5g。口服液：每支 10mL。胶囊剂：每粒 0.3g。软胶囊：每粒 0.38g。

【用法用量】大蜜丸：一次 1 丸；小蜜丸：一次 9g，水蜜丸：一次 5g，均一日 2 次。片剂：一次 8 片，一日 2 次。颗粒剂：一次 1 袋，一日 2 次，开水冲服。口服液：一次 10mL，一日 2 次。儿童酌减或遵医嘱。胶囊剂：口服，一次 8 粒，一日 2 次。软胶囊：口服，一次 3 粒，一日 2 次。

【组方简介】本方中熟地黄滋阴补肾；泽泻清温热；山茱萸补肝肾；牡丹皮清热活血；山药补脾补肾；茯苓淡渗脾湿。为三补三泻之剂，是滋阴补肾之主方。

【临床应用】肝肾阴虚诸症均可应用。如肝肾阴虚所致头晕、目眩、耳鸣、失眠、盗汗或遗精、虚火口舌生疮；肺心病、慢性喘息型支气管炎、高血压、慢性前列腺炎、骨结核、骨髓炎、血栓性脉管炎、更年期综合征、小儿发育不良及老年性白内障等。感冒者忌用。忌辛辣食物。

麦味地黄丸

（口服液）

【方剂组成】麦冬、五味子、熟地黄、山茱萸（制）、牡丹皮、山药、茯苓、泽泻。

【功能】滋肾养阴，敛肺止咳。

【主治】肺肾阴亏，潮热盗汗，口干咽燥，咳喘带血，眩晕耳鸣，腰酸足痛。

【剂型规格】大蜜丸：每丸 9g。水蜜丸：每瓶 60g。小蜜丸：每 8 丸相当于原生药 3g。口服液：每支 10mL。

【用法用量】口服。大蜜丸：一次 1 丸。水蜜丸：一次 6g。小蜜丸：一次 9g。口服液：一次 10mL。均一日 2 次。

【组方简介】本品由六味地黄丸加麦冬、五

味子而成。麦冬清养肺阴，解热除烦，滋养强壮，润滑消炎，治咳逆上气；五味子滋肾敛肺。全方共收滋肾养阴，敛肺止咳之效。

【临床应用】凡肺肾阴亏证均可应用。

知柏地黄丸

（片、胶囊、颗粒、口服液）

【方剂组成】知母、黄柏、熟地黄、山茱萸、牡丹皮、山药、茯苓、泽泻。

【功能】滋阴降火。

【主治】阴虚火旺，潮热，盗汗，口干舌燥或咽喉疼痛，耳鸣，遗精，小便短赤等症。

【剂型规格】蜜丸：每丸 9g。水蜜丸：每丸 0.2g。小蜜丸：每丸 0.25g。浓缩丸：每丸 0.375g。片剂：每片 0.55g。胶囊剂：每粒 0.4g。颗粒剂：每袋 8g。口服液：每支 10mL。

【用法用量】口服。蜜丸：一次 1 丸；水蜜丸：一次 6g，小蜜丸：一次 9g，均一日 2 次。浓缩丸：一次 8 丸，一日 3 次。片剂：一次 4～6 片，一日 4 次。胶囊剂：一次 4 粒，一日 2 次。颗粒剂：一次 8g，一日 2 次。口服液：一次 10mL，一日 3 次。

【组方简介】熟地黄补肾滋阴；山茱萸补肝肾；牡丹皮清热活血；泽泻清泻湿热；知母、黄柏降肾火，生津、润燥；山药健脾固肺；茯苓淡渗脾湿。八味合用，滋阴降火。现代研究表明：本方中的单味药如黄柏、知母、牡丹皮、地黄、茯苓均有不同程度的抗菌作用。牡丹皮、黄柏抗菌作用强，抗菌谱广，对葡萄球菌、溶血性链球菌、肺炎双球菌等致病菌均有不同程度的抑制作用，茯苓、泽泻对结核杆菌有抑制作用。其次，牡丹皮、地黄有抗炎作用，牡丹皮还能抑制实验性毛细血管通透性的增高。茯苓、牡丹皮有显著镇静作用，能对抗咖啡因的兴奋中枢作用，并增强巴比妥类的中枢抑制作用。

【临床应用】用于阴虚火旺所致急性视网膜色素上皮炎、遗精、复发性口疮、神经衰弱、肺结核、糖尿病、甲状腺功能亢进症等。此外，肾结核、慢性肾炎、高血压、功能性子宫出血等属肝肾阴虚，兼内热者本品均可使用，且效果良好。脾虚便溏，消化不良者不宜使用。

左归丸

【方剂组成】熟地黄、菟丝子、牛膝、龟板胶、鹿角胶、山药、山茱萸、枸杞子。

【功能】补肾滋阴，添精益髓，育阴涵阳。

【主治】肾精亏损引起的腰酸腿软，遗精血浊，神疲口燥，头昏目眩，眼花耳鸣，自汗，盗汗，虚热，口干，咽燥。

【剂型规格】水蜜丸：小丸每10粒重1g。大蜜丸：每丸9g。

【用法用量】口服，小丸一次9g，大蜜丸一次1丸，均一日2次，饭前服用。

【组方简介】方中熟地黄滋阴补肾；山茱萸、枸杞子补肝肾、养阴益精；山药健脾益肾；鹿角胶补肾益精，龟板胶滋阴养肾，二胶合用可育阴潜阳，峻补精血；菟丝子补肝肾益精；牛膝补肝肾，壮筋骨。诸药共用，同奏补肾滋阴之功。

【临床应用】临床对肝肾精血亏损而无虚热，胃纳尚可者，均可应用。如贫血、高血压、佝偻病、耳源性眩晕、腰肌劳损等属精血亏损者都可用。凡湿热兼有阴虚津亏之证，应当慎用。

首乌延寿颗粒

【方剂组成】何首乌。

【功能】补肝肾，益精血。

【主治】肝肾两虚，精血不足而致头晕目眩，耳鸣健忘，须发早白，腰膝酸软等。

【剂型规格】颗粒剂：每袋5g。

【用法用量】开水冲服，一次5g，一日2次。

【组方简介】本品为制何首乌提取物，具有补肝肾，益精血，乌须发，强筋骨之功效，并有

降血脂作用。现代研究表明：本品含蒽醌类及多种氨基酸、微量元素等，具有抗衰老、减慢心率、增强免疫功能等作用。

【临床应用】本品用于肝肾不足，血虚体弱诸症。

河车大造胶囊

【方剂组成】紫河车、熟地黄、龟板（制）、天冬、麦冬、杜仲（盐炒）、牛膝（盐炒）、黄柏（盐炒）。

【功能】补肾滋阴，清热益肺，补血。

【主治】用于肺肾两亏，虚劳咳嗽，潮热骨蒸，盗汗遗精，腰酸腿软等阴虚症状。

【剂型规格】胶囊剂：每粒0.35g。

【用法用量】口服。一次3粒，一日3次；或遵医嘱。

【组方简介】紫河车峻补精血；熟地补肾滋阴；龟板滋阴，潜阳，补血；杜仲、牛膝补肝肾，壮筋骨；天冬、麦冬养阴润肺止咳；黄柏清热泻火。因此，对劳伤虚损的慢性虚弱性疾病而见咳嗽、低烧者均有效。本方主药紫河车为滋补强壮药，可用于久病体虚，营养不良，抵抗力差的各种慢性病症。具有调节机体平衡，促进机体代谢及增强机体抵抗力的作用，对放化疗所致白细胞下降，肝肾功能受损，改善主观症状等都有较好的疗效；天冬含天冬酰胺及各种氨基酸等，有抗菌、镇咳、祛痰的作用；麦冬含麦冬皂苷等，具有耐缺氧能力、提高机体抗病力、镇咳等作用。

【临床应用】在肿瘤化疗中，本品对骨髓、肝肾功能有保护作用，可用于化疗减毒。

结核丸

【方剂组成】龟板（醋制）、百部（蜜炙）、鳖甲（醋制）、紫石英（煅）、地黄、熟地黄、天冬、北沙参、牡蛎、阿胶、龙骨、麦冬、蜂蜡、

熟大黄、白及、川贝母。

【功能】滋阴降火，补肺止嗽。

【主治】阴虚火旺引起潮热盗汗，咳痰咳血，胸胁闷痛，骨蒸劳嗽等症。

【剂型规格】丸剂：每20丸重3.5g。

【用法用量】口服，一次3.5g，一日2次。骨结核患者每次用生鹿角15g煎汤服药。

【组方简介】龟板、百部滋阴养血，益肾健骨，杀虫润肺止咳，正合治痨大法"补虚增元、治痨杀虫"之旨；辅以滋阴潜阳、滋补肺肾、润肺止咳、治痨杀虫、养胃生肌、清热活血之品。全方共奏滋阴养血，补肺清热，止咳，益肾之功效。

【临床应用】用于久治不愈的肺、骨、肾、淋巴、肠、乳腺、腹膜等处结核。

（2）滋补心肺剂

百合固金丸

（口服液）

【方剂组成】百合、生地黄、熟地黄、麦冬、玄参、川贝母、当归、白芍、桔梗、甘草。

【功能】养阴润肺，化痰止咳，清热润燥。

【主治】肺肾阴亏，燥咳少痰，痰中带血，咽喉燥痛。

【剂型规格】大蜜丸：每丸重9g。水蜜丸：每丸重2g。小蜜丸：每丸重6g。浓缩丸：每8丸相当原生药3g。口服液：每支装10mL，20mL。

【用法用量】大蜜丸：一次1丸；水蜜丸：一次2g，小蜜丸：一次6g。均一日2次，温开水送服。浓缩丸：口服，一次8丸，一日3次，一疗程2周，小儿酌减。口服液：一次10~20mL，口服，一日3次，一疗程2周，可连用2个疗程，小儿酌减。

【组方简介】本品中百合养阴，润肺，清心；麦冬养阴，补肺，生津；生、熟地黄滋水制火；

玄参解毒凉血，滋阴降火；川贝止咳除痰，解毒；当归、白芍活血养血柔肝；甘草、桔梗生津化痰。实验研究表明，本品诸药均有抗菌或抗结核作用，其中百合、麦冬、川贝母、桔梗、甘草有镇咳化痰作用，地黄有止血作用。

【临床应用】本品用于咳嗽，气喘，咳血，咽喉干痛，自汗盗汗，手足烦热，舌质红、少苔之肺肾阴虚证。西医诊断的肺结核稳定期、肺炎中后期、支气管炎、慢性咽炎、肺癌、肝炎、遗精，以及小儿久咳、糖尿病等见有上述证候者，均可用之。脾胃虚弱者慎用，痰湿者不宜服用。脾虚便溏，食欲减退者忌服。忌油腻、腥冷辛辣、烟酒。

滋心阴口服液

（颗粒、胶囊）

【方剂组成】麦冬、北沙参、赤芍、三七。

【功能】滋养心阴，活血、通络、止痛。

【主治】冠心病表现为阴虚，症见心悸、失眠、五心烦热、舌红少苔、脉细数者。

【剂型规格】口服液：每支10mL。颗粒剂：每袋6g。胶囊剂：每粒0.35g。

【用法用量】口服液，口服，一次10mL，一日3次。颗粒，口服，一次6g，一日3次。胶囊，口服，一次2粒，一日3次。

【组方简介】方中麦冬滋燥泽枯，除烦生津，北沙参养胃生津，赤芍清热凉血，三七活血止血。四药合用，共达滋阴宁心之效。现代研究表明，本品具有抗冠状动脉痉挛及抗心肌缺血作用，并可抑制血小板黏附和聚集性，降低全血黏度。

【临床应用】本品适用于冠心病，心绞痛，证属阴虚者。脾胃虚寒者忌用。

渴乐宁胶囊

【方剂组成】黄芪、生地、天花粉、黄精、

太子参等。

【功能】补中益气，养阴生津。

【主治】Ⅱ型糖尿病。

【剂型规格】胶囊剂：每粒0.45g。

【用法用量】口服，一次4粒（1.8g），一日3次。3个月为1个疗程。

【组方简介】本方中黄芪能益气、补虚损、止渴；生地甘寒质润，能补五脏、清热滋阴、生津止渴、补肾中真阴；太子参可补气益血，健脾生津，既助黄芪补中益气，又增强生地养阴生津之功；天花粉治消渴烦满、胃中灼热；黄精补脾润肺，养阴生津。诸药合之，共奏益气养阴之功。

【临床应用】对气阴两虚型糖尿病有较满意的治疗效果。本品在降血糖同时有降血脂的作用。临床上未发现不良反应。

(3) 滋补肝肾剂

杞菊地黄丸
（片、胶囊、口服液）

【方剂组成】枸杞子、菊花、熟地黄、山茱萸、牡丹皮、山药、茯苓、泽泻。

【功能】滋肾养肝，清头明目。

【主治】肝肾阴亏，眩晕耳鸣，羞明畏光，迎风流泪，视物昏花等症。

【剂型规格】大蜜丸：每丸9g。小蜜丸：每10丸2g。水蜜丸：每瓶60g。片剂：每片0.3g。胶囊剂：每粒0.3g。口服液：每支10mL。

【用法用量】大蜜丸：一次9g，小蜜丸：一次9g，水蜜丸：一次6g，均一日2次，温开水送服。片剂：口服，一次3~4片，一日3次。胶囊：口服，一次5~6粒，一日3次。口服液：口服，一次1支，一日2次。

【组方简介】方中枸杞子滋补肝肾、生精明目；菊花清散风热、平肝明目、解毒，长于清上焦之邪热。本品由六味地黄丸加枸杞子和菊花组成，故加强了六味地黄丸滋补肝肾的作用，且重点在于清上焦邪热，因此，杞菊地黄丸对辨证属肝肾阴亏所致眩晕耳鸣、羞明畏光、迎风流泪、视物昏花等有较好效果。

【临床应用】凡辨证属于肝肾阴亏所致头目眩晕、视物模糊，或枯涩眼痛、迎风流泪，羞明畏光，或耳聋耳鸣、潮热盗汗等，均有较好的疗效。神经衰弱、球后视神经炎、视神经萎缩、中心性视网膜炎、慢性青光眼等见有上述症状者，用本品治疗都有效果。忌酸冷食物。

二至丸

【方剂组成】女贞子（蒸）、墨旱莲。

【功能】滋补肝肾，养阴止血。

【主治】肝肾阴虚所致眩晕，不寐，脱发，遗精，衄血等。

【剂型规格】浓缩丸：每瓶60g。

【用法用量】口服。一次20粒，一日1~2次。

【组方简介】方中女贞子补肝肾，益精血，乌须明目；墨旱莲滋养肝肾，凉血止血。二药配合，益下荣上，补而不滞。

【临床应用】本方适用于肝肾阴虚，精亏血少引起腰膝酸痛、头晕目眩、烦热失眠、遗精盗汗等。高血压、神经衰弱、血小板减少性紫癜等见有上述症状者，可以选用。

慢肝养阴胶囊

【方剂组成】地黄、麦冬、北沙参、枸杞子、五味子、当归、人参、桂枝、川楝子、党参。

【功能】养阴清热，滋补肝肾。

【主治】迁延型肝炎、慢性肝炎、肝炎后综合征等属肝肾亏虚者。

【剂型规格】胶囊剂：每粒0.25g。

【用法用量】口服，一次4粒，一日3次，3个月一疗程。

【组方简介】该方源于滋养肝肾名方一贯煎，方中生地、枸杞为滋阴补血益肝肾之要药；当归补血和血；人参与五味子益气补脾；川楝子疏肝行气止痛。诸药合用，共奏扶正固本、滋肾养肝、益气补脾之功。现代研究表明：本方地黄含梓醇等，当归含藁本内酯等，人参含人参皂苷、枸杞子含胡萝卜素、党参含甾醇等，以上五味均可提高免疫功能；五味子含五味子醇等，可降低转氨酶。故本方对慢性肝炎有一定作用。

【临床应用】用于治疗乙型肝炎、迁延型肝炎、慢性肝炎肝硬化等。

补肾强身片
（胶囊）

【方剂组成】淫羊藿、金樱子、女贞子（制）、狗脊（制）、菟丝子。

【功能】益肾强身，收敛固涩，壮阳强骨。

【主治】用于腰酸腿软，精神疲惫，头晕耳鸣，眼花心悸，阳痿，遗精，怕寒。

【剂型规格】片剂：片心0.28g。胶囊：每粒0.3g。

【用法用量】片剂：一次5片，一日3次，吞服。胶囊剂：一次5粒，一日3次，温开水送服。

【组方简介】淫羊藿功能补肾阳强筋骨，传统用于阳痿、腰膝酸软、神疲乏力、健忘。现代药理研究表明，该药物可以促进精液的分泌，促进性腺发育，有类似雄性激素的作用。女贞子功能滋补肝肾，主治肝肾阴虚，头晕、目昏、头发早白、腰膝酸软。现代研究表明，本品可以增强人体免疫功能，升高白细胞，消除疲劳，提高耐力。狗脊功能补肝肾、除风湿，主治腰背酸痛、尿频、遗精、小便失禁。金樱子功能固精涩肠、缩尿止泻，治遗精、遗尿、小便频数、崩漏带下。菟丝子功能补肝肾、益精髓、明目，治腰膝酸痛、遗精、消渴、尿有余沥、视物昏花。

【临床应用】临床用于精神疲惫，乏力，腰酸腰困，腿软，小便次数多，或尿后余沥不尽，甚至遗尿、小便失禁，头晕、耳鸣、头发无光泽，牙齿松动，五更泻。男子阳痿、早泄、遗精、性功能低下，性生活后体力恢复缓慢，精子数少或精子成活率低等。女子白带清稀，宫寒不孕，月经量少，经期腹痛；性欲淡漠，性生活无快感，甚则厌恶性生活，手足冰凉等。

4. 温阳剂

济生肾气丸

【方剂组成】熟地黄、山茱萸（制）、牡丹皮、山药、茯苓、泽泻、肉桂、附子（制）、牛膝、车前子。

【功能】温化肾气，利水消肿。

【主治】肾虚水肿，腰膝酸软，便少色黄，痰饮喘咳。

【剂型规格】大蜜丸：每丸9g。小蜜丸：每瓶54g。水蜜丸：每袋6g。

【用法用量】口服，大蜜丸：一次1丸；小蜜丸：一次9g，水蜜丸：一次6g，均一日2~3次，温开水送服。

【组方简介】本品熟地黄滋阴补肾；山茱萸、山药补脾肾；附子逐风寒湿邪；肉桂散寒、温化肾气；牡丹皮、泽泻、车前子、茯苓泻火、利水、消肿；牛膝滋阴、补肾、下行。本品中牛膝、车前子对实验动物有不同程度的利尿作用，其中牛膝煎剂或醇提取液静注于麻醉犬、猫、兔等均有短暂的降压作用。体外实验表明，车前子有抗菌作用及祛痰、镇咳作用。

【临床应用】用于治疗慢性肾炎、慢性肾盂肾炎、前列腺炎、尿潴留、甲状腺功能低下、营养不良性浮肿、糖尿病、慢性气管炎、口腔溃疡、神经衰弱、腰椎间盘突出症等属肾虚阳弱，化气藏精不足者。本品对阴虚火旺，燥热伤津，实火热聚者不宜应用。孕妇忌服。

金匮肾气丸
（片）

【方剂组成】肉桂、附子（制）、熟地黄、山药、牡丹皮、山茱萸、茯苓、泽泻。

【功能】补肾阳不足。

【主治】腰膝酸软，四肢逆冷，少腹拘急冷痛，小便不利或夜尿清长等。

【剂型规格】蜜丸：每丸9g。片剂：每片相当于原生药1g。

【用法用量】蜜丸：成人一次1丸，一日2次，温开水或淡盐水送下。片剂：一次3~4片，一日2~3次。

【组方简介】本方中肉桂、附子温补肾阳；熟地黄滋阴补血，填精补髓；山茱萸、山药滋肝补脾；泽泻、茯苓利水渗湿；丹皮清热。

【临床应用】本品用于治疗慢性肾炎、糖尿病、腰肌劳损、神经衰弱、阳痿早泄、遗精等。舌红苔少、咽干口燥属肾阴不足，虚火上炎者忌用。孕妇忌服。

四神丸
（片）

【方剂组成】肉豆蔻（煨）、补骨脂（盐炒）、五味子（醋制）、吴茱萸（制）、大枣（去核）、生姜。

【功能】温补肾脾，固肠止泻。

【主治】脾肾虚寒，久泻、五更泄泻或便溏腹痛，不思饮食，四肢冷，腰酸痛。

【剂型规格】水丸：每袋9g。片剂：每片0.3g。

【用法用量】水丸：口服，一次9g，一日1~

2次。片剂：口服，一次4片，一日2次。

【组方简介】方中以补骨脂温肾助阳；吴茱萸散寒止泻；肉豆蔻温中行气，涩肠暖脾胃；五味子敛阴益气，固涩止泻；生姜、大枣暖脾胃，益气。本品对家兔离体小肠运动的实验结果表明，对肠管的自发性活动有明显的抑制作用，并能对抗乙酰胆碱及氯化钡引起的肠痉挛。

【临床应用】本品多用于脾肾虚寒的久泻、五更泻、腹痛、食谷不化等病症。忌生冷食物。实热泄泻、腹痛禁用。

右归丸
（胶囊）

【方剂组成】熟地黄、川附子、肉桂、山药、山萸肉、菟丝子、鹿角胶、枸杞子、当归、杜仲炭。

【功能】温壮肾阳，填精止遗，补血。

【主治】肾阳不足之阳痿、遗精、浮肿等。

【剂型规格】蜜丸剂：每丸9g。胶囊剂：每粒0.45g。

【用法用量】口服。蜜丸：成人一次1丸，一日3次。胶囊剂：一次4粒，一日3次。

【组方简介】本方重用熟地黄滋补肾阴以助肾阳；附子、肉桂散寒、温补肾阳；当归活血、养血；鹿角胶补血益精；山药、山萸肉、菟丝子、枸杞子、杜仲炭补肝肾，益精气。诸药合用，共收温补元阳之功效。药理研究表明，本品有增强免疫，保护和调节脏器机能，抗衰老等作用。

【临床应用】本丸适用于性机能减退、精子缺乏症，老年性赤白带过多症，以及肾源或心源性水肿等属肾阳不足证。阴虚火旺者忌用。

肾炎温阳胶囊

【方剂组成】人参、黄芪、附子（盐制）、党参、茯苓、肉桂、香加皮、木香、大黄、白术、葶苈子。

【功能】温肾健脾，化气行水。

【主治】脾肾阳虚证。症见水湿内停致水肿，面色苍白，脘腹胀满，纳少便溏，神倦尿少等。

【剂型规格】胶囊剂，每粒装0.48g。

【用法用量】口服。一次3粒，一日3次。

【组方简介】方中附子辛热回阳，补火救逆；人参甘温补气，力宏固脱。二者相合，大补大温，益气回阳，共为君药。肉桂补火散寒，温通经脉；黄芪补气利水，益卫固表；茯苓利水安神；白术补气利水；党参补中益气，养血生津为臣药。佐以葶苈子、香加皮利水，大黄解毒利湿热；木香行气利水为使。诸药合用，共达药效。实验表明，本药能显著增加小鼠爬杆的耐力，使爬杆时间延长1倍以上，并能显著延长游泳持续时间，说明本药具有显著的强壮作用。通过家兔血清型肾炎实验治疗证明，本药可使循环免疫复合物（CIC）显著减少，表明本药具有提高机体免疫功能的作用。同时对尿蛋白、尿素氮和肌酐均使其降低，表明可改善肾功能。病理切片检查证明，本药对损伤肾脏有明显的修复作用。

【临床应用】慢性肾炎。

复方补骨脂颗粒

【方剂组成】补骨脂、锁阳、续断、赤芍、狗脊、黄精。

【功能】温补肝肾，强壮筋骨，活血、散瘀、止痛。

【主治】肾阳虚亏，腰膝酸痛，腰部劳损及腰椎退行性病变等。

【剂型规格】颗粒剂：每袋20g。

【用法用量】口服，一次1袋，一日2次。开水冲服，1~2周为1个疗程。

【组方简介】本方中补骨脂、锁阳、狗脊、续断温补肝肾，强健筋骨；黄精益气补脾；赤芍活血散瘀。全方有温补肝肾，强壮筋骨，活血止

痛之效。药理实验表明，本品可显著提高青、老年小鼠心肌营养性血流量，对垂体后叶素所致小鼠心肌缺血有明显保护作用。

【临床应用】本品用于治疗肾阳虚腰痛、慢性腰部劳损、腰椎退行性病变所致腰痛等。本品一般服药2周后才显示疗效，取效较缓慢。对肾阴虚较重者（如津少口干、大便燥结等）不宜应用。

金刚丸

【方剂组成】肉苁蓉（酒蒸）、杜仲（盐水炒）、菟丝子（酒蒸）、萆薢、猪腰子。

【功能】填精补肾，壮腰膝。

【主治】肝肾不足引起筋骨痿软，腰膝酸痛或酸软，全身乏力，行走艰难。

【剂型规格】大蜜丸：每丸9g。小蜜丸：每瓶60g等。

【用法用量】口服，大蜜丸：一次1丸；小蜜丸：一次6~9g。一日2次，温开水或黄酒、淡盐汤饭后送服。

【组方简介】本品肉苁蓉补肾阳，益精血；菟丝子补肝肾，固精；杜仲益肝肾，强筋骨；萆薢活血通络，猪腰子和理肾气。诸药协同而奏功效。药理研究表明，肉苁蓉、菟丝子、杜仲均具有增强肾上腺皮质功能及免疫促进作用，其中杜仲还具有明显镇痛作用。萆薢所含皂苷有拟胆碱样作用，能扩张末梢血管。

【临床应用】本品为滋补强壮剂，临床凡属肝肾不足引起腰酸腿软等症均可应用。痿病属阴虚火旺者忌服。

5. 阴阳双补剂

补肾益脑丸
（片、胶囊）

【方剂组成】鹿茸（去毛）、红参、熟地黄、

枸杞子、补骨脂（盐制）、当归、川芎、牛膝、麦冬、五味子、酸枣仁（炒）、朱砂（水飞）、茯苓、远志、玄参、山药（炒）。

【功能】补肾益气，养血生精。

【主治】用于气血两虚，肾虚精亏，心悸怔忡，神疲乏力，遗精盗汗，腰腿酸软或酸痛，耳鸣耳聋。

【剂型规格】丸剂：每10丸重2g。片剂：每片0.33g。胶囊剂：每粒0.35g。

【用法用量】口服。丸剂：一次8～12丸，一日2次。片剂：一次4～6片，一日2次。胶囊剂：一次4～6粒，一日2次。

【组方简介】方中红参大补元气；山药、茯苓补肾健脾；川芎、当归、熟地补血活血；鹿茸壮肾阳，益精血。以上七味乃益气、养血、生精之品。枸杞子滋补肝肾；补骨脂、牛膝强筋骨；五味子、远志宁心安神；玄参、麦冬、酸枣仁、朱砂滋阴养血定惊。全方协同可补肾益气，养血生精。

【临床应用】本品临床主要用于治疗心肌营养不良、冠状动脉硬化、慢性胃炎、轻型糖尿病、精神病、神经衰弱、阳痿、血小板减少、再生障碍性贫血、慢性苯中毒引起血液病、女子虚寒白带、久不受孕、肾虚型崩漏、小儿发育不良、筋骨痿软、周围神经炎、脑血管痉挛、脑血栓形成后遗肢体瘫痪等病证，具有较好的疗效。

6. 气血双补剂

人参养荣丸

【方剂组成】人参、白术（土炒）、茯苓、甘草（蜜炙）、当归、熟地黄、白芍（麸炒）、黄芪（蜜炙）、陈皮、远志（制）、肉桂、五味子（酒蒸）、鲜姜、大枣。

【功能】温补气血，宁心。

【主治】心脾不足，气虚血亏，神疲无力，心悸怔忡，食少，虚弱，便溏。

【剂型规格】蜜丸：每丸9g。

【用法用量】口服，一次1丸，一日1～2次。

【组方简介】本方人参大补元气；黄芪补气固表；五味子益气补肾；白术健脾益气；大枣补中益血；甘草补脾益气；熟地滋阴补血；白芍养血调经。这几味均为补益养血之药。配远志、五味子安神益智；茯苓健脾宁心；陈皮理气健脾；鲜姜、肉桂温中助阳。全方协同，共奏功效。

【临床应用】本方系补气补血、宁心安神之剂，多用于气虚血亏，失眠怔忡等症，如神经官能症、神经衰弱等。亦可用于治疗虚劳、骨痨。但须注意因心火亢盛、灼伤阴液所致心悸失眠等忌用。

强肝丸

（口服液、胶囊）

【方剂组成】当归、白芍、丹参、郁金、黄芪、党参、泽泻、黄精、地黄、山药、山楂（去核，炒）、神曲、茵陈、板蓝根、秦艽、甘草。

【功能】补脾养血，益气解郁，利湿清热，滋阴养肝。

【主治】用于气血不足的肝郁，慢性肝炎属脾虚肾虚者。

【剂型规格】丸剂：每100丸重6g。口服液：每支10mL。胶囊剂：每粒0.4g。

【用法用量】口服。丸剂：一次2.5g，一日2次。口服液：一次10mL，一日2次，每服6日停一日，8周为1个疗程，停1周，再进行第二疗程。胶囊剂：一次5粒，一日2次，每服6日停一日，8周为1个疗程，停1周再进行第2疗程。

【组方简介】地黄、茵陈、泽泻、秦艽、板蓝根清热利湿而防止肝细胞变性、坏死；丹参、当归活血化瘀，增加肝小叶血流，增加肝脏细胞的脂质代谢，阻止星状细胞活化，提高胶原酶活性；党参、山药、白芍药、山楂、神曲、黄精补脾养血，促进肝细胞再生，且有消脂作用；黄芪、郁金、甘草益气解郁，具有清除自由基、提高耐缺氧的作用。

【临床应用】用于慢性肝炎、早期肝硬化、脂肪肝、中毒性肝炎等。

7. 益气养阴剂

消渴丸

【方剂组成】北芪、生地、花粉、葛根、南五味子、山药、玉米须、格列本脲。

【功能】滋阴降火，益气生津。

【主治】气阴两虚之消渴。

【剂型规格】水丸剂：每丸 0.25g，每瓶120 丸。

【用法用量】口服，一次 5～10 丸，一日 3次，饭后温开水送服。

【组方简介】方中生地滋阴凉血；山药补气，补脾、肺、肾；五味子滋肾敛肺，益气生津；黄芪补气升阳；天花粉、葛根清热生津，升阳健脾；玉米须有降糖功效，加入化学药格列本脲降糖作用更好。

【临床应用】本品用于治疗多饮、多尿、多食、消瘦、体倦乏力、失眠腰痛、尿糖及血糖升高之消渴症患者。

玉泉丸

（胶囊、颗粒）

【方剂组成】葛根、天花粉、生地、麦冬、五味子、甘草、糯米。

【功能】养阴生津，止渴除烦，清热益气。

【主治】阴虚内热之糖尿病。症见口渴，多饮，多食，多尿，手足心热，舌红少苔等。

【剂型规格】浓缩丸：每 10 粒重 1.5g。胶囊剂：每粒 0.6g。颗粒剂：每袋 5g。

【用法用量】口服。浓缩丸：一次 9g，一日 3次。胶囊：一次 1～2 粒，一日 3 次，或遵医嘱，儿童酌减。颗粒剂：开水冲服，一次 5g，一日4 次。

【组方简介】方中葛根、五味子生津止渴，五味子兼能缩尿；地黄滋阴清热；麦冬、天花粉能润肺燥。药理试验表明，本品具有降血糖、降血脂、抗氧化等作用。

【临床应用】本品适用于糖尿病属阴虚内热者。有实热者忌服。

消渴清颗粒

【方剂组成】知母、苍术、黄连、蒲黄、地锦草。

【功能】滋阴清热，活血化瘀。

【主治】2 型糖尿病属阴虚热盛夹血瘀证。症见口渴欲饮，多食易饥，怕热心烦，溲赤或尿多，大便干结，或胸中闷痛，或肢麻木、刺痛，以及盗汗等。

【剂型规格】颗粒剂：每袋6g。

【用法用量】温开水冲服，一次 1 袋，一日 3次。疗程 8 周。

【组方简介】方中知母滋阴降火，生津润燥；苍术燥湿健脾，黄连燥湿泻火，蒲黄活血化痰，地锦草祛瘀。诸药合用，有清热化痰之功。现代研究表明：本品可降低空腹血糖、餐后血糖，提高对葡萄糖的糖耐量能力，降低血清总胆固醇、低密度脂蛋白胆固醇含量，增加血清高密度脂蛋白胆固醇含量，并能降低其全血黏度、血浆黏度，改善微循环血流。

【临床应用】本品用于 2 型糖尿病，经饮食控制、运动疗法，或降糖化学药治疗后疗效欠佳者，作为辅助治疗药物，可增加降糖效果，改善全身症状和生活质量。服药期间定期检测血糖、肝肾功能。孕妇禁用；有出血倾向者慎用；肝、肾功能不全者慎用。

参芪降糖颗粒

（胶囊）

【方剂组成】 人参（茎叶）皂苷、五味子、山药、地黄、麦冬、黄芪、覆盆子、茯苓、天花粉、泽泻、枸杞子。

【功能】 益气养阴，滋脾补肾，生津止渴。

【主治】 消渴证。

【剂型规格】 颗粒剂：每袋3g。胶囊剂：每粒0.35g。

【用法用量】 口服。颗粒剂：一次1g，一日3次，1个月为1个疗程，效果不显著或治疗前症状较重者，一次用量可达3g，一日3次。胶囊剂：一次3粒，一日3次，1个月为1个疗程。效果不显著或治疗前症状较重者，一次用量可达8粒，一日3次。

【组方简介】 方中人参味甘能守，微苦补阴，温能助阳，助运化，输精微，化阴液，为扶阳益阴之佳品；黄芪升清阳，补肺气，布精微，为补气升阳之要药，与人参共为君药；大补元气，使气旺则阴津得以化生，津液生则渴可止。臣以地黄、麦冬、天花粉清热滋阴，生津润燥而止渴。佐以枸杞子、五味子、覆盆子封固肾关，不使水饮急于下趋，与君臣协同，扶上摄精，以交心肾。使以山药、茯苓三焦并理，能助诸药上补肺金生津止渴、中健脾胃输布津液，下补肾元而缩尿涩精，诸药合用，既滋补中上肺胃，又防病及于下。不但补元气，且生津液，故本方具有益气养阴，滋脾补肾之功能。

【临床应用】 用于2型糖尿病。

十味玉泉胶囊

【方剂组成】 地黄、茯苓、甘草、葛根、黄芪、麦冬、人参、天花粉、乌梅、五味子。

【功能】 益气养阴，清热生津。

【主治】 气阴两虚之消渴病。症见气短乏力，口渴喜饮，易饥烦热。

【剂型规格】 胶囊剂：每粒0.5g。

【用法用量】 口服，一次4粒，一日4次。

【组方简介】 方中人参、地黄、黄芪益气养阴，麦冬、天花粉、茯苓清热除烦，五味子、葛根、乌梅生津止渴，甘草益气调和。现代研究表明，本品有以下几方面的作用：①改善胰岛β细胞功能，抑制胰岛淀粉样多肽（IAPP）生成，分解沉积在胰岛β细胞中的IAPP，改善胰岛β细胞功能，降低血糖。②预防及治疗糖尿病并发症：药物中所含葛根素、γ-氨基丁酸（GABA）和萜类化合物梓醇具有良好降压及改善微循环的作用。对糖尿病性眼病、肾病、心血管病及微循环障碍等并发症有显著的预防和治疗作用。③提高患者免疫功能：药物所含的人参多糖、黄芪多糖、天花粉蛋白均可增强人体非特异性免疫功能，并含有丰富的8种人体必需氨基酸，改善糖尿病患者的体质。

【临床应用】 可作为2型糖尿病的辅助治疗药，能迅速缓解2型糖尿症常见"多饮、多食、多尿、体重减轻"等症状，对糖尿病性眼病、肾病、心血管及微循环障碍等并发症有预防和治疗作用，提高糖尿病患者的生活质量。具有降低血糖、血脂的双重作用，对高血脂的糖尿病患者有显著降脂作用。

振源胶囊

（口服液）

【方剂组成】 人参果实提取的总皂苷。

【功能】 滋补强壮，安神益智，生津止渴，增强免疫功能，调节内分泌和植物神经功能紊乱，增强心肌收缩力，提高心脏功能。

【主治】 胸痹，心悸，不寐，冠心病，更年期综合征，久病体弱，神经衰弱，心悸不安，失眠健忘，气短乏力，心律失常，隐性糖尿病。亦可用于慢性肝炎和肿瘤的辅助治疗。

【剂型规格】胶囊剂：每粒含人参果皂苷25mg。口服液：每支装10mL。

【用法用量】口服。胶囊剂：一次25～50mg，一日3次。口服液：一次20mL（2支），一日3次。

【组方简介】人参果不仅具有与人参根相似的生理、药理作用，而且能够明显降低胆固醇，增加高密度脂蛋白和防治动脉硬化，调节人体神经体液功能，改善核酸、蛋白质代谢，增强免疫功能，是一种良好的"扶正固本"天然药物。

【临床应用】本品主要用于冠心病、肿瘤、更年期综合征、慢性肝炎及抗衰老等；具有减轻衰老症状，增加记忆力的明显效果。忌与五灵脂、藜芦同服。

荣心丸

【方剂组成】玉竹、丹参、辽五味子、降香、苦参、蓼大青、甘草、山楂。

【功能】益气养阴，活血化瘀，清热解毒，强心复脉。

【主治】气阴不足之心脏疾患。症见胸闷、心悸、气短、乏力、头晕、多汗、心前区不适或疼痛。

【剂型规格】丸剂：每丸1.5g。

【用法用量】口服。儿童：一次2～4丸，成人：一次2～6丸，一日3次，或遵医嘱。

【组方简介】玉竹甘平滋阴，五味子酸温敛阴，炙甘草甘平益气、酸甘化阴，合而用之，有益气养阴之功；大青叶、苦参苦寒入心，清热解毒以祛余热解毒；山楂消食化滞，和中通便。

【临床应用】用于病毒性心肌炎、疑似性心肌炎、各类病因所致心肌损伤。

心脑欣胶囊

【方剂组成】红景天、枸杞子、沙棘鲜浆。

【功能】益气养阴，活血化瘀。

【主治】用于气阴不足，瘀血阻滞所引起头晕、头痛、心悸、气喘、乏力。

【剂型规格】胶囊剂：每粒0.5g。

【用法用量】口服，一次2粒，一日2次，饭后服。

【组方简介】红景天主要成分为红景天苷、酪醇，是传统名贵藏药，能提高红细胞携氧能力，增加血液中单核细胞和血管内膜巨噬细胞的流动性，减少胆固醇在血管内壁沉积，促进内皮舒张因子释放，阻止血小板聚集，改善微循环等作用。沙棘果含有醋柳酮，具有降低血黏度的作用，可改善血液流变学，促进心、脑血液循环。枸杞子主要含胡萝卜素，具有一定的降血脂、血糖作用。因此，三味药配伍能改善血液循环，增加心脑血流量。

【临床应用】治疗心肌缺氧症、冠心病、肺心病、脑血管疾病，缺氧引起红细胞增多症；预防和治疗因缺氧或疲劳引起头晕、心悸、失眠、健忘、乏力等症。

九、安神剂

1. 养心安神剂

柏子养心丸
（片）

【方剂组成】柏子仁、党参、黄芪（蜜炙）、川芎、当归、茯苓、远志（制）、酸枣仁、肉桂、五味子（蒸）、半夏曲、甘草（蜜炙）、朱砂。

【功能】补气养血，宁心安神。

【主治】心气不足，失眠多梦，心悸，健忘。

【剂型规格】大蜜丸：每丸 9g。小蜜丸：每瓶 90g。水蜜丸：每袋 12g，每 10 粒重 1g。片剂：每片 0.3g。

【用法用量】口服。大蜜丸：一次 1 丸；小蜜丸：一次 9g，水蜜丸：一次 6g。片剂：一次 4~6 片，一日 2 次，温开水送服。

【组方简介】本品党参补中益气；黄芪补气固表；当归、川芎活血养血；柏子仁、酸枣仁、朱砂宁心安神；茯苓、远志益智催眠；五味子收敛心气；半夏曲可除扰乱心经之痰；肉桂活血通经；甘草调和诸药。诸药合用，共奏补气养血、宁心安神之功。现代研究表明：本方柏子仁含雪松醇等，具有镇静作用；酸枣仁含酸枣仁皂苷，可镇静催眠；朱砂含硫化汞等，可镇静、催眠、抗惊厥。故本方可治疗失眠健忘等。

【临床应用】用于因心气不足，心血亏虚所致神经衰弱、失眠、心悸等症。肝阳上亢者不宜服用。

天王补心丸

【方剂组成】丹参、当归、石菖蒲、党参、茯苓、五味子、麦冬、天冬、地黄、玄参、远志（制）、酸枣仁（炒）、柏子仁、桔梗、甘草、朱砂。

【功能】滋阴养血，补心安神，清热除烦。

【主治】心阴不足，阴亏血少，心悸失眠，大便干燥，口舌生疮。

【剂型规格】大蜜丸：每丸 10g。水蜜丸：每袋 6g。小蜜丸：每瓶 36g。

【用法用量】口服，大蜜丸：一次 1 丸。水蜜丸：一次 6g。小蜜丸：一次 9g。一日 2~3 次。

【组方简介】方中地黄清热、养阴、除烦、宁心；麦冬、天冬养阴，清心，生津；丹参、玄参滋阴泻火；当归清心除烦，补血养心；党参、茯苓补中益气，宁心安神；石菖蒲、远志安神定志，开窍益智；五味子、酸枣仁、柏子仁养血安

神，收敛心气；朱砂镇静安神；桔梗开宣肺气；甘草调和诸药。诸药配伍，共奏滋阴养血、补心安神之功。

【临床应用】多用于失眠、心悸、健忘等症。神经衰弱、心脏神经官能症、甲状腺功能亢进症、更年期综合征，见心阴不足、阴虚火旺者都可应用。并可用于忧虑伤心、健忘怔忡，血燥津枯、大便秘结，心火上炎、口舌生疮等，且对脑力劳动者有预防心悸怔忡、失眠健忘的作用。阳虚寒盛，湿热内蕴者忌用。服药时，忌食胡荽、大蒜、萝卜、鱼腥、烧酒等。

安神补心丸

（胶囊、颗粒、片）

【方剂组成】丹参、五味子（蒸）、石菖蒲、安神膏、合欢皮、菟丝子、墨旱莲、女贞子（蒸）、首乌藤、地黄、珍珠母。

【功能】养血滋阴，安神镇静。

【主治】心悸失眠，头晕耳鸣，又治思虑过度，健忘等。

【剂型规格】浓缩丸：每 15 粒重 2g。胶囊剂：每粒 0.5g，颗粒剂：每袋 1.5g。片剂：薄膜衣每片 0.32g。

【用法用量】口服。丸剂：一次 15 粒，一日 3 次，温开水送服。胶囊剂：一次 4 粒，一日 3 次，10 天为 1 个疗程，或遵医嘱。颗粒剂：一次 1.5g，一日 3 次。片剂：一次 5 片，一日 3 次。

【组方简介】本品地黄清热、养阴；丹参活血、通经、除烦；墨旱莲、女贞子、菟丝子滋补肝肾；五味子生津、补肾、宁心；石菖蒲醒神益智；首乌藤、合欢皮安神志，解郁结；珍珠母平肝定惊、潜阳。诸药协同，达到养心安神之目的。

【临床应用】本品多用于肝肾阴亏，血不养心所致心悸，症见心慌、心烦、耳鸣、口干、午后潮热等；失眠表现入睡困难，多梦易惊，手足

心热，舌红少苔；高血压，头晕、耳鸣、目眩、舌红、脉细数，属于阴血不足肝阳上亢者。孕妇及哺乳期妇女慎用。

枣仁安神胶囊
（颗粒、口服液）

【方剂组成】酸枣仁、丹参、五味子。

【功能】养心益肝，安神敛汗。

【主治】失眠。

【剂型规格】胶囊剂：每粒0.45g。口服液：每支10mL。颗粒剂：每袋5g。

【用法用量】胶囊剂：每晚口服1粒。颗粒剂：一次5g，睡前开水冲服。口服液：一次10～20mL，临睡前服用。

【组方简介】方中酸枣仁养心安神；丹参清心除烦，活血通络；五味子益气补肾，宁心。三药共成养心安神之效。药理研究，本品煎剂给大鼠腹腔注射，有显著的镇静及嗜睡现象。

【临床应用】本品为滋养性安神药，有一定的敛汗、镇静、催眠作用。临床用于改善睡眠，消减头晕、心悸、烦躁等，对伴有自汗、盗汗、耳鸣及健忘者亦有疗效。服用本品无不良反应，不会产生依赖性和耐药性。

刺五加脑灵液

【方剂组成】刺五加浸膏、五味子流浸膏。

【功能】健脾补肾，宁心安神。

【主治】心脾两虚，脾肾不足所致心神不宁、失眠多梦、健忘、倦怠乏力、食欲不振。

【剂型规格】口服液：每瓶100mL。

【用法用量】口服，一次10mL，一日2次。

【组方简介】刺五加含胡萝卜苷，有增强机体免疫力作用，能升阳固本；治疗以心脾两虚，脾阳不足所致的心神不宁、健忘、倦怠乏力、食欲不振、精神不振。五味子含五味子素等，可强

壮中枢神经系统，改善智力活动，生津液，敛心气。

【临床应用】用于神经衰弱、神经官能症、更年期综合征、心脑血管疾病、脑外伤后遗症恢复期治疗、食欲不振、全身乏力、腰膝酸痛、免疫功能低下、低血压、白细胞减少症、老年性痴呆预防等。

2. 益气养血安神剂

活力苏口服液

【方剂组成】制何首乌、淫羊藿、制黄精、枸杞子、黄芪、丹参。

【功能】益气补血，滋养肝肾。

【主治】身体衰弱，失眠健忘等。

【剂型规格】口服液：每支10mL。

【用法用量】口服，一次1支，一日1次，睡前服，或遵医嘱。

【组方简介】方中制何首乌补肝肾，益精血，乌须发；黄精、枸杞子滋补肝肾，养血生发；黄芪补气健脾；淫羊藿补肾壮阳；丹参活血化瘀，养血安神。诸药合同，具补血益气，滋肝养肾之功。研究表明，本品具有镇静、抗疲劳、降低血脂、改善学习记忆障碍、提高机体免疫功能等作用。

【临床应用】本品适用于气血不足，肝肾亏虚所致神衰体弱、失眠健忘、眼花耳聋、脱发或头发早白等。对更年期综合征，高脂血症，免疫功能低下，肿瘤放化疗后白细胞减少也有一定疗效。

养血安神丸
（片、糖浆、颗粒）

【方剂组成】首乌藤、鸡血藤、熟地黄、地黄、合欢皮、墨旱莲、仙鹤草。

【功能】滋阴养血，宁心安神。

【主治】阴虚血亏引起头眩心悸，精神疲惫，失眠多梦，腰膝酸痛，周身乏力。

【剂型规格】浓缩丸：每 100 粒重 12g。片剂：每一素片重 0.25g，每 5 片相当原药 4.375g，每瓶 100 片。糖浆剂：每瓶 100mL。颗粒剂：每袋 10g。

【用法用量】口服。浓缩丸：一次 6g，一日 3 次。片剂：一次 5 片，一日 3 次，温开水送下。糖浆剂：一次 10~20mL，一日 3 次。颗粒剂：一次 1 袋，一日 3 次。

【组方简介】方中墨旱莲滋补肝肾、益阴；熟地黄滋阴补血；地黄滋阴清热；鸡血藤、仙鹤草活血养血；首乌藤宁心安神；合欢皮解郁安神。诸药配伍而具滋阴养血、宁心安神之功。

【临床应用】本品用于治疗阴血不足引起心悸、不寐等病症，如神经官能症、贫血、甲状腺功能亢进、更年期综合征等。脾气虚、大便溏软、感冒发热者勿服。

参芪五味子片

【方剂组成】五味子、党参、黄芪、酸枣仁（炒）。

【功能】健脾益气，宁心安神。

【主治】心悸气短，动则气喘易汗，少寐多梦，倦怠乏力，健忘等症。

【剂型规格】片剂：每片 0.25g。

【用法用量】口服，一次 3~5 片，一日 3 次。

【组方简介】黄芪能益元气，温三焦，更善于激发心、脾、肝元气，配伍党参能增加补气功效。酸枣仁、五味子养心安神，滋阴补虚。现代药理研究表明：黄芪具有降低血压，增强心肌收缩力，并对缺氧神经细胞有一定的保护作用；酸枣仁具有镇静、催眠、镇痛、抗惊厥作用，可降低多巴胺和 3、4-二羟基乙酸含量，其通过降低单胺类神经递质起到中枢镇静作用；五味子有广

泛的中枢抑制作用，具有安定药的特点。

【临床应用】用于神经衰弱，失眠，健忘等症。

七叶神安片

【方剂组成】三七叶总皂苷。

【功能】益气安神，活血止痛，止血。

【主治】心气不足，失眠、心悸，胸痹心痛，或肿瘤，痈肿疮毒及出血症。

【剂型规格】片剂：每片含三七叶总皂苷 50mg。

【用法用量】口服，一次 50~100mg（1~2 片），一日 3 次，饭后服或遵医嘱。

【组方简介】药理研究表明，本品对中枢神经有抑制作用，降低小鼠自发活动，增强氯丙嗪的安定作用和戊巴比妥钠的催眠作用。给小鼠腹腔注射呈现镇痛作用。此外，还有止血作用，使冠脉流量增加，提高心肌营养性血流量，降低心肌耗氧量。

【临床应用】用于神经衰弱，症见失眠、健忘、烦躁、多梦、头昏、心慌、少气无力。此外，也可用于偏头痛和风湿性关节炎等治疗。

九味镇心颗粒

【方剂组成】人参（去芦）、酸枣仁、五味子、茯苓、远志、延胡索、天冬、熟地黄、肉桂。

【功能】补气健脾，养血安神。

【主治】心脾两虚证。症见焦虑、心悸等。

【剂型规格】颗粒剂，每袋装 6g。

【用法用量】温开水冲服。早、中、晚各服 1 袋，一日 3 次。

【组方简介】本品由宋代名方镇心丹加减组成。方中人参性温补气，天冬寒凉滋阴，五味子酸收敛阴，茯苓健脾安神，熟地黄滋阴养血，远志宁心安神，肉桂善温脾肾、散寒邪，延胡索行气止痛兼有镇静、催眠等作用。诸药合用，共达

益气补脾，养心安神之效。

【临床应用】用于广泛性焦虑症心脾两虚证，症见善思多虑不解、失眠或多梦、心悸、食欲不振、神疲乏力、头晕、易汗出、善太息、面色萎黄、舌淡苔薄白、脉弦细或沉细。心功能、肝功能异常及白细胞减少者慎用。

3. 清肝安神剂

百乐眠胶囊

【方剂组成】百合、刺五加（生）、首乌藤、合欢花、珍珠母、石膏、酸枣仁、茯苓、远志、玄参、地黄（生）、麦冬、五味子、灯心草、丹参。

【功能】滋阴清热，养心安神。

【主治】用于肝郁阴虚型失眠症，症见入睡困难、多梦易醒、醒后不眠、头晕乏力、烦躁易怒、心悸不安等。

【剂型规格】胶囊剂：每粒0.27g。

【用法用量】口服，一次4粒，一日2次，14天为1个疗程。

【组方简介】方中取百合、刺五加为君药，百合性味甘微苦，具有滋阴清热、清心安神作用，古代用于热病后余热未尽，神志恍惚，烦躁失眠，莫名所苦的"百合病"。五脏得以滋养，心神不为虚火所扰而睡眠自安；刺五加性味辛微苦，具有益气健脾、补肾安神之功，用于脾肾阳虚、体虚乏力、食欲不振、腰膝酸痛、失眠多梦。首乌藤、合欢花二药合用，舒郁而益肾，养心血而安神志；珍珠母重镇安神，平肝潜阳，配生石膏清热泻火，可镇潜虚火肝阳之浮越，兼助除烦；酸枣仁养阴、益肝血，与茯苓、远志同用。上述七味药协助君药，可增强宁心安神之力，而为臣药。玄参、地黄、麦冬即增液汤，协百合滋阴养血而除烦躁，并可防热伤阴之嫌，宁心安神；五味子佐酸枣仁以收敛耗散之心气，补肾养心生津对心

失所养的失眠健忘等症卓有功效，与玄参等同为佐药。灯心草清淡利湿，清心安神；丹参活血化瘀，除烦、养血安神，二药合用为使药，以助群药之力，走而不守。诸药协同，共奏滋阴清热、宁心安神之效。

【临床应用】用于失眠、多梦、头晕、乏力诸症，能调节人体生理机能，明显缩短入睡时间，延长睡眠时间，提高睡眠深度，对阴虚火旺型的失眠有显著疗效。

舒眠胶囊

【方剂组成】酸枣仁、柴胡、白芍、合欢花、合欢皮、僵蚕、蝉衣、灯心草。

【功能】疏肝解郁，宁心安神。

【主治】用于肝郁伤神所致的失眠症，症见失眠多梦、精神抑郁或急躁易怒、胸胁苦满或胸膈不畅、口苦目眩、舌边尖略红、苔白或微黄、脉弦。

【剂型规格】胶囊剂：每粒0.4g。

【用法用量】口服，一次2粒，晚饭后及临睡前各服1次。小儿酌减或遵医嘱。

【组方简介】酸枣仁性味甘、酸、平，归肝、胆、心经，有补肝宁心、敛汗生津之功效；柴胡性味苦、微寒，归肝、胆二经，具疏散退热、疏肝升阳之功效。此二者为君，共奏宁心安神、疏肝解郁之功。白芍性味甘、酸、微寒，归肝、脾二经，具疏肝柔肝、养血止痛、敛阴止汗之功效；合欢花、合欢皮性味甘、平，归心、肝经，具疏肝解郁、和血安神之功效。此三者为臣。僵蚕性味咸、辛、平，归肺、肝、胃经，具祛风定惊、化痰散结之功效；蝉衣性味甘、寒，归肺、肝经，有散风除热、疏肝解痉之功效。此二者为佐。灯心草性味甘、淡、微寒，归心、肺、小肠经，清上导下，引诸药归心为使。全方组合，可奏疏肝解郁、宁心安神之效。

【临床应用】用于治疗入睡困难、多梦易醒、

早醒、醒后难以入睡、整夜不能入睡患者。舒眠胶囊与氟西汀联合应用，可缩短抑郁治疗起效时间，同时还能有效改善抑郁患者睡眠障碍，提高患者睡眠质量。舒眠胶囊与氯硝西泮联合应用，疗效优于单纯应用双倍剂量的氯硝西泮，有效减少化学镇静催眠药剂量。

4. 补肾安神剂

安神补脑液
（片）

【方剂组成】鹿茸精、淫羊藿、制何首乌、干姜、大枣、甘草。

【功能】补肾阳，益精血，安心神。

【主治】阳痿，失眠，健忘，头痛等。

【剂型规格】糖浆剂：每瓶 100mL。口服液：每支 10mL。片剂：薄膜衣每片 0.11g（小片）、0.31g。

【用法用量】口服。糖浆剂、口服液：成人一次 10mL，一日 2 次，温开水送服。片剂：口服，一次 1 片或 3 片（小片），一日 2 次。

【组方简介】本方用鹿茸、淫羊藿为主药，补肾阳，益精血。何首乌、干姜、大枣能补肝肾，温脾阳，养血安神，共为辅佐。甘草为使，补脾益气，调和诸药。现代研究表明：本方中鹿茸精中含有多种氨基酸等，具有降压、强心、壮阳和性激素样作用；淫羊藿中含有淫羊藿苷等，具有促进性功能，增强免疫作用；制何首乌中含有大黄素等蒽醌类化合物，具有增强免疫作用；大枣含多种氨基酸，具有镇静作用。故本方可用于治疗性功能减退、失眠、健忘等。

【临床应用】运用本方的临床指征为性功能减退，失眠，健忘，舌淡苔白，脉沉细。湿热及阴虚火旺者慎服。小儿或青少年不宜服用。

乌灵胶囊

【方剂组成】乌灵菌粉。

【功能】补肾健脑，养心安神。

【主治】神经衰弱的心肾不交证，症见失眠、健忘、神疲乏力等。

【剂型规格】胶囊剂，每粒装 0.33g。

【用法用量】口服。一次 3 粒，一日 3 次。

【组方简介】乌灵菌粉是通过调节人体大脑中枢神经递质的生理平衡而起作用，是一种促进自然睡眠药物，而非强制性安眠药。研究表明：乌灵菌粉可以调节大脑中枢兴奋性神经递质谷氨酸和抑制性神经递质 γ-氨基丁酸的生物活性，从而起到镇静安眠的作用。

【临床应用】用于神经衰弱的心肾不交证，症见失眠、健忘、神疲乏力、腰膝酸软、脉细或沉无力等。青少年服用，强健大脑，养心安神，能够很好地治疗因学业压力引起神经衰弱、失眠、健忘、疲乏无力、促进身体健康发育；中青年服用，养心补肾，对于腰膝酸软、疲乏无力，以及工作压力引起失眠、心慌、身体虚弱等亚健康状态有显著疗效；老年人服用，强健心脏，强壮身体，对于失眠、健忘、疲乏酸软、脉细或沉无力的老年人具有明显滋补功效。忌烟、酒及辛辣、油腻食物，切忌生气恼怒。

甜梦胶囊
（口服液）

【方剂组成】刺五加、黄精、蚕蛾、桑椹、党参、黄芪、砂仁、枸杞子、山楂、熟地黄、淫羊藿（制）、陈皮、茯苓、马钱子（制）、法半夏、泽泻、山药。

【功能】补气补肾，益脾和胃，养心安神。

【主治】以失眠为主症的心脑功能障碍，冠心病，肾阴阳两虚等病症。

【剂型规格】胶囊剂：每粒 0.4g。口服液：每支 10mL。

【用法用量】胶囊剂：口服，一次 3 粒，一日 2 次。口服液：一次 10mL，一日 2 次。

【组方简介】药理研究表明，本品具有明显镇静催眠作用，能增强机体免疫功能，提高对疲劳的耐受能力，扩张冠状动脉，增加血流量，并有一定的温补肾阳作用。

【临床应用】本品用于头晕耳鸣，视减听衰，失眠健忘，食欲不振，腰膝酸软，心慌气短，中风后遗症；对脑功能减退，冠状血管疾患，脑栓塞及脱发也有一定疗效。有内热者慎用。

5. 重镇安神剂

朱砂安神丸

【方剂组成】朱砂、黄连、当归、生地、甘草。

【功能】镇静安神，清心养血，除烦。

【主治】心火亢盛，烦躁不安，失眠等。

【剂型规格】蜜丸：每丸9g。水蜜丸：每袋6g。小蜜：每瓶90g。

【用法用量】口服。蜜丸：一次1丸。水蜜丸：一次6g。小蜜丸：一次9g。一日1~2次，温开水送服。

【组方简介】本方以朱砂、黄连为主药，有清心火，安心神之功；辅以养血滋阴的当归、生地、甘草，使其药效更为显著。

【临床应用】本品适用于因心阴不足，心火上炎所致心神不安、心悸失眠、记忆力减退等症。心气不足，心神不安者勿用。忌服碘、溴化物，以防发生不良反应。

6. 清心安神剂

圣·约翰草提取物片

【方剂组成】贯叶金丝桃（圣·约翰草）的干燥提取物，其中贯叶金丝桃素含量不少于9mg，总金丝桃素含量不少于0.4mg。

【功能】抗抑郁作用。

【主治】抑郁证。症见焦虑，烦躁不安等。

【剂量规格】片剂，每片300mg。

【用法用量】口服。年龄12岁以上者：一次1片，一日2~3次。

【组方简介】本品可同时抑制突出前膜对去甲肾上腺素（NE）、5-羟色胺（5-HT）和多巴胺（DA）重吸收，使突触间隙内三种神经递质的浓度增加。同时还有轻度抑制儿茶酚氧位甲基转移酶（COMT）的作用，从而抑制神经递质的过多破坏。

【临床应用】治疗抑郁症及抑郁症伴发焦虑症状和睡眠障碍等。

十、止血剂

槐角丸

【方剂组成】槐角（炒）、地榆（炭）、黄芩、枳壳（炒）、当归、防风。

【功能】清肠疏风，凉血止血。

【主治】肠风便血，痔疮肿痛。

【剂型规格】水蜜丸：每瓶60g。

【用法用量】口服，一次6g，一日2次。

【组方简介】方中槐角清热凉血，消肿止血为主药；以黄芩助主药清热凉血；以防风祛外风止血；地榆凉血止血，善治大便出血，枳壳宽肠下气，当归补血活血又有润肠之功。诸药相合以奏清热凉血、消肿止血之功效。实验表明，地榆炭煎剂可使家兔凝血时间明显缩短，也可使小鼠出血时间缩短，血管收缩。防风、枳壳有解热、镇痛、抗过敏作用；当归镇静、镇痛；槐角抗菌；黄芩有抗炎、抗过敏、抗菌、解热、镇静等作用。

【临床应用】本品主要用于肠风、脏毒、肠澼等证。肠风临床表现为大便下血、血在便前、便秘、肛门灼热等症，如肛裂、痔疮、慢性结肠炎等；脏毒临床表现便后下血、肛门肿硬疼痛，如肛瘘、肛痈、溃疡性结肠炎等；肠澼临床表现腹痛、里急后重、下痢脓血，如慢性细菌性痢疾、阿米巴痢疾等。阴虚便秘、脾胃虚寒者不宜用。

三七片
（胶囊）

【方剂组成】三七。

【功能】散瘀止血，消肿止痛。

【主治】用于吐血，衄血，外伤出血，跌打瘀血、肿痛，产后血瘀腹痛等。

【剂型规格】片剂：每片0.33g，0.5g。胶囊剂：每粒含生药0.3g。

【用法用量】片剂：口服，一次3片（0.33g/片），或一次2片（0.5g/片），一日3次，温开水送服。胶囊剂：口服，一次6~8粒，一日2次，或遵医嘱，12天为1个疗程。外用，研细敷患处。

【组方简介】实验表明，本品有增加冠脉流量的作用，并降低心肌耗氧量。其所含的黄酮苷为扩张冠脉的有效成分。三七能缩短兔血凝时间，对骨髓造血机能有一定促进作用，有止血作用。

【临床应用】本品临床应用除上述主治症外，近年有用以治疗冠心病心绞痛。本品孕妇忌服；忌生冷食物。6岁以下儿童慎用。

断血流片
（胶囊、颗粒、口服液）

【方剂组成】断血流。

【功能】凉血止血。

【主治】功能性子宫出血，月经过多，产后出血等。

【剂型规格】片剂：每片含断血流干浸膏0.3g。胶囊剂：每粒含断血流干浸膏0.3g。颗粒剂：每袋6.5g。口服液：每支10mL。

【用法用量】口服。片剂：一次3~6片，一日3~4次。胶囊剂：一次3~6粒，一日3次，5天为1个疗程。颗粒剂：一次1袋，一日3次，开水冲服，7日为1个疗程。口服液：一次10mL，一日3次。

【组方简介】断血流为唇形科植物荫风轮或风轮菜的干燥地上部分，其活性成分系断血流总皂苷。药理试验显示，本品主要有止血，收缩血管，改善血管壁功能，促进血小板黏附与聚集，增加血栓形成，增强子宫肌的收缩力，抗炎抗菌等作用。

【临床应用】本品系止血药，对多种原因引起出血，如崩漏、咯血、吐血、尿血、便血、鼻衄、外伤出血、皮肤紫癜等均可应用，尤其是治疗妇科出血疗效显著。本品不属于治疗大出血的药物，临床出现大出血时，应注意综合救治措施的实施。孕妇禁用；肝硬化所致上消化道出血禁用；气不摄血者禁用。

十灰丸
（散）

【方剂组成】大蓟、小蓟、牡丹皮、大黄、荷叶、茜草、陈棕榈、侧柏叶、栀子、白茅根。

【功能】凉血止血，清热泻火。

【主治】吐血、衄血、咯痰带血、牙龈出血、便血、血崩及一切血出不止。

【剂型规格】水丸剂：每瓶60g。散剂：每包9g。

【用法用量】水丸：一次6~9g。散剂：一次1包，口服，一日1~2次。散剂亦可外用，如吹鼻止衄，外敷刀伤止血。

【组方简介】本方组成均为凉血、止血之品。大蓟、小蓟、荷叶、茜草、侧柏叶、白茅根功能凉血止血；棕榈收涩止血；栀子清肝泻火，凉血止血；大黄导热下行以助止血；丹皮配大黄凉血祛瘀。诸药合用，可加强止血作用。

【临床应用】本品主要用于肺结核咯血，眼前房出血，支气管扩张咯血，消化道溃疡出血，妇女月经过多，功能性子宫出血，鼻衄，尿血，以及其他一切原因不明之出血症。本方不宜多服久服。出血属虚寒者忌用。

裸花紫珠片

（栓）

【方剂组成】裸花紫珠。

【功能】消炎解毒，收敛止血。

【主治】用于细菌感染引起炎症，急性传染性肝炎，呼吸道和消化道出血。

【剂型规格】片剂：每片含干浸膏 0.2g。阴道栓：每粒 1.4g。

【用法用量】片剂：口服，一次 3 ~ 5 片，一日 3 ~ 4 次。阴道栓：外用，一日 1 枚。

【组方简介】药理作用：①止血作用。本品含黄酮类、鞣质、中性树脂、糖类、羟基化合物及钙、镁、铁等，可增加血小板数量，缩短出血和凝血时间，收缩血管等，止血效果显著。②抗菌作用。对金黄色葡萄球菌、伤寒沙门菌、肺炎双球菌、白色念珠菌等均有较强抗菌作用。③收敛作用。对炎症早期渗出、肿胀有明显抑制作用，能加快创面渗出吸收。④解毒作用。促进胆红素及蛋白质代谢。对四氯化碳和扑热息痛致急性肝损伤试验中表现出显著降酶和抗肝损伤作用。⑤镇痛作用。⑥促进愈合作用。能促进上皮生长，加快创面愈合，减少瘢痕形成。

【临床应用】用于细菌感染引起的炎症，急性传染性肝炎、呼吸道和消化道出血及用于治疗宫颈炎、宫颈糜烂、念珠菌性阴道炎、细菌性阴道炎、支原体、衣原体阴道炎和老年性阴道炎。

十一、祛瘀剂

1. 益气活血剂

大株红景天注射液

【方剂组成】大株红景天。

【功能】活血化瘀。

【主治】心血瘀阻证。

【剂型规格】注射剂：每支 5mL。

【用法用量】静脉滴注，一次 10mL 加入 250mL 的 5% 葡萄糖注射液中，一日 1 次，10 天为一个疗程。

【组方简介】大株红景天注射液是由大株红景天经微波协助提取分离、精制、膜过滤制成中药注射液。可缩小冠脉结扎所致急性心肌缺血犬的梗死范围，降低血清酶，改善缺血性心外膜电图，降低花生血四烯酸和胶原诱导家兔血小板聚集率，降低全血黏度和血浆黏度。

【临床应用】用于冠心病稳定型劳累性心绞痛，胸部刺痛、绞痛，痛引肩背及臂内侧。妊娠妇女禁用，过敏体质患者禁用。

血塞通注射液

（胶囊）

【方剂组成】从云南三七中提取的三七总皂苷制剂。

【功能】活血祛瘀，通脉活络。

【主治】用于脑血管病后遗症，视网膜中央静脉阻塞，眼前房出血等。

【剂型规格】注射剂：每支 2mL，含三七总皂苷 100mg，每盒 10 支。胶囊剂：每粒 50mg，100mg。

【用法用量】注射剂：肌内注射，一次 100mg，一日 1 ~ 2 次；静脉滴注，一次 200mg，用 5% ~ 10% 葡萄糖注射液 250 ~ 500mL 稀释后缓缓滴注，一日 1 次。理疗：每次 100mg 加注射用水 3mL，从负极导入，须遵医嘱。胶囊剂：口服，一次 100mg，一日 3 次。

【组方简介】三七总皂苷的药理作用为增加脑血流量，扩张血管，降低动脉血压，降低心肌耗氧量，抑制血小板凝集，降低血黏度等。

【临床应用】用于缺血性脑血管疾病，脑出血后遗症，急性期缺血性脑血管疾病。注意个别患者用药后会出现咽干、头昏或心慌，停药后均可恢复正常。孕妇禁用。

麝香保心丸

【方剂组成】麝香、苏合香脂、冰片、人参、肉桂、牛黄、蟾酥等。

【功能】芳香温通，益气强心，活血止痛。

【主治】心肌缺血引起心绞痛、胸闷及心肌梗死等。

【剂型规格】微粒丸：每粒 22.25mg。

【用法用量】口服，一次 1~2 粒，一日 3 次，或发作时服用。

【组方简介】本方麝香含麝香酮，有扩张冠脉、增加冠脉血流量、强心等作用；冰片含龙脑等，可增加血–脑屏障通透性；人参含人身皂苷，可调节心血管系统功能；肉桂含桂皮醛等挥发油，可增加心脑血流量；牛黄含去氧胆酸等，可增强心脏活动、抗心肌损伤和心律不齐、扩张血管等，蟾酥含华蟾毒精等甾体化合物，具有强心、抗心肌缺血作用。故本方可治疗冠心病等。其作用机制主要有：①扩张冠脉、正性肌力作用，快速改善心肌缺血；②冠状动脉形态功能的维护，中长期改善心肌缺血；③治疗性血管新生，对长期改善心肌有积极意义。

【临床应用】本品主要用于冠心病、心绞痛、心肌梗死、高血压及高血压心脏病患者。对心绞痛症状缓解时间最短为 30 秒，最迟为 30 分钟。

参龙宁心胶囊

【方剂组成】人参、麦冬、地黄、葛根、黄连、莲子心、羌、地龙、甘草（蜜炙）。

【功能】养阴益气，降火息风，宁心复脉。

【主治】心火亢盛，气阴两虚证。症见胸闷、心悸，气短乏力，口干汗出，多梦少眠，脉结代等。

【剂型规格】胶囊剂，每粒装 0.5g。

【用法用量】口服。一次 4 粒，一日 3 次，饭后服。

【组方简介】本品是在生脉散和黄连阿胶汤的基础上加减而成。方中人参能大补元气，养阴生津，为君药；地黄、麦冬、葛根亦可养阴生津以增人参养阴之力，为臣药；黄连、莲子心可清心热以存心阴，也为臣药；羌活、地龙可通络止痛，为佐药；甘草调和诸药，为方中使药。药效学研究表明：本品有抗心律失常的作用。动物试验证实，本品对乌头碱和氯化钙所致大鼠快速型心律失常有明显的保护作用；对氯仿所致小鼠室颤也有明显的保护作用，对大鼠结扎冠状动脉诱发缺血性心律失常和缺血后再灌注心律失常，均有明显的保护作用；能明显延长虚证模型小鼠的低温负重游泳时间和常压耐缺氧时间，并对正常小鼠有延长阈剂量戊巴比妥钠的镇静催眠作用。

【临床应用】冠心病、心绞痛和成年人恢复期病毒性心肌炎出现的轻度和中度室性过早搏动引起的症状。孕妇忌服。过敏体质慎用。

川芎清脑颗粒

【方剂组成】川芎、当归、防风、白芷、麦冬、细辛、羌活、独活、苍术、菊花、蔓荆子、黄芩、甘草、生姜。

【功能】祛风除湿，活血养血，止痛。

【主治】风湿蒙蔽，瘀血阻滞引起偏头痛。

【剂型规格】颗粒剂，每袋装10g。

【用法用量】开水冲服。一次 1 袋，一日3 次。

【组方简介】方中川芎活血行气，祛风止头痛，且上行头目，下行血海，散肝经之风，为之头痛的要药，故在方中为君药。当归、防风、白芷辅助川芎加强祛风止痛，活血养血之功，三者共为臣药。以辛香走窜的细辛，善治太阳经头痛的羌活，祛风、解表止痛的独活，辛温的生姜温中止呕，可缓诸药之寒性和头痛引起呕吐感；辛香温燥的苍术，祛风胜湿止痛，共为佐药。麦冬配当归养阴血，益胃生津，以防温燥之品伤阴太过；菊花、蔓荆子、黄芩佐助君药散风寒，祛风湿，止头痛，具有反佐之妙；甘草缓急止痛，调和诸药为使。全方寒热并用，共奏祛风胜湿、养血止痛之功。

【临床应用】偏头痛、孕妇禁用。哺乳期产妇慎用。

山海丹胶囊
（颗粒、片）

【方剂组成】人参、黄芪、三七、山羊血粉、海藻、红花、决明子、葛根、佛手、何首乌、丹参、川芎、麦冬、灵芝、香附、蒲黄、连翘心、苏合香、草决明等。

【功能】活血通络，益气养血，通脉止痛，益脾通阳。

【主治】冠心病，缺血性脑血管病等。

【剂型规格】胶囊剂：每粒 0.3g，0.5g。颗粒剂：每袋10g。片剂：每片0.42g。

【用法用量】胶囊：口服，一次 4 ~ 5 粒，一日 3 次，饭后半小时服。颗粒剂：口服，一次10g，一日 3 次，饭后用开水冲服，3 个月为 1 个疗程。片剂：口服，一次 5 片，一日 3 次，饭后服。

【组方简介】药理研究显示，本品具有改善血流动力学，降低心肌耗氧量，改善血液黏滞度，以及降血压、降血脂等作用。

【临床应用】本品适用于治疗各型冠心病及兼有血瘀证的其他心脑疾患。据临床观察，本品对冠心病患者，能显著减少心绞痛的发作频率，缩短持续时间，改善胸闷、气短等症状。对冠心病所致各种心律失常亦有良效。本品尚可用于缺血性脑血管病、肺心病、高血压等治疗。孕妇及阴虚血热者慎用。

舒心口服液

【方剂组成】党参、黄芪、红花、当归、川芎、三棱、蒲黄。

【功能】补益心气，活血化瘀，散结止痛。

【主治】冠心病，心绞痛。

【剂型规格】口服液：每支 20mL。

【用法用量】口服，一次 20mL，一日 2 次。3 个月为 1 个疗程。

【组方简介】方中党参、黄芪补中益气，有利于祛瘀；当归活血、祛瘀；川芎活血、行气；红花通经、散瘀、止痛；三棱消积、止痛；蒲黄化瘀。全方共奏益气、活血、止痛。药理实验表明，本品对心肌缺血性损伤具有保护作用，能扩张冠状血管，增加冠脉流量及心肌营养性血流量，并有明显对抗血小板聚集的作用。

【临床应用】本品适用于气虚血瘀所致胸闷胸痛，气短乏力。冠心病、心绞痛见有上述症状者，可用此药。月经期及孕妇慎用。出现心烦不安、头昏等不适者停用。

心通口服液
（颗粒）

【方剂组成】黄芪、麦冬、葛根、丹参、海藻、党参、何首乌、淫羊藿、当归、皂角刺、昆布、牡蛎、枳实等。

【功能】益气养阴，软坚化痰，活血止痛。

【主治】冠心病，心绞痛。

【剂型规格】口服液：每支 10mL。颗粒剂：每袋 5.0g。

【用法用量】口服液：口服，一次 10 ~ 20mL，一日 2 ~ 3 次。如服后有泛酸者，可于饭后服用。颗粒剂：开水冲服，一次 1 ~ 2 袋，一日 2 ~ 3 次。

【组方简介】本方黄芪、麦冬补气、养阴、清心；昆布、海藻软坚、散结、消痰；丹参活血祛瘀；党参益气健脾；葛根生津、升阳；当归补血活血；首乌、皂角刺解毒消痛；淫羊藿祛风湿；牡蛎、枳实软坚化痰。全方协同，达成软坚化痰，通络止痛之效。本品能增加冠状动脉血流量，有效改善缺血性心电图，缓解冠心病、心绞痛症状。

【临床应用】本品适用于气阴两虚、痰瘀交阻型胸痹。运用本方基本指征为：心痛心悸，胸闷气短，心烦乏力，脉沉细、弦滑、结代。冠心病、心绞痛见有上述症状者，可以用之。

养心氏片

【方剂组成】黄芪、党参、丹参、葛根、淫羊藿、山楂、地黄、当归、黄连、延胡索（炙）、灵芝、人参、甘草（炙）。

【功能】扶正固本，益气活血，行脉止痛。

【主治】冠心病、心绞痛、心肌梗死等属气虚血瘀证。

【剂型规格】糖衣片：每片 0.3g。薄膜衣片：每片 0.6g。

【用法用量】口服。糖衣片：一次 4 ~ 6 片。薄膜衣片：一次 2 ~ 3 片，一日 3 次。

【组方简介】药理实验表明，本品能增加冠状动脉血流量，有降低血脂、血糖作用，并能提高机体免疫力。

【临床应用】本品适用于气虚血瘀型冠心病、心绞痛，心肌梗死及合并高血脂、高血糖等症。

参芍片

【方剂组成】白芍、人参茎叶皂苷。

【功能】活血通络，益气止痛。

【主治】气虚血瘀所致胸闷、胸痛、心悸、气短等症。

【剂型规格】片剂：每素片 0.3g。

【用法用量】口服，一次 4 片，一日 2 次。

【组方简介】本方中以人参茎叶提取物人参皂苷为主要药用成分，主要作用于心血管系统，可有效改善冠脉血流量，方中白芍提取物具有活血化瘀、抑制冠脉痉挛、止痛功效。两药合用，起到扶正固本，标本兼治之功。

【临床应用】用于治疗冠心病、心绞痛，本品具有改善患者失常心电图的作用。

参松养心胶囊

【方剂组成】人参、麦冬、山茱萸、丹参、炒酸枣仁、桑寄生、赤芍、土鳖虫、甘松、黄连、南五味子、龙骨。

【功能】益气养阴，活血通络，清心安神。

【主治】气阴两虚，心络瘀阻引起冠心病室性早搏。症见心悸不安，气短乏力，动则加剧，胸部闷痛，失眠多梦，盗汗，神倦懒言。

【剂型规格】胶囊剂：每粒 0.4g。

【用法用量】口服。一次 2 ~ 4 粒，一日 3 次。

【组方简介】方中人参补益心气，麦冬养阴清心，五味子敛气生津，三者合用共达益气养阴复脉之功效。针对络虚不荣这一病理环节，选用桑寄生，"补胸中大气"；山茱萸、酸枣仁养心阴，益肝血，三药共补络中气血；同时选用丹参、赤芍、土鳖虫、甘松活血通络，脉络畅通，气络得养。又配伍清心安神的黄连和重镇安神的龙骨，共奏益气养阴、活血通络、养心安神之功效。

【临床应用】临床用于冠心病心律失常、病毒性心肌炎心律失常、植物神经功能失调引起心律失常以及伴有心烦失眠等各种早搏的治疗。

复方地龙胶囊

【方剂组成】地龙（鲜品）、川芎、黄芪、牛膝。

【功能】化瘀通络，益气活血。

【主治】用于缺血性中风恢复期气虚血瘀证。症见半身不遂，口舌歪斜，言语謇涩或不语，偏身麻木，乏力，心悸气短，流涎，自汗等。

【剂型规格】胶囊剂：每粒0.28g。

【用法用量】口服，一次2粒，一日3次，饭后服用。

【组方简介】本方在王清任"补阳还五汤"的基础上加大祛瘀通络药物的比例，精选地龙、川芎、黄芪、牛膝等药物。以化瘀为主，补气为辅，兼具化瘀通络、益气活血功效，不仅能够溶解血栓，而且还具有降低血液黏稠度，抑制血小板聚集，预防血栓形成的效果。其主药地龙具有清热息风，化瘀通络的作用。

【临床应用】用于缺血性中风、高血黏度、纤维蛋白原增高、血小板凝集率增高、血脂异常患者的治疗。

益心舒胶囊

【方剂组成】人参、黄芪、丹参、麦冬、五味子、川芎、山楂。

【功能】益气复脉，活血化瘀，养阴生津。

【主治】气阴两虚之缺血性心血管疾病，症见心悸、脉结代、胸闷不舒、胸痛者。

【剂型规格】胶囊剂：每粒0.3g。

【用法用量】口服。一次4粒，一日3次或遵医嘱。

【组方简介】方中人参大补元气，丹参活血化瘀，共为君药；黄芪益气补虚，麦冬养阴生津，川芎活血行气，辅助两君药益气活血，共为臣药；五味子补益心气，山楂降脂活血，共为佐使。诸药合方，同奏补气养阴之功，共具活血化瘀之力。现代研究表明：本方人参含人参皂苷，具有调节心血管系统的功能；丹参含丹参素等，川芎含川芎嗪等，山楂含有机酸等，三味中药均有扩张冠脉和保护心肌的功能；麦冬含麦冬皂苷，可提高耐缺氧能力，有改善心律失常的作用。故本方可治疗冠心病等。

【临床应用】用于治疗冠心病、心绞痛、缺血性心血管疾病、心律失常及抗休克。

补肺活血胶囊

【方剂组成】黄芪、赤芍、补骨脂。

【功能】益气活血，补肺固肾。

【主治】用于肺心病（缓解期）属气虚血瘀证，症见咳嗽气促、或咳喘胸闷、心悸气短、肢冷乏力、腰膝酸软、口唇紫绀、舌淡苔白或舌紫暗等。

【剂型规格】胶囊剂：每粒0.35g。

【用法用量】口服，一次4粒，一日3次。一个疗程90天。

【组方简介】黄芪能补脾肺之气，且能升举阳气，为补气要药；赤芍具有活血化瘀作用；补骨脂则能够温肾纳气，治疗肺肾气虚引起的咳喘。

【临床应用】适用于肺肾气虚血瘀证，可改善咳嗽、气喘、痰量多、腰膝酸软、乏力、唇甲紫绀、肺部啰音等症状及体征；改善肺通气功能，提高氧分压；改善血流动力学状态；有一定的增强机体免疫功能，尤其能减少患者感冒发作次数和程度。

2. 养血活血剂

复方丹参片

（颗粒、滴丸、胶囊、
软胶囊、口服液、气雾剂）

【方剂组成】丹参、三七、冰片。

【功能】活血化瘀，理气止痛，芳香通络。

【主治】心脉瘀阻所致胸痹心痛，症见胸闷、心悸、心痛气短、面色苍白、四肢厥冷、唇舌青紫暗红等。

【剂型规格】片剂：素片每片 0.27g。糖衣片：0.47g±0.02g。滴丸：每丸 27mg。颗粒剂：每袋 1.6g。胶囊剂：每粒含生药 0.3g。软胶囊：每粒 0.55g。口服液：每支 10mL。气雾剂：每瓶 14.2g，含药液 7.85mL，以重量计 7.2g，含二氟二氯甲烷 7.0g，每 100mL 含生药 15g。

【用法用量】片剂和糖衣片：口服，一次 3 片，一日 3 次。滴丸：口服或舌下含服，一次 10 粒，一日 3 次，一疗程 4 周或遵医嘱。胶囊、软胶囊：口服，一次 3 粒，一日 3 次。口服液：口服，一次 10mL，一日 3 次。气雾剂：口腔气雾吸入，一次喷 3~5 下，一日 3 次。颗粒剂：吞服，一次 1.6g，一日 3 次。

【组方简介】方中丹参活血通经、行血止痛、清心除烦；三七化瘀止血、通络止痛；冰片开窍醒神、清热止痛。三药合用，可奏芳香通络、化瘀止痛之功。现代研究表明：本品能扩张冠状动脉，增加冠脉血流量，降低心肌耗氧量；有明显舒张血管平滑肌的作用，提高脑血流量，增加血流速度，改善脑循环障碍；能够抑制脂质过氧化和抗氧化损伤，保护血管内皮，降低全血黏度，降低高脂血症患者的甘油三酯、胆固醇、低密度脂蛋白，增高高密度脂蛋白，抑制动脉粥样硬化形成。

【临床应用】多用于治疗冠心病心绞痛、心肌梗死、陈旧性心肌梗死等辨证符合气滞血瘀者。急性发作宜选用气雾剂、滴丸。尚有用于缺血性中风、糖尿病微血管病变等。孕妇忌服。

复方丹参注射液

【方剂组成】丹参、降香。

【功能】祛瘀止痛，活血通络，清心除烦。

【主治】胸中憋闷，心绞痛，慢性肝炎和肾功能不全。亦可用于心肌梗死。

【剂型规格】注射剂：每支 2mL，5mL，10mL。

【用法用量】用 4~12mL 加入 5%~10% 葡萄糖注射液 100~500mL 内静脉滴注，也可加入 25% 葡萄糖注射液 20mL 中推注，一日 1~2 次。肌注一次 2~4mL，一日 1~2 次，以 2~4 周为 1 个疗程。

【组方简介】方中丹参活血止痛、清心除烦；降香辛温行气活血，故可祛瘀活血、通络止痛。药理研究表明，本品能显著增加冠脉血流量，改善心肌收缩力，提高机体利用氧的能力，保护心肌缺血缺氧，具有改善血液流变学的效能。

【临床应用】本品适用于冠心病心绞痛和心肌梗死、脑血管意外、慢性肝炎、流行性出血热和肾衰竭等疾病。大剂量使用时，应注意出血倾向。

血府逐瘀口服液

（胶囊、丸、颗粒）

【方剂组成】柴胡、当归、地黄、赤芍、红花、桃仁、枳壳（麸炒）、甘草、川芎、牛膝、桔梗。

【功能】活血逐瘀，行气止痛，疏畅气血。

【主治】瘀血内阻所致头痛，胸痛，眩晕，内热烦闷，失眠多梦，心悸怔忡，急躁易怒等。

【剂型规格】口服液：每支 10mL。胶囊：每粒 0.4g，0.5g（含生药）。大蜜丸：每丸 9g。颗粒（冲剂）：每袋 10g。

【用法用量】口服。口服液：一次 10～20mL，一日 3 次。胶囊剂：一次 4～6 粒，一日 2 次，1 个月为 1 个疗程。丸剂：一次 1～2 丸，一日 2 次，空腹用温开水送下。颗粒剂：一次 1 袋，一日 3 次，热开水冲服。

【组方简介】方中桃仁、红花活血祛瘀止痛，为主药；以川芎、当归增强主药功效，牛膝祛瘀通脉，使瘀血下行，共为辅药；以枳壳、赤芍、桔梗、柴胡行气开胸，疏肝解郁；生地清热凉血；甘草调和诸药。诸药相合，以奏行气活血、祛瘀生新之效。现代研究表明，本品主要有抑制血小板聚集，改善心功能，抗心律失常，改善血液流变性及微循环，抗缺氧，镇痛，抗炎，降血脂，以及增强免疫功能等作用。

【临床应用】本品适用于冠心病心绞痛，脑损伤后遗症等辨证为气滞血瘀疾病。孕妇忌服；体弱无瘀血者慎用。

丹参片

（合剂、颗粒、滴丸、
口服液、注射液、滴注液）

【方剂组成】丹参。

【功能】活血化瘀，镇静安神，通络养心。

【主治】血瘀之胸痹。

【剂型规格】片剂：每片相当丹参干浸膏 1g。合剂：每瓶 10mL，100mL。颗粒（冲剂）：每袋 10g。滴丸剂：每粒 35mg。口服液：每支 10mL，100mL。注射剂：每支 2mL，每 1mL 相当于丹参 1.5g。滴注液：每瓶 250mL。

【用法用量】片剂：口服，一次 3～4 片，一日 3 次。合剂：口服，一次 10mL，一日 2 次。颗粒（冲剂）：口服，一次 1 袋，一日 3 次，温开水冲服。口服液：口服，一次 20mL，一日 3 次，10 周为 1 个疗程。滴丸：口服，一次 20 粒，一日 3

次，4 周为 1 个疗程。注射剂：肌内注射，一次 2～4mL，一日 1～2 次；静脉注射，一次 4mL，一日 1～2 次，用 5% 葡萄糖注射液 20mL 稀释后应用；静脉滴注，一次 10mL，用 5% 葡萄糖注射液 100～500mL 稀释后应用，一日 1 次。滴注液：静脉滴注，一次 250mL，一日 1 次，或遵医嘱。

【组方简介】丹参具有祛瘀止痛，活血通经的作用。现代研究表明，丹参还具有抗心肌缺血、抗脑缺血、降压、降血脂、抗凝及镇静作用。

【临床应用】利用其扩张血管，增加冠脉流量的作用，用于治疗心绞痛、心肌梗死。对冠心病、脑动脉粥样硬化缺血型中风患者，静脉滴注丹参注射液，疗效较好。少数病例有口干、头晕、乏力、手胀麻、气短、胸闷，稍有心慌、心前区痛、心跳加快、呕吐、恶心、胃肠道症状等，但不影响治疗，继续用药可自行缓解或消失。曾有个别病例因使用丹参注射液引起皮肤过敏和肝损害。肝硬化及肝炎合并出凝血障碍者禁用。无瘀血症状者，勿用注射剂。

冠脉宁片

【方剂组成】丹参、血竭、乳香、鸡血藤、延胡索、当归、何首乌、黄精、桃仁、红花、没药等。

【功能】活血化瘀，疏通经络，行气止痛，宁心养阴，辟秽化浊。

【主治】瘀血内阻之胸痹。

【剂型规格】片剂：每片 0.3g。

【用法用量】口服，一次 5 片，一日 3 次，或遵医嘱。20 天为 1 个疗程。

【组方简介】方中丹参、鸡血藤、延胡索、红花、桃仁等活血化瘀，疏通经络，行气止痛；血竭祛瘀定痛，止血生肌，同乳香、没药共用，取以调和血气，而无留滞壅痛之患；佐用当归、何首乌、黄精补血养阴，宁心安神，扶虚益损，寓行于补，可使正气留守无伤，体现标本兼顾之用。现代研究表明，本品可加速血中甘油三酯的清除、胆固醇的排泄，降低致动脉硬化指数；消除红细胞聚集瘀滞，改善红细胞流速，抑制血小板黏着，增加纤维蛋白溶解系统的活性；抑制凝血因子的合成；从而降低全血黏度，使血液流畅，防止和消除血液凝固及血栓形成，并能舒张血管，增强侧支循环，增加冠状动脉的血流量，有效地改善组织细胞的供氧量，营养心肌，从而增强了心功能。亦对脑功能有改善作用，可延缓衰老。

【临床应用】用于治疗并预防动脉硬化、组织缺血缺氧引起冠心病心绞痛及冠状动脉供血不足等。孕妇忌服。

冠心丹参片

（胶囊、软胶囊、滴丸、颗粒）

【方剂组成】三七、丹参、降香。

【功能】活血化瘀，通络止痛，理气开窍。

【主治】血瘀气滞、心脉瘀阻之胸痹。

【剂型规格】片剂：每片 0.25g，相当原药材 0.5g，每瓶 50 片、100 片。胶囊剂：每粒 0.3g。软胶囊：每粒 0.55g。滴丸剂：每丸 0.04g。颗粒剂：每袋 1.5g。

【用法用量】片剂：口服，一次 3 片，一日 3 次。胶囊：口服，一次 3 粒，一日 3 次。软胶囊：口服，一次 3 粒，一日 3 次。滴丸：舌下含服，一次 10 粒，一日 3 次。颗粒剂：口服，一次 1.5g，一日 3 次。

【组方简介】本品具有镇静安神，直接扩张冠脉，改善冠脉循环，增加冠脉流量，使心肌供氧量增加，提高耐缺氧能力。药理动物实验表明，丹参有扩张冠脉的作用；三七对冠状动脉血流量有明显增加；降香能显著增加冠脉流量，减慢心率、轻度增加心跳振幅，而不引起心律不齐。

【临床应用】本品用于治疗心绞痛，能有效改善心悸、胸闷、心前区疼痛等症状，并有一定的降压和降血脂作用。也可用于脑血管病属于气滞血瘀证者。虚证患者不宜使用。

乐脉颗粒

【方剂组成】丹参、川芎、赤芍、红花、香附、木香、山楂。

【功能】行气解郁，活血祛瘀，养血通脉。

【主治】动脉硬化，脑血管病变，冠心病等。

【剂型规格】颗粒剂：每袋 3g。

【用法用量】开水冲服，一次 3 ~ 6g，一日 3 次。

【组方简介】临床研究表明，本品可消减心绞痛症状，改善心电图和舌质紫暗。动物实验显示，本品能抑制 ADP 和胶原诱导血小板聚集反应，对冰水诱发大鼠心肌内血小板聚集和心肌损伤有保护作用。

【临床应用】临床主要用于动脉硬化，急、慢性脑血栓，脑溢血，脑供血不足，冠心病，高血压病，中风后遗症，多发性梗死性痴呆等病，尤其对气滞血瘀型心脑血管疾病伴发头痛、胸痛、心悸、手麻等症状有明显缓解作用。

利脑心胶囊

【方剂组成】丹参、川芎、葛根、地龙、赤芍、红花、郁金、制何首乌、泽泻、枸杞、酸枣仁（炒）、远志、九节菖蒲、牛膝、甘草。

【功能】活血祛瘀，行气化痰，通络止痛。

【主治】用于气滞血瘀、痰浊阻络之心脑血管疾病。

【剂型规格】胶囊剂：每粒 0.25g。

【用法用量】口服，一次 4 粒，一日 3 次，饭后服用。

【组方简介】药理试验表明，本品具有增强冠状动脉血流量，降低血脂，调整微循环，改善血液流量，增强人体内纤维蛋白溶解系统的活性等作用。

【临床应用】本品适用于冠心病、心肌梗死、脑动脉硬化、脑血栓等缺血性心脑血管疾病由于气滞血瘀，痰浊阻络而致胸痹刺痛、绞痛固定不移、入夜更甚、心悸不宁、头晕头痛等。

心可舒片
（胶囊）

【方剂组成】山楂、丹参、葛根、三七、木香等。

【功能】活血化瘀，行气止痛。

【主治】冠心病，心绞痛。

【剂型规格】片剂：每包装为2板48片。胶囊剂：每粒0.3g。

【用法用量】片剂：口服，一次4片，一日3次。胶囊剂：口服，一次4粒，一日3次。一个月为1个疗程，一般服用3个疗程为宜，或遵医嘱。

【组方简介】本品能显著增强动物机体缺氧条件下的耐受力，改善心肌缺血，并能增强心肌ATP酶活性，对心肌具有明显保护作用，且有较强的促纤溶作用，可防止血栓形成。

【临床应用】本品对解除心绞痛疗效明显，对冠心病有关症状如胸闷、心悸、麻木、头痛、头晕、失眠、食欲下降等有缓解作用。降血脂有效。

丹红注射液

【方剂组成】丹参、红花。

【功能】活血化瘀，通脉舒络。

【主治】瘀血闭阻所致胸痹及中风。症见胸痛，胸闷，心悸，口眼歪斜，言语謇涩，肢体麻木，活动不利等症。

【剂型规格】注射剂：每支装10mL。

【用法用量】肌内注射：一次2~4mL，一日1~2次。静脉注射：一次4mL，加入50%葡萄糖注射液20mL稀释后缓慢注射，一日1~2次。静脉滴注：一次20mL，加入5%葡萄糖注射液100~500mL稀释后缓慢滴注，一日1~2次。伴有糖尿病等特殊情况时，改用0.9%生理盐水稀释使用；或遵医嘱。

【组方简介】主要成分有丹参酮、丹参酸、丹参酚酸及红花黄色素、红花酚苷和儿茶酚等化学成分，具有活血化瘀、通脉舒络等功能。

【临床应用】适用于冠心病心绞痛、心肌梗死、慢性肺源性心脏病、高脂血症、脑梗死、脑供血不足、脑水肿、椎-基底动脉供血不足、糖尿病、慢性阻塞性肺疾病、慢性肝炎及肝硬化、慢性萎缩性胃炎等。

丹七片

【方剂组成】丹参、三七。

【功能】活血化瘀，消肿镇痛。

【主治】血瘀气滞，心胸痛，头晕，头痛，痛经。

【剂型规格】片剂：每片0.3g。

【用法用量】口服，一次3~5片，一日3次。

【组方简介】本方丹参祛瘀止痛，活血通经；三七散瘀定痛，故可治疗血瘀气滞之证。现代研究显示，丹参含丹参酮、丹参素等有效成分。实验表明能扩张冠状动脉，增加冠脉血流量，具有抗心肌缺血和梗死的作用，有扩张外周血管和降低血压的作用；能明显改善微循环，增大血流量，增强耐缺氧能力，还具有镇静和镇痛作用。三七含三七皂苷、黄酮等有效成分，能扩张冠状动脉，减低冠脉阻力，增加冠脉流量，能降低动脉压、心肌耗氧量，能促进凝血，缩短凝血时间，具有良好止血作用。本品又有显著的抗凝血作用，能抑制血小板功能，促进纤溶作用。

【临床应用】临床上多用于冠心病心绞痛、高血压属血瘀证型者，脑震荡后遗症、创伤性血肿疼痛、痛经等病症也可配合应用。

复方川芎胶囊

【方剂组成】 当归、川芎。

【功能】 活血化瘀，通脉止痛。

【主治】 用于冠心病稳定型心绞痛属心血瘀阻证者。

【剂型规格】 胶囊剂：每粒0.37g。

【用法用量】 口服，一次4粒，一日3次，饭后服用或遵医嘱。

【组方简介】 本方的主要化学成分为川芎嗪、阿魏酸和藁本内酯等。川芎嗪具有抗血小板聚集、抗血栓形成、保护脑缺血作用，阿魏酸具有抗血小板聚集和镇静作用，藁本内酯具有解除血管平滑肌痉挛作用。

【临床应用】 用于治疗冠心病心绞痛。

疏血通注射液

【方剂组成】 水蛭、地龙。

【功能】 活血化瘀，通经活络。

【主治】 瘀血阻络所致的缺血性中风病急性期，症见半身不遂、口舌歪斜、语言謇涩。亦适用于急性期脑梗死见上述表现者。

【剂型规格】 注射剂：每支2mL。

【用法用量】 静脉滴注，每日6mL，加于5%葡萄糖注射液（或0.9%氯化钠注射液）250～500mL中，缓慢滴入。

【组方简介】 水蛭味咸、性平，破血逐瘀通络，用于癥瘕痞块、血瘀经闭、跌打损伤；地龙味咸、性寒，活血化瘀通络。水蛭配地龙，是通络化瘀法的最佳组合，其有效成分为水蛭素和蚓激酶样作用物质，经分析主要为氨基酸、小分子肽和黏多糖等。临床前的动物实验结果提示：本品可延长小鼠凝血时间，降低血小板黏附率；抑制大鼠体内、外静脉和动脉血栓形成；增加栓塞狗骨动脉血流量；减轻结扎大鼠大脑中动脉引起

行为障碍。

【临床应用】 适用于缺血性脑血管疾病、心血管疾病、因高血压病等引发血管血流障碍性疾病、周围血管血流障碍性疾病、视网膜血管阻塞及高血脂、高凝血症等治疗。

速效心痛滴丸

【方剂组成】 牡丹皮、川芎、冰片。

【功能】 凉血活血，宽胸止痛。

【主治】 血热瘀阻，轻、中度胸痹心痛，烦热口渴，舌红。

【剂型规格】 滴丸剂：每丸40mg。

【用法用量】 舌下含化服，一次3～9丸，一日3次。急性发作时12～18丸。

【组方简介】 丹皮能和血、生血、凉血，治血中伏火；川芎列活血祛瘀药物之首，具有扩张冠脉，增加冠脉流量，降低心肌氧耗；冰片能延长机体耐氧时间，能快速分布到心、肺、脑等血流丰富器官和组织中。

【临床应用】 用于各种类型心绞痛，对兼患高血压或心律失常者更为适用。

银丹心脑通软胶囊

【方剂组成】 银杏叶、丹参、灯盏细辛、三七、山楂、绞股蓝、大蒜、冰片。

【功能】 活血化瘀，行气止痛，消食化滞。

【主治】 用于气滞血瘀引起胸痹，症见胸痛、胸闷、气短、心悸等。

【剂型规格】 胶囊剂：每粒0.4g。

【用法用量】 口服，一日3次，一次2～4粒。

【组方简介】 银杏叶、丹参、大蒜的有效成分结合，能扩张血管，促进血液循环，预防和消除动脉硬化，对防治冠心病、心肌梗死疗效显著；绞股蓝、灯盏细辛、三七、冰片有效成分联合，可修复受损脑组织，促进脑神经细胞生长，防治

中风及后遗症具有奇效；银杏叶、大蒜、山楂、三七有效成分联合，能快速缓解头晕眼花、烦躁失眠、手脚麻木等心脑血管病初期症状。

【临床应用】用于治疗冠心病心绞痛、头晕头痛和中风后遗症，预防心肌梗死、脑中风，同时防止心肌梗死、脑中风复发。

银丹心泰滴丸

【方剂组成】银杏叶、滇丹参、绞股蓝、冰片。

【功能】活血化瘀，通脉止痛。

【主治】用于瘀血闭阻引起胸痹，症见胸闷、胸痛、心悸。

【剂型规格】滴丸剂：每10丸重0.35g。

【用法用量】口服或舌下含服，一次10丸，一日3次，疗程4周，或遵医嘱。

【组方简介】方中主药银杏叶，具有扩张血管，降低血管阻力，增加冠脉血流量，增加毛细血管通透性，改善心肌功能，消除心肌梗死，阻止由局部缺血引起的心律不齐等作用，阻抗由于缺血引起的心源性休克等。辅药滇丹参具活血通经，化瘀止痛，清心除烦功能；绞股蓝清热解毒，益气养阴，降脂；冰片开窍醒神，清热止痛。诸药共用，具活血化瘀，理气止痛，除湿降脂功能。

【临床应用】临床用于治疗冠心病、心绞痛。

芪参益气滴丸

【方剂组成】黄芪、丹参、三七、降香油。

【功能】益气通脉，活血止痛。

【主治】气虚血瘀型胸痹。症见胸闷胸痛，气短乏力，心悸，面色少华，自汗，舌体胖有齿痕，舌质暗或紫暗有瘀斑，脉沉或沉弦。适用于冠心病心绞痛见上述证候者。

【剂型规格】滴丸：每袋0.5g。

【用法用量】餐后半小时服用，一次1袋，

一日3次。4周为1个疗程或遵医嘱。

【组方简介】方中黄芪大补元气，可使气血津液运行顺畅；三七、丹参活血化瘀；降香其香辟秽，能温通导滞。诸药合用，共起活血通络止痛之效。药理研究表明，本品可通过扩张冠脉血管使冠脉流量增加，使心肌耗氧指数降低；在不增加左心室作功情况下，使心搏出量和心输出量增加，使心肌梗死的梗死范围缩小，缺血性心电图改善；降低血浆及全血黏度；使高脂血症的甘油三酯、胆固醇、低密度脂蛋白降低，高密度脂蛋白增高；降低血小板聚集率。

【临床应用】本品可有效改善心功能，保护心肌。用于胸痹见气虚者，慢性心功能不全、心肌梗死的二级预防，冠心病心绞痛、心肌炎及其后遗症。

3. 温阳活血剂

心脑舒通胶囊
（片）

【方剂组成】蒺藜草（提取品）。

【功能】解郁止痛，活血通痹，祛风。

【主治】气滞血瘀。

【剂型规格】胶囊剂：每粒含呋甾皂苷15mg，每瓶100粒。片剂：每片0.26g。

【用法用量】胶囊剂：口服，一次2～3粒，一日3次，饭后服用，连续服药21天，间隔4天，总疗程为2～3个月。片剂：口服，一次2片，一日3次，饭后服用，连续服药28天为1个疗程。

【组方简介】蒺藜辛、苦，微温，具有平肝解郁、活血祛风的功效。现代研究表明，蒺藜全草含有生理活性的呋甾皂苷等十几种皂苷成分，并含有甾醇、山茶酚、槲皮素、黄醇苷、生物碱等多种成分，具有抗动脉硬化、降血脂、增强心肌收缩、缓解心绞痛等作用。经药理试验和临床观察，对肝损伤也有一定疗效。

【临床应用】治疗冠心病心绞痛、脑血栓病。对肢体瘫痪和语言障碍等症状有效。本品对造血系统、肾功能、肝功能均无不良反应。

参桂胶囊

【方剂组成】红参、川芎、桂枝。

【功能】益气通阳，活血化瘀。

【主治】用于心阳不振、气虚血瘀证。症见胸部刺痛，固定不移，入夜更甚，遇冷加重，或畏寒喜暖，面色少华。

【剂型规格】胶囊剂：每粒0.3g。

【用法用量】口服，一次4粒，一日3次。

【组方简介】本方以红参为主，大补元气、升提阳气，使心气得充、心阳得复；桂枝既能温通心阳，又能活血行瘀；川芎行气宽胸活血。三药合用既能益气通阳，又能活血化瘀、温经止痛，以疏通血气运行之道而治标，以助源头血行鼓动之力而治本。

【临床应用】临床用于治疗冠心病心绞痛、高血压。

苦碟子注射液

【方剂组成】抱茎苦荬菜。

【功能】活血止痛，清热祛瘀。

【主治】瘀血闭阻之胸痹。症见胸闷，心痛，口苦，舌暗红或有瘀斑等。

【剂型规格】注射剂：每支20mL。

【用法用量】静脉滴注，一次10～40mL，一日1次；用5%葡萄糖注射液或0.9%氯化钠注射液稀至250～500mL后应用。14天为1个疗程或遵医嘱。

【组方简介】现代药理研究表明：抑制血小板聚集，增加纤溶酶活性，防止血栓形成，促进血栓溶解。降低心脑血管阻力，增加心、脑血管

血流量。增加心肌收缩力，减慢心率，降低心肌耗氧量。改善微循环，改善组织血液供应，抑制自由基产生和清除自由基。

【临床应用】用于冠心病心绞痛，脑梗死的治疗。

芪苈强心胶囊

【方剂组成】黄芪、人参、附子、丹参、葶苈子、泽泻、玉竹、桂花、红花、香加皮、陈皮。

【功能】补气温阳，活血通络，消肿利水。

【主治】阳气虚乏，络瘀水停证。症见心慌，气短，下肢浮肿，倦怠乏力，畏寒肢冷等。

【剂型规格】胶囊剂，每粒装0.3g。

【用法用量】口服。一次4粒，一日3次。

【组方简介】方中附子、黄芪益气温阳为君药；丹参活血和血，人参气血双补，葶苈子泻肺逐水，三者共为臣药；红花活血化瘀，陈皮理气化痰，泽泻、香加皮利水消肿，玉竹养阴以防伤正，五者共为佐药；桂枝温阳化气为使药。诸药合用，共达补气温阳，活血通脉，利水消肿之效。药效学试验表明，在戊巴比妥钠致犬实验性心力衰竭和腹主动脉结扎致家兔实验性慢性心力衰竭试验中，本品可使模型动物的心肌收缩力、心输出量和肾血流量增加，可使心室壁厚度和心脏指数降低，血管紧张素II和醛固酮水平降低，减轻心室重构。本品可增加大鼠排尿量。本品还可延长常压下小鼠的存活时间，延长小鼠低温游泳时间。

【临床应用】用于慢性充血性心力衰竭，慢性心功能不全，高血压，冠心病。

4. 滋阴活血剂

脉平片

【方剂组成】银杏叶提取物、维生素C、芦丁、何首乌、当归。

【功能】活血化瘀。

【主治】瘀血闭阻之胸痹、心痛。症见胸闷，胸痛，心悸，舌暗或有瘀斑等。

【剂型规格】片剂：每片0.28g。

【用法用量】口服，一次4片，一日3次。

【组方简介】据国内外对单味中草药的大量研究显示，何首乌、银杏叶、当归都有降脂作用。何首乌所含蒽醌类化合物可促进肠道蠕动，减少胆固醇吸收；所含卵磷脂可阻止胆固醇类脂质沉积、滞留；何首乌还通过可逆的磷酸化和脱磷酸化，实现对肝细胞微粒体羟甲基戊二酰辅酶A还原酶（CHMGR）活力的抑制，起到调节脂质代谢的作用。银杏叶含黄酮类化合物，具有扩张血管，降低血液黏稠度，加快血流速度，降低三酰甘油和胆固醇作用。当归为补血养阴、活血化瘀药。芦丁为黄酮类化合物，能维持和增强毛细血管抵抗力，降低其通透性和脆性。维生素C是一种强还原剂，作用广泛，与芦丁合用，能增强芦丁口服吸收率，增强疗效。诸药配伍，具有活血化瘀、补血益精功效。

【临床应用】用于冠心病心绞痛、高脂血症的治疗。

通塞脉片

【方剂组成】黄芪、当归、党参、玄参、金银花、石斛、牛膝、甘草。

【功能】活血通络，益气养阴。

【主治】轻中度动脉粥样硬化性血栓性脑梗死恢复期，属气虚血瘀证。症状表现为半身不遂，偏身麻木，口眼歪斜，言语不利，肢体感觉减退或消失等；血栓性脉管炎（脱疽）属毒热证。

【剂型规格】片剂：每素片0.35g（含干浸膏0.35g）。

【用法用量】口服，治疗缺血性中风恢复期气虚血瘀证，一次5片，一日3次。治疗血栓性脉管炎，一次5~6片，一日3次。

【组方简介】方中黄芪归肺、脾经，具有益气行滞、活血通络的功能；又脾主四肢，黄芪有益气升阳、养阴生津的功能，可通达四末，濡养经脉；且黄芪尚可益气生血，托毒排脓，生肌敛疮。故黄芪于本病标本兼顾，乃为君药。党参归脾、肺经，具有益气行滞、滋阴养血的功能，能增强黄芪的益气行滞，养阴生津，濡养四末的功能。当归入心、肝、脾经，有补血行血、化瘀止痛、托毒消肿之效，为外科的常用药。既可用于痈疽初起红肿热痛，以活血消肿散结；又可用于气血亏虚脓成不溃或久溃不敛，以托毒、排脓生肌敛疮。二药配伍，辅助君药发挥益气行滞、活血消肿、托毒排脓的功能，故为臣药。石斛归肺、肾经，具有补肾滋阴、清热除痹的功能。金银花主入肺胃二经，善于化毒，故治肿毒，具有透达营卫、清解热毒、消肿散结的功能。玄参归肺、肾经，具有清热凉血、滋阴解毒、散结消肿的功能。三药配伍，佐助君臣药物，发挥滋阴清热、凉血解毒、消痈散结之功，共为佐药。牛膝入肝、肾经，既能活血化瘀、通络止痛，又能引药下行，故为佐使药。甘草亦为使药，入心、肺、脾、胃经，既能清热解毒、缓急止痛，又可调和药性。

现代药理研究表明，黄芪、党参具有提高机体免疫力的作用；当归具有降低血小板聚集、抗血栓、抗炎镇痛、降血脂及促进机体免疫力的作用；石斛可提高巨噬细胞的吞噬能力、解热；金银花在体外试验中有明显抑制多种细菌的作用；牛膝有明显的抗炎、镇痛效应；甘草具有解痉、抗炎、提高机体免疫力、降脂、抑制血小板聚集、解热镇痛等作用。

【临床应用】可用于由气虚血滞，热毒瘀阻所致多种血管疾病。除治疗血栓闭塞性脉管炎、动脉硬化闭塞症、静脉炎、糖尿病性坏疽等周围血管性疾病外，尚可用于冠心病、心绞痛、心肌供血不足等，可有效缓解心绞痛及胸闷，用于中风及中风后遗症，特别是脑出血所致半身不遂、语言謇涩等。有效抑制血栓形成，还用于高血压、高血脂的辅助治疗及慢性肝炎、肝硬化、脂肪肝的康复治疗等。

注射用益气复脉

（冻干）

【方剂组成】红参、麦冬、五味子。

【功能】益气复脉，养阴生津。

【主治】冠心病劳累型心绞痛属气阴两虚证，症见胸痹心痛、心悸气短、倦怠懒言、头晕目眩、面色少华、舌淡、少苔或剥苔、脉细弱或结代；冠心病所致慢性左心功能不全Ⅱ、Ⅲ级属气阴两虚证，症见心悸、气短、甚则气急喘促、胸闷隐痛、时作时止、倦怠乏力、面色苍白、动则汗出、舌淡少苔或薄苔、脉细弱或结代。

【剂型规格】注射剂：每瓶0.65g。

【用法用量】静脉滴注。一日1次，一次8瓶，用5%葡萄糖注射液250～500mL稀释后静脉滴注。每分钟40滴。2周一疗程。

【组方简介】本品组方源自生脉散。以人参补肺益气生津为主药；辅以麦冬养阴、清热以生津，五味子敛肺止汗而生津。三药合用，一补一清一敛，具有益气养阴、生津止渴、固表止汗之效，使气复津回，汗止而阴存，生肾精而收耗气，皆补天元之真气。

【临床应用】用于心血管疾病治疗中的抗休克、抗心衰、抗心肌缺血等方面；也可用于肿瘤的辅助治疗。该药在输液过程中，液体经过过滤器时偶见气泡，应减慢滴速。不得与其他药物混合使用。过敏体质者禁用。极少数人出现皮疹、寒战、发热。特殊人群（特别是老年患者、儿童）用药时，要加强临床监护。

5. 补肾活血剂

心宝丸

【方剂组成】洋金花、人参、肉桂、附子、鹿茸、冰片、麝香、三七、蟾酥。

【功能】温补心肾，益气助阳，活血通脉。

【主治】心肾阳虚，心脉瘀阻引起慢性心功能不全、病态窦房结综合征、心绞痛等。

【剂型规格】水丸：每丸60mg。

【用法用量】口服。慢性心功能不全按心功能Ⅰ、Ⅱ、Ⅲ级每次分别服用120、240、360mg，一日3次，一疗程为2个月；在心功能正常后，改为日维持量60～120mg。病窦综合征病情严重者，一次300～600mg，一日3次，疗程为3～6个月。其他心律失常及房颤、心肌缺血或心绞痛，一次120～240mg，一日3次，一疗程为1～2个月。

【组方简介】本方以人参之益气复脉，加入洋金花、附子、麝香、蟾酥、三七等镇痛解痉，活血强心；冰片散寒，通诸窍；鹿茸壮肾阳；肉桂助阳通经，共奏益气温阳、强心通脉之功。

【临床应用】运用本丸的临床指征为：胸前区疼痛，心悸气短，手足逆冷，面色苍白，冷汗自出，脉微欲绝等。孕妇慎服。

心元胶囊

【方剂组成】首乌、西洋参、丹参、三七、黄芪等。

【功能】滋肾养心，活血化瘀。

【主治】胸痹属心肾阴虚，心血瘀阻证。症见胸闷不适，胸部刺痛或绞痛，或胸痛彻背，固定不移，入夜更甚，心悸盗汗，心烦不寐，腰酸膝软，耳鸣头晕等。冠心病稳定型劳累性心绞痛、高脂血症见上述证候者。

【剂型规格】胶囊剂：每粒0.3g。

【用法用量】口服，一次3～4粒，一日3次，或遵医嘱。28天为1个疗程，应坚持连服3个疗程。

【组方简介】丹参具有扩张冠状动脉、改善微循环作用；制何首乌能减慢心率，增加冠状动脉流量，对心肌缺血有一定保护作用，具有调脂、抗动脉硬化功能。全方滋肾养心、养血活血、宁心安神。

【临床应用】临床用于防治冠心病（缺血性心脏病），改善心肌缺血、高血脂、心律失常、心衰头晕等症状，调节和维持心肌氧化代谢及能量供需平衡，营养心肌。

正心泰颗粒
（胶囊）

【方剂组成】黄芪、葛根、槲寄生、丹参、山楂、川芎。

【功能】补气活血，通脉益肾。

【主治】冠心病心绞痛表现为气虚血瘀或兼肾虚证候者。症见胸闷心悸，乏力眩晕，腰膝酸软等。

【剂型规格】颗粒剂：每袋10g。胶囊剂：每粒0.46g。

【用法用量】颗粒剂：口服，一次10g，一日3次。胶囊剂：口服，一次4粒，一日3次。

【组方简介】现代药理研究表明，黄芪具有强心、修复和激活下降的红细胞变形能力作用；丹参能扩张冠脉血管，改善微循环，改善心肌缺血缺氧状态；山楂具有降脂、抗动脉粥样硬化作用；川芎能抗血栓形成，扩张冠脉、改善心肌缺血缺氧状态；槲寄生具有似洋地黄样增强心肌收缩力的作用。葛根具有扩张冠状血管和改善心肌缺血缺氧状态。

【临床应用】适用于冠心病心绞痛，能迅速改善胸痛、胸闷、心悸、心烦失眠、气短乏力、眩晕、腰膝酸软、面暗、唇青等症状。

6. 化瘀宽胸剂

冠心苏合丸
（胶囊、软胶囊）

【方剂组成】苏合香、冰片、乳香（制）、檀香、麝香、朱砂、白术、诃子、荜茇、沉香、生香附、丁香、安息香、水牛角、木香等。

【功能】理气宽胸，芳香温通，止痛。

【主治】冠心病心绞痛、心肌梗死等属寒凝气滞证。

【剂型规格】大蜜丸。胶囊剂：每粒0.35g。软胶囊：每粒0.31g，0.5g。

【用法用量】大蜜丸：含服或嚼碎服，一次1丸，一日3次。胶囊剂：含服或咽服，一次2粒，一日3次，也可临睡前或发病时服。软胶囊：口服，或急重症嚼碎服，一次1~2粒，一日1~3次；或遵医嘱。

【组方简介】方中苏合香开窍、辟秽、止痛；冰片开窍醒神，开郁止痛；檀香、木香理气和胃，散寒温中止痛；乳香调气散瘀，活血定痛。此乃本方主要药味，可达到温通、理气、宽胸、止痛功效。药理实验表明，本品能延长小鼠耐缺氧时间；可增加因心肌缺血而下降的冠脉血流量，使其恢复正常或部分恢复正常。

【临床应用】本品适用于冠心病之心胸塞闷，手足发冷等证属寒凝气滞者。本品也常用于治疗虚寒性胃痛、胸腔胀痛、泛吐清水、喜按喜暖的患者；对于"气厥"患者，服后能复苏神志；对痛经，有温经散寒止痛之效。孕妇禁用；肾脏病患者及热郁神昏、气虚津伤者忌用。

速效救心丸

【方剂组成】川芎、冰片。

【功能】行气活血，祛瘀止痛。

【主治】冠心病心绞痛属气滞血瘀证。

【剂型规格】滴丸剂：每粒40mg，每瓶40粒。

【用法用量】含服，一次4~6粒，一日3次。急性发作时，一次10~15粒。

【组方简介】方中川芎活血行气，冰片开窍醒神，两药兼有止痛作用。现代研究表明：本方川芎含川芎嗪等，可扩张冠脉、增加心血管流量、保护心肌；冰片主要含龙脑，具有显著抗缺氧能力。因此，本品能增加冠状动脉血流量，降低外周血管阻力，减轻心脏负荷，改善心肌缺血。

【临床应用】本品适用于气滞血瘀型冠心病心绞痛。临床观察表明，含服本品一般在 1 分钟后起作用，心绞痛及憋气症状逐渐得到缓解，绝大多数患者在 2 ~ 10 分钟内起作用，其药效维持时间为 4 ~ 12 小时。

红花注射液

【方剂组成】红花。

【功能】活血通络，化瘀止痛。

【主治】痛经，冠心病。

【剂型规格】注射剂：每支 2mL，10mL。

【用法用量】肌注，每次 2 ~ 4mL，每日 2 次。静脉滴注，每次 2 ~ 20mL，加至 5% 葡萄糖注射液或 0.9% 氯化钠注射液 500 ~ 1000mL 内。

【组方简介】红花具有活血通经。散瘀止痛之功能。药理研究表明，本品有显著抗血栓形成，扩张血管，增加冠脉血流量，减慢心率，改善心脏功能，提高心肌耐缺氧能力，兴奋子宫，降低血压等作用。

【临床应用】本品适用于瘀血性痛经。症见经前经期小腹疼痛较剧，拒按，月经量少，色暗有紫血块，经行不畅，脉涩。亦可用于冠心病、脑血栓、脉管炎及跌打损伤。

薯蓣皂苷片

【方剂组成】穿山龙。

【功能】改善心肌缺血，降低血脂含量。

【主治】冠心病，高脂血症。

【剂型规格】片剂：每片 40mg，80mg。

【用法用量】口服。一次 80 ~ 160mg，一日 3 次。

【组方简介】本品主要成分为穿山龙水溶性总皂苷。药理研究表明，本品能增加冠脉血流量，减少心肌耗氧量，改善心肌缺血，缓解心绞痛，并对心肌缺血和缺血再灌注损伤产生保护作用；还具有调节脂质代谢、改善血液流变性的作用，可降低血清总胆固醇、甘油三酯、低密度脂蛋白含量，降低血液黏度。因此，可减轻动脉壁脂质浸润及斑块形成，从而防治动脉粥样硬化。

【临床应用】用于冠心病、心绞痛的辅助治疗。亦可用于并发高血压、高甘油三酯、高胆固醇等病症的患者。

丹蒌片

【方剂组成】瓜蒌皮、薤白、葛根、川芎、丹参、赤芍、泽泻、黄芪、骨碎补、郁金。

【功能】宽胸通阳，化痰散结，活血化瘀。

【主治】痰瘀互结所致的胸痹。

【剂型规格】片剂，每片重 0.3g。

【用法用量】口服。一次 5 片，一日 3 次，饭后服用。

【组方简介】该药组方中针对痰瘀互结，首选瓜蒌皮、薤白宽胸通阳，化痰散结为君药；丹参、川芎、赤芍、郁金入心通络活血化瘀，助君药为臣。加黄芪补气以治其本，气助血行而化瘀。葛根升清，既助黄芪之力，又引温肾之品上交于心，亦为臣药。君臣结合，集宣痹、化痰、理气、通滞、养血、化瘀、柔肝于一体，共奏通脉功效。骨碎补补肾活血；泽泻入肾与膀胱，泻湿降浊，与葛根一升一降，使邪有去处，三药皆为佐药。郁金苦辛甘寒，可上行心及心包络，为气中血药；川芎辛温入心包络、肝、胆经，上可行头目，下可行血海，为血中气药；丹参苦微寒，专入心肝二经，皆有引经报使之功效。如此君、臣、佐、使结合，攻补兼施，泻实补虚，标本兼治，共奏痰消瘀化，血脉和畅、痹宣痛止的目的。药理研究表明，该药有减少心肌缺血程度和范围的作用。

【临床应用】治疗冠心病心绞痛而见胸闷、胸痛，憋气，舌质紫暗，苔白腻。孕妇忌服。便溏泄泻者慎用。

心血宁片

【方剂组成】葛根提取物、山楂提取物。

【功能】活血化瘀，通络止痛。

【主治】冠心病心绞痛，高血压，高脂血症等。

【剂型规格】片剂：每素片 0.2g。

【用法用量】口服，一次 4 片，一日 3 次，或遵医嘱。

【组方简介】本方葛根主要含异黄酮和葛根素；山楂主要含山楂酸等。药理研究表明，本品有扩张冠状动脉血管，增加冠状动脉及脑动脉血流量，降低血脂，增强心肌收缩力，降低血压的作用。

【临床应用】本品适用于心血瘀阻，瘀阻脑络引起的胸痹、眩晕。冠心病心绞痛、高血压、高脂血症等见上述症状者，皆可用之。

银杏叶片

（胶囊、口服液、注射液）

【方剂组成】银杏叶。

【功能】活血化瘀，舒络止痛。

【主治】冠心病心绞痛，缺血性中风等。

【剂型规格】片剂：每片含银杏总黄酮 9.6mg。胶囊：每粒 0.2g。口服液：每支 10mL。注射剂：每支 2mL，5mL。

【用法用量】片剂：口服，一次 1 片，一日 3 次。胶囊剂：口服，每次 1 粒，每日 3 次，疗程 6 周。口服液：口服，一次 10～20mL，一日 3 次，4 周为 1 个疗程。注射液：肌内注射，一次 2～4mL，一日 1～2 次。静脉滴注：一日 5mL，用 5% 葡萄糖注射液或 0.9% 氯化钠注射液 250mL 或 500mL 稀释后使用。

【组方简介】本品有效成分为黄酮和内酯。现代研究表明，本品具有扩张冠状动脉和拮抗肾上腺素收缩血管的药理作用，能增加心、脑血流量，降低血管阻力，并有抗血小板聚集和降低血脂的功效。

【临床应用】本品适用于动脉硬化及高血压所致冠状动脉供血不足、心绞痛、心肌梗死、脑血管痉挛，以及大脑功能退化引起的中老年脑功能障碍等疾患。孕妇及心力衰竭者慎用。

愈风宁心片

（胶囊、颗粒、滴丸、口服液）

【方剂组成】葛根提取物。

【功能】升阳，发散，止痛，增加脑及冠脉血流量。

【主治】颈项强痛，眩晕，胸痹等。

【剂型规格】片剂：每片含葛根总黄酮 60mg。胶囊剂：每粒 0.4g。颗粒剂：每袋 4g。滴丸剂：每粒含 0.417g 葛根。口服液：每支 10mL。

【用法用量】口服。片剂：成人一次服 5 片，一日 3 次。胶囊：一次 4 粒，一日 3 次。颗粒剂：一次 1 袋，一日 3 次。滴丸：一次 6 丸，一日 3 次。口服液：一次 10mL，一日 3 次。

【组方简介】本药由一味葛根组成，本为解肌之品。实验研究表明，葛根所含总黄酮能降低血脂和心脑血管阻力，具有改善心肌代谢，改善脑及冠状动脉循环等作用。

【临床应用】高血压所致头晕、头痛，颈项疼痛，冠心病心绞痛，早期突发性耳聋，神经性头痛以及梅尼埃综合征等，皆可选用本品。脾胃虚寒者慎用。

复方党参片

（冠参片）

【方剂组成】党参、丹参、当归、北沙参、

金果榄。

【功能】活血化瘀，益气宁心。

【主治】冠心病。

【剂型规格】片剂：每片含干浸膏0.3g或0.5g。

【用法用量】口服。一次1.5g，一日3次。

【组方简介】本方党参补中益气；丹参活血祛瘀，清心除烦；当归补血调经；北沙参养阴生津；金果榄清热解毒。全方协同，发挥活血化瘀、益气宁心之效。现代研究表明，本品具有改善大脑皮质功能，提高耐缺氧能力，增加冠脉流量的作用。

【临床应用】用于冠心病引起胸闷、心绞痛等。本品兼有补气、养阴之功，冠心病伴有动辄气急、口舌燥热者尤为适宜。

银盏心脉滴丸

【方剂组成】灯盏细辛、银杏叶、丹参、冰片等。

【功能】活血化瘀，通脉止痛。

【主治】用于瘀血闭阻引起冠心病心绞痛。症见胸闷，胸痛，心悸，气短等。

【剂型规格】滴丸：每丸25mg。

【用法用量】口服或舌下含服，一次10丸，一日3次；或遵医嘱。

【组方简介】现代药理研究表明，灯盏细辛具有抗心肌缺血、抗血小板聚集、抑制血栓形成等作用；银杏叶具有扩张冠状动脉、增加冠脉流量等作用；丹参具有改善微循环、抗动脉粥样硬化以及增加冠脉流量等作用；冰片具有清热止痛的作用。

【临床应用】用于治疗冠心病、心绞痛。

7. 化瘀通脉剂

灯盏花素片

【方剂组成】灯盏花中提纯分离出的黄酮类

有效成分。

【功能】散寒解表，活血舒筋，祛风除湿，活络止痛。

【主治】脑血管病后遗瘫痪。

【剂型规格】片剂：每片20mg。

【用法用量】口服，一次2片，一日3次，连服40天为1个疗程。

【组方简介】灯盏花散寒解表，活血舒筋，止痛。其提取物具有改善脑血循环，增加脑血流量，降低血管阻力，提高血-脑屏障通透性和抗血小板凝聚等作用。

【临床应用】本品用于治疗脑血栓、脑溢血后遗瘫痪。亦可用于冠心病心绞痛。个别患者如服药后出现皮肤瘙痒时，停药后即可自行消失。不宜用于脑出血急性期，或有出血倾向者。

灯盏细辛注射液

【方剂组成】灯盏细辛提取物。

【功能】活血化瘀，通经活络，祛风止痛。

【主治】中风后遗症，冠心病，心绞痛。

【剂型规格】注射剂，每支2mL，5mL，10mL。

【用法用量】肌内注射，一次4mL，一日2～3次。静脉滴注，一次20mL，用0.9%氯化钠注射液500mL稀释后缓慢滴注，一日1次。穴位注射，每穴0.5～1mL，多穴总量6～10mL。

【组方简介】本品为灯盏细辛乙醇提取物，具有抗血小板凝聚、改善血液流变性及微循环、增加脑血流量、抗心肌缺血、提高机体耐缺氧能力等作用。其原生药材可散寒解表，舒筋活血，止痛。

【临床应用】本品适用于脑络瘀阻，中风偏瘫，心脉痹阻，胸痹心痛。缺血性脑病、冠心病心绞痛见上述证候者可以用之。在脑出血急性期及有出血倾向时，不宜使用。

通心络胶囊

【方剂组成】人参、水蛭、全蝎、土鳖虫、蝉蜕、赤芍、冰片等。

【功能】益气活血，通络止痛。

【主治】冠心病心绞痛。

【剂型规格】胶囊剂：每粒0.38g。

【用法用量】口服，一次4粒，一日3次，4周为1个疗程。

【组方简介】方中人参大补元气，复脉固脱；水蛭、土鳖虫破血逐瘀；赤芍祛瘀止痛；全蝎、蝉蜕解痉通络；全蝎、冰片兼有止痛作用。诸药合用，共收益气活血，通络止痛之功效。

【临床应用】本品适用于心气虚乏，血瘀络阻所致胸闷，胸痛，气短乏力，心悸自汗，舌质紫暗或有瘀斑，脉细涩或结代。冠心病心绞痛见有上述症状者，可用此药。出血性疾患、孕妇及妇女经期禁用。

血栓心脉宁胶囊
（片）

【方剂组成】川芎、牛黄、麝香、水蛭、蟾酥、冰片、槐花米、毛冬青、丹参、人参茎叶皂苷。

【功能】开窍醒神，活血化瘀。

【主治】脑血栓，冠心病等。

【剂型规格】胶囊剂：每粒0.5g。片剂：每片0.41g。

【用法用量】胶囊剂：口服，一次4粒，一日3次，1个月为1个疗程。片剂：口服，一次2片，一日3次。

【组方简介】方中川芎、丹参、毛冬青、槐花米、水蛭等活血化瘀；麝香开窍行气活血，走窜通窍；冰片醒脑强心，助活血化瘀通络；人参茎叶皂苷可增强机体抵抗力，补益心气；蟾酥开

窍醒神、强心；牛黄清心开窍。据报道，麝香含麝香酮、丹参含丹参素，具有扩张脑、心血管，增加血流量及对缺氧的耐受能力，降低血脂，抑制凝血等作用。毛冬青含毛冬去甲素等，有抑制血小板凝集作用。药理实验亦表明，本品具有降低血脂和血液黏稠度，抑制血小板聚集以及延缓或抑制正常家兔实验性血栓形成等作用。

【临床应用】治疗脑血栓、冠心病心绞痛、中风后遗症、高血压、高脂血症、基底动脉供血不足等病症。孕妇禁用。

脑心清胶囊

【方剂组成】柿叶干浸膏

【功能】活血化瘀，通络止痛。

【主治】用于脉络瘀阻所致眩晕头痛，肢体麻木，胸痹心痛，胸中憋闷，心悸气短。冠心病、脑动脉硬化症见上述证候者。

【剂型规格】胶囊剂，每粒装0.3g。

【用法用量】口服。一次2～4粒，一日3次。

【组方简介】药效学试验表明：柿叶提取物能使麻醉狗冠脉血流量平均增加78.3%，冠脉阻力下降49.3%；可抑制氯化钾引起离体家兔大动脉的收缩。

【临床应用】用于冠心病心绞痛，脑动脉硬化、缺血性脑血管病等。

消栓通络片
（胶囊）

【方剂组成】川芎、丹参、黄芪、泽泻、三七、槐花、桂枝、郁金、木香、冰片、山楂。

【功能】活血化瘀，温经通络。

【主治】中风后遗症，脑血管硬化症。

【剂型规格】片剂：每片0.37g，0.38g，0.4g。胶囊剂：每粒0.35g。

【用法用量】口服。片剂：一次8片，一日3

次。胶囊剂：一次 3~6 粒，一日 2~3 次。

【组方简介】本方用三七、川芎、丹参、山楂活血化瘀以疏通脉络；槐花可清肝热，凉血降压；泽泻、桔梗清热消痰利湿；郁金、木香、冰片宣窍利气通络，并可清心降火。药理研究表明，本品能抑制血栓形成，减轻大脑局部缺血症状，具有改善大脑及心肌缺氧的作用。

【临床应用】本品适用于因风火痰湿，瘀血阻滞经络的中风后遗症及脑血管硬化症。临床表现为半身不遂，肢体麻木，口眼歪斜，精神呆滞，舌体发硬，言语謇涩，手足发凉等。纯虚证慎用。孕妇忌服。

心达康片

（胶囊）

【方剂组成】沙棘提取物。

【功能】补益心气，化瘀通脉，消痰运脾。

【主治】冠心病、高脂血症、脑血栓等。

【剂型规格】片剂：每片 5mg，10mg。胶囊：每粒 0.2g。

【用法用量】口服。片剂：一次 2 片（5mg）或 1 片（10mg），一日 3 次，3 个月为 1 个疗程。胶囊剂：一次 1 粒，一日 3 次，1 个月为 1 个疗程。

【组方简介】本品主要成分是沙棘黄酮，具有扩张冠状动脉和增加心肌血流量，降低心肌耗氧量，防止缺血性心肌损伤的作用。同时具有改善血流动力学障碍和调节微循环的作用。本品能明显降低血清总胆固醇、甘油三酯和低密度脂蛋白，防止动脉粥样硬化，并能有效地降低血液黏度和防止血小板聚集。

【临床应用】本品适用于心气虚弱，心脉瘀阻，痰湿困脾所致心慌、心悸、心痛、气短胸闷、血脉不畅等症。临床多用于冠心病心绞痛、心肌梗死、高脂血症、高凝滞血症和缺血性脑血管病等。

心脑康胶囊

【方剂组成】丹参、赤芍、制何首乌、枸杞子、葛根、川芎、红花、泽泻、牛膝、地龙、郁金、远志、九节菖蒲、酸枣仁、鹿心粉、甘草。

【功能】活血化瘀，通窍止痛。

【主治】冠心病，心绞痛。

【剂型规格】胶囊剂：每粒 0.25g。

【用法用量】口服，一次 2 粒，一日 3 次。

【组方简介】方中丹参、川芎、红花、菖蒲、地龙、牛膝、赤芍是活血化瘀，通窍止痛之基本组成；再配以葛根解肌生津；首乌益精血；枸杞子滋补肝肾；甘草缓急止痛，调和诸药。药理实验显示，本品有扩张血管，增加冠状动脉血流量的作用。

【临床应用】本品适用于冠心病心绞痛，亦可用于脑动脉硬化症治疗。

灯盏生脉胶囊

【方剂组成】灯盏细辛、人参、五味子、麦冬。

【功能】益气养阴，活血健脑。

【主治】气阴两虚，瘀阻脑络引起胸痹心痛、中风后遗症。症见痴呆，健忘，手足麻木。

【剂型规格】胶囊剂：每粒 0.18g。

【用法用量】口服，一次 2 粒，一日 3 次，饭后 30 分钟服用。2 个月为 1 个疗程，疗程可连续。巩固疗效或预防复发，一次 1 粒，一日 3 次。

【组方简介】灯盏细辛具有散寒解表，祛风除湿，活血化瘀，通经活络功效；人参可以大补元气，提高人体免疫机能；麦冬养阴生津，亦可增加人体抗病能力；五味子则有通经活络作用。

【临床应用】临床用于冠心病心绞痛、脑梗死等治疗。脑出血急性期禁用。

冠心宁注射液

【方剂组成】丹参、川芎。

【功能】活血化瘀，通脉养心。

【主治】冠心病心绞痛。

【剂型规格】注射剂：每支10mL。

【用法用量】肌内注射，一次2mL，一日1~2次。静脉滴注，一次10~20mL，用5%葡萄糖注射液500mL稀释使用，一日1次。

【组方简介】由具有"活血化瘀"功效的丹参及"血中气药"川芎精制而成，功效相佐，增强了其活血化瘀，通脉养心及行气止痛的作用。现代研究表明：本方丹参含丹参素等，可增加心肌和脑组织中的ATP含量，缩小心肌梗死范围和减轻病程，降低全血黏度，抑制血小板聚集，有扩张冠脉作用；川芎含川芎嗪、阿魏酸等，具有扩张冠脉和增加冠脉流量、抗心肌和脑缺血以及减低心肌耗氧量作用。故本方可用于心脑血管疾病。

【临床应用】主要适用于冠心病心绞痛、心肌梗死、动脉粥样硬化、脑栓塞、脑血栓形成、肺心病、肺炎、肝炎、肾炎、脉管炎、血栓性静脉炎、新生儿缺血、缺氧性脑病、骨折、外伤、月经不调、糖尿病等。

脉络通颗粒

（片）

【方剂组成】党参、当归、地龙、丹参、红花、木贼、葛根、槐米、山楂、川芎、维生素C。

【功能】行气活血，通络止痛。

【主治】胸痹引起心胸疼痛、胸闷气短、头痛眩晕及冠心病心绞痛具有上述诸症者；中风引起的肢体麻木、半身不遂等症。

【剂型规格】颗粒剂：每袋6g。片剂：每片重0.4g。

【用法用量】颗粒剂：开水冲服，搅匀后服用，一次6g，一日3次。片剂：口服，每次4片，一日2~3次，饭后服用，偶见消化道反应。

【组方简介】党参能明显增强淋巴细胞转化，起免疫调节作用。当归可以抑制血小板聚集。丹参可降低血黏度，抑制血小板聚集，改善微循环，并能调节纤溶系统，促进纤维蛋白降解及抗自由基作用，有利于减轻脑出血后的缺血性损害，有利于血肿吸收。川芎主要功效为活血行气，祛风开郁。红花具有扩张血管、增加动脉血流量、降低血管外周阻力、降低血液黏稠度、改善脑侧支循环作用，使动脉粥样硬化和血栓形成等状况得以改善。地龙可明显延缓血栓形成时间，降低血中纤维蛋白原及优球蛋白溶解时间，降低血小板聚集率，改善血液流变学。诸药合用，共奏益气活血，化瘀止痛之效。

【临床应用】临床用于治疗冠心病、肢体动脉硬化闭塞症、心肌梗死、动脉粥样硬化性心脏病引起的心绞痛，防止高血压及脑血管栓塞。孕妇及痰火内盛者忌服。

脉血康胶囊

【方剂组成】水蛭。

【功能】破血逐瘀，通脉止痛。

【主治】用于心脑血管疾病及血瘀经闭，跌打损伤。

【剂型规格】胶囊剂：每粒0.25g（相当于14个抗凝血酶活性单位）。

【用法用量】口服，一次2~4粒，一日3次。

【组方简介】药理实验表明，本品能有效抑制血栓形成和血小板黏附，明显缩短红细胞电泳时间，降低血清胆固醇及血清甘油三酯，延长血浆复钙、凝血酶原时间，改善微循环，具有较强的纤溶活性和抗凝血活性。

【临床应用】①神经内科：脑血栓、脑栓塞、脑动脉粥样硬化、短暂性脑缺血发作、椎-基底动脉供血不足。②外科：血栓闭塞性脉管炎、血栓性静脉炎、预防术后血栓形成。③心内科：冠心病、心绞痛、心肌梗死、高脂血症、肺栓塞、心脏人工瓣膜置换术后。④肾科：急、慢性肾小球肾炎、肾病综合征、肾静脉血栓。⑤其他：突发性耳聋、视网膜血管阻塞、眼底动脉硬化、糖尿病合并各种血管病变。

注射用丹参多酚酸盐

【方剂组成】丹参多酚酸盐。

【功能】活血，化瘀，通脉。

【主治】心血瘀阻证，症见胸痛、胸闷、心悸。

【剂型规格】粉针剂：每瓶 100mg（含丹参乙酸镁 80mg）、200mg（含丹参乙酸镁 160mg）。

【用法用量】静脉滴注，一次 200mg，用 5% 葡萄糖注射液 250 ~ 500mL 溶解后使用，一日 1 次，疗程 2 周。

【组方简介】临床前药理研究显示，丹参多酚酸盐在动物心肌梗死模型和心脏缺血再灌注损伤试验中，能使心肌缺血程度显著下降、心肌缺血范围缩小，减轻心肌缺血时的细胞损害，具有显著的抗心肌缺血作用。同时可降低心脏耗氧量，并能对抗 ADP 诱导的血小板聚集和抑制血栓形成，具有在治疗剂量范围内不影响心脏血流动力学功能的特点和优点。

【临床应用】常用于治疗冠心病心绞痛、缺血性中风等疾病属心血瘀阻者。

8. 活血消癥剂

大黄䗪虫丸
（胶囊）

【方剂组成】熟大黄、䗪虫（炒）、水蛭（制）、虻虫（去翅足、炒）、蛴螬（炒）、干漆（煅）、桃仁、苦杏仁（炒）、黄芩、地黄、白芍、甘草。

【功能】滋阴清热，活血破瘀，通经消癥，祛瘀生新。

【主治】瘀血内停，癥瘕积块，五劳虚极，食欲不振，面色暗黑，羸瘦，腹满，经闭等。

【剂型规格】大蜜丸：每丸 3g。小蜜丸：每丸 0.3g。水蜜丸：每 10 丸重 0.72g，一袋 18g。胶囊剂：每粒 0.4g。

【用法用量】口服，大蜜丸：一次 1 ~ 2 丸；小蜜丸：一次 3 ~ 6g，水蜜丸：一次 3g。一日 2 次，温黄酒或温开水送服。胶囊：口服，一次 4 粒，一日 3 次，4 周为 1 个疗程。

【组方简介】本品用大黄、䗪虫、水蛭、虻虫、干漆、蛴螬、桃仁等破血通经，逐瘀消癥，祛瘀生新；地黄、白芍、甘草养血和中，缓急止痛；黄芩、杏仁清热、宣肺、润肠。复方研究表明：本品有改善肝脏血液循环、回缩肝脾之功效；有促进结缔组织吸收并抑制异常增生的作用；对肝内沉淀的免疫复合物有消除作用。

【临床应用】本品广泛用于临床各科，大凡瘀血停滞，积聚坚块，阴虚有热或虚中夹实者均可应用。如用于治疗慢性活动性肝炎、亚急性重症肝炎、肝硬化、慢性胆囊炎、高血压、脑血管意外、脑炎后遗症、再生障碍性贫血、血小板减少性紫癜、肾小球肾炎、闭经、宫外孕、继发性不孕症、肠粘连、周围血管病、静脉曲张并发症或后遗症等。血虚经闭者不宜服用。孕妇禁用，若出现皮肤过敏者停服。

活血通脉胶囊

【方剂组成】水蛭提取物。

【功能】活血祛瘀，通脉止痛。

【主治】冠心病心绞痛，急性心肌梗死。

【剂型规格】胶囊剂：每粒 0.25g。

【用法用量】口服，一次 4 粒，一日 3 次。

【组方简介】本方具有破血、祛瘀、通经与活血散瘀，通脉止痛作用。现代研究表明：水蛭含水蛭素，能与血中凝血酶结合，进而显示抗凝作用。故本方可用于冠心病、心肌梗死等疾病。

【临床应用】本品用于冠心病心绞痛、急性心肌梗死、高脂血症、脑血栓及脑血栓后遗症、肾动脉硬化、肾病综合征等治疗。孕妇忌用。

鳖甲煎丸

【方剂组成】鳖甲胶、阿胶、蜂房、鼠妇虫、土鳖虫、蛸螂、硝石、柴胡、黄芩、半夏、党参、干姜、厚朴、桂枝、白芍、射干、桃仁、牡丹皮、大黄、凌霄花、葶苈子、石韦、瞿麦。

【功能】活血通络，散结化瘀，软坚消结。

【主治】适用于瘀血日久之胁下癥块。

【剂型规格】大蜜丸：每丸9g。小蜜丸：每袋6g。水蜜丸：每瓶50g。

【用法用量】口服。大蜜丸：每次2丸，小蜜丸：每次6g，水蜜丸：每次3g，一日2~3次，温开水送服。

【组方简介】本方为消癥化结之名方。以胁下癥块，触之硬痛，推之不移，舌暗无华，脉弦细为证治要点。方中鳖甲胶、土鳖虫、大黄、桃仁等破血通络，消癥，去癥结；射干清热解毒；半夏消痞散结；硝石破坚，三味均有消癥之功效；柴胡、黄芩、厚朴等疏肝泻热；党参补中益气；阿胶补血滋阴；白芍养血敛阴。诸药相合以奏活血化瘀，软坚散结之功效。

【临床应用】用于治疗肝硬化、肝脾肿大、肝癌等治疗。

复方鳖甲软肝片

【方剂组成】鳖甲、红花、郁金、黄芪、人参、虫草菌丝、灵芝、栀子等。

【功能】软坚散结，化瘀解毒，益气养血。

【主治】慢性肝炎肝纤维化，以及早期肝硬化属瘀血阻络、气血亏虚，兼热毒未尽证。症见：胁肋隐痛或肋下痞块，面色晦暗，脘腹胀满，纳差便溏，神疲乏力，口干口苦，赤缕红丝等。

【剂型规格】片剂：每片0.5g。

【用法用量】口服。一次4片，一日3次，6个月为1个疗程，或遵医嘱。

【组方简介】方中鳖甲、红花活血化瘀，软坚散结。栀子、郁金清肝泄热，以达利胆退黄、保肝降酶之目的。黄芪、人参、灵芝益气扶正，提高机体免疫力，调整血浆白球蛋白比例，增强网状细胞吞噬功能，促进胶原组织的降解。虫草菌丝已被证实有抗肝纤维化的作用。

【临床应用】适用于慢性肝炎，酒精性肝炎，脂肪肝等慢性肝病及其所致的肝纤维化。

癃开颗粒

【方剂组成】淫羊藿、黄芪、牛膝等。

【功能】补肾益气，活血化瘀。

【主治】良性前列腺增生症。症见夜尿频数，排尿困难，腰膝酸软，小腹胀痛等。

【剂型规格】颗粒剂：每袋7g。

【用法用量】口服，一次1袋，一日3次。

【组方简介】药理研究结果显示：对正常幼年小鼠前列腺生长有抑制作用；对丙酸睾丸素所致小鼠前列腺增生有明显预防作用；对植入胎鼠尿生殖窦诱发小鼠前列腺周围区域胚胎组织生长能力的重新恢复具有一定的治疗作用。

【临床应用】用于改善轻、中度中老年良性前列腺增生症属肾虚血瘀证。

9. 祛瘀化痰剂

益心丸
（胶囊）

【方剂组成】红参、牛角尖粉、蟾酥、冰片、红花、牛黄、附子（制）、麝香、三七、安息香、珍珠。

【功能】益气强心，醒神开窍，活血通络，散结祛瘀。

【主治】冠心病心绞痛，心功能不全等。

【剂型规格】丸剂：为黑色微丸，每10丸重0.22g。胶囊剂：内容物为黑色的微粒。

【用法用量】丸剂：舌下含服或吞服，一次1~2丸，一日1~2次。胶囊剂：一次2粒，一日1~2次。

【组方简介】红参含人身皂苷，具有调节中枢神经系统和心血管系统的功能；冰片含龙脑，有抗缺氧能力；红花含红花苷，可抗凝血，改善缺血缺氧性脑病；麝香含麝香酮，能增加冠脉流量和强心；附子含乌头碱，可增加心脏冠脉流量。故本品具有扩张冠状动脉，改善心肌供血，增强心肌收缩力，抑制疼痛等作用。

【临床应用】本品适用于气虚血瘀所致胸痹、心痛。症见心悸，气促，胸闷，胸痛，舌紫暗，脉涩或促、结代等。冠心病心绞痛、心律不齐、心功能不全等见有上述症状者，可用此药。孕妇忌服，月经期慎用。

脑心通胶囊

【方剂组成】黄芪、丹参、当归、川芎、赤芍、红花、乳香（炙）、没药（炙）、桂枝、全蝎、地龙、水蛭等。

【功能】益气活血，化瘀通络。

【主治】中风所致半身不遂、肢体麻木、口眼歪斜、舌强语謇及胸痹所致胸闷、心悸、气短等。

【剂型规格】胶囊剂：每粒0.4g。

【用法用量】口服，一次4粒，一日3次，或遵医嘱。

【组方简介】方中黄芪为君，补气升阳，使元气充盛，达到气行则血行之功效；水蛭破血逐

瘀，地龙活血祛瘀，全蝎解痉通络，共为臣药，以解心络之绌急；当归、川芎、丹参、红花、赤芍活血化瘀，共为佐药，助君、臣药疏通瘀阻；桂枝、牛膝温经通脉，增强逐瘀血、通经络之效。诸药合用，益心气而通心络，活血畅脉而止痛，有活血畅脉之佳效，无耗气伤血之弊端，使气旺血行，络脉畅通，胸痹心痛自除。

【临床应用】用于头痛、头晕、耳鸣、记忆力减退等症治疗。现代多用于脑血栓、脑出血、冠心病心绞痛、高脂血症、高黏（凝）血症、脉管炎、静脉及脑供血不足等病症治疗。孕妇忌服。

十二、理气剂

1. 疏肝解郁剂

加味逍遥丸

【方剂组成】牡丹皮、栀子、柴胡、白芍、当归、茯苓、白术、薄荷、甘草。

【功能】疏肝解郁，健脾养血，清热调经。

【主治】肝郁血虚，肝脾不和，化火生热证。症见胸闷胁胀，头痛目赤，食欲不振，口干口苦，脘腹作痛，少腹重坠，月经不调，舌红，苔薄黄，脉弦等。

【剂型规格】水丸：每100粒重6g。大蜜丸：每丸9g。

【用法用量】口服。水丸，一次6~9g；大蜜丸，一次1丸。一日2次，儿童减半。

【组方简介】药理试验表明，本方有解热、抗炎、抗菌、降谷丙转氨酶、利胆、抗胃溃疡、降血脂、降血压、调节子宫机能等作用。

【临床应用】本品适用于肝炎，肝硬化，胆囊炎，胆石症，消化性溃疡，高脂血症，月经不调以及中心性视网膜炎等见上述主要症状者。血寒证及虚寒体质者忌服。

逍遥丸

（颗粒）

【方剂组成】柴胡、当归、白芍（炒）、白术（炒）、茯苓、甘草（蜜炙）、薄荷、生姜。

【功能】疏肝健脾，养血调经，解郁散热。

【主治】肝郁血虚引起的肝气不舒，两胁胀痛，头晕目眩，神疲食减，月经不调。

【剂型规格】大蜜丸：每丸6g，9g。浓缩丸：每8丸相当于原生药3g。水丸：每瓶18g。颗粒（冲剂）：每袋6g，15g。

【用法用量】大蜜丸：一次1丸，一日2次。浓缩丸：一次8丸，一日3次。水丸：一次6~9g，一日2~3次。温开水送服。颗粒（冲剂）：每次6~15g，一日2~3次，开水冲服。

【组方简介】本方当归补血活血，调经止痛；芍药养血平肝；茯苓、白术、甘草、生姜健脾和中；柴胡疏肝解郁，薄荷疏散风热。诸药协同，共达疏肝解郁，健脾调经之功。本品对实验性肝炎（大鼠）能减轻肝细胞的脂肪性变及退行性变；恢复期中，能使肝细胞再生。

【临床应用】本品适用于因肝郁、血虚、脾弱所致的胁痛、郁证、乳癖、月经不调、内眼病等。可治疗肝胆系统疾病、冠心病、心肌梗死、溃疡病等。孕妇忌服。忌生冷、辛辣、油腻食物。

肝爽颗粒

【方剂组成】党参、柴胡（醋制）、白芍、当归、茯苓、白术（炒）、枳壳（炒）、蒲公英、虎杖、夏枯草、丹参、桃仁、鳖甲（烫）。

【功能】疏肝健脾，清热散瘀，保肝护肝，软坚散结。

【主治】肝气郁结证兼脾虚者。

【剂型规格】颗粒剂，每袋装3g。

【用法用量】口服。一次3g，一日3次。

【组方简介】方中醋柴胡疏肝解郁，以和肝用；白芍、当归养血和血，以养肝体；白术、茯苓、党参健脾祛湿，益气和中，共为君药。虎杖、丹参、桃仁、蒲公英凉血活血，化瘀通络，消痈散结，为辅药。佐以鳖甲通利血脉，软坚散结；夏枯草清肝火，散瘀结；枳壳宽中理气，消积化滞。诸药共用，共达疏肝健脾，软坚散结之效。

【临床应用】急、慢性肝炎，肝硬化，肝功能损害。

柴胡疏肝丸

【方剂组成】茯苓、枳壳、豆蔻、白芍、甘草、香附、陈皮、桔梗、厚朴、山楂、防风、六神曲、柴胡、黄芩、薄荷、苏梗、木香、槟榔、三棱、大黄、青皮、当归、姜半夏、乌药、莪术。

【功能】疏肝理气，消胀止痛，解郁散结。

【主治】肝气不舒所致胁痛，纳呆，腹胀，乳癖，痛经等。

【剂型规格】蜜丸：每丸10g。

【用法用量】口服。一次1丸，一日2次。

【组方简介】本方用柴胡、香附、陈皮、枳壳疏肝行气，白芍养血柔肝，薄荷疏散风热，当归活血止痛，配伍其他活血柔肝、解郁止痛诸药，使肝气条达，血脉通畅，疼痛得消，寒热得除。

【临床应用】本丸适用于肝郁气滞血瘀所引起的胸胁痞闷，食滞不消，胁肋作痛，乳房肿块，经行腹痛等。西医诊断为慢性肝炎，慢性胃炎，胁间神经痛，乳腺小叶增生等，见有上述症状者皆可选用。

舒肝丸

（片、散、颗粒）

【方剂组成】川楝子、延胡索（醋制）、白芍（酒炒）、片姜黄、木香、沉香、豆蔻仁、砂仁、厚朴（姜制）、陈皮、枳壳（炒）、茯苓、朱砂。

【功能】疏肝健胃，理气止痛，开郁消结。

【主治】肝郁气滞，脘腹胀满，两肋胀痛，嘈杂呕吐，嗳气泛酸。

【剂型规格】大蜜丸：每丸6g。片剂：每片重0.6g。散剂：每袋10g。颗粒剂：每袋10g（含糖型），3g（低糖型），每袋相当于原药材10g。

【用法用量】口服。大蜜丸：一次1丸，一日2次。片剂：一次4~6片，一日2次。小儿酌减。散剂：口服，一次10g，一日2次，开水或生姜汤送服。颗粒剂：口服，一次1袋，一日2次，用温开水或姜汤送服。

【组方简介】方中白芍养血，柔肝止痛；川楝子疏肝行气止痛；砂仁、豆蔻仁、陈皮疏通脾胃之气，和胃降逆；木香、沉香降气，温中，止痛，消食；枳壳、厚朴消胀除满；延胡索活血止痛；姜黄破血行气；茯苓健脾；朱砂安神平肝。诸药配伍，共奏疏肝利气，和胃止痛之功。

【临床应用】本品主要用于因肝气郁滞引起的胁肋胀满疼痛、脘腹胀满、攻撑作痛，脘痛连胁，呕吐酸水，嗳气频作等。急慢性胃炎、溃疡病、胃神经官能症、肋间神经痛、慢性肝炎、慢性胆囊炎、胆石症等，表现为湿邪偏盛的胁肋疼痛，以及肝胃不和之胁痛腹胀，均可应用。孕妇慎用。

四逆散

【方剂组成】柴胡、白芍、枳壳、甘草。

【功能】散泄郁热，疏肝理脾。

【主治】热郁于里而四肢反凉的郁热证，以及肝胃不和所致之胃痛、腹痛。

【剂型规格】散剂：每包9g。

【用法用量】口服，一次9g，一日2次，泡或炖，取汤服。

【组方简介】方中柴胡和解退热，疏肝理郁；白芍柔肝止痛，平抑肝阳；枳壳理气宽胸，消胀除痞；甘草清热解毒，缓急止痛。药理试验表明，

本品具有解痉，抗溃疡，保肝，抗炎，镇静，镇痛以及诱生干扰素等作用。

【临床应用】本品适用于热厥手足不温，胸胁痞满，下利腹痛，以及肝胃不和所致胃痛、腹痛。现代临床多以四逆散加减治疗肝炎、胆囊炎、胆石症、乳腺炎、胃炎、溃疡病、肋间神经痛、神经官能症等疾患。肝血虚者不宜用；阳虚寒厥者禁用。

乙肝益气解郁颗粒

【方剂组成】柴胡、枳壳、白芍、橘叶、丹参、黄芪、党参、桂枝、茯苓、刺五加、瓜蒌、法半夏、黄连、决明子、山楂、北五味子等。

【功能】益气化湿，疏肝解郁。

【主治】肝郁脾虚型慢性肝炎。

【剂型规格】颗粒剂：每袋10g。

【用法用量】开水冲服，一次20g，一日3次。3个月为1个疗程。

【组方简介】本品具有降低转氨酶、麝香草酚浊度和硫酸锌浊度，保护肝细胞及减轻肝细胞脂肪变性的作用。此外，本品可刺激胸腺生长、对抗萎缩，有增强免疫功能的作用。

【临床应用】本品能明显改善慢性肝炎患者临床症状及肝功能，可降低转氨酶，降浊度、降血胆红素，调整蛋白等。对表面抗原转阴亦有效，并有抑制乙肝病毒作用。肝胆湿热、邪实证者忌用；忌烟、酒、油腻。

越鞠丸

【方剂组成】香附、川芎、山栀、苍术、神曲。

【功能】行气解郁。

【主治】气、血、火、痰、湿、食六郁之证。

【剂型规格】水丸：每100丸重9g。

【用法用量】口服。成人一次6~9g，一日

2 次。

【组方简介】本方以香附行气解郁，以治气郁为主药。川芎活血行气，以治血郁；栀子清热除烦，以治火郁；苍术燥湿健脾，以治湿郁；神曲消食和中，以治食郁，均为辅药。现代研究显示：本方香附含黄酮苷等，具有增加胆汁分泌、护肝、镇痛、健胃等作用；山栀含栀子苷等，能保肝利胆，有抗菌止泻作用；苍术含苍术醇等，可抗胃溃疡、调节胃肠运动。故本方可治疗慢性肝炎和胃肠不适。

【临床应用】运用本丸的基本指征是：胸膈痞闷，脘腹胀满，胸胁疼痛，饮食不化，呕恶嗳气，嘈杂吞酸。西医诊断为神经官能症、胃和十二指肠溃疡、慢性肝炎、更年期综合征、月经不调等属郁证者，皆可选用。虚证郁滞者，不宜单服本药。

九味肝泰胶囊

【方剂组成】三七、郁金、蒺藜、姜黄、大黄（酒制）、黄芩、蜈蚣、山药、五味子。

【功能】化瘀通络，疏肝健脾。

【主治】用于气滞血瘀兼肝郁脾虚所致的胁肋痛或刺痛，抑郁烦闷，食欲不振，食后腹胀脘痞，大便不调，或胁下痞块等。

【剂型规格】胶囊剂：每粒 0.35g。

【用法用量】口服，一次 4 粒，一日 3 次；或遵医嘱。

【组方简介】药理研究表明其抑制 HBV - DNA 作用显著，且无反跳，用药安全，能诱生人体白细胞干扰素（IFN）。

【临床应用】用于治疗慢性乙型肝炎及 HBV 携带者。

木香顺气颗粒

【方剂组成】木香、砂仁、香附（醋制）、槟榔、甘草、陈皮、厚朴（制）、枳壳（炒）、苍术（炒）、青皮（炒）。

【功能】行气化湿，理气止痛，健脾和胃。

【主治】脘腹胀痛，恶心，嗳气。

【剂型规格】颗粒剂：每袋 15g。

【用法用量】口服，一次 1 袋，一日 2 次，3 天为 1 个疗程。

【组方简介】方中木香行气止痛，健脾消食；槟榔、枳壳理气行滞；香附、青皮疏肝解郁；砂仁温脾开胃；苍术燥湿健脾；厚朴下气除满；陈皮理气和胃；甘草补脾益气，调和诸药。全方调畅气机，脾胃运化复常。小鼠炭末推进试验表明，本品可促进小肠推进性运动；豚鼠肠管悬吊法表明，本品增强在体回肠收缩；本品适当剂量，可提高大鼠胃液中游离酸和总酸含量。

【临床应用】用于治疗慢性胃炎、胃溃疡等属脾胃气滞证者。

2. 疏肝和胃剂

气滞胃痛颗粒
（片）

【方剂组成】柴胡、枳壳、白芍、甘草、香附、延胡索等。

【功能】行气疏肝，理气止痛。

【主治】胃痛，腹痛，胁痛等。

【剂型规格】颗粒剂：每袋 10g，片剂。

【用法用量】颗粒剂：口服，一次 1 袋，一日 2 次，开水冲化服，或遵医嘱。片剂：口服，一次 6 片，一日 3 次。

【组方简介】柴胡调达肝气，疏理气滞；香附疏肝解郁，理气止痛；枳壳理气宽中，消胀除满；延胡索活血止痛；白芍补血敛阴，柔肝止痛；甘草调和诸药。现代研究表明：本方柴胡含柴胡皂苷等，具有解热镇痛、抗炎、增强免疫的功能；枳壳含柠檬烯等，既可抑制动物离体肠管，又可使犬胃肠平滑肌增加收缩节律；延胡索含延胡索碱等，具有镇痛、镇静等作用。故本方可治疗腹痛等痛症。

【临床应用】本品多用于治疗胃痛、腹痛、胁痛等诸种痛证。

胃苏颗粒

（冲剂）

【方剂组成】紫苏梗、香附、陈皮、佛手、香橼、枳壳、槟榔、鸡内金（制）等。

【功能】理气消胀，和胃调中，解郁止痛。

【主治】慢性胃炎、消化性溃疡病等。

【剂型规格】颗粒（冲剂）：每袋5g（无糖型）、15g。

【用法用量】口服，一次1袋，一日3次，开水冲服。15天为1个疗程，可服1～3个疗程或遵医嘱。

【组方简介】方中苏梗顺气开郁和胃；香附解郁理气；陈皮理气化湿，和胃调中；佛手疏肝和胃，理气消胀止痛。诸药配合，具有疏肝理气、和胃通降、消胀止痛作用。

【临床应用】本品用于治疗慢性浅表性胃炎、胃及十二指肠球部溃疡、萎缩性胃炎等。孕妇忌服；阴虚内热、气郁化火及其他热证不宜用。服药期间避风寒。

猴头健胃灵片

【方剂组成】猴头菌培养物浸膏、海螵蛸、延胡索（制）、白芍（制）、香附（制）、甘草（制）。

【功能】舒肝理气，和胃止痛。

【主治】用于肝胃不和，胃脘胁肋胀痛，呕吐吞酸。慢性胃炎、胃及十二指肠溃疡见属上述证候者。

【剂型规格】片剂，每片重0.38g。

【用法用量】口服。一次4片，一日3次。

【组方简介】方中猴头菌培养物浸膏可舒肝和胃，理气止痛，为君药；香附疏肝理气止痛为臣药；海螵蛸制胃酸以止痛，白芍养血柔肝止痛，延胡索活血以行气，共为佐药；甘草调和诸药为使药。全方配伍，共达舒肝理气，和胃止痛之功。

【临床应用】急性胃炎、浅表性胃炎、萎缩性胃炎、慢性胃炎、胃及十二指肠溃疡。忌酒及辛辣、生冷、油腻食物；忌愤怒、忧郁，保持心情舒畅。

元胡止痛片

（胶囊、软胶囊、滴丸、颗粒、口服液）

【方剂组成】延胡索（醋制）、白芷。

【功能】通窍止痛，活血散风。

【主治】气滞血瘀所致的胃痛、胁痛、头痛及月经痛等。

【剂型规格】片剂：基片0.3g，相当于原生药0.67g。胶囊剂：每粒0.25g。软胶囊：每粒0.5g。滴丸：每丸50mg。颗粒剂：每袋5g。口服液：每支10mL。

【用法用量】片剂：口服，一次4～6片，一日3次。胶囊剂：口服，一次4～6粒，一日3次。软胶囊：口服，一次2粒，一日3次。滴丸：口服，一次20～30丸，一日3次。颗粒剂：一次一袋，一日3次，开水冲服。口服液：口服，一次10mL，一日3次。或遵医嘱。

【组方简介】延胡索理气活血止痛；白芷散寒、通窍、止痛，与延胡索配伍增强理气止痛作用。实验表明，延胡索具有良好镇痛、镇静作用。

【临床应用】本品多用于由气滞及血瘀所致的多种疼痛病症，如胃脘痛、胁痛、头痛、痛经、胸痹等。孕妇禁用；虚证痛经忌用；颗粒剂因含糖，故糖尿病患者禁用。

健胃愈疡片

（颗粒）

【方剂组成】柴胡、党参、白芍、延胡索、白及、珍珠层粉、青黛、甘草等。

【功能】疏肝健脾，解痉止痛，止血生肌。

【主治】肝郁脾虚，肝胃不和型消化性溃疡活动期。

【剂型规格】片剂：每片 0.3g，0.5 g。颗粒剂：每袋 3 g。

【用法用量】片剂：口服，一次 4～5 片，一日 4 次。颗粒剂：口服，一次 3 g，一日 4 次，用开水冲服。

【组方简介】本方中柴胡散发疏肝，党参补中益气、健脾，白芍养血、柔肝、止痛，延胡索活血止痛，珍珠层粉、白及收敛生肌，青黛泻热，甘草调和诸药。全方协同，收解痉止痛、生肌健脾之效。本品对大白鼠实验性胃溃疡模型有促进溃疡愈合的作用。

【临床应用】本品用于治疗胃脘胀痛，嗳气吐酸，烦躁不食，腹胀便溏等。有出血性疾病及出血倾向者忌用。

摩罗丹

【方剂组成】百合、茯苓、玄参、乌药、泽泻、麦冬、当归、白术（麸炒）、茵陈、白芍、石斛、九节菖蒲、川芎、三七、地榆、延胡索（醋炙）、蒲黄、鸡内金（炒香）。

【功能】健胃降逆，益脾除满，通络止痛。

【主治】本方适用于脾胃虚弱，健运失职所引起的胃痛，胀满，痞闷，纳呆，嗳气，烧心等。

【剂型规格】蜜丸：每丸 9g。小蜜丸：每 55 粒约重 9g。

【用法用量】口服。蜜丸：一次 1～2；小蜜丸：一次 55～110 粒。一日 3 次，饭前用米汤或温开水送下，或遵医嘱。

【组方简介】本方用补脾健胃，消食磨坚之白术、鸡内金为主药。茯苓扶脾利湿；泽泻善逐三焦、膀胱之水；当归、白芍、三七、蒲黄、地榆有养血补血，止血祛瘀之功；延胡索和血止痛；乌药可通理上下诸气，共为辅药。百合、石斛、茵陈、九节菖蒲可养胃生津兼除胃中虚热，为之佐使。药理试验显示，本方有增加胃分泌功能、抗胃溃疡作用。

【临床应用】慢性萎缩性胃炎、慢性胃炎、消化不良等见上述症状者。忌油腻厚味及生冷食物。

三九胃泰胶囊

（颗粒）

【方剂组成】三桠苦、黄芩、九里香、两面针、木香、茯苓、白芍、地黄。

【功能】行气散瘀，消炎止痛，理气健胃。

【主治】各型慢性胃炎。

【剂型规格】胶囊剂：每粒 0.5g。颗粒剂：每包 20g。

【用法用量】胶囊剂：口服，一次 2 粒，一日 3 次。颗粒剂：一次 1 包冲服，一日 2 次。小儿酌减。15 日为 1 个疗程，一般 3～4 个疗程。

【组方简介】方中三桠苦清热解毒，燥湿止痒；九里香活血散瘀，行气止痛；两面针祛风止痛；茯苓健脾利水；黄芩清热泻火；白芍养血、柔肝、止痛；地黄清热凉血；木香行气止痛，温中和胃。诸药协同，共奏消炎止痛，理气健胃之效。药理试验显示，本品对消除或减轻急慢性炎症，改善组织超微结构，促进上皮细胞再生、修复等有良好作用。

【临床应用】本品适用于上腹隐痛，饱停，反酸、恶心、呕吐，纳减，嘈杂等。浅表性胃炎、糜烂性胃炎、萎缩性胃炎等慢性胃炎见有上述症状者均可用之。胃阴虚患者慎用。

香砂枳术丸

【方剂组成】白术、枳实、木香、砂仁。

【功能】健脾养胃，益气消痞。

【主治】胃脘痛，泄泻等。

【剂型规格】水丸：每50粒重3g。

【用法用量】口服。一次6~9g，一日2~3次，空腹温开水送服。

【组方简介】方中白术健脾益气，燥湿利水；枳实破气消积，化痰散痞；木香行气止痛，温中和胃；砂仁芳化湿浊。全方协同，健脾养胃，益气消痞。

【临床应用】本方适用于因气滞，湿阻引起的脘腹痞闷、食欲不振、肠鸣泄泻、大便溏软等症。西医诊断为胃下垂，胃肠神经官能症，慢性胃肠炎，消化不良等可辨证选用此药。舌红无苔，口干咽燥等阴虚者忌服。

枳术丸

（颗粒）

【方剂组成】枳实（炒）、白术（炒）、荷叶等。

【功能】健脾化食，益气燥湿，强胃消积。

【主治】脾胃虚弱，消化不良，脘腹胀满。

【剂型规格】水丸：每袋6g，12g，15g。颗粒：每袋6g。

【用法用量】丸剂：口服，一次6g，一日2次。颗粒剂：口服，一次6g，一日2次，开水冲服，1周为1个疗程。

【组方简介】白术甘温补脾胃之元气，其苦味除胃中之湿热；枳实泄心下痞闷，消化胃中食。两药合用，是治疗脾胃气虚、消化不良的食积证主方。实验证明，枳实对胃肠造瘘犬的胃肠道平滑肌有兴奋作用，能使胃肠运动收缩节律增强而有力；白术有强壮作用，还有利尿、降低血糖及

保护肝脏、防止肝糖原减少的作用。

【临床应用】本品用于脾胃运化失调，饮食停滞诸症。胃下垂、胃神经官能症、慢性胃炎、胃肌无力、消化不良、肝炎等，辨证属脾虚停食，气机受阻者均可应用。阴虚者慎用。孕妇禁服。

左金丸

（片、胶囊）

【方剂组成】黄连、吴茱萸。

【功能】泻火清肝，和胃止痛，降逆止呕。

【主治】肝火犯胃，胁肋胀痛，口苦嘈杂，恶心呕吐，怨热饮食。

【剂型规格】水丸：每袋18g。胶囊剂：每粒0.35g。片剂：每片（片芯）0.4g。

【用法用量】口服，水丸：一次3~6g，一日2次，温开水送服。小儿酌减。胶囊剂：饭后口服，一次3粒，一日2次，15天为1个疗程。片剂：口服，一次8片，一日2次；或遵医嘱。

【组方简介】本方黄连清热燥湿，用量六倍于吴茱萸为主药；吴茱萸散寒止痛，降逆止呕，并反制黄连苦寒败胃之弊。两药一寒一温，一苦一辛，相反相成，从而达到清肝泻火、降逆止呕、止呕制酸等功效。现代研究表明：本方黄连含小檗碱，有抗菌作用；吴茱萸含生物碱、喹诺酮碱等，具有抗菌、解除胃肠痉挛、镇痛等作用。故本方可治疗胃痛和痢疾等。

【临床应用】本品临床多用于胃脘痛、泄泻和痢疾。急慢性胃炎、胃及十二指肠溃疡和急性肠炎、细菌性痢疾均可用。尚可治疗急、慢性肝炎，胆结石症，妊娠反应呕吐、吞酸等。孕妇及体虚无热者忌服；肝胃阴虚血燥者不宜使用。

沉香化气丸

【方剂组成】沉香、木香、广藿香、香附（醋制）、砂仁、陈皮、莪术（醋制）、六神曲、

麦芽（炒）、甘草。

【功能】疏肝利气，破积导滞，开胃进食。

【主治】肝胃气滞，脘腹胀痛，胸闷痞满，食减泛酸，恶心呕吐。

【剂型规格】水丸：每100粒6g，每袋12g。

【用法用量】口服，一次3～6g，一日2次。空腹，温开水送服，或遵医嘱。

【组方简介】本品香附行气止痛，解肝郁；沉香、木香行气止痛，温中和胃；陈皮宽中降逆，疏通脾胃气滞；广藿香、砂仁化湿和胃；六神曲、麦芽消食导滞；莪术行气破血，消积止痛；甘草调和诸药。全方共达疏肝利气，开胃进食之效。实验表明，本品中的木香、广藿香、香附、陈皮、莪术、甘草均有抑菌作用，其中木香、香附、砂仁、莪术、甘草有止痛作用。

【临床应用】本品适用于肝胃气滞所致的恶心呕吐、胸闷痞满、嗳气吞酸、不思饮食等症。急、慢性胃炎、胃及十二指肠球部溃疡、胃神经官能症、慢性肝炎、慢性胆囊炎、神经性呕吐等病，均可辨证使用本药。孕妇及气虚体弱者慎用；脾胃虚弱、纯虚无实者及阴虚火旺、胃阴亏虚者，不宜服用。

加味左金丸

【方剂组成】黄连（姜炙）、吴茱萸（甘草炙）、黄芩、柴胡、木香、香附（醋制）、郁金、白芍、青皮（醋制）、枳壳（去瓤麸炒）、陈皮、延胡索（醋制）、当归、甘草。

【功能】清肝泻火，降逆止痛。

【主治】胃脘胀满，痛连两胁，胸闷嗳气，心烦易怒，嘈杂吐酸，口干口苦；胃热嘈杂，兼恶心吐酸，口渴喜冷，或似饥非饥，胸闷不思饮食，或胸闷痰多，多食易饥；呕吐吞酸，嗳气频作，胸胁满痛、烦闷不舒；嗳气胸闷，口渴唇干，腹胀食少，呕吐痰涎，大便不畅，小便黄少。

【剂型规格】水丸剂：每100粒重6g。

【用法用量】口服：成人一次9g，一日3次，空腹温开水送下。7岁以上儿童服成人量的1/2；3～7岁服成人量1/3。

【组方简介】本方由"左金丸"加味组成。左金丸功能清肝泻火，燥湿和胃，降逆止呕。黄连、吴茱萸之比为6∶1，重用黄连之苦寒，泻肝胃之火，燥湿化痰为主药，少佐吴茱萸之辛热，以开郁降逆止呕。药只两味，一寒一热，辛开苦降，以治肝胃郁火，胃失和降，痰湿内聚，逆而上冲所致嗳气吞酸、口苦胀痛等症。黄连对多种病原微生物都有杀灭或抑制作用，增强网状内皮系统吞噬能力，能提高人体免疫功能。吴茱萸温中止痛，理气燥湿，治呕逆吞酸、脘腹胀满等症，有健胃抗菌及抗幽门螺杆菌等作用。在此方基础上再加黄芩、木香、枳壳、党参、黄芪、陈皮、白术、甘草等药组成本方。其中黄芩苦寒助黄连以加强泻火燥湿作用，能解痉，镇痛抗炎，黄芩、黄连对幽门螺杆菌有显著抑杀作用。木香行气消胀，解痉止痛，和胃止呕，能抗菌及抑杀幽门螺杆菌，降低胃蛋白酶活性，抑制胃酸分泌。党参、黄芪补中益气，健脾和胃，增强网状内皮系统吞噬能力。枳壳破气消胀，祛湿消痰，缓解疼痛，兴奋胃肠，增强蠕动。陈皮理气燥湿化痰，白术补脾益胃、燥湿和中，甘草和中缓急，这三味药均能增强机体的抗病能力。白术有增强网状内皮系统的功能，甘草具有保护胃黏膜屏障的作用，对幽门螺杆菌有抑杀作用。本方多数中药都具有抑杀幽门螺杆菌作用，所以对幽门螺杆菌阳性者疗效明显，对慢性浅表性胃炎也有较好疗效。

【临床应用】用于胃酸过多（首选一线用药）、胃食管反流病、胆汁反流性胃炎、急慢性胃炎之胃痛（肝气犯胃/肝火犯胃证）、糜烂性胃炎（配合燥湿清热药物）、萎缩性胃炎（可抑制癌前病变）、急慢性胆囊炎及肠炎泄泻。

健胃消炎颗粒

【方剂组成】党参、茯苓、白术（麸炒）、白芍、丹参、赤芍、白及、大黄、木香、川楝子、乌梅、青黛。

【功能】健脾和胃，理气活血。

【主治】脾胃不和所致的上腹疼痛，痞满纳差。

【剂型规格】颗粒剂：每袋 10g。

【用法用量】饭前开水冲服，一次 20g，一日 3 次。

【组方简介】方中党参、白术、茯苓健脾益气，增强机体免疫力；丹参、赤芍、大黄能活血化瘀，改善胃黏膜局部微循环，可使血液流速加快，血黏度降低；白芍、木香、川楝子有疏肝理气止痛之功效；白及、青黛去腐消肿生肌，乌梅酸涩收敛，甘养胃阴。

【临床应用】主治慢性胃炎，见上腹疼痛、食欲减退、餐后饱胀、泛酸等。脾胃虚寒或寒湿中阻者不宜服用。

荆花胃康胶丸

【方剂组成】土荆芥、水团花。

【功能】理气散寒，清热化瘀。

【主治】用于寒热错杂，气滞血瘀所致的胃脘胀闷、疼痛、嗳气、反酸、嘈杂、口苦。

【剂型规格】胶丸剂：每粒 80mg。

【用法用量】口服，最好饭前服，一次 2 粒，一日 3 次。

【组方简介】土荆芥为君药，其性辛温，能散寒、理气。因温能使客于胃肠之寒邪除，气机得以通畅，脾胃渐运，脘痛则止，腹胀则除。水团花活血化瘀，使气行瘀散，气血和畅则疼痛消失；又具止血生肌、清热利湿之效，故能促进溃疡愈合，其性微寒，可缓土荆芥辛温之烈，为本

方佐使。两药配合，共奏理气散寒、止痛、清热化瘀、生肌之功。

【临床应用】用于治疗由幽门螺杆菌感染引起的胃炎、消化性溃疡。

舒肝健胃丸

【方剂组成】柴胡、香附、白芍、厚朴、陈皮、豆蔻、神曲、鸡内金、莱菔子。

【功能】疏肝健胃，开郁消积。

【主治】肝郁犯胃，气机中阻，宿食内停所致的脘腹胀满、两胁胀痛、嗳腐吞酸、恶心呕吐、舌苔白腻、脉弦滑。

【剂型规格】蜜丸：每丸 3g

【用法用量】口服，成人一次 1 丸，一日 3 次，饭前温开水送服。7 岁以下一次半丸，一日 3 次；3 ~ 7 岁一次 1/4 ~ 1/3 丸，一日 3 次。

【组方简介】本方以柴胡、香附疏肝解郁；白芍养血柔肝，缓急止痛；厚朴、陈皮、豆蔻理气和胃，健脾燥湿；神曲、内金、莱菔子消食化积。诸药伍用，共奏疏肝解郁、健脾和胃、理气止痛之功。现代研究表明：本方柴胡含柴胡皂苷等，有解热、镇痛、镇静、抗炎作用；香附含黄酮苷等物质，有麻醉、增加胆汁分泌、抗菌、健胃、排除消化道积气等作用；神曲含酵母菌、维生素 B、苷类，可消食；鸡内金含胃蛋白酶，淀粉酶等，具有促进胃液分泌、助消化等功能；莱菔子含脂肪油、挥发油、莱菔素等，可抗菌消食。

【临床应用】主要用于治疗慢性胃炎、胃溃疡、消化不良、慢性肝炎、胆囊炎等。

胃康灵胶囊

【方剂组成】白芍、白及、甘草、茯苓、延胡索（醋）、海螵蛸、三七、颠茄浸膏。

【功能】柔肝和胃，缓急止痛。

【主治】慢性浅表性胃炎引起的胃脘疼痛。

【剂型规格】胶囊剂：每粒 0.4g。

【用法用量】口服，一次 4 粒，一日 3 次。饭后服用。

【组方简介】本方中三七有祛瘀止血、消肿止痛作用，其所含三七皂苷 A、B，能缩短凝血时间，并使血小板增加。白及有收敛止血、消肿生肌作用，其所含白及胶质，有碱性中和胃酸及收敛止血作用。延胡索有活血行气止痛作用，其所含去氢延胡索素能抑制胃酸分泌和减少胃蛋白酶的含量。海螵蛸（乌贼骨）含碳酸钙、氧化钙和胶质，有碱性中和胃酸及收敛止血作用。颠茄浸膏含莨菪碱，能解除平滑肌痉挛，改善微循环，抑制胃酸分泌。白芍、茯苓及甘草均有抑制革兰阴性杆菌和解毒作用，对平滑肌有解痉作用。白芍和茯苓安神镇静，白芍疏肝理气，甘草补脾益气，茯苓利水消肿，共奏和胃止痛之功。

【临床应用】用于胃、十二指肠溃疡，急慢性、糜烂性胃炎，萎缩性、浅表性胃炎，胃出血等。

枳术宽中胶囊

【方剂组成】白术（炒）、枳实、柴胡、山楂等。

【功能】健脾和胃，理气消痞。

【主治】用于胃痞（脾虚气滞）见呕吐、反胃、纳呆、反酸等症，以及功能性消化不良见以上症状者。

【剂型规格】胶囊剂：每粒 0.43g。

【用法用量】饭前服用。一次 3 粒，一日 3 次，疗程为 2 周。

【组方简介】君药白术，健脾化湿；臣药枳实，下气导滞，消痞除满。佐药柴胡，既升和脾胃之清气，又疏理肝气之郁结，与枳实相伍，升清降浊，使气机和畅；佐药山楂，消食健脾，与白术合用，以消食积助运化。诸药相伍，共奏健脾和胃、理气消痞之效。

【临床应用】本品为全胃肠动力调节药，适用于功能性消化不良、术后胃肠功能恢复、溃疡及胆石症。

十三、消导剂

保和丸

（片、颗粒、口服液）

【方剂组成】山楂（焦）、六神曲（炒）、半夏（制）、茯苓、陈皮、连翘、莱菔子（炒）、麦芽（炒）。

【功能】消积导滞，健脾和胃。

【主治】消化不良，胸膈痞满，嗳腐吞酸，不欲饮食。

【剂型规格】大蜜丸：每丸 9g。水丸：每袋 6g，12g，18g。浓缩丸：8 丸相当于原生药 3g。片剂：每片重 0.4g。颗粒（冲剂）：每袋 4g，4.5g。口服液：每支 10mL。

【用法用量】口服，大蜜丸：一次 1～2 丸；水丸：一次 6～9g，一日 2 次，小儿酌减。浓缩丸：一次 8 丸，一日 3 次。片剂：一次 4 片，一日 3 次。颗粒剂：一次 4～4.5g，一日 2 次，小儿酌减，温开水冲服。口服液：一次 10～20mL，一日 2 次，小儿酌减。

【组方简介】此方是在《丹溪心法》之"保和丸"基础上衍化而来。方中山楂为君药，消食导滞，行气健胃。六神曲消食健脾；莱菔子消食除胀；麦芽健脾开胃，行气消食；以上三味共为臣药。半夏燥湿祛痰，消痞散结；陈皮祛痰燥湿，健脾理气；茯苓健脾渗湿；连翘可清热解毒，散结，以上四味均为佐药。全方相合，使食积得消，胃气得和。现代研究表明：本方山楂主要含有机酸、黄酮等，具有扩血管、降血脂、促消化等作用；半夏含挥发油、半夏蛋白等，可抗溃疡、促进胆汁分泌；麦芽主要含淀粉酶等醇类物质，有助胃蛋白酶及胃酸分泌、降血脂等作用；六神曲含维生素 B、酵母等，有助于消化。故本方可用于消化不良。

【临床应用】本品用于治疗各种消化不良、食积停滞所致病证，以及小儿营养不良、面黄肌瘦、发热困倦，凡因饮食不节伤食致病，本方均可治之。孕妇慎用；体虚无积滞者忌服。

沉香化滞丸

【方剂组成】沉香、大黄、枳实、青皮、山楂、三棱、莪术、牵牛子、香附、五灵脂、陈皮、厚朴、木香、砂仁、枳壳。

【功能】行气和中，破积导滞，消痞除满，开胃进食。

【主治】积滞，呕吐，泄泻等。

【剂型规格】水丸剂：每袋6g。

【用法用量】口服。一次 6g，一日 2 次。儿童酌减。

【组方简介】本方中以沉香、大黄、枳实行气和中，清理肠胃，破积导滞为主药；辅以青皮、山楂、三棱、莪术、牵牛子消积化滞，泻下通降；佐以香附等其他诸药，行气宽中，止痛消痞，开胃进食。

【临床应用】本品适用于饮食停滞引起的胸膈胀满，消化不良，吞酸嘈杂，腹中胀满，大便酸臭。临床多用于小儿积滞内停，呕吐，泄泻等。西医诊断为消化不良、胃炎、肠炎、胃神经官能症等见有上述症状者，可用此药。孕妇慎服。

木香顺气丸

【方剂组成】木香、枳壳、陈皮、香附、槟榔、苍术、砂仁、厚朴、青皮、生姜、甘草等。

【功能】行气化湿，和胃消食。

【主治】气滞不舒引起的胸膈痞闷、两胁胀痛、饮食无味，以及停食积聚、饱胀嘈杂等。

【剂型规格】大蜜丸：每丸 9g。水丸：每袋

6g，9g，12g，18g。

【用法用量】口服。大蜜丸：一次 1 丸，一日 2 次。水丸：一次 6～9g，一日 2～3 次，饭前温开水送服。

【组方简介】木香理气，止痛，开胃；枳壳破气，消积，化痰；陈皮理气和胃；香附有镇痛、抗炎、降压及抑制痢疾杆菌等作用；槟榔有驱虫及行气导滞作用；苍术健脾燥湿、明目；砂仁理气、开胃、消食、安胎；厚朴燥湿、散满、下气，实验表明对多种细菌有抑制作用；甘草含甘草甜素，有促皮质激素样作用以及有抗炎、免疫、解毒、抗利尿及抗菌等作用，甘草浸膏有镇咳、祛痰、降脂、保肝、抗溃疡等作用；青皮所含挥发油能增加呼吸道分泌物排出。

【临床应用】用于治疗消化不良、急性阑尾炎术后肠胀气、早期肝硬化、慢性病毒性肝炎及胃肠功能紊乱、肠易激惹综合征、不完全肠梗阻等。中气不足、胃阴亏虚者忌用。

木香槟榔丸

【方剂组成】木香、槟榔、枳壳、陈皮、青皮、香附、三棱、莪术、黄连、黄柏、大黄、牵牛子、芒硝。

【功能】行气导滞，消积止痛，泻火通便。

【主治】脘腹胀满，消化不良，赤白痢疾。

【剂型规格】水丸剂：每100 粒重6g。

【用法用量】口服。成人一次服 6～9g，一日 2 次。7 岁以上儿童服 3～6g。

【组方简介】本方木香行气止痛，消食健脾、导积；槟榔消积、降气、行水；青皮破气消积；陈皮理气健脾；枳壳、香附行气除痞，散积消滞；大黄泻热通便；牵牛子除胀满；芒硝清火软坚；黄连、黄柏清热泻火解毒；三棱、莪术行气、消积、止痛。全方协同，共奏行气导滞、泻火通便之功。

【临床应用】本方对湿热积滞，气滞较甚而

出现便秘或腹泻不爽、腹痛、里急后重等症，但正气尚未虚者，最为适宜。西医诊断为急性胃肠炎、急性细菌性痢疾者，可选用此药。体虚非实证的虚胀及津亏大便燥结者不宜使用；孕妇忌服。

越鞠保和丸

【方剂组成】香附、栀子、苍术、川芎、神曲、木香、槟榔。

【功能】舒气解郁，和胃消食。

【主治】忧思郁结所致胸胁胀满，食欲不佳，胃脘痛，胁痛等。

【剂型规格】水丸：每100粒重6g，每袋18g。

【用法用量】口服。一次6g，一日1~2次。

【组方简介】本方是在越鞠丸的基础上，加入木香、槟榔，以增强疏肝解郁、健脾导滞、开胃消食之功效。

【临床应用】本丸适用于胃脘胀满而痛，嗳腐吞酸或呕吐不消化食物，两胁胀痛，胸闷不舒，饮食减少，嗳气频作等。西医诊断为胃肠神经官能症、胃及十二指肠溃疡、慢性胃炎、慢性肝炎等，皆可辨证选用此药。孕妇慎服。

枳实导滞丸

【方剂组成】枳实（炒）、大黄、黄连（姜汁炒）、黄芩、六神曲（炒）、白术（炒）、茯苓、泽泻。

【功能】攻积导滞，降气消痞，清热利湿。

【主治】脘腹胀痛，消化不良，大便秘结，痢疾里急后重。

【剂型规格】水丸：每袋18g。

【用法用量】口服，一次6~9g，一日2次。

【组方简介】本方由《内外伤辨惑论》三黄枳术丸加减而来。方中枳实破气、除满、散痞；大黄泻热通便；黄芩、黄连泻火解毒；茯苓、白术渗湿健脾；六神曲消食、和胃；泽泻清湿热。诸药合用，共奏攻积除滞、清利湿热之功。药理实验表明，枳实对胃肠造瘘的犬有一定兴奋作用，能使胃肠收缩有力；大黄有泻下、抗菌作用；黄连有抗菌作用等。

【临床应用】本品适用于胃肠积滞，湿热内蕴所致的消化不良，或急、慢性胃肠炎。

保儿安颗粒

【方剂组成】山楂、稻芽、使君子、布渣叶、莱菔子、槟榔、葫芦茶、孩儿草、莲子心。

【功能】健脾消滞，利湿止泻，清热除烦，驱虫治积。

【主治】小儿消化不良，肠道蛔虫症。

【剂型规格】颗粒剂：每袋10g。

【用法用量】口服。1岁小儿一次2.5g，2~3岁一次5g，4岁以上一次10g，一日2次，开水冲服。

【组方简介】方中山楂、稻芽、莱菔子消食导滞，使君子、槟榔为杀虫药。配伍其他诸药，共奏杀虫导滞之效。

【临床应用】用于小儿肉食积滞及虫积所致的厌食消瘦，胸腹胀闷，泄泻腹痛，夜睡不宁，磨牙咬指等。

陈香露（白露）片

【方剂组成】川木香、石菖蒲、大黄、甘草、陈皮、碳酸氢钠、碳酸镁、氧化镁、次硝酸铋。

【功能】理气，和胃，止痛。

【主治】脾胃气滞证。

【剂型规格】片剂：每片0.5g。

【用法用量】口服，一次2~4片，一日3次。

【组方简介】方中陈皮、木香行血和胃止痛；甘草益气健脾；大黄苦寒泻热，导滞，消食；石菖蒲辛温开窍，理气活血止痛。现代研究表明：

木香含木香内酯等挥发油，具有双向调节胃肠道、促进消化液分泌和纤维蛋白溶解功能；石菖蒲含 β - 细辛醚等挥发油，亦可促进消化液分泌，还有解痉、抗菌消炎等作用；陈皮含黄酮等成分，具有抗菌、抑制胃肠运动、助消化等药理作用。故本方可治疗胃、十二指肠溃疡等，中西药合用可增强疗效。

【临床应用】本品用于治疗胃、十二指肠溃疡，胃痛，慢性胃炎，胃酸过多。

王氏保赤丸

【方剂组成】大黄、黄连、姜淀粉、巴豆霜、川贝母、荸荠粉、天南星（制）、朱砂。

【功能】清热泻火，消食除痰，健胃平喘。

【主治】小儿乳滞疳积，感冒发热，喘咳，痰多，食欲不振，呕吐，腹泻，痰厥急惊。

【剂型规格】微丸剂（玻璃管装）：每管 120 粒，净重 0.3g。

【用法用量】口服。本品丸粒很小，哺乳期婴儿哺乳时，可将丸药附在乳头上，使丸药与乳汁一起呷下。亦可将丸药嵌在小块柔软易消化的食物中，一次咽下，但不宜用水灌服，以免停留口内舌底，不能一次吞下。

用量：6 个月以内婴儿一次服 5 粒；6 个月 ~ 3 周岁，每超过一个月加 1 粒（不足一个月者按一个月计算）；3 周岁以上，每超过 1 岁加 5 粒；8 ~ 14 岁，一次服 60 粒。一日 1 次，重症一日 2 次，或遵医嘱。

【组方简介】药理研究表明，本品具有清热化痰，抗菌消炎，补益脾胃，助消化，助长发育等功能。方中大黄泻热通便；黄连清热解毒燥湿；姜淀粉发表散寒，健胃；巴豆霜泻下逐水，温通祛积祛痰；川贝母化痰止咳；荸荠清热凉血解毒；天南星祛风止惊；朱砂清热解毒，镇心安神。诸药协同，共奏清热泻火、消食除痰、健胃的功效。

【临床应用】本品为小儿良药。成人肠胃不

清，痰湿阻滞之证也同样有效。临床用于热积便秘，多种热性感染性疾病（如大叶性肺炎、流行性脑膜炎等）的中期或极期出现便秘、胸腹满闷、高热、谵语、口渴、舌苔老黄等实热证候。

四磨汤口服液

【方剂组成】木香、枳壳、槟榔、乌药。

【功能】顺气降逆，消积止痛。

【主治】用于婴幼儿乳食内滞证，中老年气滞、食积证。

【剂型规格】溶液剂：每支 10mL。

【用法用量】口服，成人一次 20mL，一日 3 次，疗程 1 周。新生儿一次 3 ~ 5mL，一日 3 次，疗程 2 天。幼儿一次 10mL，一日 3 次，疗程 3 ~ 5 天。

【组方简介】方中木香理气，止痛开胃；枳壳破气，消积，化痰；槟榔苦辛温，消水谷，去痰癖；乌药理气疏肝。诸药合用，理气，消积，止痛。

【临床应用】用于婴幼儿乳食内滞证，症见腹胀、腹痛、啼哭不安、厌食纳差、腹泻或便秘；中老年气滞、食积证，症见脘腹胀满、腹痛、便秘；以及腹部手术后促进肠胃功能的恢复。

小儿化食丸

【方剂组成】六神曲（炒焦）、山楂（炒焦）、麦芽（炒焦）、槟榔（炒焦）、莪术（醋制）、三棱（制）、牵牛子（炒焦）、大黄。

【功能】消食化滞，泻火除胀，荡胃涤肠。

【主治】小儿胃热，食欲不振，恶心呕吐，烦躁口干，腹胀便秘。

【剂型规格】丸剂：每丸 1.5g。

【用法用量】口服，周岁以内一次 1 丸，周岁以上一次 2 丸，一日 2 次。

【组方简介】方中六神曲、山楂、麦芽为常用中药消导剂，用以消食化滞；牵牛子主治大肠风秘、气秘和虫积，利二便；莪术有行气破瘀，消积止痛作用；三棱可破血行气，消积止痛。现代药理研究表明，三棱单品煎制可加强家兔离体肠收缩，并可被阿托品拮抗。临床研究发现，小儿化食丸治疗小儿厌食效果较好，体重和食欲都增加明显，但可能与补锌小儿厌食的治疗机理有很大不同。

【临床应用】本方消食化滞，泻火通便，临床用于小儿胃热停食，肚腹胀满，恶心呕吐，烦躁口渴，大便干燥，以及小儿厌食症。无食积、无积滞者忌用；脾虚腹胀泄泻，消化不良者忌用。

一捻金

（散剂、胶囊）

【方剂组成】大黄、牵牛子（炒）、槟榔、人参、朱砂。

【功能】消食导滞，清热通便，祛痰行气。

【主治】小儿停乳停食，喘咳，多痰，便干，腹满。

【剂型规格】散剂：每袋 1.2g。胶囊剂：每粒 0.3g。

【用法用量】散剂：口服，1 岁以内一次 0.3g，1~3 岁一次 0.6g，4~6 岁一次 1g，一日 1~2 次，或遵医嘱。胶囊剂：口服，或倾出内容物，温水冲服。1 岁以内一次 1 粒，1~3 岁一次 2 粒，4~6 岁一次 3 粒。一日 1~2 次，6 岁以上请遵医嘱。

【组方简介】方中大黄和牵牛子味苦性寒，可以清肠热、通便、祛痰。辅以温性之槟榔，可以破气、导滞、下泄。再配上人参，可以补元气、助脾胃、益气生津、扶正祛邪，同时又可以防止上述三种药物作用过猛而损伤元气。朱砂清热解毒，安神定惊。现代药理研究发现，人参可以兴奋神经及内分泌系统，改善代谢、增强免疫力；大黄煎剂可以促进肠蠕动，有利于调节肠道菌群。这几味药联合使用，攻补兼施，是治疗小儿便秘

的良方。

【临床应用】治疗小儿便秘、咳喘等。本品攻下作用较强，不可过量，中病即止。体虚无实热者忌服；脾肺两虚及患慢脾风者不宜服。

十四、治风剂

1. 疏散外风剂

都梁软胶囊

（滴丸）

【方剂组成】白芷、川芎。

【功能】祛风散寒，疏风止痛，活血通络。

【主治】用于头痛属风寒瘀血阻滞脉络证。症见头胀痛或刺痛，痛有定处，反复发作，遇风寒诱发或加重。

【剂型规格】胶囊剂：每粒 0.54g。滴丸剂：每丸 30mg。

【用法用量】软胶囊：口服，一次 3 粒，一日 3 次。滴丸：口服或舌下含服。一次 6 丸，一日 4 次。

【组方简介】方中白芷祛湿、散风、止痛；川芎行气、活血。二药协同，可达活血通络，疏风止痛之效。现代药理、药效学研究结果表明：该药镇痛、抗炎、抑菌、改善血液循环、降低血液黏度方面疗效较好，不良反应小，几乎无不良反应。

【临床应用】用于治疗风寒鼻塞、偏正头痛或伴寒热等病症。具有祛风散寒，活血通络的功效。临床广泛用于血管神经性头痛、偏头痛、丛集性头痛、紧张性头痛、神经性头痛、风寒感冒类头痛、与组织结构无关的头痛、鼻渊引起的头胀痛等各种头痛病症的治疗。对阴虚阳亢、高血压引起的头痛、头晕，不宜服用；妊娠及哺乳期妇女忌服。

镇脑宁胶囊

【方剂组成】 川芎、藁本、细辛、白芷、水牛角浓缩粉、丹参、葛根、天麻。

【功能】 息风止痉，通络止痛。

【主治】 风邪上扰证。症见头痛、恶心等。

【剂型规格】 胶囊剂，每粒装0.3g。

【用法用量】 口服，一次4~5粒，一日3次。

【组方简介】 方中川芎祛风止痛，活血行气，可治少阳、厥阴头痛；藁本发散风寒，善治巅顶头痛；细辛散风寒、通鼻窍、止疼痛，善治少阴头痛；白芷发表散寒，通窍止痛，善治阳明头痛，四药合为主药。辅以水牛角清热凉血解毒，丹参活血化瘀，葛根发表解肌，天麻息风止痉，祛风止痛。诸药合用，共奏息风通络止痛之功。药理研究表明，镇脑宁胶囊可作用于中枢神经系统，具有镇痛、镇静及解痉作用，因而可有效用于头痛的治疗。

【临床应用】 内伤头痛伴有恶心、呕吐、视物不清、肢体麻木、头昏、耳鸣等症，以及高血压动脉硬化、血管神经性头痛。外感头痛者忌用。阴虚阳亢者慎用。本品含有细辛，不宜久服。

头风痛胶囊

【方剂组成】 白芷、川芎、绿茶。

【功能】 祛风止痛。

【主治】 用于偏头痛，眉棱骨痛。

【剂型规格】 胶囊剂：每粒0.5g。

【用法用量】 口服，一次2~3粒，一日2次。

【组方简介】 药理试验表明，本品可减少小鼠自发活动次数，延长阈剂量戊巴比妥钠催眠小鼠的睡眠时间。抑制二甲苯所致小鼠耳肿胀和小鼠棉球肉芽增生，延长醋酸所致小鼠扭体疼痛的潜伏期，减少扭体次数。能减少大脑中动脉结扎致实验性脑缺血犬的脑组织缺血区重量，对犬大

脑中动脉平均血流速度和峰值流速有一定升高作用。能促进滴加盐酸肾上腺素小鼠肠系膜毛细血管交点开放数，改善肠系膜微循环血流态，对抗肾上腺素所致小鼠系膜微动脉和微静脉血管收缩。本品还可降低血瘀模型大鼠高切全血黏度和血浆黏度。

【临床应用】 本品祛风止痛，标本兼治；镇静解痉，清神醒脑，缓解神经紧张。适用于风寒之邪引起的头痛，鼻渊头痛，风湿头痛，神经性头痛等。

消眩止晕片

【方剂组成】 火炭母、鸡血藤、姜半夏、白术、天麻、丹参、当归、白芍、茯苓、木瓜、枳实、砂仁、石菖蒲、白芷。

【功能】 豁痰，化瘀，平肝。

【主治】 用于脑动脉硬化患者因肝阳夹痰瘀上扰所致眩晕症。

【剂型规格】 片剂：每片0.35g。

【用法用量】 口服，一次5片，一日3次，4周为1个疗程。

【组方简介】 药理研究表明，本品对实验动物脑缺血有良好的保护作用，能抑制脑水肿形成，改善脑血管通透性，减轻脑组织病理改变；有明显的对抗正加速脑晕的作用，并对中枢神经系统有一定抑制作用，可减轻由于眩晕给患者带来的烦躁与惊恐不安情绪。

【临床应用】 临床用于治疗眩晕证（脑动脉硬化、椎-基底动脉供血不足等）。孕妇慎用。

2. 平肝息风剂

牛黄降压丸
（片）

【方剂组成】 羚羊角、珍珠、水牛角浓缩粉、

牛黄、冰片、白芍、党参、黄芪、草决明、川芎、黄芩素、甘松、薄荷、郁金。

【功能】清心化痰，镇静降压，清热醒脑，开窍止痛。

【主治】高血压。

【剂型规格】小蜜丸：每20丸重1.3g。大蜜丸：每丸1.6g。片剂：每片0.5g。

【用法用量】口服。小蜜丸：一次20～40丸，一日2次。大蜜丸：一次1～2丸，一日1次。片剂：一次2～4片，一日1次。

【组方简介】药理试验表明，本品对实验动物具有显著的降压作用，并有一定的镇静和利尿功效；降压起效迅速，但降压过程温和缓慢。

【临床应用】本品适用于肝火旺盛，头晕目眩，烦躁不安，以及痰火壅盛之高血压病。腹泻者忌服；非实热证者不宜使用。

松龄血脉康胶囊

【方剂组成】鲜松叶、葛根、珍珠层粉等。

【功能】平肝潜阳，解肌生津，镇心安神，活血化瘀。

【主治】高血压，高脂血症等。

【剂型规格】胶囊剂：每粒0.5g。

【用法用量】口服，一次3粒，病程较重者可增为一次4粒，一日3次，或遵医嘱。病情稳定后，一日2次维持。

【组方简介】本方松叶祛风燥湿；葛根解肌生津，善治高血压脑病的各种症状；珍珠层粉平肝潜阳。药理研究显示，本品可明显降低血清总胆固醇、甘油三酯及低密度脂蛋白，升高高密度脂蛋白，具有良好的降压作用和改善血液流变学效应。

【临床应用】本品适用于肝阳上亢或阴虚阳亢，气滞血瘀所致头痛、眩晕、心悸、失眠、颈项强痛、口苦口干、耳鸣健忘、中风等症。高血压、高脂血症、冠心病、动脉粥样硬化及脑梗死

等见上述症状者，均可使用。

全天麻胶囊

【方剂组成】野生天麻。

【功能】平肝，息风，潜阳，止痉。

【主治】用于头昏头痛，四肢麻木，小儿惊风，癫痫，破伤风。现代主要用于三叉神经痛、坐骨神经痛、头晕目花、神经衰弱综合征、颅脑外伤综合征、高血压、高血脂等。

【剂型规格】胶囊剂：每粒0.5g。

【用法用量】口服，一次2～6粒，一日3次。

【组方简介】方中天麻息风、定惊、止痹痛。现代研究表明：天麻含天麻苷等，具有镇痛、抗惊厥、镇静、增加机体免疫功能、增加心肌血流量而改善心肌缺血、耐缺氧、降血压、减慢心率，尚可降低周围血管和冠脉阻力。故可治疗神经性头痛、三叉神经痛、坐骨神经痛和眩晕等病。

【临床应用】用于头痛眩晕，肢体麻木，小儿惊风，癫痫抽搐，破伤风症。低血压患者慎用。本品以治标为主，用于癫痫、惊风、破伤风时，应配合其他药物同治。

天麻钩藤颗粒

【方剂组成】天麻、钩藤、石决明、栀子、黄芩、牛膝、杜仲、益母草、夜交藤等。

【功能】清热活血，益肾平肝，息风潜阳。

【主治】头痛，眩晕，失眠等病。

【剂型规格】颗粒剂：每包5g，每袋12包。

【用法用量】口服，一次1包，病重者2包，一日3次，开水冲服。

【组方简介】方中天麻平肝息风，潜阳止痉；钩藤清热、定惊；石决明平肝潜阳；栀子泻火除烦，凉血解毒；黄芩清热燥湿；牛膝、杜仲滋肾补肝；益母草活血利尿；夜交藤安神宁心。全方协同，共达益肾平肝、息风潜阳之效。本方汤剂

对肾型高血压狗、大白鼠均有明显的降压作用。

【临床应用】本品用于治疗肝阳偏亢，风阳上扰清空所致的头痛、眩晕，或因肝火横窜，扰及心神所致的失眠等病症。基本指征是：头晕头痛、目眩耳鸣、口苦心烦、胁痛、舌红、脉弦数。原发性高血压Ⅰ期、Ⅱ期者，可用本药。注意饮食宜清淡，戒恼怒，节房事。

珍菊降压片

【方剂组成】盐酸可乐定、氢氯噻嗪、芦丁、野菊花膏粉、珍珠层粉、辅料适量。

【功能】降血压。

【主治】各型高血压。

【剂型规格】糖衣片：每片0.25g（含盐酸可乐定0.03mg，氢氯噻嗪5mg，芦丁20mg）。

【用法用量】口服，一次1片，一日3次。

【组方简介】本方中野菊花浸膏对动物有降压作用；珍珠层粉含有多种氨基酸、多种微量元素及大量碳酸钙等具有平肝潜阳作用，常用于肝阴不足、肝阳上亢的各种症状的治疗。加入西药盐酸可乐定、氢氯噻嗪、芦丁，藉以加强降压、利尿作用。

【临床应用】本品用于各种类型高血压患者，尤其适用于Ⅱ期高血压患者。

桂芍镇痫片

【方剂组成】柴胡、党参、甘草、半夏、桂枝、生姜、黄芩、白芍、大枣。

【功能】解肌发表，调和营卫，缓解挛急，疏利肝胆。

【主治】各种类型癫痫病。

【剂型规格】片剂：基片0.35g。

【用法用量】口服，一次6片，一日3次。

【组方简介】本方为桂枝汤、芍药甘草汤、小柴胡汤三方组成。其中桂枝汤调合营卫；芍药甘草汤缓解挛急；小柴胡汤疏利肝胆。三方协同，达到治疗癫痫之目的。药理实验研究表明：桂枝、黄芩及柴胡提取物均有镇静作用。

【临床应用】本品适用于各型癫痫，对普遍性强直-阵挛发作和普遍性失神性发作、复杂性部分性发作、单纯性部分性发作和混合性发作等均有疗效。

天麻片

【方剂组成】天麻提取物。

【功能】镇静，安神。

【主治】偏正头痛，眩晕仆倒，中风语謇，麻木不仁等。

【剂型规格】片剂：每片含天麻素25mg。

【用法用量】口服，一次1~2片，一日3次。失眠患者临睡前加服1片。

【组方简介】本品具有平肝息风，潜阳止痉之效。药理实验研究表明：本品对小鼠可延长睡眠时间，有镇静作用；具有明显的对抗戊四氮阵挛性惊厥作用等。

【临床应用】神经衰弱、血管神经性头痛所致的失眠、头昏、头晕、多梦、心慌、精神不振、耳鸣等。

强力定眩片

【方剂组成】天麻、杜仲、野菊花、杜仲叶、川芎。

【功能】定眩，降压，降脂。

【主治】高血压、动脉硬化、高脂血症，以及上述诸病引起的头痛、头晕、目眩、耳鸣、失眠等症。

【剂型规格】片剂：每片0.35g。

【用法用量】口服，一次4~6片，一日3次。

【组方简介】现代药理研究表明，本品主要作用机制：①迅速建立心、脑侧支循环，恢复心、脑供血、供氧。②降脂降压，作用持久。③内含 α－TB（α－血栓溶解因子）强力溶栓，消除致凝因素，既可溶栓，又可防栓。④内含 GTS（血管紧张素转化调节因子），双向调节，改善血液循环，建立血压安全区，防止脑血管意外。⑤抑制甘油三酯合成，促进肝对血液中游离胆固醇摄取，消除和减少动脉硬化和冠心病的发生。⑥多向激发红细胞的变形能力，降低血液黏稠度，抗血小板聚集，防止微血栓形成。⑦作用于下丘脑，调节植物性神经功能，镇静，定眩晕，缓解症状明显。

【临床应用】用于高血压、动脉硬化、高血脂等，以及诸病所引起的头晕、头痛。

清肝降压胶囊

【方剂组成】制何首乌、夏枯草、川牛膝、煨葛根、远志、槐花、丹参、小蓟等。

【功能】清热平肝，补益肝肾。

【主治】高血压病属肝火亢盛，肝肾阴虚证。症见眩晕，头痛，面红耳赤，急躁易怒，口干口苦，腰膝酸软，心悸不寐，耳鸣健忘，便秘溲黄。

【剂型规格】胶囊剂：每粒 0.5g。

【用法用量】口服。一次 3 粒，一日 3 次，或遵医嘱。

【组方简介】制首乌补益肝肾，补血，降血脂；夏枯草清热平肝，属性辛寒，所谓"肝欲散，急食辛而散之"；川牛膝补肝肾，引血下行，现代病理研究表明，可抗细胞老化，尤其对肾脏有修复作用；煨葛根含大量葛根素，既可利尿，又可软化血管；小蓟性苦寒，止血，既可清热平肝，又可防止出血，小蓟含儿茶酚胺类物质，可兴奋心肌，增加供血；丹参含丹参酮和丹参素，凉血安神；远志益智安神，镇静降压。

【临床应用】本药通过补益肝肾、扩张外周和远端血管，治疗高血压病，具有降压作用显著、平稳持久、改善全身症状快速明显的特点，能有

效地保护心脏，同时预防高血压病损伤眼、脑、肾等靶器官引发的并发症。尤其在降低舒张压（低压）方面优于同类其他中药降压药品。

清脑降压颗粒
（胶囊、片）

【方剂组成】黄芩、夏枯草、槐米、珍珠母、磁石（煅）、牛膝、当归、地黄、丹参、水蛭、钩藤、决明子、地龙。

【功能】平肝潜阳，清脑降压。

【主治】用于肝阳上亢，血压偏高，头昏头晕，失眠健忘。

【剂型规格】颗粒剂：每袋 2g。胶囊剂：每粒 0.55g。片剂：每片 0.33g。

【用法用量】颗粒剂：开水冲服，一次 2～3g，一日 3 次。胶囊剂：口服，一次 3～5 粒，一日 3 次。片剂：口服，一次 4～6 片，一日 3 次。

【组方简介】本品药理研究表明：①对中枢神经系统有镇静作用。②逆转高血压、动脉硬化的病理过程，防治高血压性心、脑、肾血管疾病。③能降低血脂，防止动脉粥样硬化形成。④缓解高血压引起的并发症。⑤能扩张外周血管，降压过程温和持久，对正常血压无任何影响。⑥对血液流变性有良好的调节作用。

【临床应用】对肝气郁结、肝火上炎、肝风内动、肝肾阴虚等各种高血压患者有很好疗效。临床应用表明，能有效解除高血压的病理症状，阻止血压波动，显著改善血液流变性，抗血小板聚集，防止血栓形成，有稳定持久降压作用，对动脉粥样硬化，高血脂，高黏血症，高血压等心脑血管疾病有显著的防治作用。孕妇忌服。

牛黄抱龙丸

【方剂组成】牛黄、胆南星、天竺黄、茯苓、琥珀、麝香、全蝎、僵蚕（炒）、雄黄、朱砂。

【功能】镇惊安神，清热解毒，芳香开窍，祛风化痰。

【主治】风痰壅盛，高热神昏，惊风抽搐。

【剂型规格】丸剂：每丸1.5g。

【用法用量】口服，一次1丸，一日1~2次，周岁以内酌减。

【组方简介】本方主用于痰热动风证之小儿急惊风。方中牛黄清心热解毒，豁痰开窍，息风定惊为主药。辅以胆南星、天竺黄清热化痰，开痰热之壅闭；琥珀镇惊安神。佐以茯苓健脾燥湿而化痰；全蝎、僵蚕息风定惊止痉；雄黄化痰辟秽解毒；朱砂镇惊安神，清心解毒；麝香开窍醒神，行气辟秽而止痛。诸药合用，共奏镇惊安神，清热化痰之功。

方中牛黄含胆酸、胆红素，具有镇静、解热、抗惊厥作用；胆南星含总胆酸、胆红素，具有抗惊厥作用；琥珀含琥珀酸，具有中枢镇静、抗惊厥的作用；全蝎含蝎毒（一种多肽，神经毒素），具有镇痛、抗惊厥作用。全方具有解热、镇静、抗惊厥等作用。

【临床应用】临床用于小儿肺炎、败血症、中毒性痢疾，症见惊风抽搐、痰涎壅盛、身热咳喘、昏睡神迷者。

静灵口服液

【方剂组成】熟地黄、山药、茯苓、牡丹皮、远志、泽泻、龙骨、女贞子、黄柏、知母、五味子、石菖蒲。

【功能】滋阴潜阳，健脑益智。

【主治】肾阴不足，肝阳偏旺之儿童多动症，见有注意力涣散，高昂多语，冲动，学习不能，舌质红，脉细数等。

【剂型规格】口服液：每支10mL。

【用法用量】口服，3~5岁，一次半支，一日2次；6~14岁，一次1支，一日2次；14岁以上，一次1支，一日3次。30天为1个疗程，连续服药2~3个疗程。

【组方简介】药理研究表明，本品有显著的抗兴奋和抑多动作用，有明显加强记忆、增进智能作用。本品含有六味地黄丸的主要成分，六味地黄丸具有抗疲劳，耐缺氧的作用，能改善动物神经系统机能，增加小鼠体重，增强体力。方中重要药物五味子能改善人的智力活动，提高正常人和眼病患者的视力以及扩大视野，对听力也有良好影响，还可提高皮肤感受器的辨别力，对需要集中注意力、精细协调的动作以及体力运动均有改善作用，能提高工作效率，所以本品治疗儿童多动症有着良好的效果。

【临床应用】常用于治疗儿童多动症。临床使用本品治疗儿童多动症，须抓住"肾阴虚，肝阳亢"的主要临床表现特征：①主症特征：多动暴戾，多语高昂，冲动任性，急躁易怒等阳亢多动为主，同时伴见注意力涣散。②舌质舌苔特点：无苔或薄白、薄黄苔（有厚腻苔者不能服用），尤以舌质红、无苔最为典型（舌质淡，舌体胖属阳虚者，不能服用）。③阴虚特征不典型者，可参照下述症状作出综合判断：或见口干咽燥，或有盗汗，或有五心烦热，或有失眠心烦，或有先天不足的证据。外感发烧暂停服用，表证愈后可继服。

3. 平肝潜阳剂

复方罗布麻冲剂

（颗粒）

【方剂组成】罗布麻叶、菊花、山楂。

【功能】清热，平肝，安神。

【主治】高血压、神经衰弱属肝火上亢者。

【剂型规格】冲剂（颗粒）：每袋5g（无糖型），15g（含糖型）。

【用法用量】一次1~2袋，一日2次，开水冲服。

【组方简介】方中罗布麻叶、菊花平肝清热，山楂行气散瘀，三药合用，具有清热泻火、降压降脂之功效。

【临床应用】本品适用于肝火上亢引起的头晕胀痛，烦躁易怒，面赤耳鸣，口干口苦，心悸，失眠等症。高血压见有上述症状者，可选用此药。

甲亢灵胶囊

【方剂组成】墨旱莲、丹参、夏枯草、山药、龙骨（煅）、牡蛎（煅）。

【功能】平肝潜阳，软坚散结。

【主治】心悸、汗多、烦躁易怒、咽干、脉数等甲状腺功能亢进症状。

【剂型规格】胶囊剂，每粒装 0.5g。

【用法用量】口服。一次 4 粒，一日 3 次。

【组方简介】本品注重滋阴养血，补益元气。方中牡蛎平肝潜阳，软坚散结，重镇安神，为方中君药。龙骨平肝潜阳，镇惊安神；夏枯草清肝平肝，清热散结；丹参凉血活血，消痈散结。三者共为臣药。佐以墨旱莲滋补肝肾之阴；山药补气养阴，平补肺脾肾。诸药合用，共奏平肝潜阳、软坚散结、凉血散瘀之功。临床实验表明：甲亢灵胶囊能有效改善甲状腺的免疫功能，促进 T 淋巴细胞生成。甲亢灵能提高免疫力，抑制甲状腺组织合成甲状腺激素，消除临床症状，同时也能有效改善甲状腺的血液循环与新陈代谢，促进自我修复，消除肿大，吸收增生，恢复甲状腺的正常功能。

【临床应用】用于各种年龄轻、中和重度甲亢的患者；服用甲状腺药物过敏者，或因毒性反应无法继续治疗，且不宜手术者；甲亢合并肝病者；经抗甲状腺药物治疗后甲亢症状加重者；甲亢经手术、碘治疗后疗效不巩固又复发者；常年服用西药者；经其他治疗效果不好后又复发者。腹胀食少者慎用。

脑立清丸
（胶囊）

【方剂组成】磁石、赭石、珍珠母、清半夏、酒曲（炒）、牛膝、薄荷脑、冰片等。

【功能】潜阳镇静，平肝息风，醒脑安神。

【主治】肝阳上亢引起的头晕目眩，耳鸣口苦，心烦难寐及高血压等。

【剂型规格】水丸：每 10 粒重 1.1g。胶囊剂：每粒 0.33g。

【用法用量】口服。水丸：一次 10 粒，一日 2 次。胶囊剂：一次 3 粒，一日 2 次。

【组方简介】方中磁石、赭石清热镇肝，潜阳息风；牛膝补肝肾，引血下行；清半夏化痰和中；酒曲调和肠胃，疏通气血；薄荷脑、冰片清凉解热。药理实验研究表明，赭石能促进红细胞及血红蛋白的新生，又有镇静中枢神经的作用。

【临床应用】本品用于治疗高血压、梅尼埃综合征、脑血管意外导致的半身不遂属肝阳上亢者。孕妇及体弱虚寒者忌服。

4. 化瘀祛风剂

复方夏天无片

【方剂组成】夏天无、麝香、丹参等。

【功能】祛风逐湿，舒筋活络，行血止痛，扩张血管，兴奋脊髓，调节血压。

【主治】风湿性关节肿痛，坐骨神经痛，脑血栓形成肢体麻木，屈伸不灵，步履艰难及小儿麻痹后遗症。

【剂型规格】片剂：每片 0.32g。

【用法用量】口服，一次 2 片，一日 3 次，小儿酌减，用温开水送服。

【组方简介】夏天无行气活血，通络止痛；麝香开窍醒神，活血通经，消肿止痛；丹参祛瘀止痛，活血通经。诸药合用，共奏活血通络、祛风止痛之作用。现代研究表明，夏天无含延胡索甲素，具有镇痛作用，可扩张血管、改善微循环；麝香含麝香酮等，可抗血小板聚集、强心、抗炎；丹参含丹参素等，可扩张冠脉、镇痛、降血压等作用。故本复方可治疗中风后遗症、风湿痛、坐骨神经痛等。

【临床应用】治疗中风后遗症、风湿肿痛、颈椎综合征、慢性腰腿痛等。

眩晕宁片

（颗粒）

【处方组成】泽泻、白术、茯苓、陈皮、半夏（制）、女贞子、墨旱莲、菊花、牛膝、甘草。

【功能】燥湿化痰，理气和中，益肝肾，补阴血。

【主治】痰湿中阻，肝肾亏虚引起的眩晕。

【剂型规格】片剂：每片0.31g。颗粒剂：每袋8g。

【用法用量】片剂：口服，一次4~6片，一日3~4次。颗粒剂：一次8g，一日3~4次，开水冲服。

【组方简介】方中白术健脾益气、燥湿化痰，"脾为生痰之源"，脾胃健运则水湿运化正常而无生痰之虑，可杜生痰之源，痰浊除，眩晕可止，为主药。辅以茯苓健脾渗湿、和中化饮，为治痰常用药；泽泻利水渗湿。茯苓得泽泻，其利水渗湿之功可倍增；泽泻得茯苓，利水而不伤脾气，两药相辅相成。半夏燥湿化痰，和胃降逆止呕；陈皮理气健脾，燥湿化痰。四药合用，以加强白术健脾益气、燥湿化痰之功。肾藏精生髓，"脑为髓之海"。肾精不足，不能生髓养脑，脑海不足，则致眩晕、耳鸣等。故方中佐以女贞子滋肾水，补肝阴，益精血；墨旱莲滋阴补肾。两药合用，以补肝肾阴精血之不足。痰浊中阻日久，痰郁化火致肝风内动，肝阳上亢，故有眩晕、头胀

头痛、面部潮红、口苦、脉弦等症。肾阴不足，水不涵木，又可致肝阳上亢，故方中又佐以菊花甘寒益阴，有平肝潜阳、滋补肝肾、益阴明目之功；牛膝补益肝肾、性善下行，与菊花配伍，用于肝肾不足、肝阳上亢之眩晕。以上四药合用，共起滋肾平肝之功，以佐主辅药治痰湿中阻、肝肾不足引起的眩晕。方中甘草既健脾益气、燥湿化痰，又调和诸药，为佐使之药。以上各药合用，共奏健脾利湿、滋肾平肝之功。

【临床应用】本品临床上常用于梅尼埃综合征、内耳药物中毒、迷路炎、位置性眩晕、晕动病、脑动脉硬化而致供血不足产生的眩晕，血压异常造成的眩晕，以及贫血、眼源性眩晕。

天舒胶囊

【方剂组成】川芎、天麻。

【功能】活血平肝，通络止痛。

【主治】用于血瘀所致血管神经性头痛。症见头痛日久，痛有定处，或兼头晕，夜寐不安。

【剂型规格】胶囊剂：每粒0.34g。

【用法用量】饭后口服，一次4粒，一日3次。

【组方简介】本方中天麻有平肝息风之效，川芎可活血通络。现代药理研究表明：本品具有抑制血小板聚集，抗凝血，抗血栓形成；增加脑部血流量，降低血管阻力；调节血管活性物质浓度，调节脑血管舒缩功能；抗缺血、抗缺氧作用。扩张冠状动脉，改善心肌血液循环，对血栓形成亦有一定的抑制作用。此外，还有一定的镇静、镇痛效应。

【临床应用】用于瘀血阻络或肝阳上亢所致的头痛日久、痛有定处，或兼有头晕胁痛、失眠烦躁、舌质暗或有瘀斑；血管神经性头痛见上述证候者。治疗各种头痛均有显著疗效，尤其对血管性头痛疗效更为突出。无论头痛病史长短，疗效差异不大。止痛效果温和、稳定、无反跳现象。

孕妇及月经量过多的妇女禁用。偶见胃部不适、头胀和妇女月经量过多。

5. 养血祛风剂

华佗再造丸

【方剂组成】当归、川芎、红花、天南星、马钱子、冰片等。

【功能】活血化瘀，祛痰通络，散结止痛，温通除湿。

【主治】瘀血或痰湿闭阻经络之中风瘫痪，拘挛麻木，口眼歪斜，言语不清。

【剂型规格】丸剂：每瓶8g，每盒10瓶。

【用法用量】口服，一次8g，一日2～3次，连服10天，停药1天，30天为1个疗程，连服2～3个疗程，或遵医嘱。

【组方简介】本方以当归、川芎、红花养血活血，化瘀通经为主药。马钱子温通经络，祛风除湿，散结止痛；天南星则随诸药所到之处，以建祛风痰之功，共为佐药。冰片芳香走窜而通诸窍，又能散风除湿，清心热而醒脑安神以为使药。诸药共奏活血化瘀，祛痰通络，散结止痛之功用。现代研究表明：当归含藁本内酯、川芎含川芎嗪、红花含红花苷，三味合用，具有促进造血、扩血管、抗心肌缺血、消炎、镇痛等功能；天南星含三萜皂苷，可镇痛、祛痰、抗心律失常；冰片含龙脑，可镇静止痛、增加血-脑屏障通透性。故本方可治疗中风后遗症等心脑血管疾病。

【临床应用】本品用于治疗心、脑血管病。孕妇忌服。

人参再造丸

【方剂组成】麝香、人参、干羊血、牛黄、血竭、天麻、黄连、三七、龟板、全蝎、琥珀、白附子、红花等50余味。

【功能】益气养血，祛风化痰，舒筋活血。

【主治】中风病、中风后遗症、痹证等。

【剂型规格】大蜜丸：每丸3g。

【用法用量】口服。一次1丸，一日2次。开水化服。

【组方简介】本方药物众多，各药厂产品药物稍有差异，原方含虎骨。各方均有祛风湿、通经络、温经散寒、活血行气，以及补血益气等功效。

【临床应用】本方适用于气血不足，风寒湿邪侵袭经络引起的口眼歪斜、言语不清、四肢麻木、手足拘挛、半身不遂、筋骨疼痛等症。发热者慎用。

养血清脑颗粒
（丸）

【方剂组成】当归、川芎、白芍、熟地黄、钩藤、鸡血藤、夏枯草、决明子、珍珠母、延胡索等。

【功能】养血平肝，活血通络。

【主治】头痛，眩晕，失眠多梦等。

【剂型规格】颗粒剂：每袋4g。丸剂：每袋2.5g。

【用法用量】口服。颗粒剂：每次1袋，一日3次。丸剂：一次1袋，一日3次。

【组方简介】药理作用显示，本品能改善软脑膜微循环，增加脑血流量，缓解血管痉挛，止痛。

【临床应用】本品适用于血虚肝亢所致各种头痛，眩晕眼花，心烦易怒，失眠多梦等症。亦可用于创伤性脑神经综合征。本品有轻度降压作用，低血压者慎用；孕妇忌服；肝火上升、肝阳上亢所致者不宜服用。忌气恼、饮酒及辛辣物品。

定风止痛胶囊

【方剂组成】白附子、天南星、防风、羌活、

三七、天麻、白芷、僵蚕。

【功能】解毒消肿，行瘀散结，止血定痛。

【主治】咽喉炎，牙龈炎，外伤出血，皮肤感染等。

【剂型规格】胶囊剂：每粒0.28g。

【用法用量】口服。一次2粒，一日3次。外用：创面用盐水清理，将胶囊内药粉撒于患处，或用香油调敷。

【组方简介】本品是在明代《外科正宗》"玉真散"的基础上衍化而来。增加僵蚕息肝风，祛风热，解毒散结；三七散瘀活血，止血止痛。其功效较玉真散原方为强。现代药理研究表明，本品对实验动物呈现出良好的镇痛、消炎效果。体外抗菌活性试验显示，本品对多种临床分离的革兰阳性和阴性致病菌，如肺炎球菌、甲型链球菌、乙型链球菌、金黄色葡萄球菌、变形杆菌、痢疾杆菌、绿脓杆菌、伤寒杆菌、新型隐球菌及部分大肠杆菌有较强的抑菌作用。

【临床应用】本品适用于气血风痰瘀滞引起的口腔溃疡、咽喉肿痛、痈肿疔毒、蛇虫咬伤、皮肤湿痒、跌打损伤、四肢关节肿痛等症。经临床观察，本品对复发性口腔溃疡、急性咽炎、牙痛、牙周炎、牙周出血、牙龈炎等上呼吸道感染的疗效显著，对外伤出血及感染者也有较好疗效。孕妇慎用。

6. 祛风通络剂

活络丸

【方剂组成】蕲蛇、天麻、威灵仙、全蝎、当归、麝香、牛黄等。

【功能】祛风除湿，活络蠲痹，开窍安神。

【主治】痹证、中风等病属实证、顽证。

【剂型规格】蜜丸：每丸3g。

【用法用量】口服。一次1丸，一日2次。小儿酌减。温黄酒或温开水送服。

【组方简介】本方蕲蛇有较强的祛风通络定惊作用，故为君；天麻、威灵仙祛风除湿，蠲痹定痛，强筋健骨为臣；全蝎、当归活血通络为佐；麝香芳香窜达，牛黄开窍安神定惊为使。诸药合用，相得益彰，共收祛风舒筋、活络除湿之功。

【临床应用】痹证之肢体、关节、肌肉顽麻疼痛，筋脉拘急，活动失灵，脉象沉弦紧；中风后有半身不遂，偏身麻木，口眼歪斜，舌强言蹇者均可运用。孕妇忌服。

小活络丸
（片）

【方剂组成】制川乌、制草乌、胆南星、地龙、乳香、没药。

【功能】祛风活络，除湿止痛。

【主治】风寒湿痹，筋骨疼痛，肢体麻木。

【剂型规格】蜜丸：每丸3g。片剂：每片0.39g。

【用法用量】口服。蜜丸：一次1丸；片剂：一次4片。一日2次，黄酒或温开水送服。

【组方简介】方中川乌、草乌祛风除湿，温经止痛；胆南星清热化痰，定惊息风；乳香、没药行气活血；地龙通络、清热、利湿，诸药合用，使经络得通，通则不痛，营血调和，诸症可消。现代研究表明：本方制川乌、制草乌含单酯类生物碱，有镇痛、抗炎、扩血管作用；胆南星主含三萜皂苷等，可镇痛、祛痰；地龙含蚓激酶等，可降低血液黏度，缩短蛋白溶解时间，发挥溶栓抗凝作用；乳香、没药含树脂类，可消炎镇痛、抗凝血酶、抗血小板聚集。故本方可治疗风湿疼痛等症。

【临床应用】本品适用于风湿性关节炎、肩周炎、伤筋或骨折后期、中风后肢体失用、肠胃功能障碍等病症。临床有过敏及中毒现象，应注意使用。如服后出现心律失常时，可能与川乌有关。孕妇禁用。

中风回春丸

（片、胶囊、颗粒）

【方剂组成】丹参、川芎、红花、当归、威灵仙、鸡血藤、地龙、络石藤、伸筋草、忍冬藤、僵蚕、土鳖虫、全蝎、金钱白花蛇、桃仁、蜈蚣、川牛膝、茺蔚子、木瓜。

【功能】活血化瘀，舒筋通络。

【主治】中风及后遗症。

【剂型规格】浓缩水丸：每袋1.8g。糖衣片：每片0.3g。胶囊剂：每粒0.3g。颗粒剂：每袋2g。

【用法用量】口服。浓缩水丸：用温开水送服，一次1.2~1.8g，一日3次。糖衣片：一次4~6片，一日3次。胶囊剂：一次4~6粒，一日3次。颗粒剂：一次2g，一日3次。

【组方简介】丹参、川芎、红花、当归活血祛瘀；全蝎、白花蛇、僵蚕、威灵仙疏风通络；鸡血藤行血补血，舒筋活络。合用其他诸药，可增强活血化瘀、舒筋通络功效。现代药理研究表明：可强力溶解血栓，清除血管堵塞，疏通、软化血管，治疗及预防动脉硬化；改善血黏稠度，降低血脂；迅速建立侧支循环，改善供血不足。

【临床应用】本品适用于气虚血瘀，肝肾阴虚，痰瘀阻络，阴虚阳亢之中风。症见半身不遂，偏身麻木，口眼歪斜，眩晕耳鸣等。孕妇及急性期脑出血者忌服。

祖师麻片

（膏、注射液）

【方剂组成】片剂、膏剂：祖师麻浸膏粉。注射液：黄瑞香根茎皮。

【功能】祛风除湿，活血，散瘀，止痛。

【主治】风湿、类风湿关节炎，风湿性神经痛。

【剂型规格】糖衣片：每片0.29g。膏（药）：每张2.5g，7g，10g。注射剂：每支2mL。

【用法用量】片剂：口服，一次3片，一日3次。膏剂：外用，温热软化后贴于患处。注射液：肌内注射，一次1~2mL，一日1~2次。

【组方简介】祖师麻可使局部循环改善，起到祛瘀活血、舒通血脉的作用。药理实验表明，本品具有镇痛、镇静及抗炎消肿的作用。

【临床应用】本品适用于风湿痹痛。经临床观察，本品对风湿性关节炎、类风湿关节炎引起的四肢关节疼痛、软组织肿胀有较好疗效。孕妇慎用膏药；膏药忌贴于创伤处。

秦归活络口服液

【方剂组成】秦艽、党参、赤芍、当归、川芎、茯苓、生地、黄连、黄芩、石膏、九节菖蒲、郁金、川牛膝、羌活、桑枝。

【功能】祛风清热，活血化瘀。

【主治】用于风热瘀血，痹阻脉络，症见苔黄、舌质暗红、瘀斑；急性期和恢复期缺血性中风（脑梗死）中经络引起的半身不遂、偏身麻木、口舌歪斜、言语謇涩等症。

【剂型规格】口服液：每支20mL。

【用法用量】口服，一次1支，一日3次，30天为1个疗程

【组方简介】动物实验表明：在结扎大鼠双侧颈总动脉造成的急性、实验性、不完全性脑缺血模型上，本品有减少脑含水量、降低脑血管通透性的作用；本品还具有抑制体内血栓的形成，减少ADP、花生四烯酸诱导的血小板集聚作用。研究发现，本品可减轻脑组织的损伤，增加脑血流量，改善微循环，防止体内血栓形成并阻止血栓的进一步扩大。

【临床应用】临床用于急性期缺血性中风属风热瘀血，痹阻脉络证。症见半身不遂，口舌歪斜，言语謇涩，舌质暗红或有瘀斑，苔黄。个别

患者服药后出现轻度腹泻，可自行缓解；孕妇慎用；出血性中风忌用。

祛风止痛胶囊
（片）

【方剂组成】老鹳草、槲寄生、续断、威灵仙、独活、制草乌、红花。

【功能】祛风止痛，舒筋活血，强壮筋骨。

【主治】四肢麻木，腰膝疼痛，风寒湿痹等症。

【剂型规格】胶囊剂：每粒 0.3g。片剂：每片 0.3g。

【用法用量】胶囊剂：口服，一次 6 粒，一日 2 次。片剂：口服，一次 6 片，一日 2 次。

【组方简介】本方是在六代祖传治风湿、骨痛秘方的基础上，结合现代植物药的研究成果重新组方而成的抗风湿药。药理研究表明，本品对实验动物具有明显的镇痛和抗炎作用，同时对免疫系统有抑制作用。

【临床应用】临床治疗风湿、类风湿关节炎、骨性关节炎、强直性脊柱炎、肩周炎、骨质增生、腰痛、腿痛等病症。孕妇忌服。

疏风活络片

【方剂组成】马钱子（炒）、秦艽、麻黄、木瓜、虎杖、甘草、菝葜、防风、桂枝、桑寄生。

【功能】疏风活络，散寒祛湿。

【主治】风寒湿痹，四肢麻木，关节、腰背酸痛等。

【剂型规格】片剂：每片 0.3g，相当于原生药 0.76g。

【用法用量】口服，一次 2~3 片，一日 2 次。

【组方简介】动物实验表明：本品对大鼠佐剂性关节炎有明显的治疗作用。对大鼠甲醛性足肿胀及棉球肉芽增生具有抑制作用。对醋酸诱发

的小鼠扭体反应有抑制作用。

【临床应用】用于风寒湿性关节痛。高血压患者及孕妇慎用。不宜超量服用。

十五、祛湿剂

1. 散寒除湿剂

风湿骨痛胶囊

【方剂组成】川乌（制）、草乌（制）、红花、甘草、木瓜、乌梅肉、麻黄。

【功能】祛风湿，通经络。

【主治】风湿性关节炎。

【剂型规格】胶囊剂：每粒 0.3g。

【用法用量】口服，一次 2~3 粒，一日 2 次，15 天为 1 个疗程。

【组方简介】药理研究表明：本品对实验动物的急、慢性炎症均有明显抑制作用；能提高动物的痛阈值，具有镇痛效应。

【临床应用】本品对风湿痹证有良好治疗效果，可用于风湿和类风湿关节炎。孕妇忌服；心脏功能不全者慎用。

关节止痛膏

【方剂组成】辣椒流浸膏、颠茄流浸膏。

【功能】活血，止痛。

【主治】风湿关节痛。

【剂型规格】药用橡皮膏：每袋 1 张（2 片），每片 7cm×10cm。

【用法用量】局部贴敷（根据患部面积大小，任意剪用），2~3 天更换 1 次。

【组方简介】本品含有刺激药，故能渗透皮下细胞组织，使局部血管扩张，促进血液循环，有活血、消炎、镇痛之效。

【临床应用】本品为有热感作用的止痛膏。

对关节痛、肌肉痛有效，尤其对陈旧伤的复发更为有效。

腰痛宁胶囊

【方剂组成】马钱子粉（调制）、土鳖虫、川牛膝、甘草、麻黄、乳香、没药、全蝎、僵蚕、苍术。

【功能】消肿止痛，疏散寒邪，温经通络。

【主治】腰椎间盘突出，腰椎骨质增生，坐骨神经痛，腰肌劳损等。

【剂型规格】胶囊剂：每粒0.3g。

【用法用量】一次4~6粒，一日1次，睡前半小时用黄酒兑少量温开水送服。

【组方简介】方中主药马钱子含士的宁等多种生物碱，能兴奋脊髓，改善神经营养；乳香、没药、全蝎、土鳖虫、牛膝均具有活血化瘀，消肿定痛之功效；全蝎与僵蚕配伍，能祛风解痉，并有对抗士的宁惊厥的作用，以减轻马钱子的毒性。

【临床应用】本品适用于寒凝经脉，气滞血瘀所致关节疼痛、腰背不适，并有僵硬凝滞感，得温则舒，遇寒加剧。腰椎间盘突出症、腰椎增生症、坐骨神经痛、腰肌劳损、腰肌纤维炎、慢性风湿性关节炎见有上述症状者，可用此药。对风湿热活动期无效。严重心、肝、肾病患者不宜服用；孕妇忌服。

风湿祛痛胶囊

【方剂组成】川黄柏、苍术、威灵仙、鸡血藤、蜂房、乌梢蛇、金钱白花蛇、蕲蛇、红花、土鳖虫、乳香、没药、全蝎、蜈蚣、地龙等。

【功能】燥湿祛痛，活血化瘀，通络止痛，扶正祛邪。

【主治】痹痛寒热错杂证，症见肌肉关节疼痛、肿胀、关节活动受限、晨僵、局部发热。风湿性关节炎、类风湿关节炎见上述症状者。

【剂型规格】胶囊剂：每粒0.3g。

【用法用量】口服，一次5粒，一日3次，餐后30分钟服。风湿性关节炎4周为1个疗程，类风湿关节炎8周为1个疗程。

【组方简介】现代药理研究表明：①消炎作用：动物实验结果提示，本品可抑制角叉菜胶和甲醛致大鼠足跖关节肿胀、大鼠佐剂性关节炎、二甲苯致小鼠耳郭炎症。②镇痛作用：本品可提高热板法致小鼠疼痛的痛阈值，减少醋酸致小鼠疼痛扭体的次数。

【临床应用】用于风湿性关节炎及类风湿关节炎。孕妇忌用。

附桂骨痛颗粒
（胶囊）

【方剂组成】附子（制）、制川乌、肉桂、党参、当归、白芍（炒）、淫羊藿、乳香（制）。

【功能】温阳散寒，益气活血，消肿止痛。

【主治】用于阳虚寒湿型颈椎及膝关节增生性关节炎。症见：局部骨节疼痛，屈伸不利，麻木或肿胀，遇热则减，畏寒肢冷等。

【剂型规格】颗粒剂：每袋5g。胶囊剂：每粒0.33g。

【用法用量】颗粒剂：口服，一次5g，一日3次，饭后服，疗程3个月；如需继续治疗，必须停药1个月后遵医嘱服用。胶囊剂：口服，一次4~6粒，一日3次，饭后服，疗程3个月；如需继续治疗，必须停药1个月后遵医嘱服用。

【组方简介】本方以《金匮要略》乌头汤立意组方，以附子、川乌温阳止痛散寒，肉桂、淫羊藿温阳补肾，当归、乳香活血养血，党参益气扶正。半方合用，共奏温阳散寒、益气活血、消肿止痛之效，以治本为主，兼顾其标。

【临床应用】适用于骨质增生、肥大性脊椎炎、颈椎病、腰椎病、腰椎间盘突出症、增生性关节炎、大骨节病，筋骨关节疼痛、肿胀、麻木、屈伸不利，风湿性关节炎、类风湿关节炎、坐骨神经痛、老寒腿等多种风湿骨病。服药后，少数可见胃脘不舒，但停药后可自行消除；孕妇及有出血倾向者，阴虚内热者禁用；服药期间注意血压变化，高血压、严重消化道疾病慎用。

金乌骨通胶囊

【方剂组成】金毛狗脊、淫羊藿、威灵仙、乌梢蛇、土牛膝、木瓜、葛根、姜黄、补骨脂、土党参。

【功能】滋补肝肾，祛风除湿，活血通络。

【主治】用于肝肾不足，风寒湿痹引起的腰腿酸痛、肢体麻木。

【剂型规格】胶囊剂：每粒 0.35g。

【用法用量】口服，一次 3 粒，一日 3 次。

【组方简介】金毛狗脊为君药，味甘、苦，归肝、肾经，功用补肝肾，强腰脊，祛风湿。狗脊含淀粉、鞣质、糖苷等，对筋骨不健的病证有治疗和保健的双重作用。乌梢蛇祛风，通络，止痉，用于风湿顽痹，麻木拘挛，是治疗风湿顽痹的要药。现代药理研究表明，乌梢蛇富含骨胶原，能促进钙、磷等无机质在骨上的沉积，因而能起到修复骨组织、改善骨质疏松症状、促进身体健康的作用，对于保持骨骼的韧性、人体运动的协调性及皮肤的弹性有很大作用。补骨脂的功效是补肾助阳，其含有的补骨脂素能增加冠状动脉及末梢血管的血流量，具有明显的活血作用，促进局部组织的血液循环，改善周围神经血管的牵张，促进血肿吸收和抑制神经根及其周围水肿，从而改善神经的缺血缺氧状态，防止神经根粘连，促进神经纤维的恢复，缓解疼痛和神经受压症状。淫羊藿则为补肾壮阳，祛风除湿之首选药。威灵仙祛风除湿，通络止痛，用于风寒痹痛、四肢麻木、筋脉拘挛、屈伸不利。以上五味药合用，共奏祛风通络、活血止痛之功效。姜黄具有破血行

气，通经止痛之效，可治疗血瘀气滞诸证，对于风湿痹痛、跌打损伤有良好的治疗作用；土党参为健脾胃，补肺气之良药；土牛膝逐瘀除痹，可治疗风湿痹痛；木瓜去湿舒筋可治湿痹；葛根升阳解肌，所含黄酮具有明显的解痉功效。以上诸药配伍，既滋补肝肾、强身健体，又祛风除湿、活血止痛，快速有效缓解症状，减轻疼痛，达到标本兼顾的治疗效果。

【临床应用】用于急性腰扭伤、腰椎骨质增生、骨性关节病、退行性关节炎和增生性关节炎等病症。孕妇禁用。不宜在服药期间同时服用其他泻火及滋补性中药。热痹者不适用。

2. 清热除湿剂

雷公藤片
（贴膏）

【方剂组成】雷公藤提取物。

【功能】祛风除湿，活血化瘀，消肿止痛，疏经通络，清热解毒。

【主治】类风湿关节炎等。

【剂型规格】片剂：浸膏片，每片含雷公藤甲素 33μg，双层片，每片含雷公藤甲素 50μg，多苷片、多层片，每片含雷公藤多苷 10mg。贴膏剂：6.5cm×5cm。

【用法用量】浸膏片：口服，一次 1~2 片，一日 3 次。双层片：口服，一次 2 片，一日 2 次，早餐及晚餐后即刻服用（本品应在医生监督下使用）。多苷片或多层片：口服，一日每公斤体重 1~1.5mg，最大用量一日不超过 90mg，分 3 次饭后服用，疗程 2~3 个月。贴膏剂：外用，贴患处关节，一日 1 次，每次贴 10~12 小时，每人每天用药总量不超过 6 片，10 天为 1 个疗程，必要时可治 2~3 个疗程。

【组方简介】雷公藤具有祛风除湿，活血化瘀，止痛之功效。药理研究表明，本品具有抗炎

及免疫抑制作用；能改善微循环及肾小球毛细血管通透性。

【临床应用】本品主治风寒湿痹。临床用于类风湿关节炎、肾病综合征、紫癜性肾炎、白塞综合征、强直性脊柱炎、干燥综合征等病症。本品有一定的不良反应，孕妇、哺乳期妇女、心肝肾功能不全、严重贫血、胃及十二指肠活动性溃疡者忌用。

二妙丸

【方剂组成】苍术、黄柏。

【功能】清热燥湿，泻火解毒。

【主治】下焦湿热诸症，如足膝肿痛、下肢丹毒、下部湿疮等。

【剂型规格】水丸剂：每60粒重3g。

【用法用量】口服。一次6~9g，一日3次，空腹温开水送服。

【组方简介】本方中苍术燥湿运脾，治其生湿之本；黄柏为辅，入肝肾而直清下焦之湿热。

【临床应用】本丸适用于湿热下注引起的足膝红肿热痛、下肢痿软无力、阴囊湿痒、脚气以及带下、淋证等。风湿性关节炎、盆腔炎、阴囊湿疹、急慢性湿疹、皮炎等病症均可选用。阴虚者禁用。

三妙丸

【方剂组成】苍术（炒）、黄柏（炒）、牛膝。

【功能】燥湿清热，逐瘀通络。

【主治】用于湿热下注，足膝关节红肿痛，下肢沉重，小便少赤。

【剂型规格】水丸剂：每50粒重3g。

【用法用量】口服，一次6~9g，一日2次，儿童酌减，温开水、姜汤或黄酒适量送服。

【组方简介】本方黄柏苦寒，清热解毒泻火，配苍术燥湿化浊，两药合用，清热燥湿功效显著。

在此基础上加牛膝，既通利关节、通经逐瘀、消肿止痛，又能引药下行，故世人称为三妙丸，善清下焦湿热。

【临床应用】本品多用于湿热下注引起的湿热痹证、湿疹痒痛、脚气肿痛、湿热带下等症，如风湿性关节炎、阴囊湿疹、带下、宫颈炎等。注意妇女月经过多及孕妇慎用。忌服鱼腥等物。

四妙丸

【方剂组成】苍术、牛膝、黄柏、薏苡仁。

【功能】清热祛湿，通筋利痹。

【主治】多用于湿热下注的痿证，湿热带下，下部湿疮，脚气病等。

【剂型规格】水丸剂：每15粒重1g。

【用法用量】口服。成人一次6g，一日3次。小儿用量酌减。

【组方简介】方中黄柏为君，苍术为臣，共具清热燥湿、解毒化浊之效。薏苡仁为佐，利水，渗湿，利痹。牛膝为使，通利关节，祛瘀通经，并引药下行。

【临床应用】使用本方基本指征是足膝灼热、红肿疼痛，或下肢痿软无力，或带下黄稠，外阴湿痒，小便短黄，舌苔黄腻。临床治疗丹毒、急性及亚急性湿疹、女性生殖系统炎症，均有较好疗效。虚寒痿证、带下、风寒湿痹忌用。

湿热痹片

（颗粒）

【方剂组成】苍术、忍冬藤、地龙、连翘、黄柏、薏苡仁、防风、川牛膝、粉萆薢、桑枝、防己、威灵仙。

【功能】祛风除湿，清热消肿，通络定痛。

【主治】阳气偏盛，内有蕴热或湿热痹证，症见肌肉关节疼痛，局部热肿疼痛等。

【剂型规格】片剂：每片0.25g。颗粒剂：每袋 10g。

【用法用量】片剂：口服，一次 6 片，一日 3 次。颗粒剂：一次 1 袋，一日 3 次，开水冲服。

【组方简介】方中防风、萆薢、防己、苍术、黄柏、连翘、薏苡仁、忍冬藤均可抗菌消炎，并有消肿作用；苡仁、防己还有一定的镇痛作用；威灵仙、地龙、川牛膝均能降压利尿，威灵仙兼可驱风湿并镇痛；川牛膝扩张血管，对关节的炎性渗出有促进吸收作用。

【临床应用】本品适用于湿热阻络痹证。症见关节、肌肉疼痛，局部灼热红肿，得冷则舒，关节屈伸不利，甚则步履艰难不能活动，或伴发热，口渴，烦闷不适等全身症状。风湿性关节炎在活动期属于风湿热痹者，可选用此药。

昆明山海棠片

【方剂组成】昆明山海棠。

【功能】祛风除湿，祛瘀活络，清热解毒，舒筋。

【主治】类风湿关节炎，慢性肾炎，红斑狼疮。

【剂型规格】片剂：每片含昆明山海棠干浸膏 250mg。

【用法用量】口服，一次 2~3 片，一日 3 次，饭后服。

【组方简介】本品为乙醇提取物。药理实验表明，本品有与消炎痛、强的松龙相似的抗炎作用。热板法实验结果显示有镇痛作用。本品有明显的降低体温及对发热家兔显示明显的解热作用。

【临床应用】本品为免疫抑制剂，用于类风湿关节炎、红斑狼疮、慢性肾炎蛋白尿、化脓性牛皮癣、硬皮病、麻风、多形红斑、甲状腺功能亢进、自身免疫性溶血性贫血等。少数病例服药后有胃痛、纳差、口干、色素沉着、闭经等现象，但停服数日后，即能自行消失。

滑膜炎颗粒

（胶囊）

【方剂组成】夏枯草、女贞子、功劳叶、黄芪、防己、薏苡仁、土茯苓、丝瓜络、泽兰、丹参、当归、川牛膝、豨莶草。

【功能】清利湿热，活血化瘀。

【主治】急、慢性滑膜炎及膝关节术后的患者。

【剂型规格】颗粒剂：每袋 12g。胶囊剂：每粒 0.5g。

【用法用量】颗粒剂：一次 1 袋，一日 3 次，开水冲服。胶囊剂：口服，一次 3 粒，一日 3 次。

【组方简介】本品具有降低滑液内黏蛋白含量及减轻组织炎症的作用，可减轻滑膜组织中白细胞的浸润，从而对滑膜细胞有明显的抗炎和修复作用，并对关节腔内结缔组织、脂肪垫、关节周围组织也有显著的抗炎作用，因而对膝关节创伤性滑膜炎的治疗无需穿刺抽液。方中夏枯草具有散结消肿、清肝明目之功效，其有效成分水解后生成的乌苏酸，有利尿、提高免疫功能和广谱抗菌作用；防己、土茯苓具有利尿消肿之功，防己中所含的生物碱有镇痛、抗炎、解热、利尿作用；当归、泽兰具有活血通络之效。以上均为主药。配伍薏苡仁健脾渗湿，其有效成分薏苡仁油有镇静、减轻骨骼肌痉挛的作用；牛膝既可补益肝肾固其本，又可活血利湿治其标，标本兼顾；豨莶草、丝瓜络舒筋活络，除湿解毒；功劳叶具有抗炎作用；丹参有祛瘀止痛，活血通经的作用，女贞子、丹参的有效成分对金黄色葡萄球菌有抑制作用；其中女贞子补阴以与黄芪益气互相配合，相得益彰；黄芪具有补气益卫、排毒生肌等功效，黄芪多糖是从黄芪根中提取的一类大分子活性成分，能明显增强人体免疫能力，提高人体抗应激反应能力，对机体的免疫系统有调节作用；当归的挥发油具有抗炎、清除氧自由基、保肝利胆、保护肾脏、增强免疫功能等作用。

【临床应用】用于各种关节炎、各型炎症性积液，尤其以外伤性滑膜炎疗效显著。对风湿性、类风湿性、增生性关节炎所致的慢性滑膜炎亦有明显疗效。对化脓性关节炎的浆液渗出期、髌骨软化症、踝损伤也有较满意的效果。孕妇慎用。

风湿马钱片

【方剂组成】马钱子（制）、僵蚕（炒）、乳香（炒）、没药（炒）、全蝎、牛膝、苍术、麻黄、甘草。

【功能】祛风，除湿，镇痛。

【主治】用于风湿、类风湿关节炎，坐骨神经痛。

【剂型规格】片剂：薄膜衣片，每片片芯重0.17g。

【用法用量】口服，常用量，一次2~3片；极量，一次4片，一日1次。睡前温开水送服。连服7日为1个疗程，2疗程间需停药2~3日。

【组方简介】马钱子是解毒散结、活络止痛之要药，也是风湿马钱片中的主要药物，属有毒药品，主含生物碱，能兴奋脊髓的反射机能和延髓中的呼吸中枢及血管运动中枢，并提高大脑皮质感觉中枢的机能，对某些细菌在试管内有抑制作用。加之乳香、没药、牛膝镇痛、扩张血管，麻黄、僵蚕、全蝎抗炎镇痛，使全方具有抗炎、镇痛、镇静作用。实验表明，本品对角叉菜胶所致大鼠足跖肿胀有明显抑制作用，对热板法、醋酸、电刺激所致小鼠疼痛有明显抑制作用。风湿马钱片能明显抑制免疫亢进，能改善佐剂型关节炎模型大鼠血液变性。

【临床应用】用于风湿闭阻、瘀血阻络所致的痹证，症见关节疼痛、刺痛或疼痛较甚；风湿性关节炎、类风湿关节炎、坐骨神经痛见上述证候者可选用。孕妇、高血压患者及心、肝、肾病

患者忌服；儿童、老弱者慎服；不宜久服多服。服本品后若出现头晕、恶心、身软，可减量或暂停服，并多饮温开水或用甘草、绿豆煎水服，即可缓解。

虎力散胶囊

【方剂组成】制草乌、白云参、三七、断节参。

【功能】祛风除湿，舒筋活络，行瘀消肿定痛。

【主治】用于风湿麻木，筋骨疼痛，跌打损伤，创伤流血。

【剂型规格】胶囊剂：每粒0.3g。

【用法用量】口服，一次1粒，一日1~2次，开水或温酒送服。外用时，将内容物撒于伤口处。

【组方简介】方中制草乌温经散寒，祛风镇痛；三七活血消肿，通络止痛；白云参益气健脾；断节参滋补肝肾。诸药合用，具祛风除湿之效。现代药理研究表明，本品具有抗炎、消肿、止痛作用，并有助于损伤修复。

【临床应用】用于风湿麻木、筋骨疼痛、跌打损伤、创伤流血等症。对风湿、类风湿、骨关节病、骨质增生症、坐骨神经痛、肩关节周围炎、颈椎病、腰痛和扭挫伤等疗效显著。本品性味辛温，属风湿热痹者忌用。本品含草乌及活血药，孕妇慎用。不宜与贝母类、半夏、白及、白蔹、天花粉、瓜蒌类同用。

痛风定胶囊

【方剂组成】黄柏、秦艽、赤芍、车前子等。

【功能】清热祛风除湿，活血通络定痛。

【主治】痛风病。

【剂型规格】胶囊剂：每粒0.4g。

【用法用量】口服，一次4粒，一日3次。

【组方简介】药理研究表明，本品具有抗炎、

镇痛、利尿和活血化瘀作用，可明显抑制实验动物的关节组织炎症反应，减轻滑膜细胞的变性、坏死，提高其痛阈值，增加排尿量，改善血液流变性，降低全血黏度和红细胞聚集能力。

【临床应用】本品适用于痛风病属湿热证。症见关节红肿热痛，伴有发热，汗出不解，口渴喜饮，心烦不安，小便黄，舌干红，苔黄腻，脉滑数等。临床试验显示，本品能有效降低血尿酸，控制痛风急性关节炎。服药后不宜立即饮茶。孕妇慎服。

3. 祛风除湿剂

强力天麻杜仲胶囊
（丸）

【方剂组成】羌活、当归、天麻、牛膝、玄参、寄生、藁本、独活、地黄、草乌等。

【功能】补肝肾，祛风湿，舒筋活络。

【主治】筋脉牵掣，遍身疼痛等症。

【剂型规格】胶囊剂：每粒0.2g。丸剂：每丸0.25g。

【用法用量】胶囊剂：口服，一次4粒，一日2次，用温开水吞服。丸剂：口服，一次12丸，一日2~3次。

【组方简介】方中天麻祛风除湿，通痹止痛为主药；藁本、羌活、独活、草乌祛风湿，散寒止痛为辅药；寄生补肝肾，强筋骨；玄参、地黄养血滋阴，补精益髓；牛膝、当归养血活血，通经络，共为佐使药。现代药理研究表明：本品具有调节心脑血管张力的作用，使外周阻力下降，心率减慢，射血时间延长，血流量增加，心肌耗氧量减少。增加脑血流量，产生中枢抑制效应，有镇痛作用。调节环核苷酸代谢，使脑电图α波指数降低并出现睡眠波，具有镇静安眠作用。对垂体-肾上腺皮质功能有兴奋作用。对多种炎症的渗出和肿胀均有抑制作用，并促进免疫功能和

细胞膜的稳定，具有抗炎作用。

【临床应用】本品用于筋脉牵掣、遍身疼痛、肢体麻木、半身不遂、腰腿酸痛及顽固性头风、头痛、头昏等症。

壮骨关节丸

【方剂组成】熟地黄、骨碎补、淫羊藿、狗脊、川续断、独活、鸡血藤、木香。

【功能】补肝肾，强筋骨，养血活血，祛风通络，理气止痛。

【主治】退行性骨关节病。

【剂型规格】丸剂：每管6g，每盒10管，每箱100盒。

【用法用量】口服，一日2次，早、晚饭后各服1管，一个月为1个疗程，一般需服1~3个疗程方能取得显效。

【组方简介】本方狗脊、淫羊藿、川续断、骨碎补、独活、鸡血藤六味具有补肝肾，强腰膝，祛风湿，理气活血之功；熟地益精补血；木香行气止痛。全方协同，达到祛风通络、理气止痛的作用。动物实验表明，本品对炎症早期的血管通透性亢进、渗出和水肿有显著抑制作用，有显著镇痛作用。

【临床应用】本品用于慢性关节疾患，如腰椎、颈椎、足跟、四肢关节骨质增生等。

4. 化瘀祛湿剂

五海瘿瘤丸

【方剂组成】海带、海藻、海螵蛸、蛤壳、昆布、夏枯草、白芷、川芎、木香、海螺（煅）。

【功能】软坚散结，化核破瘀，化痰消肿。

【主治】用于痰核瘿瘤，瘰疬，乳核。

【剂型规格】丸剂，每丸重9g。

【用法用量】口服。一次1丸，一日2次。

【组方简介】本方源于经典古方，方中海带、昆布、海藻、蛤壳味咸，"咸能软坚"，故具有软坚散结、清热化痰之功，共为君药；海螵蛸、海螺、夏枯草消肿排脓，制酸，软坚散结为臣药；白芷、川芎活血行气，通窍止痛为佐药；木香行气止痛，健脾消食为使药。诸药合用，共达软坚散结、消肿化痰之效。

【临床应用】适用于甲状腺瘤、甲状腺肿大、结节性甲状腺肿、劲淋巴结核、慢性淋巴结炎、乳房肿块性疾病等皆有极好的疗效。孕妇忌服，忌食生冷、油腻、辛辣。

马栗种子提取物片

【方剂组成】马栗种子的干燥提取物。

【功能】改善静脉功能，增加静脉壁的弹性和张力。

【主治】腿部因静脉功能障碍导致的不适等症。

【剂型规格】片剂，每片 400mg（含七叶素 50mg）。

【用法用量】一次 1~2 片，一日 2 次，或遵医嘱。

【组方简介】本药主要活性物质是七叶素，可降低毛细血管的通透性，减少渗出，清除自由基对组织细胞的损害作用；可改善静脉功能，增加静脉壁的弹性和张力，提高血管紧张度，但对动脉无影响；提高静脉血流速度，增加静脉压力，改善血流瘀滞状态；收缩静脉瓣膜，确保瓣膜的关闭功能。此外，本品可促进淋巴回流，增加淋巴流量，从而促进组织液回流。

【临床应用】用于治疗腿部因静脉功能障碍导致的不适（慢性静脉功能不全），如腿部的疼痛和沉重感、夜间小腿抽筋、发痒与腿部肿胀等。解除骨与关节创伤及手术后的肿胀，以及因经期障碍出现的下腹疼痛及腰痛。

脉络舒通颗粒

【方剂组成】黄芪、金银花、苍术、薏苡仁、玄参、当归、白芍、甘草、水蛭、蜈蚣、全蝎。

【功能】清热解毒，化瘀通络，祛湿消肿。

【主治】湿热瘀阻脉络所致的血栓性浅静脉炎，非急性期深静脉血栓形成所致的下肢肢体肿胀、疼痛、肤色暗红或伴有条索状物。

【剂型规格】颗粒剂：每袋 20g。

【用法用量】用温开水冲服，一次 20g，一日 3 次。

【组方简介】月桂酸致大鼠血栓闭塞性脉管炎模型实验显示，本品能降低血浆黏度，减少纤维蛋白原量，抑制动脉内皮增生，减轻动脉中膜与外膜的炎细胞浸润。小鼠巴豆油耳肿胀试验、大鼠角叉菜胶足肿胀试验及大鼠棉球肉芽肿试验显示，本品有一定的抗炎作用。本品还有一定的抑制大鼠静脉血栓形成的作用。

【临床应用】用于血栓性浅静脉炎，非急性期深静脉血栓形成所致的下肢肢体肿胀、疼痛、肤色暗红或伴有条索状物。孕妇禁用；肝肾功能不全者及有出血性疾病或凝血机制障碍者慎用；深静脉血栓形成初发一周内的患者勿用。

5. 消肿利水剂

五苓散

（片、胶囊）

【方剂组成】肉桂、白术、泽泻、茯苓、猪苓。

【功能】温阳化气，渗湿行水，健脾利尿。

【主治】膀胱化气不利，水湿内聚引起的小便不利、水肿、泄泻、渴不思饮。

【剂型规格】散剂：每袋 7g，9g，12g，18g。片剂：每片 0.35g。胶囊剂：每粒 0.45g。

【用法用量】口服。散剂：一次 6～9g，一日 2 次。片剂：一次 4～5 片，一日 2 次。胶囊剂：一次 3 粒，一日 2 次。

【组方简介】本方由五味药组成，以"令"行水，故名"五苓"。方中重用泽泻为君药，臣以茯苓、猪苓，共奏利水之效。三者佐以白术，既可补气健脾以治疗脾虚水停，又可燥湿利水以直接去除已停之水湿。肉桂佐以茯苓，以温化水饮，通阳利水。五药合用，既可利水渗湿，又可健脾助运。动物实验表明，本品对水负荷小鼠和大鼠具有明显利尿作用，不影响尿中电解质浓度。能对抗 $HgCl_2$ 所致大鼠急性肾衰的尿量减少和尿蛋白增加。

【临床应用】本方为治疗水肿的常用方剂，临床常用于治疗水肿、泄泻、水气停蓄等症。肾性水肿、心性水肿、肝硬化腹水而见小便不利者，可用本药。阴虚津少之小便不利及热证水肿不可服。

尿毒清颗粒剂

（无糖型）

【方剂组成】大黄、黄芪、甘草、茯苓、白术、制何首乌、川芎、菊花、丹参、姜半夏等。

【功能】通腑降浊，健脾利湿，活血化瘀。

【主治】慢性肾衰竭氮质血症期和早、中期尿毒症。

【剂型规格】颗粒剂：每袋 5g。

【用法用量】温开水冲服。一日 4 次，6、12、18 时各服 5g，22 时服 10g。每日最大用量 40g。也可另订服药时间，但两次服药间隔勿超过 8 小时。

【组方简介】本方以《金匮要略》中的大黄甘草汤与黄芪防己汤方为基础加减而成，具有健脾益肾、通腑降浊、活血化瘀的功能。三种肾衰模型的动物实验均显示，本品有明显降低血尿素氮和肌酐作用。病理学检查显示，给药组肾脏病变明显轻于对照组。

【临床应用】用于慢性肾衰竭氮质血症期和早、中期尿毒症，中医辨证属脾虚湿浊证和脾虚血瘀证者。本品能迅速改善肾衰症状，降低血肌酐和尿素氮水平，保护和稳定残存肾功能，延缓肾衰的进程，总有效率为 69.33%。本品有一定对改善肾性贫血，提高血钙，降低血磷的作用。服药后，大便呈糊状为正常现象，呈水样便则需减半量，并加服黄连素，每次 0.3g，一日 3 次，待腹泻消失后恢复原量。服药后大便仍干燥者，加服大黄苏打片，每次 4 片，每日 4 次。本品忌与氧化淀粉等化学吸附剂合用，忌豆类食品。

肾炎康复片

【方剂组成】西洋参、人参、山药、生地、杜仲、白花蛇舌草、丹参、黑豆、土茯苓、益母草、桔梗、泽泻、白茅根等。

【功能】益气，补肾健脾，清热解毒。

【主治】慢性肾小球肾炎属气阴两虚，脾肾不足，毒热未清者。

【剂型规格】片剂：每片 0.3g，每瓶 72 片。

【用法用量】口服，一次 8 片，一日 3 次，6～8 周为 1 个疗程。小儿酌减。

【组方简介】方中生地清热生津，凉血止血；杜仲补肝肾，强筋骨；山药健脾止泻，补肺益肾；丹参活血化瘀，安神宁心；白花蛇舌草清热解毒，活血利尿；人参大补元气。诸药共奏益气、补肾、解毒之功效。

【临床应用】治疗慢性肾小球肾炎，表现为神疲乏力、腰腿酸软、面浮肢肿、头晕耳鸣、蛋白尿、血尿等症。对糖尿病肾病、成人原发性肾病综合征等也可使用。服药期间忌食辛辣、肥甘等物，禁房事。

肾康宁片

【方剂组成】黄芪、锁阳、丹参、茯苓、泽

泻、淡附子、益母草、山药。

【功能】温肾补阳，益气活血，渗湿消肿。

【主治】肾阳虚弱，肾气不固导致的慢性肾炎及肾功能不全。

【剂型规格】片剂：每片0.32g。

【用法用量】口服，一次5片，一日3次，3个月为1个疗程。

【组方简介】淡附子温肾补阳；黄芪大补元气；茯苓、山药益肾、填精、利湿；锁阳扶肾固精；丹参、益母草活血化瘀；泽泻渗湿利尿。诸药配伍，共奏温肾益气、活血化瘀、利湿固精之功。药理研究表明，本品能对抗实验性肾炎，降低尿蛋白，利水消肿，增强机体免疫功能，增加肾脏血流量，改善肾小球微循环，改善肾功能等。

【临床应用】主要用于治疗慢性肾炎、肾功能不全，症见畏寒肢凉、腰膝酸软、眼睑浮肿、夜间尿偏多、舌苔薄白而润，或仅有水滑苔、脉沉迟或沉缓。忌食生冷食物及酒。

舟车丸

【方剂组成】牵牛子、大黄、甘遂、红芽大戟、芫花、青皮、木香、槟榔、轻粉。

【功能】行气破泄，峻下逐水，通利二便。

【主治】气机阻滞所致的实证水肿、水胀。

【剂型规格】水丸剂：每100粒重6g。

【用法用量】口服。一次1.5~4.5g，一日2次，也可一次3~6g，一日1次。空腹，温开水送下。

【组方简介】方中用甘遂、大戟、芫花攻逐胸腹经隧之水为君；大黄泻火通便，牵牛攻下逐水为臣；佐以破气散结之青皮，理气和胃之陈皮，行气导滞之木香，下气利水之槟榔，以畅气行水；轻粉协助诸药，使水湿从二便排泄为使。

【临床应用】本方适用于阳水实证之胸腹肿胀，气短息促，面赤口渴，二便秘结，脉沉数有

力。有报道，本方用于治疗肝硬化腹水属实证者，以及晚期血吸虫病腹水型，对消除腹水，改善体征有较好效果。服用本品，宜从小剂量开始逐渐加大，不可过量服用；虚证不可轻投；孕妇忌用；忌食盐；勿与甘草同服。

黄葵胶囊

【方剂组成】黄蜀葵花。

【功能】清利湿热，解毒消肿。

【主治】用于慢性肾炎之湿热证。症见浮肿、腰痛、蛋白尿、血尿、舌苔黄腻等。

【剂型规格】胶囊剂：每粒0.5g。

【用法用量】口服，每次5粒，一日3次。8周为1个疗程。

【组方简介】该药能显著降低尿蛋白、高血脂，减轻小管-间质损伤，提高血浆白蛋白，保护肾功能，改善肾脏病变的进程。主要成分黄酮类化合物具有清利湿热，解毒消肿之功效。

【临床应用】治疗慢性肾炎有特效。其应用方便，不良反应小，对肝功能、白细胞均无明显影响，对治疗肾炎性蛋白尿十分有效。孕妇忌服。

肾炎舒颗粒

（胶囊、片）

【方剂组成】苍术、茯苓、白茅根、防己、生晒参（去芦）、黄精、菟丝子、枸杞子、金银花、蒲公英。

【功能】益肾健脾，利水消肿，益气固摄。

【主治】脾肾阳虚型肾炎引起的浮肿、腰痛、头晕、乏力等症。

【剂型规格】颗粒剂：每袋5g。胶囊剂：每粒0.35g。片剂：每片0.25g。

【用法用量】颗粒剂：口服，一次5g，一日3次。胶囊剂：口服，一次4粒，一日3次；小儿

酌减。片剂：口服，一次 6 片，一日 3 次；小儿酌减。

【组方简介】 方中选用苍术、茯苓燥湿，祛风，健脾为主药；白茅根、防己、人参清热，利水，祛风，补气为臣药；金银花、蒲公英、黄精、菟丝子、枸杞子清热解毒，滋肝补肾为佐药。全方诸药相合，共达益肾健脾、利水消肿之功效。本品有一定的抗实验性肾炎、肾盂肾炎作用。①对实验性肾炎的影响。本品灌胃对 Masugi 型肾炎大鼠能降低尿蛋白、升高血浆蛋白，可使肾小球分叶状结构大部分消失，促进膜性肾小球肾炎的恢复。本品体外试验表明，能抑制血管紧张素 Ⅱ 刺激所致的大鼠肾小球系膜细胞纤维连接蛋白、Ⅳ 型胶原的分泌，抑制细胞外基质沉积。②对实验性肾盂肾炎的影响。肾炎舒片 2.5g/kg 灌胃，可降低大肠杆菌逆行感染性大鼠肾盂肾炎模型肾脏细胞感染发生率，减少尿菌阳性率，减轻病变程度，降低模型大鼠双肾的比值。

【临床应用】 用于急、慢性肾盂肾炎等症。脱水患者慎用。

6. 清热通淋剂

三金片
（胶囊）

【方剂组成】 金樱根、金刚刺、海金沙。

【功能】 清热解毒，活血除湿，利水通淋，补虚益肾。

【主治】 肝肾亏虚致下焦湿热带下。

【剂型规格】 片剂：大片，每片相当于总药材 3.5g，小片，每片相当于总药材 2.1g。胶囊剂：每粒 0.35g。

【用法用量】 片剂：口服，大片一次 3 片；小片一次 5 片，一日 3~4 次。胶囊剂：口服，一次 3 粒，一日 3~4 次。

【组方简介】 本方金樱根固精，涩肠；金刚刺除风湿，活血，解毒，息风；海金沙归膀胱经，利水通淋。全方协同达到补虚益肾，活血除湿之效。本品对尿路致病菌有较强的抑菌或杀菌作用，对大白鼠有显著的利尿作用。

【临床应用】 本品用于急慢性肾盂肾炎、慢性肾盂肾炎急性发作、急慢性膀胱炎及尿路感染等。

前列舒通胶囊

【方剂组成】 黄柏、赤芍、当归、川芎、土茯苓、三棱、泽泻、马齿苋、马鞭草、虎耳草、柴胡、川牛膝、甘草。

【功能】 清利湿热，活血祛瘀，散结止痛。

【主治】 下焦湿热内阻证。症见尿急、尿频、尿痛等。

【剂型规格】 胶囊剂，每粒重 0.4g。

【用法用量】 口服。一日 3 次，一次 3 粒。

【组方简介】 慢性前列腺炎、前列腺增生（湿热瘀阻证）应属于中医学"淋证"、"癃闭"的范畴，治疗多以清热利湿、化瘀散结为治疗原则。本品以此法为基本原则组方，有十四味药组成。方中黄柏可清热燥湿，泻火解毒；临床中常用于治疗湿热带下，热淋涩痛诸症，在方中为君药。虎耳草、土茯苓、马鞭草、马齿苋均有苦寒之性，具有清热解毒、消肿散结之功，也可治疗热淋涩痛等症状；赤芍、当归、川芎、牛膝、三棱均属活血化瘀药物，配伍应用后可增强活血行气、通经止痛的作用，擅长散瘀通滞，对于淋证兼有瘀血者尤为适合；泽泻其性凉，味甘可清湿热，用以清淋证之湿热，亦为臣药。方中加用柴胡可疏调气机，与活血化瘀药同用可增强活血行气的作用，为佐药。方中甘草具有调和诸药的作用，为使药。

【临床应用】 用于慢性前列腺炎，前列腺增生属湿热瘀阻证。症见小便不利、尿淋沥、会阴及下腹或腰骶部坠胀或疼痛，阴囊潮湿等。

银花泌炎灵片

【方剂组成】金银花、半枝莲、扁蓄、瞿麦、石韦、川木通、车前子、淡竹叶、桑寄生、灯心草。

【功能】清热解毒，利尿通淋。

【主治】下焦湿热证。症见尿频、尿急、腰痛等。

【剂型规格】片剂，每片重0.5g。

【用法用量】口服。一次4片，一日4次，两周为一疗程，可连服三疗程。

【组方简介】方中金银花宣散平和，有消肿止痛之效；半枝莲解毒散结，有化瘀止痛之效；二者共为君药。瞿麦、萹蓄配合，增强清热利湿作用；石韦、车前子、川木通配合，加强利水通淋作用；共为臣药。淡竹叶、灯心草清热泄火，导湿热下行，共为佐药。桑寄生祛邪毒，留正气，为使药。诸药合用，对湿热证有独特疗效。药理研究表明：①抗感染、抑菌作用。②能明显抑制由大肠杆菌、变形杆菌、金黄色葡萄球菌引起的小鼠体内感染，降低48小时小鼠死亡率；体外药敏实验证实，本品对大肠杆菌、变形杆菌、绿脓杆菌具有明显抑制作用。③本品可降低尿道感染鼠尿中白细胞及细菌数量，同时可增加10小时尿量。④本品具有抗炎和增加巨噬细胞吞噬能力的作用。

【临床应用】用于急性肾盂肾炎，急性膀胱炎而见发热恶寒、尿频急、尿道刺痛或尿血、腰痛等症。孕妇忌服。

癃清片

【方剂组成】金银花、黄柏、白花蛇舌草、牡丹皮、泽泻、车前子、败酱草、赤芍、仙鹤草、黄连等。

【功能】清热解毒，凉血通淋。

【主治】泌尿系统感染。

【剂型规格】片剂：每片0.6g，0.8g。

【用法用量】口服，一次4~8片，一日3次。

【组方简介】药理试验表明，本品对引起尿路感染的致病大肠杆菌、金黄色葡萄球菌、乙型链球菌等具有较强的抑制作用，并能提高机体免疫功能。

【临床应用】本品适用于热淋所致的尿频、尿急、尿痛、尿短、腰痛、小腹坠胀等症。膀胱炎、急性肾盂肾炎、慢性肾盂肾炎急性发作、前列腺炎等见有上述症状者，皆可用之。体虚胃寒者不宜服用。

尿感宁冲剂

【方剂组成】海金沙藤、连钱草、凤尾草、萹草、紫花地丁。

【功能】清热解毒，利水通淋，利尿消瘀，抗菌消炎。

【主治】下焦湿热淋证。

【剂型规格】冲剂：每袋15g。

【用法用量】口服，一次15g，一日3~4次，开水冲服。

【组方简介】本方连钱草、海金沙藤清热解毒，利湿通淋；凤尾草清热利湿，消肿，解毒，凉血；萹草清热利尿，消瘀解毒；紫花地丁清热解毒。全方共用，达到抗菌消炎、利尿通淋之效。现代药理研究表明，本品对大肠杆菌、金黄色葡萄球菌、痢疾杆菌等有明显抑制作用。

【临床应用】本品适用于急、慢性尿路感染，症见小便频急、淋沥涩痛、小腹拘急、痛引腰腹、舌红苔黄脉数者。

前列通片

【方剂组成】前列通干浸膏（薜荔、车前子、黄柏、蒲公英、泽兰、两头尖、黄芪）、八角茴香油、肉桂、琥珀等。

【功能】清热解毒，清利湿浊，理气活血，消炎止痛，祛瘀通淋。

【主治】急性前列腺炎，前列腺增生。

【剂型规格】片剂：每片 0.4g。

【用法用量】口服，一次 4 片，一日 3 次，30 ~ 45 天为 1 个疗程，可连服数疗程。

【组方简介】方中黄芪固表补气；肉桂助阳，活血通经；琥珀活血消瘀；黄柏、蒲公英、琥珀、车前子等清利湿浊，消炎利尿通淋。药理研究表明，黄柏、蒲公英、八角茴香油、黄芪、肉桂油等对金黄色葡萄球菌、肺炎球菌、痢疾杆菌等均有较强的抑菌、杀菌作用。

【临床应用】本品主要用于前列腺病，如前列腺炎、前列腺增生或前列腺术后排尿困难等。前列腺炎以肾虚为主者不宜使用；前列腺增生出现严重尿潴留，非手术不能解除者，非本品所宜。忌油腻生冷食物。

肾炎四味片

【方剂组成】细梗胡枝子、黄芪、北京石韦、黄芩。

【功能】活血化瘀，清热解毒，补气益肾，利尿消肿。

【主治】慢性肾炎。

【剂型规格】片剂：每片约含生药 2.5g，每瓶 100 片。

【用法用量】口服，成人一次 11 片，一日 3 次；小儿酌减。3 个月为 1 个疗程，有效者继续服用。

【组方简介】方中细梗胡枝子清热解毒、活血化瘀为主药，佐以黄芪补气固表；黄芩清热燥湿；北京石韦清热，利水，通淋。全方共达活血化瘀，清热解毒，利水消肿之效。

【临床应用】本品用于慢性肾炎，对浮肿、高血压、蛋白尿、尿红细胞及管型尿均有不同程

度的改善。可降低慢性肾功能不全的血液非蛋白氮，改善酚红排泄率。

复方金钱草颗粒

【方剂组成】车前草、广金钱草、石韦、玉米须。

【功能】清热祛湿，利尿排石，消炎止痛。

【主治】用于泌尿系结石、尿路感染属湿热下注证。

【剂型规格】颗粒剂：每袋 3g，10g（相当于总药材 4.9g）。含糖型每袋 10g，无糖型每袋 3g。

【用法用量】开水冲服，一次 1 ~ 2 袋，一日 3 次。

【组方简介】方中广金钱草清热利湿，通淋排石为主药；辅以石韦、车前草、玉米须利尿通淋，清热利湿。诸药伍用，共奏清热祛湿、利尿排石之功。药理研究结果表明，本品具有抗菌消炎、排石镇痛、预防结石形成的作用，其作用优于结石通、消石素等对照药，且几乎无毒性。由于该药既可阻止结石形成，又可排石，同时又具镇痛作用，故尿路感染、尿路结石及手术取石、体外碎石者均可服用。

【临床应用】用于尿路结石、肾绞痛、尿路感染、尿频尿急、尿赤疼痛属膀胱湿热，小便淋沥涩痛证。

泌淋清胶囊

【方剂组成】黄柏、败酱草、仙鹤草、白茅根、车前草等。

【功能】清热解毒，利湿通淋。

【主治】用于湿热蕴结所致的泌尿系统感染病证。

【剂型规格】胶囊剂：每粒 0.4g。

【用法用量】口服，一次 3 粒，一日 3 次或遵医嘱。

【组方简介】现代药理研究表明，本品具有：①抑菌作用：体外抑菌实验表明，本品对致病性大肠杆菌、伤寒沙门杆菌、福氏志贺杆菌、绿脓杆菌、肺炎双球菌、乙型溶血性链球菌及金黄色葡萄球菌均有抑制作用。②抗炎作用：对大鼠不同剂量药物组均有抗琼脂性致炎作用，疗效与阿司匹林相当。③镇痛作用：本品能抑制小鼠腹腔注射冰醋酸后引起长时间的疼痛扭体反应，表明具有镇痛作用。④解热作用：本品能抑制伤寒、副伤寒、甲乙三联菌苗引起的家兔肛温的升高，表明具有清热解毒作用。

【临床应用】适用于敏感菌所致的尿路感染，如单纯性尿路感染、复杂性尿路感染、淋球菌性尿道炎、盆腔炎、宫颈炎、膀胱炎、宫颈糜烂、附件炎、阴道炎、外阴炎；性传播疾病，如淋病、梅毒、尖锐湿疣、疱疹、性病；前列腺炎，如急、慢性前列腺炎、前列腺增生、小便不爽、尿频、尿急、尿道涩痛等。

前列安通片

【方剂组成】黄柏、赤芍、丹参、桃仁、泽兰、乌药、王不留行、白芷。

【功能】清热利湿，活血化瘀。

【主治】用于湿热瘀阻下焦证，症见尿频、尿急、排尿不畅、小腹胀痛等。

【剂型规格】片剂：薄膜衣每片0.38g。

【用法用量】口服，一次4~6片，一日3次，或遵医嘱。

【组方简介】方中以黄柏为君药，具有泻肾火、清湿热、利小便的作用。配以赤芍、丹参、桃仁、泽兰、白芷活血化瘀，消肿止痛；乌药、王不留行行气散寒止痛。诸药配伍，共起清热利湿、活血化瘀、行气止痛的功效。现代药理研究表明，黄柏主要成分为盐酸小檗碱，具有抑菌作用，同时还有α受体阻滞剂样作用，能够抗菌消炎，消除排尿异常。赤芍、桃仁、丹参能改善局部微循环、抗炎、抗纤维化，能够消除炎症，缩小增生的前列腺体积；泽兰、王不留行能改善尿路刺激症状；白芷、乌药含有具有镇痛作用的挥发油成分，能够显著缓解慢性前列腺炎引起的盆腔疼痛症状。动物实验表明：本品显著抑制二甲苯所致耳郭炎性水肿，减轻炎症反应；对大鼠前列腺增生模型引起的前列腺增生、精囊湿重及湿重指数有明显下降趋势；能明显抑制前列腺上皮细胞生长，使前列腺增生组织缩小。

【临床应用】用于慢性前列腺炎所致的尿频、尿急、尿痛，小腹、会阴、睾丸、腰骶等部位的疼痛，亦用于良性前列腺增生所致排尿困难、夜尿次数增多等症状。

前列泰片

【方剂组成】益母草、萹蓄、红花、油菜蜂花粉、知母（盐炒）、黄柏（盐炒）。

【功能】清热利湿，活血散结。

【主治】用于慢性前列腺炎属湿热夹瘀证。

【剂型规格】片剂：每素片0.44g。

【用法用量】口服，一次5片，一日3次。

【组方简介】现代药理研究表明，本品能够抑制丙酸睾酮所致小鼠前列腺腺体上皮细胞的增长，缩小腺体体积；提高热板和醋酸所致小鼠疼痛阈值；减轻二甲苯、5-羟色胺和角叉菜胶所致动物的急慢性炎症的程度。

【临床应用】用于治疗瘀血凝聚，湿热下注所致的慢性前列腺炎及前列腺增生，症见尿急尿痛、排尿不畅、滴沥不净等。患有浅表性胃炎或脾胃虚寒者饭后服用。

清热通淋胶囊

【方剂组成】爵床、苦参、白茅根、硼砂。

【功能】清热，利湿，通淋。

【主治】用于下焦湿热所致热淋，症见小便

频急、尿道刺痛、尿液浑浊、口干苦等。

【剂型规格】胶囊剂：每粒 0.37g。

【用法用量】口服，一次 4 粒，一日 3 次，或遵医嘱。2 周为 1 个疗程。

【组方简介】本品可抑制组胺引起的大鼠毛细血管通透性增高，减轻角叉菜胶所致大鼠前列腺炎。小鼠热板法和醋酸扭体法显示本品有镇痛作用，尚可降低小鼠金黄色葡萄球菌或大肠杆菌感染的死亡率。大剂量中毒可致肾脏损害。

【临床应用】急性下尿路泌尿系感染，如前列腺炎、盆腔炎、肾盂肾炎、尿道炎、膀胱炎、阴道炎、产后或人流术后感染。是前列腺炎首选药品，对男、女生殖器官各种炎症及尿路感染均有显著疗效。肾功能不良者，应定期复查。虚证慎用；孕妇忌服。偶见消化道不适，一般可自行缓解。胃脘不适者宜在饭后服药。

热淋清颗粒

（胶囊）

【方剂组成】头花蓼。

【功能】清热解毒，利尿通淋。

【主治】用于湿热蕴结，小便黄赤，淋沥涩痛之症。

【剂型规格】颗粒剂：每袋 8g（含糖型），4g（无糖型）。胶囊剂：每粒 0.3g。

【用法用量】颗粒剂：开水冲服，一次 1~2 袋，一日 3 次，7 天为 1 个疗程，儿童酌减，慢性患者可连服 2~3 个疗程或遵医嘱。胶囊剂：口服，一次 4~6 粒，一日 3 次。

【组方简介】本品有明显的利尿、消炎、镇痛作用；对金黄色葡萄球菌、大肠杆菌、伤寒杆菌、痢疾杆菌、绿脓杆菌、变形杆菌、淋球菌等革兰阳性、阴性菌有良好的抗菌作用。

【临床应用】用于下焦湿热证，表现为尿频、尿急、尿道灼热、涩痛、尿液黄赤、腰痛、少腹疼痛、发热、舌苔黄腻、脉弦数。急慢性肾盂肾

炎、膀胱炎、尿道炎、尿路结石、前列腺炎、阴道炎、盆腔炎、宫颈炎、淋病及性病后遗症等见上述证候者均可使用。对急重症感染者，可与有效抗生素联合应用，以增强疗效，缩短疗程，减少抗生素用量及不良反应。

肾复康胶囊

【方剂组成】土茯苓、益母草、槐花、白茅根、藿香。

【功能】清热利尿，益肾化浊。

【主治】热淋涩痛，急性肾炎水肿，慢性肾炎急性发作。

【剂型规格】胶囊剂：每粒 0.3g。

【用法用量】口服，一次 4~6 粒，一日 3 次。

【组方简介】方中土茯苓解毒除湿，益母草活血消肿，槐花凉血泻火，白茅根清热利尿，藿香解毒化浊、开胃。全方以益肾化浊为主，兼能宣肺健脾、活血、清热，调节阴阳，扶正补虚，注重标本兼治，防止复发。本方药性平和，长期服用，不会有偏热、偏寒、留邪等现象。益肾而不留邪，导浊而不伤正。现代研究表明：本方土茯苓含菝葜皂苷等，可抗菌、抗癌、免疫抑制；益母草含益母草碱等，能改善冠脉循环和肾功能，并可抗菌；槐花含芦丁等，能抗炎，具有维生素 P 样作用；白茅根含白茅素等具有利尿、抗菌、抗病毒等作用；藿香含甲基胡椒酚，具有抗真菌、利水等作用。故本方可治疗急慢性肾炎。

【临床应用】用于肾病引起的蛋白尿、血尿、水肿、腰痛、头痛、面色苍白、乏力、脘腹胀满、肾性高血压、肾性贫血、尿急、尿频、尿痛，以及血尿素氮、肌酐升高等症。对各种急慢性肾炎、肾盂肾炎、肾病综合征和肾功能不全早中期患者疗效显著；对单纯蛋白尿、血尿患者效果尤为明显；对尿毒症晚期患者，能延缓肾功能衰退，减少血液透析次数，甚至最终代替血透，而慢慢恢复再造肾功能。孕妇忌用。

肾舒颗粒

【方剂组成】苍术、茯苓、白茅根、防己、生晒参（去芦）、黄精、菟丝子、枸杞子、金银花、蒲公英。

【功能】益肾健脾，利水消肿。

【主治】脾肾阳虚型肾炎引起的浮肿、腰痛、头晕、乏力等症。

【剂型规格】颗粒剂：每袋 5g（含糖型），4g（无糖型）。

【用法用量】口服，一次 1 袋，一日 3 次。

【组方简介】现代药理研究表明，本品可能通过抑制 MC 增殖及分泌 TGF - β₁ 等生长因子，减少细胞外基质积聚，防治肾小球硬化。

【临床应用】主要用于治疗急性肾盂肾炎、慢性肾盂肾炎、膀胱炎、尿道炎、尿路结石、前列腺炎、妇科炎症，以及性病辅助治疗。脱水患者慎用。

7. 化瘀通淋剂

癃闭舒胶囊

【方剂组成】补骨脂、益母草、山慈菇、金钱草、海金沙、琥珀等。

【功能】温肾化气，清热通淋，活血化瘀，散结止痛。

【主治】前列腺增生，慢性前列腺炎。

【剂型规格】胶囊剂：每粒 0.3g。

【用法用量】口服，一次 3 粒，一日 2 次。

【组方简介】药理研究表明，本品对实验动物前列腺增生有抑制作用；可对抗去甲肾上腺素引起的膀胱三角肌、尿道平滑肌的收缩作用，降低排尿阻力，增加尿流量。此外，还具有抗慢性炎症作用，增强体液免疫功能。

【临床应用】本品适用于肾气不足，湿热瘀阻所致尿频、尿急、尿痛、尿细如线、小腹拘急疼痛、腰膝酸软等症。前列腺增生、慢性前列腺炎有以上症状者，可用此药。

前列泰胶囊

【方剂组成】益母草、萹蓄、红花、油菜蜂花粉、盐知母、盐黄柏。

【功能】清利湿热，活血祛瘀，散结。

【主治】慢性前列腺炎湿热夹瘀证。

【剂型规格】胶囊剂，每粒装 0.38g。

【用法用量】口服。一次 5 粒，一日 3 次。

【组方简介】本方能够抑制丙酸睾酮所致小鼠前列腺腺体上皮细胞的增长，缩小腺体体积；提高热板和醋酸所致小鼠疼痛阈值，减轻二甲苯、5 - 羟色胺和角叉菜胶所致动物的急慢性炎症的程度。

【临床应用】慢性前列腺炎。良性前列腺增生、肥大，非细菌性前列腺炎患者的尿频、尿急、尿线变细、夜尿增多、尿分叉、排尿困难、尿潴留、排尿不尽感等。过敏体质者（尤其是花粉过敏者）禁用。患有浅表性胃炎或脾胃虚寒者，饭后服用。

前列闭尔通栓

【方剂组成】马鞭草、王不留行、白花蛇舌草、三七、穿山甲（制）、土鳖虫、琥珀、蜈蚣、栀子、黄连、黄柏。

【功能】清利湿热，祛瘀通闭。

【主治】湿热瘀阻证，症见夜尿频多、尿道灼热、排尿困难、小腹胀满、尿后余沥不尽等症。

【剂型规格】栓剂，每粒重 2.2g。

【用法用量】肠给药。睡前和晨起排便后用药，将药栓塞入肛门 4～6cm 处，每次 1 粒，一日 2 次。30 天为一疗程。

【组方简介】方中马鞭草、黄连、黄柏清热

利湿为君药，具有广谱抑菌杀菌作用，对支原体、衣原体有效，并能抑制环氧化酶的转录活性，阻断炎性介质传递，减少组织炎症；王不留行、琥珀能松弛膀胱颈及尿道平滑肌，降低尿道阻力，改善尿频、尿不尽、小腹疼痛等症状，共为臣药；白花蛇舌草、三七清热活血，能调节或增强免疫功能，为佐药；蜈蚣、土鳖虫、穿山甲软坚散结，化瘀消癥，消除前列腺组织纤维化、钙化，且具有强大的破血作用，为使药。本品为栓剂（肛门给药），药物有效成分可自直肠下静脉及临近血液循环所吸收，直达靶器官——前列腺，克服前列腺外包膜影响药物吸收的缺点。研究表明，本品有以下作用：①抗菌作用：本剂抗菌谱广，对淋球菌、金黄色葡萄球菌、衣原体、支原体等均有抑制作用。对细菌性前列腺炎（淋菌性、非淋菌性）均可发挥治疗作用。②抗炎作用：本剂可抑制内源性炎症介质合成，具有抗炎消肿功效。③其他作用：本剂可调整免疫功能，抑制前列腺上皮细胞增生，促使增生病变组织软化、吸收，故对非细菌性前列腺炎、前列腺增生均有疗效。

【临床应用】用于前列腺炎、良性前列腺增生、前列腺肥大等症。使用本品时，用指套将栓剂塞入肛门4~6cm处，然后做提肛动作，在肛门肌肉收缩时，可将栓剂保存于体内；栓剂塞入肛门后，如有便意感、腹痛、腹泻等不适症状，可改进使用方法，如将栓剂外涂植物油或甘油后置入，也可将栓剂置入更深些，待直肠适应后，自觉症状可减轻或消失。使用本品时，忌食辛辣等刺激性食物，戒酒；本品贮藏温度应低于20℃。

前列舒乐颗粒

【方剂组成】淫羊藿、黄芪、蒲黄、车前草、川牛膝。

【功能】补肾益气，化瘀通淋。

【主治】肾脾双虚，气滞血瘀证。症见神疲乏力，腰膝疲软无力，小腹坠胀，小便不爽，点滴不出，或尿频、尿急、尿道涩痛。

【剂型规格】颗粒剂：每袋4g。

【用法用量】开水冲服，一次1袋，每日3次。

【组方简介】方中淫羊藿温肾助阳为主药；辅以黄芪甘温益气、健脾利水，蒲黄化瘀通淋。各药共起补肾助阳，益气健脾，化瘀通淋之功。方中淫羊藿含淫羊藿苷、去氧甲基淫羊藿苷，有雄性激素样作用，对雌、雄性腺体功能均有兴奋作用（中枢性）；黄芪含香豆素及2，4-二羟基-5，6-二甲氧基黄酮，具有提高机体免疫力，加强心肌收缩力；蒲黄含黄酮苷类（异鼠李素、槲皮素）、氨基酸等，具有止血、抗疲劳作用。全方主要具有抗炎作用，提高雄性性腺功能。

现代药理研究表明：①本品能明显抑制前列腺炎症反应，使白细胞减少及卵磷脂小体增加；②能明显减轻前列腺体的重量，抑制巴豆油所致耳郭肿胀；③能对抗刺激所致腹腔毛细血管通透性增高，具有明显的抗炎作用；④能使微循环细动脉和细静脉血管口径增大，改善微循环，对丙酸睾酮所致的前列腺增生有一定的治疗和预防作用；⑤能对抗氢化可的松所致的阳虚动物的体温、体重下降。

【临床应用】用于治疗前列腺炎及前列腺增生。

前列欣胶囊

【方剂组成】丹参、赤芍、桃仁、红花、泽兰、败酱草、白芷、枸杞子。

【功能】活血化瘀，清热利湿。

【主治】瘀血凝聚，湿热下注所致尿急、尿痛、排尿不畅、滴沥不净等。

【剂型规格】胶囊剂：每粒0.3g。

【用法用量】口服，一次4~6粒，一日3次或遵医嘱。

【组方简介】本方根据中医理论采用活血化瘀，以消肿止痛、软化纤维组织、滋阴补肾来提高睾丸激素水平，有助于促进腺体分泌；清热利湿，以利炎症消退。药理实验表明，该药品对丙酸睾酮引起的前列腺增生有防治作用，对动物实验性炎症有抗炎作用。

【临床应用】用于治疗慢性前列腺炎及前列腺增生。服药后偶见胃脘不适者，一般不影响继续治疗。

泽桂癃爽胶囊

【方剂组成】泽兰、肉桂、皂角刺等。

【功能】行瘀散结，化气利水。

【主治】膀胱瘀阻型前列腺增生。症见夜尿频多，排尿困难，小腹胀满等。

【剂型规格】胶囊剂：每粒0.44g。

【用法用量】口服，一次2粒，一日3次，30天为1个疗程。

【组方简介】本品能行瘀散结，化气行水。药理实验表明，能抑制丙酸睾酮所致家兔和大、小鼠的前列腺增生，缩小前列腺体积，降低前列腺指数，减少残余尿量，减轻上皮细胞增生，对前列腺增生有较好的治疗作用。

【临床应用】用于前列腺增生及无菌性前列腺炎。多年的临床应用发现，本品在改善患者下尿道综合征的同时，还能改善患者性功能质量。体弱者，或属阴虚、湿热下注者慎用。

8. 扶正祛湿剂

尪痹片

（冲剂）

【方剂组成】地黄、熟地黄、续断、附子（制）、骨碎补、淫羊藿、独活、桂枝、防风、知母、皂刺、白芍、红花、威灵仙、伸筋草、狗脊（制）等。

【功能】补肝益肾，强筋壮骨，祛风除湿，通经活络。

【主治】类风湿关节炎。

【剂型规格】片剂：每片0.25g。冲剂：每袋10g。

【用法用量】口服。片剂：一次7~8片，一日3次。冲剂：以开水冲化，一次1袋，一日2~3次；重者，一次2袋，一日2~3次；小儿服用本品遵医嘱酌减。

【组方简介】方中附子、骨碎补、淫羊藿、羊骨等补肝肾，壮腰脊，强筋骨，益元气，填精髓；独活、桂枝、防风、威灵仙等散风除湿，通经活络，蠲痹止痛；皂刺、伸筋草、红花等活血通络，止痛除痹；知母、白芍、生熟地等养血荣筋，和阴以制阳，兼治其他药物刚燥之弊。

【临床应用】本品用于治疗类风湿关节炎见有久痹体虚、关节疼痛、局部肿大、僵硬畸形、屈伸不利等症。孕妇慎用。

普乐安胶囊（片）

【方剂组成】油菜花花粉。

【功能】补肾固本。

【主治】肾气不固所致的腰膝酸软、尿后淋沥不尽。

【剂型规格】胶囊剂，每粒装0.375g，片剂，每片重0.57g（含油菜花粉0.57g）。

【用法用量】口服。一次4~6粒，一日3次。宜饭前服用。

【组方简介】本品为花粉制剂，可护肝排毒、消肿散痛。含有多种维生素、微量元素、氨基酸、酶等物质。花粉有抗雄性激素的作用，能改善尿道黏膜及周围组织水肿，能显著缩小前列腺体积。

【临床应用】主要用于前列腺增生及前列腺炎。少数患者用药后有轻度大便溏薄现象。忌服辛辣、生冷、油腻食物；感冒发热者不宜服用；对本品过敏者禁用，过敏体质者慎用。

独活寄生合剂
（丸）

【方剂组成】独活、桑寄生、秦艽、防风、当归、杜仲、白芍、川芎、川牛膝、党参、茯苓、肉桂。

【功能】养血舒筋，祛风除湿。

【主治】风湿、类风湿关节炎，坐骨神经痛，慢性腰腿痛等。

【剂型规格】合剂：每瓶 100mL。蜜丸：每丸 9g。

【用法用量】合剂：口服，一次 15～20mL，一日 3 次，用时摇匀。蜜丸：口服，一次 1 丸，一日 2 次。

【组方简介】方中独活、桑寄生、秦艽、防风、肉桂均含挥发油，能祛风湿，扩血管，抗菌消炎，并有镇痛作用；杜仲补肝肾，强筋骨；当归、川芎、党参、白芍、牛膝能加强心脏收缩功能，扩张血管，促进血液循环。

【临床应用】本品主要用于风湿、类风湿关节炎，坐骨神经痛，骨质增生性腰腿疼痛，腰肌劳损，肩周炎等属于肝肾两虚、气血不足的风寒湿痹痛者。孕妇慎服。

杜仲冲剂
（颗粒）

【方剂组成】杜仲、杜仲叶。

【功能】补肝肾，强筋骨，安胎气，降血压。

【主治】肾虚腰痛，胎动不安，高血压病等。

【剂型规格】冲剂：每袋 10g。颗粒剂：每袋 5g。

【用法用量】冲剂：口服，一次 5～10g，一日 2～3 次，开水冲服。颗粒剂：口服，一次 5g，一日 2 次。

【组方简介】现代药理研究表明，本品具有：①降血压作用。②降低胆固醇、降血脂作用。③增强巨噬细胞吞噬功能，提高机体免疫力。④抗脂质过氧化，清除自由基，抗疲劳，抗衰老。⑤补充人体必需氨基酸及微量元素等作用，全面预防心脑血管疾病。

益肾蠲痹丸

【方剂组成】地黄、当归、淫羊藿、骨碎补、全蝎、地龙、蜂房等。

【功能】温补肾阳，活血止痛，蠲痹通络。

【主治】顽痹。

【剂型规格】水泛丸：每袋 8g。

【用法用量】口服，一次 8g，疼痛剧烈可加至 12g，一日 3 次，饭后温开水送下。

【组方简介】本方中地黄、当归补血滋肾；淫羊藿、骨碎补补肾壮阳，活血止痛；全蝎息风定惊；地龙清热，通络；蜂房祛风，止痛。诸药合用，共奏祛痹之功。

【临床应用】用于治疗类风湿关节炎，症见关节疼痛、红肿、屈伸不利等。妇女月经期经行量多者停用，孕妇禁服，温热偏盛者慎用。

壮腰健肾丸
（片、口服液）

【方剂组成】狗脊（去毛）、金樱子、黑老虎、桑寄生、鸡血藤、千斤拔、菟丝子、女贞子。

【功能】壮腰健肾，活血通络，祛风湿。

【主治】肾亏腰痛，风湿痹痛，腰膝酸软，神经衰弱，小便频数，遗精梦泄。

【剂型规格】大蜜丸：每丸 5.6g，9g。水蜜丸：每丸 3.5g。片剂：每片 0.5g。口服液：每支 10mL。

【用法用量】口服。大蜜丸：一次 1 丸，水蜜丸：一次 3.5g，一日 2 ~ 3 次，温开水送下。片剂：一次 4 片，一日 2 ~ 3 次。口服液：一次 10mL，一日 3 次，疗程为 4 周。

【组方简介】方中菟丝子、狗脊、女贞子、桑寄生补肝肾，祛风湿，强筋骨为主药。辅以金樱子固精缩尿涩肠；鸡血藤、黑老虎行血养血，舒筋通络；千斤拔祛风利湿，消瘀止痛。诸药合用，共奏壮腰健肾、活血通络、祛风湿之功效。

【临床应用】用于治疗肾亏外伤风湿之腰痛，如慢性肾炎、腰肌劳损、类风湿性脊椎炎、神经官能症等。本品孕妇忌服；儿童禁用；感冒发热，周身疼痛者忌服。

草薢分清丸

【方剂组成】草薢、石菖蒲、益智仁（盐水炒）、甘草。

【功能】温肾利湿，通窍逐寒，分清化浊。

【主治】肾阳虚弱、湿浊内蕴引起的小便淋漓、白浊、浑浊不清。

【剂型规格】水丸：每 20 粒重 1g。

【用法用量】口服。一次 6 ~ 9g，一日 2 次，饭前服用。

【组方简介】方中草薢利湿固精，分清化浊；益智仁暖肾、缩尿；石菖蒲化湿、开窍、豁痰；甘草补脾、解毒。全方协同，共奏温肾利湿、分清化浊之效。

【临床应用】本丸适用于肾不化气，清浊不分，小便频数，时下白浊，淋漓涩痛，浑浊不清等。肾炎、乳糜尿、肾结核合并血尿、慢性前列腺炎、慢性附件炎、风湿关节炎等属下焦虚寒，湿浊下注者，皆可用之。忌食油腻、茶、醋及辛辣刺激性食物。

十六、化浊降脂剂

降脂灵分散片

【方剂组成】制何首乌、枸杞子、黄精、山楂、决明子。

【功能】补肝益肾，养血，明目，降脂。

【主治】肝肾阴虚。症见头晕，目昏，须发早白等；高脂血症。

【剂型规格】片剂，每片重 0.5g。

【用法用量】吞服，或用水分散后口服。一次 5 片，一日 3 次。

【组方简介】方中首乌入肝肾二经，功能益精养血、润肠通便；山楂消食化积，活血化瘀，醒脾开胃，乃消油腻、饮食积滞之药；枸杞、黄精滋肝、补肾、醒脾。诸药配合，共奏补肝益肾，醒脾开胃，活血化瘀之功效。药理研究证明：降脂灵能够显著降低高血脂大鼠血清总胆固醇、甘油三酯、低密度脂蛋白胆固醇含量及总胆固醇与高密度脂蛋白胆固醇比值，提高高密度脂蛋白胆固醇的作用。

【临床应用】冠心病、高脂血症、高黏血症、脑血栓、脑栓塞、脑动脉硬化、短暂性脑缺血、老年痴呆、神经官能症、耳源性眩晕、慢性肝炎、慢性胃炎、慢性肾炎、尿毒症、白血病、贫血、白细胞减少症、青光眼、白内障、月经不调、痛经、糖尿病等。

蒲参胶囊

【方剂组成】何首乌、蒲黄、丹参、川芎、赤芍、山楂、泽泻、党参。

【功能】活血祛瘀，滋阴化浊。

【主治】血瘀证属阴虚夹湿者，高脂血症。

【规格剂型】胶囊剂。每粒装 0.25g。

【用法用量】口服。一次 4 粒，一日 3 次。

【组方简介】方中何首乌滋肾益肝、养阴填精、调降血脂，蒲黄化瘀利滞、活血通络，二者共为君药；丹参、川芎、赤芍活血化瘀，山楂消食导滞，共为臣药；党参健脾益气、泽泻利水祛湿，为佐使药。诸药合用，共达活血化瘀、滋阴化浊之功。

【临床应用】主治高脂血症的血瘀证。症状为头晕目眩，头部刺痛，胸部刺痛，胸闷憋气，心悸怔忡，肢体麻木，口唇紫绀，脉象细涩。可用于治疗不同类型的高脂血症，对高甘油三酯症疗效更佳，并可改善血瘀证的各种症状，还可用于治疗脂肪肝和心脑血管疾病。肝肾功能不全者减少用量。

海昆肾喜胶囊

【方剂组成】褐藻多糖硫酸酯。

【功能】化浊排毒。

【主治】慢性肾衰竭湿浊证（代偿性、失代偿期和尿毒症早期）。

【剂型规格】胶囊剂，每粒装 0.22g（含褐藻多糖硫酸酯100mg）。

【用法用量】口服。每次 2 粒，每日 3 次；2 个月为 1 个疗程。餐后 1 小时服用。

【组方简介】药效学实验表明，本品能降低肾衰大鼠血清肌酐，尿素氮水平，增加肾衰大鼠血清白蛋白含量，改善肾衰大鼠肾组织形态的病理改变；对2，4－二硝基氯苯所致小鼠迟发型超敏反应有抑制作用，对正常和水负荷大鼠有利尿作用，对麻醉犬肾血流量有增加作用。

【临床应用】慢性肾衰竭，症见恶心、呕吐、纳差、腹胀、身重困倦、尿少、浮肿、苔厚腻。

绞股蓝总苷片

（胶囊、分散片）

【方剂组成】绞股蓝总苷。

【功能】益气和血，养心健脾，除痰化瘀，养阴降脂。

【主治】高脂血症、冠心病等，症见心悸、胸闷、肢麻、耳鸣、头晕、健忘等。

【剂型规格】片剂：每片含绞股蓝总苷20mg。胶囊剂：每粒含绞股蓝总苷 60mg。分散片：每片含绞股蓝总苷60mg。

【用法用量】片剂：口服，一次 2～3 片，一日 3 次。胶囊剂：口服，一次 1 粒，一日 3 次。分散片：口服，一次 1 片，一日 3 次，或遵医嘱。

【组方简介】药理试验显示，本品能显著降低血清胆固醇、甘油三酯和低密度脂蛋白，升高高密度脂蛋白，具有抗动脉粥样硬化，保护血管内皮细胞，抗血小板聚集及血栓形成，双向调整血压，提高免疫力，以及抗衰老等作用。

【临床应用】本品适用于心脾气虚，痰阻血瘀所致心悸气短，胸闷肢麻，眩晕头痛，健忘耳鸣，自汗乏力，或脘腹胀满等症。高脂血症，高黏血症，冠心病，心绞痛，心肌梗死，心律失常，心功能不全，各类缺血性脑血管病，以及肿瘤放化疗后白细胞减少等见有上述症状者，皆可用之。本品具有"人参适应源"样作用，长期服用，有助于增强抵抗力，延缓衰老。

脂必妥片

（胶囊）

【方剂组成】红曲、山楂、白术、泽泻等。

【功能】活血化瘀，健脾消食。

【主治】高脂血症，动脉粥样硬化。

【剂型规格】片剂：每片0.35g。胶囊剂：每粒0.24g。

【用法用量】口服。片剂：一次 3 片，一日 3 次。胶囊剂：一次 1 粒，一日 2 次。

【组方简介】药理实验表明，本品能明显改善和调节脂质代谢紊乱，可降低血清中甘油三酯和胆固醇含量，升高血清中高密度脂蛋白胆固醇含量，并能降低动脉粥样硬化程度。

【临床应用】本品适用于高脂血症、动脉粥样硬化及由此引起的头晕、头痛、胸闷、胸痛、肢体麻木、舌质紫暗或有斑点等症。孕妇及哺乳期妇女禁用。

荷丹片

【方剂组成】荷叶、丹参、山楂、番泻叶、补骨脂（盐炒）。

【功能】化痰降浊，活血化瘀。

【主治】高脂血症属痰浊夹瘀证者。

【剂型规格】薄膜衣片：每片0.73g。

【用法用量】口服，一次2片，一日3次，饭前服用，8周为1个疗程，或遵医嘱。

【组方简介】方中荷叶升阳利湿，化痰降浊，为君药。丹参、山楂活血化瘀，消积降脂，合为臣药。番泻叶泻下导滞，使痰浊油脂由大便而解；补骨脂补肾暖脾，固护脾胃，以资化源，两药合为佐药。诸药相合，共奏化痰降浊、活血化瘀之功。

【临床应用】用于高脂血症，因痰浊夹瘀所致者。症见形体肥胖，面色油光，头晕头重，心悸气短，胸闷胸痛，肢麻，乏力懒动，口苦口黏，苔白腻，脉弦滑。孕妇慎用；月经期及有出血倾向者忌用；脾胃虚寒，便溏者忌用。

泰脂安胶囊

【方剂组成】女贞叶乙醇提取物。

【功能】滋养肝肾。

【主治】肝肾阴虚、阴虚阳亢证所致的原发性高脂血症。症见头晕痛胀，口干，烦躁易怒，肢麻，腰酸，舌红少苔，脉细。

【剂型规格】胶囊剂：每粒0.3g。

【用法用量】口服，一次3粒，一日3次。

【组方简介】女贞子叶在《神农本草经》中被列为上品，《本草纲目》记载"能强阴，健腰膝，变白发，明目"。现代药理研究显示，女贞子有抗氧化、延缓衰老、护肝、抗动脉粥样硬化、降低血糖等作用，女贞子叶乙醇提取物具有降低TC、TG、LDL－C和升高HDL－C的作用，能显著减少主动脉粥样硬化斑块面积而起到抗动脉粥样硬化的作用。

【临床应用】原发性高脂血症及高脂血症性脂肪肝，见上述证候者。服药后少数患者出现胃部胀满、嘈杂不适、食欲减退，饭后服用有助于减轻胃部不适症状；个别患者服药后可能出现肾功能轻度异常改变；少数患者服药后，出现头晕、乏力加重；肾功能异常者慎用；孕妇及哺乳期妇女慎用。

脂康颗粒

【方剂组成】决明子、枸杞子、桑椹、红花、山楂等。

【功能】滋阴清肝，活血通络。

【主治】肝肾阴虚夹瘀之高脂血症。症见头晕或胀或痛，耳鸣眼花，腰膝酸软，手足心热，胸闷，口干，大便干结。

【剂型规格】颗粒剂：每袋8g。

【用法用量】开水冲服，一次1袋，一日2次，8周为1个疗程。

【组方简介】方中决明子味甘苦微寒，具有清肝滋肾作用；枸杞子、桑椹滋补肝肾；红花、山楂活血化瘀。诸药配伍，共奏滋阴清肝、活血通络之功效。现代研究表明：本方决明子含大黄酚等蒽醌类化合物，具有抗菌、抗炎、降脂等作用；枸杞子含胡萝卜素等多种氨基酸，可降血糖、抗脂肪肝；红花含红花苷等，有抗炎、镇痛药理作用；山楂含黄酮类及有机酸，具有降血脂作用。故本方可用于高脂血症。

【临床应用】妇女妊娠期、月经过多者忌用；禁烟酒及高脂饮食。

第二章　外科用药

一、清热剂

1. 清利肝胆剂

消炎利胆片
（胶囊）

【方剂组成】穿心莲、苦木、溪黄草等。

【功能】消炎解毒，清热利胆，利湿消肿。

【主治】各种胆道疾患，包括急、慢性胆囊炎、胆道炎及肝胆结石等。

【型剂规格】片剂：每片含穿心莲总内酯量应在 15mg 以上，每片 0.5g。胶囊剂：每粒 0.45g。

【用法用量】口服。片剂：一次 6 片，一日 3 次。胶囊：一次 4 粒，一日 3 次。

【组方简介】本方中穿心莲清热燥湿，解毒凉血消肿为主药。辅以苦木清热燥湿解毒；溪黄草清肝利胆，退黄祛湿，凉血散瘀。三药合用，共奏消炎利胆、清热解毒、利湿消肿之功效。

【临床应用】临床观察表明，本品对各种胆道疾病有显著的消炎、止痛、解痉、退黄、退热等作用，尤其对急、慢性胆囊炎、胆石症均有显著的疗效，对巩固疗效和预防发作均有良好的作用。

胆宁片

【方剂组成】大黄、虎杖、陈皮、郁金、青皮、白茅根等。

【功能】疏肝利胆，清热通下。

【主治】慢性胆囊炎。

【剂型规格】片剂：每片 0.32g。

【用法用量】口服，一次 5 片，一日 3 次，饭后服用。

【组方简介】本方大黄逐瘀通经；虎杖散瘀、定痛、化痰，善解湿热黄疸；陈皮理气化痰；青皮疏肝化滞；白茅根清热，有镇痛抗炎作用；郁金利胆退黄。全方协同，共奏疏肝利胆、清热通下作用。实验研究表明，本品可使致炎豚鼠胆囊上皮细胞基本恢复正常，上皮中暗细胞增多，提示胆囊上皮细胞功能增强，可增加大鼠胆汁分泌量。

【临床应用】本品用于慢性胆囊炎之肝郁气滞、湿热未清者。服药后如每日排便增至 3 次以上，应酌情减量服用。孕妇忌服。本品为上海方，尚有同名之陕西方，其组成为：人工牛黄、水飞蓟素、盐酸小檗碱、延胡索、大黄、金钱草、薄荷油等。具有清热利湿，疏肝利胆功效，用于急慢性胆囊炎、胆道感染、胆结石等属湿热内蕴证者，临床应用时注意区分。

胆石通胶囊

【方剂组成】蒲公英、水线草、绵茵陈、广金钱草、溪黄草、枳壳、柴胡、大黄、黄芩、鹅胆干膏粉。

【功能】清热利湿，消化石积，利胆排石。

【主治】 胆石症，胆道结石，胆囊炎，胆道炎。

【剂型规格】 胶囊剂：每粒 0.65g。每瓶 50 粒；100 粒。

【用法用量】 口服，一次 4~6 粒，一日 3 次。

【组方简介】 药理试验表明，本品主要有利胆作用。茵陈、黄芩、大黄、广金钱草、柴胡等均有促进胆汁分泌和排泄的作用，柴胡还可使胆道括约肌松弛。本品尚有泻下作用，有利于排出胆石和清利湿热。

【临床应用】 本品适用于肝胆湿热所致发热寒战，右胁疼痛，口渴呕恶，黄疸口苦等。胆结石、胆囊炎、胆管炎见上述症状者，皆可用之。孕妇禁服；严重消化道溃疡，心脏病及重症肌无力者忌服。

胆舒胶囊

【方剂组成】 由天然植物分离出的薄荷醇、薄荷酮等组成。

【功能】 疏肝理气，利胆溶石。

【主治】 胆囊炎，胆结石。

【剂型规格】 胶囊剂：每粒 0.45g。

【用法用量】 口服，一次 1~2 粒，一日 3 次；或遵医嘱。急性胆囊炎 1 个月为 1 个疗程。慢性胆囊炎 3 个月为 1 个疗程。

【组方简介】 药理试验表明，本品具有利胆、镇痛和抗炎作用，能溶解体内外的胆固醇类混合结石。

【临床应用】 主要用于慢性结石性胆囊炎，慢性胆囊炎，胆结石。

消石利胆胶囊

【方剂组成】 醋北柴胡、青皮、黄芩、白芍、大黄、郁金、金钱草、海金沙、鸡内金（烫）、茵陈、姜黄、醋三棱、威灵仙。

【功能】 疏肝利胆，行气止痛。

【主治】 肝郁气结之胆石症。

【剂型规格】 胶囊剂，每粒装 0.4g。

【用法用量】 口服。一次 3 粒，一日 3 次。

【组方简介】 方中柴胡疏肝解郁，青皮破气消积为主药，辅以白芍平肝止痛，金钱草、海金沙利胆排石，黄芩燥湿清热，大黄清热解毒、活血祛瘀；佐以郁金、茵陈利胆除湿，鸡内金运脾消积，姜黄、三棱破气祛瘀；威灵仙辛香走窜为使。诸药合用，共奏疏肝行气、利胆止痛之功。

【临床应用】 慢性胆囊炎，胆囊结石，胆管炎等胆道功能疾病。孕妇忌服。

金胆片

【方剂组成】 龙胆、金钱草、虎杖、猪胆膏。

【功能】 消炎利胆，清热利湿。

【主治】 急慢性胆囊炎，胆石症，胆道感染，预防手术后胆道症状的复发。

【剂型规格】 片剂：每片 0.32g。

【用法用量】 口服，一次 5 片，一日 2~3 次。

【组方简介】 方中龙胆泻火、除湿；金钱草清热利湿，通淋消肿，能促进胆道括约肌松弛，增加胆汁分泌，提高胆汁浓度，有利胆作用；虎杖散瘀，定痛，化痰，能抑制肠道逆行性细菌感染；猪胆膏可促使胆汁呈溶液状态，以纠正胆汁的病理变化。诸药相合，有利胆消炎功能。

【临床应用】 本品用于治疗急、慢性胆囊炎，胆石症，胆道手术后综合征，以及胆总管炎、胆汁郁结黄疸等。孕妇慎用。

利胆排石颗粒

（散、片、胶囊）

【方剂组成】 茵陈、金钱草、郁金、大黄、芒硝、黄芩、木香、槟榔、枳实、厚朴等。

【功能】 清热退黄，理气燥湿，利胆排石。

【主治】 胆道结石，胆囊炎，黄疸，胁痛等。

【剂型规格】颗粒剂：每袋 3g。散剂：每袋 0.76g。片剂：每片 0.3g。胶囊剂：每粒 0.35g。

【用法用量】口服。①排石：颗粒剂，一次 2 袋；散剂，一次 3~5 袋；片剂，一次 6~10 片；胶囊剂，一次 6~10 粒，一日 2 次。②炎症：颗粒剂，一次 1 袋；散剂，一次 2~3 袋；片剂，一次 4~6；胶囊剂，一次 4~6 粒，一日 2 次。

【组方简介】方中用茵陈、金钱草清热利湿，退黄排石为主药；龙胆草、郁金清热燥湿，疏肝理气，利胆退黄，凉血散瘀；大黄、芒硝攻积导滞，泻火凉血，行瘀通经，散结止痛。合用其他诸药，共收清热利湿、利胆排石之功。

【临床应用】运用本方的基本指征是：身目黄染，右胁疼痛，口干而苦，小便黄赤，舌苔黄腻，脉弦滑数等。胆石症、胆囊炎、胆道感染，见有上述症状者可应用本药。体质极度虚弱，久泻不止及孕妇忌服。肝功能不良者慎用。忌食生冷油腻之品。

胆石利通片

【方剂组成】硝石、白矾、郁金、三棱、猪胆膏、金钱草、陈皮、乳香、没药、大黄、甘草。

【功能】理气解郁，化瘀散结，利胆排石。

【主治】胆石病气滞证。症见右上腹胀满疼痛，痛引肩背，胃脘痞满，厌食油腻。

【剂型规格】片剂：每片 0.45g。

【用法用量】口服，一次 6 片，一日 3 次，或遵医嘱。

【组方简介】方中君药硝石，攻坚破积，化石消石；臣药白矾、猪胆膏、金钱草、大黄清热解毒；佐药乳香、没药、郁金、三棱活血通络，活血散瘀，行气止痛，破气消积；使药陈皮、甘草理气和中，调和诸药，解痉止痛。全方配伍，共奏化石消石、利胆排石、抗菌消炎、活血通络、行气止痛、解痉止痛之功效。

【临床应用】①对胆囊结石、胆总管结石、肝内胆管结石等非手术治疗的病例，原则上均可运用，特别适用于小结石及泥沙样结石。②对胆道狭窄、畸形或结石巨大或结石嵌阻者禁用；急性胆道感染者忌用。孕妇禁用。

2. 清热解毒剂

地榆槐角丸

【方剂组成】地榆（炭）、槐角（蜜炙）、槐花（炒）、枳壳（去心麸炒）、红花、当归、黄芩、赤芍、生地黄、防风、大黄、荆芥穗。

【功能】导滞通便，清热止血消痔。

【主治】痔疮肿痛，肠风下血等。

【剂型规格】蜜丸剂：每丸 9g。水丸剂：每袋 18g。

【用法用量】蜜丸：成人一次服 1 丸，一日 2 次，温开水送下。水丸，一次服 6g，一日 2 次，温开水送下。

【组方简介】方中以地榆、槐角、槐花清热凉血止血为主。以地黄、黄芩、大黄、赤芍清肠中湿热，凉血，通便导滞为辅。防风、荆芥穗祛风理血，当归、红花补血调血，枳壳宽肠下气，为之佐使。

【临床应用】本方适用于痔疮出血，肛门直肠周围脓肿，肠息肉出血等。症见肛门红肿痛痒，下血鲜红或大便带鲜血，大便干燥有发热感，舌红，苔薄白或薄黄，脉弦数。孕妇忌服。

季德胜蛇药片

【方剂组成】七叶一枝花、半枝莲、蜈蚣等。

【功能】清热解毒，消肿止痛，散瘀止痉。

【主治】专治毒蛇、毒虫咬伤。

【剂型规格】片剂，每片重 0.3g。

【用法用量】口服，被毒蛇咬伤后，首次 20 片，捻碎后用烧酒 30mL（儿童或不饮酒者可减少酒量），加等量温开水送服。以后每 6 小时续服 10 片，至蛇毒症状明显消失为止；外用，本品用水调外搽伤口周围。

被毒蛇咬伤后，在服药的同时应立即将伤口挑破，以引流排毒，并于伤口上部结扎止血带。如手足部被咬伤肿胀，上肢者穿刺八邪穴（即 4 个手指指缝间），以钝头粗针平刺直入 2cm，以排除毒液，加速消肿。

若患者发生神志不清、牙关紧闭、颈项强直、呼吸困难及心力衰竭等危重症状时，每次内服制剂量可增加 10～20 片，并适当缩短服药间隔时间。不能口服者，可用鼻饲法给药。

如伤口因感染而溃烂，应配合外科治疗。

被毒虫咬伤后，一般不需要内服，以本品与水调和外搽即可消肿止痛。

【组方简介】本品来源于江苏南通蛇医季德胜祖传秘方，由多种中草药制成。方中七叶一枝花、半枝莲清热解毒，散瘀止血，定痛为主。辅以蜈蚣息风止痉，解毒散结，止痛。诸药合用，共奏清热解毒、消肿止痛之功。

【临床应用】本品专用于治疗毒蛇咬伤，但也曾用治以下诸症而获效，如疖肿、隐翅虫炎、散发性脑炎、带状疱疹、马蜂刺伤、腮腺炎等。本品外用时，将药涂在伤口周围 16～17mm（半寸）处，不要涂在伤口上。服用本品时，可配合必要的针灸及其他对症治疗，危重患者应住院密切观察。

本品对蝮蛇咬伤者，疗效显著；对五步蛇、眼镜蛇咬伤者，也能治愈。但对竹叶青蛇咬伤者，效差。用本品治蛇伤，还应按不同蛇类、咬伤季节、咬伤部位、中毒时间长短、患者健康状况等情况灵活用药。

京万红软膏

【方剂组成】地榆、地黄、当归、桃仁、黄连、木鳖子、罂粟壳、血余炭、棕榈、半边莲、土鳖虫、穿山甲、白蔹、黄柏、紫草、金银花、红花、大黄、苦参、五倍子、槐米、木瓜、苍术、白芷、赤芍、黄芩、胡黄连、川芎、栀子、乌梅、冰片、血竭、乳香、没药。

【功能】活血消肿，化瘀止痛，解毒排脓，祛腐生肌。

【主治】水、火、电灼烫伤，疮疡肿痛，皮肤损伤，创面溃烂等症。

【剂型规格】软膏剂：每盒 50g。

【用法用量】生理盐水清理创面，涂敷本品或将本品涂于消毒纱布上敷创面，消毒纱布包扎，一日换药 1 次。

【组方简介】本品对家兔实验性烧伤动物模型者，能促进其创面愈合。在创面愈合初期，本品的促愈合作用较缓，而在后期则明显加速，很快达到痊愈。

【临床应用】本品主要用于治疗 I 度至浅 II 度烫伤、烧伤，或有继发感染者。若重度烧伤，可同时结合其他方法治疗。本品对已感染的创面及深度创面有促进祛腐脱痂作用。用本品外敷疖肿，能消炎止痛，加速疖肿愈合。对褥疮久不愈合者亦可用之。

痔炎消颗粒

【方剂组成】火麻仁、紫珠叶、金银花、地榆、槐花、茅根、白芍、茵陈、枳壳、三七。

【功能】清热解毒，润肠通便。

【主治】痔疮发炎肿痛、出血。

【剂型规格】颗粒剂，每袋 3g。

【用法用量】口服。一次 1～2 袋，一日 3 次。

【组方简介】该组方功效全面，合理科学。火麻仁针对痔疮形成前期进行有效预防，即润燥通便；余下九味药对痔疮形成后进行标本兼治，即清热凉血、止血、止痛、固脱、燥湿止痒。其功能为清热解毒，润肠通便，止血，止痛，消肿。

【临床应用】用于血热毒盛所致的痔疮肿痛、

肛裂疼痛、少量便血及老年人便秘。忌食辛辣刺激性食物。未明确诊断的便血，黏液血便，便血呈喷射状者，应去医院就诊。孕妇及三岁以下婴幼儿禁用。失血过多，身体虚弱者禁用。脾虚便溏者慎用。

锡类散

【方剂组成】青黛、冰片、人工牛黄、珍珠、象牙屑、壁钱炭。

【功能】清热解毒，化腐生肌，凉血止痛。

【主治】可解毒化腐，治疗口腔、咽喉疾患如乳蛾、喉风、牙痛及慢性结肠炎等。

【剂型规格】散剂：每瓶0.3g。

【用法用量】外用，先漱净口腔，将药粉少许吹于咽部腐烂处，一日2~3次，如药流于喉内可以咽下；内服遵医嘱。

【组方简介】方中牛黄解毒，息风，豁痰，善解痈肿疔疮；象牙屑、壁钱炭增强祛腐力；青黛清热解毒，凉血；冰片清热，香窜，止痛；珍珠解毒生肌。诸药配伍，达到清热解毒、化腐生肌、止痛之作用。实验研究显示，本方对志贺、弗氏、宋氏及史密痢疾杆菌都有抑制作用；乙状结肠镜检表明，可使肠黏膜水肿及充血消失，促使溃疡愈合。

【临床应用】本品为解毒化腐之剂，多用于治疗单双乳蛾、喉风、白喉、牙疳等病。局部吹、涂可治口腔炎、扁桃体炎、急性咽炎、鹅口疮等属风热毒火所致者。使用时，用棉签先用冷开水打湿，蘸药涂于创面，使局部药物浓度高，效果好，可在饭前、饮后使用。亦可内服治疗胃及十二指肠溃疡，保留灌肠治疗慢性、非特异性溃疡性结肠炎，敷于患处治疗宫颈糜烂，均有良效。非因风热、火毒证者忌用。

拔毒生肌散

【方剂组成】冰片、红升、轻粉、龙骨、炉甘石。

【功能】拔毒生肌，解毒敛疮。

【主治】痈疽。

【剂型规格】散剂：每瓶1.5g，3g。

【用法用量】外用。洗净创口，取本品适量撒患处。

【组方简介】方中冰片清热止痛；红升拔毒搜脓，生肌去腐；轻粉利水，杀虫，攻毒；龙骨收敛固涩；炉甘石有收敛作用。

【临床应用】本品用于痈疽已溃，久不生肌，疮口下陷，常流毒水。

拔毒膏贴膏

【方剂组成】银花、连翘、大黄、桔梗、地黄、栀子、黄柏、黄芩、赤芍、当归、川芎、白芷、白蔹、木鳖子、蓖麻子、玄参、苍术、蜈蚣、樟脑、穿山甲、没药、儿茶、乳香、红升丹、血竭、轻粉。

【功能】活血消肿，解毒止痛。

【主治】疖、疔、痈、疽之初期或化脓期。

【剂型规格】每张膏药重0.5g。

【用法用量】以文火化软，贴于患处，隔日换1贴，溃脓时每天换1贴。

【组方简介】本方为外用膏药。疖、痈、疽多因火热毒邪致经络阻塞入气血凝滞而成。方用银花、连翘、大黄、栀子、黄柏、黄芩、白蔹、地黄、白芷、玄参、桔梗清热解毒，并可疏风消肿为主；合木鳖子、当归、赤芍、蜈蚣、乳香、没药散结消肿，通络止痛为辅；穿山甲、蓖麻子活血通络，消肿透脓；儿茶、血竭、轻粉、苍术、樟脑、红升丹等化腐生肌，敛疮止痛，共为佐使药。全方炼膏外用，共奏活血消肿、解毒止痛之效。对疮疡之阳证初期或将放脓者，极为合适。

【临床应用】多用于治疗疖、疔、痈、疽之初期或化脓期。运用本药的基本指征是：局部红肿疼痛，皮肤发热，或肿势高突，中心有脓头、波动。这些指征体现了热重毒盛，气血凝滞，聚而成形，血肉腐败的病机。毛囊炎、毛囊周围炎、深部毛囊炎、浅部体表脓肿、急性淋巴结炎、急性蜂窝织炎，见以上临床表现者，皆可用之。

九一散

【方剂组成】煅石膏粉、红粉。

【功能】提脓祛腐。

【主治】用于溃疡流脓未尽者。

【剂型规格】散剂：每瓶1.5g。

【用法用量】外用，用时均匀撒于患处。

【组方简介】方中煅石膏生肌敛疮；红粉排脓拔毒，有生肌长肉之效。

【临床应用】本品主治急性化脓性疮疡溃后脓腐未尽者。症见疮周红肿渐消，疮面脓腐未除，或流脓汁。本品含少量汞剂，汞过敏者禁用。不可用于眼、口、鼻处。

康复新液

【方剂组成】美洲大蠊干燥虫体的提取物。

【功能】通利血脉，养阴生肌。

【主治】创伤，溃疡，瘘管，烧伤，烫伤，褥疮等。

【剂型规格】搽剂：每瓶50mL。喷雾剂：每瓶100mL.

【用法用量】外用。搽剂：用纱布浸透药液敷于患处；喷雾剂：将药液喷于患处。

【组方简介】药理研究表明，本品具有促进血管新生，消除炎症水肿，改善创面循环，净化创面，促进创面坏死组织脱落和肉芽组织增生，加速病损组织的修复及抗炎作用，还能增强局部的免疫功能。

【临床应用】本品适用于治疗战伤、烧烫伤及其他外伤创面，感染创面，慢性瘘管，各类顽固性溃疡，口腔溃疡，褥疮等。

生肌玉红膏

【方剂组成】轻粉、白芷、紫草、甘草、当归、血竭、白蜡。

【功能】解毒排脓，消肿止痛，活血生肌。

【主治】痈疽、发背、乳痈、黄水疮等。

【剂型规格】软膏剂：每盒12g。

【用法用量】外用。将患处用生理盐水洗净，然后敷上本品，每日1次。

【组方简介】凡痈疽疮疡多因火毒之邪内蕴所致。故方中用轻粉之辛寒为君，可利水杀虫攻毒；白芷、紫草、甘草之辛甘为臣，以散风祛湿，解毒消肿，排脓止痛；当归、血竭、白蜡为佐，以补血活血，散瘀敛疮。药理试验显示，本品有抗炎，缓解炎性充血和渗出，提高局部免疫力，促进伤口愈合等作用。

【临床应用】运用本品的基本指征是：患处红肿热痛，溃烂流脓，久不收口，脉弦数。本品可做成油纱布，消毒后用于深2~3度烫伤及一些有并发症之难愈性创面，并可依创面局部情况，加掺提脓、祛腐药，效果更佳。

五福化毒丸
（片）

【方剂组成】连翘、水牛角浓缩粉、黄连、玄参、生地、赤芍、青黛、桔梗、炒牛蒡子、芒硝、甘草。

【功能】清热解毒，凉血生津，利咽消肿。

【主治】小儿疮疖，唇口肿裂，牙龈出血，咽红喉肿等。

【剂型规格】蜜丸剂：每丸3g。片剂：每片0.1g。

【用法用量】口服。蜜丸：一次1丸，一日2次，空腹温开水送服。3岁以下儿童服1/2量；周岁以下幼儿服1/3量。片剂：3~6岁，一次5

片；7～14岁，一次7片，一日3次。用于小儿痄毒时，2～6岁，一次4～5片。疗程为7天。

【组方简介】方中连翘性味苦寒，功能清热解毒，是治疗毒火实热及风热表证的要药，故用以为君。水牛角清热凉血，解毒定惊；黄连清热。二药共用，清心肺胃之热邪，是以为臣。玄参养阴生津；生地凉血生津；赤芍凉血活血；青黛清热解毒；桔梗、牛蒡子清热疏风；芒硝润肠通便，泄热导滞，共用为佐。甘草清热利咽，又可调和诸药为使。

【临床应用】本方功能清热解毒，凡小儿蕴积火热邪毒，充斥内外，变生诸症，均可应用，如小儿疮疖、或口舌生疮、或痈疔等。亦可用于急性扁桃体炎、咽炎、口腔炎、流行性腮腺炎等。运用本方的基本指征是：身热，面赤，咽干，烦渴引饮，舌红苔黄，脉象弦数等。忌食辛辣及刺激性食物，乳母亦同。

紫草油

【方剂组成】紫草、忍冬藤、白芷、冰片。

【功能】清热解毒，散结排脓，消肿止痛。

【主治】烫伤，烧伤等。

【剂型规格】油剂：每瓶100mL。

【用法用量】外用。涂患处，一日2～3次。

【组方简介】本方以紫草为主药，有凉血解毒，消肿退热之功。配用忍冬藤清热解毒，通络止痛；白芷消肿止痛，散结排脓；冰片清热解毒，泻火消肿。

【临床应用】本方适用于治疗烫火伤，丹毒，疗疮等病。凡疮疖脓已成，或脓已溃者不宜使用。

黑虎散

【方剂组成】僵蚕（炭）、丁香（炭）、冰片、全蝎（炭）、麝香、穿山甲等。

【功能】提脓拔毒，消肿软坚。

【主治】流注，无头疽，疗疮等病。

【剂型规格】散剂：每瓶0.3g。

【用法用量】外敷，将药粉撒于患处，外贴膏药，每日更换1次。

【组方简介】方中穿山甲消肿溃痈；冰片消肿止痛，清热散郁；全蝎解毒通络；僵蚕化痰散结，活络通经；丁香理气温中，增强消肿散结；麝香散瘀通络，引诸药直达病所。

【临床应用】本品适用于正气不足，不能托毒外出之肿疡。凡肿疡属邪气凝滞，不能托毒外出者，皆可应用本药。如深部脓肿、寒性脓疡的流注；又如深部脓肿的无头疽，以及毛囊炎等急性化脓性炎症的疗疮。凡疮疡属阳盛热毒者不宜使用。

去腐生肌散

【方剂组成】红粉、铅粉、轻粉、生龙骨、象皮、乳香、没药、冰片。

【功能】祛腐生肌。

【主治】诸般疮疖，溃烂流脓，久不收口。

【剂型规格】散剂：每瓶1.5g。

【用法用量】外用，取适量撒于疮面腐肉上，每日1次。

【组方简介】本方以红粉为主，具有较强的蚀疮祛腐功效；铅粉、轻粉为辅，能拔毒生肌。其他诸药有生肌敛疮，促进新肉生长及活血消肿等作用。

【临床应用】痈疽疮毒溃后，脓出不畅；或腐肉不去，新肉难生，久不收口者，皆可用之。本品切勿入口，眼及唇口部位慎用。对汞剂过敏者禁用。

虎黄烧伤搽剂

【方剂组成】虎杖、黄连、黄柏、水牛角、红花等8味。

【功能】泻火解毒，凉血活血，消肿止痛，燥湿敛疮。

【主治】用于面积不超过5%的Ⅰ度、Ⅱ度烧烫伤。

【剂型规格】搽剂：每瓶50mL，100mL，250mL。

【用法用量】外用。新鲜烧伤创面用无菌生理盐水清创后，将本品涂于创面，每1%烧伤面积用量为0.5mL，每次一般不超过10mL，一日1次，至愈合为止。创面可采用暴露或半暴露疗法。

【组方简介】临床前动物试验结果提示：本品可缩短兔Ⅲ度烫伤，可缩短豚鼠碱烧伤的红肿消退、脱痂、痊愈时间；对碱烧伤引起的大鼠白细胞，血红蛋白下降及肌酐、尿素氮升高有对抗作用，并能减少碱烧伤皮肤的含水量。

【临床应用】根据患者病情，注意采用适宜的综合治疗措施；孕妇慎用。

解毒生肌膏

【方剂组成】紫草、乳香（醋制）、当归、白芷、轻粉、甘草。

【功能】活血散瘀，消肿止痛，解毒排脓，祛腐生肌。

【主治】用于各类创面感染，Ⅱ度烧伤。

【剂型规格】软膏剂：每瓶20g。

【用法用量】外用。摊于纱布上贴敷患处。

【组方简介】方中紫草凉血祛瘀，清热解毒，为君药。乳香、当归行气活血，消肿生肌，共增君药之力，是以为臣药。轻粉提毒祛腐，白芷辛香走窜，消肿止痛，为佐药。甘草解毒止痛，调和诸药，为佐使药。诸药合用，共奏活血散瘀、消肿止痛、解毒排脓、祛腐生肌之功。

【临床应用】①烧烫伤。由外来热源损伤所致，症见局部皮肤水疱、疱下基底部皮色鲜红、疼痛或基底苍白、溃破糜烂、脓腐未脱；Ⅱ度烧、烫伤继发感染见上述证候者。②体表溃疡。因疮疡热盛肉腐所致，症见创面色鲜、脓腐未脱；体表急性化脓性感染溃后见上述证候者。开始敷用本品时，创面脓性分泌物增多，只需轻轻沾去分泌物即可，不宜重擦。一周后分泌物逐渐减少。治疗过程中，宜勤换敷料。创面无脓者禁用；本品含轻粉有大毒，不可久用；较大或较深的创面慎用；若用药后出现皮肤过敏反应时，应及时停用。

连柏烧伤膏

【方剂组成】黄连、黄柏、藤黄（制）、冰片。

【功能】清热解毒，生肌止痛。

【主治】用于浅、深Ⅱ度烧伤创面的治疗，用药面积不宜超出体表面积的3%。

【剂型规格】软膏剂：每瓶20g。

【用法用量】用生理盐水清洁创面后，直接涂抹药膏，厚度1~2mm，或涂于消毒敷料上，再覆盖于创面。根据病情需要可用纱布适度包扎，每日换药1次。

【组方简介】本品能减轻烫伤动物的足肿胀程度，降低局部感染发生率，缩短创面愈合天数；能提高Ⅲ度烧伤动物的存活率，可减轻化学物质所致急性炎症的反应，并有一定的镇痛作用。

【临床应用】用于浅、深Ⅱ度烧伤创面的治疗，孕妇、儿童禁用；肝肾功能不全者禁用。

连榆烧伤膏

【方剂组成】黄连、地榆等。

【功能】清热解毒，生肌止痛。

【主治】用于浅、深Ⅱ度烧、烫伤创面的治疗。面积不宜超出体表面积10%。

【剂型规格】软膏剂：每支25g。

【用法用量】首先，用生理盐水清洁创面。然后将药膏直接涂布创面，厚度以2mm左右为宜；亦可将药膏涂抹于消毒敷料上，再覆盖于创面。创面用药后，可根据病情需要，用纱布适度包扎。换药时间为1~2天换药1次。

【组方简介】本品能促进动物烫伤创面和感染创面的愈合，能减轻化学和物理因素引起的疼痛反应，并有一定的抗炎和改善微循环的作用。

【临床应用】如创面有感染，可增加换药次数，每次换药均需清洁创面。

青龙蛇药片

【方剂组成】龙胆、盐酸小檗碱、黄柏、黄芩、浙贝母、仙茅、穿心莲、半边莲、天花粉、白芷、大黄、徐长卿、天冬。

【功能】祛风泻火，清热解毒。

【主治】用于治疗蝮蛇、五步蛇咬伤属火毒、风毒证者。

【剂型规格】薄膜衣片：每片0.3g。

【用法用量】首次服用20片，以后每6小时服10片，重症者加倍。

【组方简介】动物实验显示，此药具有抗蛇毒的出血毒性、溶血毒性、毛细血管损伤性及组织坏死的作用，并具有解痉、抗过敏、强心、利尿、消肿、止痛止血、广谱抗菌等多种作用。

【临床应用】本品对风毒证、火毒证、风火毒证三型蛇伤均有良好的疗效，尤其对蝮蛇、眼镜蛇、五步蛇伤有显著疗效。为使药物快速起作用，最好将药片捣碎后吞服；服药后胃脘不适，可在饭后服药；部分病例大便变稀，停药后好转；孕妇忌服。

三黄膏

（软胶囊、胶囊）

【方剂组成】黄柏、黄连、黄芩、栀子。

【功能】清热解毒，消肿止痛。

【主治】用于痈疽肿毒，红热焮痛，烫火烧伤。

【剂型规格】软膏剂：每瓶10g。胶囊剂：每粒0.4g。软胶囊：每粒0.575g。

【用法用量】软膏剂：外用，摊于纱布上贴于患处或直接涂患处，每隔1~2日换药1次。胶囊剂：口服，一次3粒，一日2次。软胶囊：口服，一次2粒，一日2次。

【组方简介】方中诸品均为清热降火药，黄柏、黄连、黄芩对多种微生物具有抑制作用。

【临床应用】重度烧伤或皮肤破溃者，不宜使用本品。

湿润烧伤膏

【方剂组成】黄芩、黄柏、黄连等。

【功能】清热解毒，止痛，生肌。

【主治】用于各种烧、烫、灼伤。

【剂型规格】软膏剂：每支40g。

【用法用量】外用。涂于烧、烫、灼伤等创面（厚度薄于1mm），每4~6小时更换新药。换药前，须将残留在创面上的药物及液化物拭去，暴露创面用药。

【组方简介】本品具有提高机体营养，增强免疫力，抗病毒，减轻组织损伤和水肿等作用。同时具有保持创面湿润、排出疮面坏死组织、保持疮面通畅引流、调整创面菌群比例等作用。

【临床应用】芝麻过敏者慎用；对由烧伤创面引起的全身性发病须在烧伤专科医生指导下使用。

烫疮油

【方剂组成】冰片、紫草、当归、白芷、龙血竭等。

【功能】清热止痛，解毒消肿，生肌。

【主治】用于轻度小面积烧烫伤。

【剂型规格】油剂：每瓶装10mL，30mL，50mL。

【用法用量】外用。创面清创后，用消毒棉签将药液均匀涂于患处，以湿润而不流淌为度（约1.5mL/1%体表面积）。有水泡者，先将水泡剪去，再涂药液；若创面分泌物较多者，可每日用生理盐水清洗。首日2次，以后每日1次，或遵医嘱。

【组方简介】本品能促进蒸汽、器皿烫伤家兔和沸水烫伤大鼠创面的愈合；能抑制热板和醋酸所致小鼠的疼痛反应；抑制蛋清致大鼠的足趾肿胀和巴豆油致小鼠的耳郭肿胀；提高磷酸组织胺致豚鼠足背瘙痒的致痒阈值。豚鼠多次给药的皮肤刺激性试验显示，停药后见完整和破损皮肤出现轻度红斑。

【临床应用】烫伤局部用药一定要注意清洁干净，在清洁环境下最好采用暴露疗法。本品使用时，应注意全身情况。如有恶寒发热等症状时，应及时去医院就诊。用药后，局部出现皮疹等过敏表现者应停用。用药2~3天后，症状无缓解或创面有脓者，应去医院就诊。对本品过敏者禁用，过敏体质者慎用。孕妇慎用。

五黄膏

【方剂组成】五倍子、黄芩、黄柏、冰片等成分。

【功能】清热解毒，消肿止痛，化瘀散结，除湿收敛。

【主治】用于针眼（即金葡菌、链球菌等感染的麦粒肿）及疖、甲沟炎。

【剂型规格】油膏剂：每支10g，2.5g。

【用法用量】涂敷于外眼及皮肤病变部位适量（根据患处面积大小），一日1~3次。

【组方简介】方中五倍子具有解毒，消肿，收敛作用；黄柏、黄芩清热泻火，抗菌消炎；冰片善散郁火，消肿止痛。

【临床应用】用于治疗皮肤感染，疖肿等症。禁忌涂眼内。

小败毒膏

【方剂组成】白芷、陈皮、赤芍、大黄、当归、甘草、黄柏、金银花、木鳖子、蒲公英、乳香、天花粉。

【功能】清热解毒，消肿止痛。

【主治】湿热蕴结，热毒壅盛证。症见疮疡初起，红肿硬痛，风湿疙瘩，周身刺痒，乳痈胀痛，大便燥结。

【剂型规格】煎膏剂：每瓶60g。

【用法用量】口服，一次10~20g，一日2次。

【组方简介】方中金银花、蒲公英清热解毒，消肿散结；大黄、黄柏泻火解毒，凉血通经；大黄配以当归、乳香、赤芍逐瘀通经，治痈肿血瘀疼痛；白芷、公英、陈皮、天花粉可治痈肿，消肿毒，排脓生肌长肉；木鳖子苦寒有毒，能解毒散结，活络止痛。诸药相合，共奏清热解毒、消肿止痛之功效。

【临床应用】本品作用较大败毒膏缓和，一般热性疮疖均可应用。主要用于治疗毛囊炎、毛囊周围炎、体表浅部脓肿、急性淋巴结炎、急性蜂窝织炎等病的初期阶段。3岁以下儿童慎用；体质虚弱、脾胃虚寒、大便溏者慎用；孕妇忌服；忌食辛辣食物。

3. 清热利湿剂

马应龙麝香痔疮膏
（栓）

【方剂组成】麝香、牛黄、珍珠、硼砂、冰片、炉甘石。

【功能】清热解毒，活血化瘀，祛腐生肌。

【主治】各类痔疮。

【剂型规格】软膏剂：每支10g。栓剂：每粒相当于原药材0.33g。

【用法用量】外用。软膏剂：取适量涂搽患处。栓剂：早晚或大便后塞入肛门 2～2.5cm 处，一次 1 枚，一日 2 次。

【组方简介】本品为明代马氏秘方，具有解毒消肿、破瘀止血、收敛止痛功效。药理研究表明，本药对实验动物有明显的抗炎、镇痛和止血作用。

【临床应用】本品主要治疗内痔、外痔、混合痔。对肛裂、肛周湿疹亦有较好的治疗作用。孕妇慎用，或遵医嘱。

如意金黄散

【方剂组成】大黄、黄柏、姜黄、白芷、花粉、生南星、生苍术、生厚朴、陈皮、生甘草。

【功能】清火消肿，疏风散瘀止痛。

【主治】痈疽肿毒，丹毒等。

【剂型规格】散剂：每袋 15g。

【用法用量】外用。取适量以茶水、鲜生药捣汁（如马齿苋、绿豆芽、萝卜等），或用食醋调成糊状外敷。也可用 80% 凡士林调成软膏（名金黄膏）外敷。

【组方简介】本方中之大黄清火解毒，活血消肿；黄柏清热燥湿，解毒消肿，共为主药。姜黄、白芷破瘀行气通络，为辅药。花粉清热消肿，生南星、生苍术、生厚朴、陈皮化痰理气，散结消肿，共为佐药。生甘草清热解毒，且能调和诸药为使药。

【临床应用】凡痈疽疮疡之阳证实证，初起未成脓者均可外用贴敷。痈疽疮疡已溃之创口，阴疽证者忌用。外敷面积最好超出肿胀范围，且中间留孔，使之透气且使肿势集中。干后可用原调药汁蘸湿。

创灼膏

（东方一号膏）

【方剂组成】虎杖、黄柏、延胡索、防己、地榆、茅术、木瓜、郁金、石膏、白及、炉甘石、冰片。

【功能】排脓，拔毒，生肌。

【主治】下肢溃疡等疾病。

【剂型规格】软膏剂：每瓶 250g。

【用法用量】外用，洗净疮口，将创灼膏薄涂于无菌油光纸上，紧贴患处。如脓水多时，一天换药 1 次；脓水不多时，隔日 1 次。

【组方简介】方中虎杖清热解毒，黄柏清热泻火，延胡索活血止痛，防己清热消肿，地榆凉血止血，茅术祛风辟浊，木瓜舒筋活络，郁金凉血行血、利气止痛，石膏清凉解热，白及消肿生肌，炉甘石收湿止痒，冰片散火止痛。

【临床应用】本品用于治疗下肢溃疡（老烂脚）、小面积烫伤、褥疮、手术后创口感染及冻疮溃疡等。

九华膏

【方剂组成】滑石、月石、龙骨、川贝、银朱、冰片、液状石蜡、凡士林。

【功能】祛湿清热，防腐止痛，生肌收敛。

【主治】外痔肿痛，内痔脱出，内痔术后等。

【剂型规格】软膏剂：每管 10g。

【用法用量】将患处用生理盐水洗净，然后敷本膏。每次排便后更换 1 次。

【组方简介】方中滑石清热、除湿、敛疮；月石、川贝、银朱散热消疾，防腐解毒；龙骨敛疮固脱，防寒滑太过；冰片消炎止痛。用液状石蜡、凡士林制成膏剂，以润肠直达病所。

【临床应用】本膏适用于发炎肿痛的外痔，内痔嵌顿，直肠炎，肛窦炎及内痔术后（压缩法、结扎法、枯痔法等）。亦可用于痔疮、肛裂手术后之创面换药，预防术后感染。

痔疮片

【方剂组成】大黄、蒺藜、功劳木、白芷、

冰片、猪胆汁。

【功能】清热解毒，凉血止痛，祛风消肿。

【主治】各种痔疮，肛裂，大便秘结。

【剂型规格】片剂：每片0.5g。

【用法用量】口服，一次4~5片，一日3次。

【组方简介】方中大黄、功劳木、猪胆汁、冰片清热凉血，泻火解毒；大黄兼可泻下攻积；白芷散风除湿，消肿止痛；蒺藜活血祛风。诸药配伍，共成清热泻火之剂。

【临床应用】本品适用于火热之邪蕴结所致各种痔疮及肛周脓肿，肛裂。多数病例大便秘结症状在服药当天即可缓解。孕妇勿服。

痔疮栓

【方剂组成】柿蒂、大黄、冰片、芒硝、田螺壳（炒）、咸橄榄核（炒炭）。

【功能】收敛止血，清热消肿。

【主治】各种内痔，混合痔之内痔部分，轻度脱垂。

【剂型规格】栓剂：每枚2g（相当于原药材0.6g）。

【用法用量】肛门用药。一次1枚，一日2~3次。使用前可以花椒水或温开水坐浴，7天为1个疗程，或遵医嘱。

【组方简介】柿蒂、田螺壳、咸橄榄核均能收敛，固脱，止血；大黄、芒硝、冰片逐瘀解毒，清火消肿。

【临床应用】本栓之应用指征为：便血，痔核脱出。用药期间保持大便通畅；忌食辛辣炙煿食物。

紫金锭

（散）

【方剂组成】山慈菇、红大戟、千金子霜、五倍子、麝香、朱砂、雄黄。

【功能】辟瘟解毒，散坚消结，化痰止痛。

【主治】中暑，小儿痰厥，疔疮疖肿，痄腮，丹毒等。

【剂型规格】锭剂：每锭0.3g或3g。散剂：每瓶3g。

【用法用量】锭剂：口服，一次0.6~1.5g，一日1~2次。散剂：口服，一次1.5g，一日2次（外用醋磨调敷患处）。

【组方简介】药理研究显示，本品具有抗菌消炎、解毒收敛、抗肿瘤、抗病毒、强心利尿等药理作用。方中麝香、雄黄、五倍子均有抗菌消炎作用；五倍子所含鞣酸能收敛生肌，五倍子有抗病毒作用；麝香、千金子、山慈菇有抗肿瘤作用；麝香、大戟还有强心利尿等作用。

【临床应用】本品适用于中暑痧胀之脘腹胀痛、呕吐泄泻及小儿痰厥、喉痹喉风等。外治疔疮疖肿、腮腺炎、丹毒等，也可用于治疗皮肤病、流脑及食道癌等疾病。尤其对早期食道癌，能抑制病情发展，通畅食道，减缓噎塞。本品按量服用，不宜多服。孕妇忌用。

痔疾洗液

（痔疾宁）

【方剂组成】苦参、蛇床子、黄柏等。

【功能】清热解毒，消肿止痛，收敛止血。

【主治】痔疮。

【剂型规格】水剂：每瓶125mL。

【用法用量】外用。取本品1瓶置盆中，加沸水稀释至约1000mL，趁热熏肛门，再坐浴20分钟，每日早晚各1次。重症者坐浴后另取本品涂擦患处。

【组方简介】方中苦参清热燥湿；黄柏滋阴降火，解毒祛湿，止痛消肿；蛇床子燥湿止痒；苦参、黄柏、蛇床子均有不同程度的抗菌消炎作用。

【临床应用】本品适用于内外痔肿痛出血。

使用时，注意稀释用水不可过量，坐浴时间不应低于 20 分钟。

肛泰栓

（软膏）

【方剂组成】地榆（炭）、盐酸小檗碱、人工麝香、五倍子、冰片等。

【功能】凉血止血，清热解毒，燥湿敛疮，消肿止痛。

【主治】用于内痔、外痔、混合痔等出现的便血、肿胀、疼痛。

【剂型规格】栓剂：每粒 1g。软膏剂：每支 10g。

【用法用量】栓剂：直肠给药，一次 1 粒，一日 1~2 次。早、晚或便后使用。使用时先将配备的指套带在食指上，撕开栓剂包装，取出栓剂，轻轻塞入肛门内约 2cm 处。软膏：将患部用温水洗净，擦干，涂敷适量软膏（内痔将软膏挤入肛门内），一日 2 次，10 天为 1 个疗程。

【组方简介】黄连（小檗碱）味大苦大寒，具有清热燥湿、泻火解毒之功效，可达到抗感染的目的；地榆炭味微苦、酸，微寒，具有凉血止血、解毒敛疮之效，可减少渗出，减轻疼痛，预防感染，加速创面愈合；五倍子味酸、涩，能清热、收敛、止血，含有鞣酸，可使皮肤、黏膜等细胞蛋白凝固而显收敛作用；冰片能清热解毒，消炎止痛，祛腐生肌，消炎止痒；麝香具有活血，消肿止痛之效。

【临床应用】适用于内痔、外痔和混合痔，中医辨证属风伤肠络和湿热下注型。痔术后应用本品，可有效地减少创面组织渗出，减轻水肿、疼痛，促进组织生长，缩短伤口愈合时间。孕妇禁用。

九华痔疮栓

【方剂组成】大黄、厚朴、侧柏叶（炒）、紫草、浙贝母、白及、冰片。

【功能】清热凉血，化瘀止血，消肿止痛。

【主治】用于血热毒盛所致的痔疮、肛裂等肛肠疾患。

【剂型规格】栓剂：每枚 2.1g。

【用法用量】外用。大便后或临睡前用温水洗净肛门，塞入栓剂 1 枚，一次 1 枚，一日 1 次；痔疮严重或出血量较多者，早晚各塞 1 枚。

【组方简介】方中大黄清热解毒，凉血止血，消肿止痛为君药。厚朴行气通肠，侧柏叶凉血止血，紫草凉血解毒为臣药。佐以浙贝母消肿散结；白及消肿生肌，止血敛疮；冰片清热解毒，止痛生肌。全方共奏清热凉血，凉血止血，消肿止痛之功。

【临床应用】①痔疮。由血热毒盛所致，症见便时出血或大便带血，或有痔核脱出；Ⅰ、Ⅱ、Ⅲ期内痔见上述证候者。②肛裂。由血热毒盛所致，大便带血，肛门疼痛。此外，本品可防治痔疮术后粪嵌塞及产妇会阴侧切感染。孕妇慎用。

普济痔疮栓

【方剂组成】熊胆粉、冰片、猪胆粉。

【功能】清热解毒，凉血止血。

【主治】热证便血。各期内痔便血及混合痔肿胀等。

【剂型规格】栓剂：每枚 1.3g。

【用法用量】直肠给药。一次 1 枚，一日 2 次，或遵医嘱。

【组方简介】方中熊胆粉和猪胆粉均为大苦大寒之品，能清热解毒凉血以消痈肿。冰片为苦寒之品，具有清热解毒、消肿止痛、防腐生肌、止痒的功效。三药合用，共奏清热解毒、凉血止血、消肿止痛之功。

【临床应用】用于治疗痔疮急性发作，症见突感肛门肿胀、疼痛、便鲜血或便时痔脱垂、嵌顿等。在混合痔外剥内缝术后应用疗效显著，对患者术后疼痛和水肿等局部症状控制效果良好。

醒消丸

【方剂组成】雄黄、麝香、乳香（制）、没药（制）。

【功能】解毒消肿，活血通络，散瘀止痛。

【主治】痰湿阻滞引起的痈疽肿痛，坚硬疼痛，疮毒初起。

【剂型规格】糊丸：每支 3g（50 粒）。

【用法用量】口服，一次 3~9g，7 岁以上儿童减半；3~7 岁服 1/3 量。

【组方简介】方中雄黄祛湿，祛痰，解毒；麝香通经走窜，活血止痛；乳香调气活血，止痛；没药散血祛瘀，消肿定痛。诸药配伍，有解毒消肿、散瘀止痛之功。实验表明，雄黄治疮杀虫，麝香有抗菌、消炎作用。

【临床应用】多用于脏腑热毒，气血凝结而致的疮毒初起、乳痈疔疽、瘰疬鼠疮、疔毒恶疮等。临症见患处红肿高大，坚硬疼痛，尚未成脓破溃，舌红苔黄，脉象洪数。颈淋巴结核、急性乳腺炎、毛囊炎、疖、蜂窝织炎等见上述症状者，均可应用。本品孕妇忌服。痈疽已溃成脓者不宜服。忌辛辣腥荤食物。

二、温经理气活血剂

代（温）灸膏

【方剂组成】肉桂、松香、橡胶、氧化锌等。

【功能】温经通脉，调和气血，散寒止痛。

【主治】风寒感冒，骨质增生，腰肌劳损等。

【剂型规格】橡胶硬膏剂：每帖 4 cm×4cm。

【用法用量】外用。根据病证，按穴位贴敷或局部使用。

【组方简介】本品主要以肉桂温经通脉，调和气血，配合松香、橡胶制成膏。另加氧化锌等，

中西药合用，共收温经散寒之功效。

【临床应用】本品多用于风寒型感冒，慢性虚寒型胃肠炎，骨质增生，四肢关节冷痛，腰肌劳损等。三伏天贴敷穴位（定喘、肺俞、足三里等），用于哮喘抗复发，也有一定效果。凡发热兼口渴、烦躁、口苦、苔黄、脉数及各种出血症者均不宜使用。对橡皮膏过敏或皮肤有破口者及孕妇、儿童忌用。

茴香橘核丸

【方剂组成】小茴香、八角茴香、橘核、荔枝核、补骨脂、肉桂、川楝子、延胡索、莪术、木香、香附、青皮、昆布、槟榔、乳香、桃仁、穿山甲。

【功能】行气血，散寒湿，软坚散结，消肿止痛。

【主治】疝气，睾丸炎，副睾炎，睾丸鞘膜积液等。

【剂型规格】水丸：每100丸重6g。

【用法用量】口服，一次6~9g，一日2次。

【组方简介】药理作用显示，本品能缓解胃肠平滑肌痉挛，增强胃肠运动，并有镇痛和抗炎功效。

【临床应用】本品主要指征为小肠疝气，阴囊肿大，坚硬疼痛，舌淡苔白，脉弦或沉紧等。若阴囊已溃烂，须配合外科治疗。

小金丸

（片、胶囊）

【方剂组成】木鳖子、草乌、五灵脂、枫香脂、地龙、乳香、没药、当归、麝香、香墨。

【功能】活血止痛，消肿通络。

【主治】痰核，流注，瘰疬，乳房肿块，阴疽肿痛。

【剂型规格】糊丸：每丸 0.6g，0.06g。水

丸：每10丸重6g，每100丸重3g，6g。片剂：每片0.3g。胶囊剂：每料0.35g。

【用法用量】糊丸：打碎后口服，成人一次0.6g，重症一次1.2g，一日2次，温黄酒或温开水送下，小儿酌减。水丸：一次1.5g，饭前温黄酒或温开水送服。片剂：口服，成人一次0.6g，重症一次1.2g，一日2次，服时捣碎，温黄酒或温开水送服。如流注破溃及久溃者，糊丸和片剂以6g分5日服完。胶囊剂：打碎后口服，一次1.2~3g，一日2次，小儿酌减。

【组方简介】本方以麝香、木鳖子走窜行散。五灵脂、地龙通络，祛瘀，止痛。没药祛瘀，散血，消肿；乳香活血；当归补血，调经。三味药均有止痛作用。诸药协同，达到消肿散结、止痛的目的，而又用草乌温散寒湿，为其药理配伍特点。

【临床应用】临床常用于治疗多种良性和恶性肿瘤、结核、腮腺炎、肌肉深部脓肿等。如甲状腺瘤，甲状腺癌，急性颌下腺炎，头部疖肿，青春期乳腺炎，乳房小叶增生，乳房纤维瘤，乳房结核，乳腺癌，骨或关节结核，淋巴结核，淋巴结炎，急性流行性腮腺炎，慢性复发性腮腺炎，前列腺肥大症等。本方含五灵脂，不可与人参、党参、刺五加等同日服用。阴虚患者慎用。孕妇禁用。忌饮酒及生冷、油腻、辛辣等食物。

第三章 肿瘤用药

一、抗肿瘤剂

华蟾素注射液
（片）

【方剂组成】干蟾皮。

【功能】解毒，消肿，止痛。

【主治】中、晚期肿瘤，慢性乙型肝炎等。

【剂型规格】注射剂：每支 2mL。片剂。肠溶衣片：每素片 0.3g。

【用法用量】肌内注射：一次 2~4mL，一日 2 次。静脉滴注：一次 10~20mL，用 5% 葡萄糖注射液 500mL 稀释后缓慢滴注，用药 7 天，休息 1~2 天，4 周为 1 个疗程，或遵医嘱。片剂：口服，一次 3~4 片，一日 3~4 次。

【组方简介】干蟾皮味苦性凉有毒，具有清热解毒、消肿止痛之功效。药理试验显示，本品主要有抗肿瘤、促进免疫功能、抗病毒等作用。

【临床应用】本品主要用于各类肿瘤，有利于改善主观症状，作为抗癌辅助药比较适宜。治疗慢性乙型肝炎，可缓解临床症状。心功能异常者慎用。本品具有一定毒性，应在医生指导下使用，不可过量、久服。孕妇忌用。

平消片
（胶囊）

【方剂组成】郁金、白矾、硝石、五灵脂、干漆、枳壳、马钱子、仙鹤草。

【功能】活血化瘀，止痛散结，软坚破积，清热解毒。

【主治】肺癌，骨癌，食道癌等恶性肿瘤。

【剂型规格】片剂：每片 0.37g。胶囊剂。

【用法用量】片剂：口服，一次 4~8 片，一日 3 次。胶囊剂：一次 4~8 粒，一日 3 次。可与手术后化疗、放疗同时进行。

【组方简介】方中郁金活血化瘀，行气止痛；白矾祛除风痰；硝石破积攻坚；干漆、五灵脂消积破瘀；枳壳宽中，行滞，消胀；马钱子清热散结，通络止痛；仙鹤草解毒止血。全方有活血化瘀，止痛散积，扶正祛痰的疗效。药理研究表明，能显著地增强致癌小鼠的免疫功能。

【临床应用】本品用于治疗恶性肿瘤，不仅能缓解症状和延长患者的存活时间，且对部分病例的恶性肿瘤还有消退作用。

柘木糖浆

【方剂组成】柘木。

【功能】消炎止痛，祛风活血。

【主治】用于食道癌、胃癌、贲门癌、肠癌的辅助治疗。

【剂型规格】糖浆剂：每瓶 250mL。

【用法用量】口服，一次 20mL，一日 2 次。30 天为 1 个疗程。

【组方简介】柘木甘温无毒，祛风活血。

【临床应用】本品可作为消化系统癌症治疗

的辅助药。

艾迪注射液

【方剂组成】斑蝥、人参、黄芪、刺五加。

【功能】消瘀散结，益气解毒。

【主治】用于瘀毒内结所致的原发性肝癌、肺癌、直肠癌、恶性淋巴瘤、妇科恶性肿瘤。

【剂型规格】注射剂：每支 10mL。

【用法用量】静脉滴注。一次 50 ~ 100mL，以 0.9% 氯化钠注射液或 5% ~10% 葡萄糖注射液 400 ~ 450mL 稀释后使用，一日 1 次。30 天为 1 个疗程。

【组方简介】方中斑蝥味辛、性热，善攻毒蚀疮，破瘀散结，为君药。人参大补元气，黄芪补脾益肺，刺五加补脾益肾，相须为用，可补气扶正，使全方破瘀解毒而不伤正，并可防止瘀毒扩散，共为臣药。四药合用，共奏消瘀散结、益气解毒之功。

【临床应用】因瘀毒内阻，气虚失养所致。症见腹部或颈部出现肿块，按之如石，痛有定处，面色晦暗，肌肤甲错，或大便色黑，腹痛拒按，或崩漏，兼有腹胀纳差，倦怠乏力，舌质紫暗，或有瘀斑、瘀点，脉细涩。本品含有斑蝥有毒，易损害肝肾功能，应在医生指导下使用；有出血倾向者慎用；孕妇忌用。本品不宜与其他药物同时滴注，以免发生不良反应。

参莲胶囊

【方剂组成】白扁豆、半枝莲、补骨脂、丹参、莪术、防己、苦参、苦杏仁、三棱、山豆根、乌梅。

【功能】清热解毒，活血化瘀，软坚散结。

【主治】气血瘀滞，热毒内阻而致的中晚期肺癌、胃癌患者。

【剂型规格】胶囊剂：每粒 0.5g。

【用法用量】口服，一次 6 粒，一日 3 次。

【组方简介】方中苦参性味苦寒，入肝、胃经，清热解毒，散结消肿；与半枝莲、山豆根合用清热解毒，散瘀血，消癥瘕，且具有抑癌抗癌作用。莪术的功用如王好古所说"通肝经聚血"；缪仲淳也说过"主积聚诸气，为最灵之药"，故血聚气滞、瘀热诸痛等症用之有效。方中用白扁豆是取其甘辛引药入脾，益气健脾，固本祛邪之意。诸药合用，共奏清热解毒、活血化瘀、攻坚消积之功效。

【临床应用】①用于中晚期肺癌、胃癌。②用于治疗中晚期原发性肝癌血瘀型，对缓解患者血瘀证症状和其他症状，改善患者的生活质量均有较好作用。少数患者服药后出现恶心，不影响继续用药。

得力生注射液

【方剂组成】红参、黄芪、蟾酥、斑蝥。

【功能】益气扶正，消癥散结。

【主治】用于中晚期原发性肝癌气虚瘀滞证。症见右胁腹积块，疼痛不移，腹胀食少，倦怠乏力等。

【剂型规格】注射剂：每支 10mL。

【用法用量】静脉滴注，成人每次 40 ~ 60mL 剂量加入 5% 葡萄糖注射液 500mL 中，首次静滴每分钟不超过 15 滴，如无不良反应，半小时以后可按每分钟 30 ~ 60 滴的速度滴注，一日 1 次。如患者出现局部刺激，可按 1∶10 稀释使用。45 天一疗程，或遵医嘱。

【组方简介】方中黄芪可增强细胞免疫功能，提高杀伤细胞活力；人参可以调节免疫功能，并且有促进骨髓造血细胞 DNA、RNA 合成的作用；能增强网状内皮系统及巨噬细胞等的吞噬功能。蟾酥具有解毒，消肿，醒神，开窍，强心和止痛功效，是经典的抗肿瘤药物，其抗肿瘤主要成分是华蟾毒精。华蟾毒精不但能够抑制癌细胞 DNA

合成，直接杀伤癌细胞，而且能诱导肿瘤细胞凋亡。同时，也有提高机体免疫功能作用。此外，蟾酥也是有效的止痛中药，与镇痛药物伍用具有较为明显的增效作用。斑蝥虫体所含的斑蝥素是抗肿瘤的主要物质，其抗癌机制主要是抑制癌细胞蛋白质、降低癌毒激素水平及影响癌细胞核酸代谢。方中四药合用，具有益气补血、解毒散结、消肿止痛的功效。

【临床应用】本品是人参、黄芪、斑蝥、蟾酥的全成分提取液，有促进癌细胞再分化及癌细胞凋亡；在体内、体外均能抑制多种癌细胞的生长；对化疗、放疗不敏感的腺型癌细胞，得力生注射液也有很强的抑制作用；能使癌组织 cAMP/cGMP 比值加大，提高免疫功能，有效清除体内自由基。临床上联合放疗治疗晚期非小细胞肺癌；联合肝动脉栓塞化疗和门静脉化疗治疗肝癌；治疗晚期消化道癌症。少数患者用药后，可能出现尿频尿急等泌尿系统刺激症状，偶可致血尿和蛋白尿。如出现上述不良反应，应停药。如再应用时，应稀释药液，减慢滴速。少数患者有可能出现肝肾损害。心肾功能不良及急性泌尿系统感染者禁用。

复方红豆杉胶囊

【方剂组成】红豆杉皮、红参、甘草。

【功能】祛邪扶正，通络散结。

【主治】用于气虚痰瘀所致的中晚期肺癌化疗的辅助治疗。

【剂型规格】胶囊剂：每粒0.3g。

【用法用量】口服，一次2粒，一日3次，21天为1个疗程。

【组方简介】红豆杉皮所含紫杉醇通过抑制微管解聚，从而达到抑制肿瘤的作用。人参皂苷和甘草甜素等可明显提高机体免疫能力。此外，甘草甜素可降低药物不良反应。

【临床应用】本品具有抗肿瘤和调节机体免

疫力，用于中晚期肿瘤患者的治疗。

养正消积胶囊

【方剂组成】黄芪、女贞子、莪术、人参、灵芝、绞股蓝、土鳖虫、白术、半枝莲、白花蛇舌草、白英、蛇莓、茵陈、徐长卿、鸡内金、茯苓。

【功能】健脾益肾，解毒化瘀。

【主治】脾肾两虚，瘀毒内阻型原发性肿瘤的辅助治疗。

【剂型规格】胶囊剂。每粒装0.39g。

【用法用量】口服。一次4粒，一日3次。与肝内动脉介入灌注加栓塞化疗同时使用，疗程4周。

【组方简介】本品重用黄芪、女贞子为君药，黄芪补脾益气，女贞子滋肝益肾，二者合用提高免疫功能。人参大补元气，灵芝补真阴益精气，辅助君药以恢复亏耗脾肾之精气，合莪术化瘀散结；绞股蓝清热利湿，解毒消肿；白术、茯苓利水渗湿，兼以扶正；半枝莲、白花蛇舌草、白英、蛇莓解毒消肿，共为臣药。土鳖虫破血逐瘀，搜剔络脉瘀滞之邪；茵陈舒肝经气滞，清化湿热，共用为佐药。徐长卿通络和血，用为使药。现代研究表明：本品对小鼠移植性肿瘤 S180、肝癌 HAC 实体瘤、Lewis 肺癌有抑制作用；对移植于裸鼠的人体肝癌 SMMC7721 有抑制作用。本品与小剂量化疗药合用对小鼠肉瘤 S180 显示一定的增效作用；对荷瘤小鼠脾淋巴细胞增殖、NK 细胞活性及 IL-2 的生成有一定的促进作用，对环磷酰胺引起的小鼠白细胞降低有一定升高作用。

【临床应用】用于不宜手术的脾肾两虚、瘀毒内阻型原发性肝癌辅助治疗，与肝内动脉介入灌注加栓塞化疗合用，有助于提高介入化疗疗效，减轻对白细胞、肝功能、血红蛋白的毒性作用，改善患者生存质量，改善脘腹胀满、纳呆食少、神疲乏力、腰膝酸软、溲赤便溏、疼痛。

复方斑蝥胶囊

【方剂组成】斑蝥、人参、黄芪、刺五加、三棱、半枝莲、莪术、山茱萸、女贞子、熊胆粉、甘草。

【功能】破血消瘀，攻毒蚀疮。

【主治】湿痰阻络致癥瘕积聚、痰核瘰疬、痈疽肿毒，用于原发性肝癌、肺癌、直肠癌、恶性淋巴瘤、妇科肿瘤等。

【剂型规格】胶囊剂，每粒0.25g。

【用法用量】口服。一次3粒，一日2次。

【组方简介】方中斑蝥味辛性热，攻毒蚀疮，逐瘀散结，为君药。三棱、莪术破血消积，行气止痛，共为臣药，以加强君药活血化瘀功效。人参、黄芪、刺五加健脾补肾，补益气血；山茱萸、女贞子滋补肝肾，养阴生精。五药合用，使祛邪而不伤正，并可防止瘀毒扩散。半枝莲、熊胆粉清热解毒，佐助君药攻毒蚀疮，共为佐药。甘草调和诸药，为使药。诸药合用，共奏破血消癥、攻毒蚀疮之功。药理研究表明，复方斑蝥胶囊对小鼠S180和小鼠$H_2$2有明显的抑制作用，能增强机体的非特异性和特异性免疫功能，提高机体的应激能力；与抗癌药环磷酰胺联合应用有协同增效作用，可明显提高抑瘤率；能对抗钴照射和环磷酰胺引起的白细胞下降。

【临床应用】用于原发性肝癌、肺癌、直肠癌、前列腺癌、膀胱癌、恶性淋巴瘤、妇科恶性肿瘤（卵巢癌、子宫内膜癌、乳腺癌、绒毛膜癌等）、甲状腺癌、骨癌、鼻咽癌等恶性肿瘤治疗及白细胞低下症等治疗，也可用于肝炎、肝硬化、乙型肝炎病毒携带者。孕妇忌服。

消癌平片

【方剂组成】乌骨藤。

【功能】清热解毒，止咳平喘，利湿通乳，抗癌。

【主治】用于癌症辅助治疗。也可治疗慢性气管炎和支气管哮喘。

【剂型规格】片剂。每片重0.63g。

【用法用量】口服。一次4~5片，一日3次。

【组方简介】乌骨藤对大鼠和小鼠移植性肿瘤生长均有较好的抑制作用，其抗肿瘤有效成分为生物碱。研究表明，其纯生物碱抗肿瘤的细胞毒作用并不明显，可能通过提高免疫功能而起到抗肿瘤作用。乌骨藤毒副反应很小。

【临床应用】抗癌、消炎、平喘。主要用于食道癌、胃癌、肺癌等癌症的辅助治疗，对大肠癌、宫颈癌、白血病等多种恶性肿瘤也有一定疗效。此外，也可用于慢性气管炎和支气管炎等病的治疗。孕妇禁用。

榄香烯注射液

【方剂组成】榄香烯是从姜科植物温郁金中提取的抗癌药物，抗癌活性物质主要含有β-榄香烯，但也含有少量的α及γ-榄香烯及其他萜烯类化合物。

【功能】抑制DNA、RNA及蛋白质合成，对过度增生细胞的生长有直接抑制作用，阻滞这些细胞由S期进入$G_2 + M$期，阻止肿瘤细胞从G_0、G_1期进入S期，降低其分裂增殖能力，并诱导肿瘤细胞发生凋亡，起到抑制肿瘤生长的作用。

【主治】多为癌性胸腹腔积液、脑瘤、呼吸道和消化道肿瘤的一线治疗药，也为妇科肿瘤、乳腺癌、皮肤癌、骨转移癌、淋巴瘤、白血病的二线治疗药。

【剂型规格】注射剂：5mL：25mg；20mL：0.1g。

【用法用量】①胸腔注射：用套管针（闭式）引流，尽量放尽胸水后，先注入2%的普鲁卡因或利多卡因注射液10mL或适量以控制疼痛，再按体表面积200~300mg/m² 的剂量注入胸腔。注药后，嘱患者多次改变体位，以增大药液接触面积，1~2次/周，2周为1个疗程。

②腹腔注射：尽量抽尽腹水，先注入2%普鲁卡因或利多卡因注射液5~10mL或适量5~10mg地塞米松以控制疼痛，再按体表面积300~400 mg/m²，用250mL生理盐水稀释后，缓缓向腹腔内滴注，滴注速度视患者耐受能力而定，注药后应让患者变换体位，用药1~2次/周，2周为1个疗程。

③静脉注射：一次400~600mg，一日1次，15天为1个疗程。采用锁骨下深静脉插管给药最佳，若无条件时应选取较粗静脉血管，两臂交替使用，最好使用套管针。先用250mL生理盐水打通静脉通路，为预防静脉炎的发生可于第1~5天加5~10mL地塞米松，走小壶冲入，然后将本品稀释于300~400mL生理盐水中快速滴入（5~10 mL/min），最后用250mL生理盐水冲洗血管。

④口服给药：一次100~200mg，一日3次。餐前半小时服用。食管癌、胃癌应小口吞咽，以利药液接触患处。

⑤介入给药：主要用于肝癌、肺癌、头颈肿瘤、胃癌、食管癌的介入治疗。治疗方法有灌注、栓塞、埋入PCS等。

⑥膀胱灌注：用于膀胱癌手术前后的新辅助化疗，于术后第十天始，经导尿管注入榄香烯乳300mg加2%利多卡因10mL作膀胱灌注，每30分钟翻转体位（仰、卧、左右侧位）至2小时后排尿，一周2次，连续6周。继后每月1次直至1年，防止癌症复发转移。用于晚期膀胱癌支持治疗时，参照前述给药方法。

⑦直肠灌注：用肛管或导尿管灌注200mg，一日1~2次，保留灌肠2小时，10天为1个疗程。

⑧局部瘤体注射：先用利多卡因等局麻药对瘤体多点注射（注意局麻药的浸润面应完全）3~5分钟后，再视瘤体大小多点注入，一次50~75mg，用药量及次数视不同情况由主管医生掌握。

【组方简介】莪术为姜科植物温郁金的干燥根茎，莪术性温味苦辛，归肝、脾经，有行气破血、消积止痛、抗肿瘤功效，榄香烯（β-榄香烯）是从莪术的挥发油中提取的，是莪术抗肿瘤的主要成分。抗癌活性物质主要含有β-榄香烯及其他萜烯类化合物，其主要生物学活性为降低肿瘤细胞有丝分裂能力，诱发肿瘤细胞凋亡，抑制肿瘤细胞生长，诱发和促进机体对肿瘤细胞的免疫反应。

【临床应用】用于肺癌、肝癌、乳腺癌、胃癌、卵巢癌、癌性胸腹水等治疗。部分患者用药后，可出现静脉炎、发热、局部疼痛、过敏及轻度消化道等不良反应。高热及胸腹水合并感染者慎用。孕妇及哺乳期妇女应慎用。

①静脉注射可致少数患者产生静脉炎，如能采用锁骨下静脉注射，或给药前后用生理盐水冲洗血管时，均可有效防止静脉炎的发生。

②部分患者初次用药后，可有轻微发热，多在38℃以下。于给药之前30分钟口服强的松或解热镇痛药（消炎痛或百服宁等），均可预防发热。

③有极少数患者产生过敏或胃肠道反应。目前尚未有资料证实过敏原因是使用榄香烯乳所致，一般采取对症处理即可。

④因本品在低剂量（一次2mg/kg）时，有活血化瘀作用，故对血小板减少症，或有进行性出血倾向的患者慎用本品。如需使用时，应与升血小板（如血康口服液）药物联合使用。

⑤本品有一定的镇静作用，并可加强催眠药的中枢抑制作用。

威麦宁胶囊

【方剂组成】金荞麦根部抗癌活性部位提取的原花色素缩合性单宁化合物。

【功能】祛邪扶正，清热解毒，活血化瘀。

【主治】用于肺癌的辅助治疗。配合放、化疗有增效、减毒作用。

【剂型规格】胶囊剂：每粒0.4g。

【用法用量】饭后口服，一次6~8粒，一日3次，或遵医嘱。2个月为1个疗程。

【组方简介】金荞麦别名野荞麦，《本草拾遗》中记载其"性寒，味酸苦，功能清热解毒，祛风利湿"。现代研究发现，其有效成分为原花色素缩合性单宁混合物，该药对于肺腺癌细胞、宫颈鳞癌细胞、胃腺癌细胞等多种瘤株具有明显抑制作用。原花色素缩合性单宁的抗癌机制是，抑制肿瘤细胞核酸物质DNA、RNA的合成代谢，与肿瘤细胞的DNA作用呈现与作用时间和药物浓度正相关的"嵌合效应"；抑制肿瘤细胞分泌Ⅳ型胶原酶（MMP）而抑制肿瘤细胞的侵袭及自发性转移；抑制癌细胞的酪氨酸激酶（PTK）而抑制肿瘤细胞增生信号的旁路途径转导。

【临床应用】临床研究表明，本品适用于以肺癌为主的肿瘤患者。①单独使用时，可用于不适宜放、化疗的肿瘤患者的治疗，效果明显。②与放、化疗联合使用时，能减轻和消除放、化疗的毒副反应，提高机体免疫力，改善造血系统功能，减轻头昏乏力、恶心呕吐及骨髓抑制等放、化疗引起的不良反应。③大多数患者服用后，饮食增加，生活质量改善。④本品具有广谱抗炎功能，可消除肿瘤细胞周围的炎症反应，有效提高机体免疫功能，增强抗病能力。⑤对于能接受手术治疗的患者，应在术前服用本品，既改善症状，又在增加饮食、体重、体力的同时，有利于病灶周围炎症吸收，使瘤体轮廓清晰，为手术创造条件；术后服用本品时，可巩固手术效果，降低复发率。⑥偶有恶心等消化道症状。

鸦胆子油乳注射液

（口服乳液）

【方剂组成】精制鸦胆子油、精制豆磷脂、甘油。

【功能】清热解毒，消癥散结。

【主治】用于热毒瘀阻所致的消化道肿瘤、肺癌、脑转移癌。

【剂型规格】注射剂：每支10mL。口服乳液：每支10mL。

【用法用量】注射液：静脉滴注，一次10~30mL，一日1次（本品须加灭菌生理盐水250mL，稀释后立即使用）。口服乳液：口服，一次2支，一日2~3次，30天为1个疗程。

【组方简介】本品由现代工艺提取的鸦胆子油制成。鸦胆子具有清热解毒、消癥散结功能。

【临床应用】①消化道肿瘤。因热毒瘀阻所致。症见脘腹胀痛，肿块拒按，口苦口干，黑便或便鲜血，小便黄赤，舌红苔黄或黄腻，脉弦数或滑数。②肺癌。因热毒瘀阻所致。症见咳嗽咯血，咯痰黄稠，胸闷胸痛，口苦咽干，便秘尿黄，舌红或紫暗，苔黄腻，脉弦数或滑数。本品有毒，易损害肝肾功能，应在医生指导下使用，不可过量；孕妇忌用；过敏体质者慎用；用药过程中有少数患者有油腻感，恶心，厌食等消化道不适的反应；脾胃虚寒者慎用。本品注射液不宜与其他药物同时滴注，以免发生不良反应。

紫金龙片

【方剂组成】黄芪、当归、白英、龙葵等。

【功能】益气养血，清热解毒，理气化瘀。

【主治】用于原发性肺癌化疗属气血两虚证。症见神疲乏力，少气懒言，头昏眼花，食欲不振，气短自汗，咳嗽、疼痛。

【剂型规格】薄膜衣片：每片0.65g。

【用法用量】口服，一次4片，一日3次，与化疗同时使用。每4周为一周期，2个周期为1个疗程。

【组方简介】药理试验表明，本品对小鼠移植性肝癌、Lewis肺癌及LA795肺癌有一定的抑制作用。具有增强小鼠迟发型超敏反应的作用，并能诱导活化人淋巴细胞杀伤肿瘤细胞。可提高T淋巴细胞的增殖能力，减轻顺铂、环磷酰胺等化疗药物的部分毒性作用。

【临床应用】本品为肺癌气血两虚兼瘀热证的化疗辅助用药，具有一定的改善临床症状、体力状况评分的作用。对免疫指标 NK 细胞、CD_4 细胞等有改善作用。可减少化疗引起的外周血象降低、肝肾功能损害及恶心呕吐、脱发等临床反应。孕妇禁用。

二、抗肿瘤辅助剂

金水宝胶囊

【方剂组成】发酵虫草菌粉。

【功能】补肾益肺，补精益气。

【主治】慢性支气管炎，高脂血症、性功能减退等属肺肾两虚证。

【剂型规格】胶囊剂：每粒含发酵虫草菌粉 0.33g。

【用法用量】口服。一次 3 粒，一日 3 次，饭后服用。用于慢性肾功能不全者，一次 6 粒，一日 3 次。

【组方简介】本品化学成分含有核苷类，如腺嘌呤、腺嘌呤核苷、脲嘧啶；微量元素；维生素；多糖；虫草酸、冬虫夏草素等。具有降血脂及防治动脉硬化，增加心肌与脑的供血，以及抗炎、镇咳、祛痰、平喘、镇静和促性腺作用。

【临床应用】本品除用于治疗高脂血症、慢性支气管炎及性功能低下症外，也可用于治疗慢性肾衰竭及肺结核、老年体虚、肿瘤等属于肺肾虚者。本品治疗慢性乙型病毒性肝炎（含肝硬化），能改善肝脏功能，有效调整蛋白代谢，纠正球蛋白倒置。脾虚便溏者忌用。

至灵胶囊

【方剂组成】人工培养的冬虫夏草菌丝。

【功能】补肺益肾，化痰止血。

【主治】能改善恶性肿瘤患者眠食衰少、乏力、出汗等虚弱症状。

【剂型规格】胶囊剂：每粒内含菌丝 0.25g。

【用法用量】口服，一次 0.5 ~ 1.5g，一日 3 次。饭后服用，2 ~ 3 个月为 1 个疗程。

【组方简介】冬虫夏草味甘，性温入肺、肾两经，有保肺益肾、化痰止血之功。从人工冬虫夏草中分离培养的成分与天然虫草对比研究的结果显示，两者的化学组成、毒性，以及在镇静、提高耐缺氧能力、平喘祛痰与抗炎等药理作用上相似，且在同等剂量下作用强度相近，提示可用菌丝体代替虫草应用于临床。

【临床应用】本品能提高放疗、化疗或手术后的肿瘤患者的免疫功能，升高白细胞和血浆蛋白，减少不良反应。也可用于治疗支气管哮喘，肝硬化。服后可能有胃部不适、恶心、头晕等不良反应，但当停药或减少用量后再逐步加量时，不适感可以消失。

银耳孢糖胶囊

【方剂组成】本品系由担子菌纲银耳属银耳菌种经深层发酵、分离所提取的多糖类物质。主要成分为银耳多糖。

【功能】益气和血，滋阴生津，扶正固本。

【主治】机体免疫力低下症，白细胞降低等。

【剂型规格】胶囊剂，每粒装 0.25g。

【用法用量】口服。一次 1g，一日 3 次。

【组方简介】本品能提高正常小鼠及免疫力低下小鼠的单核巨噬细胞系统吞噬能力，使其 E－玫瑰花结细胞和淋巴细胞转化率显著提高，并使 IgA、IgG、IgM 呈不同程度的增高；可使正常人 T 细胞及 B 淋巴细胞转化率明显提高，提加血清补体含量。银耳孢糖胶囊对小鼠 S180 肉瘤、小鼠 U14 型瘤株有明显的抑瘤作用；可缓解癌症放化疗过程中对骨髓功能的抑制，促进中性粒细胞迅速增多，促进白细胞数量升高；能有效阻止人及小鼠高胆固醇血症的形成，降低血清中总胆固醇、β - 脂蛋白和甘油三酯的含量。

【临床应用】用于放疗、化疗或其他原因引起的白细胞减少症，亦可作为放射损伤及肝炎、皮肤病、高脂血症的辅助治疗。

复方皂矾丸

【方剂组成】皂矾、西洋参、海马、肉桂、大枣（去核）、核桃仁。

【功能】温肾健髓，益气养阴，生血止血。

【主治】再生障碍性贫血，白细胞减少症，血小板减少症，骨髓增生异常综合征等。

【剂型规格】小蜜丸：每丸 0.2g。水蜜丸：每丸 0.2g。

【用法用量】口服，小蜜丸，一次 7 ~ 9 丸；水蜜丸，一次 5~7 丸，一日 3 次，饭后即服。

【组方简介】方中皂矾补血；西洋参补气养阴；大枣补中益气，养血安神。合用温肾补肾之海马、肉桂、核桃仁，共收温肾健髓、益气养阴、生血止血之功效。

【临床应用】本品适用于再生障碍性贫血、白细胞减少症、血小板减少症、骨髓增生异常综合征，以及放化疗引起的骨髓损伤属肾阳不足，气血两虚者。忌茶水。

黄芪注射液

【方剂组成】黄芪。

【功能】补益脾肺，益气生津，固表升阳。

【主治】病毒性肝炎等疾病。

【剂型规格】注射剂：每支 2mL，10mL，20mL。

【用法用量】肌内注射，一次 2 ~ 4mL，一日 2 次。静脉滴注，一次 10 ~ 20mL，溶于 250 ~ 500mL 葡萄糖注射液或生理盐水中静滴，一日 1 次。小儿酌减，或遵医嘱。

【组方简介】黄芪为补气助阳之药，既能实卫固表，又可升阳举陷。阳虚患者，表虚自汗，可以实卫敛汗；气血不足，可以补虚益损；脾胃虚弱，可以培土止泻；阳气不运，可以运阳利水。

【临床应用】本品用于治疗病毒性肝炎、消化性溃疡、萎缩性胃炎、胃下垂、冠心病、病毒性心肌炎、慢性肾炎及肾衰竭、支气管哮喘、慢性支气管炎等。亦可用于肿瘤的辅助治疗，以及体弱多病者的扶正之品。无气虚之实证者忌用。

螺旋藻胶囊
（片）

【方剂组成】钝顶螺旋藻。

【功能】益气养血，化痰降浊。

【主治】病后体虚，贫血，营养不良等。

【剂型规格】胶囊剂：每粒含螺旋藻 0.35g。片剂：每片 0.2g，0.35g。

【用法用量】胶囊剂：口服，一次 2 ~ 4 粒，一日 3 次。片剂：口服，一次 3 ~ 5 片（每片 0.35g）或 4 ~ 8 片（每片 0.2g），一日 3 次。

【组方简介】螺旋藻富含蛋白质、胡萝卜素、维生素、矿物质、脂肪酸、叶绿素、糖类、藻青素、生育酚等成分。药理试验和临床研究表明，本品对补给营养，促进生长发育，提高人体免疫力，消除外来毒素，增强体能，延缓衰老等方面具有良好功效。

【临床应用】本品为营养全面均衡的纯天然保健药品。主治气血亏损所致之四肢乏力，头昏头晕，食欲不振，面色萎黄等。对慢性消耗性疾病，糖尿病，血细胞减少，营养不良，核辐射病，病毒性肝炎等均有较好的治疗及康复效果。

益血生胶囊

【方剂组成】阿胶、龟甲胶、鹿角胶、鹿血、牛髓、紫河车、鹿茸、茯苓、黄芪（蜜制）、白芍、当归、党参、熟地黄、白术（麸炒）、制何首乌、大枣、炒山楂、炒麦芽、炒鸡内金、知母（盐制）、大黄（酒制）、花生衣。

【功能】健脾生血，补肾填精。

【主治】各类贫血，血小板减少症。

【剂型规格】胶囊剂：每粒0.25g。

【用法用量】口服，一次4粒，一日3次。儿童酌减。

【组方简介】药理试验表明，本品有保护骨髓和促进骨髓造血机能的作用。

【临床应用】本品适用于脾肾两亏所致血虚诸证。症见面色苍白，唇甲色淡无华，头目眩晕，心悸怔忡，疲倦乏力，或手足发麻，舌淡，苔白等。因失血过多或生血不足而致各种类型的贫血及血小板减少症见有上述症状者，可用此药。对再生障碍性贫血亦有一定疗效。虚热者慎用。

贞芪扶正颗粒

（胶囊）

【方剂组成】黄芪、女贞子。

【功能】补肾，益气，扶正。

【主治】各种疾病引起的虚损。

【剂型规格】颗粒剂：每袋20g。胶囊剂：每粒相当于生药12.5g，每瓶48粒。

【用法用量】颗粒剂：一次1袋，一日2次，温开水冲服。胶囊剂：口服，一次3~4粒，一日3次。

【组方简介】本方以黄芪为主药，补气升阳，益卫固表，配以女贞子补肾养肝益阴。二药合用，气阴兼顾，阴阳俱补。本品能提高人体免疫功能，保护骨髓和肾上腺皮质功能。

【临床应用】本品适用于气阴两虚之证。能减轻癌症患者放化疗的副作用，提高细胞免疫功能。

安多霖胶囊

【方剂组成】生晒参、炙黄芪、南沙参、楮实、参三七、枸骨叶、玄参、百合、麦冬、芦根、莪术、蜈蚣、桔梗、陈皮。

【功能】益气补血，扶正解毒。

【主治】气血两虚证。适用于放、化疗引起的白细胞减少、免疫功能下降、食欲不振、神疲乏力、头晕气短等症。

【剂型规格】胶囊剂：每粒0.32g。

【用法用量】口服，一次4粒，一日3次。

【组方简介】本品对γ射线照射所致骨髓核细胞减少有防护作用，升高外周血白细胞数，既能显著降低宇宙辐射引起飞行员的高微核率，也明显降低肿瘤患者放射治疗引起的微核率增高。

【临床应用】本品对恶性肿瘤患者因放疗所致的辐射损伤具有促进修复和减轻损伤作用，能提高机体免疫功能，缓解放化疗引起的不良反应。本品为纯天然抗辐射药，适用于辐射损伤的预防和临床治疗。

参芪扶正注射液

【方剂组成】党参、黄芪、氯化钠等。

【功能】益气扶正。

【主治】用于气虚证肺癌、胃癌的辅助治疗。

【剂型规格】注射剂：每瓶250mL。

【用法用量】静滴：一次250mL，一日1次，疗程21天。与化疗合用，在化疗前3天开始使用，疗程可与化疗同步结束。

【组方简介】本品是由党参、黄芪经科学提取制成的纯中药制剂，具有扶正固本、益气补虚、活血化瘀、消癥散结的功效。党参和黄芪两种药物的性味及归经一致，功效基本相同，两者协同，明显增强了临床疗效。

【临床应用】①肿瘤患者放化疗的联合用药：可在化疗前3天应用此药，以后与化疗药物同步使用。每日1瓶，静脉滴注，疗程同放、化疗周期。

②心、脑血管疾病：主要用在心绞痛、心肌梗死、脑梗死等气虚患者。一般每日1瓶，静脉滴注，7～10天为1个疗程。气虚程度明显者，每日2瓶。

③年老体弱、病后体虚、月经失调、产后等气虚证者，应视气虚程度而定。一般每日2瓶，静脉滴注，3～7瓶为1个疗程。本品可提高气虚患者免疫功能，改善气虚症状及生存质量。有出血倾向者慎用。

健脾益肾颗粒

【方剂组成】党参、枸杞子、白术、女贞子、菟丝子、补骨脂（盐炙）。

【功能】健脾益肾，和胃除湿。

【主治】用于脾肾两虚所致的脘腹胀满、纳呆、体倦乏力、腰膝酸软；能减轻肿瘤患者放、化疗引起的不良反应，提高机体免疫功能。

【剂型规格】颗粒剂：每袋30g。

【用法用量】开水冲服。一次30g，一日2次。

【组方简介】方中党参健脾益气，枸杞子滋补肝肾，两药合用，健脾补肾，进而大补元气，切中病机，且用量较大，共为君药。更取白术补脾益气，燥湿利水，以助党参健脾之力；伍女贞子补肾滋阴，菟丝子、补骨脂补肾助阳，三味药阴阳并补，以增枸杞子益肾之功，合为臣药。诸药合用，共奏健脾益肾之效。

【临床应用】临床多因先天不足，或后天失调，或劳倦伤脾，或房室不节，或久病不愈而致脾肾两虚证。症见脘腹胀满，纳呆，体倦乏力，腰膝酸软，舌淡红，苔薄白，脉沉细弱；肿瘤患者放、化疗不良反应见上述证候者。

第四章　妇科用药

一、理血剂

1. 理气养血剂

妇女痛经丸

【方剂组成】延胡索（醋制）、丹参、五灵脂（醋炒）、蒲黄。

【功能】活血化瘀，调经止痛。

【主治】痛经，闭经，产后腹痛，胸痹心痛。

【剂型规格】糖衣浓缩丸。每10粒重1.8g。

【用法用量】口服。一次30粒，一日2次，温开水送下。

【组方简介】方中用延胡索活血止痛为君药。丹参活血祛瘀，五灵脂与蒲黄相须为用，活血行瘀止痛之力倍增，共为臣药。

【临床应用】本方适用于血瘀阻滞引起的月经不调，行经腹痛；或月经数月不行，小腹胀痛拒按；舌质紫暗或有瘀点，脉沉弦或沉涩。西医诊断为盆腔炎、子宫肌瘤、子宫内膜炎、胎盘残留等具上述症状者，皆可选用。孕妇忌服。

妇科十味片

（妇科调经片）

【方剂组成】香附（酒醋拌）、延胡索（醋炒）、当归、熟地黄、川芎、赤芍、白芍、白术、红枣、甘草。

【功能】疏肝理气，养血调经。

【主治】月经不调，行经腹痛，闭经等。

【剂型规格】片剂：每片0.3g。

【用法用量】口服。一次4片，一日3次。

【组方简介】本方中用香附行气开郁，调经止痛；延胡索行气活血，共为君药。四物汤（当归、熟地黄、川芎、赤芍）养血活血，调经止痛；白芍养血柔肝，缓急止痛，共为臣药。白术、红枣、甘草补益脾气，散瘀导滞，共为佐使。

【临床应用】本品适用于血虚肝郁之月经不调，痛经。症见月经前后不定期，量少色暗，小腹胀痛，胀甚于痛，经行不畅，夹有血块，舌淡有瘀点，脉沉涩者，用之为宜。孕妇忌服。

七制香附丸

【方剂组成】当归、白芍、川芎、熟地黄、白术、香附、阿胶、延胡索、益母草、砂仁、黄芩。

【功能】理气解郁，调经养血。

【主治】痛经，胁痛，郁证，妊娠恶阻等。

【剂型规格】水丸：每袋18g。蜜丸：每丸9g。

【用量用法】口服。水丸，一次6g，蜜丸，一次1丸。一日2次。

【组方简介】方中以和肝解郁，疏通气滞之香附为主药。配用当归、白芍、川芎、熟地、延胡索、益母草养血补血，调经止痛；阿胶养阴补虚，白术益气健脾，陈皮、砂仁和中止呕，黄芩清热除烦。诸药共奏开郁顺气，养血调经之功效。

【临床应用】本方适用于气滞经闭，胸闷气郁，两胁胀痛，精神抑郁，妊娠呕吐，经行腹痛，湿寒白带等。兼夹感冒者不宜服用。阴虚发热者慎用。

四制香附丸

【方剂组成】香附（四制）、泽兰、川芎、白芍、炙甘草、陈皮、白术、熟地黄、黄柏。

【功能】补血调经，理气活血。

【主治】月经不调，闭经，胁痛。

【剂型规格】蜜丸剂：每丸9g，每盒10丸。

【用法用量】口服，成人一次1丸，一日3次，开水送服。

【组方简介】方中香附疏肝解郁，调经止痛；白芍、熟地黄补血调经；川芎、泽兰活血化瘀，祛瘀生新；白术、陈皮健脾利气；黄柏以清血热；炙甘草调和诸药。

【临床应用】凡属气滞血瘀的月经不调及闭经和胁痛者，皆可使用本品治疗。

2. 活血化瘀剂

妇月康片

【方剂组成】当归、川芎、炙甘草、桃仁、干姜（炭）、益母草、红花、徐长卿。

【功能】活血化瘀，止血，止痛。

【主治】产后恶露不尽，少腹疼痛等。

【剂型规格】片剂，薄膜衣每片重0.61g。

【用法用量】口服。每次4粒，每日2~3次。

【组方简介】本品在"生化汤"基础上增补益母草、红花、徐长卿，使其活血祛瘀之力倍增。中医认为产后之疾"气血大虚，固当培补，然瘀血不去，则新血不生"，故力主"生化汤"以求新血化瘀血。本品以益母草、当归活血补血为君，

治疗月经不调；而川芎、桃仁、红花理气化瘀，解痉止痛，与益母草配方，使所滞之气有所行，所瘀之血有所化，气血标本兼顾，功补兼施，祛瘀生新为臣。佐以干姜（炭）温宫止血；徐长卿辛温，祛风、化瘀、止痛；炙甘草补中益气，缓急止痛，调和诸药为使。诸药合用，共达活血化瘀、止痛、止血之功。临床实践表明，本品对子宫的影响有双向调节作用。即在子宫异常增大时，可使其回缩与减重；当卵巢功能低下时，又能代偿部分卵巢功能以防止子宫萎缩，并增强子宫对雌激素的敏感性。同时，本品具有显著的抗血栓和抗炎作用，对女性经来前后气滞、瘀阻腹痛、产后恶露不行等妇科常见病、多发病及产后、术后康复有显著的功效。

【临床应用】产后阴道出血，下腹疼痛，痛经，也可试用于上节育环后引起的阴道流血，月经过多等。

益母草片

（膏、流浸膏、冲剂、胶囊、口服液）

【方剂组成】益母草。

【功能】活血祛瘀，调经止痛。

【主治】痛经，闭经，月经不调及产后瘀血腹痛。

【剂型规格】片剂：每片含盐酸水苏碱15mg。煎膏剂：每瓶100g，125g。流浸膏：每瓶100g，250g，500g，500mL。颗粒（冲剂）：每袋7.5g，15g。胶囊剂：每粒0.4g。口服液：每支10mL。

【用法用量】片剂：口服，一次3~4片，一日2~3次。煎膏剂：口服，一次10g，一日1~2次。流浸膏：口服，一次10g，一日2~3次，或一次5~10mL，一日3次。颗粒（冲剂）：一次15g，一日2次，开水冲服。胶囊剂：一次2~4粒，一日3次。口服液：一次10~20mL，一日3次。

【组方简介】本品具有活血祛瘀、调经消肿

的功效，是妇科月经不调、胎前产后的要药。药理实验表明，本品对兔、豚鼠、犬的离体子宫有直接兴奋作用；对离体豚鼠心脏有显著增加冠脉流量，减慢心率，改善微循环障碍及对异丙肾上腺素诱发的大鼠心肌缺血有明显保护作用等。

【临床应用】本品从主治妇科疾病，逐渐扩大到内科、外科、眼科等疾病的治疗。如治疗月经过多、产后流血过多或恶露不尽者，疗效确切；治疗急性肾小球肾炎，获满意的临床疗效；治疗荨麻疹有效；眼科用益母草煎剂治中心性视网膜脉络膜炎有不同程度的疗效。本品孕妇禁用。胎盘未排出前禁用。气血两虚之月经错后，月经量少，经期延长者不宜服用。崩漏经多而无瘀滞，血寒血虚无瘀滞及瞳孔大者不宜使用。

桂枝茯苓丸
（胶囊）

【方剂组成】桂枝、茯苓、丹皮、桃仁、白芍。

【功能】活血化瘀，止痛散结，缓消癥块。

【主治】妇女经期综合征，子宫肌瘤，卵巢囊肿，宫颈炎等妇科疾病。

【剂型规格】大蜜丸：每丸6g，9g。胶囊剂：每粒0.31g。

【用法用量】丸剂：口服，一次1丸，一日1~2次。胶囊：一次3粒，一日3次，饭后服。

【组方简介】药理研究表明，本品具有降低血液黏度，改善血液流变性，抗血小板聚集，调节内分泌功能，以及抗炎、镇痛、镇静等作用。

【临床应用】本品主要用于治疗血脉不通或血瘀有肿块之妇科病。症见月经不调，产后恶露不尽，腹胀腹痛，白带增多，小腹有瘀血肿块等。妇女经期综合征、宫外孕、子宫肌瘤、卵巢囊肿、盆腔炎，以及乳腺肿块等妇科疾患，见有上述症状者皆可用之。对孕妇无瘀血者忌用。经期慎用。用于妊娠后漏下不止、胎动不安者，需经医师诊断后服用，以免误用伤胎。

生化丸
（颗粒）

【方剂组成】当归、川芎、桃仁、干姜、甘草。

【功能】活血化瘀，温经止痛。

【主治】产后恶露不行，小腹疼痛等。

【剂型规格】蜜丸：每丸9g。颗粒（冲剂）：每袋7g。

【用法用量】口服。丸剂：一次1丸，一日3次。颗粒（冲剂）：一次1袋，一日3次，开水冲服，7天为1个疗程。

【组方简介】方中当归补血活血，调经止痛；川芎活血行气；桃仁破血行瘀；干姜温中、散寒、止痛；甘草调和诸药。合用有祛瘀生新之效。

【临床应用】本品适用于产后受寒所致血瘀腹痛，恶露不净，胸胁胀痛，四肢不温等症。产后子宫复旧不良、胎盘残留、子宫内膜炎具有上述症状者，可用此药。亦可用于产后缺乳，子宫肌瘤，药物流产，慢性胃炎，溃疡病便血，慢性腰肌劳损等。对产后血热有瘀者不宜使用。

月月舒冲剂

【方剂组成】肉桂、木香、红花、丹参、延胡索、当归等。

【功能】温阳活血，理气止痛。

【主治】女性痛经，月经不调，疲乏无力，腰腹疼痛。

【剂型规格】冲剂：每包10g。

【用法用量】开水冲服，一次1包，一日2次，病重者加倍。于经前约一周开始服用，持续至经来3天停服，3个月经周期为1个疗程。

【组方简介】本方又名痛经宝。方中肉桂温阳化瘀；丹参、红花活血化瘀；木香、延胡索理气止痛；当归补血、活血、调经。全方协同，达到温阳活血、理气止痛作用。

【临床应用】对寒凝气滞所致的痛经有较好疗效，亦可用于慢性盆腔炎。经期注意保暖，忌接触凉水，少食生冷之物，避免情绪紧张。

复方益母胶囊

【方剂组成】益母草、当归、川芎、木香等。

【功能】活血行气，化瘀止痛。

【主治】用于气滞血瘀所致的痛经。症见月经期小腹胀痛拒按，经血不畅，血色紫暗成块，乳房胀痛，腰部酸痛等。

【剂型规格】胶囊剂：每粒0.42g。

【用法用量】口服。一次5粒，一日2次，月经来潮前2天开始服用，7天为1个疗程。

【组方简介】本方以益母草为君药，具有祛瘀生新、活血调经作用。能行血养血，且行血不伤新血，养血不滞瘀血，为妇科要药，多用于血瘀腹痛诸证。《本草纲目》记载："可治胎漏难产，胞衣不下，血晕、血风、血痛、崩中漏下。"药理研究表明，本品能兴奋子宫，加强子宫平滑肌的收缩力，具有加快其收缩频率的作用，从而帮助子宫复原。此外，还有抗血小板集聚作用，"血脉流通，病不得生"。当归则能补血调经，活血止痛为臣药，其补血和血，且补中有行，行中有补，故多用于血虚诸证。二者再配以行气之川芎、木香为辅佐，可在治疗妇科疾患中起事半功倍的作用。

【临床应用】气血亏虚所致的痛经不宜选用。月经过多者慎服。

坤复康胶囊

【方剂组成】赤芍、苦参、猪苓、女贞子、香附、刘寄奴、乌药、粉萆薢、萹蓄。

【功能】活血化瘀，清利湿热。

【主治】用于气滞血瘀，湿热蕴结所致的带下量多、下腹隐痛。

【剂型规格】胶囊剂：每粒0.38g。

【用法用量】口服，一次3~4粒，一日3次。

【组方简介】方中刘寄奴味苦，性温，可破血通经，敛疮消肿；赤芍性酸苦、凉，行瘀止痛。二者合为君药，使瘀去新生，血行通畅。乌药顺气开郁，散寒止痛；香附理气解郁，止痛调经。二者合为臣药，辅助君药，使气行则血行，祛除气滞血瘀之证。苦参清热、燥湿、杀虫；草薢祛风、利湿；萹蓄清热、利尿、杀虫；猪苓利尿渗湿。现代研究表明，四药均有一定的抗菌作用。女贞子归肝、肾经，可补肝肾，强腰膝，具有增强细胞免疫和体液免疫及一定的抗菌作用，均为佐药，起到清热、利湿、杀虫之功，增强机体的免疫力。诸药合用，具有解毒利湿、涩带化浊的功能。

【临床应用】用于治疗女性盆腔炎、附件炎。

坤宁口服液

【方剂组成】益母草、当归、赤芍、丹参、郁金、牛膝、枳壳、川芎等。

【功能】活血行气，止血调经。

【主治】用于气滞所致妇女月经过多，经期延长。

【剂型规格】口服液：每支10mL。

【用法用量】经期或阴道出血期间服用。口服，一次20mL，一日3次。

【组方简介】方中益母草、枳壳、当归、川芎、牛膝能兴奋子宫平滑肌，增强子宫的收缩力，促进松解后残留物在短时间内剥脱排出，减少出血时间和出血量。药理研究表明，本品可升高血清中雌二醇、孕酮的水平，促进子宫内膜、卵巢等功能的恢复，使月经周期、经期、经量较好地转归。

【临床应用】主要用于人流、药流或置宫内

节育器后引起子宫异常出血、妇女崩漏、月经过多、月经不调。

少腹逐瘀丸

（颗粒）

【方剂组成】当归、蒲黄、五灵脂（醋炒）、赤芍、延胡索（醋制）、没药（炒）、川芎、肉桂、炮姜、小茴香（盐炒）。

【功能】温经活血，散寒止痛。

【主治】用于寒凝血瘀所致月经后期痛经、产后腹痛。症见经行后错，行经小腹冷痛，经血紫暗、有血块，产后小腹疼痛喜暖、拒按。

【剂型规格】丸剂：每丸 9g。颗粒剂：每袋 5g。

【用法用量】用温黄酒或温开水送服。丸剂：一次 1 丸，一日 2～3 次。颗粒剂：一次 5g，一日 3 次，或遵医嘱。

【组方简介】方中当归甘辛温，养血活血，调经止痛；蒲黄活血化瘀，调经止痛。两药相须为君药。辅以活血理气止痛之延胡索、五灵脂、川芎、没药；凉血活血之赤芍；温经散寒之炮姜、肉桂、茴香。诸药合用，共奏温经活血、散寒止痛之功。

【临床应用】①月经后期：多因寒凝胞宫，冲任瘀阻，阴血不能按时下注胞宫引起。症见月经周期后错 7 天以上，甚至四五十日一行，并连续发生 2 个月以上。经血色暗红，有血块，月经量少，经行不畅；或伴少腹冷痛，腹胀喜温，畏寒肢冷，舌质紫暗，或有瘀斑瘀点，苔薄白，脉沉迟或沉涩。功能紊乱性月经失调见上述证候者。

②痛经：经期感寒饮冷，寒凝胞宫，经脉阻滞所致。症见经期将至或经行之时小腹冷痛喜温，拒按，甚则腹痛难忍。经血或多或少，血块较多，块下痛减，腰酸腹胀，四末不温，舌质暗淡或有瘀斑瘀点，脉沉迟。

③产后腹痛：多因产后受寒，胞脉阻滞所致。症见小腹冷痛喜温，得温痛减，恶露淋漓不止，色暗，畏寒肢冷，面色萎黄，舌质淡暗，脉沉迟。

此外，本品还可用于寒凝血滞型月经量少，习惯性流产，子宫肌瘤，卵巢囊肿，慢性盆腔炎等病症的治疗。

月经过多者慎服。孕妇禁用。气虚崩漏者忌用。

舒尔经颗粒

（胶囊）

【方剂组成】当归、赤芍、白芍、牡丹皮、桃仁、延胡索、香附、柴胡、陈皮、牛膝、益母草。

【功能】活血疏肝，止痛调经。

【主治】用于痛经。症见月经将至前便觉性情急躁，胸乳胀痛或乳房有块，小腹两侧或一侧胀痛，经初行不畅，色暗或有血块。

【剂型规格】颗粒剂：每袋 10g。胶囊剂：每粒 0.5g。

【用法用量】颗粒剂：开水冲服，经前三日开始至月经行后二日止。一次 10g，一日 3 次。胶囊剂：口服，一次 2 粒，一日 2 次。

【组方简介】本品具有明显抑制子宫收缩、镇痛、消炎、抑制痛性痉挛等作用。血液流变学指标表明，该药能改善血液黏滞性及微循环，对前列腺素 PGF2α 的合成具有明显抑制作用。

【临床应用】临床用于寒凝血滞之经期腹痛、月经过少、时早时迟、月经不调等，经期综合征、青春期月经紊乱、妇女更年期综合征等均可使用。

田七痛经胶囊

【方剂组成】三七、川芎、延胡索、五灵脂、蒲黄、木香、小茴香、冰片。

【功能】活血止血，温经止痛。

【主治】用于血瘀所致月经量多、痛经。症见经血量多有血块，血色紫暗，小腹冷痛喜热，拒按。

【剂型规格】胶囊剂：每粒0.4g。

【用法用量】口服。经期或经前5天，一次3~5粒，一日3次。经后可继续服用，一次3~5粒，一日2~3次。

【组方简介】方中三七功擅化瘀止血，活血定痛，既能止血，又能散瘀，有止血而不留瘀、化瘀而不伤正之特点，药效显著，故为君药。辅以川芎、延胡索活血行气止痛；五灵脂、蒲黄化瘀止血，活血止痛；木香、冰片行气止痛，共为臣药，以加强君药化瘀止痛的功效。小茴香暖肝散寒，温经止痛，为佐药。诸药合用，共奏活血止血、行气散寒止痛的功效。

【临床应用】①痛经：多因寒湿之邪客于冲任、胞宫，与经血搏结，血为寒凝，经血运行不畅所致。症见经前或经行腹痛，喜热拒按；胞宫瘀滞，新血不安，则经血量多有血块，血色紫暗；或畏寒肢冷，舌质紫暗，苔白或腻，脉沉弦。

②月经量多：多因寒凝血瘀，胞宫瘀滞，瘀血不去，新血难安而致。症见经乱无期，月经量多，有血块，血色紫暗，经期小腹冷痛，舌质紫暗，苔白或腻，脉沉弦或涩。功能失调性子宫出血见上述证候者可以使用。

新生化颗粒

【方剂组成】当归、川芎、桃仁、红花、益母草、干姜（炭）、炙甘草。

【功能】活血祛瘀。

【主治】用于寒凝血瘀所致产后恶露不下。症见小腹冷痛，有块拒按，形寒肢冷。

【剂型规格】颗粒剂：每袋6g（相当于原药材9g）。

【用法用量】热水冲服。一次2袋，一日2~3次。

【组方简介】方中用当归补血活血，和血调经，散寒止痛，为君药。川芎活血行气，桃仁、红花、益母草活血祛瘀，四药共为臣药。以干姜温经散寒，为佐药。甘草调和诸药，为使药。诸药相合，共奏活血祛瘀之功。

【临床应用】产后恶露不下系因寒凝血瘀，瘀阻冲任胞宫所致。症见产后恶露减少，滞涩不畅，色紫暗有血块，小腹冷痛拒按，舌质暗，苔白滑，脉沉紧或弦涩；产后子宫复旧不全见上述证候者。血热而有瘀者忌用。

3. 止血剂

安宫止血颗粒

【方剂组成】益母草、马齿苋等。

【功能】活血化瘀，清热止血。

【主治】用于瘀热内蕴所致的恶露不尽。症见恶露不止，小腹疼痛，口燥咽干。

【剂型规格】颗粒剂：每袋4g。

【用法用量】开水冲服，一次1袋，一日3次。

【组方简介】药效试验表明，本品对子宫平滑肌产生间歇性强直收缩，起到了机械性压迫血管的作用，从而达到止血的效果，促进了蜕膜组织的排出，且不影响凝血机制及性激素水平。同时还能缩短药物流产后的出血时间，减少出血量。

【临床应用】本品用于人工流产、足月分娩后因血瘀兼热证引起的恶露不尽，是治疗人工流产负压吸宫术后、中期引产后和足月产后因血瘀兼热引起的子宫出血延长的一种安全有效药物。

二、清热剂

1. 内服制剂

妇科千金片
（胶囊）

【方剂组成】党参、当归、千金拔、金樱子根、鸡血藤、穿心莲、单面针、功劳木。

【功能】益气养血，清热解毒。

【主治】带下，腹痛，月经不调。

【剂型规格】片剂：基片重 0.32g。胶囊剂：每粒 0.4g。

【用法用量】口服。片剂：一次 4～6 片，一日 2～3 次。胶囊剂：一次 2 粒，一日 3 次，14 天为 1 个疗程。

【组方简介】方中党参益气健脾；当归、鸡血藤养血活血；单面针祛风活络，化瘀止痛；千金拔祛湿解毒，强腰膝；金樱子根、穿心莲清热解毒；功劳木清热凉血、滋阴。

【临床应用】用于治疗妇女带下，如子宫颈炎及其他妇女生殖器炎症。此外，还用于治疗急、慢性盆腔炎，子宫内膜炎，以及月经不调或痛经等。服本品忌辛辣油腻。孕妇禁用。

宫血宁胶囊

【方剂组成】重楼等。

【功能】凉血，收敛，止血。

【主治】崩漏，恶露不止等属血热妄行者。

【剂型规格】胶囊剂：每粒 0.13g。

【用法用量】口服，一次 1～2 粒，一日 3 次，在月经期或子宫出血期服用，或遵医嘱。

【组方简介】药理研究表明，由宽瓣重楼（华重楼）根茎提取的重楼皂苷 C 有止血作用，并有广谱抑菌作用。临床验证也表明，对妇科出

血症、产褥期出血的止血效果好。能缩短出、凝血时间；并能收缩血管，促进血液凝固，从而达到止血目的。

【临床应用】本品多用于治疗功能性子宫出血，月经量过多，盆腔炎，子宫内膜炎，产后或小产后恶露不净，宫内手术后异常分泌，血性渗出等症。也可用于放避孕环后经常少量阴道流血。孕妇忌服。胃肠道疾病、脾胃虚寒者慎用或减量服用。

白带丸

【方剂组成】黄柏、椿皮、当归、白芍、香附。

【功能】燥湿，清热，止带。

【主治】适用于湿热为患的妇女带下病证。

【剂型规格】蜜丸剂：每丸 9g。

【用法用量】口服。一次 1 丸，一日 2 次，温开水送服。

【组方简介】本方以黄柏清热燥湿为君，椿皮清热化湿为臣，以祛除下焦湿热。佐以当归、白芍、香附养血和营，畅通冲任二经之气。药理研究表明，黄柏有抑菌作用，且对阴道滴虫也有抑制作用。

【临床应用】运用本方的主要指征为：带下色黄或赤白，连绵不断。虚寒性带下不可用。

妇炎平胶囊

【方剂组成】苦参、珍珠层粉、盐酸小檗碱、苦木、冰片、硼砂、蛇床子、薄荷脑、枯矾。

【功能】清热解毒，除湿止带，抗菌消炎，杀虫止痒。

【主治】阴道炎，宫颈炎，外阴炎等。

【剂型规格】胶囊剂：每粒 0.28g，每盒 12 粒。

【用法用量】外用。睡前洗净阴部，取平卧或适当体位，戴好消毒指套，打开胶囊，用手将

药粉涂于阴道患处；一次 1~2 粒，一日 1 次，疗程为 7 天。外阴炎可打开胶囊将药粉撒涂于患处。

【组方简介】本方苦参、苦木清热、燥湿、解毒；蛇床子温肾、壮阳、祛风；珍珠层粉解毒、生肌，盐酸小檗碱清热解毒，具有抗菌、抗病毒作用；薄荷脑、冰片清热走窜；硼砂消毒防腐；枯矾燥湿。全方协同，达到清热解毒，除湿止带的作用。药理实验表明，本品对白色念珠菌可完全抑制；对金黄色、白色葡萄球菌和枯草杆菌等多种细菌有明显抑制作用；可以杀灭滴虫。

【临床应用】本品适用于湿热蕴结所致的阴道炎、子宫颈炎、外阴炎。对皮肤霉菌、细菌感染，体癣，脚癣，湿疹等也有疗效。孕妇慎用。月经期至经净后 3 天内停用。

固经丸

【方剂组成】黄柏（盐炒）、黄芩（酒炒）、椿皮（炒）、香附（醋制）、白芍（炒）、龟板（制）。

【功效】清热养阴，固经止血。

【主治】阴虚血热，月经先期、量多、色紫黑，赤白带下。也可用于经水频来，淋漓不断，崩漏，胎漏及产后恶露不尽。

【剂型规格】水丸：每 100 粒 6g。

【用法用量】口服，一次 6g，一日 2 次。

【组方简介】本方用龟板滋阴、潜阳、益肾；白芍敛阴、养血、调经；黄芩清热、泻火、止血；黄柏泻湿热、疗带下；椿皮固经止带；香附调气和血。诸药合用，使阴虚得养，血热得清，则经血、白带可止。

【临床应用】本品为妇科常用药。多用于治疗月经先期、月经过多、赤白带下、崩漏等。有报道，青春期月经不调、更年期崩漏、生育期月经过多、血崩等都可用此方加味获效。还常用于子宫功能性出血、慢性附件炎引起的经漏，或内分泌失调、子宫内膜受损及炎症、盆腔充血等疾

病的出血症状属于阴虚血热者。虚寒者不宜使用。

金鸡片
（颗粒）

【方剂组成】金樱根、鸡血藤、千斤拔、功劳木、两面针、穿心莲。

【功能】清热除湿，消瘀解毒，通络活血，健脾。

【主治】盆腔炎，附件炎，子宫内膜炎等。

【剂型规格】片剂：每片含干膏粉 0.247g，颗粒剂：每袋 8g，10g，16g。

【用法用量】片剂：口服，一次 6 片，一日 3 次。颗粒剂：开水冲服，一次 8g，一日 2 次。

【组方简介】方中金樱根散瘀，鸡血藤活血，治月经不调；千斤拔祛风利湿，消瘀解毒；功劳木燥湿；两面针祛风活血，解毒消肿；穿心莲解毒消肿。全方协同，共奏清热除湿、活血健脾之功。药理实验显示，本品既有良好的消炎、镇痛作用，又有壮补身体，增强机体抵抗力的作用。

【临床应用】本品适用于急、慢性附件炎和盆腔炎、子宫内膜炎属湿热下注者。对预防人工流产和放置节育环感染有显著疗效。对属湿热夹瘀证的痔疮、慢性肠炎、慢性肝炎等也有一定疗效。孕妇慎服。

抗宫炎片
（胶囊）

【方剂组成】广东紫珠干浸膏、益母草干浸膏、乌药干浸膏。

【功能】清湿热，止带下。

【主治】慢性宫颈炎，宫颈糜烂。

【剂型规格】糖衣片：每片芯 0.25g，0.3g。胶囊剂：每粒 0.5g。

【用法用量】口服。片剂：一次 6 片，一日 3 次，温开水送服。胶囊剂：一次 3 粒，一日 3 次，

或遵医嘱。

【组方简介】药理研究表明，本品具有抗炎、止血和镇痛作用；体外对金黄色葡萄球菌、大肠杆菌、乙型链球菌和白色念珠菌等菌种具有较好抑菌作用。

【临床应用】本品适用于因慢性宫颈炎引起的湿热下注，赤白带下，宫颈糜烂，出血等症。孕妇忌服。服后偶见头晕，可自行消失，不必停药。

康妇炎胶囊

【方剂组成】蒲公英、败酱草、薏苡仁、赤芍、苍术、当归、川芎、香附、延胡索（制）、泽泻、白花蛇舌草。

【功能】清热解毒，化瘀行滞，除湿止带。

【主治】妇科炎症。

【剂型规格】胶囊剂，每粒装0.4g。

【用法用量】口服。一次3粒，一日2次。

【组方简介】方中苍术、蒲公英清化湿热，燥湿健脾为君药；薏苡仁、白花蛇舌草、川芎、香附清热利湿，行气活血为臣药；泽泻、败酱草、赤芍、延胡索、当归清热解毒，活血止痛为佐药；川芎（兼）引诸药为使药。诸药合用，共达解毒行滞、燥湿止带之效。

【临床应用】月经不调，痛经，附件炎，阴道炎，子宫内膜炎及盆腔炎等。忌食辛辣、生冷、油腻食物，便溏或月经量多及带下清稀者慎用。

妇平胶囊

【方剂组成】金荞麦、紫花地丁、败酱草、一枝黄花、杠板归、大血藤、莪术。

【功能】清热解毒，化瘀消肿。

【主治】用于下焦湿热、瘀毒所致之白带量多，色黄质黏，或赤白相兼，或如脓样，有异臭，少腹坠胀疼痛，腹部酸痛，尿黄便干，舌红苔黄腻，脉数。

【剂型规格】胶囊剂：每粒0.45g。

【用法用量】口服，一次2粒，一日3次。

【组方简介】本方配伍了金荞麦、紫花地丁、败酱草、一枝黄花、杠板归、大血藤、莪术等，有清热利湿、活血化瘀之功效。根据其药理作用显示，对葡萄球菌、大肠杆菌、肺炎球菌、肠炎杆菌均有抑菌作用，能明显抑制鸡蛋清所致大鼠足肿胀及二甲苯致小鼠耳郭肿胀，降低酵母致大鼠发热作用。故能改善病灶周围的血液循环，促进炎症及增生组织的吸收，具有软化消瘀的作用。

【临床应用】用于治疗盆腔炎、附件炎、宫颈糜烂、尿道炎和子宫肌瘤等妇科疾病。

妇炎舒胶囊

【方剂组成】忍冬藤、大血藤、甘草、大青叶、蒲公英、赤芍、大黄（制）、丹参、虎杖、川楝子（制）、延胡索（制）。

【功能】清热凉血，活血止痛。

【主治】用于妇女湿热下注所致的带下量多，或伴有小腹隐痛。

【剂型规格】胶囊剂：每粒0.4g。

【用法用量】口服，一次5粒，一日3次。

【组方简介】本方特点：抗菌效果显著而不耐药；镇痛起效快而不成瘾；通过活血作用增加局部血药浓度；可抑制和清除炎症原因引起的纤维和结缔组织增生，缩小或祛除包块；调整气血，增强患者体质，预防复发。

【临床应用】临床用于治疗慢性盆腔炎。

花红胶囊

【方剂组成】一点红、地桃花、桃金娘、白花蛇舌草、鸡血藤、白背桐等。

【功能】清热利湿，祛瘀止痛。

【主治】用于带下量多，色黄质稠，下腹胀

痛等症。

【剂型规格】胶囊剂：每粒0.28g。

【用法用量】口服，一次4~5粒，一日3次，7天为1个疗程，必要时可连服2~3疗程，每疗程之间休息3天。

【组方简介】本方中桃金娘有活血通络，收敛止泻，补虚止血的功效；地桃花有祛风利湿，清热解毒作用；鸡血藤有补血活血，舒筋通络作用；白花蛇舌草具有清热解毒，利湿散瘀作用。实验结果表明，本品具有抗菌、解热、镇痛、抗炎的作用。

【临床应用】临床用于湿热型妇女带下、月经不调、痛经等症，以及子宫内膜炎、附件炎、盆腔炎等妇科炎症。

盆炎净颗粒

【方剂组成】忍冬藤、蒲公英、鸡血藤、益母草、赤芍、川芎、狗脊、车前草。

【功能】清热利湿，活血通络，调经止血。

【主治】用于湿热瘀阻所致的带下病、少腹痛。症见带下量多、色黄，小腹隐隐作痛。

【剂型规格】颗粒剂：每袋12g（相当于原药材23.4g）。

【用法用量】开水冲服。一次12g，一日3次。

【组方简介】方中忍冬藤、蒲公英清热解毒，利湿止带，为君药。鸡血藤、益母草、赤芍、川芎活血化瘀，清热凉血，为臣药。狗脊泄湿气而止带浊，车前草清热利湿，共为佐药。诸药合用，共成清热利湿，活血通络之功。

【临床应用】

①妇人腹痛：系因湿热阻滞，瘀阻重热，胞脉血行不畅所致。症见小腹疼痛拒按，腰骶胀痛，带下增多、黄稠，有臭味；或伴低热起伏，胸闷心烦，口苦咽干，纳食较差，小便黄少，舌红，苔黄腻，脉弦数。慢性盆腔炎见上述证候者使用。

②带下病：系因湿热阻滞，损及韧带所致。症见带下增多，色黄质稠，有臭味，或小腹作痛；或阴痒，胸闷心烦，口苦咽干，纳食较差，小便黄少，舌红，苔黄腻，脉弦数。慢性盆腔炎见上述证候者使用。

2. 外用制剂

保妇康栓

【方剂组成】莪术油、冰片。

【功能】行气破瘀，消炎，生肌，止痛。

【主治】霉菌性阴道炎，宫颈糜烂等。

【剂型规格】栓剂：每枚1.5g，1.74g，3.5g（含莪术油80mg）。

【用法用量】外用。栓剂：洗净外阴部，将栓剂塞入阴道深部，一次1枚，一日1次；或遵医嘱。

【组方简介】药理研究表明，本品对金黄色葡萄球菌、大肠杆菌、白色念珠菌、支原体、滴虫等多种病原体有杀灭和抑制作用，并能促进机体免疫反应。

【临床应用】本品适用于阴道炎、宫颈糜烂等妇科疾病。其中对霉菌性阴道炎和单纯型宫颈糜烂的疗效更为显著。孕妇及月经期间禁用。

治糜灵栓

【方剂组成】黄柏、苦参、儿茶、枯矾、冰片。

【功能】清热燥湿，解毒消炎。

【主治】用于子宫颈糜烂，感染性阴道炎，滴虫性阴道炎等。

【剂型规格】栓剂：每枚3g。

【用法用量】外用，阴道给药，一次1枚。

【组方简介】黄柏清热燥湿，解毒疗疮；苦参杀虫；儿茶收湿生肌、敛疮；枯矾解毒杀虫，燥湿止痒；冰片清热止痛。全方共奏清热解毒之功。

洁尔阴洗液
（泡腾片）

【方剂组成】蛇床子、艾叶、独活、石菖蒲、苍术、薄荷、黄柏、黄芩、苦参、地肤子、茵陈、土荆皮、栀子、金银花等。

【功能】清热燥湿，杀虫止痒。

【主治】妇女湿热带下和皮肤科炎症。

【剂型规格】洗剂：每瓶50mL，60mL，120mL，220mL，250mL（每1mL含1g生药）。泡腾片：每片0.3g。

【用法用量】外用。

洗液：外阴炎，用10%浓度洗液（即取本品10mL加温水至100mL混匀），擦洗外阴；阴道炎，用冲洗器将10%浓度洗液送至阴道穹隆处，一日1次，7天为1个疗程；接触性皮炎、急性湿疹，用3%浓度洗液湿敷患处；体股癣，用50%浓度洗液涂擦患处；性病，用本品洗涤后，再辅以患部涂擦与湿敷患处；痤疮，清水洗脸后，用25%洁尔阴涂于患部，轻轻按摩，30分钟后清水洗去，一日1次，并口服维生素 B_2、B_6 各10mg，一日3次，2周为1个疗程。

泡腾片：以10%洁尔阴洗液清洗阴道，将泡腾片1片，放入阴道后穹隆，每晚1次，7天为1个疗程；或使用特别冲洗器，用温开水将洗液配成3%浓度2mL冲洗阴道，使阴道内有一定水分，泡腾片遇水后能迅速崩解，充分发挥药效，将脏膜冲洗掉，然后戴上消毒指套，将泡腾片放入阴道深部子宫颈处，每晚1次，7天为1个疗程，宜连用2个疗程。如有灼热感，用温开水冲洗，洁净阴道即可。

【组方简介】本品具有抗菌消炎功能，对各种致病细菌，以及霉菌、滴虫、病毒等有杀灭作用，并能维持正常菌群的平衡。

【临床应用】本品主要用于外阴炎，霉菌性、滴虫性、非特异性阴道炎属湿热带下者。亦可用于急性湿疹（湿热型）、接触性皮炎（热毒挟湿型）、体股癣（风湿热型）以及皮肤瘙痒、寻常性痤疮、脂溢性皮炎、尖锐湿疣等皮肤病。外阴、肛门等处切勿直接使用原液涂擦。

散结乳癖膏

【方剂组成】莪术、姜黄、急性子、天葵子、木鳖子、白芷。

【功能】行气活血，散结消肿。

【主治】气滞血瘀所致的乳癖。症见乳房内肿块，伴乳房疼痛，多为胀痛、窜痛或刺痛，胸胁胀满，随月经周期及情绪变化而增减，舌质暗红或瘀斑，脉弦或脉涩。

【剂型规格】外用贴剂，每帖重7g。

【用法用量】外用。先将皮肤患处洗净拭干，然后将贴膏上衬纸揭去，将药芯对准患处贴上。一次一贴，一日一次，可连续贴敷28天。

【组方简介】方中莪术中的活性成分莪术醇、β榄香烯具有抑制肿瘤细胞增殖，消炎抗菌抗血栓作用，为君药；姜黄中含有丰富的抗氧化成分，具有防止良性乳腺肿瘤细胞突变，促进局部血液循环，活血化瘀、缩瘤消瘤的作用，为臣药；急性子、天葵子、木鳖子、白芷清热解毒，散结，消肿止痛作用，为佐使药，协同君臣药物起到增强活血化瘀疗效，加快缩小瘤体的作用。现代药理学研究表明：本品可抑制雌二醇所致雌性家兔和雌性大鼠的乳腺增生，抑制雌性大鼠皮下棉球或皮下琼脂肉芽肿形成，有改善实验性血瘀模型大鼠血液黏滞性作用，可促进正常小鼠耳部微循环，可抑制热刺激或电刺激所致小鼠疼痛反应。

【临床应用】乳腺增生，乳腺纤维瘤等妇科良性肿瘤。孕妇忌用；破损皮肤禁用；对本品过敏的患者禁用。

康妇消炎栓

【方剂组成】苦参、穿心莲、紫草、败酱草、蒲公英、地丁、芦荟、猪胆粉。

【功能】清热解毒，利湿散结，杀虫止痒。

【主治】用于湿热、湿毒所致的腰痛，小腹痛，带下病，阴痒，阴浊。

【剂型规格】栓剂：每枚2.8g。

【用法用量】外用，直肠给药，一次1枚，一日1~2次。

【组方简介】本方以苦参为君药，清热燥湿，杀虫，泻下焦之火。穿心莲、紫草为臣药，清热解毒，凉血活血，消肿。败酱草、蒲公英、地丁清热解毒，凉血逐瘀，散结止痛。芦荟、猪胆粉具有抑菌杀虫作用，共同辅助主药达到清热解毒、利湿散结、杀虫之功效。现代药理研究显示：穿心莲、败酱草、蒲公英、地丁均有广谱抗菌作用，苦参、紫草、芦荟具有抗皮肤真菌的作用。败酱草所含槲皮素等黄酮类化合物具有显著的抗炎活性。

【临床应用】对急慢性盆腔炎附件炎、炎性包块、尿路感染等所致的腰痛、小腹痛均有显著的疗效。

苦参凝胶

【方剂组成】苦参总碱。

【功能】抗菌消炎。

【主治】妇科炎症。

【剂型规格】凝胶剂，每支5g，含苦参总碱（以氧化苦参碱计）100mg。

【用法用量】每晚一支，注入阴道深处。

【组方简介】实验结果显示：苦参总碱对金黄色葡萄球菌有较强的抑菌作用；对堇色毛癣菌、同心性毛癣菌、许兰毛癣菌、奥杜盎小芽孢癣菌等有抑制作用；对小鼠巴豆油引起的耳郭肿胀、

醋酸引起的小鼠腹腔渗出增加、大鼠角叉菜胶性足垫肿胀，均有抑制作用。

【临床应用】宫颈糜烂，赤白带下，滴虫性阴道炎及阴道霉菌感染等妇科慢性炎症。经期停用，每次月经结束后开始使用更佳。

三、扶正剂

艾附暖宫丸

【方剂组成】艾叶炭、香附、吴茱萸、肉桂、当归、川芎、白芍、地黄、黄芪、续断。

【功能】理气补血，散寒止痛，暖宫调经。

【主治】血虚受寒引起的月经不调，痛经，腰酸带下，两胁胀满，倦怠食少，阴虚发热。

【剂型规格】蜜丸剂：每丸9g，每盒10丸。

【用法用量】口服，一次1丸，一日2~3次，温开水送服。

【组方简介】方中艾叶炭、吴茱萸、肉桂等为辛温之品，可温经散寒、暖宫通经、止痛；辅以黄芪补气固表，益脾补中；当归、川芎、白芍、地黄和血调经；香附理气活血；续断补肝肾，行血脉。诸药配伍，共奏暖子宫、理气血、调月经之效。实验表明，艾叶、香附、吴茱萸、肉桂等都含有挥发油，具有止痛和抗菌作用；香附尚有雌激素样作用，抑制子宫，其作用性质与当归颇相似。

【临床应用】本方为妇科常用的成方，主治寒凝血瘀的痛经、月经后期及宫寒不孕。实热证禁用。

八珍益母丸
（胶囊）

【方剂组成】益母草、党参、白术、茯苓、甘草、当归、白芍、川芎、熟地黄。

【功能】补虚益气，养血调经。

【主治】妇女气血两虚，神疲乏力，月经不调。

【剂型规格】大蜜丸：每丸 9g。水蜜丸：每瓶 60g。小蜜丸：每瓶 90g。胶囊剂：每粒 0.28g。

【用法用量】口服。大蜜丸：一次 1 丸。水蜜丸：一次 6g。小蜜丸：一次 9g。均一日 2 次。胶囊剂：一次 3 粒，一日 3 次。

【组方简介】本方为八珍汤合益母草而成。八珍汤为气血双补之剂，由四君子汤和四物汤组成。其中，四君子汤补气，四物汤补血，益母草增强益气养血之效。

【临床应用】本方适用于妇女气血两虚，月经不调之证。临床表现为月经后期，行经或经后腹痛，经色淡，经量少，或月经由后期量少渐至停闭，面色苍白或萎黄，食欲不振，倦怠无力，气短心悸，头晕眼花，脉细弱。临床还可应用于早期自然流产，人流后出血，席汉综合征，色素性紫癜性皮肤病，冠心病等。月经频且量多者忌服。孕妇慎服。血热、气滞型月经不调者不宜服用。忌恼怒及生冷食物、寒凉药物。

乌鸡白凤丸

（片、口服液）

【方剂组成】乌骨鸡（去毛、爪、肠）、鹿角胶、鳖甲（制）、牡蛎（煅）、桑螵蛸、人参、黄芪、当归、白芍、香附（醋制）、天冬、甘草、地黄、熟地黄、川芎、银柴胡、丹参、山药、芡实（炒）、鹿角霜、益母草、龟板胶、茯苓、阿胶、砂仁、续断、黄芩、白薇、白术、枸杞子等。

【功能】补血养血，调经止带。

【主治】妇女气血亏损，腰膝酸软，经血不调，崩漏带下，痛经，周身浮肿，产后体弱，虚寒低热等。还可用于男子气血两虚诸症。

【剂型规格】大蜜丸：每丸 9g。水蜜丸：每丸 6g。小蜜丸：每袋 9g。片剂：每片 0.5 g。口服液：每瓶 10mL。

【用法用量】口服。丸剂：大蜜丸，一次 1 丸；水蜜丸，一次 6g，小蜜丸，一次 9g。一日 2 次，温开水或温黄酒送服。片剂：一次 2 片，一日 2 次。口服液：一次 10mL，一日 2 次。未成年女子可酌服 1/2 量。本品另有同仁堂 19 味方之丸剂与口服液，其用法用量为：丸剂：大蜜丸，一次 1 丸（9g）；水蜜丸，一次 6g，一日 2 次，温黄酒或温开水送服。口服液：一次 10mL，一日 2 次，或遵医嘱。

【组方简介】方中乌鸡养阴退热；鹿角胶行血、消肿、益肾；人参补元气，补脾肺；黄芪、山药、当归、白芍、川芎、熟地补血活血，调经止痛；天冬、生地黄养阴生津；制鳖甲、银柴胡、丹参滋阴凉血，除烦；鹿角霜、桑螵蛸、煅牡蛎、芡实收敛固涩；香附行气、解郁、调经。合用其他诸药，共收补气养血、调经止带之功。

【临床应用】本品对妇产科疾病用之较宜，也可用于男性患者。如妇女更年期综合征、闭经后阴道炎、子宫肌瘤、月经过多、闭经、白带、产后低热、恶露不尽、盗汗、腰痛等，以及内科治疗慢性活动型肝炎、贫血、白细胞减少、血小板减少等病症。孕妇忌服。湿热内盛者慎服。血热、血瘀型月经不调者不宜服用，适用于体虚所致的月经不调、白带量多。

产复康颗粒

【方剂组成】益母草、当归、人参、黄芪、何首乌、桃仁、蒲黄、熟地黄、香附、昆布、白术、黑木耳。

【功能】补气养血，排瘀生新。

【主治】产后出血，贫血，月经不调等。

【剂型规格】颗粒剂：每袋 5g，10g。

【用法用量】开水冲服，一次 20g，一日 3 次；5～7 天为 1 个疗程；产褥期可长期服用。

【组方简介】方中益母草、桃仁、香附理气活血；人参、黄芪、白术、当归、熟地黄补气养血；首乌补肝肾；昆布消痰散结。配伍其他诸药，共奏益气养血、补益肝肾之功效。

【临床应用】本品适用于肝肾两虚，气血俱亏，气滞血瘀所致的产后出血、贫血、腰脊酸痛、倦怠无力、乳汁缺少，或月经不调、崩漏、痛经、带下等。高血压，外感高热及局部感染严重者忌用。产后实热，湿热诸证不宜服用。忌食生冷、油腻、辛辣之物。

更年安片

【方剂组成】生熟地黄、何首乌、泽泻、茯苓、玄参、五味子、麦冬、珍珠母、牡丹皮、浮小麦、夜交藤、磁石等。

【功能】滋阴潜阳，除烦敛汗，养心安神。

【主治】更年期出现的潮热汗出、眩晕、耳鸣、失眠、多梦、烦躁不安、血压不稳等。

【剂型规格】片剂：每片0.3g。

【用法用量】口服，一次6片，一日2~3次。

【组方简介】方中何首乌补肝益肾，养血祛风；夜交藤养心安神，通络祛风；熟地黄滋阴补血；泽泻、牡丹皮利水泄热，清热凉血；五味子、浮小麦养心安神，生津止汗；磁石补肾益精祛热；珍珠母滋阴清火；玄参滋阴泻火、解毒；麦冬养阴清心除烦。诸药合用，共奏滋阴潜阳、除烦敛汗、养心安神之效。实验表明，本品有类雌激素活性作用。

【临床应用】本品用于男女更年期诸证，凡属阴虚阳亢的各类疾病均有不同程度的疗效，如老年性咽炎、骨质疏松、皮肤角化、肾虚型大小便异常等均可服用。

女金丸

（片、胶囊）

【方剂组成】白术、党参、甘草、当归、藁本、川芎、白芍、茯苓、赤石脂、肉桂、白芷、白薇、没药、延胡索、牡丹皮、香附、黄芩、陈皮、砂仁、阿胶、鹿角霜、益母草、熟地黄、续断、黄芪、杜仲、三七等。

【功能】理气补血，暖宫散寒，调经止痛。

【主治】月经不调，经行腹疼，带下稀薄等。

【剂型规格】大蜜丸：每丸9g。水蜜丸：每袋5g。片剂：每片0.6g。胶囊剂：每粒0.38g。

【用法用量】口服。丸剂：大蜜丸，一次1丸；水蜜丸，一次5g，一日2次。片剂：一次4片，一日2次。胶囊剂：一次3粒，一日2次，一个月为1个疗程。姜汤、温黄酒或温开水送服。《韩氏医通》记载，产后每2天服大蜜丸1丸，可以预防产后疾病。

【组方简介】本方为调经、养血、暖宫、止痛的妇科常用方。方中人参、白术、茯苓、甘草健脾益气；当归、川芎、白芍、熟地、阿胶补血养血，活血调经，均为主药。肉桂辛甘大热，归肝肾二经，能暖宫散寒，是为辅药。配伍其他诸药，能增强补益气血、调经止痛功效。

【临床应用】本品适用于气血两虚及虚寒或寒湿证型之痛经、闭经。其应用指征是：经行腹痛，量少色暗，得暖痛减，遇冷痛剧，舌淡边紫，苔薄白，脉沉细等。子宫发育不良、更年期综合征、慢性盆腔炎、附件炎等凡有上述症状者，均可选用本药。证型偏于实热或湿热者忌用。孕妇慎用。

益宫颗粒

【方剂组成】黄芪、当归、续断、党参、益母草、丹参、败酱草、香附。

【功能】补气摄血，养血散瘀。

【主治】产后恶露不尽属气血亏虚挟瘀证。症见产后数日恶露不绝，色淡红或紫黯等。

【剂型规格】颗粒剂：每袋10g。

【组方简介】本品为民间验方，方中黄芪可补气升阳，益卫固表，善于补益脾气，升举中阳，补气生血，摄血；当归可补血活血，调经止痛。与黄芪一气一血，气血互生，气旺则血生，阴生阳长，针对产后恶露不绝气虚证之气不摄血主证，故共为君药；续断补肝肾，调冲任，党参益气养血，健脾助运，使脾胃之气健旺，生化有源。益母草对于产后恶露不绝，瘀血腹痛，本品有祛瘀生新，活血止痛之功。丹参具有活血化瘀之功。以上四药共用为臣药。败酱草既能清热解毒，又具活血祛瘀止痛之功，为佐药；香附疏肝理气，调经止痛。调血中之气，为使药。诸药合用，共达补气养血、摄血止痛、祛瘀止痛之功效。

【临床应用】产后子宫出血淋漓不尽，色淡或暗，质地稀薄或夹有血块，小腹坠痛，自汗、乏力，少气懒言，舌淡紫或有瘀斑，脉缓弱或弦涩。根据本品Ⅱ、Ⅲ期临床试验结果推荐疗程为1周。由于该试验未进行对新生儿生长发育影响的研究，缺乏疗程＞1周的母子安全性和有效性数据，故延长治疗周期需慎重。如因软产道损伤、产后盆腔感染、子宫肌瘤、胎盘残留或凝血机制障碍等其他原因所致的产后出血不在本品治疗范围内。

坤泰胶囊

【方剂组成】熟地黄、黄连、白芍、黄芩、阿胶、茯苓。

【功能】养阴安神，清热除烦。

【主治】绝经期前后诸证。症见自汗、盗汗、心烦失眠、潮热面红等。

【剂量规格】胶囊剂，每粒装0.5g。

【用法用量】口服，一次4粒，一日3次，2~4周为一个疗程。

【组方简介】熟地黄滋阴养血，生精益髓，为君药。黄连清心泻火，与熟地黄配伍，滋阴降火，交通心肾，治阴虚火旺，心烦不眠；阿胶补血止血；白芍养血敛阴，两者与熟地黄配伍，增强熟地黄的滋阴养血的作用。三者共为臣药。黄

芩清热泻火，加强黄连清泄心火的作用；茯苓健脾，为补肾生精提供源泉，又能安神，治虚火不眠，心中烦热，为佐药。诸药合用，共达补肾益精、交通心肾、安神除烦、滋阴养血、调节阴阳平衡之效。

【临床应用】妇女卵巢功能衰退更年期综合征；阴虚火旺者，失眠多梦，头晕耳鸣，腰膝酸软，五心烦热，自汗，盗汗等。阳虚体质者忌用。

妇科养荣丸

【方剂组成】黄芪、白术、茯苓、甘草、当归、川芎、白芍（酒炒）、熟地黄、阿胶、香附（醋炙）、陈皮、砂仁、艾叶（炒）、杜仲、麦冬、益母草。

【功能】补气养血，调经止痛。

【主治】崩中漏下，赤白带下等症。

【剂型规格】浓缩丸：每8丸相当于原生药3g。蜜丸：每丸6g。

【用法用量】口服。浓缩丸，一次16丸；蜜丸，一次2丸。一日2次，温开水送下。

【组方简介】方中黄芪、白术、茯苓、甘草健脾补气助阳；当归、川芎、白芍、熟地黄、阿胶补血养血；香附、陈皮、砂仁疏导肝脾之气滞；艾叶暖宫散寒；杜仲强腰健肾；麦冬养阴清心；益母草活血通经。诸药相伍，以补为主，疏通为辅，共奏功效。

【临床应用】本品用于治疗崩中漏下，即月经量多、淋漓不净、血色淡红等症状。此外，尚可治疗赤白带下、不孕症、贫血、心悸、失眠、耳鸣、健忘等症。孕妇慎用。

复方胎盘片

【方剂组成】胎盘粉、党参、黄芪、炒陈皮、炒麦芽。

【功能】补气养血，温肾益精。

【主治】病后体虚，咳喘，萎黄病，虚劳。

【剂型规格】糖衣片：每片0.25g。

【用法用量】口服，成人一次4~6片，一日2次，早晚空腹，温开水送服。7岁以上儿童服成人的1/2量；3~7岁服成人的1/3量。

【组方简介】方中胎盘粉养血补精；党参、黄芪健脾益气；陈皮理气健脾；麦芽助消化。

【临床应用】本品用于治疗多种原因导致的脏腑功能衰退、气血俱亏诸证。如病后体虚、咳喘无力、萎黄病及各种贫血、虚劳等。本品为补益药，故凡实证、热证，如气滞湿阻、食滞胸闷、外邪闭阻、里热炽热等均不宜服用。

母乳多颗粒

【方剂组成】黄芪、漏芦、王不留行、通草等。

【功能】益气，下乳。

【主治】产后乳汁稀少。

【剂型规格】颗粒剂：每袋18g。

【用法用量】开水冲服，一次18g，一日3次。

【组方简介】方中黄芪益气培本，气阴充足，则乳汁生化不竭。王不留行善于通利血脉，为通乳要药；复用通草、漏芦等以增下乳之功。漏芦尚有清热解毒、通络散结之作用，可防乳汁壅滞所致之乳痈。

【临床应用】本品用于妇女产后乳少或乳汁不通。

定坤丹

【方剂组成】熟地黄、当归、白芍、阿胶、人参、白术、鹿茸、鹿角霜、枸杞子、西红花、鸡血藤、三七、川芎、茺蔚子、香附、延胡索、黄芩等。

【功能】滋补气血，活血散瘀，调经止痛。

【主治】用于气血两虚，气滞血瘀所致的月经不调、行经腹痛、月经量多、赤白带下、血晕血脱、倦怠无力、骨蒸潮热。

【剂型规格】丸剂：每丸10g。

【用法用量】口服。一次半丸至1丸，一日2次。

【组方简介】本方用熟地黄、当归、白芍、阿胶补血和血；人参、白术益气健脾；鹿茸、鹿角霜、枸杞子温阳益肾，填精补髓。西红花、鸡血藤、三七、川芎、茺蔚子活血化瘀；香附、延胡索疏肝行气，活血止痛。黄芩清泻郁热。诸药并用，共奏滋补气血、疏肝行气、活血散瘀、调经止痛之效。

【临床应用】

①月经后期：由气血两虚，兼有气滞瘀阻，冲任失调所致。症见行经后错，经水量少，有血块，肢体乏力，或头晕，舌暗淡，脉虚涩。

②痛经：由气血两亏，肝失血养，疏泄失司，气滞血瘀所致。症见经行腹痛，经量少或多，有血块，腹痛拒按，血块排出痛减，烦躁，胸闷不舒，舌暗淡，脉虚涩。原发性痛经见上述证候者可以使用。

③崩漏：由气血不足，气滞血瘀，冲任失调，血海蓄溢失常所致。症见经水非时而下，暴下如崩或淋沥不净，血色淡质稀，有血块，头晕，乏力，腰膝酸软，烦躁失眠，舌暗淡，脉虚涩。功能性子宫出血见上述证候者可以使用。

④带下病：由气血不足，气滞血瘀，任带二脉不能固约所致。症见带下量多，小腹作痛，腰痛酸软，纳谷无味，神疲乏力，舌暗或有瘀点，脉沉细弦或涩。慢性盆腔炎见上述证候者可以使用。

四、消肿散结剂

乳癖消片

（胶囊、颗粒）

【方剂组成】片剂、胶囊剂：昆布、海藻、夏枯草、丹皮、赤芍、蒲公英、玄参、漏芦、天花粉、红花、鸡血藤、三七、鹿角、木香、连翘等。颗粒：橘叶、丹参、皂角刺、王不留行、地龙等。

【功能】软坚散结，活血清热。

【主治】乳癖，乳痈等证。

【剂型规格】糖衣片：每片 0.32g。胶囊剂：每粒 0.32g。颗粒剂：每袋 8g（相当于原药材 6g）。

【用法用量】口服。片剂：一次 5~6 片。胶囊剂：一次 5~6 粒。均一日 3 次，温开水送下，1 个月为 1 个疗程。颗粒：一次 10g，一日 3 次或遵医嘱，开水冲服。

【组方简介】方中昆布、海藻消痰利水，散结软坚；夏枯草清肝火，散郁结；丹皮清热凉血，活血化瘀；赤芍祛瘀止痛，清泄肝火；蒲公英、玄参清热散结；漏芦治乳痈肿痛；天花粉消肿排脓，清热生津；木香行血止痛；连翘清热解毒；红花、鸡血藤通经散瘀；三七化瘀止痛；鹿角补肾助阳，活血消肿。诸药协同，共奏软坚散结、活血止痛之功。颗粒剂具有疏肝理气，活血化瘀，消散乳块作用。

【临床应用】片剂、胶囊用于治疗乳癖（乳疬、乳痰）、乳腺小叶增生、乳腺良性肿瘤、乳痈初起、急性乳腺炎前期。颗粒用于肝气郁结，气滞血瘀之乳腺增生、乳房疼痛。忌气郁发怒。孕妇慎服片剂、胶囊，忌服颗粒。

乳增宁片
（胶囊）

【方剂组成】艾叶、淫羊藿、天门冬、柴胡、川楝子、土贝母等。

【功能】疏肝解郁，温经补肾。

【主治】用于肝郁气滞引起的乳腺增生，如乳房痛、乳房肿块等。

【剂型规格】片剂：每片含干浸膏 0.25g，0.3g，0.5g，0.6g。胶囊剂：每粒 0.5g。

【用法用量】口服。片剂：一次 4~6 片，一日 3 次，20 日为 1 个疗程，间隔 5~7 日，可继续服用下 1 疗程。胶囊剂：一次 4 粒，一日 3 次。

【组方简介】艾叶温经止血，散寒止痛；淫羊藿补肾壮阳，强筋骨；柴胡和里，升阳解郁；川楝子理气止痛；天门冬润肺、清热、生津。诸药配伍，共奏功效。

【临床应用】用于乳腺增生病，如乳房肿痛、肿块等。忌辛辣刺激性食物。孕妇慎用。

宫瘤清胶囊

【方剂组成】熟大黄、土鳖虫、水蛭、桃仁、蒲黄、黄芩、枳实、牡蛎、地黄、白芍、甘草。

【功能】活血逐瘀，消癥破积。

【主治】用于瘀血内停所致的妇女癥瘕。症见小腹胀痛，经色紫暗有块，经行不爽；子宫肌瘤见上述证候者。

【剂型规格】胶囊剂：每粒 0.37g。

【用法用量】口服。一次 3 粒，一日 3 次；或遵医嘱。

【组方简介】方中熟大黄活血祛瘀，消癥散结，为君药。土鳖虫、水蛭破血逐瘀；桃仁、蒲黄活血祛瘀；枳实破气消积，使气行则血行。五药相伍，增强大黄活血逐瘀、消癥散结之效，共为臣药。瘀血内停久而化热，伍黄芩清肝泄热，协大黄以清瘀热；牡蛎软坚散结；地黄、白芍养血和血，使消癥攻邪而不伤正，均为佐药。甘草调和诸药，为使药。全方合用，共奏活血逐瘀、消癥破积之功。

【临床应用】临床用于子宫体＜3 月妊娠大小，且瘤体直径＜4cm 的子宫浆膜下和壁间肌瘤，以及子宫肌瘤剔除术后预防复发。血瘀所致的子宫内膜不规则剥脱之功血（月经延后或淋漓不尽、经色紫暗有块等症状）及痛经、子宫内膜异位症等。单纯性卵巢囊肿、盆腔慢性炎症及炎性包块。孕妇禁用。

消乳散结胶囊

【方剂组成】柴胡（醋炙）、白芍（炒）、香附（醋炙）、玄参、昆布、瓜蒌、夏枯草、牡蛎、当归、猫爪草、黄芩、丹参、土贝母、山慈菇、全蝎、牡丹皮。

【功能】疏解肝郁，消肿散结，活血止痛。

【主治】肝郁气滞，痰瘀凝聚所致的乳痞、乳岩等。

【剂型规格】胶囊剂，每粒装 0.4g。

【用法用量】口服，一次 3 粒，一日 3 次。

【组方简介】方中柴胡、白芍、香附疏肝解郁；玄参、夏枯草、瓜蒌、猫爪草、黄芩、土贝母、山慈菇、全蝎、丹皮消肿解毒散结；昆布、牡蛎软坚散结；当归、丹参活血止痛。诸药合用，共达疏肝解郁、散结止痛之功。药理研究表明：柴胡、香附能抑制胶原纤维的合成，从而促进乳腺增生组织和纤维的吸收，从而达到消肿散结止痛的作用。

【临床应用】乳腺增生、结节，乳房胀痛等。孕妇忌服。经期停用。

乳癖散结胶囊

【方剂组成】夏枯草、川芎、僵蚕、鳖甲、柴胡、赤芍、玫瑰花、莪术、当归、延胡索、牡蛎。

【功能】行气活血，软坚散结。

【主治】气滞血瘀所致的乳癖证。

【剂型规格】胶囊剂，每粒装 0.53g。

【用法用量】口服，一次 4 粒，一日 3 次，45 天为 1 个疗程。

【组方简介】方中夏枯草清肝火，散瘀结；川芎活血、行气、止痛，上行头目，下行血海，二者为主药；辅以柴胡疏肝解郁，当归补血活血，莪术破血逐瘀，鳖甲滋阴潜阳、软坚散结，僵蚕祛风止痛、散结止痛；佐以赤芍活血祛瘀，延胡索活血、行气、止痛，玫瑰花行气、活血、散郁，牡蛎软坚散结止痛。诸药合用，共奏活血行气、软坚散结之功。现代药理学研究表明：本品对雌二醇引起的大鼠乳腺增生样改变有一定改善作用。

【临床应用】乳腺增生病。症见乳房疼痛，乳房肿块，烦躁易怒，胸胁胀满等。孕妇忌服，月经量过多者，经期慎服。

乳宁颗粒

【方剂组成】柴胡、香附（醋制）、丹参、当归、赤芍、王不留行、青皮、陈皮、白芍、白术（炒）、茯苓、薄荷。

【功能】疏肝养血，理气解郁。

【主治】用于肝气郁结所致的乳癖。症见经前乳房胀痛、两胁胀痛、乳房结节、经前疼痛加重。乳腺增生症见上述证候者。

【剂型规格】颗粒剂：每袋 15g。

【用法用量】开水冲服。一次 1 袋，一日 3 次。20 天为 1 个疗程，或遵医嘱。

【组方简介】方中柴胡、香附疏肝解郁，散结消肿，为君药。丹参、当归养血活血，消肿止痛，为臣药。佐以赤芍、王不留行养血活血，行瘀散结，通络止痛；青皮、陈皮加强疏肝理气，散结消肿之功；白芍养血调经，柔肝止痛；白术、茯苓健脾资生化之源。薄荷芳香疏泄，解郁止痛，为使药。全方共奏疏肝养血，理气解郁之功。

【临床应用】根据临床观察，本品对乳房胀痛、乳房结节压痛、经前疼痛加重或月经不调等症状改善有较好疗效。孕妇忌服。

第五章 眼科用药

一、清热剂

明目上清片

（丸）

【方剂组成】黄连、黄芩、栀子、连翘、石膏、大黄、车前子、天花粉、玄参、麦门冬、白蒺藜、菊花、荆芥、蝉蜕、薄荷、当归、赤芍、陈皮、枳壳、桔梗、甘草。

【功能】清热散风，解毒消肿，明目止痛。

【主治】风火内蕴之眼病。

【剂型规格】片剂：每片 0.64g。蜜丸：每丸 9g。

【用法用量】口服。片剂：一次 4 片；蜜丸：一次 1 丸，均为一日 2～3 次。儿童 7 岁以上服半量，3～7 岁服 1/3 量。

【组方简介】方中黄芩、黄连、栀子、连翘、石膏、大黄、车前子清热泻火为君；天花粉、玄参、麦冬养阴清热为辅；白蒺藜、菊花、荆芥、蝉蜕、薄荷除风祛翳明目为佐；当归、赤芍、陈皮、枳壳、桔梗、甘草养血行气，载药上达病所，为诸药之使。现代研究表明：本方黄连主要含小檗碱等，黄芩含黄酮类如黄芩素等，连翘含连翘苷等，玄参含环烯醚萜类，天花粉含天花粉蛋白。以上成分均具有抗菌、抗真菌和抗病毒作用。石膏含含水硫酸钙，大黄含蒽醌类如大黄素等，具有解热镇痛作用，对眼科炎症均可起到消炎、收敛作用。

【临床应用】本品用于睑肿如桃，暴风客热，凝脂翳，瞳神紧小等眼疾。眼睑脓肿，急性卡他性结膜炎，匐行性角膜溃疡，急性虹膜睫状体炎皆可辨证选用。

熊胆眼药水

【方剂组成】熊胆粉等。

【功能】清热解毒，祛翳明目，消肿止痒。

【主治】结膜炎。

【剂型规格】滴眼剂：每支 10mL。

【用法用量】滴入眼睑内。一次 1～3 滴，一日 3～5 次。急性病症者，前三天为每 2 小时 1 次。

【组方简介】熊胆粉具有清热、镇痉、明目作用。药理试验表明，本品具有抗炎、促进眼结膜微循环、抗病毒及抑菌作用。

【临床应用】本品适用于病毒性结膜炎、春季卡他性结膜炎、过敏性结膜炎、滤泡性结膜炎等；还可用于缓解眼球疲劳。

拨云退翳丸

【方剂组成】蝉蜕、蛇蜕、木贼、密蒙花、蒺藜、菊花、荆芥穗、蔓荆子、薄荷、黄连、地骨皮、楮实、天花粉、当归、川芎、花椒、甘草。

【功能】退翳膜，散风热。

【主治】目翳外障，视物不清，隐痛流泪。

【剂型规格】蜜丸：每丸 9g。

【用法用量】口服。一次1丸，一日2次，空腹温开水送下。小儿酌减。

【组方简介】本品中用蝉蜕、蛇蜕、木贼祛风散热，以退目中翳膜。配以其他诸药，共奏祛翳、清热、散风之功效。现代研究表明：蝉蜕含甲壳质、蛋白质等，有免疫抑制和抗过敏作用；蛇蜕含骨胶原和多种氨基酸，可抗炎、抗浮肿；木贼含挥发油、黄酮苷等，有消炎作用。全方能发挥抗炎、抗过敏作用。

【临床应用】本品适用于风热上扰之外眼感染性目疾，白内障，翼状胬肉等。肝肾不足之内障、昏花等症不宜服用。

马应龙八宝眼膏

【方剂组成】炉甘石、琥珀、麝香、牛黄、珍珠、冰片、硼砂、硇砂。

【功能】明目止痛，消肿退翳。

【主治】眼目红肿，痛痒，畏光，流泪，沙眼等。

【剂型规格】软膏剂：每支2g。

【用法用量】外用，点入眼睑内，一日2~3次。

【组方简介】方中炉甘石明目祛翳；麝香消肿止痛；琥珀活血散瘀；牛黄清热解毒；珍珠清肝除翳。配伍其他诸药，共收清热明目、消肿退翳之功。

【临床应用】本品主要用于暴发火眼引起的红肿痛痒，或胬肉攀睛，迎风流泪，眼边赤烂等症。

止血祛瘀明目片

【方剂组成】三七、丹参、赤芍、地黄、墨旱莲、芫蔚子、牡丹皮、毛冬青、夏枯草、女贞子、大黄、黄芩（酒炙）组成。

【功能】化瘀止血，滋阴养血，清肝明目。

【主治】用于阴虚肝旺，热伤络脉所致的眼底出血证。

【剂型规格】片剂，薄膜衣每片重0.3g。

【用法用量】口服。一次5片，一日3次。

【组方简介】方中三七、丹参、赤芍、牡丹皮活血散瘀，疏通血脉，祛除离经之血，促进出血吸收。药理研究表明：三七、丹参、赤芍、牡丹皮有改善血液循环，降低血液黏度，抑制血栓形成，抑制血小板聚集等多种药理效用。其中三七既可祛瘀又可止血；墨旱莲、毛冬青、大黄凉血止血；芫蔚子、夏枯草、黄芩清肝明目，抗菌消炎，诸药合用，共奏止血、化瘀、促进出血吸收、抗菌消炎明目之效。

【临床应用】主治眼底出血，对视网膜静脉阻塞、视网膜静脉周围炎、中心性渗出性脉络膜视网膜炎、糖尿病视网膜病变、玻璃体出血、视盘血管炎、黄斑出血等有显著疗效。孕妇忌服。脾胃虚弱者不宜。

金花明目丸

【方剂组成】熟地黄、菟丝子、枸杞子、五味子、白芍、黄精、黄芪、党参、川芎、菊花、决明子、车前子、密蒙花、金荞麦。

【功能】补肝，益肾，明目。

【主治】用于老年性白内障早、中期属肝肾不足，阴血亏虚证。症见视物模糊，头晕耳鸣，腰膝酸软等。

【剂型规格】丸剂：每瓶重4g。

【用法用量】饭后口服，一次4g，一日3次。1个月为1个疗程，连续服用3个疗程。

【组方简介】方中熟地、黄精为君药。重在补肾精，养肝血，以复老年患者肝肾之亏损，使精血上注有源，目有滋养则障化而难，眼可自明。党参、黄芪等补益脾气，后天健旺，脾肾相济，阴生阳长，化生精血为臣药。金荞麦、决明子、菊花等既助参芪健运脾胃，又可化结除障，为佐药。川芎活血行气，升发清阳，引诸药上送头目以显效，为使药。

【临床应用】治疗期间勿服用对视力有影响的药物。

双黄连滴眼液

【方剂组成】金银花、连翘、黄芩。

【功能】清热解毒，明目止痛，消退星翳。

【主治】树枝状、地图状浅层单纯疱疹病毒性角膜炎。

【剂型规格】滴眼剂：每支 5mL，60mg。

【用法用量】点眼，一次 1 滴，一日 4 次，疗程 4 周。

【组方简介】金银花、连翘、黄芩三药均有清热解毒作用。其中，金银花还能宣散风热，黄芩清热燥湿，连翘消痈散结。三药配伍，表里双解、气血两清，共奏清热解毒、明目止痛、消退星翳之功效，可谓标本同治，配方合理。药理研究显示，本品具有抗病毒、抑菌、抗炎、增强免疫四大功效。

鱼腥草滴眼液

【方剂组成】鲜鱼腥草。

【功能】清热，解毒，利湿。

【主治】风热疫毒，暴风客热，天行赤眼，暴翳。

【剂型规格】滴眼剂：每瓶 8mL。

【用法用量】滴入眼睑内。一次 1 滴，一日 6 次。疗程：急性卡他性结膜炎 7 天，流行性角结膜炎 10 天。

【组方简介】鱼腥草的药用成分主要是挥发油，油中含癸酰乙醛、月桂醛 α-蒎烯、芳樟醇。此外，还含有甲醛、正壬基甲酮樟烯、月桂烯、柠檬烯、乙酸龙脑酯、丁香烯。人工合成的鱼腥草素为癸酰乙醛的亚硫酸钠盐。在药理作用方面，

鱼腥草有明显的抗菌和抗病毒作用。在抗菌方面，合成鱼腥草素对多种革兰阳性和阴性细菌都有较明显的抑菌作用，如金黄色葡萄球菌及其耐青霉素株、肺炎双球菌、甲型链球菌、流感杆菌等。在抗病毒方面，鱼腥草制剂对亚洲甲型病毒株有抑制作用，对腺病毒型及单纯疱疹病毒有抑制作用。

【临床应用】本品为眼部外用保健用品，具有凉散风热、平肝明目、缓解视力疲劳之功效。能增加眼部营养、保持眼睛湿润和卫生，缓解长时间电脑操作、看书、看电视等引起的眼部不适。对眼干燥也有明显的缓解作用，对眼疲劳、视力模糊、眼部干涩痒等具有康复保健功效。可广泛用于急性卡他性结膜炎、流行性角结膜炎（红眼病）、沙眼等。

二、扶正剂

明目地黄丸

【方剂组成】熟地黄、山茱萸（制）、牡丹皮、山药、茯苓、泽泻、枸杞子、菊花、当归、白芍、蒺藜、石决明（煅）。

【功能】滋阴补肾，养肝明目。

【主治】肝肾阴虚，目涩畏光，眼涩昏花，头目眩晕，迎风流泪。

【剂型规格】大蜜丸：每丸 9g。小蜜丸：每 8 丸相当于原生药 3g。水蜜丸：每袋 6g。

【用法用量】大蜜丸，一次 1 丸；小蜜丸，一次 9g，水蜜丸，一次 6g，一日 2 次。

【组方简介】本品由六味地黄丸加枸杞子、菊花、当归、白芍、蒺藜、石决明而成。六味地黄丸是治疗肾阴亏损之方，在此基础上加枸杞子、当归、白芍滋补肝肾，补血活血；菊花、蒺藜清热明目，平肝祛风；石决明平肝潜阳，清肝明目。诸药合用，共奏滋阴补肾、养肝明目之功。

【临床应用】本品用于治疗视力减退、夜盲；中心视网膜炎、视神经炎、玻璃体浑浊；头晕耳鸣、咽干口燥、目眩等属肝肾阴虚者。营养不良性老年视弱及内眼疾患也可用。本品对有外感及风热目疾者勿用。

石斛夜光丸

【方剂组成】石斛、人参、山药、茯苓、甘草、肉苁蓉、枸杞子、菟丝子、地黄、熟地黄、五味子、天冬、麦冬、苦杏仁、防风、川芎、枳壳（炒）、黄连、牛膝、菊花、蒺藜（盐炒）、青葙子、决明子、水牛角浓缩粉、羚羊角。

【功能】滋阴补肾，明目除翳，清肝理气。

【主治】肝肾两亏，虚火上炎，内障目暗，目涩昏花。

【剂型规格】大蜜丸：每丸9g。小蜜丸：每100丸重20g。水蜜丸：每10丸重2g。

【用法用量】口服。水蜜丸，一次6g，小蜜丸，一次9g，大蜜丸，一次1丸。一日2次，儿童酌减。

【组方简介】本方针对肝肾阴亏，用石斛、天冬、麦冬、生地黄、熟地黄、枸杞子、肉苁蓉、菟丝子、五味子、牛膝滋阴补肾，益气生精，补血凉血；人参补元气，益脾胃；山药补肾生津；茯苓利水宁心；甘草补脾益气，使精血上荣于目；蒺藜、菊花、防风、青葙子、决明子、川芎、枳壳平肝解郁，理气明目；杏仁利肺气；黄连、羚羊角、水牛角浓缩粉解毒、凉血、定惊。各药协同，标本兼顾，共奏滋阴补肾、清肝明目之效。现代药理研究表明，本品有抑制白内障的形成，增加血流速度，改善微循环，具有一定的抗疲劳作用。

【临床应用】本品为眼科常用药，可治疗白内障、青光眼、视网膜炎、脉络膜炎、视神经炎等眼科疾病。

珍珠明目滴眼液

（珍珠明目液）

【方剂组成】珍珠液、冰片等。

【功能】明目退翳，生肌消炎。

【主治】眼部炎症等病。

【剂型规格】滴眼剂：每毫升含多肽20μg，每支8mL、10mL、15mL。

【用法用量】点眼，一次1~2滴，一日3~5次，滴后闭目片刻。

【组方简介】中医传统利用珍珠解毒生肌，明目消翳之功能，治疗眼疾；冰片清热止痛生肌。二药合之，起到明目退翳之疗效。

【临床应用】凡视力疲劳和慢性结膜炎等可以用之。可以改善眼胀、眼痒、眼痛、眼干、眼涩，不能持久阅读的症状。

障眼明片

【方剂组成】肉苁蓉、山茱萸、枸杞子、党参、黄芪、蕤仁、甘草、升麻、石菖蒲、密蒙花、蔓荆子、川芎、菊花等。

【功能】滋养肾精，滋生肝血，补益肝肾，退翳明目。

【主治】脾气虚弱，肝肾不足所致初期及中期老年性白内障、陈旧性眼底病。并适用于视力疲劳、精神困倦、头晕眼花、腰酸健忘等。

【剂型规格】片剂：每片0.21g。

【用法用量】口服，一次4片，一日3次，3~6个月为1个疗程。若视力稳定，停药观察。如疗效未显者，可进行第2个疗程，疗程间停药1个月。

【组方简介】本方针对阴精亏损，用肉苁蓉、山茱萸、枸杞子补肾益精；蕤仁养肝明目；党参、黄芪补中益气；升麻、川芎、菊花、密蒙花、蔓荆子、石菖蒲升阳化滞，清肝明目，除障退翳，清利头目，开窍泄浊；甘草健脾益胃，调和诸药。全方共达补益肝肾，退翳明目之效。

【临床应用】本品能提高视力，对视力疲劳、视物模糊亦能改善。同时使精神困倦、头晕眼花、胃纳欠佳、夜尿多、腰酸、健忘等全身症状获得明显改善或消失。

复方血栓通胶囊

【方剂组成】三七、黄芪、丹参、玄参等。

【功能】活血化瘀，益气养阴。

【主治】用于血瘀兼气阴两虚证的视网膜静脉阻塞。症见视力下降或视觉异常，眼底瘀血征象，神疲乏力，咽干口干等。

【剂型规格】胶囊剂：每粒0.5g。

【用法用量】口服，一次3粒，一日3次，或遵医嘱。

【组方简介】方中三七散瘀消肿；丹参活血通经；玄参滋阴解毒；黄芪补气固表。全方协同，共达活血化瘀、益气养阴之效。现代研究表明：本方三七含三七素及皂苷类，丹参含丹参酮、丹参素等，均具有抑制血小板功能，促进纤溶和抗炎作用；玄参含环烯醚萜类，具有抗菌作用。全方可增加外周血管灌流血量，改善微循环，消除视网膜静脉阻塞。

【临床应用】用于视网膜静脉阻塞。孕妇慎用。

第六章　耳鼻喉科用药

一、耳病

滴耳油

【方剂组成】黄柏、五倍子、胡桃油、冰片、薄荷油。

【功能】清热消肿，解毒燥湿。

【主治】肝胆湿热上蒸之耳疮、脓耳。

【剂型规格】油剂：每瓶3g。

【用法用量】外用滴耳。一次2~3滴，一日3~5次。

【组方简介】黄柏清热解毒；冰片走窜，止痛；五倍子收湿敛疮；胡桃油、薄荷油均可清热消肿。诸药协同，可发挥解毒、消肿之功。现代研究表明：本方薄荷油主要含有左旋薄荷醇，有清凉止痒的作用；黄柏中含小檗碱、五倍子中含五倍子鞣质、冰片中含右旋龙脑等，均具有抗菌、抗炎作用。故本方可用于耳科炎症。

【临床应用】本药适用于热毒湿邪上攻之耳内生疮，肿痛刺痒，破流脓水，久不收敛等症。急、慢性化脓性中耳炎、外耳道炎见上述症状者可用本品。

耳聋左慈丸

【方剂组成】磁石（煅）、熟地黄、山茱萸（制）、牡丹皮、山药、茯苓、泽泻、竹叶、柴胡。

【功能】滋肾平肝，清热补阴。

【主治】肝肾阴虚，阴虚阳亢，耳鸣耳聋，视物模糊，头晕目眩。

【剂型规格】水蜜丸：每袋6g。小蜜丸：每8丸相当于原生药3g。大蜜丸：每丸9g。

【用法用量】口服。水蜜丸，一次6g，小蜜丸，一次9g，大蜜丸，一次1丸。一日2次。

【组方简介】本品出自《饲鹤亭集方》，为六味地黄丸加味而成。六味地黄丸是三补三泻之剂，滋阴补肾之主方。配以磁石养肾，竹叶清热除烦，柴胡疏肝解郁。全方既可滋肾养阴，又可平肝清热。

【临床应用】本品多用于治耳聋、耳鸣、头痛眩晕、目暗昏花、视物不清等症。

冰连滴耳剂

【方剂组成】黄连、枯矾、冰片、明矾、龙骨、海螵蛸。

【功能】清热解毒，燥湿祛脓。

【主治】风热型、肝胆湿热型急、慢性化脓性中耳炎。

【剂型规格】滴剂：每支8mL。

【用法用量】先用棉签蘸3%过氧化氢溶液（双氧水）清洗患耳耳道，然后用干棉签拭干外耳道，患耳向上，将耳郭向上后方轻轻牵拉，滴入本品1~3滴，轻轻按压耳屏数次，一日3次。

【组方简介】方中黄连清热燥湿，泻火解毒；枯矾消痰、燥湿、解毒；冰片开窍醒神，清热止痛；龙骨安心神，止冷痢及下脓血；海螵蛸收敛止血，涩精止带，制酸敛疮。诸药合用，起清热解毒、燥湿祛脓功效。现代研究表明：本方黄连含小檗碱、黄连碱；枯矾含硫酸铝钾；明矾中含有十二水合硫酸铝钾。以上成分均具有较强的抗菌作用及解热作用，故本方可用于治疗中耳炎等炎症。

【临床应用】用于治疗各种急慢性化脓性中耳炎。酒精过敏患者忌用本品。

二、鼻病

鼻炎康片

【方剂组成】野菊花、黄芩、猪胆汁、薄荷、麻黄、藿香、苍耳子、鹅不食草、当归、扑尔敏。

【功能】宣肺通窍，清热解毒，消肿止痛。

【主治】鼻塞，鼻窒，鼻渊等。

【剂型规格】糖衣片：每片含扑尔敏1mg。

【用法用量】口服，一次2～4片，一日3次。

【组方简介】方中野菊花、黄芩、猪胆汁清热解毒消肿；麻黄、薄荷宣肺散邪；藿香、鹅不食草祛湿化浊；苍耳子宣通肺窍；当归和血行血；加上抗组胺之西药扑尔敏，各取所长，标本兼顾，共奏功效。

【临床应用】本品适用于感受外邪，肺经有热，或中焦蕴热，或肝胆郁热，而致肺热气郁，鼻窍不利，见头痛发热、鼻塞流涕、不闻香臭等症。如急慢性鼻炎的鼻塞、过敏性鼻炎的鼻窒、急慢性鼻窦炎的鼻渊等均可加减治疗。本品对外感风寒未化热，或虚证鼻病勿用。个别患者服药后出现轻度嗜睡，停药后即可消失。

欧龙马滴剂

【方剂组成】欧龙胆、报春花、酸模、洋接骨木和马鞭草

【功能】分泌物化解药。

【主治】急性鼻窦炎（含慢性鼻窦炎急性发作）。

【剂型规格】滴剂，每瓶装50mL。

【用法用量】口服，第1～5天：一次100滴（约6.2mL）；第6～10天：一次50滴（约3.1mL）；一日3次。在药液存放过程中，如果出现轻微浑浊或沉淀不会影响药物疗效，服用前请先摇匀。

【组方简介】本品为天然分泌物化解药，是由5种植物——欧龙胆、报春花、酸模、洋接骨木和马鞭草组成的复方制剂。大量实验及70年的国外临床应用证实，欧龙马具有显著的化解分泌物作用，并具有抗炎、抗病毒、免疫调节、抗支气管痉挛等多重药理作用，能促进稀薄分泌物的产生，改善黏膜纤毛的清除能力，促呼吸道分泌物的排出，利于急慢性呼吸道感染患者恢复引流，改善通气状况。

【临床应用】鼻窦炎急性期或慢性期的急性发作。用药期间禁止从事禁酒性工作；肝病患者禁用；酒精过敏者禁用；酒精中毒患者禁用。

鼻炎片

【方剂组成】苍耳子、辛夷、野菊花、五味子、白芷、防风、连翘、甘草、荆芥、知母、桔梗、黄柏。

【功能】祛风宣肺，燥湿止痛，清热解毒。

【主治】鼻渊、鼻塞，鼻窍不通及急、慢性鼻炎、副鼻窦炎。

【剂型规格】片剂：每片0.3g。

【用法用量】口服，一次3～4片，一日3次，饭后温开水送服或遵医嘱。小儿酌减。

【组方简介】方中苍耳子散风通窍，祛湿止痛；辛夷散风、通鼻窍；白芷散风祛湿，消肿排脓；黄柏清热燥湿，泻火解毒；荆芥、防风解表祛风，胜湿解痉。全方协同，共奏清热、散风、

通窍功效。现代研究表明：本方苍耳子含有苍耳子苷、苍耳醇等；辛夷含有β-蒎烯、1，8-桉叶素及樟脑；白芷中含有内酯类化合物。以上成分均具有抗炎、抗菌作用。荆芥中含有胡薄荷酮；防风中含有色酮类成分，具有解热镇痛作用，亦具有抗炎、抗菌作用。故本方可用于治疗急、慢性鼻炎及副鼻窦炎。

【临床应用】主要用于风邪及风热所致急慢性鼻炎及副鼻窦炎。

千柏鼻炎片

【方剂组成】千里光、卷柏、草决明、川芎、白芷、羌活、麻黄。

【功能】活血化瘀，宣肺通窍，清热祛风。

【主治】用于急慢性鼻炎，过敏性鼻炎，鼻窦炎，咽炎等。

【剂型规格】片剂：每基片重0.35g。

【用法用量】口服，一次3~4片，一日3次，2周为1个疗程。症状减轻后，减量维持，或遵医嘱。

【组方简介】千里光清热解毒明目，善治眼疾；卷柏破血通络；草决明祛风清热；川芎、羌活、白芷行气止痛，祛风活血；麻黄宣肺散邪。诸药合用，共起活血化瘀、清热祛风、宣肺通窍之效。

鼻通滴鼻剂

【方剂组成】苍耳子（炒）、辛夷、白芷、鹅不食草、薄荷、黄芩、甘草。

【功能】清风热，通鼻窍。

【主治】外感风热或风寒化热，鼻塞流涕，头痛流泪。

【剂型规格】滴鼻剂：每瓶5mL，10mL。

【用法用量】滴鼻。一次2~3滴，一日3~4次。

【组方简介】方中苍耳子散风除湿，通鼻窍；辛夷祛风通窍；白芷祛风燥湿，消肿止痛；鹅不食草祛风散寒，胜湿祛翳，通鼻塞；薄荷疏风散热；黄芩清热燥湿，泻火解毒；甘草补脾益气，清热解毒，调和诸药。诸药合用，奏清风热、通鼻窍之功。

【临床应用】用于急、慢性鼻炎，过敏性鼻炎。预防及治疗风热感冒。

通窍鼻炎颗粒
（胶囊、片）

【方剂组成】苍耳子（炒）、防风、黄芪、白芷、辛夷、白术（炒）、薄荷。

【功能】益气，祛风，通窍。

【主治】体虚自汗，反复感冒，鼻塞流涕。

【剂型规格】颗粒剂：每袋2g。胶囊剂：每粒0.4g。片剂：每片0.31g。

【用法用量】颗粒剂：开水冲服，一次2g，一日3次。胶囊剂：口服，一次4~5粒，一日3次。片剂：口服，一次5~7片，一日3次。

【组方简介】方中苍耳子、辛夷辛散风寒，通利鼻窍为主药。防风、白芷祛风解表，黄芪、白术健脾益气固表，四药相配祛邪而不伤正，固表而不留邪，共同辅助苍耳子、辛夷发散风寒，通利鼻窍。薄荷辛凉入肺、肝经，疏散风热。七药相配，共奏散风消炎、宣通鼻窍之功。

【临床应用】用于鼻渊病，鼻塞，流涕，前额头痛，以及鼻炎、鼻窦炎、过敏性鼻炎等症。

三、咽喉病

冰硼散

【方剂组成】冰片、硼砂、朱砂、玄明粉。

【功能】清热解毒，凉血泻火，消肿止痛。

【主治】用于热毒蕴结所致的口舌生疮、喉

痹、牙疳等。

【剂型规格】散剂：每瓶3g。

【用法用量】吹敷患处，一次少许，一日数次。

【组方简介】本品以硼砂解毒防腐；冰片清热止痛；玄明粉软坚、清热、消肿；朱砂固有清热解毒作用，在本方中还可加强解毒之力。现代研究表明，冰片中主要含右旋龙脑、硼砂中含四硼酸钠、玄明粉中含无水硫酸钠，均具有抗炎作用。此外，本品体外对金黄色葡萄球菌、大肠埃希菌、白色念珠菌有一定的抑菌或杀菌作用。因此，本方对口腔及各种炎症均有治疗作用。

【临床应用】本品用于治疗鹅口疮、化学性口腔溃疡、白血病合并口腔感染、扁桃体炎、舌下腺炎、咽部良性肿瘤、中耳炎、鼻塞不通、牙髓炎、腮腺炎、百日咳、肺炎、非特异性溃疡性结肠炎、外伤感染、化脓性皮肤炎、阴道霉菌感染等属热毒所致者。本品对虚寒性溃疡勿用。新生儿慎用或忌用。忌食辛辣油腻之物。

黄氏响声丸

【方剂组成】胖大海、蝉衣、贝母等。

【功能】利咽开音，清热化痰，消肿止痛。

【主治】喉部炎症的声音嘶哑等。

【剂型规格】丸剂：每瓶400粒。

【用法用量】口服，一次20粒，一日3次，饭后服。儿童减半。

【组方简介】本方胖大海清宣肺气，善治肺热声哑、咽喉肿痛、痰热咳嗽；蝉衣疏风散热，息风止惊；贝母润肺化痰。诸药合用，达到利咽开音、消肿止痛之效。本品对动物实验性嘶哑、喉返神经可逆性麻痹性嘶哑具有一定疗效。

【临床应用】本品用于喉部急慢性炎症引起的声音嘶哑，对早期声带小结、缩小声带息肉有一定疗效。

六神丸

【方剂组成】人工牛黄、蟾酥（酒溶解）、珍珠粉、冰片、麝香、雄黄粉、百草霜。

【功能】清热解毒，利咽消肿，消炎止痛。

【主治】肺胃热盛引起的口腔咽喉疾患，如烂喉丹痧、单双乳蛾、咽下困难；外科疾患如痈疽疮疖、小儿急慢惊风及一切无名肿毒。

【剂型规格】微小水丸：每100粒重0.3g。

【用法用量】口服。一日3次，温开水送服。小儿1岁，一次1粒；2岁，一次2粒；3岁，一次3~4粒；4~8岁，一次5~6粒；9~15岁，一次8~9粒；成人，一次10粒。

【组方简介】方中牛黄清热解毒，化痰散结；珍珠解热坠痰，解毒生肌；雄黄、蟾酥解毒消肿止痛；麝香、冰片芳香开窍，散郁火，解热毒。诸药配伍，共奏清热解毒、消肿止痛之功。现代研究表明：人工牛黄含牛胆粉、胆汁酸，有解热、镇静作用；麝香含麝香酮等具有抗菌、强心、止痛作用，并能兴奋大脑皮质；蟾酥含蟾酥甾二烯等，能抑制金葡菌和甲型溶血性链球菌感染。故本方对红肿、疼痛有效。

【临床应用】本品主要用于咽喉口腔疾患。应用本丸的基本指征是咽喉红肿热痛，吞咽困难，或骤失音，全身发热。治疗除急性扁桃体炎、化脓性扁桃体炎及急性咽喉炎外，近年来还广泛用于治疗肾炎、结肠炎、蛲虫病、慢性活动性肝炎、流行性感冒、白喉、白血病、心绞痛、心衰、流行性腮腺炎、带状疱疹、婴儿湿疹、风疹等。孕妇忌服。

桂林西瓜霜

【方剂组成】西瓜霜、硼砂（煅）、黄柏、黄连、黄芩、山豆根、射干、浙贝母、青黛、冰片、大黄、无患子果（炭）、甘草、薄荷脑。

【功能】清热解毒，消肿止痛。

【主治】咽喉肿痛，口舌生疮，牙龈肿痛等。

【剂型规格】散剂：每瓶1g，2g，2.5g，3g。喷剂：每瓶2.5g。

【用法用量】外用，喷、吹或敷患处，一次适量，一日数次。重症兼口服，每次1~2g，一日3次。

【组方简介】本方西瓜霜清热消肿；山豆根清热解毒，消肿利咽；大黄、青黛解毒、泄热、凉血；黄柏、黄芩、黄连清热燥湿，泻火解毒；射干祛痰利咽；浙贝母化痰消结；薄荷脑开窍、散热、止痛。诸药合用，共奏清热解毒、消肿止痛之功。药理作用显示，本品有抗炎消肿、祛痰止痛的作用。

【临床应用】本品主要用于肺胃热盛或痰热互结型的急慢性咽喉炎、扁桃体炎、口腔炎、口腔溃疡、牙龈炎、牙周炎等疾病。亦可用于创伤出血，轻度烫伤和烧伤。

金嗓散结丸
（胶囊）

【方剂组成】马勃、莪术（醋炒）、金银花、桃仁（去皮）、玄参、三棱（醋炒）、红花、丹参、板蓝根、麦冬、浙贝母、泽泻、鸡内金（炒）、蝉蜕、木蝴蝶、蒲公英。

【功能】清热解毒，活血化瘀，利湿化痰。

【主治】声带小结，声带息肉等。

【剂型规格】水蜜丸：每10丸重1g。胶囊剂：每粒0.4g。

【用法用量】口服。水蜜丸：一次60~120粒，一日2次。胶囊剂：一次2~4粒，一日2次。

【组方简介】药理实验表明，本品有活血化瘀之效，能改善大鼠微循环状态，并具有明显的抑菌、抗炎、镇痛作用。

【临床应用】本品适用于热毒蕴结，气滞血瘀而形成的慢喉瘖及由此而引起的声音嘶哑等症。声带小结、声带息肉、声带黏膜增厚等均可用此药。忌辛辣食物。孕妇慎服。

清咽润喉丸

【方剂组成】玄参、青果、僵蚕、苦桔梗、牡丹皮、射干、知母、麦门冬、金果榄、白芍、山豆根、栀子、浙贝母、水牛角粉、生地黄、甘草、冰片。

【功能】清热解毒，利咽消肿。

【主治】喉痹，乳蛾，喉痛等。

【剂型规格】蜜丸：每丸3g。

【用法用量】口服。一次2丸，一日2次。温开水送服或嚼化。

【组方简介】本方中射干、青果、金果榄、山豆根清热泻火能降肺胃实火；白芍敛阴止痛；栀子清热泻火，凉血解毒；水牛角清热、凉血、定惊；地黄、知母、麦冬、玄参清热养阴；牡丹皮活血化瘀，清热凉血；僵蚕祛风、化痰、散结；冰片散热止痛；桔梗利咽祛痰；甘草调和诸药。全方协同，共奏清热解毒、利咽消肿之功。

【临床应用】本方适用于肺胃热盛引起的咽喉肿痛，声哑失音，单双乳蛾，胸膈不利，口渴心烦。急性咽炎、急性扁桃体炎见有上述症状者可用此药。

清咽滴丸

【方剂组成】青黛、甘草、诃子、冰片、薄荷脑、人工牛黄、聚乙二醇。

【功能】疏风散热，清热解毒，利咽消肿。

【主治】风热喉痹。症见咽痛，咽干，口渴，发热，咽部红肿，舌边尖红，苔薄白或薄黄，脉浮数或滑数。

【剂型规格】滴丸剂：每丸20mg，每瓶30粒。

【用法用量】含服，一次 4~6 粒，一日 3 次。儿童酌减。

【组方简介】药理研究表明，本品有明显的抑菌、抗炎和镇痛功效，对金黄色葡萄球菌等多种细菌有抑制作用。

【临床应用】急性咽喉炎有上述症状者可用此药。孕妇及风寒音哑者忌用。肺脾气虚，症见声嘶日久，逐渐加重，语音低微，倦怠乏力者不宜服用。

清音丸
（片）

【方剂组成】桔梗、寒水石、薄荷、诃子肉、甘草、乌梅肉、青黛、硼砂（煅）、冰片。

【功能】清热利咽，生津润燥。

【主治】肺热、胃热，口干舌燥，声哑失音。

【剂型规格】蜜丸：每丸 3g，6g。糖衣片：每片芯 0.25g，0.5g。

【用法用量】蜜丸：一次 1 丸，口服或含化，一日 2~3 次。片剂：口服，一次 4~6 片，一日 2 次。儿童酌减。

【组方简介】方中桔梗宣肺祛痰；寒水石清热泻火，生津润燥；薄荷疏风散热；诃子肉、乌梅、青黛、硼砂、冰片清热解毒，利咽消肿；甘草调和诸药，共奏其功。本品又称清咽丸（片），乃同方异名。

【临床应用】本方用于风热邪毒壅塞肺胃，或火毒夹攻肺胃引起喉瘖、喉痹等病。使用指征是声音嘶哑、咽喉肿痛、口舌干燥、咽喉不利。风寒音哑者忌用。声嘶日久，语音低微，倦怠乏力之肺脾气虚者不宜服用。孕妇忌服。

珠黄散

【方剂组成】珍珠、牛黄。

【功能】清热化痰，解毒生肌。

【主治】咽喉肿痛腐烂，外疡久不收敛。内治湿毒斑疹，痰热昏喘，大便干结，烦躁惊搐。

【剂型规格】散剂：每瓶 0.3g。

【用法用量】口服，一次 0.3~0.6g，一日 1~2 次温开水送下，2 岁以下小儿酌减。外用，将患处洗净，用少许吹搽，一日 2~3 次。

【组方简介】方中珍珠、牛黄清热解毒，镇惊安神。珍珠又能坠痰生肌，牛黄又可化痰凉血。二药配伍，共奏清热化痰、解毒生肌之效。

【临床应用】本品多用于治疗喉痹、乳蛾、口疮、牙疳。如急性咽喉炎、急性扁桃体炎、复发性口腔溃疡、牙龈炎等病。此外，本品内服可治湿毒斑疹，痰热昏喘等。对脾虚无热者勿用。忌食辛、辣、腥、热之物。

百蕊片
（胶囊）

【方剂组成】百蕊草。

【功能】清热解毒，化痰止咳。

【主治】上呼吸道感染，肺炎，气管炎，咽炎，鼻炎等。

【剂型规格】片剂：每片 0.4g。胶囊剂：每粒 0.3g。

【用法用量】口服。片剂：一次 4 片。胶囊：一次 4 粒。一日 3 次。

【组方简介】从百蕊草的酒精浸膏中分离得到百蕊草素、山柰酚及 D-甘露醇等。体外抑菌试验表明：百蕊草素有抗菌活性；山柰酚有止咳、祛痰作用；D-甘露醇有止咳作用。

【临床应用】本品用于上呼吸道感染、急性乳腺炎，以及由金黄色葡萄球菌、肺炎双球菌、卡他球菌、甲型链球菌所引起的疾病效果较好，对于大肠杆菌所引起的疾病效果较差。本品尤其适宜五官科炎症的治疗。对于急性乳腺炎的治疗，效果亦佳。外感风寒及阴虚久咳者忌服。

复方草珊瑚含片

【方剂组成】薄荷脑、薄荷油、肿节风浸膏。

【功能】疏风散热，清热利咽，消肿止痛。

【主治】急慢性咽喉炎等疾病。

【剂型规格】片剂：每片0.44g。

【用法用量】含服。一次1~2片，每隔2小时1次，一日6次。

【组方简介】方中薄荷脑具有刺激、麻醉、清凉、抗炎作用并能祛风；薄荷油有镇痛和兴奋作用；肿节风（草珊瑚）清热解毒，祛风除湿，活血止痛。诸药合用，达到疏风散热、消肿止痛之效。现代研究表明：本方薄荷脑、薄荷油主要含薄荷醇等，可刺激皮肤及黏膜的冷觉感受器，具有麻醉、抗炎、清凉作用；草珊瑚含黄酮等成分，可抑制多种球菌和杆菌。故本方具有抗炎、抑菌、镇痛、消肿作用。

【临床应用】本品用于急慢性咽喉炎、牙龈炎、牙周炎、复发性口疮。

喉疾灵胶囊

【方剂组成】牛黄、冰片、桔梗、牙皂、诃子。

【功能】清热解毒，消肿止痛。

【主治】腮腺炎，扁桃体炎等症。

【剂型规格】胶囊剂：每粒0.4g。

【用法用量】口服，一次1~2粒，一日2次。

【组方简介】方中牛黄清热解毒，消肿止痛；桔梗、牙皂开宣肺气，祛痰利咽；诃子利咽，降气，开音；冰片辛温香窜，散郁火热毒。

【临床应用】本品用于腮腺炎、扁桃体炎、急性咽炎、慢性咽炎急性发作及一般喉痛。

六应丸

【方剂组成】珍珠、牛黄、蟾酥、腰黄、冰片、公丁香。

【功能】解毒生肌，消炎退肿，止痛。

【主治】乳蛾，咽喉炎，热疖，痱子，疮毒溃疡和毒虫、蚊子叮咬引起的疾患。

【剂型规格】微粒丸：每100粒重0.38g。

【用法用量】口服。成人一次10粒；儿童一次5粒；婴儿一次2粒。一日3次，外用以冷开水或醋调敷患处。

【组方简介】本方用腰黄解毒、燥湿、祛痰；蟾酥解毒止痛；珍珠解毒生肌，牛黄解毒息风，善治肿痛、疔疮；公丁香降逆；冰片走窜止痛。诸药协同，达到解毒生肌、消炎退肿之效。

【临床应用】急慢性咽炎、化脓性扁桃体炎、慢性扁桃体炎、疮疡、痱子、疖、有头疽、类丹毒、甲沟炎、牙龈炎、鼻前庭及面部疖肿、外耳道炎、腮腺炎、下肢疖肿、血管炎、瘘管继发感染、急性乳腺炎等。本品含腰黄（雄黄），不宜长期服用。

清喉利咽颗粒

【方剂组成】黄芩、西青果、桔梗、竹茹、胖大海、橘红、枳壳、桑叶、香附（醋制）、紫苏子、紫苏梗、沉香、薄荷脑。

【功能】清热利咽，宽胸润喉。

【主治】用于风热外束，痰火上攻，咽喉肿痛，喉核红肿疼痛，咽干口渴，急性咽炎，扁桃体炎及慢性咽炎急性发作。

【剂型规格】颗粒剂：每袋10g。

【用法用量】温开水冲服，一次10g，一日2~3次。

【组方简介】黄芩、西青果、胖大海、桔梗、竹茹、橘红、桑叶清热解毒，利咽生津，宣肺祛痰；枳壳、香附理气行滞；紫苏子、紫苏梗、沉香理气消痰止痛；薄荷脑调味祛风。

西瓜霜润喉片

【方剂组成】西瓜霜、冰片、薄荷油、薄荷脑。

【功能】清音利咽，消肿止痛。

【主治】咽喉炎，扁桃体炎，口腔炎，牙龈肿痛等上呼吸道及口腔疾病。

【剂型规格】片剂：小片0.6g，大片1.2g。

【用法用量】含服，每小时含大片1~2片，小片2~4片。

【组方简介】西瓜霜具有清热利咽作用；冰片清热止痛，利咽消肿；薄荷清凉止痛，利咽，且能疏散风热。现代研究表明：西瓜霜含瓜氨酸、硫酸钠等，可消炎、止痛和利尿；冰片含右旋龙脑有抗菌、消炎作用；薄荷脑、薄荷油主含薄荷醇，有麻醉、清凉、消炎作用。故本方对口腔、咽喉肿痛有效。

【临床应用】一般用于热性咽喉肿痛，为润喉剂。虚寒患者忌用。

复方珍珠口疮颗粒

【方剂组成】珍珠、五倍子、苍术、甘草。

【功能】燥湿，生肌，止痛。

【主治】心脾湿热证。症见口疮，周围红肿，中间凹陷，表面黄白，灼热疼痛，口干口臭，舌红。

【剂型规格】颗粒剂：每袋10g。

【用法用量】每次1袋，开水100mL溶解，分次含于口中，每口含1~2分钟后缓缓咽下，10分钟内服完，一日2次。饭后半小时服用，疗程5天。

【组方简介】方中珍珠安神定惊，明目去翳，解毒生肌；五倍子敛肺降火，敛汗止血，收湿敛疮；苍术燥湿健脾，祛风散寒；甘草调和诸药。诸药合用，共奏燥湿、生肌、止痛之功。

【临床应用】治疗复发性口腔溃疡。

金嗓开音丸

（胶囊）

【方剂组成】金银花、连翘、玄参、板蓝根、赤芍、黄芩、桑叶、菊花、前胡、苦杏仁（去皮）、牛蒡子、泽泻、胖大海、僵蚕（麸炒）、蝉蜕、木蝴蝶。

【功能】清热解毒，疏风利咽。

【主治】风热邪毒引起的咽喉肿痛，声音嘶哑，如急性、亚急性咽炎，急性、亚急性喉炎等病。

【剂型规格】蜜丸：每丸9g。水蜜丸：每10粒重1g。胶囊剂：每粒0.4g。

【用法用量】口服。蜜丸：一次1~2丸。水蜜丸：一次60~120粒（6~12g）。一日2次。胶囊剂：一次3粒，一日2次。

【组方简介】方中金银花、连翘疏散风热，清热解毒，消肿利咽为君药。板蓝根、黄芩清热泻火，凉血解毒，消肿利咽；桑叶、菊花、胖大海、牛蒡子、蝉蜕疏风清热，化痰解毒，消肿利咽；前胡、僵蚕、苦杏仁清热化痰，散结利咽。此十味共为臣药。泽泻利湿祛邪，可使邪毒从小便而出；玄参、赤芍去血分之热，凉血解毒，散结消肿；木蝴蝶润肺利咽，开音疗哑，为治疗咽喉疾病要药。四药合用为佐药。诸药合用，共奏清热解毒、疏风利咽之效。

【临床应用】虚火喉痹、风寒喉痹者禁用。

梅花点舌丸

（胶囊、片）

【方剂组成】牛黄、珍珠、麝香、蟾酥（制）、熊胆、雄黄、朱砂、硼砂、葶苈子、乳香（制）、没药（制）、血竭、沉香、冰片。

【功能】清热解毒，化瘀消肿，活血止痛。

【主治】疔疮痈肿初起，咽喉、牙龈肿痛，

口舌生疮。

【剂型规格】丸剂：每丸 0.1g。胶囊剂：每粒 0.3g。片剂：每片 0.1g。

【用法用量】丸剂：口服，一次 3 丸，一日 1~2 次；外用，用醋化开，敷于患处。胶囊剂，口服，一次 1 粒，一日 1~2 次。外用，将胶囊内容物用醋化开，敷于患处。片剂：口服，一次 3 片，一日 1~2 次；外用，用醋化开，敷于患处。

【组方简介】方中牛黄味苦凉，清热解毒，消肿止痛；麝香辛香走窜，活血散结，消肿止痛；蟾酥味辛温，解毒消肿止痛。三药均为善清热解毒，消肿止痛，为治疗疮、喉痹、牙宣、口疮之主药，共为君药。熊胆清热解毒，冰片消肿止痛，硼砂解毒利咽，雄黄解毒疗疮，葶苈子化痰泻肺利咽，均助君药清热解毒，化痰利咽，消肿止痛，用以为臣药。乳香、没药、血竭活血消肿散结；珍珠收敛生肌，解毒祛腐；沉香行气止痛；朱砂清热解毒，共为佐使药。诸药合用，共奏清热解毒、化痰利咽、消肿止痛之效。

【临床应用】用于急性喉痹、疔疮、牙宣及口疮的治疗。孕妇忌服。

射干利咽口服液

【方剂组成】射干、升麻、桔梗、芒硝、川木通、百合、甘草（炙）。

【功能】降火解毒，利咽止痛。

【主治】肺胃热盛证之喉痹。

【剂型规格】口服液，每支装 10mL。

【用法用量】口服。2~5 岁，每次 1 支，每日 3 次；6~9 岁，每次 2 支，每日 2 次；10 岁以上每次 2 支，每日 3 次。疗程 4 天。

【组方简介】本品是在射干散基础上加减而成。方中射干性味苦寒，入肺胃二经，它既能降火解毒、通二便，又可治咽喉肿痛痰多咳喘之症。桔梗为宣肺祛痰、清热消肿之药。升麻主解百毒，尤善泄肺热咽痛口疮。三药具有清热解毒、祛痰利咽

通便之功，为君药；芒硝主治热积便秘、腹胀、目赤、口疮等，能荡涤肠胃之实热，"扬汤止沸，莫如釜底抽薪"之意。木通性通利与清降，有降火、通便、利尿之功。二药佐君，更发挥清热解毒之力，为臣药。佐百合润肺阴，甘草缓急止痛，以和其中为使。诸药合用，既能清肺热又能降胃实火、通便，尤其配以芒硝，通便而不伤正，荡涤肺胃之实热，起到釜底抽薪之功效，标本同治。

【临床应用】小儿急性咽炎，咽干、痒，咽喉肿痛等。忌辛辣、鱼腥食物。脾胃虚寒大便溏者慎用。

四、牙病

复方牙痛酊

【方剂组成】宽叶缬草、红花、凤仙花、樟木。

【功能】活血散瘀，消肿止痛。

【主治】牙龈炎、龋齿引起的牙痛或牙龈肿痛。

【剂型规格】酊剂：每瓶 10mL。

【用法用量】口腔用药，一日 3 次，每 5 日为 1 个疗程。用小棉球浸湿本品，适量涂擦或置于患处，适时取出。

【组方简介】本方以宽叶缬草祛风除湿，活血疏经，理气止痛为君药。红花活血通经，散瘀止痛；凤仙花活血通络，祛风止痛；樟木祛风散寒，理气活血止痛，三者共为佐使药。诸药合用，具有活血散瘀、消肿止痛功效。现代研究表明：宽叶缬草主要含有 α，β-蒎烯等挥发性成分及环烯醚萜化合物，具有镇静作用，能加强大脑皮层的抑制过程，减低反射兴奋性，解除平滑肌痉挛；红花主要含有红花苷、前红花苷、红花黄色素，具有镇痛、镇静作用；凤仙花主要含有花色苷，具有抑菌作用。故本方具有消炎、止痛作用，对牙龈炎、牙痛有一定治疗作用。

第七章 骨伤科用药

一、活血化瘀剂

1. 内服制剂

接骨七厘片

【方剂组成】乳香（炒）、没药（炒）、骨碎补（制）、熟大黄、当归、土鳖虫、血竭、自然铜（醋淬）、硼砂。

【功能】活血化瘀，接骨止痛。

【主治】跌打损伤，骨折。

【剂型规格】糖衣片，每片 0.3g。

【用法用量】口服，一次 5 片，一日 2 次，黄酒或温开水送下。

【组方简介】药理研究表明，本品可明显降低全血黏度及血浆黏度，具有对血液流变学的良好效应，从而改善机体微循环；能增加骨痂中锌、锰、铜、镁的含量，调节更多的金属元素参与骨折修复过程，促进骨折愈合。本品尚有良好的抗炎消肿和镇痛作用。

【临床应用】本品适用于跌打损伤，伤筋动骨，闪腰岔气等症。软组织损伤、骨折、脱臼、韧带损伤、急性腰扭伤、胸胁摒伤等，皆可选用。孕妇忌服。

三七伤药片

（颗粒、胶囊）

【方剂组成】三七、草乌（蒸）、雪上一枝蒿、冰片、接骨木、骨碎补、红花、赤芍。

【功能】活血消肿，舒筋止痛。

【主治】急慢性扭伤，腰肌劳损，挫伤，关节痛，骨折，神经痛，跌打损伤等。

【剂型规格】片剂：每片 0.3g，0.33g。颗粒剂：每袋 1g。胶囊剂：每粒 0.25g，0.33g。

【用法用量】口服。片剂：一次 3 片，一日 3 次。颗粒剂：一次 1 袋，一日 3 次。胶囊剂：一次 3 粒，一日 3 次。或遵医嘱。

【组方简介】本方三七散瘀止血，消肿定痛，活血；草乌温经止痛，除湿祛风；雪上一枝蒿消炎止痛；赤芍祛瘀泄火；红花、接骨木舒筋活血。诸药协同，共奏活血舒筋止痛功效。药理实验表明，本品对小鼠实验性疼痛有明显的镇痛效应。能缩短小鼠的正常凝血时间，又能对抗肝素的作用。这表明对于组织损伤初期的出血，能达到止血效果。

【临床应用】本品止痛效果显著，特别对一般韧带扭伤、挫伤及其他软组织损伤疗效明显。对伴有骨折较重损伤的止痛作用较慢。对慢性腰肌劳损的止痛作用良好。对于胸胁挫伤或内部摒伤，疼痛可得到缓解。本品止痛作用最短为 8 小时起效，一般为 24～48 小时即起作用。本品药性强烈，应按规定剂量服用，不宜多服、久服。若出现中毒现象（乌头碱中毒），应立即停药，一般可用阿托品解救。有心血管疾患者慎用。孕妇忌服。

云南白药

（胶囊、膏、酊、气雾剂）

【方剂组成】三七、重楼、麝香、草乌等。

【功能】止血愈伤，活血化瘀，排脓祛毒，消肿止痛，祛风除湿。

【主治】刀伤等外伤出血及跌打损伤诸症；吐血、衄血、咳血；红肿毒疮；妇科疾病出血症；咽喉肿痛、慢性胃痛、胃及十二指肠溃疡出血等。

【剂型规格】散剂：每瓶4g，保险子一粒。胶囊剂：一板16粒（每粒装药粉0.25g，另装保险子一粒）。膏药剂：每帖6.5cm×10cm，6.5cm×4cm。酊剂：每瓶30mL，50mL，100mL。片剂：每片0.35g。气雾剂：每瓶50g，85g。保险液：每瓶60g，100g。

【用法用量】散剂：刀、枪、跌打损伤，无论轻重，出血者用温开水送服；瘀血肿痛与未流血者，用酒送服；妇科诸病，用酒送服，但月经过多、血崩，用温开水送服。毒疮初起，服0.25g，另取药粉，用酒调匀，敷患处。如已化脓，只需内服，其他内出血各症均可内服。口服，一般一次0.25～0.5g，一日4次（2～5岁按1/4剂量服用；5～12岁按1/2剂量服用）。外用：一般伤口，一次约0.1g，消肿止痛，一次0.3～0.4g。必要时也可将散剂投入水中搅匀后灌肠。胶囊剂：内服法同散剂。膏药剂：外用，贴患处。酊剂：口服，常用量，一次3～5mL，一日3次；极量，一次10mL。外用，取适量擦揉患处，一次3分钟左右，一日3～5次，可止血消炎。风湿筋骨疼痛，蚊虫叮咬，Ⅰ～Ⅱ度冻伤可擦揉患处数分钟，一日3～5次。气雾剂：外用，喷于伤处，一日3～5次；较重闭合性跌打伤者，先喷保险液，若剧痛仍不缓解，可间隔1～2分钟重复给药，一日使用不得超过3次。喷保险液3分钟后，再喷气雾剂。

保险子用法：遇重症跌打损伤、枪伤，用酒送服一粒，但轻伤及其他病症勿服。

【组方简介】方中主药三七，含三七皂苷、黄酮苷、三七素等成分，能扩张冠脉，增加冠脉流量，减少心肌耗氧量；能抗血小板集聚，有抗凝作用；但亦具有促凝作用，缩短凝血时间。现代研究表明：草乌含有黄乌碱甲、多根乌头碱、滇乌碱等生物碱，具有镇痛作用；麝香含麝香酮等，有抗菌、强心、止痛作用，可兴奋大脑皮质；重楼含有薯蓣皂苷元，具有抗菌作用。药理试验显示，本方能缩短家兔、大鼠和人的凝血时间。能增加免疫功能，显著增加小鼠肝脾中吞噬细胞的吞噬功能，有抗炎和抗癌作用，对子宫有类似麦角的作用。

【临床应用】本品广泛应用于治疗各种外伤、疮毒及出血性疾病。散剂主要用于刀枪、创伤出血及跌打损伤、红肿毒疮、妇女一切出血症，也可用于咽喉肿痛、慢性胃痛及胃、十二指肠溃疡出血。胶囊适用于跌打损伤、瘀血肿痛、吐血咯血、便血痔血、崩漏下血、疮疡肿毒、软组织挫伤、闭合性骨折、支气管扩张及肺结核咯血、溃疡病出血，以及皮肤感染性疾病。酊剂用于跌打损伤、风湿麻木、筋骨及关节酸痛、肌肉酸痛、冻伤等症。气雾剂用于跌打损伤、瘀血肿痛、肌肉酸痛及关节疼痛等症。剂量一次切勿超过0.5g，以免中毒。外用只宜于皮肤完整未破损的闭合性创伤。疮毒已化脓时，切勿外敷患处。孕妇忌服。月经频且经量多者忌服。对本药有中毒过敏史及严重心率失常者忌服。

跌打七厘散

【方剂组成】血竭、人参、红花、三七、朱砂、没药、乳香、麝香、土鳖虫、冰片。

【功能】散瘀消肿，活络止痛，生肌止血。

【主治】跌打损伤，筋骨扭伤，外伤出血。

【剂型规格】散剂：每瓶（袋）1.5g。

【用法用量】口服，一次0.3g，一日2次，温开水送服。

【组方简介】方中血竭、红花、麝香活血化瘀；三七、乳香、没药祛瘀消肿，止血止痛；土鳖虫逐瘀血，行血脉，续筋骨；人参、朱砂补气安神；冰片芳香走窜，行气止痛。诸药合用，共奏散瘀消肿、止痛止血之功。

【临床应用】本品适用于跌打损伤，瘀血肿痛及外伤出血。孕妇忌服。

七厘散

（胶囊）

【方剂组成】血竭、乳香（制）、没药（制）、红花、儿茶、冰片、麝香、朱砂。

【功能】行气散瘀，香窜消肿，止痛止血。

【主治】跌扑损伤，血瘀疼痛，外伤出血。

【剂型规格】散剂：每瓶1.5g，3g。胶囊剂：每粒0.5g。

【用法用量】散剂：口服，一次1~1.5g，一日1~3次。外用调敷患处，每日1次。胶囊剂：口服，一次2~3粒，一日1~3次。外用，内容物调敷患处，或用干粉撒于伤口。

【组方简介】方中血竭止血，生肌，敛疮；红花活血祛瘀；乳香、没药化瘀消肿，止痛；儿茶收湿生肌；麝香、冰片芳香走窜，散瘀止痛；朱砂宁心解毒。诸药合用，共奏行气化瘀、活血止痛之功。现代研究表明：血竭含血竭红素、血竭素、去甲基血竭红素、去甲基血竭素，具有抗真菌、止血作用；乳香、没药主要含树脂、树胶及挥发油，具有镇痛、消炎、防腐、抗菌作用。因此，本方用于止痛、止血。

【临床应用】本品广泛用于气血瘀滞所致的跌打损伤、刀伤枪伤、伤筋动骨、无名肿毒、水火烫伤等。软组织损伤、扭伤、脱臼、骨折、疖、痈、丹毒、毛囊炎、烧伤、烫伤等，也可辨证应用。本品尚能治疗痔疮、腹泻、带状疱疹、乳汁不下、腱鞘囊肿、冠心病心绞痛、中毒性心肌炎、

肝炎胁痛。孕妇禁用。

沈阳红药

（胶囊、气雾剂、贴膏）

【方剂组成】三七、川芎、白芷、土鳖虫、红花、延胡索、当归等（气雾剂加冰片、薄荷脑）。

【功能】活血止痛，祛瘀生新。

【主治】跌打损伤。

【剂型规格】片剂：每片0.25g。胶囊剂：每粒0.25g。气雾剂：每瓶30g，50g，60g，100g。贴膏：每帖5cm×7cm；7cm×10cm。

【用法用量】片剂：口服，一次4~6片，一日2次，儿童减半。胶囊：口服，一次2粒，一日2次，儿童减半。气雾剂，外用，喷于患处，一日4~6次。贴膏：外用，洗净患处，2日更换1次。

【组方简介】方中三七散瘀、消肿、定痛；川芎活血行气；白芷消肿、排脓；土鳖虫破瘀血、续筋骨；红花活血散瘀；延胡索活血止痛；当归活血止痛。全方共奏活血止痛，祛瘀生新之效。现代研究表明：本方三七含三七素及皂苷类，川芎含川芎嗪等，当归含阿魏酸、藁本内酯等，三味药共同作用可抑制血小板聚集，促纤溶、抗炎、解痉、抗菌等；红花含红花苷、可降压、抗凝。故本品可明显减轻损伤部位软组织的水肿、瘀血、坏死等病理变化。

【临床应用】本品适用于跌打损伤所致局部瘀血肿胀，筋骨疼痛，亦可用于血瘀络阻的风湿麻木。气雾剂、贴膏对创面溃破者慎用。孕妇忌服。经期停服。

血竭胶囊

【方剂组成】国产血竭。

【功能】活血散瘀，定痛止血；敛疮生肌。

【主治】跌打损伤，瘀血作痛；妇女气血凝滞，外伤出血，脓疮久不收口。

【剂型规格】胶囊剂：每粒0.3g。

【用法用量】口服，一次4~6粒，一日3次。外用，取内容物适量，敷患处或用酒调敷患处。

【组方简介】本品为国产血竭经加工制成的胶囊剂。血竭性甘咸，平。入心、肝经，散瘀定痛，止血生肌。《唐本草》中血竭"主五脏邪气，带下，止痛，破积血，金创生肉。"体外实验表明，本品具有抗真菌作用。

红药片

【方剂组成】三七、川芎、白芷、当归、土鳖虫、红花。

【功能】活血化瘀，消肿止痛，破滞生新。

【主治】跌打损伤，气滞血瘀，风湿麻木。

【剂型规格】片剂：每片0.25g。

【用法用量】口服，一次2片，一日2次，儿童减半。

【组方简介】方中三七散瘀止血，消肿定痛；川芎活血行气，祛风止痛；白芷祛风散寒，通窍止痛，消肿排脓，燥湿止带；当归补血活血，调经止痛；土鳖虫破瘀血，续筋骨；红花活血通经、散瘀止痛。诸药合用，共奏活血止痛、祛瘀生新之功。

龙血竭散
（片、胶囊）

【方剂组成】龙血竭。

【功能】活血散瘀，定痛止血，敛疮生肌。

【主治】跌打损伤，瘀血作痛；外伤出血，脓疮久不收口。

【剂型规格】口服。散剂：每袋1.2g。片剂：每片0.52g。胶囊剂：每粒0.3g。

【用法用量】口服。散剂：用酒或温开水送

服，一次1.2g，一日4~5次；水煎服，一次4.8~6.0g，一日1次。外用适量，敷患处或用酒调敷患处。片剂：一次3片，一日4~5次。胶囊剂：一次4~6粒，一日3次。

【组方简介】龙血竭活血散瘀，定痛止血，敛疮生肌。

【临床应用】胶囊剂一般用于妇女气血凝滞，以及慢性结肠炎所致的腹痛、腹泻等症；片剂亦可用于妇女气血凝滞、复发性口腔溃疡、慢性咽炎。

2. 外用制剂

关节镇痛膏
（巴布剂）

【方剂组成】辣椒、片姜黄、官桂、细辛、生白附、川乌、草乌、独活、桂枝、荆芥、防风、羌活、秦艽、当归、川芎、赤芍、红花、土木香、薄荷脑、冬绿油、冰片、樟脑等。

【功能】祛风散寒，除湿止痛。

【主治】痹证，血痹，腰痛。

【剂型规格】橡胶膏剂：每贴5cm×7cm。

【用法用量】外用，将橡皮胶膏直接贴敷于患处，每2日更换1次。

【组方简介】本方以辣椒、细辛、川乌、草乌、羌活祛除表里风邪寒湿；官桂、细辛温肾扶阳通十二经气；当归、川芎、赤芍、红花养血活血，扶正祛邪，祛瘀生新；木香、薄荷脑、冰片、冬绿油、樟脑理气。

【临床应用】本品治疗痹证，如风湿性关节炎、类风湿关节炎。治血痹，如股外侧皮神经炎；治腰痛，如腰肌劳损、肥大性脊柱炎。本品对阴虚患者慎用。有皮肤病或对橡皮膏过敏者不宜使用。

伤湿止痛膏

【方剂组成】川乌、草乌、骨碎补、山柰、

干姜、荆芥、防风、白芷、五加皮、透骨草、老鹳草、红花、马钱子、白胶香、樟脑、冰片等。

【功能】祛风散寒，除湿通络，活血止痛。

【主治】关节痹痛，跌扑闪挫等症。

【剂型规格】橡胶贴膏：每张 5cm×7cm。

【用法用量】外用，先将皮肤用温水洗净擦干，撕去保护层，贴于患处，用手掌将膏药按摩，使其贴在皮肤。

【组方简介】方中川乌、草乌、干姜祛寒通络，温经止痛；荆芥、防风、五加皮、透骨草、老鹳草、黑老虎等祛除风湿兼散寒邪；红花、马钱子、白胶香活血通络，止痛消肿；冰片、樟脑通络走窜，活络止痛。现代研究表明：本方川乌、草乌含乌头碱、乌头多糖等，具有镇痛、镇静、抗炎、扩血管作用；五加皮含丁香苷、刺五加苷等，有抗炎、镇痛、解热作用；马钱子含番木鳖碱等，有抗菌作用。故本方可以消炎镇痛。

【临床应用】本品用于治疗风湿性关节炎、关节肿痛、肌肤麻木、跌扑闪挫等症。对橡皮膏过敏，皮肤溃烂有渗液者及外伤合并化脓者，不宜贴用。

活血止痛散
（胶囊）

【方剂组成】土鳖虫、当归、乳香、三七、自然铜、冰片。

【功能】活血散瘀，破血续筋，消肿止痛。

【主治】用于跌打损伤或瘀血内闭所致的肿痛疾患。

【剂型规格】散剂：每袋 1.5g，3g，4.5g。胶囊剂：每粒 0.25g，0.37g。

【用法用量】口服。散剂：一次 1.5g，一日 2 次；胶囊剂：一次 4~6 粒，一日 2 次。温黄酒或温开水送服。

【组方简介】本方中以土鳖虫为主药，活血通脉，破血逐瘀，续筋接骨，疗伤止痛。配乳香、

三七、当归等以为辅佐，冰片清热止痛，共收活血散瘀、消肿止痛之功。药理作用显示，本品能改善损伤局部组织微循环，增加血氧供应，抑制慢性疼痛，减轻炎症反应，明显促进骨痂形成及骨折愈合，并能扩张心肌血管，增加冠状动脉血流量。

【临床应用】凡跌打损伤所致腰、腿、四肢、躯干血肿、疼痛、骨伤、筋伤，或瘀血内闭引起闭经、痛经、产后瘀阻等均可服用。躯干、四肢的急性软组织损伤、韧带损伤、骨折、关节损伤，以及慢性盆腔炎等所致的闭经、痛经符合瘀血阻滞之病机者，皆属治疗范围。孕妇忌服。6 岁以下儿童及肝肾功能异常者禁用。本品只宜于损伤时的短期服用，久服易影响胃。慢性胃病者慎用或忌用。

活血止痛膏

【方剂组成】辣椒、独活、甘松、干姜、生川乌、樟脑、冰片、丁香酚、白芷、生半夏、牡丹皮、荆芥、细辛、山奈、生天南星、川芎、没药、香加皮、当归、乳香、桂枝、胡椒、苍术、陈皮、辛夷、薄荷脑、大黄、颠茄流浸膏、水杨酸甲酯等。

【功能】祛风散寒，活血止痛。

【主治】风湿骨痛等疾病。

【剂型规格】传统黑膏药：每张重 9g，12g，21g。

【用法用量】外用，烘热软化，贴患处。3~5 日换药 1 次。

【组方简介】方中诸药合用，功能温经散寒，活血止痛，舒筋活络。

【临床应用】本品既可治疗风湿痹痛，又适用于跌打损伤，局部疼痛之症。孕妇忌用。

骨质宁搽剂

【方剂组成】云母石、黄连、枯矾、碳酸钠。

【功能】活血化瘀，消肿止痛。

【主治】瘀血阻滞颈椎、腰椎间盘及膝关节等部位引起的功能性障碍。

【剂型规格】搽剂，每瓶装100mL。

【用法用量】外用适量，涂患处，一日3 - 5次。

【组方简介】方中云母石下气补中，坚肌续绝，为主药；辅以黄连清热解毒，枯矾燥湿止血杀虫。诸药合用，共达药效。

【临床应用】骨质增生、软组织损伤、扭伤等各种肿胀、酸胀、肢体麻木、疼痛等红、肿、热、痛证有治疗作用。如有擦伤或溃疡时，不宜使用。

消肿止痛酊

【方剂组成】木香、防风、荆芥、细辛、五加皮、桂枝、牛膝、川芎、徐长卿、白芷、莪术、红杜仲、大罗伞、小罗伞、两面针、黄藤、栀子、三棱、沉香、樟脑、薄荷脑。

【功能】舒筋活络，消肿止痛。

【主治】跌打扭伤，风湿骨痛，无名肿毒，腮腺炎肿痛。

【剂型规格】酊剂：每瓶12mL，30mL，45mL。

【用法用量】外用，擦患处。口服，必要时饭前服用，一次5～10mL，一日1～2次。

【组方简介】方中大罗伞、小罗伞清热解毒，祛风止痛，活血消肿；黄藤、栀子清热解毒；三棱、莪术、川芎活血化瘀；木香、沉香理气止痛；五加皮、牛膝、杜仲坚筋骨，通经络；防风、荆芥、白芷、薄荷脑祛风通络止痛；细辛、桂枝温经祛寒；徐长卿止痛；两面针活血行气以助止痛之力；樟脑辛散走窜，温经通脉，行滞止痛。诸药合用，共奏舒筋活络、消肿止痛之效。现代研究表明：本方中三棱含呋喃醇、呋喃醛等挥发油，具有抗血小板聚集功能；牛膝含三萜皂苷、蜕皮甾酮可促进蛋白质合成；莪术含α-蒎烯等，可

抗血栓形成、抗菌等作用；防风含β-谷甾醇等有解热抗炎作用。故本方可消肿止痛。

【临床应用】用于各种跌打扭伤、外感风湿而致痹痛、瘀血痰凝所致无名肿痛及温毒内侵所致痄腮。用于腮腺炎、风湿关节炎、类风湿关节炎等。

辣椒颠茄贴膏

【方剂组成】辣椒流浸膏、颠茄流浸膏。

【功能】消炎止痛。

【主治】风湿痛及外伤后引起皮下瘀肿，关节疼痛。

【剂型规格】贴剂：每片116mm×95mm。

【用法用量】外用。用前先清洁患处，将贴膏撕去盖衬，贴于患处，一次1片，一日1次，3～7天为1个疗程。

【组方简介】本品中辣椒流浸膏具有扩张毛细血管、改善局部血液循环、加速致痛物质的代谢，从而起到消炎止痛作用。颠茄流浸膏对痉挛的毛细血管有解痉作用，二者组成复方制剂，可起消炎止痛功效。

【临床应用】用于关节疼痛、骨骼肌疼痛，以及韧带扭伤、拉伤等引起的疼痛。皮肤病、破损皮肤及开放性创伤禁用。孕妇、哺乳期妇女、儿童慎用。本品贴后有灼热感，撕下后一小时内切勿洗热水澡。

二、活血通络剂

1. 内服制剂

舒筋活血片

【方剂组成】自然铜（煅）、红花、鸡血藤、络石藤、狗脊（制）、桑寄生、香附（制）、伸筋草、五加皮、泽兰。

【功能】舒筋通络，活血散瘀。

【主治】筋骨疼痛，跌打损伤等。

【剂型规格】片剂，每片0.37g。

【用法用量】口服，一次5片，一日3次。

【组方简介】方中自然铜、红花、泽兰、鸡血藤皆为活血疗伤之品；配伍络石藤、伸筋草、五加皮通利经络，祛除风湿；狗脊、桑寄生等滋补肝肾。全方合用，共成活血通络、祛风除湿之剂。现代研究表明：本方自然铜主要含二硫化铁，可促进胶原和弹性蛋白成熟，有助于骨质愈合；红花含红花苷，鸡血藤含刺芒柄花素、络石藤含牛蒡苷、狗脊含蕨素等，具有扩张血管、增加血流量作用。本方可止痛，促进组织结构完整。

【临床应用】本品常用于跌打损伤、挫伤、扭伤等症，也可用于筋骨疼痛、肢体拘挛、腰肌劳损、腰背酸痛等症。

颈复康颗粒

【方剂组成】黄芪、党参、丹参、白芍、生地黄、石决明、威灵仙、花蕊石（煅）、葛根、黄柏、秦艽、王不留行（炒）、川芎、苍术、羌活、桃仁（去皮）、乳香（制）、没药（制）、红花、地龙（酒炙）、土鳖虫。

【功能】活血通络，益气养血，通痹祛湿，散风止痛。

【主治】颈椎病。

【剂型规格】颗粒剂：每袋5g。

【用法用量】一次1～2袋，一日2次，饭后开水冲服。

【组方简介】现代研究表明：本方丹参含丹参素，葛根含多种黄酮，川芎含川芎嗪等，地龙含纤溶酶和纤溶酶原激活物，土鳖虫含挥发油。因此，本品能增加冠脉血流量，增强心肌收缩力，降低血液黏稠度，从而增加颈、脑血流量，改善微循环，达到治疗脑供血不足引起的一些疾病。

【临床应用】本品主要用于治疗颈椎病引起的脑供血不足，症见头晕、颈项僵硬、肩背酸痛、手臂麻木等。孕妇忌服。消化性溃疡、肾性高血压患者慎用或遵医嘱。妇女经期及感冒、发热、鼻咽痛者暂停服用。

颈痛灵药酒
（胶囊）

【方剂组成】首乌、枸杞、黄芪、当归、白芍、威灵仙、木瓜、天麻、葛根、乳香、没药、熟地黄、黑芝麻、丹参、千年健、地枫皮、骨碎补、狗脊、蛇蜕、桂枝、牛膝、山药、槲寄生、人参、麝香、甘草等。

【功能】益气养血，活血通络，补益肝肾，强壮筋骨。

【主治】颈椎病。

【剂型规格】酊剂：100mL，250mL。胶囊剂：每粒0.5g。

【用法用量】口服。酊剂：一次10～15mL，一日2次；胶囊：一次2粒，一日2次。4周为1个疗程。

【组方简介】方中首乌、枸杞补肝肾，强筋骨；黄芪、当归、白芍益气养血；威灵仙、木瓜舒筋通络；天麻、葛根利关节，止眩晕；乳香、没药行血止痛。合用其他诸药，使滋肝补肾，活络止痛功效益彰。

【临床应用】本品用于治疗颈椎病，症见颈肩疼痛、眩晕肢麻等。孕妇忌用。高血压患者慎用。

木瓜丸

【方剂组成】木瓜、当归、川芎、白芷、威灵仙、狗脊、牛膝、鸡血藤、海风藤、人参、川乌、草乌。

【功能】祛风散寒，温经通络，通痹止痛，

强壮筋骨。

【主治】四肢关节疼痛，腰痛等。

【剂型规格】浓缩丸：每10丸重1.8g。

【用法用量】口服。成人一次30丸，一日2次。小儿酌减。

【组方简介】方中以木瓜、牛膝、狗脊祛风湿，强筋骨，止痹痛，为主药；海风藤、鸡血藤、威灵仙养血祛风，通络止痛；白芷、川乌、草乌祛风散寒，温经止痛，共为辅药；当归、川芎养血活血，人参补脾益气，扶正祛邪，共为佐使药。

【临床应用】本药多用于治疗老年肩臂、腰腿、足跟痛；痹证日久不愈，反复发作伤及正气；风寒湿邪所致四肢麻木、遍身疼痛、腰腿酸痛、足膝无力、步履艰难等。孕妇禁用。本品勿过量使用。

伸筋丹胶囊

【方剂组成】地龙（炒）、马钱子（制）、汉防己、乳香（醋炒）、没药（醋炒）、骨碎补、红花、五加皮。

【功能】舒通筋络，活血散瘀，消肿散积，消炎止痛。

【主治】肩周炎，关节炎，坐骨神经痛，骨折后遗症。

【剂型规格】胶囊剂：每粒含原药材0.15g。

【用法用量】口服，一次4~6粒，一日3次，饭后服或遵医嘱。

【组方简介】本方地龙清热、通络；马钱子通络消肿，散结止痛；汉防己消肿、利水、止痛；乳香、没药行血止痛；红花活血散瘀；五加皮祛风湿，补肝肾，强筋骨；骨碎补强骨续伤。全方协同，共奏疏通筋络、消炎止痛之效。药理实验表明，本方有较为明显的消炎、消肿作用；通过消炎、消肿以达到局部止痛目的。

【临床应用】本品用于治疗肩周炎、坐骨神经痛、近关节骨折后遗症、关节炎。本品服药期间，如出现肌肉抽搐头晕时，应立即停药，并大量饮水（或甘草水）后即自行消失。马钱子含"士的宁"，有毒，勿过量使用。肝、肾功能不良者慎用。孕妇及哺乳期妇女禁用。有癫痫病史者忌用。

骨刺宁胶囊

【方剂组成】三七、土鳖虫。

【功能】活血通络，化瘀止痛。

【主治】颈椎病，腰椎骨质增生。

【剂型规格】胶囊剂：每粒0.3g。

【用法用量】口服，一次4粒，一日3次。饭后服。

【组方简介】方中三七有散瘀止血，消肿定痛之功；土鳖虫能破血逐瘀，续筋接骨。现代研究表明：三七含三七素、三七皂苷，土鳖虫含氨基酸、微量元素等，具有一定的抗炎止痛，改善微循环障碍的作用。

【临床应用】本品用于治疗颈椎病，腰椎骨质增生的瘀阻脉络证，具有缓解疼痛，改善活动功能的效果。孕妇禁用。本品另有同名异方之胶囊剂，其组成为威灵仙、急性子、山楂、砂仁、白芷、红花、乌梅等。功能活血通络，消瘀定痛。用于骨刺，风寒湿痹所引起的疼痛及四肢麻木等症，临床应用时需注意鉴别。

痹祺胶囊

【方剂组成】马钱子、党参、丹参、茯苓、白术、三七、川芎、牛膝、地龙、甘草。

【功能】益气养血、祛风除湿、活血止痛。

【主治】气血不足，经络瘀阻证。症见肌肉关节酸痛，关节肿大、僵硬变形或肌肉萎缩，气短乏力，腰肌劳损，软组织挫伤属上述证候者。

【剂型规格】胶囊剂，每粒装0.3g。

【用法用量】口服，一次4粒，一日2~3次。

【组方简介】 方中马钱子苦寒，散结消肿，通络止痛，有较强的开通经络、透达关节而止痛及散结消痈的作用；地龙息风通络，共为君药。川芎、丹参、三七、牛膝活血化瘀，通络止痛，共为臣药。党参、茯苓补气健脾，扶助正气，为佐药。甘草调和诸药为使药。诸药相合，共奏散结消肿、通络止痛、息风通络、活血化瘀、益气养血之功。

【临床应用】 自身免疫性疾病（RA、AS），退行性疾病（OA），神经压迫性疾病，急、慢性软组织挫伤等。高血压病患者、孕妇忌服。该药含剧毒药，不可多服和久服。服后若出现恶心、头晕、口干症状时，应停止用药。症状轻者，可灌以冷茶水或用甘草、绿豆各60g煮汤服用。

颈舒颗粒

【方剂组成】 三七、当归、川芎、红花、天麻、肉桂、人工牛黄。

【功能】 活血化瘀，温经通络止痛。

【主治】 瘀血阻络证。症见颈肩部僵硬，疼痛，患侧上肢窜痛等。

【剂型规格】 颗粒剂：每袋6g。

【用法用量】 温开水冲服，一次6g（1袋），一日3次。疗程1个月。

【组方简介】 方中君药三七，活血化瘀止痛，为骨伤要药。臣药当归补血活血，红花祛瘀生新，川芎为血中之气药行气活血，三药协同增强三七活血化瘀之功。佐以肉桂、天麻，因病在骨缝，气血与风寒搏结。非肉桂不能温阳通脉，化瘀散痹；天麻入肝经，善治麻木眩晕，风寒湿痹，肢体拘挛，与行气活血药相伍，效果更佳。使药人工牛黄，性凉，功能清热开窍，其开窍通络之力远非芳香透络之品可比，虽其性寒凉，但与肉桂同用，可以肉桂之辛温，既可克服牛黄寒凉之弊，又能助其开窍通络功能的发挥，引诸药直达病所。全方共奏活血化瘀、温经通络之功效。

【临床应用】 用于神经根型颈椎病。孕妇禁用。

痛血康胶囊

【方剂组成】 七叶一枝花、草乌、草血竭、金铁锁、化血丹、山药、姜皮等。

【功能】 止血镇痛，活血化瘀。

【主治】 跌打损伤，外伤出血，以及胃、十二指肠溃疡、炎症引起的轻度出血。

【剂型规格】 胶囊剂：每粒0.2g。

【用法用量】 口服，一次0.2g，一日3次，儿童酌减。外用，跌打损伤者取内容物适量，用75%乙醇调敷患处，一日1次。创伤出血者，取药粉适量，直接撒患处。有条件情况下，先清洗创面再用药。凡跌打损伤疼痛难忍时，可先服保险子胶囊1粒。

【组方简介】 方中七叶一枝花为君药，具有清热解毒、清肝止痛、凉肝定惊功效；臣药草乌具有搜风胜湿，除寒开痹，破积散结，麻醉止痛等功效。二药合用，一寒一热，各行其司，消肿止痛，清热解毒，祛风胜湿，破积散结，寒而不冷，热而不燥。佐以金铁锁，止血祛瘀，镇痛解毒；草血竭宽中消食，祛瘀消肿，调血止血；化血丹祛瘀活血止痛；山药补脾养胃，生津益肺以固本，祛邪不伤正。姜皮温通经络为使药。诸药合用，共奏消炎镇痛、止血之功。

【临床应用】 适用于月经不调、痛经、闭经、月经量过多或淋漓日久、血性白带、产后瘀血证。对于各种癌症引起的剧烈疼痛具有显著镇痛作用。外伤出血、宫颈活检、宫颈息肉摘除时，外敷药粉可止血。可用于胃及十二指肠出血、跌打损伤及疔肿。服药期间忌食蚕豆、鱼类及酸冷食物。本品勿过量服用。

双藤筋骨片

【方剂组成】 扶芳藤、忍冬藤、淫羊藿、穿山龙、独活。

【功能】祛风散寒，胜湿止痛，活血通络。

【主治】寒湿阻络证。症见：关节疼痛、活动受限等。

【剂型规格】片剂，每片重0.25g。

【用法用量】口服。一次5~7片，一日3次，4周为1个疗程。

【组方简介】方中扶芳藤散瘀止血，舒筋活络；忍冬藤清热解毒，祛风通络；淫羊藿补肾壮阳，祛风除湿；穿山龙祛风湿，活血通络；独活祛风胜湿，散寒止痛。诸药合用，共达药效。药效学试验表明，本品对蛋清、琼脂引起的小鼠和大鼠足趾肿胀，对大鼠棉球肉芽肿均具有抑制作用，对佐剂性关节炎致大鼠继发性病变也有一定抑制作用；对电刺激、热刺激及化学刺激引起的小鼠和大鼠疼痛均具有镇痛作用。血液流变学试验显示，本品能降低大鼠血黏度、加快红细胞电泳速率、降低纤维蛋白原含量，并可抑制大鼠血栓形成。此外，本品能促进腹腔巨噬细胞吞噬功能以及单核巨噬细胞的廓清功能。

【临床应用】骨性关节炎的关节疼痛、沉重，劳累及受寒后加重等症。其他如骨质增生、颈椎病、腰椎间盘突出、肩周炎、类风湿关节炎、软组织扭挫伤等病也可加减治疗。服用本品后，偶尔可出现胃部不适、灼热、反酸等症。孕妇禁用。胃病患者需饭后服用。

瘀血痹片

【方剂组成】乳香（炙）、威灵仙、红花、丹参、没药（炙）、川牛膝、川芎、当归、姜黄、香附（炙）、黄芪（炙）。

【功能】活血化瘀，通络止痛。

【主治】瘀血阻络的痹证。症见肌肉关节疼痛剧烈，多呈刺痛感，部位固定不移，痛处拒按，可有硬节或瘀斑。

【剂型规格】片剂，每片重0.5g。

【用法用量】口服。一次5片，一日3次，或遵医嘱。

【组方简介】痹证常用活血祛瘀法治疗。方中乳香、没药活血化瘀止痛，相须为用；红花、丹参入血分而活血通经；威灵仙通行十二经络，祛风湿，止痹痛；炙黄芪配炙香附补气生血，行气止痛；当归补血活血止痛；川芎活血力强，常用于痹痛日久见血瘀者；姜黄善走肢臂而通血脉；川牛膝通利关节。诸药合用，共奏活血化瘀、通络定痛之功。

【临床应用】用于骨关节炎，类风湿性关节炎等病的治疗。孕妇禁用。有出血倾向者慎用。

骨刺丸

【方剂组成】制川乌、制草乌、天南星（制）、秦艽、白芷、当归、甘草、薏苡仁（炒）、穿山龙、绵萆薢、红花、徐长卿。

【功能】祛风散寒，活血止痛。

【主治】风寒湿痹所致关节疼痛，身体沉重，骨质增生，风湿关节炎，风湿痛等。

【剂型规格】蜜丸剂：每丸9g。

【用法用量】一次1丸，一日2~3次，温开水送服。

【组方简介】本方由祛风除湿，温经止痛与活血养血之品为主构成。具有舒筋通络，滋润血脉，蠲痹镇痛等功效。

【临床应用】本品适用于风寒湿痹之风湿病和骨质增生。热痹、肝肾阴虚之骨刺、肾病患者及孕妇忌服。本品不宜多服，遵医嘱按量服用。

2. 外用制剂

止痛透骨膏

【方剂组成】急性子、白芷、藤黄、威灵仙、川芎、蜂蜜。

【功能】祛风散寒，活血行滞，通络止痛。

【主治】风寒瘀阻所致的腰、膝部骨性关节炎，症见关节疼痛、肿胀、功能障碍、舌质暗或有瘀斑。

【剂型规格】贴剂，每片重7g，7cm×11cm。

【用法用量】外用。先将皮肤患处洗净拭干，然后将贴膏塑料膜揭去贴在患处。腰椎部位，贴药时取坐姿，每次3~5贴；膝关节部位，贴药时屈膝约90°，每次2~4贴；屈伸不利者，可加贴委中穴1贴。48小时换药1次，可连续贴敷2周。

【组方简介】方中急性子性味苦辛温，具有破血消肿软坚之功能，故为君药。白芷解表散风，燥湿消肿，活血止痛；藤黄活血化瘀，消肿止痛。二药辅助君药活血行滞，消肿止痛为臣药。威灵仙辛散温通，祛风除湿，宣通十二经，通络止痛；川芎活血行气，为血中气药，具有活血祛风、消肿止痛之功。二药佐助君臣药祛风胜湿，散寒活血，以增强其通络止痛之功为佐药。蜂蜜性味甘平，缓和药性，又为赋形剂，为使药。诸药合用，共收祛风散寒、活血行滞、通络止痛之功。

【临床应用】骨性关节炎、创伤性关节炎、强直性脊柱炎、脊柱骨关节病见上述证候者。孕妇忌用，皮肤破损处禁用。

镇痛活络酊

【方剂组成】草乌、半夏、川乌、樟脑、栀子、大黄、木瓜、天南星、羌活、独活、路路通、花椒、苏木、蒲黄、香樟木、赤芍、红花。

【功能】祛风除湿，舒筋止痛，活血通络。

【主治】风湿痹证，扭挫伤。

【剂型规格】酊剂，每瓶装50mL。

【用法用量】外用。一次按喷3~5下，一日2~3次；先将药液喷于盒内附有的垫片上，再用手将垫片按压（或绷带固定）于痛处或相关穴位，一般按压3~15分钟。

【组方简介】方中川乌、草乌祛风除湿，散寒止痛为君药。独活偏于祛下半身风湿，善治腰、腿、足疼痛；羌活偏于祛上半身的风湿，善治脊、颈、头、背的疼痛。全身疼痛者，羌活、独活同用。二者配伍使用，各发挥其所长，相得益彰，共为臣药。佐以苏木、红花、大黄、赤芍活血散瘀，木瓜舒筋活络，路路通祛风除湿，香樟木散寒止痛，栀子凉血消肿，蒲黄止血化瘀，南星、半夏散结除痞而除痹证日久之硬结。樟脑辛香走窜，有芳香开窍、温散止痛之功，为使药。全方共奏祛风湿、散寒止痹痛、活血化瘀、舒筋消肿通络之功。

【临床应用】急慢性软组织损伤、关节炎、肩周炎、颈椎病、骨质增生、坐骨神经痛及劳累损伤等筋骨酸痛症。儿童、孕妇禁用。禁止内服。忌食生冷、油腻食物。切勿接触眼睛、口腔、鼻等黏膜处（如不慎溅入，请用清水冲洗）。颈部以上部位尤其是面部不宜使用，皮肤破溃或感染处禁用。对本品及酒精过敏者禁用。

狗皮膏

【方剂组成】枳壳、青皮、大枫子、赤石脂、赤芍、天麻、甘草、乌药、牛膝、羌活、黄柏、补骨脂、威灵仙、生川乌、续断、白蔹、桃仁、生附子、川芎、生草乌、杜仲、远志、穿山甲、香附、白术、川楝子、僵蚕、小茴香、蛇床子、当归、细辛、菟丝子、陈皮、青风藤、木香、肉桂、轻粉、儿茶、丁香、乳香、没药、血竭、樟脑、植物油、铅丹。

【功能】祛风散寒，舒筋通络，活血止痛。

【主治】风寒湿痹，腰腿疼痛，肢体麻木，跌打损伤。

【剂型规格】膏药剂：每张净重15g，30g。

【用法用量】外用，加温软化，贴于患处。

【组方简介】方中有祛风散寒镇痛的羌活、威灵仙、僵蚕、细辛、青风藤、天麻、蛇床子、大风子；温中祛寒镇痛的生附子、生川乌、生草乌、肉桂；益气通络止痛的小茴香、乌药、川楝子、枳壳、木香、香附、丁香、青皮；破血祛瘀止痛的乳香、没药、桃仁、赤芍、赤石脂、牛膝、穿山甲、儿茶、血竭、樟脑；燥湿去毒止痛的轻粉、白蔹、黄柏、甘草；祛痰止痛的白术、陈皮、远志；补肝肾，强筋骨的补骨脂、续断、杜仲、菟丝子；养血活血的当归、川芎等。诸药相伍，共奏祛风散寒除湿、舒筋通络、活血止痛之功，且有补益肝肾等效果。

【临床应用】广泛用于风寒湿痹引起的肩臂腰腿疼痛、肢体麻木，以及跌打损伤所致的瘀血疼痛等。如患处皮肤破损者忌用。

骨通贴膏

【方剂组成】金不换、丁公藤、麻黄、乳香、辣椒、当归、干姜、白芷、海风藤、三七、姜黄、樟脑、肉桂油、薄荷脑等。

【功能】祛风散寒，活血通络，消肿止痛。

【主治】寒湿阻络兼血瘀证之局部关节疼痛、肿胀等。

【剂型规格】贴剂：每帖7cm×10cm。

【用法用量】外用。整片撕去盖衬，贴于患处，使弹力布张力方向与关节活动方向一致，一次1帖，7天为1个疗程；或遵医嘱。

【组方简介】药理实验表明，本品有消炎、镇痛和扩张微血管作用。每帖药效可持续12小时，能有效地消除骨刺引起炎症而带来的疼痛，药力集中，以微粒子形式定向释放，直接作用于患处。

【临床应用】本品适用于骨质增生症（骨痹）属寒湿阻络兼血瘀之局部疼痛、肿胀、麻木，或屈伸不利，或活动受限者。过敏体质、患处皮肤溃破者禁用，孕妇慎用。敷贴前洗净患处皮肤，一次贴用不宜超过12小时。使用中发生皮肤发红、瘙痒等轻微反应时，可适当减少贴敷时间。

骨友灵擦剂

【方剂组成】红花、鸡血藤、川乌、威灵仙、防风、蛇蜕、延胡索、首乌、续断、冰片、陈醋、白酒。

【功能】活血化瘀，解痉通痹，消肿止痛。

【主治】风寒湿热引起的瘀血凝结，肿胀疼痛，跌打损伤。

【剂型规格】水剂：每瓶50mL，100mL。

【用法用量】外用。先用毛刷蘸取擦剂直接涂于患处，然后用湿热毛巾盖在患处，并把热水袋放在湿毛巾上热敷（即加热保湿20～30分钟），一次2～5mL，一日2～3次。14日为1个疗程，间隔1周。一般用药2个疗程，或遵医嘱。

【组方简介】方中红花活血通经，散瘀止痛；鸡血藤消肿止痛；川乌祛风除湿，温经止痛；威灵仙、防风、蛇蜕解表祛风止痉；延胡索活血理气止痛；首乌、续断补肝肾强筋骨；冰片走窜、清热、止痛，还与白酒、陈醋为引药，以达全方之功效。

【临床应用】因受暴力或慢性劳损等造成的伤筋、软组织损伤，大骨节病引起的肿胀疼痛，骨质增生引起的功能障碍等都可应用本方。本品切忌与金属器皿接触，勿入口眼。如有微量沉淀时，不影响疗效。置阴凉处，密封保存。

冰栀伤痛气雾剂

【方剂组成】大黄、栀子、肿节风、马钱子、生地、降香、韭根、冰片、桃仁、松节、花椒、樟脑等16味。

【功能】清热凉血，活血化瘀，消肿止痛。

【主治】浅二度烧伤、烫伤，急性软组织损伤等。

【剂型规格】涂膜气雾剂：每瓶60g。

【用法用量】外用。本品摇匀后，将喷头距离患处 15~20cm，按动喷头使药液连续均匀地喷在患处。每日 1~2 次，每次喷涂患处 2 遍，或遵医嘱。

烧烫伤患者清创后，将药液按要求喷在患处成膜，隔日 1 次。第 2 次用药时，不需清洗第 1 次药膜，直至创面结痂，药膜自然脱落。

损伤破皮时，药液喷在患处成膜后，不需清洗药膜，可继续用药，直至痊愈，结痂药膜自然脱落。

【组方简介】方中大黄活血止痛，逐瘀通经；栀子、地黄清热解毒，地黄兼能凉血活血；桃仁、降香活血散瘀；马钱子通络散结，为消肿止痛之佳品；冰片、樟脑通络走窜，活络止痛。诸药相合，共奏清热凉血、活血化瘀、消肿止痛之功效。现代研究表明：大黄含蒽醌类衍生物如大黄酚等，可止血、抗炎；桃仁含油酸等，可舒张血管，增加血流量；栀子含栀子苷等，可加速软组织愈合；冰片即龙脑，可抗菌消炎，故可治疗烧伤、烫伤及软组织损伤等。

【临床应用】本品主要用于浅 II°水火烫伤、烧伤、电弧烧伤，急性软组织挫伤、扭伤、运动肌肉拉伤，骨折和脱位手术后所致的关节肿痛、肌肉红肿等。对皮肤破口的患者，不能用生水清创。创口痊愈前，结痂药膜不能用手撕，以免造成皮肤受损，引起创面再次感染。孕妇忌用。本品为压力容器，禁止药液进入口腔，禁止小孩玩耍，禁止敲击本品。使用后即盖紧瓶盖，若出现药膜阻塞喷头，可用酒精擦洗。

复方南星止痛膏

【方剂组成】生天南星、生川乌、丁香、肉桂、白芷、细辛、川芎、徐长卿、乳香（制）、没药（制）、樟脑、冰片。

【功能】祛风除湿，活血通络，散寒止痛。

【主治】关节疼痛、肿胀。

【剂型规格】贴剂：每帖 10cm×13cm。

【用法用量】外贴。选最痛部位，最多贴 3 个部位，贴 24 小时，隔日 1 次，共贴 3 次。

【组方简介】方中天南星辛散苦燥，燥湿祛风止痉；川乌辛苦性温，祛风除湿，散寒止痛，二药共为君药。丁香、肉桂、细辛辛香性温，可散寒止痛，共为臣药。白芷辛温解表，祛风散寒；川芎活血行气，祛风止痛；乳香、没药活血止痛，又能行气散滞。此三药活血化瘀，共起治风先治血、血行风自灭之功效。徐长卿祛风止痛，活血通络，善治风湿痹痛；樟脑、冰片芳香走窜，善于配合温里药治疗寒痹，可通络止痛。以上诸药共为佐药，辅助君、臣药共起散寒除湿，活血止痛之功效。现代研究表明：本方天南星含三萜皂苷，可镇痛；川乌含乌头碱，可消炎镇痛；细辛含甲基丁香酚，可镇静镇痛，提高机体新陈代谢功能；徐长卿含牡丹酚，可镇痛。故本方可用于关节肿胀、疼痛及遇寒加重的关节炎等。

【临床应用】用于寒湿瘀阻所致痹痛。症见关节疼痛、肿胀、功能障碍，遇寒加重，舌质暗或有瘀斑。此外，还用于治疗肩周炎、急性软组织损伤、颈椎病、膝关节骨质增生、膝关节炎等。

骨痛灵酊

【方剂组成】雪上一枝蒿、干姜、龙血竭、乳香、没药、冰片等。

【功能】祛风散寒，温经通络，活血止痛。

【主治】骨质增生、风湿性关节炎、关节疼痛、关节不利、活动受限、四肢麻木等。

【剂型规格】酊剂：每瓶 100mL，250mL。

【用法用量】外用，一次 10mL，一日 1 次。将药液浸于敷带上贴敷患处 30~60 分钟，20 天为 1 个疗程。

【组方简介】方中雪上一枝蒿消炎止痛，祛风除湿；干姜温中散寒，回阳通脉，温肺化饮；龙血竭、没药活血散瘀，定痛止血；乳香调气活血，止痛追毒；冰片开窍醒神，清热止痛。诸药合用，共奏温经散寒、祛风活血、通络止痛之功。

【临床应用】孕妇忌用。

通络祛痛膏

【方剂组成】当归、川芎、红花、山柰、花椒、胡椒、丁香、肉桂、荜茇、干姜、大黄、樟脑、冰片、薄荷脑。

【功能】活血通络，散寒除湿，消肿止痛。

【主治】腰部、膝部骨性关节炎属瘀血停滞，寒湿阻络证。

【剂型规格】贴剂：每帖 7cm×10cm。

【用法用量】外用，贴于患处，一次 1 帖，一日 1 次。

【组方简介】本方当归、川芎补血活血行气，红花祛瘀生新，三药行活血通络之功。丁香、肉桂、荜茇、花椒、胡椒、干姜温中散寒燥湿；大黄逐瘀通经；樟脑、冰片芳香走窍，可治寒痹，兼可通络止痛；山柰温中止痛；薄荷脑祛风。诸药协同，共奏活血通络、消肿止痛之效。药理研究表明，本品可减轻实验动物的疼痛反应和炎症肿胀。

【临床应用】用于关节刺痛或钝痛，关节僵硬，屈伸不利，畏寒肢冷。

三、补肾壮骨剂

骨刺片

【方剂组成】熟地黄、淫羊藿、肉苁蓉、骨碎补、威灵仙、鹿衔草、莱菔子、枸杞子、黄精、独活、鸡血藤、两面针、川乌、锁阳、狗脊。

【功能】补肾活血，通络止痛，强筋壮骨，祛风软坚。

【主治】肝肾不足引起的屈伸不能，四肢麻木及骨质增生引起颈椎肥大、腰椎肥大等症。

【剂型规格】片剂：每片 0.3g。

【用法用量】口服，一次 5 片，一日 3 次，饭后服用。2~3 个月为 1 个疗程。

【组方简介】方中熟地黄滋阴、补血、益精；淫羊藿补肾阳、强筋骨；肉苁蓉补肾壮阳，益髓生津；骨碎补、鹿衔草、莱菔子益肾填髓，活血止痛；枸杞子滋补肝肾；黄精补气养阴；鸡血藤消肿止痛；川乌祛风除湿，温经止痛；威灵仙解表、祛风、通络。全方协同，共奏补肾活血、通络止痛之功。

【临床应用】本品用于治疗颈椎增生性肥大、腰椎增生性肥大病症，对解除患者酸痛、麻木等症状有明显的疗效。感冒发热时忌服。

骨仙片

【方剂组成】熟地黄、女贞子、仙茅、骨碎补、牛膝、防己、枸杞子、乌豆等。

【功能】壮腰肾，强筋骨，填精益髓，舒筋活络，养血止痛。

【主治】各种骨质增生症，如足跟骨、膝关节、腰、颈椎等骨质增生，包括肥大性颈椎病、胸椎炎、腰椎炎、诸关节骨刺等病。

【剂型规格】片剂：每片 0.41g（含干浸膏 0.28g）。

【用法用量】口服，一次 4~6 片，一日 3 次。

【组方简介】本品以补肾为根本，方中熟地黄滋阴补血；女贞子、枸杞子补肝肾；乌豆滋肾养血；骨碎补、菟丝子、仙茅补肾、活血、续伤；防己祛湿通络止痛；牛膝逐瘀通经、利关节。全方协同，共达壮腰肾、强筋骨的作用。临床药理表明，具有明显消炎止痛和增加机体免疫功能的作用。

【临床应用】治疗颈椎病、腰椎肥大性脊椎炎、诸关节骨刺、足跟骨骨刺、膝关节骨刺均有较好疗效。对坐骨神经痛、肩周炎都能使症状缓解，功能改善，疗效巩固。感冒发热者勿服。

抗骨增生丸

（胶囊）

【方剂组成】熟地黄、肉苁蓉（蒸）、女贞子（盐制）、骨碎补、淫羊藿、鸡血藤、莱菔子（炒）、狗脊（盐制）、牛膝。

【功能】补腰健肾，强壮筋骨，活血止痛，理气通精。

【主治】肝肾不足引起的活动不利、关节酸痛。

【剂型规格】蜜丸：每丸重3g。胶囊剂：每粒0.35g。

【用法用量】蜜丸：一次3g，一日3次，温开水送服。胶囊剂：口服，一次5粒，一日3次。

【组方简介】本品熟地黄、女贞子滋肾阴养血；淫羊藿、骨碎补益肾阳；肉苁蓉入肾壮阳，益髓生津；鸡血藤通经活血，消肿止痛；牛膝通络止痛；莱菔子理气消食。诸药合用，共奏补肾、活血、止痛之功。现代研究表明：本方肉苁蓉含D-甘露醇，增强免疫力，促进代谢，调整内分泌，强心；淫羊藿含黄酮，抗炎，增强免疫力，降低血液黏度；女贞子含齐墩果酸，调节免疫功能，促进造血功能，抗菌、抗炎；牛膝含三萜皂苷，抗炎、镇痛，降低血液黏度，促进蛋白同化作用。本方对骨质增生有一定作用。

【临床应用】本品用于退行性脊椎炎、增生性关节炎、风湿关节炎、骨刺、大骨节病、骨软骨瘤、地方性氟中毒等属肾虚血瘀者。本品对痹证属风湿热邪所致者不宜用，感冒发热或其他原因引起的高热禁用。

金天格胶囊

【方剂组成】人工虎骨粉。

【功能】健骨。

【主治】腰背疼痛，腰膝酸软，下肢痿弱，

步履艰难。

【剂型规格】胶囊剂，每粒装0.4g。

【用法用量】口服。一次3粒，一日3次，一个疗程为3个月。

【组方简介】药效学试验表明：本品可使卡拉胶致大鼠足跖肿胀及巴豆油致小鼠耳肿胀的肿胀度减轻，使大鼠肉芽肿抑制。在物理法及化学法致痛试验中，本品可使小鼠痛阈值提高，使腹腔注射醋酸和酒石酸锑钾所致的小鼠扭体次数减少。在小鼠自主活动试验与戊巴比妥钠的协同作用试验中，本品可使小鼠的自发活动减少，与戊巴比妥钠具有协同作用。在维甲酸和糖皮质激素致大鼠骨质疏松模型上，本品具有一定促进骨生长的作用。

【临床应用】慢性腰背疼痛等骨关节疾病，骨折，类风湿关节炎，下肢无力，骨质疏松症等。

龟芪壮骨颗粒

【方剂组成】熟地黄、龟甲、杜仲、补骨脂、核桃仁、黄芪、山药、白术、当归、枸杞子、何首乌、女贞子、山茱萸、柴胡、丹参、川芎、红花、花粉素。

【功能】益气养血，滋补肝肾，强筋壮骨。

【主治】肝肾亏虚证。

【剂型规格】颗粒剂，每袋装5g，10g。

【用法用量】开水冲服，一次10g，一日2次。18岁以下一次5g，饭前30分钟服用。

【组方简介】方中黄芪、山药、白术补气健脾；熟地、当归、何首乌滋阴补血；龟甲、枸杞、女贞子滋补肝肾；杜仲、补骨脂、核桃仁补肾壮阳，可补肝肾之气、血、阴、阳。山茱萸收涩、补肝肾；柴胡行气；丹参、川芎、红花活血祛瘀止痛；花粉素增强机体免疫力，调剂内分泌。诸药合用，共达补益肝肾、强筋壮骨之效。

【临床应用】用于肝肾亏虚致腰膝酸软、筋骨痿弱；气血不足致耳鸣、四肢无力等。婴幼儿、孕妇禁用；糖尿病患者禁服。忌辛辣、生冷、油腻食物。

复方鹿茸健骨胶囊

【方剂组成】鹿茸、制何首乌、龟甲、杜仲、紫河车、当归、三七、水蛭、砂仁。

【功能】补肾壮阳，活血化瘀，壮骨止痛。

【主治】肝肾亏虚证。症见：腰膝酸软，头晕耳鸣等。

【剂型规格】胶囊剂，每粒装0.36g。

【用法用量】口服。一次5粒，一日3次，餐后服用，6月为一个疗程。

【组方简介】药效学试验表明，本品可抑制去势骨质疏松症大鼠骨重降低、长度缩短，可增加骨强度和骨密度、减少骨钙和血钙丢失；对维甲酸所致大鼠骨质疏松症模型有抑制骨重降低和长度缩短，增加骨强度和骨密度的作用；可以改善氢化可的松所致的小鼠体温降低，使血瘀证模型大鼠的全血黏度和血浆黏度降低；可使醋酸引起的小鼠扭体反应次数减少，使热板法引起的小鼠痛阈值升高。

【临床应用】肝肾不足，骨质疏松，腰酸背痛，耳鸣耳聋，头晕目眩。月经期、孕产期、哺乳期妇女禁用。

骨松宝颗粒

（丸、合剂、胶囊、片）

【方剂组成】淫羊藿、续断、赤芍、川芎、知母、莪术、三棱、生熟地黄、牡蛎（煅）。

【功能】补肾活血，强筋壮骨。

【主治】防治骨质疏松症。

【剂型规格】颗粒剂：每袋5g（无糖）；每袋10g（含糖）。合剂：每瓶10mL，20mL，500mL。丸剂：每粒0.35g。胶囊剂：每粒0.35g。片剂：每片0.75g。

【用法用量】口服。颗粒剂：治疗骨折及骨关节炎，一次1袋，一日3次。预防骨质疏松，一次1袋，一日2次，30天为1个疗程。合剂：治疗骨折及骨关节炎，一次20mL，一日3次。预防骨质疏松，一次10mL，一日2次，30天为1个疗程。丸剂：治疗骨折及骨关节炎，一次3粒，一日3次。预防骨质疏松，一次3粒，一日2次，30天为1个疗程。胶囊剂：治疗骨折及骨关节炎，一次1粒，一日3次；预防骨质疏松，一次1粒，一日2次，30天为1个疗程。片剂，一次3片，治疗骨折及骨关节炎，一日3次；预防骨质疏松，一日2次，30天为1个疗程。

【组方简介】方中淫羊藿为中医常用补肾药物。药理研究表明，对去势大鼠骨再建活动，淫羊藿可使负平衡状态达到正常平衡状态，即增加成骨细胞的衍化和增殖，抑制破骨细胞的吸收活动，缩短骨吸收周期，加快骨再建活动，有效地维持去势大鼠的骨量。本品对手术绝经后1~2年的妇女使用前后，FSH、LH、E_2水平均无明显差异，提示骨松宝抑制骨代谢的作用机制可能相似于雌激素。但由于其不具有雌激素的药理不良反应，这样，对需要禁用和慎用雌激素替代疗法，但又必须预防和治疗骨质疏松的妇女，提供了一种新的治疗手段。

【临床应用】本品主治骨痿（骨质疏松）引起的骨折、骨痛、骨关节炎，并可用于预防更年期骨质疏松。

骨疏康颗粒

【方剂组成】淫羊藿、熟地黄、骨碎补、黄芪、丹参、木耳、黄瓜籽。

【功能】补肾益气，活血壮骨。

【主治】肾虚、气血不足所致的中老年骨质疏松症；伴有腰脊酸痛，足膝酸软，神疲乏力。

【剂型规格】颗粒剂：每袋10g。

【用法用量】口服，一次10g，一日2次，饭后开水冲服。

【组方简介】本品以淫羊藿和生熟地为主药，前者温补肾阳，后者滋补肾阴、填精补髓，二药为伍，阴阳双补，使肾气充盛；以补肾活血壮骨的骨碎补为辅药，以加强主药补肾壮骨之力；以益气活血的黄芪和丹参为佐药，以治肾气虚导致的气血不足和气虚血瘀之证。

强骨胶囊

【方剂组成】骨碎补总黄酮。

【功能】补肾，壮骨，强筋，止痛。

【主治】肾阳虚所致的骨痿。症见骨脆易折，腰背或四肢关节疼痛，畏寒肢冷或抽筋，下肢无力，夜尿频多。

【剂型规格】胶囊剂：每粒0.25g。

【用法用量】饭后温开水送服，一次1粒，一日3次，3个月为1个疗程。

【组方简介】方中骨碎补总黄酮具有补肾健骨、活血止痛及抗炎的功效。

【临床应用】用于治疗骨痿、原发性骨质疏松症及骨量减少者属肾阳虚证。

第八章 皮肤科用药

白癜风丸
（胶囊）

【方剂组成】蒺藜、紫草、降香、白药子、拳参、白薇、桃仁、红花、何首乌、甘草、苍术、龙胆、海螵蛸。

【功能】活血解毒，消斑止痒。

【主治】白癜风。

【剂型规格】水丸：每10丸重约1g。胶囊剂：每粒0.45g。

【用法用量】水丸：口服，一次50~100丸，一日2次，温开水送服。胶囊剂：口服，一次3~4粒，一日2次。持续服2~3个月。

【组方简介】方中蒺藜、降香、白药子、拳参、白薇、苍术平肝散风，行血凉血，燥湿解毒；降香、桃仁、红花活血散瘀；紫草、何首乌、甘草解毒；龙胆、海螵蛸泻火清热，收敛。现代研究表明：本方蒺藜含载体皂苷，可延缓衰老和强壮机体，对退行性变化具有一定抑制作用；紫草含紫草素、乙酸紫草素，可抑制局部渗出、抗炎和促进创伤愈合；降香含黄酮、异黄酮，可改善微循环；桃仁含脂肪油、苦杏仁苷等，具有抗过敏、抗氧化、免疫调节、增强对环境适应能力等；何首乌含醌类化合物可使体内超氧化物歧化酶活性提高。以上诸多作用，可能有利于白癜风的治疗。

【临床应用】本品孕妇慎服。

斑秃丸

【方剂组成】生地、熟地、首乌、当归、丹参、白芍、五味子、羌活、木瓜。

【功能】补肝益肾，补精养血，祛风生发。

【主治】用于肝肾亏虚之斑秃、全秃、普秃及头发松动、易拔等。

【剂型规格】蜜丸：每丸9g。

【用法用量】口服。一次1丸，一日2~3次。

【组方简介】方中熟地黄补血滋阴，生精益髓，长于补益肝肾，培元固本；何首乌补肾精，益肝血而乌须发，兼有收敛精气之效。二药滋补精血，共为君药。当归、丹参补血活血祛风，地黄、白芍滋阴养肝，四药合为臣药。五味子、木瓜祛风胜湿，为佐药。羌活散风通络，引药上行达巅顶，故为佐使药。诸药合用，共奏补益肝肾、养血生发之功。

【临床应用】本品为补肾养血之剂。用于肝肾不足，血虚风燥所致脱发、头皮发痒、头发油腻秽浊，或病后、产后脱发等症。脂溢性脱发不宜用。糖尿病患者忌服。

复方青黛丸
（胶囊）

【方剂组成】青黛、贯众、紫草、蒲公英、马齿苋、乌梅等。

【功能】清热解毒，凉血消斑，祛风止痒。

【主治】银屑病。

【剂型规格】丸剂：每丸6g。水丸：每袋6g。胶囊剂：每粒0.5g。

【用法用量】口服。丸剂，或水丸：均一次6g，一日3次。胶囊剂：一次4粒，一日3次。30日为1个疗程，一般需服3～5个疗程。

【组方简介】青黛、贯众、紫草、蒲公英、马齿苋均有清热解毒，清血消斑功效，其中蒲公英与贯众尚有祛湿杀虫作用；乌梅收敛生津。药理研究表明，本品对多种细菌及某些致病真菌有抑制作用，具有一定的抗表皮增生作用。

【临床应用】本品用于治疗急性进行期银屑病有效，尚可用于玫瑰糠疹、药疹，以及肾炎血尿等。孕妇、年老体弱、脾胃虚寒及胃部不适、肝功能不良者慎用。禁食辛辣厚味及刺激性食物。

复方土槿皮酊

【方剂组成】土槿皮等。

【功能】杀虫，止痒。

【主治】趾肤瘙痒等一般癣疾。

【剂型规格】酊剂（棕黄色液体）：每瓶15mL。

【用法用量】外用，用毛笔或棉球蘸药涂患处，一日1～2次。

【组方简介】土槿皮味辛，性温，有毒。土槿皮酊中内含土槿皮酸对常见多种致病真菌均有一定的抗菌作用。

【临床应用】本品外用，治各种癣症。

皮肤康洗液

【方剂组成】金银花、蒲公英、马齿苋、土茯苓、大黄、赤芍、地榆、蛇床子、白鲜皮、甘草等。

【功能】清热解毒，凉血祛湿，杀虫止痒。

【主治】湿疹，阴道炎。

【剂型规格】液体制剂：每瓶50mL。

【用法用量】外用。急、慢性湿疹：一次适量，外搽皮损处，或1：20稀释后湿敷，有糜烂面者可稀释5倍后湿敷，用药15分钟后用清水洗净，一日1～2次。阴道炎：用清水洗净局部后，以蒸馏水将5～10mL药液稀释5～20倍，用带尾线的棉球浸泡药液后置于阴道内，每晚换1次，或遵医嘱。

【组方简介】药理研究表明，本品对皮肤常见的感染细菌有一定抑制作用，具有抗炎、止痒功效。

【临床应用】本品适用于湿热阻于皮肤所致湿疮。症见瘙痒，红斑，丘疹，水泡，渗出，糜烂等。对湿热下注引起的阴痒、白带量多等症，亦有良效。尚可用于细菌性、霉菌性、滴虫性、衣原体性阴道炎、宫颈炎、湿疣、肛周炎及外痔等，或作为老年性瘙痒症药浴用。本品切勿口服，若有皮肤过敏反应时，应即停用。阴道炎用药期间，应每日清洁外阴，禁止房事；从月经干净5天后开始用药。静脉曲张性湿疹不宜使用；孕妇及月经期禁用；合并重度宫颈糜烂者禁用。

乌蛇止痒丸

【方剂组成】乌梢蛇、蛇床子、牛黄、当归、丹皮、参须、防风、苍术等。

【功能】益气凉血，养血祛风，化湿止痒。

【主治】血虚生风所致之诸痒症。

【剂型规格】小粒水丸：每10粒重1.25g。

【用法用量】口服，一次2.5g，一日3次。

【组方简介】皮肤瘙痒症属于中医的"风证"。根据"治风先治血，血行风自灭"的理论，本方中以乌梢蛇、防风祛风止痒；参须、当归益气养血；蛇床子、苍术燥湿止痒；牛黄、丹皮清热解毒、凉血。诸药合用，扶正与祛邪兼顾，共奏养血祛风、燥湿止痒之效。

【临床应用】皮肤瘙痒症、荨麻疹、妇女阴痒等。

银屑灵颗粒

【方剂组成】苦参、甘草、白鲜皮、防风、土茯苓、蝉蜕、黄柏、生地黄、金银花、赤芍、连翘、当归。

【功能】祛风燥湿，清热解毒，活血祛瘀。

【主治】风湿所致之银屑病。

【剂型规格】颗粒剂：每袋20g。

【用法用量】开水冲服，一次1袋，一日2次，或遵医嘱。

【组方简介】方中苦参清热燥湿，祛风杀虫；白鲜皮清热解毒，除湿止痒；当归、赤芍活血祛瘀。配伍其他诸药，共成祛风燥湿、清热解毒、活血化瘀之剂。

【临床应用】本品孕妇慎用。

癣湿药水
（鹅掌风药水）

【方剂组成】土荆皮、蛇床子、大风子仁、百部、防风、当归、凤仙透骨草、侧柏叶、吴茱萸、花椒、蝉蜕、斑蝥。

【功能】祛风除湿，杀虫止痒。

【主治】鹅掌风、灰指甲、湿癣、脚癣。

【剂型规格】酊剂：每瓶20mL。

【用法用量】外用，将患处洗净，一日擦3～4次，灰指甲应先除去空松部分，使药易渗入。

【组方简介】方中以祛风燥湿，杀虫止痒的土荆皮、蛇床子、大风子仁、百部、花椒为主；辅以凤仙透骨草、吴茱萸、蝉蜕、防风增强祛风止痒；配上当归养血活血；侧柏叶清热凉血；斑蝥以毒攻毒，使之共奏祛风除湿、杀虫止痒功效。实验表明，土荆皮、蛇床子、大风子油、百部对多种致病菌有抑制作用。花椒稀醇液有局部麻醉

作用。

【临床应用】多用于风、湿、虫邪侵袭皮肤、指（趾）甲，或染邪久患不愈之症，如鹅掌风、灰指（趾）甲、顽湿疡、田螺泡等。手癣、足癣、甲癣、慢性湿疹可以选用。

华佗膏

【方剂组成】苯甲酸、腊梅油、水杨酸、樟脑、石蜡、凡士林。

【功能】杀菌止痒。

【主治】癣症。

【剂型规格】软膏剂：每支8g，10g，20g。

【用法用量】外用，将患处洗净后涂擦。

【组方简介】腊梅油、樟脑等祛湿止痒，水杨酸有抗真菌、止痒、溶解角质作用，常与苯甲酸伍用治疗皮肤病。

【临床应用】本品用于治疗癣症湿气，烂脚丫，鹅掌风等疾病。

克银丸

【方剂组成】土茯苓、白鲜皮、北豆根、拳参。

【功能】清热泄毒，祛风止痒。

【主治】银屑病。

【剂型规格】浓缩大蜜丸：6g，浓缩水蜜丸：每100粒重10g。

【用法用量】口服，浓缩大蜜丸，一次2丸；浓缩水蜜丸，一次10g（100粒），一日2次。

【组方简介】本方以清热解毒为主，全方五味中药都具有解毒作用，特别用土茯苓等苦寒药物着重清泄营血之毒热。此外，白鲜皮清热、祛风、止痒；北豆根祛风止痛；拳参消肿。故对血热风燥型的银屑病有显效。

【临床应用】用于皮损基底红，舌基底红，便秘，尿黄属血热风燥型的银屑病。

湿毒清胶囊

【方剂组成】地黄、当归、丹参、蝉蜕、苦参、白鲜皮、甘草、黄芩、土茯苓。

【功能】养血润燥，化湿解毒，祛风止痒。

【主治】皮肤瘙痒症属血虚湿蕴皮肤证者。

【剂型规格】胶囊剂：每粒0.5g。

【用法用量】口服，一次3~4粒，一日3次。

【组方简介】方中地黄甘苦寒，泄热凉血，养阴润燥；当归补血祛风，共为君药。苦参、白鲜皮、土茯苓、黄芩清热解毒，燥湿止痒；丹参清热凉血，活血祛瘀，用以为臣药。蝉蜕祛风止痒，为佐药。甘草调和诸药，为使药。全方共奏养血润肤，祛风止痒之效。

【临床应用】用于血虚风燥所致皮肤瘙痒。症见皮肤剧烈瘙痒，遇热易发作，入夜尤甚，夜寐不安，皮肤初无损害，但于过度搔抓后出现抓痕、血痂、色素沉着、湿疹化、苔藓样变等。

消银颗粒
（胶囊、片）

【方剂组成】地黄、牡丹皮、赤芍、当归、苦参、金银花、玄参、牛蒡子、蝉蜕、白鲜皮、防风、大青叶、红花。

【功能】清热凉血，疏风解毒，养血润燥，祛风止痒。

【主治】主要用于血热风燥型或血虚风燥型白疕、银屑病。

【剂型规格】颗粒剂：每袋3.5g。胶囊剂：每粒0.3g。片剂：每片0.3g。

【用法用量】颗粒剂：开水冲服，一次3.5g，一日3次。1个月为1个疗程。胶囊剂：口服，一次5~7粒，一日3次。1个月为1个疗程。片剂：口服，一次5~7片，一日3次，1个月为1个疗程。

【组方简介】方中地黄、玄参、牡丹皮凉血润燥，为君药。金银花、大青叶清热凉血解毒，当归、赤芍、红花活血化瘀通络，以为臣药。苦参、白鲜皮、防风、牛蒡子、蝉蜕疏风止痒清热，共为佐药。诸药合用，共奏清热凉血、养血润肤、祛风止痒之功。

【临床应用】用于血热风燥型白疕和血虚风燥型白疕。症见皮疹为点滴状，基底鲜红色，表面覆有银白色鳞屑，或皮疹表面覆有较厚的银白色鳞屑，较干燥，基底淡红色瘙痒较甚等。

鱼鳞病片

【方剂组成】白鲜皮、威灵仙、地黄、苍术、防风、蝉蜕、火麻仁、红花、桂枝、当归、川芎、甘草、苦参、麻黄、地肤子。

【功能】养血，祛风，通络。

【主治】鱼鳞病。

【剂型规格】片剂：每片0.3g。

【用法用量】口服，一次6~8片，一日3次，饭后半小时服。小儿酌减。半年为1个疗程。

【组方简介】方中白鲜皮、地肤子、苦参、蝉蜕等疏风止痒清热；当归、红花、川芎等活血养血，祛风通络；麻黄、桂枝、防风等祛风散寒；威灵仙舒经通络祛风。诸药合用，共奏养血、通络、祛风之功效。

【临床应用】孕妇忌服。

复方苦参水杨酸散

【方剂组成】水杨酸、苯甲酸、硼酸、苦参。

【功能】抗真菌、止痒。

【主治】手、足癣。

【剂型规格】散剂，每袋40g。

【用法用量】外用，一次1袋，加沸水1000~1500mL，搅拌，溶解，待放温后浸泡患处，一日1次，连续3日为1个疗程。

【组方简介】苦参能抑制多种皮肤真菌的生长；苯甲酸为消毒防腐剂，对常见细菌、真菌有抑制作用；水杨酸具有抗真菌、止痒及溶解角质作用，硼酸有一定的防腐作用，刺激性小，中西药合用，相得益彰。

【临床应用】用于手、足癣。不得用于皮肤破损处。

复方黄柏液

【方剂组成】连翘、黄柏、金银花、蒲公英、蜈蚣。

【功能】清热解毒，消肿祛腐。

【主治】疮疡溃后，伤口感染，属阳证者。

【剂型规格】溶液剂，每瓶装 20mL，100mL，120mL，150mL。

【用法用量】外用。浸泡医用脱脂棉栓外敷于感染伤口内，或破溃的脓肿内。若溃疡较深，可用阴道冲洗器取本品，插入溃疡深部进行冲洗。用量一般 10～20mL，每日 1 次。

【组方简介】方中连翘清热解毒，消肿散结为"疮家圣药"，为君药；黄柏燥湿解毒为臣药；佐以银花、公英、蜈蚣解毒消痈；蜈蚣性走窜搜剔，兼使药。药理学研究表明：本品有抗革兰阳性菌、革兰阴性菌、消炎和促进伤口愈合的作用，还具有提高非特异性免疫力、增强单核巨噬细胞吞噬功能的作用。

【临床应用】疮疡溃破和骨髓炎、骨结核窦道、脉管炎等疑难病及疮疡溃后外伤感染等。使用本品前应注意按常规换药法清洁或清创病灶，开瓶后，不宜久存，不可内服，孕妇慎用。

解毒痤疮丸

【方剂组成】大黄、连翘、栀子、黄芩、赤芍、桑白皮、枇杷叶、牡丹皮、甘草。

【功能】清肺胃，解热毒，消痤疮。

【主治】肺胃热盛证。症见皮肤局部粉刺，丘疹，脓疱等。

【剂型规格】颗粒剂，每袋装 6g。

【用法用量】口服。一次 6g（1 袋），一日 3 次。4 周为一个疗程。

【组方简介】中医认为痤疮属肺胃热盛证，组方以清肺凉血、清利湿热为依据。方中大黄归胃、大肠经，清热泻火，解毒止血，活血祛瘀；连翘归肺经，清热解毒，消痈散结，为疮家圣药，二者为主药；栀子归肺胃经，清利湿热，凉血解毒；黄芩归肺胃经，清热燥湿，泻火解毒，二者为辅药；丹皮、赤芍归肝经，清热凉血，活血散瘀；桑白皮归肺经，泄肺热；枇杷叶归肺胃经，泄肺热，和胃降逆，合为佐药；甘草调和诸药为使。诸药合用，共达清肺胃热盛、消除痤疮之效。

【临床应用】痤疮属肺胃热盛证。症见皮肤局部粉刺，丘疹，脓疱，以及面红、口渴、口臭、小便短黄，大便秘结，舌红苔黄等。忌烟酒、辛辣、油腻及腥发食物。保持面部卫生，切忌以手挤压患处。不宜滥用化妆品及外涂药物，不宜在服药期间同时服用滋补性中药。脾胃虚寒者禁用，兼有脾虚便溏者慎用。孕妇慎用，哺乳期妇女不宜服用。

祛白酊

【方剂组成】人参、黄芪、制何首乌、熟地黄、女贞子、白鲜皮、地枫皮、千年键。

【功能】补气养血，通络，祛风止痛。

【主治】气血失和，风邪袭表所致白癜风。

【剂型规格】酊剂，每瓶装 50mL。

【用法用量】外用。涂擦患处，一日 2 次，日晒 2 小时，三个月为一个疗程。

【组方简介】中医学认为白癜风（白斑）的病机为肝肾亏虚，气阴不足；风邪外侵，经脉阻滞。方中人参、黄芪大补元气，益气固表，为君；制首乌、女贞子、熟地黄补益肝肾之阴，"外润皮肤荣泽"为臣。诸药相伍，取"阴阳互生"之意。佐以白鲜皮、地枫皮、千年健祛风通络，用以治标。诸药合用，共达补气养血、祛风通络之效。药理研究表明：人参、黄芪、女贞子可明显提高机体免疫力，增强机体抗御外邪的能力，白鲜皮可使皮肤的黑色素和酪氨酸酶活性增加，从而为本品临床治疗白癜风提供了基础。药效学研究表明：本品能够快速激活酪氨酸酶并增强其活性，加速黑色素细胞增殖，从而促进黑色素的生化合成。并可提高皮肤免疫机能，改善血液流变性，促进血液循环，抗过氧化物产生等作用。

【临床应用】白癜风。禁止内服。酒精过敏、皮肤破损者慎用。

荆肤止痒颗粒

【方剂组成】荆芥、地肤子、防风、野菊花等。

【功能】清热解毒，祛风止痒。

【主治】儿童风热型或湿热型荨麻疹。

【剂型规格】颗粒剂：每袋3g。

【用法用量】开水冲服。6～14岁，一次1袋，一日3次；3～5岁，一次1袋，一日2次；1～2岁，一次半袋，一日3次；一岁以下，一次半袋，一日2次。

【组方简介】方中荆芥解表、散风、透疹；地肤子清热利湿，祛风止痒；防风解表祛风；野菊花清热解毒。全方协同，达到清热解毒、祛风止痒之效。动物试验提示，本品有一定的降低毛细血管的通透性，对抗Ⅰ型皮肤变态反应的作用。

【临床应用】用于儿童风热型或湿热型丘疹性荨麻疹，症状可见脓疱疮、风团、水疱、瘙痒等。个别患儿用药后出现恶心、呕吐，停药后症状可消失。

第九章　民族药

本章所列处方药，必须由掌握民族医药知识的医师开具处方。

巴特日七味丸

【方剂组成】草乌叶、诃子、茜草、多叶棘豆、黑云香、麝香、银朱。

【功能】清瘟解毒，消炎止痛，散瘀止痢。

【主治】瘟疫盛热，脑炎，赤白痢疾，白喉，目黄，音哑，吐泻转筋等症。

【剂型规格】水丸：每15粒重3g。

【用法用量】成人一次2~2.5g，一日2次，温开水送服。7岁以上儿童服成人1/2量，3~7岁服成人1/3量，3岁以下幼儿服成人的1/4量甚至更小。

【组方简介】本品系蒙古族验方。药理试验表明，本品具有抑菌、抗感染、解痉止痛、收敛止泻等作用。

【临床应用】据临床观察，应用本药治疗肠炎及细菌性痢疾，疗效可靠而快速；用以治疗婴幼儿腹泻，基本在3~5日内痊愈。蒙医治疗白喉，作用明显。以本药治乳腺炎，无论化脓与否均有疗效，且早期用药效果更显著。本药为蒙医治疗肠伤寒成熟期的首选药，疗效可靠。方中草乌叶含有乌头碱，用量过大可致中毒，尤对婴幼儿用量宜小。孕妇忌服。

保利尔胶囊

【方剂组成】广枣、丹参、肉豆蔻、栀子、川楝子、茜草、红花、麦冬、三七、土木香、木香、檀香、人工牛黄、牛心、降香、大黄、黄芪、荜茇、人工麝香、诃子、木通。

【功能】化瘀导滞，活血行气，升清降浊。

【主治】气滞血瘀，痰浊内阻证。症见胸闷、气短等。

【剂型规格】胶囊剂，每粒装0.3g。

【用法用量】口服。一次5粒，一日3次。

【组方简介】本品为蒙药，药效学试验表明：本品可使蛋黄和聚乙二醇辛基苯基醚所致的高脂血症小鼠血清总胆固醇含量降低，使高脂血症大鼠和家兔血清总胆固醇、甘油三酯降低，高密度脂蛋白胆固醇升高；可使高脂血症大鼠全血黏度和红细胞压积降低，使二磷酸腺苷诱导的大鼠血小板聚集率降低，使大鼠动-静脉旁路法所致的血栓重量降低；可使小鼠凝血时间延长，小鼠常压耐缺氧存活时间延长，使热板法所致的小鼠痛阈值提高。本品还有一定的使自发性高血压大鼠动脉血压降低的作用。

【临床应用】用于高脂血症。症见胸闷，气短，心胸刺痛，眩晕，头痛等症。忌烟、酒、生冷、辛辣、油腻食物。

冰黄肤乐软膏

【方剂组成】大黄、硫黄、冰片、姜黄、黄芩、甘草、薄荷脑等。

【功能】祛风除湿，清热解毒，杀虫止痒。

【主治】足癣，湿疹，神经性皮炎，银屑病等。

【剂型规格】软膏剂：每支20g。

【用法用量】外用。将药涂于患处，一日3次。

【组方简介】本品为藏族成药，具有抑制霉菌及止痒等作用。

【临床应用】用于足癣，神经性皮炎，湿疹，银屑病等以瘙痒为主症的皮肤病。治疗期间，忌酒等辛辣食物。

大黄利胆胶囊

【方剂组成】大黄、手掌参、余甘子。

【功能】清热解毒，利湿退黄。

【主治】肝胆湿热证。症见口苦、胁痛、食欲不振等。胆囊炎，脂肪肝见上述证候者。

【剂型规格】胶囊剂。每粒装0.3g。

【用法用量】口服。一次2粒，一日2~3次。保健时，每日1粒。

【组方简介】大黄泻热通肠，凉血解毒，逐瘀通经；手掌参补益气血，生津止渴；余甘子清热凉血，消食健胃，生津止咳。本品进一步研究表明：①降脂作用：大黄的活性成分，白黎芦醇能抑制胆固醇吸收。大黄中的四茶素等能降低毛细血管通透性，增加内皮致密度，限制有害物质进入，从而降低血脂黏稠度，提高血浆渗透压，这种稀释血液的功能，可明显分解脂质，阻止脂肪沉淀。②利胆作用：增加胆汁分泌及胆汁流量，促进胆汁排泄，使胆固醇在肠内被还原成类固醇排出体外，并能提高肝病患者体内吞噬细胞的吞噬能力，增强抵抗力。③保肝作用：增加胆细胞内糖原及核糖核酸的含量，减少肝细胞变性与坏死，促进细胞再生。

【临床应用】脂肪肝，酒精肝，胆囊炎，肝肿胀，右肋疼痛，肝区隐痛，酒后肝不适，胆固醇升高等。孕妇忌服。

独一味胶囊
（片）

【方剂组成】独一味。

【功能】活血止痛，化瘀止血。

【主治】外科术后、外伤骨折、风湿痹痛、牙龈肿痛，以及崩漏、痛经等引起的疼痛，出血。

【剂型规格】胶囊剂：每粒0.3g。片剂：每片0.26g，相当于原生药1g。

【用法用量】口服。胶囊剂：一次3粒；片剂：一次3片。一日3次，7天为1个疗程，或必要时服。

【组方简介】藏族验方。药理研究表明，本品具有明显的镇痛、止血和抑菌作用，并能增强免疫功能。

【临床应用】据临床观察，本品对妇科、外科、骨科伤病有较明显的止血、止痛和消炎功效，特别对妇科功能性子宫出血，放环后出血和人流术出血疗效显著。孕妇慎用。

二十五味松石丸

【方剂组成】人工牛黄、藏红花、人工麝香、绿松石、珍珠、天竺黄、降香、五脉绿绒蒿等。

【功能】清热解毒，疏肝利胆，化瘀行血。

【主治】病毒性肝炎，胆囊炎等。

【剂型规格】丸剂：每4丸重1g。

【用法用量】一日1g，在凉开水中浸泡一夜，次日晨搅溶加温开水少许，空腹服用。

【组方简介】藏族验方。药理研究表明，本品具有减轻肝脏病理损伤，降低血清转氨酶，利胆退黄，以及抗乙肝病毒的作用。

【临床应用】本品适用于酒精性肝炎，病毒性肝炎，胆囊炎等肝胆系统疾病，特别对乙型肝炎引起的早期肝硬化腹水，早期肝癌具有显著延缓病程的作用。禁油腻、生冷、刺激性食物。

二十五味珍珠丸

【方剂组成】珍珠、肉豆蔻、石灰华、草果、丁香、西红花、牛黄、麝香等。

【功能】安神开窍，调血通脉，健脑益智。

【主治】中风半身不遂，口眼歪斜，昏迷不醒，神志紊乱，谵语发狂等。

【剂型规格】丸剂：每4丸重1g。

【用法用量】危重患者，一日2次，早晚各1g。一般患者一次1g，一日1次，将药丸碾粉后用温开水泡服。一般为3个疗程，1个疗程21天。

【组方简介】本品是在藏医经典《四部医典》中记载的配方"萨增尼阿"基础上，经历代藏医大师的不断完善和改进而形成的名贵藏药品种，是传统藏成药中的精品。

【临床应用】本品适用于脑出血、脑血栓所致半身不遂、口眼歪斜、四肢瘫痪，以及高血压、癫痫、神经麻痹、神经性头痛、循环不畅和各类神经炎等，尤其对神经性疾病具有特殊疗效。

肺力咳合剂

【方剂组成】黄芩、前胡、百部、红花龙胆、梧桐根、白花蛇舌草、红管药。

【功能】苗医：旭嘎凯沓，挡苟：真哈格，陡：封勒普吼俄，阶：蒙含恶、仿哈格，摆兵，中医：清热解毒，镇咳祛痰。

【主治】痰热犯肺证。

【剂型规格】口服液，每瓶装100mL。

【用法用量】口服。7岁以内一次10mL，7~14岁一次15mL，成人一次20mL，一日3次；或遵医嘱。

【组方简介】方中黄芩苦寒，入肺经，泄肺热止咳为主药。辅以前胡降气祛痰，散肺热；百部润肺止咳。佐以红花龙胆增强泄热作用，梧桐

根解毒，白花蛇舌草清热、解毒、散结；红管药清热解毒凉血。诸药合用，共奏清热解毒、祛痰止咳之功。

【临床应用】用于呼吸道感染及炎症，如咳嗽痰黄、支气管哮喘、气管炎具有上述症状者。孕妇慎服；本品含辅料阿斯帕坦，苯丙酮尿酸症患者不宜使用。忌食辛辣、生冷、油腻食物。脾虚易腹泻者慎服。风寒袭肺咳嗽，症见发热恶寒、鼻流清涕、咳嗽痰白等不适用。

洁白丸
（胶囊）

【方剂组成】诃子、寒水石、翼首草、藏红花、肉豆蔻、草豆蔻、草果仁、沉香、丁香、五灵脂膏、石榴子、木瓜、土木香、石灰华等。

【功能】健脾和胃，止痛止呕，分清泌浊。

【主治】胃脘疼痛，胸腹胀满，消化不良，呕逆泄泻，小便不利。

【剂型规格】水蜜丸：每4丸重0.8g。胶囊剂：每粒0.4g。

【用法用量】丸剂：嚼碎吞服，一次1丸，一日2~3次。胶囊剂：口服，一次2粒，一日2~3次。

【组方简介】藏族验方。药理研究表明，本品有解痉、止痛、止泻作用，能保护胃黏膜屏障，提高细胞免疫功能。

【临床应用】用于急、慢性胃肠炎，胃及十二指肠溃疡等症；亦能解酒毒。

疗癣卡西甫丸

【方剂组成】黄连、欧菝葜根、芝麻（白）、菝葜。

【功能】燥湿止痒，清除碱性异常黏液质。

【主治】皮肤瘙痒证。

【剂型规格】丸剂，每丸重0.27g。

【用法用量】口服。一次21丸，一日2次。

【组方简介】维吾尔族医学认为：人体有四种体液，尤其是黏液质在肝脏形成后，会发生异常，产生毒素（碱性异常黏液质），形成非自然黑胆质，后者经过循环在人体皮肤某处堆积，影响皮肤的营养吸收，皮肤再生收到真菌的侵袭，导致多种皮肤病。中医理论认为：牛皮癣等皮肤病病机多为内有血虚燥热，外受风湿诸邪，气滞血瘀，血行不畅，皮肤失养所致。治则应以祛除风热湿邪，清热解毒凉血，祛瘀活血为主。本方中欧菝葜根具有清除体内黑胆质，维持体液平衡，清热利湿，散气消肿及抗真菌的作用；菝葜具有祛风利湿，解毒消痛，开窍通经的作用；黄连具有清热燥湿，泻火解毒，开窍通经的作用；芝麻具有抗菌与促进炎症恢复的作用。诸药合用，可有效祛除风湿热邪、纠正气滞血瘀、有效改善微循环，能快速清除体内异常黑胆质及碱性异常黏液质，并有强力的抗真菌、抗细菌等作用，从而有效治疗牛皮癣、皮肤瘙痒、体癣及其他皮肤病。

【临床引用】皮肤瘙痒，体癣，牛皮癣等。

六味安消散

（胶囊）

【方剂组成】土木香、大黄、山奈、诃子、寒水石、碱花。

【功能】化积，消食，解痉，行血止痛。

【主治】食积不化，胃腹胀满，大便秘结，胎皮滞留，胃痉挛，痛经。

【剂型规格】散剂：每袋18g。胶囊剂：每粒0.5g。

【用法用量】散剂：口服，一次1.5~3g，一日2~3次。胶囊剂：口服，一次3~6粒，一日2~3次，或遵医嘱。

【组方简介】藏族验方。本方所含药物具有和胃健脾，导滞消积，行血止痛功效。

【临床应用】本品用于治疗功能性消化不良，肠易激综合征，习惯性便秘，急、慢性胃炎，反流性食道炎，胃及十二指肠溃疡，痛经。孕妇忌服。

六味能消胶囊

（丸）

【方剂组成】藏木香、干姜、大黄、诃子、寒水石、碱花等。

【功能】宽中理气，润肠通便，降低血脂。

【主治】胃痛，便秘，高脂血症等。

【剂型规格】胶囊剂：每粒0.3g，0.45g。丸剂：每10丸重6g。

【用法用量】胶囊剂：口服，便秘、胃脘胀痛者，一次2粒；高脂血症，一次1粒。一日3次，老人及儿童遵医嘱。丸剂：口服，一次2~2.5g，一日2次。

【组方简介】藏族验方。药理研究表明，本品能明显促进肠肌蠕动，增强大肠运动，并有抗炎和降血脂作用。

【临床应用】胶囊剂用于胃脘胀痛，厌食，纳差，各种便秘，高脂血症，肥胖症。丸剂适用于食物中毒，积食不化，胃痛，胸腹肿胀，大便干燥，难产，胞衣难下。妊娠及哺乳期妇女忌用。

诺迪康胶囊

【方剂组成】红景天等。

【功能】益气活血，通脉止痛。

【主治】冠心病，心绞痛，神经衰弱等。

【剂型规格】胶囊剂：每粒280mg。

【用法用量】口服，一次1~2粒，一日3次，一个月为1个疗程，或遵医嘱。儿童酌减。

【组方简介】藏族验方。红景天为主要成分，是传统名贵藏药，能提高红细胞携氧能力，增加血液中单核细胞和血管内膜巨噬细胞的流动性，减少胆固醇在血管内壁沉积，促进内皮舒张因子释放，阻止血小板聚集，改善微循环。

【临床应用】用于治疗冠心病、高血压、脑血管疾病，以及更年期综合征、神经衰弱等病引起的心痛、胸闷、心悸、气短、失眠、健忘、头痛、眩晕、神疲乏力及高原反应等症，亦可作为各种癌症的辅助用药。

前列倍喜胶囊

【方剂组成】猪鬃草、蝼蛄（制）、皂角刺、王不留行（制）、刺猬皮（制）。

【功能】苗医：旭嘎帜洼内，维象样丢象；中医：清利湿热，活血化瘀，利尿通淋。

【主治】苗医：久溜阿洼，休洼凯纳；中医：下焦湿热瘀阻证。症见小便不利，淋漓涩痛等。

【剂型规格】胶囊剂，每粒装0.4g。

【用法用量】饭前服，一次6粒，一日3次，20天为1个疗程。

【组方简介】本品以苗族百年验方为基础研制而成。方中猪鬃草性冷，味淡，入热经，具清热解毒、利水消肿为主药。蝼蛄性冷，味咸，入热经，具利尿、解毒功能；皂刺味苦，入热经，具消肿通血脉；刺猬皮性冷，味苦，入热经，具祛瘀止痛；王不留行性冷，味苦，入热经，具活血通经消肿、利尿通淋，共为辅药。诸药合用，能清利湿热、活血化瘀、通窍利尿。刺猬皮、皂刺对前列腺包膜有很强的穿透作用，而猪鬃草、蝼蛄有很好的抑菌、排毒、通淋、软坚散结之功能。

【临床应用】用于湿热瘀阻所致的小便不利，淋漓涩痛，以及前列腺炎、前列腺增生见上述证候者。孕妇忌服。极少数患者在服药期间偶有尿道灼热感，属正常现象；服药期间，忌酒及辛辣刺激食物；过敏体质者慎服。

青鹏软膏

【方剂组成】铁锤棒、人工麝香、棘豆、亚大黄、诃子（去核）、毛诃子、余甘子、安息香、宽筋藤。

【功能】抗菌消炎、消肿止痛、止痒生肌。

【主治】痛风、湿痹、冈巴、黄水病等引起的肿痛发烧，疱疹、瘟疠发烧等。

【剂型规格】软膏剂，每支装20g。

【用法用量】外用。取本品适量涂于患处，一日2次。

【组方简介】本品为藏药经典名方。方中铁棒锤活血祛瘀，祛风除湿，消肿止痛；人工麝香芳香开窍，通经络，消肿止痛；棘豆止血，利尿，解毒疗疮；诃子（去核）、毛诃子涩肠止泻，敛肺止咳，利咽开音；余甘子清热凉血，消食健胃，生津止咳；安息香开窍清神，行气活血，止痛；宽筋藤祛风止痛，舒筋活络。

【临床应用】骨伤科：风湿类风湿性关节炎、急慢性软组织挫伤、扭伤、肩周炎、颈椎炎、胸椎炎、腰肌劳损、骨质增生、骨折引起的肿胀疼痛等。外科：①各种烧伤、烫伤等；②术后伤口、激光创面、医学美容后创面、外伤等；③各种类型的瘘管、唇裂、脸裂、手裂、脚裂和冻疮等。皮肤科：疱疹、湿疹、银屑病、皮肤瘙痒等。内科：痛风、神经性偏头痛、坐骨神经痛等。破损皮肤禁用；孕妇禁用。

驱白巴布期片

【方剂组成】补骨脂、驱虫斑鸠菊、高良姜、盒果藤、白花丹。

【功能】通脉，理血。

【主治】白热斯（白癜风）。

【剂型规格】片剂，每片重0.51g。

【用法用量】口服，一次3~5片，一日3次。

【组方简介】 本品为维药的独特配方，能提高免疫缺陷，整体调节人体物质与体液平衡，促进新陈代谢，改善微循环，溶解皮角质，降低游离脂肪酸，阻断病毒 DNA 的螺旋酶合成，切断病毒的生物链，让病毒无法复制生长，直接激活酪氨酸酶，调节萎缩失去活性的黑色素细胞，促进其修复和再生，使肌肤颜色恢复正常。方中驱虫斑鸠菊，有散寒止痛、化瘀消肿、杀虫祛斑的功效。可改善病灶部位皮肤的微循环，使气滞血瘀、经络阻滞及肌肤失养状态恢复正常，从而促进黑色素生成。补骨脂具补肾助阳、纳气止泻的作用，对多种细菌具有抑制和杀灭作用，其主要成分补骨脂素和异补骨脂素能促进皮肤黑色素的形成，并使之沉积于皮肤下。高良姜具温中散寒，祛风，行气止痛的功效。盒果藤具燥湿作用，能排除体内寒湿性物质。白花丹具消炎作用。以上诸药合用，对治疗白癜风起协同作用。研究证实：驱虫斑鸠菊含斑鸠、菊酸、斑鸠菊苦素、斑鸠菊酯醇，同时含有大量的钾、钠、镁、磷及稀有元素锂、铜、铯等，能有效地激活酪氨酸酶的活性，增加皮肤的光敏作用，改善病灶部位皮肤的微循环环境，调节免疫及补充微量元素的功能；补骨脂中含有补骨脂素，有使色素新生的作用。

【临床应用】 白癜风。用药期间勿饮酒及吸烟，禁食刺激性食物。

如意珍宝丸

【方剂组成】 珍珠母、沉香、石灰华、金礞石、红花、螃蟹、丁香、毛诃子（去核）、肉豆蔻、豆蔻、余甘子、草果、香旱芹、檀香、黑种草子、降香、荜茇、诃子、高良姜、甘草膏、肉桂、乳香、木香、决明子、水牛角、黄葵子、短穗兔耳草、藏木香、人工麝香、牛黄。

【功能】 清热，醒脑开窍，舒筋通络，干黄水。

【主治】 瘟热，陈旧热症，白脉病，四肢麻木，瘫痪，口眼歪斜，神志不清，痹症，痛风，肢体强直，关节不利。对白脉病有良效。

【剂型规格】 水丸，每粒装 0.5g。

【用法用量】 口服。一次 4~5 丸，一日 2 次。

【组方简介】 公元 13 世纪，记载于藏医药学家仁青坚赞所著的《秘诀珍珠串》一书中，是治疗"白脉病"有显著疗效的藏药经典良方。通过改善循环，疏通连接神经和肌肉的通道，刺激、恢复神经和肌肉导体蛋白质传导功能，从而达到治疗肌肉萎缩、重症肌无力、肌营养不良、脊髓空洞症、运动神经元病等症的目的。

【临床应用】 脑卒中、痛风、三叉神经痛、坐骨神经痛、多发性神经炎、小儿麻痹后遗症、关节炎、腰扭闪挫等神经经络病症。忌酸、冷、酒。

仁青芒觉

【方剂组成】 毛诃子、蒲桃、西红花、牛黄、麝香、朱砂等。

【功能】 清热解毒，益肝养胃，愈疮明目醒神，滋补强身。

【主治】 自然毒、配制毒等各种中毒症，以及培根、木布等疾病，急慢性胃溃疡，腹水，麻风病等。

【剂型规格】 丸剂：每丸 1~1.5g。

【用法用量】 口服，一次 1 丸，每隔 7 日 1 丸，黎明时间开水泡服，服药前一夜服少量花椒水。

【组方简介】 本品系藏族验方。具有解毒消炎，去腐生肌，利尿消肿，滋补强身，脱敏等作用。

【临床应用】 本品对食物中毒、农药中毒、一氧化碳中毒等各类中毒，接触性、过敏性皮炎，无名毒疮，梅毒，淋病，湿疹均有解毒消炎脱敏作用；对萎缩性胃炎、胆囊炎、上消化道溃疡、肝性浮肿等具有显著疗效。无病服用可调节生理机能，增强免疫力，抗衰老。忌酸腐、生冷、刺激性食物。

十味龙胆花颗粒

【方剂组成】龙胆花、烈香杜鹃、小檗皮、鸡蛋参、甘草、矮紫堇、川贝母、螃蟹甲、藏木香、马尿泡等。

【功能】清热化痰，止咳平喘。

【主治】上呼吸道感染，支气管炎，哮喘等。

【剂型规格】颗粒剂：每袋3g。

【用法用量】开水冲服，一次3g，一日3次。

【组方简介】藏族验方。药理试验表明，本品能增加呼吸道分泌，稀释痰液，增强呼吸道黏膜上皮细胞纤毛运动；具有良好的镇咳、平喘、抗菌、消炎、解热和消肿作用；能增强非特异性免疫功能，抑制迟发型过敏反应。

【临床应用】本品适用于痰热壅肺所致的咳嗽，喘鸣，痰黄或兼发热，流涕，咽痛，口渴，尿黄，便干等症。急性气管炎，慢性支气管炎急性发作见以上症状者可用本药。本品由掌握民族医药知识的医师开具处方。孕妇慎用。

十味蒂达胶囊

【方剂组成】印度獐芽菜、金腰草、熊胆等。或蒂达、洪连、榜嘎、波棱瓜子、角茴香、苦荬菜、金腰草、熊胆、小檗皮等。

【功能】清热解毒，疏肝利胆，退黄，溶石。

【主治】急慢性肝炎，胆囊炎，胆石症。

【剂型规格】胶囊剂：每粒0.45g。

【用法用量】一次2粒，一日3次，温开水送服。

【组方简介】本品系藏族验方。藏药学经典著作《晶珠本草》记载：蒂达清肝之热，治肝胆之热证。现代研究表明，蒂达中含芒果苷、齐墩果酸、苦龙苷等多种有效成分，可直接抑制肝炎病毒，提高体内干扰素水平，促进肝细胞再生，

修复肝脏纤维化，清除肝组织内脂肪沉积，利胆利尿通便，对实验性肝损伤有保护作用，对抗乙肝病毒表面抗原有良效。

【临床应用】用于急慢性肝炎，乙肝病毒表面抗原阳转阴，急慢性胆囊炎，胆石症。极少数病例在长期服用时有轻度腹泻，停药即止。

苏孜阿普片

【方剂组成】芸香草、紫草、苦艾。

【功能】活血化瘀，理气，开窍，增加皮肤色素。

【主治】瘀血阻滞心、肝所致病证，如动脉硬化、冠心病、白热斯、水肿、胃病等。

【剂型规格】每基片重0.3g。

【用法用量】口服。一次4~6片，一日3次。

【组方简介】本品能从患者脏腑功能入手，从中医的角度祛风除湿、益气养血、滋养肝肾、活血理气，恢复患者自身正气，预防和控制白癜风的复发。方中芸香草解表，利湿，止咳平喘；紫草凉血，活血，解毒透疹；苦艾清热燥湿，健胃消食。药理研究表明：本品能刺激黑色素细胞的增殖和移行，当黑色素细胞吸收"黑色素细胞激活素"能量后，还可刺激酪氨酸酶的活性，加速酪氨酸的氧化和聚合，从而使黑色素细胞胞体变大。细胞树突增多，胞内色素颗粒增多，促使黑色素合成增加；亦可增强黑素细胞对紫外线的敏感性。短时间内会恢复皮肤色泽治疗白癜风。

【临床应用】白癜风、肝病、冠心病、动脉粥样硬化等。服药期间忌食鱼、虾、酒、绿豆、西红柿等食物，以免影响疗效。服药期间患处宜常晒太阳或照黑光灯，保持患处皮肤呈粉红色。

西帕依固龈液

【方剂组成】没食子等维吾尔药提取物。

【功能】健齿固龈，清血止痛。

【主治】牙周疾病。

【剂型规格】漱口液：每瓶30mL，100mL。

【用法用量】漱口，一次约5mL，一日3次。

【组方简介】本品系维吾尔族验方。药理研究表明，本品能杀灭金黄色葡萄球菌、肺炎双球菌、β溶血性链球菌等口咽部常见致病菌，显著抑制急、慢性炎症，提高非特异性免疫功能，并有较强的解热、镇痛作用。

【临床应用】用于牙周疾病引起的牙齿酸软，咀嚼无力，松动移位，牙龈出血及口舌生疮，咽喉肿痛，口臭。

消痛贴膏

【方剂组成】独一味、棘豆、姜黄、花椒、水牛角、水柏枝。

【功能】活血化瘀，消肿止痛。

【主治】急慢性扭挫伤，跌打瘀痛，骨质增生，风湿及类风湿疼痛，落枕，肩周炎，腰肌劳损，陈旧性伤痛等。

【剂型规格】贴膏：每帖90mm×120mm（含生药1.2g）。

【用法用量】清洁患部皮肤，将药贴的塑料薄膜揭除，将小管内稀释剂均匀涂在中间药垫表面，敷于患处或穴位，轻压周边胶布贴实，每贴敷8小时。急性期1帖一疗程，慢性期5帖一疗程。

【组方简介】本品为藏药，采用西藏高原特有的天然药物，经特殊低温真空脱水工艺精制而成。含有散瘀痛，强筋骨，祛痹痛等药物活性成分。

【临床应用】本品治疗急性扭挫伤、跌打损伤24小时内即有显效，慢性疾患24小时内可缓解症状。孕妇慎服。开放性创伤忌用。

血尿安胶囊

【方剂组成】肾茶、小蓟、白茅根、黄柏。

【功能】傣医：退埋通喃罕勒；中医：清热利湿，凉血止血。

【主治】傣医：兵拢牛贺占波，拢泵；中医：下焦湿热证。症见尿血、尿频、尿急等。

【剂型规格】胶囊剂，每粒装0.35g。

【用法用量】口服。一次4粒，一日3次。

【组方简介】本品为傣族宫廷秘方。方中肾茶清热去湿，排石利水；黄柏清热利湿，凉血解毒，退虚热；小蓟凉血止血，解毒消痈；白茅根凉血止血，清热生津，利尿通淋。诸药合用，共达清利湿热、凉血止血之功。

【临床应用】用于急慢性肾小球肾炎、肾盂肾炎、尿路感染、紫癜性肾炎、隐匿性肾炎、免疫球蛋白A（IgA）肾病等疾病所致血尿，症见小便黄赤灼热、尿路刺痛、舌红、脉数等诸症状者；血尿、尿频、尿急、尿痛，泌尿系统感染伴上述症状者。孕妇慎服；服药期间，慎用辛辣香燥食物。

益心巴迪吉布亚颗粒

【方剂组成】香青兰。

【功能】补益心脑，利尿，止喘。

【主治】神疲失眠，心烦气喘，神经衰弱。

【剂型规格】颗粒剂，每袋装3.6g。

【用法用量】开水冲服。一次3.6g，一日3次。

【组方简介】①抗心肌缺血作用：香青兰全草水提取物腹腔注射，显著延长小鼠常压缺氧下的存活时间；显著对抗异丙肾上腺素所致小鼠心肌氧耗增加作用，提高其耐缺氧能力；明显对抗垂体后叶素所致家兔急性心肌缺血ST－T变化，并使正常小鼠心率明显减慢，P－R间期延长。②抗冠心病作用：冠心病患者服用香青兰生药每天20g，水煎服，每日2次，两星期为1疗程，发现患者有服药后血浆中脂质过氧化物，血栓烷B2（TXB2）、TXB2/6－酮－前列腺素F1α比值明显降低；超氧化物歧化酶、6－酮－前列腺素F1α明显升高。血小板中脂质过氧化物降低，超氧化物歧化酶升高。

【临床应用】①提高睡眠质量，有效缓解头痛、心悸、烦躁、易怒、忧郁等症状，精神状态明显改善，增进食欲；②清除血液毒素，改善脑循环供血不足，增加血氧供应量，营养脑神经，改善神经功能缺损；③缓解冠心病患者心绞痛症状，不降低正常血压，对高血压并冠心病患者疗效较好；④化痰、止咳、平喘。

益心康泰胶囊

【方剂组成】黄芪、唐古特大黄、锁阳、多腺悬钩子、唐古特铁线莲、甘草。

【功能】藏医：养阴补血，化瘀通脉，清腑降浊；中医：益气行滞，化瘀通脉，通腑降浊。

【主治】藏医：查隆紊乱所致胸痹心痛，心悸气短，倦怠乏力，大便秘结；中医：气虚血瘀所滞致胸痹心痛，心悸气短，倦怠乏力，大便秘结。

【剂型规格】胶囊剂，每粒装 0.5g。

【用法用量】口服。一次 2 粒，一日 3 次。疗程 1~2 月，必要时可服 2~3 个疗程。

【组方简介】药理学研究表明：大黄和大黄多糖对脾淋巴细胞内游离钙浓度有双向调节作用，提示增强机体免疫力，黄芪具有清除氧自由基和促进机体细胞增生作用。本品具有升高机体防御酶，抵制脂质过氧化反应；降低血液浓度，改善微循环，增强红细胞变形的能力。

【临床应用】冠心病、心绞痛、高脂血症。孕妇忌服。

扎冲十三味丸

【方剂组成】制草乌、诃子、石菖蒲、木香、麝香、制珍珠、制珊瑚、丁香、肉豆蔻、沉香、禹粮土、制磁石、甘草。

【功能】祛风通窍，舒筋活血，镇静安神，除湿。

【主治】半身不遂，口眼歪斜，语言不清，四肢麻木，腰腿不利，神经麻痹，筋骨疼痛，风湿，关节疼痛等症。

【剂型规格】水丸，每 10 粒重 1g。

【用法用量】口服，一次 10~20 粒，一日 1 次，晚间临睡前服。

【组方简介】本品系蒙古族验方。药理作用显示，本方具有改善血液流变性、改善微循环、降低血脂，以及对抗急性心肌缺血和心律失常、减慢心率、提高耐缺氧能力等功效。

【临床应用】据临床观察，应用本方治疗脑血管意外、颈椎病、腰椎病、坐骨神经痛、急性关节炎等可获显效，或缓解症状。孕妇忌服。年老体弱者慎用。

祖卡木颗粒

【方剂组成】山奈、睡莲花、破布木果、薄荷、大枣、洋甘菊、甘草、蜀葵子、大黄、罂粟壳。

【功能】调节异常气质，清热解毒，发汗解表，通窍。

【主治】外感风寒表证，症见发热、咽痛、流涕等。

【剂型规格】颗粒剂，每袋装 12g。

【用法用量】口服。一次 1 袋，一日 3 次。

【组方简介】本品为维药经典方。方中山奈温中化湿，行气止痛；睡莲花清热解暑，清脑安神，清热补心，消炎止咳，润喉解渴；破布木果生湿生热，润肺润喉，止咳化痰，清音止渴，通便利尿；薄荷疏散风热，清利头目、利咽喉；大枣补中益气，养血安神；洋甘菊止痛，抗过敏，抗菌，抗炎，退热；蜀葵子利水通淋，滑肠；大黄泻下攻积，清热泻火，解毒止血，活血祛瘀；罂粟壳止咳；甘草止咳，调和诸药。诸药何用，共达清热解毒、发汗解表功效。

【临床应用】感冒发热，无汗，干咳有痰或无痰，咽喉肿痛，鼻塞流涕等感冒症状。运动员慎用。

下　篇
化学药（含生物药、植物药）

第一章　抗微生物药

一、抗生素类抗感染药

1. 青霉素类

（1）窄谱青霉素

青霉素（钠盐、钾盐）
Benzylpenicillin
（Sodium、Potassium）

【别名】青霉素 G，盘尼西林，配尼西林，青霉素钠，青霉素钾。

【药理作用】青霉素可与细菌细胞膜上的结合蛋白（PBPs）结合，对细菌细胞壁合成早期阶段产生抑制，故表现为抑制繁殖期细菌细胞壁合成，为快速杀菌药。临床主要用于各种球菌如金黄色葡萄球菌、链球菌、肺炎球菌、淋球菌、脑膜炎球菌，某些革兰阳性菌、革兰阴性菌，包括杆菌如白喉杆菌、破伤风杆菌，以及螺旋体放线菌感染等。

【体内过程】口服吸收差，肌注和静脉给药后吸收良好。吸收后广泛分布于各组织、体液中，易透入有炎症的组织，可透过胎盘并进入乳汁。健康成年人主要通过肾小管排泄，半衰期约为 0.5 小时。肾功能减退的半衰期相应延长。

【适应证】敏感菌所致菌血症及败血症、咽炎、猩红热、肺炎、脑膜炎、炭疽、破伤风、梅毒、钩端螺旋体病、白喉、回归热、淋病等。此外，本药也用于风湿性或先天性心脏病患者进行口腔、牙科等手术，并可利用本品预防感染性心内膜炎的发生。

【剂量与用法】肌注：成人每日 80 万 ~ 200 万单位，分 3 ~ 4 次给药。小儿则按每日每公斤体重 2.5 万单位，每 12 小时给药 1 次。

静滴（宜用钠盐）：每日 200 万 ~ 1000 万单位。儿童用量为每日每公斤体重 2.5 万 ~ 5 万单位，分 2 ~ 4 次肌注或静滴。

鞘内注射：主要用于脑膜炎，每次 1 万 ~ 2 万单位（不能超过 2 万单位），以生理盐水溶解成每毫升 1000 ~ 2000 单位的溶液，注入量不可超过放出的脑脊液量。

胸腔注射：每次 10 万 ~ 20 万单位，每日 1 次，用生理盐水溶解成每毫升 2000 ~ 5000 单位的溶液。

【不良反应】主要是过敏反应。但随着临床用量日益增大，其毒性反应也日益增多。其钾、钠盐大剂量静脉给药可发生高钾、高钠血症。如每日用量过大，尤其在老年或肾功能损害患者，进入中枢神经系统的药物亦相应增多，可导致惊厥、昏迷、大小便失禁等中枢毒性及肾毒性反应。如静滴剂量达到每日 4000 万单位或肾功能损害患者给药量每日达 1000 万单位，持续数日后，部分患者可出现凝血时间明显延长，并导致出血，但停药后很快消失。

【注意事项】①用药前应询问过敏史，进行皮试，停用本品 3 ~ 7 天以上者均应做过敏试验。通常以 100 ~ 500U/mL 的溶液 0.1mL 做皮内试验。积极做好预防过敏性休克的一切抢救准备工作。阳性反应者禁用。②患者有哮喘、湿疹、枯草热、荨麻疹等过敏疾病史及肾功能严重损害时慎用。③静滴宜用钠盐，如用钾盐，应注意钾的含量（100 万单位青霉素 G 钾含钾离子约 68mg）。滴速不宜过快。钾盐肌注疼痛，可用 0.25% 利多卡因溶液作溶媒。④本品水溶液不稳定，应临用时配制，且不宜与酸性药物配伍。本品可进入乳汁。

【药物相互作用】 ①本药不宜与酸性药物阿拉明、新福林、维生素 C、庆大霉素等药物配伍。②丙磺舒、阿司匹林、吲哚美辛、保泰松和磺胺药等可减少青霉素的肾小管分泌而延长本药的血浆半衰期。③与氯霉素、红霉素、四环素类、磺胺类等抑菌药同用，可干扰本药活性，使本药抗菌作用降低，故本药不宜与这些药物合用。

【制剂规格】 注射剂：青霉素钠 80 万单位；160 万单位。青霉素钾 40 万单位；80 万单位。

青霉素 V 钾
Penicillin V Potassium

【别名】 苯氧甲基青霉素钾，Compocillin - VK，V - cil K。

【药理作用】 本品抗菌谱与青霉素相似，主要对青霉素 G 敏感的革兰阳性菌所致感染有明显疗效，对耐药金黄色葡萄球菌比青霉素 G 作用强。

【体内过程】 本品特点是耐酸，口服吸收快而完全。饭后服药较空腹为佳。本药易透入有炎症的组织，可透过胎盘，在乳汁中也有一定含量。半衰期约为 1 小时。

【适应证】 适用于扁桃体炎、咽炎、猩红热、支气管炎、肺炎，以及疖、痈、蜂窝织炎、脓肿、齿槽脓肿等感染的治疗。

【剂量与用法】 口服：每次 500mg，每日 3 ~ 4 次；儿童每次按 2.36 ~ 9.78mg/kg，每 4 小时 1

次。根据病情可酌情增减。

【不良反应】 少数患者有轻度腹痛、恶心、呕吐或腹泻等，但一般不影响继续治疗。偶见口腔炎、荨麻疹、皮疹等。

【注意事项】 注意交叉过敏。本品可透过胎盘并进入母乳。

【药物相互作用】 ①丙磺舒、阿司匹林、吲哚美辛和磺胺药等减少本药的肾小管分泌，延长半衰期。②与甲氨蝶呤合用，降低后者的肾脏清除率，升高血药浓度，增加其毒性。③与氯霉素、红霉素、四环素类、磺胺类等抑菌药合用，可干扰本药的杀菌活性，降低抗菌作用。

【制剂规格】 片（胶囊）剂：250mg（40 万单位）。颗粒剂（口服干糖浆）：每袋 250mg（40 万单位）。

（2）耐青霉素酶及耐酸青霉素

苯唑西林钠
Oxacillin Sodium

【别名】 苯甲异噁唑青霉素钠，新青霉素 II，Bactocil。

【药理作用】 本品为耐酸并耐青霉素酶的新型半合成青霉素。对肺炎球菌、链球菌、金黄色葡萄球菌的抗菌作用不及青霉素 G，但比甲氧苯青霉素有效。对耐药金黄色葡萄球菌、链球菌和肺炎球菌的作用也不及其他异噁唑类青霉素。

【体内过程】 本品对酸稳定，既可口服，又可注射。口服后有 30% 左右在肠道吸收。口服 1g 时，在 0.5 ~ 1 小时达血药浓度峰值。肌注 0.5g 时，在 0.5 小时达血药浓度峰值。静脉给药（3 小时内），平均血药浓度为 9.7μg/mL。约 49% 药物经肝脏代谢，随尿液排出体外。健康人半衰期为 0.4 ~ 0.7 小时。

【适应证】 用于对青霉素 G 产生耐药性，或经一般抗生素治疗无效的中、重度耐药性金黄色葡萄球菌所致感染，或乙型溶血性链球菌合并肺炎球菌、葡萄球菌混合感染，如败血症、骨髓炎、化脓性脑膜炎、脓皮病、蜂窝织炎、扁桃体炎、肺炎，以及作为心脏手术的预防用药等。与庆大霉素合用时，对肠球菌引起的感染有协同作用。

【剂量与用法】口服：成人每次 0.5 ~ 1.0g，每 4 ~ 6 小时 1 次。饭前 1 小时或饭后 2 小时服用。儿童可按体重 50 ~ 100mg/kg，分次给予（每 4 ~ 6 小时 1 次）。轻症病例的剂量可减半，疗程 7 ~ 10 天。

注射给药：成人每日 4.0 ~ 6.0g，儿童按体重 50 ~ 100mg/kg，分 4 次肌注。静滴分 2 次滴入，重症患者还可酌情增加。

【不良反应】①口服后可见恶心、呕吐、腹泻、食欲减退等胃肠道反应；少数患儿长期服药后，可出现血尿、蛋白尿等急性间质性肾炎症状，停药后消失。②静脉给药时，偶见中性粒细胞减少，还可引起静脉炎。

【注意事项】本品与青霉素 G 有交叉过敏反应，故青霉素过敏者禁用；用药前（包括口服给药）均需做青霉素 G 皮试；静滴浓度不可过高，滴速宜缓慢，口服时间也不宜超过 10 天。

【药物相互作用】①与丙磺舒合用，可使血药浓度增高。②与庆大霉素合用，对肠球菌引起的感染有协同作用。

【制剂规格】注射剂：0.5g；1.0g。片（胶囊）剂：0.25g。

氯唑西林钠
Cloxacillin Sodium

【别名】氯唑青霉素，氯唑青，氯苯西林，邻氯青霉素。

【药理作用】本品为耐青霉素酶并耐酸、可供口服及注射的半合成青霉素。抗菌谱和药理学性质与苯唑青霉素相似。体外抗菌活性比甲氧苯青霉素高 8 倍。本品对金黄色葡萄球菌、链球菌及肺炎球菌有高效，且具杀菌作用。

【体内过程】优点是口服或肌注吸收好，血浓度较高。

【适应证】临床主要用于耐药金黄色葡萄球菌所致感染，如疖、痈、皮肤软组织感染、创伤感染、烧伤感染、肺炎、脓肿、败血症、尿路感染、骨髓炎、心内膜炎、脑膜炎、肠道感染及中耳炎等。

【剂量与用法】口服：轻者，每次 250 ~ 500mg，每日 4 次。儿童按体重 0.05 ~ 0.1g/kg，分 3 ~ 4 次给予。饭前 1 小时或饭后 2 小时服用。

肌注、静注或静滴：重者，或伴有败血症的患者，成人每次 0.5 ~ 1.0g，每日 4 ~ 6 次，连用 4 ~ 6 天。儿童剂量同口服。

外用：可配成 0.2% ~ 1% 溶液（用时配制），用于创面换药及滴耳等。

【不良反应】偶有恶心、呕吐、腹胀、食欲不振、腹泻等消化道症状；也可出现头昏、嗜睡、皮疹、荨麻疹、二重感染、注射区疼痛等症状。大剂量静注可引起神经毒性反应，尤多见于婴儿、老人及肾功能减退者。

【注意事项】注意交叉过敏。用前包括口服给药均需做皮试，青霉素 G 过敏者禁用。静滴浓度不可过高，滴速宜缓慢，口服时间也不宜超过 10 天。

【药物相互作用】①本品与丙磺舒合用，可使血药浓度增高。②如与庆大霉素、卡那霉素混合肌注，或与维生素 C 配伍静注，易降低疗效，或产生沉淀反应。③本品不宜与氯丙嗪、四环素在含有生理盐水的输液管中混合，否则易出现浑浊。④乙酰水杨酸和多数磺胺类药物可阻止本品与血浆蛋白结合，从而使游离型药物增加，合用时宜减量。

【制剂规格】注射剂：0.5g。颗粒剂：50mg；125mg；250mg。胶囊剂：125mg；250mg；500mg。

（3）广谱青霉素及含酶抑制剂的复方制剂

阿莫西林
Amoxicillin

【别名】阿莫仙，羟氨苄青霉素，Amoxil，Clamoxil。

【药理作用】羟氨苄青霉素为第三代半合成青霉素，能抑制菌体细胞壁的合成，使之破裂死亡，对许多革兰阳性菌和阴性菌具有较强的抗菌活性。但对产生青霉素酶的葡萄球菌和产生 β-内酰胺酶的阴性杆菌无效。

【体内过程】本品在胃酸中相对稳定，故可口服，且吸收迅速，受食物影响小，有 75% ~ 90% 可自胃肠吸收。

本品与血清蛋白结合率低，83% 为不结合的活性抗生素，与氨苄青霉素相比可更好地渗入唾液、支气管分泌物、中耳、扁桃体、生殖腺中，并将其迅速分布到肾、肺、肝等重要器官。本品的组织浓度比服用相同剂量氨苄青霉素的浓度明显高约二倍，且作用持久。同时也降低了疾病复发的危险。本品可透过胎盘，通过肾小球过滤和肾小管分泌以增加尿中抗生素浓度，8 小时尿中排泄达 50% ~ 70%。

【适应证】呼吸系统：上呼吸道感染，急性及慢性支气管炎、支气管肺炎及大叶性肺炎。

耳鼻喉科：中耳炎、鼻窦炎。

泌尿系统：膀胱炎、肾炎、尿道感染、淋病。

消化系统：幽门螺杆菌感染、胆囊炎。

皮肤及软组织：丹毒、脓肿、溃疡。

其他：伤寒、牙槽脓肿、心内膜炎、脑膜炎。

【剂量与用法】口服：成人每次 0.5 ~ 1g，每日 3 ~ 4 次；小儿每日按体重 60 ~ 100mg/kg，分 3 ~ 4 次服用。

【不良反应】偶有皮疹，嗜酸性粒细胞增高，胃肠道不适。

【注意事项】注意交叉过敏，对一种青霉素过敏者，可能对其他青霉胺或头孢也过敏。

【药物相互作用】①丙磺舒、阿司匹林、吲哚美辛、磺胺药可减少本药的排泄，半衰期延长。②与克拉维酸合用，可增强本药的抗菌作用。③本药可降低甲氨蝶呤的肾清除率，增加其毒性。④本药可降低口服避孕药的疗效。

【制剂规格】片（胶囊）剂：250mg。颗粒剂（口服混悬剂）：每袋 250mg。

氨苄西林钠
Ampicillin Sodium

【别名】氨苄青霉素，氨苄青，Amblosin，Amcill。

【药理作用】本品为半合成的青霉素，作用机制与青霉素相同，其特点是对青霉素酶不稳定，但抗菌谱极广，对革兰阳性菌和阴性菌均有抗菌作用。其游离酸含 3 分子结晶水，供口服用；其钠盐供注射用。

本品对革兰阳性菌的作用与青霉素近似，对草绿色链球菌和肠球菌的作用较优，对其他菌的作用则较差。对耐青霉素的金黄色葡萄球菌无效。淋球菌、脑膜炎球菌、流感杆菌、百日咳杆菌、大肠杆菌、伤寒副伤寒杆菌、痢疾杆菌、奇异变形杆菌、布氏杆菌等革兰阴性菌对本品敏感，但易产生耐药性。肺炎杆菌、吲哚阳性变形杆菌、绿脓杆菌对本品不敏感。

本品对伤寒的疗效不及氯霉素，属二线药物，但无骨髓抑制，故仅用于白细胞减少者。本品与其他半合成青霉素、卡那霉素、庆大霉素、氯霉素等合用时，可获得协同作用。

【体内过程】本品吸收后，在体内分布广泛，在胸腹水、关节腔积液、房水、乳汁中有较高的药物浓度。健康人空腹口服 0.5 ~ 1g 时，其 2 小时后的血药浓度达峰值。肌注 0.5g 时，其 0.5 ~ 1

小时的血药浓度达峰值。静注 0.5g 时，其 15 分钟、4 小时后的血药浓度分别为 17μg/mL 和 0.6μg/mL。健康人半衰期为 1.5 小时。12% ~ 50% 药物经肝脏代谢，部分经肾排泄。

【适应证】本品主要用于敏感菌所致的泌尿道感染、呼吸道感染、胃肠道感染、软组织感染、脑膜炎、败血症及心内膜炎等。

【剂量与用法】肌注：每次 0.5 ~ 1.0g，每日 4 次。

静滴：每次 1.0 ~ 2.0g，必要时可用至 3g，溶于 100mL 的 0.9% 氯化钠注射液中，滴注 0.5 ~ 1 小时，每日 2 ~ 4 次，必要时每 4 小时 1 次。儿童用量：按体重 100 ~ 150mg/kg，分次给予。口服，成人每次 0.25 ~ 0.75g，每日 4 次；儿童每日按体重 20mg/kg，每日 2 ~ 4 次。

【不良反应】本品可致过敏性休克。皮疹发生率较其他青霉素为高，可达 10% 或更多。有时也发生药物性发热。

【注意事项】①应用本药前，需详细询问药物过敏史，并进行青霉素皮试，对青霉素过敏者禁用。②本品针剂溶解后应立即使用，溶解放置后则致敏物质可增多。③本品在葡萄糖液（呈弱酸性时）中分解较快，故宜用中性液体作溶剂。

【药物相互作用】①阿司匹林、吲哚美辛、磺胺药可减少本药的排泄，升高本药的血药浓度。②与红霉素、四环素类和磺胺药等抑菌药合用时，可影响本药的杀菌活性，故不宜合用。③本药可降低口服避孕药的药效。

【制剂规格】胶囊剂：0.25g；0.5g。注射剂：0.5g；1.0g。

哌拉西林钠
Piperacillin Sodium

【别名】氧哌嗪青霉素纳，Piperacil。

【药理作用】本品为半合成的氨脲苄类抗假单胞菌青霉素，属酰脲类青霉素，通过与细菌细胞 PBPs 结合，既可影响细菌分裂期隔断形成，又干扰细菌细胞壁合成，发挥抗菌作用。对革兰阳性菌的作用与氨苄青霉素相似，对肠球菌有较好的抗菌作用，对于某些拟杆菌和梭菌也有一定作用。对多种革兰阴性菌的作用超过羟苄青霉素或氨苄青霉素，肠杆菌、部分沙门杆菌、假单胞属、变形杆菌、枸橼酸杆菌等对本品敏感。

【体内过程】口服不吸收，需注射给药，半衰期为 0.6 ~ 1.2 小时。

【适应证】本品适用于绿脓杆菌、各型变形杆菌、肠杆菌属、流感杆菌、伤寒杆菌、淋球菌、粪链球菌，以及大肠杆菌、部分拟杆菌所致的感染（对中枢感染疗效不确切），如败血症、尿路感染、呼吸道感染、胆道感染、腹腔感染等。

【剂量与用法】尿路感染：每次 1.0g，每日 4 次，肌注或静注。其他部位感染：每日 4.0 ~ 12g，分 3 ~ 4 次静注或静滴。严重感染：每日 16 ~ 24g。

【不良反应】约 3% 的患者可出现腹泻、皮疹、荨麻疹、皮肤瘙痒，偶见过敏性休克。少见白细胞减少，偶有中性粒细胞减少和嗜酸性粒细胞增多。长期用药可发生念珠菌二重感染。

【注意事项】与青霉素同。

【药物相互作用】①丙磺舒可减少本药的肾小管排泄，升高本药的血药浓度。②与氨基糖苷类合用，对绿脓杆菌、沙雷菌、克雷白菌等葡萄球菌的敏感菌株有协同抗菌作用。③与阿司匹林、水杨酸制剂、肝素合用，可增加出血的危险性。

【制剂规格】注射剂：0.5g；1.0g。

哌拉西林舒巴坦
Piperacillin and Sulbactam

【别名】益坦。

【药理作用】本品为哌拉西林钠与舒巴坦钠按 4：1 组成的复方制剂。哌拉西林属青霉素类广谱抗生素,主要通过干扰细菌细胞壁的合成而起杀菌作用,临床上主要用于铜绿假单胞菌和各种革兰阴性杆菌所致的感染,但易被细菌产生的β-内酰胺酶水解而产生耐药性;舒巴坦除对奈瑟菌科和不动杆菌敏感外,对其他细菌无抗菌活性,但对由β-内酰胺类抗生素耐药菌株产生的多数重要的β-内酰胺酶具有不可逆性的抑制作用,由此可防止耐药菌对青霉素类和头孢菌素类抗生素的破坏,舒巴坦与青霉素类和头孢菌素类抗生素具有明显的协同作用。

【体内过程】本品经静脉给药后,可广泛分布于肺、胃肠道黏膜、胆囊、子宫、卵巢、输卵管、脑脊液、皮肤及其他组织和体液中。哌拉西林的半衰期为 0.88 ± 0.39 小时。舒巴坦的半衰期为 1.02 ± 0.15 小时。哌拉西林有 49% ~ 70% 于给药后 12 小时内以原形随尿排出。舒巴坦有 85% 于给药后 24 小时内随尿排出。

【适应证】适用于对哌拉西林耐药,而对本品敏感的产β-内酰胺酶致病菌引起的下列感染:① 呼吸系统感染,包括急性支气管炎、肺炎、慢性支气管炎急性发作、支气管扩张合并感染等;② 泌尿系统感染,包括单纯型泌尿系统感染和复杂型泌尿系统感染。

【剂量与用法】静脉滴注:每次 2.5 ~ 5.0g,每 12 小时 1 次。严重或难治性感染,每 8 小时 1 次,每日最大剂量为 20g。肾功能不全及 65 岁以上老年患者应酌情调整剂量。疗程为 7 ~ 14 天,或根据病情需要调整疗程。

静脉滴注:临用前先将本品用适量(一般至少 5mL)5% 葡萄糖注射液或 0.9% 氯化钠注射液溶解后,再用同一溶媒稀释至 500mL 以供静脉滴注,滴注时间一般为 60 ~ 120 分钟。

【不良反应】一般而言,患者对本品耐受性良好。仅少数患者可能发生:①胃肠道反应:腹泻、稀便,偶见恶心、呕吐、胃肠胀气,伪膜性肠炎罕见;②皮肤反应:皮疹、皮肤瘙痒;③过敏反应:用药前询问过敏史,做过敏试验;④局部反应:注射部位局部刺激反应、疼痛、静脉炎、血栓性静脉炎、水肿等;⑤实验室检查肝功能异常:谷丙转氨酶、谷草转氨酶、碱性磷酸酶一过性升高;⑥其他反应:头痛、头晕、烦躁、焦虑。

【注意事项】①本药可引起过敏反应。用药前需询问过敏史,并做皮试。对青霉素类、头孢菌素类或β-内酰胺酶抑制剂药物过敏或对上述药物有过敏史者禁用。②肾功能不全者慎用,用药期间应检测肾功能,如发现肾功能异常时,应及时调整治疗方案。③哌拉西林可能引起出血,有出血倾向者应检查凝血时间、血小板聚集时间和凝血酶原时间。④少量哌拉西林可自母乳中排泄,可使婴儿致敏,出现腹泻、念珠菌感染和皮疹,妊娠和哺乳期妇女慎用。

【药物相互作用】哌拉西林与肝素、口服抗凝剂和可能影响凝血系统、血小板功能的其他药物同时服用期间,可增加出血的危险。

【制剂规格】注射剂:1.25g(哌拉西林 1.0g、舒巴坦 0.25g);2.5g(哌拉西林 2.0g,舒巴坦 0.5g)。

阿洛西林钠

Azlocillin Sodium

【别名】苯咪唑青霉素,咪氨苄西林,Azlin,Securopen。

【药理作用】本品属氨脲苄类抗假单胞菌青霉素,对产生青霉素酶的葡萄球菌和产β-内酰胺酶的肠杆菌科细菌无效。其抗菌谱与哌拉西林相似,而抗菌活性,特别是抗绿脓杆菌的活性,对耐庆大霉素和羧苄青霉素的绿脓杆菌也有较好的作用。口服吸收差,需注射给药。

【体内过程】口服不吸收,需注射给药。静脉注射后,可广泛分布于骨骼、肺、前列腺组织、胎盘、羊水、脑脊液、泪液、尿液、胆汁、支气管分泌物、损伤部位组织、创面渗出物中。分布半衰期约 0.12 小时。60% ~ 70% 以原形药物随尿液排出。4%~5%药物由胆汁排泄。

【适应证】临床主要用于抗绿脓杆菌感染。

【剂量与用法】常用剂量，每次 2.0~5.0g，每8小时1次。肾肌酐清除率低于每分钟30mL的患者，每12小时给药1次。剂量减至2g或更低。以注射用水溶解成10%的溶液静注或以20~30分钟内静滴给药。儿童剂量，每次按每公斤体重75mg，每日2~4次。婴儿及新生儿：每次按每公斤体重100mg，每日2~4次。

【不良反应】少数患者可出现白细胞、血小板减少及凝血障碍。胃肠道可见恶心、呕吐、腹胀、腹泻等症。可出现皮疹、荨麻疹、瘙痒等症。

【注意事项】同青霉素。本品抗菌谱虽广，但耐药菌极为常见。应用本品前，须做药物敏感试验，过敏者禁用。

【药物相互作用】①丙磺舒、吲哚美辛、磺胺药可抑制本药的排泄，增加其毒性。②可升高环丙沙星、头孢噻肟的血药浓度。③氯霉素、红霉素、四环素类、磺胺类药可干扰本药的杀菌活性。④与华法林、肝素、阿司匹林合用，可增加出血的危险性。

【制剂规格】注射剂：1.0g；2.0g；3.0g；4.0g。

阿莫西林钠克拉维酸钾
Amoxicillin and Clavulanate Potassium

【别名】奥格门汀，安灭菌，安美汀。

【药理作用】本品中的克拉维酸为 β-内酰胺酶抑制剂，不仅对所有羟氨苄青霉素敏感（阿莫西林）的细菌有活性，对产 β-内酰胺酶对羟氨苄青霉素耐药的细菌也有抗菌作用，如葡萄球菌、流感杆菌、奈瑟菌、变形杆菌、伤寒杆菌、痢疾杆菌和脆弱拟杆菌等。

【体内过程】本品口服易吸收。空腹口服时，阿莫西林1.5小时血药浓度达峰值，克拉维酸钾1小时血药浓度达峰值。静脉给药时，即刻血药浓度达峰值。阿莫西林半衰期约为1.03小时，克拉维酸钾半衰期约为0.8小时。8小时尿中阿莫西林排出约60%，克拉维酸钾约为50%。

【适应证】本品适用于产 β-内酰胺酶对羟氨苄青霉素耐药的细菌感染，包括呼吸道、泌尿、生殖系统、皮肤软组织、骨和关节等感染。

【剂量与用法】口服：每次 375~750mg，每日3次，疗程视疾病而定，一般 7~14 日。儿童用量按体重 30mg/kg 计，每6小时1次。注射：用于严重感染，成人每8小时1.2g，静滴，每剂溶于50~100mL注射用生理盐水中，滴注30分钟。儿童按体重30mg/kg，每8小时1次。

【不良反应】有报告在1333例患者中，69例出现不良反应，发生率为5%，主要是消化道反应，如腹泻、恶心、呕吐和消化不良，还可出现皮疹等。其他可参见哌拉西林舒巴坦。

【注意事项】对青霉素过敏的患者禁用。

【药物相互作用】①丙磺舒可提高阿莫西林血药浓度，对克拉维酸钾无影响。②阿司匹林、吲哚美辛、磺胺类可抑制本药的排泄。③氯霉素、红霉素、四环素、磺胺类等抑菌药可干扰本药的杀菌活性，不宜合用。

【制剂规格】片剂：375mg（含阿莫西林250mg和克拉维酸钾125mg）；625mg（含阿莫西林500mg和克拉维酸钾125mg）。注射剂：1.2g（含阿莫西林1.0g和克拉维酸钾0.2g）。

阿莫西林舒巴坦
Amoxicillin and Sulbactam

【别名】阿莫西林钠舒巴坦钠。

【药理作用】本品由阿莫西林钠和舒巴坦钠组成。阿莫西林系杀菌性广谱抗生素，舒巴坦钠系不可逆的广谱 β-内酰胺酶抑制剂，可有效抑制耐药菌所产生的 β-内酰胺酶。临床上许多革兰阳性和阴性菌产生 β-内酰胺酶，此酶可使阿莫西林失去抗菌活性。由于舒巴坦钠的存在，可使阿莫西林免遭 β-内酰胺酶的破坏，从而使已对阿莫西林耐药并产生 β - 内酰胺酶的细菌，仍然对本品敏感。

本品为杀菌性抗生素，在临床上能杀灭多种革兰阳性和阴性细菌，特别是对产生 β - 内酰胺酶的耐药菌有疗效。包括：

①革兰阳性菌：a. 需氧菌：金黄色葡萄球菌、粪链球菌、表皮葡萄球菌、单核细胞增多性李斯特菌、化脓性链球菌、棒状杆菌属、草绿色链球菌、肺炎双球菌。b. 厌氧菌：梭状芽孢杆菌属、消化链球菌、消化球菌属。

②革兰阴性菌：a. 需氧菌：大肠杆菌、布鲁杆菌、奇异变形杆菌、流感嗜血杆菌、普通变形杆菌、脑膜炎双球菌、克雷白菌属、淋球菌、沙门菌属、杜克雷嗜血杆菌、志贺菌属、布兰汉球菌、百日咳菌属、出血败血性巴斯德菌。b. 厌氧菌：拟杆菌属，包括脆弱拟杆菌。

【体内过程】本品静脉给药时，1 分钟后血药浓度（阿莫西林）为 83 ~ 112mg/L。在多数组织和体液中分布良好，易通过血 - 脑屏障及胎盘屏障。阿莫西林半衰期为 1.08 小时，约 60% 以上以原形药物随尿排出，约 24% 由肝内代谢。舒巴坦半衰期为 1 小时，70% ~ 80% 由肾脏随尿液排出。

【适应证】适用于：①上呼吸道感染：鼻窦炎、扁桃体炎、中耳炎、喉炎、咽炎；②下呼吸道感染：急性支气管炎、慢性支气管炎急性发作、支气管扩张并感染、肺炎、脓胸、肺脓肿等；③泌尿生殖道感染：急性肾盂肾炎、慢性肾盂肾炎急性发作、急性下尿路感染、盆腔感染等；④皮肤软组织感染：疖、脓肿、蜂窝组织炎、伤口感染等；⑤其他系统感染：感染性腹泻、腹腔感染、败血症、细菌性心内膜炎等。

【剂量与用法】口服给药，每次 0.5 ~ 1.0g，每日 3 次。静脉滴注，每日 4.5 ~ 6.0g，分 2 ~ 3 次给药。严重感染时，每日 9.0g 或按体重 150mg/kg，疗程 7 ~ 14 天。重症感染者可适当延长疗程。儿童肌注、静注或静滴，每日按体重 100mg/kg 计，分次给药或遵医嘱。

【不良反应】主要表现为注射部位疼痛、血栓性脉管炎、腹泻、面部潮红；少见皮疹（红斑性丘疹损伤、荨麻疹）、瘙痒、恶心、呕吐、念珠菌感染、疲劳、不适、头痛、胸痛、腹胀、舌炎、尿潴留、排尿困难、浮肿、面部肿胀、红斑、寒战、咽部发紧、胸骨痛、鼻衄和黏膜出血、血清转氨酶升高。

【注意事项】①青霉素类或其他 β - 内酰胺类抗生素过敏者禁用，对舒巴坦过敏者禁用。②单核细胞增多症患者使用本品时，易发生皮肤潮红，应慎用。③长期使用时，易发生多重感染（如假单胞菌和念珠菌感染），一旦出现多重感染应及时停药，并予相应处理。④本品属青霉素类药，使用前需做皮试，阳性者禁用。⑤本品配成溶液后必须及时使用，不宜久置。⑥接受别嘌醇（Allopciinol）或双硫仑（Disulfiram）治疗的患者，不宜使用本品。⑦有哮喘、湿疹、枯草热、荨麻疹等过敏性疾病史者慎用。老年人和肾功能严重损害时，须调整剂量；严重肝功能不全者慎用。

【药物相互作用】①丙磺舒、阿司匹林、吲哚美辛及磺胺药可抑制本药排泄，升高本药血药浓度。②本药可增强华法林的抗凝血作用。③可降低口服避孕药的药效。

【制剂规格】注射剂：0.75g（阿莫西林 0.5g，舒巴坦 0.25g）；1.5g（阿莫西林 1.0g，舒巴坦 0.5g）。

磺苄西林
Sulbenicillin

【别名】α - 磺酸基苄青霉素、α - 磺苄基青霉素、磺苄青霉素、磺苄青霉素钠、磺苄西林钠、注射用磺苄青霉素钠。

【药理作用】本品抗菌谱和羧苄西林相似，主要用于铜绿假单胞菌的系统感染，对变形杆菌和肠杆菌属的感染也可应用，对金黄色葡萄球菌也较敏感，抗菌活性较强。磺苄西林与细菌细胞膜上的青霉素结合蛋白结合而妨碍细菌细胞壁黏肽的合成，使之不能交联而造成细胞壁的缺损，致使细菌细胞破裂而死亡。

【体内过程】口服无效。静注 5g 时，半小时达血药峰浓度（Cmax），血清药浓度 ≥ 300μg/mL，但迅速下降，半衰期 2.5 ~ 3 小时。进入体内的药物，24 小时后约 90% 由尿排泄。对治疗尿路感染极为有利。血清蛋白结合率约为 50%，在胆汁中浓度可为血浓度的 3 倍。

【适应证】主要适用于对本品敏感的铜绿假单胞菌、某些变形杆菌属以及其他敏感革兰阴性菌所引起的感染，如呼吸系统感染、肺炎、急性支气管炎、扁桃体炎；泌尿系统感染，如前列腺炎、附睾炎、尿路感染、宫腔感染；皮肤软组织感染，如脓疱病、皮下脓肿、肛周脓肿、蜂窝组织炎、淋巴管炎；肠道感染，如细菌性痢疾、伤寒及副伤寒、肠炎；败血症，腹腔感染，胆囊炎、胆管炎，骨与关节感染及五官、烧伤、术前预防和术后伤口感染。对本品敏感菌所致腹腔感染、盆腔感染宜与抗厌氧菌药物联合应用。

【剂量与用法】静脉注射：①一般感染：20mL 注射用水或葡萄糖注射液溶解，每日 2 ~ 4g，分 2 ~ 4 次静注。②铜绿假单胞菌和变形杆菌引起的严重感染：每日 4 ~ 8g，分 2 ~ 4 次静注。

静脉滴注：①一般感染：每日 4 ~ 8g，每 5g 溶于 5% 葡萄糖或氯化钠注射液 100 ~ 500mL 中，滴注 1 ~ 2 小时。②铜绿假单胞菌和变形杆菌引起的严重感染：每日最高可达 20g。

儿童肌内注射：儿童按体重 40 ~ 80mg/（kg·d），分 2 ~ 4 次肌注。每次用 0.5% 利多卡因 3mL 溶解。

【不良反应】①过敏反应常见，有严重的过敏反应——过敏性休克；血清病型反应（Ⅲ型变态反应）；溶血性贫血（Ⅱ型变态反应）、药疹、皮疹、接触性皮炎、哮喘发作等。②肌注可发生周围神经炎。静脉大剂量注射时，可引起口周、面部和四肢皮肤发麻，严重时有肌颤、抽搐等神经毒性反应，此反应尤易见于婴儿、老年人和肾功能减退者。③赫氏反应和治疗矛盾：治疗梅毒或其他感染时，可有症状加剧现象，称赫氏反应。④血液学改变：静脉注射时，偶可产生中性粒细胞及白细胞减少。⑤少数患者可出现暂时性血清转氨酶升高，肝活检显示非特异性肝炎。⑥消化道反应：恶心、呕吐、腹胀、腹泻、食欲不振、上腹部灼热感等胃肠道症状。⑦二重感染：治疗期间可出现革兰阴性杆菌或白色念珠菌感染。⑧其他：滴注浓度过大或过快时，可引起注射部位疼痛、硬结等。⑨肾功能不全者可引起出血性紫癜，剂量过大时可因电解质失衡致水钠潴留。

【注意事项】①对本品和青霉素类药物过敏者禁用。使用该品前，需详细询问药物过敏史并进行青霉素皮肤试验，呈阳性反应者禁用。②对一种青霉素过敏者，可能对其他青霉素类药物、青霉胺均过敏，有青霉素过敏性休克史者则可能有 5% ~ 7% 存在对头孢菌素类药物交叉过敏。③孕妇及哺乳期妇女仅在确有必要时使用该品。

【药物相互作用】①与氨基糖苷类联合应用时，应分别给予，勿置同一容器中，以免互相影响效价。②庆大霉素与本品联合后，可互相增强对大肠球菌的作用。③丙磺舒可通过阻滞本品的排泄，以升高本品的血药浓度。

【制剂规格】磺苄西林钠粉针剂：1g、2g、5g

美洛西林钠
Mezlocillin Sodium

【别名】硫苯咪唑青霉素，Baycipen，Mezlin，Baypen。

【药理作用】本品为半合成广谱青霉素，对革兰阴性、革兰阳性菌具有抗菌作用。对绿脓杆菌、大肠杆菌、肺炎杆菌、变形杆菌、枸橼酸杆菌、沙雷菌属、不动杆菌属，以及对青霉素敏感的革兰阳性球菌均有抑制作用，大剂量则有杀菌作用。对大肠杆菌、肺炎杆菌、枸橼酸杆菌、沙雷菌属，以及不动杆菌属等的抗菌活性强于羟氨苄青霉素、氨苄青霉素。对吲哚阳性变形杆菌、绿脓杆菌的抗菌活性强于羟氨苄青霉素和磺苄青霉素。对革兰阳性菌如金黄色葡萄球菌抗菌活性与羟氨苄青霉素相似。而对粪链球菌的抗菌活性比羟氨苄青霉素、磺苄青霉素优越。本品对脆弱类杆菌等大多数厌氧菌有较好的抗菌活性。本品体外试验表明，其对细菌所产生的 β - 内酰胺酶不稳定。本品与庆大霉素、卡那霉素等氨基糖苷类抗生素联合应用有显著协同作用。

【体内过程】本品口服吸收不良，一般采用静脉注射或肌内注射给药。成人静注 1.0g，2.0g，15 分钟后血药浓度为 53.4μg/mL、152μg/mL，8 小时后消失，半衰期各为 39、45 分钟。6 小时后血药浓度为给药量的 42.5%，57.9% 由尿中排泄。1 小时内静脉点滴 2g，点滴结束后的血药浓度为 86.5μg/mL。半衰期为 40 分钟。

注射给药后可广泛分布至十二指肠、肾、肝、肺、眼组织、痰、胸水及前列腺、脐等，以胆汁中的浓度为最高。成人每天给药 3 次，连续给药 6~15 天，无一例发生蓄积作用。本品在胆汁中浓度极高，1 小时内静滴 2.0g，最高血药浓度可达 248~1070μg/mL，6 小时后仍保持在 63.5~300μg/mL 之间。胆汁排泄率为 1.65%~7.0%。

在新生儿静滴按体重 0.1g/kg 后，血药浓度的降低稍缓慢，5 小时后血中尚可检出。在小儿脑膜炎病例中脑脊液浓度最高，可达 23μg/mL，而且持续时间很长。

妊娠妇女静注 1.0~2.0g，1~2 小时后，有 27%~36% 转移至脐带中，在羊水中药物浓度约为 10μg/mL。

本品到达脑脊液的渗透率为 17%~25%。蛋白结合率为 42%，尿排泄率为 50%~55%。胆汁消除率变化极大，从 5% 到 25%（与肝功能有关）。其生物半衰期大约为 1 小时，肌注大约为 1.5 小时，小于 7 天的新生儿为 4.3 小时。

【适应证】本品对大肠杆菌、肠杆菌属、变形杆菌等革兰阴性菌中敏感菌株所致的呼吸道、泌尿道、消化道、妇科和生殖器官等感染，对于败血症、化脓性脑膜炎、腹膜炎、骨髓炎、皮肤及软组织感染，以及眼科、耳鼻喉科感染等均有较好的疗效。尤其对脑膜炎的疗效优于氨苄青霉素。

【剂量与用法】可以肌内注射、静脉注射和静脉点滴。肌注临用前用灭菌注射用水溶解，静注和静滴通常加入至葡萄糖氯化钠注射液或 5%~10% 葡萄糖注射液中使用。静注宜缓慢（至少 5 分钟以上）。用量：成人每日 2.0~6.0g，严重者可增至每日 8.0~12g，每日最大量为 15g。儿童常用量按体重 0.1~0.2g/(kg·d)，严重病例 0.3g/(kg·d)。肌内注射，每 6 小时 1 次。静脉点滴每 4 小时 1 次，其剂量根据病情而定。

【不良反应】与其他青霉素类相似，出现皮疹、腹泻、恶心、呕吐、肌肉疼痛等症。这些症状多在给药过程中发生，大多程度较轻，不影响继续用药，重者停药后症状迅速减轻或消失。少数患者可出现血清转氨酶升高，碱性磷酸酶升高及嗜酸粒细胞一过性增多。中性粒细胞降低、低钾血症极为罕见。未见到肾功能改变及血液电解质紊乱等严重不良反应。

【注意事项】①对青霉素过敏患者禁用。②用前需做青霉素皮内敏感性试验，阳性反应者禁用。③药物溶解后，尽量一次使用完毕。若分次使用时，剩余溶液最好放于 5℃ 冰箱中贮存（不超过 24 小时）。

【药物相互作用】①尽量单独使用，避免与酸、碱性较强的药物配伍。pH 值 4.5 以下会有沉淀，pH 值 4.0 以下、8.0 以上的效价下降较快。②本药与庆大霉素、卡那霉素等氨基糖苷类抗生素合用时，有显著协同作用。

【制剂规格】注射剂：0.5g；1g。

替卡西林钠克拉维酸钾
Ticarcillin Sodium and Clavulanate Potassium

【别名】替曼汀，羧噻吩青霉素钠/克拉维酸钾。

【药理作用】本品是羧噻吩青霉素钠与克拉维酸钾组成的复方制剂，两者产生协同作用，克拉维酸提高了替卡西林抗产酶菌的作用，同时扩大了抗菌谱，增强了抗菌活性。其抗菌谱为革兰阳性和阴性菌、需氧菌和厌氧菌。本品与氨基糖苷类抗生素有协同作用，还能抗多种微生物，包括假单胞菌属。

【体内过程】静脉给药 3.2g 后，羧噻吩青霉素和克拉维酸钾立即达峰值浓度，平均浓度分别为 330μg/mL 和 16μg/mL，曲线下面积分别为 485μg/（mL·h）和 15.6μg/（mL·h），平均血清 $t_{1/2}$ 分别为 68 分钟和 64 分钟。肾功能正常者给药 6 小时后，有 60%～70% 的羧噻吩青霉素和 35%～45% 的克拉维酸钾以原形从尿中排出。羧噻吩青霉素和克拉维酸钾与血清蛋白结合率不高，分别为 45% 和 9%。丙磺舒能增加羧噻吩青霉素的血浓度，对克拉维酸钾血浓度影响较小。

【适应证】用于对本品敏感菌引起的感染，如败血症、下呼吸道感染、泌尿系统感染、骨和关节感染、皮肤和软组织感染等。

【剂量与用法】静注：成人常用剂量为每次 1.6～3.2g，儿童 80mg/kg，每 6～8 小时 1 次。早产婴儿和足月婴儿用量 80mg/kg，每 12 小时 1 次。中度或严重肾功能障碍者应减量。静脉滴注时，先溶于 10mL 注射用水或 5% 葡萄糖注射液中，再用输注液稀释，每剂滴注时间为 30～40 分钟。

【不良反应】过敏反应，主要表现为皮疹、荨麻疹、药物热等，偶见过敏性休克。胃肠道反应可出现恶心、呕吐及腹泻。

【注意事项】对青霉素过敏者禁用。肝功严重损害者及孕妇慎用。使用大剂量羧噻吩青霉素较少引起出血，一旦出血就应即刻停药。

【药物相互作用】不能与血液、血浆等制剂配伍。丙磺舒延缓替卡西林的排泄，但不影响克拉维酸钾。

【制剂规格】注射剂：3.2g（含替卡西林 3.0g，克拉维酸钾 0.2g）。

2. 头孢菌素

（1）第一代头孢菌素

头孢氨苄
Cefalexin

【别名】头孢菌素Ⅳ，先锋霉素Ⅳ。

【药理作用】本品为半合成的第一代口服头孢菌素，可与细菌细胞壁上一个或多个青霉素结合蛋白（PBPs）相结合，抑制细菌细胞壁合成而抗菌。对金黄色葡萄球菌（包括耐青霉素 G 菌株）、溶血性链球菌、肺炎球菌、大肠杆菌、奇异变形杆菌、克雷白杆菌（肺炎杆菌）、流感嗜血杆菌、卡他球菌等有抗菌作用。葡萄球菌的部分菌株、粪链球菌的大部分菌株、吲哚阳性变形杆菌、肠杆菌属、不动杆菌属及脆弱拟杆菌属对本品耐药。本品对绿脓杆菌无抗菌作用。在体外，本品与耐酶青霉素对葡萄球菌显示交叉耐药性。

【体内过程】本品口服易吸收。空腹口服 0.5g，1 小时后达血药浓度峰值。健康人半衰期为 1 小时。药物主要以原形经肾脏排泄，约 5% 由胆汁排出，24 小时随尿排出约 80%。

【适应证】本品适用于上述敏感菌所致的呼吸系统感染，如支气管炎、肺炎、急性扁桃体炎、咽喉炎；泌尿系统感染；生殖器官（包括前列腺）等部位的感染。也常用于中耳炎、软组织感染。

【剂量与用法】口服：成人每次 0.25～0.5g，

每 6 小时 1 次，每日最高剂量为 4g。儿童每日按体重 25~50mg/kg，分 4 次服用。

【不良反应】服药后偶见胃肠道反应，如恶心、腹泻、食欲不振等。

【注意事项】注意交叉过敏反应，对青霉素类或其他头孢类过敏或过敏体质者慎用。肾功能严重损害者应酌减用量。

【药物相互作用】①丙磺舒可抑制本药肾排泄，使其血药浓度升高。②与强利尿药（如呋塞米）及氨基糖苷类抗生素合用，可增加肾毒性。

【制剂规格】片剂：0.25g。胶囊剂：0.125g；0.25g。颗粒剂：1.0g；0.05g。缓释片（胶囊）剂：0.25g（其中胃片 0.075g；肠溶片 0.175g）。

头孢拉定

Cefradine

【别名】先锋霉素Ⅵ，头孢菌素Ⅵ，先锋瑞丁，头孢雷定。

【药理作用】本品为第一代头孢菌素，抗菌性能类似头孢氨苄，其作用机制类同头孢氨苄。对革兰阳性菌作用强于第二、第三代头孢菌素，对革兰阴性菌的作用不及第二、第三代头孢菌素；对革兰阴性杆菌产生的 β-内酰胺酶无效，对金黄色葡萄球菌所产生的 β-内酰胺酶有效性优于第二、第三代头孢菌素。对金黄色葡萄球菌、溶血性链球菌、肺炎球菌、大肠杆菌、奇异变形杆菌、克雷白杆菌、流感嗜血杆菌等有抗菌作用。

【体内过程】本品口服吸收迅速。空腹口服 0.5g 时，1 小时后达血药浓度峰值。肌注 0.5g 时，1~2 小时后达血药浓度峰值。静注 0.5g 时，5 分钟后达血药浓度峰值，半衰期约为 1 小时。本品在体内很少代谢，主要经肾脏随尿液排泄，少量药物随胆汁排泄。

【适应证】适用于呼吸道、泌尿生殖道、皮肤软组织等部位的敏感菌感染。注射剂可用于败血症和骨感染。

【剂量与用法】口服：成人，每次 0.25~0.5g，每 6 小时 1 次，每日最高剂量为 4g。肌注、静注或滴注：每次 0.5~1g，每 6 小时 1 次，每日最高剂量为 8g。儿童口服和注射用量同，每次按体重 6.25~12.5mg/kg，每 6 小时 1 次。肾功能不全者按患者肌酐清除率制订给药方案：肌酐清除率 $> 0.334 \text{mL} \cdot \text{s}^{-1}/1.73\text{m}^2$ 者，每 6 小时服 500mg，$0.2505 \sim 0.334 \text{mL} \cdot \text{s}^{-1}/1.73\text{m}^2$ 者，每 6 小时服 250mg，$< 0.2505 \text{mL} \cdot \text{s}^{-1}/1.73\text{m}^2$ 者，每 12 小时服 250mg。

【不良反应】较多见胃肠道反应，如恶心、呕吐、腹泻等。可致菌群失调、维生素缺乏、二重感染等。

【注意事项】注意交叉过敏反应，对青霉素类过敏或过敏体质者慎用。对头孢类过敏者禁用。注射剂刺激性较低，适宜于肌注应用。

【药物相互作用】①丙磺舒可抑制本药肾排泄，升高本药的血药浓度。②与强利尿药（如呋塞米）及氨基糖苷类抗生素合用时，可增加肾毒性。③与克拉维酸合用时，可增强对本药耐药的革兰阴性杆菌的抗菌活性。

【制剂规格】片（胶囊）剂：0.125g；0.25g。颗粒剂（干混悬剂）：每袋 0.25g。注射剂：0.5g；1g；2g。

头孢唑林钠

Cefazolin Sodium

【别名】先锋霉素Ⅴ，头孢菌素Ⅴ，唑啉头孢菌素。

【药理作用】本品为半合成的第一代头孢菌素，抗菌谱类似头孢噻吩和头孢氨苄，对葡萄球菌（包括产酶菌株）、链球菌（肠球菌除外）、肺炎球菌、大肠杆菌、奇异变形杆菌、克雷白杆菌、流感嗜血杆菌等有抗菌作用。本品的作用特点是对革兰阴性菌的作用较强，在第一代头孢菌素中居首位，但不及第二、第三代头孢菌素。对产

β-内酰胺酶的革兰阴性杆菌作用较弱。

【体内过程】肌注 1g 时，1 小时的血药浓度为 64μg/mL，静注 1g 时，30 分钟的血药浓度为 106 μg/mL。本品的半衰期 1.8 小时，有效血药浓度较持久。除脑组织外，全身分布良好，在胆汁中的浓度较低（为血清浓度的 1/5 ～1/2）。本品主要由尿以原形排泄，肌注 500mg 后的 6 小时内，有 60% ～ 80% 药物由尿排出，尿药峰浓度可达 1000μg/mL。

【适应证】本品主要用于敏感菌所致的呼吸道、皮肤与软组织、骨和关节、肝胆、心内膜炎等感染，也可用于败血症、咽和耳部感染。由于本品对大肠杆菌作用较强，故对肾盂肾炎及尿路感染疗效好。

【剂量与用法】肌注、静注或静滴：剂量相同。一般剂量：每次 0.5 ～1g，每 6 ～ 12 小时 1 次；病情严重者，可增至每日 6g。预防手术后感染：术前 0.5 ～1 小时给药 1g，术中 0.5 ～1g，术后每 6 ～ 8 小时给药 0.5 ～1g 至术后 24 小时止。儿童每日量为按体重 40mg/kg，分次给予；重症可用到每日 100mg/kg。新生儿每次不超过按体重 20mg/kg，每日 2 次。

【不良反应】肌注偶可引起局部疼痛，甚至引起静脉炎。少数患者可致转氨酶升高、尿素氮升高和蛋白尿、白细胞或血小板减少、抗人球蛋白试验阳性、药疹、药物热、嗜酸粒细胞增高，也可致念珠菌的二重感染。

【注意事项】对青霉素类过敏或过敏体质者慎用，对头孢菌素类过敏者禁用。供肌注的注射剂内含利多卡因，不可注入静脉。

【药物相互作用】①丙磺舒可抑制本药肾排泄，血药浓度可升高 30%。②与庆大霉素、阿米卡星合用时，有协同抗菌作用。③与氨基糖苷类、强利尿剂如呋塞米等、卡莫司汀等抗肿瘤药联用时，可增加肾毒性。

【制剂规格】注射剂：0.5g；1.0g。

头孢噻吩钠

Cefalotin Sodium

【别名】头孢Ⅰ号。

【药理作用】本品为半合成的第一代头孢菌素。对革兰阳性的金黄色葡萄球菌、产酶金黄色葡萄球菌、溶血性链球菌、肺炎球菌及革兰阴性的大肠杆菌、流感嗜血杆菌、克雷白杆菌属、奇异变形杆菌、沙门菌属、志贺菌属等有抗菌作用。对假单胞属、吲哚阳性变形杆菌、肠球菌等无效。革兰阴性菌产生 β-内酰胺酶可分解本品而致耐药。

【体内过程】本品肌注 0.5g 或 1g 时，其 30 分钟后达血药浓度峰值。静注 1g 时，其 15 分钟达血药浓度峰值。给药后约 6 小时，70% 为原形药物，30% 为代谢物，约 0.03% 药物随胆汁排泄。半衰期为 0.5 ～0.8 小时。

【适应证】适用于上述敏感菌所致的呼吸道、皮肤和软组织、胆道、泌尿生殖系感染和腹膜炎、胸膜炎、败血症等。

【剂量与用法】肌注：用于一般感染，每次 0.5g，以注射用水 2.5 ～3mL 溶解，深部肌注，每日 4 次。

静注：每次 1.0g 药物溶于 0.9% 氯化钠注射液或葡萄糖注射液 20mL 中，缓缓推注，每日 4 ～ 6 次。

静滴：每次 1.0 ～2.0g 药物溶于 0.9% 氯化钠或葡萄糖注射液 100mL 中，在 1 小时内滴完，每日 4 次。

小儿剂量：每日按体重 40 ～80mg/kg，分次给予。

肾功能轻度损害者可按正常剂量用药：中度损害者肌酐清除率 0.4175 ～ 0.835mL · s^{-1}/1.73m^2，应减 1/4 量（可每 6 小时用 1.5g）；重度损害者肌酐清除率 0.167 ～ 0.4175mL · s^{-1}/1.73m^2，每 6 小时用 1.0g，严重损害者肌酐清除率 0.0334 ～ 0.167mL·s^{-1}/1.73m^2，每 6 小时用 0.5g。

【不良反应】①部分青霉素过敏者对本品过敏，可引起过敏性休克、血清病、皮疹等。②偶见白细胞减少。③对肝肾功能有轻度影响。④肌注常引起疼痛。

【注意事项】注意交叉过敏，用药前应做皮试，皮试阴性方可用药。本品皮试液浓度为 300μg/mL。

【药物相互作用】①与丙磺舒（每次 0.5g，每日 4 次）并用，可减少本品排泄，提高本品体内药物浓度。②与氨基糖苷类合用时，可加重肾损害，在同一容器中给药，能互相影响而降低效价。

【制剂规格】注射剂：0.5g；1g。

（2）第二代头孢菌素

头孢呋辛钠
Cefuroxime

【别名】头孢呋辛，头孢呋肟，西力欣，呋肟头孢菌素，头孢氨呋肟钠。

【药理作用】本品为半合成的第二代头孢菌素，其抗菌机制和第一代头孢菌素相同，即可与细菌一个或多个青霉素结合蛋白（PBPs）结合，抑制细菌细胞壁合成而杀菌，具有第二代头孢菌素的抗菌特性。头孢呋辛对革兰阴性菌的作用较第一代头孢菌素强，流感嗜血杆菌、淋球菌、脑膜炎球菌、大肠杆菌、克雷白杆菌、奇异变形杆菌、肠杆菌属、枸橼酸杆菌、沙门菌属、志贺菌属，以及某些吲哚阳性变形杆菌对本品敏感。本品对革兰阴性菌产生的 β - 内酰胺酶稳定，对上述菌中耐氨苄青霉素或耐第一代头孢菌素的菌株也有效。对脑膜炎球菌所致脑膜炎疗效显著，并且有适量药物进入脑脊液中。对革兰阳性菌作用与第一代头孢菌素相似或较差，主要对葡萄球菌

和链球菌有效。对本品耐受的有铜绿假单胞菌、螺旋杆菌属、脆弱拟杆菌、普通变形杆菌等。

【体内过程】本品口服吸收良好，可空腹和餐后服用，分别于 2.5 小时和 3 小时达血药浓度峰值。肌注 0.75g 时，其 45 分钟达血药浓度峰值。静注 0.75g 或 1.5g 时，其 15 分钟达血药浓度峰值。肌注和静注给药的半衰期约为 80 分钟。8 小时内约 89% 的药物经肾排泄。

【适应证】临床应用于敏感的革兰阴性菌所致的下呼吸道、泌尿系、皮肤和软组织、骨和关节等感染。对败血症也有效。

【剂量与用法】口服：每次 0.25 ～ 0.5g，每日 2 次。一般疗程为 5 ～ 10 日。

肌注或静注：成人，每次 0.75 ～ 1.5g，每 8 小时 1 次；对严重感染者，可每次 1.5g，每 6 小时 1 次。用于脑膜炎者，每 8 小时不超过 3g。儿童用常规剂量静脉给药：新生儿：每日按体重 30 ～ 50mg/kg，分 2 ～ 3 次给药；3 个月以上：每日按体重 45 ～ 100mg/kg，分 3 ～ 4 次给药。细菌性脑膜炎：每日按体重 200mg/kg，分 3 ～ 4 次给药，总量不能超过成人最大剂量。骨和关节感染：3 个月以上患儿的推荐剂量为每日按体重 150 mg/kg，每 8 小时 1 次。

【不良反应】有皮肤瘙痒、胃肠道反应、血色素降低、血胆红素升高、肾功能改变等不良反应。肌注可致局部疼痛。

【注意事项】对青霉素类或其他头孢类过敏或过敏体质者慎用。

【药物相互作用】不可与氨基糖苷类置同一容器中注射。与高效利尿药（如呋塞米）联合应用，可致肾损害。

【制剂规格】片剂：0.125g；0.25g；0.5g。注射剂：0.75g；1.5g。

头孢克洛
Cefaclor

【别名】头孢氯氨苄，新达罗，希刻劳，喜

福来。

【药理作用】本品为第二代口服半合成头孢菌素，抗菌性能与头孢唑啉和头孢羟氨苄相似，但抗菌作用比头孢羟氨苄强，如对沙门菌和痢疾杆菌要强 8 倍。本品对革兰阳性菌和革兰阴性菌均敏感，如葡萄球菌（包括产酶菌株）、化脓性链球菌、肺炎球菌、大肠杆菌、奇异变形杆菌、克雷白杆菌、流感嗜血杆菌等，均有良好的抗菌作用。但沙雷杆菌、不动杆菌和绿脓杆菌对本品耐药。

【体内过程】口服吸收良好，空腹服用 0.25g，0.5g 或 1.0g，在 0.5～1 小时内血药峰浓度为 9.15～23μg/mL。主要分布于血液、内脏器官、皮肤组织中。半衰期 0.8～1.3 小时。15% 在体内代谢，0.05% 自胆汁排泄，8 小时内 77% 以原形自尿排出，开始 2 小时排泄量较大，肾功能不全者半衰期可延长。

【适应证】主要用于敏感菌引起的上呼吸道感染，如肺炎、支气管炎、严重慢性支气管炎、咽喉炎、扁桃体炎、中耳炎；泌尿系感染如肾盂肾炎、膀胱炎等，以及皮肤软组织感染。

【剂量与用法】口服：成人每日 1.0～3.0g，分 3～4 次服用，但每日总量不可超过 4g。儿童每日按体重 20mg/kg，分 3～4 次服用，每日剂量不超过 1g。缓释剂每 12 小时 1 次。

【不良反应】常见有胃肠道反应如恶心、呕吐。偶见有皮疹等过敏反应。

【注意事项】本品与青霉素类及其他头孢类有交叉过敏反应，对青霉素类或其他头孢类过敏者慎用。孕妇及哺乳妇女禁用。肾功能严重不良者应减量至 1/2～1/4。食物影响吸收，故宜空腹服用。长期应用可致菌群失调，还可引起继发感染。

【药物相互作用】①与氨基糖苷类抗生素合用时，有协同作用，同时也加重肾毒性。②与克拉维酸钾合用时，可增强对本药耐药的革兰阴性杆菌的抗菌活性。③抗酸药如氢氧化铝、氢氧化镁可影响本药的吸收。

【制剂规格】片（胶囊、缓释片）剂：0.125g；0.25g。颗粒剂（干混悬剂）：0.125g；0.25g。

头孢丙烯

Cefprozil

【别名】施复捷，Cefzil。

【药理作用】本品为第二代头孢菌素，其作用机制是阻碍细菌细胞壁合成，从而导致细菌的溶解死亡，具有广谱抗菌作用。对金黄色葡萄球菌（包括产 β - 内酰胺酶菌株）、肺炎链球菌、化脓性链球菌、卡他莫拉菌、嗜血流感杆菌（包括产 β - 内酰胺酶菌株）作用明显，其抗菌谱尚包括李斯特菌、其他葡萄球菌、链球菌、粪肠球菌、枸橼酸杆菌、大肠杆菌、肺炎克雷白菌、淋球菌（包括产酶菌株）、奇异变形杆菌、沙门菌、志贺菌、霍乱弧菌、难辨梭菌、芽孢杆菌、痤疮丙酸杆菌等。本品对耐甲氧西林葡萄球菌和粪肠球菌、肠杆菌属、普通变形杆菌、普鲁威登菌、不动杆菌、铜绿假单胞菌、沙雷杆菌和大多数脆弱拟杆菌无效。

【体内过程】本品空腹口服后迅速吸收，1.5 小时达血药浓度峰值。半衰期为 1.3 小时。大部分以原形药物经肾脏随尿液排泄。

【适应证】本品可用于敏感菌所致的下列轻、中度感染：①上呼吸道感染：化脓性链球菌性咽炎、扁桃体炎；肺炎链球菌、流感嗜血杆菌（包括产 β - 内酰胺酶菌株）和卡他莫拉菌（包括产 β - 内酰胺酶菌株）性中耳炎和急性鼻窦炎。②下呼吸道感染：由肺炎链球菌、流感嗜血杆菌（包括产 β - 内酰胺酶菌株）和卡他莫拉菌（包括产 β - 内酰胺酶菌株）引起的急性支气管炎继发细菌性感染和慢性支气管炎急性细菌性发作。③皮肤和皮肤软组织感染：金黄色葡萄球菌（包括产青霉素酶菌株）和化脓性链球菌引起的皮肤和皮肤软组织感染，但脓肿通常需行外科引流排脓。

【剂量与用法】口服：成人上呼吸道感染，每次 0.5g，每日 1～2 次；下呼吸道感染，每次 0.5g，每日 2 次。皮肤或皮肤软组织感染，每日 0.5g，分 1～2 次服。严重感染，每次 0.5g，每日 2 次。2～12 岁儿童上呼吸道感染，每次 7.5mg/kg，每日 2 次，疗程 7～14 日。皮肤或皮肤软组织感染，每次 20mg/kg，每日 1 次。6 个月婴儿至 12 岁儿童中耳炎，每次 15mg/kg，每日 2 次。急性鼻窦炎，一般每次 7.5mg/kg，每日 2 次。严重感染，每次 15mg/kg，每日 2 次。疗程一般 7～14 天，但 β 溶血性链球菌所致急性扁桃体炎、咽炎的疗程至少 10 天。肾功能不全者，服用本品应调整剂量。本品宜空腹服用。

【不良反应】①常见胃肠道反应如恶心、呕吐、腹痛、腹泻等。②长期服用本品可致菌群失调，引发继发性感染。如发生轻度假膜性肠炎，停药即可，但对于中、重度假膜性肠炎患者，须对症处理并给予对耐药菌有效的抗菌药物。

【注意事项】本品与青霉素类或头霉素（cephamycin）有交叉过敏反应，因此对青霉素类、青霉素衍生物、青霉胺及头霉素过敏者慎用。肾功能减退及肝功能损害者慎用。确诊或疑有肾功能减退的患者在用本品治疗前和治疗时，应严密观察临床症状并进行适当的实验室检查，在这些患者中，常规剂量时血药浓度较高或/和排泄减慢，故应减少本品的每日用量。有胃肠道疾病史者，如溃疡性结肠炎、局限性肠炎或抗生素相关性结肠炎者慎用。

对实验室检查指标的干扰：抗球蛋白（Coombs）试验可出现假阳性；尿糖还原试验［Benedict 或 Feling 氏试剂或硫酸铜片状试剂（Clinitest 片）］可呈假阳性，但尿糖酶学试验（如 Tes，Tape 尿糖试纸）不产生假阳性；高铁氰化物血糖试验可呈假阳性，但葡萄糖酶试验法和抗坏血酸氧化酶试验法不受影响；血清丙氨酸氨基转移酶、门冬氨酸氨基转移酶、碱性磷酸酶和

血尿素氮可升高。本品不干扰用碱性苦味酸盐法对血或尿中肌酐量的测定。

【药物相互作用】①丙磺舒可延长本药肾排泄，使血药浓度升高。②与氨基糖苷类抗生素、强利尿药及抗肿瘤药合用，可增强肾毒性。③与氯霉素有拮抗作用，不宜合用。

【制剂规格】片（胶囊）剂：0.125g；0.25g；0.5g。

头孢美唑钠

Cefmetazole Sodium

【别名】先锋美他醇，头孢甲氧氰唑，Cefmetazon，Zefazone。

【药理作用】头孢美唑是头孢霉素类抗生素，其抗菌活性与第二代半合成头孢菌素相近，作用机制也与头孢菌素相似，本品对阴性杆菌产生的广谱 β-内酰胺酶有较好的稳定性，具有广谱抗菌作用。对葡萄球菌、大肠埃希菌、克雷白杆菌、吲哚阴性或阳性变形杆菌、脆弱拟杆菌、消化球菌（包括消化链球菌）等有较强的抗菌活性。

【体内过程】本品口服不吸收，静脉注射后吸收迅速。健康成人静脉注射 1g 时，其 10 分钟的血药浓度为 188μg/mL，6 小时的血药浓度为 1.9 μg/mL。60 分钟静滴 1g，滴完时的血药浓度为 76μg/mL，6 小时的血药浓度为 2.7μg/mL。

【适应证】本品主要用于治疗由敏感菌引起的败血症、呼吸系统感染，其中包括支气管炎、肺炎、肺化脓症及脓胸等；胆道感染、胆管炎、胆囊炎；泌尿系统感染，如肾盂肾炎、膀胱炎；妇科的细菌性感染，如宫内感染、附件炎、盆腔炎等。皮肤软组织感染用本品治疗也有满意的疗效。预防手术后感染，本品较其他一、二代头孢菌素更有效。

【剂量与用法】静脉缓慢注射或静脉滴注。成人每次 0.5～1.0g，每日 2 次。严重感染者剂量可加至每日 4g，分 2～4 次静滴。小儿每日按体重

25～100mg/kg，分 2～4 次静脉滴注或静脉注射。

【不良反应】①可见恶心、呕吐和腹泻等胃肠道反应。②长期应用时，可发生菌群失调，并发二重感染。

【注意事项】①用药前宜进行皮肤过敏试验，做好处置休克的急救准备。②对本品过敏或有过敏史者禁用，对 β - 内酰胺类抗生素过敏者慎用。③严重肾功能不全者慎用。④因渗透压过低，静滴时不可用注射用水作溶媒。

【药物相互作用】①丙磺舒可延长本药的半衰期，升高其血药浓度。②与氨基糖苷类合用时，可增强本品的抗菌作用。

【制剂规格】注射剂：0.25g；0.5g；1.0g。

头孢替安
Cefotiam

【别名】头孢噻乙胺唑。

【药理作用】本品为半合成的第二代头孢菌素，其作用机制与其他头孢菌素相似，对革兰阳性菌和阴性菌都有作用。对革兰阳性菌的作用与头孢唑啉相近，而对革兰阴性菌，如嗜血杆菌、大肠杆菌、克雷白杆菌、奇异变形杆菌等有较好的作用，对肠杆菌、枸橼酸杆菌、吲哚阳性变形杆菌等也有抗菌作用。但对铜绿假单胞菌、斯伯坦尔大肠杆菌、脆弱拟杆菌等抗菌作用较弱。

【体内过程】静脉滴注本品 1g 或 2g 时，其 30 分钟的血药峰浓度分别为 25mg/L 和 148mg/L。体内无蓄积，半衰期为 0.6～1.1 小时，主要以原形药物经肾排泄，其次由胆汁排泄。

【适应证】本品适用于敏感菌所致的感染，如肺炎、支气管炎、胆道感染、腹膜炎、尿路感染，以及手术后或外伤引起的感染和败血症。

【剂量与用法】本品口服不吸收。成人每日常用量为 0.5～2g，分 2～4 次给予。严重感染者，如败血症也可用至每日 4g。

肌注：用 0.25% 利多卡因注射液溶解后做深部肌注。静注：用灭菌注射用水、0.9% 氯化钠注射液或 5% 葡萄糖注射液溶解，每 0.5g 药物稀释成约 20mL，缓缓推注。静滴：将 1 次用量溶于适量的 5% 葡萄糖注射液或生理盐水或氨基酸输液中，于 30 分钟内滴完。

儿童静脉给药，每日按体重 40～80mg/kg，分 3～4 次缓慢静注或静滴。败血症、脑膜炎等重症可增至每日 160mg/kg

【不良反应】①用药期间 SGOT、SGPT 可能有一过性升高，停药后可恢复；②可引起血象改变，严重时立即停药；③本品可致肠道菌群改变，造成维生素 B 和 K 缺乏，偶也可致继发感染。一般胃肠道反应可有恶心、呕吐、腹痛、腹泻等。

【注意事项】①偶可致过敏，必要时可用 300μg/mL 浓度的药液进行皮试；②本品使用期间应定期检查肾功能，肾功能不全者应减量或停药；③大剂量静注可致血管疼痛和血栓性静脉炎，肌注时勿损及神经；④使用本品期间，应用碱性酒石酸铜试液进行尿糖试验及 Coomb 试验时，可出现假阳性；⑤本品溶解后应立即使用。

【药物相互作用】①与氨基糖苷类抗生素联合应用有协同作用，但可能加重肾损害；②与速尿等强利尿剂合用可致肾损害。

【制剂规格】注射剂：0.5g；1g。

头孢西丁钠
Cefoxitin Sodium

【别名】噻吩甲氧头孢菌素，甲氧头孢霉噻吩，美福仙。

【药理作用】本品为头霉素的衍生物，作用与第二代头孢菌素相似，其杀菌机制也与头孢菌素类同。由于 β - 内酰胺环 7 号位上有一个甲氧基，故有其特点：对革兰阳性和阴性的厌氧菌或需氧菌均有抗菌活性。对阴性杆菌产生的 β - 内酰胺酶不耐药，对革兰阴性菌作用强，如对大肠杆菌、克雷白杆菌、流感嗜血杆菌、淋球菌、奇异变形杆菌、吲哚阳性变形杆菌等有抗菌作用。对革兰阳性菌，如金黄色葡萄球菌、表皮葡萄球菌、溶血性链球菌、肺炎球菌、草绿色葡萄球菌有较强的抗菌活性。本品还对一些厌氧菌有良好的作用，如消化球菌、消化链球菌、梭状芽孢杆菌、拟杆菌（包括脆弱拟杆菌）对本品敏感。绿脓杆菌、肠球菌和阴沟杆菌的多数菌株对本品不敏感。

【体内过程】肌注 1.0g 时，其血药浓度于 20~30 分钟达峰值，约为 24μg/mL，静注 1g 时，其 5 分钟血药浓度为 110μg/mL，4 小时降为 1μg/mL。半衰期为 0.7~1 小时。约 85% 药物以原形于 6 小时内由尿排泄。肌注 1g 时，尿药峰浓度可达 3000μg/mL。

【适应证】临床应用于对本品敏感的革兰阴性菌或厌氧菌所致的下呼吸道、泌尿生殖系、腹腔、骨和关节、皮肤和软组织等部位感染，也可用于败血症。

【剂量与用法】静注或肌注给药，亦可静滴。成人：每次 1~2g，每日 3~4 次。肾功能不全者，按其肌酐清除率制订给药方案：肌酐清除率为 0.5~0.83mL·S^{-1} 者，每 8~12 小时用 1~2g；0.16~0.48mL·S^{-1} 者，每 12~24 小时用 1~2g；0.08~0.15mL·S^{-1} 者，每 12~24 小时用 0.5~1g；<0.08mL·S^{-1} 者，每 24~48 小时用 0.5~1g。儿童：3 个月以上，每日按体重 13.3~26.9mg/kg，每 6 小时 1 次或每次 20~40mg/kg，每 8 小时 1 次。

【不良反应】①可见皮疹、瘙痒、红斑等过敏反应。②胃肠道常见恶心、呕吐、食欲减退、腹泻等。③长期大量应用可致菌群失调，引发二重感染。

【注意事项】对青霉素类及头孢菌素过敏者禁用；肝、肾功能不全者、妊娠初三个月慎用；本品用药前后禁用酒精饮料。

【药物相互作用】①本品与多数头孢菌素均有拮抗作用，配伍应用可致抗菌疗效减弱。②丙磺舒可提高本品的血及脑中浓度；不宜与肾毒性抗生素合用。

【制剂规格】注射剂：1g。

（3）第三代头孢菌素

头孢噻肟钠
Cefotaxime Sodium

【别名】头孢氨噻，头孢氨噻肟，氨噻头孢菌素，氨噻肟头孢菌素钠，先锋龙，先锋噻肟。

【药理作用】本品为半合成的第三代头孢菌素，其作用机制主要通过与细菌内膜上青霉素结合蛋白（PBPs）结合，抑制转肽酶的转肽作用，干扰细菌细胞壁的合成，导致细菌死亡。对革兰阳性菌的作用与第一代、第二代头孢菌素近似或较弱，但对链球菌（肠球菌除外）抗菌作用较强。对革兰阴性菌有较强的抗菌效能，而且对β-内酰胺酶稳定，有较强的抗革兰阴性杆菌作用，明显超过第一代、第二代头孢菌素。奈瑟菌属、流感嗜血杆菌、肠杆菌、奇异变形杆菌、克雷白杆菌、沙门杆菌等对本品甚敏感；枸橼酸杆菌对本品中度敏感；沙雷杆菌、吲哚阳性变形杆菌等对本品也有一定的敏感性。绿脓杆菌、阴沟杆菌、脆弱拟杆菌等对本品较不敏感。本品对肠球菌、难辨梭状芽孢杆菌、支原体、衣原体等无效。

【体内过程】肌注 0.5g 或 1g 时，其 0.5 小时的血药浓度达峰值。静注 1g 或 2g 时，即刻血药浓度达峰值。肌注和静注的半衰期分别为 0.92~1.35 小时和 0.84~1.25 小时。药物经肾脏排泄 80%，原形药物占 50%~60%，10%~20% 在体内代谢为去乙酰头孢噻肟，无活性代谢物为 10%~20%。

【适应证】本品适用于敏感菌所致的呼吸道、泌尿道、五官、腹腔、胆道、骨和关节、皮肤和软组织、消化道、生殖器等部位的感染，对烧伤、外伤引起的感染，以及败血症、中枢感染也有效。也可用于手术感染的预防。

【剂量与用法】肌注、静注：成人一般感染：每日2g，分成2次肌注或静注；中等或较重感染：每日3~6g，分3次肌注或静注；败血症等：每日6~8g，分3~4次静脉给药；极重感染：每日不超过12g，分6次静脉给药；淋病：肌注1g（单次给药已足）。儿童每日量按体重100~150mg/kg，分2~3次给药。新生儿每日量按体重50~100mg/kg。

【不良反应】较轻微，可见皮疹、荨麻疹、瘙痒等。约1%患者出现胃肠道反应，如恶心、呕吐、腹泻等。偶见假膜性肠炎。

【注意事项】对青霉素类过敏者或过敏体质者慎用，对头孢菌素类过敏者禁用。长期用药对肝肾功能有损害，并注意二重感染，如念珠菌病、假膜性肠炎等。

【药物相互作用】①丙磺舒可抑制本药的排泄，升高血药浓度。②与庆大霉素、妥布霉素、阿米卡星合用时，有协同抗菌作用。

【制剂规格】注射剂：0.5g；1g。

头孢哌酮钠
Cefoperazone Sodium

【别名】头孢氧哌唑，先锋必。

【药理作用】本品为半合成的第三代头孢菌素。其杀菌机制与其他头孢菌素类同，抗菌性能与头孢噻肟相似。对革兰阳性菌的作用较弱，仅溶血性链球菌和肺炎球菌较为敏感。对革兰阴性杆菌产生的β-内酰胺酶高度稳定，对大多数的革兰阴性菌作用明显优于第一代和部分第二代头孢菌素，仅次于头孢噻肟，对绿脓杆菌的作用较强。本品对肠球菌、脆弱拟杆菌无效。

【体内过程】本品口服不吸收。正常人肌内给药1g，约1.2小时达血药浓度峰值。静脉给药1g后，即刻达血药浓度峰值。药物吸收后，体内分布广泛。半衰期约2小时。药物主要经胆汁排泄，其次经尿排泄。

【适应证】本品适用于各种敏感菌所致的呼吸道、泌尿道、腹膜、皮肤和软组织、胆道、骨和关节、五官等部位感染，以及败血症和脑膜炎等。还可与抗厌氧菌药物联用，治疗敏感菌所致的腹膜炎、盆腔感染等。

【剂量与用法】静注、静滴、肌注。成人每日常用量2~4g，分成2次给药（每12小时1次）；重症每日6~8g，分成3~4次给药。每日剂量不宜超过9g。儿童静脉给药，每日按体重50~200mg/kg，分2次或多次给药，每日最大剂量不超过6g。

【不良反应】可干扰体内维生素K的代谢，造成出血倾向，大剂量用药时尤应注意。尚可改变血象，造成肝、肾损害和胃肠道反应。

【注意事项】对青霉素类过敏者或过敏体质者慎用。对头孢菌素类过敏者禁用。

【药物相互作用】本药能影响乙醇代谢，抑制乙醛脱氢酶活性，可产生"乙醛蓄积综合征"。使用本药期间，不能饮酒或服用含酒精类的药物。

【制剂规格】注射剂：0.5g；1g。

头孢哌酮钠舒巴坦钠
Cefoperazone Sodium and Sulbactam Sodium

【别名】先锋必/青霉素烷砜钠，舒普深。

【药理作用】本品为一复合制剂。舒巴坦为β-内酰胺酶抑制剂，除了对淋球菌、脑膜炎球菌有较强的抗菌活性外，对其他细菌的作用甚微或耐药。舒巴坦对金黄色葡萄球菌及多数革兰阴性杆菌产生的β-内酰胺酶具有强大的不可逆的抑制作用，但对肠杆菌属、枸橼酸杆菌、吲哚阳性变形杆菌、普罗维登斯菌属等产生的染色体介导的β-内酰胺酶无效。舒巴坦对细胞膜的穿透能力弱，因此对金黄色葡萄球菌产生的胞外酶极易显示强大的抑酶活性。头孢哌酮为第三代头孢菌素，对革兰阴性杆菌包括绿脓杆菌具有良好的抗菌活性，同时对革兰阳性菌也有较好的抗菌活性。头孢哌酮对 β-内酰胺酶稳定，但不如其他第三代头孢菌素。舒巴坦与头孢哌酮联合应用时不但对耐药革兰阴性杆菌显示出明显协同抗菌作用，而且也更易杀灭敏感菌。本品对流感杆菌、产气杆菌、摩根杆菌、类杆菌、大肠杆菌、氟劳地枸橼酸杆菌、葡萄球菌、奇异变形杆菌、阴沟肠杆菌、不动杆菌、肺炎杆菌等呈现协同抗菌作用，抗菌强度是单用头孢哌酮的4倍。其他阴性菌，如脑膜炎球菌、淋球菌、百日咳杆菌等也有较好的抗菌作用。金黄色葡萄球菌、表皮葡萄球菌、肺炎球菌、化脓性链球菌及部分粪链球菌对本品也比较敏感。本品对脆弱拟杆菌等厌氧菌也有较好的抗菌作用。

药物进入菌体后，舒巴坦与菌体内的 β-内酰胺酶（或胞外酶）产生不可逆的结合，保护头孢哌酮不受 β-内酰胺酶水解，使头孢哌酮与细菌体内的青霉素结合蛋白产生竞争性结合，阻断繁殖期细菌细胞壁的合成，使细菌溶菌死亡，呈现本品的杀菌作用。

【体内过程】静脉缓慢注射本品2g（1g头孢哌酮，1g舒巴坦）5分钟后，头孢哌酮与舒巴坦的血清药物浓度分别为 236.8mg/L 和 130.2mg/L，两者的血清药物浓度与使用剂量成正比，且与单独使用两药的血清浓度一致。两药的表观分布容积分别为 18~20L 与 10.2~11.3L。血清生物半衰期头孢哌酮为 1.7 小时，舒巴坦为 1 小时，84%的舒巴坦及 25%的头孢哌酮经肾脏排出体外，其他的头孢哌酮由胆汁排出体外。多次给药二组份药代动力学无明显变化，每 8~12 小时给药 1 次也未见蓄积现象。肝肾功能损害的患者使用本品二组份的生物半衰期延长及清除率降低而分布容积相应加大。本品二组份间无任何药代动力学的相互作用。

【适应证】本品适用于敏感菌引起的上呼吸道和下呼吸道感染、上泌尿道与下泌尿道感染、腹膜炎、胆囊炎、胆管炎及其他腹腔内感染、败血症、脑膜炎、皮肤软组织感染、骨及骨关节感染、盆腔炎、子宫内膜炎、淋病及其他生殖泌尿道感染。

【剂量与用法】静脉或肌内注射：成人根据感染的严重程度每次 1~2g（头孢哌酮 0.5~1g），每日 2~4 次；每日舒巴坦最大用量不超过4g。小儿剂量每日按体重的舒巴坦/头孢哌酮联合制剂 40~80mg/kg，分 2~4 次用药。最大剂量为每日 160mg/kg，分 2~4 次用药。

【不良反应】①最常见胃肠道反应，如恶心、呕吐、腹痛、腹泻。②过敏反应，如皮疹、荨麻疹、瘙痒等，偶见过敏性休克。

【注意事项】对本品任何组分过敏者禁用；严重的胆道梗阻、严重肝脏疾病或同时存在肾功能障碍时，应调整用药剂量及用药间隔时间。

【药物相互作用】参见头孢哌酮钠。

【制剂规格】注射剂：1g（含舒巴坦 0.5g；头孢哌酮 0.5g）。

头孢曲松钠
Ceftriaxone Sodium

【别名】头孢三嗪，菌必治，头孢三嗪噻肟，头孢泰克松，罗氏芬。

【药理作用】本品为半合成的第三代头孢菌素。对革兰阴性杆菌产生的广谱 β-内酰胺酶很稳定，对革兰阴性杆菌（尤其是肠杆菌）有很强的抗菌活性，超过第一、第二代头孢菌素，但对革兰阳性菌抗菌的活性不如第一代和部分第二代头孢菌素强。抗菌谱与头孢噻肟近似，对革兰阳性菌有中度的抗菌作用。对革兰阴性菌的作用强，主要敏感菌有金黄色葡萄球菌、链球菌属、淋球菌、嗜血杆菌属、奈瑟菌属、大肠杆菌、肺炎克雷白杆菌、化脓性链球菌、各型变形杆菌、枸橼酸杆菌、伤寒杆菌、痢疾杆菌、消化球菌、脑膜炎双球菌、梭状芽孢杆菌等。绿脓杆菌、肠杆菌属对本品也敏感。产酶金黄色葡萄球菌、耐氨苄青霉素的流感嗜血杆菌、耐第一代头孢菌素和庆大霉素的一些革兰阴性菌常可对本品敏感。但粪链球菌、耐新青霉素的葡萄球菌、肠球菌、军团菌、支原体、衣原体等对本品不敏感。

【体内过程】肌内或静脉给药吸收好。肌注 0.5g 或 1g 时，其 2 小时后的血药浓度达峰值。静注 0.5 或 1.5g，静滴 0.5 或 1g 时，其 30 分钟后的血药浓度达峰值。半衰期为 7～8 小时。药物主要以原形经肾随尿液排泄 50%～60%，自胆道经肠道排出 40%～50%。

【适应证】本品适用于敏感菌所致的呼吸道、泌尿道和生殖器、淋病、胆道、耳鼻喉、胃肠道、骨与关节的感染，还用于败血症和脑膜炎。

【剂量与用法】肌注、静注、静滴：一般感染：每日 1 次，每次 1～2g，肌注或静注。严重感染，每次 4g，每日 1 次。脑膜炎：每日按体重 100mg/kg（但总量不超过 4g），分 2 次给药。淋病：单次用药 250mg 即可。儿童用量一般按体重 20～80mg/kg 给药。每日 1 次。

肌注：将每次药量溶于适量 0.5% 盐酸利多卡因注射液，做深部肌注。

静注：按 1g 药物用 10mL 灭菌注射用水溶解，缓缓注入，控制在 2～4 分钟注完。

静滴：每次 1g 或每日 2g，溶于 0.9% 氯化钠注射液或 5%～10% 葡萄糖注射液 50～100mL 中，控制在 0.5～1 小时内滴完。

【不良反应】青少年、儿童使用本品时，偶可致胆结石，但停药后可消失。高胆红素血症的新生儿（尤其是早产儿）慎用（可发展成胆红素脑病）。其他参见头孢噻肟和头孢噻吩。

【注意事项】注意交叉过敏反应。

【药物相互作用】本品不宜与其他药物（尤其含钙药物）混合静脉使用。

【制剂规格】注射剂：0.25g；0.5g；1g。

头孢他啶

Ceftazidime

【别名】头孢噻甲羧肟，复达欣，Fortum，Fortaz。

【药理作用】本品属第三代头孢菌素，抗菌机制是可与细菌细胞膜上的青霉素结合蛋白结合，导致细菌溶解和死亡。对革兰阳性菌的作用与第一代头孢菌素近似或较弱，也不如部分第二代头孢菌素；葡萄球菌、链球菌 A 和 B 族、肺炎链球菌对本品敏感。革兰阴性菌产生的 β - 内酰胺酶对本品发挥作用无影响，对革兰阴性菌的作用突出，明显超过第一、第二代头孢菌素。对大肠杆菌、肠杆菌属、克雷白杆菌、枸橼酸杆菌、奇异（普通）变形杆菌、流感嗜血杆菌（包括耐氨苄青霉素菌株）、脑膜炎球菌等有良好的抗菌作用。对绿脓杆菌的作用强，超过其他 β - 内酰胺类和氨基糖苷类抗生素。对某些拟杆菌也有效。肠球菌、耐新青霉素的葡萄球菌、李斯特菌、支原体、军团菌、衣原体、弯曲菌、难辨梭状芽孢杆菌和脆弱拟杆菌（大部分菌株）对本品耐药。

【体内过程】本品静脉或肌内给药迅速吸收。肌注 0.5g 或 1g 时，其 1～1.2 小时达血药浓度峰值。静注或静滴 1g 时，其血药峰浓度分别为 120～146mg/L 和 70～72mg/L，半衰期为 1.5～2.3 小时。

【适应证】本品适用于敏感菌株所致的下呼吸道、泌尿生殖系统、腹腔内、胸腔内、耳鼻喉、皮肤和软组织、骨和关节，以及中枢等部位感染，也用于败血症。尤其适用于由多种耐药革兰阴性杆菌引起的免疫缺陷者的感染。

【剂量与用法】肌注、静注：轻者，每日剂量为 1g，分 2 次肌注。中度感染者，每次 1g，每日 2～3 次，肌注或静注。重者，每次可用 2g，每日 2～3 次，静滴或静注。本品可加入 0.9%

氯化钠注射液、5%～10%葡萄糖注射液、含乳酸钠的输液、右旋糖酐输液中。儿童：静脉滴注每日30～100mg/kg，分2～3次给药，每日不超过6g。

【不良反应】轻微而少见，如皮疹、荨麻疹、瘙痒等过敏反应。胃肠道反应表现为恶心、呕吐、食欲减退、腹泻等。罕见过敏性休克。

【注意事项】对青霉素过敏或过敏体质者慎用。对头孢类过敏者禁用。

【药物相互作用】本品遇碳酸氢钠不稳定，不可配伍。

【制剂规格】注射剂：0.5g；1g。

头孢克肟

Cefixime

【别名】氨噻肟烯头孢菌素，世福素，Cefspan。

【药理作用】本品对革兰阳性菌和革兰阴性菌均有较广泛的抗菌作用，特别是对革兰阳性菌中的链球菌属、肺炎球菌，革兰阴性菌中的淋球菌、大肠杆菌、沙雷杆菌属、克雷白菌属、变形杆菌属、流感嗜血杆菌等较其他口服头孢类有较强的抗菌能力，其作用方式为杀菌。由于本品对各种细菌所产生的 β - 内酰胺酶极其稳定，因而对产生 β - 内酰胺酶的细菌也具有较强的抗菌作用。其作用机制主要是阻止细菌细胞壁的合成。

【体内过程】药物吸收进入体内，广泛分布于各组织，体腔液及体液中，均达到有效抗菌浓度。本药蛋白结合率约为65%，半衰期3～4小时。

【适应证】主要对由各种敏感细菌引起的感染有效。主要治疗支气管炎、支气管扩张合并感染、慢性呼吸道疾患继发感染、肺炎、肾盂肾炎、膀胱炎、淋菌性尿道炎、胆囊炎、胆管炎、猩红热、中耳炎、副鼻窦炎等病。

【剂量与用法】口服。成人和体重30kg以上的儿童每次50～100mg，每日2次。严重感染时，可增加到每次200mg，每日2次。体重30kg以下儿童，每次1.5～3mg/kg，每日2次。严重感染时，每次6mg/kg，每日2次。

【不良反应】本品偶可引起过敏反应，如皮疹、瘙痒、发热、粒性白细胞减少、嗜酸细胞增多、血小板减少，也可致过敏性休克；可致肝氨基转移酶及碱性磷酸酶升高；可致菌群失常，并引起维生素缺乏或二重感染。

【注意事项】①对本品或头孢菌素类抗生素有过敏史者禁用。对青霉素过敏者、过敏体质的患者、严重肾功能损害的患者，以及对不能很好进食或非经口摄取营养者、高龄者、恶病质等患者慎用。②本品可干扰尿糖反应，使 Benedict、Fehling 及 Clintest 试验出现假阳性反应，并可使直接血清抗球蛋白试验（Coombs test）出现阳性反应。③肾功能不全者应减量使用。孕妇、新生儿、早产儿均宜慎用。

【药物相互作用】①与丙磺舒、阿司匹林合用时，可升高本药的血药浓度。②与其他头孢菌素、氨基糖苷类、多黏菌素类合用时，可增加肾毒性。

【制剂规格】片（胶囊）剂：50mg；100mg。颗粒剂（口服干混悬剂）：50mg；100mg；200mg。

头孢唑肟

Ceftizoxime

【别名】头孢去甲噻肟，益保世灵，去甲氨噻肟头孢菌素，安普西林，去甲酰氧甲基唑肟头孢菌素，安保速灵，头孢唑肟钠，施福泽，Cefizox。

【药理作用】本品是头孢菌素类抗生素，其抗菌机制在于阻止细菌细胞壁的合成。对青霉素结合蛋白（PBPs）具有极强的亲和性，对革兰阴性菌外膜的通过性亦良好。本品对各种细菌所产生的 β - 内酰胺酶稳定，对能产生 β - 内酰胺酶的细菌也具有很强的抗菌力。因此，本品对革兰阳性和革兰阴性菌均有效，特别对革兰阳性球菌中肺炎球菌、链球菌（肠球菌除外），革兰阴性杆菌中的大肠杆菌、克雷白杆菌属、奇异变形杆菌、吲哚阳性变形杆菌、流感嗜血杆菌等均有很强的抗菌力。对很多头孢菌素已产生抗药性的柠檬酸细菌属、肠细菌属、沙雷菌属及包括类杆菌属在内之厌氧菌等也具有优异的抗菌力。但本品对绿脓杆菌作用较差，对耐药葡萄球菌作用差。

【体内过程】肌注 0.5g 或 1g，1 小时后血药浓度达峰值，分别为 13.7mg/L 和 221.1mg/L。药物吸收广泛分布于全身各组织及体液中，腹水、胸水、脑脊液（脑膜有炎症时）、胆汁、前列腺液及骨组织中均可达有效治疗浓度。本品蛋白结合率为 30%。药物在体内不代谢，24 小时 80% 以上给药量以原形经肾脏排泄，半衰期为 1.7 小时。

【适应证】本品适用敏感菌所致的下呼吸道感染、尿路感染、腹腔感染、盆腔感染、败血症、皮肤软组织感染、骨和关节感染、肺炎链球菌或流感嗜血杆菌所致脑膜炎和单纯性淋病等。

【剂量与用法】静脉推注，静脉滴注或肌注：成人常用量，每次 1~2g，每 8~12 小时 1 次；严重感染者的剂量可增至每次 3~4g，每 8 小时 1 次。治疗非复杂性尿路感染时，每次 0.5g，每 12 小时 1 次。6 个月及 6 个月以上的婴儿和儿童常用量：按体重每次 50mg/kg，每 6~8 小时 1 次。

【不良反应】①一次大剂量静脉注射时，可引起血管痛、血栓性静脉炎，应尽量减慢注射速度以防其发生。②使用本品可致皮疹、荨麻疹、瘙痒、恶心、呕吐、腹泻等胃肠功能紊乱、轻微可逆肝功改变，偶见血清转氨酶及血肌酐一过性升高等。

【注意事项】①对头孢菌素类、青霉素类药物过敏患者禁用。②对诊断的干扰：抗球蛋白（Coombs）试验可出现阳性。用 Bendict、Fehling 试剂检查尿糖可呈假阳性。血清碱性磷酸酶、血尿素氮、丙氨酸氨基转移酶、门冬氨酸氨基转移酶或血清乳酸脱氢酶值可增高。③同其他抗生素

一样可引起假膜性肠炎。有胃肠道疾病史者，特别是结肠炎患者应慎用。④易发生支气管哮喘、皮疹、荨麻疹等过敏性体质者慎用。⑤不能很好进食或非经口摄取营养者、高龄者、恶病质者应慎用。过敏体质及肾功能障碍者慎用。与其他抗生素相仿，长时间应用本品时，可能导致不敏感微生物的过度繁殖，需要严密观察，一旦发生二重感染，需采取相应措施。⑥本品溶解后，在室温下放置不宜超过 7 小时，冰箱中放置不宜超过 48 小时。

【药物相互作用】①与氨基糖苷类有协同抗菌作用，合用时可引起肾损害。②丙磺舒可抑制本药的肾清除，升高血药浓度。

【制剂规格】注射剂：1g；2g。

头孢地尼
Cefdinir

【别名】希福尼，全泽复。

【药理作用】本品为口服第三代头孢菌素，抗菌谱广。对多种 β-内酰胺酶稳定，对需氧和厌氧革兰阴性菌和革兰阳性菌均有广谱抗菌活性。对葡萄球菌、链球菌、丙酸菌、流感嗜血杆菌、淋球菌、大肠杆菌、克雷白杆菌、变形杆菌、枸橼酸菌等均有较好的抗菌作用。对绿脓杆菌作用差。对葡萄球菌和链球菌属的抗菌作用与头孢泊肟酯相仿，对肠杆菌科细菌的抗菌活性低于头孢克肟 2~4 倍。肠球菌、铜绿假单胞菌和其他假单胞菌属、不动杆菌属等对本品耐药。

【体内过程】本品空腹口服 50mg，100mg 和 200mg 时，其 4 小时后的血药浓度达峰值。半衰期分别为 1.7、1.6 和 1.8 小时。本品在体内不产生活性代谢物，主要以原形药物经肾排泄。

【适应证】本品可用于治疗敏感菌所致急性支气管炎、咽喉炎、扁桃体炎、鼻窦炎、中耳炎、肺炎、腹腔、尿路感染、妇科及外科感染等。

【剂量与用法】用水溶化后口服或直接吞服。

成人常规剂量为每次 300mg，每日 2 次。儿童常规剂量为每日 7mg/kg，分 2 次口服。可依年龄、病情进行适量增减。

【不良反应】 使用本品偶有过敏性休克、皮疹、荨麻疹、红斑、瘙痒、发热、粒细胞减少、嗜酸性白细胞增多、溶血性贫血，偶有 SGPT、SGOT、ALP 升高及肾功能异常、膜性大肠炎、恶心腹泻、腹痛、胃部不适、烧灼感、食欲不振、便秘、念珠菌症；禁食及肠道外高营养患者，偶可出现维生素 K 缺乏症（低凝血酶原血症、出血倾向等）和 B 族维生素缺乏症（舌炎、口内炎、食欲不振、神经炎等）。

【注意事项】 禁用于对头孢菌素过敏者，对青霉素类过敏者慎用。严重肾功能减退及老年人需减量使用。哺乳期妇女、孕妇或怀疑有妊娠的妇女慎用。

【药物相互作用】 ①与抗酸药（含镁或铝）合用，可使达峰时间延迟。②丙磺舒可使本药从肾脏排泄延迟。③与氨基糖苷类合用，可增加肾毒性。

【制剂规格】 片（胶囊）剂：50mg；100mg。颗粒剂（口服干混悬剂）：50mg。

头孢特仑新戊酯
Cefteram Pivoxil

【别名】 富山龙，富山龙尼，托米仑，头孢特仑匹酯，头孢特仑新戊酰氧甲酯，头孢特仑，头孢特仑酯，Tomiron，Cefteram PivoxiL。

【药理作用】 本品属前体药，内服后水解成头孢特仑和三甲基醋酸（三甲基醋酸与肉毒碱结合，随尿排出）。头孢特仑与青霉素结合蛋白（PBPs）具有很强的结合性，抑制了细菌细胞壁的合成，从而发挥杀菌作用。

头孢特仑对革兰阳性菌、阴性菌均有抗菌作用，尤其对革兰阳性菌中的链球菌属、肺炎球菌，革兰阴性菌中的大肠杆菌、克雷白菌属，淋球菌、流感嗜血杆菌及厌氧菌属、链球菌属等更显示很强的抗菌作用。对以往口服头孢制剂（先锋 IV 号、头孢克洛等）不敏感的沙雷菌属、吲哚阳性变形杆菌、肠杆菌属、柠檬酸菌属等显示良好的抗菌作用。头孢特仑对各种细菌产生的 β - 内酰胺酶稳定，故对产 β - 内酰胺酶的菌株依然有作用。

【体内过程】 健康人饭后口服本品 200mg 时，其 3 小时达峰浓度 2.9μg/mL，半衰期为 0.9 小时。本品在痰液、中耳液、扁桃体、上颌窦黏膜、鼻息肉、筛窦黏膜、尿道分泌物、子宫中均达到较高的浓度。部分头孢特仑以活性形式经胆汁排泄，大部分经肾排泄。健康人口服本品 200mg 时，服药后 8 小时尿中平均回收率为 32.8%。肾功能损害者，饭后连续服用本品 100mg 时，因肾功不全，血中药物的半衰期延长。

【适应证】 敏感菌引起的：①咽喉炎（咽炎、喉炎）、扁桃体炎（扁桃体周围炎、扁桃体周围脓肿）、急性支气管炎、肺炎、慢性支气管炎、弥漫性细支气管炎、支气管扩张（感染时）、慢性呼吸系统疾病的重复感染；②肾盂肾炎、膀胱炎；③淋菌性尿道炎；④子宫附件炎、子宫内膜炎、子宫内感染、巴氏腺炎、巴氏腺脓肿；⑤中耳炎、副鼻窦炎；⑥牙周炎、冠周炎、上颚炎。

【剂量与用法】 咽喉炎（咽炎、喉炎）、扁桃体炎（扁桃体周围炎、扁桃体周围脓肿）、急性支气管炎、肾盂肾炎、膀胱炎、子宫附件炎、子宫内膜炎、子宫内感染、巴氏腺炎、巴氏腺脓肿：成人常规剂量为每次 50～100mg，每日 3 次，饭后服。

慢性支气管炎、弥漫性细支气管炎、支气管扩张（感染时）、慢性呼吸系统疾病的重复感染、肺炎、中耳炎、副鼻窦炎、淋菌性尿道炎、牙周炎、冠周炎、上颚炎：成人常规剂量为每次 100～200mg，每日 3 次，饭后服。对于重度肾功能不全患者，应慎重服药，适当调整剂量和间隔时间。

【不良反应】 ①偶见胃肠道反应，恶心、呕吐、腹泻等，可见皮疹、瘙痒等过敏反应。②严重不良反应：出现以下情况应立即停药，进行适当的处理。a. 过敏性休克、速发性过敏反应（呼吸困难等）。b. 中毒性表皮坏死综合征（LyeLL综合征），黏膜 - 皮肤 - 眼（Stevens - Johnson）综合征。c. 急性肾衰竭等严重肾功能障碍。d. 假膜性肠炎等伴有便血的重症大肠炎表现为腹痛、频频腹泻。e. 肝功能损伤、黄疸症状。f. 粒细胞缺乏症、血小板减少症。

【注意事项】①下列情况须慎用：对青霉素类或头孢菌素类过敏者；本人或直系亲属中有支气管哮喘、皮肤荨麻疹等过敏体质者；严重肾功能不全；口服吞咽困难或非经口摄取营养、全身状态恶化者；老年患者。②对实验室检查结果的影响：利用还原法进行的尿糖检查试验可出现假阳性反应。服药期间，直接库姆斯（Coomb's）实验可显示阳性结果。

【药物相互作用】营养不良或病情严重的患者长期使用抗凝剂、香豆素、13 - 茚满二酮衍生物、肝素、溶栓剂等药物时，应同时服用维生素 K。

【制剂规格】片剂：50mg；100mg（以头孢特仑新戊酯计）；胶囊剂：50mg（以头孢特仑新戊酯计）。

（4）第四代头孢菌素

盐酸头孢吡肟

Cefepime（Maxipime）

【别名】马斯平。

【药理作用】本品为新的第四代头孢菌素，其作用机制与其他头孢菌素相似，主要是影响细菌细胞壁的合成和代谢，从而起到抗菌作用，对革兰阳性和阴性菌均有临床疗效。本品对甲氧西林敏感的金黄色葡萄球菌、凝固酶阴性葡萄球菌、肺炎球菌、溶血性链球菌等革兰阳性菌均有良好抗菌作用，但对甲氧西林耐药的葡萄球菌、肠球菌属常耐药。本品对多数大肠杆菌科细菌的作用与头孢噻肟相似，但对产气肠杆菌、阴沟肠杆菌、沙雷菌属等的作用优于头孢噻肟和头孢他啶。流感杆菌、淋球菌、卡他莫拉菌等（产酶和不产酶）对本品高度敏感。本品对铜绿假单胞菌有良好作用，但作用比头孢他啶和亚胺培南略差；不动杆菌属、李斯特菌等对本品中度敏感。

【体内过程】正常人肌注 1g 后，其 1～1.6 小时的血药浓度到达高峰，平均为 32.4mg/L；静滴 2g（30 分钟滴完）后，其血药峰浓度可达 133mg/L，血清半衰期 2 小时，老年人可延长至 3 小时。血浆蛋白结合率为 15%～19%，分布容积 18～22L。一次静滴 2g 后，体内组织和体液中的药物浓度可持续（10～12 小时）超过其对敏感细菌的最小抑菌浓度（MIC）。本品在体内少量代谢，静脉给药后尿中排出原药的 85%～95%。本品主要经肾小球滤过排出，肾功能减退者肌酐清除率降低，半衰期明显延长。在乳汁中仅有微量。

【适应证】用于治疗敏感菌所致的下列中、重度感染：①下呼吸道感染，如肺炎、支气管炎等；②泌尿系统感染，如单纯性下尿路感染、复杂性尿路感染（包括肾盂肾炎）；③非复杂性皮肤或皮肤软组织感染；④复杂性腹腔内感染；⑤妇产科感染；⑥其他，如败血症、儿童脑脊髓膜炎及中性粒细胞减少性发热。

【剂量与用法】成人剂量：每次 0.5～1g，每 12 小时 1 次。严重感染者，每次 2g，每日 4～6g，分 2～3 次给药。肾功能减退者须调整剂量。血透患者应于每次血透后给药；腹透患者应每 48 小时给药 1 次。儿童：每次 40mg/kg，每日 2 次，疗程 7～14 日。

【不良反应】不良反应少而轻，主要为腹泻、头痛、皮疹、恶心、呕吐及瘙痒、便秘、眩晕等。偶有发热、口腔及阴道念珠菌感染、假膜性肠炎、局部痛或静脉炎。

【注意事项】对青霉素类或头孢菌素类过敏

或过敏体质者禁用。

【药物相互作用】①与庆大霉素、阿米卡星合用，有协同抗菌作用，同时增加肾毒性。②本药可加重强利尿药的肾毒性。③禁与甲硝唑、庆大霉素、妥布霉素、万古霉素配伍。

【制剂规格】注射剂：0.5g；1g。

头孢匹罗

Cefpirome

【别名】氨噻肟吡戊头孢；头孢吡隆；Cefpirom；HR－810。

【药理作用】为第四代头孢菌素，能快速穿透细菌细胞壁，并与细菌细胞青霉素结合蛋白结合，干扰细胞壁多聚体（肽聚糖）的合成，达到抗菌效果，对多种 β－内酰胺酶稳定，对临床主要致病菌的抗菌活性较许多第三代头孢菌素强，对大肠杆菌、铜绿假单胞菌、黏质沙雷菌的外膜具有良好的通透性。多数革兰阳性菌包括金黄色葡萄球菌和表皮葡萄球菌的产酶菌株对本品敏感。对葡萄球菌的活性较头孢他啶强 8～64 倍。对耐甲氧西林金黄色葡萄球菌的抗菌活性差，但对化脓性链球菌、溶血性链球菌和肺炎球菌高度敏感。本品对铜绿假单胞菌的作用较强，与头孢他啶相似，对氨基糖苷类耐药的铜绿假单胞菌亦有效。对肠杆菌科各属细菌的作用与头孢噻肟钠相似或略强，对流感杆菌和淋球菌及其耐药者有较高敏感性。对多数革兰阳性菌如金葡菌等亦有效，但对脆弱杆菌作用较弱。

【体内过程】口服很少吸收，单剂量 0.5g 和 1g 静脉注射，血浆峰浓度分别为 57.2mg/L 和 86.7mg/L。单剂量 0.5g，1g 和 2g 静脉滴注后血浆峰浓度分别为 36.6mg/L、59.7mg/L 和 119.0mg/L。蛋白结合率为 5%～10%。本品在体内广泛分布，可进入痰液、腹腔积液、胆汁、脑脊液、心、肺、肾、前列腺和子宫等组织和体液中，药物浓度能超过主要敏感菌的 MIC。少量体

内代谢，80%～90% 以原形经肾排除。本品半衰期约 2 小时，肾衰竭时须调节给药剂量。

【适应证】临床主要用于敏感菌所致的严重下呼吸道感染、复杂性尿路感染、皮肤和软组织感染及败血症等。

【剂量与用法】肌内注射（深部）、静脉注射或静脉滴注给药：成人每日 1～2g，分 2 次给予。

【不良反应】本品不良反应较少，耐受性较好。①常见的不良反应有皮疹、发热、腹泻、腹痛、恶心、呕吐、食欲缺乏等。②轻微可逆的化验改变等与第一代头孢菌素相似，停药后可自行消失。

【注意事项】①对青霉素过敏者、孕妇及哺乳期妇女及患有皮疹、哮喘、变态反应史者慎用。②肾功能不全者减量使用。③12 岁以下儿童不推荐使用。

【药物相互作用】①苯磺舒可延缓本药排泄，升高血药浓度；②与氨基糖苷类药合用时，有协同作用，同时增强肾毒性；③与利尿剂合用时，可增强肾毒性；④可降低伤寒活疫苗的免疫效应。

【制剂规格】注射剂（粉）：0.5g，1g。

3. 碳青霉烯类

美罗培南

Meropenem

【别名】麦罗派南，美罗配能，美洛培南，美洛配能，倍能，美平，Mepen。

【药理作用】本品通过其共价键与参与细胞壁合成的青霉素结合蛋白（PBPs）结合，从而抑制细菌细胞壁的合成，起抗菌作用。本品对革兰阳性菌、革兰阴性菌、表皮葡萄球菌、腐生葡萄球菌和其他凝固酶阴性葡萄球菌均敏感，尤其对革兰阴性菌有很强的抗菌活性。大肠杆菌、铜绿假单胞菌、全部嗜血菌（包括耐氨苄西林菌株）、淋球菌对其高度敏感，其活性强于亚胺培南 15

倍；粪肠球菌的大多数菌株对本品高度或中度敏感；本品可抑制几乎全部的脆弱拟杆菌；厌氧菌如消化链球菌属、丙酸杆菌属、放线菌属等也对本品敏感。

【体内过程】本品静滴 0.5g 或 1g 时，其 30 分钟血药浓度达峰值。静注 0.5g 或 1g 时，其 5 分钟血药浓度达峰值。半衰期约为 10 小时。药物主要经肾脏排泄。

【适应证】用于治疗肺炎，包括院内获得性肺炎、尿路感染、妇科感染（如子宫内膜炎和盆腔炎）、皮肤软组织感染、脑膜炎、败血症等。

【剂量与用法】静脉注射：成人每 8 小时给药 1 次，每次 0.5g。中重度感染者，每 8 小时给药 1 次，每次 1~2g。儿童年龄 3 个月~12 岁，每 8 小时按体重 10~20mg/kg 给药，体重超过 50kg 的儿童，按成人剂量给药。脑膜炎患者，每 8 小时按体重 40mg/kg 给药。

【不良反应】临床中可见下列不良反应：注射部位炎症、血栓性静脉炎、注射部位疼痛；皮疹、瘙痒、荨麻疹、腹痛、恶心、呕吐、腹泻、可逆性嗜酸细胞增多、血小板减少、中性粒细胞减少。在一些患者中出现直接或间接 Coombs 试验阳性；血清胆红素、转氨酶、碱性磷酸酶、乳酸脱氢酶浓度可逆性升高；头痛、感觉异常；口腔和阴道念珠菌感染。

【注意事项】①对本品过敏者禁用。对碳青霉烯类抗生素、青霉素类或其他 β-内酰胺类抗生素过敏者也可对本品过敏。②肝病患者使用本品应监测肝功能。③本品不推荐用于耐甲氧西林葡萄球菌引起的感染。④对使用本品引起腹泻或腹痛加剧的患者，应确诊其是否为艰难梭菌引起的伪膜性结肠炎，同时也应认真考虑其他因素。⑤治疗绿脓杆菌等假单胞菌感染时，应常规进行药物敏感试验。⑥年龄在 3 个月以下的婴幼儿及孕妇、哺乳期妇女不推荐使用本品。肾功能异常儿童尚未使用过本品治疗。⑦本品可通过血液透析清除，若病情需要持续使用本品时，建议在血透后根据病情给予全量，以达到有效的血药浓度。⑧在治疗过程中，若出现过量，特别对肾功能损害的患者，应及时处理由此产生的症状。通常药物可通过肾脏迅速排泄，肾功能不全的患者可通过血液透析清除本品及其代谢物。

【药物相互作用】本品不应与其他药物混合使用。本品和具有潜在肾毒性的药物联用时，如丙磺舒和本品合用可竞争性激活肾小管分泌，抑制肾脏排泄，导致本品清除半衰期延长，血药浓度增加，故不推荐本品和丙磺舒联用。

【制剂规格】注射剂：0.25g；0.5g；1.0g。

亚胺培南西司他丁钠

Imipenem and Cilastatin Sodium

【别名】亚胺硫霉素-西拉司丁钠，泰能，Tienam，Primaxin。

【药理作用】亚胺培南为新的 β-内酰胺抗生素——硫霉素，它通过特异地抑制细菌细胞壁肽聚糖的合成而显示广谱高效的抗菌活性，对革兰阳性及阴性菌、需氧菌、厌氧菌均有作用，特别对金黄色葡萄球菌、粪链球菌、绿脓杆菌及脆弱拟杆菌的抗菌活性比头孢哌酮等第三代头孢烯类药物强得多。

亚胺培南对 β-内酰胺酶稳定，但单独使用能被肾脏脱氢肽酶Ⅰ代谢失活，与此酶的抑制剂西司他丁联用时，西司他丁阻碍了脱氢肽酶Ⅰ对抗生素的作用，从而阻断亚胺培南在肾内的代谢，增加了泌尿道中亚胺培南浓度，也减少了亚胺培南的肾毒性。

【体内过程】健康人静滴本品时，两药的血药浓度均显示剂量依赖性，主要经肾排泄。其血浆半衰期约为 1 小时。尿中排泄量为血浆清除的 70%。肾功能减退时，尿中排泄量减少，血药浓度上升，半衰期延长。

【适应证】本品适用于对其敏感菌引起的各种感染，特别适用于多种菌联合感染和需氧菌及厌氧菌的混合感染，如败血症、感染性心内膜炎、腹腔感染、下呼吸道感染、泌尿生殖器感染、妇科感染、骨和关节感染、皮肤及软组织感染等。

【剂量与用法】静滴：成人一般每日1~2g。严重感染或绿脓杆菌感染、葡萄球菌感染者，每日3~4g。尿路感染：每日1~2g，分2~3次缓慢静滴。每次剂量为0.5g时，静滴不少于30分钟；如每次剂量为1g时，静滴需40~60分钟。肾功能不全者应减量。肌注，每日0.5~1.5g，分2次，臀大肌深部注射。

【不良反应】通常患者对本品耐受良好，其引起的不良反应大多数轻微且短暂，不需停药。

【注意事项】慎用于孕妇及哺乳妇女。婴儿及肾功能不全的患儿用药安全性尚未确定。对青霉素类或其他头孢类过敏或过敏体质者慎用。开始用本品前，应仔细询问过敏反应史。若对本品过敏者，应立即停药并处理。癫痫患者在使用本品时，一旦出现局灶性震颤、肌痉挛或癫痫发作时，则应减量或停药。肌注本品混悬剂，配制后1小时内使用。

【药物相互作用】不推荐与丙磺舒并用。与更昔洛韦同用，可引起癫痫发作。静滴时不能与其他抗生素混合或直接加入其他抗生素中使用。

【制剂规格】注射剂：0.25g；0.5g；1g（静注）；0.5g（肌注）。

帕尼培南－倍他米隆

Panipenem and Betamipron

【别名】克倍宁，帕尼培南－倍他米隆，康彼灵，Carbenin。

【药理作用】本品为帕尼培南和倍他米隆的复方制剂。帕尼培南为碳青霉烯类抗生素，对甲氧西林敏感葡萄球菌、肺炎链球菌、链球菌属及粪肠球菌的抗菌活性与亚胺培南相仿或略强，甲氧西林耐药葡萄球菌、粪肠球菌对本品耐药。对不动杆菌属作用突出，对脆弱拟杆菌、艰难梭菌等厌氧菌均有良好作用。倍他米隆本身不具有抗菌活性，但它属于有机阴离子转移抑制剂，能够抑制帕尼培南向肾皮质转移，从而减少帕尼培南在肾组织中的蓄积，降低肾毒性。

【体内过程】静脉滴注时，药物可广泛分布于痰液、胆汁、前列腺、子宫、鼻窦、中耳、房水中。帕尼培南半衰期约为70分钟，倍他米隆半衰期约为40分钟，主要经肾脏排泄。

【适应证】本品用于由敏感菌引起的下列感染：败血症、感染性心内膜炎、丹毒、蜂窝织炎、淋巴管（结）炎、肛门周围脓肿、外伤和烧伤，以及手术创伤等的表面性二次感染、骨髓炎、关节炎、咽喉炎（咽喉脓肿）、急性支气管炎、扁桃体炎（扁桃体周围炎、扁桃体周围脓肿）、慢性支气管炎、支气管扩张症（感染时）、慢性呼吸道疾患继发感染、肺炎、肺化脓症、脓胸、肾盂肾炎、膀胱炎、前列腺炎、附睾炎、胆囊炎、胆管炎、肝脓肿、腹膜炎、盆腔腹膜炎、道格拉斯腔脓肿、子宫附件炎、子宫内感染、子宫旁结合组织炎、前庭大腺炎、脑膜炎、眼窝感染、全眼球炎（包括眼内炎）、中耳炎、副鼻窦炎、化脓性唾液腺炎、颌炎、颚骨周围蜂窝织炎。

【剂量与用法】成人通常每日1g，分2次给药，每次静脉滴注30~60分钟。根据患者的年龄和病症可适当增减给药量，对重症或难治愈的感染症患者，可增至每日2g，分2次用药。但对成人每次给药1g时，滴注时间应在60分钟以上。儿童通常每日30~60mg/kg，分3次给药，每次静脉滴注30分钟以上。根据患者的年龄和病症可适当增减给药量，对重症或难治愈的感染症患者，可增至每日100mg/kg，分3~4次给药。本品的给药量不得超过每日2g。

【不良反应】常见不良反应：腹泻、恶心、呕吐、食欲不振等胃肠道症状。偶见菌群改变所致的假膜性肠炎、口腔炎，以及肝功能损害、皮疹、发热、抽搐等。罕见休克、急性肾功能不全、意识障碍、粒细胞缺失症、溶血性贫血等。

【注意事项】对青霉素类、头孢菌素类过敏者慎用。使用本品可使尿呈茶色。

【药物相互作用】本品可致血中丙戊酸钠浓度降低，导致癫痫发作。

【制剂规格】注射剂：0.25g；0.5g。

4. 氧头孢烯类

拉氧头孢
Latamoxef

【别名】羟羧氧酰胺菌素，拉他头孢，Moxalactam，Shiomarin。

【药理作用】本品为新型半合成 β - 内酰胺类的广谱抗生素，抗菌性能与第三代头孢菌素相近。作用机制是与细胞内膜上的靶位蛋白结合，使细菌不能维持正常形态和正常分裂繁殖，最后溶菌死亡。由于本品对 β - 内酰胺酶极为稳定，故对革兰阴性菌和厌氧菌具有强大的抗菌力，对革兰阳性菌作用略弱，对绿脓杆菌亦有一定的抗菌作用。

【体内过程】肌内或静脉注射给药吸收好，生物利用度约为92%，药物主要经肾脏和肝脏排泄。半衰期与静脉给药量、滴注速度相关。

【适应证】本品用于敏感菌引起的各种感染，如脑膜炎、败血症、呼吸系统感染症（支气管炎、肺炎、支气管扩张症、肺化脓症、脓胸等）、消化系统感染症（胆道炎、胆管炎等）、腹腔内感染症（肝脓疡、腹膜炎等）、泌尿系统及生殖系统感染症（肾盂肾炎、膀胱炎、尿道炎、淋病、附睾炎、子宫内感染、子宫附件炎、盆腔炎等）、皮肤及软组织感染、骨与关节感染及创伤感染，以及耳、鼻、喉感染及其他严重感染如败血症、脑膜炎等。

【剂量与用法】静滴、静注或肌注：成人每日 1～2g，分 2 次；小儿每日按体重 40～80mg/kg，分 2～4 次，并依年龄、体重、症状适当增

减。难治性或严重感染时，增加至成人每日 4g，小儿每日 150mg/kg，分 2～4 次给药。静滴时，本品 1g 溶解于 100mL 注射液中滴入。静注时，本品 1g，以 4mL 以上的灭菌注射用水、5% 葡萄糖注射液或 0.9% 氯化钠注射液充分摇匀，使之完全溶解。肌注时，将本品加入 0.5% 利多卡因注射液 2～3mL 中，使其完全溶解。溶解后应尽快使用，或在冰箱内保存 24 小时以内使用。

【不良反应】本品不良反应轻微，很少发生过敏性休克，主要有皮疹、荨麻疹、瘙痒、恶心、呕吐、腹泻、腹痛等症，偶有转氨酶（SGPT、SGOT）升高，停药后均可自行消失。

【注意事项】①对本品及头孢菌素类有过敏反应史者禁用；②对青霉素过敏者、肾功能损害者、孕妇、哺乳期妇女慎用；③静脉内大量注射时，应选择合适部位缓慢注射，以减轻对血管壁的刺激及减少静脉炎的发生。

【药物相互作用】①本品不宜与强效利尿剂同时应用，以免增加肾毒性；②本品与抗凝血药物如肝素等，以及影响血小板聚集药物如阿司匹林、二氟尼柳（diflunisal）等合用，可增加出血倾向。

【制剂规格】粉针剂：0.25g；0.5g；1g。

5. 头孢霉素类

头孢米诺
Cefminox

【别名】美士灵，Meicilin。

【药理作用】本品为头霉素衍生物，由半合成法制取，其作用与第三代头孢菌素相近，对大肠杆菌、链球菌、克雷白杆菌、流感嗜血杆菌、拟杆菌等有抗菌作用。本品有较强的抗 β - 内酰胺酶性能，对细菌细胞壁中肽聚糖生成脂蛋白起妨碍作用。本品中的脂蛋白结构为革兰阴性菌所特有，故对革兰阴性菌的作用较其他同类药物为

强，并能结合细菌肽多糖而促进溶菌。

【体内过程】肾功能正常者，静脉注射 0.5g 和 1g 后，其血药浓度分别为 50μg/mL 和 100μg/mL。药物吸收后，在体内分布广泛，尤以胆汁、腹水、子宫内膜中浓度较高，但在痰液中浓度较低。给药后体内未见活性代谢产物，药物主要经肾以原形随尿液排出，半衰期约为 2.5 小时，肾功能不全者半衰期延长。

【适应证】本品可用于治疗敏感细菌引起的扁桃体炎、扁桃体周围脓肿、支气管炎、细支气管炎、支气管扩张症（感染时）、慢性呼吸道疾患继发感染、肺炎、肺化脓症、肾盂肾炎、膀胱炎、胆囊炎、胆管炎、腹膜炎、盆腔感染、盆腔腹膜炎、子宫附件炎、子宫内感染、盆腔死腔炎、子宫旁组织炎、败血症等。

【剂量与用法】本品仅用于静脉注射或静脉滴注给药。在静脉注射时，每 1g 本品可用 20mL 注射用水、5%～10% 葡萄糖注射液或 0.9% 氯化钠注射液溶解。在静脉滴注时，每 1g 本品可用 100～500mL 的 5%～10% 葡萄糖注射液或 0.9% 氯化钠注射液溶解稀释，滴注 1～2 小时。推荐常用剂量为：成人每次 1g，每日 2 次，可随年龄及症状适当增减。对于败血症、难治性或重症感染症，每日可增至 6g，分 3～4 次给药。儿童按每次按体重 20mg/kg，每日 3～4 次。本品应临用时配制，溶解后尽快使用。

【不良反应】参照拉氧头孢。

【注意事项】禁用于对本品或头孢烯类抗生素有过敏反应的患者。本品可能引起休克，使用前应仔细问诊，做皮试，并做好休克急救准备。对 β-内酰胺类抗生素有过敏史、本人及其家族有支气管哮喘史及皮疹、荨麻疹等过敏体质者慎用。严重肾功能损害者慎用。经口摄食不足者或非经口维持营养者、全身状态不良者慎用。肾功能不全者，可调整剂量使用。用药期间及用药后至少 1 周内避免饮酒。

【药物相互作用】①与强利尿药如呋塞米合用，可增加肾毒性。②本药可影响乙醇代谢，表现为双硫仑样反应，应避免饮酒。

【制剂规格】注射剂：0.5g；1g。

6. 氨基糖苷类

硫酸阿米卡星
Amikacin Sulfate

【别名】丁胺卡那霉素。

【药理作用】本品为半合成的氨基糖苷类抗生素，将氨基羟丁酰链引入卡那霉素 A 分子的链霉胺部分而得。其抗菌机制：其作用于细菌体内的核糖体，影响细菌蛋白质合成和造成细菌细胞膜破裂而致细胞死亡。本品抗菌谱与庆大霉素相似，对大肠杆菌、绿脓杆菌、沙门杆菌、变形杆菌、克雷白杆菌、不动杆菌、枸橼酸杆菌，以及大肠杆菌的部分菌株有良好的抗菌作用。对于结核杆菌、非典型性分枝杆菌和金黄色葡萄球菌（产酶和不产酶株）也有良好抗菌作用。本品的耐酶性能较强，当微生物对其他氨基糖苷类耐药后，一般对本品还敏感。

【体内过程】肌注后迅速吸收，0.75～1.5 小时后血药浓度达峰值。静滴 15～30 分钟后，其血药浓度达峰值。健康人半衰期为 2～2.5 小时。药物主要经肾脏排泄。

【适应证】主要用于对卡那霉素或庆大霉素耐药的革兰阴性杆菌所致的尿路、支气管、肺部、腹腔、软组织、骨和关节、生殖系统等部位的感染，以及败血症等。

【剂量与用法】一般用量为每日 15mg/kg，分 2～3 次给药，成人每日总量不可超过 1.5g。单纯性尿路感染者，每次 0.2g，每日 2 次。儿童用量可按体重计算，新生儿首次量 10mg/kg，以后每 12 小时用 7.5mg/kg。给药途径以肌注为主，也可用 5% 葡萄糖注射液或 0.9% 氯化钠注射液 100～200mL 稀释后静脉滴注，30～60 分钟进入体内。

儿童则为 1~2 小时，疗程一般不超过 10 日。

肾功能不足者，首次量 7.5mg/kg，以后调整至血药峰浓度为 25μg/mL，谷浓度为 5~8μg/mL。

【不良反应】罕见过敏休克，本品的耳毒性、肾毒性与卡那霉素近似。本品干扰正常菌群，长期应用时，可致非敏感菌过度生长。

【注意事项】对于肾功能减退、脱水、应用强利尿剂的患者以及老年患者均应慎用。

【药物相互作用】对于绿脓杆菌感染，常需与抗假单胞菌青霉素（如羧苄青霉素等）联合应用。但两者不可置于同一点滴器中，以免降效。

【制剂规格】注射剂：2mL：0.2g。

硫酸庆大霉素
Gentamicin Sulfate

【别名】硫酸正泰霉素。

【药理作用】本品是一种氨基糖苷类药物，在细菌体内核糖体发挥作用，抑制细菌蛋白质合成，并影响细菌细胞膜的完整性。本品对革兰阴性和阳性菌均有作用，在革兰阴性菌中，对大肠杆菌、产气杆菌、克雷白杆菌、奇异变形杆菌、某些吲哚阳性变形杆菌、绿脓杆菌、某些奈瑟菌、某些无色素沙雷杆菌和志贺菌等具有敏感性。在革兰阳性菌中，金黄色葡萄球菌（包括产 β-内酰胺酶株）对本品敏感，但临床多用于革兰阴性菌的感染。近年来，由于本品的广泛应用，耐药菌株逐渐增多，绿脓杆菌、克雷白杆菌、沙雷杆菌和吲哚阳性变形杆菌对本品的耐药率甚高。

【体内过程】本品口服在肠道能达高浓度，特别是痢疾急性期或肠道广泛炎性病变呈溃疡性病变时，其吸收量可增加。肌注或静滴时，30~60 分钟达血药浓度峰值。正常成人半衰期为 2~3 小时，小儿为 5~11.5 小时。药物主要经肾脏随尿排泄。

【适应证】临床多用于革兰阴性菌引起的呼吸道、肠道、胆道、泌尿生殖系统、皮肤软组织等感染或局部感染。本品点眼，可治疗眼部感染。

【剂量与用法】肌注：儿童每次按体重 1.5mg/kg，成人每次 80mg，每 8 小时 1 次。对于革兰阴性杆菌所致重症感染或绿脓杆菌所致全身感染，每日量可用到 5mg/kg。静脉滴注给药时可将每次量（80mg）用 5% 葡萄糖注射液或 0.9% 氯化钠注射液 100mL 稀释，于 30 分钟左右滴入，每日给药 3 次。新生儿每日按体重 2~4mg/kg，分 2 次给药。

口服：每日 0.24~0.64g，儿童每日量按体重 15mg/kg，分 4 次服，用于肠道感染或术前准备。缓释片，适用于幽门螺杆菌治疗，每次 0.08g，每日 2 次，餐后服，疗程 3~4 周。

【不良反应】毒性反应与卡那霉素近似，因剂量小，故毒性反应稍轻。但若用量过大或疗程延长，仍可发生耳、肾损害。

【注意事项】对其他氨基糖苷类过敏者慎用。本品血药峰浓度超过 12μg/mL，谷浓度超过 2μg/mL 以上时，可出现不良反应，对于肾功能不全者或长期用药者应进行药物监测。本品一日量宜分 2~3 次给药，以维持有效血药浓度，并减轻毒性反应。对链球菌感染无效。由链球菌引起的上呼吸道感染不应使用，有抑制呼吸作用。

【药物相互作用】①与其他氨基糖苷类、卷曲霉素、万古霉素（去甲万古霉素）、顺铂、呋塞米等合用时，可增加耳毒性和肾毒性。②与青霉素、羧苄西林合用时，有协同抗菌作用。③与头孢唑林、头孢噻吩、右旋糖酐合用时，可加重肾毒性。

【制剂规格】注射剂：0.04g；0.08g。片（胶囊）剂：0.04g。缓释片（胃内滞留型）：0.04g（4 万单位）。滴眼剂：0.3%。

硫酸奈替米星
Netilmicin Sulfate

【别名】乙基西梭霉素，立克菌星，Ethylsisomicin，Netromycin。

【药理作用】本品为半合成的氨基糖苷类抗生素。抗菌机制：其作用于细菌体内核糖体，妨碍蛋白质合成，破坏细菌细胞膜，造成细胞膜破裂。

本品抗菌谱与庆大霉素近似，本品的特点是对氨基糖苷乙酰转移酶稳定；产生该酶而对卡那霉素、庆大霉素、妥布霉素、西索米星等耐药的菌株时，对本品仍敏感。对革兰阴性菌如大肠杆菌、克雷白杆菌、变形杆菌、肠杆菌属、枸橼酸杆菌、沙雷杆菌、流感嗜血杆菌、沙门杆菌、志贺杆菌、奈瑟球菌等有良好抗菌作用；对革兰阳性菌，如金黄色葡萄球菌、表皮葡萄球菌也有一定作用。

【体内过程】本品肌注或静注吸收好而迅速。肌注按体重 1mg/kg 时，其 0.5 ~ 1 小时达血药浓度峰值。静滴按体重 2mg/kg 时，其血药峰浓度达 16.5μg/mL。本品 80% 药物在 24 小时内随尿排出。半衰期为 2 ~ 2.5 小时。

【适应证】本品适用于敏感菌所致呼吸道、消化道、泌尿生殖系、皮肤和软组织、骨和关节、腹腔、创伤等部位感染，也适用于败血症。

【剂量与用法】肌注、静滴：单纯泌尿系感染，成人每日量按体重 3 ~ 4mg/kg，分 2 次给药。较严重的系统感染，成人每日量按体重 4 ~ 6.5mg/kg，分成 2 ~ 3 次给药，疗程 7 ~ 14 日。新生儿（6周龄以内）每日按体重 4 ~ 6.5mg/kg 给药，婴儿和儿童每日按体重 5 ~ 8mg/kg，分为 2 ~ 3 次肌注给药。如必须滴注时，则将每次药量加入 5% 葡萄糖注射液或 0.9% 氯化钠注射液 50 ~ 200mL 中，缓慢滴入。近来报道，本品每日按体重 4.5 ~ 6mg/kg，一次性肌注效果好，且不良反应少。

【不良反应】本品耳、肾毒性较轻，其他参见庆大霉素和链霉素。

【注意事项】①对本药或其他氨基糖苷类药过敏者及孕妇、哺乳期妇女禁用。②重症肌无力或帕金森病、肝肾功能损害者慎用。③应密切观察前庭功能及听力改变。④长期用药应常规检查肝、肾功能和血、尿常规。

【药物相互作用】①本品与青霉素、阿洛西林、羧苄西林、苯唑西林合用，有协同抗菌作用。②与头孢菌素、万古霉素、多黏菌素、右旋糖酐及强利尿药如呋塞米合用时，可增加肾毒性。③与其他氨基糖苷类及其他有耳毒性药物合用时，可增加耳毒性。

【制剂规格】注射剂：2mL：100mg。

妥布霉素
Tobramycin

【别名】妥布拉霉素，抗普霉素。

【药理作用】本品是一种单一的氨基糖苷类抗生素。可与细菌核糖体 30s 和 50s 亚单位的特殊受体蛋白结合，合成异常蛋白，导致细菌死亡，但对厌氧菌无效。抗菌谱与庆大霉素近似，主要包括革兰阴性杆菌，如绿脓杆菌、克雷白杆菌、枸橼酸杆菌和普鲁威登菌。对肺炎杆菌、肠杆菌属、变形杆菌的抗菌活性比庆大霉素强 2 ~ 4 倍，对绿脓杆菌的抗菌作用较庆大霉素强 3 ~ 5 倍。但对其他革兰阴性菌，本品的作用则低于庆大霉素。对金黄色葡萄球菌有抗菌作用，对链球菌无效。本品还具有较长的抗菌后效应。

【体内过程】本品口服吸收差。肌注或静注，分别于 30 分钟和 30 ~ 60 分钟后血药浓度达峰值。半衰期为 1.9 ~ 2.2 小时。本药主要经肾脏随尿液排出。

【适应证】本品主要用于绿脓杆菌感染，如烧伤、败血症等。对其他敏感革兰阴性杆菌所致的感染也可应用。本品也可外用治眼部感染。亦可与其他抗菌药物联合用于葡萄球菌之感染。

【剂量与用法】肌注或静滴：每次按体重 1.5mg/kg，每日 2 ~ 3 次，每日剂量不可超过 5mg/kg。静滴时，每次量用 5% 葡萄糖注射液或 0.9% 氯化钠注射液 100mL 稀释，于 30 分钟左右滴入，一般每日给药3次。新生儿每日量按体重4mg/kg，分2次给药，疗程7～14日。点眼每次1～2滴，每日4～6次。

【不良反应】本药可影响听觉和平衡功能。如眩晕、共济失调，可出现耳鸣、听力减退等不可逆的耳毒性反应。常见的胃肠道反应为腹泻、恶心。肾毒性与剂量及患者的耐受性相关。常用量对于肾脏并无明显影响。

【注意事项】一般认为，本品的血药峰浓度超过$12\mu g/mL$和谷浓度超过$2\mu g/mL$时，易出现毒性反应。对肾功能不全者，应进行血药监测。一个疗程不能超过7日；不宜把一日用量集中在一次使用，以免引起意外。与庆大霉素间存在较密切的交叉耐药性。

【药物相互作用】①与其他氨基糖苷类药合用时，可增加耳毒性和肾毒性。②与头孢菌素、青霉素类药合用时，对某些敏感菌有协同抗菌作用。③苯海拉明等抗组胺药可掩盖本药的耳毒性。

【制剂规格】注射剂：2mL：0.08g。滴眼剂、眼膏剂：0.3%。妥布霉素/地塞米松滴眼液：含妥布霉素0.3%，地塞米松0.1%。

硫酸依替米星
Etimicin Sulfate

【别名】爱大霉素，悉能。

【药理作用】本品是中国研制的新一代半合成氨基糖苷类广谱抗生素。其抗菌机制：抑制细菌蛋白质合成。对金黄色葡萄球菌及革兰阴性杆菌均有较强的抗菌活性，而其肾毒性和耳毒性远较其他同类药物为轻。经临床与目前临床较好的氨基糖苷类新药奈替米星（先灵葆雅）及头孢唑林对比试验表明，本品对呼吸道感染、泌尿道感染及皮肤软组织感染的常见菌如流感杆菌、大肠杆菌、克雷白肺炎杆菌、变形杆菌、铜绿假单胞菌及对甲氧西林耐药的金黄色葡萄球菌有效率与奈替米星相似，明显优于头孢唑林。

【体内过程】本品静脉滴注时，其血清半衰期约1.5小时。单剂量给药24小时内有80%以原形药物随尿排出。

【适应证】对本品敏感的各种细菌引起的肺炎、急性支气管炎、慢性支气管炎急性发作、支气管扩张合并肺部感染及急性膀胱炎、急性肾盂肾炎、慢性肾盂肾炎急性发作，以及皮肤软组织感染。

【剂量与用法】静脉滴注。每次100～150mg加入5%葡萄糖注射液或0.9%氯化钠注射液100mL中，以30～60分钟静脉滴注，每12小时1次。重症感染者，可增加至每次150mg，每日2次给药。5～10日为一疗程。

【不良反应】可出现耳鸣、眩晕、听力下降，但程度较轻。可出现血尿素氮、血清肌酐暂时性升高，停药后很快恢复正常。

【注意事项】①对本药或其他氨基糖苷类药过敏者禁用。②肾功能不全、大面积烧伤、脱水患者慎用。③儿童、孕妇用药需权衡利弊。④由于老人生理性的肾功能衰退，需调整给药剂量与用药周期。⑤药物对哺乳有影响，建议哺乳妇女在用药期间暂时停止哺乳。⑥用药前后及治疗过程中应密切观察肾功能和听神经功能的变化，尤其是已明确或怀疑有肾功能减退、大面积烧伤、脱水或老年患者。

【药物相互作用】与其他氨基糖苷类药、多黏菌素及强利尿药如呋塞米合用，可加重肾毒性和耳毒性。

【制剂规格】注射剂：1mL：50mg；2mL：100mg。粉针剂：50mg；100mg。

异帕米星
Isepamicin Sulfate

【别名】依克沙，异帕霉素，异帕沙星。

【药理作用】本品抗菌机制：抑制细菌蛋白质合成，同时破坏细胞膜完整，致细胞膜破裂。

抗菌谱与阿米卡星相似,对庆大霉素和阿米卡星敏感的肠杆菌科细菌的作用比阿米卡星强2倍,MIC为2.2~4mg/L;对普通变形杆菌和普罗菲登菌属的作用与阿米卡星相仿,对奇异变形杆菌和铜绿假单胞菌的作用与阿米卡星相仿或略差,对多数葡萄球菌具有良好抗菌作用,MIC为0.5~6.9mg/L,对部分耐甲氧西林金黄色葡萄球菌(MRSA)亦有良好作用。对淋球菌及脑膜炎球菌作用差,而对流感杆菌作用较强,对肠球菌属及链球菌属无活性。本品的最大特点是对细菌产生的多数氨基糖苷类钝化酶稳定,因而许多耐庆大霉素及部分耐阿米卡星的菌株对本品仍敏感。

【体内过程】本品药动学特性与其他氨基糖苷类相似,肌注后吸收迅速、完全。成人每次注射200mg后,1小时血药浓度达高峰,为10.2mg/L,血清半衰期为1.7小时。本品主要经肾排出,24小时内尿中以原形排出给药量的85%,尿中浓度可达328~818mg/L。成人1次静滴200mg(30分钟内滴完),血药峰浓度为17.1mg/L,尿排出量与肌注者相同。肾功能正常者,多次给药后无明显蓄积。本品经胆汁排出量少,成人1次肌注200mg,2~3小时后,胆汁浓度为5mg/L。本品在腹水、伤口渗液和痰液中浓度较高,1次肌注200mg后分别可达8.4mg/L、8mg/L和1mg/L;在乳汁、脐带血、羊水、胎儿血清中浓度低。本品蛋白结合率低,为3%~8%。

【适应证】本品主要用于革兰阳性菌所致败血症、下呼吸道、泌尿道、腹腔及术后伤口感染,尤其适用于对其他氨基糖苷类包括对阿米卡星耐药的严重革兰阴性菌(包括铜绿假单胞菌)感染和葡萄球菌感染;亦可与青霉素类或头孢菌素类联合用于病原未查明的患者作为试验治疗。据报道,本品治疗皮肤感染、下呼吸道及尿路等感染的有效率达90%~92%,细菌清除率为78%;治疗败血症的临床有效率为66.7%,细菌清除率为60.0%。

【剂量与用法】尿路感染或轻度感染,成人每日按体重400mg/kg。分1~2次肌注或静滴。静滴在0.5~1小时内滴完。

【不良反应】①实验动物中,本品耳、肾毒性较庆大霉素及阿米卡星等氨基糖苷类为低。不良反应发生率为1.2%~4.2%,大多为轻度或中度,主要为眩晕、耳鸣和重听、静脉炎、皮疹、胃部不适等。②亦可引起蛋白尿、血尿等。③偶可见周围血中白细胞及血小板减少,嗜酸粒细胞增多;食欲不振、肠道菌群失调症也可发生。肌注部位可发生疼痛和硬结。

【注意事项】①可引起新生儿第8对脑神经损害。有绝对指征者,在应用期间应进行血药浓度监测。②对氨基糖苷类抗生素及杆菌肽过敏者禁用。③高龄患者、孕妇慎用。④有肾功能损害者,应根据损害程度调整给药剂量。

【药物相互作用】①本品与青霉素、羧苄西林、哌拉西林、头孢噻肟联用有协同作用;②与麻醉剂和肌肉松弛剂合用可致呼吸抑制,不可与麻醉药、肌肉松弛药、酸化尿液的药物合用;③与强利尿剂合用可加重本品的耳、肾毒性,有肾功能损害者应根据损害程度调整给药剂量;④与酸性溶液混合可降低本品抗菌活性。

【制剂规格】注射剂:2mL:60mg;2mL:120mg;2mL:200mg。

7. 酰胺醇类

氯霉素
Chloramphenicol

【别名】左霉素,左旋氯霉素,氯胺苯醇,Alficetin。

【药理作用】本品通过弥散进入细菌细胞内,主要对细菌70s核糖体的50s亚基发生作用,抑制转肽酶,阻止转肽链延长,使菌体蛋白合成受阻。本品抗菌谱广,包括革兰阳性和阴性菌、厌氧菌、螺旋体、立克次体和衣原体等。主要对肺炎链球菌、化脓性链球菌、绿色链球菌、淋球菌、脑膜炎球菌、流感嗜血杆菌、霍乱弧菌、李斯特菌、布氏杆菌、败血出血性巴斯德杆菌、白喉杆菌、支原体等有效。对部分金黄色葡萄球菌敏感。肠杆菌科如沙门菌（包括伤寒杆菌）、大肠杆菌、肺炎克雷白杆菌、奇异变形杆菌等大部分菌株对本品敏感。由于本品使用广泛，耐药菌株日渐增多。

【体内过程】本品口服易吸收，约吸收给药量的 80%～90%。正常人给药 1～3 小时后的血药浓度达峰值。半衰期为 1.5～3.5 小时。

【适应证】主要用于敏感菌所致伤寒、副伤寒和其他沙门菌、脆弱拟杆菌感染。与氨苄青霉素合用于流感嗜血杆菌性脑膜炎。由脑膜炎球菌或肺炎链球菌引起的脑膜炎，在患者青霉素过敏时也可用本品。本品点眼也适用于治疗眼部感染。

【剂量与用法】口服：成人每日 1～2g，3～4 次分服。儿童每日按体重 25～50mg/kg，分 4 次服。静滴：每日量 1～2g，分 2 次以输液稀释滴注，宜用干燥注射器抽取，1 支氯霉素（250mg）至少用稀释液 100mL，边稀释边振荡，防止析出结晶。症状消退后，应酌情减量或尽早停药。治疗沙眼、结膜炎、角膜炎等。滴眼液：每次 1～2 滴，每日 3～5 次；眼膏：每日 3 次涂入眼睑内。治疗外耳道炎、中耳炎等，每次 2～3 滴，每日 3 次滴耳。

【不良反应】主要不良反应为骨髓抑制，可出现粒细胞及血小板减少、再生障碍性贫血等。皮疹、药物热、血管神经性水肿偶有发生。近年报道，本品尚能引起溶血性贫血、球后视神经炎、循环呼吸骤停、速发性过敏反应及心肌损害等。溶血性贫血多在用药后数小时至 2～3 日发生。尚可发生剥脱性皮炎，但少见。长期应用可能引起视神经炎、共济失调，以及由于菌群失调而致的维生素缺乏和二重感染等。消化道反应有恶心、呕吐、食欲不振、舌炎、口腔炎等。本品肌注常引起剧烈的疼痛，还可致坐骨神经麻痹而造成下

肢瘫痪，故已少用。

【注意事项】新生儿和早产儿应用本品可引起循环衰竭（灰婴综合征），应禁用。精神病患者用本品可引起严重失眠、幻视、幻觉、猜疑、狂躁、忧郁等症状，故禁用。

【药物相互作用】①本品可增加有骨髓抑制作用的某些药物如秋水仙碱、保泰松、青霉胺的骨髓抑制作用。②与林可霉素类、红霉素类有相互拮抗作用。③可降低苯妥英钠、苯巴比妥、利福平的血药浓度。

【制剂规格】注射剂：2mL：0.25g；片（胶囊）剂：0.25g；滴眼剂：0.25%、0.5%。眼膏剂：1%、3%；滴耳剂：10mL：0.25g。

8. 四环素类

盐酸多西环素
Doxycycline Hydrochloride

【别名】强力霉素，脱氧土霉素。

【药理作用】本品进入菌体细胞，易与核糖体 30_S 亚基的 A 位置结合，阻止氨基酰–tRNA 与核糖体的正常结合，影响肽链增长，进而抑制蛋白质合成而抑菌。其抗菌谱包括革兰阳性和阴性菌，如化脓性和草绿色链球菌、肺炎链球菌、肠球菌、金黄色葡萄球菌、李斯特菌、大肠杆菌、痢疾杆菌、淋球菌以及支原体属、衣原体属、螺旋体等。体内、体外抗菌力均较四环素为强。抗菌作用比四环素强 2～10 倍，对四环素耐药的金黄色葡萄球菌仍有效；肾毒性较小，但微生物对本品与四环素、土霉素等有密切的交叉耐药性。

【体内过程】本品口服易吸收，约为吸收给药量的 90%。注射给药与口服给药的血药浓度几乎相同。半衰期为 18～24 小时。部分药物在肝内代谢失活，主要经肾随尿液排泄。

【适应证】主要用于敏感的革兰阳性球菌和革兰阴性杆菌所致的上呼吸道感染、扁桃体炎、

胆道感染、淋巴结炎、蜂窝织炎、老年慢性支气管炎等，也用于斑疹伤寒、恙虫病、支原体肺炎等。尚可用于治疗霍乱，也可用于预防恶性疟疾和钩端螺旋体感染。

【剂量与用法】 口服：成人首剂 0.2g，以后每次 0.1g，每日 2 次。必要时首剂可加倍。8 岁以上儿童，首剂 4mg/kg，以后每次 2mg/kg，每日 2 次。预防恶性疟，一周 0.1g。预防钩端螺旋体病，每次 0.1g，一周 2 次。

【不良反应】 ①胃肠道反应多见（约 20%），如恶心、呕吐、腹泻等，饭后服药可减轻。②肝损害，可见恶心、呕吐、黄疸、氨基转氨酶升高、呕血、便血等，严重时可昏迷死亡。③肾损害，特别对肾功能不全者，可造成肌酐和血尿素氮升高。④其他不良反应参见四环素。

【注意事项】 ①用法应为每日 2 次，如用每日 1 次，每次 0.1g 则不足以维持有效血药浓度。②在肝、肾功能轻度不全者，本品的半衰期与正常者无显著区别，但对肝、肾功能重度不全者则应注意慎用。③8 岁以下小儿及孕妇、哺乳期妇女禁用。

【药物相互作用】 ①与巴比妥类、苯妥英钠、卡马西平合用时，可降低本药的血药浓度。②本品可增加地高辛的吸收，合用时可导致地高辛中毒。

【制剂规格】 片（胶囊）剂：0.1g。

盐酸米诺环素

Minocycline Hydrochloride

【别名】 盐酸二甲胺四环素，美满霉素，康尼，美力舒，美诺星，Minomycin。

【药理作用】 本品为半合成四环素类药，抗菌机制与多西环素相似。对四环素敏感或耐药的金黄色葡萄球菌有效，是因为它透过葡萄球菌细胞壁的能力较强，对绿色葡萄球菌、星形放线菌、肺炎双球菌和奈瑟淋球菌的作用比其他四环素类

略强。对大肠杆菌、变形杆菌、沙门菌、志贺杆菌、克雷白杆菌、假单胞杆菌的抗菌作用强度与四环素相近。在四环素类中，本品抗菌作用最强。

【体内过程】 本品口服吸收快而完全，吸收近 100%，食物对本品的吸收无影响，2～3 小时血药浓度达峰值，治疗有效浓度可持续 12 小时以上。口服和注射均可达相同血药浓度。本品易进入身体多数组织，其对前列腺组织和唾液穿透性好，能进入乳汁、羊水、脊髓。肝、胆、肺、扁桃体、痰液、泪液中均可达有效治疗浓度。能透过胎盘屏障进入胎儿。本品在体内代谢少，给药量的 30% 经肠肝循环由粪便排泄。肾功能正常者半衰期为 14～18 小时。

【适应证】 临床适用于因葡萄球菌、链球菌、肺炎球菌、淋球菌、痢疾杆菌、大肠杆菌、柠檬菌、克雷白杆菌、肠球菌、变形杆菌、绿脓杆菌、梅毒螺旋体及衣原体等敏感菌所引起的下列感染：败血症、菌血症；浅表化脓性感染：毛囊炎、脓皮症、疖、疖肿症、痈、蜂窝织炎、汗腺炎、痤疮、皮脂囊肿、乳头状皮肤炎、甲沟炎、脓肿、鸡眼继发性感染、扁桃体炎、咽炎、泪囊炎、眼睑缘炎、麦粒肿、牙龈炎、上颌窦炎、牙周炎、中耳炎、外耳炎、外阴炎、阴道炎；外伤感染，手术后感染；深部化脓性疾病：乳腺炎、淋巴管（结）炎、颌下腺炎、副鼻窦炎、骨髓炎、骨炎、急慢性支气管炎、哮喘性支气管炎、支气管扩张、支气管肺炎、肺炎、细菌性肺炎、肺部化脓症；痢疾、肠炎、感染性食物中毒、胆管炎、胆囊炎；腹膜炎；肾盂肾炎、肾盂膀胱炎、尿道炎、膀胱炎、前列腺炎、副睾丸炎、宫内感染、淋病、梅毒等。

【剂量与用法】 口服，成人首次给药 0.2g，以后每隔 12 小时服 0.1g，或每 6 小时服 50mg，或遵医嘱。

【不良反应】 ①偶有过敏性休克发生，须注意观察；如发现有口内异常感、哮喘、便血、耳鸣等，应中止给药，并作适当处理。②偶有发热、

皮疹、荨麻疹、光过敏症、浮肿（四肢、颜面）时，除终止给药外，要作适当处理。③长期服用后偶有皮肤、黏膜处色素沉着现象发生。④偶有SGOT、SGPT上升等肝功能异常。⑤时有食欲不振、恶心、呕吐、腹泻、腹痛、肛门周围炎等症状。⑥偶有血小板减少、颗粒白细胞减少、嗜酸性白细胞增多等症。⑦偶有维生素 K 缺乏症（低凝血酶原症出血倾向）、维生素 B 缺乏症（舌炎、口腔炎、食欲不振、神经炎）等。⑧偶有颅内压升高，出现呕吐、头痛、复视、视乳头郁血、前囟膨隆等症；时有头重、倦怠感。

【注意事项】①服药期间，应避免从事危险性较大的机器操作及高空作业。此外，大剂量给药会造成肝损害（黄疸、脂肪肝等）。②当有菌群交替症而引起病菌感染时，应中止给药，并进行适当处理。③既往对四环素类药物有过敏史者禁用。④孕妇给药，应权衡利弊。对新生儿、哺乳婴儿、幼小儿给药可使牙齿着色、珐琅质形成不全，骨骼发育不全，故一般不宜使用。⑤有肝、肾损害者，有食道通过障碍者，口服吸收不良或不能进食的患者，老年人及全身状态恶化的患者（因维生素 K 缺乏）等均应慎用，并注意观察。⑥本品滞留于食道并崩解时，会引起食道溃疡，故应多饮水，尤其临睡前服药时更应注意。

【药物相互作用】与钙、镁、铝、铁等合用时，可降低本品的吸收。由于抑制凝血酶原活性，故与凝血药合用时应慎用。

【制剂规格】片（胶囊）剂：0.05g；0.1g。颗粒剂：0.05g；0.1g。软膏剂：0.5g；0.01g。

9. 大环内酯类

红霉素
Erythromycin

【别名】EM，E - mycin，Erycin，Erythrocin。

【药理作用】本品属大环内酯类，分子中有十四元大环内酯结构，其机制：可透过细菌细胞膜，在接近"P"位与核糖体的50s亚基可逆性结合，经过一系列过程抑制细菌蛋白质合成，从而起到抗菌作用。红霉素仅对分裂活跃细胞有效，其抗菌谱与青霉素近似，对大多数革兰阳性菌，如葡萄球菌、化脓性链球菌、绿色链球菌、肺炎链球菌、粪链球菌、梭状芽孢杆菌、白喉杆菌、痤疮丙酸杆菌、李斯特菌等有较强的抑制作用。对一些革兰阴性菌，如淋球菌、弯曲杆菌、百日咳杆菌、布氏杆菌、军团菌及流感嗜血杆菌、拟杆菌（口咽部菌株）也有相当的抑制作用。此外，对支原体、放线菌、螺旋体、立克次体、衣原体、少数分枝杆菌和阿米巴原虫有抑制作用。金黄色葡萄球菌对本品易耐药。

【体内过程】本品口服0.2～0.25g时，其2～3小时的血药浓度达峰值。静脉给药（乳糖酸盐）时，即刻血药浓度达峰值。本药经肝内代谢，随胆汁排出。静脉给药时，有10%～15%以原形经肾随尿液排出，也可经粪便排泄。半衰期为1.4～2小时。

【适应证】主要应用于链球菌引起的扁桃体炎、中耳炎、猩红热、白喉及带菌者、淋病、李斯特菌病、肺炎链球菌引起的下呼吸道感染（以上适用于不耐青霉素的患者）。本品对于军团菌肺炎和支原体肺炎可作为首选药应用。尚可应用于流感杆菌引起的上呼吸道感染、金黄色葡萄球菌皮肤及软组织感染、梅毒、肠道阿米巴病等。本品也适用于外用治疗皮肤感染和点眼治疗眼部感染。

【剂量与用法】成人口服，每日 1～2g，分3～4次，整片吞服。儿童口服：每次按体重 7.5～25mg/kg，每 6 小时 1 次。静滴：每次按体重3.75～5mg/kg，每 6 小时 1 次。必要时，每次可增至10mg/kg。用时将本品溶于 10mL 灭菌注射用水中，再添加到输液 500mL 中，缓慢滴入（最后稀释浓度一般为≥0.1%）。

【不良反应】①常见胃肠道反应如恶心、呕

吐、腹泻、腹痛、食欲减退等症。②偶有乏力、黄疸及肝功能异常等肝毒性。③偶可出现过敏反应如皮疹、药物热等。④眼膏可出现眼部刺激症状如发红、疼痛、视力改变。

【注意事项】①本品为抑菌性药物，给药应按一定时间间隔进行，以保持体内药物浓度，利于作用发挥。②本品片剂应整片吞服，若服用药粉，则易受胃酸破坏而降效。③幼儿可服用对酸稳定的酯化红霉素。④红霉素在酸性输液中破坏降效，一般不应与低 pH 的葡萄糖注射液配伍。在 5%~10% 葡萄糖注射液 500mL 中，添加维生素 C 注射液（抗坏血酸钠 1g），须用 5% 碳酸氢钠注射液 0.5mL 使 pH 升高到 6 左右，再加红霉素（乳糖酸盐），则有助稳定。

【药物相互作用】①本品与被细胞色素 P450 系统代谢的各种药物同服，可增强其毒性并降低本品疗效。②与 β - 内酰胺类药物联合应用，一般认为可发生降效作用。③本品可阻碍性激素类的肝肠循环，与口服避孕药合用时可使之降效。

【制剂规格】肠溶片（胶囊）剂：0.1g；0.125g。注射剂（乳糖酸盐）：0.25g；0.3g。颗粒剂：5g（相当于红霉素 0.1g）。肠溶微丸胶囊：0.125g；0.25g。软膏剂：1%。眼膏剂：0.5%。

阿奇霉素
Azithromycin

【别名】叠氮红霉素，氮红霉素，舒美特，AM，Sumamed。

【药理作用】本品是一个十五元环的大环内酯类化合物，抗菌作用机制与红霉素相同，但与红霉素相比的抗菌谱扩大，除保留对革兰阳性菌作用外，对革兰阴性球菌、杆菌及厌氧菌的活性有明显改善。此外，对肺炎支原体、沙眼衣原体、梅毒螺旋体也有很好活性。

【适应证】临床用于敏感菌引起的呼吸道、泌尿道、耳鼻咽喉、皮肤软组织感染及性病。

【体内过程】本品口服易吸收。口服 0.5g 时，其 2.5~2.6 小时的血药浓度达峰值。给药量的 50% 以上以原形经胆道排泄。约 4.5% 的给药量在 72 小时内以原形随尿排出。半衰期为 35~48 小时。

【剂量与用法】口服：成人每 12 小时服 0.25g，或每日每次口服 0.5g。儿童 10mg/（kg·d），每日 1 次。静滴：0.25~0.5mg，每日 1 次，溶于 5% 葡萄糖注射液或 0.9% 氯化钠注射液 250~500mL 中，于 60~180 分钟内滴完，滴注浓度不得高于 2μg/mL。

【不良反应】常见胃肠道反应，如腹痛、腹泻、恶心、呕吐、消化不良；其次为中枢及外周神经系统反应，如头痛、眩晕、暂时转氨酶升高、皮疹。白细胞异常较少见。

【注意事项】①对大环内酯类抗生素过敏者禁用，肝功能不全者、孕妇及哺乳期妇女慎用。②口服受食物影响。

【药物相互作用】含铝、镁的抗酸剂影响本品吸收，使其血药浓度降低。

【制剂规格】片剂：0.125g；0.25g。

依托红霉素
Erythromycin Estolate

【别名】红霉素丙酸酯十二烷基硫酸盐；红霉素硫酸月桂酸酯；红霉素月桂酸酯；无味红霉素；复尔欣；Erimec；Eromycin；Erythromycin Propionate LaunyL SuLfate。

【药理作用】本品属大环内酯类抗生素，为红霉素丙酸酯的十二烷基硫酸盐，抗菌谱和抗菌活性与红霉素相同，对葡萄球菌属、各组链球菌和革兰阳性杆菌均具抗菌活性。奈瑟菌属、流感嗜血杆菌、百日咳鲍特菌等也可对本品呈现敏感。本品对除脆弱拟杆菌和梭杆菌属以外的各种厌氧菌亦具抗菌活性；对军团菌属、胎儿弯曲菌、某些螺旋体、肺炎支原体、立克次体属和衣原体属也有抑制作用。

本品属前体药物，在胃中分解成月桂基硫酸和红霉素丙酸酯，后者水解成红霉素。本品系抑菌剂，但在高浓度时对某些细菌也具杀菌作用。本品可透过细菌细胞膜，在接近"P"位，即供位处与细菌核糖体的50s亚基形成可逆性结合，阻断了转移核糖核酸（t-RNA）结合至"P"位上，同时多肽链自受位（"A"位）至"P"位的位移受到阻断，因而抑制细菌蛋白质合成。本品仅对分裂活跃的细菌有效。

【体内过程】空腹或饭后服均吸收快，在胃酸中较稳定。蛋白结合率为90%～99%。口服0.25g和0.5g时，其2小时到达血药峰浓度（Cmax），分别为1.4mg/L和4.2mg/L。除脑脊液和脑组织外，广泛分布于各组织和体液中，尤以肝、胆汁和脾中的浓度为最高，在肾、肺等组织中的浓度可高出血药浓度数倍，在胆汁中的浓度可达血药浓度的10～40倍以上。在皮下组织、痰及支气管分泌物中的浓度也较高，痰中浓度与血药浓度相仿；在胸、腹水、脓液等中的浓度可达有效水平。本品有一定量（约为血药浓度的33%）进入前列腺及精囊中，但不易透过血-脑脊液屏障，可进入胎血和排入母乳中。表观分布容积为0.9L/kg。游离红霉素在肝内代谢，半衰期为1.4～2小时，无尿患者的血半衰期可延长至4.8～6小时。主要在肝中浓缩和从胆汁排出，2%～5%的口服量和10%～15%的注入量自肾小球滤过排除，尿中浓度可达10～100mg/L。粪便中也含有一定量。血或腹膜透析后极少被清除，故透析后无需加用。

【适应证】①本品作为治疗下列青霉素过敏患者感染的替代用药：溶血性链球菌、肺炎链球菌等所致的急性扁桃体炎、急性咽炎、鼻窦炎；猩红热、蜂窝织炎；白喉及白喉带菌者；气性坏疽、炭疽、破伤风；放线菌病；梅毒；李斯特菌病等。②军团菌病。③肺炎支原体肺炎。④肺炎衣原体肺炎。⑤其他衣原体属、支原体属所致泌尿生殖系感染。⑥沙眼衣原体结膜炎。⑦厌氧菌所致口腔感染。⑧空肠弯曲菌肠炎。⑨百日咳。⑩风湿热复发、感染性心内膜炎（风湿性心脏病、先天性心脏病、心脏瓣膜置换术后）、预防口腔或上呼吸道感染（青霉素的替代用药）。

【剂量与用法】口服，成人每日1～2g，分3～4次，儿童每日按体重20～30mg/kg，分3～4次。治疗军团菌病，成人每次0.5～1.0g，每日4次。风湿热复发的预防用药时，每次0.25g，每日2次。感染性心内膜炎的预防：术前1小时口服1g，术后6小时再服用0.5g。

【不良反应】①肝毒性反应者较服用其他红霉素制剂为多，服药数日或1～2周后患者可出现乏力、恶心、呕吐、腹痛、皮疹、发热等症。有时可出现黄疸，肝功能试验显示瘀胆。②胃肠道：腹泻、恶心、呕吐、中上腹痛、口舌疼痛、胃纳减退等。③大剂量（≥4g/d）应用时，尤其肝、肾疾病患者或老年患者，可能引起听力减退，主要与血药浓度过高（>12mg/L）有关。④过敏：药物热、皮疹、嗜酸粒细胞增多等。⑤偶有心律失常、口腔或阴道念珠菌感染。

【注意事项】①交叉过敏：对一种红霉素制剂过敏时，对其他红霉素制剂也可过敏。②服用本品后出现ALT、AST、AKP、胆红素等高者较服用其他红霉素制剂为多见。③溶血性链球菌感染用本品治疗时，至少需持续10日，以防止急性风湿热的发生。④慢性肝病、肝功能损害者慎用。⑤肾功能减退患者一般无需减少用量。⑥使用前应做药敏测定。⑦对诊断的干扰：使尿儿茶酚胺假性增高。血清碱性磷酸酶、胆红素、丙氨酸氨基转移酶和门冬氨酸氨基转移酶的测定值均可能增高。

【药物相互作用】①可抑制卡马西平和丙戊酸等抗癫痫药的代谢，导致后者血药浓度增高。本品与阿芬太尼合用时，可抑制后者的代谢。本品与阿司咪唑或特非那定等抗组胺药合用时，可增加心脏毒性；与环孢素合用时，可使后者血药浓度增加而产生肾毒性。②与氯霉素和林可酰胺类有拮抗作用。③本品为抑菌剂，可干扰青霉素的杀菌效能，故当需要快速杀菌、治疗脑膜炎时，两者不宜联合用药。④长期服用华法林的患者在应用红霉素时，可导致凝血酶原时间延长，老年人尤应注意。两者必须合用时，华法林的剂量宜适当调整。⑤除二羟丙茶碱外，本品与黄嘌呤类合用可使氨茶碱的肝清除减少，导致血清氨茶碱浓度升高和（或）毒性反应增加。两者合用时，应调整黄嘌呤类的剂量。⑥与其他肝毒性药物合用时，可能增强肝毒性。⑦本品大剂量与耳毒性药物合用时，尤其是肾功能减退患者，可增加耳毒性。⑧与洛伐他丁合用时，可抑制其代谢而使血浓度上升；与咪达唑仑或三唑仑合用时，可减少二者的清除。

【制剂规格】 片剂：0.125g（1.44g 依托红霉素约相当于1g红霉素）；胶囊剂（按红霉素计）：0.05g，0.125g；颗粒剂（按红霉素计）：75mg（7.5 万单位）；250mg（25 万单位）

罗红霉素
Roxithromycin

【别名】 罗力得，Rulid。

【药理作用】 本品为红霉素类衍生物，半合成十四元大环内酯类。其抗菌机制与红霉素类似，可抑制细菌蛋白质的合成。在体外的抗菌与抗菌活性均与红霉素相似，体内抗菌作用比红霉素强1～4倍。

【体内过程】 本品口服吸收好，不被胃酸破坏。单剂口服 0.15g 时，其 2 小时后达血药浓度峰值。药物主要以原形从粪便排泄，7.4% 随尿排出，半衰期为 8.4～15.5 小时。

【适应证】 临床适用于革兰阳性菌，如葡萄球菌属、链球菌属、肠球菌，以及流感杆菌、厌氧菌等敏感细菌引起的呼吸系统、泌尿系统、耳鼻喉及皮肤软组织等感染，亦可用于治疗支原体肺炎、沙眼衣原体的感染及军团菌病等。

【剂量与用法】 口服：成人每次 150mg，每日 2 次，或每次 300mg，每日 1 次。于早晚餐前空腹服用，疗程 5～12 日或遵医嘱。老年人和肾功能受损者无需调整剂量。对严重肝硬化患者的剂量可减至每日 1 次，一次 150mg。婴幼儿剂量为一次 2.5～5mg/kg，每日 2 次。

【不良反应】 ①消化系统偶有食欲不振、腹泻、软便、胃痛、胃部不适感、恶心、呕吐等，偶见有皮疹、荨麻疹等变态反应症状，如出现时应立即停药；②血液系统偶见嗜酸性细胞增多；肝脏偶见 GOT、GPT、ALP 上升等肝功能异常。

【注意事项】 ①对本品过敏者禁用，肝功能不全者、孕妇、哺乳期妇女慎用；②严重酒精性肝硬化患者半衰期延长 2 倍，故对此类患者应注意调整药量。其他参见红霉素。

【药物相互作用】 禁忌与麦角胺配伍应用。

【制剂规格】 片（胶囊）剂：150mg。

交沙霉素
Josamycin

【别名】 角沙霉素，Josacine。

【药理作用】 本品为十六元大环内酯类抗生素，其作用机制、抗菌谱与红霉素相似，对葡萄球菌、链球菌、肺炎球菌等革兰阳性菌作用强，对百日咳杆菌等部分革兰阴性菌及支原体、螺旋体、衣原体、立克次体等亦有较好作用。本品不诱导细菌产生耐药性。

【体内过程】 口服吸收迅速，体内分布广，组织、脏器中药物浓度较高。

【适应证】 敏感菌引起的呼吸系统、胆道、皮肤和软组织感染等。

【剂量与用法】 口服：成人每日 0.8～1.2g，分 3～4 次服用。儿童每日 30mg/kg，分 3～4 次服用。

【不良反应】 参见红霉素。

【注意事项】 参见红霉素。

【药物相互作用】本品可使地高辛、卡马西平血药浓度升高，增加毒性反应。

【制剂规格】片剂：0.1g；0.2g。颗粒剂：2.0g（0.1g）。

克拉霉素
Clarithromycin

【别名】甲红霉素，克红霉素，Klaricid。

【药理作用】本品为红霉素结构中 6 位上的羟基被甲氧基取代而得。本品作用机制、抗菌谱及抗菌作用与红霉素相似，对革兰阳性菌作用更强，对部分革兰阴性菌、部分厌氧菌、支原体、衣原体等均有较好的抗菌活性。结构的改变使本品对酸的稳定性、抗菌活性及药代动力学有所改善。

【体内过程】空腹口服吸收完全，食物几乎不影响其吸收，生物利用度较红霉素高，血药峰浓度在服后 1.8 ~ 2.3 小时到达，组织和体液分布好，如皮肤、扁桃体、唾液、痰、前列腺液等药物浓度较高。体内代谢物 14 羟基克拉霉素亦呈与原形相似的抗菌活性，本品经肾排泄率较其他大环内酯类药物高，肾功能障碍患者的半衰期延长。肾功能正常的成年患者半衰期为 4 ~ 5 小时，儿童的半衰期较成人短。

【适应证】与红霉素相似，用于敏感菌所致呼吸道、泌尿道、皮肤和软组织感染等。

【剂量与用法】口服：成人每日 0.5 ~ 1g，分 2 次服用，疗程为 5 ~ 14 日。儿童按体重 10 ~ 15mg/kg，分 2 ~ 3 次服用，依体质及病情适当增减。

【不良反应】常见有胃肠道反应，如厌食、恶心、呕吐、便稀、腹泻等。偶尔见眩晕、倦怠等中枢和周围神经系统反应、转氨酶短暂升高、嗜酸细胞增多及过敏反应如皮疹等。

【注意事项】过敏、妊娠期妇女及严重肝肾功能不全者禁用。哺乳期妇女慎用。

【药物相互作用】①本品与地高辛、茶碱、口服抗凝剂、麦角胺、双氢麦角碱、三唑仑合用时，后者血药浓度上升。②与卡马西平、环孢素、苯妥英钠合用时，后者代谢阻滞。③本品对氨茶碱、茶碱的体内代谢略有影响，可使其肝清除减少。

【制剂规格】片剂：0.25g；0.5g。

10. 糖肽类

盐酸万古霉素
Vancomycin Hydrochloride

【别名】Vacocin。

【药理作用】本品是由东方链霉菌(S. orientalis)培养液中所得的一种无定形糖肽类抗生素。可与细菌细胞壁的前体肽聚末端的丙氨酰丙氨酸高度结合，进而抑制细菌细胞壁糖肽聚合物的合成，因而妨碍细胞壁的形成。对化脓性链球菌、肺炎链球菌、金黄色葡萄球菌、表皮葡萄球菌等有强力的抗菌作用。厌氧链球菌、难辨梭状芽孢杆菌、炭疽杆菌、放线菌、白喉杆菌、淋球菌对本品也甚敏感。对多数革兰阴性菌、分枝杆菌属、立克次体属、衣原体属或真菌均无效。

【体内过程】口服吸收不佳，静注分布广泛。

【适应证】适用于葡萄球菌（包括耐青霉素和耐新青霉素株）、难辨梭状芽孢杆菌等所致的感染和肠道感染，如心内膜炎、败血症、伪膜性肠炎等。本品的结构特殊，与其他抗生素无交叉耐药性。

【剂量与用法】口服（治疗伪膜性肠炎）：成人每次 0.125 ~ 0.5g，每 6 小时 1 次，每日量不可超过 4g。儿童酌减。疗程为 5 ~ 10 日。

静滴：成人每日 2.0g，分 2 ~ 4 次给药。儿童每日量按体重 40mg/kg 分次给药。一般将一次量的药物先用 10mL 灭菌注射用水溶解，再加入到适量等渗氯化钠注射液或葡萄糖注射液中，滴注持续时间不少于1小时。如采取连续滴注给药时，则可将一日量药物加到24小时内所用的输液中给药。

【不良反应】①可引起口麻、刺痛感、皮肤瘙痒、嗜酸粒细胞增多、药物热、感冒样反应，以及血压剧降、过敏性休克反应等。②可致严重的耳毒性和肾毒性，大剂量和长时间应用时尤易发生。

【注意事项】①通常作为二线药物，在常用抗菌药物无效或过敏时（如伪膜性肠炎时）应用。②输入速度过快时，可产生红斑样或荨麻疹样反应，皮肤发红（称为红颈或红人综合征）尤以躯干上部为甚。输入药液过浓时，可致血栓性静脉炎，应适当控制药液浓度和滴速。③不可肌注，因可致剧烈疼痛。

【药物相互作用】与许多药物同用时，如氯霉素、甾体激素、甲氧苯青霉素等，可增加不良反应。含本品的输液中不得添加其他药物。

【制剂规格】胶囊剂：0.12g；0.25g。注射剂：0.5g；1g。

盐酸去甲万古霉素
Norvancomycin Hydrochloride

【别名】Demethyl Vancomycin。

【药理作用】本品可与敏感菌细胞壁前体肽聚末端的丙氨酰丙氨酸结合，阻断肽聚糖合成，导致细胞壁缺损而杀菌。本品为窄谱抗生素，主要对革兰阳性菌有效，尤其对耐甲氧苯青霉素的金黄色葡萄球菌和表皮葡萄球菌更为敏感。对溶血性链球菌、草绿色链球菌、肠球菌、肺炎球菌、破伤风杆菌、产气杆菌、白喉杆菌，以及厌氧菌中的难辨梭状芽孢杆菌等均有抗菌作用。高浓度时有杀菌作用。

【体内过程】口服不吸收。静注分布广泛。肾功能正常成年人半衰期为6~8小时，肾功能不全者半衰期明显延长。

【适应证】临床用于上述细菌引起的各种感染，如肺炎、败血症、脑膜炎、心内膜炎、骨髓炎、化脓性软组织感染。口服治疗金黄色葡萄球菌或肠球菌引起的肠炎。对由抗生素引起的伪膜性肠炎亦有效。临床一般不作为常规使用，只用于其他抗生素（如青霉素、四环素、红霉素等）无效的严重病例。对伪膜性结肠炎可作为特效药。

【剂量与用法】静滴：成人每日0.8~1.6g，一次或分次给药。儿童每日按体重16~24mg/kg，一次或分次给药。临用前，将药物用5%葡萄糖注射液或0.9%氯化钠注射液溶解并稀释成0.5%的浓度，静脉滴注时间不少于60分钟，肾功能不全的患者应减量。

【不良反应】①主要为耳毒性、肾毒性及过敏反应。②口服有胃肠道反应，如恶心等，也可致荨麻疹。③静脉注射可致静脉炎，可有药物热、寒战、皮疹发生。④尚可引起红颈综合征、血栓性静脉炎、嗜中性粒细胞减少、血小板减少及头晕等。长期、大剂量、高浓度用药后，易发生耳聋及血尿素氮升高。⑤长期用药也可造成革兰阳性菌及真菌引起的二重感染，故疗程为5~7天，不可超过14天。

【注意事项】①本品不可肌注，以免产生严重局部反应和组织坏死。②肾功能不全者慎用。治疗期间需检查肾功能及听力。③新生儿禁用。

【药物相互作用】与氨基糖苷类药（如庆大霉素、链霉素）、两性霉素B、卷曲霉素、多黏菌素类、阿司匹林及水杨酸盐类、利尿药（如呋塞米）合用时，可增加耳毒性或肾毒性，发生听力减退时，其反应具可逆性或永久性。

【制剂规格】注射剂：0.4g；0.8g。

替考拉宁

Teicoplanin

【别名】肽可霉素，壁霉素，他格适，Teicomycin，Targocid。

【药理作用】本品的活性成分为一种新型糖肽类抗生素。其分子结构、抗菌谱及抗菌活性与万古霉素相似。其作用机制：干扰肽聚糖中的部分合成过程，导致细胞壁破损。本品通过肽聚糖亚单位中的氨基酸－D－丙氨酰－D－丙氨酸部分结合而起效应，这种结合可抑制形成细胞壁链的亚单位的生长或延长。因此，细胞壁的整合和牢固遭到损坏，细胞生长停止，最后死亡。本品对厌氧及需氧的革兰阳性菌均有抗菌活性。敏感菌有金黄色葡萄球菌和凝固酶阴性葡萄球菌（包括对甲氧西林敏感及耐药菌）、链球菌、肠球菌，大多数厌氧性阳性菌敏感。由于本品独特的作用机制，很少出现耐本品的菌株。所以对青霉素类及头孢菌素类、大环内酯类、四环素和氯霉素、氨基糖苷类和利福平耐药的革兰阳性菌，仍对本品敏感。

【体内过程】本品口服吸收难，只用于难辨梭状芽孢杆菌性假膜性肠炎。肌注给药吸收快，生物利用度约94%。静注给药的血药浓度呈快速和较慢两种分布相。半衰期分别为0.3小时和3小时。药物在体内极少代谢。80%药物以原形经肾排出。

【适应证】本品可用于治疗各种严重的革兰阳性菌感染。可用于不能用青霉素类及头孢菌素类抗生素治疗或治疗失败的严重葡萄球菌感染，或对其他抗生素耐药的葡萄球菌感染。本品对下列感染有效：皮肤和软组织感染，泌尿道感染，呼吸道感染，骨和关节感染，败血症，心内膜炎及持续腹膜透析所致的相关性腹膜炎。在矫形手术具有革兰阳性菌感染的高危因素时，本品也可作为预防用药。

【剂量与用法】本品既可静脉注射，也可肌内注射。可以快速静脉注射，注射时间为3~5分钟；或缓慢静脉滴注，滴注时间不少于30分钟。一般每日给药1次，但第1天可以给药2次。对敏感菌所致感染的大多数患者，给药后48~72小时会出现疗效反应，疗程长短则依据感染的类型、严重程度和患者的临床反应而定。心内膜炎和骨髓炎的疗程则推荐为3周或更长时间。严重感染和中性粒细胞减少的患儿，推荐剂量按体重10mg/kg，前3次负荷剂量为每12小时静脉注射1次，随后剂量为10mg/kg，静脉或肌内注射，每日1次。对中度感染，推荐剂量按体重10mg/kg，前3次负荷剂量为每12小时静脉注射1次，随后维持剂量为6mg/kg，静脉或肌内注射，每日1次。小于2个月的婴儿：第1天的推荐负荷剂量为16mg/kg，只用1次；随后8mg/kg，每日1次。静脉滴注时间不少于30分钟。

【不良反应】可引起注射处持久的疼痛；也可引起红斑、局部疼痛、血栓性静脉炎、皮疹、瘙痒、发热、支气管痉挛、恶心、呕吐、腹泻、嗜酸粒细胞增多、中性粒细胞减少、血小板减少、血清转氨酶或血清碱性磷酸酶增高、血清肌酐短暂升高、头晕、头痛。本药具有耳毒性和肾毒性。

【注意事项】对本品有过敏史者禁用。妊娠及哺乳期妇女、小儿、严重肾功能不全者慎用。本品与万古霉素有交叉过敏反应，故对万古霉素过敏者慎用，但用万古霉素发生"红人综合征"者可用。治疗期间进行肝功能和肾功能的检测。下述情况需监测肾功能和听力：肾功能不全者长期使用本品治疗，以及用本品期间同时和相继使用可能有听神经毒性和/或肾毒性的其他药物，如氨基糖苷类、多黏菌素、两性霉素B、环孢素、顺铂、呋塞米和依他尼酸。

【药物相互作用】①与氨基糖苷类、多黏菌素、两性霉素B、环孢素、顺铂、呋塞米和依他尼酸合用，可增加听神经毒性或肾毒性。②与环丙沙星合用，可发生惊厥。

【制剂规格】粉针剂：0.2g；0.4g。

黏菌素
Colistin

【别名】多黏菌素 E，可利迈仙，Polymyxin E。

【药理作用】本品主要作用于细菌细胞膜，使细胞内的重要物质外漏；其次影响核质和核糖体的功能，为慢效杀菌剂。大肠埃希菌、克雷白菌属、肠杆菌属对本品敏感，本品对铜绿假单胞菌的抗菌活性差异较大。对不动杆菌属、沙门菌属、志贺菌属、流感嗜血杆菌、百日咳鲍特菌、嗜肺军团菌通常敏感。霍乱弧菌可呈现敏感，但埃尔托型弧菌耐药。沙雷菌属、脑膜炎奈瑟菌、淋病奈瑟菌、变形杆菌属、布鲁菌属均耐药。脆弱拟杆菌耐药，而其他拟杆菌属和真杆菌属则很敏感。所有革兰阳性菌对本品均耐药，本品属窄谱抗生素。

【体内过程】本品口服吸收少。肌注给药的血药浓度较低。成人半衰期为 6 小时，儿童半衰期为 1.6～2.7 小时。药物主要经肾脏排泄，排泄率约达 60%。

【适应证】肠道手术前准备或用于大肠杆菌性肠炎和对其他药物耐药的菌痢。

【剂量与用法】口服，成人每日 100 万～150 万单位，分 2～3 次服，重症时剂量可加倍。儿童每日按体重 2 万～3 万 U/kg 给药，每日 2～3 次，宜空腹给药。静脉滴注与肌内注射，每日 100 万～150 万单位。

【不良反应】使用本品可能出现恶心、呕吐等胃肠道反应及皮疹、瘙痒等过敏反应。

【注意事项】对本品过敏者禁用。严重肾功能损害者及孕妇慎用。不宜与其他肾毒性药物合用。

【药物相互作用】与利福平、磺胺类药或 TMP 合用时，有协同作用。

【制剂规格】片剂：50 万单位。注射剂（冻干粉）：50 万单位。

11. 林可酰胺类

盐酸林可霉素
Lincomycin Hydrochloride

【别名】洁霉素。

【药理作用】本品可作用于敏感菌核糖体的 50s 亚基，阻止肽链延长，抑制细菌的蛋白质合成，从而达到抗菌作用。对大多数革兰阳性菌和某些厌氧的革兰阴性菌有抗菌作用。对革兰阳性菌的抗菌作用类似红霉素，敏感菌可包括肺炎链球菌、化脓性链球菌、绿色链球菌、金黄色葡萄球菌、白喉杆菌等。厌氧菌对本品敏感者，包括拟杆菌属、梭杆菌、丙酸杆菌、真杆菌、双歧杆菌、消化链球菌、多数消化球菌、产气荚膜杆菌、破伤风杆菌，以及某些放线菌等。对粪链球菌、某些梭状芽孢杆菌、酵母菌、真菌和病毒均不敏感。葡萄球菌对本品可缓慢地产生耐药性。对红霉素耐药的葡萄球菌对本品常显示交叉耐药性。

【体内过程】口服对胃酸稳定，空腹服用时，则有 20%～30% 经胃肠吸收。本品口服、肌注或静脉给药的半衰期均为 5.4 小时。

【适应证】主要用于葡萄球菌、链球菌、肺炎链球菌引起的呼吸道感染、腹腔感染、女性生殖道感染、骨髓炎、关节和软组织感染、胆道感染及败血症。可用于对青霉素过敏和不适用青霉素类治疗的疾病。外用可治疗革兰阳性菌化脓性感染，包括眼部及中耳炎。

【剂量与用法】口服：成人每次 0.25～0.5g，每日 3～4 次。肌注：成人每日 0.6～1.2g，分 1～3 次给药。儿童每日按体重 10～20mg/kg 给药。静滴：成人每次 0.6g，溶于 100～200mL 输液内，滴注 1～2 小时，每 8～12 小时 1 次。滴眼、滴耳：每日 3～4 次。

【不良反应】①可引起消化道反应，如恶心、呕吐、舌炎、肛门瘙痒等。长期使用可致伪膜性肠炎（由于难辨梭状芽孢杆菌滋生引起），其先驱症状为腹泻。遇此症状应立即停药，必要时可用万古霉素治疗。②过敏反应，如皮疹、荨麻疹、多形性红斑，以及白细胞减少、血小板减少，甚至过敏性休克。③可致转氨酶升高、黄疸等。④有耳鸣耳聋、眩晕等。

【注意事项】①肝功能不全者慎用。长期应用时，应定期检查血象和肝功能。②不可直接推注，进药速度过快可致心搏暂停和低血压。静脉给药时，每0.6～1g需100mL以上输液稀释，滴注时间不少于1小时。③孕妇及哺乳妇女慎用。④一个月以下的新生儿禁用。

【药物相互作用】①与氯霉素、红霉素有相互拮抗作用。②与阿片类镇痛药合用，可发生本药的呼吸抑制作用和阿片类镇痛药的呼吸抑制作用累加，使呼吸抑制延长或引起呼吸麻痹。

【制剂规格】注射剂：2mL：0.6g；10mL：3g。片（胶囊）剂：0.25g；0.5g。滴眼、滴耳、软膏剂：3%。栓剂：0.25g（塞肛用）。

盐酸克林霉素
Clindamycin Hydrochloride

【别名】氯洁霉素。

【药理作用】本品为半合成抗生素，是林可霉素衍生物，抗菌活性是林可霉素的4～8倍，其抗菌机制与林可霉素相同。抗菌谱类似林可霉素，抗菌活性较强的有革兰阳性球菌，如金黄色葡萄球菌、表皮葡萄球菌（含产酶菌株）、溶血性淋球菌、肺炎球菌、草绿色链球菌等；革兰阳性杆菌，如白喉杆菌、破伤风杆菌等；厌氧菌，如消化球菌、双歧杆菌等。

【体内过程】本品在胃酸中稳定，口服吸收快，口服给药的生物利用度为90%。

【适应证】主要用于厌氧菌（包括脆弱拟杆菌、产气荚膜杆菌、放线菌等）引起的腹腔和妇科感染（常需与氨基糖苷类联合使用，以消除需氧病原菌）。还用于敏感的革兰阳性菌引起的呼吸道、关节和软组织、骨组织、胆道等感染及败血症、心内膜炎等。本品是金黄色葡萄球菌骨髓炎的首选治疗药物，外用也适用于皮肤感染。

【剂量与用法】口服：盐酸盐，成人重症感染每次150～300mg，重症时可增至450mg，每6小时1次。儿童感染，每日按体重8～16mg/kg给药，重症时可增至17～20mg/kg，分为3～4次口服。棕榈酸酯盐酸盐（供儿童应用），重症感染每日8～12mg/kg，极严重时可增至20～25mg/kg，分为3～4次口服。10kg以下体重的婴儿可按每日8～12mg/kg用药，分为3次给予。磷酸酯（注射剂），成人革兰阳性需氧菌感染每日600～1200mg，分为2～4次肌注或静滴。厌氧菌感染，一般每日1200～2700mg。极严重感染者，每日可用到4800mg。儿童1月龄以上重症感染，每日量按体重15～25mg/kg，极严重可按25～40mg/kg，分为3～4次给药。

肌注量每次不超过600mg，超过此量则应静脉给药。静脉滴注前应先将药物用输液稀释，600mg药物应加入不少于100mL的输液中，至少输注20分钟。1小时内输液的药量不应超过1200mg。

【不良反应】可有皮肤损害（53%）、消化及呼吸系统症状；可造成肾功能异常和对肝功能影响，如碱性磷酸酯、氨基转移酶一过性升高，也有发生黄疸的报道。

【注意事项】①过敏反应可出现休克，与林可霉素间有交叉过敏反应。②因不能透过血-脑屏障，不能用于脑膜炎。③不宜加入至组成复杂的输液中，以免发生配伍禁忌。④肝功能不全者、孕妇、哺乳妇女慎用。

【药物相互作用】本类药物与红霉素有拮抗作用，不可联合应用。

【制剂规格】片（胶囊）剂：75mg（7.5万单位）；150mg（15万单位）。乳膏（霜）剂：

1%；3%。注射剂：2mL：150mg。

12. 其他

磷霉素
Fosfomycin

【别名】赐福美仙，Fosfocina。

【药理作用】本品是由 Streptomyces fradiae 等多种链霉菌培养液中分离得到的一种抗生素，现已由合成法制取。本品能与一种细菌细胞壁合成酶相结合，阻碍细菌利用有关物质合成细胞壁的第一步反应，从而起杀菌作用，是一种广谱抗生素。对于金黄色葡萄球菌、肺炎表皮葡萄球菌、大肠杆菌、沙雷菌属、志贺菌属、耶尔森菌、大多数的绿脓杆菌、化脓性链球菌、粪链球菌、部分吲哚阳性变形杆菌和某些克雷白杆菌、肠杆菌属细菌等有抗菌作用。而脆弱杆菌属和厌氧革兰阳性球菌对本品耐药。

【体内过程】本品钙盐经消化道吸收为30%～40%。口服1g时，其血药峰浓度应为5.3μg/mL。肌注1g时，其血药峰浓度应为28μg/mL。30分钟内静滴4g，结束时血药浓度应为195μg/mL。体内分布广泛，口服本品的1/3钙盐由粪便排出，注射给药者则几乎全由肾排出。半衰期为1.5～2小时。

【适应证】主要用于敏感的革兰阴性菌引起的尿路、皮肤及软组织、肠道等部位感染。对肺部、脑膜感染和败血症也可应用。与其他抗生素间不存在交叉耐药性。

【剂量与用法】口服：磷霉素钙，适用于尿路感染及轻症感染，成人每日2～4g，儿童每日量按体重50～100mg/kg，分3～4次服用。静注或静滴磷霉素钠，用于中度或重度感染，成人每日4～12g，重症每日可用到16g。儿童每日量按体重100～300mg/kg，均分为2～4次给药。1g药物至少应用10mL溶剂，如若一次用数克，则应

按每1g药物用25mL溶剂的比率进行溶解，予以静滴或缓慢推注。适用的溶剂有：灭菌注射用水、5%～10%葡萄糖注射液、0.9%氯化钠注射液、含乳酸钠的输液等。

【不良反应】本品毒性较轻，但仍可致皮疹、嗜酸粒细胞增多、血转氨酶升高等反应。个别可出现过敏性休克。口服可致胃肠道反应，肌注局部出现疼痛和硬结，静脉给药过快可致血栓性静脉炎、心悸等。

【注意事项】①磷霉素钠的含钠量约为25%，以1g药物计，含钠约为11mmol（0.32%），心、肾功能不全及高血压等患者应慎用。②孕妇慎用。

【药物相互作用】与一些金属盐可生成不溶性沉淀，故勿与钙、镁等盐配伍。

【制剂规格】注射用磷霉素钠：1g；2g；4g。磷霉素钙胶囊：0.1g；0.2g。

夫西地酸钠
Fusidate Sodium

【别名】褐霉酸钠，梭链孢酸钠，Fusidic Acid。

【药理作用】本药为一种具有甾体骨架的抗生素，其化学结构与头孢菌素P相似。主要通过抑制细菌的蛋白质合成而产生杀菌作用，对一系列革兰阳性菌有强大的抗菌作用。葡萄球菌，包括对青霉素、甲氧西林和其他抗生素耐药的菌株，均对本品高度敏感。本品与临床使用的其他抗菌药物之间无交叉耐药性。

【体内过程】药物在体内各组织中广泛分布。主要经肝脏代谢，几乎全部由胆汁排泄。半衰期为5～6小时。

【适应证】主要用于由各种敏感细菌，尤其是葡萄球菌引起的各种感染，如骨髓炎、败血症、心内膜炎、反复感染的囊性纤维化、肺炎、皮肤及软组织感染、外科及创伤性感染等。

【剂量与用法】成人：每次0.5g，每日3次。儿童及婴儿：每日按体重20mg/kg，分3次给药。

将本品溶于 10mL 所附的无菌缓冲溶液中，然后用氯化钠注射液或 5% 葡萄糖注射液稀释至 250 ~ 500mL 静脉输注。若葡萄糖注射液过酸，溶液会呈乳状，即不能使用。每瓶的输注时间不应少于 2 ~ 4 小时。

【不良反应】可出现皮疹、黄疸、肝功能异常。静脉给药可发生静脉炎、溶血。

【注意事项】①对本品过敏者禁用。②本品不得肌内注射或皮下注射。③由于本品的代谢和排泄特性，当长期大剂量用药或联合应用其他排出途径相似的药物（如林可霉素或利福平）时，对肝功能不全和胆道异常的患者应定期检查肝功能。④大剂量静脉给药，尤其是严重的金黄色葡萄球菌性菌血症的患者出现可逆性黄疸，并持续不退时，需停用本品。⑤新生儿使用本品后未发现黄疸，但早产儿和有黄疸或酸中毒及严重体弱的新生儿使用本品时需注意观察。⑥孕妇应避免使用本品，哺乳期妇女可使用本品。

【药物相互作用】①与力托那韦合用时，可使两者血药浓度升高，肝毒性增加。②与阿托伐他汀合用时，可能有相互抑制代谢作用，导致两者血药浓度升高，出现肌无力、疼痛症状。

【制剂规格】注射剂：0.5g。乳膏剂：15g：0.3g。

氨曲南
Aztreonam

【别名】噻肟单酰胺菌素，氨噻羧单胺菌素，菌克单。

【药理作用】本品是第一个全合成的单环 β - 内酰胺抗生素，抗菌作用与第三代头孢菌素相似，抑制细菌细胞壁的合成，导致细菌溶解和死亡。具有高效抗革兰阴性菌作用。对阴性杆菌包括绿脓杆菌、大肠杆菌、沙雷杆菌、克雷白杆菌等均有较强的抗菌作用。对流感嗜血杆菌和淋球菌也有较高抗菌活性。对革兰阴性杆菌产生的 β - 内酰胺酶有高度稳定性。

【体内过程】口服吸收不良，肌注吸收好，生物利用度几乎达到 100%。静注 1g 时，其血药浓度可达 125μg/mL。药物吸收后体内分布广泛，半衰期为 1.4 ~ 2.2 小时，给药 8 小时内，有 60% ~75% 以原形从尿中排出。

【适应证】临床主要用于革兰阴性需氧菌感染，尤其泌尿系统和呼吸系统感染，手术后感染和急性淋病。

【剂量与用法】肌注或静注：成人一般感染，每次 0.5 ~ 1g，严重感染可增至每次 2g，每 8 ~ 12 小时 1 次。2 岁以上儿童：按体重 30mg/kg，每日 3 ~ 4 次。肌注时，每 1g 药物加注射用水或 0.9% 氯化钠注射液 3 ~ 4mL 溶解，静注时每 1g 药物加 5% 葡萄糖注射液或 0.9% 氯化钠注射液 10mL 溶解，缓慢注射；静脉点滴每 1g 药物加 5% 葡萄糖注射液或 0.9% 氯化钠注射液 50mL 以上溶解（最高浓度不超过 2%），于 20 ~ 60 分钟滴完。

【不良反应】偶见有恶心、呕吐、食欲减退、腹泻、皮肤潮红、瘙痒、出汗、头痛等症状。静脉注射时，可有静脉炎。罕见血小板减少，中性白细胞减少，凝血时间延长。偶见 SGPT、SGOT 升高。

【注意事项】肝功能不全者慎用。对本品过敏者禁用，对青霉素类、头孢菌素类和其他药物过敏者慎用。不能与其他抗生素混合注射。

【药物相互作用】与氨基糖苷类药合用时，有协同抗菌作用。

【制剂规格】注射剂：0.5g；1g。

硫酸多黏菌素 B
Polymyxin B Sulfate

【别名】阿罗多黏。

【药理作用】本品系由多黏芽孢杆菌（Bacillus polymyxa）产生的一组多肽类抗生素，有 A、B、C、D、E 五种结构。A、C、D 毒性较大，已被淘汰。临床应用 B 和 E 两种。本品含有带正电荷的游离氨基酸，能与革兰阴性菌细胞膜磷脂中带负电荷的磷酸根结合，使细胞膜的通透性增加，磷酸盐、核苷酸等某些成分外泄，导致细菌死亡。对绿脓杆菌、大肠杆菌、肺炎克雷白杆菌，以及嗜血杆菌、肠杆菌属、沙门菌、志贺菌、百日咳杆菌、巴斯德菌和弧菌等革兰阴性菌有抗菌作用。但对变形杆菌、奈瑟菌、沙雷菌、普罗威登菌、革兰阳性菌及专性厌氧菌等均对本类药物不敏感。细菌对多黏菌素 B 与 E 之间有交叉耐药性，但本类药物与其他类抗菌药物间则无交叉耐药性发现。

【体内过程】口服不易吸收，注射入血液时，遇血清可损失活力 50%，反复注射可蓄积，主要由肾排泄。

【适应证】主要应用于绿脓杆菌及其他假单胞菌引起的创面、尿路，以及眼、耳、气管等部位感染，也可用于败血症、腹膜炎。

【剂量与用法】静滴：成人及儿童肾功能正常者，每日按体重 1.5～2.5mg/kg（一般不超过 2.5mg/kg），分 2 次给药，每 12 小时滴注 1 次。每 50mg 以 5% 葡萄糖注射液 500mL 稀释后滴入。婴儿肾功能正常者，可耐受每日 4mg/kg 的用量。

肌注：成人及儿童每日按体重 2.5～3mg/kg，分次给药，每 4～6 小时 1 次。婴儿每日量可用至 4mg/kg，新生儿可用至 4.5mg/kg。

鞘内注射（用于绿脓杆菌性脑膜炎）：以氯化钠注射液制备每毫升含 5mg 药液，成人与 2 岁以上儿童，每日 3～5mg，应用 3～4 日后，改为隔日 1 次，至少 2 周，直至脑脊液培养阴性，检验正常。2 岁以下儿童，每次 2mg，每日 1 次，连续 3～4 日（或者 2.5mg 隔日 1 次），以后每次 2.5mg，隔日 1 次，直至检验正常。

【不良反应】主要为肾毒性、神经毒性及过敏反应。

【注意事项】肾功能不全者应减量。静注可能导致呼吸抑制，一般不宜采用。鞘内注射量 1 次不宜超过 5mg，以防引起对脑膜或神经组织的刺激。不应与其他有肾毒性或神经肌肉阻滞作用的药物联合应用，以免发生意外。

【药物相互作用】本品可增强地高辛的作用。

【制剂规格】注射剂：50mg（每毫克 = 10000 单位）。

利奈唑胺

Linezolid

【别名】奈唑利得、斯沃 Zyvox

【药理作用】本品为细菌蛋白质合成抑制剂，与细菌 50s 亚基上核糖体 RNA 的 23s 位点结合，从而阻止形成 70s 始动复合物，前者为细菌转译过程中非常重要的组成部分。本品不影响肽基转移酶活性，只是作用于翻译系统的起始阶段，抑制 mRNA 与核糖体连接，从而抑制了细菌蛋白质的合成。抑制肠球菌、葡萄球菌，对链球菌的多数菌株、肺炎链球菌、化脓性链球菌起杀菌作用。也用于耐甲氧西林金黄色葡萄球菌经用（去甲）万古霉素无效的病例。

【体内过程】本品口服吸收完全，口服 400mg，血浓度峰值为 8～10mg/L，达峰时间为 1.5 小时。高脂饮食可降低本品血药浓度，但与血药浓度 - 时间曲线下面积（AUC）相近。静滴 600mg 后，其血药浓度达到 12.9mg/L，所以不必调整口服与静脉滴注间的给药剂量，蛋白结合率约 31%，表观分布容积为 40～50L。半衰期为 4.4～5.2 小时。体内代谢物为无效产物。30% 经肾、10% 经肠道排出体外。

【适应证】主要用于耐万古霉素肠球菌所致的感染，如败血症、肺炎、复杂性皮肤或皮肤软组织感染，包括未并发骨髓炎的糖尿病足部感染等。

【剂量与用法】口服与静脉滴注的剂量相同。每次 600mg，每 12 小时 1 次，依病情连用 10～28 天。12 岁以下儿童，每次按体重 10mg/kg，每 12 小时 1 次给药。若效果不好时，可改为 8 小时 1 次。

【不良反应】 有消化道症状及失眠、头晕、药物热、皮疹等症。实验室检查可见血小板减少，尚有白细胞、中性粒细胞减少，以及 AST、ALT、LDH、ALP、淀粉酶、总胆红素、BUN 和肌酐等变化。

【注意事项】 ①使用本品时，应严格掌握适应证，避免滥用，严防耐药菌株的产生（耐万古霉素肠球菌对其他抗生素均耐药，本品是目前唯一有效药物）。高血压病史者使用本品，应注意观察。②孕妇和哺乳期妇女慎用。③不可服高脂、含酪胺食物，不可饮酒。

【药物相互作用】 ①本品有单胺氧化酶抑制作用，禁与拟肾上腺素药物（伪麻黄碱、多巴胺、肾上腺素等）和 5－HT 再摄取抑制药（如抗抑郁药）合用；②避免与减少血小板类药物及两性霉素 B、氯丙嗪、地西泮、红霉素、喷他脒、苯妥英钠等联合使用。

【制剂规格】 ①片剂：200mg；②注射剂：100mL：200mg，200mL：400mg。③混悬液：5mL：100mg

二、合成抗菌药

1. 磺胺类药

磺胺嘧啶
Sulfadiazine

【别名】 地亚净，大安净，磺胺哒嗪，消发地亚净，磺胺嘧啶钠，SD。

【药理作用】 磺胺类药物结构上类似对氨基苯甲酸（PABA），并在细菌体内与 PABA 竞争性地和二氢叶酸合成酶结合，阻止了 PABA 作为原料合成细菌所需的四氢叶酸，进而抑制细菌的蛋白质合成而抗菌，故本品有抑制细菌生长繁殖的作用。对多数革兰阳性菌、革兰阴性菌具有抗菌活性，临床常见对脑膜炎双球菌、肺炎链球菌、淋球菌、溶血性链球菌的抑制作用较强，对葡萄球菌感染疗效差。细菌对本品可产生耐药性。

【体内过程】 本品在磺胺类药物中的血浆蛋白结合率最低，血－脑脊液透过率最高，故适用于治疗流行性脑膜炎；在尿中溶解度低，易出现结晶尿，不适宜治疗尿路感染。

【适应证】 本品适用于脑膜炎双球菌、肺炎双球菌、溶血性链球菌引起的感染。

【剂量与用法】 口服、静注、静滴。流脑，每日量4g，分为2~4次静注或静滴，症状缓解后改为口服。其他感染，口服每次1.0g，每日2次，首次用药量可加倍。本品注射液为钠盐，需用灭菌注射用水或等渗氯化钠注射液稀释，静注浓度应低于5%；静滴浓度约为1%（稀释20倍）时，应混匀后使用。儿童一般感染可按体重每日50~75mg/kg，分2次给药；流脑则按每日剂量100~150mg/kg 应用。

【不良反应】 消化道有恶心、呕吐、腹痛、口舌炎等；肝损害有药物性肝炎、胆汁郁滞性黄疸、转氨酶和胆红素升高；血液学改变有粒细胞减少、再生障碍性贫血、血小板减少、白细胞和中性粒细胞减少、嗜酸性粒细胞增多、溶血性贫血等；泌尿系统改变有肾衰、BUN 和肌酐升高、间质性肾炎等；神经、精神系统有无菌性脑炎、共济失调、眩晕、头痛、幻觉等；肌肉骨骼有关节痛、肌痛等；过敏反应有 Stevens－Johnson 综合征、药热、皮疹、瘙痒等。

【注意事项】 ①在体内的代谢产物乙酰化物的溶解度低，容易在泌尿道中析出结晶，引起结晶尿、血尿、疼痛、尿闭等。目前本品通常一日只用2次，引起结晶尿的情况已大大减少。只要嘱咐患者在服药时间注意多饮水（每日至少1500mL），一般不会引起结晶尿、血尿。但有人主张同服等量碳酸氢钠以碱化尿液和增加药物溶解度。②注射液遇酸类可析出不溶性的磺胺嘧啶结晶。若用5%葡萄糖注射液稀释，由于葡萄糖注射液的弱酸性，有时可析出结晶。空气中的二氧化碳也常使本品析出游离酸。③过敏体质及对磺胺类、某些利尿药过敏者禁用。

【药物相互作用】①本药能干扰青霉素类药物的杀菌作用，应避免合用。②避免与酸性药物如维生素 C 合用，可析出结晶。

【制剂规格】片剂：0.5g。注射剂：2mL：0.4g（20%）；5mL：1g（20%）。

复方磺胺甲噁唑
Compound Sulfamethoxazole

【别名】新诺明，新明磺。

【药理作用】本品为磺胺甲噁唑（SMZ）与甲氧苄氨嘧啶（TMP）的复方制剂。SMZ 的抗菌谱与 SD 相近，但抗菌作用较强。SMZ 结构上类似对氨基苯甲酸（PABA），可与 PABA 竞争性地与细菌体内二氢叶酸合成酶结合，抑制细菌蛋白质的合成而抗菌。TMP 为广谱、高效、低毒抗菌药物，能阻断细菌的叶酸代谢，与磺胺类药物合用，能增效数倍到数十倍，并可减少抗药菌株的出现。为防耐药性，很少单独应用。

【体内过程】本品口服吸收良好，给药后 2 小时的血药浓度达峰值。SMZ 半衰期约 11 小时，TMP 半衰期为 8~10 小时，两者相近。

【适应证】本品适用于流感杆菌、肺炎链球菌引起的支气管炎、大肠杆菌、克雷白菌属、肠杆菌属引起的尿路感染，预防脑膜炎球菌引起的脑膜炎等。

【剂量与用法】口服。成人及 12 岁以上儿童，每次 1~2 片，每日 2 次，首剂 2~4 片，早饭及晚饭后服。2~3 岁儿童早晚各服儿童片（每片含 SMZ0.1g，TMP0.02g）1~2 片，6~12 岁早晚各服儿童片 2~4 片。

【不良反应】可引起药物过敏，轻者出现红斑性药疹，重者发生大疱性表皮松解、萎缩坏死性或剥脱性皮炎，甚至危及生命。此外，尚可引起白细胞减少、肾功能损伤。

【注意事项】①高度过敏体质，特别是对磺胺过敏者禁用。②发现药物过敏（皮疹）时应立即停药，并服抗过敏药物。若用于肾功能不全者，用量应为常用量的 1/2，并进行监测。

【药物相互作用】①本药能干扰青霉素类药物的杀菌作用，应避免合用。②本药能增强骨髓抑制药对造血系统的毒性反应。

【制剂规格】颗粒剂（混悬剂）：每袋含 SMZ0.5g，TMP0.1g。片剂：每片含 SMZ0.4g，TMP0.08g。小儿用复方磺胺甲噁唑分散片：每片含 SMZ 0.1g，TMP 0.02g。注射剂：2mL（含 SMZ0.4g，TMP0.08g）。

磺 胺 嘧 啶 银
Sulfadiazine Silver

【别名】烧伤宁，SD-AG，Silvadene，Sulfadiazine Argentum。

【药理作用】本品为磺胺类抗菌药，抗菌谱较广，对多数革兰阳性菌、多数革兰阴性菌敏感，对酵母菌和其他真菌亦有良好的抗菌作用，且不为对氨基苯甲酸所拮抗。在革兰阳性菌中，本品对链球菌、肺炎球菌高度敏感，对葡萄球菌中度敏感，对炭疽杆菌、破伤风杆菌及部分李斯特菌较敏感。在革兰阴性菌中，本品对脑膜炎球菌、淋球菌、流感杆菌、鼠疫杆菌高度敏感，对大肠杆菌、伤寒杆菌、痢疾杆菌、布氏杆菌、霍乱杆菌、奇异变形杆菌等中度敏感。磺胺嘧啶的作用机制在于其结构上类似于对氨基苯甲酸（PABA），可与 PABA 竞争性地作用于二氢叶酸合成酶，从而抑制了以 PABA 为原料合成四氢叶酸，抑制细菌蛋白质的合成而起到杀菌作用。本品所含银盐具收敛作用，使创面干燥、结痂和早期愈合，故本品具有磺胺嘧啶和银盐的双重作用。

【体内过程】本品为外用制剂，部分药物可从局部吸收入血，一般吸收量低于给药量的 1/10，血中磺胺嘧啶的浓度为 10~20μg/mL，当创面广泛、用药量大时，吸收量增加，血药浓度可增高。一般情况下，本品中银的吸收量不超过其含量的1%。当本品与创面渗出液接触时，代谢缓慢。本品对坏死组织的穿透性较差。

【适应证】本品局部用于预防及治疗Ⅱ°、Ⅲ°烧伤继发创面感染，包括枸橼酸杆菌、阴沟杆菌、大肠杆菌、克雷白菌属、变形杆菌、不动杆菌、绿脓杆菌等假单胞菌属、葡萄球菌属、肠球菌属、白色念珠菌等真菌所致感染。

【剂量与用法】局部给药时，直接用1%～2%粉末撒布于创面，或制成1%霜剂、2%混悬剂使用，也可制成油纱布外敷。本品每日用量不超过30g。

【不良反应】较常见局部有轻微的刺激反应，偶可发生短暂性疼痛。胃肠道症状轻微，如恶心、呕吐、腹泻等，但不影响继续用药。

【注意事项】①由于本品可从局部吸收，故其注意事项同磺胺嘧啶。②本品与其他磺胺类抗菌药有交叉过敏反应，故对磺胺类抗菌药过敏者禁用。③本品可通过胎盘进入胎儿血液循环，并有相当量进入母乳中，故孕妇及哺乳期妇女慎用。④本品可引起新生儿贫血和核黄疸，故不宜作为新生儿全身用药。⑤肝、肾功能减退者慎用。⑥治疗过程中应定期观察血象、尿常规等。⑦为预防肾毒性的发生，服药时应服等量的碳酸氢钠，并多饮水，以碱化尿液和增加药物的溶解度。

【药物相互作用】参见"磺胺嘧啶"。

【制剂规格】散剂：1%～2%（20g）。乳膏剂、霜剂：1%。混悬剂：2%。

甲氧苄啶
Trimethoprim

【别名】三甲氧苄胺嘧啶，TMP。

【药理作用】抗菌谱与磺胺药相近，有抑制二氢叶酸还原酶的作用。磺胺药则抑制二氢叶酸合成酶。两者合用，可使细菌的叶酸代谢受到双重阻断，因而抗菌作用大幅度提高（可增效数倍至数十倍），故有磺胺增效剂之称，并可减少抗药菌株的出现。

【适应证】与磺胺药合用（多应用复方制剂），治疗肺部感染、急慢性支气管炎、菌痢、尿路感染、肾盂肾炎、肠炎、伤寒、疟疾等病；与多种抗生素合用时，也可产生协同作用，增强疗效。因本品易产生耐药性，故很少单独使用。

【剂量与用法】口服，每次0.1～0.2g，每日2次。

【不良反应】服后可能出现恶心、呕吐、食欲不振、血尿、药物过敏、白细胞和血小板减少等症，停药后即可恢复正常。

【注意事项】较长期服用（超过15～20日）或按较大剂量连续用药时，应注意血象变化。孕妇、早产儿、新生儿禁用。严重肝肾疾病、血液病（如白细胞减少、血小板减少、紫癜症等）患者禁用。

【制剂规格】片剂：0.1g。注射剂：0.1g。

2. 喹诺酮类

诺氟沙星
Norfloxacin

【别名】氟哌酸。

【药理作用】本品为第三代喹诺酮类药物，抑菌机制同环丙沙星，通过作用于细菌DNA旋转酶的A亚单位，抑制细菌DNA合成和复制而灭菌。具有抗菌谱广、作用强的特点，尤其对革兰阴性菌，如绿脓杆菌、大肠杆菌、肺炎克雷白杆菌、奇异变形杆菌、产气杆菌、沙门菌属、沙雷菌属、淋球菌等有强的杀菌作用，其最低抑菌浓度（MIC）远低于常用的抗革兰阴性菌药物。对于金黄色葡萄球菌，本品的作用也强于庆大霉素。

【体内过程】口服时，有30%～40%迅速吸收，通常1～2小时达血药峰浓度，分布广泛，主要由肾、胆道排泄。半衰期为 3～4 小时。

【适应证】本品应用于敏感菌所致泌尿道、呼吸系统、消化系统、五官、皮肤及妇科、外科等感染性疾病。

【剂量与用法】口服，成人一般用量为每日 400～800mg，分为 3～4 次服。伤寒或其他沙门菌属感染，每日 800～1600mg，分 4 次服。空腹服药吸收较好。一般疗程为 3～8 日，少数病例可达 3 周。对于慢性泌尿道感染病例，可先用常用量 2 周，再减量为每日 200mg 睡前服用，可持续数月。外用涂患处，每日 2～3 次。点眼，每日 3～5 次。静滴，常用量为 200mg，稀释于 5% 葡萄糖注射液 250mL 中，1.5～2 小时滴完，每日 2 次。严重病例用 400mg 溶于 5% 葡萄糖注射液中，3～4 小时滴完，每日 2 次。急性感染者为 1～14 日 1 个疗程，慢性感染者可延长。

【不良反应】①服药初期可有上腹部不适感，一般无需停药，可逐渐自行消退，但有胃溃疡史者应慎用。②少数患者可引起转氨酶升高，停药后可恢复正常。③少数患者出现周围神经刺激症状，四肢皮肤针刺感，或有轻微的灼热感，加用维生素 B_1 和 B_{12} 可减轻。

【注意事项】①禁用于幼儿。②可有光敏反应。③对儿童关节软骨可致永久性损害。④注射剂不可推注。⑤肝、肾功能不全者慎用。⑥孕妇、哺乳期妇女避免使用。

【药物相互作用】①本品可抑制茶碱代谢。②与青霉素合用时，有协同抗菌作用。③丙磺舒可增高本药的血药浓度。

【制剂规格】片（胶囊）剂：100mg。注射剂：100mL：200mg。滴眼剂：0.3%。软（乳）膏剂：1%。

环丙沙星
Ciprofloxacin

【别名】环丙氟哌酸，丙氟哌酸，CPLX。

【药理作用】本品为合成的第三代喹诺酮类抗菌药物，作用于细菌 DNA 旋转酶的 A 亚单位，抑制 DNA 的合成和复制而杀菌。其盐酸盐供口服用，乳酸盐供注射用。抗菌谱与氟哌酸相似，对肠杆菌科的大部分细菌、弧菌属、耶尔森菌、淋球菌、产酶流感嗜血杆菌、莫拉菌有高度抗菌活性；对沙眼衣原体、支原体、军团菌具有良好抗菌作用；对铜绿假单胞菌等假单胞菌属的多数菌株、葡萄球菌、分枝杆菌也有抗菌作用；对肺炎链球菌、溶血性链球菌和粪肠球菌仅具中等抗菌活性；对厌氧菌的抗菌作用差。进入体内药物的 50%～70% 以原形经尿排出，半衰期为 4～6 小时。

【体内过程】口服吸收快，生物利用度约 70%，静脉给药约 1 小时的血药浓度达峰值。进入体内药物的 50%～70% 以原形经尿排出，半衰期为 4～6 小时。

【适应证】适用于敏感菌所致的下呼吸道、泌尿系统、骨和关节、消化道、胆道、皮肤和软组织、盆腔及眼、耳、鼻、咽喉等部位的感染，以及败血症等。

【剂量与用法】口服：成人每日 0.5～1.5g，分 2～3 次服用，重症者量可加倍。但每日最高量不可超过 1.5g。肾功能不良者（肌酐清除率低于 $0.501\ mL \cdot s^{-1}/1.73m^2$）应减少剂量。

静脉滴注：每次 0.1～0.2g，每日 2 次，预先用等渗氯化钠或葡萄糖注射液稀释，滴注时间不少于 30 分钟。严重感染或铜绿假单胞菌感染者，可加大剂量，每次 0.4g，每日 2～3 次。疗程视感染程度而定，通常 7～14 日。

外用：涂患处，每日 2～3 次；点眼，每次 1～2 滴，每日 3～6 次；滴耳，每次 6～10 滴，每日 2～3 次，2 周为限。

【不良反应】①过敏反应，如皮肤损害、神经精神异常及白细胞减少。②可致消化道症状。③肾损害、结晶尿、间质性肾炎、尿潴留或多尿、出血、肾衰等。④关节痛、骨痛；心悸、心绞痛、心跳暂停；肺水肿、剧咳、支气管痉挛、呼吸困难、咯血等。⑤感觉改变（如视物模糊等）；血液学改变；肝损害；伪膜性肠炎等。

【注意事项】孕妇，哺乳期妇女和未成年者（18岁以下）不宜用本品。

【药物相互作用】①本药严重抑制茶碱的正常代谢，联合应用可引起茶碱的严重不良反应，应监测茶碱的血药浓度。可能对咖啡因、华法林也有同样影响，应予注意。②抗酸药则抑制本品吸收，应避免同服。

【制剂规格】片（胶囊）剂：0.25g；0.5g；0.75g。注射剂：50mL：0.1g；100mL：0.2g。软（乳）膏剂：0.3%。滴眼剂：0.3%。滴耳剂：0.3%。

氧氟沙星
Ofloxacin

【别名】氧甲氟哌酸，泰利必妥，奥氟哌酸，奥复星，氟嗪酸，OFLX。

【药理作用】本品属第三代喹诺酮类抗菌药，作用机制与环丙沙星相同，抑制细菌DNA合成和复制而杀菌。对肠杆菌属（包括大肠杆菌、枸橼酸杆菌、阴沟杆菌、产气杆菌）、葡萄球菌、链球菌（包括肠球菌）、肺炎链球菌、淋球菌、流感嗜血杆菌、志贺杆菌、肺炎克雷白杆菌、沙雷杆菌属、变形杆菌、不动杆菌、弯曲杆菌等有较好的抗菌作用，对绿脓杆菌和沙眼衣原体也有一定的抗菌作用。尚有抗结核杆菌作用，可与异烟肼、利福平合用治疗结核病。

【体内过程】本品口服吸收快且完全，1小时达血药峰浓度。生物利用度可达95%~100%。大部分以原形从尿中排出，半衰期为4.7~7小时。

【适应证】临床上主要用于肺炎链球菌、流感嗜血杆菌引起的呼吸道感染；淋球菌、衣原体引起的尿道、妇科感染；一些敏感菌引起的前列腺炎、皮肤软组织、尿道感染等的治疗。也用于肺结核的治疗。

【剂量与用法】口服，每日0.2~0.6g，分为1~3次。根据病症，适当调整剂量。抗结核，每日0.3g，顿服。控制伤寒反复感染：每日0.05g，连用3~6月。静滴：每日0.2~0.4g，分2次给药。点眼：每次1~2滴，每日4~6次。滴耳：每次6~10滴，每日2次。

【不良反应】可致肾功能障碍（BUN升高、血肌酐值升高）、转氨酶升高、血细胞和血小板减少、胃肠功能障碍，也可见过敏反应和失眠、头晕等。

【注意事项】①肾功能不全者，应用本品可致药物蓄积。②孕妇、哺乳期妇女禁用。③动物实验表明，本品对软骨发育有障碍，故禁用于幼儿。

【药物相互作用】①丙磺舒可使本药血药浓度升高。②本药抑制茶碱的代谢，导致半衰期延长，血药浓度升高，注意监测茶碱的血药浓度。

【制剂规格】片（胶囊）剂：0.1g；0.2g。注射剂：0.1g；0.2g。滴耳剂：0.3%。眼膏剂：2%。

盐酸洛美沙星
Lomefloxacin Hydrochloride

【别名】罗美沙星，罗氟酸，LFLX。

【药理作用】本品为新喹诺酮类抗菌药，抗菌机制同环丙沙星。抗菌谱广，对革兰阳性菌和革兰阴性菌的最低抑菌浓度（MIC）分别为0.78~6.25μg/mL和0.05~1.56μg/mL。对耐药金黄色葡萄球菌，绿脓杆菌，大肠埃希菌等都很敏感。其抗菌作用为氧氟沙星的1~2倍，为诺氟沙星的2~4倍，对厌氧菌和沙眼衣原体也有良好的作用。

【体内过程】本品口服吸收好，服药1小时后达血药浓度峰值。组织体液分布良好，皮肤、肌肉、肝、肾、前列腺、扁桃体，以及唾液、泪液、痰液中的药物浓度明显高于血药浓度。血中半衰期7~8小时，在体内几乎不被代谢，血清蛋白结合率为20%~30%。48小时后，有70%~80%的药物以原形随尿排出，少部分在胆汁中排泄，有肝肠循环存在。

【适应证】适用于敏感菌引起的呼吸系统、消化系统及尿路感染等病；滴耳剂适用于敏感菌感染的中耳炎、鼓膜炎等病；滴眼剂适于敏感菌感染的结膜炎、角膜炎等病。

【剂量与用法】口服：成人一般性感染，每次0.3g，每日2次；病情较严重者，可增至每次0.4g，每日2次。单纯性尿路感染，每次0.2g，每日1次；单纯性淋病，单次口服0.4g。疗程均为7~14天。

静滴：每次0.2g，每日2次；或每次0.4g，每日1次。每0.1g药物需用60~100mL的5%葡萄糖注射液或生理盐水注射液稀释后缓缓滴入。肾功能不全者用量按血清肌酐值计算：

男性：$\dfrac{体重（kg）×（140-年龄）}{72×血清肌酐值（mg/dl）}$

女性：按男性结果×0.85

滴眼：0.3%药液治疗结膜炎，每日2次，每次20分钟内滴5滴。

【不良反应】主要有恶心、上腹不适、纳差、口干、头痛、头晕等，其次有失眠、皮疹和皮肤红斑等。偶见SGPT、SGOT、BUN、嗜酸性粒细胞升高等。

【注意事项】①对本品或喹诺酮类药物过敏者、儿童、孕妇及哺乳期妇女禁用；肝、肾功能不全者慎用。②癫痫等痉挛性疾病患者也应慎用。

【药物相互作用】①丙磺舒使本药排泄延迟，血药浓度峰值增高4%。②不宜与金属离子的药物合用，以免发生螯合反应。

【制剂规格】片（胶囊）剂：0.1g。注射剂：1mL：0.1g；100mL：0.2g；250mL：0.4g。滴眼剂：6mL：18mg。滴耳剂：5mL：15mg。

甲磺酸培氟沙星
Pefloxacin Mesilate

【别名】甲氟哌酸，哌氟喹酸，Peflacine。

【药理作用】为第二代氟喹诺酮类抗菌药。抗菌谱与诺氟沙星相似，体外抗菌作用较诺氟沙星稍差，但体内活性优于诺氟沙星，作用机制亦为抑制细菌DNA旋转酶的功能。

【体内过程】本品口服吸收较好，生物利用度可达90%以上，广泛分布于体内各组织，也可通过炎症脑膜进入脑脊液中，其浓度可达血浓度的60%，本品半衰期为10~11小时，11%以原形自尿液中排出，部分代谢产物也可经尿排出。

【适应证】主要用于尿路感染、呼吸道感染、妇科感染、骨和关节炎、腹内及软组织感染、肺炎、心内膜炎、伤寒、淋病等疾病的治疗。

【剂量与用法】成人口服，每日0.4~0.8g，分2次给药。淋球菌感染及软下疳，只需每次口服0.8g。静滴：每次0.4g，加入5%葡萄糖注射液250mL中缓慢滴注，每12小时1次。

【不良反应】同诺氟沙星，胃肠道反应较诺氟沙星、氧氟沙星和依诺沙星等多见，过敏性皮疹中光感性皮炎多见，约占皮疹发生者的一半。

【注意事项】本品注射剂静滴时，需以5%葡萄糖注射液250mL稀释后缓慢（超过1小时）避光静滴，不可用生理盐水或其他含氯溶液稀释，以防沉淀。余见环丙沙星。

【药物相互作用】①本药可使茶碱类药物的肝清除减少，半衰期延长，血药浓度升高，发生茶碱中毒症状。②与氯霉素、利福平有拮抗作用。

【制剂规格】片（胶囊）剂：0.2g。注射剂：5mL：0.4g。

左氧氟沙星
Levofloxacin

【别名】可乐必妥，来立信，Cravit。

【药理作用】左旋氧氟沙星和氧氟沙星的区别是后者含右旋和左旋两种，而前者只含左旋一种，在体内起作用的主要是左旋氧氟沙星，其作用机制是抑制 DNA 旋转酶，作用强度为氧氟沙星的 2 倍，最小抑菌浓度（MIC）和最小杀菌浓度（MBC）之间没多大差别，对包括厌氧菌在内的革兰阳性和阴性菌均有很强的抗菌活性，如葡萄球菌、肺炎球菌、化脓性和溶血性链球菌、大肠杆菌、克雷白杆菌、沙雷杆菌属和不动杆菌、绿脓杆菌、淋球菌及沙眼衣原体等。

【体内过程】健康人口服给药，血清中浓度呈剂量相关性上升。餐后口服 100mg 后的 1 小时即达最高血药浓度，半衰期为 4 小时左右。药物在各组织和体液内浓度较高，如皮肤、唾液、扁桃体、痰、前列腺等。在动物实验中，除中枢神经系统和脂肪外，体内各组织中左旋氧氟沙星浓度均高于血浆水平。本品大部分在体内并未被代谢，约 85% 以原形自尿中排出，肾功能差者排出量相对减少。

【适应证】由敏感菌感染的乳腺炎，肛周脓肿，咽喉炎，急性支气管炎，肾盂肾炎，胆囊炎，菌痢，附件炎及宫内感染及牙周炎等。

【剂量与用法】口服：每次 100mg，每日 2~3 次。重症患者可用每次 200mg，每日 3 次。静滴：每次 100~200mg，每日 2 次。重症感染者剂量可增至 600mg，分 2 次静滴。

【不良反应】有过敏反应、皮疹、皮肤瘙痒。对本品过敏者禁用。可引起中毒性表皮坏死症（Lyell 证候群）、急性肾功能不全、肝功能损害、黄疸、转氨酶升高、血红蛋白、白细胞和粒细胞减少、间质性肺炎、伪膜性肠炎、失眠、头痛、头晕、恶心、呕吐、腹部不适、血糖异常波动等表现。偶有跟腱炎或跟腱断裂报道。

【注意事项】有癫痫病史者、高龄患者及肝肾功能严重受损者慎用。对本药过敏者、儿童、孕妇或哺乳期妇女禁用。

【药物相互作用】与抗糖尿病药物合用，可导致高血糖或低血糖，故应严格监测血糖变化，并给予相应处理。

【制剂规格】片剂：100mg。注射剂：100mg。

依诺沙星
Enoxacin

【别名】氟啶酸，Flumark。

【药理作用】本品为第三代喹诺酮类抗菌药，作用机制同环丙沙星。本品对大肠杆菌、痢疾杆菌、变形杆菌、绿脓杆菌、沙门菌属、志贺菌属、沙雷菌属等具有很强的抗菌活性，对葡萄球菌、肺炎双球菌等革兰阳性菌也有良好的抗菌作用。

【体内过程】口服吸收良好，不受食物影响，1~2 小时达到血药峰浓度，在尿、组织中浓度高，半衰期为 5~6 小时。

【适应证】由敏感菌所致呼吸道、泌尿道、肠道、妇科、耳鼻喉及皮肤软组织等感染。

【剂量与用法】口服，成人，每次 0.2~0.4g，每日 2 次。静滴每次 0.2g，每日 2 次，重症患者每日不超过 0.6g，7~10 日为一疗程。外用软膏涂患处，每日 2~4 次；滴眼液滴眼，每次 1~2 滴，每日 4~6 次。

【不良反应】有轻度胃部不适、厌食、恶心等症，偶有眩晕、头痛或皮疹。

【注意事项】孕妇、哺乳期妇女、幼儿以及对本品过敏者禁用。

【药物相互作用】与制酸药氢氧化铝、三硅酸镁等同用时，会减少本品吸收。可引起华法林、茶碱、咖啡因的血浆浓度升高和半衰期延长。氯霉素和利福平可拮抗本品的作用，呋喃坦啶（呋喃妥因）亦可拮抗本品在尿道中的抗菌作用。

【制剂规格】片（胶囊）剂：0.1g；0.2g。

氟罗沙星
Fleroxacin

【别名】多氟哌酸，多氟沙星，Quinodis，

Megalocin。

【药理作用】本品为第三代喹诺酮类广谱抗生素，通过抑制细菌 DNA 旋转酶而起杀菌作用。本品对革兰阴性菌有较强的抗菌作用，包括大肠埃希菌、肺炎杆菌、变形杆菌属、伤寒沙门菌、副伤寒沙门菌、志贺菌属、阴沟肠杆菌、产气肠杆菌、枸橼酸菌属、黏质沙雷菌、铜绿假单胞菌、脑膜炎奈瑟菌、流感嗜血杆菌、摩拉卡他菌、嗜肺军团菌、淋病奈瑟菌等。本品对葡萄球菌属、溶血性链球菌等革兰阳性球菌亦具有中等抗菌作用。

【体内过程】口服吸收好，绝对生物利用度约 100%。半衰期约 13 小时。

【适应证】本品用于治疗多种敏感菌引起的下列系统或局部感染：急性支气管炎、慢性支气管炎急性发作、肺炎、膀胱炎、肾盂肾炎、前列腺炎、附睾炎、淋病奈瑟菌性尿道炎、细菌性痢疾、伤寒沙门菌感染、皮肤软组织感染、骨感染、腹腔感染、盆腔感染等。

【剂量与用法】避光缓慢静脉滴注，溶于 250mL 的 5% 葡萄糖注射液中，每次 0.2 ~ 0.4g，每日 1 次。口服，每日 0.2 ~ 0.4g，分 1 ~ 2 次服，一般疗程 7 ~ 14 日。

【不良反应】本品可引起光敏反应。当出现光敏反应指征，如皮肤灼热、发红、肿胀、水泡、皮疹、瘙痒、皮炎时，应停止治疗。

【注意事项】①肾功能减退者慎用，使用时应根据减退程度调整剂量。肝功能不全者慎用，使用时应注意监测肝功能。②原有中枢神经系统疾患者，包括脑动脉硬化或癫痫病史者均应避免应用，有指征时权衡利弊应用。③喹诺酮类药物间存在交叉过敏反应，对任何一种喹诺酮类过敏者不宜使用本品。④患者的尿 pH 值在 7 以上时易发生结晶尿，故每日饮水量必须充足，以使每日尿量保持在 1200 ~ 1500mL 以上。⑤至少在光照 12 小时后才可接受治疗，治疗期间及治疗后数天内应避免过长时间暴露于明亮光照下。⑥对本

品或喹诺酮类药物过敏者、孕妇、哺乳期妇女及 18 岁以下患者禁用。

【药物相互作用】①本药与口服降血糖药合用时，可出现高血糖或低血糖。②与诺氟沙星、依诺沙星及非甾体抗炎药合用时，偶发生痉挛。

【制剂规格】注射剂：0.2g；0.4g。片（胶囊）剂：0.1g；0.2g；0.4g。

加替沙星
Gatifloxacin

【别名】澳莱克，恒森，天坤，万悦。

【药理作用】本品的抗菌作用是通过抑制细菌 DNA 旋转酶和拓扑异构酶Ⅳ，从而抑制细菌 DNA 的复制、转录、修复过程。抗菌实验结果均表明，本品对以下微生物的大多数菌株具抗菌活性：①革兰阳性菌：金黄色葡萄球菌（仅限于对甲氧西林敏感的菌株）、凝固酶阴性葡萄球菌属、肺炎链球菌等链球菌属菌株；②革兰阴性菌：嗜血杆菌属（流感和副流感嗜血杆菌）、卡他莫拉菌、奈瑟菌属、不动杆菌属、肺炎克雷白菌、阴沟肠杆菌、变形杆菌（奇异变形杆菌和普通变形杆菌）、铜绿假单胞菌、枸橼酸杆菌和大肠埃希菌；③其他微生物：肺炎衣原体、嗜肺性军团菌、肺炎支原体。

【体内过程】口服吸收完全，且不受饮食因素影响，生物利用度为 96%。口服后，达最大血药浓度时间为 1 ~ 2 小时。口服与静脉给药的生物等效，可交替使用。

【适应证】用于治疗敏感细菌或其他病原微生物所致的感染，如慢性支气管炎急性发作、急性鼻窦炎、社区获得性肺炎、单纯性或复杂性泌尿道感染（膀胱炎）、肾盂肾炎、单纯性尿道和宫颈淋病、女性急性单纯性直肠感染。在治疗之前，为了分离鉴定致病微生物及确定其对加替沙星的敏感性，应做适当的培养和敏感性试验。但在获得细菌检查结果之前，即可开始使用本品，

待得到细菌学检查确定后再继续治疗。

【剂量与用法】静脉滴注：每次 0.2g，每日 2 次。口服：每次 0.4g，每日 1 次。治疗单纯性淋球菌尿路感染、直肠感染或女性淋球菌性宫颈感染者，可采用 0.4g 单次给药。中度肝功能不全者，无须调整剂量。中、重度肾功能不全者应减量。

【不良反应】①可引起紧张、激动、失眠、焦虑、噩梦、颅内压增高等。②本品可能会引起眩晕和轻度头痛。

【注意事项】①对本品和喹诺酮类药物过敏者禁用。可引起糖尿病患者低血糖症和高血糖症，故糖尿病患者禁用。②低血钾或急性心肌缺血患者应避免使用本品。③严重脑动脉粥样硬化、癫痫或存在癫痫发作因素等，应慎用本品。④从事驾驶汽车等机械作业或从事其他需要精神神经系统警觉或协调活动的患者应慎用。⑤本品可引起光毒性反应，使用本品应避免过度日光或人工紫外线照射。⑥本品静滴时间不少于 60 分钟，严禁快速静脉滴注及肌内、鞘内、腹腔内、皮下用药。

【药物相互作用】①本品不宜与 Ia 类（如奎尼丁、普鲁卡因胺）或 III 类（胺碘酮、索他洛尔）抗心律失常药物合用。②不宜与西沙比利、红霉素、三环类抗抑郁药合并使用。③非甾体类消炎镇痛药物与喹诺酮类药物同时使用时，可能会增加中枢神经系统刺激症状和抽搐发生的危险性。

【制剂规格】片（胶囊）剂：0.1g；0.2g；0.4g。注射剂：0.2g；0.4g。

莫西沙星

moxifloxacin

【别名】拜复乐，盐酸莫西沙星，Avelox。

【药理作用】本品是广谱和具有 8－甲氧基氟喹诺酮类抗菌药。本品对革兰阳性菌、革兰阴性菌、厌氧菌、抗酸菌，以及非典型微生物如支原体、衣原体和军团菌有广谱抗菌活性。抗菌作用机制为干扰 II、IV 拓扑异构酶。拓扑异构酶是控制 DNA 拓扑和在 DNA 复制、修复和转录中的关键酶。其杀菌曲线表明，本品具有浓度依赖性的杀菌活性。最低杀菌浓度和最低抑菌浓度基本一致。本品对 β－内酰胺类和大环内酯类抗生素耐药的细菌亦有效。而且青霉素类、头孢菌素类、糖肽类、大环内酯类和四环素耐药的机制不影响本品的抗菌活性。本品和这些抗菌药无交叉耐药性。至今未发现质粒介导的耐药性的出现。本品的 8－甲氧基部分与 8－氢部分相比，具有对革兰阳性菌高活性和耐药突变的低选择性。7 位的二氮杂环取代并阻止活性流出，该活性流出为氟喹诺酮耐药机制。体外试验显示，经过多步变异才能缓慢出现的本品耐药性。总之，其耐药率很低。

【体内过程】本药口服吸收迅速，口服 0.2～0.4g 后，1～3 小时达到血药浓度。

【适应证】本品适用于敏感菌所致的呼吸道感染，如急性鼻窦炎、慢性支气管炎急性发作、社区获得性肺炎，以及皮肤和软组织感染等。

【剂量与用法】口服：成人常规剂量为每次 0.4g，每日 1 次。慢性支气管炎急性发作的疗程为 5 日；急性鼻窦炎、皮肤及软组织感染的疗程为 7 日；社区获得性肺炎的疗程为 10 日。静脉滴注：每次 0.4g，每日 1 次，滴注时间为 90 分钟。慢性支气管炎急性发作的疗程为 5 日；急性鼻窦炎、皮肤及软组织感染的疗程为 7 日；社区获得性肺炎采用序贯治疗，疗程为 7～14 日。

【不良反应】本品可引起腹痛、腹泻、恶心、腹胀、便秘、食欲下降、呕吐、消化不良、肝功能异常、眩晕、乏力、疼痛、胸痛、心动过速、高血压、心悸、口干、口腔炎、白细胞减少、凝血酶原减少、嗜酸细胞增多、关节痛、呼吸困难、皮疹、瘙痒、多汗、阴道念珠菌病、阴道炎、骨盆痛、面部浮肿、背痛、低血压、黄疸、腹泻（难辨梭状芽孢杆菌）、高血糖、高血脂、高尿酸血症、LDH 升高（伴异常肝功能）、肌腱异常、惊厥、精神错乱、抑郁、哮喘、过敏性休克、伪膜性肠炎等不良反应。

【注意事项】本品用于 18 岁以上成人。对本品的任何成分或其他喹诺酮类高度过敏者禁用；孕妇、哺乳期妇女及儿童禁用。癫痫患者慎用。本品可引起光敏反应，患者应避免在紫外线及日光下过度暴露。

【药物相互作用】本品应避免用于低钾血症患者或接受 Ia 类（如奎尼丁、普鲁卡因胺）或 Ⅲ 类（如胺碘酮、索托洛尔）抗心律失常药物治疗的患者，本品不宜与西沙比利、红霉素、抗精神病药和三环类抗抑郁药合并使用。

【制剂规格】片剂：0.2g；0.4g。注射剂：0.4g。

甲磺酸帕珠沙星
Pazufloxacin Mesylate

【别名】伏立特，锋珠新，锋珠烨，诺灵欣，派佐沙星。

【药理作用】本品为第三代喹诺酮类抗菌药，其主要作用机制为抑制细菌 DNA 旋转酶和 DNA 拓扑异构酶Ⅳ活性，阻碍 DNA 合成而导致细菌死亡；对人拓扑异构酶Ⅱ的抑制作用弱。本品具有抗菌谱广、抗菌作用强的特点。对革兰阳性菌如葡萄球菌、链球菌、肠球菌，对革兰阴性菌如大肠杆菌、奇异变形杆菌、克雷白菌、阴沟肠杆菌、柠檬酸杆菌、醋酸钙不动杆菌、流感嗜血杆菌、卡他莫拉菌、绿脓杆菌等均有良好的抗菌活性，本品对某些厌氧菌如产气荚膜梭状芽孢杆菌、核粒梭形杆菌、痤疮丙酸杆菌、卟啉单胞菌、部分消化链球菌、脆弱拟杆菌及普雷沃菌等也有良好的抗菌活性。

【体内过程】健康人静脉单剂给药 300mg，500mg 时，其 0.5 小时达血药浓度峰值。半衰期分别约为 1.65 小时及 1.88 小时。

【适应证】本品适用于敏感细菌引起的如慢性支气管炎、弥漫性细支气管炎、支气管扩张、肺气肿、肺间质纤维化、支气管哮喘、陈旧性肺结核等；肺炎、肺脓肿、肾盂肾炎、复杂性膀胱炎、前列腺炎、烧伤创面感染、外科伤口感染、胆囊炎、胆管炎、肝脓肿、腹腔内脓肿、腹膜炎、生殖器官感染（如子宫附件炎、子宫内膜炎、盆腔炎）等。

【剂量与用法】静脉滴注：每次 0.3g，每日 2 次，滴注时间为 30 ~ 60 分钟，疗程为 7 ~ 14 天，可根据患者的年龄和病情酌情调整剂量。

【不良反应】主要可见腹泻、皮疹、恶心、呕吐、急性肾衰竭、黄疸、伪膜性肠炎、粒细胞减少、血小板减少症、肌痛、虚弱、磷酸肌酸激酶（CPK）升高、休克、过敏反应性呼吸困难、水肿、红斑、表皮脱落坏死（Lyell 综合征）、皮肤综合征（Stevens Johnson 综合征）、间质性肺炎、低血糖、跟腱炎、肌腱断裂等病症。

【注意事项】对本品及喹诺酮类药物有过敏史者禁用，孕妇及有可能怀孕的妇女、哺乳期妇女、儿童禁用本品。本品一般不宜与其他药物混合使用。严重肾功能不全者慎用，使用时需调整用药剂量或用药疗程。

【药物相互作用】①本品可抑制茶碱代谢，使其血药浓度升高，发生茶碱中毒症状，应注意观察并监测茶碱血药浓度。②与非甾体解热镇痛抗炎药合用时，可发生痉挛，应密切观察。

【制剂规格】注射剂：100mL：0.3g。

甲磺酸吉米沙星
Gemifloxacin

【别名】Factive，吉速星。

【药理作用】本品是一种强效的新喹诺酮类抗菌药，通过抑制 DNA 螺旋酶，阻碍 mRNA 和蛋白质的合成，使细胞不再分裂，从而抑制细菌细胞的合成。与其他同类药相比，该药对耐甲氧西林的金黄葡萄球菌和关键呼吸系统病原菌（如流感嗜血杆菌、黏膜炎莫拉菌和肺炎球菌）有很好的疗效。本品抗肺炎链球菌的活性较环丙沙星、格帕沙星、司氟沙星、莫西沙星等要强，对青霉素和红霉素耐药的不同肺炎菌株的抗菌活性比环丙沙星高 16~64 倍。本品对厌氧菌的感染显示良好的疗效。

【体内过程】口服在肠道吸收完全，血浆药物浓度达峰时间为 1 小时。单剂量 400mg 顿服后，血浆药物浓度达峰时间为（1.2±0.44）小时，血浆峰浓度为（2.31±0.55）μg/mL。在体内分布广泛，易进入痰液或炎症体液，血浆半衰期为 5.9 小时。本品部分在肝代谢，剂量的 25%~40% 以原形药物由尿液中排出。

【适应证】①由肺炎链球菌、流感嗜血杆菌、副流感嗜血杆菌或黏膜炎莫拉氏菌等敏感菌引起的慢性支气管炎的急性发作。②由肺炎链球菌，包括多药抗性菌株（MDRSP）、流感嗜血杆菌、黏膜炎莫拉氏菌、肺炎衣原体或肺炎支原体等敏感菌引起的社区获得性肺炎。③由肺炎链球菌，包括多药抗性菌株（MDRSP）、流感嗜血杆菌、卡他莫拉菌、肺炎克雷白杆菌、金黄色葡萄球菌等敏感菌引起的急性鼻窦炎。

【剂量与用法】本品推荐剂量为每日 320mg（1 片），5 天为 1 个疗程。

【不良反应】常见的不良反应为恶心、呕吐、消化道不适、厌食、味觉失常、腹泻、腹痛、头晕、头痛、皮疹等症；偶见过敏反应，以及高血压、高血钾、血钠下降、血钙高或低、呼吸困难、肺炎、咽炎等病症。

【注意事项】①儿童、青少年（年龄未满 18 岁）、孕妇及哺乳期妇女不宜使用；②在接受氟喹诺酮类药物治疗的患者中有发生严重致命及偶尔致死的超敏反应的报道。当出现过敏性皮疹征象或任何其他超敏反应的临床表现时，应立即停止使用本品。严重的急性超敏反应，应根据临床症状，采用其他药物，如肾上腺素的治疗及其他复苏措施包括吸氧、静脉输液、抗组胺药、皮质激素类及气道处置等。③可能导致震颤、坐立不安、焦虑、轻微头痛、慌乱、幻觉、偏执及极少发生的自杀想法或行动等表现，应停止用药并采取适当措施。④给予本品 320mg，每日 1 次，可见肝酶升高（ALT 及/或 AST 升高）。当患者给予本品的剂量增加到每天 480mg 或更高时，肝酶升高的发生率增高。⑤对于肾功能损伤（肌酐清除率≤40mL/min）的患者，必须调整给药方案。服用本品时，应饮用足够的水分，以防形成高浓度的尿。⑥防止 QT 间期延长。

【药物相互作用】①含铝或含镁的制酸剂、硫酸铁、硫糖铝、含锌或其他金属离子的多种维生素制剂或 Vides（去羟肌苷）咀嚼片或缓冲片或儿童用口服冲剂，不应在本品给药前的 3 小时或给药后的 2 小时内服用。②本品与抗精神病药如吩噻嗪类，三环类抗抑郁药如氟康唑、红霉素、螺旋霉素及 I、Ⅲ 类抗心律失常药等合用时，可产生 QT 间期延长，不应合用。

【制剂规格】片剂：100mg，320mg。

甲苯磺酸妥舒沙星
Tosufloxacin Tosylate

【别名】赐尔泰。

【药理作用】本品为喹诺酮类广谱抗菌药。作用机制为抑制细菌 DNA 旋转酶而达到抑菌或杀菌作用。用于革兰阳性菌，如肺炎球菌、溶血性链球菌、化脓性链球菌、肠球菌、葡萄球菌属细菌等。革兰阴性菌，如肠杆菌科细菌如不动杆菌属、变形杆菌属、柠檬酸菌属、沙门菌属（伤寒和副伤寒沙门菌除外）、沙雷菌属细菌及大肠埃希菌等。其他革兰阴性菌包括铜绿假单胞菌、流感嗜血杆菌、淋病奈瑟菌等；厌氧菌如消化链球菌、痤疮丙酸杆菌等。

【体内过程】本品口服吸收迅速而完全，在大部分组织中的浓度均高于血清浓度。达峰时间为 1~1.5 小时，血浆半衰期为 3~4 小时，24 小时内尿中排出的药物为服药量的 25%~48%，本品无药物蓄积作用。

【适应证】 用于敏感菌所致的各种感染，如尿路感染；呼吸道感染；眼、耳、鼻、喉感染；妇科、生殖系统感染；腹部和肝、胆系统感染；骨和关节感染；皮肤感染；败血症和心内膜炎；脑膜炎。

【剂量与用法】 口服，成人每日 0.3~0.45g，分 2 次服用。严重感染者，每日 0.6g，分 2 次服用。

【不良反应】 发热、呼吸困难、浮肿、间质性肺炎、光敏症、皮疹、皮肤瘙痒、嗜酸性细胞增多。头痛、失眠、疲倦、痉挛、血小板减少。恶心、呕吐、纳差、腹泻、口干。偶可发生急性肾功能不全、粒细胞缺乏症、假膜性肠炎、低血糖、肝功能异常。

【注意事项】 ①氟喹诺酮类药物可使犬的承重关节软骨发生永久性损害而致跛行，在其他几种未成年动物中也可致关节病发生，18 岁以下患者禁用。在由多重耐药菌引起的感染，细菌仅对氟喹诺酮类呈现敏感时，权衡利弊后小儿方可应用本品，孕妇、哺乳期妇女慎用。②肝功能不全者、肾功能减退者慎用，使用时应根据减退程度调整剂量，并监测肝、肾功能。③喹诺酮类药物间存在交叉过敏反应，对任何一种喹诺酮类过敏者不宜使用本品。④原有中枢神经系统疾患者，包括脑动脉硬化或癫痫病史者均应禁用，有指征时权衡利弊应用。⑤本品可引起光敏反应，至少在光照后 12 小时才可接受治疗，治疗期间及治疗后数天内应避免过长时间暴露于明亮光照下。出现光敏反应指征如皮肤灼热、发红、肿胀、水泡、皮疹、瘙痒、皮炎时，应停止治疗。

【药物相互作用】 ①与非甾体消炎镇痛药同时服用时，可能会引起痉挛，不宜同服。②不宜与含钙、镁的制酸药或铁制剂，包括去羟肌苷（DDI）制剂同时服用，会减少本品的吸收。

【制剂规格】 胶囊剂：0.15g（以 $C_{26}H_{23}F_3N_4O_6S$ 计）；片剂：75mg；150mg；300mg。

3. 硝基咪唑类

甲硝唑
Metronidazole

【别名】 甲硝哒唑，甲硝基羟乙唑，灭滴唑，灭滴灵，灭滴宁。

【药理作用】 本品可能抑制细菌的脱氧核糖核酸的合成，影响其生长、繁殖而导致死亡。对阿米巴原虫，主要抑制其氧化还原反应，使原虫氮键断裂。除用于抗滴虫和抗阿米巴原虫外，近年来已广泛用于抗厌氧菌感染。本品的硝基，在无氧环境中还原成氨基而显示抗厌氧菌作用，对需氧菌或兼需氧菌则无效。对下列厌氧菌有较好的抗菌作用：①拟杆菌属，包括脆弱拟杆菌；②梭形杆菌属；③梭状芽孢杆菌属，包括破伤风杆菌；④部分真杆菌；⑤消化球菌和消化链球菌等。

【体内过程】 口服给药的吸收和生物利用度均在 80% 以上。口服 1~2 小时血药浓度达峰值，静注则 20 分钟达峰值。本品及其代谢产物的 60%~80% 由尿排出。半衰期为 8 小时。

【适应证】 主要用于治疗或预防上述厌氧菌引起的系统或局部感染，如腹腔、消化道、女性生殖系、下呼吸道、口腔、皮肤及软组织、骨和关节等部位的厌氧菌感染。对败血症、心内膜炎、脑膜炎，以及使用抗生素引起的结肠炎也有效。治疗破伤风时，常与破伤风抗毒素（TAT）联用。也适用于治疗阿米巴病和滴虫病。

【剂量与用法】 轻症感染：口服、塞肛。每次按体重 7.5mg/kg（或 0.25~0.5g）给药，每 6 小时 1 次，一日内不超过 4g。重症感染者，应静滴给药：首次 15mg/kg，以后每 6 小时 7.5mg/kg，每次滴注 1 小时。一般疗程 7~10 日。预防用药：用于腹部或妇科手术前一日开始服药，每次 0.25~0.5g，每日 3 次。治疗破伤风：每日 2.5g，分次口服或滴注。阴道给药：栓剂，0.2g 或 0.5g，每晚置阴道内 1 粒，连用 10 天为 1 个疗程。

【不良反应】①可诱发白色念珠菌病，必要时可并用抗念珠菌药。②可引起周围神经炎和惊厥，遇此情况时应考虑停药（或减量）。③可致白细胞减少，应予注意。

【注意事项】①本品经肝代谢，肝功能不全者，药物可蓄积，应酌情减量。②应用期间应减少钠盐摄入量，如食盐过多时可引起钠潴留。③孕妇禁用。

【药物相互作用】可减缓抗血凝药（如华法林等）的代谢，使凝血酶原时间延长。⑧西咪替丁等肝酶诱导剂可使本品加速消除而降效。⑨抑制乙醛脱氢酶，因而可加强乙醇的作用。在用药期间和停药后 1 周内，禁用含乙醇饮料或药品。

【制剂规格】片（胶囊）剂：0.2g；0.25g。注射剂：10mL：50mg；20mL：100mg；100mL：500mg；250mL：500mg；250mL：1250mg。口腔黏附片（麦斯特）：0.5mg。栓剂：0.2g；0.5g；1.0g。凝胶剂：10g：75mg。阴道泡腾片：0.2g。阴道凝胶剂：37.5mg；5g。

奥硝唑
Ornidazole

【别名】氯醇硝唑，氯丙硝唑，滴必露，甲硝咪氯丙醇，潇然。

【药理作用】本品为第三代硝基咪唑类衍生物，其发挥抗微生物作用的机制可能是其分子中的硝基在无氧环境中还原成氨基或通过自由基的形成，并与细胞成分相互作用，导致微生物细胞的 DNA 螺旋结构断裂而阻断其转录、复制以至死亡。

【体内过程】口服吸收，生物利用度在 90% 以上。主要在肝脏代谢。

【适应证】用于治疗由脆弱拟杆菌、狄氏拟杆菌、卵圆拟杆菌、多形拟杆菌、普通拟杆菌、梭状芽孢杆菌、真杆菌、消化球菌和消化链球菌、产黑色素拟杆菌、梭杆菌、CO_2 嗜纤维菌、牙龈类杆菌等敏感厌氧菌所引起的多种感染性疾病。包括腹部感染：腹膜炎、腹腔脓肿、肝脓肿等；女性生殖器官感染：子宫内膜炎、子宫肌炎、输卵管或卵巢脓肿、盆腔软组织感染、嗜血杆菌阴道炎等；口腔感染：牙周炎、根尖周炎、冠周炎、急性溃疡性齿龈炎等；伤口感染、表皮脓肿、褥疮或溃疡感染、蜂窝织炎、气性坏疽等；脑部感染：脑膜炎、脑脓肿；以及败血症、菌血症等严重厌氧菌感染等。也可用于手术前预防感染和手术后厌氧菌感染；消化系统严重阿米巴虫病，如阿米巴痢疾、阿米巴肝脓肿；贾第鞭毛虫病等的治疗。

【剂量与用法】静脉滴注：使用前首先将本品进行适当的稀释，然后再静脉滴注，滴注时间为 60 分钟。其用量如下：术前术后预防用药，成人手术前 1～2 小时静脉滴 1.0g，术后 12 小时静滴 0.5g，术后 24 小时静滴 0.5g。治疗厌氧菌引起的感染，成人起始剂量为 0.5～1.0g，然后每 12 小时静滴 0.5g，连用 3～6 日。如患者症状改善，建议改用口服制剂。治疗严重阿米巴病，成人起始剂量为 0.5～1.0g，然后每 12 小时静滴 0.5g，连用 3～6 天。儿童每日 20～30mg/kg，每 12 小时静滴 1 次，滴注时间 30 分钟。

口服：成人每次 0.5g，每日 2 次；小儿每次按体重 10mg/kg，每日 2 次给药。

【不良反应】可致轻度胃部不适、胃痛、口腔异味、头痛、困倦、眩晕、颤抖、四肢麻木、痉挛和精神错乱、皮疹、瘙痒、针刺感、疼痛、白细胞减少等症。

【注意事项】禁用于对本品及其他硝基咪唑类药物过敏、脑和脊髓病变、癫痫、各种器官硬化症、造血功能低下、慢性酒精中毒等患者。对肝损伤患者，应延长用药间隔时间，以免药物蓄积。使用过程中，如有异常神经反应时即停药，并进一步观察治疗。妊娠早期（妊娠前三个月），哺乳期妇女及儿童慎用。

【药物相互作用】雷尼替丁、西咪替丁、巴比妥类药物可使本药加快消除而降低疗效，故不宜合用。

【制剂规格】注射剂：100mL：0.25g；100mL：0.5g。粉针剂：0.25g；0.5g。片（胶囊）剂：0.25g。

替硝唑
Tinidazole

【别名】甲硝磺酰咪唑，甲硝乙基磺酰咪唑，磺甲硝咪唑，替尼达唑。

【药理作用】本品对原虫及厌氧菌有较高活性。对拟杆菌属、梭杆菌属、梭菌属、消化球菌、消化链球菌等具有抗菌活性，2～4mg/L 的浓度可抑制大多数厌氧菌；微需氧菌、幽门螺杆菌对其敏感；对阴道滴虫的 MIC 与甲硝唑相仿。

本品的作用机制尚未完全阐明，厌氧菌的硝基还原酶在敏感菌株的能量代谢中起重要作用。本品的硝基被还原成一种细胞毒，从而作用于细菌的 DNA 代谢过程，促使细菌死亡。耐药菌往往缺乏硝基还原酶而对本品耐药。本品抗阿米巴原虫的机制为抑制其氧化还原反应，使原虫细胞DNA 螺旋结构断裂或阻断其转录、复制，从而杀死原虫。

【体内过程】本品口服吸收完全，吸收后在体内广泛分布，生殖器、肠道、腹肌、乳汁中浓度较高，药物在肝内代谢，半衰期为 11.6～13.3 小时（平均12.6小时）。

【适应证】用于各种厌氧菌感染，如骨髓炎、败血症、盆腔感染、腹腔感染、支气管炎、鼻窦炎、肺炎、蜂窝织炎、牙周感染及术后伤口感染；用于结直肠手术、妇产科手术及口腔手术等的术前预防用药；用于肠道及肠道外阿米巴病、阴道滴虫病、贾第鞭毛虫病、加得纳菌阴道炎等的治疗；也可作为甲硝唑的替代药，用于幽门螺杆菌所致的胃窦炎及消化性溃疡的治疗。

【剂量与用法】静脉滴注：①厌氧菌感染：每次0.8g，每日1次，缓慢滴注，一般疗程5～6日，或根据病情决定。②预防手术后厌氧菌感染：总量1.6g，1次或分2次滴注，第一次于手术前2～4小时，第2次于手术期间或术后12～24小时内滴注。

口服：①厌氧菌感染，每次1.0g，每日1次，首剂量加倍，一般疗程5～6日，或根据病情决定。②预防手术后厌氧菌感染，手术前12小时顿服2g。③原虫感染：a. 阴道滴虫病、贾第虫病，单剂量2g顿服，小儿按体重50mg/kg顿服，间隔3～5日可重复1次。b. 肠阿米巴病，每次0.5g，每日2次，疗程5～10日；或每次2g，每日1次，疗程2～3日；小儿每日按体重50mg/kg，顿服，疗程3日。c. 肠外阿米巴病，每次2g，每日1次，疗程3～5日。

【不良反应】可见轻微的恶心、呕吐、上腹痛、食欲下降及口腔金属味、头痛、眩晕、皮肤瘙痒、皮疹、便秘及全身不适等。此外，还可有血管神经性水肿、中性粒细胞减少、双硫仑样反应及黑尿；偶见滴注部位轻度静脉炎。高剂量时，也可引起癫痫发作和周围神经病变。用药期间不宜饮用含酒精的饮料，因其可引起体内乙醛蓄积，干扰酒精的氧化过程，导致双硫仑样反应。

【注意事项】①禁用于对本品或吡咯类药物过敏者及有活动性中枢神经疾病和血液病患者；哺乳期妇女、妊娠3个月内孕妇，以及12岁以下患者。②本品滴注速度应缓慢，浓度为2mg/mL时，每次滴注时间应不少于1小时；浓度大于2mg/mL时，滴注速度宜再降低二分之一。③药物不应与含铝的针头和套管接触，并避免与其他药物一起滴注。④动物试验或体外测试发现，本品具致癌、致突变作用，但尚缺乏人体资料的支持。⑤疗程中如发生中枢神经系统不良反应时，应及时停药。⑥本品可干扰丙氨酸氨基转移酶、乳酸脱氢酶、三酰甘油、己糖激酶等的检验结果，使其测定值降至零。⑦肝功能减退者对本品代谢减慢，使药物及其代谢物易在体内蓄积，应予减量，并做血药浓度监测。⑧本品可自胃液持续清除，某些放置胃管做吸引减压者，可引起血药浓度下降。⑨血液透析时，本品及代谢物迅速被清除，故应用时无需减量。⑩念珠菌感染者应用本品时，会加重其症状，需同时给予抗真菌治疗。

【药物相互作用】①苯妥英钠、苯巴比妥等可加快本药代谢，使血药浓度下降。但苯妥英钠排泄减慢，血药浓度升高。②西咪替丁可减慢本药的代谢及排泄，半衰期过长，应调整剂量并监测血药浓度。

【制剂规格】注射剂：100mL：0.4g；200mL：0.8g。片剂：0.5g。胶囊剂：0.25g；0.5g。栓剂：0.2g。

4. 硝基呋喃类

呋喃妥因
Nitrofurantoin

【别名】呋喃坦啶，Furantoin，Furadantin。

【药理作用】本品可被敏感菌还原为活性产物，此产物可抑制乙酰辅酶A等多种酶而改变核糖体蛋白及其他大分子蛋白，导致细菌代谢紊乱并损及DNA。本品具有广谱抗菌性质，对葡萄球菌、肠球菌、大肠杆菌、奈瑟球菌（淋球菌等）、枯草杆菌、痢疾杆菌、伤寒杆菌等有良好的抗菌作用；对变形杆菌、克雷白杆菌、肠杆菌属、沙雷杆菌等作用较弱；对绿脓杆菌无效。

【体内过程】口服给药，主要在小肠完全吸收。空腹给药的生物利用度为87%，而进食时为94%。吸收后很快由尿排出，血药浓度低，而尿内有较高浓度。半衰期为0.3~1小时。

【适应证】本品主要应用于敏感菌所致的急性单纯性下尿路感染，也用于尿路感染的预防，但近年来的耐药菌株有一定程度扩展。必要时可与其他药物（如TMP）联合应用以提高疗效。

【剂量与用法】口服：每次0.05~0.1g，每日3~4次，至尿内检菌阴性时再用3日，通常疗程至少7日，但连续应用不宜超过14日。儿童每日按体重5~7mg/kg分4次服用，疗程不少于7日，或至尿培养阴性后至少3日。

【不良反应】①周围神经炎（服药量大或时间长时易发生，表现为手足麻木，久之可致肌萎缩，往往迁延难愈）。②过敏反应（包括气喘、胸闷、皮疹、药物热、嗜酸性粒细胞增多）。③胃肠道反应和中毒性精神症状，如幻听、幻觉、烦躁等。④可引起黄疸、肺部并发症（咳嗽、气急、呼吸困难）等。⑤少数患者可出现粒细胞减少，嗜酸性粒细胞增多；有葡萄糖-6-磷酸脱氢酶缺乏者，尚可发生溶血性贫血。

【注意事项】①有人认为在空腹时服用吸收快，疗效高。应用肠溶片可减轻胃肠道反应。②本品与其他硝基呋喃类有可能存在交叉过敏。

【药物相互作用】①与萘啶酸不宜合用，因两者有拮抗作用。②与甲氧苄啶（TMP）有协同抗菌作用。③肾功能不全者慎用，新生儿、孕妇不宜使用。

【制剂规格】肠溶（片、胶囊）剂：0.05g；0.1g。

呋喃唑酮
Furazolidone

【别名】痢特灵，Nifurazolidone。

【药理作用】本品可被敏感菌还原成活性产物，抑制乙酰辅酶A等多种酶，干扰核糖体蛋白及其他大分子蛋白，使细菌代谢紊乱，并造成DNA损伤，抗菌谱与呋喃妥因相似，对消化道的多数菌，如大肠杆菌、葡萄球菌、沙门杆菌、志贺杆菌、部分变形杆菌、产气杆菌、霍乱弧菌等有抗菌作用。此外，对梨形鞭毛虫、滴虫也有抑制作用。敏感菌对本品不易产生耐药性。

【体内过程】口服吸收较少，约为5%左右，因而可在肠内保持高浓度，故常用于胃肠道疾病。

【适应证】主要用于菌痢、肠炎，也可用于伤寒、副伤寒、梨形鞭毛虫病和阴道滴虫病。

【剂量与用法】口服：常用量每次 0.1g，每日 3～4 次，症状消失后再服 2 日。梨形鞭毛虫病，疗程为 7～10 日，最大剂量不超过 0.4g。儿童口服每日按体重 5～10mg/kg，分 4 次服用。每日最大量为 10mg/kg。

【不良反应】常见有恶心、呕吐、药热、厌食、皮疹、低血糖、哮喘、肺浸润、头痛、直立性低血压等药物不良反应。

【注意事项】①剂量一日超过 0.4g 或总量超过 3.0g 时，即易引起多发性神经炎，症状可迁延数月至一年以上。因此，必须认真控制剂量，成人一日量不超过 0.4g，儿童一日量不超过 10mg/kg。②新生儿和葡萄糖－6－磷酸脱氢酶（C－6－PD）缺乏者应用本品时，可致溶血性贫血。

【药物相互作用】①有单胺氧化酶抑制作用，可抑制苯丙胺等药物的代谢而导致血压升高。使用本品期间，食用含多量酪胺的食物，也可有类似反应。②抑制乙醛脱氢酶，用药期间和停药一周内禁用含乙醇饮料。③与安定、胰岛素合用时，可增强和延长后者作用。因其抑制药酶，减慢麻醉剂分解代谢，故联合时应减少麻醉剂的用量。

【制剂规格】片剂：0.025g；0.1g。

三、抗分枝杆菌类药

1. 抗结核菌药

吡嗪酰胺
Pyrazinamide

【别名】异烟酰胺，吡嗪甲酰胺，氨甲酰基吡嗪，PZA。

【药理作用】吡嗪酰胺为二线抗结核药，也是烟酰胺的衍生物，其作用机制可能与吡嗪酸代谢有关。吡嗪酰胺在体内外的抗结核作用差异很大，体外抗菌作用弱，培养基 pH 值增高，抗菌作用减弱。对细胞内的结核杆菌有杀灭作用。与利福平和异烟肼联合应用时，有明显的协同作用，结核杆菌与本品接触后会延缓生长，易产生耐药性，但本品与其他抗结核药物间无交叉耐药现象。

【体内过程】本品经胃肠道易吸收，并迅速分布全身，2 小时达血药峰浓度。水解成吡嗪酸，继而代谢为5－羟吡嗪酸，从肾小球滤过排出。

【适应证】作为二线药物，吡嗪酰胺用于其他抗结核药物治疗失败的复治患者，因细菌易产生耐药性，故须与其他抗结核药同用。本品在短程化疗中受到重视。有人先用异烟肼、链霉素、利福平及吡嗪酰胺治疗 1－2 周，以后用链霉素、吡嗪酰胺及异烟肼的间歇疗法，一周 2 次，总疗程 8 个月，疗效甚高，复发率仅 2%。

【剂量与用法】口服：吡嗪酰胺可作为短程化疗和间歇疗法的选用药物，剂量按体重每日15～30mg/kg，顿服。成人每次 0.5g，每日分 3 次服用，每日不宜超过 1.5～2g，治疗期间多复查肝功能及血尿酸值。间歇疗法中，吡嗪酰胺可用 3g（50mg/kg），每周 2～3 次。

【不良反应】本品不良反应较多，与剂量大小密切相关。每日剂量超过 2g 时，其不良反应更为明显，可出现恶心、腹痛、严重呕吐，偶可引起溃疡病复发，还可出现过敏反应如药物热、皮疹、光敏反应。但小剂量也可引起中毒症状，主要为肝脏损害致转氨酶升高、血浆凝血酶原降低、白蛋白及球蛋白减少等。本品可促进肾小管对尿酸的重吸收，使血清尿酸增高。此外，有些患者可出现过敏反应。

【注意事项】糖尿病患者服用后，血糖较难控制。糖尿病和痛风患者等慎用。

【药物相互作用】与异烟肼、利福平合用时，有协同作用。

【制剂规格】片（胶囊）剂：0.25g；0.5g。

对氨基水杨酸钠

Sodium Aminosalicylate

【别名】对氨柳酸钠，PAS‑Na。

【药理作用】本品对结核杆菌有选择性的抑菌作用，仅作用于吞噬细胞外的结核杆菌，最低抑菌浓度（MIC）$1\mu g/mL$，在有对氨苯甲酸的环境中（如干酪病灶内）则抑菌作用减小。本品抗菌谱较窄，除结核杆菌外，对其他分枝杆菌和细菌、病毒等均无作用。本品与链霉素、异烟肼合用时，可加强后二者的抗结核杆菌作用；与异烟肼合用时，由于竞争乙酰化而减慢异烟肼在体内的乙酰化速度，使游离异烟肼的浓度增高，故有协同的抗结核杆菌的作用，并能使耐药菌延缓产生。单用本品约半年即可产生耐药性，但比单用异烟肼或链霉素要慢。本品作用原理尚未完全阐明，一般认为本品的化学结构与对氨苯甲酸（PABA）近似，结核杆菌在代谢的过程中需要PABA的参加，故本品竞争性的替代PABA参加叶酸的合成而抑制二氢叶酸合成酶，影响二氢叶酸的合成，造成结核杆菌蛋白质合成受阻，细菌不能繁殖。

【体内过程】本品口服极易吸收，药物口服后在胃中解离成游离酸（对氨水杨酸）而自胃、肠迅速并较完全的吸收，但个体差异较大。一次口服4.0g时，其1.5～2小时达高峰血浓度，为$30\sim100\mu g/mL$，静脉滴注后血浓度可更高。在血中蛋白结合率为50%～60%，半衰期3～5小时。分布全身各组织器官和体液，药物浓度由高至低依次为肾、肝、肺，并可渗入到干酪病灶中。组织和干酪灶中药物浓度与血清浓度相近，也能分布到胸膜腔、腹膜腔中，但不易渗入细胞内和透过血‑脑屏障，脑膜炎时渗入的药物浓度可达血药浓度的30%～50%，在肝中经乙酰化或与葡萄糖醛酸结合而灭活，80%以上的药物于7小时内经肾排出，易在酸性尿中析出结晶，碱化尿液可减少对肾的刺激，增加尿中排出量，肾功能不全时排出延迟。当与异烟肼联合应用时，可减少异烟肼在体内的乙酰化而加重肝损害。

【适应证】与其他抗结核药物合用治疗各类型结核病，但不作为首选药物应用。由于本品抗结核作用不及利福平、乙胺丁醇，易产生不良反应，目前本品在与异烟肼、链霉素或利福平组成的联合治疗中已被乙胺丁醇所取代，但在药源较困难的地区以及复治、重症病例，本品仍是异烟肼、链霉素、利福平等较好的配伍药品。与其他抗结核药物合用有增强疗效和延缓产生耐药的作用。本品静脉滴注有减轻结核中毒症状的作用，且在脑脊液中维持较高浓度，可用于治疗结核性脑膜炎，亦可胸腔注入治疗结核性脓胸。

【剂量与用法】静脉滴注：每日4～12g，用0.9%氯化钠注射液或5%葡萄糖注射液稀释成3%～4%浓度，避光下2～3小时滴完，本品需新鲜配制，遮光，变色则不得使用。口服每日8～12g，分3～4口服，饭后服用。小儿每日按体重200～300mg/kg，分3～4次服用。

【不良反应】①口服易引起食欲不振、恶心、呕吐、腹泻等反应，严重者造成胃溃疡和出血。静脉滴注时反应轻微或无此反应。②过敏反应中发热、皮疹较为多见，亦可引起哮喘、嗜酸粒细胞增加、过敏性肺炎等，严重者可出现高热、剥脱性皮炎。③肝、肾功能损害，转氨酶增高较多见，严重时有黄疸、血浆蛋白减少。凝血酶原时间延长而引起出血。④肾功能障碍较少见，可出现结晶尿、蛋白尿、血尿、肾小管排钾增高导致低血钾等。⑤偶可引起白细胞减少，甲状腺功能降低等。

【注意事项】①由于本品遇光后易变色，故静脉滴注时应在避光下进行，药液变色后不宜使用。溶液宜新鲜配制并避光保存24小时内用完。避免分解成间位氨基酸引起溶血。②出现过敏反应时，应立即停药并进行抗过敏治疗。③长期应用本品时，须定期做肝、肾功能检查。肝、肾功能不全者慎用。

【药物相互作用】①本品须与异烟肼、链霉素等其他抗结核药物配伍应用。②本品能干扰利福平的吸收，故两药联合用药时，给药时间应相隔 8~12 小时。

【制剂规格】片剂（肠溶）：0.5g。注射剂：2g；4g；6g。

利福平
Rifampicin

【别名】甲哌力复霉素，RFP。

【药理作用】本品为半合成广谱杀菌药，可抑制细菌 RNA 合成，对革兰阳性及阴性菌、结核杆菌和其他分枝杆菌（包括麻风杆菌等）均有明显的杀菌作用。对脑膜炎球菌、流感嗜血杆菌、金黄色葡萄球菌、表皮链球菌、肺炎军团菌等也有一定的抗菌作用。对繁殖期结核杆菌的作用最强，对静止期结核杆菌也有效，但所需药物浓度比繁殖期细菌要高出 10 倍。高浓度对某些病毒、衣原体也有效。

【体内过程】本品口服后的 1~2 小时血药浓度达峰，生物利用度为 90%~95%，吸收分布广泛，主要由肝脏代谢，大部分从胆汁排出，1/3 从尿排出，半衰期为 3~5 小时，因有酶促作用，反复给药后，半衰期可缩短至 2~3 小时。

【适应证】主要应用于肺结核和其他结核病，也可用于麻风和对红霉素耐药的军团菌肺炎；与耐酶青霉素或万古霉素联合治疗表皮链球菌或金黄色葡萄球菌引起的骨髓炎和心内膜炎；用于消除脑膜炎球菌或流感嗜血杆菌引起的咽部带菌症及厌氧菌感染。外用可治疗沙眼及敏感菌引起的眼部感染。

【剂量与用法】口服：肺结核及其他结核病，成人每日常用量按体重 10~20mg/kg 或 600mg，于早饭前顿服，疗程半年左右；1~12 岁儿童按体重每次 10mg/kg，每日 2 次；新生儿每次 5mg/kg，每日 2 次。其他感染：每日 0.6~1g，分 2~3 次给药，饭前 1 小时服用。治疗菌痢：本品 0.6g 加 TMP0.2g，每日 2 次，服用 1~2 日。

【不良反应】消化道有烧灼、上腹不适、恶心、腹泻等症；神经精神系统有头痛、眩晕、乏力、视力障碍、全身麻木、精神错乱；可加速内分泌代谢，使月经失调；血液系统有血小板减少、嗜酸性细胞增多、血红蛋白减少等；肾脏系统有 BUN 和尿酸升高、血尿、肾功能减退，甚至肾衰；过敏反应有皮疹等；流感综合征，表现为发热、打喷嚏、乏力等。

【注意事项】①用药期间应定期检查肝功能。②肝功能损伤严重、胆道阻塞及 3 个月以内的孕妇禁用。婴儿、一般肝病及 3 个月以上孕妇慎用。③服药后，尿、唾液、汗液等排泄物均可显橘红色。④食物可阻碍本品吸收，宜空腹服药。

【药物相互作用】①与异烟肼联合使用时，对结核杆菌有协同作用，但可使异烟肼加速代谢为乙酰胺而加强肝毒性。②与对氨基水杨酸钠合用时，也可加强肝毒性并减少本品吸收，使血药浓度下降。③与乙胺丁醇合用时，有加强视力损害的可能。④有酶促作用，可使双香豆素类抗血凝药、口服降糖药、洋地黄类、皮质激素、氨苯砜等药物加速代谢而降效。⑤长期服用本品时，可降低口服避孕药的作用而导致避孕失败。

【制剂规格】片（胶囊）剂：0.15g。滴眼剂：0.1%；眼膏剂：0.5%；注射剂（冻干粉）：0.6g。

硫酸链霉素
Streptomycin Sulfate

【别名】SM。

【药理作用】本品为氨基糖苷类抗生素，是静止期杀菌剂，可作用于细菌体内的核糖体，抑制细菌蛋白质的合成；同时可使细菌细胞膜失去完整性而杀菌。对布氏杆菌、土拉伦杆菌、鼠疫杆菌、小螺菌、肉芽肿荚膜杆菌、结核杆菌等有良好的抗菌作用。

【体内过程】口服吸收不良，而肌注吸收甚好，30 分钟血药浓度达峰，吸收后主要分布于细胞外液，并可分布除脑组织以外的组织。$t_{1/2}$ 随年龄增长而延长，青年为 2 ~ 3 小时，40 岁以上可延到 9 小时或更高。药物在体内不代谢，80% ~ 90% 经肾小球过滤，24 小时内随尿排泄。

【适应证】本品适用于结核杆菌感染，也用于布氏杆菌病、鼠疫，以及其他敏感菌所致的感染。用于抗结核，单纯应用易产生耐药性，常与异烟肼、利福平等联合应用；与四环素联合用于治疗鼠疫、布鲁菌病。

【剂量与用法】本品口服不吸收，只对肠道感染有效，现已少用。全身治疗需肌注，一般应用每日 1.0g，分 2 次使用；或每日 1 次 0.75g，1 ~ 2 周为 1 个疗程。用于结核病，每日剂量为 0.75 ~ 1g，1 次或分 2 次肌注。儿童剂量按体重每日 15 ~ 30mg/kg，分 2 次给药。用于治疗结核病时，常与异烟肼或其他抗结核药联合应用，以避免耐药菌株的产生。

【不良反应】①本品可引起口麻、四肢麻木等一过性症状，一般与药品的质量有关。②对第 8 对脑神经有损害作用，可引起前庭功能障碍和听觉丧失。③对肾脏有轻度损害作用，可引起蛋白尿、管型尿，一般停药后可恢复，肾功能不全者应慎用。④可引起荨麻疹、药物热、关节痛、肌肉痛、黏膜水肿、嗜酸粒细胞增多、药物性肺炎、急性喉水肿、血管神经性水肿、接触性皮炎等过敏症状。⑤偶可引起过敏性休克。

【注意事项】①若发现耳有堵塞感或耳鸣，应立即停药。②若出现过敏症状，应及时停药，并对症处理。③出现过敏性出血性紫癜时应立即停药，并给予大量维生素 C 治疗。④本品皮试的阳性率低，与临床上发生过敏反应的符合率也不高，故不宜过于信赖。

【药物相互作用】有报道，青霉素类对某些链球菌的抗菌作用可因氨基糖苷类的联用而得到加强。目前公认草绿色链球菌性心内膜炎和肠球菌感染在应用青霉素的同时可加用链霉素（或其他氨基糖苷类）。

【制剂规格】注射剂：0.75g；1g。

盐酸乙胺丁醇

Ethambutol Hydrochloride

【别名】EB，Ebutol，EMB。

【药理作用】对结核杆菌和其他分枝杆菌有较强的抑制作用。其作用机制可能是渗入分枝杆菌体内，干扰 RNA 合成。能在细胞内外发挥杀菌作用，但仅对生长繁殖期分枝杆菌有杀菌作用，对静止期细菌几乎无效。对其他细菌、病毒无抑制作用。

【体内过程】口服吸收较好，2 ~ 4 小时血药浓度达峰，分布广泛，但不能进入正常脑组织。给药后大部分在 24 小时内随尿排出，半衰期为 3 ~ 4 小时。

【适应证】本品为二线抗结核药，可用于经其他抗结核药治疗无效的病例，常与其他抗结核药联合应用，以增强疗效并延缓细菌耐药性的产生。

【剂量与用法】口服：开始按体重每日 25mg/kg，分 2 ~ 3 次给药。服药至第 8 周后减量为每日 15mg/kg，分 2 次给药。在长期联合用药方案中，本品每次 50mg/kg，一周 2 次。

【不良反应】①主要不良反应是球后视神经炎，其发生与剂量大小有关（按正常用法，发生率为 0.8%），表现为视敏度降低、辨色力受损、视野缩窄、出现暗点等，停药后可缓慢恢复。也有不能恢复者。②胃肠道反应，如恶心、呕吐、腹泻等。③偶见过敏反应、肝功能损害、下肢麻木、关节炎、粒细胞减少、高尿酸血症、精神症状（幻觉、不安、失眠）等。

【注意事项】乙醇中毒者及乳幼儿禁用。糖

尿病患者必须在控制血糖的基础上使用本品。已发生糖尿病眼底病变者，慎用本品，以防眼底病变加重。用药期间应定期检查视觉，肾功能不全者减量慎用。

【药物相互作用】氢氧化铝、维拉帕米可减少本药的吸收。

【制剂规格】片（胶囊）剂：0.25g。

异烟肼
Isoniazid

【别名】雷米封，Rimifon。

【药理作用】本品为合成杀菌药，易渗透入吞噬细胞内，能杀灭细胞内的结核杆菌，比链霉素作用强。其作用机制可能是抑制分枝杆菌酸的合成，干扰酶的活性，产生毒性色素等。对生长繁殖期结核杆菌有杀菌作用，对静止期作用则较差。因其对结核杆菌有良好的抗菌作用，疗效较好，用量较小，毒性相对较低，故易为患者所接受。

【体内过程】本品口服给药可经胃肠道吸收90%，1~2小时达血药峰浓度，体内分布广泛，生物利用度约90%。本品可在体内乙酰化（随遗传而定），人群可分为快乙酰化和慢乙酰化，前者半衰期为1.1小时，而后者可达3小时。主要经肾排泄，约24小时内排出。

【适应证】主要用于各型肺结核的进展期、溶解播散期、吸收好转期，尚可用于结核性脑膜炎和其他肺外结核等。本品常需和其他抗结核病药联合应用，以增强疗效和克服耐药菌。此外，对痢疾、百日咳、麦粒肿等也有一定疗效。

【剂量与用法】口服：成人按体重每日4~5mg/kg或300mg，分3次服或顿服，也可每次15mg/kg（即0.6~0.8g），一周2次。对急性粟粒性肺结核或结核性脑膜炎，每次0.2~0.3g，每日3次。

静注或静滴：对重度浸润结核、肺外活动结核等，每次0.3~0.6g，加入至5%葡萄糖注射液或等渗氯化钠注射液20~40mL中，缓慢推注，或加入输液250~500mL中静滴。目前结核治疗多采用异烟肼、利福平、吡嗪酰胺、链霉素、乙胺丁醇等三联或四联疗法，疗程6~9个月，疗效较佳，且复发率较低。胸腔内注射，治疗局灶性结核等，每次0.05~0.2g。细菌性痢疾，每次0.2g，每日3次，连服3~7日。百日咳，每日10~15mg/kg，分3次给药。麦粒肿，每日4~10mg/kg，分3次给药。

【不良反应】①有食欲不振、恶心、呕吐、腹痛、便秘、贫血、白细胞减少、嗜酸性粒细胞增多。②引起血痰、咯血、鼻出血、眼底出血、皮疹、药物热、肝损害、男子女性化乳房、泌乳、阳痿、头痛、失眠、疲倦、记忆力减退、精神兴奋、易怒、欣快感、反射亢进、幻觉、抽搐、排尿困难、昏迷、肌肉痉挛、四肢感觉异常、视神经炎、视神经萎缩。上述反应大多在大剂量或长期应用时发生。

【注意事项】①用药期间，加用维生素B_6可防治神经系统反应的发生，每日用量10~20mg，分1~2次服用，但不应作为一种常规来普遍应用。②每日0.3g顿服或1周2次，每次0.6~0.8g的给药方法可提高疗效并减少不良反应的发生率。③肝功能不良者、有精神病和癫痫病史者及孕妇慎用。

【药物相互作用】①与其他抗结核药、香豆素类抗血凝药、某些抗癫痫药、降压药、抗胆碱药、三环抗抑郁药等合用时，可增强后者的作用。②抗酸药尤其是氢氧化铝可抑制本品的吸收，故不宜同服。③乙醇可加强本品的肝毒性。

【制剂规格】片剂：0.1g。注射剂：2mL：0.1g。

帕司烟肼
Pasiniazid

【别名】百生肼、对氨基水杨酸异烟肼、对氨

水杨酸次烟肼、对氨水杨酸烟肼、异烟肼对氨基水
杨酸盐；Isoniazid P - AminosalicyLate、Isopacin、
P - AminosalicyLate、Paraniazide、Pycamisan

【药理作用】本品是前体药物，主要成分为
异烟肼和对氨基水杨酸的化学结合物。口服进入
血后，可释放出异烟肼和对氨基水杨酸而发挥抗
结核作用。异烟肼使分枝菌酸的合成受阻，进而
细菌细胞壁破裂；对氨基水杨酸对叶酸合成有竞
争性抑制作用，从而阻挠结核菌生长繁殖。口服
本品的耐受性比单纯用异烟肼或异烟肼与对氨基
水杨酸合用为佳。本品适合于非躺卧病人和各种
结核病，以及一级、二级抗结核药并用作为任何
形式的综合治疗。

【体内过程】本品口服吸收后，经肝脏代
谢，释放出异烟肼和对氨基水杨酸而起治疗作
用，在血中、组织中可形成异烟肼的有效血药
和组织浓度，延缓异烟肼乙酰化；可透过血 -
脑屏障，还可穿过细胞膜，进入细胞内和进入
干酪样病灶中。

【适应证】可治疗各型结核病及肺外结核，
易于耐受；治疗麻风也有一定疗效，与其他药物
合用，效果更佳。

【剂量与用法】抗结核，口服，成人每次
0.2g，每日 3～4 次；抗麻风，每次 0.6g，每日 1
次，连服 6 日，停一日，一疗程为 6 个月。

【不良反应】可引起恶心，呕吐，食欲不振，
腹胀，腹泻；贫血，嗜酸性细胞增多，白细胞减
少；可引起肝损害，血管神经性水肿，鼻炎，药
热；个别病例有哮喘，周围神经炎，视神经炎，
视力障碍，胰腺炎，性功能障碍（或性欲下降），
月经失调；头痛，失眠，乏力，口周、面部和四
肢皮肤发麻，皮疹，周身性红斑狼疮样反应，剥
脱性皮炎甚至死亡；可引起高尿酸血症，急性横
纹肌溶解。

【注意事项】治疗期间最好不要停药，否则
可能会促进细菌的抗药性。

【制剂规格】片剂、胶囊剂：0.1g。

利福喷汀

Rifapentine

【别名】环戊去甲利福平，环戊基哌嗪利福
霉素。

【药理作用】本品为半合成长效利福霉素族
抗生素。其作用机制和抗菌谱与利福平相同。但
其疗效高，对结核杆菌抗菌活性强，为利福平的
2～10 倍，但比利福定低 4～8 倍。有抑菌或杀菌
作用，本品毒性低。经实验证明，LD_{50} 为利福平
的 6～7 倍，具有长效性，一周服用 1～2 次，就
能达到与每天服用利福平的同样效果。本品对人
体的组织穿透力强，尤其是对骨组织和脑内的分
布浓度高于利福平，可用于结核性脑膜炎的治疗。
和利福平、利福定有交叉耐药。本品对金黄色葡
萄球菌、革兰阳性菌及某些革兰阴性菌有抑菌或
杀菌作用。对沙眼衣原体、厌氧菌作用亦佳，对
麻风杆菌的作用低于利福平。

【体内过程】口服胃肠道吸收好，体内分布
广泛，肝组织最多，其次为肾，不易透过血 - 脑
屏障。半衰期为 18 小时。

【适应证】临床用于痰菌阳性的肺结核；对
其他抗结核药不能耐受者，或对利福霉素类耐药
的结核杆菌感染。对其他抗生素耐药的重症金黄
色葡萄球菌感染、化脓性皮肤病及沙眼也有效。

【剂量与用法】口服：抗结核，每次 600mg，
每周 1 次；也可每次 450mg，每周 2 次，并应和
其他抗结核药联合使用，疗程一般为 6～9 个月；
化脓性皮肤病，成人每日 300mg，儿童酌减，5 天
一疗程；或外用 0.5% 霜剂，每日 2 次，5 天一疗
程。滴眼：0.05% 滴眼液，每次 1～2 滴，每日 1
次，3 个月为 1 个疗程。

【不良反应】少数患者可出现白细胞、血小
板减少，谷丙转氨酶升高，皮疹，胃肠道反应，
头晕、失眠等不良反应。

【注意事项】①本品必须空腹服用，服药后

需隔 1 小时以上进食。②长期服用本品时，应定期检查肝功能、血象等。有肝病或肝功能异常者、血细胞显著减少者和嗜酒者，需在严密观察下慎用或禁用，已有黄疸患者禁用。③动物实验表明，本品有致畸作用，故孕妇禁用。④对利福霉素类药物有过敏史或中毒史者禁用。⑤服用本品期间，尿、汗、痰、粪可出现橙红色。

【药物相互作用】 巴比妥类药物可能延缓本品的吸收，故不宜同时服用。

【制剂规格】 片（胶囊）剂：0.1g；0.15g；0.2g。

异烟肼、利福平

Isoniazid and Rifampicin

【别名】 复方利福平，异福平，Rifi – nah。

【药理作用】 异烟肼与利福平均为具有杀菌活性的抗结核药，不仅对生长迅速的细胞外结核杆菌呈杀菌作用，而且对细胞内结核杆菌也有杀菌作用。利福平对生长缓慢和间歇生长的结核杆菌有抗菌活性。利福平的抗菌原理是抑制敏感细菌的 RNA 多聚酶的活性。异烟肼对繁殖期结核杆菌有抗菌活性，它通过抑制分枝杆菌酸的合成、干扰酶的活性、产生毒性色素等多种作用而达到杀菌目的。但异烟肼有可能缩短利福平半衰期。

【体内过程】 参见异烟肼、利福平。

【适应证】 本品适于结核病短程化疗的继续期（巩固期）使用。

【剂量与用法】 用于抗结核短程化疗继续期，每日疗法：患者体重小于 50kg 者，每次 3 粒（利福平 150mg + 异烟肼 100mg），每日 1 次，空腹口服。体重 50kg 或以上者，每次 2 粒（利福平 300mg + 异烟肼 150mg），每日 1 次，空腹口服。

间歇疗法：每次 4 粒（利福平 150mg + 异烟肼 100mg），成人隔日 1 次或一周 3 次，空腹口服。

【注意事项】 ①对利福平、异烟肼过敏史者禁用本品。②妊娠期及哺乳期用药：在啮齿类动物实验中，大剂量应用利福平有致畸胎作用。妊娠最后几周使用利福平，可引起产后母亲和婴儿出血，给予维生素 K 即可纠正。③对有肝功能损害的患者，应在医务人员严密观察下使用，在治疗前和治疗中每 2～4 周检查肝功能，特别是 SGPT 和 SGOT，当发现有任何肝细胞损害倾向时应立即停用利福平。④间歇治疗有发生免疫反应的可能性，应密切观察。每日用药应诱导病人不要中断治疗，因中断治疗易发生此类不良反应。⑤应预先告知病人利福平可致尿、汗液、痰和泪液呈红色，软性接触镜可永久染色。⑥异烟肼：慢性肝肾功能异常的患者应慎用异烟肼。凡有肝炎的前驱症状如疲劳、无力、乏力、食欲不振、恶心和呕吐的患者均应检查随访，凡出现以上症状或有肝损害体征时，异烟肼应立即停止使用。老年或营养不良者使用异烟肼治疗时，应注意补充维生素 B_6。

【药物相互作用】 ①利福平：利福平具有诱导肝脏酶的特性，可降低若干药物包括抗凝血药、肾上腺皮质激素、环孢素、洋地黄制剂、奎尼丁、口服避孕药、氨苯砜、麻醉药和止痛药等药物的活性。利福平可降低同时服用的美沙酮、巴比妥、地西泮、维拉帕米、肾上腺素 β 受体阻滞剂、孕激素、双异丙吡胺、慢心律、茶碱、氯霉素和抗惊厥药的药效。如上述药物与利福平同服时，应调整这些药物的剂量。在利福平治疗期间，采用口服避孕药的妇女应改用其他非激素节育法。此外，制酸剂可影响利福平的吸收。手术时，如利福平与麻醉药氟烷同用，会增加两药的肝毒性；酮康唑与本品同用，可减低两者的血药浓度。如患者有用药指征时，应根据情况调整剂量。②异烟肼：可减少苯妥英钠的排泄，反之亦然，从而增加另一药物的血浓度，故同时应用两药时应适当调整剂量。异烟肼相关的药物性肝炎的较高发生率可能与酗酒（每天喝酒）有关。使用异烟肼治疗老年或营养不良者时，应注意补充维生素 B_6。

【制剂规格】 片剂：利福平 150mg + 异烟肼 100mg；利福平 300mg + 异烟肼 150mg。

异烟肼、利福平、吡嗪酰胺
Isoniazid and Rifampicin and Pyrazinamide

【别名】 复方甲哌力复霉素，Rifater。

【药理作用】 利福平、异烟肼和吡嗪酰胺都是杀菌性抗结核药物。利福平与异烟肼尤其作用于快速生长繁殖的细胞外菌群，并可杀死细胞内菌群。利福平对缓慢和间歇生长的结核菌有效。吡嗪酰胺主要作用于细胞内特别是巨噬细胞酸性环境中的菌群，利福平抑制敏感细菌依赖 DNA 的 RNA 多聚酶。异烟肼通过抑制分支菌酸的合成，干扰细菌代谢所需酶活性等而达到杀菌目的。吡嗪酰胺可能通过抑制细菌摄氧及转化为吡嗪酸等而起杀菌作用。

【体内过程】 参见异烟肼、利福平、吡嗪酰胺。

【适应证】 本品适用于结核病短程化疗时的强化期使用。强化治疗阶段要加用乙胺丁醇或链霉素。

【剂量与用法】 主要用于结核病短程化疗强化期，规则用药 2～3 个月。

患者体重 30～39kg 者：每次 3 粒（利福平 120mg + 异烟肼 80mg + 吡嗪酰胺 250mg），每日 1 次，空腹口服。

患者体重 40～49kg 者：每次 4 粒（利福平 120mg + 异烟肼 80mg + 吡嗪酰胺 250mg），每日 1 次，空腹口服。

患者体重 50kg 或以上者：每次 5 粒（利福平 120mg + 异烟肼 80mg + 吡嗪酰胺 250mg），每日 1 次，空腹口服。

【不良反应】 参见利福平、异烟肼及吡嗪酰胺。

【注意事项】 参见利福平、异烟肼及吡嗪酰胺。

【药物相互作用】 参见异烟肼、利福平、吡嗪酰胺。

【制剂规格】 片剂：利福平 120mg + 异烟肼 80mg + 吡嗪酰胺 250mg。

2. 抗麻风病药

氨苯砜
Dapsone

【别名】 二氨二苯砜，对位氨基双苯砜，DADPS，DDS。

【药理作用】 本品在临床上被认为是最有效的治疗麻风病药，对麻风杆菌有较强的抑制作用，但毒性较大。其抗菌机制为作用于二氢叶酸合成酶，干扰叶酸合成，为治疗各型麻风的首选药，用药 3 个月内患者的临床症状均有改善。皮肤病变反应改善较慢，需 1～3 年才恢复正常。麻风杆菌对本品可产生耐药性，故治疗中除坚持长期用药外，还需联合用药。

【体内过程】 本品口服吸收迅速，2～8 小时血药达峰浓度，吸收后分布广泛，病损皮肤的浓度比正常皮肤高 10 倍。半衰期为 10～50 小时（平均 28 小时）。短半衰期者，每日口服 50～100mg，其血药浓度可超过最低抑菌浓度。

【适应证】 麻风病。

【剂量与用法】 口服，开始每日 12.5～25mg，每日 1 次，以后逐渐增量，3 个月后增到最大剂量，每日 100mg，分 2 次服。由于本品有蓄积作用，故服药 6 日后停一日，每服 3 个月停药半个月。儿童抑制麻风症，每日 0.9～1.4mg/kg 顿服。疹样皮炎，初时每日 2mg/kg 顿服，可逐渐增加剂量，症状控制后立即减至最小有效量。

【不良反应】 常见毒性反应为溶血性贫血和发绀，每日用药达 100mg 时更易发生，故严重贫血或有造血系统疾病者禁用。其他严重反应尚有急性肝损害和剥脱性皮炎。有时有恶心、呕吐、食欲不振、皮疹、发热、头痛、失眠、中毒性精神病等，停药后恢复。

【注意事项】肝功能障碍者慎用。对砜类药物过敏者禁用。治疗中如诱发麻风反应，应减量或暂时停药。症状严重者，可用反应停（孕妇禁用）、氯喹、肾上腺皮质激素等控制。胃及十二指肠溃疡者禁用。

【药物相互作用】①丙磺舒、甲氧苄啶减少本药的排泄，使其血药浓度升高。②安普那韦、沙奎那韦抑制本药的代谢，可增加本药的毒性。③利福平可使本药血药浓度降低。

【制剂规格】片剂：0.05g；0.1g。

醋氨苯砜
Acedapsone

【别名】长效氨苯砜，双乙酰氨苯砜，二乙酰氨苯砜，DADDS。

【药理作用】本品为抗麻风药，是氨苯砜的二乙酰基衍生物。以苯甲酸苄酯蓖麻油制成混悬剂，肌内注射后能被组织中的酶分解，缓慢释放出氨苯砜及乙酰氨苯砜而起治疗作用。

【体内过程】口服吸收不完全，和血清蛋白结合率高，排泄较慢，为长效抗麻风药，仅供注射，注射1次225mg时，可维持60~75天（血药浓度>10ng/mL）。

【适应证】临床常用于治疗结核样型麻风或作为巩固治疗使用。也常与其他抗麻风药合用，预防麻风病。

【剂量与用法】肌注：每次225~300mg，每隔60~75天肌注1次，疗程2年。

【不良反应】首次肌注有局部疼痛感。偶有过敏反应，可先服氨苯砜数天，无反应后再注射。

【注意事项】为防止单用导致细菌产生耐药性，可一周2次，每次加服氨苯砜0.1~0.15g。其他参见氨苯砜。

【药物相互作用】参见氨苯砜。

【制剂规格】注射剂：10mL：1.5g。

氯法齐明
Clofazimine

【别名】克风敏，亚甲基吩嗪，氯苯吩嗪，Lamprene，Rimonophenazine。

【药理作用】本品为第二线抗麻风药。临床适用于对砜类药物过敏者或有耐药性者，其作用机制为抑制细菌蛋白质合成。用于治疗瘤型麻风和界线类麻风，6个月后呈现一定的疗效。由于本品具有抗炎作用，应用时可减轻或不易引起急性麻风反应，故也适用于在其他药物引起急性麻风反应而不能继续用药的病例。

【体内过程】口服吸收45%~62%，本品具有高亲脂性，主要沉着于脂肪组织和单核吞噬细胞系统，为巨噬细胞摄取。组织中药物浓度高于血药浓度，脑脊液内浓度较低，半衰期约70日。

【适应证】麻风病。

【剂量与用法】口服：每次0.05~0.1g，每日1次，一日最大不超过0.3g，最初一周只服3天；2周后改为一周服药6天，仍为每日0.1g，4周后仍为一周服药6天，剂量可增加至每日0.2g，以后以此剂量维持。控制麻风反应需要每日0.3g，待反应控制后逐渐减至每日0.1g的维持量。

【不良反应】可有轻到中度恶心、呕吐、腹痛、腹部不适、腹泻。全身皮肤红染，皮损部分发生棕黑色变化，停药后，色素可存在数月。尿、痰、汗液等亦呈不同强度的淡红色。偶见皮肤瘙痒、头晕、视力减退、光敏反应及阿-斯综合征等。

【注意事项】①对本药过敏者、胃肠道疾病患者、孕妇、哺乳期妇女禁用。②肝、肾功能障碍者慎用。

【药物相互作用】①与氨苯砜合用，可使本药抗炎作用降低，但不影响抗菌作用。②可减少利福平的吸收延迟其达峰时间。

【制剂规格】胶囊剂：0.05g；0.1g。

沙利度胺
Thalidomide

【别名】反应停，Talimol，Distaval。

【药理作用】本品在国外原作为镇静和安眠药使用，后发现妊娠早期妇女应用本品后有明显致畸胎作用，现已不用。

本品对麻风病无治疗作用，甚至可使麻风皮损扩展，但其对各种麻风反应症状有预防和缓解作用，如发热、结节红斑、神经痛、关节痛、淋巴结肿大、周围血管功能障碍、虹膜睫状体炎等。尤其对瘤型麻风反应疗效较好。

【体内过程】口服易吸收。经肝脏代谢，半衰期为 5~7 小时。

【适应证】本品是防治麻风反应的首选药。与其他抗麻风药合用，可以减轻或减少其反应。对结核样型的麻风反应疗效较差。

【剂量与用法】口服，每次 25~50mg，每日 4 次。严重反应可增至每日 300~400mg。需较长期服药者，每日或隔日服 25~50mg。

【不良反应】有感觉异常和末梢神经炎、口干、面部浮肿及胃肠道反应、中毒性表皮坏死松解及表皮剥脱性皮炎等不良反应。

【注意事项】孕妇哺乳期妇女禁用。

【药物相互作用】不宜与地塞米松合用，可有静脉血栓栓塞的危险。

【制剂规格】片剂：25mg；50mg。

四、抗真菌药

1. 吡咯类

（1）咪唑类

克霉唑
Clotrimazole

【别名】抗真菌 1 号，三苯甲咪唑，氯苯甲咪唑。

【药理作用】本品具广谱抗真菌活性，体外 10μg/mL 浓度可抑制绝大部分真菌生长。对敏感真菌的最小抑菌浓度（MIC）一般在 2μg/mL 以下。本品对表皮癣菌、毛发癣菌、曲霉菌、着色真菌、隐球菌和念珠菌属均有较好抗菌作用；对皮炎芽生菌、组织胞浆菌和粗球孢子菌等也有一定抗菌活性。此外，对其他部分细菌也有一定抗菌作用，体内抗菌作用差，对感染动物的保护作用也很弱。体外试验表明，本品可使白色念珠菌产生诱导耐药，近年来也发现临床分离的白色念珠菌对双氯苯咪唑和氟胞嘧啶高度耐药，同时对本品交叉耐药。

本品与其他咪唑类抗真菌药物的作用原理相同，作用于真菌细胞膜，抑制细胞膜脂类的合成，使细胞膜的通透性改变，以致影响细胞内一些物质如钾离子、磷酸、氨基酸等的摄取和漏失。

【体内过程】本品口服吸收较差，血浆蛋白结合率约50%。在肝内分解代谢，大部分代谢物由胆汁排泄，仅1%以原形药物随尿排出，半衰期为4.5~6小时。

【适应证】本品主要供外用，治疗皮肤霉菌病、体癣、手足癣和耳道、阴道真菌病。口服治疗念珠菌、曲霉菌、藻菌、着色霉菌、隐球菌感染，因吸收不规则和毒性大而少用。

【剂量与用法】局部给药，1%克霉唑霜用于治疗皮肤癣菌或念珠菌所致皮肤黏膜真菌感染均有良好疗效，每日 2~3 次，涂于患处，一般在用药后 1~2 周内症状改善，3~9 周完全治愈，真菌培养的阴转率约为 80%。本品的阴道片可与霜剂合用治疗阴道念珠菌感染，疗程 7~14 日，临床治愈率和真菌转阴率亦在 80% 以上。本品可用于眼部曲霉菌、念珠菌等感染有良好疗效，严重的角膜真菌感染患者尚可同时口服。

成人口服每次 0.25~1g，每日 3 次，儿童 60~120mg/kg，分 3~4 次口服。克霉唑霜和阴道栓剂供局部应用，每晚 1 次，10 日为 1 个疗程。

【不良反应】①口服克霉唑，不良反应很常见，患者因不良反应较重而需要停药者可达20%，特别是精神紊乱及胃肠症状最常见。②过敏反应仅限于皮疹，未见有致癌作用。③神经系统常见的有疲劳、嗜睡、抑郁，可出现更严重的精神紊乱（幻觉及失去定向能力）。④常见的消化系统不良反应有食欲不振、恶心、呕吐、上腹痛及腹泻等可达8%～20%。大多数患者可有血清碱性磷酸酶及转氨酶升高。⑤泌尿系统的不良反应有尿频，有些患者排尿时有尿道烧灼感。

【注意事项】本品吸收后在肝脏内迅速被破坏。因为它有酶诱导作用，可使其在肝脏内的破坏日益增多，为了维持血清中的治疗浓度，在给药1周后，应当加大剂量。

【药物相互作用】与两性霉素B有拮抗作用。

【制剂规格】片（胶囊）剂：0.2g；0.25g；0.5g。软膏（霜）剂：1%；3%。栓剂：0.15g。

硝酸咪康唑

Miconazole Dinitrate

【别名】达克宁。

【药理作用】为咪唑类抗真菌药，能抑制真菌细胞膜的麦角甾醇合成，影响细胞膜通透性，抑制真菌生长，属广谱抗菌药。对许多临床致病真菌如白色念珠菌、曲霉菌、新生隐球菌、芽生菌、球孢子菌、拟酵母菌等深部真菌和一些表皮真菌，以及酵母菌等都有良好的抗菌作用。此外，对葡萄球菌、链球菌和炭疽杆菌等革兰阳性菌有抑菌作用。

【体内过程】本品口服吸收较差，口服1g血药浓度仅为1mg/L，局部用药可停留在病变部位。静脉滴注1g，血药浓度为2～5mg/L。半衰期约为2.1小时。

【适应证】本品用于治疗敏感菌感染的深部真菌病，对五官、阴道、皮肤等部位的真菌感染

也有效。

【剂量与用法】灌注，静注。

治疗深部真菌病需静脉给药，每日常用量为600～1800mg（10～30mg/kg），分3次给药。治疗芽生菌病，每日用200～1200mg（疗程2～16周）；治疗白色念珠菌病，每日用600～1800mg（疗程1～20周）；治疗隐球菌病，每日用1200～2400mg（疗程3～12周）；治疗球孢子病，每日按1800～3600mg（疗程3～20周）给药。开始治疗时，可先予小剂量（200mg），根据患者耐受情况加大用量，用大剂量时应慎重。每次药量用等渗氯化钠注射液或5%葡萄糖注射液稀释，控制滴入时间30～60分钟。

局部用药常作为全身用药的补充，参考量如下：膀胱灌注，每次200mg，每日2～4次，将注射液稀释后使用。窦道灌注，每次200mg，每日2次，直接用注射液（不稀释）。气管滴入，每次100mg，每日4～8次，可将注射液用3倍量的等渗氯化钠注射液稀释后滴入或喷雾吸入。感染创口，每日灌洗1～2次，取注射液适当稀释后用。鞘内注射，每次20mg（注射液20mL，不稀释），连用3～7日。

皮肤真菌感染，用软膏或霜剂，每日1～2次。

阴道栓剂，每晚用1粒，插入阴道深处，一般连用10日。

儿童静滴，每日20～40mg/kg，分次给药，每次滴注量不超过15mg/kg

儿童口服给药，初始剂量每日30～60mg/kg，以后逐渐减为每日10～20mg/kg。

【不良反应】①不良反应以静脉炎为多见。②常见的还有皮肤瘙痒、恶心、发热和寒战、眩晕、皮疹、呕吐等。③可引起红细胞压积下降、血小板减少、血钠下降等。

【注意事项】①静滴时，务必先将注射液稀释，并且滴注不宜太快，否则可致心律不齐，呼吸、心脏骤停。②用药后出现瘙痒和皮疹严重者

应停药。恶心和呕吐者可服抗组胺药或止吐药，并避开饭前饭后给药，还可适当减少用量。③用药期间应定期检查血红蛋白、红细胞压积、电解质和血脂等，遇有异常时应及时处理。④对本品过敏者、1 岁以下儿童、妊娠妇女禁用。⑤不可与其他的输液配伍注射。⑥为防过敏反应，用药时须仔细观察。⑦误服较大量外用制剂时，应实施胃排空手术急救。

【药物相互作用】①本药可抑制降糖药的代谢，发生严重低血糖。②与异烟肼、利福平合用，可加快本药的代谢，降低其血药浓度，导致治疗失效或疾病复发。

【制剂规格】注射剂：5mL：100mg。片（胶囊）剂：125mg。软（乳）膏剂、霜剂：2%。阴道栓剂：100mg。局部灌洗用溶液：2%。

酮康唑

Ketoconazole

【别名】里素劳，KCZ，Nizoral。

【药理作用】本品可抑制真菌细胞膜麦角甾醇的生物合成，影响细胞膜的通透性而抑制其生长。低浓度可抑制真菌，高浓度则有杀灭真菌作用。对皮肤真菌、酵母菌和一些引起深部感染的真菌有效。还有抑制孢子转变为菌丝体的作用，可防止进一步感染。

【适应证】临床用于治疗表皮和深部真菌病，主要是甲癣、皮肤癣、花斑癣、阴道念珠菌病。

【剂量与用法】搽患处，每日三次。

【不良反应】可有恶心、瘙痒、呕吐、腹痛、头痛、嗜睡等反应。应警惕血清转氨酶升高，必要时停药。

【注意事项】①不易透过血－脑脊液屏障，不适用于真菌性脑膜炎。②妊娠禁用。

【药物相互作用】咪唑类抗真菌药与两性霉素 B 有拮抗作用，合用时疗效减弱。

【制剂规格】霜、软膏、乳膏剂：2g（2%）。

（2）三唑类

氟康唑

Fluconazol

【别名】大扶康。

【药理作用】本品为新型三唑类抗真菌药，强力而特异地抑制真菌的甾醇合成，造成菌体死亡。本品对人体细胞色素 P450 结合力甚弱，故对肝酶影响较轻，可口服治疗。临床上常用于新生隐球菌和念珠菌感染。

【体内过程】本品口服和静注的药动学性质相似。口服本品后吸收良好，血药浓度（及全身的生物利用度）可达静注后浓度的 90% 以上。口服吸收不受摄入的食物影响。半衰期为 27 ~ 37 小时。

【适应证】隐球菌病、全身念珠菌病、黏膜念珠菌病等。

【剂量与用法】口服或静脉滴注，滴注约需 30 分钟。

隐球菌病：常用剂量第一日 400mg，然后每日 200mg，每日 1 次，连用四周。根据患者的临床反应，剂量可增加到每日 400mg，每日 1 次。治疗隐球菌脑膜炎，通常在脑脊液菌检转阴后再给药 6 ~ 8 周。

全身念珠菌病：常用剂量为第一日 400mg，以后每日 200mg。

黏膜念珠菌病：一般常用有效剂量为 50mg，每日 1 次，给药 14 ~ 30 日。但口咽部念珠菌病常用剂量为 50mg，每日 1 次，疗程 7 ~ 14 日。

阴道念珠菌病：每日 1 次，每次 150mg。

恶性肿瘤化疗或放疗时：预防感染，每日 50mg，顿服。

肾功能正常的 1 岁以上儿童必须使用时，浅表念珠菌感染每日按体重 1mg/kg，全身念珠菌或隐球菌感染则为每日 3mg/kg。

【不良反应】通常耐受性良好。最常见胃肠道症状（恶心、腹痛、腹泻及胃肠胀气），其次为疱疹。某些患者特别是艾滋病及癌症患者可出现肝、肾及造血功能异常。少数艾滋病患者同时使用本品和已知可引起严重表皮脱落的其他药物时，可出现严重皮疹。

【注意事项】①禁用于对本品或三唑类药物过敏者。妊娠妇女仅慎用于真菌感染严重或危及生命时。哺乳期妇女禁用，16岁以下儿童不宜使用。②给药过量时，应给予对症治疗（支持疗法，必要时应洗胃）。本品大多随尿排泄，可增加尿量以加快清除速率，血液透析3小时，可使血药浓度降低50%。③本品注射剂为稀盐水溶液，需限制钠或液体的患者，应考虑输液速率。④肾功能不全患者，如只需给药一次时，无需调节剂量；需多次给药时，第1~2日为常规剂量，此后应按肌酐清除率以调节给药的间隔时间：> 0.685mL · s^{-1}1.73m^2 为24小时（常规剂量），0.334~0.668mL · s^{-1}1.73m^2 为48小时，0.167~ 0.334mL · s^{-1}1.73m^2 为72小时。进行常规透析的患者于每次透析后给药1次。

【药物相互作用】①接受华法林治疗的患者，本品可延长其凝血酶原时间，并用香豆素类药品时应仔细调节抗凝药的剂量。②本品可延长同时给予的甲苯磺丁脲的血清半衰期。

【制剂规格】片（胶囊）剂：50mg；100mg；150mg；200mg。注射剂：50mL：100mg；100mL：200mg。

伊曲康唑
Itraconazole

【别名】斯皮仁诺，Sporanox。

【药理作用】本品属三唑类抗真菌药，具有广谱抗真菌作用。与酮康唑相比，本品抗真菌活性更强，抗真菌谱更广，毒性更小，对熏烟色曲菌、白色念珠菌、粗球孢子菌、新型隐球菌、荚膜组织胞浆菌、巴西酵母菌、孢子丝菌等均有抗菌活性。抗真菌机制为：抑制真菌中依赖细胞色素P450酶系，从而抑制真菌细胞膜中麦角甾醇的生物合成，改变膜通透性，导致真菌死亡。

【体内过程】本品口服部分吸收，每次口服本品200mg后，5小时血浓度为0.3μg/mL，t½为20~30小时，体内分布广泛。药物组织浓度高于血浓度数倍。脑脊液中药物浓度低。停药后药物在皮肤、黏膜、组织中保留1~4周。本品血浆蛋白结合率高达99%。体内在肝脏转化为无活性的代谢物，并通过胆汁和尿排出体外。3%~18%以原形药物自粪便中排出。少量药物在角质层和头发中消除。本品不易被透析除去。

【适应证】口服：治疗口腔、阴道念珠菌感染、花斑癣、皮癣菌病及全身性真菌感染。亦用于艾滋病（AIDS）患者隐球菌病的长程治疗和中性粒细胞减少症患者真菌感染的预防。

【剂量与用法】口服：治疗口腔念珠菌病，每日100mg（艾滋患者及嗜中性白细胞减少症患者每日200mg），连服15天。阴道念珠菌病：每次200mg，每日2次或1次，连续7天。花斑癣，每日200mg，连续7天。癣病，每日100mg。全身真菌感染：每日100~400mg。

【不良反应】常见有消化不良、腹痛、恶心、呕吐、腹泻、头痛、头晕、瘙痒、便秘、低血钾症，偶有严重肝毒性和皮疹发生。动物试验表明，本品有致畸作用。

【注意事项】大多数不良反应可通过减少剂量控制，出现肝毒性和皮疹时应停药。长期应用，每日剂量不得大于400mg，肝脏疾病患者避免应用本品。孕妇和哺乳期患者避免应用本品。

【药物相互作用】①本品与利福平、卡马西平、苯巴比妥、苯妥英钠，以及降低胃酸药物同用时，均可使本品血药浓度降低。②本品能提高环孢素、地高辛、特非那丁、阿司咪唑的血药浓度。③能加强华法林的作用。④与口服降糖药合用，可出现严重低血糖。

【制剂规格】片（胶囊）剂：100mg。注射剂：25mL：250mg。

伏立康唑

Voriconazole

【别名】威凡，活力康唑。

【药理作用】本品为一种广谱的三唑类抗真菌药。可使真菌中由细胞色素 P450 介导的 14α-甾醇去甲基化受到抑制，从而抑制真菌细胞膜麦角甾醇的生物合成。这样真菌细胞膜的结构缺损，失去功能，使真菌消亡。本品对念珠菌属（包括耐氟康唑的克柔念珠菌，光滑念珠菌和白念珠菌耐药株）具有抗菌作用，对所有检测的曲菌属真菌有杀菌作用。此外，对其他致病性真菌也有杀菌作用，包括对现有抗真菌药敏感性较低的菌属，例如足放线病菌属和镰刀菌属。

【体内过程】本品口服吸收迅速完全，给药后 1~2 小时血药浓度达峰值。口服后绝对生物利用度约为 96%。稳态浓度下伏立康唑的分布容积为 4.6L/kg，说明本品在组织中广泛分布。蛋白结合率约为 58%。半衰期为 6 小时，本品主要通过肝脏代谢，少于 2% 的药物以原形经尿排出。

【适应证】对侵袭性曲霉病有效。用于治疗对氟康唑耐药的念珠菌引起的严重侵袭性感染。治疗由足放线病菌属和镰刀菌属引起的严重感染。

【剂量与用法】静脉注射：本品在静脉滴注前先溶解成 10mg/mL，再稀释至 2~5mg/mL。建议本品的静脉滴注速度最快不超过每小时 3mg/kg，稀释后每瓶滴注时间须 1~2 小时以上。本品不宜用于静脉推注（第 1 天静滴，每次 6mg/kg，12 小时一次；第 2 天，每次 4mg/kg，一日 2 次；如果患者可能接受，可改为 3mg/kg，每日 2 次）。

口服：先给予负荷剂量（第 1 个 24 小时），患者体重 ≥40kg，每 12 小时给药 1 次，每次 400mg（适用于第 1 个 24 小时）；患者体重 < 40kg，每 12 小时给药 1 次，每次 200mg（适用于第 1 个 24 小时）。然后给予维持剂量（开始用药 24 小时以后），患者体重 ≥40kg，每日给药 2 次，每次 200mg；患者体重 < 40kg，每日给药 2 次，每次 100mg。

【不良反应】常见视觉障碍、皮疹、发热、恶心、腹泻、呕吐、败血症、头痛、周围性水肿、腹痛以及呼吸功能紊乱等。

【注意事项】①本品应在餐后或餐前至少 1 小时内服用。②本品可能会引起视觉改变，包括视力模糊和畏光，因此使用期间不能在夜间驾驶。如果在用药过程中出现视觉改变，应避免从事有潜在危险性的工作，如驾驶或操纵机器。用药期间应避免强烈的、直接的阳光照射。③肝肾功能不全者慎用；对本品过敏者、孕妇、哺乳期妇女，12 岁以下儿童禁用。

【药物相互作用】①禁止与其他药物，包括肠道外营养剂（如 Aminofusin 10% PLus）在同一静脉通路中滴注。因与 Aminofusin 10% PLus 物理不相容，二者在 4℃储存 24 小时后可产生不溶性微粒。②不宜与血制品或任何电解质补充剂同时滴注。③4.2% 的碳酸氢钠静脉注射液与伏立康唑同用可使伏立康唑在室温储存 24 小时后轻微降解。④禁止与 CYP3A4 底物、特非那定、西沙必利，阿司咪唑、匹莫齐特或奎尼丁合用，因为本品可使上述药物的血浓度增高，从而导致 Q - T 间期延长，并且偶见尖端扭转性室性心动过速。⑤禁止与利福平、苯巴比妥、卡马西平、利托那韦、依法韦伦、利福布丁合用，后者可以显著降低本品的血浓度。⑥不可与麦角生物碱类药物（麦角胺，二氢麦角胺）合用，因本品可致后者中毒。⑦不可与西罗莫司合用，因其可使西罗莫司的血浓度可能显著升高。

【制剂规格】注射剂：200mg；片剂：200mg。

2. 多烯类

两性霉素 B

Amphotericin B

【别名】 二性霉素，芦山霉素，Fungizone。

【药理作用】 本品系由链霉菌 Strephomyces nodosus 的培养液中提取制得，是一种多烯类抗真菌抗生素，为抗深部真菌感染药。本品与真菌细胞膜上的甾醇结合，损伤膜的通透性，导致细菌细胞内钾离子、核苷酸、氨基酸等外漏，破坏正常代谢而起抑菌作用。本品几乎对所有真菌都有抗菌作用。主要是念珠菌、隐球菌、组织胞浆菌、酵母菌、皮炎芽生菌、球孢子菌属等。抑菌最低浓度为 0.02 ~ 1mg/L。

【体内过程】 本药口服不易吸收。静脉给药在肾组织中浓度高，其次为肝、脾、肾上腺、肺、甲状腺、心脏、骨骼肌、胰腺。药物在体内经肾脏缓慢排出，半衰期约 24 小时。

【适应证】 适用于隐球菌、球孢子菌、荚膜组织胞浆菌、芽生菌、孢子丝菌、念珠菌、毛霉、曲菌等引起的内脏或全身深部真菌感染。

【剂量与用法】 静滴：起始日为 0.1mg/kg 第 2 日起逐渐增加 0.25 ~ 0.5mg/kg，在逐日递增至维持量每日 1 ~ 3mg/kg 中枢神经系统感染者，每日最大量不超过 1mg/kg。每日给药 1 次，用灭菌注射用水溶解后加到 5% 葡萄糖注射液中，浓度不超过 1mg/mL，滴注速度通常每分钟为 1 ~ 1.5mL。疗程总量，白色念珠菌感染约 1g，隐球菌脑膜炎约 3g。

鞘内注射，对隐球菌脑膜炎，除静滴外尚需鞘内给药。每次用量 0.5mg，溶于注射用水 0.5 ~ 1mL 中。按鞘内注射法常规操作，共约 30 次，必要时可酌加地塞米松注射液，以减轻反应。

雾化吸入：适用于肺及支气管感染病例。每日 5 ~ 10mg，溶于注射用水 100 ~ 200mL 中，分 4 次使用。

局部病灶注射：浓度 1 ~ 3mg/mL，3 ~ 7 日使用 1 次，必要时可加普鲁卡因注射液少量；对真菌性脓胸和关节炎，可局部抽脓后注入 5 ~ 10mg，每周 1 ~ 3 次。

【不良反应】 ①毒性较大，可有发热、寒战、头痛、食欲不振、恶心、呕吐等反应，静脉用药可引起血栓性静脉炎，鞘内注射可引起背部及下肢疼痛。②几乎所有患者均可出现不同程度的肾损害，可致蛋白尿、管型尿。③可出现白细胞下降、贫血、血压下降或升高、肝损害、复视、周围神经炎、皮疹等不良反应。④使用期间，可出现心率加快，甚至心室颤动，但降低药物浓度、减少用量、减慢给药速度，以及保持患者血钾水平，可减轻心脏反应。

【注意事项】 ①对本品过敏者、孕妇、严重肝病患者禁用。②肝、肾功能不全者慎用。③出现低钾血症时，应高度重视，及时补钾。④使用本品期间，应用抗组胺药时，可减轻某些反应。皮质激素也有减轻反应的作用，但只限于反应较严重时使用，勿作常规使用。⑤静滴如漏出血管外，可引起局部炎症，可用 5% 葡萄糖注射液抽吸冲洗，也可加少量肝素钠注射液于冲洗液中。

【药物相互作用】 ①在酸性较强的药液中易降解，所用葡萄糖注射液的 pH 不应低于 4.2。②与咪康唑有相互拮抗作用。

【制剂规格】 注射剂：10mg；25mg；50mg。

3. 烯丙胺类

盐酸特比萘芬

Terbinafine Hydrochloride

【别名】 兰美抒，三并萘芬，疗霉舒，Lamisil。

【药理作用】 本品为烯丙胺类广谱抗真菌药物。能特异性地干扰真菌固醇的早期生物合成，选择性地抑制真菌的角鲨烯环氧化酶的活性，使真菌细胞膜形成过程中的角鲨烯环氧化反应受阻，从而达到杀灭或抑制真菌的作用。本药对皮肤癣菌、曲霉菌的活性比萘替芬、酮康唑、伊曲康唑、克霉唑、益康唑、灰黄霉素和两性霉素强。

【体内过程】本品口服吸收快，2 小时后血药浓度达峰值。药物经肝脏代谢，70% 随尿液排出，半衰期 17 小时。

【适应证】用于治疗敏感真菌所致的手癣、足癣、体癣、股癣及花纹斑癣等。

【剂量与用法】局部外用：常用剂量，每日 1~2 次，用药前清洁和干燥患处，然后将本品薄薄撒于患处及其周围，如果患处已糜烂（如乳腺下、指间、臀间、腹股沟），晚上可用纱布敷盖。

一般治疗期：体癣、股癣，1~2 周；足癣，2~4 周（如果每天用 2 次，通常疗程为 1~2 周）；花斑癣，2 周。通常临床症状于用药后数天即可缓解，若要预防复发，应规律地使用本品一段时间。若两周后无效时，则要复查诊断结果。

口服：成人每次 0.25g，每日 1 次。皮肤感染：手足癣［趾（指）间型和跖型］，2~6 周；体癣、股癣，2~4 周；皮肤念珠菌病，2~4 周。头发和头皮感染：头癣，4 周，头癣多数发生于儿童。甲癣，绝大多数患者的疗程为 6 周至 3 个月。其中的年轻患者因指（趾）甲生长正常而能缩短疗程，故除拇指（趾）甲外，小于 3 个月的治疗可能已足够。在其他病例中，疗程通常只需 3 个月。某些患者，特别是那些大拇指（趾）甲感染的患者，可能需 6 个月或更长的时间。在第一周治疗中，见到甲生长缓慢的患者，其疗程可能需超过 3 个月。在真菌治愈和停止治疗后几个月，可看到病情继续好转至甲板外观完全正常，这是因为健康的甲组织生长需要时间。

【不良反应】用药过程中可出现烧灼感、疼痛、红肿等不良反应。

【注意事项】对本品过敏者禁用。本品外用时，避免误入眼内，应放在儿童不能触及处。如

出现皮肤过敏反应，味觉改变，应停止用药。孕妇及哺乳期妇女用药研究显示，本品对胎儿和生育力无不良影响。由于本品用于孕妇的经验极为有限，因此应权衡利弊，原则上孕妇不应使用。本品可经乳汁排泄，故接受本品口服治疗的母亲不应哺乳。

【药物相互作用】与咪唑类抗真菌药和两性霉素 B 有协同作用。

【制剂规格】片剂：0.25g。软膏剂：15g。

4. 其他

氟胞嘧啶

Flucytosine

【别名】Alcobon，Ancotil。

【药理作用】本品为抗真菌药，属抑菌剂，但在高浓度时可杀菌。作用机制是通过真菌细胞的渗透酶系统进入细胞内，阻断核酸和蛋白质的合成。对念珠菌、隐球菌，以及地丝菌有良好的抑制作用，对部分曲霉菌，以及引起皮肤真菌病的分枝孢子菌也有作用。对其他真菌和细菌都无作用。

【体内过程】口服吸收良好，3~4 小时血药达到高峰，半衰期为 8~12 小时，可透过血-脑屏障，给药量的 90% 以上药物以原形从尿排出。

【适应证】临床上用于念珠菌和隐球菌及其他敏感真菌所致的全身感染、肺部、泌尿系统、消化道感染等，可与两性霉素 B 合用以增疗效（协同作用）和延缓耐药性。亦可与其他抗真菌药联合使用。

【剂量与用法】口服：成人每日 4.0~6.0g，分 4 次，疗程自数周至数月。静注：成人每日按体重 50~150mg/kg，分 2~3 次给药。静滴：每日 100~150mg/kg，分 2~3 次给药，滴速为 4~10mL/min。

【不良反应】有转氨酶、碱性磷酸酶升高等

肝损害、胃肠道症状、白细胞减少、贫血、血小板减少、肾损害、头痛、视力减退、幻觉、听力下降、运动障碍、血清钾、钙、磷值下降，以及皮疹等过敏反应。

【注意事项】对本品过敏者、肝病患者、孕妇和哺乳期妇女禁用。肾功能不全者禁用。

【药物相互作用】①与齐多夫定合用时，可增加血液毒性，不宜同用。②与两性霉素B有协同作用，但后者可增强本药的毒性。

【制剂规格】片（胶囊）剂：0.25g；0.5g；注射剂：250mL：2.5g。

卡泊芬净
Caspofungin

【别名】EINECS，科赛斯。

【药理作用】本品是一种由GLarea Lozoyensis发酵产物合成而来的半合成脂肽（Echinocandin）化合物，能抑制许多丝状真菌和酵母菌细胞壁的一种基本成分——β(1,3)-D-葡聚糖的合成。使细胞壁缺损，破坏了渗透的稳定性和造成细胞溶解，对许多种致病性曲霉菌属和念珠菌属真菌具有抗菌活性。

【体内过程】单剂量静脉输注1小时后，在6~48小时内，血药浓度表现为对数的线性关系；其血浆中药物浓度大幅下降；输注后先后出现α、β、γ三相，呈现多相性。影响卡泊芬净血浆清除的主要机制是药物分布而不是排出或生物转化。而在给药的30个小时内，较少排出或发生生物转化，与白蛋白的结合率约97%。本品通过水解和N-乙酰化作用缓慢代谢，大约有给药剂量的1.4%的药物以原形药形式从尿中排出。

【适应证】本品适用于其他治疗无效或不能耐受的侵袭性曲霉菌病。亦可用于念珠菌感染的菌血症、腹腔内脓肿、食管炎等。

【剂量与用法】本品不可静脉推注，仅供缓慢静脉滴注，需持续1小时以上。只限与生理盐水或林格氏液一同输注。

侵入性曲霉病患者：第一天应给予70mg的负荷剂量，随后每日50mg，当剂量增加到每日70mg时，耐受性良好。超过此剂量时，其安全性和有效性尚未进行充分研究。

食管念珠菌病患者：每日50mg，轻度肝功能不全（ChiLd-Pugh评分5~6分）无须调整剂量。中度肝功能不全（ChiLd-Pugh评分7~9分）建议用药剂量为每日35mg。

【不良反应】①常见发热、头痛、胃肠恶心、腹痛、腹泻、呕吐等症；肝脏酶学水平升高，贫血，静脉炎或血栓性静脉炎；皮疹、瘙痒症、支气管痉挛。②罕见心血管肿胀、外周水肿；血液检查见高钙、低白蛋白、低镁；白细胞、血小板减少；部分凝血激酶时间、凝血酶原时间延长。

【注意事项】①本品不得在妊娠期间使用。②接受本品治疗的妇女不应哺乳。③不推荐18岁以下的病人使用本品。④肝肾功能不全，骨髓移植者慎用。⑤对本品过敏者禁用。

【药物相互作用】①本品可致他克莫司血药浓度升高，两者合用时应监测他克莫司的血药浓度及调整其剂量。②本品应避免与环孢素A合用，因他克莫司的会增加AUC，但血药浓度不变。两者合用时，还可发生血清氨基转移酶水平升高。③利福平、依法韦司、苯妥英钠、奈韦拉平、卡马西平、地塞米松可使本品血药浓度降低，故与上述药物合用时，本品每日量应为70mg。

【制剂规格】注射剂：50mg；70mg。

利拉萘酯
Liranaftate

【别名】利那夫特，Zefnart。

【药理作用】本品为抗真菌药，是硫代氨基甲酸酯类，角鲨烯环氧化酶抑制剂，通过抑制真菌细胞膜角鲨烯环氧化反应，阻碍作为细胞膜构成成分的麦角甾醇的合成，起到抗真菌作用。本品活性为托萘酯的 8 倍，抗皮肤癣菌的效果较克霉唑更好。对皮肤丝状真菌（发癣菌属、小孢子菌属、表皮癣菌属）有强抗真菌作用，对其他丝状真菌、暗色真菌、双态性真菌也显示出抗真菌作用，但对大多数双态性真菌和酵母菌无效。

【体内过程】健康成人背部涂抹 2% 本品乳膏 5g，分别以单次和连续给药 7 天两种方法，用气相连续检测血浆和尿液中原形药物浓度（检出限 1ng/mL）。结果：单次和连续 7 天给药含药量相同，然而给药后 336 小时后，在相同标本（血和尿）中均检不出原形药物。

【适应证】敏感菌感染的体癣，股癣，足癣。

【剂量与用法】每日涂擦 1 次。

【不良反应】1611 例受试者的临床试验安全性评价中不良反应的发生率为 30 例（1.86%）。其中主要为接触性皮炎 17 例（1.06%），瘙痒 4 例（0.25%），发红 3 例（0.19%），红斑、疼痛、刺激感各 2 例（0.12%）。此外，发生率小于 1% 的不良反应有皮炎、自身敏感性皮炎及潮红。

【注意事项】①禁用于角膜、结膜等部位。②禁用于明显糜烂部位。③不慎入眼时，请用大量水冲洗，并立即到医院接受医生检查。④涂布部位如出现接触性皮炎、瘙痒、红斑、发红、疼痛、刺激感等应停止用药，并采取适当措施，必要时向医师咨询。⑤当药品性状发生改变时，禁止使用。⑥请将此药品放在儿童不能接触的地方。⑦对本品过敏者禁用，哺乳期妇女、孕妇、儿童慎用。

【制剂规格】乳膏剂：2%。

五、抗病毒药

1. 广谱类

阿昔洛韦

Aciclovir

【别名】无环鸟苷，Acycloguanosine。

【药理作用】本品为化学合成的一种核苷酸类抗病毒药。本品在体内被磷酸化，转化为三磷酸化合物，干扰单纯疱疹病毒 DNA 聚合酶的作用，抑制病毒 DNA 的复制。其对细胞的 α - DNA 聚合酶也有抑制作用，但程度较轻。由于本品对病毒的特殊亲和力，对正常宿主细胞很少引起代谢改变，故对人的细胞毒性低。此外，尚具有良好的眼内穿透力。

【体内过程】本药口服 15% ~ 30% 由胃肠道吸收，静脉给药成人与儿童血药浓度相近。药物在肝内代谢，主要经肾排泄。半衰期约为 2.5 小时。

【适应证】临床应用于防治单纯疱疹病毒 HSV_1 和 HSV_2 引起的皮肤、角膜溃疡及黏膜等感染，还可用于带状疱疹病毒感染。也有人用于治疗乙型肝炎，尚可与碘苷表面交替给药。

【剂量与用法】口服：每次 200 ~ 800mg，每 4 小时 1 次或每日 1g，分次给药。疗程视病情而定，可 3 ~ 10 日或长达半年。治疗生殖器疱疹，每次 200mg，每日 4 次，连用 5 ~ 10 日。肾功能不全者酌情减量。静滴：每次按体重 5mg/kg 溶于输液中，通常滴注 1 小时，每 8 小时 1 次，连续 5 ~ 10 日。12 岁以下儿童，每次按 250mg/m^2 用量给药。对肾功能不全者应减量：肌酐清除率 0.4175 ~ 0.835mL/（s·1.73m^2）者按上量每 12 小时 1 次；清除率 0.167 ~ 0.4175mL/（s·1.73m^2）者减为每 24 小时 1 次；清除率 0 ~ 0.167mL/（s·1.73m^2）者减为 2.5mg/kg，每 24 小时给药 1 次。国内治疗乙型肝炎的用法为每次滴注 7.5mg/kg，每日 2 次。将药物溶于输液中，滴入时间约 2 小时，持续应用 10 ~ 30 日。滴眼：每次 1 ~ 2 滴，每 1 ~ 2 小时给药 1 次。眼膏涂眼，每日 4 ~ 6 次。

【不良反应】有一过性血清肌酐升高、皮疹、荨麻疹、出汗、血尿、低血压、头痛、恶心、腹泻及肝肾功能损害等。静脉给药者，可见静脉炎。

【注意事项】①对本品过敏及精神异常者

（本品静脉给药易产生精神症状）禁用。②孕妇慎用。③对更昔洛韦过敏者，肝、肾功能异常者，以及对细胞毒性药物出现精神反应者、脱水者慎用。④注射给药，只能缓慢滴注（持续 1~2 小时），不可快速推注、肌注和皮下注射。⑤对疱疹病毒性脑炎及新生儿疱疹的疗效尚未能肯定。⑥口服给药应注意多饮水，防止在肾小管内沉积。

【药物相互作用】 合用丙磺舒时，可使本品的排泄减慢，半衰期延长，体内药物量蓄积。

【制剂规格】 片（胶囊）剂：200mg。注射剂（冻干制剂）：250mg；500mg。滴眼剂：0.1%。眼膏剂：3%。软（乳）膏、霜剂：5%。

更昔洛韦
Ganciclovir

【别名】 羟甲基无环鸟苷，丙氧鸟苷，赛美维，丽科伟，Cymeven，Citovirax。

【药理作用】 本品为阿昔洛韦的衍生物。细胞内的本品经脱氧鸟苷激酶作用被磷酸化为丙氧鸟苷的一价磷酸盐，也可被一些细胞激酶进一步磷酸化为三价磷酸盐，在被巨细胞病毒感染的细胞内本品可被优先磷酸化。丙氧鸟苷三价磷酸盐的代谢非常缓慢，从细胞外液分离后 18 小时尚可保存 60%~70%。其抑制病毒 DNA 合成的机制在于：①竞争抑制脱氧鸟苷的三价磷酸盐与 DNA 聚合酶的结合。②丙氧鸟苷的三价硝酸盐与病毒 DNA 的结合最终导致 DNA 延长的停止。从接受本品治疗的巨细胞病毒感染患者中发现，巨细胞病毒可以产生急性抗药性。本品是化学合成的鸟嘌呤类似物，能够阻止疱疹病毒的复制。对其敏感的病毒包括 CMV、单纯疱疹病毒 -1 和 -2（HSV-1、HSV-2）、爱泼斯坦-巴乐病毒（EBV）、水痘带状疱疹病毒（VZV）。

【体内过程】 本品口服吸收差，静脉给药广泛分布于体内各组织，可通过胎盘，也进入眼组织。口服给药半衰期为 3.1~5.5 小时，静脉给药半衰期为 2.5~3.6 小时。药物主要以原形经肾排泄。

【适应证】 预防及治疗免疫功能缺陷患者的巨细胞病毒感染，如视网膜炎、艾滋病、器官移植、恶性肿瘤等，以及肺炎、胃肠炎、肝脏和中枢神经系统 CMV 感染。

【剂量与用法】 巨细胞病毒感染的治疗预防和诱导：每次 5mg/kg，每日 2 次，静脉滴注，每次滴注时间应超过 1 小时，维持 14~21 天。维持期：每日 5mg/kg，一周 5 天；或每日 6mg/kg，一周 5 天，静脉滴注。当患者的视网膜炎有进一步发展时，需要再次使用诱导剂量进行治疗。巨细胞病毒感染性疾病的预防诱导量 5mg/kg，每 12 小时注射 1 次，维持 7~14 天。

当患者肾功能不全时，诱导剂量应调整如下：血肌酐 124 μmol/L 者，剂量不变；血肌酐为 125~225μmol/L 时，使用 2.5mg/kg，每日 2 次；血肌酐为 226~398 μmol/L 时，剂量为 2.5mg/kg，每日 1 次；血肌酐 398 μmol/L 时，剂量为 1.25mg/kg，每日 1 次。其最佳维持剂量尚不明确，透析患者的用药剂量为 1.25mg/（kg·d）。最好在透析当日立即用药。血液透析及增加补液可降低药物血浆浓度。每小瓶应加入 10mL 注射用水，其配制溶液浓度为 50mg/mL，将药物加入 100mL 静脉注射液中，滴注时间应在 1 小时以上。0.9% 生理盐水注射液、5% 葡萄糖注射液、乳酸钠注射液及林格液可以与本品配伍，含有对羟基甲酸盐成分的抗生素溶液与本品不相容。稀释后的注射液应当冷藏但不能冷冻，而且必须在 24 小时内使用。

【不良反应】 使用本品期间，常见白细胞及血小板减少；少见贫血、发热、皮疹、肝功能异常、浮肿、感染、乏力、心律失常、高血压或低血压、思维异常或恶梦、共济失调、昏迷、头昏、头痛、紧张、感觉障碍、精神病、嗜睡、震颤、恶心、呕吐、腹泻、胃肠道出血、腹痛、嗜曙红细胞增多、低血糖、呼吸困难、脱发、瘙痒、荨麻疹、血尿及尿素氮升高；有巨细胞病毒感染性视网膜炎的艾滋病患者可出现视网膜剥离。注射处可见感染、疼痛、静脉炎。临床前期研究发现，本品有致癌、致畸及影响生育能力等作用。

【注意事项】①对本品或阿昔洛韦过敏者禁用。怀孕及哺乳期妇女禁用。②本品可以引起精子减少、突变、致畸及致癌，在停止治疗的 90 天内应采取避孕措施。③10% ~40% 接受治疗的患者出现白细胞减少，本品应慎用于有白细胞减少病史的患者。④10% 接受本品治疗的患者出现血小板减少（少于 5 万个/升），接受免疫抑制药物治疗的患者比艾滋病患者下降得更低。当患者的血小板计数少于每升 10 万个时，发生血小板减少的风险也增大。⑤哺乳妇女使用本品 72 小时后才能恢复哺乳。⑥应用于 12 岁以下儿童的临床经验有限，故儿童应慎用。

【药物相互作用】与两性霉素 B、环孢素合用，可增加肾毒性。

【制剂规格】注射剂：0.125g；0.25g；0.5g。

利巴韦林
Ribavirin

【别名】病毒唑，三氮唑核苷，Virazole。

【药理作用】本品为一种强的单磷酸次黄嘌呤核苷（IMP）脱氢酶抑制剂，抑制 IMP，从而阻滞病毒核苷酸的合成，使病毒的复制与传播受到阻碍。具有广谱抗病毒性能，对多种病毒（包括 DNA 病毒和 RNA 病毒）有抑制作用。在体外可抑制呼吸道合胞病毒、流感病毒、腺病毒等，在体内对呼吸道合胞病毒可能具有免疫作用及中和抗体作用。

【体内过程】本品口服吸收快而完全，60 ~90 分钟血药浓度达峰值，药物在肝内代谢，主要经肾脏排泄，半衰期约 24 小时。

【适应证】用于流感（由流感病毒 A 和 B 引起）、腺病毒肺炎、甲型肝炎、疱疹、麻疹等防治。国内临床已证实对流行性出血热有效，尤其对早期患者疗效明显，有降低病死率、减轻肾损害、降低出血倾向、改善全身症状等作用。此外，用于病毒感染的单疱病毒性角膜炎、角膜带状疱疹、腺病毒性点状角膜炎和沙眼等。

【剂量与用法】口服：每日 0.8 ~1g，分 3 ~4 次服用。一疗程 7 日。

肌注或静脉滴注：每日 10 ~15mg/kg，分 2 次给药。静滴宜缓慢。

滴鼻：用于防治流感，用 0.5% 溶液（以等渗氯化钠溶液配制），每 1 ~2 小时 1 次。

滴眼：治疗疱疹感染，浓度 0.1%，每日数次。

儿童口服每日按体重 10mg/kg 分 4 次服用，7 日一疗程。静滴按体重 10 ~15mg/kg 分 2 次给药疗程 3 ~7 日。

【不良反应】口服每日 900mg 以上时，部分患者产生腹泻；长期用药可引起溶血性贫血、白细胞减少；可有致畸、致癌和过敏反应。

【注意事项】①注意过敏反应。②静脉滴注须缓。③患血红蛋白病、心脏病者应慎用。④本品消除缓慢，停药 4 周尚不能从体内消除，故近期欲怀孕者禁用。⑤有呼吸抑制作用，故呼吸道疾病患者慎用。

【药物相互作用】本品可降低齐多夫定的药效。

【制剂规格】片剂：0.1g；0.2g。胶囊剂：0.15g。注射剂：0.1g。口服液：5mL：150mg。颗粒剂：0.1g；0.15g；0.2g。软膏剂：5%。滴眼剂：0.1%。眼膏剂：3%。滴鼻剂：0.5g。

阿糖腺苷
Vidarabine

【别名】Arabinoside。

【药理作用】本品有抗单纯疱疹病毒 HSV_1 和 HSV_2 的作用。对单纯疱疹病毒 Ⅰ 和 Ⅱ 型、带状疱疹病毒、痘病毒、乙肝病毒均有抗病毒作用。抑制病毒作用机制可能是抑制病毒复制。

【体内过程】 本品口服、肌注、皮下注射吸收均差，静脉给药，75%～87%药物在体内迅速去氨成为阿拉伯糖次黄嘌呤，并迅速分布进入一些组织中。肾功能不全者，阿拉伯糖次黄嘌呤在体内蓄积，其血浆浓度为正常人的几倍。代谢物阿拉伯糖次黄嘌呤的平均半衰期为3.3小时。

【适应证】 适用于治疗单纯疱疹病毒性脑炎、免疫功能缺陷者的带状疱疹和水痘病毒感染，以及单纯疱疹病毒角膜炎。但对巨细胞病毒则无效。本品的单磷酸酯有抑制乙肝病毒复制的作用。

【剂量与用法】 静滴：单纯疱疹病毒性脑炎，每日量为15mg/kg，按200mg药物与500mL输液（预热至35℃～40℃）的比率配液，做连续静脉滴注，疗程为10日。

带状疱疹，每日10mg/kg，连用5日，用法如上。乙型肝炎，每日5～10mg/kg，3个月为1个疗程，用法同上。眼膏涂眼：单纯疱疹病毒性角膜炎，每日向结膜囊内涂1cm长眼膏，3小时涂1次，每日5次，10～14日为一个疗程，儿童同成年人。新生儿疱疹：静滴按15mg/kg连续4～5日。

【不良反应】 消化道反应，如恶心、呕吐、厌食、腹泻等较常见。中枢系统反应，如震颤、眩晕、幻觉、共济失调、精神变态等也偶见。尚有转氨酶升高、血胆红素升高、血红蛋白减少、红细胞压积下降、白细胞减少。

【注意事项】 ①用量超过规定时，出现的反应较严重。②大量体液伴随本品进入体内，应注意水、电解质平衡。③本品不可静脉推注或快速滴注。④配得的输液不可冷藏，以免析出结晶。⑤对本品过敏者、婴儿、孕妇及哺乳期妇女禁用。⑥肝、肾功能不全者慎用。

【药物相互作用】 别嘌呤醇有黄嘌呤氧化酶抑制作用，使阿拉伯糖次黄嘌呤的消除减慢而蓄积，可致较严重的神经系统毒性反应。

【制剂规格】 注射剂（混悬液）：1mL：200mg；5mL：1000mg。注射用单磷酸阿糖腺苷：200mg。

盐酸伐昔洛韦
Valaciclovir

【别名】 明竹欣，万乃洛韦，伐昔洛韦。

【药理作用】 本品是阿昔洛韦的前体药，进入体内水解成阿昔洛韦而抑制病毒。对单纯疱疹病毒Ⅰ（HSV-Ⅰ）和单纯疱疹病毒Ⅱ（HSV-Ⅱ）的抑制作用强，对水痘-带状疱疹病毒，以及巨细胞病毒的抑制作用弱。其作用机制是限制病毒DNA的合成而抑制其复制。

【体内过程】 本品口服后被迅速吸收并转化为阿昔洛韦，血中达峰时间为0.88～1.75小时。口服生物利用度为67±13%，是阿昔洛韦的3～5倍。口服吸收后分布广泛，可分布到所有14个组织中，其中胃、小肠、肾、肝、淋巴结和皮肤组织中浓度最高，脑组织的浓度最低。代谢产物主要从尿中排除，其中阿昔洛韦占46%～59%，8-羟基-9-鸟嘌呤占25%～30%，9-羟基甲氧基甲基鸟嘌呤占11%～12%。口服给药后的消除为单相，半衰期为2.86±0.39小时。

【适应证】 用于治疗水痘-带状疱疹及Ⅰ型、Ⅱ型单纯疱疹的感染，包括初发和复发的生殖器疱疹。

【剂量与用法】 口服，每次0.5g，每日2次，饭前空腹服用。带状疱疹连续服药10天。单纯疱疹连续服药7天。

【不良反应】 偶有轻度胃部不适、头晕等。

【注意事项】 对本品及阿昔洛韦过敏者及孕妇禁用。肾功能不全者、儿童及哺乳期妇女慎用。本品对2岁以下儿童的安全性、有效性资料尚未建立。服药期间宜多饮水。

【药物相互作用】 西咪替丁、丙磺舒可增加本药的毒性。

【制剂规格】 片剂：0.3g。

2. 核苷类逆转录酶抑制剂

拉米夫定
Lamivudine

【别名】贺普丁，3TC，Epivir，Zeffix。

【药理作用】本品为核苷逆转录酶抑制剂。其结构与胞嘧啶相似。本品在细胞内分阶段转化成三磷酸盐，其作用机制与齐多夫定相同，阻止包括艾滋病病毒（HIV）在内的逆转录病毒的DNA合成。本品对乙肝病毒亦具有活性。

在分离的HIV和乙肝病毒中，已出现耐药现象。

【体内过程】本品口服后迅速被吸收。约1小时后可达血药浓度峰值。与食物同服可延迟吸收但不影响吸收药量。生物利用度为80%～87%。蛋白结合率<36%。本品可透过血-脑屏障，脑脊液（CSF）中的药物浓度与血药浓度之比约为0.12；也可透过胎盘，并进入乳汁。本品在细胞内代谢成具有抗病毒活性的三磷酸盐，在肝内代谢很低。其代谢物主要随尿排出，半衰期为5～7小时。

【适应证】通常与齐多夫定合用，治疗HIV感染、慢性乙型肝炎。

【剂量与用法】口服：HIV感染成人每次150mg，每日2次；或每次300mg，每日1次。3个月至12岁儿童每次4mg，每日2次；最大剂量150mg，每日2次。慢性乙型肝炎，成人每次100mg，每日1次；如合并HIV感染，则应使用上述剂量。肾功能不全者应减量。

目前国内使用本品治疗慢性乙肝者日益增多，以传统保肝、降酶为对照。疗程9个月，两组病毒阴转率分别为78.6%和3.3%（P<0.01）。肝功能复常率分别为88.1%和63.3%（P<0.01），两组患者分别有42例和30例出现抗-HBe血清转换。持续应用本品1年后，病毒发生变异率可

达30%。

在使用本品治疗慢性乙肝之前，应先排除HIV感染的可能。因为剂量较低，会导致HIV对本品耐药。

过量使用本品，可通过血透排出部分药物，以降低毒性。

【不良反应】①常见的不良反应有腹痛、恶心、呕吐、腹泻、头痛、皮疹、不适、失眠、咳嗽、鼻塞和肌肉骨骼痛。罕见胰腺炎和周围神经炎，当与齐多夫定合用时，常见贫血和中性粒细胞减少、血小板减少、血清转氨酶升高、血清淀粉酶升高。还可引起脱发、甲沟炎。②罕见1例于给药后30分钟内出现过敏反应。

【注意事项】①对本品过敏者、哺乳期和孕期头3个月禁用。②肝肾功能不全、有血液系统病史者、有周围神经病史者慎用。③服用本品期间，如发生腹痛、恶心、呕吐或系列化验试验结果异常时，应立即停药，直至胰腺炎被排除为止。④当停止使用本品时，慢性乙肝患者的病情可能会发生反跳，应定期检查肝功能。⑤过量使用本药，可通过血透排出部分药物，以降低毒性。⑥在开始使用本药治疗慢性乙肝之前，应先排除HIV感染的可能。因为剂量较低，会导致HIV对本药耐药。

【药物相互作用】与主要经肾排泄的药物（如甲氧苄啶等）同服会抑制本品的经肾排泄。

【制剂规格】片剂：100mg。

替比夫定
Telbivudine

【别名】素比伏，2-脱氧-L-胸苷

【药理作用】①作用机制：本品为天然胸腺嘧啶脱氧核苷的自然L型对应体，是人工合成的胸腺嘧啶脱氧核苷类抗乙肝病毒（HBV）DNA多聚酶药物。本品在细胞激酶的作用下被磷酸化为有活性的代谢产物——腺苷，通过整合到HBV-

DNA 中造成乙肝病毒 DNA 链延长的终止，从而抑制乙肝病毒的复制。本品同时抑制乙肝病毒 DNA 第一链和第二链的合成。本品不会抑制人体细胞 DNA 多聚酶。②抗病毒作用：本品的抗病毒作用不被核苷类 HIV 逆转录酶抑制剂（NR-TIs）——去羟肌苷 Didanosin 和司他夫定抵抗，而与阿德福韦酯联用具有协同效果。本品抗 HIV–1 病毒的作用低，但与阿巴卡韦、去羟肌苷、拉米夫定、恩曲他滨、司他夫定、泰诺福韦和齐多夫定没有抵抗作用。③交叉性耐药性：核苷类抗乙肝病毒（HBV）药物具有交叉耐药的特点。发生 rtM204I 变异或者 rtL180M/rtM204V 双变异的对拉米夫定耐药的 HBV 病毒对本品抗病毒应答率（效果）降低超过 1000 倍。本品对与 rtM204V 变异有关的拉米夫定耐药的病毒仍有效（效果降低 1.2 倍），表现出中度的抗病毒活性。在细胞培养中，与阿德福韦酯耐药有关的 rtA181V 变异的病毒对本品的敏感度减低 3~5 倍；与阿德福韦酯耐药有关的 N236T 变异的病毒对本品仍然敏感。

【体内过程】在口服 1~4 小时后，替比夫定血药浓度峰值（Cmax）为 $3.69 \pm 1.25 \mu m/mL$，每天一次 600mg，连续给药 5~7 天后达到稳态浓度，血浆蛋白结合率低（3.3%），口服入血后，替比夫定在血液中被均匀分布于血浆和血细胞，并迅速在周围组织中分布，药物半衰期为 15 小时。

肾脏分泌是本品的最主要消除途径，所以中重度肾功能不全者或正进行血液透析者应相应调整剂量和服用方法。

【适应证】本品适用于治疗有乙型肝炎病毒活动复制证据，并伴有血清氨基转移酶（ATL 或 AST）持续升高或肝脏组织学活动性病变的肝功能代偿的成年慢性乙型肝炎患者。

【剂量与用法】患者必须在有慢性乙型肝炎治疗经验的医生指导下使用本品。成人和青少年（≥16 岁）本品的推荐剂量为每日 1 次，每次 600mg，饭前或饭后口服均可。

【不良反应】国外临床研究中常见不良反应为虚弱、头痛、腹痛、恶心、（胃肠）气胀、腹泻和消化不良。

【注意事项】①单用核苷类似物或合用其他抗逆转录病毒药物会导致乳酸性酸中毒和严重的伴有脂肪变性的肝肿大，包括致命事件。②对于肾功能障碍或潜在肾功能障碍风险的病人，使用本品长期治疗会导致肾毒性。这些病人应密切监测肾功能并适当调整剂量。③肾功能损伤且肌酐清除率 <50mL/min 患者包括进行血液透析终末期肾病（ESRD）患者，应在医生的指导下调整剂量和用法。终末期肾病（ESRD）患者服用本品应在血液透析完后进行。④服用本品期间，应当定期监测乙型肝炎生化指标、病毒学指标和血清标志物，至少每 6 个月 1 次。⑤16 岁以下儿童、妊娠和哺乳期妇女慎用，对本品过敏者禁用。

【药物相互作用】①本品与其他经肾小管分泌的药物或改变肾小管分泌功能的药物合用时，可以增加本品或合用药物的血清浓度。②与聚二醇干扰素 α–2a 合用时，可能会引起神经炎。③和拉米夫定合用，可能引起中性粒细胞减少。

【制剂规格】片剂：600mg。

齐多夫定
zidovudine

【别名】叠氮胸苷，Retrovir，Azidothymidine，AZT。

【药理作用】本品是核苷逆转录酶抑制剂，结构类似胸苷。在细胞内分阶段经胸苷激酶和其他激酶转化成三磷酸盐。这种三磷酸盐通过竞争性抑制逆转录酶并结合进入病毒的 DNA，从而阻止逆转录病毒（包括 HIV）的 DNA 合成。体外试验表明，本品对 EB 病毒和革兰阴性菌具有活性。HIV 可迅速对本品产生耐药，偶尔还与其他抗逆转录病毒药物存在交叉耐药。

【体内过程】本品口服后可迅速被吸收并发生首过代谢，其生物利用度为 60%~70%，约 1

小时后可达血药浓度峰值。其峰值和谷值分别为 $0.4 \sim 0.5 \mu g/mL$ 和 $0.1 \mu g/mL$。与食物同服可延迟吸收，但不影响吸收量。本品可透过血-脑屏障。脑脊液（CSF）中的药物浓度为血药浓度的 $1/2$，可透过胎盘，也可进入乳汁。蛋白结合率为 $34\% \sim 38\%$，半衰期约为 1 小时。本品在细胞内代谢为三磷酸盐，在肝内主要代谢为失活的葡萄糖醛酸化合物。原药和代谢物随尿排出，丙磺舒可延迟其排泄。

【适应证】单用本品可治疗进展性艾滋病或艾滋病相关的复合征。也可用于早期 HIV 感染并有症状者（CD_4^+ 细胞数 $< 500/mm^3$）；还可用于无症状的 HIV 感染者，其 CD_4^+ 细胞数 $< 200/mm^3$ 或（$200 \sim 500$）$/mm^3$ 并迅速下降者。

当前认为凡 CD_4^+ 细胞数达 $500/mm^3$ 时，所有 HIV 感染者和患者均应开始使用本品，除非疾病稳定，病毒 RNA 维持在低水平上。对任何病毒 RNA 高水平和（或）CD_4^+ 细胞数迅速下降的患者都可使用本品。

【剂量与用法】口服：成人每日 $500 \sim 600mg$，分 $2 \sim 3$ 次服。替代方案是每日 $1000mg$，分 2 次服用。

预防母胎 HIV 传播可在孕期 14 周后给予口服 $100mg$，每日 5 次，直至分娩开始。在分娩和产程中，则首先于 1 小时内按体重静脉输注 $2mg/kg$，然后每小时输注 $1mg/kg$，直至脐带结扎为止。如计划剖宫产，则在术前 4 小时开始输注。新生儿在出生后 12 小时内开始，每 6 小时口服 $2mg/kg$，持续用药 6 周。

对不能口服患者，可于 1 小时内输注 $2 \sim 4mg/kg$，作为短期处理。另一推荐剂量是 $1 \sim 2mg/kg$，每 4 小时 1 次。

儿童剂量因人而异，变化较大。> 3 个月的儿童，每 6 小时口服 $180mg/m^2$（最大剂量为 $200mg/m^2$，每 6 小时 1 次）。相等的输注剂量为 $120mg/m^2$。一般而言，口服剂量的范围为 $120 \sim 180mg/m^2$，输注为 $80 \sim 160mg/m^2$，均为每 6 小时 1 次。

【不良反应】①在开始治疗的几周内，可发生最常见的贫血和白细胞（主要是中性粒细胞）减少，最常见于既往有血液学异常的患者。通常在停药后可以逆转，严重者必须输血才可缓解。②其他常见的不良反应有无力、发热、不适、头痛、失眠、肌痛、感觉异常；腹痛、厌食、消化不良、恶心、呕吐、皮疹。③偶有乳酸酸中毒和严重肝肿大伴脂肪变性、胰腺炎虽罕见，但有可能导致死亡。④本品的不良反应与剂量有关。晚期治疗时，药物毒性也越大。动物实验显示，对小鼠和大鼠均有致癌作用。

【注意事项】本品用药期间，定期检查血常规、肝肾功能。如白细胞或血红蛋白水平下降，应予减量。血象恢复正常时，可再用原有的剂量；如反应更为严重者，应予停药，肝肾功能不全者须减量。对本品过敏者禁用。肝肾功能不全、有酸中毒倾向、CNS 异常、血液系统异常者慎用。

【药物相互作用】本品不可与具有骨髓抑制作用或肾毒性药物同时使用。

【制剂规格】注射剂：$10mL$：$100mg$。胶囊剂：$100mg$。糖浆剂：$1mL$：$10mg$。

去羟肌苷

Didanosine

【别名】地丹诺辛，Videx。

【药理作用】本品为核苷逆转录酶抑制剂，其结构与肌苷相似。本品在细胞内转化成具有活性的双去氧腺苷三磷酸盐，此三磷酸盐通过竞争性抑制逆转录酶并结合进入病毒的 DNA，阻止包括 HIV 在内的逆转录病毒的 DNA 合成。体外实验表明，对 HIV 具有活性，包括某些耐齐多夫定的病毒。其抗病毒活性和对周围血液单核细胞的毒性仅及齐多夫定的 $1/100 \sim 1/10$。

【体内过程】不同的剂型，其生物利用度为 $20\% \sim 40\%$；与食物同服或饭后服时，均可使生物利用度降低。单剂口服后约 1 小时，可达血药浓度峰值。蛋白结合率 <5%，成人和儿童的半衰期分别为 1.5 小时、0.8 小时。在输注时，脑脊液（CSF）中药物浓度为血药浓度的 20%。而口服时，不能透过血 - 脑屏障。本品在细胞内代谢为具有活性的双去氧腺苷三磷酸盐。通过肾脏清除的药物约占全身清除的一半。血透时，可部分排除本品，腹透则不能。

【适应证】 用于 HIV 已对齐多夫定耐药或病情明显恶化的成人和儿童的晚期 HIV 感染。

【剂量与用法】 一般使用本品的片剂或溶液，前者的生物利用度高于后者 20%～25%。应在餐前 0.5～1.0 小时口服，体重 >60kg 的成人可口服 200mg（1 片）或 250mg（溶液），每 12 小时 1 次；体重 <60kg 的患者给予 125mg（片）或 167mg（溶液），每 12 小时 1 次。

3 个月以上儿童给予 120mg/m²，每日 2 次，或每次 250mg，每日 1 次。在与齐多夫定合用时，则口服本品 90mg/m²，每 12 小时 1 次。肝肾功能不全者应减量。

【不良反应】 ①最常见的严重不良反应是周围神经病和胰腺炎，并发心脏病发作的风险增加。可能会发生肝功能异常，但肝炎或致死性肝衰竭罕见。在大剂量使用本品时，可能发生视网膜病变和视神经炎。②其他不良反应包括恶心、呕吐、腹痛（也可能属于胰腺炎症状）、腹泻、头痛、高血糖、肌痛、皮疹、高尿酸血症和过敏反应。血液系统不良反应的发生率较齐多夫定低。有血小板减少报道。曾有 1 例 HIV 感染者，用本品出现反复发作性躁狂。

【注意事项】 ①对本品过敏者及哺乳期妇女禁用。②肝肾功能不全者慎用。③用药期间，患者发生腹痛、恶心、呕吐和血清淀粉酶或脂酶水平上升时，应立即停药，直至临床排除胰腺炎。④应从低剂量开始给药，逐渐加量。⑤用药期间，如发生周围神经炎时，应停药；病情恢复后，可减量给药。⑥治疗期间，应定期监测肝肾功能，

如肝肾功能恶化时应停药。⑦监测患者的视网膜，如发生病变时应停药。⑧有些本品的片剂含有阿司帕坦（矫味剂），这是一种苯丙氨酸，患者服用此种片剂时，可能发生苯丙酮酸尿。⑨片剂应避光贮于 15℃～30℃ 环境下。⑩口服溶液在室温下只能放置 1 小时，用供稀释用溶液在稀释后置室温下可放置 4 小时。

【药物相互作用】 ①更昔洛韦、别嘌呤醇、抗酸药能提高本药的生物利用度，增加本药的毒性。②本药可减少环丙沙星、洛美沙星、加替沙星等喹诺酮类药物的吸收，降低其疗效。③本药可减少吡咯类抗真菌药如酮康唑、伊曲康唑、氟康唑的吸收，降低其疗效。

【制剂规格】 片剂：25mg；50mg；100mg；125mg（限艾滋病毒感染者）。溶液剂：1mL：50mg。

司他夫定
Stavudine

【别名】 司坦迪，Zeft，D4t，Zerit。

【药理作用】 本品是一种与胸苷相关的核苷逆转录酶抑制剂。在细胞内分阶段转化成三磷酸盐，此盐可终止逆转录病毒的 DNA 合成（包括 HIV）。此种终止作用是通过逆转录酶的竞争性抑制并结合进入病毒 DNA 中完成的。对包括 HIV 在内的逆转录病毒具有活性。

【体内过程】 口服后迅速被吸收，给药后 1 小时内可达血药浓度峰值。其生物利用度为 80%～86%。与食物同服可延迟吸收，但不减少吸收量。每 6 小时或 12 小时给药 1 次，未见本品蓄积，分布容积无剂量依赖性，也与体重无关。蛋白结合率微不足道。本品可透过血 - 脑屏障，服药 4 小时后，脑脊液（CSF）中的药物浓度与血药浓度之比为 0.4。本品在细胞内代谢为具有抗病毒活性的三磷酸盐。给予单剂量后，半衰期为 1～1.5 小时。本品三磷酸盐在细胞内的半衰期

估计为 3.5 小时，给药后 6 ~ 24 小时约有 40% 的用量随尿排出。血透可排出本品，其排出量尚无据可依。

【适应证】 单用或与其他抗逆转录病毒药物合用治疗 HIV 感染。

【剂量与用法】 口服：体重 ≥60kg 者，每次40mg，每 12 小时 1 次；体重 < 60kg 者，每次30mg，每 12 小时 1 次。年龄 > 3 个月，体重 <30kg 的儿童，给予 1mg/kg，每 12 小时 1 次；体重 >30kg 者，用成人剂量。

【不良反应】 ①可发生与剂量相关的周围神经炎。肝功能试验可见转氨酶升高。胰腺炎虽罕见，但可能致死。还会发生无力、胸痛、过敏反应、流感样综合征、失眠、腹痛、厌食、便秘、腹泻、恶心、呕吐。血液系统的不良反应有中性粒细胞减少、血小板减少。②其他不良反应还有关节痛、肌痛、精神改变、呼吸困难、瘙痒、皮疹、淋巴结病和肿瘤。

【注意事项】 ①对本品过敏者禁用。②肝肾功能不全或有周围神经病史者、胰腺炎病史者慎用。③本品是在细胞内激活的，其活性可能受到齐多夫定和多柔比星的抑制，应避免合用。④用药期间如已发生周围神经病或出现血清转氨酶上升时，应停药；停药后，如症状消除时，可再增加半量。⑤用药期间，应定期查血象、肝肾功能。肾功能不全者，如必须用药时应调整剂量。

【药物相互作用】 与其他可引起胰腺炎的药物（如喷他脒）及可引起周围神经病的药物（如甲硝唑、异烟肼、长春新碱）合用时，可加重相应的不良反应。

【制剂规格】 胶囊剂：15mg；20mg；30mg；40mg。

阿巴卡韦
Abacavir

【别名】 阿波卡伟，Ziagen。

【药理作用】 本品是一新的碳环 2′ - 脱氧鸟苷核苷类药物，其口服生物利用度高，易渗入中枢神经系统。与其他核苷类逆转录酶抑制剂一样，它是一个无活性的前药，在体内经 4 个步骤代谢成为具有活性的三磷酸酯，并通过以下 2 条途径发挥抑制人免疫缺陷病毒（HIV）逆转录酶的作用：①竞争性地与抑制 2′ - 脱氧鸟苷三磷酸酯（dGTP）（为 DNA 合成片段之一）结合进入核酸链。②通过阻止新碱基的加入而有效地终止 DNA 链的合成。

【体内过程】 口服吸收快而完全，生物利用度高（约 83%），易渗入中枢神经系统。它是一个无活性的前药，在体内经 4 个步骤代谢成为具有活性的磷酸酯。

【适应证】 与其他抗艾滋病药物联合应用，治疗 HIV 感染的成年及 3 个月以上儿童患者。

【剂量与用法】 口服：成人推荐剂量为每次300mg（1 片），每日 2 次。儿童 8mg/kg，每日 2次。肾功能不良者服用本品时不必调整剂量，但晚期肾病患者应避免服用。本品主要经肝脏代谢，轻度肝脏受损者不需调整剂量，对于中度以上肝脏受损者应避免使用。

【不良反应】 使用本品期间可能出现恶心、呕吐、腹部不适及疲劳。口服液有轻微的胃肠道反应，没有发现胰腺炎、骨髓抑制、肾异常的病例。

【注意事项】 对本品过敏者禁用。禁用于严重肝功能受损的患者。孕妇慎用。

【药物相互作用】 本药与大多数抗 HIV 药物如齐多夫定、拉米夫定、奈韦拉平有协同作用。

【制剂规格】 片剂：300mg。口服液：5mL：100mg。

3. 非核苷类逆转录酶抑制剂

奈韦拉平
Nevirapine

【别名】 Viramune，维乐命。

【药理作用】本品为非核苷酸抗逆转录酶药物。通过与 HIV-1 的逆转录酶结合，可抑制有关 DNA 聚合酶活性。对人体正常酶无作用。对 HIV-2 的逆转录酶及真核 DNA 聚合酶（如人类 DNA 聚合酶 α、β、γ、δ）无抑制作用。

【体内过程】口服吸收迅速，绝对生物利用度超过 90%，给药 2~4 小时血药浓度达峰。本品主要在肝代谢，经肾排泄。

【适应证】常与其他抗 HIV-1 药物联合应用于治疗 I 型 HIV 感染，单独用本品则病毒可迅速产生耐药性。

【剂量与用法】成人：先期剂量 200mg，每日 1 次，连续用药 14 天。以后每次 200mg，每日 2 次。

儿童：2 月龄至 8 岁，每日 1 次 4mg/kg，用药 14 天，以后每日 2 次，每次 7mg/kg，8 岁以上者，每日 1 次 4mg/kg，用药 14 天。以后每日 2 次，每次 4mg/kg。所有患者的用量，每日不超过 400mg（本品清除率，年龄 1~2 岁患儿达最高值，之后随年龄增长而下降，年龄小于 8 岁患儿按体重校正，表观清除率比成人高近 2 倍）。

【不良反应】本品可致严重皮肤反应，包括 Stevens-Johnson 综合征、中毒性表皮坏死，甚至肝坏死。以皮疹为特点的过敏反应和器官衰竭，一旦出现可疑症状，应立即停药。

【注意事项】肝肾功能低下者慎用。孕妇使用要权衡利弊。因可能影响乳汁分泌，哺乳期妇女应暂缓哺乳。

【药物相互作用】①本品可诱导 P450，使酮康唑、美沙酮等血药浓度降低。②与利福平类药物合用，须监测血药浓度。③与齐多夫定、拉米夫定、去羟肌苷合用，有协同作用。

【制剂规格】片剂：200mg。

依非韦伦

Efavirenz

【别名】施多宁，Stocrin，艾法韦仑。

【药理作用】本品是人免疫缺陷病毒-1 型（HIV-1）的选择性非核苷逆转录酶抑制剂，能抑制 HIV-1 逆转录酶（RT），对模板、引物或三磷酸核苷都有小部分竞争性的抑制作用，对 HIV-2RT 和人细胞 DNA 多聚酶 α、β、γ 和 δ 无抑制作用。本药作用于 HIV 病毒复制的早期，单独用药可致 HIV 发生急性耐药，因此应联合用药。

【体内过程】本品口服给药生物利用度为 40%~45%，治疗 HIV 感染 2 周方可起效。单剂给药半衰期为 52~76 小时。

【适应证】本品适用于 HIV-1 感染的成人、青少年和儿童的抗病毒联合治疗。

【剂量与用法】口服：本品与蛋白酶抑制剂和/或核苷类逆转录酶抑制剂（NRTIs）合用的推荐剂量为成人每日 1 次，睡前 600mg。青少年和儿童（17 岁及 17 岁以下），体重 13~15kg 者，剂量为 200mg，每日 1 次；体重 15~20kg 者，剂量为 250mg，每日 1 次；体重 20~25kg 者，剂量为 300mg，每日 1 次；体重 25~32.5kg 者，剂量为 350mg，每日 1 次；体重 32.5~40kg 者，剂量为 400mg，每日 1 次；体重 40kg 或以上者，剂量为 600mg，每日 1 次。本品仅可给予确信能吞咽胶囊的儿童，可与食物同服。

【不良反应】①服用本品的前 2 周可能会出现皮疹、头晕、头痛、夜梦多、注意力不集中等不良反应，建议睡前服用。②使用本品时，还能出现抑郁症和肝损害。

【注意事项】①对本品明显过敏者禁用。②服药第 2 天尽量不做驾驶工作、高空作业等，以免出现危险。③如果先前服用奈韦拉平出现严重的肝毒性或皮疹者，停用奈韦拉平后不能换用本品。④本品可能导致胎儿神经管畸形，故怀孕 3 个月前禁用，怀孕 3 个月后慎用。⑤3 岁以下或体重低于 13kg 的儿童患者慎用。

【药物相互作用】①本品不要和高脂饮食同时服用，因为它会提高本品的浓度，从而增加不良反应。②本品不得与特非那丁、阿司咪唑、西沙必利、咪哒唑仑、三唑仑或麦角衍生物合用。

【制剂规格】片（胶囊）剂：100mg；200mg。

4. 蛋白酶抑制剂

茚地那韦
Indinavir

【别名】Crixivan。

【药理作用】本品为 HIV 蛋白酶抑制剂。通过逆转与 H_1V 蛋白酶结合而起作用，从而阻止病毒的前体多元蛋白质分裂，形成未成熟的病毒粒子，不能感染其他细胞。单用本品，病毒可迅速产生耐药性。

【体内过程】口服本品后迅速被吸收，0.8 小时即达血药浓度峰值（12μmol/L）。单剂量口服后的生物利用度为 65%，高脂肪饮食可使本品吸收减少。在多次给予 1000mg 时，可见到血药浓度按比例逐次增高。本品通过 P450CYP3A4 和葡萄糖醛酸化代谢，半衰期为 1.8 小时。吸收剂量的 20% 随尿排出，其中约 1/2 为原药。其余随粪便排出。

【适应证】与核苷逆转录酶抑制剂合用，治疗 HIV 感染。

【剂量与用法】口服：成人每次 800mg，每 8 小时 1 次，于饭前 1 小时或饭后 2 小时给药，使用低脂肪餐。因肝硬化或轻中度肝功能不全者，每次 600mg，每 8 小时 1 次。

对某些高度可疑感染 HIV 的患者，可给予本品＋齐多夫定＋拉米夫定的三联化学预防方案。即齐多夫定每次 200mg，每日 3 次（或 250mg，每日 2 次）；拉米夫定每次 150mg，每日 2 次；本品每次 800mg，每日 3 次，连续用药 4 周。儿童（3 岁以上）患者每次 $500mg/m^2$，每 8 小时 1 次。

【不良反应】常见有恶心、呕吐、味觉障碍、口干、消化不良、腹泻（可严重到引起脱水）及乏力、疲劳、头痛、头晕、直立性低血压、感觉异常、失眠、肌痛、皮疹、瘙痒、排尿困难和肾功能受损而致急性肾衰、血尿、溶血性贫血及粒细胞减少等。

【注意事项】①注意过敏反应。②用药期间需大量饮水，以防止对肾脏的损害。

【药物相互作用】①本品经 P450CYP3A4 代谢，可与具有类似代谢途径的许多药物竞争同一条代谢途径，常相互导致对方血药浓度升高，引起严重的药物相互作用。本品禁与此类药物同用。②本品可增高某些抗心律失常药物，如胺碘酮、奎尼丁、氟卡尼等的血药浓度而引起室性心律失常。

【制剂规格】胶囊剂：400mg；800mg。

奥司他韦
Oseltamivir

【别名】特敏福，达菲，Tamiflu。

【药理作用】本品是其活性代谢产物的药物前体，其活性代谢产物（奥司他韦羧酸盐）是选择性的流感病毒神经氨酸酶抑制剂。神经氨酸酶是病毒表面的一种糖蛋白酶，其活性对新形成的病毒颗粒从被感染细胞中释放和感染性病毒在人体内进一步播散至关重要。本品的活性代谢产物能够抑制甲型和乙型流感病毒的神经氨酸酶活性，在体外对病毒神经氨酸酶活性的半数抑制浓度低至纳克（ng）水平。在体外观察到活性代谢产物抑制流感病毒生长，在体内也观察到其抑制流感病毒的复制和致病性。本品通过抑制病毒从被感染的细胞中释放，从而减少了甲型或乙型流感病毒的播散。

【体内过程】本品口服 2~3 小时的血药浓度达峰值。半衰期为 6~10 小时。

【适应证】用于成人和 1 岁及 1 岁以上儿童的甲型和乙型流感治疗（本品能够有效治疗甲型和乙型流感，但乙型流感的临床应用数据尚不多）；用于成人和 13 岁及 13 岁以上青少年的甲型和乙型流感的预防。

【剂量与用法】 一般推荐口服剂量为每次 1 粒（75mg），每日 2 次，共 5 天。应在流感症状开始的第 1 天或第 2 天开始用药。本品可以与食物同服或分开服。对有些患者，与进食同服时可增强其对药物的耐受性。肾功能不全患者，应根据病情适当调整剂量。

【不良反应】 可能出现恶心、呕吐、支气管炎、失眠、头晕、腹痛、鼻衄、耳痛和结膜炎、发红（皮疹）、皮炎、大疱疹，极少患者可能出现肝炎和肝酶升高、胰腺炎、血管性水肿、喉部水肿、支气管痉挛、面部水肿、嗜酸粒细胞升高、白细胞下降、血尿等不良反应。

【注意事项】 ①对本品的任何成分过敏者禁用。②本品自上市以后，陆续收到本品治疗发生自我伤害和谵妄事件的报告，大部分报告来自日本，主要是儿科患者，但本品与这些事件的相关性还不清楚。③在使用本品治疗期间，应该对患者的自我伤害和谵妄事件等异常行为进行密切监测。④严重肾衰竭需定期进行血液透析和持续腹膜透析的患者不宜使用。⑤儿童、妊娠妇女、哺乳期妇女不宜使用。

【制剂规格】 胶囊剂：75mg。

恩替卡韦
Entecavir

【别名】 博路定，Baraclude。

【药理作用】 本品为鸟嘌呤核苷类似物，对乙肝病毒（HBV）多聚酶具有抑制作用。它能够通过磷酸化成为具有活性的三磷酸盐，三磷酸盐在细胞内的半衰期为 15 小时。通过与 HBV 多聚酶的天然底物三磷酸脱氧鸟嘌呤核苷竞争，能抑制病毒多聚酶（逆转录酶）所具有的三种活性：①HBV 多聚酶的启动；②前基因组 mRNA 逆转录负链的形成；③HBV - DNA 正链的合成。本品三磷酸盐对 HBV - DNA 多聚酶的抑制常数（Ki）为 0.0012μm。但对细胞的 α、β、δDNA 多聚酶和线粒体 γDNA 多聚酶抑制作用较弱，Ki 值18～160μm。

【体内过程】 健康成人口服 0.5mg 或 1mg，0.5～1.5 小时达血药浓度峰值。27%～38%药物经葡萄糖皂化生成葡萄糖醛酸苷形式代谢。62%～73%药物以原形经肾排泄，半衰期为 128～149 小时。

【适应证】 用于治疗病毒复制活跃、血清丙氨酸氨基转移酶（ALT）持续升高或肝脏组织学显示有活动性病变的慢性成人乙型肝炎。

【剂量与用法】 推荐剂量：成人和 16 岁以上青年人口服本品，每次 0.5mg，每日 1 次。拉米夫定治疗时发生病毒血症或出现拉米夫定耐药突变的患者为每次 1mg，每日 1 次。本品应空腹服用（餐前或餐后至少 2 小时）。肌酐清除率 <50mL/min 的患者应减量服用。

【不良反应】 服用本品可能出现中毒，如 ALT 升高、疲劳、眩晕、恶心、腹痛、腹部或肝区不适、肌痛、失眠和风疹。

【注意事项】 对本品或制剂中任何成分过敏者禁用。患者应在医生的指导下服用本品，并告知医生任何新出现的症状及合并用药情况。应告知患者，如果停药有时会出现肝脏病情加重，所以应在医生的指导下改变治疗方法。使用本品治疗并不能降低经性接触或污染血源传播 HBV 的危险性，需要采取适当的防护措施。本品对妊娠妇女影响的研究尚不充分。只有当对胎儿潜在的风险利益做出充分的权衡后，方可使用本品。同时服用本品的母亲应停止哺乳。

【药物相互作用】 尚不明确。

【制剂规格】 片剂：0.5mg。

利托那韦
Ritonavir

【别名】 爱治威，迈可欣，Norvir。

【药理作用】本品为人免疫缺陷病毒－1（HIV－1）和人免疫缺陷病毒－2（HIV－2）天冬氨酸蛋白酶的口服有效抑制剂，阻断该酶促使产生形态学上成熟HIV颗粒所需的聚蛋白，使HIV颗粒因而保持在未成熟的状态，从而减慢HIV在细胞中的蔓延，以防止新一轮感染的发生和延迟疾病的发展。本品对齐多夫定敏感的和齐多夫定与沙喹那韦耐药的HIV株一般均有效。

【体内过程】有动物实验研究口服生物利用度为60%～80%。本品口服吸收好，半衰期为3～4小时。

【适应证】单独或与抗逆转录病毒的核苷类药物合用治疗晚期或非进行性的艾滋病患者。

【剂量与用法】口服：每次600mg，每日2次，最好与食物同服。儿童（2岁以上），每次400mg/m^2，每日2次。

【不良反应】本品可致恶心、呕吐、腹泻、虚弱、腹痛、厌食、味觉异常、感觉异常头痛、血管扩张、实验室化验异常（甘油三酯与胆固醇、丙氨酸转氨酶与天冬氨酸转氨酶、尿酸值升高）等不良反应。

【注意事项】①严重肝病者禁用。轻、中度肝病和腹泻患者慎用。孕妇只有在明确完全需要时才能使用。尚不知本品在人乳中是否分泌，哺乳期妇女应停止哺乳，以免将HIV传染给婴儿。本品对12岁以下儿童的疗效和安全性还未确定，故儿童慎用。②据报道，在欧洲约有15名接受HIV蛋白酶抑制剂的伴有血友病的HIV阳性患者发生自动出血症状，故血友病患者使用本品应加倍小心。在开始用本品治疗前、治疗中应定期检查血脂、转氨酶或尿酸，若出现升高时应停药或减量观察。③本品口服液制剂气味不佳，可与巧克力、牛奶或营养补品同服，以掩盖其气味。

【药物相互作用】①阿普唑仑、安非他酮、胺碘酮、阿咪唑、苄替地尔、西沙必利、氯氮平、右丙氧芬、地西泮、二氢麦角胺、恩卡尼、舒乐安定、麦角胺、氟卡胺、氟西泮、咪达唑仑、哌替啶、匹莫齐特、吡罗昔康、普罗帕酮、奎尼丁、利福布丁、特非那定、三唑仑禁止用于本品治疗的患者，因为它们可能与本品发生相互作用，产生严重并发症的危险。②苯巴比妥、卡马西平、苯妥英钠和利福平能增加CYP3A4的活性，很可能与本品发生相互作用，增加本品的清除，降低本品的活性。③烟草可使本品的AUC值降低18%。④华法林、环孢素、地昔帕明、卡马西平、奈法唑酮、紫杉醇和钙通道阻断剂、大部分三环类抗抑郁剂与本品发生相互作用，使这些药物的AUC值和活性大大提高，故这些药物与本品合用需谨慎。⑤茶碱与本品合用，其平均AUC值降低43%。所以，茶碱与本品合用时，其剂量也许需要增加。⑥炔雌醇的AUC也被本品降低约40%，故本品治疗患者如需服用避孕药时，应避免使用炔雌醇口服避孕剂，采用其他避孕措施。⑦常用于艾滋病患者的地塞米松、伊曲康唑、酮康唑、氯雷他定、美沙酮、奈法唑酮、奎宁和舍曲林，能与本品发生相互作用，故与本品合用时也须谨慎。⑧吗啡、甲苯磺丁脲、芬太尼、大环内酯类和类固醇类药物与本品合用也有相互作用。⑨体外试验表明，在大鼠和人肝微粒体内，本品能强力抑制其他蛋白酶抑制剂的代谢。在大鼠体内，沙喹那韦、萘非那韦、英地那韦和VX－478与本品合用时，它们的AUC分别增加36、18和8倍，故本品与这些蛋白酶抑制剂合用应谨慎。⑩据报道，本品增加克拉霉素AUC达77%，肾功能正常患者无须调整剂量，但肾功能损害者则应考虑调整剂量，如肌酐清除率为30～60mL/min的患者，克拉霉素剂量要降低5%。⑪本品口服液制剂含有醇，与双硫仑或双硫仑样药物如甲硝唑合用，能发生反应，故应避免与这些药物合用。

【制剂规格】胶囊剂：100mg。口服液（醇溶液）：7.5mL：600mg。

奈非那韦
Nelfinavir

【别名】泛罗赛，Viracept。

【药理作用】本品是一种蛋白酶抑制剂，对 HIV-1 具有很好的抑制活性。同时，HIV-1 对本品的拮抗模式也与以前所见到的其他蛋白酶抑制剂不同。本品可与核苷类似物联用。

【适应证】治疗成人和儿童的 HIV 感染。

【剂量与用法】口服：成人每次 750mg，每日 3 次；或每次 1250mg，每日 2 次，与餐同服。2～13 岁儿童：推荐剂量为每次 20～30mg/kg，每日 3 次，与餐同服。服用剂量不能超过每日 750mg。对于不能服用片剂的儿童，可口服粉剂。

【注意事项】①肾功能不全的患者需调整剂量。②本品口服粉末，每克中含 11.2mg 苯丙氨酸，在治疗患有苯丙酮尿症的患者时必须注意。③血友病患者服用本品时，可能出现出血增多的现象（例如自发的皮肤血肿），应进行监测。④本品可能会使糖尿病患者血糖升高，应加强对患者血糖的监测。⑤本品属于妊娠 B 类药。2 岁以下儿童的效果和安全性还未进行过评估。

【药物相互作用】①二脱氧肌苷与本品合用时应在服用二脱氧肌苷后 1 小时，或服用前 2 小时服用本品。②酸性食物或果汁不能与本药混合，否则可能会产生苦味。③特非那丁、阿司咪唑、西沙必利、三唑仑、咪唑仑等药物不能与本品同时使用。

【制剂规格】片剂：250mg。粉剂：1g（每勺 50mg）。

沙奎那韦
Saquinavir

【别名】Invirase。

【药理作用】本品为一高效高选择性的 HIV 蛋白酶抑制剂。本品作用于 HIV 繁殖的后期，与 HIV 蛋白酶的激活点结合而抑制其活性，并使 HIV 的多聚蛋白不能分解，形成无传染性不成熟的病毒颗粒。

【体内过程】本品口服 600mg，3 小时达血药浓度峰值。药物经肝首过代谢，口服给药的原形药为 13%，静脉给药的原形药为 66%。半衰期约 13 小时。

【适应证】与其他逆转录酶抑制剂（核苷类）联合治疗严重的 HIV 感染（如 CD4 计数低于 300 个/m³，能增加 CD4 计数，降低血中 HIV 总量）。

【剂量与用法】口服：每次 1.2g，每日 3 次，饭后服用。合用药物剂量：叠氮胸苷 200mg，每日 3 次；扎西胞苷 0.75mg，每日 3 次。儿童每次 50mg/kg，每 8 小时 1 次。

【不良反应】可能出现腹泻、恶心和腹部不适等症。

【注意事项】对本品过敏者慎用。16 岁以下 HIV 感染青少年慎用本品。肝肾功能不全者慎用。

【药物相互作用】本品要经肝细胞 P450 代谢因此能增加酶 CYP3A4 代谢活性的药物如利福平可降低本品血浓度约 20%，利福布丁可降低本品血浓度约 40%，其他可诱导该同工酶的药物如苯巴比妥、苯妥因和卡马西平等均可降低本品的血药浓度，应避免合用。可作为酶 CYP3A4 代谢底物的药物如 Ca 离子通道阻滞剂、奎尼丁、三唑仑可升高本品血药浓度，合用时须密切观察。

【制剂规格】胶囊剂：200mg。

膦甲酸钠
Foscarnet Sodium

【别名】膦甲酸三钠，羧基膦酸三钠，PFA。

【药理作用】本品为病毒抑制剂，本品可以非竞争性地阻断病毒 DNA 多聚酶的磷酸盐结合部位，抑制病毒 DNA 链的延长。本品在细胞内不需依靠病毒的胸腺嘧啶激酶激活，停用本品后的病毒复制仍可恢复。

体外试验显示，本品可抑制所有疱疹病毒的复制，包括单纯疱疹（HSV－1 和 HSV－2）、带状疱疹、EB 病毒、人疱疹病毒－6 和巨细胞病毒。本品尚可非竞争性抑制 HIV 的逆转录酶和乙型肝炎病毒 DNA 多聚酶。

【体内过程】本品静脉给药的生物利用度为 12%～22%。药物在体内主要经肾排泄，排泄率达 80%～87%，半衰期为 3.3～6.8 小时。

【适应证】本品主要用于免疫缺陷者（如艾滋病患者）发生的巨细胞病毒性视网膜炎的治疗。也可用于对阿昔洛韦耐药的免疫缺陷者（如 HIV 感染患者）的皮肤黏膜单纯疱疹病毒感染或带状疱疹病毒感染。

【剂量与用法】静脉滴注。

巨细胞病毒性视网膜炎：①诱导期：按体重 60mg/kg，每 8 小时 1 次给药，用输液泵滴注不少于 1 小时，连续 14～21 日。视治疗后的效果而定，也可按体重 90mg/kg，每 12 小时 1 次给药。②维持期：按 90～120mg/kg，每日 1 次给药，用输液泵滴注不少于 2 小时。如患者在维持期的视网膜炎症状加重时，应恢复诱导期剂量。

单纯疱疹和带状疱疹：按体重 40mg/kg，每 8 小时 1 次给药，经输液泵滴注不少于 1 小时，共 14～21 日。肌酐清除率低于 96mL/min 者，剂量应调整。

【不良反应】肾功能损害是本品最主要的不良反应，可引起急性肾小管坏死、肾源性尿崩症及出现膦甲酸钠结晶尿等。还可引起低钙或高钙血症、血磷过高或过低、低钾血症、头痛、震颤、易激惹、幻觉、抽搐、贫血、粒细胞减少、血小板减少、低钠血症和下肢浮肿、乳酸脱氢酶、碱性磷酸酶或淀粉酶升高、ECG 异常、高血压或低血压、室性心律失常。其他不良反应有恶心、呕吐、食欲减退、腹痛、发热、肝功能异常及静脉炎等。

【注意事项】对本品过敏、肌酐清除率低于 0.4mL/（min·kg）患者禁用。本品具有显著肾毒性，使用期间应密切监测肾功能。肾功能损害的患者应根据肾功能情况调整剂量。用药期间患者应摄取充足水分，有助于减轻肾毒性。本品不可快速静脉滴注，必须用输液泵恒速滴注，滴注速度不得大于 1mg/（min·kg）。快速静注可导致血药浓度过高和急性低钙血症或其他中毒症状。一次剂量不超过 60mg/kg，可于 1 小时内输入，较大剂量应至少滴注 2 小时以上。经周围静脉滴注时，药物必须用 0.9% 氯化钠注射液或 5% 葡萄糖注射液稀释成低于 12mg/mL，以免刺激周围静脉。本品不可与其他药物同瓶滴注。血液透析可清除本品，清除率 80mL/min，3 小时透析可使血药浓度减低 50%，故血液透析后应补充一次剂量。

【药物相互作用】①本药与其他肾毒性药物联用时，可增加肾毒性。②与戊烷脒合用时，有发生贫血的可能。③与齐多夫定合用时，可加重贫血，但未能出现加重骨髓抑制的现象发生。

【制剂规格】注射剂：100mL：2.4g；250mL：3.0g；250mL：6g；500mL：6g。乳膏剂：5g：0.15g。

米卡芬净

Micafungin

【别名】咪克芬净，Fungard，Mycamine，FK－463

【药理作用】本品为棘白菌素类广谱抗真菌药，通过抑制真菌细胞壁的（1，3）－β－D－葡聚糖的合成发挥抗真菌作用。对念珠菌属（包括耐氟康唑与依曲康唑的念珠菌）、曲菌属具有广泛抗菌作用。对临床分离的多种假丝酵母及曲霉有较强的杀灭作用，该类真菌对本品的敏感性顺序为：白色假丝酵母＞平滑假丝酵母＞热带假丝酵母＞葡萄牙甲丝酵母＞克鲁丝化假丝酵母＞近平滑假丝酵母。本品对新型隐球菌无效，但若与两性霉素 B 联合给药，可以显著增加对新型隐球酵母菌的抗菌活性，还可使两性霉素 B 的抗菌谱增宽。

【体内过程】本品口服吸收差（约3%），仅能静脉给药。健康人静注50mg或100mg，1小时内输入，平均血药浓度分别为4.9μg/mL和8.2μg/mL。静注50mg，2小时内输入，平均血药浓度为3.2μg/mL，蛋白结合率约97%。给药剂量的15%或以下以药物原形经肾排泄，71%的药物由粪便排出，本品原形半衰期4~15小时。

【适应证】本品用于对其他抗真菌药不能耐受或已产生耐药菌的真菌感染患者，预防造血干细胞移植患者的真菌感染，治疗消化道念珠菌病。

【剂量与用法】静滴。①治疗消化道念珠菌病，每日150mg，疗程10~30天；②预防造血干细胞移植患者的真菌感染，每日300mg，平均疗程19天。

【不良反应】耐受性良好。①常见的不良反应是肝脏和肾功能改变，可能出现与组胺相关的不良反应症状有皮疹、瘙痒、面部肿胀、血管扩张和注射部位反应（包括静脉炎和血栓性静脉炎）。②个别病例表现为过敏和超敏反应（包括休克）、严重溶血和溶血性贫血。③偶见静脉炎、低血压。

【注意事项】①儿童用药安全性尚未评价；②肾功能异常患者在使用本品期间应监测肾功能；③本品可溶于5%葡萄糖注射液或生理盐水；④本品不能静注；⑤哺乳期妇女、孕妇慎用。

【药物相互作用】本品可使西罗莫司的AUC增加21%，Cmax没有明显变化；可使硝苯地平的AUC、Cmax分别增加18%和42%。以上药物合用时，应监测西罗莫司、硝苯地平的血药浓度，降低使用剂量。

【制剂规格】注射剂：50mg。

六、其他

金刚乙胺
Rimantadine

【别名】甲基金刚烷甲胺，甲金胺，Fluma-dine，Roflual，Meradan。

【药理作用】本品为金刚烷胺的衍生物，其抗病毒谱与金刚烷胺相似。可抑制病毒脱壳，此过程在病毒复制的早期步骤起作用。作用时间比金刚烷胺长，抗流感A型病毒、副流感病毒等效果均优于金刚烷胺。

【体内过程】本品口服后2~6小时的血药浓度达峰值，半衰期为2.9~3.1小时。

【适应证】本品适用于预防亚洲A型（H_1N_1、H_2N_2、H_3N_2）流感病毒感染。

【剂量与用法】口服：成人每次100mg，每日2次。10岁以下儿童，每次5mg/kg，每日1次，但日总量不超过150mg，10岁或以上的儿童，用量与成人一样。

【不良反应】使用本品可能出现恶心、呕吐、腹痛、食欲不振、腹泻、神经过敏、失眠、集中力差、头晕、头痛、老年人步态失调、无力、口干等不良反应，但继续用药后均可消失。

【注意事项】对金刚烷类药物过敏者及严重肝功能不全者禁用。慎用于癫痫或肾衰患者，以及老年人、孕妇及哺乳期妇女使用应斟酌利弊。1岁以下婴儿使用本品尚无经验。金刚烷类药物可改变患者的注意力和反应性。

【药物相互作用】乙酰氨基酚、阿司匹林可使本药血药浓度降低。

【制剂规格】片剂：50mg；100mg。糖浆剂：50mL：500mg；100mL：1g。

大蒜素
Garlicin

【别名】大蒜新素，二-2-丙烯基三硫化合物，Allicin。

【药理作用】本品对多种球菌、百日咳杆菌、白喉杆菌、痢疾杆菌、伤寒及副伤寒杆菌、大肠杆菌、结核杆菌等有抑制和杀菌作用。对真菌感染有抑制作用，对阿米巴原虫、阴道滴虫、蛲虫等也有抑制杀灭作用。

【适应证】 本品为抗深部霉菌和细菌的新型抗感染药。适用于深部真菌和细菌感染，用于防治急慢性菌痢和肠炎、百日咳、肺部和消化道的真菌感染、白色念珠菌菌血症、隐球菌性脑膜炎、肺结核等。

【剂量与用法】 静滴：每次 60 ~ 120mg，每日 1 次。用 5% 或 10% 葡萄糖注射液 500 ~ 1000mL 稀释后缓缓滴注。口服：每次 20 ~ 60mg，每日 3 次。小儿按体重每日 1mg/kg，分 3 次给药。

【注意事项】 本品对皮肤、黏膜有刺激，不宜做皮下或肌内注射。个别患者在静脉滴注时，有刺痛感觉，在使用数次后或增加稀释倍数即可消失。如出现全身灼热感、出汗等现象，可减慢滴注速度。

【制剂规格】 注射剂：2mL：30mg；15mL：60mg。片（胶囊）剂：10mg；20mg。

利福昔明
Rifaximin

【别名】 洛米克思，Lormyx，利福西亚胺，莱利青，威利宁，Normix。

【药理作用】 本品是广谱肠道抗生素。它是利福霉素 SV 的半合成衍生物。本品和其他利福霉素类抗生素一样，通过与细菌 DNA 依赖 RNA 聚合酶的 β-亚单位不可逆的结合而抑制细菌 RNA 的合成，最终抑制细菌蛋白质的合成。由于其与酶的结合是不可逆的，所以具有对敏感菌的杀菌活性。抗菌活性的研究显示，本品与利福霉素具有同样广泛的抗菌谱，对多数革兰阳性菌和阴性菌，包括需氧菌和厌氧菌的感染具有杀菌作用。由于本品口服时不被肠道吸收，所以它是通过杀灭肠道的病原体而在肠道内局部发挥抗菌作用。

【适应证】 主要用于对本品敏感菌引起的肠道感染（包括急慢性肠道感染、腹泻综合征、夏季腹泻、旅行者腹泻和肠炎等）。预防胃肠手术时术前术后的感染；用于高氨血症（肝性脑病）的辅助治疗。

【剂量与用法】 口服：成人每次 0.2g，每日 3 ~ 4 次。12 岁以上儿童，剂量同成人；6 ~ 12 岁儿童，每次 0.1 ~ 0.2g（1 ~ 2 包）。每日 4 次，可根据医嘱调节剂量和服用次数。每疗程一般不超过 7 日。

【不良反应】 少数患者可出现腹胀、腹痛、恶心、呕吐、头痛、水肿、荨麻疹样皮肤反应。

【注意事项】 本品或利福霉素类药过敏者，以及肠梗阻、严重的肠道溃疡性病变患者禁用。对 6 岁以下儿童建议不用本品片剂或胶囊。儿童服用本品不能超过 7 日。长期大剂量用药或肠黏膜受损时，有极少量（少于 1%）被吸收，导致尿液呈粉红色。请置于儿童触及不到的地方。如果产生了对抗生素不敏感的微生物，应中断治疗并采取其他适当治疗措施。

【制剂规格】 干混悬剂：0.2g。薄膜衣片剂：0.2g。

盐酸小檗碱
Berberine Hydrochloride

【别名】 黄连素。

【药理作用】 本品抗菌谱广泛。在体外，对许多革兰阳性及阴性菌都有较弱的抗菌作用，但对痢疾杆菌、大肠杆菌、金黄色葡萄球菌等引起的肠道感染（包括痢疾）、眼结膜炎、化脓性中耳炎等有效。这可能是使菌体表面的菌毛数量减少，细菌不能在人体细胞上引起感染而起治疗作用。本品对弯曲菌也有作用，使胃炎、胃及十二指肠溃疡减轻。近来还发现，本品有阻断 α 受体、抗心律失常作用。

【体内过程】 口服吸收后广泛分布，但在组织内滞留时间短，药物绝大部分在体内代谢。

【适应证】 适用于痢疾杆菌、大肠杆菌等引起的肠炎、痢疾。

【剂量与用法】 口服：每次 0.1～0.4g，每日 3 次。抗心律失常，每次 0.6～1g，每日 3 次。

【不良反应】 口服不良反应少。静注可引起血管扩张、心脏抑制甚至阿-斯综合征以至死亡。

【注意事项】 对本药过敏者，溶血性贫血患者禁用。孕妇、哺乳期妇女慎用。

【药物相互作用】 鞣质可与本药结合生成脂溶性鞣质盐沉淀，降低本药疗效。

【制剂规格】 片剂：0.1g。

第二章　抗寄生虫病药

一、抗吸虫病药

吡喹酮

Praziquantel

【别名】环吡异喹酮，Pyquiton。

【药理作用】本品是异喹啉吡嗪的衍生物，为一新型广谱抗寄生虫药。动物实验证明，对日本血吸虫病、绦虫病、华支睾吸虫病、肺吸虫病等均有效。低浓度的吡喹酮（5ng/mL）可加强血吸虫活动，较高浓度（1μg/mL）时虫体即挛缩。通常认为，本品可使血吸虫、绦虫肌肉在瞬间发生强烈收缩与瘫痪，使虫体和胞体外皮破裂，虫体崩溃。此外，对虫的糖代谢有明显抑制作用，影响虫对葡萄糖的摄入，促进虫体内糖原的分解，使糖原明显减少或消失。本品治疗血吸虫病的特点为剂量小（约为现用一般药物剂量的1/10），疗程短（从现用药物的20日或10日缩短为1~2日），不良反应轻，有较高的近期疗效。血吸虫病患者经本品治疗半年后，粪检虫卵转阴率为97.7%~99.4%。由于本品对尾蚴、毛蚴也有杀灭效力，故也用于预防血吸虫感染。

【体内过程】口服吸收迅速，0.5~1小时的血药浓度达峰，很少通过胎盘，无过多蓄积，经肝脏代谢成羟基代谢物，脑脊液浓度较低，蛋白结合率约为80%。主要经肾排泄，半衰期为1~1.5小时。

【适应证】本品适用于血吸虫病、华支睾吸虫病、肺吸虫病、姜片虫病、绦虫病、囊虫病（不包括眼囊虫病）。

【剂量与用法】成人口服。血吸虫病：每次10mg/kg，每日3次，连服2日。或每次20mg/kg，每日3次，服一日。皮肤涂擦1‰浓度吡喹酮时，12小时内可防止血吸虫尾蚴侵入机体。华支睾吸虫病：每次14mg/kg，每日3次，连服5日。肺吸虫：每次25mg/kg，每日3次，连服3日。绦虫病：10mg/kg，清晨一次服下。姜片虫病：15mg/kg，每日2次。囊虫病、包虫病：每次20mg/kg，每日3次，连服4~5日。脑囊虫病：每日20mg/kg，体重>60kg，以60kg计量，分3次服，9日为1个疗程，总量180mg/kg，疗程间隔3~4个月。

儿童口服。血吸虫病：4岁以上儿童，每次20mg/kg，给药3次，每次间隔6小时，治疗一日。

【不良反应】①在第1次服用1小时后，可出现头昏、头痛、乏力、腹痛、关节酸痛、腰酸、腹胀、恶心、腹泻、失眠、多汗、肌束震颤、早搏等不良反应，一般不需处理，停药数小时或1~2日内即可消失。②成年患者服药后大多心率减慢，儿童则多数心率增快。③偶见心电图改变（房性或室性早搏、T波压低等）、血清转氨酶升高、中毒性肝炎等。④可诱发精神失常及消化道出血、脑疝、过敏反应（皮疹、哮喘）等症。

【注意事项】①对本品过敏者及孕妇、眼囊虫病者禁止使用。②哺乳期妇女在服药期间，给药后72小时内不宜哺乳。③脑囊虫病患者服用本品时，应辅以降低颅内高压和防水肿的措施。④本品应吞服，切勿嚼碎。⑤严重心、肝、肾病患者及有精神病史者慎用。

【制剂规格】片剂（普通片、缓释片）：200mg。

硫氯酚
Bithionol

【别名】别丁，Actamer。

【药理作用】本品为抗吸虫病药，有抗肺吸虫、华支睾吸虫、姜片虫及绦虫的作用。在体外，对从囊蚴脱囊后的幼虫亦有明显杀灭作用。为目前治疗肺吸虫病的首选药物，治愈率高，毒性反应小，无明显蓄积作用。对姜片虫、牛绦虫病也有良效，对华支睾吸虫病有效。其杀虫机制可能是影响对肺吸虫、囊蚴虫体三磷腺苷合成，使能量代谢发生障碍；可破坏绦虫头节，使其溶解。

【体内过程】口服易吸收，每日 50mg/kg，27小时达血药峰浓度，75 小时后仍可维持有效，血药浓度达 56% 以上。

【适应证】可治疗肺吸虫病、姜片虫、牛绦虫病、华支睾吸虫病。

【剂量与用法】口服。

成人：肺吸虫及华支睾吸虫感染，每日按体重 50～60mg/kg，分 3 次服用，隔日服药，疗程总量 30～45g。姜片虫感染，50mg/kg 睡前顿服。绦虫病，每日 50mg/kg，分 2 次服用，间隔半小时。服完第 2 次药后的 3～4 小时服泻药。

儿童：每日按体重 50～60mg/kg，分 3 次口服，连服 15 日；或隔日用药，30 日为 1 个疗程。

【不良反应】可见恶心、腹痛、腹泻、头晕、头痛、荨麻疹等不良反应。个别患者可出现赫氏样反应，表现为不安、呼吸急促、血压下降、紫绀、喉头水肿等过敏症状。大剂量时，可能发生中毒性肝炎，使血胆红素、转氨酶、酸性磷酸酶等升高。

【注意事项】服本品前应先驱蛔虫和钩虫。

【制剂规格】片剂：0.25g。胶囊剂：0.5g。

二、抗疟药

磷酸伯氨喹
Primaquine Phosphate

【别名】磷酸伯喹，磷酸伯氨喹啉，Primachin Phosphate。

【药理作用】本品属 8－氨基喹啉类衍生物，对疟原虫红外期与配子体有较强的杀灭作用，为阻止复发、中断传播的有效药物。本品抗疟作用原理可能是其代谢产物具有氧化性质，干扰疟原虫红外期三磷酸吡啶核苷酸的还原过程，影响疟原虫的能量代谢和呼吸而导致死亡。

【体内过程】本品口服吸收迅速，2～3 小时的血药浓度达峰。1 次服药 8 小时后，血中已基本消除，故须每日用药，半衰期约 7 小时。

【适应证】现主要用于根治间日疟和控制疟疾传播，常与氯喹或乙胺嘧啶合用，对红内期作用较弱，对恶性疟红内期则完全无效，不能作为控制症状的药物应用。对某些疟原虫的红前期也有影响，但因需用剂量已接近极量，不够安全，故也不能作为病因预防药应用。

【剂量与用法】成人口服：用于间日疟的根治，每日 2 次，每次 26.4～52.8mg，连服 14 日；或每日 39.6mg，分 3 次服，连服 7 日。服药的前 3 日，同服氯喹，或在第 1～2 日同服乙胺嘧啶。控制疟疾传播。配合氯喹时，每日 26.4mg，连服 3 日。儿童口服：每日按体重 0.39mg/kg，连服 14 日。

【不良反应】本品较其他抗疟药毒性反应大，每日剂量超过 52.8mg 时，易发生疲乏、头晕、恶心、呕吐、腹痛、发绀、药热、血细胞减少等不良反应，停药后即可恢复。患高铁血红蛋白血症、系统性红斑狼疮、类风湿关节炎患者，服用本品易发生粒细胞减少。

【注意事项】①少数红细胞缺乏葡萄糖－6－磷酸脱氢酶的特异质者服用本品后，可发生急性溶血性贫血，应即停药。给予地塞米松或泼尼松可缓解，并静滴葡萄糖氯化钠注射液，严重者输血。如发生高铁血红蛋白血症时，可静滴亚甲蓝1～2mg/kg。②孕妇禁用，肝、肾、血液系统疾患及糖尿病患者慎用。③服药期间应定期监测红细胞及血红蛋白。

【药物相互作用】①与米帕林及氯胍合用时，后者可抑制本药的代谢，显著提高其血药浓度，延长维持时间，增加毒性，但疗效未见增加。②与金硫葡糖合用时，可加重血液异常反应。

【制剂规格】片剂：13.2mg；26.4mg。

羟氯喹
Hydroxychloroquine

【别名】硫酸羟基氯喹，硫酸羟氯喹啉，羟氯喹啉，Ercoquin，Oxychloroquine，Quensyl。

【药理作用】本品化学结构与氯喹相似，是氯喹4位氮原子上的乙基被羟乙基取代的衍生物。其抗疟作用与氯喹相同，包括与巯基的相互作用、干扰酶的活性和DNA结合、稳定溶酶体膜、抑制前列腺素形成，抑制多形核细胞的趋化作用和吞噬细胞作用。可能干扰单核细胞白介素Ⅰ的形成和抑制中性粒细胞超氧化的释放，但毒性仅为氯喹的一半。此外，本品也具有抗炎、免疫调节及抗凝作用。

【体内过程】本品口服生物利用度约为74%，给药后的2～4.5小时达血药浓度峰值。药物吸收后，在眼、肝、肾、脾、肺和肾上腺等组织、器官中广泛分布，红细胞中药物浓度高于血药浓度2～5倍。本品可透过胎盘屏障，少量药物可进入乳汁中。本品血浆蛋白结合率约为50%。药物部分在肝脏代谢为具有活性的脱乙基代谢物，主要经肾缓慢排泄，其中23%～25%为原形药物，酸化尿液可增加药物随尿液排泄，半衰期为32～40天。

【适应证】用于疟疾的预防和治疗。也用于盘状红斑狼疮、系统性红斑狼疮和类风湿关节炎的治疗。

【剂量与用法】口服。

预防疟疾：在进入疟疾流行区前1周服用400mg，以后每周1次，每次400mg，直至离开流行区8周后。儿童在进入疟疾流行区前2周开始服用，每次5mg/kg。每周1次，直至离开流行区8周后。不论患儿的体重如何，不应超过成人剂量。

急性疟疾：①成人首次800mg，6～8小时后服400mg，以后每日400mg，连用2～3日。②儿童首次10mg/kg；6小时后，第2次服药5mg/kg；间隔18小时后，第3次服药5mg/kg；间隔24小时后，第4次服药5mg/kg。

系统性红斑狼疮：成人首日400mg，分1～2次，视病人反应，该剂量可连用数周或数月直至疾病缓解，维量为每日200～400mg。

类风湿关节炎：初始剂量为每日400～600mg，连用4～12周；维持剂量为200～400mg，如用药6个月无效时应停药。

【不良反应】参见氯喹，胃肠道反应较氯喹轻，眼毒性较低。

【注意事项】对本品过敏者、用本品治疗后出现视网膜或视野改变者、肝病患者、孕妇、哺乳期妇女及新生儿等禁用。肾功能不全（国外资料）、血卟啉病、血液病（国外资料）、代谢性酸中毒（国外资料）、葡萄糖－6－磷酸脱氢酶（G－6－PD）缺陷、慢性酒精中毒、银屑病、及牛皮癣等患者慎用。用药前后及用药时应检查或监测，包括进行初次和每3～6个月1次眼科检查，包括视敏度、输出裂隙灯、眼底及视野检查；定期进行膝和踝关节的反射及肌力检查；长期用药时，应定期监测血细胞计数。

【药物相互作用】①西咪替丁抑制本药代谢，增加其血药浓度。②与地高辛合用，可增加地高辛血药浓度。③与美托洛尔合用，可提高美托洛尔的生物利用度。④抗凝药可减少本药吸收。

【制剂规格】片剂：100mg；200mg。

青蒿素
Artemisinin

【别名】黄蒿素，黄花蒿素，Anartemisin，Arteannuin。

【药理作用】黄花蒿是我国传统中药，已有两千年历史，青蒿素是我国科学家从黄花蒿中提取的倍半萜内酯，属有效抗疟成分。对间日疟和恶性疟原虫，包括耐氯喹虫株的红内期无性生殖体有强大而快速的杀灭作用。其作用机制是作用于疟原虫红内期，破坏其膜系结构，干扰表膜 – 线粒体功能。本品易透过血 – 脑屏障，可作为间日疟、恶性疟（包括脑型疟、凶险型恶性疟及抗氯喹株疟疾）的治疗药。本品对红细胞前期与红细胞外期无效。

【体内过程】口服吸收快，血药浓度 1 小时达峰，吸收后主要分布在肠、肝、肾等组织内，可透过血 – 脑脊液屏障，大部分从肾及肠道排出，24 小时可排出84%，本品代谢快、排泄快是其药动学特点。

【适应证】本品主要用于控制疟疾症状，若要根治疟疾，尚须与伯氨喹同用。还可用于治疗系统性红斑狼疮及盘型红斑狼疮，均可获得不同程度的缓解。

【剂量与用法】口服。

疟疾：首剂 1000mg，6 ~ 8 小时后再服 500mg，第 2、3 日各 500mg，总量 2500mg，疗程为 3 日。儿童口服给药，按体重 15mg/kg，按成人方法 3 日内服完。

红斑狼疮：每次 100mg，第 1 个月每日 2 次，第 2 个月每日 3 次，第 3 个月每日 4 次。

肌注：首剂 200mg，6 ~ 8 小时后再注 100mg，第 2、3 日各注 100mg，总量 500mg，或连用 3 日，每日 300mg，总量 900mg。儿童总量按体重 15mg/kg，3 日内用完。

【不良反应】偶可出现恶心、呕吐、腹痛和腹泻等消化道反应，无需处理即可恢复正常。可偶见一过性转氨酶升高及皮疹；肌注部位较浅时，易致局部疼痛和硬块。治疗红斑狼疮时，在治疗开始数天内，病情有所加重，全身有蚁走感，半月后逐渐减轻，50 天后则明显改善。

【注意事项】栓剂肛门内塞入时，为防止药物吸收不良，用药前最好先大便，如用药后 2 小时内解大便者，再以同量补给 1 次，以确保药量。动物试验表明，本品有明显胚胎毒性，除凶险型疟疾外，孕妇禁用。频繁腹泻和休克者：肛门内塞入吸收差，可影响疗效。

【药物相互作用】与甲氧苄啶并用有增效作用，并可减少近期复发。

【制剂规格】栓剂：0.1g；0.2g；0.3g；0.4g；0.6g。片剂：50mg；100mg。注射剂：油剂：50mg；100mg；200mg；300mg。水混悬液：300mg。

蒿甲醚
Artemether

【别名】甲基还原青蒿素，Artemetherin。

【药理作用】本品系青蒿素的衍生物，对疟原虫红内期裂殖体有杀灭作用，其抗疟作用为青蒿素的 10 ~ 20 倍。作用机制与青蒿素相同，即作用于疟原虫红内期，破坏其膜系结构，干扰表膜 – 线粒体功能。

【体内过程】本品口服吸收好，30 分钟的血药浓度达峰值。肌注后吸收快而完全，7 小时的血药浓度达峰值，体内分布广泛，以脑分布最多，肝、肾次之。

【适应证】本品适用于各类疟疾。对恶性疟（包括抗氯喹恶性疟及凶险型疟）的疗效较佳，效果确切，显效迅速，近期疗效可达100%。用药 2 日内，多数病例血中原虫转阴并退热，复发率约8%，较青蒿素低。与磷酸伯氨喹合用时，则复发率更低。

本品还可作为退热剂，一般肌注半小时后，体温开始呈梯形下降，无骤降现象，退热作用稳定，出汗少，不引起虚脱，可用于上呼吸道感染的高热患者。

【剂量与用法】成人口服，首日按体重 3.2mg/kg 给药，第 2～5 日为 1.6mg/kg，每日 1 次。肌注，首日160mg，第 2～5 日为每次 80mg，每日 1 次。

儿童肌注，首日按体重 3.2mg/kg 给药，第 2～5 日为每次 1.6mg/kg，每日 1 次。

【不良反应】临床使用剂量的不良反应较轻，个别患者有一过性低热、谷草转氨酶及谷丙转氨酶轻度升高、网织红细胞一过性减少。

【注意事项】本品毒性较低，但有一定胚胎毒性，妊娠 3 个月内的孕妇慎用。本品遇冷有凝固现象，微温溶解后使用。

【药物相互作用】与伯氨喹合用时，可降低复发率。

【制剂规格】胶囊剂：40mg。注射剂（油剂）：80mg。

硫酸奎宁
Quinine Sulfate

【别名】奎宁。

【药理作用】本品是金鸡纳树皮中所含的一种生物碱，抗疟作用与氯喹相似，能抑制各种疟原虫的红内期，控制疟疾症状发作。对间日疟与三日疟的配子体也有一定杀灭作用，但对红细胞外期与红细胞前期无作用，故不能作为病因预防使用。与氯喹无交叉耐药性。由于本品抗疟作用弱，且不良反应较多，现已少用，但对耐氯喹虫株（尤其是恶性疟原虫）感染者，仍是重要的治疗药物。对脑型或其他严重恶性疟病例不能口服时，可用本品盐类注射给药。

【体内过程】口服吸收迅速完全，1～3 小时血药浓度达峰值，分布于全身各组织，在肝中被氧化分解，代谢物为少量原形药物经肾排泄，24 小时全部排出，无蓄积，半衰期为 8.5 小时。

【适应证】主要用于控制疟疾症状，特别是对耐氯喹虫株（尤其是恶性疟原虫）感染者，仍是重要的治疗药物。也常用于脑型疟的抢救，可用于治疗腓肠肌痉挛及先天性肌强直等疾病。此外，本品还可抑制中枢神经系统，有一定的解热镇痛作用；对神经末梢及骨骼肌纤维膜有稳定作用；可缓解肌强直；对子宫有增加节律性收缩的作用；对心脏有抑制作用。

【剂量与用法】口服。抗疟：每次 0.3～0.6g，每日 3 次，连用 14 日。肌注：每次 0.25～0.5g。静滴：每次 0.25～0.5g，每日 1～2 次。短期抑制性治疗，如预防输血疟疾感染，每日 0.3～0.6g，连服 7 日。腓肠肌痉挛，每晚睡前口服 0.2～0.3g，先天性肌强直，每次 0.3g，每日 3 次。

儿童口服的每日量：1 岁以下 100～200mg，1～3 岁 200～300mg，4～6 岁 300～500mg，7～11 岁 500～1000mg，每日分 2～3 次，疗程 10 日。

【不良反应】①毒性较大，成人口服致死量为 8g。每日用量超过 1g，或用药较久，可出现耳鸣、眼花、头痛、恶心、呕吐及视、听力减退等金鸡纳反应，停药后常可恢复；高敏性者，即使小量亦可出现上述症状，宜更加注意。②中毒时有发热、烦躁、谵妄等症状，严重者可致体温、血压下降，最后呼吸麻痹至死。③大剂量易致第 8 对脑神经及视神经损害，严重者可有耳聋、眩晕、复视、视野缩小并出现暗点。④少数特异质者，可发生急性溶血反应。

【注意事项】①有耳聋、前庭障碍、视神经炎者慎用。②静脉推注易致休克，不宜采用；静脉滴注（二盐酸奎宁）亦宜密切观察血压变化；肌注可引起组织坏死，必要时采用深部臀肌注射。③有致畸和兴奋子宫平滑肌作用，孕妇禁用，月经期慎用。④重症肌无力者禁用；心肌病变者尽量不用。

【药物相互作用】不宜与氨基糖苷类抗生素、呋塞米、依他尼酸并用，以免增强对第8对脑神经的损害。

【制剂规格】片剂：0.2g。注射剂：1mL：0.5g（肌注）；1mL：0.25g（静注）。

磷酸氯喹
Chloroquine Phosphate

【别名】氯喹啉。

【药理作用】本品及其他4-氨基喹啉类抗疟药（如哌喹、氨酚喹等）主要对疟原虫的红内期起作用，系干扰了疟原虫裂殖体 DNA 的复制与转录过程，或阻碍了内吞作用，从而使虫体由于缺乏氨基酸而死亡。能抑制磷酸渗入疟原虫 DNA 与 RNA 而影响疟原虫的繁殖。本品能有效地控制疟疾发作。对红外期无作用，不能阻止复发，但因作用较持久，故能使复发推迟（恶性疟因无红外期，故能被根治）。对原发性红外期无效，对配子体也无直接作用，故不能作病因预防，也不能阻断传播。

【体内过程】口服吸收迅速而完全，1~2 小时的血药浓度达峰值，生物利用度为89%，广泛分布于各组织，可透过胎盘屏障和血-脑屏障，半衰期为 2.5~10 日。本品在肝脏代谢，10%~15% 以原形药经肾排泄，87% 随粪便排出。本药也可由乳汁排出。

【适应证】主要用于治疗疟疾急性发作，控制疟疾症状；用于治疗肠外阿米巴病、华支睾吸虫病、肺吸虫病、结缔组织病等。此外，尚可用于治疗光敏性疾患，如日晒红斑症。

【剂量与用法】治疗疟疾，首次口服 1g，第 2~3 日各服 0.5g，疗程 3 日。如与伯氨喹合用，只需第 1 日服本品 1g。小儿首次 16mg/kg（高热期酌情减量，分次服），6~8 小时后及第 2~3 日各服 8mg/kg。小儿静滴时，临用前以 5% 葡萄糖注射液稀释，按每次 2~3mg/kg，第 1 日 1.5g，第 2~3 日为每日 0.5g，缓慢静滴。

抑制性预防疟疾，每周服 1 次，每次 0.5g 即可。小儿每周 8mg/kg。

抗阿米巴肝炎或肝脓肿，第 1~2 日每日 2 次，每次服 0.5g；以后每日 0.5g，连用 12~19 日。

治疗结缔组织病、盘形红斑狼疮及类风湿关节炎，开始剂量为每日 1~2 次，每次 0.25g。经 2~3 周后，如症状得到控制，可改为每日 2~3 次，每次不宜超过 0.25g，长期维持治疗。系统性红斑狼疮用皮质激素治疗后症状缓解，可加用氯喹以减少皮质激素用量。

【不良反应】①服药后可有食欲减退、恶心、呕吐、腹泻；还可出现皮肤瘙痒、紫癜、脱毛、毛发变白、湿疹和剥脱性皮炎、牛皮癣；头重、头痛、头昏、耳鸣、眩晕、倦怠、睡眠障碍、精神错乱、视野缩小、角膜及视网膜变性等反应。②有时可见白细胞减少，如降至 $4 \times 10^9/L$ 以下时应停药。

【注意事项】①本品可致胎儿耳聋、脑积水、四肢缺陷，故孕妇禁用。②少数患者可引起心律失常，严重者可致阿斯综合征。若不及时抢救，可能导致死亡。③长期使用时，可产生抗药性（多见于恶性疟）。如用量不足，恶性疟常在 2~4 周内复发，且易引起抗药性。④本品对角膜和视网膜有损害，故在长期服用本品治疗前，应先做眼部检查，排除原有病变。60 岁以上患者宜勤检查，以防视力损害。长期维持剂量，以每日 0.25g 以下为宜，疗程不超过 1 年。

【药物相互作用】①与伯氨喹合用时，部分患者可产生严重心血管系统不良反应，如改为序贯服用，则药效不减而不良反应降低。②与氯丙嗪等对肝有损伤的药物合用时，可加重肝脏负担；与保泰松合用时，易引起过敏性皮炎；与氯化铵合用时，可加速排泄而降低血中浓度。

【制剂规格】 片剂：0.075g；0.25g。注射剂：2mL：129mg。

双氢青蒿素
Dihydroartemisinin

【别名】 科泰新，Dihydroarteannuin。

【药理作用】 本品是青蒿素的衍生物，作用机制同青蒿素。对疟原虫无性体有强的杀灭作用，能迅速控制症状和杀灭疟原虫，对抗氯喹和抗哌喹的恶性疟具有同样的药效。本品毒性极低，在小鼠妊娠感应期给药，胚胎吸收较多，但未见致畸作用。

【体内过程】 本品口服吸收快，分布广，代谢和排泄迅速。人体口服本品 2mg/kg 后，1.33 小时血药浓度达峰值，峰值为 0.71μg/mL，血浆半衰期为 1.57 小时。

【适应证】 本品主要用于各类疟疾，尤其适用于抗氯喹、抗哌喹的恶性疟和凶险型脑型疟的救治。

【剂量与用法】 口服：成人每次 60mg，每日 1 次，首次剂量加倍。儿童剂量按年龄递减。连用 5～7 日。

【不良反应】 临床应用未见明显不良反应，少数病例可见轻度网织红细胞一过性降低。

【注意事项】 孕妇慎用。在热带地区，因高温、高湿，药品启封后宜保存于冰箱内冷藏。

【制剂规格】 片（胶囊）剂：20mg。栓剂：10mg；20mg；60mg。

乙胺嘧啶
Pyrimethamine

【别名】 息疟定，Daraprim。

【药理作用】 本品是二氢叶酸还原酶抑制剂，使二氢叶酸不能还原成四氢叶酸，最后使核酸合成减少，通过抑制细胞核的分裂而使疟原虫的繁殖受到抑制。

本品对某些恶性疟及间日疟的原发性红外期有抑制作用，是较好的预防药。由于排泄缓慢，作用较持久，服药 1 次，其预防作用可维持 1 周以上。但每 2 周给药 1 次的效果较差，且可产生耐药性。

本品对疟原虫配子体无明显作用，但含药血液进入蚊体后，可影响配子体在蚊体内的发育，故可阻断传播。对疟原虫红外期有作用，故常与伯氨喹合用以抗复发。

【体内过程】 本品口服后吸收缓慢，约在 4 小时内血药浓度达到峰值。主要分布于肺、肝、肾等组织，代谢产物由肾脏缓慢排出，半衰期为 90 小时。

【适应证】 本品主要用于预防疟疾，治疗弓形体病、卡氏肺囊虫肺炎。也可用于预防中枢神经系统疾病。

【剂量与用法】 口服：预防疟疾，应于进入疫区前 1～2 周开始服用，成人每次 25mg，每周 1 次，至离开疫区 6～8 周，小儿酌减。抗复发治疗，成人每日 25～50mg，连用 3 日，小儿酌减（多与伯氨喹合用）。最近发现，本品有抗药性虫株产生，合并应用其他抗疟药及磺胺类药物等，可提高抗疟效果。

【不良反应】 本品排泄极慢，服药后前 5 日尿中的排泄量仅占口服量的 12%。因此，如一次误服过量或连续长期服用，均能引起毒性反应，例如每日 25mg 用至 1 周以上时，即可出现叶酸缺乏现象，从而影响代谢较快的骨髓和消化道，出现骨髓抑制和消化道症状，导致巨幼红细胞性贫血和白细胞减少，及时停药后可自行恢复。给予甲酰四氢叶酸后可改善骨髓功能。

【注意事项】 ①孕妇禁用。意识障碍、G-6-P 缺乏者、巨幼细胞贫血者慎用。②长期使用本品时，应经常检查血象。③其味不苦而微香，小儿易服过量而引起中毒甚至死亡，故应放至小儿不能拿到的地方。④如服过量，即有中毒危险，常在 1~5 小时内出现恶心、呕吐、头痛、头晕等症状，重者昏迷抽搐。6 岁以下小儿有因顿服 50~100mg 而中毒致死者。急救法：洗胃、催吐、大量饮用 10% 糖水或萝卜汁，给予葡萄糖输液及利尿药，痉挛、抽搐者注射硫喷妥钠。⑤有高度蓄积性，肾功能不良者慎用。本品可通过乳汁排出，故哺乳期妇女亦应慎用。

【药物相互作用】①与周效磺胺或氨苯砜并用，可增强抗疟效果，延缓或阻止耐药性的产生。②不宜与其他二氢叶酸还原酶抑制剂合用，以免增强毒性。③与劳拉西泮合用，可致肝功损害。

【制剂规格】片（膜）剂：6.25mg。

磺胺多辛
Sulfadoxine

【别名】磺胺邻二甲氧嘧啶，周效磺胺。

【药理作用】本品为长效磺胺，排泄慢，是磺胺药在体内维持时间最长者。本品的抗菌作用稍弱于 SD，对金黄色葡萄球菌、链球菌、肺炎球菌、大肠杆菌、变形杆菌、绿脓杆菌、沙门菌等均有较好的抗菌效果。

【体内过程】本品自胃肠道迅速吸收，4 小时可达最高的血药浓度，血中半衰期为 4~8 天，其中 90%~95% 与血浆蛋白结合，少部分成为乙酰化物和葡萄糖醛酸苷。本品排泄非常缓慢，24 小时仅在尿中回收 8%，7 天回收 30%，排出物的 60% 以上为乙酰化物。

【适应证】本品适用于各种轻症感染及预防链球菌感染，尤其适用于对青霉素 G 及红霉素过敏者。对皮肤及软组织感染、呼吸道感染、尿路感染和急性菌痢等均有一定疗效。此外，本品也可用作疟疾、结核病及麻风病的防治。

【剂量与用法】口服：成人每次 0.5~1g，每 3~7 日服药 1 次；儿童，每次 15~20mg/kg。首次剂量加倍。

【不良反应】偶见恶心、头晕、头痛、药疹

等，个别可有白细胞减少等。

【注意事项】严重的肝肾疾患、早产儿、新生儿禁用。

【药物相互作用】可同服适量的碳酸氢钠，多饮水，预防肾毒性的发生。与异烟肼、链霉素合用有协同作用。

【制剂规格】片剂：0.5g。

磷酸咯萘啶
Malaridine Phosphate

【别名】疟乃停，Pyronaridine。

【药理作用】本品为我国创制的抗疟药，其作用优于咯啶，主要能杀灭裂殖体，抗疟疗效显著。对氯喹有抗药性的疟原虫亦有效。

【体内过程】口服和肌注达峰时间分别为 1.4 小时和 0.75 小时；口服生物利用度约为 40%。半衰期为 2~3 日。药物在肝中浓度最高，尿中排泄 1%~2%。

【适应证】适用于治疗各种疟疾，包括脑型疟和凶险疟疾的危重患者。

【剂量与用法】口服：每次 0.3g，第 1 日 2 次，第 2~3 日各服 1 次。小儿总剂量为 24mg/kg，分 3 次服药。静滴：每次 3~6mg/kg，加入 5% 葡萄糖注射液 200~500mL 中，于 2~3 小时滴毕，共给药 2 次，间隔 4~6 小时。臀部肌注：每次 2~3mg/kg，共给 2 次，间隔 4~6 小时。

【不良反应】口服后偶见轻微胃肠道反应，个别病例肌内注射局部有轻度压痛，但很快消失。

【注意事项】严禁静脉推注。心、肝、肾病患者慎用。

【药物相互作用】磺胺多辛，乙胺嘧啶或伯氨喹与本品合用可增强疗效，延缓抗药性的产生，防止复发。

【制剂规格】片剂：0.1g。注射剂：2mL：80mg。

磷酸哌喹

Piperaquine Phosphate

【别名】双喹哌，抗矽 - 14。

【药理作用】本品的抗疟作用与氯喹相似。

【体内过程】口服吸收后贮存于肝脏，以后缓慢释放入血液，主要自胆汁排出，有明显肠肝循环，故作用持久，半衰期约为 9 日。

【适应证】疟疾的治疗及抑制性预防，在耐氯喹地区，对恶性疟的疗效明显优于氯喹，有根治作用，但作用缓慢；亦可延缓矽肺病情的进展，可用于防治矽肺。

【剂量与用法】成人口服。疟疾：首剂 600mg，首剂后第 2 ~ 3 日分别服 600mg 及 300mg。

抑制性预防疟疾：每次 600mg，每月 1 次，睡前服，可连服 4 ~ 6 个月，但不宜超过 6 个月。

矽肺：预防，每次 500mg，每 10 ~ 15 日 1 次，每月量 1000 ~ 1500mg；治疗，每次 500 ~ 750mg，每周 1 次，每月量 2000mg。半年为 1 个疗程，间歇 1 个月后，进行第 2 疗程，总疗程 3 ~ 5 年。

【不良反应】少数人有头昏、嗜睡、乏力、胃部不适等不良反应，偶有脸面麻木感。

【注意事项】严重急性肝、肾、心脏病者不宜服用，孕妇慎用。

【制剂规格】片剂：0.2g；0.25g；0.5g。

青蒿琥酯

Artesunate

【药理作用】本品系青蒿素的衍生物，对疟原虫无性体有较强的杀灭作用，奏效快，能迅速控制疟疾发作，但对配子体无效。

【体内过程】本品静注后的血药浓度很快下降，半衰期约 30 分钟，体内分布广，肠、肝、肾浓度较高，少量经肾、肠道排泄。

【适应证】适用于脑型疟疾及各种危重疟疾的抢救。

【剂量与用法】注射剂：使用前用所附的 5% 碳酸氢钠注射液溶解后，加 5% 葡萄糖注射液或葡萄糖氯化钠注射液 5.4mL，使每毫升溶液含本品 10mg，缓慢静注。每次 60mg 或 1.2mg/kg，7 岁以下小儿 1.5mg/kg，首次注射后，4、24、48 小时各重复注射 1 次。片剂：口服，每次 100mg，每日 1 次，连服 5 日。

【不良反应】对中枢神经系统、心血管系统和呼吸系统未见不良影响，但使用过量（ > 3.75mg/kg）时，可出现外周网织红细胞一过性降低。

【注意事项】①本品对恶性疟疾配子体无效，故症状控制后，宜再用其他抗疟药根治。②动物毒性试验表明，本品有明显胚胎毒性，孕妇慎用。③极度严重者，首次剂量加倍。④静注速度以 3 ~ 4mL/min 为宜。⑤本品注射剂应在临用前溶解，出现浑浊时不宜使用。

【制剂规格】片剂：50mg。注射剂：60mg（附 5% 碳酸氢钠溶液）。

三、驱肠虫药

甲苯咪唑

Mebendazole

【别名】甲苯哒唑，安乐士，爱尔康驱虫片，Vermox。

【药理作用】本品为广谱抗肠虫药，可直接抑制线虫对葡萄糖的摄入，导致糖原耗竭，具有显著的杀灭幼虫、抑制虫卵发育作用，但对人体的血糖无影响。

【体内过程】口服吸收少，2 ~ 5 小时血药浓度达峰值。半衰期 2.5 ~ 5.5 小时，分布于血浆、肝、肺等部位，主要在肝脏代谢。口服 24 小时内以原形或 2 - 氨芬代谢物经消化道排泄。5% ~

10% 随尿排出。

【适应证】适用于蛲虫病、蛔虫病、钩虫病、鞭虫病、粪圆线虫病、包虫病、绦虫病、囊虫病等。

【剂量与用法】口服。成人治蛔虫、蛲虫病，每日 200mg 顿服。治钩虫、鞭虫病，每次 100mg，每日 2 次，连服 3～4 日。如未见效，可于 2 周后给予第 2 疗程。治绦虫病，每次 300mg，每日 2 次，连服 3 日。治包虫病，每日 50mg/kg，分 3 次服。治粪圆线虫病，每次 300mg，每日 2 次，连用 3 日。小儿 4 岁以上按成人量服，4 岁以下每次 100mg。

【不良反应】咪唑类驱虫药可能与脑炎综合征有关。偶见恶心、呕吐、上腹部疼痛、腹泻等症。

【注意事项】孕妇、对本品过敏者、2 岁以下儿童禁用。肝肾功能不全者慎用。除习惯性便秘外，不可服泻药。

【药物相互作用】①西咪替丁可减缓本药代谢，增加血药浓度。②卡马西平、磷苯妥英钠、苯妥英钠加速本药代谢，降低效力。

【制剂规格】片剂：50mg；100mg。

阿苯达唑

Albendazole

【别名】丙硫咪唑，肠虫清，Zentel。

【药理作用】本品为高效广谱驱虫药，系苯骈咪唑类药物中驱虫谱较广、杀虫作用最强的一种。对线虫、血吸虫、绦虫均有高度活性，而且对虫卵发育具有显著抑制作用。药物在体内迅速代谢为亚砜和砜，抑制寄生虫对葡萄糖的吸收，导致虫体糖原耗竭，同时抑制延胡索酸还原酶系统，阻止三磷酸腺苷的产生，致使寄生虫无法生存。

【体内过程】口服吸收缓慢，2.5～3 小时血药浓度达峰值。生物利用度低于 5%，在体内分布于肝、肾、肌肉，因可透过血-脑屏障，故脑组织内也有一定浓度。本品在肝内转化为丙硫苯咪唑-亚砜及丙硫苯咪唑-砜，前者为杀虫有效成分，原药及代谢产物 24 小时内随尿排出 87%，13% 经消化道排泄，半衰期为 8.5～10.5 小时。本品在体内无蓄积作用，不被血液透析清除。

【适应证】适用于驱除蛔虫、蛲虫、鞭虫，也可用于家畜的驱虫。临床观察 556 例表明，驱钩虫、蛔虫、蛲虫、鞭虫虫卵阴转率分别为 100%、96.4%、98.9%、70%。本品尚可用于治疗各种类型的囊虫病，如脑型、皮肤型，显效率为 80% 以上。用于治疗旋毛虫病，总有效率达 100%，疗效优于甲苯咪唑。

【剂量与用法】口服。成人驱钩虫、鞭虫，每次服 400mg，每日 2 次，连服 3 日。驱蛔虫、蛲虫，400mg 顿服。其他寄生虫如粪类圆线虫等，每日 400mg，顿服，连服 6 日。必要时，2 周后可重复给药 1 次。12 岁以下儿童，用量减半，服法同成人，或遵医嘱。治疗囊虫病，每日 15～20mg/kg，分 3 次服用。10 日为 1 个疗程。停药 15～20 日后可进行第 2 疗程。一般为 2～3 个疗程。必要时可重复治疗。

【不良反应】可出现轻度头痛、头昏、恶心、呕吐、腹泻、口干、乏力等症，但不需处理，可自行消失。

【注意事项】①2 岁以下儿童、急性病、蛋白尿、化脓性或弥漫性皮炎、癫痫等患者，以及孕妇、哺乳期妇女禁用。②有严重肝、肾、心脏功能不全及活动性溃疡病者慎用。③少数患者服药后，可在 3～10 日开始出现驱虫效果。④在治囊虫病过程中，部分患者出现不同程度的头晕、头痛、发热、荨麻疹等反应，反应程度与囊虫数量、寄生部位及机体反应有关。重度感染者必须住院治疗，进行脑脊液及眼底检查，并密切观察。必要时，可酌情给予地塞米松、20% 的甘露醇。

【药物相互作用】①与西咪替丁、地塞米松或吡喹酮合用，可增加本药不良反应发生率。②

本药可抑制氨茶碱代谢而致茶碱毒性反应。

【制剂规格】片（胶囊）剂：200mg。

氯硝柳胺
Niclosamide

【别名】灭绦灵，育末生，血防－67，Atenaso，Bayluscid。

【药理作用】本品能影响虫体代谢，低浓度时促进虫体对氧的摄取，高浓度时可抑制其呼吸，并阻断葡萄糖的摄取。无论在肠内或体外，虫体经本品作用后，对蛋白水解酶更加敏感，从而杀死绦虫的头节或近段。

【体内过程】口服不易吸收，在肠内可保持高浓度。

【适应证】主要用于驱除牛绦虫、猪绦虫和短膜壳绦虫，效力比槟榔、南瓜子显著。

本品也可杀死钉螺及血吸虫尾蚴、毛蚴，可用于预防血吸虫病。

【剂量与用法】口服。治疗牛绦虫、猪绦虫：成人每日2～3g，分2次服，宜嚼碎吞服，每次间隔1小时，2小时后服硫酸镁导泻，并可进食；小儿剂量减半。治疗短膜壳绦虫：首剂2g，第2日起，每日1次，每次1g，连服6～8日。必要时间隔1个月后复治。

【不良反应】偶有轻微头晕、乏力、胸闷、胃及腹部不适或腹痛、发热、瘙痒等症。

【注意事项】对本药过敏者及肝、肾功能不全者禁用。孕妇慎用。

【制剂规格】胶囊剂：0.5g。

磷酸哌嗪
Piperazine Phosphate

【别名】哌哔嗪，驱蛔灵，六一宝塔糖。

【药理作用】本品为驱蛔虫、蛲虫药物。能阻断虫体神经肌肉接头处的乙酰胆碱受体，因而使虫体肌肉发生弛缓性麻痹，失去吸附宿主肠壁的能力，随粪便排出体外。虫体在麻痹前不出现兴奋现象，故较为安全。

【体内过程】口服吸收迅速，1～2小时达血药浓度峰值，大部分咋肝脏代谢，其余经肾脏于24小时内排出。

【适应证】用于肠蛔虫病，蛔虫所致的不完全性肠梗阻和胆道蛔虫病绞痛的缓解期，也可用于蛲虫病。

【剂量与用法】口服。驱蛔虫：每次2.5～3.0g，睡前顿服，连服2日；小儿每日按体重0.08～0.13g/kg给药，最多不超过2.5g，连服2日。六一宝塔糖，小儿每岁服1粒，顿服。必要时，2周后重复服1粒。驱蛲虫：每次0.8～1g，每日2次，连服7～10日；儿童每日按体重0.05g/kg给药，分2次口服，一日量不超过2g，连服7～10日。

【不良反应】一般剂量时的不良反应较少，偶有恶心、呕吐、腹痛、腹泻、便秘、头痛、头晕、荨麻疹等症。每日超过6g，可出现眩晕、震颤、共济失调、眼调节障碍、遗忘症等症。

【注意事项】慢性肝肾疾患、神经系统疾病或有癫痫史者禁用。

【药物相互作用】①与左旋咪唑合用时，有协同作用。②与噻嘧啶类药物合用时，可产生拮抗作用。③与吩噻嗪类药物合用时，可增加各自毒性。⑤不宜与氯丙嗪合用，会引起抽搐。

【制剂规格】片剂：0.2g；0.5g。六一宝塔糖：0.2g。

双羟萘酸噻嘧啶
Pyrantel Pamoate

【别名】噻嘧啶，抗虫灵。

【药理作用】本品是去极化神经肌肉阻滞剂，具有明显的烟碱样活性，能使虫体产生痉挛性麻痹，从而致虫体安全排出体外，不致引起胆道梗阻或肠梗阻。对蛔虫、蛲虫或钩虫感染的疗效比驱蛔灵、扑蛲灵、苄酚宁等为优，对鞭虫也有一定疗效。

【体内过程】口服不易吸收，1~3 小时达血药浓度峰值。50%~75% 以上以原形药物经消化道排出，7% 随尿液排出。

【适应证】主要用于驱蛔虫、钩虫、蛲虫或混合感染。

【剂量与用法】口服，按体重给药。成人：驱蛔虫，每次 10mg/kg，睡前顿服，可服 1~2 日；驱钩虫，每次 5~10mg/kg，睡前顿服，连服 3 日；驱蛲虫，每日 5mg/kg，连服 1 周。并用软膏剂，每晚临睡前涂于肛周及肛门内 1.5g，连用 7 日。空腹服药，不必服泻药。儿童：每日 10mg/kg，睡前服。驱蛔虫，连服 2 日；去钩虫，连服 3 日；驱蛲虫，连服 1 周。也可 30mg/kg 睡前顿服。

【不良反应】有轻度恶心、眩晕、腹痛，偶有呕吐、腹泻、畏寒等症。

【注意事项】急性肝炎或肾炎、严重心脏病、发热患者暂缓给药。孕妇、冠心病及严重溃疡病史者慎用。

【药物相互作用】不宜与哌嗪类驱虫药合用，两者相互拮抗。

【制剂规格】片剂：300mg。软膏剂：3%。

盐酸左旋咪唑
Levamisole Hydrochloride

【别名】盐酸左旋四咪唑，驱钩蛔。

【药理作用】本品是四咪唑的左旋体，具有广谱驱肠虫作用。能选择性地抑制虫体肌肉中的琥珀酸脱氢酶，使延胡索酸不能还原为琥珀酸，从而影响虫体肌肉的无氧代谢，减少能量的产生，虫体肌肉发生麻痹，随粪便排出体外。其活性约为四咪唑（消旋体）的 1~2 倍，毒性及不良反应则较低。驱蛔作用较好，对钩、蛲虫也有明显作用。此外，对丝虫成虫及微丝蚴也有一定的抗

虫作用。本品还是一种免疫调节剂，可恢复细胞免疫功能较低下者。

【体内过程】口服吸收迅速，女性比男性吸收速率快 1 倍。口服 150mg，2 小时后血药浓度达峰值，半衰期为 4 小时。在肝内代谢，原形及代谢物经肾、消化道、呼吸道迅速排泄。

【适应证】主要用于驱蛔虫、钩虫、蛲虫、囊类圆线虫感染，也可用于肺癌、乳腺癌手术后、自身免疫性疾病、肝炎等的免疫治疗。

【剂量与用法】口服。驱蛔虫：成人每日 100~200mg，饭后 1 小时顿服。儿童按体重每日 2~3mg/kg 给药。驱钩虫：每日 100~200mg，饭后 1 小时顿服，连服 2~3 日。治丝虫病：每日 200~300mg，分 2~3 次，饭后服，连服 2~3 日。

【不良反应】可引起头晕、恶心、呕吐、腹痛等症，多数在数小时后自行恢复。偶见流感样症状，如头痛、肌肉酸痛、全身不适等。个别患者可有白细胞减少症、剥脱性皮炎及肝功能损伤。

【注意事项】①妊娠早期，肝功能异常及肾功能减退者慎用，肝炎活动期禁用。②注意咪唑类与脑炎综合征的关系。

【药物相互作用】①不宜与四氯乙烯合用，以免增加毒性。②可与噻嘧啶合用，治疗严重的钩虫感染。③与噻苯咪唑或扑蛲灵合用时，治疗肠线虫混合感染。④与枸橼酸乙胺嗪先后序贯应用于抗丝虫感染。

【制剂规格】片剂：25mg；50mg。糖浆剂：100mL：800mg；500mL：4000mg。颗粒剂：10mg；50mg。

四、抗丝虫病及黑热病药

喷他脒
Pentamidine

【别名】戊烷脒，戊双脒，Aeropent。

【药理作用】本品的作用机制尚不够清楚，

可能干扰核苷酸和核酸掺入 RNA 和 DNA，并抑制氧化磷酸化作用，从而影响 DNA、RNA、磷脂和蛋白质的生物合成，也可干扰叶酸盐的转换。

【体内过程】口服不易吸收。肌注后血药浓度于 0.5～1 小时达峰值，每日肌注 4mg/kg，10～12 日后，血药峰值达 0.3～0.5μg/mL。肾功能损伤时，血浓度可增高。本品在体内有一定贮存，但动物实验表明，本品主要以原形自尿中排出。

【适应证】本品治疗利什曼原虫病（黑热病）和卡氏肺孢子虫病均有较好疗效。但治疗黑热病的疗效不及葡萄糖酸锑钠，仅用于对锑剂有耐药性或不能用锑剂的病例。也可用于治疗早期非洲锥虫病，但对晚期伴中枢神经系统感染的锥虫病患者则疗效差。

【剂量与用法】成人肌注：临用时，新鲜配制成 10% 溶液，深部肌注，每次 3～5mg/kg，每日 1 次，10～15 次为 1 个疗程。静注：上述剂量与 5% 葡萄糖注射液混合后静滴，每日 1 次，15～20 次为 1 个疗程。必要时隔 1～2 周后复治。

【不良反应】① 肌内注射局部可发生硬结和疼痛，偶见形成脓肿。② 静脉注射易引起低血压及其他严重的即刻反应。③ 偶可引起肝肾功能损害（均为可逆性）、低血糖症或高血糖症，以及出现金属味、焦虑、头晕、头痛、神经质、嗜睡等症。

【注意事项】下列情况应慎用或禁用：① 妊娠和哺乳期妇女、血液病、心脏病、糖尿病或低血糖症、肝肾功能不全、低血压等患者。② 在用药期间宜做血糖、肝肾功能、血象、血清钙、血清钾、心电图、血压等监测。③ 本品与肾毒性药同用时，应密切监测肾功能。④ 同时做放射治疗时，可增强其对骨髓的抑制作用，药物宜减量。

【药物相互作用】① 与西道法韦合用时，可增加肾毒性。② 与替帕沙星合用时，可使心脏毒性增加。③ 与膦甲酸合用时，可致低钙血症。④ 与司帕沙星合用时，可使 QT 间期延长和（或）引起尖端扭转型室速。⑤ 与扎西他宾合用时，可增加胰腺炎发生风险。

【制剂规格】注射剂：0.2g；0.3g（临用时配成溶液）。

葡萄糖酸锑钠

Sodium Stibogluconate

【别名】斯锑黑克，斯锑康。

【药理作用】本品为五价锑化合物，在体内还原成三价锑而抑制利什曼原虫活动和繁殖。其作用机理不详。已知锑剂可通过与巯基结合而起作用。药物通过选择性细胞内胞饮摄入，进入巨噬细胞的吞噬体，其中的利什曼原虫即被消灭。

【体内过程】本品注射后，肝脾中含量最高，药物浓集于脾中，为杀灭利什曼原虫创造有利条件。本品主要由肾排泄，注射后 8 小时血内锑水平即降至高峰的 10%，注射后 24 小时内排泄 50%～80%，此后尿中仅有微量排泄，体内有锑微量蓄积。若肾功能受损时，可造成蓄积中毒。

【适应证】用于黑热病病因治疗，近期疗效达 95% 以上。我国大约有 5% 的患者对五价锑治疗无感应性。此部分患者曾接受锑剂治疗至少 20 天，每天至少 20mg/kg，但临床征象和寄生虫学检查均无改善，可能是因某些利什曼原虫对锑剂有抗药性所致。

【剂量与用法】肌内或静脉注射，成人每次 6～9mL（600～900mg），每日 1 次，连用 6～10 日；或总剂量（按五价锑量计）按体重 90～130mg/kg（以 50kg 为限）给药，分为 6～10 次，每日 1 次。对敏感性较差的虫株感染者，可重复 1～2 个疗程，间隔 10～14 日。对全身情况较差者，可一周注射 2 次，疗程 3 周或更长。对新近曾接受锑剂治疗者，可减少剂量。

儿童疗程总量按体重 150～200mg/kg 给药，等分 6 次，每日 1 次。

【不良反应】① 本品有时发生恶心、呕吐、腹痛、腹泻、头痛、昏睡、肌痛、脾区痛等不良反应。后期出现可逆性心电图改变，但可能为严重心律失常的前奏。②偶见白细胞减少、鼻衄，以及肝肾功能损害，罕见休克和突然死亡。

【注意事项】①心、肝脏病患者慎用，心功能衰竭、肝功能严重损害者禁用。②伴有肺炎、急性传染病、活动性结核病患者应先治疗这些伴发疾病，待全身情况改善后再用锑剂。③治疗过程中出现体温升高，白细胞突降，严重的鼻、齿龈出血，以及呼吸加速、剧烈咳嗽、浮肿、腹水等症，应暂停注射。④过期药物有变成三价锑的可能，不宜使用。

【制剂规格】注射剂：6mL（五价锑含量0.6g，相当于本品1.9g）。

枸橼酸乙胺嗪
Diethylcarbamazine Citrate

【别名】海群生，益群声，Hetrazan，Banocide。

【药理作用】本品用来治疗丝虫病，但对丝虫无直接杀灭作用，能使血中的微丝蚴移入肝脏中，被网状内皮系统所吞噬。对成虫疗效较差。

【体内过程】口服易吸收，单次服用200～400mg后，1～2小时达血药浓度峰值。其代谢快，半衰期为8小时，48小时内药物以原形及70%以上代谢产物随尿排出体外。反复给药无蓄积。

【适应证】用于马来丝虫病及斑氏丝虫病的治疗。此外，本品可用于嗜酸细胞增多症的治疗。

【剂量与用法】

预防用药：①在流行区域内，按体重每日5～6mg/kg给药，服用6～7日，或每周、每月服一日，至总量达到70～90mg/kg止。②可以掺拌于食盐中，配成浓度为0.1%～0.4%的药盐，间断食用数月，可以杀死血液中的微丝蚴，达到防治效果。

七日疗法：总量为4200mg，每日600mg，分2～3次口服，7日为1个疗程。间隔1～2个月后

行第二疗程，可应用2～3个疗程。用治马来丝虫病和斑氏丝虫病。

大剂量短程疗法：①治疗马来丝虫病：1000～1500mg，一次夜间顿服或一日分2次服。②治疗斑氏丝虫病：总量1000～1500mg，可在夜间顿服，也可间歇按此方法服用2～3个疗程，或总量为3g，于2～3日内分次服完。

小剂量长疗法：用于治疗盘尾丝虫病：①初始剂量每日不超过0.5mg/kg，第1日当日1次，第2日当日2次，第3日增加至每次1mg/kg，每日3次，总疗程14天。②第1日1次，0.5mg/kg；第2日2次，每次0.5mg/kg；第3日3次，每次2mg/kg，连服10日。用于治疗罗阿丝虫病：①每次2mg/kg，每日3次，连服2～3周，必要时可间隔3～4周重复治疗。②每次1mg/kg，每日3次，连服20日。

【不良反应】常见有恶心、呕吐、头痛、头昏、嗜睡，但一般较轻，不必停药。此外，由于治疗时有大量微丝蚴和成虫被杀死，所释放的异型蛋白可引起过敏反应，表现为高热、皮疹、畏寒、瘙痒、血管神经性水肿、关节酸痛等症，特别是马来丝虫病患者尤为严重，故治疗此类患者应先服抗组织胺类药，并减小剂量。

【注意事项】由于本品对蛔虫有刺激作用，故有严重蛔虫感染时应先驱蛔虫，再用本品。

【药物相互作用】与卡巴胂合用时，能增强对成虫的作用。

【制剂规格】片剂：50mg。

五、抗阿米巴病及滴虫病药

双碘喹啉
Diiodohydroxyquinoline

【别名】双碘羟喹啉，双碘方，Amoebacid。

【药理作用】本品为卤代8-羟喹啉衍生物，可直接杀灭阿米巴滋养体，还能抑制肠内共生菌

而间接抑制阿米巴的生长与繁殖。

【体内过程】口服大部分直接由粪便排出体外，仅小部分经肠黏膜吸收，在肠腔内可达较高浓度，且对感染部位有较强的抗阿米巴作用。在组织器官中分布较少。进入血液的药物大部分以原形随尿液排出体外，小部分分解释放出碘。

【适应证】适用于轻症慢性阿米巴痢疾或无症状的带包囊者，疗效优于喹碘方，其清除包囊作用可能是杀灭肠腔内滋养体之故。对急性重症阿米巴痢疾，单用效果不佳，宜与依米丁、灭滴灵并用。对肠外阿米巴无效。

本品尚有抗细菌和抗真菌作用。外用乳剂、洗剂或散剂，可治疗感染性创伤、烧伤、脓疱病、脂溢性皮炎，以及皮肤真菌感染等，尤适宜对其他抗菌药产生耐药者。

【剂量与用法】口服：成人每次 0.4 ~ 0.6g，每日 3 次。小儿每次按体重 5 ~ 10mg/kg 给药，每日 3 次，连服 14 ~ 21 日。重复疗程需间隔 2 ~ 3 周。

【不良反应】治疗量比较安全，不良反应轻微，偶有腹泻，常在治疗第 2 ~ 3 日发生，数日后即自动恢复，不需停药。偶可引起儿童视神经萎缩，致视力丧失。少数对碘过敏者，可出现发热、皮疹、痤疮及唾液腺肿胀。

【注意事项】对碘过敏者禁用。偶可引起甲状腺肿大，能干扰甲状腺功能试验达数月之久。甲状腺肿者慎用。有严重肝、肾病者慎用。

【制剂规格】片剂：0.2g。

盐酸依米丁

Emetine Hydrochloride

【别名】盐酸吐根碱，吐根酚碱甲醚，Cephaeline Methylether。

【药理作用】本品是从茜草科植物吐根根内提取的一种生物碱，现多为人工合成。对阿米巴滋养体能干扰其分裂与繁殖，故有直接杀灭作用。

【体内过程】注射后，药液主要分布在肝、肺、肾等器官中，以肝中浓度最高，在肠壁组织里分布较少。

【适应证】用于急性阿米巴痢疾急需控制症状者。对阿米巴肝脓肿疗效最好。本品在肠壁组织里分布较少，不能肃清肠腔里的阿米巴滋养体，慢性阿米巴痢疾及无症状的带虫者不宜。对包囊无效，根治效果差，需加用抗肠内阿米巴药。对华支睾吸虫病及肺吸虫病也有一定疗效。

本品亦可用于霉菌病，多发性硬化症；尚有一定的抗恶性肿瘤作用。也用于蝎子螫伤止痛。

【剂量与用法】治疗急性阿米巴痢疾及肠外阿米巴感染：深部皮下或肌内注射，每次 0.03g，每日 2 次，连用 6 日，每日量不超过 60mg；儿童按体重 1mg/（kg·d），分 2 次用药，连用 6 日。阿米巴肝脓肿可连用 10 日，如未愈，30 日后再做第二疗程。

治疗肺吸虫病：深部皮下注射，第一日 0.03g，第 2 ~ 6 日每日 0.06g，第 7 ~ 15 日每日 0.03g，此为 1 个疗程，可进行 2 ~ 3 疗程，疗程间隔 4 ~ 6 周，常与氯喹并用。

霉菌病：肌内注射，每日 40 ~ 60mg，连用 7 ~ 10 日。

多发性硬化症：肌内注射，前 2 日每日 30mg，以后隔日 50mg，8 日共注射 210mg。

止蝎子螫伤痛：以本品 3% ~ 6% 注射液少许注入螫孔内即可。

【不良反应】用药后期多出现不良反应，常见有恶心、呕吐、腹痛、腹泻、肌无力等症，偶见周围神经炎、心肌损害。如有心电图改变时，应立即停药。

【注意事项】①本品为剧毒药，治疗必须在严格的医护管理下进行，门诊患者不得应用。②本品肾排泄缓慢，易蓄积中毒，不宜长期连续使用，重复疗程至少需间隔 1 月，用药后期多出现不良反应，注射前静注 10% 葡萄糖酸钙注射液 10mL 可减轻不良反应。③用药前后及用药期间应卧床休息，如有下列毒性反应时，应立即停药：严重恶心、呕吐、腹泻；静息时，脉搏超过110次/分；显著血压下降或心前区疼痛；出现中毒性肌炎症状，如肌无力、肌痛、肌僵硬或震颤等；有心肌损害、传导障碍或异位节律的心电图变化。④妊娠、心脏病、肾病、血压过低、高度贫血、肝功能减退、即将手术者、老弱与幼婴禁用。⑤使用本品期间，禁酒及刺激性食品。⑥严禁静脉给药，也不能口服，肌注时可引起肌肉疼痛和坏死，一般采用深部皮下注射，注射部位可出现蜂窝织炎。

【药物相互作用】与其他易引起心律失常药物合用，可增加本药的心脏毒性反应。

【制剂规格】注射剂：1mL：0.03g；1mL：0.06g。

第三章　解热镇痛抗炎药

一、解热镇痛及非甾体抗炎药

本类药物具有抗炎、抗风湿、解热及镇痛作用，但其化学结构与肾上腺皮质激素类不同，故亦称非甾体抗炎药（NSAIDs）。这类药物的化学结构差别很大，但它们不仅具有相似的解热、镇痛、抗炎作用，而且具有相同的作用机制——抑制合成前列腺素所需要的环氧化酶（COX）。研究表明，COX 具有两种同功异构酶，即COX－1 和 COX－2。

COX－1 存在于胃、肾和血小板中，具有：①维持胃血流量及胃黏膜正常分泌，保护胃黏膜不受损害。②维持肾血流量，水电解质平衡及血管的稳定。③由于 COX－1 可催化产生血栓素 A2（TXA2），从而使血小板凝集，促进血凝而止血。当 COX－1 被本类药物抑制时，就会出现胃、肾和血小板功能障碍而导致胃溃疡、穿孔、出血及肾功能损害等。

COX－2 存在于炎症组织中。理想的解热镇痛抗炎药应选择性地抑制 COX－2，而对 COX－1 的抑制作用极弱，从而达到安全有效的治疗作用。因此，20 世纪 90 年代研制上市了一批 COX－2 抑制剂如罗非昔布、塞来昔布等。但在进一步的研究中发现，COX－2 抑制剂出现明显高于对照组的心肌梗死、脑出血和猝死等严重事件。故使用解热镇痛抗炎药须权衡利弊，如 COX－2 抑制剂不宜用于心肌梗死、脑出血者，但适用于胃肠道疾病患者。此外，应选用最低有效剂量、短期疗程和避免解热镇痛抗炎类药物之间的联合用药。

阿司匹林

Aspirin

【别名】乙酰水杨酸，拜阿司匹林，力爽，施泰乐，博尔心。

【药理作用】解热、镇痛作用温和，抗炎抗风湿作用较强，并有促进尿酸排泄作用。此外，尚有抗血小板聚集作用。

【体内过程】口服后吸收迅速，在酸性环境中促进吸收，服后 2~3 小时血浆浓度达高峰，血浆蛋白结合率 50%~90%，游离型能迅速分布全身组织。在肝内代谢，90% 以结合型、10% 以游离型由肾脏排泄。当使尿液碱化后，游离型药物排泄可增加 3~5 倍。

【适应证】①用于发热、头痛、神经痛、肌肉痛、痛经、风湿热、急性风湿及类风湿关节炎等，为风湿热、风湿及类风湿关节炎首选药，可迅速缓解急性风湿性关节炎的症状。对急性风湿热伴有心肌炎者，可合用皮质激素。②用于痛风。③预防心肌梗死、动脉血栓、动脉粥样硬化等。④用于治疗胆道蛔虫病（有效率 90% 以上）。⑤粉末外用可治足癣。

【剂量与用法】口服。

解热镇痛：每次 0.3~0.6g，每日 3 次，或需要时每 4 小时 1 次，每日最大剂量为 2g。儿童每次按体重 5~10mg/kg 给药，每日 4~6 次。

抗风湿：每次 0.5~1g，每日 3~4 次。服时宜嚼碎，并可与碳酸钙或氢氧化铝或胃舒平合用，以减少对胃刺激，3个月左右为1个疗程。小儿每日按体重0.1g/kg，分3次服，前3日先服半量以减少反应。

预防心肌梗死、动脉血栓、动脉粥样硬化：每日1次，50～300mg，预防暂时性脑缺血，每次0.65g，每日2次。

治疗胆道蛔虫病：每次1g，每日2～3次，连用2～3日。当阵发性绞痛停止24小时后即停药，然后再行常规驱虫。

治疗X线照射或放疗引起的腹泻：每次0.6～0.9g，每日4次。

治疗足癣：先用温开水或1∶5000的高锰酸钾溶液洗涤患处，然后用本品粉末撒布患处，一般2～4次可愈。

【不良反应】①年老体弱或体温在40℃以上者，解热时宜用小量，以免因大量出汗而引起虚脱。解热时应多喝水，以利排汗和降温，否则因出汗过多而造成水与电解质平衡失调或虚脱。②有时可见恶心、呕吐等。口服较大量（每日3g以上）可刺激胃，破坏胃黏膜屏障而引起胃出血、胃溃疡，并使凝血酶原减少而致全身出血倾向，如同服维生素K（每日2～4mg）则可防止。③特异体质者可引起皮疹、血管神经性水肿、哮喘等过敏反应，其中哮喘最多见（约占2/3），故哮喘者慎用。

【注意事项】①胃及十二指肠溃疡病患者应慎用或不用，如需用，应与抗酸药（如胃舒平或三硅酸镁）同服或应用肠溶片。②饮酒前后不可服本品，因可损伤胃黏膜屏障而致出血。③长期大量服用或误服大量，可引起急性中毒，其症状为头痛、眩晕、耳鸣、视力减退、呕吐、大量发汗、谵妄，甚至高热、脱水、虚脱、昏迷而危及生命。解救措施：洗胃、导泻，口服大量碳酸氢钠及静滴5%葡萄糖和0.9%氯化钠注射液（1∶1或2∶1，总量1000～1500mL）。如无明显过度换气（即大呼吸），可输入小量碳酸氢钠（200mg/kg），但应防止过量而引起碱中毒。高热时用冷水或酒精擦身，注射维生素K以防出血。④可引起胎儿异常，妊娠期妇女禁用。⑤血友病或血小板减少症，溃疡病活动期患者禁用。

【药物相互作用】①与其他水杨酸类药物、双香豆素类抗凝血药、磺胺类降血糖药、巴比妥类、苯妥英钠、甲氨蝶呤等合用时，可增强它们的作用。这可能因本品在体内大部分水解为水杨酸盐，而后者可竞争性地与血浆蛋白结合，使这些药物从血浆蛋白结合部位游离出来，从而增强了它们的作用或毒性。②因糖皮质激素有刺激胃酸分泌、降低胃及十二指肠黏膜对胃酸的抵抗力，故与本品合用时，可使胃肠出血加剧。③本品与氨茶碱或其他碱性药（如碳酸氢钠）合用，可促进本品的排泄而降低疗效。④本品使布洛芬等非甾体抗炎药的血浓度明显降低，二者不应合用。

【制剂规格】片剂：0.05g；0.1g；0.3g；0.5g。胶囊剂：0.3g；0.5g。肠溶片：0.5g。栓剂：0.1mg；0.45g；0.5g。散剂：0.1g；0.5g。

赖氨酸阿司匹林

Lysine Aspirin

【别名】艾比西，来比林，赖氨匹林，麦乐新，舒信，威诺匹林，乙酰水杨酸赖氨酸，Lysine，Acetylsalicylate。

【药理作用】本品为阿司匹林和赖氨酸复盐，能抑制环氧化酶，减少前列腺素的合成，具有解热、镇痛、抗炎作用，其作用强度为阿司匹林的4～5倍。

【体内过程】静脉注射本品后，起效快，血药浓度高，约为口服的1.8倍，并立即代谢为水杨酸，其浓度迅速上升。肌内注射本品后，有效血药浓度可维持36～120分钟。

【适应证】用于发热及轻、中度的疼痛。

【剂量与用法】肌内注射或静脉注射：以2mL注射用水或0.9%氯化钠注射液溶解后注射。成人，每次0.9～1.8g，每日2次。儿童，每日按体重10~25mg/kg，分2次给药。口服：解热镇痛，每次0.45~0.9g，每日2~3次。抗风湿，每次0.9~1.8g，每日3~4次。儿童，每次按体重14mg/kg给药，1~4岁每次半包，5~10岁每次1包，每日2~3次。

【不良反应】①本品不良反应与血药浓度有关，血药浓度愈高，不良反应愈明显。个别患者可见血管性疼痛、颜面潮红、头痛、头晕，严重者可发生精神紊乱，肾功能可逆性损害，停药后可恢复；有引起肾乳头坏死的报道。较常见恶心、呕吐、上腹部不适、腹泻、腹痛等，停药后多可消失。长期或大剂量服用：可见胃肠道出血或溃疡、肝功能可逆性损害（肝细胞坏死、氨基转移酶升高），停药后可恢复；长期使用可抑制血小板聚集，发生出血倾向；可见视力减退、可逆性耳鸣、听力下降。少数患者用药后出现皮疹、荨麻疹、哮喘、血管神经性水肿或黏膜充血等过敏反应。其中哮喘较多见，而且多发于30岁以上的中年人，于服药数分钟后产生呼吸困难、喘息，称"阿司匹林哮喘"，严重者可危及生命，可见呼吸加快、酸碱平衡失调。12岁以下儿童可发生瑞氏综合征，表现为类急性感染症状（短期发热等）、惊厥、频繁呕吐、颅内压增高与昏迷等。②本品剂量过大（每日相当于阿司匹林5g以上）时，可致水杨酸反应，应立即停药，给予含碳酸氢钠的葡萄糖注射液静脉滴注，以加速水杨酸盐从尿中排泄。严重过量者，可考虑血液透析或腹腔透析，如有出血则立即给予输血或补充维生素K。

【注意事项】①活动性消化性溃疡或其他原因引起的消化道出血，血友病或血小板减少症，有阿司匹林或其他非甾体抗炎药过敏史者，尤其是出现哮喘、神经血管性水肿或休克者禁用本品。妊娠、哺乳期妇女及3个月以下婴儿禁用本品。②葡萄糖-6-磷酸脱氢酶缺乏者（本品偶可引起溶血性贫血），痛风，肝肾功能不全和肝硬化患者、心功能不全或高血压患者慎用本品。严重

肝功能损害、低凝血酶原血症、维生素K缺乏、血小板减少等均需避免应用本品，手术前一周也应停用。

【药物相互作用】①本品不宜与其他非甾体抗炎药合用。老年患者由于肾功能下降，使用本品易出现毒性反应，故应减少剂量。②本品与任何可引起低凝血酶原血症、血小板减少、血小板聚集功能降低或消化道溃疡出血的药物同用时，可加重凝血障碍，引起出血的危险。③本品不宜与抗凝药（双香豆素、肝素等）、溶栓药（链激酶、尿激酶）、尿碱化药（碳酸氢钠等）、抗酸药（长期大量应用）、糖皮质激素、胰岛素或口服降糖药、甲氨蝶呤、丙磺舒或磺吡酮等药联合使用。

【制剂规格】肠溶片：0.2g。肠溶胶囊剂：0.1g。散剂：2g：0.45g。颗粒剂：1g：0.45g。注射剂：0.25g（相当于阿司匹林0.14g）；0.5g（相当于阿司匹林0.28g）；0.9g（相当于阿司匹林0.5g）。

布洛芬
Ibuprofen

【别名】异丁苯丙酸，异丁洛芬，拔怒风，芬尼康，芬必得，Brafen，Apsifen，Ebufac。

【药理作用】本品为非甾体类抗炎药，具有镇痛、抗炎、解热作用。本品通过抑制细胞膜的环氧酶，抑制花生四烯酸代谢为炎性介质前列腺素，从而减轻组织充血、肿胀，降低周围神经的痛觉敏感性。还可作用于下丘脑体温调节中枢而产生解热作用。本品抗炎、镇痛、解热作用比乙酰水杨酸、保泰松或对乙酰氨基酚强。临床用于风湿关节炎，其消炎、镇痛、解热作用，与乙酰水杨酸、保泰松相似，比对乙酰氨基酚好。在患者不能耐受乙酰水杨酸、保泰松等时，可使用本品。对血象及肾功能无明显影响。

【适应证】本品适用于感冒发热等疾病的退

热，亦可用于类风湿关节炎、头痛、牙痛、神经痛、肌肉痛、月经痛及术后或外伤的中等疼痛的镇痛。

【剂量与用法】抗风湿、类风湿：每次 0.4 ~ 0.8g，每日 3 ~ 4 次，最大用药量不超过 2.4g。用于轻、中度疼痛病：每次 0.2 ~ 0.4g，每 4 ~ 6 小时 1 次，一日最大量不超过 2.4g。用于发热：每次 0.2g，每日 3 ~ 4 次。抗炎：每次 0.3 ~ 0.6g，早晚各 1 次。12 岁以上儿童用法同成人。1 ~ 12 岁儿童用法如下：用于发热，按体重 20mg/kg·d，分 3 次服用；用于疼痛，按体重 30mg/kg·d，分 3 次服用。局部应用软膏：取适量轻揉患处，每日 3 ~ 4 次。

【不良反应】①偶见轻度消化不良、皮疹、胃肠道溃疡及出血、转氨酶升高。②罕见皮疹、过敏性肾炎、膀胱炎、肾病综合征、肾乳头坏死或肾衰竭、支气管痉挛。

【注意事项】不宜长期或大量使用，用于止痛不得超过 5 天，用于解热不得超过 3 天。

【制剂规格】片（胶囊、缓释胶囊）剂：0.2g；0.1g。软膏剂：5%（局部外用）。混悬液：5mL：0.1g；25mL：0.5g；30mL：0.6g；60mL：1.2g；100mL：2g。栓剂：0.05g；0.1g。

洛芬待因（布洛芬可待因）

Ibuprofen and Codeine

【别名】可普芬，思为普。

【药理作用】本品为布洛芬、磷酸可待因组成的复方制剂。其中布洛芬为非甾体类抗炎药，具抗炎、解热镇痛作用，可待因发挥镇痛作用，并可镇咳。两者合用，镇痛作用加强。

【体内过程】普通片剂：布洛芬口服易吸收，服药后 1.2 ~ 2.1 小时的血药浓度达峰值。服药 5 小时后，药物关节液浓度与血药浓度相等，以后 12 小时内关节液浓度高于血浆浓度。本品血浆蛋白结合率为 99%。单次给药后半衰期通常为 1.82

小时。药物在肝脏代谢，60% ~ 90% 经肾由尿排出，部分随粪便排出，24 小时内全部排出，约 1% 为原形药。磷酸可待因口服后较易被胃肠吸收，镇痛起效时间为 30 ~ 45 分钟，在 60 ~ 120 分钟时作用最强，镇痛作用持续时间为 4 小时。主要分布于肺、肝、肾和胰，易透过血脑脊液屏障及胎盘。血浆蛋白结合率通常约为 25%，半衰期为 2.5 ~ 4 小时，经肾排泄（主要为葡萄糖醛酸结合物）。

布洛芬缓释剂口服 600mg，血药峰浓度为 16.73mg/L，达峰时间为 3 小时，半衰期为 5.3 小时。磷酸可待因口服 60mg，血药峰浓度为 170.3ng/mL，达峰时间为 0.6 小时，半衰期为 4.5 小时。缓释制剂服用后的镇痛起效时间为 30 分钟，作用持续时间约为 12 小时，最佳镇痛时间在 4 ~ 7 小时。

【适应证】用于多种原因引起的中等强度疼痛的止痛，如手术后疼痛、关节痛、神经痛、肌肉痛、偏头痛、癌症疼痛、头痛、痛经、牙痛等。

【剂量与用法】口服。普通片剂：首剂为 2 片。如需再服，每 4 ~ 6 小时服 1 ~ 2 片。每日最大剂量为 6 片，连续服用不超过 7 日。缓释片：整片吞服，每次 2 ~ 4 片，每 12 小时 1 次。老年人（尤其 70 岁以上）使用缓释片时，开始可使用 50% 常规剂量，如无效且耐受良好时，再逐渐增加至有效剂量，但应密切监护。

【不良反应】可见胃肠道不适。偶见头晕、恶心、呕吐、便秘、乏力、多汗、皮肤瘙痒、皮疹、幻想、呼吸微弱、心率异常等不良反应，多于停药后自行消失。长期使用时，可产生药物依赖性。

【注意事项】对本品过敏者，对阿司匹林或其他非甾体类抗炎药有严重过敏反应者，支气管哮喘、消化道溃疡患者，孕妇及哺乳期妇女等均应禁用。老年患者及心功能不全、高血压、有消化道疾病史者慎用。12 岁以下儿童不宜服用。

【药物相互作用】①与维拉帕米、硝苯地平

合用时，本品血药浓度增高。②与丙磺舒合用时，宜减少本品剂量。③可增强抗糖尿病药（包括口服降糖药）的作用。④不应与大剂量甲氨蝶呤合用。⑤与呋塞米合用时，呋塞米的排钠和降压作用减弱。⑥与抗高血压药合用时，可影响后者的降压效果。⑦与阿司匹林或其他水杨酸类药物合用时，药效不增强，但胃肠道不良反应及出血倾向发生率增高。⑧与肝素、双香豆素等抗凝药或血小板聚集抑制药合用时，出血的危险性增加。⑨与其他非甾体类消炎药合用时，胃肠道不良反应增加，并有致溃疡的危险。长期与对乙酰氨基酚合用时，可增加肾脏不良反应。⑩与抗胆碱药合用时，可加重便秘或尿潴留。⑪与美沙酮或其他吗啡类药合用时，可加重中枢性呼吸抑制。⑫与肌肉松弛药合用时，可加重呼吸抑制。⑬用药期间饮酒时，可增加胃肠道不良反应，并有致溃疡的危险。

【制剂规格】片剂：每片含布洛芬 0.2g，磷酸可待因 12.5mg。缓释片剂：每片含布洛芬 0.2g，磷酸可待因 13mg。

索米痛
Somedon

【别名】去痛片，Somiton。

【药理作用】本品具有解热、镇痛及抗风湿作用。

【适应证】适用于发热、头痛、神经痛、牙痛、月经痛、肌肉痛，以及风湿、类风湿关节炎等。

【剂量与用法】口服：每次 1～2 片，每日 3 次。

【不良反应】本品含氨基比林，可引起粒细胞缺乏症、再生障碍性贫血、呕吐及口腔炎。

【制剂规格】片剂：每片含氨基比林 0.15g，非那西丁 0.15g，咖啡因 0.05g，苯巴比妥 0.015g。

吲哚美辛
Indomethacin

【别名】消炎痛，抗炎吲哚酸，Amuno，Indometacin。

【药理作用】本品通过抑制体内前列腺素合成而产生解热、镇痛及消炎作用。

【体内过程】本品作用强，口服吸收迅速、良好，在血浆中与蛋白结合率约90%，在肝内部分代谢，排泄快。半衰期为7～12小时。

【适应证】适用于急、慢性风湿性关节炎、痛风性关节炎及癌性疼痛，也可用于滑囊炎、腱鞘炎及关节囊炎等。抗血小板聚集，可防止血栓形成，但疗效不如乙酰水杨酸，治疗 Behcet 综合征效果尤其显著。用于胆绞痛、输尿管结石引起的绞痛，对偏头痛月经痛也有一定疗效。

【剂量与用法】口服。成人每次 25～50mg，每日 2～3 次，饭时或饭后立即服（可减少胃肠道不良反应）。治疗风湿性关节炎时，如未见不良反应，可逐渐增至每日 125～150mg。现亦采用胶囊或栓剂，可降低胃肠道不良反应发生率。其中，栓剂有维持药效时间较长的特点，一般每日1次，连用 10 日为 1 个疗程。儿童每日按体重 1.5～2.5mg/kg 给药，每日 3～4 次，起效后减至最低量。

【不良反应】①常见不良反应为恶心、呕吐、腹痛、腹泻、溃疡，有时可引起胃出血及穿孔。饭后服用本品胶囊剂，可减少胃肠道反应。②中枢神经系统症状（头痛、眩晕等）的发生率为20%～50%。若头痛持续不退时，应停药。③可引起肝功能损害（黄疸、转氨酶升高）。④抑制造血系统（粒细胞减少等，偶有再生障碍性贫血）。⑤过敏反应，常见的有皮疹、哮喘。与乙酰水杨酸有交叉过敏性，对后者过敏者不宜用本品。

【注意事项】①溃疡病、震颤麻痹、精神病、癫痫、支气管哮喘患者，肾功能不全者，以及孕妇禁用；②儿童对本品较敏感，有因激发潜在性感染而死亡者，故禁用。

【药物相互作用】有报道，与氨苯喋啶合用时，可引起肾功能损害。

【制剂规格】片（胶囊）剂：25mg。栓剂（缓释、控释剂型）：100mg。

对乙酰氨基酚
Paracetamol

【别名】扑热息痛，退热净，醋氨酚，对醋氨酚，Acetaminophen，Apamid，APAP。

【药理作用】本品为非那西丁在体内的代谢产物。对胃肠道刺激性小，血中较快达到有效浓度，解热镇痛作用缓和持久，为较安全有效的解热镇痛药。其解热作用与阿司匹林相似，但镇痛作用较弱。本品几无抗炎抗风湿作用。

【适应证】临床用于感冒发热，以及各种神经痛、头痛、偏头痛等。对阿司匹林过敏或不能耐受的患者尤为适用。

【剂量与用法】口服：成人及12岁以上儿童，每次0.3~0.6g，每日4~6次。4~6岁儿童，每次0.15g；7~12岁儿童，每次0.3g。持续发热或疼痛，间隔4~6小时者，可重复用药一次，24小时内不得超过4次。栓剂直肠给药：每次0.3g，每日1次，小儿取侧卧位，将药塞入肛门中，每次按10~15mg/kg；用于解热时，连续使用不得超过3天。用于止痛时，不得超过5天。

【不良反应】不良反应较少，偶见皮疹、恶心、呕吐、厌食等。偶致变性血红蛋白症而出现紫绀。

【注意事项】急性中毒时可引起肝、肾损害，尤其大剂量时，肾脏受损更为严重，故肝、肾功能不全者慎用。3岁以下儿童因肝、肾功能发育尚未成熟，解毒及排泄功能较差，本品虽非禁忌，但应避免使用。

【制剂规格】片（胶囊）剂：0.3g；0.5g。滴剂：10mL：1g。咀嚼片剂（商品名爱森）：80mg。颗粒剂（商品名普乐）：0.1g；0.25g；0.5g。复方对乙酰氨基酚片：由本品、阿司匹林、咖啡因、枸橼酸等组成。栓剂：0.3g。

安痛定
Antondine

【别名】复方氨基比林，氨非苯片。

【药理作用】复方解热镇痛药。

【适应证】适用于发热头痛、关节痛、神经痛、活动性风湿症、牙痛及痛经等。

【剂量与用法】口服，每次1~2片，每日2~4片。

【不良反应】本品对极少数过敏者可引起严重的白细胞减少症。

【注意事项】对本品过敏或对本品有过敏史者应避免使用。

【制剂规格】片剂：每片含氨基比林0.02g，非那西丁0.2g，苯巴比妥5mg。

复方氯唑沙宗
Compound Chlorzoxazone

【别名】鲁南贝特，迈立欣。

【药理作用】本品为氯唑沙宗与对乙酰氨基酚的复方制剂。氯唑沙宗为一中枢性肌肉松弛剂，作用于中枢神经系统的多突触通道而产生肌松效果，肌松作用与美索巴莫及强筋松相似，但无镇静催眠作用。

【适应证】适用于各种急、慢性软组织损伤、挫伤、运动后肌肉酸痛、肌肉劳损所引起的疼痛及由中枢神经病变引起的肌肉痉挛，以及慢性筋膜炎等。

【剂量与用法】成人口服，每次2片，每日3~4次，疗程10日。症状严重者，可酌情增量。

【不良反应】本品不良反应以消化道症状为主，其次是头晕、头昏、嗜睡等，一般较轻微。

【注意事项】肝肾功能损害者慎用。

【药物相互作用】与吩噻嗪类、巴比妥类等中枢神经抑制剂及单胺氧化酶抑制剂合用时，须减少本品用量。

【制剂规格】片剂：每片含氯唑沙宗 0.125g，对乙酰氨基酚 0.15g。

醋氯芬酸
Aceclofenac

【别名】爱芬，贝速清，美诺芬，俊能，分可靖，风宁，莱亿芬，舒力，维朴芬。

【药理作用】本品为口服有效的非甾体类，苯乙酸类抗炎、解热镇痛药物。本品对急性炎症的抗炎作用及镇痛作用的强度与高效非甾体类抗炎药（NSAIDs）吲哚甲新和双氯芬酸相似，而比萘普生、保泰松作用强。本品的高效解热作用，提示它除了抑制体内前列腺素的合成或释放外，还可能由于抑制下丘脑的作用。

【体内过程】口服本品可迅速完全吸收，其生物利用度几乎达100%，血药浓度达峰为 1.25～3 小时。与食物同服时，其达峰时间延长，但吸收不受影响。本品蛋白结合率99.7%，可透进滑膜液，其浓度达血浆药物浓度的60%，分布容积近30L。近 2/3 药物主要以羟基化代谢物通过尿排泄，原形药物仅占药物剂量的1%，半衰期为 3.6～6.2 小时。

【适应证】用于治疗骨关节炎、类风湿关节炎和强直性脊椎炎等引起的疼痛和炎症，能促进关节软骨再生修复。还可用于治疗慢性多发性关节炎，手术后疼痛，外伤后疼痛，颈肩痛、腰腿痛，头痛、偏头痛、扭伤、劳损、肌肉痛、牙痛、痛经等。

【剂量与用法】口服，可与食物同服。成年人每日推荐最大剂量为200mg，分2次服用，早晚各 1 次，每次 100mg。

【不良反应】①常见消化不良、腹痛、恶心和腹泻，以及肝胆中的苷酶升高。②偶见头晕、胀气、胃炎、便秘、呕吐、溃疡性口腔黏膜炎等，皮肤瘙痒、皮疹和皮炎，尿素氮和肌酐升高。③罕见头痛、疲倦、面部浮肿、过敏反应、体重增加；粒细胞、血小板、中性粒细胞减少或贫血、水肿、心悸、腓肠肌痉挛、潮红、紫癜、感觉障碍、震颤；胃肠出血和溃疡、出血性腹泻、肝炎、胰腺炎、柏油状大便、口腔黏膜炎症、间质性肾炎、湿疹、碱性磷酸酶升高、高钾血症、抑郁、多梦、嗜睡、失眠，异常视觉，味觉倒错、脉管炎。

【注意事项】①对本药及其他 NSAIDs 过敏者，患有或怀疑胃、十二指肠溃疡患者，胃肠道出血或其他出血或凝血障碍患者，严重心力衰竭患者。严重肝、肾功能不全患者，妊娠晚期妇女，服用作用或机制类似的药物（如阿司匹林或其他 NSAIDs）引起哮喘、支气管痉挛、急性鼻炎或荨麻疹者，或已知对该类药物过敏者均慎用。②长期使用本品应监测肝功。

【药物相互作用】①非甾体抗炎药可致甲氨蝶呤清除率降低，故使用高剂量甲氨蝶呤，应合用本品；某些非甾体抗炎药可使血中锂浓度升高，应避免与锂盐合用。本品可增加抗凝药活性、抑制血小板聚集，不可与香豆素类口服抗凝药、噻氯匹定、血栓溶解剂及肝素等合用。②本品与环孢菌素或他克利联合用药时，需调整剂量。非甾体抗炎药会降低肾脏前列腺素的合成，增加肾毒性风险，故联合治疗时应监测肾功能。与阿斯匹林或其他非甾体抗炎药物同服会增加不良反应发生率。非甾体抗炎药会降低某些利尿药如呋喃苯胺酸、丁苯氨酸等的利尿作用，也会降低噻嗪利尿药的降压作用。与保钾利尿药同时使用时，会升高血钾水平，故应监测血钾。本品可能会引起低血糖，使用时应考虑调整降糖药物的剂量。③本品可能有与苯妥英钠、地高辛、西咪替丁、甲苯磺丁脲、保泰松、胺碘酮、咪康唑和磺胺苯吡唑等药物发生相互作用。与蛋白结合率高的药物合用时，可能被本品置换。

【制剂规格】片剂：100mg。肠溶片：50mg。肠溶胶囊：50mg。

氟比洛芬酯
Flurbiprofen Axetil

【别名】力扑能，Liplen，Ropion

【药理作用】本品是非甾体类镇痛剂，为氟比洛芬的前体，以脂微球为药物载体。药物进入体内靶向分布到病痛部位后，通过羧基酯酶作用迅速水解生成氟比洛芬，从脂微球中释出，抑制前列腺素的合成而发挥镇痛作用。

【体内过程】健康男子静脉单次给予本品5mL（50mg）后，5分钟内即全部水解为氟比洛芬，6~7分钟后血药浓度达峰值，半衰期为5.8小时。用药24小时后，约50%从尿中排出，主要代谢产物为2-（4-羟基-2-氟-4-联苯基）丙酸及其聚合物。

【适应证】适用于术后及癌症的镇痛。

【剂量与用法】静脉滴注：每次50mg，缓慢给药，根据需要使用镇痛泵，必要时可重复应用；或可根据年龄，症状适当增减用量。一般情况下，本品应在不能口服药物或效果不理想时应用。

【不良反应】①一般的不良反应：注射部位偶见疼痛、皮下出血；皮肤偶见瘙痒、皮疹等过敏反应；消化系统有时出现恶心、呕吐，转氨酶升高，偶见腹泻；精神和神经系统有时出现发热，偶见头痛、倦怠、嗜睡、畏寒；循环系统偶见血压上升、心悸。②罕见休克、再生障碍性贫血、急性肾衰、肾病综合征、胃肠道出血、伴意识障碍的抽搐、中毒性表皮坏死症（Lyell综合征）、剥脱性皮炎、血小板减少或功能低下。

【注意事项】①有消化道溃疡既往史者、有出血倾向、血液系统异常或有既往史者；有过敏

史者、有支气管哮喘者及心、肝、肾功能不全或有既往史者、高血压者均慎用。②本品静脉注射，不可以肌内注射。③不能用于发热者的解热和腰痛症的镇痛。④如能口服药物时，应停止静脉给药，改为口服给药。⑤避免长期使用，否则要定期监测血尿常规和肝功能，发现异常应减量或停药。

【药物相互作用】①与洛美沙星、伊诺沙星、诺氟沙星合用时，能导致抽搐的可能。②慎与双香豆素类抗凝剂、噻嗪类利尿剂、甲氨蝶呤、锂剂、髓祥利尿剂、新喹诺酮类抗生素、肾上腺皮质类激素合用。③避免与非甾体抗炎药合用。

【制剂规格】注射剂：5mL：50mg。

普拉洛芬
Pranoprofen

【别名】泊来布洛芬，吡喃洛芬，尼呋喃，普南扑灵。

【药理作用】具有显著的镇痛、消炎、解热和抗风湿作用。其作用比阿司匹林、吲哚美辛、布洛芬强，作用机制为抑制前列腺素合成酶，从而阻断炎症介质的作用而发挥作用。本品的镇痛作用较布洛芬及阿司匹林强。

【体内过程】口服吸收迅速。约1小时达血药峰值，血浆半衰期为1.5小时。血浆蛋白结合率约为97.5%。主要在肝脏代谢，大部分以葡萄糖醛酸酯结合物形式，少量以药物原形自肾脏排泄。

【适应证】用于慢性风湿性关节炎、骨关节炎、颈肩腕综合征、腰痛及牙周炎的消炎镇痛，炎症所致的发热，以及创伤、手术后镇痛。外眼及眼前段炎症的对症治疗（眼睑炎、结膜炎、角膜炎、巩膜炎、虹膜睫状体炎、术后炎症）。

【剂量与用法】口服：每次75mg，每日3次，饭后服用。滴眼，每次1~2滴，每日4次。根据症状，可以适当增减次数。

【不良反应】①胃肠道：食欲不振、恶心、呕吐、腹痛、便秘或腹泻。②偶见头痛、耳鸣、浮肿。③可能有血尿素氮升高、消化道溃疡并出血、转氨酶及碱性磷酸酶升高。

【注意事项】①消化道溃疡，严重血液异常者，严重的肝肾功能损害及对本品过敏者禁用。②过敏性支气管哮喘、孕妇及哺乳期妇女，14岁以下儿童慎用。③长期使用时，要定期检查肝、肾功能及凝血时间。

【制剂规格】胶囊剂：75mg。片剂：75mg。滴眼剂：5mL：5mg。糖浆剂：1mL：15mg。

马来酸氟吡汀

Flupirtine Maleate

【别名】科达得龙，氟必定，氟吡啶，Katadolon。

【药理作用】本品是作用于中枢神经系统的非阿片类镇痛药，为选择性神经元钾通道开放剂，通过激活神经细胞膜上 G 蛋白偶联的 K^+ 通道，K^+ 外流稳定静息膜电位，降低细胞膜活性，间接抑制 N - 甲基 - D - 天冬氨酸受体（NMDA）受体激活，改变 Ca^{2+} 浓度，进而抑制疼痛的传导，引起肌张力下降，抵消了迁延性疼痛。

【体内过程】口服或直肠给药，分别有90%和70%被胃肠道吸收，约75%通过肝脏代谢，代谢物 M_1 [2 - 氨基 - 3 - 乙酰氨 - 6 - （4 - 氟）- 苯甲氨基吡啶] 相当于本品止痛效果的25%。另一种代谢物 M_2 没有生物学活性，69%的药物通过肾脏排泄，很少通过胆汁和粪便排泄。血浆半衰期约7小时。老年患者重复给药后，半衰期会延长，其血药浓度与剂量呈比例关系。

【适应证】适用于急性轻、中度疼痛，如运动性肌肉痉挛导致的疼痛，以及术后、外伤、烧伤等引起的疼痛。

【剂量与用法】口服：每次100mg，每日3~4次。如果疼痛加剧，每次200mg，每日3次，每天最高剂量不能超过600mg。栓剂：每次1粒，每日3~4次，疼痛严重者，可增加至每日6粒，每日剂量不超过900mg，连续用药不超过8天。对于年龄超过65岁、初次使用本品的老年患者，早晚各1粒。对有明显的肾功能障碍或低蛋白血症的患者，每天最高剂量小于300mg。

【不良反应】最常见疲倦，尤其在治疗初期。常见头晕、烧心、恶心、呕吐、胃部不适、便秘、入睡困难、盗汗、食欲减退、抑郁、震颤、头痛、腹部疼痛、口干、烦躁不安、神经质、肠胃胀气和腹泻。极个别病例可出现转氨酶升高和视觉障碍。

【注意事项】①肾、肝功能损伤者，应对其肝脏酶系统肌酐进行检查。②服用本品时，不应驾驶车辆或操作机械，尤其是在同时饮用酒精后。③尿液检测时，会出现胆红素、粪胆色素原和蛋白尿检测阳性的结果；定量血清胆红素的测定也可能有假阳性的结果。④服用大剂量时会引起尿液变为绿色。

【药物相互作用】①本品可加强酒精、一些镇静剂和肌肉松弛剂的作用。②与抗凝血药物（如华法令等香豆素类）同服时，会加强后者药效。③本品可使安定的药效增加。④应避免与含有卡马西平或扑热息痛的制剂联合使用。

【制剂规格】胶囊剂：100mg。栓剂：150mg。

美洛昔康

Meloxicam

【别名】莫比可，Mobic。

【药理作用】本品为非甾体抗炎镇痛药，是一种新型的环氧化酶 - 2（COX - 2）选择性抑制剂，抑制 COX - 2 诱导酶，直接抑制炎症部位的前列腺素。其抗炎作用与双氯芬酸缓释剂相当。

【体内过程】口服平均起效时间为30分钟，吸收不受食物影响。每日1次，给药7.5mg 的峰 - 谷血药浓度波动范围为 0.4 ~ 1.0μg/mL，15mg 为 0.8~2.0μg/mL。主要的代谢途径是氧化噻唑基上的甲基，代谢物约一半经尿排出，其余经粪便排出。粪便中排泄的原形药物只占每日剂量的5%以下，仅有少量原形药物经尿排出。平均半衰期为20小时。

【适应证】用于类风湿关节炎、疼痛性骨关节炎（关节病、退行性骨关节病）的症状治疗。

【剂量与用法】骨关节炎：每日1次7.5mg，必要时可增至15mg。类风湿关节炎：每日1次15mg，依据治疗反应，剂量可减至每日1次7.5mg。如有不良反应者，以每日1次7.5mg为治疗起始剂量。严重肾衰患者在透析时，剂量不应超过每日7.5mg，每日最大推荐剂量为15mg。儿童剂量尚未确定。片剂以水或流汁送服。

【不良反应】偶见消化不良、腹痛、短暂的转氨酶或胆红素升高、食管炎、胃及十二指肠溃疡、胃肠道出血、结肠炎、贫血、瘙痒、皮疹、口炎、荨麻疹、感光过敏、轻微头晕、头痛、眩晕、耳鸣、嗜睡等；水肿、血压升高、心悸、潮红、血清肌酐或血清尿素升高等；极个别会出现严重的哮喘。

【注意事项】①有上消化道疾病史或正接受抗凝剂治疗的患者使用本品时应谨慎，如出现消化性溃疡或胃肠道反应时应停药。②出现黏膜与皮肤不良反应时，应考虑停药。③脱水、充血性心衰、肝硬化、肾病综合征、肾病、使用利尿剂治疗者，以及因大手术而致血容量减少的患者，在使用本品治疗初期应仔细监控尿量和肾功能。④服用本品期间，应限制驾车和机械操作活动。⑤虽尚未发现致畸作用，但孕妇和哺乳者不宜使用。

【药物相互作用】①合用一种以上的NSAIDs，包括水杨酸盐可增加胃肠道溃疡和出血的可能性。②合用口服抗凝药、肝素、溶栓剂可增加出血的可能。③可增加锂盐的血浆浓度。④可增加甲氨蝶呤的血液毒性，应严格控制血细胞数。⑤NSAIDs可降低宫内节育器的效能。⑥使用NSAIDs可使脱水患者出现严重肾功能不全，应补充足够水分，并在治疗开始前监控肾功能。

【制剂规格】片剂：7.5mg；15mg。

氯诺昔康
Lornoxicam

【别名】达路，可塞风，氯替诺昔康，Clolotenoxicam，Xefo。

【药理作用】本品属非甾体类镇痛抗炎药，为噻嗪类衍生物。其镇痛、抗炎作用是通过抑制环氧化酶（COX）活性，进而抑制前列腺素合成而起镇痛作用。本品并不抑制5-脂质氧化酶的活性，不抑制白三烯的合成，故不改变花生四烯酸向5-脂质氧化酶的转化途径。能激活阿片神经肽系统，发挥中枢镇痛作用。本品还具有解热作用，所需剂量为抗炎剂量的10倍。患者对本品的耐受性与双氯芬酸钠相似，比吲哚美辛好。术后止痛，以非肠道给药时，本品比阿片类药物的耐受性好。

【体内过程】本品口服后吸收迅速、完全。单次口服4mg、在2.5小时后的血浆峰浓度为280μg/L。治疗骨性关节炎、类风湿关节炎时，7~14日达最大效应。肌内注射0.4小时后达血药峰值浓度，无首过效应。绝对生物利用度（以AUC计算）97%，平均半衰期3~4小时。本品在血浆中以原形和羟基化代谢物的形式存在，其羟基化代谢物不显示药理活性。本品的血浆蛋白结合率为99%，并且不具浓度依赖性。本品代谢完全，1/3经肾脏、2/3经肝脏清除。本品在老年人、肝肾功能损害不严重者，其药代动力学参数无显著性差异。

【适应证】用于急性中度手术后疼痛，以及与急性腰扭伤、坐骨神经痛、骨性关节炎、类风湿关节炎、强直性脊柱炎、痛风性关节炎及腱鞘炎相关的疼痛。

【剂量与用法】成人口服：关节炎，每次4mg，每日3次；或每次8mg，每日2次。慢性疼痛，每次 8mg，每日 2 次。急性疼痛，可根据疼痛程度单次或多次给药，每日剂量不超过 32mg。术后疼痛每次 4～8mg。

肌肉或静脉注射：术后疼痛，给 8mg。在注射前须将本品用 2mL 注射用水溶解。静脉注射时须以不少于 2mL 的 0.9% NaCl 注射液稀释。本品常规剂量是：起始剂量 8mg。如 8mg 不能充分缓解疼痛，可加用 1 次 8mg。有些病例在术后第 1 天可能需要另加 8mg，即当天最大剂量为 24mg。其后本品的剂量为 8mg，每日 2 次，每日剂量不应超过 16mg。

【不良反应】发生率在 10% 以上的不良反应有胃痛、恶心、呕吐、眩晕、嗜睡、头痛、皮肤潮红。发生率在 1% 以下的不良反应有胃肠胀气、消化不良、腹泻、血压增高、心悸、寒战、多汗、味觉障碍、口干、白细胞减少、血小板减少、排尿障碍。

【注意事项】对本品过敏者，对非甾体类抗炎药过敏者，有出血性体质、凝血障碍或手术中有出血危险或凝血机制不健全的患者，急性胃肠出血或急性胃肠溃疡，中度到重度肾功能受损，脑出血或疑有脑出血者，大量失血或脱水者，肝功能严重受损者，心功能严重受损者，妊娠或哺乳期患者，以及对年龄小于 18 岁或大于 65 岁患者缺乏临床研究，均不推荐使用。

【药物相互作用】①西咪替丁可减少本品的代谢，使本品的血药浓度升高，合用时应减少本品剂量。②本品能增加锂的血药浓度，合用时应调整用量。③本品能增加氨甲蝶呤的曲线下面积。④本品与地高辛合用时，后者清除率降低，中毒的危险性增加（可能出现恶心、呕吐、心律失常等不良反应）。地高辛可使本品的稳态血药峰浓度降低，半衰期 β 相延长。两者合用时应调整用量。⑤本品能显著降低华法林的血浆浓度，增强其抗凝作用，使出血的危险性增加。两者合用时应调整用量。⑥本品与 β-肾上腺素受体阻断药合用时，因扩张血管的肾性前列腺素的生成减少，

后者降压作用可降低。⑦本品与血管紧张素转换酶抑制药合用时，后者的降压和促尿钠排泄作用降低。⑧本品可降低袢利尿药的利尿、降压作用。本品与呋塞米合用时应调整用量。⑨本品与酮洛酸合用时，对胃肠道的刺激作用增强，胃肠道不良反应增多，可能出现消化性溃疡、胃肠道出血和（或）穿孔。⑩本品与茴茚二酮、双香豆素、依替巴肽等合用时，出血的危险性增加。⑪本品与钙通道阻断药合用时，胃肠道出血的危险性增加。⑫本品与环孢素合用时，发生环孢素中毒（表现为肾功能障碍、胆汁瘀积、感觉异常）的危险性增加。⑬本品与左氧氟沙星合用时，发生惊厥的危险性增加。

【制剂规格】片剂：4mg；8mg。注射剂：8mg。

萘丁美酮
Nabumetone

【别名】萘普酮，麦力通，Maxicom，Relifex。

【药理作用】本品为一种新型非甾体抗炎药，是一种非酸性药物前体。原形药物生物活性很弱，口服吸收后，在肝脏内被迅速代谢为作用更强的 6-甲氧基-2 萘乙酸，后者对前列腺素合成有很强的抑制作用，还可抑制多核白细胞和单核细胞向炎症部位转移，减少炎症部位 DNA 的含量，抑制炎症渗出物中两种溶解酶的活性，从而发挥抗炎、镇痛、解热作用。其胃刺激性远小于萘普生、吲哚美辛和阿司匹林。服用本品长达一年的患者，以及健康志愿者服本品后的胃镜检查均提示胃的耐受性良好。

【体内过程】本品主要代谢产物广泛地与人血浆蛋白结合，迅速扩散至关节滑液中，4～12 小时后达药浓度峰值。平均血浆半衰期约为 24 小时。口服 1 次剂量吸收后，在肠内浓度较高，次为肝、心和肺，体内分布广泛。其主要及次要代谢物约有 80% 从尿中排泄，有 10% 随粪便排出。

【适应证】用于类风湿关节炎、骨关节炎及

软组织等的消炎镇痛。

【剂量与用法】成人口服：每次 1g，每日 1 次，临睡前服。或 1 日最大剂量 2g，分 2 次服。体重不足 50kg 的可每日 0.5g 起，逐渐上调至有效量。老年人应维持最低有效剂量。

【不良反应】主要有胃肠道反应如恶心、纳差、胃痛、胃烧灼感、腹胀、便秘等不良反应。少数患者有头晕、头痛、嗜睡、皮疹，但症状多较轻微，患者能耐受。

【注意事项】严重肝肾损害及活动性消化性溃疡患者禁用。孕妇、哺乳妇女及儿童禁用，对阿司匹林过敏者慎用。老年或肾功能障碍者的剂量应适当减少。

【药物相互作用】本品在合用口服抗凝剂、抗癫痫药或磺酰脲类降血糖药时，也应适当减少剂量。

【制剂规格】片剂：0.5g。胶囊、缓释胶囊剂：0.2g。

萘普生
Naproxen

【别名】甲氧萘丙酸，消痛灵，Methoxypropiocin，MNPA，Naprosine。

【药理作用】本品为非甾体抗炎、解热、镇痛药。其抗炎作用是保泰松的 11 倍，阿司匹林的 55 倍，优于吲哚美辛。其镇痛作用是阿司匹林的 7 倍，解热作用是阿司匹林的 22 倍。本品毒性较小，用于急性痛风，其疗效与保泰松相当。

【适应证】临床主要用于治疗风湿及类风湿关节炎、骨关节炎、强直性脊椎炎、各种类型的风湿性肌腱炎、肩周炎等，均有良好的疗效。对各种疼痛（如痛风、手术后及产后子宫疼痛等）均有缓解作用，对发热也有良好的解热作用。对于患有贫血、胃肠系统疾病或其他原因不能耐受阿司匹林、消炎痛及其他抗炎、镇痛药的患者，试用萘普生常获满意效果。

【剂量与用法】口服抗风湿：成人每次 0.25～0.5g，早晚各 1 次。镇痛首剂 0.5g，以后每次 0.25g，每日 3～4 次。痛风性关节炎急性发作，首剂 0.75g，以后每次 0.25g，每日 3 次，至急性发作停止。儿童抗风湿，每日 0.01g/kg，分 2 次服。

【不良反应】本品毒性较低，不良反应少而轻，耐受性良好，服药后仅有少数病例出现胃肠道轻度不适。偶有皮疹、眩晕、头痛、耳鸣、嗜睡等不良反应，一般不需中断治疗。注射部位可能有灼热感，另有头晕、心悸、皮疹、黏膜出血等倾向，可对症处置。

【注意事项】对阿司匹林过敏者、妊娠后期、哺乳期的患者禁用。活动性胃及十二指肠溃疡患者、高血压及冠心病患者慎用。心肌炎患者慎用。

【药物相互作用】本品与一些抗酸药如氧化镁、氢氧化铝等合用，使萘普生在体内的吸收受到影响而减低效力。本品与阿司匹林合用，可加速本品的排泄，并有交叉过敏反应。本品可加强双香豆素的抗凝血作用。

【制剂规格】片（胶囊）剂：0.1g；0.25g。缓释胶囊剂：0.25g。注射剂：2mL：0.1g；2mL：0.2g。栓剂：0.25g；0.3g；0.4g。

尼美舒利
Nimesulide（Mesulid）

【别名】美舒宁。

【药理作用】本品为一种药理作用和结构上与其他 NSAIDs 不同的新型抗炎药，活性基团为磺基。本品在体内具抗炎止痛和解热作用。抗炎活性比阿司匹林、保泰松或吲哚美辛强，体内抗炎作用是吲哚美辛作用的 3 倍，与其他 NSAIDs 相近。本品是前列腺素合成酶抑制剂，可抑制前列腺素 E_2 和前列腺素 $F2\alpha$ 的生成，但比其他 NSAIDs 要弱。本品在胃出血危险性方面比阿司匹林要小，因它不影响胃黏膜里的前列腺素或血栓

素 B_2 水平。有报道认为，本品在花生四烯酸代谢中充当氧自由基的清除剂，并抑制中性粒细胞产生超氧离子。体外研究表明，本品能阻止 α_1 蛋白酶抑制剂被中性粒细胞氧化灭活，这表明本品可能具有减少组织损伤的作用。

【体内过程】成人口服用药后 3 小时、直肠栓剂用药后 7~9 小时出现血清峰浓度。儿童直肠给药吸收更快、更好。蛋白结合率约 99%。主要在肝脏代谢，约 25% 口服药物以原形从尿液中排出，一部分从胆汁中分泌。据报道，口服本品的半衰期约 3 小时。

【适应证】用于风湿关节炎、骨关节炎、发热、月经不调、术后疼痛和各种炎症。

【剂量与用法】口服：成人每次 50~100mg，每日 2 次。根据病情需要可增至每次 200mg。直肠给药 200mg（栓），每日 2 次。儿童每日 5 mg/kg，分 2~3 次给药。

【不良反应】常见的不良反应为胃烧灼感。偶见恶心、呕吐、睡眠不佳、眩晕、兴奋、困乏、出汗和皮肤过敏反应。胃肠道出血也有报道。有个案报道，可出现大疱性和（或）糜烂性胃炎和血小板减少性紫癜。

【注意事项】禁用于消化性溃疡的活动期、严重肝功能不全、严重肾功能障碍者及孕期妇女。

【药物相互作用】①伍用醋硝香豆素在健康志愿者和患者中不引起凝血因子的改变，虽本品能降低血小板集聚。②术前使用 NSAIDs，并在髋关节置换术中用依诺肝素钠时，可显著增加手术中失血，增加输血量，但术后失血与不用 NSAIDs 组没有差异。这种伍用增加出血的可能性，因两者同时影响止血和凝血功能。因此，应密切监视可能出现的出血，如胃出血，NSAIDs 应在手术前数日停用。部分凝血酶原酶时间不能完全反映出血的危险性，在这种情况下以使用麻醉止痛剂为好。③有报道 NSAIDs 伍用锂盐，可使锂盐的清除减少，使血清锂水平增加，可致锂中毒（虚弱、颤抖、过度口渴和意识错乱）。虽然尼美舒利没有相应的报道，但可预期有类似的相互作用。临床应在使用或停用 NSAIDs 数日内检测血清锂浓度，一旦出现任何中毒迹象，通常应立即降低锂盐的剂量。④NSAIDs 伍用甲氨蝶呤会因降低甲氨蝶呤清除率而增加其血药浓度，导致中毒（出血、贫血、败血症）。虽然本品没有这方面的报道，但可预期有类似的相互作用。临床上应避免使用大剂量（治疗肿瘤）甲氨蝶呤的 10 日内伍用 NSAIDs。若必须伍用，应监测其毒性，特别是骨髓抑制和胃肠道毒性。而 NSAIDs 合用低剂量甲氨蝶呤（如一周 7.5~15mg），则许多关节炎患者能很好耐受。高剂量的甲氨蝶呤用于银屑病患者时伍用 NSAIDs 的资料尚不清楚。⑤10 例长期使用华法林每日 5mg 的患者，给予本品 100mg，每日 2 次，共 7 日，对凝血酶原时间、部分凝血激酶时间、纤维蛋白原水平或出血时间没有影响，但不能排除增加出血的可能性。临床上用华法林作为口服抗凝治疗的患者最好不应用本品。⑥与禁食状态相比，食物可使本品更有效地吸收。

【制剂规格】片剂：50mg；100mg。栓剂：50mg；100mg；200mg。

双氯芬酸（钠盐、钾盐）
Diclofenac Sodium/Potassium

【别名】双氯灭痛，服他灵，扶他林，奥尔芬，凯扶兰，Olfen，Voltaren。

【药理作用】本品为一种新型的强效消炎镇痛药，其镇痛、消炎及解热作用比吲哚美辛强 2~2.5 倍，比阿司匹林强 26~50 倍。特点为药效强，不良反应少，剂量小，个体差异小。

【体内过程】口服吸收迅速，服后 1~2 小时内血浓度达峰值。其排泄快，长期应用无蓄积作用。

【适应证】适用于各种中等程度疼痛、风湿及类风湿关节炎、粘连性脊柱炎、非炎性关节痛、脊柱关节炎等引起的疼痛；各种神经痛、手术及创伤后疼痛，以及各种炎症所致发热等。

【剂量与用法】口服：缓释片（胶囊），每次100mg，每日1次。用于关节炎、疼痛，肠溶片75~150mg，分3次服用。用于急性疼痛，首次50mg，以后可6~8小时1次，每次25~50mg。外用：根据疼痛部位，乳胶或凝胶剂每次20~40g涂于患处，每日3~4次。儿童口服肠溶片，每日0.5~2mg/kg，分3次服用，一日最大剂量为3mg/kg。

【不良反应】可引起食欲不振、恶心、呕吐、胃痛等不良反应。偶见头痛、头晕、皮疹。

【注意事项】①对阿司匹林有过敏性哮喘者或有哮喘病史者不宜使用本品。②肝、肾功能有损害者、孕妇慎用，妊娠头三个月最好避免使用。③有十二指肠溃疡、胃炎病史者慎用。

【制剂规格】片（胶囊）剂：25mg；50mg。缓释胶囊剂：25mg。乳胶剂或凝胶剂：20g（含双氯芬酸钠0.2g）。

阿西美辛
Acemetacin

【别名】优妥，Rantudil。

【药理作用】本品为吲哚美辛的羧甲酯，在体内代谢成吲哚美辛而发挥作用。吲哚美辛是前列腺素合成酶抑制剂，抑制炎性反应，起到消炎、镇痛作用。下丘脑体温调节中枢的前列腺素合成受抑制后，使体温中枢兴奋性下降，引起外周血管扩张及出汗，增加散热而起退热作用。

【适应证】用于类风湿关节炎、强直性脊柱炎、骨关节炎等。

【剂量与用法】成人口服：每次30mg，每日3次。必要时可增至每次60mg，每日3次。缓释胶囊，每次90mg，每日1次。

【不良反应】有胃部不适、恶心、呕吐，也有头痛、头晕、面部浮肿、心悸、皮疹等症。

【注意事项】造血功能不全者、对本品过敏，

以及妊娠最后3个月者禁用。消化道溃疡的患者慎用。

【药物相互作用】与抗凝血药合用时，可增加出血危险。与肾上腺皮质激素或其他解热镇痛抗炎药合用时，会增加胃肠道出血危险。

【制剂规格】胶囊剂：30mg。缓释胶囊剂：90mg。

奥沙普嗪
Oxaprozin

【别名】噁丙嗪，奥沙新，诺松。

【药理作用】具有镇痛、抗炎及解热作用。

【体内过程】口服吸收良好，1次口服0.4g，血药浓度在3~4小时达峰值，血浆半衰期为50~60小时。在肝脏代谢，主要代谢物是葡萄糖醛酸酯。

【适应证】用于风湿及类风湿关节炎、骨关节炎、强直性脊椎炎、颈肩腕综合征、肩周炎、痛风、及外伤及手术后的消炎镇痛。

【剂量与用法】口服，每次0.4g，每日1次，极量每日0.6g。

【不良反应】胃肠道反应及头晕、困倦、皮疹等。

【注意事项】消化道溃疡、严重肝肾功能损害、对本品过敏及支气管哮喘患者、妊娠及哺乳期妇女禁用。

【制剂规格】片剂：0.2g。

对乙酰氨基酚双氢可待因
Dihydrocodeine and Paracetamol

【别名】路盖克，Galake。

【药理作用】本品中双氢可待因为阿片受体的弱激动剂，具有镇痛、镇咳作用，效果约为可待因的2倍。双氢可待因可能与抑制前列腺素及其他能使痛觉受体敏感的物质（如5-羟色胺、

缓激肽等）的合成有关。对乙酰氨基酚主要是通过抑制中枢神经系统中的前列腺素的合成，包括对前列腺素合成酶的抑制和阻断痛觉神经末梢的冲动传导而产生镇痛作用。解热作用是通过下丘脑体温调节中枢产生周围血管扩张，皮肤血流增加，引起出汗及热散失而起作用。

【适应证】用于治疗各种疼痛，包括创伤性疼痛、外科术后疼痛、中度癌症疼痛、肌肉疼痛（腰肌、颈肌、背肌及四肢风湿痛）、头痛、牙痛、痛经、神经痛、劳损，以及扭伤等引起的疼痛。也用于治疗各种剧烈咳嗽，尤其是非炎性干咳及感冒发热、头痛咳嗽等。

【剂量与用法】口服，成人及 12 岁以上儿童，每 4 ~ 6 小时 1 片，最大日剂量 8 片。慢性肝炎、甲状腺功能减退的患者应酌减。

【不良反应】本品可能有恶心、头昏、头痛等不良反应，偶有便秘，必要时可用缓泻剂。

【注意事项】呼吸抑制及有呼吸道阻塞性疾病，哮喘及 12 岁以下患者，严重肝肾功能障碍及对本品中任一成分过敏者禁用。孕妇禁用。哺乳期妇女慎用。

【药物相互作用】本品可增强抗凝剂的抗凝作用。N – 乙酰半胱氨酸为对乙酰氨基酚的对抗剂。

【制剂规格】片剂：每片含双氢可待因 10mg，对乙酰氨基酚 500mg。

氨酚羟考酮

Paracetamol and Oxycodone Hydrochloride

【别名】泰勒宁，对乙酰氨基酚羟考酮。

【药理作用】本品为对乙酰氨基酚和羟考酮组成的复方制剂。主要成分羟考酮是一种与吗啡作用类似的半合成的麻醉类镇痛成分，为作用于中枢神经系统和器官平滑肌的止痛和镇静药，与可待因和美沙酮类似，口服时止痛效果减少一半；对乙酰氨基酚是苯胺类解热镇痛药成分。

【体内过程】口服本品吸收快，羟考酮平均 120 分钟血药浓度达高峰，对乙酰氨基酚 65 分钟达高峰，6 小时后，血液浓度依然保留 19% 和 16%，主要由肝脏代谢，尿中排出。

【适应证】适用于各种原因引起的中、重度急、慢性疼痛。

【剂量与用法】口服，成人常规剂量为每 6 小时服用 1 片，可根据疼痛程度调整。对于重度疼痛的患者或某些对麻醉类止痛药产生耐受性的患者可超过推荐剂量服用。

【不良反应】①最常见的不良反应包括轻微头痛、头晕、嗜睡、恶心、呕吐等症运动时加重，休息时减轻。偶见精神亢奋、烦躁不安、便秘、皮疹和皮肤瘙痒。大剂量应用时会产生呼吸抑制。②羟考酮服用过量后的严重不良反应是呼吸抑制、呼吸暂停、循环衰竭，甚至死亡。严重时，出现幻觉、昏迷、骨骼肌无力、震颤，偶有心动过缓和低血压，应及时给予静脉滴注盐酸纳洛酮（成人常规剂量 0.4 ~ 2mg），同时进行呼吸复苏。应随时对患者进行监护，必要时持续给予拮抗剂，直至呼吸复苏。

【注意事项】①对羟考酮、对乙酰氨基酚过敏者禁用。孕妇及哺乳期妇女不宜使用本品。对儿童的安全性尚未确立。年老体弱、肝肾功能不全、甲状腺功能减退、前列腺肥大、尿道狭窄的患者慎用。②本品会掩盖急腹症患者的症状，因此，须诊断明确后方可给药。③用本品时，应避免进行精细操作，如驾驶汽车、高空作业等。

【药物相互作用】①因有加重麻醉药物导致的呼吸衰竭作用的可能，对于脑损伤和颅内压增高的患者，本品禁与麻醉类止痛药、普通麻醉药、吩噻嗪类药、镇静催眠药或其他抑制中枢神经系统的物质（如酒精）同时服用。②与具有抑制副交感神经生理作用的药物合用时，可能会导致肠梗阻。

【制剂规格】片剂：每片含羟考酮 5mg，对乙酰氨基酚 325mg。胶囊剂：每粒含羟考酮 5mg，对乙酰氨基酚 500mg。

酮洛芬
Ketoprofen

【别名】酮基布洛芬，优洛芬，Profenid，Alrheumat。

【药理作用】本品为苯丙酸衍生物，是前列腺素合成酶抑制剂，具有镇痛、抗炎及解热作用。

【体内过程】口服易吸收，1小时后血药浓度达峰值，血浆半衰期为 1.6 ~ 1.9 小时，主要以葡萄糖醛酸结合物形式自尿中排泄。

【适应证】用于类风湿关节炎、风湿关节炎、骨关节炎、强直性脊柱炎、急性痛风等，对轻、中度的疼痛和痛经亦有缓解作用。

【剂量与用法】口服：成人抗风湿，每次 50mg，每日 3 ~ 4 次，每日最大量 200mg，饭后服用。痛经，每次 50mg，必要时增至每次 75mg，每日 3 ~ 4 次。

【不良反应】消化不良、恶心、呕吐、腹痛、便秘等，偶见消化道溃疡及出血，少数有嗜睡、头痛、头晕、耳鸣、心悸、过敏反应等。

【注意事项】①妊娠及哺乳期妇女、小儿用药尚缺乏资料。②有溃疡病史、出血史及肝肾功能不全、高血压、心衰者慎用。④如果忘记一次服药时，无须在下次服药时加倍服用。

【制剂规格】胶囊（肠溶片）剂：50mg。

洛索洛芬
Loxoprofen

【别名】倍洛，环氧洛芬，乐松，罗索普洛芬，洛克，氯索洛芬钠，新洛芬。

【药理作用】本品为前体药物，经消化道吸收后在体内转化为活性代谢物，其活性代谢物通过抑制环氧酶，减少前列腺素的合成而发挥镇痛、抗炎及解热作用。当大鼠给予本品剂量为 8mg/kg

时，植入着床数减少，死胎率增加，体重减少及发育轻微延缓，并可致大鼠分娩延迟。

【体内过程】本品口服后，在胃肠道很快被吸收，本品以洛索洛芬钠及反式 – OH 代谢物（活性代谢物）两种形式出现于血液，并以较高的浓度分布在肝、肾、血浆中。健康成人口服本品 60mg 后，达峰值时间原形药为 30 分钟，活性代谢物为 50 分钟左右，原形药的蛋白结合率为 97%，活性代谢物的蛋白结合率为 92.8%，其后大部分变成原形物的葡萄糖醛酸结合物或羟基化物的葡萄糖醛酸结合物，主要经尿迅速排泄，口服后 8 小时内约排出 50%，连续口服 5 日。本品无蓄积性，原形药的半衰期为 1.2 小时，活性代谢物的半衰期为 1.3 小时。

【适应证】①用于下列疾病的镇痛和消炎治疗：各种急性或慢性炎性关节炎，如类风湿关节炎、强直性脊柱炎、骨性关节炎和痛风性关节炎等。软组织风湿症，如腰痛、颈肩腕综合征、纤维肌痛症、肩周炎和肱骨外上髁炎（网球肘）等。②用于手术后、外伤后及拔牙后的镇痛和消炎治疗，以及急性上呼吸道炎症（包括伴有急性支气管炎的急性上呼吸道炎症）的解热和镇痛治疗。

【剂量与用法】成人饭后口服。慢性炎症疼痛：每次 60mg，每日 3 次；急性炎症疼痛：顿服 60 ~ 120mg。急性上呼吸道炎的解热、镇痛：每次 60mg，症状出现时服。可根据年龄、症状适当增减，每日最大剂量不超过 180mg。

【不良反应】① 常规剂量下，本品不良反应的发生率较低，总发生率低于 3.1%。②可出现嗳气、恶心、呕吐、食欲缺乏、消化不良、胃部不适、胃灼热、腹胀、腹痛、腹泻、便秘及口腔炎等，偶可出现消化性溃疡，也可出现大肠、小肠的肠道出血。③可出现血清丙氨酸氨基转移酶、天门冬氨酸氨基转移酶、碱性磷酸酶上升，偶可引起肝损伤，还可出现伴有黄疸的肝功能障碍、突发性肝炎等严重不良反应。④可出现失眠、嗜睡和头晕，偶可出现头痛等；可出现嗜酸粒细胞增多，偶可出现溶血性贫血、血小板减少、白细胞减少、再生障碍性贫血等严重不良反应。⑤可引起哮喘发作、间质性肺炎（表现为发热、咳嗽、呼吸困难、胸部 X 线异常、嗜酸细胞增多）等严重不良反应。⑥可见浮肿，偶可引起急性肾衰竭、肾病综合征、间质性肾炎等严重不良反应；可出现皮疹、皮肤瘙痒，偶可出现荨麻疹、重型大疱性多形红斑（Stevens – Johnson 综合征）等严重不良反应；可出现发热、心悸、体温过度下降、虚脱及四肢湿冷，也可引起休克等严重不良反应。⑦有报道，长期使用非甾体类抗炎药可致女性暂时性不育。

【注意事项】①下列患者禁用：对本品过敏或有过敏史者，对阿司匹林过敏及有阿司匹林哮喘史者、消化性溃疡患者、严重血液系统异常者（可能引起血小板功能障碍，并使其恶化）、肝功能不全者、严重肾功能不全者、严重心功能不全者（因本品抑制肾前列腺素的生物合成，引起浮肿、循环体液量增加，增加心脏负担）、妊娠晚期妇女、哺乳期妇女。②下列患者慎用：支气管哮喘患者、有消化性溃疡史者、轻中度血液系统异常或有既往史者、有肝功能不全史者、轻中度肾功能不全或有既往史者、轻中度心功能异常或有既往史者、血容量不足或正在使用利尿药的患者。③关于儿童用药的安全性尚不明确。本品老年人服用安全性较高，但仍应从小剂量开始，并密切观察患者的状态，慎重给药。④服药超量时，应作紧急处理，包括催吐或洗胃、口服活性炭、抗酸药或（和）利尿药，并给予监测及其他支持治疗。

【药物相互作用】本品与香豆素类抗凝血药、磺酰脲类降血糖药同时应用时，会增强这些药物的作用，故应减少使用这些药物。与新喹诺酮类抗菌药（依诺沙星等）合用，有时会引起痉挛；与磺胺类降血糖药合用，能增强这些药物的降血糖作用，应注意减量；与噻嗪类利尿剂合用时，能减弱这些药物的利尿降血压作用；与锂制剂合用时，可能增加血液中锂浓度而导致锂中毒，合用时应减量。

【制剂规格】片（胶囊）剂：60mg。

塞来昔布
Celecoxib

【别名】西乐葆，塞来考昔，Celebrex。

【药理作用】本品是新一代昔布类非甾体类抗炎药，能特异性抑制环氧酶 – 2（COX – 2）。炎性因子可诱导 COX – 2 生成，导致炎性前列腺素类物质的合成和聚集，尤其是前列腺素 E_2，从而引起局部炎症、水肿和疼痛。而本品通过抑制 COX – 2 阻止炎性前列腺素类物质的产生，达到抗炎、镇痛及退热作用。试验表明，本品与基础表达的环氧化酶 – 1（COX – 1）的亲和力极弱，治疗剂量下不影响由 COX – 1 激活的前列腺素类物质的合成，因而不干扰组织中与 COX – 1 相关的正常生理过程，尤其是在胃、肠和肾等组织中。

【体内过程】本品口服吸收快而完全，生物利用度约为99%，口服后约3小时达血药浓度峰值，食物可延缓其吸收。试验表明，主要通过细胞色素 P450 – CYP_2C_9 代谢。其代谢产物与葡萄糖醛酸结合成葡萄糖醛酐从粪便中排出，少于1%剂量的药物以原形从尿中排出。多剂服药后，清除半衰期为8~12小时，清除率约为 500mL/min。连续给药5天内达到其稳态分布容积均值，约为500L/70kg，表明本品在组织中的广泛分布。临床前研究表明，本品可通过血-脑屏障。

【适应证】用于治疗急性期或慢性期骨关节炎和类风湿关节炎。

【剂量与用法】成人骨关节炎：每日200mg，1次或分2次口服。类风湿关节炎：每次100mg或200mg，每日2次。老年人、轻至中度肝功能损害患者无需调整剂量，对重度肝功能损害者不宜使用。轻至中度肾功能损害者无需调整剂量，重度肾功能损害者不宜使用。

【不良反应】便秘、头痛、眩晕、恶心、消化不良、腹痛、腹泻等，偶见咽炎、鼻炎、咳嗽、上呼吸道感染等。

【注意事项】①对本品或其中任何成分过敏者、磺胺过敏者、哮喘患者、荨麻疹史或服用阿司匹林或其他非甾体抗炎药有过敏史者禁用。妊娠期及哺乳期妇女不宜使用本品。②本品可致胃或肠道的出血、溃疡和穿孔，其风险可能是致命的，这些损伤可以发生在用药期间的任何时间，而老年患者发生严重胃肠道损伤的风险更大。本品可能使严重心血管血栓事件、心肌梗死和中风的风险增加，其风险可能是致命的。③18 岁以下患者不宜使用。

【制剂规格】胶囊剂：100mg；200mg。

罗非昔布

Rofecoxib

【别名】万络，Vioxx。

【药理作用】本品为非甾体类抗炎镇痛药，是一种选择性环氧化酶 - 2 型（COX - 2）抑制药。其抗炎和镇痛作用与常规非甾体类抗炎药相似，但不良反应的发生率较低。体内外研究表明，使用 10 倍治疗剂量时，本品对 COX - 1 无选择性抑制作用，也不抑制前列腺素的合成，且对出血时间无影响。本品疗效与剂量有相关性。

【体内过程】口服血药浓度达峰时间为 2 ~ 3 小时，生物利用度为 93%，片剂和口服混悬液的生物利用度相同。本品口服治疗牙痛 30 ~ 60 分钟起效，作用持续 6 小时。本品主要在肝脏代谢，代谢产物有顺 - 二氢衍生物和反 - 二氢衍生物，均无活性。本品 72% 经肾脏排泄，其中原形不足 1%，14% 随粪便排泄。半衰期为 17 小时。本品不能通过血液透析清除，是否能被腹膜透析清除尚不清楚。

【适应证】用于骨关节炎症状和体征的短期

和长期治疗。用于缓解急性疼痛和治疗原发性痛经。

【剂量与用法】口服。骨性关节炎：推荐起始剂量为 12.5mg，每日 1 次；某些患者可增至 25mg，每日 1 次；最大推荐剂量为每日 25mg。类风湿关节炎：每日 25mg。缓解急性疼痛和治疗原发性痛经：推荐首次剂量为 50mg，每日 1 次，随后的剂量为 25 ~ 50mg。最大推荐剂量为每日 50mg，可连续服用 5 天。轻至中度肾功能不全者（肌酐清除率为 30 ~ 80mL/min），无须调整剂量；肌酐清除率小于 30mL/min 者，使用本品尚无临床经验，如必需用药时，应严密监测肾功能。中度肝功能不全者（Child - Pugh 评分为 7 ~ 9），长期使用每日剂量不得超过 25mg，尚无严重肝功能不全者（Child - Pugh 值大于 9）的临床用药数据。本品可与食物同服或单独服用。

【不良反应】①本品可致恶心、胃灼热、腹泻、背痛、乏力、疲劳、水肿、高血压、眩晕、精神紊乱、感觉异常及无菌性脑膜炎、低钠血症、上呼吸道感染、支气管炎等不良反应。罕见肺水肿、口腔溃疡。②本品可增加发生充血性心力衰竭的危险，有潜在的导致血栓栓塞的危险。本品可增加心血管疾病（血栓、心肌梗死、中风）的风险，其风险可能是致命的。并且这种风险可能随药物使用时间的延长而增加。有上消化道出血病史和年龄大于 65 岁的患者上消化道出血的发生率较高。③本品可引起丙氨酸氨基转移酶（ALT）和（或）天门冬氨酸氨基转移酶（AST）值升高（可高于正常值上限 3 倍以上），且可引起肝功能不全的症状，如存在持续性肝功能检查异常（3 倍于正常值上限）时，应停用本品。继续治疗后，约有半数患者的 ALT、AST 可恢复正常。④在肾脏灌注受损的情况下，使用本品可引起前列腺素生成减少，肾脏血流进一步减少而致肾脏功能损害（尤其是原有明显的肾功能不全、心脏代偿功能不足和肝硬化的患者）。停用本品后，肾功能可恢复到治疗前的状态。⑤本品可掩盖感染发烧的症状，当给正在接受抗感染治疗的患者服用本品时，医生应该意识到这一点，建议在开始使用本品治疗前进行补液。⑥对已有水肿和心功能不全者给予本品时，应考虑到可能导致体液潴留和水肿。

【注意事项】对本品或任一成分过敏的患者禁用。严重肝功能不全者、孕妇及哺乳期妇女、晚期肾脏疾病患者不宜使用本品，严重脱水者须慎重使用。曾因水杨酸盐或非选择性环氧化酶抑制剂而致急性哮喘发作、荨麻疹或鼻炎加重的患者应慎用本品。

【药物相互作用】①本品可增加甲氨蝶呤中毒（白细胞减少、血小板减少、贫血、中毒性肾损害、黏膜溃疡形成）的危险性。②利福平可诱导本品的肝脏代谢，从而降低本品的疗效。两者合用时，本品的血浆浓度下降50%。本品与赖诺普利合用时，可降低赖诺普利的降压作用。本品可降低髓袢利尿药、噻嗪类利尿药的利尿和降压作用。③本品可能会增加锂剂中毒（虚弱、震颤、过度口渴、精神紊乱）的危险。本品与华法林合用时，可增加出血的危险。低剂量阿司匹林与本品合用时，胃肠道溃疡的发生率升高。

【制剂规格】片剂：12.5mg；25mg；50mg。

依托芬那酯

Etofenamate

【别名】优迈。

【药理作用】本品属灭酸类非甾体抗炎药，能抑制环氧化酶和脂氧化酶，从而减少前列腺素合成和其他炎症介质的作用，发挥其抗炎、镇痛的作用。在动物实验中发现口服本品后，其抗炎作用优于氟灭酸和保泰松，但有一定的致消化道黏膜溃疡的不良作用。其霜剂中每克含本品100mg，涂于皮肤可透皮吸收，并将药物活性成分有效地转移到炎症部位，减轻局部肿胀，并有较好的耐受性。

【体内过程】本品透皮吸收后，它可在人血液、尿液、滑液、滑膜组织中被检测到。其相对生物利用度为20%，在炎症部位及滑膜组织、滑液有高亲和性（比非炎症部位高5~20倍），滑膜组织中是血浆浓度的50%。本品霜剂半衰期为3.3小时，在炎症组织中的存在时间更长。它由肾脏排出，体内积蓄作用不明显。

【适应证】本品霜剂适用于骨骼肌肉系统各种急慢性疾病的局部对症治疗，如各种慢性关节炎、肌软组织炎、闭合性外伤、挫扭伤等。

【剂量与用法】局部外用，根据疼痛部位大小，每次在局部涂5~10cm（1~2g）长的霜剂并用手轻轻按摩，每日3~4次。

【不良反应】常有皮肤过敏而潮红，出现皮疹等不良反应。

【注意事项】禁用于对本品、氟灭酸和其他非甾体抗炎药过敏者。不宜用于开放性伤口。用后出现皮肤痒、发红等症状者应停药。

【制剂规格】霜剂：100mg。

草乌甲素

Bulleyaconitine A

【别名】拜力克，凯瑶，滇西嘟拉碱甲，必可泰。

【药理作用】本品是从滇西毛茛科乌头属植物乌头中提取的一种生物碱，具有较强的镇痛及明显的抗炎作用，本品的镇痛作用是中枢性的，并与脑内5-羟色胺水平密切相关，镇痛作用为吗啡的1.75~2.27倍，且无成瘾性，同时本品有解热和局部麻醉作用。急性毒性试验LD_{50}：小鼠皮下注射为0.92mg/kg，大鼠为0.51mg/kg。亚急性毒性试验，连续给药1~3个月，对实验动物的血常规、肝、肾功能无明显影响，心电图有一过性变化。小剂量给药对实验动物无明显毒害，大剂量给药接近中毒剂量时，可出现短时间呼吸抑制、脑水肿、脊髓前角细胞暂时变性改变；窦性心率减慢至室性心率异常；胃肠黏膜受损。

【体内过程】本品注射后，肝及肾上腺含量最高，其次为肾、肺、脾与心脏，脑含量很低。给药后 4 小时，各脏器内含量降低 50%。1 次剂量在 6 天内从尿内排除 46%，从粪便内排除 21.9%，进入人体内的本品均以原形物排出。

【适应证】骨关节炎，扭挫伤，风湿及类风湿关节炎，骨质增生，肩周炎，腰肌劳损，腰椎、颈椎疾病及其他疼痛疾病。

【剂量与用法】口服：每次 0.4mg，每日 2 次；肌注：每次 0.2mg，每日 2 次。严格掌握用量，每日不得超过 2 次，两次用药间隔应大于 6 小时。

【不良反应】偶有短暂性轻度头晕、恶心、口干、出汗、唇舌发麻、心悸、荨麻疹等，但可自行消失。

【注意事项】孕妇、哺乳期妇女及心脏病患者禁用。

【制剂规格】注射剂：1mL：0.2mg。片（胶丸）剂：0.4mg。

二、抗痛风药

别嘌醇
Allopurinol

【别名】别嘌呤醇，赛洛克，痛风平，HPP。

【药理作用】本品及其代谢产物为黄嘌呤氧化酶抑制剂，阻断黄嘌呤、次黄嘌呤通过黄嘌呤氧化酶氧化成尿酸的过程，进而使尿酸合成减少，降低血中尿酸浓度，减少尿酸盐在骨、关节及肾脏的沉着。本品可抑制肝药酶活性。

【体内过程】口服由胃肠道吸收，经肝代谢，约有 70% 代谢为有活性的别黄嘌呤（半衰期 12~30 小时），本品的半衰期为 1~3 小时。

【适应证】临床用于痛风、痛风性肾病。

【剂量与用法】口服。用于降低血中尿酸浓度：首剂每次 0.05g，每日 1~2 次，一周内可递增 50~100mg，每日 2~3 次；2~3 周后增至每日 0.2~0.4g，分 2~3 次服。维持量：每次 0.1~0.2g，每日 2~3 次。儿童剂量每日按体重 8 mg/kg，分 2~3 次服用。治疗尿酸结石：每次 0.1~0.2g，每日 1~4 次；或每次 0.3g，每日 1 次。

【不良反应】偶有皮疹、腹泻、间歇性腹痛、低热、一过性血清氨基转移酶升高或粒细胞减少。

【注意事项】①为防止诱发痛风，可在开始服用本药的 4~8 周内，与小剂量秋水仙碱合用。②服药期间多饮水，尿量维持在 1 天 2L，并使尿液呈中性或碱性，以利尿酸排泄。③肾功能不全的患者使用本品时，可使别黄嘌呤的体内蓄积，不良反应增多。

【药物相互作用】①与 6-巯嘌呤（6-MP）合用时，可使后者分解代谢减慢而增加毒性，6-MP 用量应减至常用量 1/4 左右。②不可与氯化钙、维生素 C、磷酸钾（或钠）同服，可增加肾脏中黄嘌呤结石的形成；不可与丁苯氧酸、呋塞米、美加明及吡嗪酰胺合用，可增加血中尿酸浓度。

【制剂规格】片剂：0.1g。

秋水仙碱
Colchicine

【别名】秋水仙素，COLC，Colchineos，Colcin。

【药理作用】本品为抗痛风药。痛风是由于血中的尿酸升高，引起尿酸在关节及关节周围以结晶形式沉淀而出现的急性炎症。本品不影响尿酸盐的生成、溶解及排泄，也无降低血尿酸的作用，但能改变中性粒细胞膜的功能，抑制白细胞的趋化、黏附和吞噬作用；并能抑制磷酯酶 A_2，减少单核细胞和中性粒细胞释放前列腺素和白三烯；抑制局部细胞产生白介素-6 等，控制关节局部的红肿热痛等炎症反应。此外，本品为典型抑制细胞有丝分裂的抗肿瘤药物，作用与长春碱类药物相似，能使细胞有丝分裂停止于 M 期，具有消炎止痛作用。

【适应证】本品适用于痛风的急性发作期，可迅速控制痛风的急性发作。此外，本品对乳腺癌疗效较好，也可用于宫颈癌、食管癌、肺癌、胃癌及慢性粒细胞性白血病。

【剂量与用法】静滴、口服。痛风：口服，发作时，首次 1mg，以后 1~2 小时 0.5mg，24 小时内不宜超过 6mg，至疼痛缓解或中毒症状出现时即停药。预防量为每日 0.5mg，分 2~3 次服。抗肿瘤：静脉滴注，每次 1~2mg，溶于 5% 葡萄糖注射液 500mL 中缓慢滴注（2 小时以上），20~40mg 为 1 个疗程。静脉注射：每次 1mg，溶于 25% 葡萄糖注射液或生理盐水 40mL 中缓慢静注，20~40mg 为 1 个疗程。

【不良反应】常见恶心、呕吐、食欲减退、腹泻、便秘和腹胀。有时可出现肠麻痹，严重者休克，甚至死亡。也可见白细胞、血小板减少及贫血，并有外周神经炎、手指麻木、关节痛、脱发、发热等。

【注意事项】注射时，不得漏出血管外。老年、体弱者及心、肝、肾功能不全者慎用或禁用。

【制剂规格】片剂：0.5mg；1mg。注射剂：1mL：0.5mg。

苯溴马隆
Benzbromarone

【别名】苯溴酮，苯溴香豆素，立加利仙，痛风利仙。

【药理作用】本品为促尿酸排泄剂，主要是增加肾的尿酸清除作用，降低血中的尿酸浓度。实验表明，它能抑制近曲肾小管的尿酸再吸收，可能是由管腔膜效应引致。它不会阻碍嘌呤核苷酸代谢，长期治疗高尿酸血症及痛风时，这是非常重要的特性。

【体内过程】口服 50~100mg 后，约 50% 被吸收，其余以原形从粪便中排出。由于在肠内排泄，本品亦可用于血肌酸酐含量至 5mg/100mL 的肾功能不足者。口服 100mg，6 小时达峰值，而在 6~12 小时后稍降。由于本品不干扰肌酸酐、脲、磷酸盐或钙的清除作用，肾功能不足者在使用本品期间，很可能会改善肾功能，而不致使病情恶化。痛风患者在使用其他药物治疗中，常伴发高血压、肝脂肪变性、肾病、高脂血症、糖尿病等，而本品则为一高度安全、无毒性的药物。

【适应证】本品适用于原发性高尿酸血症及各种原因引起的痛风、继发性高尿酸血症（如服用利尿剂及甲基多巴治疗高血压引起的高尿酸血症；禁食引起的高尿酸血症；接受细胞抑制剂引起的高尿酸血症；以及治疗结核病长期服用环丝氨酸、乙胺丁醇及吡嗪酰胺引起的高尿酸血症等）。本品还可用于治疗痛风急性发作。

【剂量与用法】开始每日早餐后服 50mg，渐增至 100~125mg 维持，3 个月为 1 个疗程。

【注意事项】①极个别病例会出现抗药性及持续性腹泻。中等或严重肾功能不全者及妊娠期不宜使用。一般患者在开始服用本品时不会出现痛风，一旦出现痛风，则应将剂量减半，必要时服秋水仙碱或消炎镇痛药来减轻疼痛。②服用本品期间，每日应至少饮用 1.5~2kg 流质。高尿酸血症及尿酸结石患者，应将尿液 pH 调至 6.2~6.8。

【制剂规格】片剂：50mg。胶囊剂：50mg。

丙磺舒
Probenecid

【别名】羧苯磺胺，Urocid。

【药理作用】本品为促尿酸排泄药，能抑制尿酸盐在近曲肾小管的重吸收，促进尿酸排泄，降低血中尿酸盐的浓度，可缓解或防止尿酸盐结节的生成，减少关节的损伤，或可促进已形成的尿酸盐的溶解。可以竞争性抑制弱有机酸（如青霉素、头孢菌素）在肾小管的分泌，增加这些抗生素的血浓度和延长它们的作用时间。

【适应证】本品用于慢性痛风的治疗及抗生素治疗的辅助用药。

【剂量与用法】口服：慢性痛风，每次 0.25g，每日 2 次，1 周后可增至每次 0.5～1g，每日 2 次。增强青霉素类的作用，每次 0.5g，每日 4 次；儿童，25mg/kg，每 3～9 小时 1 次。

【不良反应】有轻度胃肠道反应、皮疹、发热。偶可引起急性痛风发作，是因尿酸盐由关节移出所致。同时大量饮水，并加服碳酸氢钠，可防止尿酸盐在泌尿道沉积，形成尿结石。

【注意事项】①肾功能低下、对磺胺类药过敏者慎用。②伴有肿瘤的高尿酸血症或使用溶解细胞的抗癌药、放射治疗者，均不宜使用本品，防止引起急性肾病。

【药物相互作用】不可与乙酰水杨酸、依他尼酸，氢氯噻嗪、保泰松、吲哚美辛及口服降糖药同服。

【制剂规格】片剂：0.25g；0.5g。

三、其他

苯噻啶
Pizotifen

【别名】苯噻唑，新度美安，Litec，Mosegor，Sandomigran。

【药理作用】本品化学结构与赛庚啶和阿米替林类似，具有较强的抗 5 - 羟色胺、抗组胺作用及较弱的抗胆碱作用。本品能减少偏头痛的发作次数，可有效减轻或完全消除其症状。治疗偏头痛的机制，可能与其抗 5 - 羟色胺和（或）抗组胺及钙通道阻滞作用相关。本品还有镇静，抗抑郁，增进食欲和增加体重的作用。

【体内过程】本品口服在胃肠道中吸收良好。治疗偏头痛的起效时间为 1 个月，6～12 周达到最大效应。在低体重患者中，口服本品 1 周后即出现体重增加。本品口服达峰时间为 5 小时，36% 在 24 小时内排泄，蛋白结合率超过 90%。在 120 小时内，60% 经肾脏排泄，24% 从粪便中排泄，半衰期为 23～26 个小时。动物口服本品做安全性试验时，半数致死量（LD_{50}）分别为小鼠 880mg/kg，大鼠 1500mg/kg，兔 700mg/kg。

【适应证】常用于预防和治疗先兆性和非先兆性偏头痛。可用于血管神经性水肿、红斑性肢痛症、急慢性荨麻疹、皮肤划痕症等；也可用于房性、室性早搏等。

【剂量与用法】口服：①成人：防治偏头痛，每次 0.5～1mg，每日 1～3 次。用量的个体差异较大，可从小剂量开始。为减轻嗜睡，可在第 1～3 日，每晚服 0.5mg；第 4～6 日，每日中午和晚上各服 0.5mg；从第 7 日开始，每日早、中、晚各服 0.5mg。病情基本控制后，可酌情递减剂量，一周减 0.5mg，直至适当剂量维持。如减量后，病情发作次数又增加，可再酌情增量。房性及室性期前收缩，每次 0.5mg，每日 3 次。②儿童：预防偏头痛，分次服用。每日最大剂量为 1.5mg，每晚顿服最大剂量为 1mg。预防 5～12 岁儿童周期性呕吐，每晚服用 1.5mg，连续服用 6 个月。

【不良反应】本品的不良反应常在服药后 1～2 周内出现，继续服药则症状逐渐减轻或消失。常见嗜睡、体重增加及乏力；可见头痛、抑郁、视物模糊、水肿、腹泻和食欲增加等；偶见头晕、恶心、面红、心动过速、体液潴留、口干及肌肉痛等。

【注意事项】①对本品过敏者、青光眼患者、前列腺增生者、尿闭患者及孕妇禁用。对于肥胖者、心血管疾病患者、肝病患者、肾功能不全者、有三环类抗抑郁药、酚噻嗪及赛庚啶过敏史的患者应慎用。驾驶员及高空作业者慎用。②用药前后及用药期间，应检查心率和体重，监测肝、肾功能及血清电解质。长期服药时，应监测血象。

【药物相互作用】①本品与普鲁卡因胺合用，

可对抗迷走神经效应相加，影响房室结传导。②本品可降低西沙必利的疗效及胍乙啶的降压作用。③本品不宜与单胺氧化酶抑制剂合用。

【制剂规格】片剂：0.5mg。

罗通定

Rotundine

【别名】左旋四氢巴马汀，左旋延胡索乙素，左旋四氢掌叶防己碱，颅通定，颅痛定，L - tetrahydropalmatine，Hyndarine，Gindarine，Caseanine，Corydalis B。

【药理作用】本品为非成瘾性镇痛药，具有镇痛、镇静、催眠及安定作用。其镇痛作用较一般解热镇痛药强，但弱于哌替啶。服药 10～30 分钟后出现镇痛作用，可维持 2～5 小时。在治疗剂量下无呼吸抑制作用，亦不引起胃肠道平滑肌痉挛。对胃肠道系统引起的钝痛有良好的止痛效果，对外伤等剧痛效果差。对于月经痛也有效，对于失眠，尤其是因疼痛引起的失眠更为适宜，醒后无后遗应。但对急性锐痛（如手术后疼痛、创伤性疼痛等）、晚期癌症痛的效果较差。治疗量无成瘾性。

【体内过程】本品口服吸收良好，在体内以脂肪组织中分布最多，肺、肝、肾次之。主要经肾排泄。因本品具脂溶性，服药后在内脏的含量将逐渐下降，而脂肪中含量将逐渐增加。动物试验表明，本品极易透过血 - 脑脊液屏障而进入脑组织，几分钟内即出现较高浓度，但 30 分钟后降低，2 小时后低于血中含量。

【适应证】用于消化系统疾病引起的内脏痛（如胃溃疡及十二指肠溃疡的疼痛）、一般性头痛、月经痛、分娩后宫缩痛；也可用于助眠，特别适用于因疼痛而失眠的患者。

【剂量与用法】口服：镇痛，成人每次 60～120mg，每日 3～4 次。助眠，成人每次 30～90mg，睡前服。肌内注射：每次 60～90mg。

【不良反应】①不良反应较轻，不成瘾，偶有眩晕、乏力、恶心等反应。②用于镇痛时，约有 76.9% 的患者出现嗜睡；大剂量应用本品时，可对呼吸中枢有抑制作用，并引起锥体外系反应，具有耐受性。

【注意事项】孕妇及哺乳期妇女使用时，应权衡利弊。

【制剂规格】片剂：30mg；60mg。注射剂：2mL：60mg。

替扎尼定

Tizanidine

【别名】痉痛停，松得乐，替托尼定，咪噻二唑，Ternelin，Tizanidin，Tizanidine Hydrochloride，Tizanidi - num，Zanaflex。

【药理作用】本品是咪唑类中枢性肌肉松弛约，可选择性地抑制与肌肉过度紧张有关的多突触机制，使中间神经元释放兴奋性氨基酸减少。本品耐受性良好，可减少被动运动的阻力，减轻痉挛和阵挛，使随意运动强度增强。对急性疼痛性肌痉挛和源于脊髓及大脑的慢性强直状态均有效。本品还可增加非甾体抗炎药的抗炎作用，并可防止非甾体类抗炎药（NSAID）诱导的胃黏膜损害。本品可逆转阿司匹林所致的胃黏膜糖蛋白减少并减少胃酸分泌。因作用相似，对巴氯芬无效或不能耐受者可使用本品。本品与地西泮在治疗偏瘫和脊柱旁肌肉痉挛时的作用相似，但在治疗脊柱旁肌肉痉挛时，本品起效更快。

【体内过程】口服片剂的生物利用度为 40%，达峰时间为 1～2 小时。对于痉挛状态，口服两周可起效，8 周达最大效应。总蛋白结合率为 30%。分布容积为 2.4L/kg。主要在肝脏代谢。原药和代谢物主要经肾脏排出，少部分经粪便排出。原药的清除半衰期为 2.5 小时，代谢产物的清除半衰期为 20～40 小时。

【适应证】①用于疼痛性肌痉挛，如与脊柱

静止及功能障碍有关的颈腰部综合征（如斜颈、下背部疼痛）、腰椎间盘突出症或髋部骨关节炎、手术后疼痛。②用于神经性强直状态，如多发性硬化、慢性脊髓病、脊髓退化性疾病、脑血管病和大脑麻痹所致的肢体肌张力增高。

【剂量与用法】 口服。①疼痛性肌痉挛，每次 2～4mg，每日 3 次。严重疼痛者，可于晚间加用 2～4mg。②神经性强直状态剂量应个体化，首日剂量不超过 6mg，分 3 次服用。每隔 0.5～1 周增加 2～4mg。一般最佳有效剂量为每日 12～24mg，分 3～4 次服用。最高日剂量为 36mg。

【不良反应】 ①心血管系统：常见轻度低血压，呈剂量相关性（用量大于 2mg）。心动过缓、心悸和室性期前收缩少见且短暂。偶见体位性低血压、头晕、眩晕和晕厥。②中枢神经系统：常见镇静、嗜睡、失眠、疲劳或倦睡，较少引起头痛、神经质、眩晕、焦虑、晕厥和震颤，偶有抑郁、虚弱、感觉异常、幻视、妄想。③内分泌及代谢所致高热。④消化系统：常见口干、恶心、呕吐、腹泻或便秘，罕见肝功能损害，甚至肝功能衰竭并导致死亡。⑤皮肤：用药期间偶有皮疹、出汗、皮肤溃疡和瘙痒。⑥骨骼肌肉：常有背痛和肌无力。⑦其他：本品极少引起依赖性。

【注意事项】 ①本品不良反应与剂量有关，剂量加大，出现不良反应更为频繁且明显。②在治疗延迟期间，应进行肝肾功能检查、血清电解质检查、全血计数分类。定期监测氨基转移酶水平，应在治疗开始治疗的第 1 个月、第 3 个月和第 6 个月及其后的时间内进行监测。③服用本品期间应避免驾驶、登高、操作精密仪器等。④肝病（尤其肝功能损害）、肾功能损害（肌酐清除率为 25～50mL/min）、低血压患者，或与抗高血压药同时服用时、老年患者、儿童、孕妇及哺乳期妇女均应慎用。

【药物相互作用】 ①本品与苯妥英钠、磷苯妥英钠合用时，可增加苯妥英钠中毒的危险（出现共济失调、反射亢进、眼震、震颤等）。②避孕药可减少本品的清除，从而增加本品的不良反应。③本品可延迟对乙酰氨基酚的排泄。④与乙醇合用时，可增加对中枢神经系统的抑制作用。

【制剂规格】 片剂：2mg；4mg；6mg。

双醋瑞因

Diacerein

【别名】 安必丁，Artrodar

【药理作用】 本品为骨关节炎 IL-1 的首要抑制剂，可诱导软骨生成，具有止痛、退热及抗炎作用；对骨关节炎有延缓疾病进程的作用，不抑制前列腺素合成。

【体内过程】 本品口服后，在进入体循环前，经脱乙酰基作用生成活性代谢产物大黄酸。单次口服给药达峰时间约为 2.4 小时，血浆蛋白结合率大于 99%，血浆半衰期约为 4.2 小时，表观生物利用度为 35%～56%。代谢产物大黄酸主要经肾脏排泄，小部分经胆汁排泄。

【适应证】 用于治疗退行性关节疾病（骨关节炎及相关疾病）。

【剂量与用法】 长期治疗（不少于 3 个月）：每次 1 粒，每日 1～2 次，餐后服用。由于服用安必丁的首 2 周可能引起轻度腹泻，因此建议在用药的前 4 周，每日 1 粒，晚饭后口服。待患者适应后，剂量便应增加至每日 2 次，餐后口服。医生应根据疗效来决定治疗时间，但疗程不应少于 3 个月。临床试验中，患者曾连续服用本品 2 年而无任何安全问题。由于本品起效慢，有良好的胃肠道耐受性，建议在给药的首 2～4 周可与其他止痛药或非甾体类抗炎药联合应用。服用 2～4 周后开始显效，4～6 周表现明显。若连续治疗 3 个月后停药，疗效至少可持续 1 个月（后续效应）。

【不良反应】 常见轻度腹泻（上腹疼痛、恶心或呕吐）。一般会在治疗后的最初几天内出现，多数情况下会随着继续治疗而自动消失。偶见尿液颜色变黄。

【注意事项】①肾功能不全（肌肝清除率 < 30mL/min）者应减量。饭后服用可提高其吸收率（大约24%）；在禁食或摄入食物很少时服用本品，会增加不良反应的发生率。②若治疗中需要合用其他药物进行长期治疗，应每6个月进行一次包括肝脏生化酶在内的全面血液及尿液化验。③对本品或蒽醌类衍生物过敏者，15岁以下儿童、孕妇禁用，哺乳期妇女慎用。④服用本品期间，若持续出现腹泻时，应测定体内水和电解质平衡。

【药物相互作用】①在服用改善肠道转运和（或）肠道内容物性质的药物时，禁服本药。②因为可能降低本品生物利用度，应避免同时服用氢氧化铝（镁）。③若与抗生素同服和（或）化学疗法同时进行时，本品会增加病人患小肠或结肠炎的可能性。④泻药不应和本品共同服用。

【制剂规格】胶囊剂：50mg。

第四章　麻醉用药

一、全身麻醉药

1. 吸入麻醉药

恩氟烷
Enflurane

【别名】 氨氟醚，氟醚麻醉剂，易使宁，Ethrane。

【药理作用】 本药是目前广泛使用的吸入麻醉药，吸入后，产生与剂量相关的中枢神经系统抑制作用，导致意识消失。随后产生骨骼肌松弛作用，不明显增加心肌对儿茶酚胺的敏感性；可抑制心肌及血管运动中枢并具有神经节阻断作用，使心率及血压稍有下降，对呼吸稍有抑制，但对黏膜无刺激性。

【体内过程】 本品自肺泡吸收迅速，诱导快，吸入后易从肺呼出，苏醒快。肝脏代谢率低，仅有2.4%被转化，故对肝的毒性较小。

【适应证】 应用于吸入复合全身麻醉和用于剖宫产的全身麻醉诱导和维持。

【剂量与用法】 用于复合全身麻醉时（浓度0.5%即足够，3%为极限），须用专用的麻醉挥发器吸入。可与多种静脉全身麻醉药和全身麻醉辅助用药联用或合用。

【不良反应】 术后可有恶心症状，少数患者全麻后出现中枢神经兴奋。脑电图偶见有癫痫样波，少见一过性心律失常，个别偶见轻微血糖升高。

【注意事项】 ①孕妇、哺乳期妇女和有惊厥史的患者一般禁止使用恩氟烷。②癫痫、颅内高压者及有恶性高热病史者禁用。③对于使用恩氟烷后发生不明原因的发热或伴有黄疸者最好不使用恩氟烷麻醉。④对恩氟烷敏感的患者有可能出现骨骼-肌肉高代谢状态及恶性高热。⑤超剂量使用恩氟烷麻醉时，可产生特异性脑电图改变，并伴有肌群的强直性痉挛。在恩氟烷的浓度降低后可自行停止。⑥恩氟烷不适用于有痉挛性疾患者。

【药物相互作用】 ①本品可加强非去极化肌松药作用，合用时，肌松药的剂量应适当减小。②应避免本品与肾上腺素同时使用，以减少可能发生的心律失常。③避免本品与三环类抗抑郁药合用，特别是患者有惊厥史、需要过度通气或需要使用大剂量麻醉药时。

【制剂规格】 挥发性液体剂：250mL（易挥发）。

异氟烷
Isoflurane

【别名】 异氟醚，艾恩美，福仑，活宁，Forane。

【药理作用】 其药理学性质与氨氟醚相似，具有良好的麻醉作用，诱导麻醉及苏醒均较快。成人诱导麻醉时吸入气体内浓度一般为1.5%~3%；维持麻醉时气体内浓度为1%~1.5%。麻醉较深时，对循环及呼吸系统均有抑制作用。骨骼肌松弛作用亦较好。术后恶心、呕吐的发生率较低。

【体内过程】快速从肺泡吸收，5～10分钟即达到手术麻醉水平。在体内很少被分解，95%以原形经由呼吸道排出。

【适应证】适用于各种手术的全身麻醉。

【剂量与用法】吸入（须用专用的麻醉药挥发器）。诱导麻醉：本品与氧或氧化亚氮的混合物，用于诱导麻醉。本品的初始剂量为0.5%，7～10分钟渐增至1.5%～3%而产生麻醉。

维持麻醉：1%～2.5%配以氧或氧化亚氮混合物。

恢复期用药：接近手术完毕时，吸入浓度减至0.5%，皮肤缝合时可减至0。

【不良反应】可产生低血压和呼吸抑制，少数患者在诱导期和恢复期出现咳嗽、憋气、上呼吸道分泌物增多；使用浓度过大时，偶见喉或支气管痉挛、寒战、恶心、呕吐等，但与其他麻醉剂相比则不良反应较轻。

【注意事项】①本品能导致流产，故孕妇应慎用。②使用时须注意颅内压增高现象，可同时使用过度换气法来减少脑血流量的增加。③有恶性高热史者及对卤族麻醉剂交叉过敏者禁用。

【药物相互作用】①抗生素特别是氨基糖苷类的链霉素、卡那霉素、庆大霉素等可增强本品的肌松作用。②本品同非去极化肌松药合用时，后者用量为原来的1/2或2/3。③与肼屈嗪类、胍乙啶类等抗高血压药及硝普钠等血管扩张药合用时，可增强其降压作用。④正在服用苯妥英钠的患者使用本品时，肝功能损害较重。⑤本品与多巴胺、去甲肾上腺素、肾上腺素及麻黄碱、间羟胺等合用时，可引起早搏、心律失常。

【制剂规格】吸入剂：100mL；250mL。

七氟烷
Sevoflurane

【别名】七氟醚，奇弗美，Sevofrane。

【药理作用】为新型高效含氟吸入性麻醉药。其血/气分配系数为0.6～0.7，最小肺泡浓度（MAC）1.71%，诱导和苏醒较现有的强效麻醉药快。对心血管影响比异氟烷小，心律失常少见，与肾上腺素合用无妨。有良好的肌肉松弛作用，随麻醉加深，呼吸抑制加重，但较其他含氟麻醉剂轻。对脑血流量、颅内压影响与异氟烷相似，未见明显肝损害。

【体内过程】本品吸入给药后的10～15分钟，血中浓度达稳态。吸入结束后，血中半衰期呈三相，分别为2.70分钟、9.04分钟和30.70分钟。其代谢产物为无机氟，脱氟的葡糖醛酸与氢氧化物的共轭物自尿中排泄。本品大部分以原药从呼气中排出。

【适应证】①院内手术及门诊手术时，用于全身麻醉的诱导和维持。②吸入和静脉复合全麻。

【剂量与用法】麻醉诱导系用氧气或氧化亚氮（50%～70%）与2.5%～4.5%七氟烷的混合气体导入。麻醉维持吸入氧气2L/min、氧化亚氮4L/min和本品<4%的浓度。

【注意事项】①据报道，本品可产生恶性高热，它继发于体温调节中枢受损，应立即停药，并采用静注肌肉松弛药、全身冷却、吸氧等处理措施。②本品可引起子宫肌松弛，故产科麻醉应注意观察。③孕妇用药安全性尚未建立，对卤化麻醉剂过敏者禁用本品，肝胆疾病及肾功能低下者慎用。

【制剂规格】挥发性液体剂：100mL；120mL；250mL。

氧化亚氮
Nitrous Oxide

【别名】笑气，一氧化氮，Dental Gas，Laughing Gas，Nitrogen Monoxide。

【药理作用】本品为吸入全麻药，诱导期短，很快达到浅麻醉，镇痛效果好，但肌肉松弛不完全，全麻效能弱。

【适应证】用于吸入全麻或操作时镇静。

【剂量与用法】吸入本品前，应先用高流量氧化肺泡气去氮。通常以65%本品及35%氧混合气体置封闭式麻醉机内吸入，停吸时必须给氧十几分钟，以充分去氮，防止缺氧。

【不良反应】①吸入气内本品浓度＞85%，超过5~8分钟时，即可发生缺氧。②吸入本品持续48小时以上时，对骨髓有抑制作用，如白细胞减少、血小板减少等，停吸12小时后可逐渐恢复。

【注意事项】牙科手术中，由于吸入气内本品浓度偏高，曾有暴死或继发性神经错乱等报道，故吸入气体中，氧气浓度不能低于25%；肠胀气患者禁用。

【制剂规格】氧化严氮：4L；8L；10L；40L。

地氟烷

Desflurane

【别名】地氟醚，去氟烷，优宁，Suprane。

【药理作用】本品为吸入麻醉剂，属氟化甲基乙基烷类药物。随着药物的吸入而产生可逆性意识消失、疼痛消失、随意运动功能抑制、自主神经反射减弱，以及呼吸和心血管系统兴奋性的抑制。动物研究表明，地氟烷麻醉期间的EEG无癫痫波或其他异常活动；与常用辅助药物合用时，并不产生异常EEG变化。本品药理作用与吸入浓度成正比，血/气分配系数为0.42，比氧化亚氮0.46要低，说明随吸入的浓度而变化。本品临床效应变化很快，麻醉苏醒迅速。

【体内过程】本品在体内摄取、排出较快，因此苏醒迅速，能更灵活地调节麻醉深度。本品经肺排出，仅0.02%被代谢。

【适应证】用成人全麻的诱导和维持及小儿全麻的维持。

【剂量与用法】本品的最低肺泡有效浓度（MAC）随年龄的增高而降低，一般以100%氧和60%氧化亚氮用专用的麻醉机进行麻醉。

诱导：应根据患者需要选择合适的术前用药，术前若用过阿片类药者，本品的常用起始浓度为3%，每隔2~3次呼吸则增加0.5%~1%的浓度。当吸入4%~11%，即2~4分钟时，可产生外科麻醉。用静脉麻醉药如硫喷妥钠或丙泊酚诱导后，不论是与氧气还是与氧化亚氮和氧气混合吸入，本品起始浓度均为0.5%~1%肺泡最低有效浓度（MAC）。

维持：与氧化亚氮混合，吸入2%~6%的浓度可维持在外科麻醉期水平，而同氮气或空气中氧气混合吸入时，则需2.5%~8.5%的浓度。小儿若不用氧化亚氮，浓度需达5.2%~10%。短暂应用本品的浓度可达18%，但若与氧化亚氮混合的高浓度吸入时，应确保吸入氧浓度不低于25%。慢性肝、肾功能损害或肾移植患者用氧化亚氮或氧混合吸入时，其浓度为1%~4%。

【不良反应】本品不良反应可见剂量依赖性血压下降和呼吸抑制；麻醉诱导时，可出现咳嗽、屏气、分泌物增多、呼吸暂停、喉痉挛；术后可有恶心和呕吐；触发骨骼肌代谢亢进致氧耗增加，引起恶性高热，症见高碳酸血症、肌肉僵直、心动过速、紫绀、心律失常和血压不稳定。

【注意事项】①本品禁用于有全身麻醉禁忌证、已知对氟类吸入麻醉剂过敏者、已知或怀疑恶性高热的遗传易感者、曾经用过氟类麻醉剂后发生肝功能障碍、不明原因的发热和白细胞增多者。②不宜用于12岁以下小儿麻醉的吸入诱导，因为小儿常易发生不良反应。③有冠心病或不希望有心率加快和血压增高危险者，最好与其他静脉药物（如阿片类和催眠药）合用。④不宜用于神经外科和产科手术，因它可升高颅内占位性病变患者的CSF压力和颅内压。⑤低血压、低血容量和衰弱患者，应降低本品使用浓度。⑥如用药过程中突发恶性高热，应立即停药，并给予适当治疗，因本品有触发恶性高热的潜在危险性。⑦

短期内重复麻醉时，应谨慎。⑧麻醉24小时内，应避免驾驶车辆和机械操作。⑨孕妇或哺乳期妇女应谨慎，但有关这方面的安全性资料尚不充分，尚不能表明其无潜在毒性。

【药物相互作用】本品可增强常用肌松药的作用；若与阿片类、苯二氮草类同用时，本品应适当减量；氧化亚氮可降低本品MAC。

【制剂规格】吸入剂：240mL。

2. 静脉麻醉药

硫喷妥钠
Thiopental Sodium

【别名】戊硫巴比妥钠，潘托撒，Pentothal。

【药理作用】为超短时作用的巴比妥类药物，具有中枢抑制作用，能降低脑代谢及脑血流量，也可抑制呼吸中枢和心肌。

【适应证】常用于静脉麻醉、诱导麻醉、基础麻醉、抗惊厥，以及复合麻醉等。

【剂量与用法】①静脉麻醉：一般多用2.5%溶液，缓慢注入2～3mL或4～5mL。经30秒左右，患者即进入麻醉，神智完全消失，但肌肉松弛不完全，也不能随意调节麻醉深度，故多用于小手术。如患者有呼吸快、发声、移动等现象，即为苏醒的表现，可再注射少量本品以持续麻醉。极量：每次1g。②基础麻醉：用于小儿、甲状腺功能亢进及精神紧张患者。成人每次0.5g，小儿5～10mg/kg，以2.0%溶液作深部肌注。③诱导麻醉：一般用2.5%溶液缓慢静注，每次0.3g（不超过0.5g），继以吸入麻醉剂维持麻醉。④抗惊厥：每次静注0.05～0.1g。

【不良反应】容易引起呼吸抑制及喉痉挛，故注射宜缓慢。如出现呼吸微弱乃至呼吸停止时，应即停止注射。常引起喉痉挛、支气管收缩，故麻醉前最好给予阿托品以作预防。如心搏减少、血压降低时，立即注射肾上腺素或麻黄碱。

【注意事项】①潮解后或配成溶液后易变质，故应临用前配制。如安瓿已破裂，或其中粉末不易溶解而有沉淀，或溶液有颜色时，即表示变质，不宜使用。②使用时，必须备好气管插管、人工呼吸机及氧气。③药液不可漏出血管外或皮下。④肾上腺皮质、甲状腺功能不全者慎用。肝脏疾患、低血压、心脏病、糖尿病、严重贫血、哮喘患者忌用本品。

【制剂规格】注射剂：0.5g；1.0g。

盐酸氯胺酮
Ketamine Hydrochloride

【别名】开他敏，可达眠，克他命，ketaject。

【药理作用】本品为一种新型非巴比妥类静脉麻醉剂，具有麻醉和镇痛作用。产生麻醉作用的机制主要是抑制兴奋性神经递质（乙酰胆碱、L-谷氨酸）及N-甲基-D-天门冬氨酸受体。镇痛机制主要是阻滞脊髓网状结构对痛觉的传入信号，作用迅速而短暂，静脉注射30秒、肌内注射3～4分钟后即出现麻醉作用，但植物神经反射不受抑制。麻醉作用可持续5～10分钟（肌内注射可持续12～25分钟）。一般不抑制呼吸，但可发生短暂的呼吸频率减慢和潮气量降低，尤其静脉注射速度过快时更易发生。

【体内过程】本品静注入血后，大部分进入脑组织，然后再分布于全身组织中，肝、肺和脂肪内的药物浓度高，能通过胎盘屏障。静注本品15秒后，出现感觉分离，30秒后呈现全麻状态。本品主要通过肝脏代谢，可转化为无活性的代谢物，代谢物经肾排出，仅有2.5%以原形随尿排出。

【适应证】①用于多种表浅麻醉，短小手术麻醉，不合作小儿的诊断性检查麻醉及复合麻醉。②用于镇静、镇痛、快速气管插管。

【剂量与用法】注射：①全麻诱导成人首次静注按体重1～2mg/kg，注射应较慢（60秒以上）。如需延长麻醉时间，每次追加首次量的 1/2 至全量。②肌注：主要用于儿童，剂量按体重 4 ~ 8mg/kg，必要时可追加 1/2 至全量。③作为辅助麻醉，静注给药按体重 0.5 ~ 1mg/kg 即可。

【不良反应】①本品麻醉恢复期中，少数患者出现恶心或呕吐，个别患者可呈现幻梦、错觉，甚至幻觉，有时伴有谵妄、躁动现象。为减少此种不良反应，需避免外界刺激（包括语言等），必要时静注少量短效巴比妥（注意巴比妥与本品不可使用同一注射器）。②本品过量时，可产生呼吸抑制，此时应施行辅助（或人工）呼吸，不宜使用呼吸兴奋剂。③用药后，可引起一定程度的血压上升和心率加快，并出现喉痉挛。

【注意事项】①高血压并有脑出血病史者、高血压患者收缩压高于 160mmHg（21.3kPa）或舒张压高于 100mmHg（13.3kPa）者，以及严重心肺功能代偿不全者忌用。②对咽喉或支气管的手术或操作，不应单用本品，必须加用肌肉松弛剂。

【药物相互作用】①本品与抗高血压药及中枢神经抑制药合用时，若本品用量偏大可致血压剧降或/和呼吸抑制。②本品与苯二氮䓬类及阿片类药物合用时，可延长本品作用时间并减少不良反应。③本品与甲状腺素合并使用时，可致血压过高和心动过速。

【制剂规格】注射剂：2mL：100mg；10mL：100mg；20mL：200mg。

丙 泊 酚
Propofol

【别名】二异丙酚，得普利麻，Diprivan，Disoprofol。

【药理作用】本品为短效静脉麻醉剂，静注约 40 秒后患者迅速入睡，有时出现轻度兴奋，苏醒较快，约 8 分钟内恢复，大部分患者呼之有反应。可抑制中枢神经，有良好的镇静催眠作用，镇痛效应微弱，与其他中枢神经抑制药合用则有协同作用，使脑耗氧和脑血流量减少，可降低颅内压，诱导期偶见肌肉不自主运动。对呼吸系统有抑制作用，部分患者表现呼吸暂停，持续时间 30 ~ 60 秒，甚至达 60 秒以上。对循环系统有抑制作用，主要是血压下降，对心率和心排血量影响不明显。可透过胎盘影响胎儿。对肝肾无毒性，不释放组胺，不抑制肾上腺皮质功能，可降低眼内压。

【体内过程】本品静注后迅速分布于全身，分布半衰期为 1.8 ~ 8.3 分钟，半衰期为 34 ~ 64 分钟，血浆蛋白结合率为 96.8% ~ 98.6%。主要在肝内通过结合，代谢成非活性代谢物，其中葡萄糖醛酸化合物结合的代谢物占 50%，代谢物经肾脏排泄。在一般的维持麻醉用药情况下，本品无显著蓄积，如与芬太尼合用则本品的血药浓度可能提高。

【适应证】临床上多用于全麻诱导，与其他全麻药、镇痛药和肌肉松弛药合用时，尤其适用于颅脑、眼科等手术，也可作为重症监护病房（ICU）接受人工通气患者的镇静用药（不超过 3 个月）。

【剂量与用法】静脉注射：全麻诱导，剂量 2 ~ 2.5mg/kg，注速 40mg/10s，直到患者意识消失。年老体弱、血容量不足，以及美国麻醉学会（ASA）分类 3 ~ 4 级的患者，剂量为 1.0 ~ 1.5mg/kg，注速 20mg/10s，至患者意识消失。如有必要，可分次追加，剂量为 20 ~ 50mg。静脉滴注：本品 200 ~ 400mg 溶于 5% 葡萄糖注射液中（配成 2mg/mL），滴速与剂量为每分钟 0.1 ~ 0.2mg/kg 或 6 ~ 12mg/（kg·h），年老体弱患者的剂量减半。

【不良反应】可产生低血压、心动过缓、恶心、呕吐、肠痉挛、头痛、抽搐、不自主运动、咳嗽、呃逆、呼吸暂停，以及注射部位疼痛、麻木等不良反应。罕见发生支气管痉挛、红斑、血栓形成和静脉炎等表现。

【注意事项】①本品意外过量用药，可引起心脏、呼吸抑制。可用氧气及呼吸机进行人工通气，同时可应用血浆增容剂和升压药。②妊娠、心肺功能严重不全及对本品过敏者禁用。癫痫、哺乳期妇女及脂肪代谢紊乱的患者慎用。不宜作为儿童镇静药使用。

【药物相互作用】①本药与芬太尼合用，可增加本药的血药浓度，应适当减量。②氟烷可提高本药的血药浓度，增加本药的中毒危险。

【制剂规格】注射剂：10mL：0.1g；20mL：0.2g；50mL：0.5g；50mL：1g；100mL：1g。

盐酸咪达唑仑
Midazolam Hydrochloride

【别名】咪唑二氮䓬，咪达安定，速眠安，Dormicum，Hypnovel，Versed。

【药理作用】类似地西泮，本品有较强的遗忘作用，可用于手术前给药，镇静效应约在肌内注射15分钟后出现，30~60分钟达峰值。因其作用快，也用于诱导麻醉，静脉注射2.0~2.5分钟后可出现麻醉状态。本品也是有效的安眠药，诱导睡眠快，维持睡眠时间适中，次晨可保持清醒状态。

【体内过程】本品吸收迅速，口服后大量经过首过代谢，因此生物利用度低，而肌内注射后的生物利用度可高达>80%~90%；血浆蛋白结合率约为96%；在生理pH时，本品是亲脂性的，能透过胎盘；经肝代谢，代谢产物主要是葡萄糖醛酸的结合物，并经尿排泄；半衰期为2~7小时，新生儿、老年人与肝损害者的半衰期延长。

【适应证】治疗各种失眠症和睡眠节律障碍，特别适用于最初入睡困难或过早醒来后再入睡困难者。也可用于手术前给药、麻醉诱导及小手术的维持麻醉。

【剂量与用法】①催眠：7.5~15mg，睡前用，年老体弱者的剂量为7.5mg。②术前给药：肌注15mg，术前30~60分钟使用。③诱导麻醉：静注，成人每次10~15mg，儿童0.15~0.2mg/kg。④局部麻醉或内窥镜检查前给药：静注，每次2.5~5mg，术前5~10分钟给药。

【不良反应】本品不良反应少，无明显延续效应。偶见恶心、头痛、疲倦等，且与剂量有关。过量时，可出现疲劳、运动失调、健忘和呼吸抑制。

【注意事项】一般不易产生依赖性，但长期大剂量用药亦可致易感患者成瘾。妊娠早期、急性肺功能不全和重症肌无力者禁用。肝、肾功能不全和脑血管疾病患者慎用。本品不适用于精神分裂症和严重抑郁症的失眠治疗。

【药物相互作用】与其他中枢神经系统抑制剂同时合用时，可使中枢神经系统的抑制作用增强，如呼吸抑制、血压降低、麻醉复苏延迟等。

【制剂规格】注射剂：3mL：15mg；5mL：5mg。

羟丁酸钠
Sodium Hydroxybutyrate

【别名】γ-羟丁酸钠，羟丁酸，Oxybate。

【药理作用】本品为静脉麻醉药，有镇静催眠作用，无镇痛作用。静注10分钟后即可进入麻醉，呼吸减慢。一次注射可维持1~3小时，对循环系统影响小，适用于较长时间手术。肌肉松弛不满意，必要时可与其他麻醉剂、安定药等合用。

【适应证】常用于全身麻醉或诱导麻醉，以及局麻、腰麻的辅助用药，适用于老人、儿童及脑、神经外科手术，以及外伤、烧伤患者的麻醉。

【剂量与用法】静注：诱导麻醉，成人按体重60mg/kg给药；麻醉维持，分次静注，在诱导后1小时，按体重12~80mg/kg给药。

【不良反应】①单独使用本药或剂量过大或注射过快时，可出现锥体外系症状，表现为运动性兴奋、谵妄、肌肉抽动等，甚至呼吸停止。②本品能抑制氮的分解代谢，促进钾离子进入细胞而引起血钾过低，故需同时给予钾盐。

【注意事项】①严重高血压、心脏房室传导阻滞、癫痫，以及严重低血钾症患者禁用。②肝功能不全者、抑郁症病史者、饮酒或同时使用其他中枢神经系统抑制药者慎用。

【药物相互作用】①本品可增强肌松药的肌肉松弛作用。②本品可与麻醉性镇痛药合用，易发生呼吸抑制。

【制剂规格】注射剂：10mL：2.5g。

依托咪酯
Etomidate

【别名】苯甲咪酯，甲苄咪酯，甲苄咪唑，Amidate，Hypnomidate。

【药理作用】本药为快速催眠性静脉全麻药，其催眠效应较硫喷妥钠强 12 倍，无镇痛作用，为非巴比妥类静脉麻醉药。静脉注射 20 秒后即产生麻醉，持续时间约 5 分钟。随着剂量增加，其作用持续时间可相应延长。对呼吸和循环系统的影响较小，有短暂的呼吸抑制，使收缩压略下降，心率稍增快。与硫喷妥钠相比，上述影响较小，且无组胺释放作用。但如事先应用的是麻醉性麻醉前给药，则上述影响可较明显。

【体内过程】本品静脉注射后，可迅速分布于脑组织及代谢器官，在血浆中可与血浆蛋白结合（76.5%）。它在肝中被水解为失活的酸性代谢物而由尿液排出，半衰期约 4 小时。

【适应证】用于静脉全麻诱导或麻醉辅助。也可用于短时手术麻醉。

【剂量与用法】成人 0.3mg/kg，于 30~60 秒内静注完毕。

【不良反应】①部分患者注射后发生疼痛，即使迅速注射（15 秒注完）也难避免。②应用本品后，可有阵挛性肌肉收缩，发生率为 10%~35%，部分由于注射疼痛所致，但更主要的是中枢性作用所引起。如麻醉前应用氟哌啶或芬太尼

时，可减少肌阵挛的发生。

【注意事项】对本药过敏者、重症糖尿病患者、高钾血症患者、癫痫患者、严重肝肾功能不全者禁用。

【药物相互作用】本药作为氟烷诱导麻醉药时，氟烷的用量应减少。

【制剂规格】注射剂：10mL：20mg。

二、局部麻醉药

盐酸布比卡因
Bupivacaine Hydrochloride

【别名】丁吡卡因，麻卡因，布卡因，丁哌卡因，Marcaine。

【药理作用】本药为长效酰胺类局麻药，主要是通过抑制神经细胞膜的钠离子通道，阻断神经兴奋与传导。其麻醉强度为利多卡因的 4 倍。其 0.25%~0.5% 溶液引起局麻的时间一般为 4~10 分钟，0.75% 溶液起效较之略快。用其 0.5% 溶液加肾上腺素作硬膜外阻滞麻醉，作用可维持 5 小时。由于本品在血液内浓度低，体内蓄积少，作用持续时间长，故为比较安全的长效局麻药。

【体内过程】本品主要被神经组织摄取，一般 5~10 分钟可产生作用，15~20 分钟出现高峰，维持 3~6 小时或更长时间。本品约 95% 与血浆蛋白结合，大部分在肝脏代谢，后经肾脏排泄，少量约 5% 以原形随尿液排出。

【适应证】适用于神经阻滞，如硬膜外阻滞及蛛网膜下腔阻滞。

【剂量与用法】肌注。应用其 0.25%、0.5% 或 0.75% 溶液，每次极量 200mg（加有肾上腺素时为 250mg），每日极量 400mg。

【不良反应】可出现头痛、恶心、呕吐、尿潴留及心率减慢等不良反应。过量或误入血管可产生严重的毒性反应。本品偶见精神兴奋，低血压等反应。

【药物相互作用】 与碱性药物配伍，会产生沉淀而失去作用。

【制剂规格】 注射剂：5mL：25mg；5mL：37.5mg。

盐酸丁卡因
Tetracaine Hydrochloride

【别名】 地卡因，苯多卡因，潘托卡因，Pantocaine。

【药理作用】 本品具有较强的局部麻醉作用和很强的黏膜穿透力，麻醉力比普鲁卡因大 10~15 倍，而毒性大 10~20 倍。用药 1~3 分钟后起效，维持 2~3 小时。

【适应证】 用于黏膜表面麻醉、传导麻醉、硬膜外麻醉和蛛网膜下腔麻醉。用于眼科表面麻醉，不收缩血管，不损伤角膜上皮，不升高眼内压。

【剂量与用法】 ①表面麻醉：0.5%~2%溶液（喷雾或涂抹），常用 1%，一次限量 40mg。②阻滞麻醉：0.2%~0.3%溶液，极量 0.1g。③硬膜外麻醉：0.3%溶液，极量 0.08g。④腰麻：0.5%溶液，极量为每次 20mg。

【注意事项】 本品属酯类局麻药，与普鲁卡因有交叉过敏反应，作用强，但毒性大，不单独用于浸润麻醉，毒性反应发生率比普鲁卡因高，应注意控制剂量，腰麻时要用脑脊液溶解药物。大剂量时可抑制心脏传导系统及中枢神经系统，溶液遇碱时，效力减弱或失效。

【制剂规格】 注射剂：5mL（1%）。溶液剂：0.5%~2%（表面麻醉用）。口服液：0.3%~0.5%。

盐酸利多卡因
Lidocaine Hydrochloride

【别名】 赛罗卡因，Xylocaine。

【药理作用】 本品为酰胺类中效局麻药，起效快、弥散力强，无明显的血管扩张作用。血药浓度低时，患者表现为镇静，痛阈提高，咳嗽反射受抑。尚具有抗心律失常作用，对室性心律失常疗效较好，作用时间短暂，无蓄积性，并不抑制心肌收缩力，治疗剂量下血压不降低。

【体内过程】 本品注射后，组织分布快而广，能透过血-脑屏障和胎盘。本品麻醉强度大、起效快、弥散力强，药物从局部消除约需 2 小时，加肾上腺素可延长其作用时间。大部分先经肝微粒体酶降解为仍有局麻作用的脱乙基中间代谢物——单乙基甘氨酰胺二甲苯，毒性增高，再经酰胺酶水解，经尿排出，用量的 10% 以原形排出，少量出现在胆汁中。

【适应证】 主要用于阻滞麻醉及硬膜外麻醉，也用于室性心动过速及频发室性早搏（静注）。

【剂量与用法】 ①麻醉：阻滞麻醉，用 1%~2%溶液，每次用量不宜超过 0.4g。表面麻醉，一般用 2%~4%溶液喷雾或蘸药贴敷，每次总量不超过 0.1g。浸润麻醉，用 0.25%~0.5%溶液，每小时用量不超过 0.4g。硬膜外麻醉，用 1%~2%溶液，每次用量不超过 0.5g。阻断麻醉，用 0.5%溶液，神经干附近可用 1%溶液，效果较普鲁卡因好。②治心律失常：一次静注按体重 1~3mg/kg 给药，注射速度可较快。如无效，10~15 分钟后可再注射同量 1 次，同时取 100mg 加至 5%~10%葡萄糖注射液 100~200mL 内作静滴。一次治疗总量按体重 4~6mg/kg 给药。

【不良反应】 ①本品可作用于中枢神经系统，引起嗜睡、感觉异常、肌肉震颤、惊厥昏迷及呼吸抑制等不良反应。②可引起低血压及心动过缓。血药浓度过高，可引起心房传导速度减慢、房室传导阻滞，以及抑制心肌收缩力和心输出量下降。③静注时可有麻醉样感觉，如头晕、眼发黑。若将药液静滴时，可使此症状减轻。

【注意事项】 心、肝功能不全者，应适当减量。禁用于二、三度房室传导阻滞、对本品过敏、有癫痫大发作史、肝功能严重不全以及休克患者。

【药物相互作用】①本品与西咪替丁及与 β 受体阻断剂，如美托洛尔、普萘洛尔等合用，因利多卡因代谢受阻，可导致中毒反应，发生心脏和神经系统不良反应，应调整利多卡因剂量。②本品与下列药品存在有配伍禁忌：氨苄西林、两性霉素 B、磺胺嘧啶等。

【制剂规格】注射剂：5mL：0.1g；20mL：0.4g。胶浆剂：10mL：0.2g。气雾吸入剂：2%；4%。

盐酸普鲁卡因
Procaine Hydrochloride

【别名】奴佛卡因，Novocaine。

【药理作用】本品是短效酯类局麻药，具有良好的局部麻醉作用。但因其对皮肤、黏膜穿透力弱，故不宜表面麻醉。

【体内过程】本品除表面局麻外，不论哪一种途径给药，吸收都较完全，尤其血管丰富的区域吸收更快。

【适应证】本品主要用于局部麻醉。

【剂量与用法】浸润麻醉，溶液浓度多为 0.25% ～ 0.5%，一次用量 0.05 ～ 0.25g，每小时不超过 1.5g。其麻醉时间短，可加入少量肾上腺素 1：（100000～200000）以延长作用的时间。也用作腰麻，一次量 0.1～0.15g（不宜超过 0.2g）。用 5% 溶液，约可麻醉 1 小时，主要用于腹部以下、需时不长的手术，亦可用于四肢的局部静脉麻醉，0.5% 溶液 40～150mL，下肢需用量较大。

【不良反应】①用量过大或用浓溶液快速注入血管时，可能引起恶心、出汗、脉速、呼吸困难、颜面潮红、谵妄、兴奋、惊厥。惊厥可静注异戊巴比妥解救。②腰麻时常出现血压下降，可在麻醉前肌注麻黄碱 15～20mg 以预防。③有时出现过敏性休克。

【注意事项】①用药前应询问患者过敏史。②对过敏性体质患者应作皮内试验（0.25% 液 0.1mL 皮内注射）。

【药物相互作用】①本品加入少量肾上腺素，可延长本品的麻醉时间。②本药可使磺胺类药物降效，不宜合用。

【制剂规格】注射剂：10mL：100mg；10mL：50mg；2mL：40mg。粉针剂（注射用）：150mg（主要用于腰麻，用时以灭菌注射用水或其他适宜溶媒溶解后注入）。

复方盐酸阿替卡因
Compound Articaine

【别名】噻吩卡因。

【药理作用】本品属酰胺类局部注射麻醉剂，可以阻断沿注射部位神经纤维的神经传导，起局部麻醉作用。与利多卡因相比，易在组织内扩散，局麻作用较强，毒性较低。在阿替卡因溶液中添加 1/100；000 肾上腺素的作用在于收缩局部血管，延缓麻醉剂进入全身循环，维持局部组织浓度，同时亦可获得出血极少的手术野。局麻作用在给药 2～3 分钟后出现，持续约 60 分钟。牙髓麻醉时，可缩短 2～3 倍时间。

【体内过程】本品颊黏膜注射 30 分钟后，血药浓度达到峰值，半衰期约为 110 分钟。主要由肝脏代谢，5% ～ 10% 剂量的药物以原形从尿排出。

【适应证】口腔用局部麻醉剂，特别适用于涉及切骨术及黏膜切开的外科手术过程。

【剂量与用法】局部浸润或神经阻滞麻醉，口腔内黏膜下注射给药。成人：必须根据手术需要注射适当的剂量。对于一般性手术，通常给药剂量为 1/2 ～ 1 支或遵医嘱，最大用量不得超过 7mg/kg。4 岁以上儿童：必须根据儿童的年龄、体重、手术类型等使用不同的剂量，最大用量不超过体重 5mg/kg。本品的儿童平均使用剂量以毫克计算如下：儿童的体重（kg）×1.33。老年人使用成人剂量的一半。

【不良反应】患者可能出现神经质、易激惹、呵欠、震颤、恐惧、眼球震颤、多语症、头痛、恶心、耳鸣等。如出现以上症状，应注意患者呼吸状况，严密监视以防中枢神经抑制造成病情恶化或伴发癫痫；可有呼吸过快，然后呼吸过缓，导致呼吸暂停；可有心动过速、心动过缓、心血管抑制伴随动脉低血压，可能导致虚脱、心律失常（室性早搏、室颤）、传导阻滞（房室阻滞）等，以上心脏症状可能导致心脏停搏。本品中含有的抗氧剂——亚硫酸盐可能引起过敏反应，如支气管痉挛等。

【注意事项】① 下列患者禁用本品：4 岁以下儿童对局麻药或本品中任一成分过敏者；严重房室传导障碍而无起搏器的患者；经治疗没有得到控制的癫痫患者；周期性紫癜症急性发作者禁用本品。② 使用前先注射 5%～10% 的剂量作试验，观察是否存在过敏反应。本品应缓慢注射，严禁注射于血管中，注射前必须做抽回血检查，尤其行神经阻滞麻醉时。注射速度不得超过 1mL/min。由于不慎将药物注入静脉而造成相对过量，可立即出现毒性反应，一旦出现过量症状，要求患者作深度呼吸，如有必要可采取仰卧姿势。如出现阵挛性癫痫发作，应给氧并注射苯二氮草类药物，并可能需要插管之辅助呼吸。使用本品过程中，应维持与患者的语言交流。接受抗凝剂治疗者，必须严密监视（监测国际标准化比值）。高血压或糖尿病患者慎用。本品可能引起局部组织坏死；麻醉咬伤危险：各种咬合（唇、颊、黏膜、舌），患者在感觉恢复前不可咀嚼口香糖或食物。避免于感染及炎症部位（麻醉效果降低）注射；运动员使用时，需注意本品活性成分可引起兴奋剂检查的尿检阳性；因酰胺类局麻药主要由肝脏代谢，严重肝功能不全者需降低剂量，缺氧、高钾血症、代谢性酸中毒者亦需降低使用剂量。本品含有 10 万分之一的肾上腺素，以下情况须严密注意：除心动过缓之外的各种类型的心律失常；冠状动脉供血不足；严重动脉性高血压；对于口腔疾病，本品仅在必要时用于孕妇。

【药物相互作用】本品不宜与其他药物合并使用。由于本品含有肾上腺素，不宜与胍乙啶类药物（用于治疗青光眼）同时使用，否则可能会导致血压大幅度升高（由于交感神经张力降低致反应性增高和/或抑制肾上腺素进入交感神经纤维）。不宜与挥发性卤代麻醉剂合并使用，否则可能会导致严重的室性心律失常（增加心脏反应）。不宜与 5-羟色胺和去甲肾上腺素能类抗抑郁剂（如丙咪嗪、西酞普兰及文拉法辛等）合并使用，否则可能会导致阵发性高血压或伴发心律失常（抑制肾上腺素或去甲肾上腺素进入交感神经纤维）。如果必须合用时，应小心使用低剂量的拟交感神经药物（肾上腺素），如成人 10 分钟内少于 0.1mg 或 1 小时内少于 0.3mg 肾上腺素。不宜与非选择性或 A 型选择性单胺氧化酶抑制剂（前者如苯乙肼，后者如吗氯贝胺、托洛沙酮等）类抗抑郁药合并使用，否则可能会增加肾上腺素的升压作用。如果合用不可避免时，应在严密控制下使用，监测患者的临床症状及生化指标。

【制剂规格】注射剂：1.7mL（含肾上腺素 17μg，盐酸阿替卡因 68mg）。

罗哌卡因
Ropivacaine

【别名】耐乐品，Naropin。

【药理作用】本品为单一对映体结构（S）长效酰胺类局麻药，有麻醉和镇痛双重效应，高剂量可产生外科麻醉，低剂量则产生感觉阻滞（镇痛）仅伴有局限的非进行性运动神经阻滞。加用肾上腺素不改变本品的阻滞强度和持续时间。其麻醉强度为普鲁卡因的 8 倍。

【体内过程】本品的血浆浓度取决于剂量、用药途径和注射部位的血管分布。本品符合线性药动学，最大血浆浓度和剂量成正比。本品总血浆清除率 440mL/min。游离血浆清除率 8L/min。肾脏清除率为 1mL/min，稳定状态的分布容积为 47L，终末半衰期为 1.8 小时。本品主要是通过芳香羟基化作用而充分代谢，静脉注射后总剂量的 86% 通过尿液排出体外。主要代谢物是 3 - 羟基罗哌卡因，其中约 37% 以结合物形式从尿液中排泄出来。

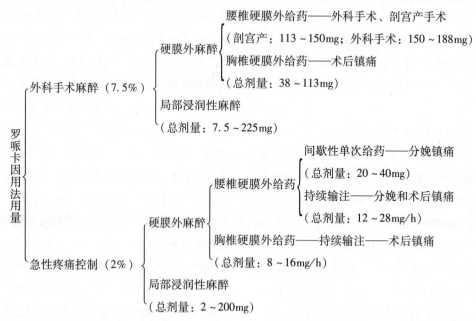

【不良反应】 本品的不良反应类同于其他长效酰胺类局麻药，可致患者低血压、恶心、心动过缓、焦虑、感觉减弱等不良反应。用药过量或不小心注射入血管后，可能引起神经系统、心血管系统的毒性反应。少见过敏性休克。

【注意事项】 对酰胺类局麻药过敏的患者，禁用本品。区域麻醉的实施必须在人员和设备完善的基础上进行。用于监测和紧急复苏的药物和设备应随手可得。在实施较大麻醉前，应先给患者建立静脉通路。严重肝病者慎用。慢性肾功能不全者伴有酸中毒及低蛋白血症，发生全身性中毒的可能性增大。发生低血压可以用 5 ~ 10mg 麻黄素静脉注射治疗，必要时可重复用药。孕妇、哺乳期妇女及 12 岁以下儿童不宜使用本品，药物过量可致全身性中毒反应。如果出现急性全身中毒现象时，必须立即停止注射局麻药。呼吸和代谢性酸中毒会增加局麻药的毒性作用。

【药物相互作用】 本品与茶碱、维拉帕米、丙咪嗪等合用时的血药浓度有所增加；与玻璃酸钠合用时，可出现中毒反应。

【制剂规格】 注射剂：10mL：20mg；10mL：100mg。

三、麻醉镇痛药

芬太尼
Fentanyl

【别名】 多瑞吉，Fentanest，Fentanil。

【药理作用】 为阿片受体激动剂，属强效麻醉性镇痛药，作用机制与吗啡类似，但其镇痛效力为吗啡的 60 ~ 80 倍。镇痛作用迅速，但持续时间较短，不良反应比吗啡小。

【适应证】 本品适用于各种疼痛及外科、妇科等手术后及手术过程中的镇痛；防止或减轻手术后出现的谵妄；与麻醉药合用，作为麻醉辅助用药；与氟哌啶配伍制成"安定镇痛剂"，用于

【适应证】 适用于外科手术硬膜外麻醉，如剖宫产。也可用于控制急性疼痛，如术后或分娩疼痛。

【剂量与用法】 本品仅供有麻醉经验的临床医生或在其指导下使用。其用法和剂量见下表：

大面积换药及小手术麻醉。

【剂量与用法】

①麻醉前给药：0.05 ~ 0.1mg，于手术前30 ~ 60分钟肌注。②诱导麻醉：静注0.05 ~ 0.1mg，间隔2 ~ 3分钟重复注射，直至达到要求；危重患者、年幼及年老患者的用量减小至0.025 ~ 0.05mg。③维持麻醉：当患者出现苏醒状时，静注或肌注0.025 ~ 0.05mg。④一般镇痛及术后镇痛：肌注0.05 ~ 0.1mg。可控制手术后疼痛、烦躁和呼吸急迫，必要时可于1 ~ 2小时后重复给药。⑤局部用药：贴片贴于锁骨下皮肤，每3日1贴，从小剂量开始。

【不良反应】①可出现恶心、呕吐、眩晕、视物不清、低血压、胆道括约肌痉挛、喉痉挛及出汗等症。②静注时，可引起颈、胸、腹壁肌强直，一旦出现，需用肌肉松弛药对抗。③使用贴剂时，偶见皮肤过敏反应。

【注意事项】①孕妇、心律失常者、肝肾功能不全者、甲状腺功能低下者慎用。支气管哮喘者、呼吸抑制者、重症肌无力者、对本药过敏者禁用。②有弱成瘾性。

【药物相互作用】与中枢抑制剂，如巴比妥类、安定剂、抗精神病药，以及麻醉剂等有协同作用，合用时慎重并适当调整剂量，不宜与单胺氧化酶抑制剂（如呋喃唑酮、苯乙肼）合用。

【制剂规格】注射剂：2mL：0.1mg。贴片：25μg；50μg；75μg；100μg。

舒芬太尼

Sufentanil

【别名】噻哌苯胺，Sufenta。

【药理作用】本品属合成的阿片类镇痛药。本品系一种阿片受体激动剂，其亲和力约为芬太尼的10倍。麻醉镇痛效力比芬太尼强，有良好的血液动力学稳定性，可同时保证足够的心肌氧供应。

【体内过程】静脉给药用于麻醉的起效时间为1 ~ 3分钟，单剂给药作用持续36分钟左右。血药浓度达峰时间为20分钟。总蛋白结合率为93%。本品具有亲脂性，能迅速而广泛地分布于机体各组织。主要在肝脏代谢，也可在小肠代谢。24小时内所给药物的80%被排泄，仅有2%以原形排泄。

【适应证】可作为复合麻醉的镇痛用药。也可作为全身麻醉大手术的麻醉诱导和复合麻醉的维持用药。

【剂量与用法】静脉内快速推注给药或静脉内滴注给药。作为复合麻醉的镇痛用药：总剂量按体重0.1 ~ 5μg/kg给药，当镇痛效应减弱时，可按0.15 ~ 0.7μg/kg追加维持剂量。以本品为主的全身麻醉：总剂量按体重8 ~ 30μg/kg，当镇痛效应减弱时，可按0.35 ~ 1.4μg/kg追加维持剂量。

【不良反应】本品可见典型的阿片样症状，如呼吸抑制、呼吸暂停、骨骼肌强直、肌阵挛、低血压、心动过缓、恶心、呕吐、眩晕、缩瞳和尿潴留。少见咽部痉挛，偶见术后恢复期的呼吸再抑制及注射部位瘙痒和疼痛。

【注意事项】①本品按麻醉药进行管理。对本品或其他阿片类药过敏者，急性肝卟啉病、呼吸抑制、低血容量、低血压、重症肌无力患者，新生儿、孕妇及哺乳期妇女禁用。②哺乳期妇女若必须使用时，用药后应停止哺乳24小时。③昏迷、头部损伤、肿瘤或颅内压升高患者，正使用中枢神经系统抑制药、肺部疾病（如哮喘、慢性阻塞性肺疾病）及肝、肾功能不全者，年老体虚者应慎用本品。

【药物相互作用】不应与单胺氧化酶抑制剂同用。

【制剂规格】注射剂：1mL：50μg；2mL：100μg；5mL：250μg。

盐酸吗啡
Morphine Hydrochloride

【别名】锐力通，Morphia，Morphine。

【药理作用】为阿片受体激动剂。①通过类似内源性抗痛物质——脑啡肽作用，激活中枢神经阿片受体而产生强镇痛作用，对持续性锐痛的效果强于间断性锐痛及内脏绞痛。②有明显镇静作用，有时产生欣快感，可改善疼痛患者的紧张情绪。③可抑制呼吸中枢，降低呼吸中枢对二氧化碳的敏感性。④可抑制咳嗽中枢，产生镇咳作用，但有成瘾性，并未用于临床。⑤可兴奋平滑肌，增强肠道平滑肌张力而引起便秘，并使胆道、输尿管、支气管平滑肌张力增加。⑥可促进内源性组胺释放而使外周血管扩张致血压下降，使脑血管扩张而致颅压增高。⑦尚有缩瞳、镇吐等作用。

【适应证】①镇痛：现仅用于创伤、手术、烧伤等引起的剧痛。②心肌梗死。③心源性哮喘。

【剂量与用法】皮下注射或口服。每次 5 ~ 15mg，每日 1 ~ 3 次。极量：皮下注射，每次 20mg，每日 60mg；口服，每次 30mg，每日 100mg。

【不良反应】①本品可引起眩晕、呕吐及便秘等不良反应。②急性吗啡中毒在中国罕见。其症状有昏睡、呼吸减慢、瞳孔缩小至针尖样，进而可致呼吸麻痹、体温下降。可采用吸氧、人工呼吸，以及注射对抗药纳洛酮、烯丙吗啡或尼可刹米等。

【注意事项】①连续使用可成瘾，需慎用。②婴儿、哺乳期妇女及临产妇女禁用（因可经乳腺排出及分布至胎盘，可抑制新生儿及胎儿呼吸）。③慢性阻塞性肺疾患、支气管哮喘、肺源性心脏病患者禁用；急性左心衰竭晚期并出现呼吸衰竭时禁用。④颅内高压、颅脑损伤等患者禁用。⑤肝功能减退者禁用。⑥胆绞痛、肾绞痛需与阿托品合用，单用本品反而加剧疼痛。⑦在疼痛原因未明确之前，禁用本品，以防掩盖症状，贻误诊治。⑧老年人、儿童、心率失常者慎用。

【药物相互作用】本品与吩噻嗪类药、三环类抗抑郁药、镇静催眠药、抗组织胺药、巴比妥类麻醉药、哌替啶、可待因、芬太尼、美沙酮等合用，使本药的呼吸抑制作用加剧或延长，合用时应减量。

【制剂规格】注射剂：0.5mL：5mg；1mL：10mg；5mL：50mg。片剂：5mg；10mg；30mg。控释片：10mg；30mg；60mg。

哌替啶
Pethidine（Dolantin）

【别名】杜冷丁。

【药理作用】作用及机制与吗啡相似，亦为阿片受体激动剂。镇痛作用相当于吗啡的 1/10 ~ 1/8，持续时间 2 ~ 4 小时。增加胆道、支气管平滑肌张力的作用较弱，对呼吸有抑制作用。镇静、镇咳作用较弱，能增强巴比妥类的催眠作用。

【体内过程】口服或注射本品均可吸收。口服先经肝脏代谢，故药效较低，口服后 1 ~ 2 小时血药浓度达峰。本品经肝脏代谢成哌替啶酸、去甲哌替啶酸和去甲派替啶，后经肾脏排出体外，半衰期 3 ~ 4 小时。

【适应证】①各种剧痛，如创伤、烧伤、烫伤、术后疼痛等。②心源性哮喘。③麻醉前给药。④内脏剧烈绞痛（胆绞痛、肾绞痛需与阿托品合用）。⑤与氯丙嗪、异丙嗪等合用进行人工冬眠。

【剂量与用法】①口服：每次 50 ~ 100mg；极量：每次 150mg，每日 600mg。②皮下注射或肌注：每次 25 ~ 100mg；极量：每次 150mg，每日 600mg。两次用药间隔不宜少于 4 小时。

【不良反应】①成瘾性比吗啡轻，但连续应用时亦成瘾。②不良反应有头昏、头痛、出汗、口干、恶心、呕吐等。过量可致瞳孔散大、惊厥、心动过速、幻觉、血压下降、呼吸抑制、昏迷等。

③皮下注射，对局部有刺激性。

【注意事项】有下列症状者禁用本品：支气管哮喘、慢性阻塞性肺疾患、严重肺功能不全、室上性心动过速、颅脑损伤、颅内占位性病变。肝功能损伤、甲状腺功能不全者慎用。婴幼儿、老人慎用。本品可通过胎盘屏障，少量可经乳汁排出，妊娠及哺乳期妇女慎用。本品须按国家规定的麻醉药品管理规定进行管理、使用。

【药物相互作用】本品同芬太尼结构相似，相互存在交叉过敏。本品能增强双香豆素、茚满二酮等抗凝药物药效。合用时，后者须适当减量。磺胺嘧啶、复方新诺明、氨茶碱、巴比妥类药钠盐、苯妥英钠、肝素钠、碳酸氢钠等药物因与本品的注射液合用时，可发生浑浊，不能合并使用。

【制剂规格】片剂：25mg；50mg。注射剂：1mL：50mg；2mL：100mg。

苯噻啶
Pizotyline

【别名】新度美安，Pizotifen。

【药理作用】化学结构类似赛庚啶和阿米替林，具有抗5-羟色胺、抗组胺作用及较弱的抗胆碱作用。

【适应证】主要用于防治偏头痛，能减少、减轻甚至完全解除偏头痛的发作；对急、慢性荨麻疹、皮肤划痕等症疗效较好，也可用于血管神经性水肿。毒性小，可长期应用。

【剂量与用法】口服，每次0.5~1mg，每日3次。第1~3日，每晚0.5mg；第4~6日，每日中午及晚上各服0.5mg；第7日开始，每日早、午、晚各服0.5mg，病情基本控制后可酌情递减剂量。有人每日口服0.5mg，即可控制头痛；也有每日需6mg者。一般连续服药半年后暂停半月至一月，以观察停药后的效果，且能避免药物在体内蓄积，病情复发可继续应用。

【不良反应】本品主要的不良反应可引起嗜睡、乏力、食欲增加，偶可引起恶心、头晕、面红、肌肉痛等，一般常见于开始服药的1~2周内。继续服药后可逐渐减轻或消失。

【注意事项】①在长期服药过程中，应注意血象变化。②闭角型青光眼患者或前列腺肥大尿闭患者禁用。③不宜与单胺氧化酶抑制剂伍用。④机动车驾驶员及高空作业者应遵医嘱慎用，以免发生意外事故。

【制剂规格】片剂：0.5mg。

盐酸布桂嗪
Bucinnazine Hydrochloride

【别名】强痛定。

【药理作用】本品为速效镇痛药，镇痛作用为吗啡的1/3，但比解热镇痛药强，为氨基比林的4~20倍。对皮肤、黏膜、运动器官（包括关节、肌肉、肌腱等）的疼痛有明显抑制作用，但对内脏器官疼痛的镇痛效果较差。无抑制肠蠕动作用，对平滑肌痉挛的镇痛效果差。与吗啡相比，本品不易成瘾，但有不同程度的耐受性。

【体内过程】本品易由胃肠道吸收，口服10~30分钟或皮下注射10分钟后起效，镇痛效果维持3~6小时。皮下注射20分钟后，血药浓度达峰值。本品主要以代谢物形式从尿与粪便中排出。

【适应证】本品为中等强度的镇痛药。适用于偏头痛、三叉神经痛、牙痛、炎症性疼痛、神经痛、月经痛、关节痛、外伤性疼痛、手术后疼痛，以及癌症痛等。

【剂量与用法】口服：成人每次30~60mg，每日90~180mg；小儿每次1mg/kg。皮下或肌内注射：成人每次50~100mg，每日1~2次。疼痛剧烈时用量可酌增。

【不良反应】①少数患者可见有恶心、眩晕或困倦、黄视、全身麻感等症，停药后可消失。②本品引起的依赖性倾向比吗啡类药物为低。据临床报道，连续使用本品时可致耐受和成瘾。

【注意事项】本品为国家特殊管理的麻醉药品，必须严格遵守国家对麻醉药品的管理条例，按规定开写麻醉药品处方和供应、管理本类药品，防止滥用。

【制剂规格】片剂：30mg。注射剂：2mL：50mg；2mL：100mg。

盐酸丁丙诺啡
Buprenorphine Hydrochloride

【别名】Temgesic。

【药理作用】本品系阿片受体的部分拮抗激动剂，属强效麻醉性镇痛药。临床研究表明，其镇痛作用为吗啡的 25～50 倍，为哌替啶的 500 倍，维持镇痛作用 6～8 小时。本品能产生吗啡样的呼吸抑制，起效慢，持续时间长，尚未见严重呼吸抑制的报道。

【适应证】用于各类手术后疼痛、癌症疼痛、烧伤后疼痛、脉管炎引起的肢痛，以及心绞痛和其他内脏痛。

【剂量与用法】肌内注射，每次 0.15～0.3mg，每隔 6～8 小时重复给药或按需注射。舌下含服，每次 0.2～0.8mg，每 6～8 小时 1 次。

【不良反应】有头晕、嗜睡、恶心和呕吐等。

【注意事项】6 岁以下儿童、孕妇、哺乳期妇女，以及轻微疼痛或疼痛原因不明者不宜应用本品。头部损伤及呼吸机能紊乱者、已接受其他中枢抑制剂治疗者和高龄与虚弱者慎用本品。本品有一定依赖性，使用时应遵医嘱。

【药物相互作用】本品与单胺氧化酶抑制剂合用可产生协同作用。

【制剂规格】舌下含片：0.2mg；0.4mg。注射剂：1mL：0.15mg；1mL：0.3mg。

盐酸美沙酮
Methadone Hydrochloride

【别名】盐酸美散痛，非那酮，阿米酮，Al-gidon，Amidon。

【药理作用】本品为阿片受体激动剂，镇痛效力与吗啡相等或略强，也能产生呼吸抑制、镇咳、降温、缩瞳等作用。耐受性及成瘾性发生较慢，戒断症状略轻，镇静作用微弱。

【适应证】由于镇痛作用强，故临床主要用于创伤、手术后、晚期癌症及其他各种原因引起的剧痛。

【剂量与用法】口服：每次 5～10mg，每日 2 次。极量，每次 10mg，每日 20mg。小儿每日按体重 0.7mg/kg 给药。皮下注射或肌注：成人每次 2.5～5mg，每日 10～15mg。极量每次 10mg，每日 20mg。

【不良反应】①有眩晕、恶心、呕吐、出汗、嗜睡等不良反应，但较轻；也有缩瞳和兴奋平滑肌作用，可引起便秘和胆道平滑肌痉挛。②本品成瘾性较轻，但久用也能成瘾，属麻醉药品。

【注意事项】对胎儿呼吸有抑制作用，作用维持时间长，禁用于分娩止痛，亦禁用于幼儿和呼吸功能不全者；不宜作静脉注射使用。

【药物相互作用】①本药可增加其他镇痛药、镇静催眠药、抗抑郁药的作用。②与抗高血压药合用，可使血压下降过快，严重时发生昏厥。

【制剂规格】片剂：2.5mg；7.5mg；10mg。口服液：1mL：5mg。注射剂：1mL：5mg；2mL：7.5mg。

盐酸曲马多
Tramadol Hydrochloride

【别名】Tramal，Ultram，Zydol。

【药理作用】本品为非吗啡类强效镇痛剂，主要作用于中枢神经系统与疼痛相关受体，无致平滑肌痉挛或明显呼吸抑制作用，镇痛作用可维持 4～5 小时。可延长巴比妥类药物麻醉持续时间，与安定类药物同用可增强镇痛作用，本品耐受性和依赖性很低。

【体内过程】本品口服吸收迅速、完全，生

物利用度高，口服吸收可达90%，20～30分钟起效。本品血浆蛋白结合率约4%。在肝内代谢，24小时约80%的本品及代谢产物从肾脏排出。半衰期为6小时。

【适应证】用于治疗中、轻度癌症疼痛，严重慢性疼痛，骨折或各种术后疼痛、牙痛等。

【剂量与用法】肌内注射：每次50～100mg，每日不超过400mg；口服：每次50～100mg，必要时4～6小时可重复使用，每日最大剂量不得超过400mg。连用不超过48小时，累积量不超800mg。

【不良反应】本品常见的不良反应有出汗、嗜睡、头晕、恶心、呕吐及排尿困难，个别可有皮疹、血压降低等过敏反应。

【注意事项】①本品具有一定程度的耐药性和依赖性，应注意耐药性或药物依赖性形成。不得和单胺氧化酶抑制剂同时应用，与中枢镇静剂合用时需减量。②肝肾功能不全，心脏疾患酌情慎用。酒精、安眠药、镇痛剂或其他中枢神经系统作用药物急性中毒者禁用。对阿片类药物过敏者、孕妇和哺乳期妇女慎用。

【药物相互作用】①本品与镇痛药、镇静剂、乙醇或其他精神药物合用可引起急性中毒。②本品与中枢神经系统抑制剂（如地西泮等）合用时可强化镇静、镇痛作用，应适当减少剂量，如与巴比妥类药物合用可延长麻醉时间。

【制剂规格】缓释片剂：50mg；100mg。胶囊剂：50mg。注射剂：1mL：50mg；2mL：100mg。栓剂：100mg。滴剂：1mL：100mg。

双氢可待因

Dihydrocodeine

【别名】西盖克，二氢可待因，酒石酸双氢可待因，Dihydrocodeine Bitartrate，Dihydrocodeine Tartrate。

【药理作用】本品属阿片类生物碱，系可待因的氢化物。作用机制与可待因相似，作用于中枢神经系统而产生镇痛作用；作用于延髓咳嗽中枢，抑制咳嗽反射而产生镇咳作用。镇咳及镇痛作用较强，镇痛强度介于吗啡和可待因之间，镇咳作用较可待因强1倍，毒性则相对较低。

【体内过程】本品口服后吸收迅速，0.45～1.7小时达血药浓度峰值。口服30分钟后镇痛作用起效，1.25～3小时镇痛作用最强。镇痛作用可持续3～6小时，镇咳作用可持续4～5小时。绝对生物利用度为21%。在肝脏存在首过效应，经去甲基作用代谢成双氢吗啡。肾清除率为279～308mL/min，口服24小时后，约有35%的药物以原形自尿中排出。

【适应证】用于缓解中度以上疼痛。

【剂量与用法】普通片剂，每次30～60mg，每日3次，饭后服用；控释片，每次60～120mg，每12小时1次。

【不良反应】本品可引起便秘、恶心、呕吐、胃部不适、皮肤瘙痒、注意力不集中、困倦、眩晕、头痛、尿潴留等不良反应。大剂量应用时，偶见呼吸抑制、急性肾衰竭和间质性肾炎等。大剂量应用可引起药物依赖。

【注意事项】①对本品或其他阿片类药物过敏者、呼吸抑制者、呼吸道阻塞性疾病者、慢性肺功能障碍者、诊断不明确的急腹症者、失血性大肠炎及细菌性痢疾者、休克、昏迷或心力衰竭者、急性酒精中毒者、抽搐发作者、支气管哮喘发作者禁用。②肾功能障碍者（包括肾衰竭）、肾上腺皮质功能低下者、因前列腺增生所致的排尿障碍、尿道狭窄及尿路手术后者、肝功能障碍者、甲状腺功能低下者、脑器质性病变者、头部受伤或颅内压增高者、心功能障碍者、呼吸功能障碍者（包括哮喘或慢性支气管炎患者）、胆囊病变及胆结石者、器质性幽门狭窄、麻痹性肠梗阻及近期进行了胃肠道手术者、严重的炎性肠道疾病者、代谢性酸中毒者、处于休克状态者、有药物依赖史者、有抽搐既往史者、身体衰弱者，以及12岁以下儿童及老年人应慎用。妊娠及哺乳期妇女不宜使用。

【药物相互作用】本品与中枢神经抑制剂（如吩噻嗪类药物、巴比妥酸类药物等）、三环类抗抑郁药、吸入性麻醉剂、单胺氧化酶抑制剂、β－肾上腺素受体阻断药（如盐酸普萘洛尔）等会增强中枢抑制作用。与香豆素类抗凝剂合用，会增强抗凝血作用。与抗胆碱能药物合用，会增强抗胆碱作用。与利福平同用可使疗效降低，与阿片受体激动药或拮抗药（如纳曲酮）同时应用时可诱发戒断症状。与西地那非合用时，偶见阴茎异常勃起。本品与乙醇合用会增强中枢抑制作用。

【制剂规格】片剂：30mg；60mg。控释片：60mg。

四、麻醉辅助用药

1. 肌肉松弛剂

氯化琥珀胆碱
Suxamethonium Chloride

【别名】司可林，Scoline。

【药理作用】本品为去极化骨骼肌松弛药，与神经肌肉结合部的胆碱能烟碱样受体结合后，引起终板肌肉细胞膜的长时间去极化，妨碍了其复极化，以致神经肌肉的传递受阻，使肌肉松弛。增大剂量或反复使用时，肌肉细胞膜可以逐步复极化，但对递质乙酰胆碱仍无反应，呈现出受体对递质的敏感性降低，称为脱敏感阻滞，亦称Ⅱ相阻滞。用药后，在肌松作用出现之前，由于肌纤维去极化时间不同而产生肌纤维纤颤表现。一般在静注后 20 秒内即可发生，开始在颜面部、颈部，逐渐波及胸大肌、腹部肌肉，终止于下肢肢端。如在给药前 4 分钟静注小量非去极化骨骼肌松弛药（筒箭毒碱 3 ~ 5mg 或泮库溴铵 0.5 ~ 1mg），肌颤可减轻甚至消除。给予小剂量非去极化骨骼肌松弛药后，本品应当加量。静注后 90 秒内，肌肉松弛并持续 5 ~ 10 分钟。不引起组胺的释放，因此不致发生血流动力学的明显改变和支气管痉挛。

【体内过程】本品静注 30 秒后起效。在血液中，本品绝大部分快速被血浆中的胆碱酯酶水解，降解产物随尿排出，以原形随尿排出的不超过 2%。由于它的快速再分布和快速代谢，实际只有给药剂量的 10% ~ 15% 到达受体部位。本品不易透过胎盘。

【适应证】用于气管插管，特别是急症患者的快速气管插管。可用于需要肌肉松弛的小手术和抢救，如解除喉痉挛、解除局麻药中毒引起的惊厥、腹膜缝合等。亦可维持麻醉中肌肉松弛。

【剂量与用法】气管插管，1.0 ~ 1.5mg/kg 静脉推注，90 秒内获满意肌松后完成气管插管；维持手术中肌肉松弛可用 0.05% ~ 0.1% 溶液，以 50 ~ 60μg/（kg·min）速率连续点滴。小儿静脉穿刺困难时，可用 2 ~ 2.5mg/kg 肌内注射。

【不良反应】①本品特别是其代谢产物可兴奋心脏毒蕈碱受体，易致心率减慢和心律不齐，并有心脏停搏的报道。②可引起的广泛骨骼肌去极化反应可使细胞内 K^+ 外流增多，特别是病变所致骨骼肌失去神经支配时，引起血清钾显著升高。③可引起眼部肌肉强直收缩，升高眼内压，也可使胃内压和颅内压增高。④可引起恶性高热。⑤可引起肌纤维不协调收缩所致术后肌肉疼痛。

【注意事项】①禁用于已洋地黄化的患者、大面积烧伤、瘫痪、大面积软组织挤压伤和长期卧床肌萎缩等患者。②青光眼、视网膜剥离和角膜穿通伤者慎用。③因本品能诱发恶性高热，禁用于有恶性高热家族史者。④本品可引起肌纤维不协调收缩，部分患者，特别是肌肉发达患者的小手术后，可出现胸壁、上腹部和肩胛背部肌肉疼痛。预先应用小剂量非去极化肌肉松弛药，可以减轻或消除本品引起的肌痛反应。⑤本品像其他各类骨骼肌松弛药一样，不可用于清醒患者。在肌肉松弛后，必须进行人工呼吸或呼吸机通气。⑥严重肝功能损害、有机磷中毒时，血浆中胆碱酯酶活性降低者，给予本品的常用量后可引起肌松作用并异常延长。多次大量给予本品后，出现Ⅱ相阻滞，肌松作用显著延长。当肌松作用不能按时消退时，应认真管理呼吸，静注适量氯化钙，等待神经肌肉传递功能最终满意恢复。

【药物相互作用】①以下药物可降低假性胆碱酯酶活性，从而增强本品的作用。如抗胆碱酯酶药，普鲁卡因等局麻药，环磷酰胺、塞替哌、氮芥等抗肿瘤药，单胺氧化酶抑制药及雌激素等。②与下列药物合用时，也须谨慎，如吩噻嗪类、普鲁卡因胺、奎尼丁、卡那霉素、多黏菌素B、新霉素等有去极化型肌松作用，能增强本品作用。③本品在碱性溶液中易分解，不宜与硫喷妥钠等碱性注射液混合使用。④本品与普鲁卡因同被血浆中胆碱酯酶水解，因此两药同时静滴时，有可能使本品肌松作用延长。

【制剂规格】注射剂：100mg。

罗库溴铵
Rocuronium Bromide

【别名】可爱松，万可松，Esmeron，Zemuron。

【药理作用】本品是一个非去极化神经肌肉阻滞剂，竞争性地与运动神经末梢突触上的胆碱能受体结合，以拮抗乙酰胆碱的作用，为骨骼肌松弛药。在非去极化神经肌肉阻断剂中，本品起效最快，一般在静脉注射60秒钟后，就能为插管提供极好的条件，其作用至少持续30分钟。

【体内过程】静注本品后，主要在肝脏被摄取，约1分钟左右起效，2分钟达峰值效应，作用持续30~40分钟。本品的主要消除途径是经胆道以原形由胆汁排泄，13%~30.8%经尿排出。

【适应证】目前主要用作全麻诱导气管内插管，适用于各种手术的全身麻醉。

【剂量与用法】静脉给药。气管插管的起始剂量是0.6mg/kg。其神经肌肉阻断时间为0.4~6分钟，若按0.6~1.2mg/kg的剂量给药时，在2分钟内就会为插管提供较好的条件。本品的临床维持剂量为0.1mg/kg、0.15mg/kg和0.2mg/kg。给予插管剂量，患者自发呼吸恢复后，方可开始使用0.01~0.012mg/（kg·min）的滴注量给药。本品的给药应个体化，在临床试验中，滴注的速度范围是0.004~0.016mg/（kg·min）。每个患者的给药剂量应考虑手术持续时间、与其他药物的相互作用及患者的状况，并对其进行适当的神经肌监测。成年人不管手术时间的长短，都可采用0.6mg/kg的剂量。如果是持续滴注，应先给予0.6mg/kg，然后按0.3~0.6mg/（kg·h）的速度给药，以维持神经肌肉阻断作用。儿童在氟烷麻醉的情况下，与成年人一样敏感，但起效快。老年人对本品的敏感性与成年人相似，但作用的持续时间较长。

【不良反应】本品在正常剂量范围内无明显不良反应，可降低眼压。大剂量可引起心率加快、血压下降。

【注意事项】①对本品或溴化物过敏者禁用。②本品可能会引起肺高压，心脏瓣膜病的患者应谨慎。③有神经肌疾病，例如重症肌无力、肌无力综合征者，应用其他延长神经肌肉阻断作用药物，例如氨基糖苷类抗生素、万古霉素、锂、普鲁卡因胺、奎尼丁、镁盐、局部麻醉药、吸入性麻醉剂（例如安氟醚和异氟醚）者应慎用。④缓慢滴注卡马西平和苯妥英钠，能缩短本品神经肌肉阻断时间。⑤肝脏疾病的患者要慎用。⑥如果使用过量，患者须进行人工呼吸，直至正常的神经肌功能恢复。新斯的明（Prostigmin）、腾喜龙（Tensilon）可加速恢复。⑦本品可以和5%的葡萄糖注射液或乳酸林格液混用。⑧本品呈酸性，不能和碱性溶液相混（例如巴比妥液）于同一注射器中，也不能在静滴时通过同一导管同时滴注。

⑨只有在必须使用的情况下，才对孕妇和哺乳期妇女使用。剂量超过 0.9mg/kg 时，会使心率增快，从而拮抗其他麻醉剂所造成的心搏缓慢。肝胆疾病、肾衰、血循环时间过长及体温过低和神经肌疾病等都能影响本品的效果。在应用本品前，应纠正严重的电解质紊乱，血液 pH 值改变或脱水。在应用本品恢复后的 24 小时内，不要驾车或进行机械操作。

【药物相互作用】 ①氨基糖苷类抗生素和丁二酰二胆碱会影响本品的效果。②氯丙嗪、吗啡、硫喷妥钠、氯胺酮等可增强本品的作用，合用时应密切观察并及时调整剂量。③琥珀酰胆碱给药会增强本品的作用，应在琥珀酰胆碱作用消失后使用本品。④新斯的明、茶碱、氯化钙会减弱本品的作用。

【制剂规格】 注射剂：2.5mL：25mg；5mL：50mg；10mL：100mg；25mL：250mg。

苯磺酸阿曲库铵
Atracurium Besilate

【别名】 卡肌宁，Tracrium。

【药理作用】 本品是苯肼异喹啉类化合物、对称的双季铵酯，为中效非去极化骨骼肌松弛药。ED_{95} 为 0.25mg/kg，静注后 2～3 分钟起效，临床作用时间 15～35 分钟。吸入麻醉药能显著延长其作用时间。抗胆碱酯酶药能拮抗其肌肉松弛作用。无神经节阻断作用，能引起组胺释放。本品肌肉松弛效应为维库溴铵的 1/5～1/4，对心血管影响较轻。

【体内过程】 本品静注后，约有 82% 与血浆白蛋白结合。本品主要有两种分解途径，霍夫曼（Hofmann）降解和非特异性酯酶水解。霍夫曼降解是单纯的化学反应，即在生理状态下，不需要生物酶参与，季铵化合物自发水解，其分子裂解过程中失去正电荷，成为正甲基四氢罂粟碱（劳丹诺辛，Laudanosine）和单四价丙烯酸盐。血浆半衰期为 20 分钟，代谢产物主要由尿及胆汁排出。因此，本品的代谢不依赖肝、肾功能。本品 5%～20% 能通过胎盘，无蓄积作用。

【适应证】 适用于气管插管和手术中骨骼肌松弛，尤其适用于肝、肾功能不全的患者。

【剂量与用法】 气管插管，0.5～0.6mg/kg，静脉注射 2～3 分钟后获满意肌松，完成气管内插管。临床作用时间 15～35 分钟。必要时追加 0.1～0.2mg/kg，可以延长肌肉松弛的时间。亦可在 0.5～0.6mg/kg 静注后，以 0.05%～0.1% 溶液 0.3～0.6mg/（kg·h）连续静脉点滴，维持术中骨骼肌松弛。与吸入麻醉药合用时，应减少本品的用量。

【不良反应】 本品能引起组胺的释放，导致皮肤发红及短暂的低血压，亦可出现支气管痉挛及类过敏反应。

【注意事项】 ①其主要代谢产物劳丹诺辛达一定浓度时，对中枢神经系统有明确的兴奋作用，而丙烯酸盐则有明显的肝细胞毒性作用。②体外肝细胞培养实验中，可见肝细胞膜损害，使细胞内乳酸脱氢酶异常大量漏出，但其临床意义还有待进一步阐明。③禁用于支气管哮喘患者，与吸入麻醉药同时使用时应减量。④对本品过敏者及支气管哮喘者禁用。患神经肌肉疾病、严重电解质紊乱及孕妇慎用。本品肌内注射可引起肌肉组织坏死，因此本品只可静脉注射，剂量过大可致肌张力增高。用于危重病人抢救，应保持轻度肌松，配合呼吸机使用。本品须冷藏，以免发生 Hofman 降解。⑤长时间、大剂量使用本品时，在手术结束而拔除气管导管前，应给予抗胆碱酯酶药，拮抗本品的残留肌肉松弛作用。

【药物相互作用】 本品与吸入麻醉药、氨基糖苷类抗生素等合用，可增强肌松作用。硫喷妥钠为碱性药物不宜与本品混合使用。新斯的明等可拮抗本品的肌松效应，减弱本品作用。

【制剂规格】 注射剂：1mL：10mg；2.5mL：25mg。

哌库溴铵
Pipecuronium Bromide

【别名】阿端，哌可松，Arduan。

【药理作用】本品是季铵类固醇化合物，为长效非去极化骨骼肌松弛药。ED_{95} 为 0.05mg/kg，起效时间 2～4 分钟，临床作用时间 40～100 分钟。吸入麻醉药能显著延长其作用时间，本品很少有组胺释放和迷走神经阻滞作用。无心血管作用。

【体内过程】本品静注后，有 64% 以原形从尿中排出，12% 以原形从胆汁排出。在肝脏中经去酰化代谢，代谢产物从胆汁排出。血浆清除率是 1.5～2.5mL/（kg·min），半衰期为 100～200 分钟，不能通过胎盘。

【适应证】用于全身麻醉时的气管内插管和手术中骨骼肌松弛。特别适用于缺血性心脏病、心动过速和心血管功能不全等患者的长时间手术。

【剂量与用法】气管插管 0.08～0.1mg/kg 静脉注射，2～4 分钟获得满意肌肉松弛时完成气管内插管，60～100 分钟后可追加 2～4mg 以维持肌肉松弛。

【不良反应】较常见轻微的心血管系统反应，偶见皮肤潮红、烧灼感等过敏性反应。

【注意事项】本品无明显拟迷走或拟交感效应。用于肾功能不全者，其作用时间延长，故应慎用。禁用于重症肌无力者，与吸入麻醉药同时使用时应减量。手术结束后，应给予胆碱酯酶抑制药，拮抗本品的残留肌松作用。

【药物相互作用】①本品可增强吸入麻醉药、静注麻醉药、琥珀酰胆碱或其他除极化神经肌肉阻滞剂、钙拮抗剂、利尿剂、某些抗菌素、单胺氧化酶抑制剂、硫胺素、胍乙啶、鱼精蛋白、苯妥英钠、静注利多卡因的作用。②本品可降低去甲肾上腺素、新斯的明、茶碱、氯化钠、氯化钾及氯化钙的作用。③可增强或减弱除极化肌松药的效果。

【制剂规格】粉针剂：4mg（附溶剂）。

泮库溴铵
Pancuronium Bromide

【别名】本可松，Pavulon。

【药理作用】本品是双季铵甾类化合物，不具有雄激素作用，为非去极化骨骼肌松弛药，与神经肌肉结合部胆碱能烟碱样（N_2）受体结合后，可阻断递质乙酰胆碱的去极化作用，使骨骼肌松弛，肌松作用强。抗胆碱酯酶药可拮抗其肌松作用。ED_{95} 为 0.06mg/kg，静注后 2～4 分钟起效，作用时间 100～120 分钟，吸入麻醉药能显著延长其作用时间。无神经节阻断作用，促组胺释放及抑制血浆胆碱酯酶的作用均较弱。

【体内过程】本品中有 34% 与血浆白蛋白结合，35% 与 γ 球蛋白结合，仅 13% 呈未结合状态。本品有 15%～40% 在肝脏经去酰而成为 3-羟，17-羟或 3，17-羟泮库溴铵衍生物。3-羟泮库溴铵的量较多，是作用最强的代谢产物，其作用强度为泮库溴铵的一半。在体内，有 40% 以原形经肾脏排泄，其余则以原形和代谢产物经胆汁排泄。其血浆清除率为 1.8mL/（kg·min），稳态分布容积为 240mL/kg，半衰期为 120 分钟。本品很少通过胎盘。

【适应证】用于气管内插管和手术时的骨骼肌松弛。

【剂量与用法】气管插管，按体重 0.1mg/kg 静脉推注，2～4 分钟获满意肌肉松弛后完成气管插管。临床作用时间 100～120 分钟，必要时追加 2～4mg。维持全身麻醉时，可以使肌肉松弛与吸入性麻醉药合用时的给药时间延长。

【不良反应】使用本品可致血压升高、心率加快，少见过敏反应。

【注意事项】①本品能引起交感神经末梢释放去甲肾上腺素，并抑制交感神经末梢再摄取去甲肾上腺素。同时能阻断心脏的毒蕈碱样受体，故能使心率增快，血压增加。②忌用于重症肌无力者。高血压、冠心病和心动过速或严重肝肾功能不全或梗阻性黄疸者慎用。③手术结束后，在拔除气管导管前，应给予抗胆碱酯酶药以拮抗本品残留肌肉松弛作用。

【药物相互作用】①芬太尼、硫喷妥钠、氯胺酮、吸入用麻醉剂、氨基糖苷类抗生素、利尿剂、维生素 B_1、鱼精蛋白、苯妥英钠、甲硝唑等可增强本品的作用。②新斯的明、去甲肾上腺素、茶碱、氯化钾、氯化钙等可减弱本品作用。

【制剂规格】注射剂：1mL：2mg；2mL：4mg。

维库溴铵
Vecuronium Bromide

【别名】维库罗宁，Norcuron。

【药理作用】本品是单季铵类固醇化合物，仅是在泮库溴铵的类固醇 A 环上移去一个甲基基团，2B 位置由一个叔氮替换，为中效非去极化骨骼肌松弛药。它的神经肌肉传递阻滞效能为泮库溴铵的 1～1.5 倍。ED_{95} 为 0.05mg/kg，起效时间 2～3 分钟，临床作用时间 20～35 分钟，明显短于泮库溴铵。吸入麻醉药可显著延长肌肉松弛时间。其神经肌肉传递阻滞作用易被胆碱酯酶抑制药拮抗，55% 的患者无须拮抗，可自行完全恢复。本品很少有组胺释放作用和迷走神经阻滞作用，其阻断胆碱能烟碱样受体与毒蕈碱样受体的比例为 63。阻断交感神经末梢摄取去甲肾上腺素的效能比泮库溴铵约低 4.2 倍。

【体内过程】本品静注后迅速分布于细胞外液，2 分钟起效。本品在肝内被代谢，其代谢产物为 3-羟维库溴铵、17-羟维库溴铵和 3，17-二羟维库溴铵。其中仅 3-羟维库溴铵具有神经肌肉阻滞作用，其阻滞效能为维库溴铵的二分之一。本品以原形及代谢产物经胆汁排出，30% 以原形经肾脏从尿中排泄。维库溴铵的稳态分布容积是泮库溴铵的 4 倍，其总血浆清除率 5.2mL/（kg·min），是泮库溴铵的 3 倍。它的半衰期是 71 分钟，能通过胎盘。

【适应证】用于全身麻醉时气管插管和手术中骨骼肌松弛。特别适用于缺血性心脏病、心动过速和心血管功能不全等患者。

【剂量与用法】气管插管，0.07～0.1mg/kg，静脉注射 2～3 分钟获得满意肌肉松弛后完成气管内插管。30 分钟后可追加 0.02～0.03mg/kg，维持肌肉松弛。也可用 0.05%～0.1% 溶液以 0.5～1.0μg/（kg·min）的速度静脉注射，以维持肌肉松弛。

【不良反应】本品不良反应少见，偶见皮肤过敏反应。

【注意事项】①本品剂量达 $60×ED_{95}$ 仍未见拟迷走或交感效应。严重肝脏疾病时，其作用延长。重复大量使用时，特别是肾功能严重损害者，可出现蓄积现象。②禁用于重症肌无力者。严重肝肾功能不全者慎用。与吸入麻醉药同时使用时应减量。

【药物相互作用】①吸入麻醉药（如氟烷、安氟醚、异氟醚）、硫喷妥钠、氯胺酮、芬太尼、依托咪酯、异丙酚、琥珀酰胆碱、氨基糖苷类抗生素、甲硝唑、利尿剂、鱼精蛋白等可增强本品作用。②新斯的明、去甲肾上腺素、茶碱、氯化钙等可致本品作用减弱。

【制剂规格】注射剂：4mg（附溶剂）。

卡巴胆碱
Carbachol

【别名】氨甲酰胆碱，卡巴可。

【药理作用】本品具有拟乙酰胆碱的毒蕈碱与烟碱样作用，但不被胆碱酯酶迅速失活，作用持久。本品刺激副交感神经系统，降低眼球内压，产生非常强的缩瞳作用。

【体内过程】本品为快速强力缩瞳剂，于眼科手术中前房注射，2 秒钟后瞳孔开始缩小，2～5 分钟内达到最大缩瞳效果，缩瞳作用可持续 24～48 小时。

【适应证】眼用注射剂用于需要缩瞳的眼部手术，如人工晶体植入、白内障摘除、角膜移位等；滴眼剂用于治疗青光眼；过去也用于治疗手术后肠弛缓所引起的气胀和尿潴留、血栓闭塞性脉管硬化、雷诺病与阵发性心动过速。

【剂量与用法】用 0.75%～3% 溶液滴眼，每次 1～2 滴，4～8 小时 1 次。皮下注射，开始 0.25mg，必要时 30 分钟后重复 1 次，共 2 次。

【不良反应】应用本品后，可出现较强的调节痉挛、头痛、结膜充血，以及泪腺分泌增多等。还表现为眼睑瘙痒、抽动，并可增加虹膜及睫状体的血流。本品的全身不良反应较少发生，可出现潮红、出汗、上腹部不适感、腹部绞痛、打嗝、膀胱紧缩感、视力调节困难、头痛和流涎等。

【注意事项】本品为眼科一次性使用药品。本品不得口服、肌内和静脉注射。本品禁用于有心血管疾患，包括心律不齐、心搏徐缓、低血压者以及迷走神经兴奋、癫痫、帕金森病、甲亢、支气管哮喘、闭角型青光眼、消化道溃疡和尿路梗塞者。本品为灭菌水溶液，启开后一次使用，不得再次使用，以免污染。

【药物相互作用】此药与润湿药物合用时，可加强穿透力。有 3 例快速形成白内障的报告。眼局部同时使用非甾体抗炎药治疗时，使用卡巴胆碱无效。

【制剂规格】注射剂：1mL：0.25mg。滴眼液：1.5%；2.25%；3%。

2. 其他

盐酸麻黄碱
Ephedrine Hydrochloride

【别名】麻黄素，Ephetonin，Sanedrine。

【药理作用】本品可兴奋肾上腺素 α 和 β 受体，作用与肾上腺素相似。但作用温和而持久，可口服，并具显著的中枢兴奋作用。

【体内过程】本品口服、肌注或皮下注射能很快被吸收，可通过血－脑屏障。口服 15～60 分钟可产生作用。肌内注射 10～20 分钟起效。本品半衰期 5～6 小时。吸收后只少量被脱胺氧化代谢，大部分以原形随尿排出。

【适应证】①维持血压：用于脊髓麻醉前给药，预防血压下降和治疗慢性低血压症。②解除黏膜充血，用于伤风、急性鼻窦炎、干草热引起的鼻黏膜充血及鼻阻塞。③预防性治疗哮喘。④滴眼用于扩瞳。⑤中枢兴奋：用于对抗抑郁和解救吗啡、巴比妥类中毒等。⑨抗过敏：缓解荨麻疹和血管神经性水肿的皮肤黏膜症状。

【剂量与用法】口服：每次 5～30mg，每日 3 次。皮下注射或肌注：每次 15～30mg，每日 2～3 次；极量每次 60mg，每日 150mg。滴眼：每日 3～4 次。滴鼻：每日 3～4 次。

【不良反应】本品可致前列腺肥大患者排尿困难。用量过大或长期连续使用时，可引起震颤、焦虑、失眠和心悸等反应，且短期内反复服用可产生快速耐受性。

【注意事项】①甲状腺功能亢进、高血压、动脉硬化和心绞痛者忌服。②与苯巴比妥合用，可减少不良反应。③禁与单胺氧化酶抑制剂（如优降宁）合用，以免引起血压过高。④儿童切勿过量。⑤哺乳期妇女禁用。⑥本品与其他拟交感类药存在交叉过敏反应。

【药物相互作用】①碱化尿液可减少本品排泄，致半衰期延长，故作用时间延长，与可致尿液碱性药物合用时需调整本品剂量。②本品可增加肾上腺皮质激素类药物代谢，合用时须调整皮质激素的剂量。③酚妥拉明、哌唑嗪，以及酚噻嗪类药物可对抗本品的加压作用。④部分三环类抗抑郁药（如马普替林）可降低本品的升压作用。⑤洋地黄苷类与本品合用，可致心律失常。

【制剂规格】片剂：15mg；25mg；30mg。注射剂：1mL：30mg；1mL：50mg。滴鼻剂：8mL：80mg；10mL：100mg。

第五章 维生素及矿物质缺乏症用药

一、维生素类

维生素 B_1

Vitamin B_1

【别名】盐酸硫胺，硫胺素，维生素 B_1。

【药理作用】本品与三磷酸腺苷结合形成的维生素 B_1 焦磷酸盐，是碳水化合物代谢时所必需的辅酶。该辅酶缺乏时，可导致氧化代谢受阻而形成丙酮酸及乳酸堆积，影响机体的能量供应。维生素 B_1 尚可抑制胆碱酯酶的活性，当其缺乏时，胆碱酯酶活性增强，乙酰胆碱水解加速，从而可致神经冲动传导障碍，影响胃肠道及心肌功能。

【体内过程】本品肌注吸收迅速，口服吸收不完全，一日 5～15mg，不随剂量增大而增加。吸收后在体内分布广泛且无蓄积，主要经肝脏代谢，经肾脏排泄，半衰期为 0.35 小时。

【适应证】用于因维生素 B_1 缺乏引起的脚气病、神经炎防治及各种疾病的辅助治疗（如全身感染、高热、糖尿病、甲状腺功能亢进和妊娠期等）。

【剂量与用法】口服、注射。成人每日的最小必需量为 1mg，孕妇及小儿因发育关系需要量较多。在治疗脚气病及消化不良时，可根据病情调整剂量，口服每次 10～20mg，每日 3 次；或 50～100mg 肌内或皮下注射，每日 1 次。儿童口服每次 5～10mg，每日 3 次或肌内注射每次 10～

20mg，每日 1 次。肌内注射前为防止发生过敏反应，应先做皮试，先将本药稀释 10 倍，再取该稀释液 0.1mL 做皮试。不宜静注。

【不良反应】注射时，偶见过敏反应，表现为吞咽困难、皮肤瘙痒、面部浮肿、哮喘、皮疹，个别甚至可发生过敏性休克。

【注意事项】过敏体质者禁用。大剂量使用本品，可干扰血清茶碱浓度、尿酸浓度及尿胆原的测定。

【药物相互作用】①本品与碱性药物合用时，易被破坏，禁止配伍。②本品与叶酸合用时，可抑制机体对后者的吸收。③本品与药用炭合用时，可被后者吸附，降低药效。④本品与丝裂霉素同时时，静脉给药可导致后者疗效降低。⑤本品与依地酸合用时，可发生螯合反应，降低本品的降解率。⑥本品与维生素 B_6 合用时，有较强的止痛作用。⑦本品与罗库溴铵合用时，后者的作用增强。⑧本品与维 A 酸合用时，可降低后者不良反应或消失。⑨酒精可减少本品的吸收。

【制剂规格】片剂：5mg；10mg。注射剂：1mL：50mg；2mL：100mg。

维生素 B_{12}

Vitamin B_{12}

【别名】氰钴胺，羟钴胺，硝钴胺，氯钴胺，钴胺素。

【药理作用】在体内参与甲基转换和叶酸代谢，使得促进 N_5 - 甲基四氢叶酸转变为四氢叶酸。维生素 B_{12} 缺乏时，可致叶酸缺乏，并因此导致 DNA 合成障碍，影响红细胞的成熟。维生素 B_{12} 缺乏与叶酸缺乏所致贫血的血细胞形态学异常基本相似，两药可互相纠正血象的异常。本品还可促使甲基丙二酸转变为琥珀酸，参与三羧酸循环。此作用关系到神经髓鞘脂类的合成及维持有鞘神经纤维功能完整，维生素 B_{12} 缺乏症的神经损害可能与此有关。

正常人每日需维生素 B_{12} 1μg，主要由食物提供，肠道微生物亦能少量合成。食物中的维生素 B_{12} 必须与胃黏膜壁细胞分泌的"内因子"（一种不耐热的糖蛋白）结合，形成复合物后，方不易被肠液消化，在回肠远端被吸收入血。恶性贫血患者的胃黏膜萎缩，内因子缺乏，导致维生素 B_{12} 吸收障碍。

【体内过程】维生素 B_{12} 肌注后迅速吸收，1 小时后血浆含量达峰值，平均血药浓度为 380ng/mL，主要分布于肝脏，占体内总量的 50%～90%，少量经胆汁、胃液、胰液排入肠内，其中小部分可被再吸收入血，主要经肾排泄。

【适应证】主要用于治疗恶性贫血，与叶酸合用，可治疗各种巨幼细胞性贫血、抗叶酸药引起的贫血。尚用于神经系统疾病（如神经炎、神经萎缩等）、肝脏疾病（肝炎、肝硬化等）、白细胞减少症、再生障碍性贫血等，一般用量较大，且疗效尚有争议。

【剂量与用法】肌注：成人每次 25～100μg，或隔日 50～200μg，共用 2 周。治疗神经系统疾病时，用量可酌增。

【不良反应】肌注本品，偶见皮疹、瘙痒、腹泻及过敏性哮喘，罕见过敏性休克。

【注意事项】①对本品过敏者、恶性肿瘤患者、抽烟性弱视症者及家族遗传性球后视神经炎者禁用。②心功能不全者慎用。③本品不得静脉给药。

【药物相互作用】①与叶酸合用，有协同作用，可用于治疗巨幼细胞贫血。②氨基糖苷类抗生素、对氨基水杨酸钠、苯巴比妥、苯妥英钠、秋水仙碱可减少本药的胃肠道吸收。③考来烯胺、活性炭可减少本药在胃肠道的吸收，降低疗效。④氯霉素可降低本药的疗效。

【制剂规格】注射剂：1mL：0.05mg；1mL：0.1mg；1mL：0.25mg；1mL：0.5mg；1mL：1mg。

维生素 B_6
Vitamin B_6

【别名】盐酸吡多辛，盐酸吡多醇，羟基吡啶。

【药理作用】在体内与 ATP 经酶作用生成具有生理活性的磷酸吡多醛和磷酸吡多胺。它是某些氨基酸的氨基转移酶、脱羧酶及消旋酶的辅酶，参与许多代谢过程，如脑中抑制性递质 γ-氨基丁酸的产生（谷氨酸脱羧形成）及色氨酸转化为烟酸的过程，也可刺激白细胞生长。此外，磷酸吡多醛可参与亚油酸转变为花生四烯酸过程。

【体内过程】本品口服后主要在空肠被吸收，其原形药物不与血浆蛋白结合，但其活性代谢产物磷酸吡多醛可以与血浆蛋白完全结合。半衰期为 15～20 天，主要经肝脏代谢，经肾脏排泄。

【适应证】①防治因大量或长期服用异烟肼、肼苯哒嗪等引起的周围神经炎、失眠、不安；减轻抗癌药和放射治疗引起恶心、呕吐或妊娠呕吐等。②治疗婴儿惊厥。③长期血液透析者、胃切除术后、长期慢性感染、甲状腺功能亢进症、心衰患者补充维生素 B_6。

【剂量与用法】

口服：每次 10～20mg，每日 3 次。

皮下注射、肌注、静注：每次 50～100mg，每日 1 次。用于解救异烟肼中毒时，每 1g 异烟肼给 1g 本品静注。

【不良反应】罕有发生过敏反应。

【注意事项】有癫痫发作的新生儿慎用。

【药物相互作用】①与左旋多巴合用时，可

降低左旋多巴的药效。②因雌激素致体内维生素 B_6 活性降低，故与雌激素合用时需增加用量。

【制剂规格】片剂：10mg。注射剂：1mL：25mg；1mL：50mg；2mL：100mg。

维生素 C
Vitamin C

【别名】抗坏血酸，抗坏血酸钠，Ascorbic Acid。

【药理作用】维生素 C 是抗体及胶原形成、组织修补（包括某些氧化还原作用）、物质代谢（苯丙氨酸、酪氨酸、叶酸的代谢）、铁及碳水化合物的利用、物质合成（脂肪、蛋白质的合成）、保持血管的完整性等所必需的物质。在体内抗坏血酸和脱氢抗坏血酸形成可逆的氧化还原系统，此系统在生物氧化、还原作用和细胞呼吸中起重要作用。维生素 C 参与氨基酸代谢、神经递质的合成、胶原蛋白和组织细胞间质的合成。可降低毛细血管的通透性，加速血液的凝固，刺激凝血功能，促进铁在肠内吸收，促使血脂下降，增加对感染的抵抗力，参与解毒功能，且有抗组胺及阻止致癌物质（亚硝胺）生成的作用。正常人每日需要量如下：中等体力劳动，50mg；重体力劳动，70 ~ 100mg；哺乳期妇女，100mg；孕妇，70mg；儿童 7 岁以下，30 ~ 35mg；7 岁以上，50mg。每日自新鲜蔬菜水果中得到的维生素 C 一般能满足以上需要，但遇到特殊情况（如患传染病）时，可引起缺乏症和坏血病。

【体内过程】本品口服吸收部位主要在空肠。血浆蛋白结合率较低，通常仅有 25%。主要经肝脏代谢，极少部分原形或代谢产物经肾脏排泄。

【适应证】①维生素 C 缺乏病的防治。②急慢性传染病时，消耗量增加，应适当补充，以增强机体抵抗力。病后恢复期，创伤愈合不良者，也应适当补充本品。③克山病患者在发生心源性休克时，可用本品大剂量治疗。④用于肝硬化、急性肝炎和砷、汞、铅、苯等慢性中毒时的肝脏损害。⑤用于各种贫血、过敏性皮肤病、口疮等的治疗。近年来报道，本品对感冒、某些癌症、高脂血症等均有一定作用，但临床疗效尚未肯定。

【剂量与用法】饭后口服，每次 0.05 ~ 0.1g，每日 2 ~ 3 次；亦可静注或肌注，或以5% ~ 10% 葡萄糖注射液稀释进行静滴，每日 0.25 ~ 0.5g（小儿 0.05 ~ 0.3g），必要时可酌增剂量。克山病，首剂 5 ~ 10g，加入 25% 葡萄糖注射液中，缓慢静注。口腔溃疡，将本品 1 片（0.1g）压碎，撒于溃疡面上，令患者闭口片刻，每日 2 次，一般 3 ~ 4 次即可治愈。

【不良反应】①过量服用，每日服 1 ~ 4g，可引起腹泻、皮疹、胃酸增多、胃液反流。②长期大量服药，可见泌尿系结石、尿内草酸盐与尿酸盐排出增多，深静脉血栓形成、血管内溶血或凝血等，有时可导致白细胞吞噬能力降低。每日用量超过 5.0g 时，可致溶血，重者危及生命。③大量长期服用突然停药后，有可能出现维生素 C 缺乏症状，宜逐渐减量直至停药。④快速静脉注射可引起头晕、晕厥。

【注意事项】①对本品过敏者禁用。②过敏体质、半胱氨酸尿症、痛风、高草酸盐尿症、草酸盐沉积症、尿酸盐性肾结石、糖尿病、葡萄糖 - 6 - 磷酸脱氢酶缺乏症、血友病、铁粒幼细胞性贫血或地中海贫血、镰刀形红细胞贫血症者慎用。③孕妇大量用药可致新生儿坏血病。④本品可致大便潜血试验、尿糖硫酸铜法、葡萄糖氧化酶法出现假阳性。⑤本品可致尿液中半胱氨酸、草酸盐或尿酸盐的含量增加，尿 pH 值下降。⑥本品可致血清胆红素的浓度升高。⑦本品可干扰血清乳酸脱氢酶及氨基转移酶的自动分析结果。⑧本品过多咀嚼，可损坏牙釉质。⑨长期大量服用宜逐渐减量停药。⑩制剂颜色变黄时不可使用。

【药物相互作用】①不宜与碱性药物（如氨茶碱、碳酸氢钠、谷氨酸钠等）、核黄素、氯丁醇、铜及铁离子（微量）的溶液配伍，以免影响疗效。②与维生素 K_3 配伍，可产生氧化还原反应，使两者疗效减弱或消失。③本品属酸性药物，与胰酶酸合用可使胰酶活性降低或灭活，故禁止合用。④本品与糖皮质激素、重金属解毒剂、抗精神病药合用时，使后者作用增强。⑤本品与庆大霉素合用时，可抑制庆大霉素的抗菌作用。⑥与肝素或华法林并用，可引起凝血酶原时间缩短。⑦可破坏食物中维生素 B_{12}，与食物中的铜、锌离子络合，阻碍其吸收，从而产生维生素 B_{12} 或铜、锌缺乏症状。

【制剂规格】片剂：25mg；50mg；100mg。注射剂：2mL：100mg；2mL：250mg；5mL：500mg；20mL：2.5g。

维生素 D_3
Vitamin D_3

【别名】胆骨化醇，活化 7 - 去氢胆骨醇，Cholecalciferol，Vigantol。

【药理作用】本品对钙磷代谢及小儿骨骼生长有重要影响，能促进钙、磷在小肠内吸收，其代谢活性物质既能促进肾小管对钙的吸收，也可促进对磷的吸收。由于光照不够和饮食中摄入维生素 D 不足，可造成维生素 D 缺乏，人体吸收钙磷能力下降，血中钙磷水平较低，钙磷不能在骨组织沉积，成骨作用受阻，甚至骨盐再溶解。在儿童称佝偻病，在成人称骨软化病。如血钙明显下降，出现手足搐搦、惊厥等症状，常见于缺乏维生素 D 的婴儿，亦称为婴儿手足搐搦症。

【体内过程】本品胃肠吸收良好，胆汁对肠道吸收是必要的。脂肪吸收不良时，一般起效慢，作用持续时间长。在肝脏和肾脏被代谢，半衰期为 19 ~ 48 小时。在体内主要贮存在肝脏和脂肪内。

【适应证】临床用于防治维生素 D 缺乏症、老年性骨质疏松、佝偻病、骨软化症和婴儿手足搐搦症等。本品与牙齿的发育也有密切的关系，

佝偻病患者兼有龋齿，可用本品防治。

【剂量与用法】①治疗佝偻病：口服，根据病情每日 2500 ~ 5000 单位，活动性佝偻病每日 0.5 万 ~ 1 万单位。肌注，每次 30 万 ~ 60 万单位，需要时 1 个月后再肌注 1 次，两次总量不超过 90 万单位。②预防维生素 D 缺乏症：口服，每日 400 ~ 800 单位。③治疗骨软化症（由于长期服用抗惊厥药引起）：口服，每日 1000 ~ 4000 单位。④治疗甲状旁腺功能减退：口服，每日 5 万 ~ 15 万单位。⑤治疗婴儿手足搐搦症：口服，每日 2000 ~ 5000 单位，1 月后改为每日 400 单位。⑥预防维生素 D 缺乏症：用母乳喂养的婴儿，一日 400 单位。妊娠期必要时，一日 400 单位。

【不良反应】大量久服，可引起高血钙、食欲不振、呕吐、腹泻，甚至软组织异位骨化等。若肾功能受损，可出现多尿、蛋白尿、肾功能减退等，及时停用本品及钙剂。孕妇使用过量，可致胎儿主动脉狭窄、脉管受损、甲状旁腺功能抑制而使新生儿长期低血糖抽搐，应予注意。

【注意事项】①使用前及使用时，需定期查血钙，并适当服钙剂。②高钙血症、高钙尿症者禁用。

【药物相互作用】①本品与含镁制剂合用时，易引发高镁血症，慢性肾衰者尤易发生。②与抗惊厥药合用时，疗效降低。③与洋地黄类药物合用时，易诱发心律失常。

【制剂规格】片剂：0.5mg（2 万单位）。注射剂：15 万单位（0.5mL）；30 万单位（1mL）；60 万单位（1mL）。

维生素 A
Vitamin A

【别名】维生素甲，视黄醇。

【药理作用】本品是调节上皮细胞分化生长的辅助因子，可催化黏多糖的合成，具有促进生长，维持上皮组织如皮肤、结膜、角膜等正常功

能的作用，并参与视紫红质的合成，增强视网膜感光力，参与体内许多氧化过程，尤其是不饱和脂肪酸的氧化。此外，还有抗氧化作用。维生素 A 缺乏时，则生长停止，骨骼成长不良，生殖功能衰退，皮肤粗糙、干燥，角膜软化，并发生干燥性眼炎及夜盲症。

【体内过程】口服极易吸收。食物中脂肪、蛋白质与体内的胆盐和维生素 E 对维生素 A 吸收有密切关系，缺乏上述物质则吸收降低，吸收后贮存于肝脏中。主要在肝脏代谢，并由尿及粪便排出。哺乳期，有少部分维生素 A 随乳汁排出。

【适应证】①治疗维生素 A 缺乏症，如夜盲症、干眼病、角膜软化症和皮肤粗糙等。②用于补充需要，如妊娠、哺乳期妇女和婴儿等。③对预防上皮癌、食管癌的发生有一定意义。

【剂量与用法】口服。①严重维生素 A 缺乏症：成人每日 10 万单位，3 日后改为每日 5 万单位，给药 2 周，然后每日 1 万～2 万单位，继续用药 2 个月。②轻度维生素 A 缺乏症：每日 3 万～5 万单位，分 2～3 次口服，症状改善后减量。③补充需要：成人每日 4000 单位，哺乳期妇女每日 4000 单位，婴儿每日 600～1500 单位，儿童每日 2000～3000 单位。

【不良反应】长期应用大剂量时，可引起维生素 A 过多症，甚至发生急性或慢性中毒，以 6 个月至 3 岁的婴儿发生率最高。表现为食欲不振、皮肤发痒、毛发干枯、脱发、口唇皲裂、易激动、骨痛、骨折、颅内压增高（头痛、呕吐、前囟宽而隆起）。停药 1～2 周后可消失。

【注意事项】①成人一次剂量超过 100 万单位，小儿一次超过 30 万单位，即可致急性中毒。不论成人或小儿，如连续每日服 10 万单位超过 6 个月时，可致慢性中毒，须注意。②孕妇的维生素 A 用量一日不超过 6000 单位。

【药物相互作用】①与阿维 A 合用，可致体内维生素 A 过多。②与制酸药合用，可影响本药在小肠的吸收。③口服避孕药，可使本药的血药浓度升高。④维生素 E 可促进本品的吸收和利用。

【制剂规格】胶囊剂：5000 单位；2.5 万单位。

倍他胡萝卜素
Betacarotene

【别名】卡洛，克瑞特，贝西迪。

【药理作用】本品为维生素 A 的前体，在人体内 β 胡萝卜素通过二氧化酶的作用，游离出两分子维生素 A，而发挥维生素 A 的作用。对日光照射原卟啉所产生的过氧化基有消除作用。

【体内过程】本品口服后主要在小肠被吸收，大部分以原形贮存在各组织内，其中脂肪内贮存量最高，小部分在肝脏转化成维生素 A。本品主要随粪便排出体外。

【适应证】儿科：促进青少年生长发育，可治疗反复呼吸道感染肺炎、腹泻、儿童近视、弱视、夜盲；眼科：角膜损伤中心性浆液性脉络膜视网膜病变，相关性黄斑变性白内障；皮肤科：红细胞生成性原卟啉症；消化科：慢性萎缩性胃炎；心脑血管科：降低冠心病及脑梗死的发病几率；妇产科：胎儿发育迟缓及新生儿视力发育障碍；肿瘤科：提高肿瘤患者放、化疗之后的免疫功能。

【剂量与用法】口服：每次 6mg，每日 1 次。红细胞生成性原卟啉症，每次 60mg，每日 3 次，餐后服用，8 周一个疗程。

【不良反应】用药期间，偶见皮肤黄染、稀便，罕见瘢痕和关节痛。

【注意事项】对本品过敏者禁用。有严重肝、肾功能损害者、孕妇和哺乳期妇女慎用。服药期间不宜再服维生素 A。口服本品（30～40mg/d）可引起皮肤泛黄，但无毒性。糖尿病或多汗症者低剂量也可引起皮肤泛黄，停用后可恢复。一般来说，预防作用大于治疗作用。治疗也只宜作为辅助治疗。

【制剂规格】软胶囊剂：6mg；15mg。片（胶丸）剂：6mg；15mg。

维生素 B_2

Vitamin B_2

【别名】核黄素，维生素 G，Riboflavin。

【药理作用】为体内黄酶类辅基的组成部分，可转化为黄素单核苷酸和黄素腺嘌呤二核苷酸，均为组织呼吸的重要辅酶；在酶系统中起递氢的作用，参与糖、蛋白质、脂肪代谢，并能维持正常视觉功能。缺乏时，可影响机体的生物氧化，使代谢发生障碍。其病变多表现为口、眼和外生殖器部位的炎症。

【体内过程】本品口服易吸收，主要吸收部位为十二指肠。本品被吸收进入体内后，可以分布在各个组织及乳汁中，但肝脏、心脏、肾脏及脾脏内存在量极少。半衰期为 66～84 分钟，主要经肝脏代谢，经肾脏排泄。

【适应证】本品可用于口角炎、唇炎、舌炎、眼结膜炎和阴囊炎等疾病的防治。

【剂量与用法】口服、肌注、皮下注射，成人每日需要量为 2～3mg。治疗口角炎、舌炎、阴囊炎等时，每次口服 5～10mg，每日 3 次；或皮下注射或肌注 5～10mg，每日 1 次，连用数周，至病势减退为止。

【不良反应】①偶有过敏反应。②大量服用后，尿呈黄绿色。

【注意事项】①宜在进食时或进食后立即服。②酗酒可影响机体对本品的吸收。

【药物相互作用】①甲状腺素、泻药可减少本药的吸收。②不宜与甲氧氯普胺（胃复安）合用，因其减少本药的吸收。

【制剂规格】片剂：5mg；10mg。注射剂：2mL：1mg；1mL：5mg；2mL：10mg。

烟酸

Nicotinic Acid

【别名】烟碱酸，尼古丁酸，维生素 B_5，维生素 PP，Vitamin PP，Vitamin B_5。

【药理作用】本品在体内变为烟酰胺，后者是辅酶Ⅰ和辅酶Ⅱ的组成部分，参与体内生物氧化过程，缺乏时产生糙皮病。此外，烟酸还有周围血管扩张、降血脂、减少胆固醇合成的作用。

【体内过程】本品主要经胃肠道吸收，通常口服后的血药浓度经 30～60 分钟可达峰值，本品在体内分布广泛，可存在于各组织内，半衰期为 45 分钟，本品主要经肝脏代谢，经肾脏排泄。

【适应证】①防治烟酸缺乏症，如糙皮病。②扩张小血管，缓解血管痉挛，改善局部供血。③缓解缺血性心脏病症状。④大剂量辅助治疗可降低血脂。

【剂量与用法】①烟酸缺乏症：口服，每次 50～100mg，每日 3～5 次，日最大剂量为 500mg；肌内注射，每次 50～100mg，每日 5 次；静脉缓慢注射，每次 25～100mg，每日 2 次或多次。②血脂异常：口服。a. 速释剂：每次 100mg，每日 3 次为起始剂量；随后可增加至每次 1000mg，每日 3 次，每日不超过 4500mg。b. 缓释剂：每次 500mg，每日 1 次为起始剂量，睡前服用，连续 4 周；随后 4 周，每次 1000mg，每日 1 次，睡前服用。可根据耐受性和有效性对剂量进行调整，但每 4 周增加剂量的幅度不超过 500mg。维持剂量通常为一次 1000～2000mg，每日 1 次，睡前服用，最大日剂量为 2000mg。

【不良反应】有皮肤潮红、热感、瘙痒，有时可引起荨麻疹、恶心、呕吐、心悸、轻度肝功能减退、视觉障碍等症。

【注意事项】①对本品过敏者、两岁以下儿童、动脉出血者、溃疡病患者禁用。②饭后服，可减少不良反应。

【药物相互作用】①与降压药合用，可发生直立性低血压。②与异烟肼合用，可致烟酸缺乏。

【制剂规格】片剂：50mg；100mg。注射剂：1mL：50mg；1mL：100mg。

烟酰胺
Nicotinamide

【别名】烟碱酸胺，维生素 B_3，Vitamin B_3。

【药理作用】本品为辅酶 I 及 II 的组成部分，为许多脱氢酶的辅酶。缺乏时可影响细胞的正常呼吸和代谢而引起糙皮病。此外，本品尚有防治心脏传导阻滞和提高窦房结功能及抗快速型实验性心律失常的作用，能显著改善维拉帕米（异搏停）引起的心率减慢和房室传导阻滞。维拉帕米为钙拮抗剂，因此本品可能系通过促进钙内流而奏效。

【体内过程】本品主要经胃肠道吸收，进入体内后可分布于全身各个组织内，可通过胎盘。半衰期约为 45 分钟，主要经肝脏代谢，常规用量下会有少量原型随尿液排出体外。

【适应证】①临床用于冠心病、病毒性心肌炎、风湿性心脏病及少数洋地黄中毒等伴发的心律失常（多数为其他药物无效后才应用）。一般对各种房室传导阻滞均有明显疗效，对病态窦房结综合征也有明显疗效，但对束支传导阻滞疗效差。②防治烟酸缺乏病，如糙皮病。

【剂量与用法】①防治糙皮病、口炎及舌炎：口服，每次 50～200mg，每日 3 次。如口服吸收不良，可加入葡萄糖注射液中静滴，每次 25mg，每日 2 次。同时加服其他 B 族维生素及维生素 C。②防治心脏传导阻滞：每次 300～400mg，每日 1 次，加入 10% 葡萄糖注射液 250mL 中静滴，30 日为一疗程。

【不良反应】个别可引起头晕、恶心、上腹不适、食欲不振等症，可自行消失。

【注意事项】①肌注可引起疼痛，故少用。

②妊娠初期过量服用时，有致畸的可能。

【药物相互作用】①与卡马西平合用，本药可致后者清除率降低。②与烟酰胺有拮抗作用，长期服用异烟肼者应补充烟酰胺。

【制剂规格】片剂：50mg；100mg。注射剂：1mL：50mg；1mL：100mg。

芦丁
Rutin

【别名】路丁，络通，芸香苷，Rutin。

【药理作用】芦丁系维生素 P 属的一种，维生素 P 可能参与体内氧化还原酶的作用，可影响甲状腺的活动，使肾上腺素免于氧化。同时还能增强维生素 C 以维持血管弹性，降低毛细血管通透性和脆性。

【体内过程】口服吸收较差，疗效尚难定论。

【适应证】可治疗毛细血管脆性增加所致的出血症。也可作为高血压脑病、出血性紫癜等的辅助治疗。

【剂量与用法】口服：每次 1～2 片，每日 3 次。

【制剂规格】片剂：20mg。复方芦丁片：每片含芦丁 20mg，维生素 C 50mg。

葡萄糖酸锌
Zinc Gluconate

【别名】锌葡康。

【药理作用】本品在体内解离成锌离子和葡萄糖酸，锌能激活多种抗氧化酶，从而消除氧自由基的损伤，保护细胞膜正常的代谢、结构和功能；参与核糖核酸和脱氧核糖核酸的合成，促进伤口愈合，促进生长，促进体内含锌酶功能。锌还能激活 T 细胞、B 细胞，并参与抗体形成和释放；可影响胰岛素的合成、分泌、贮存、降解及生物活性，以及提高机体对胰岛素的敏感性，是影响胰岛素的主要微量元素。

【体内过程】本品主要由小肠吸收，分布到肝、肾、脾、胰及中枢神经系统、骨骼等组织和器官。主要由粪便排泄，少量由尿、乳汁排泄，妇女月经及其他失血也是丢失锌的重要途径。

【适应证】本品为补锌药，用于婴幼儿、青少年等因缺锌引起的生长发育迟缓、营养不良、厌食、异食癖、口腔溃疡及痤疮等。可用于治疗肝豆核状变性、非胰岛素依赖型糖尿病。此外，还可提高机体免疫力，延缓衰老。

【剂量与用法】口服：饭后服。成人每次10~25mg（以元素锌计算），每日2次。小儿按体重0.5~1.0mg/kg·d（以锌计算给药）；或按年龄给药：2~3岁每日10mg，3~4岁每日12.5mg，4~6岁每日15mg，大于6岁每日20mg（均以锌计算给药），分2~3次服用或遵医嘱。

【不良反应】可见胃部不适、恶心或呕吐等消化道刺激症状，一般减少药量或停药后可减轻或消失。

【注意事项】①服用过量锌可影响铁离子的代谢，造成贫血，故不可随意滥用，应在确定缺锌时使用。②长期服用，必须在医生指导下使用。③本品不宜空腹服用，应餐后服用，以减少胃肠道刺激。④本品不得与铝盐、钙盐、碳酸盐、鞣酸等同时应用。⑤服用本品时，不能食用牛奶、面包、含纤维素和植物酸多的食物，如芹菜、菠菜、柠檬等。

【药物相互作用】①本品与喹诺酮类药物合用时，会导致机体对后者的吸收减少，降低疗效。②与双膦酸盐或四环素类药物合用时，会生成机体无法吸收的难溶性物质。③与青霉胺合用时，会导致后者的疗效降低。

【制剂规格】颗粒剂：每包含葡萄糖酸锌70mg（相当于含锌10mg）。片剂：35mg；70mg（相当于含锌25mg）。胶囊剂：174mg（相当于含锌25mg）。鼻喷剂：200mg；300mg。

维生素 AD
Vitamin AD

【别名】鱼肝油，伊可新。

【药理作用】维生素A（视黄醇）在视网膜转变为视黄醛，后者与视蛋白结合形成视紫红质，维持弱光中视觉。维生素A缺乏时，视紫红质合成减少，出现夜盲症。维生素A为骨骼生长、维持睾丸和卵巢功能、胚胎发育所必需。口服易吸收，主要贮存在肝脏，正常机体维生素A的贮存量能够提供机体利用数月。维生素D促进小肠黏膜对钙、磷的吸收，并促进肾小管对钙、磷的吸收，促进骨的代谢，维持血钙、血磷的平衡。本品缺乏时，儿童出现佝偻病、骨骼畸形、骨质松软、多汗和婴儿手足抽搐等症状。维生素D在肠内吸收需要胆汁存在，吸收后贮存在肝脏中。维生素D先在肝脏转变为25-羟基维生素D，再在肾脏形成1,25-二羟基维生素D后，才具有生物活性。维生素D及其代谢产物主要从胆汁排泄。

【体内过程】本品主要经胃肠道吸收，其中一部分维生素A会在酶的作用下转化成视黄醇后贮存于肝脏，一部分直接与葡萄糖醛酸结合，还有一部分参与机体的氧化还原反应，其代谢产物主要随尿液和粪便排出机体；维生素D被吸收后通过胆汁及特异性蛋白转运，然后贮存于肝脏及脂肪内，维生素D主要在肝脏代谢，然后在肾脏进一步代谢，最终大部分原型和代谢产物随胆汁及粪便排出机体，少部分随尿液排出机体。

【适应证】适用于夜盲症、干眼病、佝偻病、骨软化症及其他维生素AD缺乏症。可作为老年骨质疏松、感染、慢性疾病、结核患者、幼儿、产妇等营养补充。

【剂量与用法】肌内注射：成人，每次2mL，每次2~3日1次；3岁以下小儿，每次0.5mL；3~12岁儿童，每次0.5~1mL。"成人口服给药：

①胶丸剂：含维生素 A 3000 单位，维生素 D 300 单位时，每次 1 粒，每日 1～2 次；含维生素 A 1 万单位，维生素 D 1000 单位，每次 1 粒，每日 3～4 次。②滴剂：每 1g 含维生素 A 5000 单位，维生素 D 500 单位时，每次 1g（22 滴），每日 1 次；每 1g 含维生素 A 5 万单位，维生素 D 5000 单位时，每次 2～7 滴，每日 2～3 次。儿童用滴剂口服（按浓滴剂计算）：3 岁以下小儿，每次 5 滴；3 岁以上儿童，每次 5～15 滴，每日 1～2 次。预防时用量酌减。

【不良反应】一般无不良反应。但长期大剂量服用可引起中毒反应，出现高血钙症、厌食、烦躁、嗜睡、呕吐、腹泻，甚至使钙沉积在肾脏和动脉等组织。

【注意事项】①高磷血症伴肾性佝偻病、高钙血症及慢性肾衰者禁用。②肾功能障碍者及哺乳期妇女应慎用。③妊娠期妇女避免过量使用本品。

【制剂规格】胶丸剂：含维生素 A 3000 单位、维生素 D 300 单位；或维生素 A 1 万单位、维生素 D 1000 单位。滴剂（淡）：每毫升含维生素 A 5000 单位、维生素 D 500 单位。滴剂（浓）：每毫升含维生素 A 5 万单位、维生素 D 5000 单位。

维生素 E
Vitamin E

【别名】生育酚，Tocopherol。

【药理作用】本品对生殖功能、脂质代谢等均有影响，可使垂体前叶促性腺分泌细胞亢进，促进精子的生成和活动，增强卵巢机能，使卵泡增加，黄体细胞增大，并增强孕酮的作用。

【体内过程】口服易吸收，广泛分布于各组织及脂肪组织中，在肝代谢，代谢物与葡萄糖醛酸结合后，经胆汁排入肠道并由粪便排出。

【适应证】多种原因所致维生素 E 缺乏；早产儿溶血性贫血及巨红细胞性贫血。也用于习惯性流产、男性不育、肌营养不良等，本药注射液仅用于棘红细胞增多症或吸收不良综合征。

【剂量与用法】口服：每次 10～100mg，每日 2～3 次；肌内注射：每次 5～50mg，每日 1 次。

【不良反应】大剂量长期应用时，偶有恶心、腹痛、乏力和头痛，以及降低性功能和出现肌酸尿等。

【注意事项】①因维生素 K 缺乏引起低凝血酶原血症者慎用。②缺铁性贫血患者慎用。

【药物相互作用】①本品体内代谢物可拮抗维生素 K 的作用，使凝血时间延长，增强口服抗凝药的作用。②与环孢素合用可导致后者血药浓度升高，药理作用增强。③口服避孕药可加速本品代谢。

【制剂规格】片剂：5mg；10mg。胶丸剂：5mg；50mg；100mg。注射剂：1mL：5mg；1mL：50mg。

二、矿物质类

葡萄糖酸钙
Calcium Gluconate

【别名】糖酸钙，Calciofon，Calglucon。

【药理作用】本品作用与氯化钙相似。进入机体后，其钙离子维持神经肌肉组织的正常兴奋性；降低毛细血管的通透性，有消炎、消肿、抗过敏作用；促进骨骼和牙齿的钙化形成；对抗中毒量氨基糖苷类抗生素引起的呼吸肌麻痹；同时高浓度本品与镁离子有拮抗作用。

【体内过程】本品口服在肠道仅吸收 1/3，血浆蛋白结合率约 45%，在体内可被分泌进入胆汁、乳汁、汗液、唾液中，80% 由粪便排出，其余 20% 经肾脏随尿液排出。

【适应证】临床用于由血钙降低引起的手足搐搦症、皮肤黏膜过敏性疾病、佝偻病、软骨病、氨基糖苷类抗生素中毒，以及镁中毒；也可用于妊娠或哺乳妇女的钙盐补充。

【剂量与用法】静注：每次 1～2g，每日 1 次，缓慢注入。口服：每次 0.5～2g，每日 3 次。

【不良反应】①静注时如药液外漏，可致静脉炎及注射部位皮肤发红、皮疹、疼痛、皮肤坏死。②静注本品时，少数患者可引起全身发热、软组织钙化、一过性失声及过敏性休克等严重不良反应。③如静注过快，可引起恶心、呕吐、血压下降、心律失常，甚至心跳停止；若同时使用洋地黄类药物时，反应尤为明显。

【注意事项】①高钙血症及高钙结石患者禁用。②服用洋地黄者慎用。③服用本品前及使用过程中应定期复查血钙。④本药刺激性较大，一般不用于小儿。

【药物相互作用】①与维生素 D、避孕药、雌激素合用，可使本药的吸收增加。②噻嗪类药物可增加钙的吸收，易发生高钙血症。

【制剂规格】片剂：0.1g；0.5g。注射剂：10mL：1g。

维生素 D₃ 碳酸钙

Vitamin D₃ and Calcium Carbonate

【别名】钙维 D₃，碳酸钙－维生素 D₃。

【药理作用】本品为补钙药。碳酸钙为重要的骨代谢调节剂，并能维持神经与肌肉的正常兴奋性，降低毛细血管的通透性。

【体内过程】本品口服后，正常人吸收率约 15％。维生素 D₃ 能促进小肠黏膜刷状缘对钙的吸收及肾小管重吸收钙、磷。钙随尿液、粪便和汗液排出。

【适应证】用于防治骨质疏松；可作为儿童、妊娠、哺乳期妇女、更年期妇女、老年人等的钙补充剂。

【剂量与用法】口服：成人，每次 1 片，每日 1～2 次，每日最大量不超过 3 片。儿童每次半片，每日 1～2 次。

【不良反应】可见嗳气、便秘。偶见奶－碱综合征（牛奶、碳酸钙同时服用）。

【注意事项】心肾功能不全者慎用。尿钙或血钙浓度过高者及洋地黄化患者禁用。当药品性状发生改变时，禁止服用。儿童必须在成人监护下使用，必须将本品放在儿童不能接触到的地方。

【药物相互作用】参见"碳酸钙"。

【制剂规格】片剂：每片含碳酸钙 1.25g（相当于钙 0.5g），维生素 D₃ 200 单位。

碳酸钙

Calcium Carbonate

【别名】沉降碳酸钙，Precipitated Chalk。

【药理作用】本品中和胃酸作用快而强，可维持 3 小时，与胃酸作用生成二氧化碳及氯化钙。同时，本品为重要的骨代谢调节剂，可维持神经与肌肉的正常兴奋性，降低毛细血管的通透性。

【适应证】①可用于胃、十二指肠溃疡及胃酸过多症。②预防和治疗钙缺乏症。

【剂量与用法】口服：每日 1～6 片，分次饭前服用。

【不良反应】①中和胃酸产生 CO_2，可致嗳气；生成的氯化钙在碱性肠液中又形成碳酸钙、磷酸钙引起便秘。与三硅酸镁、氧化镁交替使用，可克服上述缺点。②偶可发生奶－碱综合征。

【注意事项】口服碳酸钙可增加血浆钙水平。长期使用可致高钙血症、钙质沉着，特别是与牛奶、奶油合用时，故碳酸钙应谨慎使用。使用时避免与大量牛奶和奶油合用。

【药物相互作用】①与维生素 D、雌激素、避孕药及含铝的抗酸药合用时，可增加钙的吸收。②噻嗪类利尿药可增加钙的重吸收，易发生高钙血症。③与钙通道阻滞药合用时，可使血钙明显升高。

【制剂规格】片剂：0.5g（相当于钙 0.2g）。

硒酵母

Selenious Yeast

【别名】西雅尔，富希康。

【药理作用】硒是人体必需的微量元素，适量摄入能提高体内硒水平，使体内谷胱甘肽过氧化酶（GSH－PX）活性增加。由于GSH－PX在体内有保护细胞膜完整性、消除自由基、增强体内免疫功能等作用，因而起到防病治病的作用。本品口服给药的LD_{50}大于5.0g/kg体重，说明本品毒性低，安全性高。

【适应证】本品为补硒药。适用于克山病、大骨节病、冠心病、心肌炎及低硒的肿瘤、肝病、心脑血管疾病或其他低硒引起的疾病；可用于老年性白内障的防治及辅助治疗，以及年老、体弱多病的保健及降低放、化疗的不良反应等。

【剂量与用法】口服：每次100~200μg（以硒计），每日1~2次或遵医嘱。

【注意事项】本品用于低硒营养状态的人群。胶囊、片剂按说明书用法用量（咀嚼片嚼碎后）服用。混悬液按说明书用法用量摇匀后服用，启封后低温保存，宜在5日内服完，当性状发生改变时禁用。儿童必须在成人监护下使用，并将此药品放在儿童不能接触到的地方。长期过量服用时，可致肝损害及指甲变形、毛发脱落。

【制剂规格】片（胶囊）剂：0.05mg；0.1mg。

混合微量元素

Compound trace element

【别名】多种微量元素注射液（Ⅱ）。

【药理作用】本品为微量元素的浓缩液，可供应锌、锰、铜、磷、铁等的正常每日需要量，用作多种氨基酸注射液和葡萄糖注射液的添加剂，可发挥各种电解质和微量元素的特有作用，有助于体内相关生化反应正常进行。

【适应证】①本品为肠外营养的添加剂，10mL能满足成人每日对铬、铜、铁、锰、钼、硒、锌、氟和碘的基本及中等需要。②妊娠妇女对微量元素的需要量增高，所以本品适用于妊娠妇女补充的需要。

【剂量与用法】成人推荐剂量为每日10mL。在配伍得到保证的前提下，本品10mL加入500~1000mL多种氨基酸或葡萄糖注射液中，静滴6~8小时，输注速率不宜过快。体重超过15kg的儿童，每日0.1mL/kg，稀释后静脉滴注，输注速率每分钟不超过40滴。在无菌条件下，配制好的输液必须在12小时内输注完毕，以免被污染。

【注意事项】微量元素代谢障碍和胆道功能明显减退，以及肾功能障碍者慎用。本品具有高渗透压和低pH值，故未稀释时不能输注。本品经外周静脉输注时，每500mL复方氨基酸注射液或葡萄糖注射液最多可加入本品10mL。不可添加其他药物，以免发生沉淀。果糖不耐受者禁用。必须在静注前1小时内加入稀释液中。输注速率不宜过快，每分钟不超过1mL。长期使用时，须注意监测各微量元素缺乏或过量的有关证候，进行相应的药物调整，切勿过量。

【制剂规格】注射剂：10mL（含铬0.2μmol，铜20μmol，铁20μmol，锰5μmol，钼0.2μmol，硒0.4μmol，锌100μmol，氟50μmol，碘1μmol，山梨醇3g）。

第六章　营养治疗药

一、肠外营养药

1. 氨基酸类

盐酸精氨酸
Arginine Hydrochloride

【药理作用】 本品为体内重要的氨基酸，参与鸟氨酸循环，经鸟氨酸循环变成无毒的尿素，从尿中排出，从而降低血氨水平。

【体内过程】 本品经口服给药90分钟或静脉给药30分钟后的血药浓度可达峰值，口服绝对生物利用度可达70%。本品在肝脏代谢，其半衰期为1.2~2小时。

【适应证】 适用于各类肝昏迷，对伴有碱中毒者更宜。也可用于其他原因引起血氨过高所致的精神症状。

【剂量与用法】 口服：每次0.75~1.5g，每日3次；静滴：每次15-20g，以5%葡萄糖注射液1000mL稀释，滴注速度宜慢（每次4小时以上）。

【不良反应】 ①肾功能减退、无尿患者或大剂量使用时可引起高氯性酸血症，以及血中尿素、肌酸、肌酐浓度升高。②滴注太快可引起流涎、潮红、呕吐等。静脉给予大量精氨酸时，可使外周血管扩张而引起低血压。③少数患者可出现过敏反应。④肝肾功能不良或糖尿病患者使用本品时，可引起高钾血症。

【注意事项】 ①暴发性肝功能衰竭者、体内缺乏精氨酸酶者不宜使用。②肝功能不良时，鸟氨酸循环中所需的酶活性降低，本品降血氨作用不明显。③用药期间宜进行血气监测，注意患者的酸碱平衡。有酸中毒和高钾血症者不宜使用。④严格控制滴注速度。⑤谷氨服药者、药毒性肝炎谷丙转氨酶异常者禁用。⑥高氯性酸中毒，肾功能减退，无尿患者禁用。

【药物相互作用】 ①本品与氨酸钾及氨酸钠合用，可增加疗效。②使用本品进行垂体功能测定时，若服用雌激素，可因雌激素诱导生长激素升高产生生长激素水平假性升高而干扰对垂体功能的判断。③与螺内酯等保钾利尿药合用时，可引起高血钾症。

【制剂规格】 片剂：250mg。注射剂：20mL：5g。粉针剂：5g；10g。盐酸精氨酸葡萄糖注射液500mL（盐酸精氨酸10g与葡萄糖25g）；250mL（盐酸精氨酸10g与葡萄糖12.5g）。

复方α-酮酸
Compound α-Keto Acid

【别名】 肾灵，Ketosteril tablets。

【药理作用】 本品由四种酮酸、一种羟酸和五种必需氨基酸按照土豆-鸡蛋高生物学效价配方制成。其中，酮酸和羟酸以钙盐形式存在。α-酮酸或α-羟酸经过酶的转氨基作用合成相应的必需氨基酸，同时尿素氮被降解。通过重复利用含氮代谢产物，促进蛋白质合成，减少尿毒症毒素的蓄积，改善尿毒症症状；通过肾小球的高滤过，降低血磷和甲状旁腺激素（PTH）水平延缓慢性肾衰的进程，从而推迟开始透析的时间；补充必需氨基酸则纠正氨基酸代谢紊乱，改善营养状况。

【适应证】 配合低蛋白饮食，用于预防和治疗慢性肾衰竭的蛋白代谢失调。

【剂量与用法】 慢性肾衰：每次 4～8 片，每日 3 次，相当于肾灵片（Ketostenil）0.1～0.2g/kg，用餐时整片服下。慢性肾衰代偿期伴有中度或明显尿素氮及肌酐潴留时，每次 4～6 片，每日 3 次（饮食蛋白摄入量为每日 0.3～0.4g/kg）。

【不良反应】 ①个别患者服药后可出现中上腹饱满感。②罕见高钙血症。

【注意事项】 高血钙症及氨基酸代谢紊乱者禁用。为了保证本品的有效利用，每天应供给患者 35～40kcal/kg 的热量，并定期检测血钙水平。

【药物相互作用】 本品有降低血磷的作用，为避免低磷血症，应减少氢氧化铝的用量。凡能与钙结合形成难溶复合物的药物（如四环素、喹诺酮等），可影响本品的吸收，不应同时服用。与其他抗酸剂合用时，可使血钙升高，故应定期测定血钙浓度。

【制剂规格】 片剂：0.63g，每片含 DL－3－甲基－2－氧基戊酸（DL－异亮氨酸的 α－酮衍生物）钙盐 67mg，4－甲基－2－氧基戊酸（赖氨酸的 α－酮衍生物）钙盐 101mg，3－甲基－α－氧基丁酸（缬氨酸的 α－酮衍生物）钙盐 86mg，2－氧基－3－苯基丙酸（苯丙氨酸的 α－酮衍生物）钙盐 68mg，DL－2－羟基－4－甲巯基丁酸（蛋氨酸的羟基衍生物）钙盐 59mg，L－赖氨酸 105mg，L－苏氨酸 53mg，L－色氨酸 23mg，L－组氨酸 38mg，L－酪氨酸 30mg。总氨基酸和酮酸含量 600mg，总氮含量 36mg，钙含量 50mg。

复方氨基酸

Compound Amino Acid

（18，18F，18AA，18AA－Ⅰ）

【药理作用】 本品含有合成蛋白质必需的 18 种氨基酸，为肌体提供氨基酸，用于纠正负氮平衡，有抑制肌肉蛋白分解的作用。在能量供应充足情况下，本品可进入组织细胞，参与蛋白质的合成代谢，利于创伤修复及抗感染。在应激状态下，可减少患者体重的下降幅度和负氮平衡，有利于伤口愈合及器官生理功能恢复。对代谢应激反应轻，保护血浆氨基酸的体内平衡，提供广泛的氨基酸需求，是一个具有高生化值的蛋白质来源，对肾功能影响小。

【体内过程】 氨基酸代谢主要通过 3 种途径：①转氨基或脱氨基作用；②氨基酸碳链的氧化分解；③脱羧基作用。肝脏是机体分解及转变各种氨基酸的最重要器官，几乎除支链氨基酸外，主要在肝内进行氧化分解。肝功能衰竭时，血中芳香氨基酸浓度升高，进入脑组织增多，是导致肝昏迷的重要原因。

【适应证】 用于预防和治疗因蛋白质的丢失或需求增加而引起的蛋白质不足，如胃肠道术后、胃肠道出血、食管或胃的腐蚀性损伤、烧伤、持续性呕吐、全身性与癌症有关的恶病质等。

【剂量与用法】 静脉滴注。①5% 注射液：每次 250～500mL，滴速 40～50 滴/分；②12% 注射液：每次 250mL，滴速 20～30 滴/分。

【不良反应】 ①滴注过快，可出现恶心、头痛、呕吐、发热等症状，也可引起静脉炎及肾脏氨基酸丢失增加，并伴有氨基酸失衡现象。必须监测血清电解质、酸碱平衡和血糖浓度。②可致疹样过敏反应，一旦发生应停药。

【注意事项】 ①氨基酸代谢障碍、充血性心衰、酸中毒及严重肝、肾功能损害者禁用，使用时应监测肝功能。②果糖和山梨醇不耐受者，1，6－二磷酸果糖脱氢酶缺乏者及高血钾患者禁用含山梨醇和电解质的复方氨基酸注射液。③为保证氨基酸滴注液的合成代谢，应同时给予碳水化物、脂肪的能量制剂。④应用前应检查药液，发现瓶身裂损、漏气、变色、霉变者不能使用。开启的药液应一次性用完，剩余药液不可贮存再用。

【制剂规格】复方氨基酸注射液（18AA）：①5%（250mL：12.5g）；②5%（500mL：25g）；③12%（250mL：30g）。

复方氨基酸（3AA）
Compound Amino Acid（3AA）

【药理作用】本品含有3种支链氨基酸（L-缬氨酸、L-亮氨酸、L-异亮氨酸）进入体内后，能纠正血浆中支链氨基酸和芳香氨基酸失衡，防止因芳香氨基酸浓度过高引起的肝昏迷。能促进蛋白质合成和减少蛋白质分解，有利于肝细胞的再生和修复，并可改善低蛋白血症。

【体内过程】本品可直接在肌肉、脂肪、心、脑等组织中代谢，产生能量，供机体使用。

【适应证】适用于各种原因引起的肝性脑病、重症肝炎及肝硬化、慢性活动性肝炎。亦可用于肝胆外科手术前后。

【剂量与用法】静脉滴注，每日250～500mL或用适量5%～10%葡萄糖注射液混合后缓慢滴注。每分钟不超过40滴。

【不良反应】输注过快可致心悸、恶心、呕吐、发热等反应。

【注意事项】①重度食道静脉曲张者使用本品时，应控制输注速度和用量，以防静脉压过高。②有大量胸水、腹水时，应避免输注量过多。③本品遇冷易析出结晶，宜微温溶解后再用。④肾功能不全者慎用。⑤详细检查药液，如有浑浊，切勿使用。

【制剂规格】注射剂：250mL：10.65g（总氨基酸）。

丙氨酰谷氨酰胺
Alanyl Glutamine

【别名】注射用N（2）-L-丙氨酰-L-谷氨酰胺。

【药理作用】本品为氨基酸类肠外营养用药。丙氨酸是黏膜细胞和机体免疫细胞等快速生长细胞的主要能源，但单体不能耐受高温高压的灭菌过程。而N（2）-L-丙氨酰-L-谷氨酰胺双肽可在体内分解为谷氨酰胺和丙氨酸，使临床上经由肠外营养输液补充谷氨酰胺。双肽分解释放出的氨基酸作为营养物质各自储存在身体的相应部位，并随机体的需要进行代谢。许多病症可出现体内谷氨酰胺的耗减，输注本品可防止这一情况的出现。国内外临床研究表明，谷氨酰胺能保护黏膜屏障以减少细菌移位、调节免疫功能、改善临床结局、降低后医疗费用。

【体内过程】本品输注后，在体内迅速分解为谷氨酰胺和丙氨酸，药物原形的半衰期为2.4～3.8分钟（晚期肾功能不全者为4.2分钟），血浆清除率为1.6～2.7L/min。此双肽的消失伴随等克分子数游离氨基酸的增加，水解过程可能仅在细胞外发生。当输液量恒定不变时，通过尿液排泄的原形药物低于5%，与其他输注的氨基酸相似。

【适应证】①适用于营养不良或有发生营养不良危险的患者，各种原因所致长时间频繁剧烈呕吐或难治性腹泻、吞咽困难，以及手术后不能进食期的营养支持。②分解代谢旺盛疾病的营养支持，如大面积烧伤、严重创伤致重度感染等。③蛋白质消耗或丢失过多或合成障碍引起的低蛋白血症，如长期高热、坏死性胰腺炎等。④经口虽能进食，但又必须限制食物通过消化道，如消化道大出血等情况。

【剂量与用法】①本品10g用50mL注射用水溶解后，再与可配伍的五倍体积氨基酸溶液或含有氨基酸输液相混合，一起输注。混合液中本品的最大浓度不应超过3.5%。②其剂量根据分解代谢的程度和氨基酸的需要量而定，胃肠外营养每日供给氨基酸的最大剂量为2g/kg。通过本品供给的丙氨酸和谷氨酰胺量应计算在内，通过本品供给的氨基酸量不应超过全部氨基酸供给量的

20%。③加入载体溶液时，用量应调整：当氨基酸需要量为 1.5g/kg 时，其中 1.2g 氨基酸由载体溶液提供，0.3g 氨基酸由本品提供。当氨基酸需要量为 2g/kg 时，其中 1.6g 氨基酸由载体溶液提供，0.4g 氨基酸由本品提供。输注速度依载体溶液而定，但不应超过 0.1g/kg·h。

【注意事项】①使用本品时，应监测患者碱性磷酸酶、丙氨酸氨基转移酶、天门冬氨酸氨基转移酶和酸碱平衡。对于代偿性肝功能不全的患者，应定期监测肝功能。②将本品加入载体溶液时，必须保证它们具有可配伍性，保证混合过程是在无菌的环境中进行，并应保证溶液完全混匀。③孕妇、哺乳期妇女和儿童不宜使用。④本品连续使用时间不应超过 3 周，不要将其他药物加入混匀后的溶液中。⑤本品中加入其他成分后，不能再贮藏。⑥本品不能用于严重肾功能不全（肌酐清除率 < 25mL/min）或严重肝功能不全者。

【制剂规格】注射剂：50mL：10g（相当于 L - 丙氨酰 4.1g，L - 谷氨酰胺 6.7g）。

氨基酸型肠内营养剂
Enteral Nutrition

【别名】爱伦多，高能要素，维沃，Elental，Vivonex，Vivonexten。

【药理作用】本品含有多种营养成分，能提供全面营养物质，包括各种氨基酸、矿物质、维生素和微量元素等。氮源为氨基酸，经肠黏膜可直接吸收。本品中富含谷氨酰胺（24.15g/kg），有助于肠黏膜细胞再生，减轻肠黏膜萎缩和肝胆系统瘀积等并发症，也可维护肠黏膜的免疫功能。本品标准配制后的渗透压为 500mOsm/L，有助于防止胃肠道不良反应。

【体内过程】在体内完全吸收，粪便排除量少时，不需消化液或只需极少量消化液便可吸收。氨基酸、糖及脂质等营养素在体内可合成蛋白质，以供人体新陈代谢所需。

【适应证】适用于消化道通畅的重症代谢障碍及胃肠道功能障碍者的肠内营养支持。如不能正常进食，营养不良或有营养不良风险的患者；胰腺炎的恢复期；短肠综合征的患者（小肠的长度短于 60cm）；消化不良综合征患者；溃疡性结肠炎患者等。

【剂量与用法】口服给药：将本品 80.4g 溶解于 250mL 温开水中口服，初量为每日 60～80g，根据病情程度不同而加量，4～10 日达到标准剂量 480～640g。管饲：成人常用量连续滴入。第 1 天先用 80g，溶于 300mL 温水中，滴速为每小时 20mL，根据患者的消化道情况逐日增量至维持每日 400～480g。

【不良反应】本品不良反应少而轻，给药浓度过高或速度过快时，可引起腹胀、恶心、腹痛等胃肠道反应；长期鼻饲者偶有逆流现象。

【注意事项】①本品为非静脉使用药，请按医嘱使用。严重糖尿病患者或使用大量激素后出现糖代谢异常者、肠道完全梗阻者禁用。糖尿病患者、肝肾功能异常者、有高血压倾向者、肾衰竭未进行透析者慎用；不适宜 10 岁以下儿童。②不得使用 50℃ 以上的热水配制营养剂。

【制剂规格】营养粉剂：爱伦多：每袋 80g；维沃：每袋 80.4g。

复方肾病用氨基酸
Compound amino Acid for Kidney disease

【药理作用】本品系 9 种结晶 L - 型氨基酸组成的无色或微黄色澄明水溶液。慢性肾衰患者，血浆内必需氨基酸下降，氮代谢物蓄积，而非必需氨基酸水平上升，肾用氨基酸可纠正氨基酸代谢紊乱，缓解尿毒症症状；减轻肾小球过度滤过，减慢肾衰进展；减轻肾小管 - 间质的钙磷沉积，阻抑钙磷沉淀所致的肾小管损害和肾单位破坏。

【适应证】主要用于非终末期慢性肾衰，尤其是呈负氮平衡而低蛋白饮食不能纠正者及各种透析患者营养不良者。还可用于大手术、外伤或脓毒血症引起的严重肾衰竭。急性肾衰竭非高分解状态者也可使用。

【剂量与用法】每日 250～500mL，静脉缓慢滴注，每分钟 15 滴为宜。进行透析的急、慢性肾衰竭患者每日 1000mL，最高不超过 1500mL。

【不良反应】静滴过快可引起恶心、呕吐、心悸、自觉身体发热等症状。

【注意事项】①肝功能衰竭、心功能不全、水肿、高血氨症、严重脱水、血容量不足等不宜使用或慎用。热量摄入应在 2000kcal/d 以上，如达不到此值，应予葡萄糖补充。监测生化指标（肝、肾功能和血气等），必要时检查血镁和血氨。②本品遇冷可析出结晶，可加热溶解，检查澄明度合格后使用。③控制蛋白摄入量，保证热量摄入。④低血钾、低血钠患者禁用。⑤处于尿毒症期的患者宜在补充葡萄糖的同时给予少量胰岛素，糖尿病患者应给予足量胰岛素。

【制剂规格】注射剂：250mL；500mL。每100mL 含 L-亮氨酸 0.88g，L-异亮氨酸 0.56g，L-缬氨酸 0.65g，L-蛋氨酸 0.88g，L-色氨酸 0.2g，L-赖氨酸 0.64g，L-苯丙氨酸 0.88g，L-苏氨酸 0.4g，L-组氨酸 0.44g。

低分子右旋糖酐氨基酸
Dextran and Amino Acid

【药理作用】本品为营养性血容量补充药，是由低分子右旋糖酐（平均分子量均为 4 万）和 11 种氨基酸形成的灭菌水溶液，其钾离子浓度约 7mmol/L，pH 值约 6，渗透压约 300mmol/L。具有降低血液黏度，改善微循环及抗血栓的作用，同时可为机体补充必需氨基酸，增加蛋白质合成，促进蛋白质代谢正常，纠正负氮平衡。可弥补代血浆不具营养成分的缺点，同时可节约输血量。

【适应证】用于治疗兼有蛋白质缺乏的血容量减少患者。

【剂量与用法】静滴，每次 500mL，每日 1 次，可连续用药 4～5 日，日剂量不宜超过 1500mL。

【不良反应】①偶有过敏反应，甚者出现过敏性休克。②可出现皮肤瘙痒及过敏性关节炎。③有报道说可加重肾炎。④可引起凝血障碍，常与剂量相关。

【注意事项】①充血性心力衰竭和有严重出血性疾病患者忌用；心、肝、肾功能不全者禁用。②药液须澄清透明方可应用。开启后应一次用完，切勿中途停注或贮藏再用。③在 30℃ 以下贮存时，易析出结晶，须适当加温溶解后方可使用。本品于 25℃ 以下避光保存。

【制剂规格】注射剂：250mL；500mL。

11-氨基酸-833
11-Amino Acids-833

【药理作用】本品为内含 11 种 L 型氨基酸的无色澄明灭菌溶液，系按人体生理氨基酸需要量和一定比例配制，接近于卵蛋白或乳蛋白，其中必需氨基酸和非必需氨基酸亦按一定比例，本品含 8 种必需氨基酸和 3 种非必需氨基酸。可供机体有效利用，纠正因蛋白质供给不足引起的恶性循环。

【适应证】①改善大型手术前的营养状态。②供给消化吸收障碍患者的蛋白质营养成分。③用于创伤、烧伤、骨折化脓及术后蛋白质严重损失的患者。④用于低蛋白血症、营养不良性肝硬化、糖尿病、溃疡病、各种热性病、甲状腺功能亢进等。

【剂量与用法】静脉滴注。常用量每日 250～1000mL，与高渗葡萄糖（25% 以上）混合后，经中心静脉插管滴注或与 10% 葡萄糖注射液混合，由周围静脉缓慢滴注，成人滴速不超过 40 滴/分。儿童、老人及重病者滴速更慢，按年龄、病情和体重增减剂量。本品不含非蛋白能源，使用时需与葡萄糖液等混合使用,以提高氨基酸利用率。用量遵医嘱。严重消耗性疾病可采用中心静脉给药,但一般应尽量采用周围静脉给药。

【不良反应】注射速度过快可引起恶心、呕吐、心悸、胸闷和头痛等。

【注意事项】①肝昏迷、氮质血症、严重肾功能障碍、氨基酸代谢障碍者禁用。酸中毒、充血性心衰者慎用。②使用时,应供给足够量的葡萄糖,以防止氨基酸进入体内后被消耗。长期使用时,应加强电解质、pH 值及肝功能的监测,及时纠正代谢性酸中毒和肝功能异常的发生。③易繁殖微生物,使用前应仔细检查,外观异常时不能应用。药瓶开用后,剩余溶液不可再供使用。④同时使用电解质液时,注意本品的钠、氯离子量。⑤本品遇冷易析出结晶,用前可置于50℃~60℃热水中,使其完全溶解,并放置接近体温时再用。

【制剂规格】注射剂:250mL;500mL(每100mL 中含 11 种氨基酸 8.33g)。

14 - 氨基酸 - 800

14 - Amino Acids - 800

【药理作用】本品由 14 种纯结晶氨基酸(异亮、缬、亮、丙、赖、精、蛋、组、苯丙、脯、苏、酪、色和甘氨酸,均为 L 型)以适当比例配制而成,为无色或微黄色的澄明灭菌溶液。本品可增大血浆中支链氨基酸与芳香族氨基酸的比值,使肝昏迷患者苏醒,提高肝病患者的存活率。本品尚可提高血浆蛋白含量,降低血浆非蛋白氮和尿素氮含量,有利于肝细胞增生和肝功能的恢复。

【适应证】适用于肝硬化肝昏迷、肝炎肝昏迷及肝功能不全的蛋白质缺乏症的治疗。本品对肝硬化、肝昏迷的疗效最为显著,不仅能提高苏醒率,而且还能提高存活率。

【剂量与用法】静滴:每次 250mL,每日 2次,与等量 10% 葡萄糖注射液混合后缓慢滴注,

每分钟不宜超过 3mL。患者清醒后,剂量可酌减,疗程一般为 10~15 日。中心静脉滴注:每日量从 0.68~0.87g/kg 计,相当于每日500~700mL,与 25%~50% 葡萄糖注射液等量混合均匀后,经中心静脉滴注,滴速每分钟不得超过 40 滴。

【不良反应】输注过快可引起恶心、呕吐等,对年老及危重患者尤应谨慎。

【注意事项】冬季使用时,须将本品加温至 37℃左右后输注。本品应在 25℃ 以下避光保存,应防止过热或过冷(防止结冻)。

【制剂规格】注射剂:250mL(每 100mL 含 14 种氨基酸 8g)。

14 - 氨基酸 - 823

14 - Amino Acids - 823

【药理作用】由 8 种人体必需氨基酸和 6 种非必需氨基酸组成,含有人体合成蛋白时可利用的各种氨基酸。经静脉给药时,可防止氮的丢失,纠正负氮平衡及减少蛋白质的消耗。

【适应证】①手术前后、创伤、烧伤、骨折等分解代谢旺盛及低蛋白血症等患者。②由于肠道功能失调引起消化和吸收障碍的患者。③由于厌食、拒食或限食等引起蛋白质摄取量不足所致的营养不良者。④其他原因引起的慢性消耗性疾病。

【剂量与用法】静脉滴注常用量:每日250~500mL,严重消耗性疾病可增至 1000mL,与高渗葡萄糖(25% 以上)混匀后经中心静脉插管滴注,或与 5%~10% 葡萄糖注射液混匀后经外周静脉缓慢滴注。滴注速度宜慢,每分钟以 20~30滴为宜。

【不良反应】注射速度过快者,可引起恶心、呕吐、心悸、胸闷和头痛等。

【注意事项】参见"11 - 氨基酸注射液 - 833"。

【制剂规格】注射剂:250mL;500mL(每

100mL 中含 14 种氨基酸 8.23g）。

17 - 氨基酸
17 - Amino Acids

【别名】17 - 氨基酸注射液 - 700，静脉注射复方氨基酸 - 17，Amino Acid mixed Solution - 17，vamin。

【药理作用】本品含合成人体蛋白质所需的 17 种必需氨基酸，其中含有对早产儿必需的氨基酸，能维持营养不良患者的氮平衡，其浓度为 7%。

本品是静脉营养方案的重要组成部分。本品每 1000mL 中含 9.4g 氮，约等于 60g 一级蛋白质，可以满足人体每日蛋白质的基本需要量。

【适应证】①适用于不能经口饮食和经口或经肠补给营养不足。②手术、创伤、大面积烧伤等原因引起的低蛋白血症。③营养不良性肝硬化。

【剂量与用法】静滴：根据成年患者的需要，每 24 小时滴注 500～2000mL。每分钟 40～55 滴。

如果同时输注脂肪乳剂，1 升本品的滴速应控制在每分钟 40 滴，而 0.5 升脂肪乳剂滴速为每分钟 20 滴左右，恰好同时滴完。

新生儿和婴儿在出生后的第一周内，本品每 24 小时需要量为 30mL/kg。为使氨基酸充分被利用而合成蛋白质，应在静脉输液时给予足够的能源，如葡萄糖溶液、脂肪乳剂及电解质、微量元素和维生素。

【不良反应】极个别的病例会产生恶心，血栓性静脉炎。

【注意事项】①严重的肝损害和尿毒症患者禁用。②同所有高渗溶液一样，使用外周静脉输注时，应避免由于输注技术不当而产生的血栓性静脉炎。③本品贮藏温度为 5℃～25℃。

【制剂规格】注射剂：250mL；500mL（每 100mL 含氨基酸总量 7g）。

每 1000mL 含 9.4g 氮，相当于蛋白质 60g。其成分为：L - 丙氨酸、L - 苏氨酸、L - 精氨酸、L - 色氨酸、L - 天门冬氨酸、L - 酪氨酸、L - 谷氨酸、L - 缬氨酸、L - 甘氨酸、L - 赖氨酸、L - 组氨酸、硫酸镁、L - 亮氨酸、L - 异亮氨酸、L - 蛋氨酸、L - 苯丙氨酸、L - 脯氨酸、L - 丝氨酸、氯化钾、氯化钙、氢氧化钾、氢氧化钠、焦亚硫酸钠、硫酸镁、氮、Na^+、K^+、Ca^{2+}、Mg^{2+}、Cl^-。

复方氨基酸（18AA - Ⅱ）
Compound Amino Acid Injection（18AA - Ⅱ）

【药理作用】本品可提供完全平衡的 18 种必需和非必需氨基酸，包括酪氨酸和胱氨酸，用以满足机体合成蛋白质的需要，改善氮平衡。

【适应证】对于不能口服或经肠道补给营养，以及营养不能满足需要的患者，可静脉输注本品以满足机体合成蛋白质的需要。

【剂量与用法】成人：根据患者的需要，每 24 小时可输注本品 500～2000mL。每日最大剂量，按含量：5% 为每日 50mL/kg；8.5% 为每日 29mL/kg；11.4% 为每日 23mL/kg，约合每日输入 0.4g 氮/kg。一般剂量为每日输入氮 0.15～0.2 g/kg。新生儿和儿童遵医嘱使用。

本品 5% 与 8.5% 溶液可经中心静脉或周围静脉输注，11.4% 溶液单独使用时须经中心静脉输注，但与其他营养制剂混合使用时，也可经周围静脉输注。使用本品时的输注速度应缓慢。一般本品 5% 1000mL 的适宜输注时间为 5～7 小时，每分钟 35～50 滴；本品 8.5% 或 11.4% 1000mL 的适宜输注时间至少为 8 小时，每分钟 30～40 滴。

本品和脂肪乳注射液（如英脱利匹特）可通过 Y 型管混合后输入体内。两种输液通过同一输液管输入静脉时，可降低本品的渗透压，从而减少经周围静脉输注可能发生的血栓性静脉炎，同时应根据需要调整各溶液的滴速。

为使氨基酸在体内被充分利用并合成蛋白质，应同时给予足够的能量（如脂肪乳和葡萄糖）、适量的电解质和微量元素，以及维生素。一般情况下推荐的非蛋白热卡和氮之比为150∶1。

【不良反应】①极个别患者可能会出现恶心、面部潮红、多汗。②同所有的高渗溶液一样，从周围静脉输注时（尤其本品11.4%）有可能导致血栓性静脉炎。③本品输注过快或给肝肾功能不全者使用时，有可能导致高氨血症或血浆尿素氮的升高。④由于含有抗氧化剂焦亚硫酸钠，因此偶有诱发过敏反应（尤其哮喘患者）。

【注意事项】①肝昏迷和无条件透析的尿毒症患者及对本品过敏者禁用。②肝肾功能不全者慎用。③开瓶后一次未使用完的药液应丢弃，不得再次使用。

【制剂规格】注射剂。5%：250mL；500mL。8.5%：250mL；500mL。11.4%：250mL；500mL。

复方氨基酸注射液
（19AA－Ⅰ）
Paediatric Amino Acid
Compound Injection

【别名】小儿必需复方氨基酸。

【药理作用】本品含有较高浓度的小儿必需氨基酸，其中有组氨酸、酪氨酸、半胱氨酸。苯丙氨酸可代谢成酪氨酸，但由于小儿肝酶系统不健全，故代谢不能有效地进行。因此，通过增加酪氨酸的量，并减少苯丙氨酸来维持血浆中的浓度平衡。甲硫氨酸是半胱氨酸和牛磺酸的前体，也是由于小儿肝酶系统不健全，故加入牛磺酸并在应用时酌情增补适量半胱氨酸，所以本品甲硫氨酸的含量较低。甘氨酸含量较低可防血氨过高。含有适量的谷氨酸和门冬氨酸，人乳中含量较高。牛磺酸是甲硫氨酸、半胱氨酸的代谢产物，人乳中含量丰富，有保护细胞膜，促进脑发育，维持视网膜正常功能和防止胆汁瘀积及增强心肌细胞功能等作用。因此，小儿对氨基酸摄取量应高于成人。

【适应证】可用于早产儿、低体重儿及各种病因所致不能经口摄入蛋白质或摄入量不足的新生儿；各种创伤（如烧伤、外伤及手术后等高代谢状态的小儿）。各种不能经口摄食或摄食不足的急慢性营养不良的小儿（如坏死性小肠结肠炎、急性坏死性胰腺炎、化疗药物反应等）。

【剂量与用法】采用中心静脉插管或周围静脉给药，但均需缓慢滴注。每日20～35mL/kg或遵医嘱。滴注时每克氮应同时供给150～200千卡非蛋白质热量（葡萄糖、脂肪乳），另加维生素、微量元素等。

【不良反应】①输注本品过快，可引起恶心、呕吐、心悸、发热等不良反应。②使用本品发现过敏性皮疹者，应立即停药。

【注意事项】①氨基酸代谢障碍及氮质血症者禁用。肝、肾功能严重障碍者慎用。②应用本品时，需严格监测代谢、电解质及酸碱平衡等，防止并发症。③静脉滴速不宜过快，体重20kg儿童一般不宜超过20滴/分。④药液开启后应一次性用完，切勿贮存。如发生浑浊或沉淀时，不可使用。⑤遇冷析出结晶，可置50℃～60℃水浴中使其溶解并放冷至37℃再用。

【制剂规格】注射剂：100mL（内含总氨基酸6g）。

2. 脂肪乳剂

脂肪乳（中链/长链）
Fat Emulsion（MCT/LCT）

【别名】引身力补输液。

【药理作用】本品为白色不透明乳剂，以豆油为主要成分，含热量高，每500mL中含热量500kcal（10%）、950kcal（20%）。本品因有甘油而成为等渗液，故可经浅表的小血管作长期的完全静脉滴注营养。本品由于充分补充热量，可抑制身体蛋白质及其他氮原的消耗，促进氨基酸利用，改善氮平衡，促进伤口愈合。

【体内过程】用于补充人体脂肪酸时，一般给药 7 ~ 10 天后起效。用于增加体质及治疗，给药 5 ~ 7 天起效。本品进入血中，分布于全身组织，主要是肌肉和皮下组织，从血液、骨骼肌中代谢。本品使用高剂量时，从肾脏排泄。

【适应证】主要用于手术前后、急慢性消化系统疾病、消耗性疾病、烧伤、外伤、长期意识不清、肾功能不全者及早产儿的肠外营养补充。

【剂量与用法】静滴：按体重一日滴注本品 10% 10 ~ 20mL/kg 或本品 20% 5 ~ 10mL/kg。最大滴注速度按体重 1 小时 10% 1.25mL/kg 或 20% 0.625mL/kg。

【不良反应】①滴注过程中或停止滴注后不久，偶见体温上升和寒颤、头痛、胸闷、恶心、呕吐、腹痛、疲倦、阴茎勃起等，或出现腰酸背痛、贫血、凝血障碍、网状细胞增多、肝脾肿大、肝功能受损等慢性不良反应，甚至出现皮疹、荨麻疹、呼吸急促、血压波动等变态反应。②在低糖供应时，超剂量使用可出现代谢性酸中毒和过量综合征表现，后者可有肝脾肿大、黄疸、肝功能异常、出血倾向、凝血酶原时间（PT）延长、体温升高、贫血、白细胞或血小板减少、高脂血症，以及头痛、胃痛、疲倦等症状。③滴注速度不宜过快，以免引起静脉炎、血管痛、胸部压迫感等症状。

【注意事项】①血栓症、重度肝功能障碍、凝血功能障碍、高脂血症、糖尿病伴酮中毒者及早产儿禁用；肝功能障碍、重症细菌性败血症者慎用。②连续使用时，应定期检查肝功能、血脂、血象及凝血机制。③勿将本品与其他药物混合，在应用血浆扩容剂（右旋糖酐等）后的 96 小时内不得使用本品。④静脉滴注时，药液必须保持室温程度，以免引发静脉炎和血管痛。⑤本品一旦冰冻后即不再使用；首次（第一天）使用时，用量限于 ≤10mL/kg（相当于脂肪 1.0g/kg）。⑥不得作皮下或肌内注射。

【药物相互作用】勿将本品与电解质溶液混合；在应用血浆扩容剂（右旋糖酐等）后的 96 小时内不得使用本品。

【制剂规格】注射剂：250mL（10%）；500mL（10%）；250mL（20%）。

本品处方如下：

10%：每 1000mL 含大豆油 50g，中链甘油三酯 50g，卵磷脂 12g，甘油 25g。

20%：每 1000mL 含大豆油 100g，中链甘油三酯 100g，卵磷脂 12g，甘油 25g。

脂肪乳（长链）
Fat Emulsion（LCT）

【药理作用】为一种静脉应用的营养药，人体摄入的脂肪先经胃肠吸收形成乳糜微粒，而本品的形态和组成都与乳糜微粒极其相似，给不能进食的患者直接静脉输注，提供营养所需的热量和必需的脂肪酸，如 10% 乳剂含 1100kcal/L 能量，20% 乳剂含 2000kcal/L，且无氨基酸和糖类溶液高渗透压的缺点。

【体内过程】用于补充人体脂肪酸时，给药 7 ~ 10 天起效；用于增加体质和治疗时，5 ~ 7 天内起效。本品进入血中，分布于全身组织，主要是肌肉和皮下组织。从血液、骨骼肌中代谢成无活性的游离脂肪酸。本品使用高剂量时，从肾脏排泄。

【适应证】适用于需要高热量的患者（如肿瘤及其他恶性病）、新生婴儿、早产儿、手术前后、肾损害、禁用蛋白质的患者和由于某种原因不能经胃肠道摄取营养的患者，以补充适当热量和必需脂肪酸。

【剂量与用法】静滴：第一日脂肪量不应超过 1g/kg，以后剂量可酌增，但脂肪量不得超过 2.5g/kg。静滴速度最初 10 分钟为 20 滴/分，如无不良反应出现时，逐渐增加，30 分钟后维持 40 – 60 滴/分。

【不良反应】在滴注过程中或停止滴注不久，偶见体温上升和寒颤、头痛、胸闷、恶心、呕吐等症。早期出现腰酸背痛、贫血、肝脾肿大等症，应适当控制滴注速度。

【注意事项】①长期使用时，应注意脂肪排泄量及肝功能，每周应做血象、血凝、血沉、血小板计数等检查。如血浆有乳白色出现时，应推迟或停止应用。②严重急性肝损害及严重代谢紊乱，特别是脂肪代谢紊乱（脂质肾病、严重高脂血症）者禁用。③不可将电解质溶液直接加入本品，以防乳剂破坏而使凝聚脂肪进入血液。④使用前应先检查是否有变色或沉淀。启封后应一次用完。⑤置于4℃~8℃环境下保存，温度过高或过低均导致乳剂破坏。

【制剂规格】注射乳剂：100mL：10g；100mL：15g；100mL：20g；250mL：37.5g；250mL：50g。

二、肠内营养药

整蛋白型肠内营养剂
Enteral Nutrition with intact protein

【别名】安素，能全素，Ensure。

【药理作用】本品含有人体所需的各种营养素，包括糖类、蛋白质、脂肪、维生素及矿物质等。参照每日膳食需要比例配制而成，可提供充足的营养。本品常用酪蛋白及豆蛋白为氮源，含有谷氨酰胺，为平衡型肠内营养制剂。

【体内过程】本品管饲或口服后，蛋白在小肠分解吸收，其他成分也在小肠吸收。

【适应证】①以蛋白质为基础，适用于有部分肠道功能障碍及营养不良的患者。如因胃肠道疾病导致吸收不良的营养不良、外科手术前后及烧伤等患者。②不含膳食纤维，适用于需减少肠内容物的患者。

【剂量与用法】可管饲或分次口服。加入温开水混合稀释本品，一般病人，每天给予2000kcal，可满足机体对营养成分的需求。高代谢病人，每天可增加至4000kcal。初次胃肠道喂养患者，初始剂量从每日500kcal开始，2~3日内逐渐加量。

【不良反应】本品应用不当，会出现腹胀、腹泻、腹痛等不良反应。

【注意事项】一般多与营养液温度过低、浓度过高、滴速过快、细菌污染等有关。肠梗阻患者禁用。4岁以下儿童禁用。

【制剂规格】粉剂：每罐430~450g。每100g中含热量1883kJ（450kcal）；营养物包括蛋白质15.9g，脂肪15.9g，亚油酸8.7g，碳水化合物61.8g；矿物质2.5g，水分5g。

短肽型肠内营养剂
Enteral Nutrition with short Peptide

【别名】维多粉，百普力，百普素，肠内高能营养多聚合剂，Vital，pepti-2000 Variant。

【药理作用】本品的蛋白质为乳清蛋白水解物，也含有少量谷氨酰胺成分，能补充人体日常生理功能所需的能量及营养素。

【体内过程】小肠有运输氨基酸体系，也有运输低聚肽体系。低聚肽受小肠黏膜刷状缘的肽酶水解后进入血液，容易被体内利用。

【适应证】本品适用于有胃肠道功能或部分胃肠道功能障碍伴有营养不良或营养不良危险患者。代谢性胃肠道功能障碍患者，如胰腺炎、感染性肠道疾病、短肠综合征、放疗或化疗的肠炎患者。严重疾病患者，如严重烧伤、创伤、脓毒血症、大手术后的恢复期患者。术前肠道准备患者。

【剂量与用法】通过管饲或口服使用。一般患者，每日2000kcal，即可满足机体对营养成分需要。高代谢患者（如烧伤、多发性创伤），每日4000kcal，以适应机体对能量需要。初次胃肠道喂养的患者，初始剂量从每日1000kcal开始，在2~3日逐渐增加至需要量。

【不良反应】个别患者偶有腹胀、腹痛、腹泻等症。

【注意事项】①仅供胃肠内使用。②孕妇及哺乳期妇女使用时，须遵医嘱。③胃肠道功能衰竭、完全性小肠梗阻、严重腹腔内感染者及 1 岁以下婴儿禁用。④1～5 岁儿童不能以本品作为单一营养来源。

【制剂规格】粉剂：125g（500kcal）。混悬剂：500mL：500kcal。

第七章 激素及调节内分泌功能药

一、下丘脑垂体激素及其类似物

促皮质激素
Corticotrophin

【别名】促肾上腺皮质激素，Adrenocorticotropic Hormone，ACTH。

【药理作用】本品是一种蛋白质，目前主要从动物脑垂体前叶中提取而得。其对肾上腺皮质有刺激效应，使其合成并分泌氢化可的松、皮质醇等。本药的分泌受下丘脑的促 ACTH 释放激素兴奋，并受皮质醇的负反馈抑制；分泌至血后，与肾上腺皮质细胞膜上的受体结合，通过腺苷环化酶 – cAMP 系统使几种蛋白激酶激活，刺激肾上腺皮质，使其增生、重量增加、肾上腺皮质激素的合成和分泌增多、雄激素合成和分泌也增多，但只在用药初期有所增加，继续用药即不再增加。

【体内过程】口服易被蛋白分解酶破坏。肌注 4 小时达最大作用，8 ~ 12 小时作用消失。静注后于数分钟内起效。静注 20 ~ 25 单位，可维持 8 小时，使肾上腺皮质功能达到最佳状态。本药主要分布于肾脏，在血液中灭活的方式可能是通过氧化或酶解，也可能通过与血液中蛋白质结合而灭活。血浆半衰期约 15 分钟。

【适应证】主要用于兴奋肾上腺皮质功能。在极少数情况下用皮质激素疗效不佳时，改用本品后有较好疗效。但对肾上腺皮质已萎缩、肾上腺皮质功能完全丧失的患者无效，须改用皮质激素。

【剂量与用法】成人肌注：短效制剂，每次 25 单位，每日 2 次。长效促皮质激素仅供肌注，每次 40 ~ 80 单位，每 24 ~ 72 小时 1 次。逐步减量，至控制症状所需的最小剂量。静滴：以 12.5 ~ 25 单位溶于 5% ~ 10% 葡萄糖注射液 500mL 内，于 6 ~ 8 小时内滴完，每日 1 次。

【不良反应】①可引起过敏反应，头昏，恶心，呕吐，甚至过敏性休克。②使雄性激素分泌增多，出现多毛、痤疮等症状。③长期使用时，会出现医源性库欣综合征、水钠潴留及低血钾症。

【注意事项】①静滴时，应与偏酸性的注射液配伍。若配伍的注射液为中性或偏碱性时，可产生浑浊。②为了避免高血压、月经障碍等不良反应的发生，应尽量避免大量应用本品。③糖代谢异常、心脑血管疾病、结核病、胃溃疡患者及孕妇慎用本品。④本品可发生过敏反应，严重时可出现休克，甚至有死亡的危险。

【药物相互作用】①本品可增加如醛甾酮、可的松的清除率。②与呋塞米、伊他尼酸等利尿药合用或与两性霉素 B 合用时，会丢钾。③与水杨酸盐、吲哚美辛合用时，易加重胃肠道溃疡，并增加后者的肾清除率。

【制剂规格】粉针剂：注射用促皮质素：25 单位；50 单位。注射剂：长效促皮质素注射液（为促皮质素与氢氧化锌的灭菌混悬液）：1mL：20 单位；1mL：40 单位。

去氨加压素
Desmopressin

【别名】弥凝，minirin。

【药理作用】本品主要通过增加尿液渗透压，降低血浆渗透压，从而减少尿液排出量，以达抑制尿频和夜尿的作用。

【体内过程】本品皮下给药87分钟，口服给药54~90分钟，经鼻给药30~240分钟，静脉给药（0.3 μg/kg）60分钟，血药浓度达峰值。

【适应证】中枢性尿崩症，肾尿液浓缩功能的测试，血友病、血管性血友病及其他出血症。可作为诊断不同部位的尿路感染用药，也可控制及预防某些疾病在小手术时的出血或药物诱发的出血。

【剂量与用法】①中枢性尿崩症：口服，以每次0.1mg，每日1~3次开始，再根据疗效调整剂量。一般剂量为0.1~0.2mg，每日3次，每日总量0.2~1.2mg。静脉注射常用量，成人每次1~4μg（0.25~1mL），每日1~2次；1岁以上儿童，每次0.4~1μg（0.1~0.25mL），每日1~2次；1岁以下儿童，每次0.2~0.4μg（0.05~0.1mL），每日1~2次。②肾尿液浓缩功能的测验：成人肌注或皮下注射剂量为4μg（1mL），1岁以上儿童剂量为1~2μg（0.25~0.5mL），1岁以下婴儿剂量为0.4μg（0.1mL）。婴儿可鼻腔给药。③出血及手术前预防出血：按0.3μg/kg的剂量，用氯化钠注射液稀释至50~100mL，在15~30分钟内作静脉输液。

【不良反应】①常见恶心、胃痛、心痛、头痛等症。偶见血压升高、心肌缺血、紫癜。②可引起水钠潴留及低血钾症。

【注意事项】①为防止体液蓄积，肾功能低下（如老年人及幼儿）、电解质紊乱、颅内压升高等患者慎用。②用药时，应从最低剂量开始给药。③用于肾浓缩功能检测时，1岁以下患者应在医生的监护下使用；对于服用利尿剂患者应用本品止血时，应谨防低钠血症和水中毒的出现。

【药物相互作用】①辛伐他汀，吲哚美辛可增强患者对本品的反应，但对本品的持续作用时间无影响。②本品与三环类抗抑郁药，卡马西平、氯丙嗪合用时，会增加本品的抗利尿作用，并有引起水钠潴留的危险。

【制剂规格】片剂：0.1mg；0.2mg。鼻喷雾剂：1mL：100μg（每喷0.1mL含本药10μg）。滴鼻剂：2.5mL：250μg。注射剂：4μg。

绒促性素
Chorionic Gonadotrophin

【别名】绒膜激素，普罗兰，HCG，Gonatrophin，Prolan，GnRH，LHRH。

【药理作用】本品作用类似于促黄体生成素（LH），具有较强的抗雌激素和较弱的雌激素活性。能促进女性的卵泡成熟及排卵，维持黄体不断分泌孕激素。本品还具有促间质细胞激素（ICSH）样作用，能增强男性曲细精管功能，尤其是睾丸间质细胞的活动，促使其合成雄激素，从而促进性器官和副性征发育、成熟，睾丸下降，并促进精子生成。

【体内过程】本品仅供注射用，口服被胃肠道破坏。本品具有双向半衰期，分别为11小时和23小时，给药32~36小时内发生排卵，给药24小时内以10%~12%原形经肾随便排出。

【适应证】用于不孕症、黄体功能不足、功能性子宫出血、先兆流产或习惯性流产、隐睾症、男性性机能减退、原发性精液异常的低生育能力、因促性腺激素垂体功能不足导致的青春期延缓等。

【剂量与用法】肌内注射。①用于无排卵性不育症：于经期第8天起，每天每次肌注5000~10000单位，连续5天。②用于黄体功能不足：于经期第15~17天（基础体温上升3天后），每次肌注1500单位，隔日1次。妊娠后维持原剂量至妊娠 7-10 周。③功能性子宫出血：每日肌注 300~1500 单位，连用 3~5 天。④隐睾症：10 岁以下，每次肌注 500~1000 单位；10~14 岁，每次肌注 1500 单位。一周 2~3 次，连用 4~8 周。⑤用于男性性机能减退症：每次肌注 1000~4000 单位，一周 3 次。⑥先兆流产或习惯性流产：每日或隔日肌注 3000~5000 单位，共 5~10 次。

【不良反应】①可有头痛、困倦、注射部位刺激、情绪异常和过敏等不良反应。②女性使用本品时，可致卵巢过度刺激综合征，症见腹胀、恶心、呕吐、卵巢增大、休克等；引发多胎妊娠。③男性使用本品时，可出现性早熟、液体潴留、水肿、乳头肿痛，以及乳房女性化等不良反应。

【注意事项】①本品溶液极不稳定，且不耐热，应临时配用。②应用本品前需做试敏。③长期使用本品时，可产生抗体，并能抑制垂体促性腺功能，故不宜长期使用。④生殖系统疾病、与雄性激素有关的腺癌及无性腺者禁用。患有心脏病、高血压、癫痫以及偏头痛者，以及处于青春期的男孩、肾功能低下者慎用。⑤避光，于 20℃ 以下保存。

【制剂规格】粉针剂：500 单位；1000 单位；2000 单位；3000 单位；5000 单位。

垂体后叶素
Pituitrin

【药理作用】本品是一种水溶性成分，内含催产素和加压素，主要是从家畜等动物的脑垂体前叶中提取而得。本品内含催产素，不同剂量的本品对子宫的作用不同，通常随着本品剂量的增加，使子宫收缩力加大，故对于子宫肌层内的出血可大剂量应用。本品具有起效快但疗效维持时间短（约 30 分钟）的特点，常与作用可持续 1 小时以上的麦角合用。本品内含加压素，具有抗利尿和升压的作用。

【体内过程】本品含加压素，不宜口服。肌内注射吸收好，起效快（3~5 分钟），可维持 20~30 分钟。本品大部分经肝肾代谢。

【适应证】本品可用于产后出血、产后复旧不全、促进宫缩、引产、肺出血、食道及胃底静脉曲张破裂出血和尿崩症等。

【剂量与用法】肌注、静滴。①一般应用：肌注，每次 5~10 单位。②肺出血：静滴加生理盐水或 5% 葡萄糖注射液 500mL 稀释后缓慢滴入，静注加 5% 葡萄糖注射液 20mL 稀释缓慢注入，极量一次 20 单位。大量肺咯血时，静注 10 单位。③产后出血：必须在胎儿和胎盘均已娩出后再肌注 10 单位。如作预防性应用，可在胎儿前肩娩出后立即静注 10 单位。

【不良反应】用药后，如出现面色苍白、出汗、心悸、胸闷、腹痛、过敏性休克时，应立即停药。

【注意事项】①高血压、冠状动脉疾病、心力衰竭、肺源性心脏病患者禁用。②凡胎位不正、骨盆过窄、产道阻碍等均禁用本品引产。③本品有升压作用，不宜用于催产

【制剂规格】注射剂：1mL：5 单位；1mL：10 单位。

尿促性素
Menotrophin

【别名】绝经促性素，高孕乐，HMG，Pergonal。

【药理作用】本品在人体内主要起到促卵泡成熟素（FSH）和促黄体生成素（LH）的作用。促进女性卵泡的发育和成熟，并促使卵泡分泌雌激素，使子宫内膜细胞增生。本品若与绒促性素合用时，能增强促排卵作用。对男性主要是促进睾丸间质细胞分泌睾酮，使睾丸曲细精管发育加快，促进精子生成与成熟。

【体内过程】本品肌注后 4~6 小时，静注约 15 分钟后的血药浓度达峰值。本品为双相消除，主要经肾脏排泄。

【适应证】 主要与绒促性素或氯米芬合用，治疗无排卵性不孕症。凡垂体促性腺激素分泌不足或下丘脑促性腺激素释放激素分泌不足的无排卵患者均可应用。目前一般主张用于氯米芬或溴隐亭等诱发排卵无效的病例，也可与绒促性素合用于促性腺激素分泌不足所致的原发性或继发性闭经、无排卵所致的不孕症，以及治疗男性原发或继发促性腺激素低下及不育，刺激精子生成。

【剂量与用法】 肌注：从月经第 3～5 日开始，每日 75～150 单位，每日 1 次，连用 7～12 日，至雌激素水平增高后，再肌注绒促性素（每日 1 次，每次 1000 单位，连用 5 天，或每次 3000 单位），经 12 小时即排卵。用于精子缺乏症，每周 200～1200 单位（分 3 次注射），总量 3200～19200 单位。

【不良反应】 ①使用本品过量时，可致卵巢刺激过度综合征。轻微者，可见卵巢增大、腹部不适；严重者，会有卵巢破裂或腹腔内出血的危险，有致死的报告。②易出现多个卵泡同时，发生多胎妊娠率升高。③增加动脉栓塞的发生率。

【注意事项】 ①在治疗中，若将本品与绒促性素合用时，每日应检查尿中雌激素或雌三醇的量，当雌激素大于 100μg 或雌三醇大于 50μg 时，应停用本品。若患者使用本品过程中出现过度兴奋综合征时，必须入院观察治疗。②孕妇、卵巢功能不全、多囊泡性卵巢、卵巢囊肿，以及卵巢增大者禁用。③颅内病变（包括垂体瘤）、甲状腺或肾上皮质功能低下等患者禁用。④避光保存。

【药物相互作用】 ①本品因刺激卵巢，故不宜与醋酸戈那瑞林合用。②与氯米芬合用，可减少本品日量 50%，同时还可降低卵巢过度综合征的发生率。

【制剂规格】 注射剂：75 单位。

鞣酸加压素
Vasopressin Tannate

【别名】 长效尿崩停。

【药理作用】 本品为长效抗利尿激素的油性注射剂。其作用机制是通过增加肾集合管上皮细胞的通透性来促进水的重吸收，使尿渗透压升高，尿量减少。超量使用本品，可使血管及胃肠道平滑肌收缩。本品对肾上腺皮质激素、生长激素和卵泡刺激素的分泌也有促进作用。对于长期用药的尿崩症患者大大减少了用药次数。

【体内过程】 一次注射 0.3mL，能维持 2～6 日；注射 1mL，能维持 10 日左右。本品在肝肾内代谢失活，药物以原形或代谢产物的形式从尿中排出。

【适应证】 用于治疗中枢性尿崩症。

【剂量与用法】 深部肌注：常用量 0.2～1mL，或遵医嘱。每次注射 0.3mL，可维持 2～6 天。注射 1mL，可维持 10 天左右。

【不良反应】 本品可发生皮肤发红、荨麻疹、胸闷等过敏反应，大量应用还会导致血压升高、心律失常、心绞痛或心肌梗死，以及形成血栓或坏疽。大剂量使用时，会出现子宫痉挛。

【注意事项】 ①冠心病、动脉硬化、心衰患者及妊娠期妇女禁用。②不同患者对本品的耐受程度不同，故剂量视具体情况而定。患者对本品的耐受程度与用药剂量呈正相关，对于耐受量高的患者可注射本品 1mL。

【制剂规格】 注射剂：5mL：100mg。

卡前列素氨丁三醇
Carboprost Tromethamine

【别名】 欣母沛，安列克。

【药理作用】 该药通过 Ca^{2+} 载体，刺激缝隙连接形成，抑制腺苷酸环化酶，导致平滑肌收缩加强。肌内注射可刺激妊娠子宫肌层收缩，类似足月妊娠末的分娩收缩，从而使妊娠产物排出。产后妇女使用后，子宫肌肉收缩可使胎盘部位发挥止血作用。

本品亦可刺激胃肠道平滑肌，当用于终止妊

娠或产后时，常可引起呕吐或腹泻。有些患者可出现体温暂时升高，其原因可能是下丘脑体温调节中枢受到影响所致。若大剂量使用时能引起血压升高，这与血管平滑肌收缩有关。也可引起短暂的气管收缩，引起咳嗽。

【体内过程】不同的研究人员从 10 位流产患者中采集末梢血液样本，用放射性免疫方法测定药物血浆浓度，每隔 2 小时肌内注射 250μg。第 1 次注射后半小时达到血药峰浓度 2060pg/mL，但 2 小时（正好在第 2 次注射前）后的平均血药浓度降至 770pg/mL。第 2 次注射后半小时的平均血药峰浓度（2663pg/mL）比第 1 次注射后半小时稍高，且在 2 小时后的平均浓度再次降至 1047pg/mL。连续注射后，从 10 位患者中收集其中 5 位血浆样本，每次注射后药物的平均峰浓度都略微升高，但注射 2 小时后的浓度总是降至比前次峰浓度低。其他 5 位足月自然分娩后立即注射 250μg，治疗后 4 小时内数次收集末梢血样，并用放射性免疫方法测定卡药物浓度。其中 2 位患者在 15 分钟时分别达到最高浓度（3009 和 2916pg/mL）、2 位患者在 30 分钟时分别达到最高浓度（3097 和 2792pg/mL）、1 位患者在 60 分钟时达到最高浓度（2718pg/mL）

【适应证】用于难治性产后出血和中期妊娠期（13～20 周）流产。

【剂量与用法】①流产：深部肌内注射本品 1mL（含相当于 250μg 的卡前列素），此后依子宫反应，间隔 1.5～3.5 小时再次注射相当于 250μg 的剂量。开始时，亦可使用选择性的测试剂量 100μg（0.4mL），但总剂量不得超过 12mg，连续使用不应超过两天以上。②难治性产后子宫出血：深部肌内注射 1mL 无菌溶液（含相当于 250μg 的卡前列素），73% 的病例对单次注射即有治疗作用。然而在某些选择性的病例中，间隔 15～90 分钟多次注射时，也可得到良好的疗效。而注射次数和间隔时间，应由专职的医师根据病情来决定。总剂量不得超过 2mg（8 次剂量）。

【不良反应】最常见的不良反应多与本品对平滑肌的收缩作用有关：①胃肠道：呕吐、腹泻、恶心、呃逆、呕血、上腹痛；②皮肤：面部潮红或红热、皮疹；③升高血压：本品不良反应一般为暂时性的，治疗结束后可恢复。

【注意事项】慎用：哮喘、低血压、高血压、心血管病、肝肾病变、贫血、黄疸、糖尿病或癫痫病史的患者。要谨防子宫内膜炎及宫内节育器引起的子宫内膜炎、子宫颈后壁穿孔、子宫穿孔、胎盘部分滞留、子宫破裂。

与其他缩宫剂一样，应慎用于疤痕子宫。如同自然流产会有不完全流产一样，大约有 20% 的患者在使用本品时可造成不完全流产。

【药物相互作用】①本品与丙酸睾酮素或孕三烯酮等合用，可提高抗早孕成功率。②本品可能会加强其他宫缩药的活性，故不推荐与其他宫缩药合用。③本品大剂量与棉酚合用有协同性抑制生精作用，而小剂量与棉酚合用可降低棉酚的抑精作用。④与非甾体类抗炎药合用有拮抗作用，一般不宜合用。⑤右旋糖酐可抑制本品引起的过敏反应。

【制剂规格】注射剂：1mL：250μg。

卡贝缩宫素
Carbetocin

【别名】卡比托辛、巧特欣。

【药理作用】本品为长效催产素九肽的合成类似物，类似催产素，卡贝缩宫素与子宫平滑肌的催产素受体结合，引起子宫的节律性收缩，增加收缩频率和子宫张力。在非妊娠状态下，子宫的催产素受体含量很低，在妊娠期间增加，分娩时达高峰。因此，本品对非妊娠的子宫没有作用，但是对妊娠的子宫和刚生产的子宫具有较好的子宫收缩作用。静脉或肌内注射本品后，子宫迅速收缩，可在 2 分钟内达到收缩强度。单剂量静脉注射本品对子宫的活性作用可持续约 1 个小时，足以预防刚生产后的产后出血。产后早期给予卡贝缩宫素后，在收缩的频率与幅度方面都比催产素强，并可促进子宫的复旧。

【体内过程】给产后 7 ~ 14 周的哺乳期妇女肌注本品 70μg 后，有一小部分药物可以通过血浆进入乳汁，乳汁中的平均峰浓度较血浆中约低 50 倍。当单独小剂量的卡贝缩宫素进入乳汁或初乳而被婴儿吸收后，将不会引起明显的安全问题；进入婴儿胃肠道后，可被肽酶迅速降解。静脉推注后，子宫迅速收缩，并在 2 分钟内达到一定的强度，半衰期 40 分钟。单独静脉注射 100μg 后，子宫的活性作用可持续 1 小时以上。

【适应证】用于选择性硬膜外或腰麻下剖宫产术后，以预防子宫收缩乏力和产后出血。

【剂量与用法】单剂量静脉注射 100μg。

【不良反应】常发生（10% ~ 40%）的是恶心、腹疼、瘙痒、面红、呕吐、热感、低血压、头痛和震颤。不常发生的包括背疼、头晕、口中金属味、贫血、出汗、胸痛、呼吸困难、寒战、心动过速和焦虑。

【注意事项】①不推荐老年患者使用。②对催产素和本品过敏者禁用。③相对于催产素而言，本品的作用时间长，由此而产生的子宫收缩就不能简单地通过终止给药而停止。所以在婴儿娩出前，无论任何原因都不能给予本品，包括选择性或药物诱导的生产。在妊娠期间不恰当地使用时，理论上可出现类似催产素过量时的症状，包括子宫过度刺激后出现的高张和持续强直性收缩、分娩过程骚乱、子宫破裂、宫颈和阴道的撕裂、产后出血、子宫 - 胎盘血流灌注降低和各种胎心减慢、胎儿供氧不足、高碳酸血症，甚至死亡。④对于血管疾病的患者，特别是冠状动脉疾病，必须谨慎。⑤本品禁用于儿童。

【药物相互作用】暂无与本品有相互作用的药物报道。本品结构与催产素非常相近，类似催产素的某些药物相互作用有可能发生。已有报道，在骶管阻滞麻醉的同时预防性地给予血管收缩剂

3 ~ 4 小时后再给予催产素，可发生严重的高血压。已注意到催产素与环丙烷麻醉剂同时使用时，可使母亲发生异常房室节律的窦性心动过缓或其他心血管效应，如低血压。

【制剂规格】注射剂：1mL：100μg。

二、肾上腺皮质激素类药

醋酸地塞米松
Dexamethasone Acetate

【别名】氟美松。

【药理作用】本品的显著作用是抗炎及控制皮肤代谢敏，对促进排钾和水盐代谢失衡作用轻微，但对垂体 - 肾上腺皮质的抑制作用较强。

【体内过程】本药主要经消化道吸收，也可经皮吸收。与血浆蛋白的结合率较低，血浆半衰期约为半小时，组织半衰期较长，为 8 ~ 12 小时。肌注本品时，本品的醋酸酯分别于 1 小时或 8 小时达血浆峰浓度。本品大部分经肾排泄，代谢产物无药理活性。

【适应证】适用于各种急性严重细菌感染、严重过敏性疾病、胶原性疾病（红斑狼疮、结节性动脉周围炎等）、风湿病、肾病综合征、严重支气管哮喘、血小板减少性紫癜、粒细胞减少症、急性淋巴性白血病、各种肾上腺皮质功能不足症、剥脱性皮炎、天疱疮、神经性皮炎、湿疹等。也适用于眼部的某些炎症，还可用于预防新生儿呼吸窘迫综合征、降低颅内高压、诊断库欣综合征等。

【剂量与用法】成人口服：每日 0.75 ~ 3mg，分 2 ~ 4 次服用；维持剂量，每日 0.5 ~ 0.75mg。肌注：每次 1 ~ 8mg，每日 1 次。静滴：每次 2 ~ 20mg，2 ~ 6 小时重复给药至病情稳定，大剂量给药不超过 72 小时，或遵医嘱。用于过敏性皮肤病、脂溢性皮炎等症，局部涂敷软膏，每日 2 ~ 3 次。

【不良反应】本品大量使用易引起糖尿病、精神症状及类库欣综合征。静注可致肛门生殖区感觉异常及激痛。

【注意事项】①长期应用本品易引发精神症状，甚至是精神病，故有严重癫病史或精神病史者禁用。②对本品过敏者，有溃疡病者，刚刚做过胃肠吻合术者，感染未被控制者禁用。③血栓性静脉炎，活动性肺结核者慎用。④为防止发生类库欣综合征，糖尿病患者应避免大量应用。

【药物相互作用】①与氨鲁米特合用时，可加速本品代谢，半衰期缩短2倍。②制酸药会降低本品的吸收。

【制剂规格】片剂：0.75mg。注射剂：1mL：1mg；1mL：2mg；1mL：5mg。滴眼剂：5mL：1.25mg。软膏（乳膏、霜）剂：0.05%。

泼尼松
Prednisone

【别名】强的松，去氢可的松。

【药理作用】本品具有抗炎和抗过敏作用，能抑制结缔组织的增生，通过降低毛细血管壁的通透性来减少炎性物质的渗出，本品对组胺及其他毒性物质的形成与释放也有抑制作用。本品可促进蛋白质转变为糖，为糖原的合成提供原料，减少体内葡萄糖的消耗，破坏机体的正常糖代谢过程，而未被利用的血糖及糖原会经肾排出，故使用本品可出现糖尿。此外，本品还能促进胃液的分泌，增进食欲。当发生严重中毒性感染时，通常将本品与大量抗菌药物合用，因为这样用药可尽快降温、消炎、解毒，避免休克发生，使症状尽快被控制并得到缓解。本品对机体水盐代谢影响较弱，主要是抗炎抗过敏，且不良反应少，比较常用。

【体内过程】本品的11-酮基在肝脏被还原为11-羟基而发挥药理作用，其生物半衰期为1小时。

【适应证】用于各种急性严重细菌感染、严重过敏性疾病、胶原性疾病（红斑狼疮、结节性动脉周围炎等）、风湿病、肾病综合征、严重支气管哮喘、血小板减少性紫癜、粒细胞减少症、急性淋巴性白血病、急性淋巴瘤、各种肾上腺皮质功能不足症、剥脱性皮炎、天疱疮、神经性皮炎、湿疹等。还用于某些眼科疾病的治疗及某些疾病的辅助诊断。

【剂量与用法】成人补充替代疗法：口服，每次5~15mg，每日10~60mg早晨服用2/3，下午服用1/3。抗炎：口服，每日5~60mg，剂量及疗程视病种及病情而异。根据皮质激素昼夜分泌的节律，有主张对长期用药患者在病情控制后，采用隔日1次给药法，每隔1~2日减少5mg。

【不良反应】本品的钠潴留作用比可的松弱，一般不易引起水肿或电解质紊乱。

【注意事项】①长期应用本品者，在术中及术后3~4日内可能出现皮质功能不足，故用药剂量需酌情增加。②由于本品会影响伤口的愈合，故一般外科患者应尽量不用。③本品需经肝脏代谢活化为氢化泼尼松而发挥疗效，故肝功能不全者慎用本品。④本品盐皮质激素样作用很弱，不适用于原发性肾上腺皮质功能不全症者。

【药物相互作用】酮康唑能够增加本品的血药浓度。

【制剂规格】片剂：5mg。

氢化可的松
Hydrocortisone

【别名】可的索，皮质醇。

【药理作用】本品目前是一种人工合成的糖皮质激素，抗炎作用是可的松的1.25倍。本品还具有抗毒、抗休克及免疫抑制作用，对骨髓造血功能有刺激性，可以使结缔组织的病理增生减轻，提高中枢神经系统的兴奋性，增加胃酸及胃蛋白酶的分泌量等。此外，本品还有一定的盐皮质激素活性，故具有调节水盐代谢及排钾的作用。

【体内过程】本品可经消化道及皮肤吸收。血浆半衰期约为 1.5 小时，与血浆蛋白结合后，作用可持续 12 小时，主要经肝脏代谢。

【适应证】主要用于肾上腺皮质功能减退症和垂体功能减退症的替代治疗。其混悬液可供关节内注射，治疗类风湿关节炎、骨关节炎；局部用于眼科及过敏性皮炎、脂溢性皮炎、过敏性湿疹等。

【剂量与用法】①替代疗法：每日 20 ~ 25mg，分 2 次服（清晨服 2/3，午餐后服 1/3）。②药理治疗：每日 60 ~ 120mg，分 3 ~ 4 次服；或者静注 100 ~ 200mg，每日 1 ~ 2 次，最大剂量 300mg，疗程不超过 3 ~ 5 日。急危重病例抢救，每日可用 1000 ~ 2000mg 稀释，于生理盐水或葡萄糖注射液 500mL 中静滴，病情好转应逐渐减量或停药。维持量：每日 20 ~ 40mg，口服、静注或肌注。③关节炎、腱鞘炎等：腔内注射，每次 1 ~ 2mL（25mg/mL）；腱鞘内注射，每次 1mL。

【不良反应】①外用偶见瘙痒、干燥、局部烧灼感，长时间使用可致皮肤萎缩、毛细血管扩张等。②静脉大量使用时，可致全身性过敏反应。③大剂量长期使用本品，可引起医源性库欣综合征。

【注意事项】参见泼尼松。

【药物相互作用】与降糖药合用，会使患者血糖增高；能够增加新斯的明等拟胆碱药的疗效；能够增加非甾体抗炎药的抗炎作用，但同时加剧其致溃疡作用；可抑制生长激素的促生长作用；与阿托品等抗胆碱药长期合用时，易致眼压升高；本品能增加强心苷的作用，同时增加其毒性，合用时需适当补钾；与对乙酰氨基酚合用时，会增加其肝毒性；可增加异丙肾上腺素的心脏毒性；降低奎宁的抗疟效力；与维生素 A 合用时，会降低本品的抗炎作用，但可消除本品所致的创面愈合延迟；与维生素 C 合用时，可防止本品引起的皮下出血现象；与维生素 E 及 K 合用时，可增加

本品的抗炎效应，减轻停药后的反跳现象。

【制剂规格】片剂：10mg；20mg。注射剂（醇型）：2mL：10mg；5mL：25mg；20mL：100mg。需用生理盐水或葡萄糖注射液稀释至 0.2mg/mL 后静滴用。乳膏（霜）剂：0.5% ~ 2.5%。软膏剂：0.5%；1%。

倍他米松

Betamethasone

【别名】倍氟美松，β - 美松。

【药理作用】本品是一种人工合成的地塞米松差向异构体的长效糖皮质激素，抗炎作用较地塞米松及泼尼松龙强，起效迅速，不良反应少。具体药理作用及药物相互作用等与地塞米松相同。

【体内过程】本品口服易吸收，肌内注射 1 小时后，血药浓度达峰值，组织半衰期为 3 天，血浆半衰期为 190 分钟，血浆蛋白结合率低于其他皮质激素类药物。

【适应证】用于治疗活动性风湿病、类风湿关节炎、红斑狼疮、严重支气管哮喘、严重皮炎、急性白血病等；也用于某些感染的综合治疗，本药软膏用于过敏性皮炎、湿疹、神经性皮炎、脂溢性皮炎及瘙痒症等。本药搽剂适用于各种类型的白癜风。

【剂量与用法】口服：开始每日 1 ~ 4mg，分 3 ~ 4 次，维持量每日 0.5 ~ 1mg。肌注：每日 2 ~ 20mg，分次肌注。关节腔内注射：每日 2 ~ 20mg 分次注射。静注：用倍他米松磷酸钠注射液，每次初量 5.2 ~ 15.6mg（相当于本品 4 ~ 12mg）。每日用量同肌注。

【不良反应】本品由于半衰期长，具有较强的生长抑制作用，对下丘脑 - 垂体 - 肾上腺皮质轴功能的抑制作用明显。

【注意事项】孕妇及哺乳期妇女应权衡利弊，尽量避免应用。肾上腺皮质功能不全者慎用。其他注意事项参见"地塞米松"及"氢化可的松"。

【制剂规格】片剂：0.5mg。注射剂：倍他米松醋酸酯注射液：1mL：1.5mg。

甲泼尼龙
Methylprednisolone

【别名】甲基强的松龙，甲基去氢氢化可的松，甲基泼尼松龙。

【药理作用】本药为中效糖皮质激素，人工合成制剂。抗炎作用约为氢化可的松的7倍，但调节水盐代谢的作用微弱。本品混悬剂具有分解缓慢、疗效持久的特点，可用于肌肉、关节腔内注射，或用葡萄糖注射液稀释后静脉滴注。

【体内过程】本品主要在肝脏及肾脏等组织中代谢，半衰期约30分钟，故治疗严重休克时，为保证治疗浓度，应间隔4小时重复给药1次。

【适应证】适用于各种急性严重细菌感染、严重过敏性疾病、胶原性疾病、风湿及类风湿关节炎、血小板减少、粒细胞减少及各种肾上腺皮质功能不全症等。

【剂量与用法】口服：开始每次8~12mg，每日2次，维持量每日4~8mg。

静脉注射或静脉滴注：每次1支（40mg）或遵医嘱。儿童每日剂量不少于0.5mg/kg。

【不良反应】参阅氢化可的松。

【注意事项】本品注射液在光照下易被分解失效，故应避光保存。其他同泼尼松。

【药物相互作用】参阅氢化可的松。

【制剂规格】片剂：2mg；4mg。注射剂：40mg。

醋酸可的松
Cortisone Acetate

【别名】皮质素，Cortisol。

【药理作用】本品为天然糖皮质激素可的松醋酸酯，是短效的肾上腺糖皮质激素类药物。主要用于抗炎和抗变态反应，但疗效比泼尼松龙差。

应用本品消炎对抑制瘢痕的产生或增大有很好的效果，适用于眼科炎症，可保证视力。

【体内过程】本品口服吸收快，肌内注射吸收较慢，口服2小时后血药浓度达峰值。血浆半衰期为30分钟，组织半衰期为8~12小时。本品在肝脏中经肝药酶转化为具有活性的氢化可的松而发挥药效。

【适应证】本品主要用于肾上腺皮质功能减退症的替代治疗。

【剂量与用法】①替代治疗：口服，每日25~37.5mg，分2次（清晨服2/3，午餐后服1/3）。②药理治疗（如抗炎）：口服，成人开始每日75~300mg，分3~4次；维持量每日25~50mg。小儿按体重每日5mg/kg，口服或肌注。③肌内注射：25~125mg，每日2次，用前摇匀。

【不良反应】参阅氢化可的松。

【注意事项】本品对水盐代谢的不良影响较多，应根据具体病情权衡利弊，其他参考"泼尼松"。

【药物相互作用】参阅氢化可的松。

【制剂规格】片剂：25mg。注射剂：5mL：125mg；10mL：250mg。滴眼剂：0.5%~2.5%。眼膏剂：0.5%~1%。

泼尼松龙
Prednisolone

【别名】氢化泼尼松，强的松龙。

【药理作用】本品为中效糖皮质激素，人工合成制剂，直接为泼尼松在体内活化后的形式，故药理作用和用途可参见泼尼松（抗炎抗过敏及抑制免疫等作用）。本品治疗类风湿关节炎时，可采用关节腔内注射给药，该给药方式的不良反应小、起效快、作用强且持久，通常情况下给药1次，疗效能维持1周，甚至更长。

【体内过程】口服易吸收，1~2小时血药浓度达峰值，血浆半衰期为2~3小时，组织半衰期为 18～36 小时。本品在肝脏中代谢，结合型及游离型代谢产物从尿中排出，小部分可经乳汁排除。

【适应证】同泼尼松。

【剂量与用法】口服：开始每日 15～40mg，需要时可增至 60mg，维持量 5～10mg。肌注：每日 10～30mg。静注：急症首剂用 40～60mg。静滴：每次 10～25mg，溶于 5%～10% 葡萄糖注射液中应用。关节腔、滑膜腔内注射：每次 5～50mg，用量依关节大小而定。儿童：口服开始每日 1mg/kg，病情稳定后逐渐减量。

【不良反应】参见"氢化可的松"。

【注意事项】与泼尼松相同。

【制剂规格】片剂：1mg；5mg。注射剂：40mg。

曲安奈德
Triamcinolone Acetonide

【别名】醋酸曲安缩松，醋酸曲安西龙，去炎舒松，去炎松－A。

【药理作用】本品为中效糖皮质激素，人工合成制剂，作用与去炎松相似。本品主要用于抗炎和抗过敏反应，作用强且效持久。其作用机制是增强血管收缩性，提高溶酶体膜的稳定性，减少组胺的释放，抑制抗体合成，降低促进抗原－抗体结合酶的活性，达到抑制免疫反应的目的。

【体内过程】肌注后数小时内生效，1～2 日达峰浓度，作用维持 2～3 周。

【适应证】适用于各种皮肤病（如神经性皮炎、湿疹、牛皮癣等）、关节痛、支气管哮喘、过敏性鼻炎、肩周围炎、腱鞘炎、急性扭伤、慢性腰腿痛及眼科炎症等。也可用于瘢痕疙瘩、囊肿性痤疮、盘状红斑狼疮、斑秃等小面积损害的局部注射。

【剂量与用法】口服：开始时，每次 4mg，每日 2～4 次。维持量，每次 1～4mg，每日 1～2 次，通常每日不超过 8mg。如为双醋酸酯，每日量 10～20mg，3～4 次分服，2～3 日后逐渐酌减

用量。肌注：每次 40～100mg，一周 1 次。皮下注射或关节腔内注射：用量酌情决定，一般为 5～40mg。对皮肤病可于皮损部位或分数个部位注射，每次 0.2～0.3mg，每日不超过 30mg，一周总量不超过 75mg。用前应充分摇匀。外用：软膏、乳膏、滴眼剂，每日 1～4 次；气雾剂，每日 3～4 次。喷鼻：成人和 12 岁以上的儿童，每日 1 次，每次每鼻孔两喷（220μg）；4～12 岁的儿童，每日 1 次，每次每鼻孔 1 喷（110μg）。

【不良反应】①可发生月经紊乱、双颊潮红、视力障碍。②长期用于眼部，易引起眼压升高。③关节腔内注射会引起关节损伤。④偶见支气管痉挛、荨麻疹。

【注意事项】①青光眼患者慎用。②病毒性、结核性或急性感染性眼病禁用。孕妇、哺乳期妇女及儿童不宜使用。

【制剂规格】片剂：1mg；2mg；4mg。注射剂：1mL：5mg；1mL：10mg；5mL：50mg。乳膏、软膏、贴剂：0.025%；0.1%；0.5%。鼻喷雾剂：6mL：6.6mg。

复方倍他米松
Compound Betamethasone

【别名】得宝松，Diprospan。

【药理作用】本品属激素类复方制剂，成分为二丙酸倍他米松和倍他米松磷酸二钠，具有抗炎、抗风湿和抗变态反应的作用。

【体内过程】给药后，由于倍他米松磷酸二钠溶解度很高，能迅速吸收起效；而二丙酸倍他米松的溶解度很低，可缓慢释放，维持疗效，这样就达到了起效快并能长时间控制病情的目的。

【适应证】临床用于肌肉、骨骼与软组织疾病，如类风湿关节炎、骨关节炎、关节滑膜囊炎、强直性脊椎炎；变态反应性疾病，如慢性支气管哮喘、枯草热、血管神经性水肿；也用于接触性皮炎、荨麻疹等皮肤病和播散性红斑狼疮、硬皮

病、皮肌炎等结缔组织病等。

【剂量与用法】①全身用药：开始剂量大多为 1 ~ 2mL，臀部深部肌内注射，必要时可重复给药。②局部用药：关节腔内注射，膝、髋、肩等大关节每次 1 ~ 2mL，肘、腕、踝等中关节每次 0.5 ~ 1mL，足、手、胸等小关节每次 0.25 ~ 0.5mL；皮损内注射，剂量是每平方厘米皮肤用 0.2mL。但在所有部位的注射总量，一周不应超过 1mL。

【不良反应】①关节注射后会出现皮肤潮红、Charcot 关节病。②皮损内注射给药时，少数患者会出现表皮及皮下脂肪萎缩，无药性脓肿，个别患者色素减退或色素沉着。

【注意事项】①全身真菌感染者禁用。②高血压、肝肾功能不全、精神异常、甲状腺功能减退、活动性结核、眼部单纯性疱疹等患者，以及儿童慎用。③本品可引发肌肉、骨骼、内分泌系统和消化系统等方面的不良反应。④禁止静脉注射及皮下注射。

【制剂规格】注射剂：每毫升含二丙酸倍他米松 5mg 和倍他米松磷酸二钠 2mg。

三、雄激素、抗雄激素及同化激素类药

苯丙酸诺龙
Nandrolone Phenylpropionate

【别名】苯丙酸去甲睾酮，Durobalin。

【药理作用】本品为同化激素类药物，主要作用于蛋白，与丙酸睾丸素相比，其蛋白同化作用强，约为后者的 12 倍。本品在促进蛋白的合成同时也抑制其异生，可提高机体尿素氮的生成量，从根本上纠正负氮平衡。本品对人体骨骼也有一定的正向影响，可促进骨的生长和骨密度的增加，应用本品后体重会有所增长。

【体内过程】肌内注射 1 ~ 2 日后，血药浓度可达峰值，疗效可维持 1 ~ 2 周。

【适应证】临床用于慢性消耗性疾病、严重灼伤、手术前后、骨折不易愈合和骨质疏松症、早产儿、儿童发育不良等。尚可用于不能手术的乳腺癌、功能性子宫出血、子宫肌瘤等。

【剂量与用法】肌注，成人每次 25 ~ 100mg，每 1 ~ 2 周 1 次，一般疗程为 12 周。儿童 1 岁以上每次 10mg，婴儿每次 5mg。

【不良反应】①妇女使用本品后，会导致内分泌紊乱，可有轻微男性化体征出现，如痤疮、声音变粗、多毛症、阴蒂肥大、月经紊乱，甚至是闭经等反应，一旦出现上述症状者立即停药。②长期使用本品后，对肝脏有损害，可引起黄疸及肝功能障碍，也可导致水盐代谢障碍而造成水肿。

【注意事项】肝肾疾病、高血压、前列腺癌者以及妊娠期妇女禁用。

【制剂规格】注射剂：1mL：10mg；1mL：25mg。

丙酸睾酮
Testosterone Propionate

【别名】丙酸睾丸酮，丙酸睾丸素，Androlin，Andronate。

【药理作用】本品作用基本与睾丸素、甲基睾丸素一致，对青春期男性性器官的生长、发育有促进作用，维持第二性征发育；对成年男性既能维持第二性征和性功能，又能抑制内源性促性腺激素的分泌，使男性睾酮发生萎缩。本药对女性子宫内膜的增生也有抑制作用。

【体内过程】肌内注射疗效持久，每 2 ~ 3 日给药 1 次即可。98% 与血浆蛋白结合，大部分在肝内代谢，其中少部分可以吸收，形成肝肠循环。

【适应证】临床适用于无睾症、隐睾症、男性性腺功能减退症；妇科疾病如月经过多、子宫肌瘤；老年性骨质疏松及再生障碍性贫血等。

【剂量与用法】肌注：每次 25 ~ 50mg，每周 2 ~ 3 次。①雄激素缺乏症，每次 10 ~ 50mg，每周

2~3 次。②月经过多或子宫肌瘤，每次 25 ~ 50mg，每周 2 次。③功能性子宫出血，配合黄体酮使用，每次 25 ~ 50mg，每日 1 次，共 3 ~ 4 次。④再生障碍性贫血，每日或隔日肌注，每次 100mg，连用 6 个月以上。⑤老年性骨质疏松症，每次 25mg，每周 2 ~ 3 次，连用 3 ~ 6 个月。⑥女性乳腺癌及其骨转移，每次 50 ~ 100mg，隔日 1 次，连用 2 ~ 3 个月。

【不良反应】大剂量使用本品时，可引起女性男性化、水肿、肝损害、黄疸、眩晕等。

【注意事项】①发生过敏反应者应立即停药。肝肾功能低下、前列腺癌等患者及妊娠期妇女禁用。②注射液温度降低时会有结晶析出，加温即可溶解。

【药物相互作用】①本品可加强抗凝剂的抗凝作用。②可加速巴比妥类药物的代谢，疗效降低。③与肾上腺皮质激素合用，能加重水肿。

【制剂规格】注射剂：10mg；25mg；50mg。

甲睾酮

Methyltestosterone

【别名】甲基睾酮，甲基睾丸素。

【药理作用】本药为人工合成的雄性激素，是由睾酮的 17 - α 甲基衍化而来的，作用基本与天然的睾丸素相同，对男性第二性征的发育、成熟有促进作用。本品通过拮抗雄激素来抑制子宫内膜生长及卵巢和垂体的功能；本品能减少肾对钙的分泌，促进蛋白质及骨质合成，对骨髓造血功能有刺激作用。通过刺激红细胞刺激因子的生成，间接地促进红细胞和血红蛋白的生成。儿童服用本品后，身体迅速增长，但骨成熟相对同龄孩子要提前。

【体内过程】口服给药，主要的吸收途径为胃肠道和口腔黏膜，1 ~ 2 小时即可达血药峰浓度，半衰期为 2.7 小时。本品有明显肝首过效应，故以舌下含服为宜，给药剂量也相对减半。

【适应证】用于男性性腺功能减退症、无睾症及隐睾症；妇科疾病，如月经过多、子宫肌瘤、子宫内膜异位症，以及绝经期前雌激素受体、孕激素受体阳性的乳癌患者；老年性骨质疏松症及小儿再生障碍性贫血等。

【剂量与用法】①男性雄激素缺乏症，口服，每次 5mg，每日 2 次。②月经过多或子宫肌瘤，每次舌下含服 5 ~ 10mg，每日 2 次，每月剂量不超过 300mg。③子宫内膜异位症，每次舌下含服 5 ~ 10mg，每日 2 次，连用 3 ~ 6 个月。④老年性骨质疏松症，每日 10mg，舌下含服。⑤小儿再生障碍性贫血，口服，每日按体重 1 ~ 2mg/kg，分 1 ~ 2 次。青春期发育延缓的男性患儿每日 5 ~ 10mg，疗程 4 ~ 6 个月。

【不良反应】①女性患者大剂量（每月 300mg 以上）应用本品时，可引起多毛症、痤疮、胡须增长、水肿、肝损害、黄疸、眩晕等。②舌下给药会出现流涎、疼痛等口腔炎症状。

【注意事项】发生过敏反应时，应立即停药。患有肝肾疾病或前列腺癌者，以及妊娠期妇女禁用。

【药物相互作用】①本品可增加抗凝剂的抗凝作用。②与肾上腺皮质激素合用会加重水肿。③会增加环孢素的不良反应。④与卡马西平、氨苄西林、苯巴比妥、苯妥英钠、利福平、扑米酮合用，会降低本品疗效。

【制剂规格】片剂：5mg；10mg。

达那唑

Danazol

【别名】丹那唑，安宫唑，炔睾醇。

【药理作用】本品为雄激素类药物，但作用较弱；兼有同化激素的作用，能够同化蛋白，拮抗孕激素，但不具有孕激素和雌激素的活性。本品通过调节下丘脑 - 垂体 - 卵巢轴来抑制促性腺激素的分泌与释放，同时还直接作用于卵巢影响性激素的合成，使体内雌激素水平显著下降，这样对子宫内膜及异位子宫内膜的组织生长就产生了抑制作用，持续长期用药就会使其失活萎缩，进而不排卵和闭经达 6~8 个月之久。本品还可有效地预防纤维性乳腺炎并发的结节和疼痛感，这与其降低体内雌激素的水平有关。应用本品治疗溃疡性血管性水肿的机制，是通过提高血清中的 C_1 酯酶抑制物浓度来提高补体系统的 C_4 血清内浓度。

【体内过程】本品口服后主要经胃肠道吸收，半衰期约为 4.5 小时。本品在体内主要被代谢为乙炔睾酮和 α-羟甲基乙炔睾酮，然后随尿排出体外。

【适应证】用于治疗子宫内膜异位症。尚用于纤维性乳腺炎、男性乳房发育、乳腺痛、痛经、腹痛等，可使肿块消失、软化或缩小，使疼痛消失或减轻。还用于性早熟、自发性血小板减少性紫癜、血友病和 Christmas 病、遗传性血管性水肿、系统性红斑狼疮等。

【剂量与用法】口服。①用于子宫内膜异位症：从月经周期第 1~3 日开始服用，每日总量不超过 800mg，分次服用，连服 3~6 个月。②纤维性乳腺炎：每日 100~400mg，分 2 次服，连用 3~6 个月。③男性乳房发育：每日 200~600mg。④性早熟：每日 200~400mg。⑤血小板减少性紫癜：每次 200mg，每日 2~4 次。⑥血友病：每日 600mg，连用 14 日。⑦遗传性血管性水肿：开始每次 200mg，每日 2~3 次，6~12 周后逐日下降 100~200mg，直至稳定控制症状的发作。⑧红斑狼疮：每日 400~600mg。

【不良反应】①女性患者应用本品会产生男性化的不良反应。②女性患者可致内分泌紊乱，多数妇女应用本品后会发生闭经，少数患者会发生不规则性的阴道出血。③较少见不良反应：血尿、牙龈出血、白内障、颅内压升高、肝功能损害、急性胰腺炎、白细胞增多、多发性神经炎等。

【注意事项】①出现肝肾功能降低，发生水肿，故肝肾功能不全者慎用。②可引起头痛、焦虑等不良反应，故偏头痛癫痫者慎用。③用药期间，乳腺结节未见消散或继续扩展，应考虑癌症的可能。④对于本品刺激骨成长的作用仅限于重度患者使用。

【药物相互作用】①与肾上腺素合用会致水肿加重。②会增加环孢素的不良反应。③会加强华法林的抗凝作用。④与胰岛素合用时，易对本品产生耐药性。⑤与卡马西平、氨苄西林、苯巴比妥、苯妥英钠、利福平、扑米酮合用时，疗效降低。

【制剂规格】胶囊剂：100mg；200mg。

普拉睾酮钠
Prasterone Sodium

【别名】普拉雄酮，去氧表雄甾酮，麦力斯，Mylis。

【药理作用】本品为具有较弱的雄激素活性的同化激素类药物，在体内会被转化成脱氢表雄甾酮及雌二醇，使宫颈组织中二者含量增加。雌二醇可使宫颈组织中部分细胞增大，其与脱氢表雄甾酮共同作用会引起宫颈组织血管发生扩张，通透性增大，进而引起水分的增加，颈管发生软化。雌二醇的增加还会引起酸性黏多糖等成分的增加。此外，雌激素对组织胶原蛋白酶的活性有促进作用，这样胶原蛋白分解量就会增加，纤维间隙增大，最终使子宫成熟。本品可防止产程延长及过期产，利于分娩。

【体内过程】本品静注后 5 分钟的血药浓度剧增，半衰期为 2 小时，本品进入体内后经肝脏代谢，96 小时后完全排出体外。

【适应证】妊娠子宫成熟不全，包括子宫口开大不全、颈管消退不全及颈管软化不全。

【剂量与用法】对妊娠晚期的孕妇，将 100mg 溶于 10mL 注射用水或 5% 葡萄糖注射液 20mL 中缓慢静脉注射，每日 1 次，每次 100~200mg，每周 2 ~ 3 次。

【不良反应】本品可引起皮疹、恶心、呕吐、眩晕、手指麻木、手部浮肿及耳鸣等不良反应。

【注意事项】①妊娠期 3 个月内禁用。②本品应贮存在高于 20℃ 的环境中，现用现配。若出现结晶时，加热至 30℃ ~ 40℃ 即可溶解。

【药物相互作用】本品与氯化物溶液存在配伍禁忌。

【制剂规格】粉针剂：100mg。

十一酸睾酮

Testosterone Undecanoate

【别名】十一烷酸睾丸素。

【药理作用】本品为雄激素类药物，可作为睾酮替代疗法治疗因内源性雄激素缺乏而引起的疾病。

【体内过程】本品吸收入血后会发生酶促反应，被分解成游离的睾酮，这些游离的睾酮被代谢成雌二醇，以及 5α - 双氢睾酮，二者会作用于相应的受体，然后引起相应器官的雄激素反应，本品口服后经肠道吸收，再经淋巴系统吸收入血。

【适应证】用于男性性腺功能低下的睾酮替代疗法。如无睾症，垂体功能低下，内分泌性阳痿等；男性中老年人性欲减退，脑力及体力减弱。此外，也可用于精子生成功能紊乱而引起的某些不育症及雄激素缺乏而引起的骨质疏松等。

【剂量与用法】口服：开始每日 120 ~ 160mg，连续 2 ~ 3 周，后改为每日 40 ~ 120mg 维持量，分 2 次早晚饭后服，不可咀嚼。肌内注射：每次 250mg，每月 1 次，疗程 4 ~ 6 个月。再生障碍性贫血：首次 1000mg，以后每次 500mg，每月 2 次。

【不良反应】①男童应用本品时，会出现性早熟、精子减少，以及骺骨早闭、水盐代谢异常等性刺激过度症状。②女性男性化，皮疹。

【注意事项】有心脑血管疾病、癫痫、三叉神经痛、乳腺癌及前列腺癌等患者慎用。

【药物相互作用】本品能增强甲状腺素、环孢素、抗凝剂、抗糖尿病药的活性及毒性。

【制剂规格】胶囊剂：40mg。注射剂：2mL：250mg。

司坦唑醇

Stanozolol

【别名】康力龙，吡唑甲氢龙。

【药理作用】本品药理作用主要以蛋白同化作用为主，且作用较强，约为甲睾酮的 30 倍。本品也有雄激素活性，但与甲睾酮相比则活性较弱，仅为其 1/4。本品除蛋白同化作用外，还具有降血脂、促进钙磷沉积，以及减弱骨髓抑制作用。应用本品后，患者体力、食欲及体重均会有所增加。对于女性患者来说，本品男性化不良反应非常小。

【体内过程】本品为睾酮的酯类，主要在肝脏代谢，存在肝首过效应，其排泄途径与睾酮相似。

【适应证】用于遗传性血管神经性水肿的预防和治疗；治疗重病或手术后体弱消瘦、年老体弱、骨质疏松、再生障碍性贫血、白细胞减少、严重创伤、慢性感染、营养不良等；用于防治长期使用皮质激素引起的肾上腺皮质机能减退。

【剂量与用法】口服：每次 2mg，每日 3 次。儿童每日 1 ~ 2mg，分 1 ~ 3 次服，仅在发作时应用。肌注：每次 2 ~ 4mg，每日 1 ~ 2 次。

【不良反应】参阅苯丙酸诺龙。

【注意事项】①心脏病、严重肝病、前列腺肥大或前列腺癌等患者及妊娠期妇女禁用。②肝功能不全及卟啉症者慎用，长期应用本品时应定期检查肝功能。③女性若出现男性化反应者，应立即停药。④用药初期可出现局部水肿，但继续用药后则会自行消失。⑤遮光密闭保存。

【药物相互作用】①能够增加抗凝剂的抗凝作用，并增加出血的危险性。②能使格列苯脲的血药浓度降低。③能够降低环孢素的代谢，使其毒性增加。

【制剂规格】片剂：2mg。

甲异炔诺酮
Methyl Noretynodrel

【别名】替勃龙，Tibolone。

【药理作用】本品具有与雌二醇、孕酮及睾酮相似的结构，故与性激素受体具有良好的亲和力，且同时具有性激素的性能。本品对更年期后的下丘脑－垂体系统具有稳定效应。本品还具有全身效应，该效应与生育期的卵巢激素相类似，对于绝经后的妇女每天服用2.5mg时，可有效改善其绝经后的症状，维持其促性腺激素水平。本品还具有较弱的孕激素，对绝经后妇女的子宫基本无刺激作用，仅少数患者出现轻度增生，但增生程度与治疗时间无相关性。本品对生育期的排卵具有抑制作用，但活性仅为炔雌醇的1/50。本品还具有较弱的雄激素活性，与甲睾酮相比，约为后者的1/50。本品无糖皮质激素及盐皮质激素样作用。

【体内过程】本品口服吸收迅速完全，但存在肝首过效应，同位素标记法试验显示，本品的半衰期为4.5小时，代谢产物会随尿及粪便排出体外。

【适应证】主要用于自然和手术绝经使雌激素降低所致的各种症状，例如潮热、情绪改变、盗汗、睡眠障碍、头晕、麻刺感、肌肉、关节和骨骼疼痛。并可改善泌尿生殖道局部症状，如萎缩性阴道炎、排尿疼痛、性交疼痛、反复尿路感染、尿失禁等。

预防绝经后骨质疏松症，可减少骨丢失。

【剂量与用法】口服勿咀嚼，最好能在每日固定时间服用。起始剂量，每日1片；维持剂量，每日半片。至少连续服用3个月，也可长期服用。

【不良反应】本品毒性低，耐受性好，偶见胃肠不适、肝功能异常、眩晕、头痛、面毛加重、体重改变、皮脂分泌过多，以及水肿等不良反应。

【注意事项】①孕妇、阴道内不明原因流血、中度肝病、心脑血管病、依赖激素的肿瘤等患者禁用本品。②糖尿病、肾功能不全、三叉神经痛、癫痫等患者慎用本品，必须应用时应密切观察。③肝酶诱导剂可以使本品代谢加快，活性降低，故不宜合用。④本品可干扰正常的月经周期，但无避孕作用，不能做避孕药使用。⑤大剂量服用本品时，应定期加服孕激素，通常为每3个月服10天孕激素。⑥若服用本品后出现肝功能异常、胆道阻塞性黄疸、静脉栓塞等应立即停药。

【药物相互作用】本品可使血液纤溶酶活性增加，以增强抗凝药物效果。与降糖药合用时，需增加后者的用量。

【制剂规格】片剂：2.5mg。

前列地尔
Alprostadil

【别名】前列腺素 E_1，Prostaglandin E_1，PGE_1。

【药理作用】前列腺素 E_1 存在于不同种属哺乳动物的组织和体液中，它具有广泛的药理活性，舒张血管、抑制血小板聚集、抑制胃肠道分泌及刺激肠、子宫平滑肌等为其重要作用。前列腺素 E_1 用于治疗勃起功能障碍的药理作用是抑制阴茎组织中 α_1－肾上腺素能的活性和舒张海绵体平滑肌，加速阴茎动脉血流等。

【体内过程】男性志愿者静脉给药后，前列腺素 E_1 立即转化为非活性代谢产物。在健康男性体内，流经肺部，一次即有70%~90%的前列腺素 E_1 被代谢，代谢半衰期小于1分钟。海绵体给药后，前列腺素 E_1 及其主要代谢产物15－氧杂－13、14－二羟基－PGE_1 在阴茎海绵体内的浓度上升。15－氧杂－13、14－二羟基－PGE_1 在体循环中的浓度无显著增加。本品扩张动脉血管时，静脉注射 30 分钟起效。

【适应证】阴茎海绵体注射前列腺素 E_1 既适用于治疗神经性、血管性、心因性或混合性勃起功能障碍，也适用于辅助其他方法诊断勃起功能障碍。

【剂量与用法】①用含有苯甲醇的无菌注射用水配制，或溶于生理盐水中。阴茎海绵体内注射剂量，应根据每个患者的具体情况而定，每次为 10～20μg。②性生活前 5～20 分钟用药，轻轻使尿道口张开，将专用包装的乳膏剂（含 PGE_1 1000μg）滴入尿道口内。

【不良反应】全身不良反应发生率低于 1%，可见头痛、食欲减退、恶心、腹泻、低血压、心动过速、睾丸痛、睾丸肿胀、尿频、尿急、排尿困难、室上性早搏、眩晕等。注射局部可有胀痛、发红、发热、麻木、瘙痒和感染等症状，阴茎海绵体注射后可出现阴茎疼痛（约 34%）；阴茎持续勃起（持续 4～6 小时）的发生率为 2%、异常勃起（持续 6 小时或以上）的发生率为 0.5%；阴茎局部还可出现注射部位瘀血，阴茎水肿和纤维化。

【注意事项】禁忌证：①对本药过敏者。②多发性骨髓瘤及白血病患者。③镰状细胞贫血患者。④心力衰竭患者。⑤妊娠、准备妊娠及哺乳期患者。⑥患有呼吸窘迫症的新生儿。⑦阴茎异常持续勃起、龟头炎及 Peyronie 患者。慎用：①心功能不全、心率失常、心梗患者。②活动性消化道溃疡。③青光眼及眼压增高者。④肺水肿、肺浸润及间质性肺炎患者。⑤正在使用抗凝剂患者。⑥患有严重慢性阻塞性通气障碍者。⑦有肝病或肝功能损害的患者。⑧阴茎植入假体者。

【药物相互作用】①能增加抗凝剂和抗凝作用，增加病人出血的危险。②与非甾体抗炎药的药理作用拮抗，不宜合用。③与磷酸二酯酶抑制剂合用，可相互增加疗效。④可增加降压药血管扩张药的疗效。

【制剂规格】注射剂：2mL：10μg；2mL：20μg。

枸橼酸西地那非
Sildenafil Citrate

【别名】伟哥，万艾可，Viagra。

【药理作用】本品是西地那非的枸橼酸盐，能够对环磷酸鸟苷（cGMP）特异的 5 型磷酸二酯酶（PDE5）选择性抑制，使 cGMP 浓度上升。PDE5 在阴茎海绵体中高度表达，而在其他组织中（包括血小板、血管和内脏平滑肌、骨骼肌）表达低下。本品通过选择性抑制 PDE5，伴随一氧化氮（NO）–cGMP 途径增强而升高，从而导致阴茎海绵体平滑肌松弛，动脉血流入，使勃起功能障碍患者对性刺激产生自然的勃起反应。勃起反应一般随西地那非剂量和血浆浓度的增加而增强。实验显示，药效可持续至 4 小时，但后 2 小时作用减弱。

【体内过程】口服后吸收迅速，绝对生物利用度约 40%。大部分通过肝脏中的 CYP3A4，小部分通过 CYP2C9 代谢，生成一有活性的代谢产物，其性质与西地那非近似，西地那非及其代谢产物的半衰期约 4 小时。空腹状态给予 25～100mg 时，约 1 小时内达最大血浆浓度 127～560ng/mL。西地那非及其主要代谢产物 N–去甲基代谢产物对 PDE5 选择性强度约为 50%，蛋白结合率为 96%。口服剂量的 80% 主要以代谢产物的形式从粪便中排泄，约口服剂量的 13% 从尿中排泄。

【适应证】恢复正常性功能，让阴茎在有性冲动时自然勃起。

【剂量与用法】对于大多数患者，推荐初始剂量为 50mg，约在性活动前 1 小时服用；基于药效和耐受性，剂量可降至 25mg。最大推荐剂量可增加至 100mg，每日最多服用 1 次。

由于血药水平较高可能同时增加药效和不良反应发生率，故以下患者的起始剂量以 25mg 为宜。

药效和不良反应增加值：年龄 65 岁以上，增加 40%。肝脏受损，如肝硬化，增加 80%；重度肾损害、肌酐清除率 < 30mL/min，增加 100%。同时服用强效细胞色素 P450 3A4 抑制剂、酮康唑、伊曲康唑，增加 200%；服用红霉素，增加 182%；服用沙奎那韦，增加 210%。

【不良反应】常见的不良反应为头痛、面部潮红、消化不良和肌肉疼痛，其次为鼻塞、腹泻、头晕和皮疹。偶见短暂性视力异常，通常为色辨力损害或对光敏感性增加。较为严重但不常见的不良反应有严重心脏事件（包括心肌梗死、突然心脏病死亡、室性心律失常、脑血管出血、短暂缺血性发作、高血压）、癫痫发作、忧虑、异常勃起（疼痛、勃起持续超过 6 小时）、血尿、短暂性视丧失、复视、视力降低、眼渗血、眼肿胀、眼烧灼、眼内压升高、视网膜血管病或出血、玻璃体脱离或牵引及斑点性水肿。

【注意事项】①本品绝对不能与任何形式的硝酸酯类药物混用。合用可能会使血压降低，导致生命危险。②服用本品不应同时饮酒，因为酒精会严重减轻本品的勃起功效。③初次使用半粒即可。④未满 18 岁者不得使用。

【药物相互作用】①细胞色素 P450 同工酶 3A4（CYP450 3A4）的强效抑制剂（如红霉素、酮康唑、伊曲康唑）以及细胞色素 P450（CYP450）的非特异性抑制物如西咪替丁与西地那非合用时，可导致西地那非血浆水平升高。②高血压患者同时服用西地那非（100mg）和氨氯地平 5mg 或 10mg，仰卧位收缩压平均降低 8mmHg，舒张压平均降低 7mmHg。③服用利托那韦的患者，每 48 小时内用药剂量最多不超过 25mg。因为 HIV 蛋白酶抑制剂利托那韦可使西地那非血药水平显著增高（AUC 增加了 11 倍）。

【制剂规格】胶囊剂：100mg。片剂：25mg；50mg；100mg。

他达拉非
Tadalafil

【别名】希爱力，Cialis，西力士，犀利士

【药理作用】他达拉非是环磷酸鸟苷（cGMP）特异性磷酸二酯酶 5（PDE5）的选择性、可逆性抑制剂。当性刺激导致局部释放一氧化氮，PDE5 受到他达拉非抑制，使阴茎海绵体内 cGMP 水平提高，导致平滑肌松弛，血液流入阴茎组织，产生勃起。如无性刺激，他达拉非不发生作用。PDE5 是存在于阴茎海绵体平滑肌、血管和内脏平滑肌、骨骼肌、血小板、肾脏、肺和小脑内的一种酶。

【体内过程】口服后快速吸收 30 分钟起效，服药后 2 小时达到平均最大血浆浓度（Cmax）。平均分布容积约 63L，治疗浓度，血浆内 94% 的他达拉非与蛋白结合。他达拉非主要由细胞色素 P450（CYP）3A4 异构体代谢。主要的代谢产物是葡萄糖醛酸甲基儿茶酚，代谢产物不具有临床活性。约 61% 的剂量从粪便排出，约 36% 的剂量从尿中排出。平均清除率为 2.5L/h，平均半衰期为 17.5 小时。

【适应证】仅针对男性的（不能用于女性）勃起功能障碍。需要性刺激以使本品生效。

【剂量与用法】口服。用于成年男性：本品的推荐剂量为 10mg，不受进食的影响。如果效果不显著时，可以服用 20mg。至少在性生活前 30 分钟服用，最大服药频率为每日 1 次。不推荐持续每日服用本品。重度肾功能不全或肝功能不全的男性，最大推荐剂量为 10mg。18 岁以下者不得服用本品。

【不良反应】①报道最多的不良反应是头痛和消化不良。常见的有头晕眼花、脸红、鼻腔充血、背痛、肌痛。②罕见眼睑肿胀、眼痛、结膜充血。由本品引起的不良反应是短暂的、轻微的或者是中度的。③若已有心血管病的患者，服用本品后可能会产生严重的心血管事件，包括心肌

梗死、不稳定心绞痛、心源性猝死、室性心律不齐、中风、短暂脑缺血发作、胸痛、心悸及心动过速。

【注意事项】 ①治疗之前，应先询问病史和对患者进行体检，以诊断是否患有男性勃起功能障碍和可能的未知病因。②服用本品或其他 PDE5 抑制剂时，可导致视力缺陷、非动脉性前部缺血性视神经病变（NAION），一旦发生应立刻停止使用并咨询医生。③重度肝功能不全（Child - Pugh 分级为 C 级）患者慎用。④若勃起时间超过 4 小时或更长时，须立即求治。如果阴茎异常勃起未能得到及时治疗，可能导致阴茎组织破坏并永久性丧失勃起能力。⑤以下患者应慎用勃起功能障碍药物治疗，包括他达拉非：阴茎解剖异常的患者（如阴茎成角、海绵体纤维化或 Peyronie 病），或容易发生异常勃起的患者（如镰状细胞贫血、多发性骨髓瘤或白血病）。⑥本品包含乳糖－水合物，不用于下列患者：遗传性半乳糖不耐受，或半乳糖分解酶缺乏，或葡萄糖－半乳糖吸收不良等患者。⑦正在服用任何形式的硝酸盐类药物者禁服。

【药物相互作用】 ①本品主要通过 CYP3A4 代谢。CYP3A4 的选择性抑制剂酮康唑可使他达拉非（10mg）的 AUC、Cmax 增加，蛋白酶抑制剂利托那韦是 CYP3A4、CYP2C9、CYP2C19 和 CYP2D6 抑制剂，可使他达拉非的 AUC 增加，对 Cmax 没有影响。其他的蛋白酶抑制剂，如沙奎那韦和其他 CYP3A4 抑制剂，如红霉素、甲红霉素、伊曲康唑以及柚子汁等都有可能增加他达拉非在血浆中的浓度，增加无法预测的不良反应发生率。②CYP3A4 的诱导剂利福平、苯巴比妥、苯妥英钠、酰胺咪嗪等均可减少血浆中他达拉非的浓度。③本药可能会增强抗高血压药的降压作用，与各类型抗高血压药物合用时需谨慎。④本品可导致口服乙炔基雌二醇后的生物利用度增加。⑤本品和其他 PDE5 抑制剂或勃起功能障碍治疗药物合用的安全性和疗效尚未研究。因此，不推荐与此类合用。

【制剂规格】 片剂 20mg。

四、雌激素、抗雌激素、孕激素及抗孕激素类药

1. 雌激素、抗雌激素类

乙烯雌酚
Diethylstilbestrol

【别名】 乙茋酚，乙烯雌酚。

【药理作用】 本品为非甾体雌激素，人工合成制剂，口服本品的药效较强，约为雌二醇的 2～3 倍。本品可促进女性性器官和第二性征的正常发育。本品对女性子宫的影响主要有促进子宫内膜增生，增强子宫收缩力，以及子宫对催产素的敏感性。小剂量应用本品时，还可减少宫颈液的黏度，提高精子透过率，利于受精。本品还能促使阴道上皮角质化及改善妇科术后患者或更年期妇女的内分泌系统，避免全身性内分泌紊乱的发生。不同剂量对垂体前叶催乳素及性腺激素的分泌影响不同，小剂量促进，大剂量抑制。本品还有抗雄性激素的作用。

【体内过程】 本品吸收后能与血浆蛋白结合，并与组织内特异性受体蛋白结合形成"活化"复合体。本品在肝脏中缓慢代谢灭活，经肝肠循环可被再吸收，代谢物经尿和粪便排除体外。

【适应证】 用于卵巢功能不全或垂体功能异常引起的各种疾病，如闭经、子宫发育不全、功能性子宫出血、绝经期综合征、老年性阴道炎及退奶等。也用于前列腺癌，不能手术治疗的晚期乳腺癌、晚期前列腺癌的姑息治疗。

【剂量与用法】 ①闭经：口服小剂量，刺激垂体前叶分泌促性腺激素，每日不超过 0.25mg。②用于月经周期延长及子宫发育不全：口服，每日 0.1～0.2mg，持续半年，经期停服。③治疗功能性子宫出血：每晚服 0.5～1mg，连服 20 日。④用于绝经期综合征：口服，每日 0.25mg，症状

控制后改为每日 0.1mg（同时舌下含服甲基睾酮 5~10mg，效果更好）。⑤退奶：口服，每次 5mg，每日 2~3 次，连服 3 日；或肌注，每日 1 次 4mg，连用 3~5 日，同时紧束乳房，少进液体。⑥老年性阴道炎：阴道塞药，每晚塞入 1~2 片（每片 0.2mg），共用 7 日。⑦用于因子宫发育不良及子宫颈分泌物黏稠所致不育症：以小剂量促使宫颈黏液稀薄，精子易透入，于月经后每日服 0.1mg，共 15 日，疗程 3~6 个月。⑧人工月经周期：口服，每日 0.25mg，连用 20 日，待月经过后再用同法治疗，连服 3 个周期。

【不良反应】①应用本品时，可能出现恶心、呕吐，甚至厌食、头痛等不良反应。②孕妇早期服用此药后，其女性后代宫颈、阴道癌发生率升高，男性后代精子异常及生殖异常的发生率增加。

【注意事项】①孕妇、患有肝肾疾病的患者禁用本品。②应在临床药师或医师的指导下用药，以免用药时间过长或停药不当而引发子宫病变、出血。

【药物相互作用】①本品可降低抗高血压药的降压作用。②可降低抗凝药的作用。③可降低三环类抗抑郁药的药效，同时增加不良反应。④苯巴比妥、卡马西平、利福平等可加速其代谢，降低其药效。⑤可增强钙剂的吸收。⑥降低他莫昔芬的疗效。

【制剂规格】片剂：0.1mg；0.25mg；0.5mg；1mg；2mg。阴道片：0.2mg。注射剂：1mL：2mg。

苯甲酸雌二醇
Estradiol Benzoate

【别名】苯甲酸求偶二醇，Dimenformon。

【药理作用】本品为雌激素类药物，作用持续时间较雌二醇长久。本品可促进子宫内膜的增生及平滑肌的收缩，大剂量应用本品后，可以抑制催乳素的释放，进而减少乳汁的分泌，也可引发乳腺导管的发育增生。本品对雄激素有抵抗作用。本品还促进钙在骨中的沉积，减少血中胆固醇的含量。

【体内过程】本品口服给药易被破坏，故通常采用肌注或外用经皮吸收。进入体内后，部分与 β 球蛋白结合，在肝脏代谢，能够形成肝肠循环，其代谢产物从尿中排除。

【适应证】用于卵巢功能不全、闭经、子宫出血、绝经期综合征、退奶及前列腺癌等治疗。

【剂量与用法】①用于绝经期综合征，肌注，每次 1~2mg，每周 2~3 次。②子宫发育不良，每 2~3 日肌注 1 次，每次 1~2mg。③子宫出血，开始每日 4~6mg，待血止后逐渐减至每日肌注 1 次，每次 1mg，再减为隔日 1mg，两周后继用黄体酮。④退奶，每日肌注 2mg，至生效为止。

【不良反应】①有恶心、头痛、乳房胀痛等不良反应出现。②易引发儿童早熟。本品可随乳汁排泄，并抑制乳汁分泌，有增加育龄期妇女阴道癌及宫颈癌的危险。

【注意事项】①妊娠期妇女、严重肝肾功能不全、乳腺癌等患者禁用本品。②遮光密闭保存。

【药物相互作用】本品不宜与利福平、保泰松、甲丙氨酯、卡马西平、巴比妥类等药物合用，必须联用时应注意调整剂量。

【制剂规格】注射剂：1mL：1mg；1mL：2mg。

结合雌激素
Conjugated Estrogens

【别名】妊马雌酮。

【药理作用】本品是从妊娠马尿中提取到的雌激素天然结合型，主要为马烯雌酮、雌酮和 17α-二氢马烯雌酮硫酸酯，雌激素活性明显。作用与雌二醇、雌酮相同，口服有效，不易被肝脏代谢，且不良反应很小。本品的止血效果较好，其机理是增强血管周围酸性黏多糖含量，并使毛细血管和小血管壁增强；同时也增加了第 V 凝血因子、凝血酶原等含量，使毛细血管出血甚至手术出血等得到良好的控制。

【体内过程】本品口服吸收迅速，但血药浓度达到峰值时间为 4 ~ 10 小时；在肝脏代谢，能够形成肝肠循环，从尿中排出体外。阴道局部用药的全身吸收少，约占 10%。本品亦可肌注，经 15 ~ 60 分钟生效。

【适应证】用于治疗卵巢功能不全、子宫发育不全、功能性子宫出血、经期综合征、老年性阴道炎及前列腺癌、外阴和阴道萎缩、重度的血管舒缩症状等。可用于治疗鼻出血、妇产科出血、手术时出血及预防骨质疏松症。

【剂量与用法】口服：每次 0.3 ~ 2.5mg，每日 1 ~ 3 次。用于绝经期综合征，每日 0.625 ~ 3.75mg；前列腺癌，每日 7.5mg。预防骨质疏松症，每日 0.625mg。肌注：功能性子宫出血，每次 20mg；注射生效后，改服每日 2.5 ~ 7.5mg，连服 20 日（最后 5 天加用孕激素）。

【不良反应】①本品可引发恶心、呕吐、乳房胀痛等不良反应。②本品可少量随乳汁分泌，减少泌乳量，并降低乳汁中蛋白质含量。③会增加育龄妇女阴道癌、宫颈癌的危险。

【注意事项】①肝功能障碍者慎用。②孕妇、雌激素依赖性肿瘤患者、血栓栓塞性疾病患者、原因不明的阴道出血症患者禁用。

【药物相互作用】若与利福平同用时，应适当提高本品用量。

【制剂规格】片剂：0.25mg；1.25mg；2.5mg。注射剂：1mL：20mg。

枸橼酸氯米芬

Clomifene Citrate

【别名】克罗米芬。

【药理作用】本品为抗雌激素类药物，并具有较弱的雌激素活性。小剂量应用本品时，可刺激垂体分泌促性腺素，诱发排卵；大剂量使用本品时，则会出现抑制垂体分泌促性腺激素的效果。本品还可促进精子成熟。

【体内过程】本品口服经肠道吸收，在肝中代谢，部分可经肝肠循环再吸收，半衰期一般为 5 ~ 7 天。

【适应证】主要用于下丘脑－垂体性排卵功能失调引起的不孕症，避孕药引起的闭经及月经紊乱，精子缺乏的男性不育症，对合并有精索静脉曲张而在切除术后一年仍不生育者，则可用本品治疗。对原发性垂体或卵巢功能低下引起的不孕症无效。

【剂量与用法】口服：有月经者，自经期第 5 天开始，每日 1 次，每次 50mg，连服 5 日；无月经者，任意一日开始，每日 1 次，每次 50mg，连服 5 日。一般在服药后 7 日左右排卵，3 周后自然行经，连服 3 个周期为一疗程。闭经患者可先用黄体酮（肌注，每日 1 次，每次 20mg）或人工周期（己烯雌酚，每日 1 次，每次 1mg，连服 20 日；以后每天加黄体酮 10mg 肌注，每日 1 次）催经，在撤退性出血第 5 日开始服用本品，每日剂量不宜超过 100mg。用于男性不育症，每日 1 次，每次 25mg，连服 25 日为一疗程，停药 5 日后重复服用，直到精子数达到正常标准，一般 3 ~ 12 个月疗效较好。

【不良反应】本品在规定用量范围内，不良反应少见。若长期大剂量使用时，不良反应多见。①常见肿胀、胃痛、下腹部及盆腔疼痛。②少见视力模糊、畏光、复视、眼前有闪光感、视力减退等症。③偶见乳腺癌、睾丸癌及多胎。

【注意事项】①患有妇科囊肿及肿瘤者、孕妇、肝肾功能障碍者、睾丸活检证明已无精子的男性患者禁用本品。②用药过程中发生严重过敏反应者应立即停药。③用于因少精而致的男性不育症。④男性患者大剂量应用本品时，会产生抑精作用。通常服用本品 2 ~ 3 个月才能起效，故本品的用药原则为小剂量持续给药。

【药物相互作用】与戈那瑞林合用，可引起卵巢过度刺激。

【制剂规格】片（胶囊）剂：50mg。

尼尔雌醇

Nilestriol

【别名】戊炔雌三醇。

【药理作用】本品为雌三醇的衍生物，其亲脂性较雌三醇更强，更利于肠道吸收。因为本药是雌三醇在第三位碳原子上引入了环戊醚基。通常口服后，其在体内的雌激素活性约为炔雌醚的三倍，作用维持时间相对较长。本品特点基本与雌三醇相同，能选择性作用于宫颈管和阴道，而对子宫内膜和子宫体作用相对很小。

【体内过程】本品口服后吸收良好，在体内代谢为乙炔雌三醇和雌三醇，缓慢随尿排泄，半衰期为20小时。

【适应证】用于雌激素缺乏引起的绝经期或更年期综合征，如潮热、出汗、头痛、目眩、疲劳、烦躁易怒、神经过敏、外阴干燥、老年性阴道炎等。还用于预防绝经后的心血管疾病和骨质疏松症。

【剂量与用法】口服：每次5mg，每月1次。症状改善后，维持量每次1~2mg，每月2次，3个月为一疗程。用作替代治疗，每月2~5mg，长期服用。

【不良反应】①本品不良反应少，偶见乳房胀痛、白带增多、头痛、恶心、腹胀等。②长期使用本品，有增加子宫内膜炎的危险。

【注意事项】①如出现突破性出血过多时，应立即停药。②孕妇及乳腺癌、子宫内膜癌、子宫内膜异位症患者禁用。

【药物相互作用】①卡马西平、苯巴比妥、苯妥英钠、扑米酮、利福平等药为诱导肝微粒体酶，会加快本品代谢从而降低本品疗效。②与三环类抗抑郁药合用会降低前者的疗效，增加其不良反应。③本品能降低抗凝药、抗高血压药、他莫西芬的疗效。

【制剂规格】片剂：1mg；2mg；5mg。

戊酸雌二醇

Estradiol Valerate

【别名】补佳华，补佳乐，克龄蒙，雌二醇戊酸酯，协坤，Delestrogen，Destradiol，Estraval PA，Femogex，NSC–17590，Progynon，Progynova。

【药理作用】本品为长效雌二醇的戊酸酯类衍生物，是一种雌二醇17β脱氢酶兴奋剂，具有和雌二醇相同的药理作用及体内过程，对女性生殖器官及副性征的正常发育起到促进和调节作用。其主要作用有：①促进子宫内膜增生及平滑肌收缩；②增强子宫肌对催产素的敏感性；③小剂量刺激（大剂量抑制）促性腺激素及催乳素的分泌；④拮抗雄激素；⑤降低血中胆固醇，促进骨中钙沉积。

【体内过程】本品可通过胃肠道及皮肤吸收，其吸收迅速且完全。但口服给药后，由于肝首过效应而使雌二醇迅速转化成雌酮及其结合物，从而最终导致雌二醇的生物利用度只有3%~5%，但对肝脏的损害较小。如果采取外用本品或肌内注射的给药方式时，就会避免肝首过效应，直接进入血循环，使血中雌二醇的浓度明显高于雌酮及其结合物，提高本品的生物利用度，同时也缩短了本品的起效时间。

本品主要经过肝脏代谢，代谢产物主要以酸性盐结合物的形式随尿排出。通常情况下，在停药24小时后，血清中雌二醇的浓度就会恢复到给药前的水平，半衰期为1小时。

【适应证】①补充各种原因引起的雌激素分泌不足，如女性性功能异常、绝经期综合征、老年性外阴干枯症及阴道炎等；②晚期前列腺癌；③预防老年性骨质疏松症；④与孕激素类药物合用以避孕；⑤退乳。

【剂量与用法】本品的成人常规用量请参照下表：

戊酸雌二醇的成人常规用量

	口服	肌注
替代治疗	每日1mg，饭后服，酌情增减，3周一疗程，两个疗程之间至少间隔1周	每次5~10mg，1~2周一疗程
补充雌激素不足		每次5~10mg，1~4周一疗程
前列腺癌		每次30mg，1~2周一疗程
退乳		每次10mg

据相关报道，本品外用对扁平疣有良好的疗效，即将本品注射剂涂抹于扁平疣上，每日2~3次，连用10~20日。

【不良反应】①以下症状较常发生，但常在继续用药后减少，如腹部绞痛或胀气、胃纳不佳、恶心、踝及足水肿、乳房胀痛或（和）肿胀、体重增加或减少。②不常见的不良反应，如不规则阴道流血、点滴出血，突破性出血、长期出血不止或闭经；困倦；尿频或小便疼痛；严重或突发头痛；行为突然失去控制，不自主的急剧动作（舞蹈病）；胸、上腹（胃）、腹股沟或腿痛，尤其是腓肠肌痛，臂或腿无力或麻木；呼吸急促，突然发生，原因不明；突然语言或发音不清；视力突然改变（眼底出血或血块）；血压升高；乳腺出现小肿块；精神抑郁；眼结膜或皮肤黄染，注意肝炎或胆道阻塞；皮疹；黏稠的白色凝乳状阴道分泌物（念珠菌病）。③刺激子宫内膜增生，增加子宫内膜癌的发病危险，每月加用10~12天足量孕激素即可避免。④用药5~10年以上，乳腺癌发病危险略有增加。

【注意事项】①妊娠和哺乳、未确诊的阴道出血、已知或可疑乳腺癌、已知或可疑受性激素影响的癌前病变或恶性肿瘤、有肝脏肿瘤病史（良性或恶性）、重度肝脏疾病、血栓栓塞性疾病（如心肌梗死，中风）、重度高甘油三酯血症、已知对本品成分过敏者禁用。②有子宫肌瘤、子宫内膜异位症、高血压、糖尿病、癫痫、哮喘、乳腺良性疾病、血脂异常、乳癌病危患者、栓塞病史、垂体泌乳素瘤、肝胆疾病史者应慎用并严密监测。③用药前应详细询问病史，查体，行必要的检查，如宫颈刮片、乳腺检查等；用药期间应定期了解症状变化、骨密度、血脂等，有无不良反应，监测乳腺、子宫内膜、肝胆、血压、体重。

【药物相互作用】①本药可减弱抗高血压药、抗凝药、他莫西芬的作用及疗效。②本品可增加钙的吸收。③本品会降低三环类抗抑郁药的疗效，加重其不良反应。④卡马西平、苯妥英钠、苯巴比妥、利福平、扑米酮为诱导肝微粒酶，合用时会加快雌激素的代谢。⑤本品可增加钙的吸收。

【制剂规格】注射剂：1mL：5mg；1mL：10mg。片剂：0.5mg；1mg；2mg。缓释片：1mg。

普罗雌烯
Promestriene

【别名】更宝芬，Colpotrophine。

【药理作用】本品为雌二醇羟基的氢被丙基和甲基取代的衍生物，具有雌激素的特性。直接作用于阴道黏膜，几乎不被皮肤及阴道上皮细胞吸收，不会产生全身性激素效应。

【体内过程】据文献报道，局部外用给药后，本品能有效地修复宫颈阴道黏膜，只有少于1%的普罗雌烯进入组织。

【适应证】局部外用于外阴及阴道疾病，如萎缩性阴道炎、外阴萎缩、阴道口萎缩等，亦可用于脂溢性皮炎。

【剂量与用法】阴道栓软胶囊：阴道内给药，每日1粒，持续用药20天左右。霜剂：每日1~2

次，涂于局部并轻轻按摩。

乳膏剂：局部外用，每日 1～2 次。根据医嘱的时间，将足量的乳膏涂满需要治疗部位的表面。如病因持续（例如绝经、卵巢切除、使用雌 - 孕激素避孕），或者影响因素持续存在（如放射治疗），则有必要进行持续治疗。

【不良反应】偶有局部刺激、瘙痒、过敏反应。

【注意事项】有雌激素依赖性癌病史者禁用；将本品置于儿童无法接触到的地方。

【药物相互作用】未有相关报道。为避免药物间相互作用的发生，必须把治疗期间正在使用的其他药物告知医生。

【制剂规格】阴道栓剂：每支 10mg。乳膏（霜）剂：1%。软胶囊剂：10mg。

2. 孕激素及抗孕激素类药

黄体酮
Progesterone

【别名】孕酮，助孕素，孕烯二酮。

【药理作用】黄体酮是一种天然的孕激素，由卵巢的黄体分泌。在体内，本品可以引发经雌激素激发过的子宫发生非常明显的形态学改变，满足妊娠所需的要求。具体为：①促进月经周期后期子宫黏膜内的腺体生长，为受精卵着床做准备；同时还促进着床的受精卵产生胎盘，抑制子宫的兴奋性，保证胎儿在子宫内的安全。②本品与雌激素发生协同作用，促进乳房发育，为泌乳做准备。③本品可刺激子宫颈口闭合，黏液分泌量减少，阻碍精子进入子宫，同时大剂量应用时还可发生负反馈调节作用，抑制垂体分泌促性腺激素，进而抑制排卵。④本品还可通过提高机体分泌代谢率来提高月经周期后半期的基础体温。⑤本品主要在肝脏代谢。

【体内过程】口服吸收迅速，但在肝脏内迅速代谢而失活，一般不口服，多采用注射、舌下、阴道、直肠给药。在肝内代谢，代谢产物主要从尿中排出，部分以原形从乳汁中排出。

【适应证】主要用于习惯性流产、痛经、经血过多或血崩症、闭经、经前期综合征；可作为宫内节育器内的缓释激素等。

【剂量与用法】①肌注：闭经，于预计月经来潮前 8～10 日开始给药，每日 10mg，共 6～8 日；痛经，于月经来临前 6～8 日，每日 1 次，每次 5～10mg，共 4～6 次，依病情重复用药；对子宫发育不良所致的痛经，宜与雌激素配合使用；经血过多或血崩症，每次 10～20mg，每日 1 次，连续 5～7 日为一疗程，停 15～20 日后再开始第 2 疗程，视病情可重复 3～4 个疗程；习惯性流产，自妊娠开始，每次 5～20mg，每日 1 次，或一周 2～3 次，一直用至妊娠第 4 个月。②口服：闭经，先给雌激素 2～3 周后，早晚各一次，每次 100mg，连用 10 日。肝病患者不可口服。

【不良反应】①可引发恶心、抑郁、头晕、头痛、乳房胀痛等不良反应。②偶见失明、腓肠肌疼痛，原因不明呼吸短促、语言发声不清。

【注意事项】①肝功能障碍、卟啉症者慎用。②为了防止子宫内膜发生萎缩、阴道霉菌感染、月经量减少，应避免长期应用本品。

【药物相互作用】①酮康唑可降低本品在体内的代谢，增加本品活性。②苯巴比妥可降低本品疗效。

【制剂规格】注射剂：1mL：10mg；1mL：20mg。胶囊剂：100mg。

醋酸甲羟孕酮
Medroxyprogesterone Acetate

【别名】甲孕酮，安宫黄体酮。

【药理作用】本品是一种黄体酮衍生物，属于强效孕激素，无雌激素活性。本品可以促进子宫内膜细胞增殖，为受孕做准备。本品还能增加受孕后的子宫颈黏液稠度，抑制排卵，保护胎体，大剂量应用时还可通过抑制雌激素受体更新而阻碍雌激素促进肿瘤细胞生长，起到抗肿瘤的作用。

【体内过程】 本品既可口服，又可注射。口服吸收好，约 2 小时达血药浓度峰值；肌内注射后，在组织中缓慢释放，产生长效作用，持续时间超过 1 周。主要在肝脏代谢，经肾脏排泄。

【适应证】 用于治疗痛经、功能性闭经、功能性子宫出血、先兆流产或习惯性流产、子宫内膜异位症等。大剂量可用作长效避孕针，肌注 1 次 150mg，可避孕 3 个月。亦可用于乳腺癌、前列腺癌、子宫内膜癌、肾癌、晚期乳腺癌的治疗。

【剂量与用法】 ①流产：先兆流产，口服，每次 4～8mg，每日 2～3 次。习惯性流产，开始 3 个月，每日 10mg；第 4～4.5 月，每日 20mg，最后减量停药。②痛经：月经周期第 6 天开始，口服，每日 1 次，每次 2～4mg，连服 20 日；或于月经第一日开始，每日 3 次，连服 3 日，每次 2～4mg。③功能性闭经：每日 4～8mg，连服 5～10 日。④癌症：每次服 100mg，每日 3 次；或每次 500mg，每日 1～2 次，至少服 1 个月。肌内注射，起始每日 1 次，每次 500mg，最多 4 周，以后改为一周 3 次。

【不良反应】 ①部分妇女应用本品后，会出现不规则出血等不良反应。若发生出血，可服用炔雌醇止血。通常情况下，可视出血量多少而加服炔雌醇 0.05～0.1mg，连服 3 日。②用于肿瘤治疗时，治疗剂量大，会出现类库欣症。

【注意事项】 肝肾功能不全者、血栓性静脉炎、月经过多及孕妇禁用。

【药物相互作用】 本品能显著降低氨鲁米特的生物利用度。

【制剂规格】 片剂：2mg；4mg；10mg；250mg。注射剂：150mg。

醋酸甲地孕酮
Megestrol Acetate

【别名】 去氢甲孕酮，妇宁片。

【药理作用】 本品是一种与黄体酮相类似的强效孕激素，孕激素活性与抑制排卵作用强，与黄体酮相比，为其 50～70 倍，属于高效孕激素，但本品无雄激素和雌激素活性。本品既能抑制排卵，还能增加宫颈黏液稠度与子宫内膜厚度，进而阻止精子进入子宫、孕卵着床。本品还可抑制激素依赖型的肿瘤细胞增殖。口服本品后，代谢物主要经肾脏排出体外。

【体内过程】 口服后 1～3 小时，血药浓度达峰值，与血浆蛋白结合率达 85% 以上，肌内注射由于在局部组织中储存，吸收缓慢，作用长效。本品在肝脏代谢，大部分从尿中排出。

【适应证】 主要用作短效口服避孕药，也可作肌注长效避孕药。还可用于治疗痛经、闭经、功能性子宫出血、子宫内膜异位症及晚期子宫内膜腺癌和乳腺癌激素依赖性患者的姑息治疗等。

【剂量与用法】 口服：每次 4mg，每日 4～12mg。①用作短效口服避孕药：从月经周期第 5 日起，每日口服 1 片复方甲地孕酮片、膜或纸片，连服 22 日为 1 周期，停药后 2～4 日来月经，然后于第 5 日继续服下一月的药。②用作探亲避孕药：在探亲当日中午口服 1 片（2mg）甲地孕酮探亲避孕片一号，当日晚上加服 1 片，以后每日晚上服 1 片，直至探亲结束，次日再服 1 片。③用作事后避孕药：口服甲醚抗孕丸（见制剂规格），于月经第 6～7 日服 1 次，以后每次房事时服 1 粒；一周服 2 次以上者效果较好。探亲避孕时，于探亲当日中午或傍晚先服 1 粒，以后每次房事时服 1 粒。甲醚抗孕膜可舌下含服，凡常住一起者，第 1 次于月经第 6 日含服 1 小格，以后每次房事含服 1 片。探亲者，于探亲当天含服 1 片，以后每次房事含服 1 片。④治疗功能性子宫出血：口服甲地孕酮片、膜或纸片，每 8 小时 1 次，每次 4mg，以后每 3 日递减 1 次，直至维持量为每日 4mg，连服 20 日。流血停止后，每日加服炔雌醇 0.05mg 或己烯雌酚 1mg，共 20 日。⑤闭经：每次 4mg，每日 2 ~ 3 次，连服 2 ~ 3 日，停药 2 ~ 7 日。⑥痛经和子宫内膜增生过度：于月经第 5 ~ 7 日开始，每日 4mg，共 20 日。⑦子宫内膜异位症：每次 4mg，每日 2 次，共 7 日；然后每日 3 次，每次 4mg，共 7 日；再每日 2 次，每次 8mg，共 7 日；最后每日 20mg，共 6 周。⑧子宫内膜癌：每日 4 次，每次 10 ~ 80mg，连用 2 个月。⑨乳腺癌：每日 1 次，每次 160mg，连续 2 个月为一疗程。

【不良反应】 ①常见体重增加。②偶见眩晕、恶心及不规则出血等症。③能够引起血栓栓塞。④乳房疼痛、阴道流血、月经干涸等症。

【注意事项】 ①肝肾功能不全者禁用。②高血压及（或）血栓栓塞性病史者、子宫肌瘤者慎用。③密封避光保存。

【药物相互作用】 与苯巴比妥、利福平、非那西汀、氨苄西林、保泰松等肝药酶诱导剂合用，会加速本品在体内的代谢，导致子宫内膜突破性出血。

【制剂规格】 片剂：妇宁片，1mg；4mg。膜剂妇宁膜，1mg；4mg。纸片（薄型妇宁片）：1mg；4mg。片剂（Megace）：每片 160mg。甲地孕酮探亲避孕片 1 号：每片含甲地孕酮 2mg。复方甲地孕酮片（避孕片二号）：每片含甲地孕酮 1mg 和炔雌醇 0.035mg。复方甲地孕酮膜（口服避孕膜二号）：每一小格含药同上。复方甲地孕酮纸片（薄型口服避孕片二号）：每一小格含药同上。甲醚抗孕膜（或丸）：含甲地孕酮 0.5mg 和醋炔醚 0.8mg。

炔诺酮
Norethisterone

【别名】 去甲脱氢羟孕酮，妇康。

【药理作用】 本品为 19 - 去甲基睾酮的衍生物，是一种口服孕激素。其孕激素活性是炔孕酮的 4 倍，本品的雌激素和雄激素活性较弱。对下丘脑促黄体释放激素（LHRH）的分泌有抑制作用，通过刺激垂体前叶来降低机体对 LHRH 的敏感性，进而达到阻断促性腺激素释放的目的，产生抑制排卵的效果。

【体内过程】 本品口服 0.5 ~ 4 小时后的血药浓度便可达峰，半衰期为 5 ~ 14 小时，代谢物大部分经肾脏排出体外。

【适应证】 主要与雌激素类如炔雌醇合用，作为短效口服避孕药。单独应用较大剂量时，亦可起到避孕效果，能使宫颈黏液稠度增加，以防止精子穿透受精；同时抑制子宫内膜腺体发育生长，影响孕卵着床，可作为速效探亲避孕药。口服容易吸收。

尚可用于治疗功能性子宫出血、妇女不育症、痛经、闭经、子宫内膜异位症、子宫内膜增生过度等。

【剂量与用法】 口服，每次 1.25 ~ 5mg，每日 1 ~ 2 次。①短效口服避孕：包括复方炔诺酮片、膜或纸片及口服避孕片（膜）0 号，从月经周期第 5 日开始服药，每日 1 片，晚饭后服用为宜（上夜班者早饭后服），连服 22 日，不能间断，下次月经来后的第 5 日继续服药。②探亲避孕：探亲避孕丸于同居当晚开始服用，每晚 1 丸（5mg），同居 10 日之内，必须连服 10 丸；同居半个月，连服 14 丸；超过半个月者，服完 14 丸后接着改服短效避孕药，直到探亲期结束。③功能性子宫出血：每 8 小时服 1 片（5mg）炔诺酮片、膜或纸片（2.5mg），紧急情况下每 3 小时服药 1 次，待流血明显减少后改为 12 小时 1 次，然后逐渐减量，直至维持量，即每日 1 次，每次 1 片，再连服 20 日。也可在流血停止后，每天加服炔雌醇 0.05mg 或己烯雌酚 1mg，共 20 日，3 ~ 6 个周期为一疗程。④痛经、子宫内膜异位症：每日 10 ~ 30mg，起始每日 10mg，每 2 周后增加

5mg；最大量每日 30mg，分次服，连服 6～9 个月。⑤乳腺癌：每日剂量可达 60mg。

【不良反应】可出现眩晕、乏力、嗜睡、恶心、呕吐等类似早孕的反应；偶见不规则的阴道出血、乳房胀痛，甚至是闭经等症，但通常情况下可自行消失。也可出现局部水肿、胸闷、下腹痛，以及失眠、食欲亢进等症。长期大剂量服用本品后，可引发皮脂增多、体毛加重、痤疮等。

【注意事项】当作为避孕药使用时，应注意以下几点：①有肝肾疾病、乳房肿块者禁用，有肝肾病史、高血压、子宫肌瘤者慎用。②本品有减少乳汁分泌的作用，故哺乳期妇女应避免服用，通常产后半年才可服用。③人流术后的患者应于第一次月经的第 5 天开始用药。④服用本品期间若出现突破性的出血，通常情况下只需每天加服炔雌醇 0.005～0.015mg 即可。若出现少经或经期缩短，不必处理，可自行消失。⑤为了防止避孕的失败，每天必须按时服药，不得漏服或迟服。若出现漏服，则应在 24 小时内补服 1 次。⑥用药22 日后第 7 日未来月经者，应开始服用下个月的药。若出现连续闭经 2～3 个月时，应立即停药或每天加服炔雌醇 0.005～0.01mg。⑦吸烟妇女服用本品并发心血管疾病的几率较不吸烟者高，故妇女在服药期间应戒烟。⑧为了防止避孕失败以及发生突破性出血，应避免与吡唑酮类或非甾体类镇痛药、抗生素、抗结核病药、中枢神经系统用药等合用。⑨为了提高本品利用率，可每天服用 1.0g 维生素 C。⑩本品应避光、密闭保存。

【药物相互作用】①与苯巴比妥，利福平、非那西汀、氨苄西林、保泰松等肝药酶诱导剂合用，会加速本品在体内的代谢。②与维生素 C 合用能增加避孕效率。

【制剂规格】复方炔诺酮片（避孕片一号）：每片含炔诺酮 0.6mg 和炔雌醇 0.035mg。复方炔诺酮膜（口服避孕膜一号）：每次一小格，含药同上。复方炔诺酮纸片（薄型口服避孕片一号）：每次一小格，含药同上。复方炔诺孕酮片－330：

每片含炔诺酮 0.3mg，甲基炔诺酮 0.3mg，炔雌醇 0.03mg。口服避孕片 0 号：每片含炔诺酮0.3mg，甲地孕酮 0.5mg 和炔雌醇 0.035mg。口服避孕膜 0 号纸片：每次 1 小格，含药同上。炔诺酮双相片（Orhto－Novum 10/11）：开始 10 天，每片含炔诺酮 0.5mg 和炔雌醇 0.035mg；继后 11天，每片含相应药物 1mg 和 0.035mg。炔诺酮三相片（Orhto－Novum 7/7/7）：每 7 天每片含炔诺酮 0.5mg，0.75mg，1mg 和炔雌醇 0.035mg。炔诺酮探亲片（探亲避孕丸）：每丸含炔诺酮 3mg，5mg。炔诺酮（妇康）片：每片 0.625mg；炔雌醇 2.5mg。炔诺酮（妇康）膜：每片 0.625mg；炔雌醇 2.5mg。炔诺酮纸片（薄型妇康片）：每片0.625mg；炔雌醇 2.5mg。

烯丙雌醇

Allylestrenol

【别名】丙烯雌甾醇，丙烯基雌烯三醇，多力玛，Orageston，Turinal。

【药理作用】本品为孕激素类药物，人工合成制剂，其疗效为孕酮的数倍。本品可提高绒毛膜活性，促进内源性孕酮及人体绒膜促性腺激素（HCG）的分泌，刺激功能不佳的胎盘，使胎盘功能正常化；同时还可使孕妇体内催产素酶的浓度及活性增高，进而引起催产素的水平下降；提高子宫的兴奋阈值，拮抗前列腺素对子宫的刺激作用抑制宫缩从而维持妊娠。本品无雄激素或雌激素样作用，对肾上腺和性腺及垂体功能也无抑制作用。

【体内过程】口服吸收完全，2 小时血药浓度便可达峰，血浆清除半衰期 16～18 小时，在肝内代谢为无活性的孕烷二醇，30% 以原形从肾排出，70% 代谢产物与葡萄糖醛酸结合后，24～30 小时后完全排出。

【适应证】先兆流产；习惯性流产；先兆早产。

【剂量与用法】口服给药。①先兆流产：每次 1 片（5mg），每日 3 次，持续用药 5～7 天或至症状消失。需要时，可适当增加剂量。②习惯性流产：应在明确怀孕后立即用药，每日服用 1～2 片（5～10mg）直至危险期后的 1 个月，通常至妊娠的第 5 个月末，之后剂量可逐渐减少。③先兆早产：剂量需个体化，通常高于上述剂量，常用量为每日 1～4 片（5～20mg）。

【不良反应】偶见水盐代谢异常、头痛和恶心。

【注意事项】①严重肝功能不全、妊高症或既往孕期感染疱疹病毒者、Dubin - Johnson、Rotor 综合征禁用。②由于本药可使糖耐量降低，故患有糖尿病的孕妇应定期监测血糖水平。③本品无雄激素或雌激素样作用，也没有致基因突变作用。④超剂量用药（25mg/kg）时，血浆胆固醇值有轻度降低，性功能也会有轻度降低。

【药物相互作用】慎与酶诱导剂合用，因此类药物可能会降低本药的药效。

【制剂规格】片剂：5mg。

地屈孕酮
Dydrogesterone

【别名】6 - 去氢逆孕酮，达芙通，去氢黄体酮，Biphaston，Dufaston，Dydrogesteronum，Gynorest，NSC－92336，Retrone。

【药理作用】本品的结构与天然孕酮非常相近，是一个扭曲的孕酮结构，其所有代谢产物结构都非常稳定，既不会发生芳香化，17α 位置也不会发生羟基化，因此它没有雌激素、雄激素和肾上腺皮质激素样的作用。它的药理作用与天然孕酮非常相似，且肝首过效应低，可以口服。其主要作用是促使子宫内膜和子宫肌为孕卵着床做准备，同时维持妊娠。当本品被吸收进入体内后，会被完全转化成活性物质 DHD（双羟地屈孕酮），DHD 对下丘脑 - 腺垂体的反馈调节作用与雌性激

素相同，都有双向性。在排卵前，可以协同雌激素刺激腺垂体分泌大量的 LH，而排卵后，就会对腺垂体分泌激素的过程进行负反馈调节。当卵细胞受精后，DHD 会促使雌激素激发过的子宫内膜进一步增厚，同时促使内膜细胞由增生期转入分泌期，为受精卵着床和生存提供条件。根据此机理，应用适量的本品就可以防止因为长期使用雌激素而引起子宫异常增生或癌变。在胚胎发育过程中，DHD 会降低子宫的兴奋性和子宫对缩宫素的敏感性，抑制母体对胚胎的排斥反应。DHD 还能在雌激素作用的基础上促进乳腺腺泡发育成熟，并协同缩宫素等激素一起为分娩后的泌乳做准备。

【体内过程】本品口服吸收快，生物利用度为 28%，血药浓度达峰时间为半小时，血浆中 DHD 浓度高于原形，半衰期为 5～7 小时，同位素标记法证明，本品在体内约 63% 经肾排出，服药后约 72 小时被完全清除。

【适应证】用于治疗由于机体自身孕激素生成障碍而引起的疾病，如痛经、继发性闭经、月经周期不规则、经前期综合征、子宫内膜异位症、功能性出血、先兆性流产或习惯性流产、黄体不足引起的不孕症。

【剂量与用法】口服。①痛经：从月经周期的第 5～25 天，每次 10mg，每日 2 次。②子宫内膜异位症：从月经周期的第 5～25 天，每次 10mg，每日 2～3 次。③功能性出血：止血，每次 10mg，每日 2 次，连续 5～7 天；预防出血，从月经周期的第 11～25 天，每次 10mg，每日 2 次。④闭经：从月经周期的第 1～25 天，每日服用雌二醇，每日 1 次。从月经周期的第 11～25 天，联合用本药，每日 2 次，每次 10mg。⑤月经不规则：从月经周期的第 11～25 天，每日 2 次，每次 10mg。⑥经前期综合征：从月经周期的第 11～25 天，每日 2 次，每次 10mg。⑦先兆流产：起始剂量为每次 40mg，随后每 8 小时服 10mg，至症状消失。⑧习惯性流产：每日 2 次，每次 10mg，至怀孕 20 周。⑨内源性孕酮不足导致的不孕症：月

经周期的第 14～25 天，每日 10mg。治疗应至少持续 6 个连续周期，建议在怀孕前几个月里连续采用该方法治疗，剂量应参照习惯性流产治疗剂量或遵医嘱。

【不良反应】 可见轻微阴道出血、经期血量的改变、闭经、腹痛。少见肝功能改变、黄疸；乳房疼痛；皮肤瘙痒、皮肤过敏、荨麻疹、水肿、头痛、偏头痛、抑郁情绪、精神紧张；性欲改变。

【注意事项】 ①不明原因阴道出血、严重肝功能障碍、DubinJohson 综合征、Rotor 综合征、黄疸、对地屈孕酮过敏者禁用。妊娠和哺乳期妇女慎用。②长期采用孕激素、雌激素联合用药者，应每年定期进行全面体检，包括妇科及乳房 X 线检查；出现不正常阴道出血时，应做进一步检查；治疗过程中，应检查妊娠是否继续和/或胎儿是否存活。有抑郁症史的患者在孕激素治疗过程中应密切观察。③孕激素治疗可掩盖更年期的发生（不规则月经周期）。④当地屈孕酮与雌激素联合使用时，如发生肝功能异常、血栓栓塞或血压大幅度升高时，应停药。⑤少数患者可出现突破出血，一般增加剂量可防止。⑥地屈孕酮毒性极小，过量可出现恶心、呕吐、嗜睡和眩晕等症状。如发生过量用药，应在 2～3 小时内洗胃并对症治疗。

【药物相互作用】 本药与雌激素合用时，可发生肝肾功能异常、血栓、血压升高。

【制剂规格】 片剂：10mg

孕三烯酮
Gestrinone

【别名】 18 - 甲三烯炔诺酮，强诺酮，去氢炔诺酮，湖南一号，甲地炔诺酮，内美通，三烯高诺酮，A - 46745，Dimetrose，Dimetriose，Ethylnorgestrienone，Ethylnorgestrienonum，Gestrinonum，Methylnorgestrienone，Nemestran，R2323，RU - 2323，Tridomose。

【药理作用】 本品为三烯 19 - 去甲甾类化合物，是人工合成制剂，是中等强度的孕激素，具有激素与抗激素的复杂特性，即它具有较强的抗雌激素和抗孕激素活性，又有很弱的雄激素和雌激素活性。本药通过调节下丘脑 - 垂体轴，抑制促性腺激素（FSH 卵泡刺激素、LH 黄体生成素）的释放，引起卵巢分泌功能抑制，血中孕激素和雌激素水平下降而抑制排卵。此外，本品直接作用于子宫内膜和异位子宫内膜细胞受体，发挥抗孕激素和抗雌激素的作用，从而使子宫内膜和异位病灶细胞失活、退化，从而导致异位病灶萎缩。其抗生育作用可能是抑制排卵抑制子宫内膜发育，改变宫颈黏液性质，影响卵子运行速度及拮抗内膜孕酮受体，从而干扰孕卵着床。

【体内过程】 口服吸收快，在口服本品 1.25mg、2.5mg 或 5mg 之后的药代动力学可呈线性相关。最大浓度出现在服药后的 2.8～3.1 小时，血浆半衰期大约为 24 小时。服药后 3 天，血药浓度仅为最大血药浓度的 5%。在首次给药后的第 3 天进行第 2 次给药，血药浓度即可达到稳定状态。本品主要是在肝内进行代谢，通过羟基作用形成成对结合的代谢物，然后随尿排出体外。在正常服药情况下，无药物蓄积现象。

【适应证】 用于子宫内膜异位症；探亲避孕或事后避孕药；早期妊娠，如与前列腺素合用，可提高引产成功率；也可用于子宫肌瘤。

【剂量与用法】 口服。①用作探亲避孕药：于探亲当日口服一次 3mg，以后每次房事时服 1.5mg。②用作事后避孕药：从月经第 5～7 天开始服药，每次 2.5mg，一周 2 次（间隔 3～4 天）。如果服药次数过少，失败率较高；如果每个周期服药 8 次以上，则避孕成功率高。③用于抗早孕：每天口服 9mg（2～3 次分服），连服 4 天，停药后 2 天于阴道后穹窿处放置前列腺素（dl - 15 甲基 PGF2α）薄膜，每 2.5 小时 1 次，每次 2mg，共 4 次，然后经 2.5 小时肌注 1.5～2mg 的 dl - 15 甲基 PGF2α 为一疗程。如无组织物排出，隔天后重复疗程。④子宫内膜异位：一般为每次 2.5mg，每周 2 次，第 1 次于月经第 1 天服用，第 4 日服用第 2 次，以后每周在相同时间服用，疗程为 24 周（6 个月）。如果有 1 次以上漏服时，应立即停止治疗。确定没有怀孕后，在新的月经周期的第 1 天，按照正常的服药计划重新开始治疗。⑤子宫肌瘤：每次 2.5mg，每周 3 次。

【不良反应】可在治疗最初几周或整个疗程中出现阴道点滴出血。痤疮、脂溢性皮炎、体液潴留、体重增加、多毛、声音改变，以及其他雄性激素所致的症状。个别患者有一过性转氨酶升高、头痛、头晕、乏力、胃肠不适、性欲改变、潮热、乳房缩小、激动、抑郁、痛性痉挛和食欲改变。

【注意事项】①孕妇、哺乳期妇女、严重心肝肾功能不全患者，以及既往使用雌激素或孕激素治疗时发生代谢或血管疾病患者禁用。②治疗前须排除怀孕的可能性。③整个治疗期间须采取屏障避孕措施（禁用口服避孕药），一旦发现怀孕，应停止治疗。④本品可引起体液潴留，故对心、肾功能不全者应密切观察。⑤对伴高血脂的患者，应监测 ALAT、ASAT、胆固醇水平。⑥糖尿病患者应监测血糖水平。⑦服药期间要定期检查肝功能，氨基转移酶轻度升高者，服用保肝药可继续治疗，如氨基转移酶明显升高且保肝药也无效时则应停止治疗。⑧运动员慎用。

【药物相互作用】利福平及抗癫痫药会加速本品代谢，从而降低本品疗效。

【制剂规格】片剂：1.5mg；2.5mg。胶囊剂：2.5mg。

雷洛昔芬
Raloxifene

【别名】易维特，那洛西芬，Evista。

【药理作用】本品为他莫西芬类似物，为雌激素受体调节药。本品对雌激素作用的组织有选择性激动或拮抗活性。与雌激素受体结合后，可激活某些雌激素通路而阻断其他通路。本品能减少骨的重吸收，使骨矿物质密度增加，对骨的作用表现为血清和尿的骨转换标志物水平下降，并可使骨转换生化指标降至绝经前范围。本品还可影响脂代谢，能显著降低总胆固醇和 LDL 胆固醇水平，但 HDL 胆固醇和甘油三酯水平无明显变化，对下丘脑、子宫和乳腺组织无作用。

【体内过程】本品口服后吸收迅速，吸收率约 50%。药物吸收后分布全身，与血浆蛋白结合率约为 95%。本品具有肝脏首过效应，在肝脏大部分经首过代谢为不易代谢的共轭物葡糖醛基结合物。通过肠肝循环维持雷洛昔芬的水平。大部分药物于服药后 5 日内随粪便排出，另有少量药物经肾排泄。半衰期约为 27.7 小时。

【适应证】用于预防和治疗绝经后骨质疏松症，能显著地降低椎体骨折发生率，但髋部骨折发生率的降低未被证实。

【剂量与用法】口服：每次 60mg（以盐酸雷洛昔芬计），每日 1 次，可在一天中的任何时候服用且不受进餐的限制。

【不良反应】①用药后可引起静脉血栓栓塞、面部潮红、小腿痉挛、外周组织水肿等不良反应。②罕见皮疹、头痛、血压升高。③极少数出现恶心、呕吐、腹痛等胃肠道症状。

【注意事项】①对本品过敏者、绝经前妇女、孕妇、哺乳妇女及儿童、子宫内膜增生者、活动性血栓栓塞性疾病或有血栓栓塞性疾病史者、严重肝功能损害者、严重肾功能减退者、难以解释的子宫出血或有子宫内膜癌症状和体征者禁用。②肝功能不全者及脂代谢异常者慎用。③用药期间如发现肝功能异常者应严密监测。对有高甘油三酯血症史者，应监测血清甘油三酯水平。④不推荐同时使用全身雌激素。

【药物相互作用】与香豆素类衍生物合用时，需要监测凝血酶原时间。本品不宜与消胆胺（或其他阴离子交换树脂）同时服用，它可显著减低雷洛昔芬的吸收和肠肝循环。本品慎与安定、二氮嗪和利多卡因合用。

【制剂规格】片剂：60mg。

戈那瑞林
Gonadorelin

【别名】促黄体激素释放因子，促黄体生成素释放激素，促黄体生成素释放素，促性激素释放素，促性释放素，Crylocur、Cryptocur、Furtiral、GonadotropinReleasingHormone、LuteinizingHormone – Releasing、LuteinizingHormone – ReleasingFactor、Lutrelef、Pulstim。

【药理作用】本品为十肽化合物，是人工合成的促性腺激素释放素（GnRH），能刺激垂体合成和释放促性腺激素（FSH和LH），促性腺激素则刺激性腺释放性激素。下丘脑分泌促性腺激素释放素受多种因素的调控，其中包括循环中的性激素。单剂使用时能增加循环中的性激素；连续使用可致腺垂体中促性腺激素释放素受体下调，从而减少性激素的分泌。在男性可阻断睾酮的合成与分泌，达到与睾丸切除相当的效果，对女性则阻断雌激素的合成与分泌，从而达到相当于切除卵巢的效果，故可用于治疗激素依赖性前列腺癌和乳腺癌，也适当用于子宫内膜异位症。

【体内过程】静注3分钟后的血浓度达峰值，经肾脏迅速代谢后排泄。正常人对血浆中LH的升高作用较快、较强，而对FSH的升高作用较慢、较弱。口服极少吸收，静注后血浆半衰期仅数分钟，即在血浆中水解成无活性的代谢产物，由尿中排出。

【适应证】①主要用作促排卵药以治疗下丘脑性闭经所致不育、原发性卵巢功能不足，特别是对氯米芬无效的患者；还用于小儿隐睾症及雄激素过多、垂体肿瘤等。②用于诊断下丘脑－腺垂体－性腺功能障碍，可根据其中促性腺激素和性激素水平变化进行。治疗促性腺激素分泌不足所致性腺功能低下的闭经和不育症、多滤泡卵巢的不育症。③可用于治疗激素依赖性前列腺癌和乳腺癌，也适用于子宫内膜异位症。

【剂量与用法】①静滴：治疗不孕，于月经周期第2～4日给药，每分钟5～20μg，共90分钟。如无排卵（测基础体温）可重新给药；排卵后肌注绒促性素（HCG），第1次1500单位，隔3天再予1500单位，一般2～4个周期后会怀孕。②喷鼻：对小儿单侧或双侧隐睾症，最佳治疗时间为1～2岁间，每次0.2mg，每日3次（早、中、晚餐前喷用），连用4周为一疗程。必要时，间隔3个月后重复使用。③皮下或静脉注射：用于诊断，每次100μg，女性尽可能在月经周期的卵泡期及早给予；闭经、不育症：经脉冲泵给予，每次每分钟5～20μg，每90分钟1次，连用6个月或至怀孕。

【不良反应】①用药初期可刺激促性腺激素及性激素的分泌，于治疗的第1周内可见肿瘤症状加剧，约有10%的病例出现骨痛加剧及排尿困难等，甚至造成尿道梗阻。如有脑转移者，可加用氟他胺或醋酸环丙孕酮，防止肿瘤症状加剧。②注射部位瘙痒，疼痛或肿胀及全身性或局部性过敏，腹部或胃部不适。③骨质疏松；血栓性静脉炎及性欲减退。

【注意事项】①对苯甲醇过敏者禁用。②孕妇、多囊卵巢综合征及非下丘脑不排卵者禁用。③腺垂体肿瘤、激素、依赖性肿瘤，以及其他由于性激素增加导致病情恶化的患者禁用。

【药物相互作用】①避免和其他促性释放素制剂、脑垂体激素或性激素制剂同时使用。②与氯米芬合用，可引起卵巢过度刺激综合征。③与螺内酯及左旋多巴合用，会使血清中促性腺激素浓度升高，影响疗效。

【制剂规格】注射剂：1mL：100μg。粉针剂：50μg；100μg；200μg；500μg。喷鼻剂：每瓶10g溶液中含戈那瑞林20mg，苯甲醇100mg（相当100次使用剂量）。

戈舍瑞林
Goserelin

【别名】醋酸戈舍瑞林，诺雷德，Goserelin，Zoladex。

【药理作用】本品是一种合成的、促黄体生成素释放激素的类似物，长期使用可抑制垂体的促黄体生成激素的合成分泌，从而引起男性血清睾酮和女性血清雌二醇的下降，停药后这一作用是可逆的。男性患者在第1次用药之后的21日左右，睾酮浓度可降低到去势后的水平，在每28天用药1次的治疗过程中，睾酮浓度一直保持在去势后的浓度范围内。这种睾酮抑制作用可使大多数患者的前列腺肿瘤消退，症状改善。女性患者在初次用药后21日左右，血清雌二醇浓度受到抑制，并在以后每28天的治疗中维持在绝经后水平。这种抑制与激素依赖性的乳腺癌、子宫内膜异位症相关。

【体内过程】本药口服不能被利用，皮下注射吸收迅速。每4周使用一次注射埋植剂，可保持有效血药浓度，而无组织蓄积。本品的蛋白结合能力较差，在肾功能正常的情况下，血清半衰期为2~4小时，肾功能不全者的半衰期将会延长，但对于每月使用埋植剂的患者来说，这种影响非常小，故没有必要改变这些患者的用量。在肝功能不全中，药代动力学无明显的变化。

【适应证】①适用于可用激素治疗的前列腺癌。②适用于可用激素治疗的绝经前期及绝经期妇女的乳腺癌。③子宫内膜异位症：缓解症状，包括减轻疼痛并减少子宫内膜损伤的大小和数目。④使子宫内膜变薄：在刮宫术或内膜切除术之前，应用该药使子宫内膜变薄。⑤子宫肌瘤：术前与补铁药配伍应用时，可使肿瘤患者的贫血状况得到改善。

【剂量与用法】成人：注射埋植剂，每次3.6mg，每28日1次，作腹前壁皮下注射，如果必要可使用局部麻醉。肝、肾功能不全者或老年患者不必调整剂量。子宫内膜异位症患者的疗程为6个月。

【不良反应】可见皮疹、皮肤瘙痒、注射位肿痛、女性多汗、易于、阴道干燥、性欲下降、子宫内膜异位症患者出现不可逆闭经。男性面部潮红、阳痿、尿道梗阻、乳房肿胀等症。

【注意事项】①对伴有尿道阻塞或脊髓压迫危险的男性患者应慎用，而且在治疗的第一个月期间应密切监护患者，如果因尿道梗阻而引起脊髓压迫或肾脏损伤并恶化，则应给予适当治疗。②妇女使用可能引起骨密度丢失，有研究数据表明6个月疗程结束时，椎骨矿物质密度平均下降4.6%，再经6个月后逐渐恢复到只比基值低2.6%，对已知有骨代谢异常的妇女使用该药时应注意。③已知对本品及LHRH类似物过敏者禁用。孕期和哺乳期妇女禁用。

【制剂规格】醋酸戈舍瑞林缓释植入剂：3.6mg。戈舍瑞林植入剂：3.6mg；10.8mg。

亮丙瑞林
Leuprorelin

【别名】抑那通，醋酸亮丙瑞林，莱普隆，利普安，乙酰亮丙瑞林，Enanton，Lucrin，Leuprorelin acetate。

【药理作用】本品为促黄体激素释放激素（LH-RH）的高活性衍生物，也称促性腺激素释放激素激动剂。它是由9个氨基酸构成的肽类，能与垂体中特异性受体结合，通过降低垂体反应性而抑制性腺系统。本品较LH-RH对蛋白分解酶的抵抗力强，对LH-RH受体亲和力也强。它的促黄体生成激素（LH）释放活性为LH-RH的20倍，对垂体-性腺轴功能的抑制作用也较LH-RH强。应用初期会出现一个短暂的促性腺激素FSH、LH和雌激素或雄激素升高的现象，随之由于垂体的反应性降低，从而抑制FSH、LH和雌激素或雄激素的分泌（选择性药物垂体切除和药物性卵巢去势或药物性睾丸去势作用），对性激素依赖性疾病起到治疗作用，如前列腺癌、子宫内膜异位症等。注射用缓释剂是将醋酸亮丙瑞林包在能在机体内分解的以高分子乳酸－羟基乙酰共聚物（3∶1）为基质的微型胶囊中的制剂，能不间断地向血中释放醋酸亮丙瑞林。每4周皮下注射1次，即可以一定速度在4周内释放出醋酸亮丙瑞林，从而产生垂体－性腺功能的抑制作用，使血清雌二醇浓度达到或接近绝经水平。醋酸亮丙瑞林在体内遇水分解，产生4种降解产物，通过泌尿系统排泄。用药12周后，雌二醇（或睾酮）达正常值以下，停药后3个月内（85.2±28.0天）恢复排卵。

【体内过程】本品醋酸盐口服无效，皮下或肌内注射吸收好。肠道外给药的排泄半衰期约为3小时。用于子宫内膜异位症时，皮下注射3.75mg，每4周给药1次，共给药6次，血中原形药物的血浓度约0.2mg/mL。本品在体内无蓄积作用，原形药物及其代谢物的排出率为：第1次给药后24小时为1.1%，第6次给药后24小时为1.3%。用于前列腺癌时：皮下注射3.75mg，每4周1次，共3次。血中稳态药物浓度在0.2～1.0ng/mL范围，表明本品在体内无蓄积作用，原形药物及代谢物在尿中排出率分别为2.9%和1.5%。

【适应证】适用于子宫内膜异位症，伴有月经过多、下腹痛、腰痛及贫血等的子宫肌瘤；绝经前乳腺癌，且雌激素受体阳性患者；前列腺癌；中枢性性早熟症。临床主要用于前列腺癌及子宫内膜异位症。

【剂量与用法】子宫内膜异位症：成人皮下注射每次3.75mg，每4周1次。当患者体重低于50kg时，可以使用1.88mg的制剂。初次给药应从月经周期的第1～5日开始。①子宫肌瘤：通常，成人皮下注射1.88mg，每4周1次。但对于体重过重或子宫明显肿大的患者，应注射

3.75mg。初次给药应从经期的第1～5日开始。②前列腺癌、闭经前乳腺癌：成人皮下注射3.75mg，每4周1次。③中枢性性早熟症：通常皮下注射30μg/kg，每4周1次，根据患者症状可增量至90μg/kg。④儿童中枢性青春性早熟：皮下注射，每日0.05mg/kg。如不能产生足够的下调作用，可逐步增加0.01mg/kg。肌内注射，每次0.3mg/kg，每4周1次，作用不明显时可每4周增加3.75mg。当女孩11岁，男12岁时，应考虑停止治疗。

【不良反应】男性患者可出现性欲减退；女性患者出现阴道不规则出血，白带增多，阴道分泌物减少。还可出现脱发或多毛、痤疮、皮疹、瘙痒等症。

【注意事项】对本药成分、合成的LH－RH或LH－RH衍生物有过敏史者禁用。孕妇或有可能怀孕的妇女，或哺乳期妇女及原因不明的异常阴道出血者（有可能为恶性疾病）禁用。皮下注射部位选上臂部、腹部、臀部，注射后不得揉搓注射部位。

首次用药初期，由于高活性LH－RH衍生物对垂体－性腺系统的刺激作用，使血清睾丸素浓度上升，可见骨性疼痛暂时加重、尿潴留或脊髓压迫症状，应对症处理。已存在由脊髓压迫或尿潴留引起的肾功能障碍者，或有重新发作可能患者及高龄者慎用。治疗时，一定要确认患者未妊娠，且于月经周期的第1～5天开始给药，治疗期内采用非激素性方法避孕。给药时，应注意与类似疾患（恶性肿瘤等）鉴别，如给药过程中肿瘤增大，而临床症状未见改善时，应中止给药。由于雌激素降低可引起骨质的损失，故需长期给药或再次给药时，应尽可能检查骨密度，慎重用药。

对含有明胶的药物及食物有过敏史者，例如休克、过敏性症状（荨麻疹、呼吸困难、口唇浮肿、喉头水肿等）应慎重用药；已有因使用本品引起血栓形成及肺栓塞症的报告。

【制剂规格】注射剂：2mL∶3.75mg。亮丙瑞

林微囊注射剂：3.75mg。注射用醋酸亮丙瑞林：3.75mg。

曲普瑞林
Triptorelin

【别名】达必佳，达菲林，色氨瑞林，醋酸曲普瑞林，Decapeptyl。

【药理作用】①本品是一种促性腺素释放素（GN-RH）的类似物，用于治疗前列腺癌。本品与内源性 GN-RH 不同，其肽链序列的第 6 位被 D-色氨酸所取代，这样就增强了本品的生物活性。目前已经证明，本品与受体的亲和力要比内源性 GN-RH 高，而对降解酶的活性要比内源性的 GN-RH 低，这样就使本品的血浆半衰期变长。本品的高生物活性已在动物和人体研究中肯定。②本品主要治疗前列腺癌、卵巢癌及垂体-性腺轴被抑制而引发的妇科疾病，最终减少性激素的分泌量。

【体内过程】本品口服不能发挥其生物学效应。肌内注射缓释剂型后，药物首先经历一个初始释放阶段，随后进入有规律的均匀释放阶段，持续释放 28 天。药物注射后一个月内的生物利用度为 53%。

【适应证】适用于不育治疗所需的垂体下降调节，例如体外受精术（IVF）、配子输卵管内移植（GIFT）和无辅助治疗方法的促卵泡成熟等。适用于需要将性激素水平降低到去势水平的疾病，如前列腺癌、子宫内膜异位症、子宫肌瘤和乳腺癌等。9 岁以下女孩和 10 岁以下男孩的中枢性性早熟。

【剂量与用法】肌内注射。①前列腺癌：每 4 周注射 1 支（3.75mg）；②性早熟：每次 3.75mg，第一个月每 2 周 1 次，以后每月 1 次。③子宫内膜异位症：每次 3.75mg，每月 1 次，6 个月为一疗程。④不孕症：在月经周期第 2 天肌内注射 1 支（3.75mg），垂体脱敏后（血浆雌激素低于 50pg/mL），一般在注射本品 2 周后，联合使用促性腺激素治疗。

【不良反应】注射部位疼痛；恶心、腹痛等胃肠道反应易见；少数患者出现头痛、发热、皮疹、瘙痒、疲乏、睡眠障碍；男性潮红、阳痿、血栓性静脉炎、乳房发育、罕见肺栓塞；女性骨质流失、潮红、阴道干燥、闭经。

【注意事项】①本品禁用于非激素依赖性的前列腺癌或前列腺切除术后的患者。②对本品任何成分过敏或对促性腺激素释放激素（GnRH）及其类似物过敏的患者禁用。③治疗期间若发现怀孕，应停止使用本品。④治疗时，应密切监测性类固醇血清水平。男性：少数患者在治疗开始时，因血清睾酮含量短暂增加，可能会引起暂时性如尿道梗阻或骨骼疼痛等第二症状的恶化。因此，在治疗的第一周内需严密监护，疗程开始即使用抗雄激素的药物，可防止血清睾酮水平暂时性增加。可对症治疗。女性：治疗前必须确认患者并未怀孕。在治疗期的第一个月里，患者应使用激素类以外的方法来避孕。女性在使用本品治疗期间，不得服用含雌激素类药物，在治疗子宫肌瘤时，需经常使用如超声影象技术的方法，测量子宫及肌瘤的大小。当子宫迅速缩小，其速率与肌瘤缩小不成比例时，会引起出血及脓毒症。为了防止在辅助生育时产生刺激过度，应对卵泡的生长及黄体期作谨慎监测，对多囊卵泡的患者更应特别注意。

【药物相互作用】与促性腺激素合用，可能引起腹腔、盆腔疼痛。

【制剂规格】注射剂：0.1mg。缓、控释注射剂：3.75mg。

重组人生长激素
RecombinantHumanSomatropin

【别名】海之元，安苏萌，思真，赛增，健豪宁，珍怡，健高宁，金磊生长素，诺展，赛高路，思增，优猛苗，Human Somatotrophin。

【药理作用】本品是经遗传工程 DNA 重组技术，由哺乳动物细胞产生的基因重组人生长激素（rhGH）。其氨基酸含量、序列及蛋白质空间结构与人生长激素完全相同，具有与人体内源性生长激素同等的作用。能促进胫骨和软骨骨骼生长，增加心肌收缩力；降低心肌耗氧量；促进蛋白质的合成，纠正负氮平衡状态，增加体内氮贮量；促进脂肪氧化分解和糖异生；提高营养物质转换率；调节免疫系统，增强免疫防御能力。

【体内过程】生长激素（GH）给药后约 80% 被吸收。通常 GH 吸收较慢，血药浓度在给药 5 小时后达峰值；GH 通过肝脏和肾脏清除，半衰期为 4 小时，且成人快于儿童。

【适应证】本品主要用于内源性生长激素分泌不足或先天性性腺发育不全（特纳综合征）及慢性肾衰所致儿童生长迟缓，也用于成人生长激素不足的替代疗法。此外，还可用于创伤、骨折、烧伤、出血性溃疡、肌萎缩症、骨质疏松症、手术及创伤后负氮平衡、脓毒败血症等。

【剂量与用法】皮下注射：使用前先用 1mL 注射用水溶解 GH（轻微晃动，勿剧烈振摇）。用于儿童内源性生长激素不足导致的生长矮小，每日 0.1~1.5U/kg，每日 1 次。用于特纳综合征，一周 1U/kg。用于儿童慢性肾功能不全所致生长缓慢，一周 1.0U/kg。用药后，其生长速度太慢时，可根据病情增加剂量，连续治疗 6 个月后调整剂量。用于成人生长激素不足，每日 0.1U/kg，疗程为 6 个月。用于手术、创伤后高代谢状态（负氮平衡），每日 4~8U，用药 7 日左右。烧伤：每日 0.3~0.6U/kg，用药 4 周。脓毒败血症：每日 0.3U/kg。成人生长激素缺乏：一周 0.25U/kg，可连续使用 2~6 个月。

【不良反应】①可见发热、头痛、咳嗽、喉炎、鼻炎、中耳炎、支气管炎及其他感染性病变，注射局部有一过性反应，如疼痛、发麻、红肿等症；体液潴留症状，如外周水肿、关节痛或肌痛。

②极少患者可发生甲状腺功能低下，应及时纠正。内分泌疾患（包括生长激素缺乏症）患者容易发生股骨头骺板滑脱，治疗期间若出现跛行时应引起注意。③切忌过量用药，一次注射过量的生长激素可导致低血糖，继之出现高血糖，长期过量注射可能导致肢端肥大症的症状与体征及其他与生长激素过量有关的反应。

【注意事项】①本品在医生指导下用于明确诊断的患者。②恶性肿瘤患者或有肿瘤进展症状的患者、颅内进行性损伤者、妊娠及哺乳期妇女、骨骼闭合的儿童、脑肿瘤引起的垂体性侏儒症、严重全身感染等危重患者在机体急性休克期内禁用。心脏或肾脏疾病患者及糖尿病患者慎用。③长期连续使用本品，可诱发产生生长激素抗体，应停药进行适当治疗。④对糖尿病患者，应注意监测血糖或调整抗糖尿病药物的剂量。⑤经常更换注射部位，以防脂肪萎缩。⑥配制成的药液需避光冷藏于 2℃~8℃ 的环境中，不可使用冰冻的溶液。配制药液时不可振荡。

【药物相互作用】①使用糖皮质激素时，可能抑制激素的反应。②与雌激素、雄激素、蛋白同化类固醇合用会加速骨骺提前闭合。

【制剂规格】注射剂：2U/0.8mg；4U/1.3mg；4U/1.6mg；4.5U/1.8mg；16U/5.3mg。

五、胰岛素及其他影响血糖药

1. 胰岛素

精蛋白锌胰岛素
Protamine Zinc Insulin

【别名】鱼精蛋白锌胰岛素，长效胰岛素。

【药理作用】本品为长效胰岛素，是胰岛素与氯化锌、硫酸鱼精蛋白的复合物。皮下注射后发生酶促反应，逐渐释放胰岛素，而机体会缓慢均匀地吸收这些被释放的胰岛素，逐渐达到降糖目的。

【体内过程】本品经皮下注射 3~4 小时后起作用，12~24 小时血药浓度达峰值，药效可持续 24~36 小时。作用缓慢均匀，主要在肝脏、肾脏代谢，经尿排出体外。

【适应证】适用于轻型和中型糖尿病。尤其血糖波动大而不易控制时，本品应首选。治疗重症糖尿病时，需与普通胰岛素合用。

【剂量与用法】于早饭前 30~60 分钟皮下注射 1 次，剂量根据病情而定，一般尿糖 2~4g 用本品 1 单位。每日用量为 10~20 单位。亦可与正规胰岛素合用于重度成年型或青年型糖尿病患者，与合用正规胰岛素的用量比为1:（2~3）。

【不良反应】①超剂量用药或给药后未按规定时间进食，会出现饥饿感、心悸、心动过速、震颤、出汗，甚至惊厥、昏迷等低血糖反应。②本品皮下注射 8~12 小时后易发生低血糖反应，初次用药需特别注意。③制剂不纯会引起过敏反应，如紫癜或荨麻疹。偶见过敏性休克，其处理方法与胰岛素相同。

【注意事项】①由于本品起效缓慢，故不能用于抢救糖尿病性昏迷。②若产生耐药性，则需及时更换其他制剂。③本品静置后出现分层现象，皮下注射前摇匀。不要用碱性物质消毒注射用具。④本品不可静脉给药。

【药物相互作用】①口服降糖药和胰岛素有协同作用，非甾体抗炎药、单胺氧化酶抑制剂、雄性激素可增强胰岛素的降糖作用。②甲状腺素、肾上腺素、促肾上腺皮质激素、糖皮质激素、雌激素、口服避孕药、噻嗪类利尿药、胰升血糖素、苯乙丙胺、苯妥英钠等药可升高血糖水平，与胰岛素合用时需调整剂量。③β-受体拮抗药，如普奈洛尔能拮抗肾上腺素升高血糖的作用，与胰岛素合用时有增加低血糖的危险，延长低血糖的时间，故需调整胰岛素剂量。④抗凝血药、磺胺类水杨酸盐及甲氨蝶呤可与胰岛素竞争结合血浆蛋白。⑤与氯喹、奎宁、奎尼丁合用可增强降血糖作用，由于前者能延缓胰岛素的降解，使其血

药浓度增高。⑥H₂ 受体拮抗药。钙通道阻滞药、达那唑、可乐定、磺吡酮、尼古丁、吗啡会改变糖代谢、升高血糖，故合用时需增加胰岛素用量。⑦与奥曲肽合用时，由于能够抑制胰岛素、胰高血糖素的分泌；并可延迟胃排空，降低餐后血糖水平，开始应用时应适当减少胰岛素用量。⑧饮酒者使用胰岛素是乙醇能够增加共降糖作用，会造成严重、持久的低血糖。⑨吸烟可通过释放儿茶酚胺拮抗胰岛素降糖作用。

【制剂规格】注射剂：10mL：400 单位；10mL：800 单位。

胰岛素

Insulin

【别名】普通胰岛素，正规胰岛素。

【药理作用】本品是由动物胰腺提取的。主要功效为降低血糖，同时对蛋白质和脂肪的代谢也有影响。本品的降糖机制主要是提高葡萄糖的利用率，能提高葡萄糖的有氧氧化和无氧酵解速度，促进葡萄糖转化成糖原，同时也抑制糖原分解，促进葡萄糖转化成脂肪；对糖原异生有抑制作用。此外，本品对脂肪的合成也有促进作用，同时抑制脂肪的分解，使酮体生成量减少，从根本上纠正酮症酸血症；促进蛋白质的合成，抑制其分解；与葡萄糖合用时，可促使细胞外液中的钾进入组织细胞内。

【体内过程】皮下注射给药，吸收迅速，0.5~1 小时起效，2~4 小时血药浓度达峰值，本品疗效持续 5~7 小时，半衰期约 2 小时，皮下注射部位不同，吸收有差异；静脉注射本品 10~30 分钟后起效并达峰，疗效持续 0.5~1 小时，血液循环中的半衰期为5~10 分钟。

【适应证】主要用于糖尿病，也用于应急状态，纠正细胞内缺钾：①重型、消瘦营养不良者；②轻、中型糖尿病经饮食和口服降血糖药治疗无效者；③合并严重代谢紊乱（如酮症酸中毒、昏

迷或乳酸酸中毒）、消耗性疾病（如肺结核、肝硬化）和进行性视网膜、肾、神经等病变，以及急性心肌梗死、脑血管意外者；④合并妊娠、分娩及大手术者，也可用于纠正细胞内缺钾；⑤休克疗法用于治疗精神病；⑥用于成年或老年糖尿病患者的发病急伴明显消瘦者。

【剂量与用法】皮下或静脉注射，通常要个体化给药，可按尿糖多少确定剂量，一般24小时中，每2~4g糖注射1个单位，于餐前15~30分钟注射。

【不良反应】①胰岛素过量可出现低血糖，其症状严重程度视血糖降低的速度和程度而定。通常会出现饥饿感、不安、脉搏加快、瞳孔扩大、烦躁、眩晕、共济失调、震颤、昏迷，甚至惊厥。②注射部位可出现皮肤发红、皮下结节及皮下脂肪萎缩等局部不良反应，故应经常更换给药部位。③少数患者会发生荨麻疹等过敏性反应；偶见过敏性休克的发生。④极少数患者可出现胰岛素耐受性。⑤少数患者会出现水肿、视力模糊症状，无需停药，可自然恢复。

【注意事项】①为了防止血糖突然降低，快速失去知觉，每一个患者应随身配备记有病情及胰岛素使用情况的卡片，以便第一时间获得患者的病情信息，及时进行抢救处理。②溶血性黄疸、肝硬化、胰腺炎、低血糖、肾炎等患者禁用。③本品注射液中多含防腐剂，故不宜静脉给药。但静脉注射用胰岛素制剂可用于静脉给药。④注射器可吸附少量的胰岛素，且含量愈低吸附量就愈高，故相应调整用药剂量。⑤注射液应密封保存在2℃~15℃的环境，严防冻结。如果是注射用冻干粉粉针剂则无需冷藏贮存。

【药物相互作用】口服抗凝药、水杨酸类药物、磺胺类药物、甲氨蝶呤等，使血中游离胰岛素量升高；与口服降糖药有协同作用；甲状腺激素、肾上腺皮质激素及生长激素等均有升高血糖作用，合用时会产生对抗胰岛素的作用；口服避孕药、噻嗪类利尿药及烟酸衍生物，对胰岛素的

降糖作用也有对抗性；β受体阻滞剂可阻断肾上腺素的升糖作用，干扰机体正常的调节血糖功能，故与胰岛素合用时，应注意调整给药剂量，避免出现低血糖。

【制剂规格】注射剂：10mL：400单位；10mL：800单位。

注射用冻干粉胰岛素：50单位；100单位；400单位（临用前，以生理盐水溶解成40~400U/mL）。

精蛋白重组人胰岛素
Isophane Protamine Recombinant Human Insulin

【药理作用】本品通过基因重组技术，利用酵母菌产生的生物合成人胰岛素，与人体产生的胰岛素结构完全一致并具有单组分纯度。当胰岛素分子与位于肌肉或脂肪细胞上的胰岛素受体结合时，可促进对血液中葡萄糖的吸收，同时抑制肝脏中葡萄糖的释放，从而起到降低血糖的作用。

【适应证】糖尿病。

【剂量与用法】皮下注射，每日早、晚餐前0.5~1小时注射1次，一般从小剂量开始，用量视病情而定。用前参阅说明书。

【不良反应】参阅"胰岛素"。

【注意事项】①低血糖患者禁用。②如果胰岛素混悬液在振摇后不呈均匀溶液时不可使用。③用药过量或注射后未按时进食或运动过量，可能产生饥饿感、心悸、心动过快、出冷汗、神经过敏、震颤，甚至惊厥及昏迷等低血糖反应时应立即服用糖或含有糖分的食物，便能消除症状。昏迷者应静注高渗葡萄糖液直至清醒。④如既往使用猪牛混合或纯牛胰岛素而转用单组分人胰岛素，剂量可能需要调整。

【药物相互作用】参阅"胰岛素"。

【制剂规格】注射剂：10mL：400单位；3mL：300单位。

重组人胰岛素
Recombinant Human Insulin

【药理作用】本品是由加入了人体胰岛素基因的非致病大肠杆菌 E. coli 逐渐转化而成。其结构、化学与生物特性和人体分泌的天然胰岛素完全相同。本品的降糖机制主要为：增加葡萄糖的利用率，加快葡萄糖的有氧氧化和无氧酵解反应速率，促进肌糖原和肝糖原的合成与贮存，同时对糖原分解和糖异生也有抑制作用；本品还能促进葡萄糖转化成脂肪，使血糖降低。此外，本品对脂肪与蛋白质的合成反应也有促进作用，而对其分解反应则有抑制作用。

【适应证】治疗对饮食控制及口服药无效的糖尿病患者。特别是治疗对动物胰岛素过敏、有脂质萎缩，对动物胰岛素耐药糖尿病患者更加有效。

【剂量与用法】皮下注射，部位可在上臂、大腿、臀部及腹部轮流交替，通常每日 2 次，早晨给予 1 天总剂量的 2/3，晚上给予 1 天总剂量的 1/3，每 1 次注射剂量不得超过 50 单位。通常根据病情在医师指导下确定剂量。用前参阅说明书。

【不良反应】参阅"胰岛素"。

【注意事项】①患有胰岛细胞瘤或低血糖的患者禁用本品。②原本使用动物胰岛素的患者，尤其是当时病情控制较好或曾出现过低血糖倾向者，肝肾功能障碍者，正在使用口服降糖药、磺胺类抗生素、水杨酸类药物者，在转换使用人体胰岛素时应注意减少给药剂量。③本品较普通胰岛素发生不良反应的几率小。④本品要保存在 2℃ ~ 8℃ 的环境中。冰冻后的本品会失效，不可使用。

【药物相互作用】参阅"胰岛素"。

【制剂规格】注射剂：10mL：400 单位。

低精蛋白胰岛素
Isophane Insulin

【别名】中效胰岛素，低精蛋白锌胰岛素，中性精蛋白锌胰岛素，NPH。

【药理作用】本品是由胰岛素与适量的氯化锌、硫酸鱼精蛋白混合而成的复合制剂，属中性混悬液。其中含锌量 < 0.04mg/100U，含硫酸鱼精蛋白 0.3 ~ 0.6mg/100U。药理作用与胰岛素相同。

【体内过程】皮下注射 1 ~ 2 小时后起效，6 ~ 12 小时作用达最强，疗效能维持 18 ~ 24 小时。

【适应证】本品为中效制剂，一般用于中、轻度糖尿病患者。与胰岛素合用于重症患者，有利于减少每日胰岛素注射次数，控制夜间高血糖。

【剂量与用法】每日早餐前半小时皮下注射 1 次，起始剂量 4 ~ 8U，随后按血糖、尿糖变化调整剂量。必要时，晚餐前再给药 1 次，剂量为早晨剂量的一半。常与正规胰岛素合用，剂量视病情和血、尿糖而定。

【不良反应】参阅"胰岛素"。

【注意事项】参见"胰岛素"。本品引起低血糖反应的时间较正规胰岛素迟缓，通常发生在皮下注射 6 ~ 12 小时后，初次给药需密切观察，不能进行静脉滴注给药。本品起效慢，不适用于抢救。

【药物相互作用】参阅"胰岛素"。

【制剂规格】注射剂：10mL：400 单位；10mL：800 单位；3mL：300 单位。

地特胰岛素
Insulin Detemir

【别名】诺和平；Levemir。

【药理作用】本品是可溶性的、长效注射用胰岛素类似物，其作用平缓且作用持续时间长。本品的长效作用是通过注射部位药物分子间强大的自身聚合作用，以及通过其脂肪酸侧链与白蛋白相结合而实现的。地特胰岛素分子向外周靶组织的分布相比人中性鱼精蛋白锌（NPH）胰岛素更为缓慢。这些延长机制的结合，使本品的吸收和作用曲线比人 NPH 胰岛素更易重复，即变异度小。本品的降血糖作用是通过地特胰岛素分子与肌肉及脂肪细胞上的胰岛素受体结合后，促进细胞对葡萄糖的吸收利用，同时抑制肝脏葡萄糖的输出来实现的。

【体内过程】本品注射后 6～8 小时达到最大血清浓度。当每日注射两次时，注射 2～3 次后达到稳态血清浓度。本品表观分布容积大约为 0.1L/kg，表明大部分地特胰岛素分布在血液中。98% 与血浆白蛋白可逆性结合，半衰期长，血浆浓度平稳。本品的降解与人胰岛素类似，所有代谢物都是无活性的，其皮下注射的终末半衰期是由皮下组织的吸收速率决定的。根据剂量的不同，终末半衰期为 5～7 小时。皮下注射 0.2～0.4U/kg，可在 3～4 小时至 14 小时左右发挥其最大效应的 50% 以上。

【适应证】①用于治疗成人及儿童 1 型糖尿病。②也可用于 2 型糖尿病，患者补充基础长效胰岛素以控制高血糖。

【剂量与用法】皮下注射，每日 1～2 次，剂量根据血糖浓度而定。口服降糖药不能控制的 2 型糖尿病如未使用过胰岛素治疗，本品的起始剂量为 0.1～0.2U/kg，每日 1 次；或每次 10U，每日 1～2 次。正在接受普通胰岛素治疗的 1 型和 2 型糖尿病患者改用本品时，可进行剂量换算。

【不良反应】临床可见出冷汗、皮肤苍白发冷、神经紧张或震颤、焦虑、异常疲倦或衰弱、意识模糊、难以集中注意力、嗜睡、水肿、视觉异常、过度饥饿、头痛、恶心和心悸等症。

【注意事项】①本品注射剂量不足或治疗中断时，可致高血糖和致死性糖尿病酮症酸中毒（特别是在 1 型糖尿病患者中易发生）。②可导致低血糖的几种情况：胰岛素的用量远高于胰岛素的需要量；漏餐或进行无计划、高强度的体力活动；血糖控制有显著改善的患者，其低血糖的先兆症状会有所改变，对于病程长的糖尿病患者，常见低血糖的先兆症状可能会消失。③伴有其他疾病，特别是感染和发热，通常患者的胰岛素需要量会增加。患者换用不同品牌或类型的胰岛素制剂，必须在严格的医疗监控下进行。④以下方面的变化均可能导致患者所需剂量改变：胰岛素规格、品牌（生产厂家不同）、类型、种类（动物、人胰岛素或人胰岛素类似物）及生产工艺（基因重组或动物胰岛素）。患者从其日常使用的胰岛素转用本品时，可能需要调整剂量。剂量调整可在首次注射或开始治疗的几周或几个月内进行。⑤和所有的胰岛素治疗一样，使用本品可能会发生注射部位的反应，包括疼痛、瘙痒、肿胀、荨麻疹和炎症。为减少或避免这些反应，可在指定注射区域连续轮换注射点。这些反应通常在几天或几星期内消失。在罕见情况下，注射部位反应可能需要停止注射地特胰岛素。⑥由于可能导致重度低血糖，本品绝不能静脉注射。与皮下注射相比较，肌内注射吸收更快、量更大。本品不能用于胰岛素泵。

【药物相互作用】①如果本品与其他胰岛素制剂混合使用，将会改变其中之一或者两者的作用特性。与单独注射相比较，本品与快速起效的胰岛素类似物（如门冬胰岛素）同时使用，其最大作用将会降低和延迟。②可能会增加胰岛素需要量的药物：噻嗪类药物、甲状腺激素、糖皮质激素、β-拟交感神经药、生长激素和达那唑。③可能会减少胰岛素需要量的药物：口服降糖药，非选择性 β 阻滞剂，单胺氧化酶抑制剂（MAOI），血管紧张素转换酶（ACE）抑制剂，水杨酸盐和酒精。β 阻滞剂可能掩盖低血糖症状，延迟低血糖的恢复。酒精可以加剧和延长胰岛素所致的低血糖。

【制剂规格】注射剂：3mL：300 单位。

2. 口服降糖药

（1）磺酰脲类

格列本脲

Glibenclamide

【别名】优降糖。

【药理作用】本品药理作用与甲磺丁脲相同，但药效却比甲磺丁脲强 200 ~ 250 倍。本品可以与胰岛 β 细胞膜上的磺丁脲受体发生特异性结合，引起细胞内 K^+ 和 Ca^{2+} 浓度的改变，进而促使胰岛素分泌与释放，并可减少胰岛素的消耗，抑制胰高血糖素的分泌，故本品降糖作用快而持久且较强。

【体内过程】本品吸收快，口服 2 ~ 6 小时达血药浓度峰值，半衰期 8 ~ 10 小时，持续作用时间 16 ~ 24 小时，主要在肝脏代谢，肝和肾脏排出各占 50%，其两种代谢产物也能增加胰岛素的分泌，起到降低血糖的作用。

【适应证】适用于成年后发病的轻、中型及稳定型糖尿病患者。可与胰岛素或双胍类药物合用。

【剂量与用法】口服：宜从小剂量开始，每日 2.5 ~ 5mg，以后渐增至每日 5 ~ 10mg，最大剂量不超过 15mg，早、午服用，出现疗效后渐减量至每日 2.5 ~ 5mg，维持治疗。轻症患者，每次 1.25mg，每日 3 次，于三餐前服用。

【不良反应】①低血糖现象，在进餐延迟、剧烈活动、用药剂量大时易发生，一般可通过进食、饮糖水缓解；但肝肾不全、年老体弱者，若剂量偏大，可引发严重低血糖甚至死亡。②会出现胃部灼热、恶心、呕吐、腹泻、口腔金属味等消化道反应。③会发生皮疹，偶有发生剥脱性皮炎性过敏反应。④偶见黄疸及肝功能异常。

【注意事项】用量过大可引发低血糖反应。少数患者用药后会出现胃肠道反应，偶见粒细胞减少，由于本品作用较强，故用药剂量小，增加剂量时应慎重。肾功能不全、糖尿病昏迷及妊娠期妇女应慎用。

【药物相互作用】①与下列药物合用会增加低血糖的发生率：丙磺舒、别嘌醇可抑制本品自尿中排泄；H_2 受体拮抗药、抗真菌药、抗凝药、氯霉素、乙醇可延缓本品的代谢；贝特类降脂药、水杨酸盐可促使与血浆白蛋白结合的本品分离出来；β 肾上腺素受体拮抗药能够阻碍肝糖原酵解、干扰机体在低血糖时的升糖反应，同时掩盖低血糖的警觉症状；合用胰岛素、胰岛素增敏药、二甲双胍、阿卡波糖降糖药；胍乙啶、水杨酸、奎尼丁、单胺氧化酶抑制药，酒精为本身具有降低血糖作用的药物。②与下列升高血糖药合用时，需增加本品的剂量：雌激素、糖皮质激素、噻嗪类利尿药、利福平、苯妥英钠。

【制剂规格】片剂：2.5mg。

格列吡嗪

Glipizide

【别名】优哒灵，格列甲嗪，吡磺环己脲，美吡达，优特灵，瑞易宁。

【药理作用】本品为第二代磺脲类口服降糖药，主要对胰岛 β 细胞起作用，对内源性胰岛素分泌起到促进作用；本品既能抑制肝糖原分解，又能促进肌肉对葡萄糖的利用率。此外，本品还可通过改变胰岛素靶组织对胰岛素的敏感性，来增强胰岛素作用。

【体内过程】本品口服吸收迅速，血药浓度 1 ~ 2 小时便可达峰，药效持续约 10 小时，半衰期为 2 ~ 4 小时。其代谢产物无活性，可随尿排出体外。体内 1 日内药量仅存给药总药量的 3%，3 日内全部排出，无明显的药物蓄积，故较少引起低血糖。

【适应证】本品主要用于治疗单用饮食控制未能达到良好控制的轻、中度非胰岛素依赖型患者，过去虽用胰岛素治疗，但每日需要量在 30 ~ 40 单位以下者；对无症状患者，在饮食控制基础上仍有显著高血糖；对胰岛素有抗药者，可加用本品。本品治疗有效率约 87%。

【剂量与用法】口服：治疗成年型糖尿病的剂量因人而异，根据定期测定的尿糖和血糖值调整剂量。开始每日 2.5 ~ 5mg 开始，餐前 30 分钟服用。然后根据情况每周增加 2.5mg，一般每日量为 5 ~ 10mg。每日剂量超过 15mg 时，应分成 2 ~ 3 次，餐前服用。控释片：每日 1 次，每次 5 ~ 10mg，根据血糖调整剂量，日最大剂量 20mg。

【不良反应】参阅"格列苯脲"。

【注意事项】对本品有过敏反应者、胰岛素依赖性糖尿病者、重症感染的糖尿病者、肝肾功能障碍的糖尿病者禁用。

【药物相互作用】参阅"格列苯脲"。

【制剂规格】片（胶囊）剂：5mg。控释片：5mg。

格列喹酮

Gliquidone

【别名】糖适平。

【药理作用】本品可刺激胰岛细胞，使内源性的胰岛素分泌量增加，对单纯控制饮食而不能降糖的 2 型糖尿病患者起降糖作用。

【体内过程】本品吸收快，口服 2 ~ 3 小时血药浓度可达峰值，持续时间 8 小时，半衰期 1 ~ 2 小时。本品 95% 经肝脏代谢，5% 经肾排出。

【适应证】适用于 2 型糖尿病。

【剂量与用法】口服：餐前 30 分钟服用。应从 15 ~ 30mg 开始，根据血糖水平逐渐加量。一般日剂量为 15 ~ 120mg，根据个体情况而定。通常日剂量为 30mg 以内者，于早晨 1 次服用，更大剂量者应分 3 次分别于餐前服用。最大剂量不得超过 180mg。

【不良反应】参阅"格列苯脲"。

【注意事项】①应用本品治疗糖尿病与其他降糖药一样，需定期复查血糖。应用本品控制血糖浓度时，给药量应谨慎。尤其是在探索最佳给药量的过程中，或从其他药物改换成本品时，或同时服用其他降糖药时，即使应用理想剂量时也应注意。②肾功能不全的患者对本品有很好的耐受性，但有严重肾脏疾病的患者慎用本品，因为此时疾病已导致全身状况异常。③治疗过程中若出现低血糖、发热、恶心、皮疹等不良反应时，应立即就医。为了尽量减少糖尿病患者发生心血管事件的危险，患者必须严格控制饮食，绝不能通过增加药量来放松饮食的控制。④为了避免发生低血糖，必须按医嘱用药，按时进食。⑤一旦发生低血糖，通常只需及时补糖即可纠正，如仍不见效，应立即就医。极少数低血糖者须静注葡萄糖。⑥偶见消化系统不良反应、过敏反应、低血糖反应，以及血液系统方面的不良反应。本品引发的消化系统不良反应一般是暂时性的，通常情况下随着治疗的进行，症状会自行消失。若发生过敏反应时，应立即停药，然后改用其他降糖药。⑦1 型糖尿病（即胰岛素依赖型糖尿病）者、糖尿病昏迷前期或已昏迷者、糖尿病合并酸中毒或酮症者、对磺胺类药物过敏者、孕妇及晚期尿毒症患者禁用本品。

【药物相互作用】参阅"格列苯脲"。

【制剂规格】片剂：30mg。

格列齐特

Gliclazide

【别名】达美康，甲磺吡脲。

【药理作用】本品是一种磺脲类口服治疗糖尿病药物，结构中含有氮杂环，因而具有不同于其他磺脲类药物特点。对成年糖尿病患者具有降血糖作用；还能抑制血小板聚集，改善微循环。实验表明，本品还可抑制胆固醇的蓄积，降低主动脉中脂肪酸和三磷酸甘油酯的浓度。因此，两者合用既可治疗糖尿病，又能防止血管病变，缓解视网膜病变，改善肾功能。

【体内过程】本品吸收较快，口服 2 ~ 6 小时血药浓度达峰值。半衰期 8 ~ 10 小时，持续作用时间 24 小时。主要经肝脏代谢，10% ~ 20% 经粪便排出，60% ~ 70% 经尿液排出，仅 5% 为原形，其肾排泄率低，可用于轻、中度肾功能不全患者。

【适应证】用于成年型糖尿病、糖尿病伴有肥胖症者或伴有血管病变者，以及单用饮食、运动方法不足以控制血糖水平的成人 2 型糖尿病。

【剂量与用法】口服：每次 40 ~ 80mg，每日 2 次；或每次 40mg，每日 3 次，餐前服。连服2 ~

3周，然后根据血糖和尿糖值调整用量。剂量范围每日80～240mg。缓释片，初始推荐剂量为每次30mg，每日1次，早餐时服用。如血糖控制不理想，可逐渐增加剂量至每日60mg，90mg或120mg。每次增加剂量，应至少间隔1个月。最大日剂量为120mg。

【不良反应】参阅"格列苯脲"。

【注意事项】①孕妇禁用本品。②服药期间应定期检查血象；③肾功能不全者慎用；④幼年型有酮症的糖尿病者，糖尿病性昏迷等不能单独应用本品控制血糖，同时联合胰岛素。

【药物相互作用】参阅"格列苯脲"。

【制剂规格】片（胶囊）剂：80mg。缓释片：30mg。

格列美脲
Glimepiride

【别名】亚莫利，佳和洛，力贻苹，安尼平，普糖苹，圣平，圣糖平，唐弗，唐苏，万苏平，迪北，伊瑞，Amarel，Amaryl。

【药理作用】本品为第三代口服磺酰脲类降糖药。主要通过胰内、胰外双重作用降血糖。通过增加胰岛β细胞对生理浓度葡萄糖的反应性，关闭胰岛β细胞膜ATP依赖性钾通道，诱发β细胞去极化，钙离子内流增加，在胞吐作用刺激下促进胰岛素的释放。改善外周组织对胰岛素的敏感性，减少肝脏对胰岛素的摄取，促进葡萄糖在外周肌肉和脂肪组织中的转移，限制葡萄糖的利用速率。本品与磺酰脲受体结合及解离的速度较快，较少引起严重低血糖。

【体内过程】本品口服后吸收迅速而完全。空腹或进食时服用，对本品的吸收无明显影响。服药2～3小时后达血药峰值，半衰期为5～8小时。本品在肝脏内通过细胞色素P450氧化代谢，代谢物无降糖作用，大部分经尿和粪便排泄。

【适应证】用于经饮食控制、体育锻炼及减轻体重均不能满意控制血糖的2型糖尿病。本品的疗效下降时（部分继发性失败），可与胰岛素合并用药。本品也可与其他如非亲β细胞的口服降糖药合用。

【剂量与用法】口服给药。用量一般根据血糖、尿糖水平决定。初始剂量为每日1次，每次1mg。如血糖控制满意时，应以该剂量维持治疗。如果不能满意，则应根据血糖监测结果，酌情增加剂量。每隔1～2周，逐步增加剂量至每日2mg、3mg，4mg。最大推荐剂量为每日6mg。

【不良反应】①本品可引起低血糖症，严重者可静脉滴注葡萄糖注射液。②用药初期可暂时性影响视力；可引起恶心呕吐、腹泻、腹痛、瘙痒、红斑、荨麻疹、头痛、乏力、头晕，偶见上腹压迫感或胀满感；个别转氨酶升高，并可导致肝衰竭；罕见血象改变。

【注意事项】①对本品或其他磺酰脲类及磺胺类药过敏者；1型糖尿病及严重肝肾功能损害者；伴有酮症酸中毒、昏迷、严重烧伤、感染、外伤和重大手术等应激的2型糖尿病患者；曾有糖尿病酮症酸中毒或糖尿病昏迷史者；白细胞减少者；儿童、孕产妇及哺乳期妇女禁用。②老年体弱者及肝、肾功能不全者慎用。③本品须在餐前或餐中服用。④用药期间应定期监测血象、血糖、尿糖、尿酮体及肝肾功能，并进行眼科检查。⑤用药期间不得饮酒。

【药物相互作用】参阅"格列苯脲"。

【制剂规格】片（胶囊）剂：1mg；2mg；3mg。胶丸剂：2mg。

甲苯磺丁脲
Tolbutamide

【别名】D860。

【药理作用】本品为口服的磺脲类降糖药，可选择性地作用于胰岛β细胞，可促进胰岛素的释放。本品还能增强外源性胰岛素的降糖作用，通过增加胰岛素受体的数目来提高机体对胰岛素的敏感性，有效控制空腹血糖和餐后血糖。由于本品对胰岛β细胞分泌胰岛素有促进作用，可恢复其代偿功能，故对于胰岛损伤较轻微的患者有一定疗效。

【体内过程】本品口服吸收快，3～4小时血药浓度达峰值，作用持续6～12小时，蛋白结合率可达90%，半衰期4.5～6.5小时，在肝脏内代谢，85%代谢物经尿液排出。

【适应证】用于成年后发病，单用饮食控制无效而胰岛功能尚存的轻、中度糖尿病患者。一般认为，每日胰岛素需要量在25～40单位以上者多无效。对胰岛素有抗药性者，可加用本品。对幼年型糖尿病，代谢已有严重障碍的重症病例（胰岛素依赖型患者），尤其是酸中毒昏迷的病例则无效，故不能完全代替胰岛素。此外，本品可用于胰岛肿瘤的诊断。

【剂量与用法】餐前服用效果好，口服每次1～2g，每日2～3次，从小剂量开始服用。根据病情，每1～2周加量一次，最大日剂量3g。

【不良反应】参阅"格列苯脲"。

【注意事项】①肝肾功能障碍，较大外科手术，妊娠期妇女及对本品有过敏史者慎用。②服用本品后，若出现腹部不适、厌食、恶心甚至呕吐等胃肠反应时，可改饭时给药。从小剂量开始加服抑酸剂，可预防或减轻上述症状。若出现荨麻疹或皮肤红斑等过敏症状、血象异常、低血糖等不良反应时，应立即停药并及时就医。

【药物相互作用】参阅"格列苯脲"。

【制剂规格】片剂：0.5g。

（2）双胍类

盐酸二甲双胍
Metformin Hydrochloride

【别名】立克糖，美迪康，美福明，降糖片。

【药理作用】本品为口服双胍类降糖药。能延缓胃肠道对葡萄糖的摄取，通过提高机体对胰岛素的敏感性及抑制肝、肾进行过度糖异生，抑制胆固醇合成，降低甘油三酯、总胆固醇水平。用药期间体重减轻，血脂和前β脂蛋白水平降低，外周葡萄糖代谢得到改善。

【体内过程】本品口服后主要由小肠吸收，生物利用度为50%～60%。本品结构稳定，不与血浆蛋白结合，以原形随尿排出体外，血浆半衰期为1.7～4.5小时，12小时内消除90%。

【适应证】用于2型糖尿病。

【剂量与用法】口服非缓释制剂，初始剂量，每次0.25g，每日2～3次，进餐或餐后服。以后根据血糖水平调整剂量，最高每日不超过2g。缓释片，每次0.5g，每日1次。晚餐时或餐后服，每日最大剂量不超过2g。

【不良反应】①服用本品可出现恶心、呕吐、食欲不振、口中有金属味、腹泻等不良反应。②偶见有乏力、疲倦、头晕、皮疹、体重减轻。③罕见乳酸性酸中毒，表现为腹痛、呕吐、过度换气、精神障碍。④可减少肠道维生素B_{12}吸收，使血红蛋白减少，导致巨幼细胞性贫血。

【注意事项】①用药期间应定期进行包括空腹血糖、尿糖、尿酮体及肾功能等方面的检查，防止因用药过量或药物蓄积引发乳酸性酸血症。②发生过敏反应时，应立即停药，哺乳期妇女慎用。③本品不能与含醇的饮料同时服用，以免发生腹痛、酸血症及体温过低。④对本品过敏者，肝、肾功能不全者，充血性心力衰竭者，近期发生心肌梗死者，休克者，糖尿病并发酮症酸中毒者或乳酸酸中毒者，急慢性醇中毒者，以及血糖过低者、患有急性传染病者、妊娠期妇女、坏疽或手术者均禁用本品。

【药物相互作用】①本品能够增强华法林等抗凝药的作用。②与胰岛素、磺酰脲类药物有协同降糖作用，应严密监测血药浓度。③与西咪替丁合用能降低本品的肾清除率、增强本品的生物利用度，故合用时应减少本品剂量。④与树脂类药物同服会降低本品在胃肠道的吸收。

【制剂规格】 片剂：0.25g；0.5g；0.85g。胶囊剂：0.25g；0.5g。缓释片（胶囊）剂：0.25g；0.5g。

那格列奈
Nateglinide

【别名】 唐力，唐瑞，丹平，万苏欣，贝加，Fastic。

【药理作用】 本品为氨基酸（D－苯丙氨酸）衍生物，为口服抗糖尿病药。本品的降糖作用依赖于胰岛β细胞的功能。作用机制主要通过与胰岛β细胞上磺酰脲受体相结合，阻滞胰岛细胞ATP敏感钾通道开放，使细胞去极化，钙通道开放，钙内流，刺激胰岛素的分泌，降低血糖。在葡萄糖水平较低时，其促胰岛素分泌作用减弱。本品起效快、作用持续时间短，既能降低空腹血糖，又能降低餐后血糖。

【体内过程】 本品服用后迅速吸收，通常15分钟起效，药物峰值出现在服药1小时内。口服绝对生物利用度为72%～75%。在血液中，本品大部分（97%～99%）与血浆蛋白结合，主要是结合血浆白蛋白和少量α_1酸性糖蛋白。通过混合功能氧化酶系代谢，细胞色素P450酶CYP_2C_9是本品代谢的主要催化剂。半衰期为1.4小时，约83%经肾排泄（其中13%～14%为药物原形），仅10%经粪便排出。

【适应证】 本品可单独用于经饮食、运动和服用α－葡萄糖苷酶抑制剂等不能有效控制高血糖的2型糖尿病患者。本品也可与二甲双胍联合，用于二甲双胍不能有效控制高血糖的2型糖尿病患者，但不能替代二甲双胍。

【剂量与用法】 餐前10～15分钟口服，可单独应用，也可与二甲双胍联合应用，每次60～120mg，每日3次，一般从小剂量开始，以后可根据病情需要逐渐增加剂量至每次120mg，或遵医嘱。也可根据糖化血红蛋白控制水平，调整服用剂量。

【不良反应】 极少数患者出现氨基转移酶升高。极少出现皮疹、皮肤瘙痒和荨麻疹等过敏反应。国外有发生心肌梗死及猝死的报道。对驾驶和操作机械能力均有影响，应提醒患者采取预防措施，避免低血糖发生。

【注意事项】 ①对本品过敏者、1型糖尿病患者、糖尿病酮症酸中毒者禁用。②中、重度肝肾功能不全者、重度感染、严重外伤和手术前后等应激状态的患者及缺血性心脏病患者禁用。③本品不适用于对磺脲类降糖药治疗不理想的2型糖尿病患者。因本品具有快速促进胰岛素分泌的作用（该作用点与磺酰脲类制剂相同），所以也不能与磺酰脲类制剂并用。④老年患者、营养不良患者、伴有肾上腺或垂体功能不全的患者易发生低血糖。剧烈运动、饮酒、腹泻、呕吐、进食减少，或合用其他抗糖尿病药物时易发生低血糖。⑤本品必须餐前口服，以减少低血糖的危险。患者不准备进食时，不可服用。⑥儿童、妊娠及哺乳期妇女不宜服用本品。⑦用药前后及用药期间应定期检查空腹血糖、糖化血红蛋白（HbAlc）、血常规及其他血生化指标。⑧极少数患者出现氨基转移酶升高。极少出现皮疹、皮肤瘙痒和荨麻疹等过敏反应。国外有发生心肌梗死及猝死的报道。对驾驶和操作机械能力均有影响，应提醒患者采取预防措施，避免低血糖发生。

【药物相互作用】 ①非选择性β受体拮抗药、非甾体抗炎药、水杨酸盐、单胺氧化酶抑制剂可增强本品的降血糖作用。②肾上腺皮质激素、甲状腺激素、拟交感神经药、噻嗪类会减小本品的降血糖作用。③与芦荟、苦瓜、车前草、胍胶合用时，会增加低血糖的危险。

【制剂规格】 片剂：30mg；60mg；90mg；120mg。

瑞格列奈
Repaglinide

【别名】 诺和龙，孚来迪，Novonorm。

【药理作用】 本药为新型的、短效的、非磺酰脲类口服促胰岛素分泌降糖药。其作用依赖于胰岛中有功能的胰岛 β 细胞，通过与胰岛 β 细胞膜中依赖 ATP 的钾离子通道上的特异性蛋白结合，使钾通道关闭，β 细胞去极化，钙通道开放，钙离子内流，刺激胰腺胰岛 β 细胞释放胰岛素，快速降低血糖水平。

【体内过程】本药口服吸收迅速，服药后 1 小时内血药浓度达峰值，而后血药浓度迅速下降，4~6 小时内被清除，血浆半衰期约为 1 小时。本品与人血浆蛋白的结合率超过 98%，其代谢产物主要自胆汁排泄。

【适应证】用于经饮食控制、减肥及体育运动皆不能控制血糖在有效范围内的 2 型糖尿病（非胰岛素依赖型）患者。本品可与二甲双胍合用，协同控制高血糖。

【剂量与用法】本品在餐前 15 分钟内服用，每次 0.5mg。可根据血糖情况，一周或每两周进行调整。每次最大剂量为 4mg，最大日剂量不得超过 16mg。使用其他降糖药的患者可直接改用本品，推荐起始剂量为每次 0.5mg，也可根据病情及血糖测定情况加大起始剂量。与二甲双胍合用时，应适当减少本品的剂量。

【不良反应】使用本品后，可出现低血糖、视觉异常、胃肠道反应、肝酶升高、皮肤过敏反应等不良反应。

【注意事项】①对本品过敏者；1 型糖尿病患者；伴随或不伴昏迷的糖尿病酮症酸中毒患者；妊娠、哺乳期妇女；8 岁以下儿童及 75 岁以上的老人；严重肾功能或肝功能不全的患者；以及应用 CYP3A4 抑制剂或诱导剂合并治疗等禁用。肾功能不全者慎用。②体弱及营养不良的患者，应谨慎调整剂量。③在发生应激反应时，如发热、外伤、感染或手术患者，可能会出现显著高血糖。④不进餐则不服药，避免发生低血糖。

【药物相互作用】①本品与二甲双胍合用会增加发生低血糖的危险性。如果合并用药后仍发生持续高血糖，则不宜继续以口服降糖药控制血糖，而需改用注射胰岛素治疗。②单胺氧化酶抑制剂、非选择性 β 受体阻滞剂、ACE 抑制剂、非甾体抗炎药、水杨酸盐、奥曲肽、酒精及促合成代谢的激素等可增强本品的降血糖作用。③口服避孕药、噻嗪类药物、皮质激素、达那唑、甲状腺激素和拟交感神经药可减弱本药的降血糖作用。

【规格】片剂：0.5mg；1.0mg；2.0mg。

（3）α-葡糖苷酶抑制药

阿卡波糖
Acarbose

【别名】拜唐苹，Glucobay。

【药理作用】本品是一种新型口服降糖药，可显著降低餐后血糖。阿卡波糖的结构与碳水化合物相似，其与相应酶的亲和力要比蔗糖大 1.1 万~1.5 万倍。因此，与食物同服后，可以竞争性抑制小肠黏膜上的葡萄糖苷酶。本品还能抑制双糖水解成单糖，吸收减少，进而延缓肠内双糖、低聚糖，以及多糖释放葡萄糖；降低餐后血糖，使胰岛素水平下降。长期服用本品时，可降低糖化血红蛋白和空腹血糖。

【体内过程】本品进入体内后，仅有不到 2% 的药物以活性形式被机体吸收。本品口服吸收极少（被吸收的活性药物 <2%），其余均在肠道中被降解。34% 降解产物在 4 天内被机体吸收，吸收后全部快速且完整地随尿排出。剩余 51.3% ±19.5% 随粪便排泄。本品口服后，14~24 小时血药浓度达峰，然而活性药物的血药浓度达峰时间约在给药后 1 小时。当静脉注射给药后，约 89% 的药物会在 48 小时内随尿排泄，本品半衰期约为 2 小时。

【适应证】本品配合饮食控制糖尿病，用于单纯饮食控制失败的糖尿病患者；可与其他口服降糖药合用，治疗 2 型糖尿病；可在 1 型糖尿病治疗中，配合使用胰岛素。

【剂量与用法】一般从小剂量开始，酌情逐

渐加量以减少胃肠不良反应。开始口服剂量：每次 50mg，每日 1 次；随后逐渐增至每次 50mg，每日 2～3 次；最大可增至 100mg，每日 3 次。

剂量可每隔 1～2 周调整 1 次，如有必要，可继续延长调药间隔时间。成人每日平均用量为 300mg，然而有些患者每日只需 150mg 即可。

本品服用时，需整粒吞服或与开始几口食物一起嚼服，一般主张吃第一口饭后立即服药。如果服药后很长时间才进餐，则效果较差，甚至无效。本品必须与碳水化合物同时存在于小肠时才能发挥药效，可长期服用。

【不良反应】本品易引起消化系统的不良反应（约 58%），如胃胀、腹胀、腹泻、胃肠痉挛性疼痛、顽固性便秘等，偶见头痛、眩晕、乏力、皮肤瘙痒或皮疹等症。不良反应的发生率与用药剂量是有相关性的，故应从小剂量开始给药，逐渐加量。多数不良反应可随用药时间的延长而逐渐减轻，甚至消失。

【注意事项】18 岁以下的青少年及儿童、妊娠期及哺乳期妇女禁用本品。有严重肾功能不全、慢性肠功能紊乱、严重疝气、肠梗阻及肠溃疡等患者慎用。

【药物相互作用】①本品具有抗高血糖的作用，单独服用时，不会引起低血糖反应。若与其他降糖药联合应用时，则会提高降糖作用，甚至出现低血糖。因此，在合用时应把握好用量。若发生严重低血糖者，应直接补充葡萄糖。②用药期间，应避免服用消胆胺、制酸剂、肠吸附剂及含消化酶的药物制剂，以免降低本品的疗效。

【制剂规格】片剂：50mg；100mg。

伏格列波糖
Voglibose

【别名】倍欣，Basen。

【药理作用】本品可抑制双糖类水解酶（α-葡萄糖苷酶），从而抑制双糖水解为单糖，使肠道内糖分的消化与吸收被延迟，进而改善饭后的高血糖。

【体内过程】本品在胃肠道中吸收量极少。在体内很少代谢，主要以原形的形式存在于血浆中，主要分布在肾脏及肠黏膜。

【适应证】本品只适用于患者接受饮食、运动疗法而未得到明显效果时；或除饮食、运动疗法外，还口服降血糖药物或胰岛素制剂而未得到明显效果者。

【剂量与用法】成人每次 0.2mg，每日 3 次，饭前口服。疗效不明显时，经充分观察后将每次剂量增至 0.3mg。

【不良反应】①出现恶心、腹胀、腹痛等消化系统症状。②血管疾病的老年患者会伴有恶心、呕吐的严重眩晕症。③罕见转氨酶升高、胆汁瘀积性肝炎。

【注意事项】①本品独用或与其他降糖药物合用时，偶尔出现低血糖反应。②由于本品可抑制双糖水解为单糖，故当出现低血糖症状时，不应给予蔗糖而应直接给予葡萄糖。③严重感染、严重酮症酸中毒、糖尿病昏迷前期、严重创伤、手术前后，以及对本品中的任何成分有过敏史者禁用。④对孕妇或可能妊娠的妇女，用药时应权衡利弊。⑤本品只适用于诊断明确的糖尿病患者，当葡萄糖耐量异常、尿糖阳性时，应特别注意。⑥用药期间须定期监测血糖，充分注意持续用药的重要性。

【药物相互作用】①β-受体拮抗剂、水杨酸盐、华法林、氯贝丁脂、单胺氧化酶抑制剂可增强本品的降血糖作用。②肾上腺素、肾上腺皮质激素、甲状腺激素可降低本品的降血糖作用。

【制剂规格】片剂：0.2mg。

盐酸苯乙双胍
Phenformin Hydrochloride

【别名】降糖灵，苯乙福明。

【药理作用】本品为双胍类口服降糖药，但并不能促进胰岛素的分泌。其作用机制主要为促进脂肪组织摄取葡萄糖，使肌肉组织无氧酵解率增加，提高葡萄糖的利用率，对抗胰岛素因子也有拮抗作用；可抑制肝糖原异生，减少葡萄糖的生成；阻碍消化道对葡萄糖的吸收，最终使血糖浓度降低。此外，本品还可抑制机体释放胰高血糖素。

【体内过程】本品口服后，吸收迅速，药效可持续6~8小时，半衰期为3~5小时。本品主要在肝脏代谢，约1/3以代谢物的形式经肾排出。

【适应证】本品可用于成年2型糖尿病及部分胰岛素依赖型糖尿病。对于经磺酰脲类治疗无效的多数幼年型糖尿病、瘦型糖尿病，应用本品后亦可降低血糖，减少血糖波动。治疗成年型及稳定型糖尿病时，可与磺酰脲类合用，效果较两药单用为佳。对一些不稳定型或幼年型的糖尿病，可与胰岛素合用控制血糖，减少胰岛素用量。对肥胖型糖尿病患者，尚可利用其抑制食欲及抑制肠对葡萄糖的吸收而减轻体重。

【剂量与用法】口服：开始时每次25mg，每日2次，饭前服。1周后，必要时每日可再加25mg，但每日剂量不超过75mg。一般服药1周后，血糖即降低，连续用药3~4周。如与胰岛素或磺酰脲类药合用时，剂量应根据病情作适当调整。

【不良反应】①胃肠道反应有食欲不振、口中金属味、恶心、呕吐等。大剂量服药时，可发生腹泻。缓慢加量时，可减少不良反应的发生。②应用本品后，体内葡萄糖无氧酵解反应增加，乳酸生成量增大，进而引起严重的乳酸性酸血症，死亡率为50%。

【注意事项】①充血性心衰、肝肾功能障碍、糖尿病并发酮症酸中毒，以及急性感染者禁用。妊娠期妇女应用本品时应权衡利弊。②治疗过程中，首次给药须密切观察，谨防低血糖、昏迷及酸血症的发生。

【药物相互作用】①当本品与双香豆素类药物合用时，会增加后者的抗凝血作用，可致出血倾向。②若服用本品的同时饮用含醇的饮料，可引发酸血症、腹痛及体温过低症。

【制剂规格】片剂：25mg；50mg。胶囊剂：50mg；100mg。

吡格列酮

Pioglitazone

【别名】艾汀，安可妥，贝唐宁，顿灵，卡司平，凯宝维元，可成，列洛，瑞彤，万成，盐酸吡格列酮，ACTOS。

【药理作用】本品为噻唑烷二酮类口服降糖药，可增敏胰岛素，是一种高选择性过氧化物酶体增殖因子激活剂的γ型受体（PPARγ）激活剂。主要是通过激活脂肪、骨骼肌和肝脏等胰岛素作用组织中的PPARγ，刺激胰岛素的感敏基因，提高对胰岛素的敏感性，故本品具有降血糖作用。

【体内过程】本品口服后，达峰时间约为2小时，进食不改变本品的吸收率，但延迟3~4小时。血浆蛋白结合率大于99%。经肝脏代谢后，转化成硫酸化衍生物，能非竞争性地抑制线粒体及微粒体乙酰胆碱酯酶的活性，可减少生成甘油三酯。

【适应证】单用或与其他抗糖尿病药磺酰脲类或双胍类或胰岛素合用，治疗2型糖尿病。

【剂量与用法】口服给药：单药治疗在不考虑饮食的情况下，本品初始剂量为每次15~30mg，每日1次。如反应不佳，可增至每日45mg（一日最大剂量）。联合治疗在不考虑饮食的情况下，本药起始剂量为每次15~30mg，每日1次。同时与胰岛素、二甲双胍或磺脲类药合用治疗时，如出现血糖低于或等于100mg/dL时，胰岛素应减量10%~25%，磺脲类药也应减量，但二甲双胍无须调整剂量。

【不良反应】①可引起低血糖、浮肿、血浆溶剂增加导致前负荷诱导性心脏肥大，偶见肌酸激酶水平短暂升高。②可出现头痛、体重增加、水肿、贫血，以及上呼吸道感染等不良反应。

【注意事项】①对本品过敏者，1型糖尿病患者或糖尿病酮症酸中毒者，肝功能不全者，心功能Ⅲ级或Ⅳ级的患者禁用。②18岁以下患者、孕妇、哺乳期妇女慎用。③治疗前及治疗期间定期检查肝功能。

【药物相互作用】①与含乙炔雌二醇或炔诺酮合用，可使两种激素的血药浓度降低30%。②本品对格列吡嗪、地高辛、华法林及二甲双胍无影响。③CYP3A4对本品的代谢有一定作用。④在体外，酮康唑可明显抑制本品的代谢。

【制剂规格】片（胶囊）剂：15mg；30mg。

罗格列酮
Rosiglitazone

【别名】马来酸罗格列酮，罗西格列酮，圣奥，文迪雅，Avandia。

【药理作用】本品属噻唑烷二酮类口服降糖药，是第二个获准上市的胰岛素增敏剂，本品非常易于和肝、骨骼、脂肪等组织的胰岛素靶器官上的γ型受体（PPARγ）紧密结合，从而降低胰岛素抵抗。上述受体具有调节胰岛素效应基因转录的功能，进而增加对胰岛素的敏感性，降低空腹和餐后血糖及糖化血红蛋白水平。但要求患者有一定的分泌胰岛素功能。

【体内过程】口服吸收好，1小时血药达峰浓度，生物利用度为99%，半衰期为3~4小时。约64%随尿排出，约23%随粪便排出。

【适应证】本品可治疗2型糖尿病，既可单独应用，也可与双胍类或磺酰脲类联合使用。

【剂量与用法】口服给药：单独用药，起始量为每次4mg，每日1~2次。经8~12周治疗后，若空腹血糖控制不理想，可加量至每日8mg。本品的最大推荐剂量为每日8mg。联合用药：与磺酰脲类药物合用时，如患者出现低血糖需减少磺酰脲类药物用量；与二甲双胍合用时，不会因低血糖发生而调整二甲双胍用量。

肾功能不全者单用本品时，无需调整剂量，但不可与二甲双胍合用。老年患者服用本品时，无需因年龄而调整剂量。

【不良反应】可发生上呼吸道感染、外伤、头痛、水肿、背痛、高血糖、乏力、鼻窦炎、腹泻、贫血及低血糖等不良反应。

【注意事项】①对本品过敏者、1型糖尿病或糖尿病酮症酸中毒者、既往曾应用曲格列酮（第一个上市的胰岛素增敏剂）导致黄疸者禁用。心肝功能不全者、18岁以下者、水肿患者、孕妇、哺乳期妇女禁用。②本品服用前后应定期监测肝功能、血糖、HbAlc。

【药物相互作用】①与二甲双胍、格列苯脲及阿卡波糖合用时，对这些药物的疗效及稳态药动学无影响。②不影响华法林、地高辛、雷尼替丁的体内代谢与临床疗效。③不会增加磺酰脲引起的低血糖危险。④不会增加二甲双胍的胃肠道反应。⑤不影响乙醇的体内代谢。

【制剂规格】片剂：2mg；4mg；8mg。

（4）其他

米格列醇
Miglitol

【别名】德赛天，米格尼醇，Glyset。

【药理作用】本品是一种口服α-葡萄糖苷酶抑制剂，在小肠内可逆性抑制α-葡萄糖苷酶，减少糖类分解为葡萄糖，并能延迟小肠中葡萄糖的吸收，从而降低饭后血糖升高的幅度。本品可降低2型糖尿病患者的糖基化血红蛋白水平，随时间不同而影响血糖浓度。

【体内过程】本品的吸收在高剂量下会达到饱和，剂量为25mg时可完全吸收，而剂量为100mg则只能吸收50%~70%。无论何种剂量，它都是在服药后2~3小时达到血药浓度最高值。其分布容积为$0.18L \cdot kg^{-1}$，主要分布于细胞外液，能通过胎盘，并可从乳汁中分泌。该药以原形从肾脏排泄，对肝脏无损害，血浆半衰期约为2小时。

【适应证】配合饮食控制和运动，适用于控制 2 型糖尿病患者的血糖。与磺酰脲类药物合用时，可治疗单一本品或者磺酰脲类药物无法达到满意血糖控制者。

【剂量与用法】本品剂量必须参照其疗效与病人耐受量而定，但不可超过最大推荐量（每日100mg，3 次/日）。

初始剂量：推荐的初始剂量为每次 25mg，每日正餐前服用，每日 3 次；部分患者需从每日 1 次逐渐增加至每日 3 次。

维持剂量：每次 50mg，每日 3 次；最大剂量：每次 100mg，每日 3 次；磺胺脲可引起低血糖症，故合用时应及时调整药物的剂量。

【不良反应】胃肠道反应：最常见为腹痛，腹泻，胃胀气。其中腹痛和腹泻的发生率会随着持续给药而有所减轻。个别病例可见一过性皮疹、低铁血症。

【注意事项】①血糖控制失调：当糖尿病患者伴有发热、外伤、感染或手术时，会产生暂时性的血糖控制失调，必须进行临时胰岛素治疗。②肾损害：在肾损害患者中，本品血清浓度随着肾损害程度和肾功能降低而成比例上升。长期临床实验发现，伴有严重肾功能低下的糖尿病患者（血肌酐 >2.0mg/dL）不推荐使用本品。

【药物相互作用】①本品与活性炭等肠道吸附剂及含淀粉酶、胰酶等可分解糖类的助消化酶剂合用时，疗效降低。②本品可降低地高辛的血药浓度，合用时应注意监测其浓度。③本品与磺酰脲类、双胍类或胰岛素类合用时，低血糖的风险增加，应引起注意。④本品与普萘洛尔或雷尼替丁联合用药时，可减少其吸收，如使雷尼替丁的生物利用度降低约60%。

【制剂规格】片剂：25mg；50mg；100mg。

米格列奈钙
Mitiglinide Calcium

【别名】法迪。

【药理作用】本品与胰岛 β 细胞膜上磺酰脲受体结合，抑制胰岛 β 细胞膜上 ATP 敏感的 K^+ 通道，造成细胞去极化，细胞内 Ca^{2+} 浓度升高，从而促进胰岛素分泌，降低血糖。

【体内过程】血药浓度：健康成年男性餐前即刻口服单剂量 5mg、10mg 及 20mg，给药后 0.23~0.28 小时达到最高血药浓度，半衰期约 1.2 小时。24 小时后，给药量的 54%~74% 从尿中排泄，代谢产物几乎均为与葡萄糖醛酸的结合物，原形药物不到 1%。本品水合物通过肝脏及肾脏代谢。体外试验证明，葡萄糖醛酸结合物主要由肝药酶 UGT1A9 及 UGT1A3 代谢，羟基结合物主要通过 CYP2C9 代谢。

【适应证】改善 2 型糖尿病患者餐后高血糖（仅限于经饮食、运动疗法不能有效控制血糖的患者或在饮食、运动疗法的基础上加用 α - 葡萄糖苷酶抑制剂后仍不能有效控制血糖的患者）。

【剂量与用法】餐前 5 分钟内口服。通常成人每次 10mg（2 片），每日 3 次。可根据患者的治疗效果酌情调整剂量。

【不良反应】①据国外文献报道：在临床试验总病例 1142 例中，报告发生不良反应 245 例（21.5%）。主要为低血糖症状（5.8%），其他包括腹胀（1.7%）、便秘（1.2%）、腹泻（1.1%）等消化道症状及头痛（1.0%）等。此外，临床检查值异常在总病例 1137 例中出现 245 例（21.5%），主要包括丙酮酸升高（6.4%）、γ - GTP 升高（4.1%）、乳酸升高（2.9%）、ALT（GPT）升高（2.8%）、游离脂肪酸升高（2.1%）等。②严重不良反应：a. 心肌梗死（0.1%）：给药时应密切观察，出现异常时应立即终止使用，并做适当处理。b. 低血糖：可能发生低血糖症状，如眩晕、饥饿感、颤抖、乏力、出冷汗、意识丧失等。c. 肝功能不全，可能发生伴随 AST（GOT）、ALT（GPT）、γ-GTP 显著升高的肝功能不全，应密切观察。如出现异常，应停止给药并采取适当处理措施。

【注意事项】①本品可能导致低血糖症状，从事高空作业、汽车驾驶的患者使用时应注意。如出现低血糖症状，可使用蔗糖、葡萄糖或饮用富含葡萄糖的饮料等方法处理。但是，在联合使用 α-葡萄糖苷酶抑制剂引起低血糖时，因 α-葡萄糖苷酶抑制剂会延迟双糖类的消化吸收，故不得给予蔗糖，而应给予葡萄糖的处理措施。此外，可考虑减量至每次 5mg，并慎重给药。②本品给药过程中应定期检查血糖，密切观察。如给药 2~3 个月后效果仍不明显时，可考虑变更治疗方法。③本品给药过程中存在需要停药或减量的情况。此外，还可能由于患者不重视或合并感染等因素导致效果不足或失效，故应在密切观察食物摄取量、血糖值及是否存在感染因素等基础上，即时决定是否适合继续给药，选择给药剂量及更适当的药物等。④本品可迅速促进胰岛素分泌。其作用位点与磺酰脲类药物相同，但与磺酰脲类药物对血糖控制的协同作用及安全性尚未确认，故不可与磺酰脲类药物合用。⑤本品与胰岛素增敏剂（如盐酸吡格列酮）及双胍类制剂等合用的有效性及安全性尚未确立。⑥下列患者应慎用本品：肝功能不全患者有诱发低血糖的可能，或使肝功能进一步恶化的可能；肾功能不全患者，有血浆中药物原形消除半减期延长的报道，有诱发低血糖的可能。⑦缺血性心脏病患者（有报告发生心肌梗死）慎用。⑧脑垂体功能不全或肾上腺功能不全患者；腹泻、呕吐等胃肠功能不全者；营养不良，饥饿，食物摄入量不足或身体虚弱、剧烈运动、过度饮酒及老年患者慎用。

【药物相互作用】与下表中药物合用时须慎重，注意监测血糖值，必要时可调整使用量。

与米格列奈钙相互作用的药物一览表

药物名称	临床症状及处理方法	作用机制及危险因子
胰岛素制剂	注意低血糖症状（饥饿感、打呵欠、恶心、乏力、倦怠等初期症状至血压升高，出汗、颤抖、面色苍白，最终意识丧失、惊厥、昏迷），因合用药物能增强降血糖作用，故在监测血糖的同时，密切观察患者状态，必要时减量与 α-葡萄糖苷酶抑制剂合用发生低血糖症状时，不得使用蔗糖，必须服用葡萄糖	不同作用机制的药理作用相加，导致降血糖作用增强
双胍类制剂（如盐酸二甲双胍等）		
α-葡萄糖苷酶抑制剂（如伏格列波糖）		
胰岛素增敏剂（如盐酸匹格列酮）		
水杨酸制剂（如阿司匹林等）		抑制与血液中蛋白的结合，以及抑制结合代谢。阿司匹林单次给予 1500mg 合用时，有影响低血糖的可能；低剂量（阿司匹林单次给予 300mg）时则无影响
安妥明等		抑制药物与血中蛋白的结合及抑制药物代谢
磺胺类（如磺胺甲噁唑等）		抑制肝脏糖异生作用及增强外周胰岛素敏感性而致血糖下降
β-阻断剂（如心得安等）		
单胺氧化酶抑制剂		
蛋白同化激素（如美雄诺龙等）		蛋白同化激素制剂仅对糖尿病患者产生降血糖协同作用，抑制药物代谢，延缓排泄
四环素类抗生素（如盐酸四环素、美满霉素等）		增强胰岛素敏感性

（续表）

药物名称	临床症状及处理方法	作用机制及危险因子
肾上腺素	减弱口服降糖药的效果，不能有效控制血糖而致高血糖密切注意因餐后血糖升高所致的影响合用时，注意血糖的控制，增加测定血糖值的频次，必要时调节相应的给药剂量	抑制外周对葡萄糖的摄取及促进肝脏糖异生，导致血糖升高
肾上腺皮质激素（如甲基强的松龙等）		促进肝脏糖异生，降低外周胰岛素敏感性
卵胞激素（如雌二醇等）		作用机制不明确，推测可能引起可的松分泌改变，组织对糖的利用改变，生长激素产生过多，肝功能改变等
烟酸		抑制肝脏对葡萄糖的同化作用
异烟肼		糖代谢障碍使血糖升高及糖耐量异常
吡嗪酰胺		作用机制不明确。有文献报道，血糖值难以控制
吩噻嗪类（如氯丙嗪等）		从肾上腺中释放肾上腺素的增加，可抑制胰岛素释放
利尿剂（如苯噻嗪类利尿药、氯噻酮、利尿酸等）		使血清钾下降，胰岛素分泌功能不全，胰岛素敏感性下降
苯妥英钠		直接抑制胰岛素分泌
甲状腺激素（如干燥甲状腺等）	密切观察血糖值及患者的状态	改变血糖控制条件。
硫酸胍乙啶		给药初期，交感神经末梢去甲肾上腺素的释放量增加，刺激 β 受体，促进糖异生、糖原分解而致高血糖，长期使用致儿茶酚耗竭转为低血糖

【制剂规格】片剂 5mg（以米格列奈钙无水物计）。胶囊剂：10mg（以米格列奈钙无水物计）

六、抗糖尿病并发症药

依帕司他
Epalrestat

【别名】唐林，Kinedak。

【药理作用】本品是一种可逆性、选择性醛糖还原酶非竞争性抑制剂，抑制多元醇代谢中的葡萄糖转化为山梨醇，减少山梨醇的生成。山梨醇能影响神经细胞功能，蓄积在神经元内，会引起糖尿病性支配感觉运动的外周神经病变症状。本品还能增加 cAMP 和肌醇含量，提高运动神经传导速度。

【体内过程】健康成年人口服本品 50mg，1小时后血药浓度达峰值，药物主要分布在消化道、肝脏及肾脏。24 小时后约有 8% 经尿液排出，80% 由粪便排出体外。在体内的吸收速度、消除速度不随连续给药而变化。每日 3 次，每次 50mg，连续给药后，药物在体内蓄积大约为 1.1倍，基本没有蓄积。性别对药代动力学参数没有影响。

【适应证】用于预防、改善和治疗糖尿病并发的末梢神经障碍（麻木感、疼痛），振动感觉异常及心搏异常（显示糖化血红蛋白值高）。

【剂量与用法】口服，成人每次 50mg，每日 3 次，饭前服用。

【不良反应】①消化系统：可见腹泻、恶心、呕吐、腹痛、食欲不振、腹部胀满感、胃部不适。②过敏反应：偶见红斑、水疱、皮疹、瘙痒。③肝脏：偶见胆红素、AST、ALT、γ‑GTP 升高等。④肾脏：偶见肌酐升高。⑤其他：极少见眩晕、头晕、颈痛、乏力、思睡、浮肿、肿痛、四肢痛感、麻木、脱毛等。

【注意事项】①适用于饮食疗法、运动疗法、口服降糖药或用胰岛素治疗而糖化血红蛋白值高的糖尿病患者。对伴有不可逆的器质性变化的糖尿病性末梢神经障碍的患者不能肯定其效果。②服用本品后，尿液呈黄褐色，会影响胆红素及酮体尿定性试验。③用药12周无效时，应改用其他方法治疗。④有过敏体质者慎用。⑤老年患者如有生理机能的改变时，应适当减量。⑥妊娠期、哺乳期妇女及儿童禁用。

【制剂规格】片（胶囊）剂：50mg。

羟苯磺酸钙
Calcium Dobesilate

【别名】导升明，氢醌磺酸钙，护脉钙，Doxium。

【药理作用】本品能调整和改善毛细血管壁的通透性和柔韧性，拮抗诱导血管通透性增加的活性物质，如组织胺、5-羟色胺、缓激肽、透明质酸酶、前列腺素、血小板激活因子（PAF）等以防止胶原的改变。

血液高黏稠度：本品通过降低大分子血浆蛋白、纤维蛋白原和球蛋白的浓度，调节白蛋白与球蛋白的比值，增强红细胞的柔韧性和降低它们的高聚性，以及激活纤维蛋白溶解，而使血液黏稠度降低。

血小板高聚性：本品可减少血小板聚集因子，如B凝血蛋白、血栓素A_2、血小板激活因子等引起的聚集反应和血小板自发聚集反应；或抑制二磷酸腺苷（ADP）诱导的血栓形成。此外，能改善淋巴液的回流。

【体内过程】口服本品6小时后达血药浓度峰值，蛋白结合率为20%～25%，约75%以原形药物随尿液排出。

【适应证】主要用于糖尿病引起的视网膜病变和肾小球性硬化症。也用于微循环障碍引起的各种静脉曲张和痔疮及小腿溃疡、瘙痒性皮炎等。

【剂量与用法】口服用药应个体化。①糖尿病视网膜病变，初始剂量为每次500mg，每日3次，显效后改为每日1g维持，一般疗程3～5个月。②用于严重微血管病变时，初始剂量为每日1.5～2g，维持量为每日1g。③用于微循环机能不全者，一般每日1g，大多数患者每3周为一疗程，可视病情而定。

【不良反应】一般患者耐受良好，某些病例存在短暂的胃肠不适感。

【注意事项】孕妇、哺乳期妇女禁用，胃肠功能障碍者慎用。

【制剂规格】片（胶囊）剂：250mg；500mg。

七、甲状腺激素及抗甲状腺药

1. 甲状腺激素类药

甲状腺素
Thyroid Tablets

【别名】干甲状腺，Dry Thyroid。

【药理作用】本品可产生内源性甲状腺激素的作用。可维持机体的正常生长发育，促进新陈代谢，增加机体的产热量，提高交感-肾上腺系统的敏感性。若成人或少年甲状腺的功能低下时，就会导致甲状腺激素分泌不足，机体新陈代谢减弱，蛋白液蓄积在皮下组织内，使皮肤干燥肿胀，甚至形成黏液性水肿（厚皮病）；若甲状腺功能不足是先天性的，则会引发呆小症。

【体内过程】本品口服吸收仅40%左右，起效缓慢，3～5天才能显效，7～10天达最大药效。停药4～5周后，其作用才会消除。

【适应证】用于黏液性水肿、地方性甲状腺肿及各种原因引起的甲状腺功能低下症。此外，还可治疗粉刺、雷诺症、便秘、甲状腺癌、肝癌、乳癌、卵巢癌、氨基糖苷类药物引起的耳聋。但因其甲状腺激素（T_4）含量不稳定和 T_3 含量过高，目前很少使用。

【剂量与用法】口服，常用量，每次 10～40mg，每日 20～120mg；极量，每日 160mg。①黏液性水肿：开始时不超过每日 15～30mg，以后逐渐增加至每日 90～180mg。病情稳定后，改用维持量，每日 60～120mg，选用一个适合长期应用的剂量。②克汀病：剂量随年龄而异，1 岁以内每日 8～15mg，1～2 岁每日 20～45mg，2 岁以上每日 30～120mg，均分 3 次服用。③单纯性甲状腺肿：开始每日 60mg，以后逐渐增至每日 120～160mg，疗程一般为 3～6 个月。④甲状腺癌：每次 30～60mg，每日 2～3 次，维持量为每日 2 次。

【不良反应】本品过量使用可引起心动过速、心悸、心绞痛、心律失常、头痛、神经质、兴奋、不安失眠、骨骼肌痉挛、肌无力、震颤、出汗、潮红、怕热、腹泻、呕吐、体重减轻等类似甲状腺功能亢进的症状。减量或停药后，症状即消失。

【注意事项】①长期应用本品者，应监测心、肝、肾功能及骨吸收指标，以免发生蓄积中毒。②心脏病及糖尿病患者慎用本品。③若伴有肾上腺皮质功能低下者，应合用肾上腺皮质激素。④长期超量或加量过多过快者，可致甲状腺功能亢进；老年人及心脏病患者使用本品后，可诱发或加重心力衰竭、心绞痛或心肌梗死。⑤长期应用可加速骨吸收，促进骨质疏松的发生率。大量长期应用本品后，还可引发或加重肝损害。

【药物相互作用】本品不宜与非甾体类解热镇痛抗炎药、抗癫痫药、抗凝血药及口服降糖药合用。

【制剂规格】片剂：10mg；30mg；40mg；60mg。

左旋甲状腺素
Levothyroxine

【别名】优甲乐，Thyroxine，T_4。

【药理作用】本品为四碘甲状腺原氨酸的人工合成制剂，其作用与甲状腺素片类似。此外，本品还能降低低密度脂蛋白及胆固醇，有较强的兴奋心肌作用。

【体内过程】口服吸收约为 50%，起效缓慢，口服 1～2 周后始能达到最大疗效。半衰期为 6～7 天，体内贮量大，活性与生理激素相似。本品部分在肝脏中代谢，代谢物由胆汁排泄。

【适应证】用于甲状腺激素的替代治疗。

【剂量与用法】口服：成人开始时每次 25～50μg，每日 1 次。每 2～4 周递增 25～50μg，最大剂量为每日 150～300μg，维持量为每日 75～125μg。儿童 1 岁以上，口服一日剂量为 4μg/kg。1 岁以下，开始每日口服 25～50μg，以后依血中 T_4 和 TSH（促甲状腺激素）浓度来调整剂量（呆小症）。静脉注射用于黏液性水肿昏迷时，首剂 500μg，随之加用 T_3，6～8 小时后出现效应。如症状无改善，可在 1～2 小时内重复使用 100～200μg。见效后改为口服，每日 100μg。

【不良反应】参阅"甲状腺素"。

【注意事项】对本品过敏、心动过速、心肌梗死、甲状腺功能亢进者禁用；心脏病患者、肾上腺皮质功能不全者、老年人、孕妇及哺乳期妇女慎用。

【药物相互作用】①与口服避孕药合用时，需增加本品用量。②与三环类抗抑郁药合用时，可使彼此的药效及毒副作用增强。③本品可增加苯妥英钠的血药浓度。④能够增强双香豆素类抗凝药的抗凝作用。⑤抗晕厥药可加快本品代谢，能将甲状腺素从血浆蛋白中置换出来。⑥考来烯胺会减少本品吸收，合用需间隔 4～5 小时。

【制剂规格】片剂：25μg；50μg；100μg。注射剂：1mL：100mg；2mL：200mg；5mL：500mg。

2. 抗甲状腺药

丙硫氧嘧啶
Propylthiouracil

【别名】丙基氧嘧啶，丙赛优，Prothyran。

【药理作用】本品为抗甲状腺药，对甲状腺素的合成有抑制作用。其作用机制为抑制甲状腺内过氧化物酶的活性，使摄入的碘化物不能发生氧化反应；同时也妨碍酪氨酸偶联，从而阻止甲状腺素（T_4）的合成。加之本品对 T_4 在外周组织中转化成三碘甲状腺原氨酸（T_3）的过程也有抑制作用，故可减轻甲状腺危象。但本品对甲状腺摄取碘过程无影响，对已经合成的激素释放及其作用发挥无影响。需待体内储存的激素进行适当的消耗后才能显效，症状好转需 2~3 周，而正常的基础代谢率的恢复则需 1~2 个月。

【体内过程】本品口服后吸收迅速，给药 1 小时后的血药浓度即达峰值，药物可广泛分布于全身组织，但主要富集于甲状腺，骨髓及肾上腺浓度也较高。本品的血浆蛋白结合率为 76.2%，主要在肝脏代谢，其余经尿排除，能少量透过胎盘，或经乳汁分泌。

【适应证】①甲状腺功能亢进症：适用于轻症和不适宜手术或放射性碘治疗者，如儿童、青少年及手术后复发而不适宜放射性碘治疗者；也可作为放射性碘治疗时的辅助治疗。②甲状腺危象：除应用大剂量碘剂和采取其他综合措施外，本品大剂量使用可作为辅助治疗，阻断甲状腺素的合成。③术前准备：为了减少麻醉和术后合并症，防止术后发生甲状腺危象，术前应先服用本品，使甲状腺功能恢复到正常或接近正常后，在术前两周左右加服碘剂。

【剂量与用法】成人口服。常用量，每次 0.05~0.1g，每日 3 次；极量，每次 0.2g，每日 0.6g。但本品治疗剂量应依病情实施个体化用药。①甲状腺功能亢进症：开始时每日 0.2~0.6g，分 3 次服。症状缓解后改用维持量，每日 25~100mg。②甲状腺危象：开始剂量为每次 100mg，每日 3 次。视病情可每日 0.4~0.8g，分 3~4 次服用，疗程不超过 1 周，作为综合治疗措施之一。③甲状腺功能亢进症的术前准备：术前服用本品，每次 100mg，每日 3~4 次，使甲状腺功能恢复到正常或接近正常。加服两周碘剂后，再进行手术，术前 1~2 日停服。

【不良反应】常见皮肤瘙痒、荨麻疹、食欲减退、嗜睡、头痛等症，偶见粒细胞或白细胞减少症。

【注意事项】①哺乳期妇女、结节性甲状腺肿并伴有甲状腺功能亢进症者、甲状腺癌患者禁用本品，妊娠期妇女慎用。②用药期间应定期进行血象和肝功能的检查。

【药物相互作用】磺胺类、非甾体类解热镇痛抗炎药、保泰松、巴比妥类镇静催眠药、妥拉唑林、酚妥拉明、磺酰脲类、维生素 B_{12} 等对甲状腺功能都有抑制作用，并可引起甲状腺肿大，故联用时须注意。此外，在应用本品前避免应用碘剂。

【制剂规格】片剂：50mg；100mg。

复方碘溶液

Compound Iodine Solution

【别名】卢戈氏液，Lμgol's Solution。

【药理作用】本品为碘和碘化钾混合的水溶液。甲状腺激素的合成是以碘为原料的，故缺碘就会导致甲状腺激素合成不足，抑制垂体的反馈作用减弱，进而导致促甲状腺激素（TSH）含量增加，而甲状腺会应激性地发生代偿性肿大，合成大量的激素来维持生理功能。供给小剂量碘剂后，可纠正 TSH 分泌过多的现象，使早期缺碘引起的甲状腺肿大得以恢复。本品常用于治疗地方性甲状腺肿。正常人每日需碘量为 100~150μg，长期缺碘且机体无法代偿就会发生甲状腺功能减退。而碘过量时，则会引发甲状腺功能异常和甲状腺肿。

短期给予大量碘化物对甲状腺激素的释放会产生抑制作用，应用大剂量治疗甲状腺危象时可迅速缓解症状，但并不能抑制甲状腺激素的合成，需同时给予抗甲状腺药物，其对激素释放的抑制作用仅维持 2~3 周。

由于碘剂可使甲状腺体积缩小，血流供应减少，质地变硬，故应在甲状腺手术前服用碘剂以利于手术。

【体内过程】本品口服后，主要在胃肠迅速而完全吸收，其中80%聚集在甲状腺中，若吸收不良时，会随大便排出体外。少量可随乳汁排出体外，呼气及皮肤也能排出微量的碘，但本品的排泄途径主要还是肾脏。患有肾病综合征者则会随大量蛋白尿排出体外。碘剂可通过胎盘。

【适应证】①地方性甲状腺肿的预防和治疗，此时多给予小剂量，以保证足够的碘需要和合成足量的甲状腺激素，维持对垂体正常的反馈抑制作用，使因缺碘激素合成不足所引起增高的 TSH 下降，并使肿大的甲状腺恢复正常，但病期长，肿大明显者不能恢复。②甲状腺功能亢进症手术前准备，为避免手术及麻醉引起甲状腺危象。甲状腺功能亢进症者手术前需服用抗甲状腺药物丙硫氧嘧啶或他巴唑使甲状腺功能降至基本正常，但使甲状腺肿大加重，血流丰富，组织变脆。术前两周加用本品可使甲状腺体积变小，血流减少，组织变韧，利于手术进行。③甲状腺危象或称甲状腺功能亢进症危象。应用本品可在 24 小时内发生效应，一般在用药 2~7 天时危象明显改善。其作用消失也快，连续用药 2~3 周后出现脱逸现象。由于碘是甲状腺激素的原料，故在用本品前 1 小时，或至少同时服用丙硫氧嘧啶阻断甲状腺激素合成。

【剂量与用法】①预防地方性甲状腺肿，服用剂量需根据缺碘情况而定。②治疗地方性甲状腺肿，通常口服本品每日 0.1~0.5mL，2 周为 1 疗程；或每日 1~2 滴，疗程 30 天。休息 10 天后再服用，总疗程 3~6 月。③甲状腺功能亢进症术前准备，首先应在服用抗甲状腺药物至甲状腺功能正常时方加用本品，于术前 2 周开始服用，每次从 5 滴开始，每日 3 次，逐日每次增加 1 滴，至每次 15 滴为止。此时应进行手术，以免作用脱逸。开始应用本品后，抗甲状腺药物则可停用。

④甲状腺危象，可在应用抗甲状腺药物 1 小时后或同时服用本品，首次剂量 30~45 滴，以后每 6 小时口服 30 滴，危象缓解后停用。

【不良反应】少见过敏反应，通常在服药后数小时内发生过敏反应。主要表现为血管神经性水肿，上呼吸道黏膜刺激现象（黏膜溃疡、喉头水肿、唾液腺肿大），四肢、颜面皮肤出现红斑及/或风团，偶见过敏性休克；出现淋巴结肿大、关节痛、嗜酸性细胞数目增加。服用时间较长者，会出现流涎、口腔与咽喉有烧灼感、牙龈和唾液腺肿胀、唾液分泌量增加以及胃部不适、腹泻等；极少情况下会发生动脉周围炎、类白血病样的嗜酸性粒细胞增多。

【注意事项】本品可透过胎盘屏障进入子宫，致胎儿甲状腺功能异常和甲状腺肿，故妊娠期妇女禁用。本品还可被分泌入乳汁，能引起婴儿皮疹和甲状腺功能异常，故哺乳期妇女禁用。本品可影响婴幼儿的甲状腺功能，发生甲状腺肿，故婴幼儿禁用。对碘化物过敏者禁用。服用本品时，可影响甲状腺扫描和甲状腺摄碘率的测定。本品不可作为治疗甲状腺功能亢进症的常规用药，其抑制甲状腺激素释放会有脱逸现象，久用会失效。地方性甲状腺肿患者用量过大、用药时间过长时，可诱发甲状腺功能亢进症。呼吸系统疾病、高血钾，以及肾功能障碍者慎用本品。本品需混合在食物内口服，不能直接与口腔黏膜接触；鼻饲时，先用水冲淡后再用。

【药物相互作用】与锂合用或与抗甲状腺药合用时，可引起甲状腺功能降低及甲状腺肿。与保钾利尿剂合用或与血管紧张素转换酶抑制剂合用时，可引发高血钾，尤其是肾功能异常者。

【制剂规格】溶液剂：含碘 5%（1mL：50mg）及碘化钾 10%（1mL：100mg）。

甲巯咪唑
Thiamazole

【别名】他巴唑。

【药理作用】本品属咪唑类抗甲状腺药，对甲状腺素的合成有抑制作用。其作用原理与丙硫氧嘧啶类似，但活性更强，且起效快、代谢慢，故疗效维持时间较长。一般需 3～4 周才能起效，对服用过含碘的药物或甲状腺明显肿大的患者，可能需 12 周才能见效。

【体内过程】本品口服后经胃肠道迅速吸收，不影响甲状腺素的释放及作用，只在已合成的甲状腺素全部消耗后才起治疗作用。75%～80% 的药物原形及代谢物经尿排出体外，可通过胎盘，并经乳汁分泌。

【适应证】用于甲状腺功能亢进症、甲状腺危象及甲状腺功能亢进症术前准备。

【剂量与用法】口服：起始量，每次 10～20mg，每日 30～60mg；维持量，每日 5～10mg。一般治疗 18～24 个月。

【不良反应】参阅"丙硫氧嘧啶"。

【注意事项】参阅"丙硫氧嘧啶"。

【药物相互作用】参阅"丙硫氧嘧啶"。

【制剂规格】片剂：5mg。

卡比马唑
Carbimazole

【别名】新唛苄唑，甲亢平

【药理作用】本品通过抑制甲状腺内过氧化物酶阻碍吸聚到甲状腺内碘化物的氧化及酪氨酸的偶联，阻碍三碘甲状腺原氨酸（T_3）和甲状腺素（T_4）的合成。动物实验观察，本品可抑制 B 淋巴细胞合成抗体，降低血循环中甲状腺刺激性抗体的水平，使抑制性 T 细胞功能恢复正常。

【体内过程】本品口服后，在体内逐渐水解成甲巯咪唑后发挥作用，故作用缓慢，疗效维持时间较长，半衰期约 9 小时。

【适应证】适用于各种类型的甲状腺功能亢进症，尤其适用于：①病情较轻，甲状腺轻至中度肿大患者；②手术前准备；③甲状腺手术后复发，又不适于用放射性 ^{131}I 治疗者；④儿童、青少年、老年患者；⑤作为 ^{131}I 放疗的辅助治疗。

【剂量与用法】①成人。起始剂量为每日 30mg（6 片），可按病情轻重调节为 15～40mg（3～8 片），每日最大量 60mg（12 片），分次口服；病情控制后，逐渐减量，每日维持量按病情需要为 5～15mg（1～3 片），一般疗程为 18～24 个月。②小儿。起始剂量按体重 0.4mg/kg·d，分次口服，维持量按病情决定。

【不良反应】临床多见皮疹或皮肤瘙痒及白细胞减少症，较少见严重的粒细胞缺乏症；再生障碍性贫血。此外，还可能致味觉减退、恶心、呕吐、上腹部不适、关节痛、头晕头痛、脉管炎、红斑狼疮样综合征。罕致肝炎、间质性肺炎、肾炎和累及肾脏的血管炎；少见血小板减少、凝血酶原减少或因子Ⅶ减少症。

【注意事项】孕妇、肝功能异常、外周血白细胞数偏低者应慎用。

【药物相互作用】①服用本品前，避免服用碘剂。因高碘食物或药物同时或提前摄入，可使甲亢病情加重，使抗甲状腺药需要量增加或用药时间延长。②可增强抗凝药的抗凝作用。③磺胺类、对氨基水杨酸、保泰松、巴比妥类、酚妥拉明、妥拉唑林、维生素 B_{12}、磺酰脲类等都有抑制甲状腺功能和甲状腺肿大的作用，故合用时须注意。

【制剂规格】片剂：5mg。

八、甲状旁腺及钙代谢调节药（抗骨质疏松症用药）

阿法骨化醇
Alfacalcidol

【别名】活性维生素 D_3，Onealfa。

【药理作用】本品可被肝细胞羟化酶转化成 1，25－二羟基维生素 D_3，转化后的物质可增强肠道对钙和磷的吸收；可降低血浆中甲状旁腺激素水平，抑制骨钙消溶，可解除肌肉、骨骼的疼痛，改善与衰老、绝经或类固醇等引起的骨质疏松。

【体内过程】本品主要经肠道吸收，在肝脏代谢。健康成人口服本品按体重 4μg/kg 给药，8～24 小时血药浓度达峰，半衰期 2～4 天。

【适应证】用于慢性肾衰合并骨质疏松症、甲状旁腺功能低下、抗维生素 D 性佝偻病和骨软化症。

【剂量与用法】①慢性肾衰合并骨质疏松症，成人口服，每次 0.5～1μg，每日 1 次。②甲状旁腺功能低下和抗维生素 D 性佝偻病及骨软化症，成人口服，每次 1.0～4.0μg，每日 1 次。

【不良反应】①少数可出现肝功能异常、胃肠道反应、精神神经系统症状等症。②长期过量使用时，可致骨质疏松。

【注意事项】①治疗期间应定期监测血钙浓度，并调整剂量。若出现高血钙时，应立即停药。血钙降至正常浓度后，应从小剂量重新开始给药。②高磷酸盐血症者，可用氢氧化铝凝胶等控制病症。③有报道，与镁盐同服可致镁中毒，须慎用。④妊娠期妇女应用本品时应权衡利弊。

【药物相互作用】①与大剂量磷剂合用时，可诱发高磷盐血症。②与抗惊厥药（巴比妥类）合用时，可降低本品疗效。③与噻嗪类利尿药合用时，可诱发高钙血症。④与胃肠吸收抑制剂（考来烯胺、含铝抗酸药）合用时，可减少本品在胃肠道的吸收。

【制剂规格】胶囊剂：0.25μg；0.5μg；1.0μg。

阿仑膦酸钠
Alendronate Sodium

【别名】福善美，天可，Fosalan。

【药理作用】本品为氨基二膦酸盐类骨代谢调节剂，与骨中羟磷灰石有很强的亲和力，能进入骨基质的羟磷灰石晶体中。当破骨细胞溶解羟磷灰石晶体时，药物就会被释放，进而抑制破骨细胞活

性。此外，本品还能通过成骨细胞去间接地抑制骨吸收。本品抗骨吸收活性强，但无骨矿化抑制作用。

【适应证】用于治疗绝经后妇女的骨质疏松症。

【剂量与用法】口服：每日早餐前 30 分钟用 200mL 温开水送服，每次 10mg，每日 1 次，6 个月为一个疗程。

【不良反应】①多见腹痛、恶心、腹泻、便秘、消化不良症，但食道糜烂及溃疡罕见。②偶有血钙降低、短暂血白细胞升高及尿中出现白细胞、红细胞。③罕见红斑、皮疹、荨麻疹、血管性水肿等过敏反应。

【注意事项】①食道运动功能障碍者及食道管径狭窄者、骨软化症者、严重肾脏损害者禁用本品。患有消化系统疾病，如食道不适、胃炎、十二指肠炎症、溃疡病、胃肠功能紊乱；婴幼儿及青少年；轻、中度肾功能不全者均慎用本品。妊娠期及哺乳期妇女、男性骨质疏松症者的用药安全性与有效性尚未确定，不建议使用。②在使用本品前，应先纠正矿物质代谢的失衡。低钙血症、维生素 D 缺乏症者，为了不影响本品的吸收，在服用本品的半小时内不饮用咖啡、橘子汁及一些抑酸剂、补钙剂或其他口服制剂。③在服用本品时，不要吮吸或咀嚼药片，应整片吞服。

【药物相互作用】①与水杨酸类同服时，可增加胃肠道刺激。②抗酸药会影响本品的吸收。③本品易与钙结合，钙制剂会使本品的胃肠道吸收率降低。④本品（口服）与雷尼替丁（静脉）合用时，可使本品的生物利用度增加 2 倍。

【制剂规格】片剂：5mg；10mg（按阿仑膦酸计）。

骨肽
Ossotide for Injection

【别名】唛金沥，西若非。

【药理作用】本品含多种骨代谢的活性肽类，具有调节骨代谢，刺激成骨细胞增殖，促成新骨形成；以及调节钙、磷代谢，增加骨钙沉积的作用。

【适应证】本品能促进骨折愈合，防治骨质疏松症；也可用于增生性骨关节病及风湿、类风湿关节炎等症状改善。

【剂量与用法】肌内注射：每次10mg，每日1次，20～30日为一疗程，亦可在痛点和穴位进行注射或遵医嘱。静脉滴注：每次50～100mg，溶于250mL 0.9%氯化钠注射液中，每日1次。15～30日为一疗程。

【不良反应】偶见发热、皮疹。

【注意事项】若发现药瓶破损或瓶盖松动或溶解稀释后有浑浊时勿用。过敏体质者慎用。如长期应用本品伴有发热、皮疹等症状者，应及时停药并咨询医生。对本品过敏者、严重肾功能不全者、孕妇及哺乳期妇女禁用。

【药物相互作用】本品不可与其他类药品同时使用。

【制剂规格】注射剂：10mg；25mg。

骨化三醇
Calcitriol

【别名】罗钙全，Calcijex。

【药理作用】本品为活性最强的抗佝偻病药，主要是由维生素D_3在肾脏和肝脏内发生酶促反应后转化而来的，是维生素D_3的一种活化物，故其作用与维生素D_3相同，但作用更强。

【体内过程】本品口服吸收较快，在给药3～6小时后的血药浓度便可达峰，半衰期为3～6小时，单次给药后的药理活性可维持3～5日。

【适应证】用于防治维生素D缺乏症、甲状旁腺功能低下症及血液透析者的肾性骨营养不良及骨质疏松症。

【剂量与用法】口服剂量应根据患者的血钙浓度来决定。①一般用量：每日0.3～0.5μg，分2次口服。②血液透析者的肾性骨营养不良：如血钙浓度正常或略低，每日0.25μg；如2～4周内生化指标及病情无明显改变，则每日剂量可达0.5μg。一周应测两次血钙浓度，随时调整剂量。大多数患者用量在每日0.5～1μg。③甲状旁腺功能低下：儿童1～5岁，每日0.25～0.75μg；6岁以上及成人，每日0.5～2μg（用量须个体化）。

【不良反应】超剂量用药可引起高血钙症，如眩晕、腹痛、恶心、呕吐、肌无力、精神错乱、骨痛、烦渴、多尿、肾钙质沉着、肾结石，甚至可致心律失常。

【注意事项】①用药过程中应监测血钙和血磷浓度，与高钙血症相关的疾病禁用本品。②儿童和妊娠期妇女的用药安全尚未确定，应慎用。③应用本品进行治疗时，须从最低剂量开始。在没有监测血钙浓度的情况下，不得随意增加给药量，同时要根据机体每天从食物中摄取的钙来调整给药剂量。

【药物相互作用】本品不能与维生素D类药物同时应用；同时服用苯妥英钠或巴比妥类药物时，可加速本品的代谢；考来烯胺可抑制本品吸收。

【制剂规格】胶囊剂：0.25μg；0.5μg。注射剂：1mL：1μg；2mL：2μg。

降钙素
Calcitonin

【别名】密钙息，Calcimar。

【药理作用】主要是通过调节肾脏、胃肠道和骨骼而使血钙浓度降低。①对骨骼的作用，本品既能抑制骨骼对钙的吸收，又能抑制骨骼的自溶作用，使骨骼自身释放的钙量减少，同时又不断摄取血浆中的钙，最终使血钙浓度降低。本品还可对骨盐的溶解与转移及骨基质分解产生抑制作用，使骨的更新率提高；同时，还使尿钙、尿磷的排泄量增加，引起低钙血症或低磷血症。本品降低血钙作用短暂，但可抵制甲状旁腺激素对骨骼的作用。②对肾脏的作用，本品可抑制肾小管对钙、钠、磷的重吸收，从而提高它们在终尿中的含量，但对钾和氢的影响则不大。③本品对胃酸、胃泌素和胰岛素等的分泌，以及肠道对钙的转运可产生抑制作用。

【体内过程】本品口服后，迅速被胃液降解失效，故不应口服给药。本品肌肉或皮下注射时的生物利用度可达70%，约在用药1小时后的血药浓度可达峰，半衰期为70~90分钟。95%的药物原形及其代谢产物随尿液排出体外。

【适应证】高钙血症危象、慢性高钙血症、骨痛伴有骨质疏松及骨质溶解、变形性骨炎等。

【剂量与用法】①变形性骨炎：可使骨痛缓解，隔日皮下或肌注1次或一周肌注3次，每次50~100单位，1~2周后骨痛减轻，3~6个月后骨痛消失。②老年性骨质疏松症：一周皮下或肌注3次，每次50~100单位。③高钙血症：高钙血症危象的急症治疗，静脉滴注，每日按体重10~40U/kg给药，6小时滴完（溶于500mL 0.9%氯化钠注射液中），或将上述剂量分2~3次缓慢静注。对甲状旁腺功能亢进、甲状旁腺癌和甲状腺功能亢进症引起的高钙血症，起始剂量为每12小时4U/kg，皮下或肌内注射。如效果不显，可适当增加剂量。

【不良反应】①可出现皮疹、荨麻疹症，偶见过敏性休克。②可有恶心、呕吐、口渴、腹泻、腹痛、胃灼热等症。③可见潮红、心悸、头痛、眩晕、耳鸣、手足抽搐症。④偶见丙氨酸氨基转移酶（ALT）升高。⑤偶见低钠血症、继发性甲状腺功能低下症。

【注意事项】①用药过程中如出现耳鸣、哮喘、眩晕和便意等症状时，应立即停用。②孕妇和哺乳期妇女禁用本品。③大多数患者应用小剂量的降钙素是安全有效的。如大剂量应用本品作为短期治疗时，少数患者会出现继发性甲状腺功

能低下症。④对怀疑过敏者，可先做皮试。

【药物相互作用】①本品与氨基糖苷类合用时，可诱发低钙血症。②含金属离子的抗酸药与导泻剂可影响本品吸收。

【制剂规格】注射剂：1mL：10单位；1mL：50单位；1mL：100单位；1mL：400单位。喷鼻剂：2mL：50单位；2mL：100单位。

羟乙膦酸钠
Etidronate Disodium

【别名】依替膦酸二钠，Calciux。

【药理作用】本品对骨羟磷灰石结晶有亲和力，吸附在结晶表面，抑制结晶生长、聚集，也减缓结晶的溶解。具有双向调节作用，小剂量（每日5mg/kg）抑制骨吸收，大剂量（每日20mg/kg）则作用相反，抑制骨形成。

【体内过程】口服后，1%~6%由胃肠道吸收，吸收后不会发生代谢变化。大部分药物会在6小时内从血液中被吸收，约50%被吸收的产物在24小时内由肾脏排泄，其余被吸收的部分则由骨骼吸收，然后缓慢消除，未被吸收的药物经粪便排泄。

【适应证】适用于各种原因引起的高钙血症，如畸形性骨炎及其他钙代谢紊乱，包括关节置换术后的异位骨化、骨质疏松症、肾结石等。

【剂量与用法】口服：每次200~400mg，每日1~2次，不可进餐时服用，服用2周后停药，再服钙盐500mg/d以上，连续11周，以后视情况再重新开始。服药前后2小时内，免服钙剂、高钙食物及抗酸药。

【不良反应】①恶心、腹泻、注射中或注射后会引发短暂的味觉丧失或改变。②偶见皮疹、瘙痒。③可引发骨矿化受损伴骨软化、骨病或骨折。

【注意事项】①对本品过敏者及孕妇禁用。②大剂量长期应用本品时，可影响骨的钙化，引

发骨软化症、骨痛甚至骨折，因此不可大剂量长期服用。③发生骨折应立即停药。④肾功能不全或高磷酸盐血症者慎用本品。

【药物相互作用】参阅"降钙素"。

【制剂规格】片剂：200mg。

氯膦酸二钠

Clodronate Disodium

【别名】德维，迪盖钠，二氯甲双磷酸钠，固令，氯得磷酸二钠，氯屈磷酸二钠，氯屈磷酸钠，洛屈，雅坤宇。

【药理作用】本品为二磷酸盐化合物，是骨代谢调节剂。主要作用于骨组织，可与骨基质羟磷灰石络合，抑制羟磷灰石溶解和破骨细胞的破骨活性，最终防止高钙血症；同时也抑制骨吸收。与机体的保护因子焦磷酸相似，可阻断磷酸钙在尿液和其他体液中沉积，使骨骼以外的其他组织不被钙化。本品可使肿瘤引起的高钙血症正常化，使患者延寿，可减轻转移癌引起的剧痛。

【体内过程】口服时吸收较少，生物利用度为1%～2%。血浆半衰期为2小时，骨中半衰期达90天，血浆蛋白结合率很低。若同时服用钙剂，可影响本品蛋白结合率。主要以原形随尿液排出，其余被骨吸收。

【适应证】用于治疗癌性骨病、高钙血症、骨质疏松及骨性癌转移性骨痛。

【剂量与用法】①口服给药：用于恶性肿瘤患者，每日2.4g，分2～3次口服。血钙正常者，可减为每日1.6g；若伴有高钙血症者，可增加至每日3.2g。用于骨质疏松症，早期或未发生骨痛者，每日0.4g，连用3个月为一疗程，必要时可重复疗程。严重或已发生骨痛者，每日1.6g，分2次服用。②静脉滴注：用于变形性骨炎，每日0.3g，静脉滴注3小时以上，共用5日，以后改为口服给药。用于高钙血症，每日0.3g，静脉滴注3～5日或单次给药1.5g，血钙正常后改为口服

给药。静滴时用500mL 0.9%氯化钠注射液稀释，缓慢滴注，通常应在2小时以上。

【不良反应】①开始服用时，可出现轻度腹泻、腹痛、腹胀症，少数出现眩晕和疲劳，均可随着治疗的继续而消失。大剂量给药时，可见恶心、呕吐症。②静脉给药期间，偶发无症状性低血钙。③长期大量使用时，可发生骨钙丢失的病理性骨折。

【注意事项】①对本品或其他双膦酸盐类过敏者、孕妇及哺乳期妇女禁用。肾功能不全者、小儿慎用本品。②用药期间应监测血常规、血钙及肝肾功能。③用药期间需充分饮水。④本品与食物中多价阳离子相遇时，可使本品吸收率下降；由于双膦酸盐与钙在胃肠道可结合，故本品应在餐前1小时服用，但不可与牛奶同服。

【药物相互作用】①本品可与二价金属阳离子形成复合物，因此与牛奶、抗酸药、铁剂二价阳离子的药物合用时，可形成难溶性复合物，使本品的吸收率降低。②与氨基糖苷类合用时，有发生低钙血症的危险。③与非甾体抗炎药合用时，有增加肾功能不全的危险。④与雌莫司汀磷酸钠合用时，可使血药浓度升高达80%。

【制剂规格】片剂：0.2g；0.4g；0.8g。胶囊剂：0.3g；0.4g；0.6g。注射剂：5mL：0.3g。

帕米膦酸二钠

Pamidronate Disodium

【别名】阿可达，氨羟丙基双磷酸二钠，博宁，AMINOMUX。

【药理作用】本品为第二代膦酸类药物，是破骨细胞活性抑制剂，易与骨骼羟磷灰石紧密结合，抑制羟磷灰石溶解和破骨细胞活性。其过程，当与羟磷灰石结合，破骨细胞溶解晶体时，药物随即被释放，发挥抑制破骨细胞活性作用，即抑制破骨细胞的骨溶解作用。本品尚能抑制骨的再吸收。此外，还能降低血钙浓度，改善肾小球滤

过率，降低血肌酐水平。

【体内过程】本品生物利用度为 1% ~ 3%，吸收后约 50% 进入骨骼，其余大部分在 72 小时内随尿排出，蛋白结合率约 54%。肾功能轻度损害者，其清除率与肌酐清除率相关。

【适应证】用于多种原因引起的高钙血症、变形性骨炎、多种原因引起的骨质疏松症、甲状旁腺功能亢进症，也适用于肿瘤骨转移所引起的过度溶解性骨破坏及其并发症（如骨痛、病理性骨折等）、多发性骨髓瘤。

【剂量与用法】静脉滴注：用于肿瘤骨转移性疼痛，每次 30 ~ 60mg。静滴液配制：本品 15mg 先以注射用水 5mL 溶解后，再加入到 0.9% 氯化钠注射液或 5% 葡萄糖注射液中，药液浓度不得超过 15mg/125mL，滴注速度每小时不得高于 15mg。用于高钙血症时，应严格按照血钙浓度用药，具体可参考下表：

帕米膦酸二钠治疗高钙血症时的用法用量

血钙浓度（mmol/L 或 mg/dL）	本品用量（mg）	血钙浓度（mmol/L 或 mg/dL）	本品用量（mg）
<3 或 <12	15 ~ 30	3.5 ~ 4 或 14 ~ 16	60 ~ 90
3 ~ 3.5 或 12 ~ 14	30 ~ 60	>4 或 >16	90

【不良反应】①口服可出现恶心、腹痛、畏食、腹泻或便秘。②少见皮疹、瘙痒等过敏反应。③输液 3 小时后，可发生发热、寒战、头痛、肌肉疼痛等类似感冒症状。当第 2 次给药时，则很少发生。④偶有暂时性肝功能损害；大剂量给药可见暂时性轻度低钙血症。

【注意事项】①对本品及其他二膦酸盐制剂过敏者及儿童禁用。肾功能损害者、哺乳期妇女慎用。孕妇用药应权衡利弊。②用药过程中，应监测血清及尿中钙、磷、镁、钾及肌酐值。③本品避免静脉推注，只能缓慢静脉滴注，并不可与其他同类药物合并使用。

【药物相互作用】参阅"降钙素"。

【制剂规格】冻干粉针剂：30mg。注射剂：5mL：15mg。

依普黄酮
Ipriflavone

【别名】固苏桉，双锐安。

【药理作用】本品属植物性促进骨形成药物，为 7 - 异丙氧基异黄酮，为非激素制剂。不具有雌激素对生殖系统的影响作用，但具有雌激素样的抗骨质疏松特性。可直接作用于骨，能改善骨质疏松症所致的骨丢失，即骨量减少。

【体内过程】本品口服后，吸收良好，其代谢物与原药一起被吸收，约 1.3 小时达峰浓度。药物主要分布在胃、肠、肝及骨中，经门静脉进入肝脏代谢，48 小时内尿总排泄率为 42.9%（均为代谢产物形式），继续服药后，原药及代谢物无体内蓄积，血药浓度不再升高。

【适应证】临床多用于治疗女性老年骨质疏松引起的骨痛，绝经后骨质疏松等。

【剂量与用法】口服给药，每次 200 ~ 400mg，每日 3 次，餐后服用，应根据患者的年龄及症状适当调整剂量。

【不良反应】①消化道反应：腹痛、腹胀、胃灼热、腹泻和便秘等。②可使茶碱血药浓度上升，并可引起恶心、呕吐、抽搐等相关反应。

【注意事项】①对本品过敏者、低钙血症患者及儿童禁用。②重度食管炎患者，消化性溃疡及消化性溃疡史者，胃肠功能紊乱者，中、重度肝肾功能不全者，高龄患者、孕妇及哺乳妇女慎用。

【药物相互作用】①本品可增强雌激素作用。②能使茶碱血药浓度上升，合用时可适量降低茶碱用量。③能增加香豆素类抗凝血药的作用，增加出血危险。

【制剂规格】片（胶囊）剂：200mg。

利塞膦酸钠

Risedronate Sodium

【别名】Actonel，利赛膦酸钠。

【药理作用】本品是全合成的抗骨质疏松药，第三代双膦酸盐类药物，主要通过直接或间接影响破骨细胞而抑制骨吸收，从而增加骨矿物密度，减少骨折发生率。它对破骨细胞的影响，现在认为主要有以下四种途径：①阻碍破骨细胞与骨基质的结合；②抑制破骨细胞的更新和修复；③抑制破骨细胞的骨吸收活性；④加速破骨细胞凋亡，缩短破骨细胞的生存期。

【体内过程】本品口服能快速吸收，生物利用度为62%~65%。平均达峰时间为0.81~0.87小时。其吸收率与剂量呈正相关，与剂型和吸收部位无关，但受食物及钙、镁、铝等物质的影响。本品被吸收后，大部分贮存在骨骼中，其他组织中的含量甚微，稳态表观分布容积为6.3L/kg，半衰期较长，大约为480小时。由静脉注入体内后，87%以原形通过肾脏清除。

【适应证】①预防和治疗绝经后妇女骨质疏松和糖皮质激素诱导的骨质疏松。②用于湿疹样癌（佩吉特病），适用于血浆碱性磷酸酶高于正常值2倍以上者，或有临床症状者，或有引起并发症危险者。

【剂量与用法】①预防和治疗绝经后妇女的骨质疏松症：口服，每次5mg，每日1次。在每日早上进食（水除外）前至少30分钟服用，服用时取站立位，用凉水冲服。②预防和治疗糖皮质激素诱导的骨质疏松症：口服，每次5mg，每日1次。③佩吉特病：口服，每次30mg，每日1次，用药2个月。

勿嚼碎或吸吮本品。

【不良反应】①消化系统：可引起上消化道紊乱，表现为吞咽困难、食道炎、食道或胃溃疡，还可引起腹泻、腹痛、恶心、便秘等；②其他：如流感样综合征、头痛、头晕、皮疹、关节痛等。

【注意事项】①服药后2小时内，避免食用高钙食品（例如牛奶或奶制品）以及服用补钙剂或含铝、镁等抗酸药物。②不宜与阿司匹林或非甾体抗炎药同服。③饮食中钙、维生素D摄入不足者，应加量。④重度肾功能损害者慎用本品。

【药物相互作用】钙剂、抗酸剂、口服二价离子可影响本品的吸收。

【制剂规格】胶囊剂：5mg。薄膜包衣片剂：5mg；30mg；35mg。

乳酸钙

Calcium Lactate

【药理作用】本品参与骨骼的形成与骨折后骨组织的再建，以及肌肉收缩、神经传递、凝血机制并降低毛细血管的渗透性等。

【体内过程】本品口服吸收较慢，随年龄增加吸收减少。

【适应证】用于预防和治疗钙缺乏症，如骨质疏松症、手足抽搐症、骨发育不全、佝偻病，以及儿童、妊娠和哺乳期妇女、绝经期妇女、老年人等钙的补充。

【剂量与用法】嚼服。每次2片，每日2~3次。

【不良反应】偶见便秘。

【注意事项】①心肾功能不全者慎用。②对本品过敏者禁用，过敏体质者慎用。③本品性状发生改变时禁止使用。④请将本品放在儿童不能接触到的地方。⑤儿童必须在成人监护下使用。

【药物相互作用】①本品不宜与洋地黄类药物合用。②大量饮用含酒精和咖啡因的饮料及大量吸烟、大量进食富含纤维素的食物时，均可抑制钙剂的吸收。③本品与含钾药物合用时，应注意心律失常的发生。④本品与苯妥英钠及四环素类同用时，二者吸收减少。⑤维生素 D、避孕药、雌激素能增加钙的吸收。⑥含铝的抗酸药与本品同服时，可使铝的吸收增多。⑦本品与噻嗪类利尿药合用时，易发生高钙血症（因增加肾小管对钙的重吸收）。

【制剂规格】片剂（咀嚼片）：每片含乳酸钙 0.3g（相当于钙 39mg）。

九、其他

高血糖素
Glucagon

【别名】胰高血糖素，血糖素。

【药理作用】本品是一种单链多肽类激素，由胰岛 α_2 细胞分泌，分子量约为 3500。本品对胰岛素有拮抗作用，对代谢的影响与肾上腺素类似。主要作用有：①升高血糖作用：促进肝糖原分解和糖异生，主要作用于肝脏，促进 cAMP 的合成。②正性肌力作用：可使心肌收缩力增强，进而导致心率加快，心输出量增加，血压升高，普萘洛尔不能阻断本品的正性肌力作用。③对其他内分泌系统的影响：使肾上腺髓质产生兴奋作用，使其分泌儿茶酚胺类物质；也能使胰岛素、降钙素、甲状腺激素，以及生长激素的分泌量增加。④对消化系统的作用：可增加肠液和胆汁的分泌，抑制胃、小肠及结肠的蠕动等。此外，本品还可增加肾脏的血流量，提高尿中钠、钾、钙的含量，从而增加 Na^+、K^+、Ca^{2+} 的排泄。

【体内过程】本品口服无效。注射后血糖升高很快，但药效维持时间短，主要在肝肾代谢，半衰期为 8~18 分钟。

【适应证】本品主要用于低血糖症，在一时不能口服或静注葡萄糖时特别有用。不过，通常低血糖时仍应首选葡萄糖。近来亦用于心源性休克的治疗。

【剂量与用法】肌注、皮下注射或静注。用于低血糖症，每次 0.5~1mg，5 分钟左右即可见效。如 20 分钟仍不见效者，应尽快使用葡萄糖。用于心源性休克，连续静脉输注，每小时 1~12mg。

【不良反应】常见恶心、呕吐、低血钾等症，小剂量注射可出现多形性红斑。

【注意事项】①尚未确诊的低血糖危急病例，本品不可作为葡萄糖的替代品进行静注。②低血糖昏迷患者在使用本品后一旦恢复知觉时，应立即给予葡萄糖（如条件允许，最好口服给药），以防再次陷入昏迷。③应用本品时须警惕血糖过高，偶见低血钾。④对本品有过敏反应及肾上腺肿瘤者禁用。

【药物相互作用】能增加抗凝剂的抗凝作用，增加出血危险。

【制剂规格】注射剂：1mg；10mg。

甲钴胺
Mecobalamin

【别名】弥可保，Methycobal，Mexobalamin。

【药理作用】本品为一种内源性的辅酶 B_{12}，存在于血液与髓液中，组织转运性良好。可产生对核酸、蛋白、脂质代谢的促进作用，缓解神经组织代谢障碍，改善传导，促进红细胞的成熟与分裂，改善贫血症状。

【体内过程】本品口服后，3 小时内血药浓度达峰值，在血液、肾、肾上腺、胃、肝、胰的组织中均有分布。给药 8 小时后，尿中排泄量为 24 小时总排泄量的 40%~80%。静脉给药时，血药浓度不随给药天数增加而升高。

【适应证】用于治疗维生素 B_{12} 缺乏所引起的巨幼红细胞贫血、末梢神经障碍、多发性神经炎等病。

【剂量与用法】口服：成人，每次 500μg，每日 3 次，可视年龄、症状增减。静脉注射或肌内注射：每次 500μg，隔日 1 次。

【不良反应】口服本品，可出现食欲不振、

恶心、腹泻等消化系统的不良反应，偶见皮疹。注射本品，可出现发热、出汗、头痛等症状。

【注意事项】 ①对本品过敏者禁用。②从事与汞相关的工作人员，不应长期大量应用本品。③本品见光不稳定，宜室温避光保存，且注射液需即开即用。

【制剂规格】 片剂：500μg。注射剂：1mL：500μg。

硫酸氨基葡萄糖
Glucosamine

【别名】 葡糖胺，Viartril S。

【药理作用】 本品是一种天然的氨基单糖，主要用来合成人体关节软骨基质中的蛋白聚糖。这样可以保证软骨的完整性，进而发挥关节软骨的正常生理功能。通常情况下，本品是通过葡萄糖的氨基化而来的。但对于骨关节炎患者，自身不能产生足够的硫酸氨基葡萄糖，进而导致软骨变性及关节被破坏。若对骨关节炎患者使用本品，可补充基质蛋白聚糖合成所需的原料，促进蛋白聚糖合成，使骨关节炎的病理过程被阻断，缓解疼痛，改善关节功能。

本品主要在小肠吸收，可穿透生物屏障，并迅速在大多数组织中分布，尤其是对关节软骨，可弥散到基质中，达到软骨的细胞内，使透明质酸和蛋白聚糖的生物合成得以恢复，抑制对关节软骨细胞有破坏作用的超氧化物自由基、糖皮质激素及破坏性酶的产生。本品还可减少损伤细胞内毒性因子的释放，抵抗某些非甾体类抗炎药物对前列腺素合成所造成的不良影响。本品也可直接用来抗炎，当应用本品改善骨关节炎症状时，不会出现因前列腺素受抑制而引发的不良反应。

【体内过程】 本品口服给药吸收率可达90%，可迅速通过生物屏障，然后弥散到血液中，并分布到组织器官内，与血浆蛋白的结合率不到10%，服药4小时后的血药浓度便可达到峰值。服药后1~8小时，本品在脑、肝、肾、胃壁、小肠、骨骼、肌肉及关节软骨中的血药浓度呈递增趋势，24小时后则逐渐降低。半衰期为18小时。本品经肝脏代谢，最终转化成二氧化碳、水和尿素。本品大部分是以二氧化碳的形式由肺排除。

【适应证】 适用于治疗各种类型的骨关节炎，如全身性、膝关节、髋关节、手、脊柱和其他关节的骨关节炎。

【剂量与用法】 口服：成人每次1~2粒（250~500mg），每日3次，最好在进食时服用。

【不良反应】 偶见轻微且短暂的胃肠道不良反应，如恶心、便秘，以及轻度嗜睡等。

【注意事项】 对本品过敏者禁用。妊娠期妇女应在严密的医疗监督下使用，疗程一般4~12周，或根据实际需要适当延长，每年可重复用药2~3个疗程。

【药物相互作用】 ①可增加非甾体抗炎药的作用，两者合用时要减少其中一种药物的剂量。②可减弱抗糖尿病药物的作用。③可能与利尿药有相互作用，合用时需增加利尿药的剂量。

【制剂规格】 胶囊剂：每粒含硫酸氨基葡萄糖晶体314mg，相当于硫酸氨基葡萄糖250mg。

胰激肽原酶
Pancreatic Kininogenase

【别名】 胰激肽释放酶，Pancreatic Kallikrein。

【药理作用】 本品是一种蛋白水解酶类药物，目前主要从猪的胰腺中提取而得。本品主要由4种糖和18种氨基酸组成，该酶在生物体内是以酶原的形式存在。本品具有扩张血管、改善血液循环和微循环的作用，防止血栓形成。与此同时，还可改善血管的通透性和血流量。此外，本品还能通过缓激肽和组氨多肽产生负反馈效应，使血管内的前列环素的生成量增加，进而产生抑制血小板的效应，达到抗凝血的目的。本品可促使纤溶酶原转变为纤溶酶，进而提高血纤溶活性，使血浆中纤维蛋白含量降低，防止血栓的形成。

【体内过程】健康成年人口服本品时，其血药达峰时间为 4 小时，半衰期约为 7 个小时。实验表明：本品在肠管壁被吸收，给药 24 小时后，肝、肾中的血药浓度达峰，通过肾脏排泄。

【适应证】本品可用于各种心、脑血管病变，如冠心病、脑动脉硬化、脑血栓、视网膜供血障碍，以及周围血管病变等。近来研究用于防止糖尿病微血管病变及早期糖尿病性肾病有较好的治疗效果，可减少尿白蛋白的排出量。国内外有临床资料提示，本品可增加精子的活动性及生成数量，对治疗某些男性不育症有一定的疗效。

【剂量与用法】口服：①肠溶片，每次 120 ~ 240 单位（1 ~ 2 片），每日 3 次，空腹服用；②片剂，每次 10 ~ 20 单位（1 ~ 2 片）；③肌内注射及皮下注射：每次 10 ~ 20 单位，每日 1 ~ 2 次，3 周为一疗程；④结膜下注射：每次 5 单位。

【不良反应】①本药不良反应较少，偶有潮红、头晕、乏力、心悸现象，以及皮疹、皮肤瘙痒等过敏现象。②注射给药，偶见休克，大剂量静脉注射可产生持续数小时的血压下降。

【注意事项】①本品使用前，应详询过敏史，过敏体质者注射本品后应观察 15 ~ 20 分钟，注射时应备氧气及应急抢救设备。②肿瘤患者及颅内压升高、心力衰竭、急性心肌梗死患者禁用，脑出血患者慎用。③本品为酶制剂，应存放在阴凉处。

【药物相互作用】与血管紧张素转换酶抑制药有协同作用。

【制剂规格】片剂：10 单位；肠溶片剂：120 单位。注射剂：10 单位。

磷酸氢钙
Calcium Hydrogen Phosphate

【药理作用】本品可用来补充体液中的钙离子，使机体中的多种生理功能得以维持，本品还可维持肌肉和神经的正常兴奋性，促进牙齿和骨骼的钙化。

【适应证】用于防治钙缺乏症，如骨质疏松症、佝偻病等。

【剂量与用法】口服：成人每次 0.6 ~ 2g，每日 3 次。

【不良反应】①钙剂按推荐剂量服用，少有不良反应，可有嗳气、便秘、腹部不适等症。②少见高钙血症和肾结石，易发生于长期或大剂量服用或患有肾功能损害时，表现为厌食、恶心、呕吐、便秘、腹痛、肌肉软弱无力、心律失常、意识模糊、高血压等。

【注意事项】高钙血症、高钙尿症、含钙肾结石或有肾结石病史及类肉瘤病（可加重高钙血症）患者禁用。慢性腹泻或胃肠道吸收功能障碍者（钙的吸收较差，而肠道排钙增多，此时对钙剂的需要量增加）、慢性肾功能不全者（肾脏对钙排泄减少，注意高钙血症）、心室颤动、高血氯、酸中毒、急性缺血性脑血管病及服用洋地黄类药物期间患者慎用。机体对本品的吸收量较少，处理急性低钙血症时不宜选用本品。

【药物相互作用】①大量饮用含酒精和咖啡因的饮料及大量吸烟者，均会抑制口服钙剂的吸收。②大量进食含纤维素的食物，能抑制钙的吸收，因钙与纤维素结合生成不易被吸收的化合物。③本品与苯妥英钠或氟化物同用时，二者吸收力均减低。④与四环素、降钙素或硫酸纤维素合用时，可降低它们的吸收或疗效。⑤维生素 D、避孕药、雌激素能增加钙吸收。⑥含铝的抗酸药与本品同服时，铝的吸收增多。⑦本品与噻嗪类利尿药合用时，易发生高钙血症（因增加肾小管对钙的重吸收）。⑧本品与含钾药物合用时，应注意心律失常的发生。⑨与钙离子通道阻滞剂（如硝苯地平）同用时，血钙可明显升高至正常以上，但盐酸维拉帕米等的作用则降低。⑩与其他含钙或含镁的药物合用时，易发生高钙血症或高镁血症，尤其是肾功能不全时。

【制剂规格】片剂：0.3g。

第八章　调节免疫功能药

雷公藤多苷
Tripterygium Glycosides

【别名】Tripterygium wilfordil Hook. f.。

【药理作用】本品为卫矛科植物雷公藤的半提纯品。体外试验表明，本品具有较强的抗炎和免疫抑制作用。动物试验表明，本品可抑制急性渗出性和慢性增殖性炎症，其抗炎作用可能通过增强肾上腺皮质功能和抑制炎症介质 PGE_2 的释放而实现。本品的免疫抑制作用表现在抑制巨噬细胞的吞噬作用，抑制 T 细胞功能，抑制迟发性变态反应，抑制 IL－1 等细胞因子的释放，抑制分裂原或抗原刺激后的 T 淋巴细胞的增殖。同时，也抑制体液免疫。临床观察表明，患者服用本品后的外周血 IgG、IgM 浓度下降，抗核抗体、类风湿因子等滴度降低，补体水平上升。在临床观察中发现，本品虽然治疗类风湿关节炎有较显著的疗效，但远期疗效及能否有效控制类风湿关节炎的骨侵蚀病理改变尚不明确。

【体内过程】口服后，在体内分布高低顺序依次为肝、脾、肺、肾、肠、心和脑，血浆蛋白结合率为 67.5%，体内消除缓慢。口服后 24 小时内，尿粪总排泄量为给药量的 67.5%，其中粪中占 52.4%，以原形药物为主，部分为代谢物。

【适应证】本品对多种关节疾病均有不同程度的抗炎、止痛和部分消肿作用。对于肾脏病，包括肾小球肾炎、肾病综合征、过敏性紫癜性肾炎、狼疮肾炎等有一定的疗效。此外，对系统性红斑狼疮、多发性肌炎、皮肌炎等结缔组织病，以及一些皮肤病也有一定的疗效。

【剂量与用法】口服：每次 10～20mg，每日 3 次。病情控制后，可减量维持或间断给药。

【不良反应】①胃肠系统可引起恶心、呕吐、食欲减退、腹痛、腹泻等症状，偶尔引起消化道出血。大多数症状随着治疗的进程自行缓解，不能耐受者应停药。②有骨髓抑制作用，白细胞及血小板减少症的发生率为 15%。严重者可致粒细胞缺乏、贫血和再生障碍性贫血。③偶可引起胸闷、气短、心悸和心律失常。过量中毒时，可出现心源性休克而危及生命。④可出现可逆性肝转氨酶升高和肾肌酐清除率下降，严重者发生急性肾衰竭而致死亡。⑤发生皮肤黏膜反应者多见，可达 40%，如皮肤色素沉着、皮疹、口腔溃疡、痤疮、指甲变软、皮肤瘙痒等。⑥少部分患者可出现头痛、头晕、耳鸣、脱发、口干、乏力、失眠等症状。

【注意事项】①本品对于女性卵巢功能及男性睾丸精子发育均有明显影响。育龄妇女服药 2～3 个月后出现月经紊乱，服药半年后至少有一半患者出现闭经，约 70% 患者停药后月经可恢复正常。男性患者常规剂量服药 1 个月后可致精子数目明显减少、失活甚至完全消失，停药 2～3 个月后可逐渐恢复。因此，儿童、未婚女性和希望生育的青年男女应慎用本品。②急性中毒及解救：急性中毒者宜尽早洗胃排出，同时输液，维持血压，促进排出，并进行相应急救措施，如纠正心律紊乱、脑病昏迷等。③各种风湿性疾病患者必须在医师指导下使用本品。④使用本品有肝、肾和造血系统功能障碍者慎用；肾小球肾炎急性期不宜使用，以免引起急性肾衰竭；年老患者适当减量；孕妇及哺乳期妇女禁用。

【药物相互作用】本品与激素合用可使疗效增强，故合用时须降低激素用量。

【制剂规格】片剂：10mg。

硫唑嘌呤
Azathioprine

【别名】依木兰，Imuran，AZP。

【药理作用】硫唑嘌呤系嘌呤类似物，在体内迅速降解，转化为巯嘌呤，故二者作用机制一致。巯嘌呤经体内次黄嘌呤-鸟苷酸转移酶代谢后才能转为有活性的抗嘌呤化合物6-硫代肌苷酸，抑制肌苷酸转变为腺苷酸，进而抑制腺嘌呤和鸟嘌呤合成，最终抑制DNA合成。

本品及巯嘌呤的抗风湿作用机制仍未阐明，可能与其免疫抑制作用有关，它能直接抑制B细胞功能，并且耗竭T细胞。本品治疗风湿病患者时，可见淋巴细胞绝对数降低，而B细胞与T细胞比较恒定；能减少红斑狼疮患者的免疫复合物在肾脏沉积。此外，巯嘌呤在免疫反应的后期可阻止淋巴细胞释放巨噬细胞而抑制局部组织的炎症反应，故本品和巯嘌呤也具有抗炎活性。

【体内过程】本品口服1小时后的血浓度达高峰，半衰期约3小时，免疫抑制作用缓慢而持久。

【适应证】本品可作为多种风湿性疾病的治疗药物，或与激素联合用药。主要用于类风湿关节炎、风湿性血管炎、韦格纳肉芽肿、多发性肌炎、皮肌炎、多发性结节性动脉炎和系统性红斑狼疮等的治疗。

【剂量与用法】抗风湿治疗一般采用小剂量疗法（每日2~2.5mg/kg，口服）。对类风湿关节炎可给药2年，初始每日1~3mg/kg，维持量每日0.5~3mg/kg，能明显改善关节炎症状。对系统性红斑狼疮，经糖皮质激素控制病情后，加用本品每日50~100mg，口服，比单用糖皮质激素效果更好。多发性肌炎、皮肌炎、韦格纳肉芽肿等使用本品，可减少糖皮质激素的用量和不良反应。

【不良反应】本品在常规免疫抑制剂量（每日2~2.5mg/kg）下常见血液系统反应，包括白细胞、血小板减少、巨红细胞血症、贫血；胃肠道反应，如恶心、呕吐等等症。偶可发生中毒性肝炎和胰腺炎。此外，本品长期使用时，可增加风湿性疾病患者的肿瘤发生机会。使用硫唑嘌呤治疗克罗恩病和溃疡性结肠炎的青少年可能发生一种罕见的白细胞癌（已知为肝脾T细胞淋巴瘤或HSTCL）。

【注意事项】本品长期应用对精子、卵子有一定的损伤，应用时需注意。肾功能不全患者适当减量，肝功能损伤者禁用。可能致畸胎，孕妇慎用。

【药理作用】①本药与氯霉素、氯喹、复方磺胺甲噁唑合用时，可加重骨髓抑制作用。②与多柔比星合用时，可使多柔比星排泄延迟，增加本药的肝毒性，造成严重骨髓抑制。③与泼尼松合用时，易致消化道出血。④本品可减少环孢素的吸收，降低血药浓度。

【制剂规格】片剂：25mg；50mg；100mg。

α-干扰素
α-Interferon

【别名】干扰素α-2a，罗扰素，ROFERON，干扰能，IFN。

【药理作用】本品为人白细胞所产生，能增强免疫功能，其机制在于：①调节机体的免疫监视、防御和稳定，使杀伤（NK）细胞、T淋巴细胞的细胞毒杀伤作用增强；②使吞噬细胞的活力增强；③诱导外周血液中的单核细胞的2′，5′

寡腺苷酸合成酶的活性；④增加或诱导细胞表面主要组织相容复合物抗原的表达。

【体内过程】干扰素口服均不吸收，肌内注射或皮下注射，α干扰素吸收率在80%以上。肌内注射后达峰时间为5~8小时。循环中的干扰素半衰期为2~4小时。只有少量干扰素能进入血-脑脊液屏障，脑脊液内的浓度约为血浆浓度的1/30。静脉注射 IFN-α 后达峰时间30分钟，4~8小时后即测不到。干扰素在肌内注射或皮下注射后，入血的速度较慢，需较长时间才能在血中测到。

【适应证】肿瘤、病毒感染及慢性活动性乙型肝炎。

【剂量与用法】皮下或肌注，根据病情而定。多毛细胞白血病，每日300万单位；慢性乙肝，每次300~500万单位，一周最多3次；慢性丙肝，每次500万单位，一周3次；慢性骨髓白血病，每日300万单位；肾细胞癌，每日300万单位。

【不良反应】常见不良反应有发热、乏力、头昏、食欲下降、流感症状等症，偶有抑郁、呼吸困难、肝功能下降、白细胞减少等症。

【注意事项】①孕妇、哺乳期妇女慎用；②老年人用药应注意其对不良反应的耐受性；③儿童用药应注意调整剂量；④心、肝、肾功能有损害者慎用；⑤某些病例会引起哮喘恶化；⑥过敏者禁用。

【药物相互作用】①与齐多夫定合用时，可造成粒细胞减少、贫血等症。②与卡托普利、依那普利合用时，可导致血小板及粒细胞的降低。

【制剂规格】注射剂及冻干粉针剂：100万单位；300万单位；500万单位。

环孢素
Ciclosporin

【别名】Cyclosporin A。

【药理作用】本品可抑制免疫功能。其机制可能在于选择性及可逆性地改变淋巴细胞功能，使淋巴细胞在抗原或分裂源刺激下的分化、增殖受到抑制，从而减少白介素及干扰素等的分泌，降低 NK 细胞的杀伤活力。与其他免疫抑制剂不同，本品对骨髓无明显抑制作用。

【体内过程】口服半衰期4~6小时，3.5小时血药浓度达峰值1.8~3.3μg/mL，主要在肝内代谢。肾清除率为7.2±4.2mL/（kg·min）；肝清除率为5.8±1.5mL/（kg·min）。

【适应证】主要用于肾、肝、心、肺、骨髓移植后的抗排异反应。

【剂量与用法】口服：于移植前4~12小时起每日服15mg/kg，手术后1~2周，每日减量2mg/kg，达到每日6~8mg/kg的维持量。

静脉滴注：仅用于不能口服的患者，于移植前4~12小时，每日给予5~6mg/kg，以5%葡萄糖或生理盐水稀释成1：（20~100）的浓度，并于2~6小时内滴完，手术后可改为口服。

【不良反应】①高血压：发生率可高达68%~96%。②血脂代谢异常：包括高胆固醇血症（16%~78%）和高甘油三脂血症（15%）。③高尿酸血症：发生率为30%~84%。④肝脏毒性：发生率为10%~50%，表现为伴高胆红素血症的胆汁瘀积及 ALT 增高。⑤神经毒性：表现为肢体震颤、失眠、烦躁等症状。⑥糖尿病：移植后糖尿病及 PTDM。⑦其他：可见多毛、齿龈增生、痤疮等。

【注意事项】用药期间宜监测血象、肝肾功能及本品的血药浓度。对本品过敏者、1岁以下婴儿、孕妇及哺乳期妇女、老年人等慎用。口服液打开后，应保存在30℃以下，2个月内服完。

【药物相互作用】①大环内酯类和酮康唑能抑制本品的代谢，其血药浓度增高，使药物毒性及感染的发生率增高。②利福平、异烟肼等药物诱导 CYP3A4 代谢酶，加速本品的代谢，其血药浓度降低，可使器官排斥反应的发生率增高。③葡萄柚（或葡萄柚饮料）抑制小肠中的 CYP3A4

酶活性，提高环孢素的吸收，使血药浓度增高。

【制剂规格】胶囊剂：25mg；100mg。口服液：100mg/mL（50mL）。静滴浓缩液：50mg/mL（5mL）。

卡介菌多糖核酸
BCG – Polysaccharide Nucleic Acid

【别名】卡舒宁，卡提素，唯尔本，卡介苗多糖核酸，斯奇康。

【药理作用】本品系卡介菌经热酚法提取多糖、核酸，配以灭菌生理盐水的卡介菌多糖核酸注射液。本品作为一种新型免疫调节剂，主要作用是调节机体免疫水平，增强机体的抗感染和抗过敏能力。

【适应证】主要治疗慢性支气管炎、哮喘、感冒、慢性感染（如慢性肾炎）、过敏类疾病（如荨麻疹、过敏性皮炎）、免疫复合物疾病（如肾小球肾炎）、系统性红斑狼疮、风湿性关节炎、免疫功能缺陷、肿瘤、神经性皮炎、尖锐湿疣等症。

【剂量与用法】肌注：每次 1mL（0.5mg），每周 3 次，3 个月为一疗程。或遵医嘱。

【不良反应】①偶见红肿、结节，热敷后一周内消退。②个别患者用药后可出现低热，2～3 天后恢复正常。

【注意事项】①患急性传染病（如麻疹、百日咳、肺炎等）、急性眼结膜炎、急性中耳炎及对本品过敏者不宜使用。②本品不应有凝块及异物，安瓿有裂纹或有异物者不可使用。

【制剂规格】注射剂：1mL：0.5mg（含核酸 14.663%，水分 10.005%，钙 0.782%，无机磷 0.270%，多糖 61.145%，蛋白 0.005%，钾 0.558%）。

麦考酚酯
Mycophenolate Mofetil

【别名】霉酚酸酯，骁悉，Cellcept。

【药理作用】本品是霉酚酸（MPA）的 2 - 乙基酯类衍生物。MPA 是高效、选择性、非竞争性、可逆性的次黄嘌呤单核苷酸脱氢酶（IMP-DH）抑制剂，可抑制鸟嘌呤核苷酸的经典合成途径。MPA 对淋巴细胞有高度选择作用。

【体内过程】本品口服后迅速被大量吸收，并代谢为活性成分 MPA。MPA 主要通过葡萄糖醛酸转移酶代谢成无药理活性的酚化葡萄糖苷糖（MPAG），从尿液排出。

【适应证】临床用于预防肾移植患者的排斥反应及治疗顽固性排斥反应，可与环孢素和肾上腺皮质激素联合使用。

【剂量与用法】口服：预防排斥反应，于移植后72 小时内开始服用，每次1g，每日2次。治疗顽固性排斥反应，每次 1.5g，每日 2 次；有严重慢性肾功能损害者，应避免超过每次1g，每日 2 次的剂量。

【不良反应】主要不良反应为呕吐、腹泻等胃肠道症状及白细胞减少症、败血症、尿频等症，偶见血尿酸升高、高血钾、肌痛和嗜睡等症。

【注意事项】①不能与硫唑嘌呤同时使用，也不能与干扰肝肠循环的药物同时使用。②对本品或 MPA 过敏的患者禁用，孕妇及儿童慎用。据国外报道，本品可导致新生儿畸形，服用本品时应严格避孕。③服用本品患者的第 1 个月，每周检查 1 次全血细胞计数；第2、第3月，每月检查2 次；余下的 1 年中，每月 1 次。如发生中性粒细胞计数减少（<1300/mm^3），应停药或减量。④警惕中枢神经系统紊乱疾病（PML）。

【药物相互作用】①与铁剂或氢氧化镁、氢氧化铝的抗酸剂合用时，可影响本品的吸收。②肾功能损伤患者同时与阿昔洛韦、更昔洛韦合用时，可致后者的血药浓度升高。③与考来烯胺等干扰肝 - 肠循环的药物合用时，可降低本品的血药浓度。

【制剂规格】片剂：500mg。胶囊剂：250mg。

来氟米特
Leflunomide

【别名】爱诺华，Arava。

【药理作用】本品为异噁唑类免疫抑制药，具有抗增殖活性。本品的活性代谢产物 A771726（M_1）在体内发挥抗免疫和增殖作用，主要途径是通过抑制二氢乳清酸脱氢酶（DHODH）的活性影响活化淋巴细胞的嘧啶合成，进一步影响 DNA 和 RNA 合成。体内外试验表明，本品具有抗炎作用。

【体内过程】本品口服吸收迅速，在胃肠黏膜及肝脏内迅速转变为具有活性的代谢产物 M_1。M_1 为 6 ~ 12 小时达血药峰浓度，生物利用度约 80%，主要分布于肝、肾和皮肤，脑组织分布较少；其血浆蛋白结合率高于 99%。M_1 在体内进一步代谢，其中 43% 以葡萄糖醛酸和 M_1 的苯胺羟酸衍生物为主要形式从尿中排出，48% 以 M_1 的形式从粪便排出。因存在肝肠循环，故 M_1 半衰期较长。

【适应证】用于成人活动性类风湿关节炎治疗，以减轻症状和体征。

【剂量与用法】成人口服给药：为了快速达到稳态血药浓度，建议治疗的最初 3 日，给予负荷剂量，即每次 50mg，每日 1 次；随后给予维持剂量，即每次 20mg，每日 1 次。在使用本品治疗期间，可继续使用非甾体类抗炎药或低剂量皮质激素。

【不良反应】服用本品可出现恶心、腹泻和腹痛等胃肠道反应，还可出现皮疹、脱发、口腔溃疡等症。

【注意事项】对本品或其代谢产物过敏者、孕妇、哺乳期妇女、严重肝功能不全者禁用；活动性胃肠道疾病患者、肾功能不全者、乙肝或丙肝血清学指标阳性者、免疫缺陷、骨髓发育不良、感染未控制者慎用本品。尚缺乏本品在儿童中用药的疗效和安全性研究，故 18 岁以下者不宜使用。服药初始阶段，应定期检查血丙氨酸氨基转移酶（ALT）和白细胞计数。

【药物相互作用】①利福平可通过抑制细胞色素 P450 导致本药代谢产物浓度升高；②与甲苯磺丁脲合用时，本品的活性代谢物 M_1 可使游离甲苯磺丁脲增加 13% ~ 50%；③与其他肝毒性药物合用时，可增加不良反应；④考来烯胺或活性碳可与 M_1 结合，使本品疗效降低。

【制剂规格】片剂：10mg；20mg。

胸腺肽
Thymosin

【别名】腺素，Thymic，Factor D。

【药理作用】本品可使由骨髓产生的干细胞转变成 T 细胞，因而使细胞免疫功能的作用增强，但对体液免疫的作用甚微。其作用可能为：①能连续诱导 T 细胞分化发育的各个阶段；②具有调节机体免疫平衡的作用；③能增强成熟 T 细胞对抗原或其他刺激的反应。

【适应证】主要用于治疗细胞免疫缺损性疾病，如胸腺发育不全综合征、胸腺发育不良、各型重症肝炎、带状疱疹、支气管哮喘、肺结核、重症混合性免疫缺陷病、运动失调性毛细血管扩张症、慢性皮肤黏膜真菌病等免疫缺陷病；全身性红斑狼疮、类风湿关节炎等自身免疫性疾病；复发性口疮、麻风、重症感染、慢性肾炎等伴有细胞免疫功能低下的患者。亦用于恶性肿瘤、病毒性肝炎、某些眼病的治疗及抗衰老。

【剂量与用法】肌注：成人每次 2 ~ 10mg，每日或隔日 1 次。用于胸腺发育不良症幼儿，每日 1mg/kg，症状改善后，改维持量为一周 1mg/kg，可作为长期替代治疗。

【不良反应】常见发热。少数患者有荨麻疹、皮疹、胸闷、心悸、呼吸困难、过敏性休克等症。

【注意事项】注射前须做过敏反应皮试，阳

性反应者可采用脱敏疗法。注射液出现浑浊时，不可使用。

【药物相互作用】与干扰素合用时，与免疫物功能有协同作用。

【制剂规格】注射剂：2mL：2mg；2mL：4mg；2mL：5mg。

转移因子
Transfer Factor

【别名】TF。

【药理作用】本品是从健康人白细胞中提取的小分子肽类物质（分子量小于5000），可将细胞免疫活性转移给受体，以提高后者的细胞免疫功能。本身无抗原性，不存在配型和相互排异问题。

【适应证】主要用于先天性或后天性免疫缺陷患者的细菌性或霉菌性、病毒性感染，如带状疱疹、乙型肝炎、流行性腮腺炎、麻疹、水痘、病毒性心肌炎及角膜炎、肺炎、慢性支气管炎、系统性红斑狼疮、顽固性支气管哮喘、流行性出血热、类风湿关节炎、重症肌无力、白塞病、口腔黏膜扁平苔癣、口疮、急慢性咽喉炎等。对恶性肿瘤可作为辅助治疗剂。用本品1mL直接喷于咽喉处或滴入喉头声带处，每日1次，对亚急性或慢性咽炎、声带小结等病有较好疗效。

【剂量与用法】①带状疱疹、流行性腮腺炎：皮下注射，首次2单位，以后每次1单位，一周2次，一般2次即可。②乙型肝炎等慢性疾病：肌注，每次1~2单位，1~2周1次，3个月为一疗程。③角膜炎：结膜下注射，每次1~2单位，1~2周1次，同时服左旋咪唑3~7日。④急慢性咽炎：局部喷滴，每次0.5单位，1至数日1次，连用1~3周。⑤其他疾病：肌注、皮下注射或局部注射，每次1~2单位，1~2周1次。

【不良反应】不良反应较少，注射局部可有酸、胀、痛感；个别病例出现风疹样皮疹、皮肤瘙痒；少数人有短暂发热；慢性活动性肝炎患者用药后，可见肝功能损害加重，然后逐步恢复。

【注意事项】密闭，在凉暗处保存（不超过20℃），混悬或变色勿用。

【制剂规格】注射剂：2mL：1单位。粉针剂：1单位；2单位；4单位。

第九章 抗肿瘤药

一、烷化剂抗肿瘤药

环磷酰胺
Cyclophosphamide

【别名】癌得星，Endoxan，Cytoxan。

【药理作用】本品为前体型氮芥类药物，体外无抗肿瘤活性，在体内先经肝药酶代谢，生成醛磷酰胺，经血循环转运至癌细胞内，分解出磷酰胺氮芥，从而抑制癌细胞生长。

【体内过程】本品口服易吸收，迅速分布全身，1小时后达血浆峰浓度，在肝脏转化释放出磷酰胺氮芥，其代谢产物约50%与蛋白结合。静注后血浆半衰期4～6小时，48小时内经肾脏排出50%～70%，其中大部分为代谢物，仅10%为原形。

【适应证】抗瘤谱广，可用于恶性淋巴瘤、多发性骨髓瘤、急性淋巴细胞性白血病、卵巢癌、乳腺癌等。

本品可作为免疫抑制药，用于治疗严重类风湿关节炎、系统性红斑狼疮、肾病综合征、重症肌无力、特发性血小板减少症、溃疡性结肠炎等，以及器官移植时抗排斥反应。

【剂量与用法】①抗肿瘤：静注，按体重4mg/kg给药，每日或隔日1次，总量8～10g为一疗程。大剂量冲击疗法，10～20mg/kg，一周1次，8g为一疗程。口服，每日2～4mg/kg，分次服用。②免疫抑制：口服，每日100～300mg，分2～3次服，连服4～6周。静注，每日或隔日100～200mg，连用4～6周。

【不良反应】①骨髓抑制：常见白细胞减少，一般用药后1～2周最低，2～3周后恢复。②胃肠道反应：恶心、呕吐、食欲减退，大多停药1～3天消失。③泌尿道反应：大剂量环磷酰胺静滴，当缺乏有效预防措施时，可导致出血性膀胱炎，表现为膀胱刺激症、少尿、血尿及蛋白尿。但环磷酰胺常规剂量应用时，其发生率较低。④其他不良反应：尚有脱发、口腔炎、中毒性肝炎、皮肤色素沉着、月经紊乱、无精子或精子减少及肺纤维化等。

【注意事项】①本品可引起恶心、呕吐、脱发、白细胞减少等症，但易恢复。可引起出血性膀胱炎，偶致黄疸、凝血酶原减少，久用可致闭经或精子减少。②孕妇禁用，原有肝病的患者慎用。③本品代谢产物对尿路有刺激性，应多喝水。

【药物相互作用】①本品可使血清中假胆碱酯酶减少，使尿酸水平上升。因此，与抗痛风药别嘌呤醇、秋水仙碱、丙磺舒等合用时，需调整抗痛风药物剂量。②本品会增加琥珀胆碱对神经肌肉的阻滞作用，进而使呼吸暂停延长。③本品可抑制胆碱酯酶活性，因而延长可卡因的作用并增加毒性。④大剂量应用巴比妥类、皮质激素类药物可影响本品的代谢，增加本品的急性毒性。

【制剂规格】粉针剂：100mg；200mg；500mg。肠溶糖衣片（纸型片）剂：50mg。

塞替派
Thiotepa

【别名】三胺硫磷，三乙烯硫代磷酰胺，Girostan，Thiofosyl，TEPA，TSPA。

【药理作用】本品为乙撑亚胺类抗肿瘤药，为细胞周期非特异性药物，本品结构中乙撑亚胺基体内转化为乙烯亚胺离子，产生与氮芥类似的细胞毒作用。

【体内过程】本品口服不易吸收。注射后广泛分布于各组织内，1～4小时后血浆浓度下降90%，24～48小时后，大部分药物通过肾脏排出。血浆蛋白结合率为10%，半衰期约3小时。

【适应证】对卵巢癌、乳腺癌有较好疗效；对肺癌、肝癌、慢性白血病、消化道癌、子宫颈癌、甲状腺癌、恶性黑色素瘤有一定疗效。经膀胱内灌注，可使膀胱癌得到缓解。此外，本品尚有免疫抑制作用。

【剂量与用法】①静注或肌注，每次10mg（0.2mg/kg），生理盐水溶解或稀释，每日1次，连用5次后改为一周3次，总量0.2～0.3g为一疗程。如血象正常，间歇1～2月可重复疗程。②胸、腹腔或心包腔内注射，每次10～30mg，每周1～2次，总量0.2～0.3g。③瘤内注射，每次5～10mg。④鞘内注射，每次5～10mg，溶于脑脊液中，5～7日1次。⑤膀胱内灌注，每次50～100mg，溶于50～100mL生理盐水中，用导尿管插入膀胱腔注入，一周1～2次，10次为一疗程。

【不良反应】①骨髓抑制是最常见的剂量限制毒性，多在用药后1～6周发生，停药后大多数可恢复，也可有食欲减退、恶心及呕吐等胃肠反应。②少见过敏，个别有发热及皮疹。少量报告有出血性膀胱炎，注射部位疼痛，头痛，头晕，闭经及影响精子形成。

【注意事项】①妊娠初期的3个月应避免使用本品，因其有致突变或致畸胎作用，可增加胎儿死亡及先天性畸形；②下列情况应慎用或减量使用：骨髓抑制、肝功能损害、感染、肾功能有泌尿系结石或痛风病史；③用药期间，每周都要定期检查外周血象、白细胞与血小板及肝、肾功能。停药后3周内，应继续进行相应检查，防止出现持续的严重骨髓抑制；④肝肾功能较差时，本品应用较低的剂量；⑤在白血病、淋巴瘤患者中为防止尿酸性肾病或高尿酸血症，可给予大量补液或别嘌呤醇；⑥尽量减少与其他烷化剂联合使用，或同时接受放射治疗。

【药物相互作用】本品与尿激酶一起应用治疗膀胱癌时，后者可增加本品在肿瘤组织中的浓度。

【制剂规格】注射剂：1mL：5mg；1mL：10mg。粉针剂：5mg；10mg。

司莫司汀
Semustine

【别名】甲环亚硝脲。

【药理作用】本品为细胞周期非特异性药物，作用与卡氮芥相似，通过烷化作用，抑制DNA及RNA合成。与一般烷化剂无交叉耐药性，但与卡氮芥有交叉耐药性。脂溶性高，口服吸收快，能透过血－脑屏障。

【体内过程】本品口服入胃即迅速分解，口服120～290mg/m^{2}用^{14}C分别标记氯乙基部分及4-甲基环己基部分的本品，从血浆中测到两部分放射性物质只需10分钟，氯乙基部分浓度约6小时达峰，环己基部分3小时达峰，本品与血浆蛋白结合，存在肝肠循环，口服给药34小时后血中仍可检测到放射性，本品延迟性毒性可能是代谢产物在血浆中浓度持续时间长。给药30分钟后便能在脑脊液中测到相当强的放射活性，其浓度约为血浆中的15%～30%。约有47%的标记物在一天内从尿中排泄，粪便排泄不足5%，呼吸道排出小于10%。

【适应证】适用于脑胶质瘤、消化道癌、霍奇金病、淋巴肉瘤、网状细胞肉瘤、肺癌及白血病，对脑、肝及骨转移性肿瘤也有效。

【剂量与用法】口服：每次 $130 \sim 200mg/m^2$，每 $6 \sim 8$ 周 1 次，3 次为一疗程。与其他药物合时，每次 $75 \sim 150mg/m^2$，每 6 周 1 次。儿童每次 $100 \sim 120mg/m^2$，每 $6 \sim 8$ 周 1 次。

【不良反应】主要不良反应为延迟性骨髓抑制。急性毒性为胃肠道反应，如恶心、呕吐、厌食等。大剂量对肝、肾功能有损害。

【注意事项】肝、肾功能减退者慎用。

【药物相互作用】本品化疗时，不要伍用其他对骨髓抑制较强的药物。

【制剂规格】胶囊剂：50mg；100mg。

福莫司汀

Fotemustine

【别名】武活龙，Muphoran。

【药理作用】本品为亚硝基脲类细胞毒性抗肿瘤药，具有烷化和氨甲酰基化作用，抑制肿瘤细胞增殖。动物实验显示，其有广谱抗肿瘤活性。结构中含有丙氨酸的生物电子等配物（1－氨乙基磷酸），使其易于穿透细胞和通过血－脑屏障。

【体内过程】血浆蛋白结合率为25%～30%，半衰期为20～90分钟。静、动脉给药后，分布容积分别为28L和39～60.5L，在体内几乎完全被代谢。

【适应证】适用于原发性恶性脑内肿瘤、已扩散的恶性黑色素瘤（包括脑内部位）、淋巴瘤、非小细胞肺癌、胃癌。

【剂量与用法】取本品加专用溶剂溶解后，加入5%葡萄糖注射液250mL中，避光条件下静脉滴注，缓慢滴注1小时。

单一药物化疗：诱导治疗，每次 $100mg/m^2$，每周 1 次，连续用药 3 次，休息 4～5 周；维持治疗，每 3 周用药 1 次。建议从诱导治疗开始到维持治疗开始，间隔时间为 8 周，在 2 个维持治疗周期之间，间隔时间为 3 周。血小板计数和（或）粒性白细胞计数分别达 $100000/mm^3$ 和 $2000/mm^3$ 时，才考虑进行维持治疗。标准剂量均为 $100mg/m^2$。在联合化疗时，免去诱导治疗的第 3 次用药，剂量仍维持不变。

【不良反应】①本品主要不良反应以血小板减少和白细胞减少为特征，发生较晚，最低水平分别在首剂诱导治疗后的 4～5 周和 5～6 周出现。②本品治疗之前进行过其他化疗和（或）与其他可能诱发血液毒性的药物联合应用时，可加重血液学毒性。③其他不良反应表现为用药后 2 小时内出现中度恶心和呕吐，中度暂时性可逆性转氨酶、碱性磷酸酶及胆红素升高。④少数患者有发热、注射部位静脉炎、腹泻、腹痛、暂时性血尿素氮升高、皮肤瘙痒、暂时性可逆性神经功能障碍（意识障碍、感觉异常、失味症）等反应。

【注意事项】①孕妇及哺乳期妇女禁用。②4 周内曾用过化疗或 6 周内用过亚硝基脲类药物治疗的患者禁用。③血小板和（或）粒细胞计数分别 $\geq 1 \times 10^{12}/L$ 和 $\geq 2 \times 10^9/L$ 的患者，每次用药前，应做血细胞计数检查，根据血液学状态调整剂量。建议诱导治疗期间及之后进行肝功能检查。④配制溶液时，建议戴口罩和手套，避免溶液接触皮肤和黏膜，如果溶液意外溅出，要用水彻底冲洗。⑤本品与大剂量的达卡巴嗪（$400 \sim 800mg/m^2$）合用时，可出现肺部毒性表现（成人呼吸窘迫综合征）。推荐按照下列交替用药方案：本品在第 1 日和第 8 日各用 $100mg/m^2$；达卡巴嗪在第 15、16、17、18 日连用，每日 $250mg/m^2$。用药期间不推荐合用苯妥英钠（可导致苯妥英钠在消化道吸收的减少，从而诱发惊厥的发作）、减毒活疫苗（有引致广泛疫苗疾病的危险）、环孢菌素等免疫抑制剂（过度的免疫抑制，有导致淋巴组织增生的危险性）。

【药物相互作用】与所有细胞毒药物相互作用相似。①肿瘤可增加血栓的危险，常采用抗凝血治疗，而血液凝固有很大的个体差异。若给予口服抗凝血剂治疗时，必须进行凝血酶原时间的国际标准化比值（INR）检验，并增加检测次数。②为了预防某些抗肿瘤药物诱发的惊厥而使用苯妥英钠，若与阿霉素、柔红霉素、卡铂、顺铂、卡莫司汀、长春新碱、博来霉素、甲氨蝶呤合用，可导致苯妥英钠在消化道吸收的减少，从而诱发惊厥的发作。因此，可与抗惊厥的苯二氮䓬类药合用，但只限于短期内使用。③不可与黄热病疫苗合用，否则可引起疫苗疾病，危及生命。④与环孢菌素、阿霉素、依托泊苷等免疫抑制剂合用，有可能产生过度的免疫抑制，导致淋巴组织增生。⑤本品与大剂量达卡巴嗪同时合用，偶会发生急性成年人呼吸窘迫综合征。⑥联合用药的建议：a. 诱导治疗在第 1 天和第 8 天用福莫司汀 100mg/m²·d；在第 15、16、17 和 18 天用达卡巴嗪 250mg/m²·d；治疗休息期为 5 周。b. 维持治疗在第 1 天用福莫司汀 100mg/m²·d；在第 2、3、4、和 5 天用达卡巴嗪 250mg/m²·d。

【制剂规格】粉针注射剂：200mg。附 4mL 专用溶剂 1 支（95% 乙醇 3.35mL + 注射用水 0.65mL）。

尼莫司汀

Nimustine

【别名】宁得朗，尤尼健，尼氮芥，嘧啶亚硝脲，Acnu，Nidran。

【药理作用】本品为亚硝脲类烷化剂抗肿瘤药，使细胞内 DNA 烷化，抑制 DNA 和 RNA 的合成，从而发挥抗肿瘤作用，并可透过血 - 脑屏障。本品对小鼠白血病 L - 1210 显示很高的抗肿瘤活性，对小鼠移植肿瘤的抗肿瘤谱广。对淋巴细胞白血病 L - 1210、粒细胞白血病 C - 1498、浆细胞瘤 X - 5563（腹水型）、欧利希腹水癌、硬膜肉瘤 MS - 147 等效果显著。对淋巴细胞白血病 L - 1210 及甲基胆蒽诱发恶性神经胶质瘤细胞的脑内移植小鼠，有延长寿命效果。

【体内过程】用药 30 分钟后，脑脊液中浓度达高峰，半衰期约为 0.49 小时。

【适应证】用于脑颈部癌、脑瘤、肺癌、消化道癌（胃癌、结肠/直肠癌、食管癌）、恶性淋巴瘤和慢性白血病等，可与其他抗肿瘤药物合用。

【剂量与用法】常用剂量：每次 2～3mg/kg 或 90～100mg/m²，用时以注射用水溶解（5mg/mL），缓慢静注或静滴。根据血象变化停药 4～6 周后可重复使用，总剂量 300～500mg。或每次 2mg/kg，静脉给药，间隔 1 周再给 1 次，给药 2～3 周后，根据血象变化停药 4～6 周。若口服给药，每次 100～200mg/m²，每 6～8 周 1 次。亦可采用胸腹腔注射、动脉注射和膀胱内给药。

【不良反应】①主要有白细胞减少、血小板减少、贫血、出血倾向、过敏症、食欲不振、恶心、呕吐、口腔炎、腹泻、乏力、发热、头痛、脱发和低蛋白血症等；②偶见轻微影响肝肾功能和出现间质性肺炎及肺纤维化症。

【注意事项】①有迟缓性骨髓功能抑制等严重不良反应，给药 6 周后视情况再决定是否使用，并应一周进行临床检验（如血液检查、肝肾功能检查），充分观察患者症状。若发现异常，应减少用量或停药。长期用药会加重不良反应，呈迁延性推移，与其他抗恶性肿瘤药、放疗药联合应用时，可加重骨髓抑制。②骨髓抑制及对本品有严重过敏患者、孕妇及哺乳期妇女禁用。③肝肾功能损害、合并感染及水痘者（有时出现致死性全身障碍）慎用。④要充分注意感染疾患、出血倾向的出现及恶化。⑤小儿易出现不良反应，用药应慎重，应注意对小儿及育龄患者性腺的影响。⑥老年患者应减量。⑦不得用于皮下或肌内注射。静脉用药时，应严防药液漏于血管外，以免引起注射部位硬结、坏死。⑧本品溶解后应尽快使用，不宜与其他药物配伍，可能会引起某些理化改变。

【药物相互作用】其他抗肿瘤药、放射治疗能增加骨髓功能抑制等不良反应，若发现患者异常，应作减量或停药等处理。

【制剂规格】注射剂：25mg；50mg。胶囊剂：10mg；50mg。

盐酸氮芥
Chlormethine Hydrochloride

【别名】恩比兴，Azotoyperit。

【药理作用】本类药物进入体内后，通过分子内成环作用，形成高度活泼的乙烯亚胺离子，后者使核酸的磷酸基、氨基和蛋白质的羧基、氨基烷化，从而抑制细胞核的分裂，具有较强的细胞毒作用。其选择性差，对肿瘤细胞及正常细胞均有毒害作用，毒性较大。此外，本品尚有免疫抑制作用。

【体内过程】氮芥入血后，很快与水或细胞的某些成分结合，在血中停留时间极短，只有0.5～1分钟，约有90%以上从血中消除，随即分布于肺、小肠、脾脏、肾脏、肝脏等脏器，以及肌肉等组织中，脑中含量最少。本品半衰期很短，以犬的试验为例，血药浓度在48分钟内减低65%～90%，在小鼠10分钟内减低95%。因为药物代谢迅速，尿中排出的原形药物还不到0.01%。给药6小时后血中、给药24小时组织中含量已降很低，以二氧化碳形式经呼吸道排出的约占20%，有多种代谢产物经肾排出体外。

【适应证】①本品对淋巴肉瘤、网织细胞肉瘤、霍奇金病及肺癌的疗效较好；对卵巢癌、乳腺癌、睾丸精原细胞瘤、鼻咽癌、绒毛膜上皮癌、肝癌、慢性白血病等有一定疗效。②局部用其乙醇或二甲亚砜（0.05%）溶液治疗牛皮癣、白癜风、斑秃近期疗效较好。

【剂量与用法】静脉注射：每次0.1mg/kg，每周2～3次，总量30～60mg为一疗程。每次用生理盐水10mL溶解，从正在输注的5%葡萄糖注射液的乳胶管中慢速推注。动脉注射：每次5～10mg，一日或隔日1次，用生理盐水溶解。胸、腹腔内注射：每次10～20mg，溶于20～40mL生理盐水中，在抽排积液后注入腔内，5～7日1次，4～5次为一疗程。

【不良反应】毒性反应较大，主要有骨髓抑制、胃肠反应、剧烈的局部刺激等。也可引起乏力、头昏、头痛、寒颤、发热、睾丸萎缩、月经不调、脱发、皮肤色素沉着等。

【注意事项】肝、肾功能不全及血象低下者慎用。

【制剂规格】注射剂（粉针剂）：5mg；10mg。

白消安
Busulfan

【别名】马利兰，白血福恩，Myleran。

【药理作用】对多种动物肿瘤有抑制作用。较低剂量时，主要影响骨髓粒细胞的生成，对淋巴组织几乎无影响，但剂量提高可引起全血象抑制。

【体内过程】口服后吸收良好，部分可能与血浆结合。本品主要由尿中排出，24小时内约可排出1/3，主要为甲烷磺酸。

【适应证】主要用于治疗慢性粒细胞白血病及真性红细胞增多症、骨髓纤维化等。

【剂量与用法】口服：成人每日2～8mg，儿童0.05mg/kg，直到白细胞下降到（10～20）×10^9/L后停药或改为维持量（0.5～2mg，每日1次或一周2次）。

本品间歇大剂量治疗慢性粒细胞白血病，疗效与上法基本相同，可缩短诱导缓解的时间，且有可能减少导致再生障碍性贫血的机会。具体用法为：根据患者白细胞及血小板计数，分别选用一次性给药80～100mg、50mg、20～30mg等三种不同剂量（若1日服100mg，一般分2次服用，在1～2日内服完），2次服药的间歇时间为1～2周（根据血象而定）。一次若服药80～100mg，需间隔2周以上。

【不良反应】少数患者有白细胞及血小板减

少、有轻度胃肠反应症。此外，尚有闭经、男性乳房发育、睾丸萎缩、皮肤色素沉着、脱发等症。

【注意事项】慢性粒细胞白血病有急性病变时应停用，急性白血病、再生障碍性贫血或其他出血性疾病者忌用，肾上腺皮质功能不全者慎用。

【药物相互作用】①伊曲康唑、对乙酰氨基酚可使本品清除率下降，可用氟康唑代替伊曲康唑或使用对乙酰氨基酚72小时后服用本品。②苯妥英钠及磷苯妥英钠由于诱导谷胱甘肽S转移酶，可使本品清除率增加15%以上，血药浓度明显降低。③本品大剂量与凯托米酮合用时，两者血药浓度都有所增加。④与硫鸟嘌呤长期联用，应定期监测肝功能。

【制剂规格】片剂：0.5mg；2.0mg。

苯丁酸氮芥
Chlorambucil

【别名】瘤可宁，Leukeran。

【药理作用】本品为氮芥的脂肪酸类衍生物，为细胞周期非特异性药物，对 M 期和 G_1 期细胞作用最强。

【体内过程】口服可以完全吸收，生物利用度大于70%，肝脏达最高浓度约需1小时，代谢产物为苯乙酸氮芥，给药2~4小时后在血浆中达峰值，代谢物血浆浓度与原形药物相当，半衰期1~2小时，药时曲线下面积大，具有双功能烷化剂作用。约60%的药物在24小时内经肾排出，苯丁酸氮芥及其水解物约占90%。本品的临床作用时间延长，可能与部分药物分子有亲脂特性（储于脂肪）有关。

【适应证】①对慢性淋巴细胞白血病、淋巴肉瘤、霍奇金病、卵巢癌、乳腺癌、多发性骨髓瘤疗效较好，对红细胞增多症、神经细胞瘤和睾丸肿瘤也有一定疗效。②本品尚有免疫抑制作用，可用于治疗类风湿关节炎、系统性红斑狼疮、肾病综合征、硬皮病等。

【剂量与用法】口服：每日 0.1~0.2mg/kg，每日1次，一疗程总量 0.3~0.5g。维持量每日 0.03~0.1mg/kg。儿童口服常用量，每日 0.1~0.2mg/kg。

【不良反应】本品不良反应同氮芥类，但较轻。

【注意事项】本品有蓄积作用，不宜长期连续服用。

【药物相互作用】与其他骨髓抑制剂同时使用时，可增强疗效，但应注意调整剂量；使用本品时接种活疫苗，将增加活疫苗感染的风险。

【制剂规格】片剂：2mg；2.5mg。

卡莫司汀
Carmustine

【别名】卡氮芥，双氯乙亚硝脲，氯乙亚硝脲，亚硝基脲氮芥，BCNU。

【药理作用】本品属亚硝脲类烷化剂，为细胞周期非特异性药物。抗瘤谱广，起效快，脂溶性高，能透过血-脑屏障。

【体内过程】给药1小时后，即可进入脑组织，6小时后脑内浓度达血浓度的60%~70%。半衰期短于5分钟，但其代谢产物仍有抗癌活性，且与蛋白质结合后，缓慢释放，故作用持久。

【适应证】对脑瘤、恶性肿瘤的脑及脊髓转移、脑性白血病及霍奇金病疗效较好，对淋巴肉瘤、黑色素瘤、肺癌、乳腺癌及睾丸肿瘤亦有一定疗效。局部外用对淋巴瘤样丘疹有效。

【剂量与用法】①治疗肿瘤：静滴，每次125mg，每日1次，用5%~10%葡萄糖注射液或生理盐水 250~500mL 稀释，于1~2小时内滴完，3日为一疗程，每疗程间隔4~6周；或每次 60~80mg，一周1次，静滴，连用8周。②治疗淋巴瘤样丘疹，可用本品10mg溶入95%乙醇中，加水稀释至60mL，于溶解后涂搽患处，每日1次，连用1~4个月；对残存和个别新出的丘疹，每日

2～4mg 维持治疗。

【不良反应】主要不良反应为骨髓抑制及恶心、呕吐等胃肠反应。大剂量对肝、肾功能有损害。

【注意事项】肝肾功能不全者慎用。

【药物相互作用】以本品组成联合化疗方案时，应避免合用有严重降低白细胞、血小板作用或产生严重胃肠道反应的抗癌药。

【制剂规格】注射剂：125mg。

洛莫司汀
Lomustine

【别名】CCNU，环己亚硝脲。

【药理作用】本品作用与卡氮芥相似，通过烷化作用，抑制 DNA 及 RNA 合成，为细胞周期非特异性药物。与一般烷化剂无交叉耐药性，但与卡氮芥有交叉耐药性。

【体内过程】脂溶性高，口服吸收快，能透过血－脑屏障。

【适应证】适用于脑胶质瘤、消化道癌、霍奇金病、淋巴肉瘤、网状细胞肉瘤、肺癌及白血病，对脑、肝及骨转移性肿瘤也有效。

【剂量与用法】口服：一般每次 130mg/m²，每 6～8 周 1 次，3 次为一疗程。

【不良反应】主要为延迟性骨髓抑制；急毒为胃肠道反应，如恶心、呕吐、厌食等；大剂量对肝、肾功能有损害。

【注意事项】肝、肾功能减退者慎用。

【药物相互作用】与西咪替丁联用，可加重骨髓抑制反应，如白细胞减少、血小板减少；使用本品时接种活疫苗，可使被活疫苗感染的风险增加。

【制剂规格】胶囊剂：40mg；100mg。

美法仑
DL - Phenylalanine Mustard

【别名】苯丙氨酸氮芥，Melphalan，Alkeran。

其左旋体为 L－苯丙氨酸氮芥（L－PAM），溶肉瘤素（Sarcolysin）。

【药理作用】与其他烷化剂相同，与 DNA 及 RNA 发生交叉联结，导致肿瘤细胞死亡，为细胞周期非特异性药物。谷胱甘肽水平提高，药物运转减慢，DNA 修复增强，可致耐药性增加。抑制谷胱甘肽－S－转移酶可，使本品的抗肿瘤作用提高。

【体内过程】口服后，药物的吸收个体差异较大。药物代谢呈二室模型，半衰期 α 为 6～10 分钟，半衰期 β 为 40 分钟至 2 小时。大部分代谢物从尿中排出，以原形排出的不足 15%。脑脊液浓度低于血浆浓度的 10%。

【适应证】①适用于多发性骨髓瘤、乳腺癌、卵巢癌、慢性淋巴细胞和粒细胞白血病、恶性淋巴瘤、Waldenstrom 病（骨软骨病）等。②动脉灌注治疗肢体恶性黑色素瘤、软组织肉瘤及骨肉瘤。

【剂量与用法】口服：8～10mg/m²，每日 1 次，共 4～6 日，间隔 6 周重复给予。动脉灌注：每次 20～40mg，视病情而定。

【不良反应】主要出现消化道反应和骨髓抑制。

【注意事项】肾功能不全、痛风、泌尿道结石者慎用。

【药物相互作用】①与环孢素合用时，可出现肾衰竭；②与丁硫堇联用时，可提高本药的血药浓度，进而毒性增强；③避免与萘啶酮酸联用，否则可出现出血性小肠结肠炎；④与卡氮芥合用时，可增加后者的肺毒性。

【制剂规格】片剂：2mg。

硝卡芥
Nitrocaphane

【别名】消瘤芥。

【药理作用】本品为中国自行研制的抗肿瘤药物，作用机制与氮芥相同，作用于 DNA，属于细胞周期非特异性药物，疗效较好而毒性较低，抗瘤谱较广。

【体内过程】本品口服易吸收，口服后 2 小时，静脉注射 1 小时，药物广泛分布至各组织中，以肾脏含量最高，依次是肝、肺、肠、肌肉、脑等。能透过血 - 脑屏障，肿瘤中含量较高，主要经尿和粪便排出。

【适应证】常用于治疗癌性胸水、肺癌、鼻咽癌、喉癌、非何杰金淋巴瘤、脑肿瘤、食管癌，对原发性肝癌也有一定疗效。

【剂量与用法】静脉注射：成人将 20 ~ 40mg 溶入生理盐水或 5% 葡萄糖注射液稀释后缓慢静脉注射，每日或隔日 1 次，总量 200 ~ 400mg 为一疗程。动脉滴注：用量同静注。胸腔内注射：每次 40 ~ 60mg 溶入生理盐水 20mL，一周 1 ~ 2 次。

【不良反应】①食欲下降、恶心，偶有呕吐等胃肠道反应；②骨髓抑制一般较轻，偶有脱发、乏力；③偶有血栓性静脉炎。

【注意事项】①对本品过敏，严重骨髓抑制、严重肝肾功能不全、孕妇、哺乳期妇女禁用。②用药期间，应监测白细胞和血小板。③严重感染、肿瘤细胞浸润骨髓、已接受化疗或放疗者慎用。

【制剂规格】注射剂：20mg；40mg。

异环磷酰胺
Ifosfamide

【别名】Isophosphamide。

【药理作用】本品是环磷酰胺异构体，也是一种潜伏化型（即前体型）药物，需经肝微粒体酶转化、开环活化成异环磷酰胺氮芥后起细胞毒作用，属于细胞周期非特异性药物。其毒性较环磷酰胺低，化疗指数较环磷酰胺高，且大剂量对环磷酰胺有耐药性者仍有一定疗效。

【体内过程】本品静注后，广泛分布于组织中，不能透过血 - 脑屏障，72 小时后，60% ~ 80% 以原形或代谢物从尿中排出。

【适应证】用于治疗恶性淋巴瘤、软组织肉瘤、肺癌、卵巢癌、睾丸肿瘤、乳腺癌、黑色素瘤、头颈部癌以及急性和慢性淋巴细胞白血病等。目前已成为上述常见肿瘤化疗的二、三线药物。

【剂量与用法】静脉滴注：常用剂量 1.2 ~ 1.5g/m²·d。连用 5 天，间隔 3 ~ 4 周后重复应用。应用本品需同时给予尿路保护剂美司钠（Mesna）。

【不良反应】①出血性膀胱炎：剂量限制性毒性，表现尿频、尿急、尿痛及血尿，亦可产生肾功能损害。②骨髓抑制：主要引起白细胞减少，也是限制性毒性。③中枢神经系统毒性：可有嗜睡、精神异常，偶有癫痫样发作。④胃肠反应：表现为食欲减退、恶心、呕吐。⑤其他：脱发，可有轻度肝功能损害及静脉炎等。

【注意事项】①患者需补充大量液体，保持足够尿量，以减少尿路损害。②使用本品同时给予美司钠，可防止或减轻泌尿系统毒性反应。③用药期间，应注意监测尿常规、血象及肝肾功能。

【药物相互作用】①过去曾使用过顺铂者，可加重本品骨髓抑制、神经毒性和肾毒性。②不可同时伍用抗凝剂，因为可能导致出血危险。③合用降糖药，可增加降血糖作用。④若与其他细胞毒药物合用时，应考虑减量。

【制剂规格】注射剂：1g（注射时用 2mL 注射用水配制）。

雌莫司汀
Estramustine

【别名】雌氮芥，雌氮芥磷酸钠，雌二醇氮芥，雌二醇氮芥磷酸酯，雌莫司汀磷酸钠，雌甾醇氮芥，雌甾氮芥，琳雌氮芥，磷雌醇芥，磷雌氮芥。

【药理作用】本药为烷化剂（正氮芥）与激素（雌二醇 - 17 - β - 磷酸盐）通过氨基甲酸酯连接组成。该药进入体内后迅速脱磷酸，形成具有细胞毒活性的代谢物雌二醇氮芥（E₂M），进而氧化成雌酮氮芥（E_1M），发挥细胞毒性作用。E_2M 和 E_1M 与前列腺癌细胞中雌二醇结合蛋白（EMBP）有高度亲和力，能被前列腺癌组织大量摄取。研究表明，E_2M 与 E_1M 细胞毒作用为抑制前列腺细胞有丝分裂，裂解已形成的微管并阻止其再形成。E_2M 还促使前列腺癌细胞中谷胱甘肽的排空，增加其抗有丝分裂作用。此外，该药还有微弱的雌激素作用和明显抗促性腺激素作用，减少睾酮的产生和分泌。本药为细胞毒抗癌药，以雌二醇 17 磷酸酯为载体，具有烷化剂及雌激素的双重作用，可通过类固醇受体特异性地把药物导入前列腺组织，产生细胞毒效能和激素效果，达到破坏癌细胞的目的。由于药物对肿瘤作用的专一性，从而提高了疗效，并减轻了烷化剂的全身反应。药物的细胞毒效能包括：阻止前列腺癌细胞的有丝分裂；裂解已形成的微管并阻止微管的再形成；对前列腺癌的细胞核蛋白质起作用；促使前列腺癌细胞中谷胱甘肽的排空。本药治疗剂量时，对骨髓的抑制少或无影响，对未经治疗及已经用过常规激素治疗失败的患者同样有效。由于其严重不良反应的发生率低，可用于长期治疗。

【体内过程】口服吸收良好，吸收率约为 75%，药物易于分布在前列腺组织中。口服时，脱磷氧基作用在胃肠道进行。活性代谢物有些蓄积在身体的脂肪组织内，其消除产物大部分从胆道排泄，少量从肾脏排泄。雌酮氮芥的血浆半衰期是 10 ~ 12 小时。该药有 10% ~ 15% 代谢成雌激素。

【适应证】本品对前列腺癌有良好疗效，如与强的松龙和苯丁酸氮芥并用，可提高疗效。

【剂量与用法】口服给药：每次 200 ~ 300mg，每日 2 次，若连服 3 ~ 4 周后仍无效，则应停药。如病情好转，应按原剂量继续服用 3 ~ 4 个月。药物剂量应根据疗程、疗效和不良反应等进行适当调整。静脉注射：可用于治疗开始时，每天 300mg，共用 3 周后改为口服，每次 200 ~ 300mg，每日 2 次；或继续静脉注射，每次 300mg，每周 2 次。

【不良反应】有轻度消化道反应；骨髓抑制作用不明显，偶有轻度白细胞，血小板减少；男性患者服用较长时间后，可降低性功能并发乳腺增生，使充血性心力衰竭加剧。

【注意事项】①对雌二醇、氮芥过敏者，严重肾损害者禁用。②肝、肾、心功能不良者及骨髓抑制者、听力不佳者慎用。③注射剂配制时，不能用盐水，将 8mL 稀释液缓缓注入药瓶中，不能振荡，以防产生泡沫，静滴应在 3 小时内滴完。④静脉注射时，应用细针缓慢注入，不少于 3 ~ 5 分钟。⑤要定期检查血细胞计数及肝功能。

【药物相互作用】①不可与含钙药物（如含钙的抗酸剂）、牛奶、奶制品同服。②避免与活疫苗同用，但处于缓解期的白血病患者，可在化疗停止后至少间隔 3 个月再接种活疫苗。③使用 ACE1 的患者同时使用本品时，可能发生过敏反应（如血管性水肿）。

【制剂规格】胶囊剂：140mg；注射剂（粉）：150mg，300mg。

二、代谢类抗肿瘤药

阿糖胞苷
Cytarabine

【别名】Cytosar，Ara – C。

【药理作用】本品为嘧啶类拮抗剂，在体内转变成二磷酸阿糖胞苷或三磷酸阿糖胞苷而显活性。主要作用为抑制 DNA 聚合酶，阻碍 DNA 复制。

【体内过程】静脉、皮下、肌内或鞘内注射均可吸收。静脉注射可较好分布在体液、组织及细胞内，静脉滴注可透过血 - 脑屏障，但仅有 40% 的血药浓度经肝、肾代谢，在血及组织中很易降解成无活性的尿嘧啶阿拉伯糖苷，可能因为被胞嘧啶脱氨酶快速脱氨的结果。在脑脊液内，由于脱氨酶含量较低，脱氨作用较慢，故相对稳定。静脉给药时，半衰期 α 为 10~15 分钟，半衰期 β 为 2~2.5 小时；鞘内给药时，半衰期可延至 11 小时。约 10% 以阿糖胞苷，70%~90% 以尿嘧啶阿糖胞苷为主的无活性物质形式在 24 小时之内随尿排出体外。

【适应证】①急性白血病。对急性粒细胞白血病疗效最好，对急性单核细胞白血病及急性淋巴细胞白血病也有效。一般均与其他药物合并应用。②对恶性淋巴瘤、肺癌、消化道癌、头颈部癌也有一定疗效，但尚有待进一步试用。③疱疹病毒感染。

【剂量与用法】静注：1~8mg/kg（成人 50~150mg），每日 1 次，连用 8~15 日；或 4~6mg/kg，一周 2 次。静脉滴注：每日 5~7.5mg/kg，点滴 8~12 小时，连用 4~5 日。皮下注射：用于维持治疗，每次 1~8mg/kg，一周 1~2 次。

【不良反应】①胃肠道反应：食欲减退、恶心、呕吐。②骨髓抑制：白细胞下降及血小板下降，贫血。③其他：发热、脱发、皮疹、肝功能损伤。

【注意事项】①骨髓抑制、白细胞及血小板显著降低者、肝肾功能不全、有胆道疾病患者、有痛风病史、尿酸盐肾结石病史、近期接受过细胞毒药物或放射治疗者慎用；②使用本品时，可引起 ALT（SGPT）、尿酸增高；③用药期间应定期检查：周围血象、血细胞和血小板计数、骨髓涂片以及肝肾功能。

【药物相互作用】①本品可使细胞部分同步化，续用柔红霉素、阿霉素、环磷酰胺及亚硝脲类药物可以增效，但不可与 5-FU 合用。②四氢尿苷可抑制胞嘧啶脱氨酶，是本品相对稳定，从而提高了血药浓度，起增效作用。③与其他骨髓抑制药合用，可增加血液学毒性。

【制剂规格】注射剂：50mg；100mg。

氟尿嘧啶

Fluorouracil

【别名】5-Fu。

【药理作用】本品为嘧啶类抗代谢药，在体内先转变为 5-氟-2-脱氧尿嘧啶核苷酸，抑制脱氧胸苷酸合成酶，阻止脱氧尿苷酸转变成脱氧胸苷酸，从而影响 DNA 的合成，导致细胞损伤和死亡。为细胞周期特异性药物，对增殖细胞各期均有杀伤作用。

【体内过程】口服吸收不完全，且易增加药物的分解；食物可降低本品吸收速度和吸收量，峰浓度和药时曲线下面积分别下降 43% 和 21%，静滴或动脉灌注后血浓度较稳定。静脉注射后，约 30 分钟进入脑脊液中，可维持 3 小时。半衰期 α 为 10~20 分钟，半衰期 β 为 20 小时，主要经肝脏分解代谢。

【适应证】对绒毛膜上皮癌及恶性葡萄胎疗效较显著；对胃癌、结肠癌、直肠癌、食道癌、肝癌、胰腺癌、乳腺癌、卵巢癌、宫颈癌、前列腺癌、膀胱癌、肾癌、肺癌、头颈部癌、皮肤癌等也有一定疗效。

此外，本品还能抑制胰腺外分泌细胞 RNA 与酶蛋白合成，可改善急性胰腺炎患者的症状；能阻止睾酮转化为双氢睾酮，可用于治疗前列腺增生症；2.5% 溶液 4~6mL 注射于鼻甲肥厚处，一周 1 次，对慢性鼻炎有效；5% 霜剂局部封闭性贴敷，可用于治疗白癜风，一般在治疗开始，皮损出现糜烂，7~9 日后完全糜烂，经 10 日后愈合，并逐渐出现色素沉着。据报道，外用 2.5% 溶液可治疗尖锐湿疣。

【剂量与用法】①静注：每次 0.25~0.5g，每日或隔日 1 次，总量 5~7.5g 为一疗程，间隔 1~2 个月后，可进行第 2 疗程。②静滴：每次 0.5~1g，或 10~20mg/kg，加入 5% 葡萄糖注射液 500~1000mL 中缓慢滴入，每日或隔日 1 次，总量 8~15g。治疗绒毛膜上皮癌宜增量，治疗肝癌宜减量。治疗胰腺炎及前列腺增生症，每日 0.25~0.5g，3~8 日为一疗程。③动脉灌注：每日或隔日 0.25~0.5g，溶于 5% 葡萄糖注射液 100~250mL 中注入，总量 5~10g。④瘤内注射：用于宫颈癌，每次 0.25~0.5g。⑤腔内注射：每次 0.75~1g，每 5~7 日 1 次。⑥口服：每次 0.1~0.2g，每日 3 次，总量 10~15g。儿童静滴，每次 10~12mg/kg，每日 1 次或隔日 1 次。局部涂敷于患处，适用于丝状疣、传染性软疣、扁平疣、蹠疣、皮肤淀粉样变、脂溢性角化，也适用于皮肤肿瘤及头颈部鳞癌。

【不良反应】①本品不良反应有白细胞及血小板减少、胃肠反应、脱发、皮肤色素沉着、皮炎及注射局部刺激等。②本品毒性较大，治疗量与中毒量接近，使用不当可致严重不良反应，骨髓抑制，尤以大剂量时为显著。

【注意事项】肝功能异常、体质虚弱、白细胞减少，或做过放疗不久的患者禁用或慎用。

【药物相互作用】①甲氨蝶呤、甲硝唑、四氢叶酸等，可能在生化上影响氟尿嘧啶的抗癌作用或毒性。②与亚叶酸钙、亚叶酸合用时，应后用本品，这样可使本品疗效增加。③氢氯噻嗪可增强本药的骨髓抑制作用；别嘌呤可减轻本药的骨髓抑制作用。④与华法林合用，可延长凝血时间，需要调整华法林的用量。

【制剂规格】注射剂：5mL：0.125g；10mL：0.25g。片（胶囊）剂：0.05g。软膏剂：0.25%；0.5%（4g）。

卡莫氟
Carmofur

【别名】嘧福禄，Mifurol，HCFU。

【药理作用】本品是 5-氟尿嘧啶的第三代产品，为代谢拮抗类抗肿瘤药物。口服后在体内缓慢转变成 5-氟尿嘧啶而起作用。其作用与氟尿嘧啶相同，在体内抑制尿嘧啶苷酸结合进入 RNA 中，从而干扰、阻断 DNA、RNA 及蛋白质的合成。本品无明显的周期特异性细胞毒性。

【体内过程】本品口服后在肠道迅速吸收，在体内转化为活性物质 5-FU，有效血药浓度长达 24 小时。癌症患者口服 5~15mg/kg 后，2~4 小时达峰浓度，本品及其中间代谢产物以及 5-FU 的血浓度均随给药剂量增加而增加。由本品转化为活性化的 5-FU，不受肝药酶刺激或抑制的影响。本品容易达到普通 5-FU 制剂所不易到达的淋巴液和腹水中，有效血药浓度持续时间长。

【适应证】适用于消化道癌症（胃癌、结肠、直肠癌）、乳腺癌的缓解。

【剂量与用法】口服：①单药治疗，成人每日 600~800mg，分 3~4 次服，连用 4~6 周；②联合用药，一日 600mg，分 3 次服用，连用 2 周。

【不良反应】①偶见语言障碍、步行障碍、意识障碍、知觉障碍、记忆力低下。罕见识辨力障碍、锥体外系症状、尿失禁、四肢麻痹等，有时发生脑白质病等严重精神神经症状，故应充分观察患者的状态慎重给药，治疗时尽可能采用小剂量。此外，偶见头痛、嗜睡、失眠、贫血、白细胞减少、血小板减少、出血倾向等，应给予停药等适当处理。②消化系统：可有食欲不振、恶心呕吐，偶见腹泻、口炎、腹部不适、腹痛、胃灼热、口渴和味觉异常等症，罕见消化道溃疡、便秘、舌麻木和舌炎等症状，可给予停药等适当处理。此外，偶见 SGOT、SGPT、AL-P 上升、BUN 升高、血尿，罕见蛋白尿、少尿及皮疹、瘙痒、色素沉着、脱发、角化、光过敏症、肿胀、水泡、糜烂等现象。③泌尿系统：不伴有尿量增加的尿频，偶见排尿障碍；罕见排尿疼痛、尿道痛和膀胱痛等。④循环系统：偶见心悸、类似静注氟尿嘧啶类引起的胸痛、心电图异常（ST 段上升、T 波倒置等）等；面部、腹部、肛门部等出现热感，以及全身倦怠、发热、水肿等。

【注意事项】服药期间应避免摄入酒精性饮

料，否则会引起潮红、恶心、心悸、多汗、头痛等症状。肝肾疾病患者应适当减量。消化性溃疡或出血的患者慎用本品。妊娠早期、孕妇、哺乳期妇女慎用。

【药物相互作用】①与抗胆碱药、镇静药合用，产生拮抗作用；②与胸腺嘧啶、尿嘧啶合用，可提高疗效；③与其他细胞毒性药物合用时，应酌情减少本品剂量。

【制剂规格】片剂：100mg。

甲氨蝶呤
Methotrexate

【别名】MTX。

【药理作用】本品能抑制二氢叶酸还原酶，影响四氢叶酸的生成，从而阻止核苷酸与核酸的合成，在体内可为甲酰四氢叶酸钙所对抗。增殖细胞对本品敏感，为细胞周期特异性药物，大剂量对非增殖细胞特别是肝细胞也有直接毒性作用。

【体内过程】本药口服吸收较好，1~5小时血药浓度达峰值。肌注本品维持作用时间比口服为长，鞘内注射更长，脑脊液药物浓度可维持6日。主要经肾排泄，肝肾功能不良者可增加本品毒性。

【适应证】①急性白血病：对各类型急性白血病均有效，对儿童患者疗效尤佳。②对绒毛膜上皮癌、恶性葡萄胎疗效也较突出。③大剂量给药对骨肉瘤、软组织肉瘤、肺癌、乳腺癌及卵巢癌等有效。骨肉瘤术后辅助应用大剂量甲氨蝶呤可显著提高治愈率，是近来肿瘤治疗中的重要发展之一。④对某些实体瘤，如头颈部癌、肝癌、消化道癌等均有效。动脉插管滴注本品，对头颈部癌和肝癌有较好的治疗效果。⑤牛皮癣：因不良反应大，已少用。

【剂量与用法】①白血病：口服，每日1次，每次0.1mg/kg（一般为5~10mg）左右。一般有效疗程的安全剂量为50~150mg，总剂量应视骨髓情况而定。儿童每日1.25~5mg，4岁以下2.5mg，4岁以上5mg。对中枢神经系统肿瘤患者，可鞘内注射，每次10~15mg，隔日1次，共2~3次。②绒毛膜上皮癌：剂量应大，成人每次10~30mg，口服或肌注，每日1次，连续5日。以后视患者反应再重复疗程。③实体癌：每次20~40mg，肌注或静注，一周2次，6周为一疗程。最好连续动脉滴注，同时给予甲叶钙（CF）间断肌注，常用剂量为：本品每24小时25~50mg，CF 6~9mg，每4~6小时肌注1次。如不用解毒剂（CF），则可单用本品0.1mg/kg动脉注射或滴注。④骨肉瘤等：采用大剂量，并配合CF解毒。一般剂量为3~10g/m²，溶于5%葡萄糖注射液500~1000mL中静滴4小时。滴完2~6小时后，开始应用CF，剂量为一次6~12mg肌注（或口服），每6小时1次，共3日。为了保证药物能迅速从体内排出，应在前一日及滴注的第1、2日补充电解质、水分及碳酸氢钠，使尿量每日维持在3000mL以上，并保持碱性。对肝肾功能、血象，以及血浆中本品的浓度均应逐项检测，并防止口腔炎、发热、骨髓抑制等不良反应，故需在有条件的医院和有经验的医生指导下进行。

【不良反应】本品毒性较大，有胃肠道反应、口腔溃疡、便血、粒细胞减少、脱发等症。少数患者可出现全血抑制、肝肾损害、皮肤色素沉着、畸胎及死胎等症。

【注意事项】肝肾功能不良者及孕妇忌用。

【药物相互作用】①乙醇和其他对肝脏有损害药物，如与本品同用，可增加肝脏的毒性。②因本品可增强抗凝血作用，甚至引起肝脏凝血因子的缺少或（和）血小板减少症，伍用其他抗凝药时应谨慎。③因为本品可引起尿酸的水平增多，痛风或高尿酸血症患者使用本品，应适当增加别嘌呤醇等药的剂量。④与保泰松和磺胺类药物同用后，因与蛋白质结合的竞争，可能会引起本品血清浓度的增高而导致毒性反应的出现。⑤同服卡那霉素可增加口服本品的吸收，而口服新霉素钠则相反，会减少本品的吸收。⑥氨苯蝶啶、乙胺嘧啶等药物均有抗叶酸作用，不可与本品合用，以免增加不良反应。⑦与弱有机酸和水杨酸盐等同用时，要适当减量，因为可抑制本品的肾排泄而致血清药物浓度增高。⑧本品与左旋门冬酰胺酶合用时可致减效，如合用 10 日后或于本品用药后 24 小时内给予左旋门冬酰胺酶，则可增效而减少对胃肠道和骨髓的不良反应。与氟尿嘧啶伍用，或先用氟尿嘧啶后用本品，均可产生拮抗作用；若先用本品 4～6 小时后，再用氟尿嘧啶则可产生协同作用。⑨如在用本品前 24 小时或使用 10 分钟后用阿糖胞苷，可增加本品的抗癌活性。

【制剂规格】 片剂：2.5mg；5mg；10mg。注射剂：5mg；10mg；25mg；50mg；100mg。

羟基脲

Hydroxycarbamide

【别名】 Hydroxyurea。

【药理作用】 主要抑制核苷酸还原酶，选择性地阻止 DNA 合成，杀伤 S 期细胞，并可提高放射线的疗效。

【体内过程】 口服给药吸收较好。无论口服还是静注，血中药物浓度都能很快（不到 1 小时）达到高峰，然后迅速下降。一次给药在 24 小时内排出 50%～80%。

【适应证】 临床上对于恶性黑色素瘤有一定疗效。此外，对胃癌、肠癌、乳癌、膀胱癌、头颈部癌、恶性淋巴瘤、原发性肝癌及急性和慢性粒细胞白血病也有效。有人报道，与放射线合并应用治疗脑瘤有一定价值。

【剂量与用法】 口服：常用剂量为每日 40～60mg/kg，每周 2 次，6 周为一疗程。亦有采用大剂量间歇给药法者，每 8 小时给药 1 次，剂量 60mg/kg；或 6 小时给药 1 次，剂量 100mg/kg。24 小时为一疗程，间歇 4～7 日。儿童，每日 2.4g/m²，连用 4 日。

【不良反应】 主要为骨髓抑制、白细胞和血小板下降，停药 1～2 周后可恢复，有时出现胃肠道反应。有人报告，可引起睾丸萎缩及致畸胎作用。

【注意事项】 ①使用本品应避免接种疫苗；②骨髓抑制、严重贫血、肾功能不全、痛风（包括有尿酸盐结石史）者，均慎用本品；③使用本品期间应适当增加液体摄入量如多饮水，以增加尿量及尿酸的排出；④可使患者的血尿素氮、血尿酸及肌酐暂时性增高；⑤用药时，包括治疗前、治疗后一定时期要定期检查血常规、血小板计数、血尿素氮、尿酸、肌酐变化，如白细胞下降至 $2.5 \times 10^9/L$ 或血小板下降至 $100 \times 10^9/L$ 以下，应暂停止服药；⑥服药与放疗同时进行，应在放疗前 7 日开始给药，严密观察血象，若出现严重的放疗不良反应，应减少或暂停服药。

【药物相互作用】 ①本品可提高血尿酸的浓度，因此用别嘌呤醇等治疗痛风时，必须调节抗痛风药剂量，以控制痛风和尿酸的浓度，本品与别嘌呤醇合用可抑制本品所致的高尿酸浓度。②与能使白细胞或血小板下降的药物或与放射疗法联合应用时，应检查患者血象变化，并适时调整本品剂量。③本品可抑制中枢神经系统，能产生嗜睡等现象，如与戊巴比妥、麻醉剂、三环类抗忧郁药等合用，可产生协同效应，应调节用量。

【制剂规格】 片（胶囊）剂：500mg。

替加氟

Tegafur

【别名】 喃氟啶，Futraful，FT-207。

【药理作用】 本品为氟尿嘧啶的衍生物。在体内经肝微粒体酶活化后逐渐转变为氟尿嘧啶而起作用。其作用与氟尿嘧啶相同，在体内能干扰、阻断 DNA、RNA 及蛋白质的合成，但在体外并无此作用。化疗指数为氟尿嘧啶的 2 倍，毒性只有氟尿嘧啶的 1/7～1/4。慢性毒性实验中未见到严重的骨髓抑制，对免疫功能的影响亦较轻微。

【体内过程】口服迅速吸收并较完全，给药2小时后药效达峰位，入血药物可均匀分布于肝、肾、小肠、脾和脑，其中肝、肾的浓度为最高。本品可通过血-脑屏障，可能与其亲脂性有关，主要由尿和呼吸道排出，给药24小时后以原形随尿排出23%，由呼吸道以 CO_2 形式排出55%。半衰期为5小时。

【适应证】主要用于消化系癌，如胃癌、结肠癌、直肠癌、胰腺癌，对乳腺癌和肝癌亦有效。

【剂量与用法】口服：每日600~1200mg，分2~4次服用，总量20~40g为一疗程。静滴：每次800~1000mg溶于生理盐水或5%葡萄糖注射液500mL中，每日1次，20~40g为一疗程。直肠给药：栓剂，每次500~1000mg，每日1次，总剂量同口服。

【不良反应】①骨髓抑制程度较轻，偶见白细胞和血小板减少。②偶见恶心、呕吐、腹痛、腹泻及肝功能改变。③可见头痛、眩晕、共济失调、精神状态改变等。④注射部位有静脉炎、肿胀和疼痛。⑤偶见皮肤瘙痒、色素沉着、黏膜炎等。

【注意事项】①轻度胃肠道反应。一般不必停药，严重者需减量或停药，通常餐后服用可减轻这类反应。②肝肾功能不全者慎用，若必须使用应减量。③必须定期检查白细胞、血小板计数，有骨髓抑制现象，对症处理，严重者应停用。

【制剂规格】片（胶囊）剂：50mg。栓剂：500mg；750mg。

氟尿苷
Floxuridine

【别名】氟脲嘧啶脱氧核苷，氟苷，5-氟去氧尿苷，FUDR。

【药理作用】本品为氟尿嘧啶（5-FU）的前体药物，服用后在体内被嘧啶核苷磷酸化酶转换成游离的5-FU而发挥抗肿瘤作用。分别影响DNA与RNA合成，主要作用于S期，对其他增殖期时相细胞亦有影响。肿瘤细胞内嘧啶核苷磷酸化酶含量及活性显著高于正常组，本品在肿瘤组织内5-FU的转化率亦明显高于各正常组织器官，依次为宫颈癌、膀胱癌、乳腺癌、大肠癌及胃癌，尤其大肠、胃及乳腺癌瘤组织内5-FU浓度明显高于正常组织及血浆含量，从而可选择性地杀死肿瘤细胞，而对正常组织的损伤较小。

【体内过程】本品经肝代谢，代谢物形式复杂，有原形和降解物，如氟尿嘧啶、α-氟-β-脲基丙酸、双氢氟尿嘧啶、α-氟-β-胍基丙酸及α-氟-β-丙氨酸等，大多由尿排泄，也可以 CO_2 形式从肺排出。

【适应证】用于治疗肝癌、胃癌、结直肠癌、乳腺癌、鼻咽癌、宫颈癌等。

【剂量与用法】本品的剂量与用法可参照氟尿嘧啶。治疗肝癌以肝动脉插管给药疗效较好，每次250~500mg，每日1次。动脉给药，每日0.1~0.6mg/kg，24小时内滴注完毕。静脉给药应先以8~10mL注射用水溶解，然后取所需药量加入5%葡萄糖注射液中。

【不良反应】可见白细胞及血小板减少；恶心、呕吐、食欲不振，时有腹痛、腹胀、便秘、口腔炎；定向或听觉障碍；心电图异常、脱发、色素沉着、荨麻疹等。偶见全血细胞减少、胃溃疡、舌炎、嗅觉异常、行走或感觉障碍，椎体外系症状，以及麻痹、尿失禁等。

【注意事项】①对本品过敏者、孕妇及哺乳期妇女禁用。骨髓抑制、肝肾功能障碍、并发感染、心脏疾病或有心脏病史、水痘患者慎用。特别注意感染症状、出血倾向的发生。可能会引起严重的肠炎（出血性肠炎、缺血性肠炎、坏死性肠炎）与脱水。密切注意患者情况，当发生严重的腹部疼痛、腹泻及其他症状时，立即停药并对症治疗。

【药物相互作用】①有骨髓抑制功能和损害

营养状况功能的药物可加重本品的不良反应。②抗病毒药索立夫定与本品或氟尿嘧啶并用时，可阻碍后者代谢，导致血中浓度升高，对骨髓抑制显著，可出现严重血液毒性而致死亡，故严禁合用。

【制剂规格】注射剂：250mg；500mg。

维胺酯
Viaminate

【药理作用】本品具有减少皮脂分泌和控制上皮细胞分化作用。对多种化学致癌物有抑制作用，尤对白血病细胞的增殖有明显抑制。

【体内过程】本品口服大部分在肠吸收，经肝、胆代谢，经肾和肠道排出。健康男性空腹单次口服本品 10mg，血浓度 2.612 ± 0.778 小时达峰，峰浓度为 17.496 ± 8.992μg/mL，半衰期为 2.378 ± 0.871 小时。

【适应证】主要用于痤疮类皮肤病及角化异常性皮肤病、白血病的治疗。

【剂量与用法】口服：每次 1～2 粒，每日 2～3 次。局部外用 0.3% 乳膏，每日 2～3 次。

【不良反应】①常见皮肤干燥、瘙痒、皮疹、瘀斑、继发感染等；口腔黏膜干燥、疼痛、结膜炎、视力障碍、视乳头水肿等；头痛、头晕、抑郁等。②妊娠期服药可致自发性流产和胎儿发育畸形。

【注意事项】①有强致畸性，孕妇禁用；育龄妇女慎用，不可在服药期间怀孕。②肝肾功能不全、高维生素 A、重症糖尿病、酒精中毒、脂代谢障碍及高危患者禁用。③不可同时服用维生素 A。遮光，密闭，低温处保存。

【药物相互作用】①不可与异维 A 酸与四环素类合用，以免引起脑压增高、头痛和视力障碍；②本品与维生素 A 合用时，可产生维生素 A 过量的相似症状；③维胺酯与异维 A 酸结构相似，与甲氨蝶呤合用时，可使甲氨蝶呤的血药浓度增加，

可能加重肝脏的毒性。

【制剂规格】胶囊剂：25mg。乳膏剂：0.3%。

维 A 酸
Tretinoin

【别名】维甲酸，全反式维 A 酸。

【药理作用】本品为维生素 A 的代谢中间产物，主要影响骨的生长和上皮代谢，可能具有促进上皮细胞增长分化、角质溶解等作用。实验表明，本品对多种化学致癌物的致癌过程，对肿瘤病毒的诱癌作用等均有抑制作用。本品可抑制白血病细胞的增殖，诱导白血病细胞分化成熟。对急性早幼粒细胞 M_3 型的完全缓解率可达 90% 左右。

【体内过程】口服本品后，达峰时间为 3 小时左右，半衰期约 0.7 小时，60% 由肾脏排出，亦可经胆汁排出；本品吸收后在葡萄糖醛酸转移酶的催化下生成葡萄糖醛酸酯化物。

【适应证】局部用于治疗扁平苔癣、黏膜白斑、银屑病、面部单纯糠疹、痤疮及皮肤基底细胞癌等。全身用于治疗急性早幼粒细胞白血病等。

【剂量与用法】外用 0.025% 冷霜或软膏治疗痤疮、面部单纯糠疹，0.1% 冷霜或软膏治疗扁平苔癣、毛发红糠疹、白斑等，每日涂药 2 次，或遵医嘱。治疗白血病按每日 $45mg/m^2$，分 2～3 次口服；也可增至每日 $100mg/m^2$，6～8 周为一疗程。达完全缓解时所需的总量为平均 $4000mg/m^2$。

【不良反应】神经精神系统可见头晕、头痛、颅内压升高、目眩、嗜睡、忧郁等症状；心血管系统可见心律不齐；消化系统常见口干，可见恶心、呕吐、腹胀、腹痛、消化性溃疡出血、氨基转氨酶升高等症状；部分血液患者可出现 RA - APL 综合征，表现为发热、呼吸困难、急性呼吸窘迫、肺浸润、心包积液、水肿和肝肾多器官衰竭；常见皮肤干燥、皮疹、水肿等。

【注意事项】孕妇禁用，肝肾功能不全者慎

用；不宜用于急性皮炎、湿疹。治疗白血病须与其他化疗药交替使用，至少 3 年。

【药物相互作用】①本品不可与光敏感药合用，因为有增加光敏性的可能。②为避免加剧皮肤刺激或干燥，本品不可与肥皂等清洁剂、含脱屑药制剂（如过氧苯甲酰、雷锁辛、水杨酸、硫磺等）、含乙醇制剂、异维 A 酸等共用。

【制剂规格】片剂：10mg；20mg。软膏、凝胶、霜剂：0.025%；0.05%；0.1%。

巯嘌呤

Mercaptopurine

【别名】乐疾宁，6 - MP。

【药理作用】在体内，本品能抑制次黄嘌呤核苷酸转变成黄嘌呤核苷酸及腺嘌呤核苷酸，并能反馈地抑制嘌呤的生物合成，从而影响 DNA 及 RNA 的合成。此为细胞周期特异性药物，主要作用于 S 期。

【体内过程】口服吸收快，半衰期约 1.5 小时，大部分被体内黄嘌呤氧化酶氧化而灭活。

【适应证】对急性白血病效果较好，对慢性粒细胞白血病也有效。绒毛膜上皮癌和恶性葡萄胎及恶性淋巴瘤、多发性骨髓瘤也有一定疗效。

【剂量与用法】口服：①白血病，每日 1.5 ~ 2.5mg/kg，每日 1 次或分 2 ~ 3 次；根据血象改变而调整剂量，显效时间 2 ~ 4 周，一疗程为 2 ~ 4 月。②绒毛膜上皮癌，每日 6 ~ 6.5mg/kg，每日 2 次，连用 10 日为一疗程，隔 3 ~ 4 周后可重复疗程。

【不良反应】①不良反应有食欲减退、恶心、呕吐、腹泻、口腔炎、口腔溃疡。②骨髓抑制：白细胞和血小板下降，严重者可有全血象抑制。③少数患者有肝功能损伤，可出现黄疸；敏感患者可有血尿酸过高、尿酸结晶尿及肾功能障碍。

【注意事项】①本品有破坏白血病细胞作用，而白血病本身也有大量白血病细胞被破坏，故可

使血液及尿中尿酸浓度明显增高，严重者可产生尿酸盐肾结石，诊断时应看到这种干扰作用。②骨髓显著抑制（白细胞减少或血小板显著降低）或出现相应的严重感染或明显出血倾向、胆道疾患者、肝功能损害、有痛风史、尿酸盐肾结石史者，4 ~ 6 周内已接受过细胞毒药物或放射治疗者，应慎用本品。③用药时必须定期检查血象及肝、肾功能，每周检查白细胞计数、血小板计数、血红蛋白，如果血细胞在短期内急骤下降时，应每日检查血象。

【药物相互作用】黄嘌呤氧化酶抑制剂别嘌呤醇可减慢本品代谢而增强疗效。

【制剂规格】片剂：25mg；50mg；100mg。

氟达拉滨

Fludarabine

【别名】氟阿糖腺苷，Fludara，Beneflur

【药理作用】本品为抗病毒药阿糖腺苷的氟化核苷类似物，其磷酸盐的抗肿瘤作用机制类似阿糖胞苷。但不同的是，本品不被腺苷脱氨酶脱氨而失活。

【体内过程】静脉给药后，本品的磷酸盐迅速被脱磷酸；其基质被淋巴细胞摄取后再磷酸化，成为具有活性的三磷酸氟达拉滨。在一次给药 4 小时后，细胞内的三磷酸氟达拉滨可达峰值，半衰期为 10 ~ 30 小时。大多数药物随尿排除，24 小时内约可排出 60% 的给药量。本品的药动学具有明显的个体差异。

【适应证】主要用于治疗慢性淋巴细胞白血病。

【剂量与用法】本品可静注或静滴（30 分钟滴完）。常用量为 $25mg/m^2$，连用 5 天，28 天后重复给药，一般需 6 个疗程。

【不良反应】主要不良反应是骨髓抑制，表现为白细胞减少、血小板减少和贫血，常因此使剂量受限。白细胞最低值出现在用药 2 ~ 3 周后。骨髓抑

制可能严重并逐渐加重，延长的淋巴细胞减少，可致感染的机会出现。其他还有咳嗽、呼吸困难、肺炎、胃肠障碍、口炎、水肿、心绞痛、肿瘤崩解综合征、皮疹、溶血性贫血、出血性膀胱炎、周围神经病、激动、精神错乱、视力减退和昏迷。高剂量可引起进展性脑病和视觉缺失。

【注意事项】对本品过敏者、哺乳期妇女、骨髓抑制明显者禁用。肝肾功能不全及患有感染性疾病者慎用。

【药物相互作用】合用喷司他丁可加重肺毒性。合用阿糖胞苷，可降低本品的代谢活性，且使阿糖胞苷的细胞内浓度上升。与双嘧达莫或其他腺苷摄取抑制剂合用时，可降低本品的疗效。

【制剂规格】粉针剂：50mg。

卡培他滨
Capecitabine

【别名】Xeloda。

【药理作用】本品为可供口服的氟尿嘧啶的前体药。对肿瘤细胞具有选择性细胞毒作用，须在体内转化为氟尿嘧啶时才具有抗肿瘤活性。由于肿瘤组织中富含胸苷磷酸化酶（TP），而正是该酶可将本品最终转化为氟尿嘧啶，故具有选择性细胞毒作用。

【体内过程】本品口服后可迅速完全被吸收。在肝内经羧酸酯酶的催化代谢为5′-脱氧-5-氟胞苷（5′-DFCR），然后经肝和肿瘤细胞中的胞苷脱氨酶催化转化为5′-脱氧氟尿嘧啶（5′-DFUR）。最后经TP催化，转化为氟尿嘧啶。口服0.3~3小时后可达血药浓度峰值，最高血药浓度为2.7~4.0mg/L。食物可降低吸收速度和吸收量，血药浓度峰值和AUC分别下降60%和35%；氟尿嘧啶的上述参数可分别下降43%和21%。同时，食物可使本品和氟尿嘧啶的达峰时间延长1.5小时。其蛋白结合率为54%，无浓度依赖性。

本品半衰期为0.7~1.14小时，其代谢物主要随尿排泄，而随尿排除的原药占用药量的71%。肝功能不全者不必调整剂量，重度肾功能不全者会影响经肾清除。

【适应证】转移性乳腺癌，由于紫杉醇和环磷酰胺可使肿瘤组织中的TP升高，使本品能够发挥更具有选择性的细胞毒作用。还可治疗结直肠癌，以及其他实体瘤。

【剂量与用法】口服：本品常用量为2.5g/（kg·d），分2次服，间隔12小时。饭后30分钟服用，连用2周，间歇1周。

【不良反应】本品不良反应类似氟尿嘧啶，但较轻。常见的有恶心、呕吐、口炎、腹泻和掌跖综合征。少见骨髓抑制、血液生化异常及与治疗相关的不良反应。偶见高血红素血症，肝功能不全者用药期间应严密监测。

【注意事项】重度肾功能不全者（CC≤30mL/min），不宜使用本品。

【药物相互作用】本品合用抗凝药（如华法林）时，可使凝血参数发生改变。本品可升高苯妥英钠的血药浓度。凡已经接受过紫杉醇、环磷酰胺等抗癌药治疗的患者使用本品可获良效，说明联合用药是必要且有益的。

【制剂规格】片剂：10mg。

脱氧氟尿苷
Doxifluridine

【别名】去氧氟尿苷，氟铁龙。

【药理作用】本品为氟尿嘧啶的脱氧核苷衍生物，其作用类似氟尿嘧啶。当其被快速注射时，会起到氟尿嘧啶的作用；但当其被缓慢注射时（通常指动脉内注射），却能转化成具有活性的氟尿苷单磷酸盐（F-dUMP），此盐可增强对DNA合成的抑制作用。

【体内过程】口服800mg，很快吸收，1~2小时血清中原形药物浓度达峰值1μg/mL。本品因为经嘧啶磷酸化酶转化成氟尿嘧啶，此时5-Fu

的浓度也在 1～2 小时达峰值，其浓度为原形药的 1/10。但肿瘤组织中氟尿嘧啶浓度较高，原形及所有代谢物均经肾排出。

【适应证】本品主要用于胃肠道向肝内转移癌的姑息疗法，也用于其他实体瘤。

【剂量与用法】口服：800～1200mg/d，分 3～4 次服。注射：①使用输液泵进行持续动脉输注，剂量为 0.1～0.6mg/（kg·d）。由于本品是在肝内代谢，在进行肝动脉输注时，应使用较高剂量 0.4～0.6mg/（kg·d）。持续用药，直至毒性出现为止。②应先用注射用水 5mL 配制药物，待充分溶解后，再以 0.9% 氯化钠注射液或 5% 葡萄糖注射液进一步稀释后用于滴注。

【不良反应】不良反应类似氟尿嘧啶。动脉输注后常见有局部反应、血栓栓塞、感染、出血和输液导管阻塞、红斑、口炎、胃肠障碍也较常见，还会出现肝功能异常。

【注意事项】对本品过敏者、营养不良者、骨髓功能不全和有潜在的严重感染者禁用；肝功能不全者慎用。

【药物相互作用】本品不可与抗病毒药索立夫定合用，因为可使本品（或氟尿嘧啶）的代谢受到影响，导致血浓度上升，抑制骨髓，出现严重血液毒性，可导致死亡。

【制剂规格】注射剂（粉针剂）：500mg。胶囊剂：0.1g；0.2g

吉西他滨
Gemcitabine

【别名】二氟脱氧胞苷，健择，Gemzar。

【药理作用】本品为阿糖胞苷衍生物，细胞周期特异性抗代谢药物。主要作用于 DNA 合成期的肿瘤细胞，即 S 期细胞，阻止 G_1 期向 S 期进展。

【体内过程】本品静注后，被肝、肾、血液和其他组织中的胞苷脱氨酶快速、完全代谢，只

有不到 10% 的原药与代谢物随尿排除，粪便中的仅 1%。在细胞内经核苷激酶作用转化为具有活性的二磷酸盐及三磷酸盐。在短时间输注下，半衰期为 32～94 分钟，其终末半衰期仅 17 分钟，三磷酸盐的细胞内半衰期为 7～12 小时。本品仅少量与蛋白质结合，清除率接近 30%，男性比女性高。

【适应证】用于非小细胞肺癌、胰腺癌、膀胱癌、乳腺癌及其他实体瘤。

【剂量与用法】本品以 0.9% 氯化钠注射液稀释，使浓度不超过 40mg/mL，于 30 分钟输完，成人一般剂量 $1g/m^2$，一周 1 次。连用 3 个月，休息 1 周，每 28 天重复 1 次。65 岁以上老年患者也能良好耐受，不需调整剂量。

【不良反应】主要不良反应是骨髓抑制，表现为贫血、白细胞和血小板减少。其他还有胃肠道反应，轻度蛋白尿、血尿、过敏、水肿（包括肺水肿）、脱发、嗜睡、腹泻、便秘等。溶血性尿毒症综合征已有报道，可引起不可逆的肾衰。

【注意事项】①对本品过敏者、哺乳期妇女禁用。②肝肾功能不全者慎用。③与其他骨髓抑制药联用时，应考虑骨髓抑制作用加重。④输注药物时间延长或增加用药频率可加重药物的毒性。⑤对胸部进行根治性放疗并用本品时，可导致危及生命的食管炎和肺炎。⑥第 1 次出现微血管性溶血性贫血时，应立即停药。⑦用药期间不可驾车、登高或操作机械。

【药物相互作用】与华法林合用，可引起 INR 升高，应调整华法林的剂量。

【制剂规格】注射剂（粉针）：200mg；1g。

替吉奥
Tegafur，Gimeracil and Oteracil Potassium

【别名】苏立，维康达，氟特嗪，爱斯万。

【药理作用】本品由替加氟（FT）、吉美嘧啶（CDHP）和奥替拉西钾（OXO）组成。其作用机

制为：口服后，替加氟在体内转化成 5 - 氟尿嘧啶（5 - FU）。吉美嘧啶在体内选择性地可逆抑制存在于肝脏的 5 - FU 分解代谢酶 - DPD，减少来自 FT 的 5 - FU 的分解。伴随着体内 5 - FU 浓度的升高，肿瘤组织内 5 - FU 磷酸化产物可维持较高浓度，从而增强抗肿瘤疗效。奥替拉西钾口服后分布于胃肠道，可选择性地可逆抑制乳清酸磷酸核糖转移酶，在胃肠道选择性地抑制 5 - FU 转化为 5 - 氟核苷酸，在不影响 5 - FU 抗肿瘤活性的同时减轻胃肠道毒副反应。5 - FU 的主要作用机理是通过其活性代谢产物 FdUMP 和 dUMP 与胸腺嘧啶核苷酸合成酶竞争性结合，同时与还原型叶酸形成三聚体，从而抑制肿瘤 DNA 的合成。此外，5 - FU 转化为 FUTP 并整合至 RNA 分子，从而破坏肿瘤 RNA 功能。

【体内过程】 口服本品 25 ~ 200mg 后，替加氟、吉美嘧啶、奥替拉西钾和 5 - FU 的 AUC 值和 Cmax 呈剂量依赖性上升。此外，连续给药后的内源性尿嘧啶迅速减少，表明吉美嘧啶对 DPD 的可逆性抑制作用增强。给药后 72 小时内尿中各成分的累积排泄率分别为吉美嘧啶 52.8%、替加氟 7.8%、奥美拉西钾 2.2%、代谢物氰尿酸 11.4%、5 - FU 7.4%。

处方中各成分及 5 - FU 的人血清蛋白结合率分别为替加氟 49% ~ 50%、吉美嘧啶 32% ~ 33%、奥替拉西钾 7% ~ 10%、5 - FU 17% ~ 20%。

参与替加氟转变为 5 - FU 的酶主要是人肝微粒体细胞色素 P450 中的 CYP2A6。

【适应证】 不能切除的局部晚期或转移性胃癌。

【剂量与用法】 按体表面积决定成人的首次剂量：体表面积 < 1.25m² 者，每次 40mg；体表面积 1.25 ~ 1.5m² 者，每次 50mg；体表面积 ≥ 1.5m² 者，每次 60mg。均为每日 2 次，早晚餐后服用，连续用药 28 天，休息 14 天，为一个疗程。若服药期间肝肾功能、血液检查项目正常，无胃肠不适，间隙期可缩短为 7 天，用药量可按 40、

50、60、75mg，剂量等级顺序递增或递减给药，直至患者病情恶化或无法耐受为止。

【不良反应】 重要不良反应，如以下每一种情况发现异常，须采取停药、治疗等必要措施：①骨髓抑制、溶血性贫血；②弥散性血管内凝血（DIC）；③暴发性肝炎等严重肝功能异常；④脱水：可能因严重腹泻导致脱水；⑤重度肠炎；⑥间质性肺炎；⑦可能发生严重的口腔炎、消化道溃疡、消化道出血和消化道穿孔；⑧可能发生严重的肾脏疾病，如急性肾衰竭；⑨可能发生 Steven - Johnson 综合征和中毒性表皮坏死溶解综合征（发生率不明）；⑩可能发生脑白质病，主要症状为意识障碍、小脑共济失调和痴呆样症状等；⑪急性胰腺炎：可能出现腹痛或血清淀粉酶升高；⑫横纹肌溶解症；⑬嗅觉丧失。

【注意事项】 ①骨髓抑制者、肾功能异常者、肝功能异常者、有感染性疾病者、糖耐量异常者、有间质性肺炎或间质性肺炎病史者、有心脏病或心脏病史者、有消化道溃疡或出血者、老年患者均慎用；对本品过敏者禁用。②本品停药后，如需服用其他的氟尿嘧啶类抗肿瘤药或氟胞嘧啶抗真菌药，必须有至少 7 天的洗脱期，反之也应如此。本品不可与索利夫定及其结构类似物联合使用。后者停药后，使用本品前必须有至少 56 天的洗脱期。育龄期及妊娠妇女使用时，需要考虑到潜在的性腺影响。给药期间应密切观察患者呼吸、咳嗽和有无发热等症状，同时进行胸部 X 线检查。如发现异常，则立即停药，并采取相应措施。

【药物相互作用】 ①本品与氟尿嘧啶类抗肿瘤药（如替加氟）、氟尿嘧啶类抗真菌药（如氟胞嘧啶）合用，可使氟尿嘧啶（5 - FU）浓度升高；②本品与索利夫定及其结构类似物如溴夫定合用时，可致代谢物 5 - FU 血浓度升高；③本品与苯妥英钠类合用时，可致后者血浓度升高；④本品可增强华法林作用；⑤本品与其他抗癌药合用时，可加重不良反应。

【制剂规格】 胶囊剂：①替加氟 20mg，吉美

嘧啶 5.8mg，奥替拉西钾 19.6mg。② 替加氟 25mg，吉美嘧啶 7.25mg，奥替拉西钾 24.5mg。

西妥昔单抗
Cetuximab

【别名】艾比特思，ERBITUX，C－225，爱必妥。

【药理作用】本品由哺乳动物（鼠骨髓瘤）作细胞培养产生，是人和嵌合体鼠的单克隆抗体的重组体，由小鼠股静脉内抗表皮生长因子的抗体与人体重链和轻链恒定区的免疫球蛋白 G_1 组成。本品可特异性地与肿瘤细胞的表皮生长因子受体（epidermalgrowth factor receptor，EGFR）相结合，竞争性抑制 EGFR 与其他配体如转化生长因子 α 的结合。本品与 EGFR 的结合，可阻断磷酸化作用和与受体相关联激酶的活性，抑制细胞生长，诱导细胞凋亡，并减少基质金属蛋白酶和血管内皮生长因子的产生。本品可抑制肿瘤细胞的存活和生长，从而抑制表皮生长因子受体的过度表达。

【体内过程】当静脉滴注剂量为每周 5～500mg/m^2 时，本品表现出剂量依赖的药代动力学特性。当本品的初始剂量为 400mg/m^2 时，平均分布容积大致与血容量（2.9 L/m^2：1.5～6.2L/m^2）相同，平均 Cmax（±标准偏差）为 185±55 μg/mL，平均清除率为 0.022 L/h·m^2。本品在靶剂量时具有较长的清除半衰期，为 70～100 小时。本品的血清浓度在单药治疗 3 周后达到稳态水平。第 3 周的平均峰浓度为 155.8 μg/mL，第 8 周为 151.6μg/mL，相应的平均谷浓度为 41.3μg/mL 和 55.4μg/mL。本品与伊立替康联合用药时，第 12 周的平均谷浓度为 50.0μg/mL，第 36 周为 49.4μg/mL。抗体的代谢受多种途径的影响，这些途径可以将抗体降解为小分子，如短肽和氨基酸等。本品的体内过程不会受到种族、年龄、性别、肝肾状况的影响。

【适应证】用于结肠直肠癌：与伊立替康合用于伊立替康化疗无效的患者；单独使用，用于不能耐受伊立替康的患者。多种标准化疗药物的联合方案对晚期非小细胞肺癌（NSCLC）具有潜在疗效。

【剂量与用法】静滴：本品可由输液泵或注射器泵输入体内，与伊立替康联合应用或单独应用的推荐剂量为首次负荷剂量（第一次注射剂量）400mg/m^2，静滴 120 分钟（最大滴注速率为 5mL/min）；每周维持剂量 250mg/m^2，静滴超过 60 分钟（最大滴注速率为 5mL/min），均为每周 1 次。建议术前用 H_1 受体拮抗剂（如 50mg 苯海拉明静脉注射）。

【不良反应】①常见的有恶心、呕吐、腹泻、口腔黏膜炎、白细胞减少和脱发；偶见有输液反应、皮肤毒性、间质性肺疾病、发热、败血症、肾衰、肺栓塞、脱水。②本品与伊立替康联合治疗后的不良反应为痤疮样皮疹、虚弱或不适、腹泻、恶心、腹痛、呕吐。③约 5% 患者对本品产生抗体。

【注意事项】①光照能加重皮肤反应，使用时建议戴遮光帘或帽子；②如发生轻、中度输液反应时，输液速率减小 50%。发生严重者应立即终止。③对本品及赋形剂过敏者禁用。④多次出现急性痤疮样皮疹应停止用药。⑤禁止将本品静脉推注。⑥本品禁止振动和稀释。⑦在输液过程中，应准备必要的复苏药物和设备。⑧给药时，必须经 0.20～0.22μm 过滤器过滤。

【药物相互作用】本品与伊立替康或与伊立替康以及 5－氟尿嘧啶合用比单纯用本品化疗抗肿瘤的效果好。

【制剂规格】注射剂：20mL：100mg（西妥昔单抗 100mg，氯化钠 116.88mg，甘氨酸 150.14mg，聚山梨酯 80.2mg，一水合柠檬酸 42.02mg，氢氧化钠（1M）调节 pH 为 5.5，注射用水加至 20mL）；50mL：100mg（西妥昔单抗 100mg，氯化钠 424mg，磷酸氢二钠七水合物 66mg，磷酸二氢钠一水合物

20mg，注射用水加至 50mL）。

三、抗生素类抗肿瘤药

放线菌素 D
Dactinomycin

【别名】更生霉素。

【药理作用】本品能抑制以 DNA 为模板的 RNA 多聚酶，从而抑制 RNA 的合成，干扰细胞的转录过程，对多种动物肿瘤有抑制作用。

【体内过程】静脉注射后，药物迅速分布至各组织，并在 24 小时内有 12%～20% 由肾脏经尿液排出，50%～90% 由胆道经粪便排出。

【适应证】①对霍奇金病和神经母细胞瘤有较突出的疗效，尤其是控制发热。②对绒毛膜上皮癌疗效较好，但对睾丸绒毛膜上皮癌疗效较差。一般均与其他药物合并应用。③与放射治疗合并应用治疗儿童肾母细胞瘤（Wilms 瘤），可提高生存率。对横纹肌肉瘤也有效。

【剂量与用法】①静滴：一般剂量每日 6～8μg/kg（成人 300～400μg），溶于 5% 葡萄糖注射液 500mL 中，10 日为一疗程，两疗程间相隔 2 周。少数血象或肝功能受损恢复较慢者，需待恢复后再进行下一疗程。②静注：剂量同上，溶于生理盐水 20～40mL 中，每日 1 次注入，10 日为一疗程，间隔期同上。注射时，不要将药液漏于血管之外，以免引起局部反应。国外用量较大，每日 10～15μg/kg，连用 5 日为一疗程。也可作腔内注射。儿童静注，每日 1 次，每次 450μg/m^2，连用 5 日，3～6 周为一疗程。

【不良反应】①胃肠道反应：食欲下降、恶心、呕吐、腹泻。少数有口腔溃疡。②骨髓抑制：如白细胞和血小板下降，但较巯嘌呤、甲氨蝶呤轻。③有的患者可有脱发、皮炎、发热或肝功能损伤等。

【注意事项】①有下列疾病或情况者慎用本品：骨髓功能低下、肝功能损害、痛风史、感染、近期接受过放疗或抗癌药物者、尿酸盐性肾结石病史。②本品不可漏出血管外，一旦漏出应立即用 1% 普鲁卡因局部封闭，或用 50～100mg 氢化可的松局部注射，及时湿敷。

【药物相互作用】①用本品时，尽可能不用维生素 K 类药物，以防降低本品效价。②本品有放疗增敏作用，可能在放疗部位出现新的炎症，而产生"放疗再现"的皮肤改变，应密切观察。

【制剂规格】注射剂：200μg。

丝裂霉素
Mitomycin

【别名】自力霉素，密吐霉素 C，MMC，MT－C。

【药理作用】本品具有苯醌、乌拉坦及乙烯亚胺基三种有效基团。其作用机制在一定程度上与烷化剂相似，可使细胞的 DNA 解聚，同时阻碍 DNA 的复制，从而抑制癌细胞分裂，细胞周期非特异性药物对多种动物肿瘤有抑制作用，抗瘤谱广。

【体内过程】静脉注射后，药物迅速由血中消失，其中 35% 在数小时内由尿中排出。

【适应证】对消化道癌，如胃癌、肠癌、肝癌、胰腺癌等疗效较好。对肺癌、乳腺癌、宫颈癌、绒毛膜上皮癌，以及恶性淋巴瘤、癌性胸、腹腔积液等也有效。

【剂量与用法】①静注：成人每次 6～8mg，用注射用水或生理盐水 10～20mL 溶解，一周 1 次，连用 2 周；或 10～30mg，每 3～4 周 1 次；或将药物溶于 0.9% 氯化钠注射液 200mL 中静滴（在 1 小时内滴完）。②动脉注射：剂量同静注。③胸腹腔内注射：尽量抽尽积液后注入本品 4～10mg，每 5～7 日 1 次，4～6 次为一疗程。④膀胱内灌注。

【不良反应】①骨髓抑制：主要是白细胞和

血小板下降，后者尤其显著。有的患者可有出血倾向，恢复亦较慢。②胃肠道反应：有食欲减退、恶心、呕吐等症，但一般较轻。③注射局部可有静脉炎，药液漏于血管外可引起组织坏死、破溃。④其他：少数患者可出现肝、肾功能障碍；有时可有口腔炎、乏力、脱发等症；膀胱内灌注可引起膀胱炎及血尿；胸腔内注射可出现"化学性"胸膜炎，但一般不严重。

【注意事项】①对本品过敏者、血小板减少、凝血障碍、水痘或带状疱疹、孕妇哺乳期妇女禁用；②老年患者、肝肾功能不全者、有骨髓抑制者慎用。

【药物相互作用】①与他莫西芬合用时，可增加引起溶血性尿毒症的风险。②与多柔比星合用时，可增加心脏毒性，后者总量限制在按体表面积450mg/m²以下。③与长春碱、长春瑞滨合用时，可致突发性肺毒性。④与维生素C、B_1、B_6同时静脉给药时，可降低本品疗效。

【制剂规格】注射剂：2mg；4mg；8mg；10mg。

盐酸阿霉素

Doxorubicin Hydrochloride

【别名】14 - 羟正定霉素，14 - 羟柔红霉素，多柔比星，ADM，ADR。

【药理作用】本品作用机制与柔红霉素相同。抗瘤谱较广，对很多动物肿瘤的抑制率均高于柔红霉素，但毒性略低。本品为细胞周期非特异性药物，对S期及M期作用最强，对G_1及G_2期也有作用。

【体内过程】静脉给药后，在血浆中迅速消失，广泛分布于肝、脾、肾、肺和心脏中。主要在肝脏代谢，大约一半由胆汁中排出，其余有30%以结合物的形式排出，从尿中排出的只有5%。因此，肝肾功能不佳时，可使毒性增加。

【适应证】①急性白血病：对急性淋巴细胞及粒细胞白血病均有效，一般作为二线药物，在首次用药产生耐药时使用。②恶性淋巴瘤：对霍奇金病及淋巴肉瘤、网状细胞肉瘤均有效，因与常用药物无交叉耐药，故可作为交替使用的首选药物。③乳腺癌：单用或与其他药物合并应用都有较好疗效。④骨肉瘤及软组织肉瘤：单独应用或与其他药物合并应用时，可提高疗效，常作为辅助治疗以提高手术治愈率。⑤肺癌：对鳞癌和大细胞未分化癌的疗效较好，疗效与氮芥及环磷酰胺相近。⑥其他：对膀胱癌、睾丸肿瘤、甲状腺癌、神经母细胞瘤、肾母细胞瘤、肝癌、胃癌、食管癌、卵巢癌、宫颈癌、前列腺癌、头颈部癌，以及胰腺癌、子宫内膜癌、脑瘤及多发性骨髓瘤也有一定疗效。

【剂量与用法】静脉给药：一般主张间断给药：40～60mg/m²，每3周1次；或每日20～30mg/m²，连续3日，间隔3周再给药；或20～35mg/m²，一周1次。目前认为，总量不宜超过450～550mg/m²，以免发生严重心脏毒性。

【不良反应】①骨髓抑制：表现为白细胞和血小板减少，60%～80%患者均可出现。②心脏毒性：6%～30%患者可出现一过性心电图改变，表现为室上性心动过速、室性期外收缩及ST - T改变，与剂量和给药方案无关，一般不影响药物的使用。1%患者可出现心肌病变，引起急性心力衰竭。这种心力衰竭大多发生于用药总量超过400mg/m²的患者，与原先存在的心脏疾病无关，所引起的心脏病变多出现在停药后1～6月（平均2.5月）。近年来有学者认为，及早给予维生素B_6和辅酶Q_{10}或在心脏病变出现早期应用强心苷时，可降低本品的毒性，但不影响其抗肿瘤作用。③脱发：100%患者均有不同程度的毛发脱落，停药后恢复生长。④消化道反应：恶心、呕吐，或口腔黏膜红斑、溃疡及食管炎、胃炎。⑤其他：少数患者有发热、出血性红斑、肝功能损伤等症。如药物溢出血管外可引起组织溃疡和坏死，药物浓度过高可引起静脉炎。用药后尿可呈红色。

【注意事项】①使用本品时应严格检查病人

血象、肝功能及心电图。②药瓶处于负压状态，使溶液配制时减少气雾形成；当针头插入后应特别小心，绝不可吸入任何气雾。③由于本品的毒性，要求配制药液时采用以下的保护方法：a. 操作人员必须接受过药物配制的专门训练；b. 孕妇应避免接触本品；c. 操作者应穿戴防护服、护目镜及一次性手套和面罩；d. 配制应在特定房间进行，最好有层流系统，工作台应铺有一次性塑料垫和吸纸；e. 用于药物配制、使用或清洗的材料包括手套等，用后应置于标有"高度危险"的废弃袋内供高温焚烧；f. 配好的溶液应避光保存在2℃~8℃条件下，并在24小时内使用，配制后的溶液在室温和正常光照下可保持稳定48小时；g. 偶然与皮肤或眼睛接触时，应立即用大量水、肥皂水或碳酸氢钠溶液冲洗，并采用适当的医疗措施；h. 药液渗出或漏出，应立即用1%次氯酸钠溶液处理，浸泡过夜，然后用水冲洗，所有的清洗材料均应按上法处理。

【药物相互作用】①本品与其他细胞毒药物联合应用时，对骨髓、血液和胃肠道等产生毒性作用，并且是叠加的。如与其他有心脏毒性作用如5-Fu、环磷酰胺、顺铂等抗肿瘤药联合使用，或与其他具有心脏活性作用的药物联合使用（如钙通道拮抗剂）时，监测心功能应贯穿治疗全过程。②本品主要在肝代谢，其他联合治疗药品所引起的肝功能改变，可影响本品的体内过程、疗效和（或）毒性。③本品不可与碱性溶液长期接触。

【制剂规格】注射剂：10mg；50mg。

盐酸平阳霉素
Pingyangmycin Hydrochloride

【别名】争光霉素，博来霉素 A_5，Bleomycin A_5。

【药理作用】本品是从中国浙江省平阳县土壤中的放线菌培养液中分离得到的抗肿瘤抗生素。与国外博来霉素成分相近。但博来霉素为多组分的混合物，而平阳霉素为其中的单一组分 A_5，为细胞周期非特异性药物，对细胞分裂 G_2 期作用最明显。A_5 与博来霉素主要成分 A_2 相比，抑瘤作用强于 A_2，而肺损害较 A_2 为轻。

【体内过程】给接种艾氏腹水癌的小白鼠注射本品后，监测肾、胃、肺、肝、肌、血、肿瘤、脾、心和骨中的药物浓度，以肾和肿瘤中药物浓度最高。静注半小时以后，血药浓度达峰，随即快速下降，半衰期约1.5小时，其中25%~50%原药在24小时内经肾排除。

【适应证】本品对头颈部鳞状上皮癌有效率为70%，对食道癌有效率为52.6%，对恶性淋巴瘤、鼻咽癌、宫颈癌也有较好疗效。对乳腺癌、肝癌等有一定疗效。可使部分肺癌患者得到缓解。本品与冬凌草甲素合用时，可明显提高中、晚期食道癌的疗效。局部注射对翼状胬肉及疣疗效显著。

【剂量与用法】静注、肌注、瘤体内注射、腔内注射或动脉插管给药：每次10mg，每日或隔日1次，1疗程总量为0.3g，使用前用生理盐水溶解。静注、动脉插管给药时，可用5%葡萄糖注射液溶解。对翼状胬肉作局部注射（注射前先滴5%丁卡因液3次），每次1.5~2mg，每10天1次，3~4次为一疗程，疗程间隔1~2个月。

【不良反应】本品以消化道反应较大。动物实验表明，本品对肺损害较小，但用药期间仍应注意进行胸部X线检查，一旦发现肺炎样病变，应立即停药，并给予泼尼松或地塞米松治疗。

【注意事项】年老体弱者、有肺部疾患者用药尤应警惕。开始须用小剂量（如2~4mg），逐渐增至常用量，以防止高热反应。为减轻发热反应，用药前可给予泼尼松或消炎痛。肺毒性的出现常为突发性，故老年患者及肺功能差者慎用。

【制剂规格】注射剂：8mg。

阿柔比星

Aclarubicin

【别名】阿克拉霉素 A，Aclacinomycin A，Aclacin，Aclacinon。

【药理作用】本品能嵌入 DNA 双链中，抑制核酸的合成，特别是 RNA 的合成，产生细胞毒作用。

【体内过程】静脉给药后，本品可迅速分布于器官，肺、脾、淋巴结中浓度最高；主要在肝脏代谢，代谢物随尿液及粪便排出体外。

【适应证】适用于急性粒细胞性白血病，亦用于乳腺癌、卵巢癌、肺癌、胃癌及恶性淋巴瘤等病的治疗。

【剂量与用法】静脉注射或静滴：成人急性白血病，每次 0.4mg/kg，每日 1 次，7 日为一疗程，间隔 2～3 周重复用药。实体瘤及恶性淋巴瘤，每次 0.8～1mg/kg，或 0.4mg/kg，一周 2 次，连用 7 日，休息 21 日后重复用药。

【不良反应】不良反应主要有心电图变化、心律失常，甚至心力衰竭。此外，还可出现白细胞减少、血小板减少、恶心、呕吐、厌食、便秘、腹泻、口腔炎、胃炎、胃肠道出血、肝肾功能损害、脱毛、色素沉着等症。

【注意事项】①妊娠、哺乳期妇女及心功能异常或有心功能异常史的患者禁用。②对本品、柔红霉素、多柔比星、表柔比星过敏者及用过足量多柔比星或表柔比星者禁用。③年老体弱、儿童、心肺肾功能异常者慎用。④用药期间及停用本品后3～6个月内，禁做病毒疫苗接种。

【药物相互作用】与曲妥珠单抗合用时，可增加心功能不全的发生率及其严重性。

【制剂规格】粉针剂：20mg。

盐酸吡柔比星

Pirarubicin Hydrochloride

【别名】吡喃阿霉素，THP。

【药理作用】本品为蒽环类抗肿瘤抗生素，可快速被癌细胞摄取，进入细胞核内，阻止核酸合成，使癌细胞增殖被阻断于 G_2 期而死亡。对多种动物移植性肿瘤，如 L_{1210} 白血病、P_{388} 白血病、B_{16} 黑色素瘤、Colon38、艾氏实体瘤、肉瘤180 实体瘤以及吉田肉瘤等均显示较强的抗肿瘤效果。此外，还可明显抑制小鼠 Lewis 肺癌的转移。如与阿糖胞苷、环孢苷或环磷酰胺合用时，可显示更高的抗肿瘤效果。

【体内过程】药物静注后，能快速被吸收，体内分布也快，分布浓度以脾、肺及肾最高，心脏较低，有选择性地作用于肿瘤细胞。静注本品 $30mg/m^2$ 后，血浆浓度迅速减少，6～8 小时后为 11ng/mL 左右，半衰期 α、半衰期 β、半衰期 γ 各为 0.89min、0.46 小时及 14.2 小时，主要经胆道随粪便排出。

【适应证】适用于恶性淋巴瘤、乳腺癌、急性白血病、胃癌、泌尿生殖系肿瘤及头颈部肿瘤。

【剂量与用法】以 5% 葡萄糖注射液或注射用蒸馏水 10mL 溶解。在联合化疗中，本品用量如下：①恶性淋巴瘤：每次 $50mg/m^2$，于疗程第 1 天静脉注射；或 $25mg/m^2$，于疗程第 1 天和第 8 天静脉注射，每 3～4 周为一疗程。②乳腺癌：每次 $40mg/m^2$，于疗程第 1 天静脉注射；或每次 $20mg/m^2$，于疗程第 1 天和第 8 天静脉注射，每 3～4 周为一疗程。③头颈部肿瘤：每次 $50mg/m^2$，于疗程第 1 天静脉注射；或每次 $20mg/m^2$，于疗程第 1 天和第 8 天静脉注射，每 3～4 周为一疗程。

【不良反应】①心脏：有时可出现心电图异常、心动过速、心律失常等，应密切观察，一旦出现异常立即停药。尤其是应用过蒽环类其他药物（柔红霉素、阿霉素及阿克拉霉素）的患者，使用本品时更要注意。②血液：可出现白细胞减少、血小板减少、贫血，有时有出血倾向，故应密切观察血象变化。出现异常时，应减量或停药。③肝脏：可出现肝功能异常（GOT、GPT、ALP

上升等）。④肾脏：可出现肾功能异常（蛋白尿、BUN 及 Cr 上升）。⑤消化系统：可出现食欲不振、恶心、呕吐、口腔炎、腹泻。⑥皮肤：可出现脱发、色素沉着。⑦神经系统：可出现头痛、眩晕、全身乏力等。⑧采用膀胱内注入疗法，可出现尿频、尿痛、血尿等，并可出现膀胱萎缩。⑨过敏：可出现皮疹等。⑩其他：发热、心悸、气短等。

【注意事项】本品禁用于心功能异常或有心功能异常既往史者，以及有严重过敏史者、妊娠和哺乳期妇女。由于本品可致骨髓抑制及心肌损伤，故用药期间应密切观察，反复进行相关检查（血液、肝肾功能及心电图等），一旦出现异常，应减量或停药；应密切注意感染症状的出现及出血倾向；小儿用药时，尤应注意。慎用于肝、肾功能异常者、骨髓抑制者、合并感染者、高龄及水痘患者。禁止做皮下或肌内注射，静注时可致血管痛、静脉炎等，故应更换注射部位；静注时避免药液外漏。本品应避免与其他药液混合注射，不用生理盐水溶解（因难于溶解），而应用葡萄糖注射液或注射用蒸馏水溶解，溶解后在室温内可保存 6 小时。

【药物相互作用】有潜在心脏毒性药物或细胞毒药物与本品合用时，可能出现心脏毒性或骨髓抑制作用的叠加，应密切注意心脏功能和血液学的监测。

【制剂规格】注射剂：10mg；20mg。

盐酸表柔比星

Epirubicin Hydrochloride

【别名】表阿霉素，Pharmorubicin。

【药理作用】本品为阿霉素的同分异构体，其作用机制与阿霉素一样，直接嵌入 DNA 之间，干扰转录过程，阻止 mRNA 的形成，从而起到抗肿瘤作用。它既抑制 DNA 的合成，又抑制 RNA 的合成，对细胞周期各阶段均有作用，为细胞周期非特异性药物。本品的抗瘤谱基本与阿霉素相同，对乳腺癌、肺鳞癌和小细胞癌、前列腺癌、卵巢癌有效，对恶性黑色素瘤也有作用，但对结肠癌无效。其心脏毒性较阿霉素小 25%，有诱变和致癌作用。

【体内过程】本品在组织内分布类似阿霉素，给药 1 小时、24 小时、48 小时后在心脏、脾脏中的浓度以及 48 小时后在肾脏中的浓度均低于阿霉素。24 小时、48 小时后在肿瘤中的浓度显著低于阿霉素。血浆半衰期为 30 小时，主要经胆道排泄，48 小时尿中排出 10%，4 日内排出 40%，绝大部分以原形及与葡萄糖醛酸的结合物排出。

【适应证】与阿霉素相同，主要用于乳腺癌、恶性淋巴瘤、卵巢癌、消化道癌、肺癌、白血病、头颈部癌、软组织肉瘤、膀胱癌、肾癌及恶性黑色素瘤等。有报道，本品与环磷酰胺、长春新碱及泼尼松合用（CEOP 方案）治疗 127 例恶性淋巴瘤，有效率为 84.7%。

【剂量与用法】静注：成人单一用药，$75 \sim 90 mg/m^2$，3 周给药 1 次；或 $40 \sim 50 mg/m^2$，连续 2 日，3 周后重复。对于既往做过放化疗、骨髓贮备率降低、老年患者、肝功能异常及同时进行纵隔、心包放疗的患者需减量。在联合化疗中，也应相应减量，一般可给单药剂量的 2/3，总量不超过 $700 \sim 800/m^2$，3 周 1 次。

【不良反应】不良反应与阿霉素相同，但骨髓抑制略轻，心脏毒性较低。引起心脏毒性的平均剂量为 $935 mg/m^2$，而阿霉素为 $468 mg/m^2$。70% 的患者出现脱发。

【注意事项】本品口服无效，不能肌注或鞘内给药。静注时最好在输液后由侧管中冲入，避免药物外渗或漏至皮下引起严重的组织损伤及坏死。药物溶解后可在室温下保存 24 小时，但应避免阳光直射。在冰箱中（4℃ ~ 10℃）可保存 48 小时。

【药物相互作用】①本品与其他抗肿瘤药物合用时，本品用量应减低，且不得混于同一注射器内；②肝素不可与本品混合注射，否则达到一定浓度时会发生沉淀。

【制剂规格】注射剂：10mg；50mg。

盐酸柔红霉素
Daunorubicin Hydrochloride

【别名】红比霉素，柔毛霉素，DNR，DRB。

【药理作用】本品可影响 RNA 和 DNA 的合成，尤其对 RNA 的影响显著，可选择性地作用于嘌呤核苷。

【体内过程】本品为细胞周期非特异性药物，主要在肝内代谢为有抗癌活性的柔红霉素醇，不能透过血 – 脑屏障。血中半衰期为 30～50 小时，主要代谢物经胆汁排泄，部分由尿中排出。

【适应证】①对常用抗肿瘤药耐药的急性白血病或慢性粒细胞白血病及恶性淋巴细胞瘤有效，但因其缓解期短，故需与其他药物联合应用。②也可用于治疗神经母细胞瘤，肾母细胞瘤及 Ewing's 瘤等。

【剂量与用法】静滴：0.5～0.8mg/kg，用 0.9% 氯化钠注射液 250mL 溶解后滴注，1 小时内滴完，一周 2 次；或 1mg/kg，每日 1 次，一周连用 3 日。儿童，每次 20mg/m^2，每周 1 次；2 岁以下每次 0.5～1mg/kg，每周 1 次，3～4 周为一疗程。

【不良反应】消化道反应中，以恶心、呕吐、口腔炎和食管炎较常见。有一定的心脏毒性，表现为心电图异常、心律失常，甚至心力衰竭，故用药总量不应超过 25mg/kg。药液漏出血管外时，可致局部疼痛、组织坏死、蜂窝织炎，有时可致脱发。

【注意事项】本品的骨髓抑制严重，应控制用药时间，不宜过久。出现口腔溃疡时，应停药。对本品过敏者、肝肾功能及肺功能不全者、妊娠及哺乳期妇女禁用。

【药物相互作用】①可与泼尼松、阿糖胞苷或长春碱等合用以增强疗效，但对肝、肾有毒性的药物，不能同用。②本品与多柔比星有交叉耐药性，但与阿糖胞苷、甲氨蝶呤、亚硝脲类、环磷酰胺等无交叉耐药。③使用本品期间及停药后 6 个月内不可接种病毒疫苗。

【制剂规格】注射剂：10mg；20mg。

博来霉素
Bleomycin

【别名】争光霉素，博莱霉素，Bleocin。

【药理作用】本品与铁的复合物嵌入 DNA，引起 DNA 单链和双链断裂，但不能使 RNA 链断裂。本品的二噻唑环嵌入 DNA 的 G – C 碱基对之间，同时末端三肽氨基酸的正电荷与 DNA 磷酸基作用，使链断裂。同时本品与铁的复合物导致超氧或羟自由基生成，促使 DNA 解链。

【体内过程】口服无作用。必须肌内或静脉注射。注射后，广泛分布于脾、肾等组织中，其中皮肤和肺较多（此处细胞中酰胺酶活性低）。本品不易被水解失活，但在其他组织迅速失活，只有部分药物透过血 – 脑屏障。蛋白结合率低，仅 1%。连续静滴 4～5 天，每天 30mg，24 小时内血药浓度稳定在 146ng/mL，静滴后，半衰期为 1.3～8.9 小时。主要经肾排泄，24 小时内排出 50%～80%，透析不能清除。

【适应证】适用于皮肤癌、头颈部癌、食管癌、肺癌、宫颈癌、阴茎癌、恶性淋巴瘤的治疗，对脑瘤、甲状腺癌、恶性黑色素瘤、睾丸肿瘤、纤维肉瘤等亦有效。

【剂量与用法】成人肌内、静脉及动脉注射一次 15mg，每日 1 次或每周 2～3 次。总量不超过 400mg。小儿每次按体表面积 10mg/m^2。首次用药肌注时，先给 1/3，无反应后再给全量；静注时间应不少于 10 分钟。

【不良反应】常见的不良反应有恶心、呕吐、口腔炎、食欲减退、皮肤反应、脱发、色素沉着、指甲变色、手足指趾硬结、红斑、肿胀及脱皮等。

【注意事项】①不良反应个体差异显著，应从小剂量开始使用。②总剂量应在300mg（效价）以下。③应用同类药物者，原则是博莱霉素与该药剂量总和，为总用药量。④间质性肺炎、肺纤维化：最初出现频率较高，发现异常应立即停药，按特发性肺纤维化处置。总剂量应在150mg以下。⑤用药过程中出现发热、咳嗽、活动性呼吸困难等，应立即停药，进行胸部X线检查、血气分析、动脉氧分压、一氧化碳扩散度等相关检查，并在随后2个月内定期检查。⑥长期使用博莱霉素，可有增加及延迟性发生倾向，应充分关注。⑦避免药物接触眼睛。⑧儿童及生育年龄患者，应考虑对性腺的影响。⑨孕妇、哺乳期妇女禁用。70岁以上肺部经放射治疗、肝肾功能损害者及发热、白细胞低于2.5×10^9/L者不宜使用。

【药物相互作用】①抗肿瘤药物：合并使用时应注意有诱发间质肺炎、肺纤维化可能。②放射线照射：有诱发间质肺炎、肺纤维化可能。③头颈部放疗：可加重口内炎、口角炎、喉头黏膜炎、诱发黏膜炎症。

【制剂规格】粉针剂：10mg；15mg。

四、天然来源抗肿瘤药

高三尖杉酯碱
Homoharringtonine

【别名】HHRT。

【药理作用】本品系从三尖杉科三尖杉属植物中提取的生物碱，为细胞周期非特异性抗肿瘤药。本品能使核糖体解聚，抑制蛋白质合成，使肿瘤细胞分裂指数减少，瘤组织核酸含量下降。

【体内过程】本品主要用于静脉注射。静注后，骨髓内的浓度最高，肾、肝、肺、脾、心及胃、肠次之，肌内及脑组织最低。静脉注射2小时后，本品在各组织的浓度迅速下降，而在骨髓的浓度下降较慢，半衰期为3~50分钟，主要经肾脏及胆道排泄，少量经粪便排泄。在排泄物中，原形药占1/3。给药后24小时内的排出量约占给药量的50%，其中42.2%经尿排出，6.3%经粪便排出。肌内注射或口服本品的吸收慢且不完全。

【适应证】主要用于急性粒细胞白血病、急性早幼粒细胞白血病、急性单核细胞白血病及恶性淋巴瘤，也可用于慢性粒细胞白血病、真性红细胞增多症等。本品疗效不及三尖杉酯碱。

【剂量与用法】静滴：0.05~0.1mg/kg，或每日1~4mg，以10%葡萄糖注射液稀释后缓慢静滴，每日1次，4~6日为一疗程，间歇2周后再重复治疗。HOAP方案：7日为一疗程，第一日静滴长春新碱3~4mg；口服泼尼松，每日30~40mg，分2~3次，连用7日；从第2日起每日静滴高三尖杉酯碱3~5mg和肌注阿糖胞苷0.1g，分2次，连用6日。若加服六神丸（每次30~60粒，每日3次）可提高疗效。

【不良反应】本品毒性比三尖杉酯碱高。对骨髓各系造血细胞均有抑制作用，多数患者可以恢复；有时出现恶心、呕吐、厌食、口干及肝功能损害等；罕有引起心房扑动，应立即停药。部分病例可见心肌损害。

【注意事项】①因白血病本身有大量白血病细胞破坏，而本品也有破坏白血病细胞的作用，故血液及尿中尿酸浓度可高于平时。②原有心律失常及各类器质性心血管疾病患者慎用，对严重或频发心律失常及器质性心血管疾病患者禁用。③严重骨髓抑制、粒细胞减少、血小板减少、肝肾功能不全、有痛风或尿酸盐肾结石病史者慎用。④使用本品时，应每周检查白细胞计数及分类、血小板、血红蛋白量1~2次，如血细胞在短期内急骤下降时应每日观察血象以及肝肾功能、心脏变化和心电图检查。

【药物相互作用】①凡有抑制骨髓作用的抗癌药物和本品联用或本品与放疗疗法合用时，应调节本品的剂量与疗程。②老年患者及反复应用阿霉素或柔红霉素等蒽环类有心肌毒性的抗生素患者再次使用本品时应慎重，因为可能产生心脏毒性。

【制剂规格】注射剂：1mg；2mg。

硫酸长春新碱
Vincristine Sulfate

【别名】VCR。

【药理作用】本品作用机制与长春碱相似，为细胞周期特异性药物，主要作用于 M 期。对动物肿瘤的疗效超过长春碱，两者之间没有交叉耐药现象。对中枢和周围神经系统的毒性较长春碱明显。

【体内过程】本品静注后迅速由血中消失，在肝内代谢，通过胆汁排泄。如肝功能不全或胆道梗阻时，毒性增加。注射后，可使其他抗肿瘤药物的疗效提高，因此常用于合并化疗方案中。

【适应证】①急性白血病：对各种类型的急性白血病均有效，尤其是对急性淋巴细胞白血病疗效突出，一般作为缓解诱导剂使用。②恶性淋巴瘤：疗效较好，但对霍奇金病的疗效不如长春碱。③绒毛膜上皮癌。④其他：对乳腺癌、肾母细胞瘤、神经母细胞瘤、尤文瘤、脑瘤、平滑肌肉瘤及宫颈癌等也有一定疗效。

【剂量与用法】静脉给药：成人 1 ~ 1.4mg/m^2（一般 1 ~ 2mg），儿童 50 ~ 75μg/kg，一周 1 次，静注或滴入。或由较小剂量开始逐渐加量，或将 1 周剂量分为 2 次注射。胸腹腔内注射：每次 1 ~ 3mg，用 0.9% 氯化钠注射液 20 ~ 30mL 稀释后注入。

【不良反应】不良反应与长春碱相近，但神经毒性突出，多在用药 6 ~ 8 周出现，有的患者可有运动障碍；骨髓抑制和胃肠道反应较轻，也有局部刺激作用。

【注意事项】①本品漏于皮下可致组织坏死、蜂窝织炎，故只限于静脉注射。一旦药液漏出或可疑外漏，应立即停止输液，并予相应处理（参考"氮芥外漏"的处理）。②若药液溅入眼内，应立即用大量生理盐水冲洗，随后用地塞米松眼膏保护。③静脉用药时，避免太阳直接照射。④肝功能异常必须减少剂量。

【药物相互作用】①本品通过肝细胞色素 P4503A4 代谢，而抗真菌药伊曲康唑有阻碍肝细胞色素 P4503A4 的作用，故不可合用，防止本品代谢受阻。②不可与苯妥英钠合用，防止降低苯妥英钠的吸收，或使之代谢亢进。③与含铂的抗恶性肿瘤剂合用，可增强第 8 对脑神经障碍。④本品与 L – 天冬酰胺酶合用时，可将本品先用 12 ~ 24 小时，再使用 L – 天冬酰胺酶，可减少神经系统及血液系统的障碍。

【制剂规格】注射剂：0.5mg；1mg。

羟基喜树碱
Hydroxycamptothecine

【别名】OPT。

【药理作用】本品为喜树碱的羟基衍生物，作用机制与喜树碱相似，但毒性较小，抗瘤谱较广。对核酸特别是 DNA 的合成有明显抑制作用。

【体内过程】静脉注射本品后，组织分布以胆囊、小肠内容物相对较高，其次为癌细胞、小肠、肝、骨髓、胃及肺。分布相半衰期和消除相半衰期分别为4.5分钟和29分钟。主要由胆道随粪便排泄，29.6% 在 24 小时排出，47.8% 在 48 小时排出，很少出现肾损害，可能与排泄途径有关。

【适应证】胃癌、肝癌、头颈部癌及白血病。

【剂量与用法】静注：每次 4 ~ 6mg，用 10 ~ 20mL 生理盐水稀释，每日或隔日 1 次，一疗程 60 ~ 120mg。动脉滴注：直肠癌每次 6 ~ 8mg，加入至 0.9% 氯化钠注射液 500mL 中滴注，每日 1 次，15 ~ 20 次为一疗程。

【不良反应】①胃肠道反应：食欲减退、恶

心、呕吐、腹泻。②骨髓抑制：主要为白细胞下降。③其他：少数患者有脱发、心电图改变及泌尿道刺激症状。

【注意事项】①宜用生理盐水稀释。②用药期间多饮水，以减少和避免膀胱刺激及血尿发生。③用药期间必须检查血象。

【制剂规格】注射剂：2mL：2mg。

依托泊苷
Etoposide

【别名】足叶乙苷，表鬼臼毒吡喃葡萄糖苷，Etopol，EPEG，Vepesid，VP–16。

【药理作用】本品系细胞有丝分裂抑制剂，为细胞周期特异性药物，使细胞停止于有丝分裂中期。对多种动物肿瘤均有作用，抗瘤谱较广。动物实验表明，它与阿糖胞苷、环磷酰胺和卡氮芥有协同作用。

【体内过程】静注后，大部分与血浆蛋白结合，用药 72 小时后，有 43% 由尿排出体外，其中 2/3 为原形药物，其余由胆道排出。口服，约有 50% 药物被吸收。

【适应证】主要用于治疗急性粒细胞白血病，疗效较好，与常用药物无交叉耐药性；也可用于治疗小细胞未分化型肺癌，疗效较好。此外，尚可用于恶性淋巴瘤、睾丸恶性生殖细胞瘤，可与顺氯氨铂合用；对神经母细胞瘤、绒癌和卵巢癌等也有一定疗效。

【剂量与用法】静注或静滴：单一用药，60～100mg/m^2（一般每次 100mg），加入 0.9% 氯化钠注射液 500mL 中静滴，每日或隔日 1 次，连用 3～5 次，间隔 3～4 周后重复用药，总剂量 1000～2000mg。口服：每日 70～100mg，连用 5 日，或每日 30mg/m^2，连服 10 日，间隔 3～4 周重复 1 次。

【不良反应】常见的不良反应有脱发、食欲减退、恶心、呕吐、心悸、头晕，还可有低血压、静脉炎及骨髓抑制等。

【注意事项】①静注时药液不可外漏，静滴时速度不可过快（不少于 30 分钟），否则易引起低血压。②不能作胸腔、腹腔和鞘内注射。③不能与葡萄糖溶液混合，在 5% 葡萄糖注射液中不稳定，可形成微细沉淀。因此，应使用 0.9% 氯化钠注射液稀释。

【药物相互作用】①本品有明显骨髓抑制作用，与其他抗肿瘤药物联合应用时应注意。②本品可抑制机体免疫防御机制，使疫苗接种不能激发人体抗体产生，故化疗结束后 3 个月内不宜接种病毒疫苗。③本品与血浆蛋白结合率高，故血浆蛋白结合率高的药物可影响本品的作用和排泄。

【制剂规格】注射剂：5mL：100mg（限用于恶性肿瘤）。胶囊剂：100mg。

榄香烯
Elemen

【药理作用】本品可抑制肿瘤细胞生长，提高患者的免疫功能，促进机体对肿瘤的排斥反应；此外，能升白细胞，可降低放、化疗的毒性反应，缓解癌痛。

【体内过程】本品进入体内属二室模型特征，药物在体内消除较快，且呈线性。但各组织中药物浓度降低速度较慢，静脉注射 15 分钟后，脑、心、肺、肾、脾、脂肪和肝中含量相对较高。腹腔注射后，在脂肪组织药物含量最高。口服吸收不佳，生物利用度仅为 18.8%。本品由呼吸道排出及体内生物转化是主要消除途径，平均血浆蛋白结合率为 97.7%。

【适应证】适用于癌性胸、腹腔积液、各种浅表肿瘤及消化道癌。

【剂量与用法】胸腔注射：抽尽胸水，先注入 5～10mL 利多卡因注射液和 5～10mg 地塞米松，每次用本品 400～600mg（或遵医嘱），并以等容量生理盐水稀释后注入胸腔，1～3 次为一疗程。注入后，嘱患者多次变换体位以利于增大药液接触面积。腹腔注射：抽尽腹水，先注入 5 ~ 10mL 利多卡因注射液和 5 ~ 10mg 地塞米松，然后取本品 500 ~ 800mg（或遵医嘱），用 1500 ~ 2000mL 生理盐水稀释后，缓慢注入腹腔，1 ~ 3 次为一疗程。局部注射：先用利多卡因等局麻药对瘤体多点注射，3 ~ 5 分钟后，再注入瘤体，每次 50 ~ 70mg。静脉给药：每日 1 次，每次 400 ~ 700mg，或遵医嘱，选较粗静脉血管，先打通静脉通路后再滴入本品。用药前 30 分钟口服强的松，并与地塞米松 5 ~ 10mg 合用。可将本品稀释一倍（体积），快速静脉滴注后用 500mL 生理盐水冲洗血管，或锁骨下静脉注射。

【不良反应】①部分患者用药后发热，大多在 38.5℃ 左右，有 5% 患者可至 39℃，在给退热药后会很快退热。腔内和瘤体注射，少数患者会疼痛，可用局麻药。②30% 患者用本品后产生静脉炎，可采取锁骨下静脉注射或将本品稀释一倍快速静脉注射后，再用 500mL 生理盐水冲洗血管，注意防止药液外溢。③0.6% ~ 0.7% 的患者有过敏反应。

【注意事项】①脑溢血或出血倾向的患者慎用，因本品有活血化瘀作用。如必须使用时，可与血康口服液合用。②严重心、肾功能损伤者、高热患者、胸腹水合并感染者慎用。

【药物相互作用】配合放疗或其他化疗及生物调节剂有一定协同作用，联合加温疗法也有协同作用。

【制剂规格】注射剂：100mg。

硫酸长春地辛

Vindesine

【别名】西艾克，长春酰胺，VDS。

【药理作用】本品为一种新的半合成长春花生物碱衍生物，为细胞周期特异性抗肿瘤药物，可抑制细胞内微管蛋白的聚合，阻止增殖细胞有丝分裂中纺锤体的形成，使细胞分裂停止于有丝分裂中期。本品对移植性动物肿瘤的抗瘤谱广，且与长春花碱及长春新碱无完全的交叉耐药性，毒性介于二者之间，骨髓抑制低于长春花碱，但高于长春新碱，而神经毒性低于长春新碱。

【体内过程】本品具有三室模型特征，半衰期 α 为 0.037 小时、半衰期 β 为 0.912 小时、半衰期 γ 为 24.2 小时。在体内与血浆蛋白没有结合，是本品的显著特点，其排泄过程主要经胆汁分泌到肠，其中 10% 经肾排出。人体单次静脉注射（$3mg/m^2$）后，血浆中的药物浓度很快下降，在脾、肺、肝脏分布比较广泛，在周围神经和淋巴结等组织的浓度也相对较高，可数倍血浆浓度。

【适应证】适用于乳腺癌、小细胞肺癌、非小细胞肺癌及恶性淋巴瘤；亦可联合化疗，用于其他恶性肿瘤。

【剂量与用法】单一用药，每次 $3mg/m^2$，每 7 ~ 10 天用药 1 次，以生理盐水溶解后缓慢静脉注射；也可溶于 5% 葡萄糖注射液 500 ~ 1000mL 中，静脉缓慢滴注（6 ~ 12 小时）；联合化疗时，剂量酌减，通常连续用药 4 ~ 6 次完成疗程。儿童每次 2 ~ $3mg/m^2$，一周 1 次，以后每两周 1 次。

【不良反应】本品不良反应与剂量有关，主要为限制性毒性反应：①骨髓抑制：如白细胞减少，其次为血小板减少，对血红蛋白也有一定的影响。②胃肠道反应：如轻度食欲不振，恶心及呕吐。③神经毒性：如末梢神经炎，停药后一般能恢复。

【注意事项】①生殖毒性及致畸作用，孕妇不宜使用。②有局部组织刺激作用，静脉给药不可漏出血管外，应防止溅入眼内。③本品禁用于骨髓功能低下及严重感染。本品应在对肿瘤化疗有经验的医师指导下应用，若白细胞降到 $3 \times 10^9/L$ 及血小板降到 $50 \times 10^9/L$ 时，则应停药；近期曾用长春碱类或鬼臼毒素类药物，可增加神经系统的毒性。④肝、肾功能不全者慎用；一旦药液漏出血管外，可引起疼痛及炎症、坏死，应即刻冷敷，并用 0.5% 普鲁卡因封闭。⑤本品溶解后，应在 6 小时内使用。

【药物相互作用】①本品与化疗药物或其他降低白细胞药物合用时，应减量。②本品与脊髓放射治疗等合用时，可使神经系统毒性加重。

【制剂规格】注射剂：1mg；4mg。

硫酸长春碱
Vinblastine Sulfate

【别名】长春花碱，Vincaleukoblastine，Velban，Velben，Velbe，VLB。

【药理作用】本品系由夹竹桃科植物长春花中提出的一种生物碱，为细胞周期特异性抗肿瘤药，作用于 G_1、S 及 M 期，并对 M 期有延缓作用，能干扰增殖细胞纺锤体的形成，使有丝分裂停止于中期。在较高剂量下，能直接破坏染色体，并能使微管蛋白质结晶化，阻止微管蛋白质的装配。此外，尚有免疫抑制作用。

【体内过程】口服基本不吸收，通常要静脉注射，静注后能较快分布到各组织，不能很好透过血 - 脑屏障，蛋白结合率为 75%。血浆药物的清除呈双向型，半衰期 α 为 4.5 分钟，半衰期 β 为 190 分钟，末梢消除相半衰期 γ 为 24 小时左右。本品由肝代谢，其中大部分经胆汁分泌到肠，用药后 3 日内随粪便排出的约占 33%（主要为代谢物），经肾排出的约占 21%（为原形）。

【适应证】对霍奇金病、绒毛膜上皮癌疗效较好（对霍奇金病疗效较长春新碱为优）。对淋巴肉瘤、网状细胞肉瘤也有效。对急性白血病、乳腺癌、卵巢癌、睾丸癌、神经母细胞瘤、肾母细胞瘤、恶性黑色素瘤、头颈部癌、口咽部癌、单核细胞白血病等均有一定疗效。

【剂量与用法】静注：每次 10mg，一周 1 次，用生理盐水 10 ~ 20mL 溶解，60 ~ 80mg 为一疗程；或用 4 ~ 6 周后，改用维持量，每次 5 ~ 10mg，每 2 ~ 3 周 1 次。静滴可提高疗效。首次宜用较小剂量，以后视情况加大剂量。常与氮芥、甲基苄肼、

泼尼松联用（MOPP 方案）；治疗绒癌常与甲氨蝶呤联用。胸、腹腔注射：每次 10 ~ 30mg，以生理盐水 10 ~ 20mL 溶解，一周 1 次。儿童每次 0.1 ~ 0.15mg/kg，每周 1 次。

【不良反应】①本品可引起骨髓抑制，主要表现为白细胞减少，用药 8 ~ 10 日后的白细胞计数可达最低点，停药 2 ~ 3 周后可恢复；亦可见血小板减少，应定期查血象。②神经损害比长春新碱硫酸盐轻，可见周围神经症状，如指、趾感觉异常及麻木，亦可有跟腱反射消失、四肢疼痛、肌肉震颤及无力，以及声音嘶哑、肠麻痹、排尿困难等。③少数患者可有头痛、精神抑郁。胃肠道反应可有食欲下降、恶心、腹痛、腹泻、口腔炎及消化道溃疡。还可有脱发、直立性低血压等。④因刺激性强，注射部位可有疼痛，栓塞性静脉炎。注射时，药液溢漏至血管外可引起局部坏死。使用静脉冲入法，可减少静脉炎的发生。⑤因本品主要由肝、胆排泄，故可使胆道阻塞及肝功能不良者的毒性增加。

【注意事项】静脉注射时避免太阳直接照射，如不慎漏于血管外则必须及时处理（参考"氮芥外漏"的处理），以免造成局部组织坏死。

【药物相互作用】红霉素、丝裂霉素、齐多夫定可增加本品的毒性，合用时应调整本品剂量。

【制剂规格】注射剂：10mg。

替尼泊苷
Teniposide

【别名】鬼臼甲叉苷，鬼臼噻吩苷，威猛，VM - 26。

【药理作用】本品通过抑制 II 型拓扑异构酶而使 DNA 断裂，阻碍细胞有丝分裂，抑制细胞生长。对依托泊苷耐药的细胞株对本品完全交叉耐药。

【体内过程】静脉输注后，主要在肝内代谢，血药浓度衰减呈三相，成人半衰期平均 21 小时。

【适应证】恶性淋巴瘤、霍奇金病、急性白血病、颅内恶性肿瘤（胶质母细胞瘤、室管膜瘤、显形细胞瘤）、膀胱癌、神经母细胞瘤和儿童的其他实体瘤。

【剂量与用法】静脉滴注：成人每次 50 ~ 100mg，溶于生理盐水中，每日 1 次，连用 3 ~ 5 日，间歇 3 ~ 4 周重复使用。与其他药物合用时，应适当减量。

【不良反应】有血小板减少和白细胞下降等骨髓抑制及恶心、呕吐、腹泻、腹痛、口炎等胃肠道反应。此外，还有脱发、头痛、静脉炎等。偶见转氨酶升高及发热、支气管痉挛、皮肤潮红和荨麻疹等症。

【注意事项】妊娠、哺乳期妇女禁用。年老体弱、肝肾功能异常者慎用。

【药物相互作用】苯妥英钠可增加本品代谢。

【制剂规格】注射剂：5mL：50mg。

重酒石酸长春瑞滨
Vinorelbine Bitartrate

【别名】去甲长春花碱，Navelbine，NVB，Eunades。

【药理作用】体外试验对人肺鳞癌 N6L2 株的抑制作用比长春碱、长春地辛强 2 倍，比长春新碱强 22 倍。本品对微管和细胞的有丝分裂作用与长春新碱及长春碱相似，但对神经轴索微管的作用较弱，因而神经毒性较低。

【体内过程】静注后，本品在肺中分布较多，其含量比长春新碱高 13.8 倍，而脑和脊髓中分布含量低。本品的血浆半衰期为 39.5 小时，70% ~ 80% 从粪便排出。

【适应证】临床主要用于非小细胞肺癌，为不可切除的非晚期非小细胞肺癌的一线治疗药物。可独用，亦可与顺铂合用治疗该病的 IV 期患者；对 III 期患者，则必须与顺铂联用。研究表明，本品与顺铂合用的平均存活时间为 40 周，独用为

31 周，而用长春地辛＋顺铂治疗的存活时间为 32 周。本品对乳腺癌和卵巢癌亦有效。

【剂量与用法】静注时间 6 ~ 10 分钟，剂量为 $30mg/m^2$，间隔时间为 1 周，4 ~ 6 次为一疗程。最近有资料推荐用 $50mg/m^2$ 静滴，每 2 ~ 3 周 1 次，也能为多数患者耐受。

【不良反应】①粒细胞减少是本品主要的剂量限制性毒性，但比长春碱轻。神经毒性比长春新碱低，一般不严重。②有恶心、呕吐、便秘、腹泻、脱发和注射部位反应等。

【注意事项】①肝功不全者必须减少用药量。②肾功不全者慎用。③使用本品治疗时，必须在每次用药前监测外周血象，同时当粒细胞小于 $2000/mm^3$，应停药至血象恢复正常。④操作时谨防药物污染眼球，防止引起角膜溃疡。⑤在进行放疗时包括肝脏放疗，忌用本品。

【药物相互作用】①与顺铂联用，易使粒细胞减少。②与丝裂霉素合用，可加重肺毒性。

【制剂规格】注射剂：10mg；50mg。

紫杉醇
Paclitaxel

【别名】泰素，安泰素，紫素，特素，Taxol，PTX。

【药理作用】本品是从短叶紫杉树皮中提取的具有抗癌活性物质。作为一种新型的抗微管药物，本品能特异性地在微管 β 位上与之结合，促进微管蛋白装配成微管，但同时抑制微管的解聚，导致微管聚合成团块和束状，使纺锤体失去正常功能而引起细胞死亡。

【体内过程】人体静脉滴注本品后，血浆中药物清除呈双向性，半衰期平均为 5.3 ~ 17.4 小时，血浆蛋白结合率为 89% ~ 98%，血浆药物峰浓度（C_{max}）与剂量及滴注时间相关。主要经肝脏代谢，经胆汁随粪便排泄，仅有少量（不超过给药量的 13%）以原形从尿中排出。

【适应证】对卵巢癌、乳腺癌、非小细胞肺癌有较好的疗效,对头颈癌、食管癌、胃癌、膀胱癌、恶性黑色素瘤、恶性淋巴瘤等有效。

【剂量与用法】本品单药剂量一般为 135 ~ 200mg/m², 每 3 周 1 次。联合用药须减少剂量, 一般为 135 ~ 175mg/m², 静脉滴注 3 小时, 3 周为一疗程。与其他抗癌药联用时, 亦要减少剂量。为预防过敏反应, 用药前必须给予预防用药(在本品用药前 12 小时和 6 小时分别口服地塞米松 10mg。在静脉滴注前 30 分钟口服或肌内注射苯海拉明 50mg 及静脉注射 H_2 受体拮抗剂西米丁 300mg 或雷尼替丁 50mg)。

【不良反应】①过敏反应:主要表现为皮肤潮红、瘙痒和皮疹。严重者可有支气管痉挛性呼吸困难、低血压、胸痛、血管神经性水肿、全身荨麻疹。过敏反应通常发生在用药后的最初 10 分钟内, 为剂量非依赖性毒性。②骨髓抑制:为主要的剂量限制性毒性, 常见中性粒细胞减少。但血小板减少者少见, 停药后可恢复。应用非格司亭后, 可使骨髓抑制的程度减轻。严重骨髓抑制、感染及曾对聚氧乙基代蓖麻油配制的药物有过敏反应者忌用。③神经毒性:轻度四肢麻木、运动障碍及腱反射减弱, 个别可出现肌无力及癫痫大发作。④骨关节和肌肉疼痛:与使用剂量相关。⑤心血管毒性:主要为低血压、一过性心动过缓及心电图异常。⑥胃肠道反应:程度较轻, 可见恶心、呕吐、腹泻和黏膜炎。⑦肝脏毒性:与本品剂量相关, 表现为胆红素、氨基转移酶(AST、ALT)、碱性磷酸酶(AKP)升高。⑧100% 患者出现脱发。⑨输注药物的血管周围及药物外渗可致局部静脉炎、蜂窝织炎等。

【注意事项】①给药前必须给予肾上腺皮质激素、抗组织胺药物及 H_2 受体拮抗剂以预防过敏反应。给药期间, 尤其输注开始的 15 分钟内应密切注意有无过敏反应。②滴注时, 必须使用一次性非聚氯乙烯材料的输液瓶和输液管, 并通过所连接的过滤器(孔径小于 $0.22\mu m$)过滤后静脉滴注。

【药物相互作用】①本品与曲妥珠单抗合用时, 可使后者的血清谷浓度水平增加约 1.5 倍, 二者合用可能有一定优点。②奎奴普丁、达福普汀均是细胞色素 P4503A4 酶的抑制剂, 若同时给药可增加本品血药浓度。③顺铂可使本品清除率下降约 1/3, 若先用顺铂再用本品, 可使骨髓受到更严重的抑制。④先给本品持续静滴 24 小时, 再给阿霉素持续静滴 48 小时, 这种联合用药可使阿霉素的清除率显著下降, 使中性粒细胞减少和口腔炎更为严重。⑤酮康唑可抑制本品的代谢。⑥磷苯妥钠、苯妥英钠可诱导细胞色素 P450, 降低本品作用。⑦使用本品时, 不可接种活疫苗, 如轮状病毒疫苗等, 防止增加感染风险。故使用本品时, 禁止接种活疫苗, 对缓解期的白血病人化疗结束后, 至少三个月后才能接种活疫苗。

【制剂规格】注射剂:5mL:30mg;25mL:150mg。

多西他赛
Docetaxel

【别名】多西紫杉醇, 多烯紫杉醇, 紫杉特尔, 多帕菲, 泰素帝, Taxotere, TXT。

【药理作用】本品为紫杉醇类抗肿瘤药, 通过与游离的微管蛋白结合, 促进微管蛋白装配成稳定的微管, 同时抑制其解聚, 导致丧失了正常功能的微管束的产生和微管的固定, 从而阻止大量癌细胞的有丝分裂而起到抗肿瘤作用。本品与微管的结合不改变原丝的数目, 这与目前临床应用的大多数纺锤体毒性药物不同。

【体内过程】本品的药代特点符合三室药代动力学模型, α、β、γ 半衰期分别为 4 分钟、36 分钟及 11.1 小时。

【适应证】适用于先期化疗失败的晚期或转移性乳腺癌的治疗。除非属于临床禁忌, 先期治疗应包括蒽环类抗癌药。本品还适用于以顺铂为主化疗失败的晚期或转移性非小细胞肺癌的治疗。此外，还用于头颈部癌、胰腺癌、胃癌、黑色素瘤等。

【剂量与用法】本品只能用于静脉滴注。所有患者在接受本品治疗前均必须口服糖皮质激素类（如地塞米松），每天服用 16mg，持续至少 3 天，以预防过敏反应和体液潴留。本品推荐剂量为 100mg/m²，静脉滴注 1 小时，每 3 周 1 次。用注射器吸取所需药量，稀释到 5% 葡萄糖注射液或 0.9% 氯化钠注射液中，轻轻摇动，混合均匀，最终浓度不超过 0.74mg/mL。本品一经稀释，应立即使用。

【不良反应】①可发生恶心、呕吐或腹泻等胃肠道不良反应。②红斑、皮疹等皮肤反应。③腹水、肺水肿、体重增加等体液潴留现象。④低血压、窦性心动过速、心悸、高血压等心血管反应及脱发、无力、黏膜炎、关节痛、肌肉痛和注射部位反应。⑤本品治疗期间可能发生外周神经毒性反应，如反应严重则建议在下一疗程中减低剂量。⑥本品有骨髓抑制作用，中性粒细胞减少是最常见的不良反应且较严重（中性粒细胞数低于 500/mm³），可逆转且不蓄积。贫血可见于多数病例，少数病例发生重度血小板减少。治疗期间应经常对血细胞数目进行监测。只有当患者中性粒细胞数目 >1500/mm³ 以上时才能接受本品的治疗，治疗期间如果发生严重的中性粒细胞减少（<500/mm³ 并持续 7 天或 7 天以上），在下一个疗程中应减低剂量。如仍有相同情况发生时，须再减低剂量或停止治疗。

【注意事项】①对本品或吐温-80 有严重过敏史的患者禁用。部分病例可发生过敏反应。本品应在有经验的医生指导下使用，并应具备相应的急救设施，注射期间须密切监测主要功能指标。如果发生严重过敏反应，如血压下降超过 20mmHg、支气管痉挛或全身出现皮疹或红斑时，则需立即停止滴注并进行对症治疗。对已发生严重不良反应的患者不能再次应用本品。②肝功能严重损害者禁用本品。如果血清转氨酶（ALT 和／或 AST）超过正常值上限 1.5 倍，同时伴有碱性磷酸酶超过正常值上限 2.5 倍时，就有发生严重不良反应的高度危险。使用本品时，应在开始给药前和每个化疗周期前要检测肝功能。③孕妇及哺乳期妇女用药目前尚无足够的临床研究资料，若使用本品应权衡利弊。④儿童及老年患者用药尚未明确。⑤本品过量时尚无解毒药可用。可预料到的主要并发症包括中性粒细胞减少、皮肤反应和感觉异常。应将患者移至特殊监护病房内，在严密监测重要器官功能的情况下进行用药。⑥本品为细胞毒类药物，配制时应注意安全防护。

【药物相互作用】①体外研究表明，CYP3A4 抑制剂可能干扰本品的代谢，因此，当与此类药物（如酮康唑、红霉素、环孢素等）同时应用时需格外小心。②与顺铂合用，可增加神经病变的危险性。③伊曲康唑可增加本药的毒性。

【制剂规格】注射剂：20mg；40mg；80mg。

伊立替康
Irinotecan

【别名】开普拓，奥罗那，Camptic，Topotecin，CPT-11。

【药理作用】本品为拓扑异构酶 Ⅰ（Topo Ⅰ）抑制剂，是半合成喜树碱衍生物。本品可与 Topo Ⅰ、DNA 形成复合体，促使 DNA 单键断裂，影响 DNA 复制和 RNA 合成，属细胞形成期的 S 期特异性。本品及其活性代谢产物 7-乙基-10 羟基喜树碱（SN-38）对多种实验肿瘤有明显的抗肿瘤活性，如 S-180 纤维肉瘤、Lewis 肺癌、MH-134 肝癌、Co-4 结肠癌、MX-1 乳腺癌、SC-16 胃癌等，抗瘤谱广。此外，它在体内很少被表达 MDR（多药耐药）基因的肿瘤识别，对 VCR 或 ADM 耐药的 P338 鼠白血病同样有效。本品在体外与有些化疗药如顺铂、阿糖胞苷、氟尿嘧啶及 Topo Ⅱ 抑制剂合用有协同或相加作用。

【体内过程】静脉注射本品后，大部分药物迅速转化为活性代谢产物 SN－38，主要分布于胃肠道、肝、肾及分泌腺，稳定分布容积为 157L/m^2，机体总清除率平均值每小时 15L/m^2，最终血浆半衰期 14.2 小时。本品主要经胆道排泄，粪便中排出超过 60%，尿中 24 小时排泄率 CPT－11 和 SN－38 分别为 19.9% 和 0.25%。

【适应证】①大肠癌：5－FU 耐药的晚期大肠癌；②肺癌，包括小细胞和非小细胞肺癌；③子宫颈癌；④卵巢癌。

【剂量与用法】①推荐剂量为 350mg/m^2，加入生理盐水或 5% 葡萄糖溶液中静脉滴注 30～90 分钟，每 3 周 1 次；或 100mg/m^2，每周 1 次；或 125～150mg/m^2，每周 1 次。连续使用 4 周，休息 2 周。②若出现严重毒性反应（3～4 级）时，本品剂量应减少 15%～20%。③本品用于结直肠癌治疗时，多与氟尿嘧啶、叶酸钙联合用药。④剂量调整：每次治疗之前，都应仔细监测和评估患者将出现的毒性反应，特别是在治疗的第一周期。盐酸伊立替康和 5－FU 的剂量应该根据患者个体对治疗的耐受情况而进行调整。

【不良反应】①急性胆碱能综合征：表现为多汗、流泪、流涎、瞳孔缩小、视物模糊、痉挛性腹痛。轻度者可自行缓解，严重者需给予阿托品治疗（0.25mg，皮下注射）。对出现严重胆碱能综合征者，第 2 次用药时应预防性使用阿托品。②胃肠道反应：恶心、呕吐常见，应预防性使用止吐药。延迟性腹泻多见，为剂量限制性毒性，发生率为 80%～90%，3～4 级者占 39%。腹泻多在 24 小时后出现，中位时间为用药后第 5 天，平均持续 4 天。出现腹泻时，给予洛哌丁胺（易蒙停）治疗有效，用法为：首剂 4mg 口服，以后每 2 小时服 2mg，末次水样便后 12 小时停止，连续用药不得超过 48 小时。严重腹泻时需静脉补液。③骨髓抑制：主要为中性粒细胞减少，其中 3～4 度占 39.6%，为剂量限制性毒性。④对肝功能损害，其中对胆红素超过正常上限 1.5 倍者禁用本品。⑤其他：可出现脱发、口腔黏膜炎、乏力、皮肤毒性（包括手足综合征）等症。

【注意事项】①用药期间需每周检查全血细胞计数，密切观察患者有无感染、出血倾向，若发生此类情况应减量或停药，并作相应处理。②本品代谢产物 SN－38 在尿中易形成结晶，引起肾脏损害，用药期间应多饮水，并碱化尿液。③老年患者生理功能减退使用本品时应谨慎。④本品对光不稳定，滴注时应避光。⑤慢性肠炎、肠梗阻、对本品包括赋形剂过敏者、孕妇、哺乳期妇女、严重骨髓功能衰竭者、WHO 一般状态评分 >2 的患者，均禁用。

【药物相互作用】本品具有抗胆碱酯酶活性，有抗胆碱酯酶活性的药物可延长琥珀胆碱的神经肌肉阻滞作用，非去极化神经肌肉阻滞剂可能被拮抗，合并用药时应注意。

【制剂规格】注射剂：2mL：40mg；5mL：100mg。

五、影响激素的抗肿瘤药

他莫昔芬
Tamoxifen

【别名】枸橼酸三苯氧胺。

【药理作用】本品为抗雌激素类抗肿瘤药，进入机体后，通过与体内存在的雌二醇竞争癌细胞中的雌激素受体，抑制癌细胞生长。

【体内过程】本品口服后能迅速被吸收，4～7 小时血药浓度达到高峰。4 日后或更长时间，血药浓度可达第二次高峰，给药 4～10 周后开始起效，主要在肝脏代谢。

【适应证】主要用于晚期复发性乳腺癌和卵巢癌。

【剂量与用法】口服，每次 10～20mg，每日 2 次。

【不良反应】偶有恶心、呕吐、面部潮红、

脱发、白细胞及血小板减少等不良反应。

【注意事项】孕妇慎用。

【药物相互作用】①雌激素不可与本品合用，因为前者可影响本品治疗效果。②与能在胃内改变 pH 值的药物，如抗酸药、西咪替丁、雷尼替丁等合用时，可使本品肠衣提前分解，对胃产生刺激，故不可合用。

【制剂规格】片（胶囊）剂：10mg。

氟他胺
Flutamide

【别名】氟硝丁酰胺。

【药理作用】本品是一种非类固醇类的雄激素拮抗剂，通过特异性阻断雄激素受体，阻止雄激素在靶细胞的摄取和（或）抑制雄激素在靶细胞的结合，达到抗雄激素作用。本品与雄激素受体结合以复合物形式进入细胞核与核蛋白结合，抑制肿瘤细胞生长，并抑制雄激素对前列腺素的生长刺激作用。

【体内过程】本品口服 1 小时后大部分迅速被代谢，主要代谢物为本品的羟化物，且该代谢物具有与原药相当的抗雄激素活性，原药和该代谢物的半衰期为 5 ~ 6 小时。大鼠口服 6 小时达组织药物浓度峰值，以胃肠道、肝和肾脏浓度最高。口服 200mg，24 小时后，28% 的药物从尿中排出，以后 4 天的每日排出量迅速下降，粪便排出的药物约为全天药量的 0.9%。

【适应证】临床应用于需要进行全雄激素阻断治疗的前列腺癌患者。

【剂量与用法】口服：每次 250mg，每日 3 次。

【不良反应】①常见男性乳腺女性化，乳腺触痛、溢乳，停药可消退。②胃肠反应：可有恶心、呕吐、胃肠不适。③其他：性欲减退、暂时性肝功能异常、精子减少等少见，可有失眠、乏力等症。④本品对心血管影响较己烯雌酚大大

减少。

【注意事项】①心血管病患者慎用。②对本品过敏者禁用。

【药物相互作用】①新双香豆素与本品合用时，可延长凝血酶原时间，故须监测凝血酶原时间以决定首剂和维持抗凝剂的用量。②本品与茶碱联用时，可使茶碱血浆浓度增加。因为 CYP 1A2 是茶碱主要代谢酶，同样也是氟他胺转化成活性物质 2 - 羟基氟他胺的主要代谢酶。

【制剂规格】片剂：250mg。

来曲唑
Letrozole

【别名】Femara。

【药理作用】本品为芳香化酶抑制剂，通过抑制芳香化酶而有效抑制雄激素向雌激素转化，使雌激素水平下降，从而消除雌激素对肿瘤生长的刺激作用。本品具有活性高、选择性强、耐受性好的特点，体内活性比氨鲁米特强 150 ~ 250 倍，不危及糖皮质激素、盐皮质激素和甲状腺功能，对全身各系统及靶器官没有潜在的毒性。

【体内过程】本品口服后，在胃肠道吸收迅速，1 小时达最高血药浓度，血清蛋白结合率 60%，半衰期约 48 小时。几乎所有代谢产物和约 5% 原药通过肾排出。

【适应证】主要用于绝经后 ER、PR 受体阳性的晚期乳腺癌。

【剂量与用法】口服：每次 2.5mg，每日 1 次。性别、年龄及肝肾功能与本品无临床相关关系，故老年患者和肝肾功能受损的患者不必调整剂量。

【不良反应】本品不良反应的发生率明显低于氨鲁米特，约为 33%，多为轻度或中度。常见恶心、呕吐、腹泻、头疼、疲倦、失眠、骨痛、潮热、水肿和体重增加；少见的还有瘙痒、皮疹、关节痛、胸痛、高血压、心律失常、血栓形成、

呼吸困难、阴道流血等。

【注意事项】①本品主要用于绝经后妇女，如孕妇需要使用，应注意对胎儿的胚胎毒性，通常不提倡使用。②晚期乳腺癌病人服用本品后，可见肾功能损伤（肌氨酸酐排量：20～50mL/min）并不影响本品的血药浓度。③对本品过敏、孕妇、哺乳期妇女及儿童禁用。④运动员慎用。

【药物相互作用】本品与三苯氧胺或其他同为芳香化酶抑制剂联合用药时，不能提高疗效。

【制剂及规格】片剂：2.5mg。

福美坦
Formestane

【别名】兰特隆，Lentaron。

【药理作用】本品为雄烯二酮的衍生物，属于芳香化酶强抑制剂，可使脂肪、肌肉和肝脏芳香化酶失去应有的生理活性。不能将前体雄激素的雄烯二酮转变成雌激素，从而间接起到抗肿瘤的作用。

【体内过程】肌注后形成一个贮药库，缓慢释放活性药物进入血循环中。一次性给药250mg，30～48小时后可达血药浓度峰值，2～4天内快速下降，之后缓慢下降，半衰期为5～6小时。在14天中排出全身摄取用药量的20%～25%，蛋白结合率约为85%，与葡萄糖醛酸结合而失活，随尿排出的原药不到1%。

【适应证】适用于绝经后的乳腺癌治疗。

【剂量与用法】肌注：每次250mg，隔周1次。肌注时，应两侧臀部深部交替注射，以免疼痛加剧及形成硬块。

【不良反应】最常发生的不良反应是注射部位的刺激和疼痛，以及热潮红、皮疹、嗜睡、头晕、情绪不稳定、下肢水肿、血栓性静脉炎、阴道出血、胃肠道障碍、肌肉痛性痉挛、关节疼痛和血管迷走神经反应，也可出现过敏反应。

【注意事项】①对本品过敏者、孕妇、哺乳期妇女禁用；②有出血倾向者慎用；③用药期间应避免驾车或机械操作；④药液不可误入血管，更应避开坐骨神经。

【制剂及规格】注射剂（水混悬液）：250mg。

阿那曲唑
Anastrozole

【别名】Arimidex。

【药理作用】本品为强效选择性的三唑类芳香酶抑制剂，抑制细胞色素 P450 所依赖的芳香酶，从而阻断雌激素的生物合成，雌激素为刺激乳腺癌细胞生长的主要因素。本品对人类胎盘芳香酶的50%抑制浓度（IC_{50}）值为15nmol/L。

【体内过程】口服给药后吸收迅速而完全。原形化合物的肾脏排泄不到给药剂量的10%。大量的药物经 N–脱烷基化代谢，代谢物主要随尿排泄，极少部分通过胆汁排泄。

【适应证】乳腺癌，特别适用于使用激素辅助治疗之后复发的绝经期妇女的晚期乳腺癌。

【剂量与用法】口服：每次5～10mg，每日1次。

【不良反应】无明显的不良反应。对皮质醇和醛固酮的分泌也无显著影响。

【注意事项】①绝经前妇女、哺乳期妇女、孕妇、肝（包括中度损伤）、肾功能严重损伤及对本品过敏者，均禁用。②服用本品的患者在操作机械或驾车时，应特别注意。③患者有骨质疏松症或潜在骨质疏松风险的妇女，在使用本品治疗前后都要定期检查骨密度，以便预防和治疗。④接受本品治疗者，要进行血脂化验，以防血清胆固醇升高。⑤运动员慎用。

【药物相互作用】①雌激素可降低本品的药理作用，故不宜联用。②他莫昔芬可降低本品的疗效，故不宜合用。

【制剂及规格】片剂：5mg；10mg。

比卡鲁胺

Bicalutamide

【别名】岩列舒，比卡米特，康士得，Casodex。

【药理作用】本品属于非甾体类强效抗雄激素药物，无其他激素的作用。通过与雄激素受体结合，使其无有效的基因表达，从而抑制了雄激素的刺激，导致前列腺肿瘤的萎缩。

【体内过程】本品经口服吸收良好，食物对本品生物利用度可能没有与临床有关的影响，本品的（S）-异构体比（R）-异构体消除速度要快，后者的血浆半衰期为7天。在每天治疗剂量下，（R）-异构体因半衰期长，可在血浆中蓄积，其量可达约10倍，故本品适合每日一次的口服。当每日服用本品50mg时，（R）-异构体的稳态血药浓度约为9μg/mL。因此，有效（R）-异构体在总循环中的所占比例较高，稳态时达到99%。而且（R）-异构体的体内过程不受年龄、肾损害或轻、中度肝损害的影响。但在严重肝损害病例中，（R）-异构体血浆清除较慢。本品消旋体与蛋白结合率为96%，R-比卡普胺与蛋白结合率为99.6%。在体内经氧化和葡萄糖醛酸化后，被广泛代谢。代谢物以大致对等比例，由肾及胆排出。

【适应证】本品与促黄体生成素释放激素（LHRH）类似物或外科睾丸切除术联合应用于晚期前列腺癌的治疗。

【剂量与用法】口服：成年男性包括老年人，每次50mg，每日1次，应与LHRH类似物或外科睾丸切除术治疗同时开始。中、重度肝损害的患者可能发生药物蓄积，需调整剂量。

【不良反应】多见乳房触痛、男性乳房女性化、潮红等不良反应。部分患者可见腹泻、恶心、呕吐、肝功能改变（转氨酶水平升高、胆汁阻塞、黄疸）、全身乏力、瘙痒等反应。少数患者有过敏（包括血管神经性水肿和荨麻疹）及间质性肺病、皮肤干燥、肝功能衰竭、嗜睡等反应。

【注意事项】①对本品过敏者、妇女和儿童禁用。②中、重度肝损害的患者慎用，应定期进行肝功能检测。肝功能的主要改变一般在治疗的最初六个月内出现。③药物过量时，没有特效的解毒药，应对症治疗。透析可能没有帮助，因本品与蛋白高度结合且在尿液中以非原形排泄。但一般的支持疗法是需要的，包括密切监测患者生命体征。

【药物相互作用】本品不可与特非那定、阿司咪唑或西沙比利联合使用。本品显示抑制细胞色素P450（CYP3A4）活性，当与主要由CYP3A4代谢的药物联合应用时应谨慎。已经接受双香豆素类抗凝剂治疗者，若开始服用本品时，应密切监测其凝血酶原时间。

【制剂规格】片（胶囊）剂：50mg。

托瑞米芬

Toremifene

【别名】法乐通，托咪酚，氯三苯氧胺，氯他莫昔芬，Fareston。

【药理作用】本品为他莫昔芬衍生物，通过与雌激素竞争，与雌激素受体结合，产生抗雌激素作用，阻断雌激素对肿瘤生长的刺激作用。本品可降低雌二醇诱发的一些绝经后妇女的阴道角化指数，表明可产生抗雌激素作用，也可减少促性腺激素的血清浓度，所以又具有雌激素样作用。本品的其他抗肿瘤机制，包括改变肿瘤基因表达、分泌生长因子、诱导细胞凋亡及影响细胞动力学周期。

【体内过程】本品口服后吸收迅速，服药后3小时左右血清浓度达峰值。其分布半衰期平均为4小时，半衰期平均为5天。本品主要经肝代谢，肝功能损伤者的排泄降低。

【适应证】绝经后妇女雌激素受体阳性或不详的转移性乳腺癌。

【剂量与用法】口服：推荐剂量为每次 60mg，每日 1 次。肾衰竭者无须调整剂量，肝功能损伤者慎用本品。

【不良反应】本品的不良反应通常很轻微，多为激素样反应。常见面部潮红、多汗、恶心、白带增多、头晕、水肿、疼痛和呕吐；少数患者有阴道出血、胸痛、乏力、背痛、头痛、皮肤变色、体重增加、失眠、便秘、呼吸困难、局部麻痹、震颤、眩晕、瘙痒、厌食、可逆性角膜浑浊和衰弱，亦有血栓栓塞和部分患者转氨酶升高的报道。大约有 3% 的患者因不良反应而停止治疗，最常见的停药原因为恶心、呕吐、眩晕、高钙血症和阴道出血。

【注意事项】①本品仅适用于绝经后妇女。②对本品过敏者、妊娠及哺乳期妇女禁用。③儿童、有严重血栓栓塞史者一般不用本品。④既往患有子宫内膜增生症、严重肝功能衰竭者不宜长期服用本品。⑤老年患者慎重用药。⑥对非代偿性心功能不全及严重心绞痛患者服用本品后需密切监测。治疗开始时所发现的高钙血症可能与患者的骨转移有关，需密切监测。

【药物相互作用】①本品与噻嗪类等使肾排泄钙减少的药物合用后，有升高钙血症的危险。②酶诱导剂（如苯巴比妥、苯妥英钠和卡马西平）可加快本品的代谢，合用时应注意酌增本品剂量。③CYP3A4 酶系统抑制剂（如酮康唑、红霉素等）抑制本品的代谢，故与此类药物合用时需慎重。④已知抗雌激素药物与华法林类抗凝药合用后可致出血时间过度延长，因此应避免与上述药物合用。

【制剂规格】片剂：20mg；40mg；60mg。

依西美坦

Exemestane

【别名】可怡，阿诺新，Aromasin。

【药理作用】本品为甾体芳香酶灭活剂，不可逆地与该酶的活性位点结合而使其失活，阻止雌激素生成，从而明显降低绝经妇女血液循环中的雌激素水平，但对肾上腺中皮质类固醇的生物合成无明显影响。在高于抑制芳香酶作用浓度的 600 倍时，对类固醇生成途径中的其他酶不产生明显影响。

【体内过程】本品的半衰期约为 24 小时。乳腺癌晚期绝经后女性的吸收较健康绝经女性快，达峰时间分别为 1.2 小时和 2.9 小时。重复给药后，乳腺癌晚期患者的平均口服清除率较健康绝经女性低 45%，而循环液中的水平较高，其平均 AUC 较健康女性高约 2 倍。中、重度肝肾功能不全者，单次口服本品后的 AUC 较健康志愿者高 3 倍。

【适应证】适用于以他莫昔芬治疗后病情进展的绝经后晚期乳腺癌患者。

【剂量与用法】口服：每次 25mg，每日 1 次，饭后服用，轻度肝肾功能不全者不需要调整给药剂量。

【不良反应】本品主要有恶心、口干、便秘、腹泻、头晕、失眠、皮疹、疲劳、发热、浮肿、疼痛、呕吐、腹痛、食欲增加、体重增加等不良反应。文献报道有高血压、抑郁、焦虑、呼吸困难、咳嗽、淋巴细胞计数下降、肝功能指标（如丙氨酸转移酶等）异常等症。肝肾功能不全、心血管病、胃肠道疾病者慎用。

【注意事项】对本品或本品内赋形剂过敏者、儿童、孕妇、哺乳期妇女及绝经期前的妇女禁用。中、重度肝功能不全、肾功能不全者慎用。超量服用可使其非致命性不良反应增加。药物过量时无特殊解毒剂，应当进行一般的支持护理。

【药物相互作用】本品不可与雌激素类药物合用，以免出现干扰作用。

【制剂规格】片（胶囊）剂：25mg。

六、其他

顺铂
Cisplatin

【别名】氯氨铂，顺氯氨铂，DDP，Platinol，PDD。

【药理作用】本品为铂的络合物，能与DNA结合，形成交叉键，从而破坏DNA的功能不再被复制。本品为一种细胞周期非特异性药物，对小鼠 S-180、L-1210、大鼠 W-256 及小鼠肝癌、乳腺癌均有抑制作用。

【体内过程】静注后，起初在肝、肾、膀胱中分布最多，18~24小时后肾内最多，脑组织中最少。静注1小时后的血浆含量为10%左右，90%与血浆蛋白结合。排泄较慢，尿中日排出19%~34%，4日内尿中仅排出25%~44%。

【适应证】抗瘤谱较广，临床用于治疗睾丸恶性肿瘤，对胚胎瘤和精原细胞瘤均有较好效果，与常用药物无交叉耐药。对卵巢癌、乳腺癌和膀胱癌有较好疗效。对头颈部癌、肺癌、食管癌、恶性黑色素瘤、恶性淋巴瘤、软组织肉瘤和癌性胸腹水等也有一定疗效。与其他抗癌药联合应用时，效果更好。

【剂量与用法】静滴：①一般剂量：20~30mg/m^2，溶于0.9%氯化钠注射液200mL中静滴，连用3~5日（总量150mg），间隔3周为一疗程，可重复用药3~4疗程。②高剂量：120mg/m^2，同时进行水化和利尿，每3周用药1次，可重复3~4次。③胸腹腔注射：30~60mg，7~10日1次。④动脉注射：每次80~100mg/m^2，每周1次，注射时应避光。

【不良反应】①有食欲减退、恶心、呕吐、腹泻等症。一般于注射后1~2小时发生，持续4~6小时或更长，停药2~3日后消失，但也有少数患者持续一周以上。②骨髓抑制：主要表现为白细胞减少，多发生于剂量每日大于100mg/m^{2}时，血小板减少相对较轻。③听神经毒性：与总剂量有关，表现为耳鸣、耳聋、头昏，严重者可有不可逆的高频听力丧失。④肾脏毒性：表现为血尿及肾功能损伤，血清肌酐升高及清除率降低，与所用总量有关，常发生于治疗后7~14日之间。⑤其他：少数患者可出现心电图ST-T改变、肝功能损伤等。

【注意事项】①白细胞低于3.5×10^9/L、血小板低于75×10^9/L、持续性恶心呕吐；早期肾脏毒性如尿中白细胞10个/高倍视野、红细胞5个/高倍视野或管型5个/高倍视野以上者及血清肌酐>1.5mg/d者禁用。②既往患过肾脏疾患、肾功能不全及中耳炎患者慎用。为了减轻毒性反应，用药期间应多饮水或输液以强迫利尿。③用药前先给甲氧氯普胺和氯丙嗪等，可减轻消化道反应。④用药期间经常检查血、尿、肝、肾功能及听力。

【药物相互作用】①氨基糖苷类抗生素、两性霉素B等不可与本品合用，因可叠加肾毒性，出现肾衰，加重耳毒性。②MTX（甲氨蝶呤）及BLM（博来霉素）主要有肾脏排泄，本品引起的肾损害将影响上述两种药物的排泄，导致毒性增加，故不可与本品合用。③丙磺舒与本品合用时，可引起尿酸升高；与氯霉素或其呋喃苯胺酸或利尿酸钠合用时，可增加本品耳毒性；与抗组胺药合用时，可掩盖本品所致的耳鸣、眩晕等症状，故均不可合用。

【制剂规格】注射剂：10mg；20mg；30mg。

卡铂
Carboplatin

【别名】卡波铂，碳铂，顺羧酸铂，Paraplatin。

【药理作用】本品作用机制与顺铂相同，为抑制DNA的合成。在多种移植性肿瘤中有效，对结肠CX-1、表皮样癌及PcbA浆细胞瘤，其抗肿瘤活性高于顺铂；对白血病 P-388、黑色素瘤 B16、结肠癌 38、对烷化剂耐药的吉田肉瘤和肺 LX-1 移植性肿瘤，其疗效与顺铂相当；对白血病 L-1210、乳腺癌 CD_8F_1、Lewis 肺癌、骨肉瘤和乳腺 X-1 移植性肿瘤，其疗效低于顺铂，但对 L-1210 耐药的也有效。此外，可作为放射增敏剂，在乏氧条件下，本品的增敏作用高于顺铂。

【体内过程】在血浆中清除曲线呈双相型，在人血浆中，比顺铂稳定，主要通过肾小球滤过排出。未与蛋白质结合的游离铂在血内维持时间比顺铂长，半衰期为 29 小时，而顺铂为 $1.5 \sim 3.7$ 小时。

【适应证】与顺铂相同。主要应用于卵巢癌、小细胞肺癌、头颈部癌、生殖细胞肿瘤、甲状腺癌、宫颈癌、膀胱癌及非小细胞肺癌等。

【剂量与用法】静脉注射：每次 $200 \sim 400mg/m^2$，$3 \sim 4$ 周重复 1 次，$2 \sim 4$ 次为一个疗程；或每次 $50mg/m^2$，每日 1 次，连用 5 日，间隔 4 周重复用药。具体视患者的全身状况、肾功能，以及是否接受放射治疗和其他化学治疗而定。肌酐清除率如不正常，用量应适当降低。滴注时，应避免直接日光照射，最好用黑纸遮光。

【不良反应】①骨髓抑制是限制剂量提高的重要因素。血小板最低值在用药后 $14 \sim 21$ 日出现，在 $30 \sim 35$ 日内恢复。白细胞最低值在 $14 \sim 28$ 日出现，但恢复较血小板慢，可延迟到第 42 日。贫血较少见，与剂量积累有关。②消化道反应常为轻度或中度，呕吐远较顺铂少见。③肾功能正常患者用药后很少引起肾功能损伤，亦无明显耳及神经系统毒性。④药液如漏于血管外有一定刺激性，但多不严重。虽然如此，最好还是溶于 5% 葡萄糖注射液中快速滴注。

【注意事项】①应用本品前，必须测定血象和肝肾功能。②严重肾功能不全和骨髓抑制者、有对铂类化合物过敏史者、出血性肿瘤、孕妇、哺乳期妇女、儿童均禁用。③本品溶解后，应在 8 小时内用完，静注时勿使漏于血管外。④滴注及存放时应避免直接日晒。⑤用药期间注意检查：听力、神经功能及血液检查（包括血尿素氮、肌酐清除率、肌酐、红细胞压积、血红蛋白、白细胞分类、血小板计数、血清钙、镁、钾、钠含量）。

【药物相互作用】①不与可能损害肾功能和骨髓抑制的药物同时使用，如与氨基糖苷类抗生素合用时，可使耳毒性、肾毒性增加。②与其他抗癌药联合应用时，应注意适当降低剂量。③本品应避免与铝化物接触，也不宜与其他药物混合滴注。④与其他致吐药物联用时，呕吐将增加。

【制剂规格】注射剂（饼状冷冻干粉）：100mg（内含等量的甘露醇）。

奥沙利铂
Oxaliplatin

【别名】乐沙定，Eloxatin。

【药理作用】本品是含有铂而类似顺铂的化合物，属于拮抗 DNA 的抗肿瘤药物。本品在体内外均有广谱抗肿瘤活性，对耐顺铂的肿瘤细胞亦具有细胞毒作用。其作用机制，在于能使肿瘤细胞内 DNA 形成链间和链内交联，从而中断 DNA 合成，最终产生细胞毒性，发挥抗肿瘤作用。

【体内过程】静脉给药 2 小时后，有 15% 仍存在于血循环中，其余 85% 迅速分布于组织中或随尿排出。肾功能不全者的排出明显降低，肝功能不全者对药物的代谢和消除有无影响尚待评估。

【适应证】与氟尿嘧啶和四氢叶酸合用时，作为顽固性转移性结肠直肠癌的一线治疗。可将本品用于治疗卵巢癌的罕选药物（orphan drug）。

【剂量与用法】静注：成人每次 $130mg/m^2$，加入至 5% 葡萄糖注射液 $250 \sim 500mL$ 中，每 3 周 1 次，在给予氟尿嘧啶前 $2 \sim 6$ 小时先注射本品。

【不良反应】主要有周围感觉神经损害（感觉迟钝或感觉异常）、咽喉部感觉异常（吞咽困难、发音不准、呼吸困难）、贫血、中性粒细胞减少、血小板减少和脱发；恶心呕吐、腹泻、转氨酶升高；耳毒性、肾毒性、一时性视力减退。

过敏反应也有发生。

【注意事项】 ①对本品过敏者、孕妇、哺乳期妇女、严重肾功能不全者、已患有周围神经病变者、听力受损者，以及骨髓抑制或重症血液疾病患者禁用。②肝功能不全者慎用。③用药期间应定期检查血象，如发现白细胞总数 $< 3 \times 10^9/L$ 和（或）血小板计数 $< 10 \times 10^9/L$ 时应停药。④应定期监测视力、听力，以及肝肾功能，严重受损者应停药。⑤密切观察周围神经功能状况，如出现感觉异常或感觉迟钝时，应停药。⑥如出现过敏反应或严重腹泻时，应立即停药。

【药物相互作用】 ①本品不可与氯化钠和碱性溶液，如 5 - 氟尿嘧啶溶液混合，或同时通过同一静脉给药，它们存在配伍禁忌。②本品若与 5 - 氟尿嘧啶联合应用时，具有协同作用。③本品与伊立替康合用时，可能发生胆碱能综合征（可用阿托品预防）。

【制剂规格】 注射剂：50mg。粉针剂：50mg；100mg。

盐酸丙卡巴肼
Procarbazine Hydrochloride

【别名】 甲基苄肼，Ibenzmethyzine，Matulane，Natulan，MIH。

【药理作用】 本品为单胺氧化酶抑制剂，能抑制有丝分裂，出现使染色体排列紊乱、致畸、致癌、免疫抑制等多种生物效应。此外，还有细胞毒作用，在体内释放出甲基正离子与 DNA 结合而使之解聚，并抑制 RNA 及蛋白质的合成。本品为细胞周期非特异性药物，主要作用于 G_1 或 S 边界，并对 S 期有延缓作用。它与烷化剂、长春新碱、皮质激素类及放疗均无交叉耐药性，且与上述药物合用，能明显提高疗效。

【体内过程】 本品口服吸收迅速，并均匀分布在血及脑脊液中，以肝、肾组织中浓度最高，血浆半衰期为 7 ~ 10 分钟，可迅速转变为活性代谢物，并主要从尿中排泄，24 小时内排出约 70%。

【适应证】 主要用于治疗霍奇金病，在大多数患者中能获得全部或部分缓解；也可用于其他恶性淋巴瘤、肺癌的治疗。

【剂量与用法】 口服：一般每日 150 ~ 300mg，分 3 ~ 4 次服用，每疗程 6g 左右。在早期服药阶段，如果发现白细胞在 $3 \times 10^9/L$ 以下、血小板低于 $80 \times 10^9/L$ 时，需暂停用药，等两者都上升到正常数值时再用药。本品与其他药物如氮芥、长春新碱、激素等联合应用时，可取得最佳疗效。

【不良反应】 主要有恶心、呕吐等胃肠道反应和骨髓抑制。部分患者出现中枢神经系统毒性，如眩晕、嗜睡、精神错乱、脑电图不正常等，偶尔也有可逆性脱发。

【注意事项】 ①严重骨髓抑制、肝肾损害者及孕妇禁用。②用药期间应经常查血象。③如出现皮肤过敏时应停药。④本品为一种单胺氧化酶抑制剂，故不应与拟交感神经药物巴比妥类、抗抑郁药、抗精神病药物合用；不可与奶酪制品共食，以免诱发高血压。⑤用药期间不宜饮酒，以免加重药物不良反应。

【药物相互作用】 ①与氟哌利多、左美沙酮合用，可增加心脏毒性（如 QT 间期延长、心动过速等）。②与甲氨蝶呤合用时，可引起肾功能不全。③禁与卡马西平、哌替啶合用。

【制剂规格】 片剂：50mg。胶囊剂：25mg；50mg。

洛铂
Lobaplatin

【别名】 乐铂，络铂，洛巴铂，D - 19466。

【药理作用】 本品是第三代铂类抗肿瘤药物，可与 DNA 结合，引起链间交叉和 DNA 变性。此外，本品还能延迟或抑制 DNA 修复。本品能影响 c - myc 基因表达，而其表达与肿瘤的发生、凋亡和细胞增殖有关。实验证实，本品对多种动物和人肿瘤细胞株有明显细胞毒作用，对顺铂产生抗药性的细胞株本品仍有一定作用。

【体内过程】 静注后，血清中游离铂的血药浓度－时间曲线与完整的洛铂基本上相同，用药患者的血清总铂和游离铂的浓度时间曲线在 1 小时内相似，11 小时后的血循环中有约 25% 的总铂浓度和血清蛋白结合。在血液循环中没有或很少有代谢产物存在，洛铂的两种立体异构体曲线也完全相同。游离铂终末半衰期为 131 ± 15 分钟，总铂为 6.8 ± 4.3 天，游离铂标准化平均血浆清除率（$1.73m^2$）约为 125 ± 14mL/min，总铂为 34 ± 11mL/min，主要由肾排出体外。

【适应证】 乳腺癌、小细胞肺癌、慢性粒细胞白血病等。

【剂量与用法】 用 5mL 注射用水（不可用氯化钠溶液）溶解本品后使用，此溶液应在新配置 4 小时内使用（贮存于 2℃～8℃）。静脉注射按体表面积一次 $50mg/m^2$，再次使用时应待血液毒性或其他临床不良反应完全恢复，建议间歇期为 3 周。如不良反应恢复较慢，可延长间歇期。

用药持续时间：根据肿瘤大小确定治疗持续时间，最少应使用 2 个疗程。如肿瘤开始缩小时，可继续进行治疗，总共可用 6 个疗程。

【不良反应】 ①血液毒性：在洛铂的剂量限制性毒性中，血小板减少最为强烈，血象改变呈可逆性，但可引起继发的不良反应，如血小板减少引起出血、白细胞减少引起感染。②胃肠道毒性：呕吐、恶心，建议使用预防性止吐剂；有些患者可发生腹泻。③神经毒性：感觉异常、神经疾病、神经痛、耳毒性，偶见精神错乱和视觉异常等。④肾毒性：食欲缺乏患者应用洛铂后，液体摄入不足，严重呕吐可引起急性肾衰竭。⑤肝毒性：应用洛铂后，偶然有轻度的可逆性 SAST 和 SALT 升高。⑥过敏性反应：疹状性紫癜、皮肤潮红、皮肤反应，这些不良反应往往发生在过去用大量铂类化合物治疗的卵巢癌患者中。⑦在洛铂治疗时，不能排除发生继发性肿瘤的危险，不

能完全排除洛铂对男性生育能力的不良反应。

【注意事项】 ①患者发生严重的不良反应，必要时应减少剂量。②洛铂应在有肿瘤化疗经验的医师指导下应用。应有足够的诊断和治疗的设备来处理可能引起的并发症。洛铂对骨髓有毒性，血小板严重减少和重度贫血患者，特别在罕见的出血病例可能需要输血。③血液（包括血小板、白细胞和血色素）和临床生化学（包括转氨酶）检查：应在每个疗程前和每次用药后第二周定期做检查。

【药物相互作用】 ①与顺铂无交叉抗药性。②氯化钠溶液可使洛铂降解。

【制剂规格】 注射用冻干粉针剂：50mg。

奈达铂
Nedaplatin

【别名】 Nedaplait，Aqupla。

【药理作用】 作用机制同顺铂，与肿瘤细胞的 DNA 碱基结合，形成交叉键，从而破坏 DNA 功能，使 DNA 不能复制，发挥其抗肿瘤效果。

【体内过程】 肿瘤患者静脉滴注奈达铂 $80mg/m^2$ 或 $100mg/m^2$ 后，血浆中铂浓度呈双相性减少，分布半衰期为 0.1～1 小时，半衰期为 2～13 小时，AUC 随给药量增大而增大。

本品在血浆内主要以游离形式存在，在肾脏及膀胱分布较多，组织浓度高于血浆浓度。本品以尿排泄为主，24 小时尿中铂的回收率在 40%～69% 之间。

【适应证】 适用于治疗头颈部癌、小细胞肺癌、非小细胞肺癌、食道癌、膀胱癌、睾丸癌、卵巢癌、子宫颈癌等。

【剂量与用法】 ①静脉滴注：1 次 80～$100mg/m^2$，每 4～5 周 1 次。用生理盐水稀释至 500mL 后滴注，滴注完后再静脉滴注 1000mL 以上输液。肾功能不全者首剂适当减量。②老年患者首剂为 $80mg/m^2$。

【不良反应】 ①过敏性休克。②骨髓抑制：出

现全血细胞减少、贫血、出血倾向（0.1～5%）等症。一旦发现血象异常时，就应延长给药间隔时间、减量或停药并进行适当的处理。③肾功能异常。④临床有使用该品引起阿－斯综合征而死亡的报道。⑤听觉障碍、听力低下、耳鸣。⑥间质性肺炎。⑦抗利尿激素分泌异常综合征（SIADH）。⑧其他不良反应有恶心、呕吐、食欲不振等。

【注意事项】①应在具有肿瘤化疗经验的医师指导下使用，应具有紧急处理条件。②听力损害、骨髓、肝肾功能不良、合并感染和水痘患者及老年人慎用。③定期检查血液、肝肾功能并密切注意患者的全身情况。对骨髓功能低下、肾功能不全及使用过顺铂者，应适当降低初次给药剂量；长期给药时，不良反应有增加的趋势，并有可能引起延迟性不良反应，应密切观察。④主要由肾脏排泄，应用该品过程中须确保充分的尿量以减少尿中药物对肾小管的毒性损伤。⑤育龄患者应考虑该品对性腺的影响。孕妇、严重骨髓抑制、严重肝肾功能不全、对其他铂类制剂和右旋糖酐过敏者均禁用。⑥只作静脉滴注，应避免漏于血管外。⑦配制时，不可与其他抗肿瘤药混合滴注，也不宜使用氨基酸输液、pH5 以下的酸性输液（如电解质补液、5% 葡萄糖输液或葡萄糖氯化钠输液等）。⑧忌与含铝器皿接触。该品在存放及滴注时，应避免直接日光照射。

【药物相互作用】①本品与其他抗肿瘤药（如烷化剂、抗代谢药、抗肿瘤抗生素等）及放疗并用时，骨髓抑制作用可能增强。②与氨基糖苷类抗生素及盐酸万古霉素合用时，对肾功能和听觉器官的损害可能增加。

【制剂规格】冻干粉针剂：10mg；50mg。

枸橼酸达卡巴嗪
Dacarbazine Citrate

【别名】甲嗪咪唑胺，甲氮咪胺，氨烯唑胺，抗黑瘤，DTIC。

【药理作用】本品作用于细胞周期的 G_2 期，对 RNA 和蛋白质合成的影响比 DNA 大。

【体内过程】单次静脉注射 30 分钟后，血浆中浓度达最高峰，6 小时内降到零。0～6 小时内由尿中排出 30%，不能通过血－脑屏障。

【适应证】临床用于恶性黑色素瘤，20%～30% 有效，与长春新碱和卡氮芥合并应用时可提高疗效。此外，对肺鳞癌和未分化癌、平滑肌肉瘤、纤维肉瘤等亦有一些治疗作用，对消化道癌的疗效不佳。

【剂量与用法】静注，每日 2.5～3mg/kg 或 200～400mg/m^2，连用 5～10 日。为减少对血管的刺激，亦可用 5% 葡萄糖注射液 100～250mL 稀释后滴注，在 30 分钟内滴完，间隔 4～6 周后可进行第 2 疗程。联合用药时，每次 200mg/m^2，静滴，连用 5 日，3 周重复 1 次。治疗四肢黑色素瘤可用同样剂量作动脉内滴注。

【不良反应】①胃肠道反应：如恶心、呕吐或腹泻等症状，常于给药后 1～12 小时内出现。②骨髓抑制：给药第 16～20 日后出现，主要为白细胞及血小板下降，部分患者可出现贫血。大剂量给药时，骨髓抑制更为明显。③局部反应：注射部位可有血管刺激。④部分患者可有流感样综合征，如全身不适、肌肉酸痛、高热等。⑤有的患者可有肝肾功能损害。⑥可出现闭经、精子缺乏、肾功能损害。⑦长期应用，可有头晕、烦躁等精神症状，以及外周神经病变产生。

【注意事项】①避免与骨髓抑制剂同时使用。②本品用注射用水溶解后存放于棕色瓶中，保存不能超过 3 天，故应现用现配。

【药物相互作用】本品与其他对骨髓有抑制的药物或放射联合应用时，应减少本品的剂量。

【制剂规格】注射剂（枸橼酸盐）：200mg。

拓扑替康
Topotecan

【别名】托泊替康，和美新，喜典，金喜素，

Hycamtin，TPT。

【药理作用】本品是半合成的喜树碱衍生物，为拓扑异构酶Ⅰ（Topo Ⅰ）抑制剂，与 Topo Ⅰ-DNA 复合物结合阻止断裂 DNA 单链的重新连接，干扰 DNA 的结构和功能，主要作用于 S 期细胞，是细胞周期特异性抗肿瘤药。对动物移植性肿瘤具有广谱的抗癌作用，疗效优于喜树碱、10-羟基喜树碱。

【体内过程】本品在体内呈二室模型，迅速分布到肝、肾等血流灌注好的组织，可进入并蓄积于脑脊液，半衰期 α 为 4.1~8.1 分钟，血浆蛋白结合率为 6.6%~21.3%。大部分（26~80%）经肾排泄，小部分经胆汁随粪便排泄，肾功能不全患者的清除率降低，肝功能不全患者的代谢和毒性与正常人无明显差异。

【适应证】对小细胞肺癌和晚期卵巢癌的疗效较好。

【剂量与用法】静脉滴注：单药每次剂量为 $1.2mg/m^2$，每日 1 次，连用 5 天，间歇 16 天，21 天为一疗程。与其他抗癌药物合用时，须减量。

【不良反应】主要不良反应是血液学毒性，常见白细胞减少、血小板减少和贫血。此外，有食欲不振、恶心、呕吐、乏力、脱发、口腔炎、腹泻、便秘、腹痛、头痛、发热、转氨酶一过性升高等症，偶见呼吸困难、血尿及心电图异常。

【注意事项】①对本品过敏，包括对处方任一成分过敏者禁用。②孕妇、哺乳期妇女及有严重骨髓抑制的患者禁用。③本品应在有化疗经验的医师指导下使用，对可能出现的并发症必须有明确的诊断和适当处理的设施与条件。④治疗期间应监测血常规，并观察有无感染、出血倾向等症，如有异常立即减量、停药，并采取对应措施。⑤处理本品时要穿隔离衣、戴手套，并在层流罩中进行。沾染在皮肤上，应随即用肥皂和清水清洗，如沾染在黏膜或角膜上则用水彻底冲洗。⑥本品必须有避光包装，并在 20℃~25℃下保存，开瓶后须立即使用，稀释后在 20℃~25℃下仅可

存留 24 小时。

【药物相互作用】本品可降低多西他赛的清除率。

【制剂规格】注射剂：2mg；4mg。

门冬酰胺
Asparagine

【别名】天冬酰胺。

【药理作用】本品为氨基酸类细胞增生药。

【适应证】适用于治疗女性乳腺小叶增生症和男性乳房发育症，对改进男性功能和前列腺炎也有一定作用。

【剂量与用法】口服：每次 1 片，每日 2~3 次，4~6 周为一疗程。

【注意事项】偶有恶心、呕吐等不良反应。

【制剂规格】片剂：0.25g。

门冬酰胺酶
Asparaginase

【别名】左旋门冬酰胺酶，天门冬酰胺酶 Amidohydrolase，L-Asnase，L-ASP。

【药理作用】肿瘤细胞（如淋巴细胞白血病等）不能合成门冬酰胺，需依靠血液中的门冬酰胺促进自身生长。本品能分解血液中的门冬酰胺成为门冬氨酸，瘤细胞缺乏门冬酰胺后，蛋白质合成受到障碍，抑制其增殖。但正常淋巴细胞也需要外源性门冬酰胺，故应用本品后，也有暂时的淋巴细胞下降现象。

【体内过程】本品肌注或静脉给药吸收好，肌注达峰时间为 12~24 小时，血糖的结合率约 30%。肌注和静脉给药的半衰期分别为 9~49 小时、8~30 小时。本品不能通过血-脑屏障，经注射后以肝肾组织含量最高。

【适应证】主要用于急性淋巴细胞性白血病，对急性粒细胞性白血病和急性单核细胞性白血病

也有效。通常本品应与其他化疗药品合用为好，尤其在治疗儿童白血病中，单用本品易产生耐药性。

【剂量与用法】静注、静滴、肌注和鞘内注射：一般剂量，20～5000U/kg 或 10000～15000U/m²，一周 3～7 次，以每日 500～1000U/kg 较佳。亦可一周应用 1 次，每次 9500U/kg，一般以 3～4 周为一疗程。总剂量应根据所用药物的纯度和毒性而定，静注以 0.9% 氯化钠注射液 20～40mL 稀释，静滴以 5% 葡萄糖注射液或 0.9% 氯化钠注射液 500mL 稀释。

【不良反应】①可引起高热、寒战等现象。②有恶心、呕吐、腹泻、食欲减退等胃肠道反应，以及头痛、头昏、嗜睡、精神错乱、幻觉等神经、精神症状。③可能出现血浆蛋白低下、血脂质不正常等。④偶见氮质血症和肝功能损伤。⑤可出现骨髓抑制，有的患者可有贫血、凝血障碍、局部出血、感染等。⑥大剂量应用时，偶见心血管系统症状及脱发、蛋白尿等，极少数患者出现胰腺炎。

【注意事项】①用药前须做过敏试验，用 10～50U/0.1mL 做皮内注射。观察 3 小时，如有红肿、斑块、风团则为阳性。阳性患者应禁止使用。②更换批号、厂家时，应重做过敏试验。③可能有致畸作用，妇女应禁用。④肝、肾功能严重损害者禁用。⑤药物溶解后，应在 8 小时内使用，以免活性丧失。

【药物相互作用】①泼尼松龙或促皮质素或长春新碱与本品合用时，应先用前述三药，再用本品，可减轻本品引起的高血糖作用，减少本品引起的神经病变和红细胞生成紊乱的危险性。因此，先用本品或同时使用都是不可取的。②本品可增高尿酸浓度，故与抗痛风药，如别嘌呤、秋水仙碱、磺吡酮等合用时，应调整上述抗痛风药的剂量以控制尿酸上升及痛风。通常选用别嘌呤可阻止或逆转本品引起的尿酸升高问题。③本品与硫唑嘌呤、苯丁酸氮芥、环磷酰胺、环孢素、

巯嘌呤、单克隆抗体 CD_3 或放射疗法合用时，可提高疗效，但应减少其他治疗的剂量，包括化疗药物、免疫抑制剂或放射疗法的剂量。④糖尿病患者用本品治疗时及治疗后，应调整口服降糖药或胰岛素的用量。⑤本品与甲氨蝶呤合用时，本品应在给甲氨蝶呤 9～10 日前给药或在给甲氨蝶呤后的 24 小时内给药，可以避免产生抑制甲氨蝶呤的抗肿瘤作用（本品可抑制细胞复制而阻断甲氨蝶呤的抗肿瘤效应），减少甲氨蝶呤对胃肠道和血液系统的不良反应。

【制剂规格】注射剂：1000 单位；2000 单位。

靛玉红

Indirubin

【别名】炮弹树碱－B，玉红，Couroupitine B。

【药理作用】本品是从中药青黛中分离出来的抗白血病的有效成分，为双吲哚类抗肿瘤药物。本品对多种动物肿瘤有抑制作用，能破坏白血病细胞。其作用原理为抑制 DNA 聚合酶，影响 DNA 聚合过程，从而使 DNA 合成受抑制。

【体内过程】各组织中以肝、胆、肠的浓度最高，生物利用度为 46.48%。给药 96 小时后，绝大部分以代谢产物随粪便排除。

【适应证】主要用于治疗慢性粒细胞白血病（总有效率为 87.3%）。对急性粒细胞白血病有一定疗效，也可用于异常骨髓增生症及嗜酸性粒细胞增多症。

【剂量与用法】口服：每日 50～300mg，一般每日 200mg，分 3～4 次口服，至缓解或 3 个月为一疗程，或根据骨髓缓解情况确定剂量。缓解后可给予维持量，具体剂量视白细胞总数和血小板数进行调整。

【不良反应】①不良反应有头昏、恶心、呕吐、腹部剧痛、大便次数增多、腹泻、急性痢疾性血便等。②少数患者有头痛、水肿等，偶有转

氨酶升高；③个别患者长期使用后，可发生胸闷、气短、心脏扩大、心电图异常。④个别病人可出现严重骨髓抑制。

【注意事项】①对本品过敏者及婴幼儿、孕妇、哺乳期妇女禁用。②肝、肾、心功能不全者，胃肠道活动性溃疡或炎症患者慎用。③儿童应在医师及监护人指导下合理选择剂量。④个别患者可出现严重骨髓抑制，应定期监测血白细胞和血小板数量，如白细胞数与血小板数低于正常值时可减量或停药。

【制剂规格】片剂：25mg；50mg；100mg。

亚砷酸

Arsenious acid

【别名】三氧化二砷，Arseni Trioxydi。

【药理作用】本品对急性早幼粒细胞白血病（APL）有一定疗效，其作用机制尚未明确，可能使急性早幼粒细胞性白血病的染色体 t 易位（15:17），导致早幼粒细胞白血病基因 PML - RARa 蛋白的过度表达，从而抑制细胞的分化凋亡。本品通过调节 PML - RARa 水平，使细胞重又纳入程序化死亡的正常轨道。此作用与维甲酸调节途径不同，故二者之间不存在交叉耐药。本品可显著抑制人肝癌细胞株 SMMC - 7721 细胞生长，其机制与诱导肝癌细胞发生凋亡有关，且凋亡呈剂量和时间依赖性。经本品处理的食管癌细胞株 EC - 8712 和 EC - 171 也出现显著的凋亡特征，并表现为剂量和时间依赖关系。

【体内过程】本品在开始静滴后 4 小时达峰浓度。每日尿砷排泄量约为每日药量的 1% ~ 8%。停药后，尿砷即开始下降；停药 1 ~ 2 个月后，尿砷排泄可下降 25% ~ 75%。

【适应证】适用于急性早幼粒细胞性白血病。也用于肝癌、肺癌、胰腺癌、乳腺癌、宫颈癌等实体肿瘤。

【剂量与用法】成人每次 5 ~ 10mg，用 5% 葡萄糖注射液或 0.9% 氯化钠注射液 500mL 稀释后静脉滴注，每日 1 次，4 ~ 6 周为一疗程；儿童每次 0.16mg/kg，用法同上。

【不良反应】主要不良反应为皮肤干燥、瘙痒、皮疹、红斑或色素沉着、恶心、呕吐、畏食、胃肠胀满、指尖麻木、血清转氨酶升高等。

【注意事项】①孕妇禁用。②肝肾功能损害、糖尿病、低钾血症患者慎用。③使用过程中应监测肝肾功能，如有异常立即停药，并采用对症治疗，正常后再继续使用。因白血病细胞浸润所致肝功能异常者，应进行保肝治疗。④过量应用本品可引起急性中毒，可用二巯基丙醇（BAL）抢救。

【药物相互作用】在使用本品过程中，不可使用含硒药品及食用含硒食品。使用本品期间，不宜同时使用能延长 QT 间期的药物（一些抗心律失常药，硫利达嗪）或导致电解质异常的药物（利尿剂或两性霉素 B）。

【制剂规格】注射剂：10mL：10mg。

重组改构人肿瘤坏死因子

Recombinant Mutant Human Tumor Necrosis Factor

【别名】纳科思。

【药理作用】本品为改构重组人肿瘤坏死因子，是天然肿瘤坏死因子 α（TNFα）的衍生物。其可引起部分肿瘤血管出血性坏死，直接引起细胞死亡，并能调节免疫功能等。

【适应证】本品与 CAP 等化疗方案联合使用时，适用于经其他方法治疗无效或复发的晚期非小细胞肺癌患者。本品也可适用于经化疗或其他方法治疗无效的晚期非霍奇金淋巴瘤患者（与 BACOP 化疗方案联合）。

【剂量与用法】①仅可与 CAP 化疗方案使用。每支用 2mL 注射用水溶解，肌内注射，每次 400 万 U/m²，第 1 ~ 7 天及第 11 ~ 17 天，每天 1 次，

21 天为一疗程，可试用 2 个疗程。如无明显效果时，建议停止使用。②与上述化疗方案联合使用，每周的第 3~7 天用药，剂量为 60 万~90 万 U/m^2，用生理盐水稀释至 20mL，5~8 分钟内恒速静脉推注。

【不良反应】①主要表现为发热、寒战，发生率在 50% 左右。其他不良反应包括血压变化、乏力、头晕头痛、关节酸痛、骨骼肌痛、恶心呕吐、白细胞减少、血小板下降、血红蛋白下降、肝功能异常等。如出现严重不良反应时立即停药，对本品可能发生的远期和潜在不良反应尚不清楚，需给予密切关注。

【注意事项】①对本品及所含成分过敏者，严重肝肾功能、心肺功能异常者，患有其他严重疾患不能耐受本品不良反应者禁用。过敏体质，特别是对肽类药品或生物制品有过敏史者慎用。②在使用本品期间，应密切观察肝肾功能、血液系统、神经系统的变化，发现异常及时停药。③应用本品时，不得随意扩大适应证，应在有经验的医师指导下使用。④老年患者、儿童、孕妇及哺乳期妇女应避免使用。⑤药瓶如有裂缝、破损者不能使用。⑥药品溶解后应为透明液体，如有浑浊、沉淀和不溶物等现象，则不能使用，药品溶解后应一次用完，不可多次使用。

【制剂规格】注射剂：200 万 U；500 万 U。

替莫唑胺

Temozolomide

【别名】蒂清。

【药理作用】本品对所选用的部分肿瘤细胞具有一定的体外杀伤作用，对人口腔癌细胞 KB、人肺癌细胞 A_{549}、人脑胶质瘤细胞 TJ_{899} 有杀伤作用，IC_{50} 均 < 10μg/mL；对 HL - 60 最为敏感，IC_{50} 为 0.73μg/mL，显示较强杀伤作用。

对小鼠神经胶质瘤、小鼠黑色素瘤 B_{16} 等动物移植性肿瘤生长具有明显抑制作用，50mg/kg 连续灌胃给药 5 天，肿瘤抑制率达 80%~90%，量效关系明显。对人脑胶质瘤 SHG - 44 裸鼠移植瘤生长显示一定的抑制作用，50mg/kg 抑制率达 58%。

【体内过程】本品口服吸收快而完全，1~2 小时血药浓度达峰值，生物利用度约 100%。本品给药 7 日后，约排泄给药量的 38%，随尿排泄 37.7%，随粪便排泄 0.8%，平均半衰期为 1.8 小时。

【适应证】适用于多形性胶质母细胞瘤或间变性星形细胞瘤的治疗。

【剂量与用法】本品每个疗程 28 天，最初剂量为口服 150mg/m^2/d，连续服用 5 天。如果 1 个疗程内的第 22 天与第 29 天（下 1 疗程的第 1 天）测得的绝对中性粒细胞数（ANC）≥1.5×10^9/L、血小板数为 ≥100×10^9/L 时，下一疗程剂量为口服 200mg/m^2·d，连续服用 5 天。在 1 个疗程内的第 22 天（首次给药后的 21 天）或其后 48 小时内检测患者的血常规，之后每星期测一次，直到测得的绝对中性粒细胞数（ANC）≥1.5×10^9/L，血小板数≥100×10^9/L 时，再进行下一疗程的治疗。在任意疗程内，如果测得的绝对中性粒细胞数（ANC）< 1.0×10^9/L，或者血小板数 < 50×10^9/L 时，下一疗程的剂量减少 50mg/m^2，但不得低于最低推荐剂量 100mg/m^2。

【不良反应】最常见的不良反应为恶心、呕吐，可能会出现骨髓抑制。顽固性或长期骨髓抑制的患者服用本品后，有出现再生障碍性贫血的可能性。

【注意事项】①给药前，患者必须进行绝对中性粒细胞及血小板数检查。②肝、肾功能损害患者慎用。③替莫唑胺影响睾丸的功能，男性患者应采取避孕措施。④女性患者在接受替莫唑胺治疗时应避免怀孕。

【制剂规格】胶囊剂：5mg；50mg。

七、抗肿瘤辅助药

昂丹司琼
Ondansetron

【别名】恩丹西酮，富米汀，枢复宁，枢丹，Zofran。

【药理作用】本品为强效止吐药，拮抗外周和中枢神经元 5 - HT$_3$ 受体，阻断因化疗和放疗等因素引起的 5 - HT 释放，从而抑制由 5 - HT$_3$ 受体引起迷走传入神经兴奋而导致的呕吐反射。本品具有高效选择性作用，因而没有其他止吐药的不良反应，如椎体外系反应、过度镇静等。

【体内过程】口服或静脉给药时，本品的体内情况大致相同，静注半衰期为 4.5 小时，口服生物利用度为 60% ~ 85%，药物代谢彻底，代谢物经肾脏（75%）与肝脏（25%）排泄，血浆蛋白结合率为 75%。

【适应证】适用于放射治疗和细胞毒类药物化疗引起的呕吐。

【剂量与用法】成人一般剂量为 8 ~ 32mg，对高度催吐的化疗药引起的呕吐，化疗前 15 分钟、化疗后 4 小时、8 小时各静脉注射本品 8mg，化疗以后每 8 小时口服本品 8mg，连用 5 日。对催吐程度一般的化疗药所引起的呕吐，化疗前 15 分钟静注本品 8mg，以后每 8 小时口服本品 8mg，连用 5 日。对放射治疗引起的呕吐，首剂须于放疗前 1 ~ 2 小时口服本品 8mg，以后每 8 小时服 8mg，疗程视放疗的疗程而定。

【不良反应】①头痛、腹部不适、便秘，偶有短暂性无症状转氨酶增高，上述反应轻微，无须特殊处理。②可能引起 QT 间期延长，进而导致严重的、有时甚至致命的心律失常——称为尖端扭转型室性心动过速。

【注意事项】胃肠道梗阻患者、对本品过敏者禁用，孕妇慎用，哺乳期妇女应用本品时应停止哺乳。

【药物相互作用】①与地塞米松、甲氧氯普胺合用可加强止吐效果。②本品浓度为 16 ~ 160mg/mL（即分别为 8mg/500mL 和 8mg/50mL）时，如与顺铂、卡铂、依托泊苷、环磷酸胺、多柔比星及头孢噻甲羧肟等合用时，这些药物应通过枢复宁给药装置的 Y 型管来给药。

【制剂规格】片剂：4mg。注射剂：1mL：4mg。

巯乙磺酸钠
Mercaptoethanesulfonate

【别名】美司钠，Mistabron，Mesna。

【药理作用】本品是合成的巯基化合物，环磷酰胺或异环磷酰胺化疗时作为尿路保护剂。环磷酰胺类化疗药在体内产生的丙烯醛和 4 - 羟基代谢产物对泌尿道有一定的毒性。本品能与丙烯醛形成无毒物与 4 - 羟基代谢物形成稳定的低毒性缩合物，具有良好的解毒作用。本品也是一种速效痰液稀释剂。

【体内过程】口服或静注后，在体内可代谢为二巯乙磺酸钠，很快从尿中排出，原形药和代谢物血浆半衰期分别为 15 ~ 30 分钟和 70 分钟。

【适应证】适用于预防异环磷酰胺及环磷酰胺等的泌尿道毒性。应用异环磷酰胺和大剂量环磷酰胺时，均应同时配合应用本品。

【剂量与用法】静脉注射：常用量为异环磷酰胺（IFO）和环磷酰胺（CTX）剂量的 20%，用药时间与 CTX 或 IFO 同时，4 小时及 8 小时分别静注 3 次。儿童应酌情增加本品剂量或缩短给药时间间隔，增加给药次数。

【不良反应】偶有静脉刺激或皮肤、黏膜过敏反应。本品单剂量超过 60mg/kg 时，可能出现恶心、呕吐或腹泻。

【注意事项】应用本品可引起尿酮试验假阳性反应，呈紫红色，不稳定，加冰醋酸后立即退色。

【药物相互作用】①在试管试验中，本品与顺氯氨铂及氮芥不相容，故建议本品不与上述二药合用。②本品与华法林合用，可增加出血的危险性。

【制剂规格】注射剂：200mg；400mg。

亚叶酸钙

Calcium Folinate

【别名】甲酰四氢叶酸钙，Calcium Leucovorin。

【药理作用】甲氨蝶呤是在体内抗四氢叶酸（THF）生成而抑制 DNA 合成，本品在体内转变为 THF，有效对抗甲氨蝶呤（MTX）作用。临床高剂量甲氨蝶呤－亚叶酸钙解救是应用比常规剂量高 100 倍的 MTX 静滴，为 $2\sim5g/m^2$，静滴 $4\sim6$ 小时，使 MTX 进入细胞内。血药浓度上升，可扩散到实体瘤中，还能通过血－脑、血－眼和睾丸等屏障，故高剂量 MTX 可取得较高治疗结果，但也带来高毒性，故 MTX 静滴一定时间后要用本品来实施解毒。通常在静滴结束后的 $2\sim18$ 小时开始，$6\sim15mg/m^2$ 肌内注射或静注，每日 4 次，共 12 次。本品用量及注射时间可依 MTX 剂量和时间而定，通常待 MTX 浓度降至 $10^{-7}M$ 以下时停止。应用本品一般为 6mg 注射液，但还要给病人水化、碱化和一些支持治疗。

本品与氟尿嘧啶（5－Fu）合用，提高后者疗效。5－Fu 在体内转化为氟尿嘧啶脱氧核苷，以此取代脱氧尿苷酸，与胸甘酸合成酶、甲基四氢叶酸形成三联复合物，这一复合物比正常代谢状态下的三联复合物更稳定，时胸苷酸合成酶失活，不能生成脱氧胸苷酸，而抑制 DNA 合成，抑制癌细胞增殖，给予本品，在体内生成甲基四氢叶酸，进一步增加氟尿嘧啶脱氧核苷三联复合体形成，达到增强 5－Fu 作用。

【体内过程】口服本品能较好吸收，1.72 ± 0.8 小时后，血清还原叶酸反应达峰值，本品在体内作用可持续 $3\sim6$ 小时。静注半衰期为 $3.5\sim$ 6 小时。经肝脏和肠黏膜作用后代谢，代谢物为 5－甲基四氢叶酸，其代谢过程口服快而充分，肌注时反而慢。经肾排出占 $80\%\sim90\%$，随粪便排泄占 $5\%\sim8\%$。

【适应证】除治疗各种原因所致的巨幼红细胞贫血（对恶性贫血需与维生素 B_{12} 合用）外，还可用于消除氨甲蝶呤的中毒反应，解毒作用较叶酸好。此外，还可治疗粒细胞减少症。

【剂量与用法】口服：一般 $5\sim15mg$，每 $6\sim8$ 小时 1 次，连用 2 日。直至甲氨蝶呤血药浓度在 $5\times10^{-8}/L$ 以下。

肌内注射：①解救叶酸拮抗剂过量中毒，立即肌注，每次 $6\sim15mg/m^2$。如中毒已在 4 小时以上，本品无效。②治疗巨幼红细胞性贫血，肌注，每次 3mg，每日 3 次，连用 $10\sim15$ 日，出现满意疗效则剂量可减至每日 5mg，继续使用至血象恢复正常。③治疗粒细胞减少症，肌注，每次 $3\sim6mg$，每日 1 次。

【不良反应】本品不良反应少见，偶有皮疹、荨麻疹、哮喘等过敏反应。

【注意事项】①初次使用时，必须在有经验医师指导下。②本品不宜与叶酸拮抗剂如甲氨蝶呤同用，因为可能影响后者的治疗作用。在大剂量使用甲氨蝶呤时，可于 $24\sim48$ 小时后应用本品。③当病人有酸性尿（pH＜7）、腹水、失水、胃肠道梗阻、胸腔渗液或肾功能障碍时，甲氨蝶呤毒性较显著，且不易从体内排出，病情急需者，本品剂量要加大。此时应慎用本品（用于甲氨蝶呤"解毒"治疗）。④接受大剂量甲氨蝶呤而用本品"解救"者，应进行下列监测：a. 治疗前测肌酐清除率。b. 应用甲氨蝶呤大剂量后，每 $12\sim24$ 小时测定血浆或血清甲氨蝶呤浓度，以调整本品剂量和应用时间；当甲氨蝶呤浓度低于 $5\times10^{-8}mol/L$ 时，可以停止实验室监察。c. 应用甲氨蝶呤治疗前及用药后的 24 小时应测定血清肌酐量，如用药后 24 小时血清肌酐量大于治疗前 50% 时，则提示有严重肾毒性，要慎重处理。d.

甲氨蝶呤用药前和用药后的每6小时应监测尿液酸度，要求尿液 pH 保持在7以上，必要时用碳酸氢钠和水化治疗。

【药物相互作用】本品较大剂量与巴比妥、扑米酮或苯妥英钠同用时，可影响抗癫痫作用。

【制剂规格】注射剂（冻干针剂或粉针剂）：3mg；5mg；6mg；30mg。片剂：5mg；10mg；15mg。

盐酸格拉司琼
Granisetron Hydrochloride

【别名】康泉，Kytril。

【药理作用】本品为高选择性的 5 - 羟色胺受体（5 - HT_3 受体）拮抗剂，与 5 - HT_3 受体的亲和力比其他受体高 13000 倍。

【体内过程】本品口服吸收良好。血药达峰为3小时。体内广泛分布，蛋白结合率为65%。主要代谢途径为 N - 去烷基化及芳香环氧化后再被共轭化。半衰期代谢正常者与代谢不良者不同，前者8小时，后者可达42小时。剂量的8% ~9%以原形，其余以代谢物形式（70%）从尿中排出；15%从粪便中排出。老年人用药后的药动学参数与年轻人相似。

【适应证】用于预防和治疗因化疗或放疗引起的恶心和呕吐。

【剂量与用法】静脉注射：将本品 3mg 稀释于20 ~50mL 生理盐水或5% 葡萄糖注射液中，输注时间需超过5分钟，并于化疗前完成。单一剂量 3mg 可维持防止呕吐及恶心超过 24 小时，24 小时内最大剂量不超过 9mg，每疗程最多可连续使用5天。口服：每次 1mg，每日2次；或每次 2mg，每日1次，一日内最大量不超过 9mg。首次于化疗前1小时给药，第2次给药于首次给药后的12小时。

【不良反应】最常见的不良反应为头痛和便秘。

【注意事项】若患有亚急性肠梗阻时，应慎

用，因本品可减低大肠蠕动。

【药物相互作用】与利福平或其他肝酶诱导药物同时使用时，本品的血药浓度降低，应适当增加剂量。

【制剂规格】注射剂：3mg。片（胶囊）剂：1mg。

甘氨双唑钠
Sodium Glycididazole

【别名】中国咪唑，希美纳，Chinese Miso。

【药理作用】甘氨双唑钠是硝基咪唑类化合物，系肿瘤放射治疗的增敏剂，能使射线对肿瘤乏氧细胞 DNA 的损伤固定，使 DNA 损伤的修复受到抑制，达到提高肿瘤乏氧细胞对辐射的敏感性。

【体内过程】本品静脉滴注后，即刻达到峰浓度，随即迅速下降，原药4小时以后通常已测不出。给药1~3小时后其代谢产物甲硝唑达峰浓度，24~48小时即测不出代谢产物。给药后4小时内，尿中排出总药量的 53.1% ~77.5%，平均蛋白结合率为 14.2 ±2.2%。

【适应证】食管癌、肺癌、肿瘤患者放疗时使用。

【剂量与用法】静脉滴注。按体表面积每次 800mg/m^2，于放射治疗前加入到 100mL 生理盐水中，充分摇匀后，半小时内滴完。给药后1小时内进行放射治疗。放射治疗期间，隔日1次，每周用药3次。

【不良反应】有时会出现 GPT、GOT 的轻度升高和心悸、窦性心动过速、轻度 ST 段改变等现象。也可见皮肤瘙痒、皮疹和恶心、呕吐等症。

【注意事项】①必须伴随放射治疗使用，单独使用无抗癌作用。②使用本品时，应注意监测肝功能和心电图变化，尤其是肝、心脏功能异常者。③包装破损或稀释液不澄明者禁止使用。④使用本品若发生过敏反应时，应立即停止给药并采取适当措施。⑤肝、肾和心脏功能严重异常者，孕妇、哺乳期妇女均禁用。

【制剂规格】冻干粉针剂：0.25g（按无水物计）。

乌苯美司

Ubenimex

【别名】抑氨肽酶 B，抑氨肽酶素，百士欣，Bst Bestatin。

【药理作用】本品从链霉菌属的培养液中分离所得，可竞争性地抑制亮氨酸肽酶及氨肽酶 B；能提高 T 细胞的功能，促进 NK 细胞的杀伤活力，增强骨髓细胞的再生及分化，激活人体细胞免疫功能，刺激细胞因子的生成和分泌。此外，还能干扰肿瘤细胞的代谢，抑制肿瘤细胞增生，促进肿瘤细胞凋亡。

【体内过程】本品口服吸收良好、迅速，1 小时后血药浓度达峰值。约有 15% 在肝中被代谢为羟基乌苯美司，80% ~85% 呈原形自尿排出。

【适应证】本品用于抗癌化疗、放疗的辅助治疗，可增强免疫功能，用于老年性免疫功能缺陷等。可配合化疗、放疗及联合应用于白血病、多发性骨髓瘤、骨髓增生异常综合征及造血干细胞移植后，以及其他实体瘤患者和肺癌、胃癌、鼻咽癌、肝癌、食道癌、肠癌、乳腺癌、黑色素细胞瘤、膀胱癌、阴茎癌等其他实体瘤患者；各种因素引起的免疫功能低下患者。

【剂量与用法】成人，每日 30mg，1 次（早晨空腹口服）或分 3 次口服；儿童酌减。症状减轻或长期服用时，也可每周服用 2 ~3 次，10 个月为一疗程。

【不良反应】剂量超过每日 200mg 时，可使 T 细胞减少。偶有皮疹、瘙痒、头痛、面部浮肿和消化道反应，如恶心、呕吐、腹泻、软便。个别可出现一过性轻度 AST 升高，一般在口服过程中或停药后消失。

【注意事项】孕妇、哺乳期妇女、儿童、婴幼儿慎用。

【制剂规格】片剂：10mg。胶囊剂：10mg；30mg。

第十章 抗变态反应药

马来酸氯苯那敏
Chlorphenamine Maleate

【别名】扑尔敏。

【药理作用】抗组胺作用，即通过拮抗 H_1 受体而对抗组胺的过敏效应。本品不影响组胺的代谢，也不阻止体内组胺的释放。有抗 M 胆碱受体作用及中枢抑制作用。

【体内过程】口服和注射本品后，吸收快且完全，蛋白结合率为72%。口服起效时间为15～60分钟，血药浓度3～6小时可达峰值；肌内注射起效时间为5～10分钟。半衰期为12～15小时，可在体内维持3～6小时。本品在体内大部分由肝脏代谢，24小时后大部分经肾脏排出体外，同时也可经大便、汗液排泄。哺乳期妇女也可经乳汁排出一部分。

【适应证】本品适用于各种过敏性疾病、虫咬、感冒、晕动病、血清病及药物过敏反应等。与APC配伍可治感冒。

【剂量与用法】口服：成人每次4～8mg，每日3次。小儿每日0.35mg/kg，分3～4次服。

【注意事项】小儿应用时须密切观察，切勿过量。

【药物相互作用】①本药如与镇静药、催眠药或安定药同用，或同时饮酒时，可加深中枢抑制作用，故在用药期间均应停用镇静、催眠、安定类药。该药还可促使抗组胺药的药效增强。②本品可增强金刚烷胺、抗胆碱药、氟哌啶醇、吩噻嗪及拟交感神经药等作用。③奎尼丁和本品同用时，类似阿托品样的效应加剧。④与三环类抗抑郁药同用时，可使后者增效。

【制剂规格】片剂：4mg。

盐酸苯海拉明
Diphenhydramine Hydrochloride

【别名】可他敏，苯那君，Benadryl。

【药理作用】本品为组胺 H_1 受体阻滞药，能竞争性地抑制 H_1 受体介导的反应，对抗组胺对血管、胃肠道和支气管平滑肌的作用，从而降低机体对组胺的反应，消除过敏症状，但不能阻断组胺的释放。尚有较强的中枢抑制作用和轻度的阿托品样解痉作用；具有显著的镇静作用及止吐、抗胆碱和局麻等作用，但维持时间较短。

【体内过程】口服吸收迅速而完全，Tmax 为2～4小时，半衰期4～7小时，血浆蛋白结合率为78%～99%。在体内分布广泛，能通过血－脑屏障。首过效应明显，大部分由肝脏代谢转化，经肾排泄。

【适应证】本品适用于皮肤黏膜上的过敏性疾病，对支气管哮喘的治疗效果较差，须与氨茶碱、麻黄碱等合用。此外，尚可用于乘船、乘车引起的恶心、呕吐。

【剂量与用法】口服：每次25mg，每日3～4次，饭后服。

【不良反应】①常见的不良反应为头晕、头痛、嗜睡、口干、恶心、倦乏，但停药或减量后，即自行消失。②偶见皮疹、粒细胞减少，长期应用（6个月以上）可引起贫血。

【注意事项】驾驶员、机械操作人员、高空作业者在工作时不宜使用。

【药物相互作用】①与 H_2 受体阻滞剂如西咪替丁合用时，可增加抗过敏疗效。②本品可增强镇静催眠药的作用，不宜合用。

【制剂规格】片剂：25mg；50mg。注射剂：1mL：20mg。

盐酸异丙嗪
Promethazine Hydrochloride

【别名】非那根，Phenergan。

【药理作用】为组胺 H_1 受体拮抗剂，作用较苯海拉明持久，亦具明显的中枢安定作用，但比氯丙嗪弱；能增强麻醉药、催眠药、镇痛药的作用；有降低体温、镇吐作用。

【体内过程】口服给药吸收快而完全，注射给药吸收慢而完全，血浆蛋白结合率高。口服和肌注给药起效时间20分钟，静注3～5分钟。抗组胺作用可持续6～12小时，镇静作用可持续2～8小时，主要在肝脏代谢，代谢产物无活性，主要从尿中排出。

【适应证】本品适用于各种过敏症（如哮喘、荨麻疹等）及孕期呕吐、晕车等，可与氨茶碱等合用治疗哮喘，与氯丙嗪等配成冬眠合剂，用于人工冬眠。

【剂量与用法】口服：每次 12.5～25mg，每日 2～3 次。肌注：每次用 2.5% 注射液 1～2mL（25～50mg）；亦能静注。因有刺激性，不宜皮下注射。

【不良反应】不良反应为困倦、嗜睡、口干，偶见胃肠刺激和皮炎。

【注意事项】驾驶员、机械操作人员和运动员禁用。

【药物相互作用】①避免与哌替啶（杜冷丁）、阿托品多次合用。②不宜与氨茶碱混合注射。③与其他神经抑制药如麻醉药、巴比妥类、单胺氧化酶或三环类抗抑郁药合用时，可有协同作用，应调整剂量。

【制剂规格】片剂：12.5mg；25mg。糖浆剂：5mL：25mg。注射剂：25mg；50mg。

茶苯海明
Dimenhydrinate

【别名】晕海宁，Dramamine。

【药理作用】本品系苯海拉明与氨茶碱的复合物，具有抗组胺作用，可抑制血管渗出，减轻组织水肿，并有镇静和镇吐作用。本品含服后，在胃肠道吸收迅速而完全。抗组胺作用较苯海拉明弱，抗晕动病作用较强。

【适应证】用于预防和治疗晕动病，也用于治疗放射性呕吐、术后呕吐、内耳眩晕症和前庭功能紊乱引起的恶心、呕吐、眩晕。

【剂量与用法】口服，每次 25～50mg，每日 3 次，饭后服用。预防晕动病，每次 50～100mg，每 4 小时 1 次，第一剂在旅行前 30 分钟给予。每日量不超过 400mg。儿童 1～5 岁，每次 12.5～25mg；6～12 岁，每次 25～50mg，每日 2～3 次。肌注每次 20mg，深部注射，每日 1～2 次。

【不良反应】不良反应同"苯海拉明"。

【注意事项】肾衰竭患者、驾驶员和高空作业者在工作时间内禁用。

【药物相互作用】①本品应避免与其他镇静催眠药同时服用，避免产生协同作用。②本品可影响巴比妥类药物的吸收。③与对氨基水杨酸钠同用时，本品可使后者血药浓度降低。

【制剂规格】片剂：25mg；50mg。

富马酸酮替酚
Ketotifen Fumarate

【别名】噻哌酮，Zaditen。

【药理作用】本品可抑制过敏介质的释放，且具有组胺 H_1 受体拮抗作用；抗过敏作用较强，为氯苯那敏的 10 倍，且作用持续时间较长，每日仅需给药两次，对预防各种支气管哮喘发作疗效较佳。

【体内过程】本品口服迅速吸收而完全，3~4 小时的血药浓度达峰值，半衰期短于 1 小时。

【适应证】适用于多种类型的支气管哮喘，其中对过敏性哮喘疗效尤为显著，混合型次之，感染型约半数以上有效。对过敏性哮喘的预防效果优于色甘酸钠。

【剂量与用法】口服：每次 1mg，每日 2 次。治疗哮喘时可连服 2~6 周。气雾剂：每次揿 1~2 下，每日 2~3 次。

【不良反应】不良反应主要有嗜睡，尚有倦怠、胃肠道反应等。

【药物相互作用】①与多种中枢神经抑制剂或酒精并用可增强本品的镇静作用，应予避免合用。②不得与口服降糖药并用。③如正在服用其他药品时，使用本品前应咨询医师或药师。

【制剂规格】片（胶囊）剂：1mg。气雾剂：14g：25.5mg。

氯雷他定
Loratadine

【别名】克敏能，开瑞坦，Clarityne。

【药理作用】本品为一长效的、与特非那丁和阿司米唑相似的无镇静作用的新型组胺 H_1 受体拮抗剂。虽然在结构上类似 Azatidine，但本品对周围组胺 H_1 受体的拮抗作用具有更高的选择性，故其抗组胺作用更强。本品不易透过血-脑屏障，对中枢组胺 H_1 受体亲和力低，故其不伴有中枢神经镇静作用及抗胆碱能的不良反应，为无中枢作用或镇静作用的抗组胺药。体外试验表明：本品可抑制人体肺组织 MC_9 细胞及鼠腹膜肥大细胞释放的白三烯和组胺。

【体内过程】空腹口服吸收迅速。服后 1~3 小时起效，8~12 小时达最大效应，持续作用达 24 小时以上。食物可使药峰时间延迟，AUC 增加。正常成年人，半衰期为 28 小时。80% 以代谢物形式出现于尿和粪便中。氯雷他定与其代谢物的蛋白结合率分别为 97% 和 73%~77%。本品及其代谢物不易透过血-脑屏障，主要在外周 H_1 受体部位起作用。

【适应证】用于季节性、全年性过敏性鼻炎，急性鼻炎和自发性荨麻疹。复方制剂用于鼻炎和普通感冒时，可减轻鼻充血。

【剂量与用法】口服：每次 1 片（10mg），每日 1 次，空腹服药。本品口服后 8~12 小时达最强作用，并持续到 24 小时。慢性肾、肝功能障碍及老年人应减量，隔日服 10mg。

【不良反应】近年发现特非那丁和阿司咪唑有可能引起严重心血管不良反应，如 QT 间期延长，但本品至今未被发现有心电图改变。本品不良反应发生率低且较轻，偶见眩晕、疲劳、头痛、瘙痒、神经质、胃炎、口干、嗜睡等。

【注意事项】老年人、孕妇和 12 岁以下的儿童不宜使用。由于本品和它的活性代谢产物可迅速进入乳汁，因此哺乳期妇女在用药期间应停止授乳。

【药物相互作用】①酮康唑、大环内酯类、西咪替丁、茶碱等可抑制本品代谢，升高血药浓度。②与其他中枢神经抑制药，如巴比妥类、苯二氮䓬类、三环类抗抑郁药合用时，可引起严重嗜睡。

【制剂规格】片剂：10mg。

盐酸曲普利啶
Triprolidine Hydrochloride

【别名】吡咯吡胺，Actidilon，Actidil。

【药理作用】本品具有抗组胺药的作用。

【体内过程】本品口服易吸收，主要在肝脏

代谢，还可分泌入乳汁。服药 10 ~ 15 分钟后生效，3 小时血药浓度达峰值，作用时间可持续 8 ~ 12 小时。

【适应证】晕动病。

【剂量与用法】口服：成人常用量为每次 2.5 ~ 5mg，每日 3 次；1 岁以下儿童 1mg，1 ~ 6 岁 2mg，7 ~ 12 岁 3mg，每日 3 次。

【不良反应】除个别对药物有特异性过敏者禁用外，本品毒性及副作用极小，偶有嗜睡、恶心等不适症状。减量或停药后，症状自行消失。

【注意事项】眼内压增高，闭角型青光眼，甲状腺功能亢进，血管性疾患及高血压，支气管哮喘，前列腺增生，膀胱颈阻塞，消化道溃疡及 12 岁以下儿童均需慎用。

【药物相互作用】①服药期间不可同时服用单胺氧化酶（MAO）抑制药，中枢性镇静或催眠药及含有酒精的饮品。②如与其他药物同时使用时，可发生药物相互作用。

【制剂规格】片剂：2.5mg。缓释片：10mg。

盐酸赛庚啶
Cyproheptadine Hydrochloride

【别名】Periactin。

【药理作用】本品对 H_1 受体拮抗作用较扑尔敏、异丙嗪强，并具有轻中度的抗 5 - 羟色胺作用及抗胆碱能作用。此外，尚有刺激食欲的作用，服用一定时间后可见体重增加。其食欲增进作用可能是由于抑制下丘脑饱觉中枢所致。

【体内过程】本品口服 30 ~ 60 分钟起效，2 ~ 3 小时血药浓度达峰值，持续时间 6 ~ 8 小时。

【适应证】适用于荨麻疹、湿疹、过敏性和接触性皮炎、皮肤瘙痒、鼻炎、偏头痛、支气管哮喘等。皮肤瘙痒通常在服药后 2 ~ 3 日内消失。对库欣病、肢端肥大症也有一定疗效。

【剂量与用法】口服：每日 4 ~ 20mg，分次服用。通常每次 2 ~ 4mg，每日 2 ~ 3 次。儿童 2 ~ 6 岁，每次不超过 1mg。

【不良反应】不良反应有嗜睡、口干、乏力、头晕、恶心等。

【注意事项】青光眼患者忌用。机动车驾驶员、高空作业者，以及年老体衰者慎用。

【药物相互作用】①与中枢神经抑制药如巴比妥类、麻醉药、苯二氮草类、三环类抗抑郁药合用时，可使中枢神经抑制作用增强。②与吩噻嗪类药，如氯丙嗪合用时，使室性心律失常的危险性增高。

【制剂规格】片剂：2mg。

盐酸西替利嗪
Cetirizine Hydrochloride

【别名】仙特敏，赛特赞，西可韦，比特力，Zyrtec。

【药理作用】本品为第一代抗组胺药物羟嗪的衍生物，具有羟嗪原有的强效、长效特异性 H_1 受体拮抗作用。但其不易透过血 - 脑屏障，故对中枢 H_1 受体的亲和性很低，用药后基本无困倦感。本品亦无明显的抗胆碱及抗 5 - 羟色胺作用。经动物试验发现，本品对组胺释放剂、血管活性肠肽、P 物质及神经肽等引起的皮肤反应均有较强的阻抑作用；发现本品对变态反应发作时的嗜酸粒细胞的活化与趋化有抑制作用。对变应原皮肤试验、鼻黏膜及支气管激发试验亦有明显的抑制作用。

【体内过程】口服后，血药浓度于 30 分钟后迅速升高，2 小时后达峰值，然后缓慢下降。其代谢半衰期为 11 小时，其排泄半衰期为 9 小时。本品在体内经胃肠吸收后，大部分以原形随尿、大便、汗液、乳汁等排出。其中约 70% 随尿排出，约 10% 随粪便排出。

【适应证】本品广泛用于各种由 IgE 介导的变态反应病，包括急慢性荨麻疹、血管性水肿、异位性皮炎、婴儿湿疹、接触性皮炎、光敏性皮炎、过敏性鼻炎、过敏性结膜炎、花粉症、药物变态反应、食物变态反应、昆虫变态反应、过敏性喉头水肿、过敏性咳嗽等。对于皮肤瘙痒症、冷性荨麻疹、皮肤划纹症、刺激性皮炎亦有疗效。对于支气管哮喘发作期的患者，由于本品有抑制嗜酸性粒细胞的活化与趋化作用，故有助于控制支气管哮喘的迟发相反应，可作为辅助治疗。

【剂量与用法】口服：成人及 12 岁以上儿童每次 10mg，每日 1 次，服药时间可按症状出现规律而定。如症状出现于晚间者，可于临睡前服用；如症状出现于白天者，可于晨间服药；对于昼夜均有症状或服药后有轻度不良反应者，可分 2 次服用，早晚各服 5mg。6~12 岁儿童每日 5mg，本品为长圆形片剂，中间有一切痕，较易分割。6 岁以下儿童，可按每日 0.2mg/kg 给药，将药片研碎后用水冲服。

【不良反应】①在临床应用中，有少数患者出现头痛、口干、嗜睡、情绪不稳等表现。但出现率很低，与安慰剂相似。②过量服用本品后，出现的主要不良反应为嗜睡。③对于本品的过量，尚未发现特效的解毒剂。一旦发生用药超量时，应及时对症处理，以催吐、洗胃、支持疗法及加强生命体征监护为主，绝对忌用组胺作为解救药。④极少数患者服药后可出现皮疹、瘙痒、恶心、呕吐、腹痛、腹泻等过敏反应，此时应立即停药，并改用患者不过敏的其他抗组胺药。⑤本品虽经动物试验表明无致畸、致癌等作用，但对于早期妊娠妇女仍应慎用。

【注意事项】①对于哺乳期妇女，因药物可分泌入乳汁而被婴儿摄取，故应慎用。②对于用药在 1 个月以上者，宜适当更换药物品种，防止长期使用同一药物引起耐药性。③对于严重肝肾功能不足者、饮酒者及经常服用安眠药者应慎用。应将用量严格控制在常规剂量范围内，不得增量。④空中作业、潜水及驾驶员或精密仪器操纵员等需要高度集中注意力的从业人员，用药剂量均应严格控制在安全范围内。⑤在特异性皮肤试验、各种特异性变应原激发试验或气道反应性试验前 24 小时内，最好避免服用本品。

【制剂规格】片剂：10mg。

组胺人免疫球蛋白
Globulin and Histamine

【别名】组球蛋白，Histaglobin。

【药理作用】本品为人血清丙种球蛋白与盐酸组胺的复合制剂，能刺激机体产生对组胺的抵抗力。

【体内过程】本品起效缓慢（需 2~3 周），但作用时间长（可持续 1~3 年）。

【适应证】主要用于治疗支气管哮喘、过敏性鼻炎、湿疹、荨麻疹等过敏性疾病。

【剂量与用法】皮下注射：每次 2mL，成人 4~7 日 1 次，儿童 6~10 日 1 次，3 次为 1 个疗程。一个月内效果不显著者，可重复 1~2 个疗程。

【注意事项】①注射后可有面红、恶心、呕吐等反应，偶有湿疹恶化、哮喘发作、短暂头痛，但一般不影响治疗。②丙种球蛋白过敏、链球菌性咽喉炎患者及月经期妇女禁用。③不宜与肾上腺皮质激素合用。④本品应在 2℃~10℃ 阴暗处保存。

【制剂规格】注射剂：2mL（含人血清丙种球蛋白 12mg，组胺盐酸盐 0.15μg）。

盐酸羟甲唑啉
Oxymetazoline Hydrochloride

【别名】达芬霖，必通。

【药理作用】本品为 α 肾上腺受体激动剂，具有迅速收缩鼻腔内血管的作用，从而改善鼻塞症状。

【体内过程】本品经鼻给药，经鼻黏膜吸收，1~5 分钟后局部起效，可持续 8~12 小时。

【适应证】适用于急、慢性鼻炎、鼻窦炎、过敏性鼻炎、肥厚性鼻炎等。

【剂量与用法】成人和 6 岁以上儿童，每次 1~3 滴，早、晚各 1 次。

【不良反应】本品滴鼻后，个别患者有轻微烧灼感、针刺感、鼻黏膜干燥等不良反应。

【注意事项】①本品不宜长期使用，一般不宜超过 7 日。②冠心病、高血压、糖尿病、甲状腺功能亢进症等严重器质性疾病和代谢性疾病者慎用。③2 岁以下儿童禁用，孕妇及接受单胺氧化酶（MAO）抑制剂治疗者、对本品过敏者禁用。

【药物相互作用】与单胺氧化酶合用时，可发生血压异常升高，禁止两药合用。

【制剂规格】滴鼻剂：5mL（0.05%）：2.5mg。

左卡巴斯汀
Levocabastine

【别名】立复汀。

【药理作用】本品为卡巴斯汀的左旋体，是一种强效、速效、高选择性的新型组胺 H_1 受体拮抗剂。本品对 H_1 受体具有高度选择性，其与 H_1 受体的亲和力强于组胺，可与组胺竞争 H_1 受体，从而消除因组胺与 H_1 受体结合而产生的过敏症状。在治疗剂量下，本品几乎只与 H_1 受体结合，而与脑、气管、回肠、肺等器官内的其他受体几乎无亲和力。即使用药剂量高达治疗剂量的数倍，也未见抗 5 - 羟色胺、抗胆碱及其他非 H_1 受体特异性。只有在长期大剂量服用时，才可能与多巴胺 D_2 受体、去甲肾上腺素 α_1 受体发生部分结合。

本品与 H_1 受体亲和力甚强，故其具有如下特点：①与目前应用的其他抗组胺药相比，其效价高，可局部给药，且起效迅速。②极小剂量即可产生抗组胺效应，半数有效量（ED_{50}）为 1.5μg/kg。③与 H_1 受体结合牢固，难以解离，解离 50%

所需时间长达 116 分钟，药效可持续 16 小时。

动物试验表明，本品局部应用可对组胺或抗原诱发的变态反应有迅速和持久的抑制效应，且不引起全身反应。

【体内过程】本品经鼻腔给药，一般 5~10 分钟内即可产生抗组胺作用。但其局部吸收缓慢，鼻腔喷雾给药的吸收量为 60%~70%，血浆半衰期为 35~40 小时。被吸收药物的 70% 以原形随尿排出。静注和口服的药物动力学研究表明，本品在体内的分布、消除呈双相模型。半衰期 α 为 0.59 小时，半衰期 β 为 32.9 小时。

【适应证】本品适用于缓解过敏性鼻炎。本品可迅速、有效地消除过敏性鼻炎的典型症状，如打喷嚏、鼻痒、流鼻涕，作用可维持数小时。本品也可作为预防用药，提高过敏反应发生的阈值；也可局部用药，治疗眼科变态反应。

本品治疗剂量下无中枢抑制作用，对精神运动性活动无影响，故驾驶员和机械操纵者也可应用本品。

【剂量与用法】喷鼻：本品为微悬浮液，用前必须摇匀。常用量为每鼻孔 2 喷（50μg/喷），每日 2 次。症状严重者，可增加至每日 2~4 次。用药前应清洗鼻道。

【不良反应】本品有一定的中枢镇静作用，故可发生嗜睡等不良反应。

【注意事项】①对本品过敏的患者禁用。②本品经肾脏排泄，故肾功能不全者慎用。③由于缺乏孕妇应用的充分资料，故妊娠期妇女不宜使用本品。

【药物相互作用】目前尚未见本品与其他药物有相互作用的报道，但不能排除与酒精有轻微的协同作用，故饮酒后慎用本品。

【制剂规格】鼻喷剂：1mL（10mL）：0.5mg。

咪唑斯汀
Mizolastine

【别名】皿治林，Mizollen。

【药理作用】本品是长效的组胺 H_1 受体拮抗剂，具有独特的抗组胺和抗过敏性炎症介质的双重作用。在抗组胺剂量下，没有抗胆碱能作用和镇静作用。动物试验表明，本品还可抑制活化的肥大细胞释放组胺，以及抑制嗜中性粒细胞等炎症细胞的趋化作用。

【体内过程】本品口服吸收迅速，血药浓度达峰时间为 1.5 小时，生物利用度为 65%，血浆蛋白结合率为 98.4%，平均半衰期为 13.0 小时。

【适应证】适用于成人或 12 岁以上儿童所患的荨麻疹等皮肤过敏、季节性过敏性鼻炎（花粉症）及常年性过敏性鼻炎的治疗。

【剂量与用法】口服：成人（包括老年人）和 12 岁以上儿童，每次 10mg，每日 1 次，或遵医嘱。缓释片不能掰开服用。

【不良反应】本品几乎无中枢镇静作用和抗胆碱能作用，偶见嗜睡、乏力、头痛、口干、腹泻和消化不良等不良反应。个别病例会出现低血压、紧张、抑郁、中性粒细胞计数减少和肝脏转氨酶升高。

【注意事项】对本品任何一种成分过敏者、严重肝功能损害者、有晕厥病史者、严重心律失常（心动过缓、心律不齐或心动过速）者、可疑 QT 间期延长及电解质失衡者，特别是低血钾患者禁用。有心脏病、心源性不适或心悸病史者，用药前应征求医生的意见。少数对药物特殊敏感的患者，建议在驾驶和进行复杂工作之前对个体进行评估，谨慎使用。儿童、孕妇及哺乳期妇女尚缺乏用药经验，故不宜使用（尤其在孕期的前 3 个月）。老年患者可能对本品潜在的镇静作用和对心脏复极化作用较为敏感，故应慎用。

【药物相互作用】与全身给药的咪唑类抗真菌药（如酮康唑）或大环内酯类抗生素（如红霉素、醋竹桃霉素、克拉霉素或交沙霉素）同用时，本品的血药浓度会有一定程度的升高。不可与已知可延长 QT 间期的药物合用。与肝药酶 CYP3A4 的强效抑制剂或底物（如西咪替丁、环孢素、硝苯地平）合用时，应谨慎。本品不会加重酒精引起的镇静和行为异常。

【制剂规格】片（缓释）剂：10mg。

第十一章 神经系统用药

一、抗震颤麻痹药

盐酸苯海索
Trihexyphenidyl Hydrochloride

【别名】安坦，Artane。

【药理作用】对中枢纹状体胆碱受体有部分阻滞作用，外周抗胆碱作用为阿托品的 1/10～1/3，因为作用较弱，故不良反应也轻。对平滑肌有解痉作用，大剂量可引起脑兴奋，而小剂量则抑制中枢神经系统。

【体内过程】口服胃肠道吸收完全，约 1 小时起效，作用时间 6～12 小时。口服量约 56% 随尿排出，半衰期为 3.7 小时。

【适应证】①适用于轻症及不能耐受左旋多巴震颤麻痹患者，常与左旋多巴合用。②药物（利血平和吩噻嗪类）引起的锥体外系反应（迟发运动失调除外）。③肝豆状核变性。④可改善流涎症状，但对缓解僵直、运动迟缓疗效较差。改善震颤明显，但抗帕金森的疗效不如左旋多巴、金刚烷胺。

【剂量与用法】口服：成人开始每日 1～2mg，以后每 3～5 日增加 2mg，直至获得满意疗效，总量每日 10～15mg，分 3～4 次服。对药物引起的锥体外系反应：开始每日 1mg，并渐增剂量，直至每日 5～15mg。

【不良反应】常见的不良反应为抗胆碱反应，如心动过速、口干、便秘、尿潴留、瞳孔散大、视力模糊等。

【注意事项】①老年人对药物较敏感，应注意控制剂量。②青光眼、尿潴留、前列腺肥大患者及 3 岁以下儿童禁用。③孕妇及哺乳期妇女慎用。

【药物相互作用】①与乙醇或其他中枢神经系统抑制药合用时，可使中枢抑制作用加强。②与金刚烷胺、抗胆碱药、单胺氧化酶抑制药帕吉林及丙卡巴肼合用时，可加强抗胆碱作用，并可发生麻痹性肠梗阻。③与单胺氧化酶抑制剂合用，导致高血压。④与制酸药或吸附性止泻剂合用，可减弱本品的效应。⑤与氯丙嗪合用，后者代谢加快，使血药浓度降低。⑥与强心苷类合用可使后者在胃肠道停留时间延长，吸收增加，易中毒。

【制剂规格】片（胶囊）剂：2mg。

左旋多巴
Levodopa

【别名】Dopar，Laradopa。

【药理作用】本品由人工合成，亦可从豆科植物 Vivia－faba 的种子中提取。为体内合成去甲肾上腺素、多巴胺（DA）等的前体物质，左旋多巴无药理活性，通过血－脑屏障进入中枢，在脑内经多巴脱羧酶作用脱羧转化成多巴胺而发挥药理作用。能明显改善肌强直和运动迟缓，持续用药也可改善震颤、流涎、姿势不稳及吞咽困难等。循环中 95% 左旋多巴在肝内脱羧转化为多巴胺，外周若使用多巴脱羧酶抑制剂时，可减少左旋多巴用量，使进入中枢的量增多，并且减少外周多巴胺引起的各种不良反应。

【体内过程】口服在胃中不吸收，可被胃黏膜的芳香氨酸脱羧酶代谢，在小肠经主动转运而吸收。空腹服后 1～3 小时，血药浓度达峰值，高蛋白、高脂食物可影响其吸收。外周循环中只有 1% 左旋多巴进入中枢转化成多巴胺后发挥作用，血浆半衰期为 1～3 小时。

【适应证】①震颤麻痹，对轻、中度患者效果较好，重度或老年患者效果差。②肝昏迷，可使患者清醒，症状改善。肝昏迷可能与中枢递质多巴胺异常有关，服用后，可改善中枢功能而奏效。亦有人认为左旋多巴可提高大脑对氨的耐受性。

【剂量与用法】治疗震颤麻痹：开始时每日 0.25～0.5g，每日 2～4 次。每隔 2～4 日将每日量增加 0.125～0.5g。一般维持量为每日 3～6g，分 4～6 次服，连续用药 2～3 周后见效。在剂量递增过程中，如出现恶心等应停止增量，待症状消失后再增量。

治疗肝昏迷：每日 0.3～0.4g，加入 5% 葡萄糖注射液 500mL 中静滴，待完全清醒后减量至每日 0.2g，继续用药 1～2 日后停药。或用本品 5g 加入生理盐水 100mL 中鼻饲或灌肠。

【不良反应】不良反应较多，主要因用药时间较长而难以避免。大部分不良反应是因外周产生的多巴胺过多引起。①约有 80% 患者于治疗初期产生恶心、呕吐、食欲不振等胃肠道反应。长期用药可出现不安、失眠、幻觉及心律失常和不自主运动等。30% 患者尚可出现直立性低血压。应注意调整剂量，必要时停药。②"开关"现象（患者突然多动不安时为"开"，而后又出现肌强直运动不能时为"关"），见于年龄较轻患者，约在接受本药治疗 8 个月至数年左右出现。③可增加患者性功能。

【注意事项】消化性溃疡、高血压、精神病、糖尿病、心律失常及闭角型青光眼患者禁用。

【药物相互作用】①与维生素 B$_6$ 或氯丙嗪等合用时疗效降低。与外周多巴脱羧酶抑制剂卡比多巴等合用时疗效增加，减少不良反应。②禁与单胺氧化酶抑制剂、麻黄碱、利血平及拟肾上腺素药合用。

【制剂规格】片（胶囊）剂：50mg；100mg；250mg。

多巴丝肼

Levodopa and Benserazide Hydrochloride

【别名】美多芭。

【药理作用】本品为左旋多巴与苄丝肼的复方制剂。左旋多巴是体内合成多巴胺的前体，能通过血－脑屏障，经脱羧成为多巴胺。此外，本品被肾上腺素能神经摄取转化为多巴胺和去甲肾上腺素后，可将肝昏迷患者的假性神经递质自神经末梢和受体部位排斥，从而改善肾上腺素能神经功能。

苄丝肼为外周多巴脱羧酶抑制剂，作用类似卡比多巴，可使更多左旋多巴进入脑内代谢成多巴胺。

【体内过程】苄丝肼口服约 58% 在消化道吸收，食物可使吸收时间延长，降低吸收量。左旋多巴可使苄丝肼的吸收量增加。其主要代谢物为多巴胺，与苄丝肼合用，可降解为 3－0－甲基多巴。苄丝肼能通过胎盘，左旋多巴能分泌进入乳汁。

【适应证】适用于震颤麻痹（帕金森症及症状性帕金森综合征）。

【剂量与用法】口服：开始第 1 周，每次 125mg，每日 2 次；以后每隔 1 周，增加 125mg。一般每日剂量不能超过 1.0g，分 3～4 次服用。维持剂量为每次 250mg，每日 3 次。

【不良反应】可有恶心呕吐、食欲减退、心律紊乱、抑郁、幻觉、运动不能、震颤及强直、体位性低血压、惊厥等不良反应，应饭后服。

【注意事项】 ①严重精神病，狭角型青光眼，孕妇，哮喘，心、肺、肝、肾功能不全，消化性溃疡或有癫痫史者慎用。②出现舞蹈样不自主运动时要控制剂量。③出现严重精神抑郁者应减量甚至停药。

【药物相互作用】 ①原使用单胺氧化酶抑制剂者须停用 2 周后才可使用本品；原用甲基多巴、利血平等降压药者，应密切注意血压变化。②维生素 B_6 剂量 >10mg 及吩噻嗪类可降低本品疗效。

【制剂规格】 片（胶囊）剂：125mg（含苄丝肼 25mg，左旋多巴 100mg）；250mg（含苄丝肼 50mg，左旋多巴 200mg）。

卡比多巴
Carbidopa

【别名】 α-甲基多巴肼。

【药理作用】 本品为多巴脱羧酶抑制剂，其本身不能透过血-脑屏障，主要在外周组织中抑制左旋多巴脱羧成多巴胺，使低剂量的左旋多巴较多地进入中枢，在中枢经过脱羧产生更多的多巴胺而发挥治疗作用。

【体内过程】 本品经口服吸收 40%～70%，血浆蛋白结合率为 36%，50%～60% 以原形或代谢产物随尿排出。

【适应证】 临床将本品与左旋多巴以 1:10 的比例合用，以治疗震颤麻痹症，左旋多巴剂量可减少 75%，而疗效不变；同时由于外周多巴胺生成量降低，不良反应则可减轻，剂量递增的速度也可加快，因而可以早获疗效。

【剂量与用法】 口服：本品每日 60mg 与左旋多巴每日 600mg。左旋多巴最多不超过每日 2g，卡比多巴每日不超 200mg，分次口服，疗程 20～40 周。

【不良反应】 大剂量时，可产生运动障碍、幻觉、恶心、呕吐等。

【注意事项】 ①孕妇禁用。②如果患者已用

左旋多巴时，必须停药 8 小时以上，然后联合应用此药。③青光眼、精神病患者禁用。

【药物相互作用】 不宜和金刚烷胺、卡马特灵、苯海索合用。

【制剂规格】 片剂：25mg。

卡比多巴/左旋多巴
Carbidopa and Levodopa

【别名】 帕金宁，Sinemet。

【药理作用】 卡比多巴为外周脱羧酶抑制剂，不易进入中枢，故仅抑制外周的左旋多巴转化为多巴胺，使循环中左旋多巴含量增高 5～10 倍，因而左旋多巴进入中枢的量也增多。与左旋多巴合用时，既可降低左旋多巴的外周性心血管系统的不良反应，又可减少左旋多巴的用量。

【体内过程】 本品经口服后，卡比多巴可吸收 40%～70%，主要分布于肾、肺、小肠和肝等组织，血浆蛋白结合率为 36%，能通过胎盘。左旋多巴可广泛分布于体内各组织，与卡比多巴合用时有助于通过血-脑脊液屏障，可增加进入脑内的量。卡比多巴 50%～60% 以原形和代谢物两种形式随尿排出，约 25% 随胆汁排出。左旋多巴主要经肾脏排泄。

【适应证】 各种原因引起的帕金森症。

【剂量与用法】 口服：开始每次剂量卡比多巴 10mg，左旋多巴 100mg，每日 3～4 次；以后每隔 3～7 日，每日增加卡比多巴 40mg，左旋多巴 400mg，直至每日量卡比多巴达 200mg，左旋多巴达 2g 为限，多采用其复方制剂。如患者已先用左旋多巴时，须停药 8 小时以上才能再合用。

【不良反应】 与左旋多巴合用时，常见恶心、呕吐等不良反应（单用时极少）。此外，左旋多巴引起的不良反应如异常不随意运动、精神障碍等发生较早如精神抑郁，面部、舌、上肢及手部的不自主运动。

【注意事项】 ①妊娠期间避免使用本品。②

不宜与金刚烷胺、阿托品、开马君、苯海索合用。③必要时可加服维生素 B_6。④青光眼、精神病患者禁用。

【制剂规格】片剂：1 号片含卡比多巴 10mg，左旋多巴 100mg。2 号片含卡比多巴 25mg，左旋多巴 250mg。

溴隐亭
Bromocriptine

【别名】溴麦角隐亭，Parlodol。

【药理作用】本品为多肽麦角类生物碱，能选择性地激动多巴胺（D）受体，其作用机制为：①用于帕金森病：大剂量时激动 D_2 受体，同时降低多巴胺在体内的转换而发挥抗震颤麻痹作用。②用于治疗 Huntington 舞蹈病：小剂量时激动突触前膜 D_3 受体，使多巴胺释放减少，从而达到治疗目的。③它可激动垂体细胞的多巴胺 D_2 受体，使垂体催乳激素及生长激素释放减少，而用于治疗高催乳素血症所致的各种疾病。

【体内过程】本品口服吸收快而好，健康志愿者的吸收半衰期为 0.2 ~ 0.5 小时。血浆蛋白结合率 96%，1 ~ 3 小时内达到血浆峰浓度，服药后 1 ~ 2 小时即发挥降低泌乳素作用，5 ~ 10 小时达最大效应（血浆泌乳素降低 80% 以上），并维持 8 ~ 12 小时。药物主要在肝脏代谢，活性成分的清除是双相的，清除半衰期约 15 小时（8 ~ 20 小时）。原形药物及代谢物绝大部分经肝脏排泄，仅 6% 经肾排泄。目前尚无证据显示，在老年病人中，溴隐亭的药代动力学特性或耐受性会有改变。但在肝功能损伤的患者中，其清除可能会减慢，血浆浓度可能会升高，必要时需调整剂量。

【适应证】①抗震颤麻痹显效快，持续时间长，效果较金刚烷胺及苯海索好，对僵直、少动及重症患者效果好，对经左旋多巴治疗效果不佳及对左旋多巴不能耐受的患者，或症状波动不稳，对左旋多巴的复方制剂无效者可以使用。②用于催乳激素过高引起的闭经或乳溢、男性性功能减退。若是垂体瘤诱发者，可用于手术或放射治疗的辅助治疗。③抑制生理性泌乳，如不需或不宜哺乳者。④催乳激素过高引起的经前期综合征、周期性乳房痛和乳房结节症状可以改善，非周期性乳房痛和月经正常者除外。⑤肢端肥大症。⑥女性不育症。⑦也可用于舞蹈病。

【剂量与用法】口服：震颤麻痹，开始每次 1.25mg，每日 2 次，2 周内逐渐增加剂量，第 14 ~ 28 日每日增加 2.5mg，以找到最佳疗效的最小剂量。

【不良反应】本品主要不良反应有恶心、头痛、眩晕、疲倦、直立性低血压、腹痛、呕吐、食欲下降等。少数出现严重低血压、多动症、运动障碍及精神症状，以及雷诺现象等。连续用药或与食物同服时，可减轻不良反应症状。

【注意事项】①用于治疗闭经及乳溢，不宜久用。因雌激素类避孕药可干扰本品作用不宜同时合用。②对本药或其他麦角生物碱过敏者、心脏病患者、周围血管性疾病患者、严重精神病患者、孕妇及哺乳期妇女、肢端肥大症状伴有溃疡病或出血史者禁用。③禁与降压药、吩噻嗪类或 H_2 受体阻滞剂合用。④老年人及 15 岁以下儿童慎用。

【药物相互作用】①与左旋多巴有协同作用，如合用需酌情减量。②应用本品 10mg，须减少左旋多巴剂量 12.5%。

【制剂规格】片剂：2.5mg。

盐酸金刚烷胺
Amantadine Hydrochloride

【别名】三环癸胺。

【药理作用】①抗亚洲 A - Ⅱ型流感病毒作用。②对多种炎症、败血症、病毒性肺炎等引起的发热与抗生素合用，比单用抗生素具有更好的退热效果。③本品进入脑组织后可促进纹状体内多巴胺能神经末梢释放多巴胺，或延缓多巴胺的代谢而产生抗震颤麻痹作用。可以缓解震颤、僵直，对震颤麻痹有明显疗效。

【体内过程】在胃肠道吸收完全、迅速。口服达峰时间2～4小时，2～3日达稳态浓度。半衰期10～28小时，药物90%以原形由肾脏排出，在酸性尿中排泄速度加快。

【适应证】①预防及治疗亚洲 A－Ⅱ型流感引起的呼吸道感染及病毒性感染引起的发热。②难以耐受左旋多巴治疗的震颤麻痹者。

【剂量与用法】口服，成人每次100mg，早晚各1次，最大剂量每日400mg。小儿用量酌减，可连用3～5日，最多10日。1～9岁小儿每日3mg/kg，最大用量每日不超过150mg。

【不良反应】不良反应少，常见的有嗜睡、眩晕、抑郁、食欲减退等，亦可出现四肢皮肤网状青斑或紫红色网状斑点、踝部水肿等。

【注意事项】①震颤麻痹者的用量每日超过200mg时，疗效不增，但毒性增加，应严密观察，以防不良反应或中毒。老年患者耐受性低，可出现幻觉、谵妄，应适当减量。②精神病、肾功能障碍、脑动脉硬化、癫痫患者及哺乳期妇女慎用。③可致畸胎，孕妇禁用。④对本品过敏者及新生儿和婴儿禁用。

【药物相互作用】①本品与抗组胺药、吩噻类或三环类抗抑郁药合用，使抗胆碱作用增强，应调整用药剂量。②与颠茄合用，易产生过度的抗胆碱作用。③本品不能与乙醇合用，以免加重乙醇的中枢神经系统不良反应，如头晕、精神紊乱及循环障碍等。

【制剂规格】片（胶囊）剂：100mg。

司来吉兰
Selegiline

【别名】丙炔苯丙胺，克金平，思吉宁，咪多比，Eldepryl，Jumex，Deprenyl。

【药理作用】本品是一种选择性不可逆的单胺氧化酶－B抑制剂，抑制多巴胺受体突触前膜对多巴胺的再摄取，从而促进脑内多巴胺的功能。单用本品治疗帕金森病不如左旋多巴，但本品能增加及延长左旋多巴的效果，特别能减少帕金森病的波动，所以可减少左旋多巴的剂量。与传统的非选择性单胺氧化酶抑制剂不同，本品不会增加酪胺类物质的高血压反应。

【体内过程】本品口服迅速吸收，约0.5小时后达峰值，半衰期为1.6小时。本品能迅速透过血－脑屏障。

【适应证】治疗帕金森病。

【剂量与用法】口服：每天早晨5mg。效果不显著时，可增加剂量至每日10mg，早晨顿服或早晨、中午分2次服，2～3日后可降低左旋多巴剂量。

【不良反应】出现口干，短暂血清转氨酶值上升及睡眠障碍等不良反应。偶有恶心、幻觉或其他精神症状、头痛、眩晕、直立性低血压、排尿困难及皮疹等。

【注意事项】①对本品过敏者、非多巴胺缺乏的锥体外系综合征患者禁用。②消化道溃疡、高血压、心律失常、严重心绞痛、精神病患者慎用。③不推荐孕妇及哺乳期妇女服用。

【药物相互作用】①要留意本品与拟交感神经药相互作用所引起的严重高血压反应。②本品与非选择性单胺氧化酶抑制剂合用时，可引起严重低血压。同时服用单胺氧化酶抑制剂及酪胺类物质（如发酵食品及饮料等），会轻度增加高血压反应。③同时服用5－羟色胺再摄取抑制剂（如氟西汀、舍曲林等）可产生严重反应，例如共济失调、震颤、高热、高血压或低血压、惊厥、心悸、出汗、脸红、眩晕及精神变化（激越、错乱、幻觉），甚至谵妄及昏迷，应避免同时服用。④合用三环类抗抑郁药的不良反应有高血压或低血压、眩晕、出汗增加、震颤、抽搐、行为及精神改变，应谨慎合用。⑤本品还应避免与杜冷丁合用，以免产生致命不良反应。

【制剂规格】片剂：5mg；10mg。胶囊剂：5mg。

卡左双多巴
Carbidopa and Levodopa

【别名】息宁。

【药理作用】本品是卡比多巴（一种芳香氨基酸类脱羧酶抑制剂）与左旋多巴（多巴胺的代谢前体）形成的聚合物为基质的复方控释片剂。左旋多巴在脑内通过脱羧形成多巴胺来缓解帕金森病的症状。卡比多巴不能通过血-脑屏障，只抑制外周左旋多巴的脱羧，从而使更多的左旋多巴进入脑内，继而转化成多巴胺，这样就避免了频繁大剂量地服用左旋多巴。小剂量的左旋多巴可以减少或可能有助于消除胃肠道和心血管系统的不良反应，特别是那些与外周组织中多巴胺的形成有关的不良反应。

【体内过程】本品在4~6小时内释放出有效成分。该剂型使左旋多巴的血药浓度波动较小，血浆峰值浓度比普通片低60%。

【适应证】适用于原发性帕金森病、脑炎后帕金森综合征及症状性帕金森综合征（一氧化碳或锰中毒）的治疗。

【剂量与用法】每日剂量须谨慎调整确定。调整剂量期间，应对患者进行严密监护，尤其要注意恶心或异常的不自主运动，包括运动障碍、舞蹈病和肌张力失常的出现或加重。控释片剂50/200可整片或半片服用，控释片剂25/100只可整片服用。此服用方法可维持药片控释释放特性，不能咀嚼和碾碎药片服用。服用本品时，除左旋多巴外，还可继续服用其他标准抗帕金森病药物，但需要调整剂量。因卡比多巴能够防止由吡多辛引起的左旋多巴作用的逆转，故可用于接受吡多辛补充治疗的患者。

从未接受左旋多巴治疗患者的初始剂量为每次1片控释片（25mg卡比多巴和100mg左旋多巴），每日2次。需要较大量左旋多巴的患者，可增加至1~4片，每日2次；控释片50/200（50mg卡比多巴和200mg左旋多巴）适当时亦可在起始治疗时使用。起始剂量为每次1片控释片50/200，每日2~3次。但每日剂量不宜超过卡比多巴200mg，左旋多巴2g。

【不良反应】常见的不良反应为运动障碍（一种异常不自主运动），使用本品后的运动障碍发生率稍高于普通片。其他较常见的不良反应（2%以上）为恶心、幻觉、精神错乱、头晕、舞蹈病和口干。较少出现的不良反应（1%~2%）为梦异常、肌张力障碍、嗜睡、失眠、抑郁、衰弱、消化道出血、呕吐和厌食。

【注意事项】禁用于已知对此药的任何成分过敏者和闭角型青光眼患者。左旋多巴可能会激活恶性黑色素瘤，疑有皮肤损伤或有黑色素瘤病史的患者禁用。

【药物相互作用】与下列药物同时使用时应谨慎：①抗高血压药：服用某些降压药的患者，在同时服用左旋多巴/脱羧酶抑制剂复方制剂时，可出现体位性低血压。因此，开始服用本品治疗时，需调整降压药的剂量。②抗抑郁药：三环类抗抑郁药与卡比多巴/左旋多巴制剂合用时，罕见诸如高血压和运动障碍等不良反应的报道。③单胺氧化酶抑制剂：非选择性单胺氧化酶（MAO）抑制剂类药物不能与本品同时服用。在使用本品治疗前至少2周必须停止使用这些抑制剂。本品可与选择性B型单胺氧化酶抑制剂（如盐酸司来吉兰）按厂家推荐的剂量联合使用。④其他药物：多巴胺D受体拮抗剂（如酚噻嗪类、丁酰苯类和利培酮）和异烟肼可降低左旋多巴的疗效。有报道苯妥英钠和罂粟碱可逆转左旋多巴对帕金森病的疗效。服用这些药物的患者若同时使用本品时，应仔细观察其疗效是否降低。

【制剂规格】控释片剂：卡比多巴与左旋多巴的比例为1∶4。50/200即每片含卡比多巴

50mg，左旋多巴 200mg。25/100 为半量剂型，即每片含卡比多巴 25mg，左旋多巴 100mg。

普拉克索
PramLpexole

【别名】米拉帕，Trivastal，森福罗，Mirapex。

【药理作用】普拉克索是一种多巴胺受体激动剂，与多巴胺受体 D_2 亚家族结合后，有高度选择性和特异性，对其中的 D_3 受体有优先亲和力，通过兴奋纹状体的多巴胺受体来减轻帕金森患者的运动障碍，能减轻特发性帕金森病患者的症状和体征。

【体内过程】本品口服吸收迅速完全。绝对生物利用度高于 90%，在服药 1 ~ 3 小时后达到最大血浆浓度。与食物一起服用时，不会降低本品吸收，但会降低其吸收速率。本品显示出线性动力学特点，患者间血浆水平差异很小。与血浆蛋白结合率很低（小于 20%），分布容积很大（400L），可观察到药物在脑组织中的浓度很高（大约为血浆浓度的 8 倍），主要以原形从肾脏排泄。本品的总清除率大约为 500mL/min，年轻人和老年人的清除半衰期从 8 ~ 12 小时不等。

【适应证】治疗帕金森病的体征和症状，单独（无左旋多巴）或与左旋多巴联用。在帕金森病后期与左旋多巴联用，可使患者对左旋多巴需要量减少 2% ~ 3%；可延长症状最佳控制期，平均每天 2 小时。

【剂量与用法】口服用药，用水吞服，一天 3 次。①初始治疗：起始剂量为每日 0.375mg，然后每 5 ~ 7 天增加一次剂量。如果患者可以耐受，应增加剂量以达到最大疗效。进一步增加剂量，每周加量一次，每日增加 0.75mg，每日最大剂量为 4.5mg。②维持治疗：个体剂量应该在每天 0.375 ~ 4.5mg 之间。从每日剂量为 1.5mg 开始观察药物疗效。做进一步剂量调整时，应根据临床反应及其耐受性进行。当计划减少左旋多巴剂量时，每天服用剂量大于 1.5mg，对晚期帕金森病患者可能有效。在本品加量和维持治疗阶段，建议根据患者的个体反应以减少左旋多巴用量。③治疗中止：为防止神经阻滞剂恶性综合征发生，应该以每天减少 0.75mg 的速度逐渐停止应用本品，直到日剂量降至 0.75mg。此后，应每天减少 0.375mg。④肾功能损害患者的用药：对于初始治疗建议，肌酐清除率高于 50mL/min 的患者无需降低日剂量；肌酐清除率介于 20 ~ 50mL/min 之间的患者，初始日剂量应为每次 0.125mg，每日 2 次；肌酐清除率低于 20mL/min 的患者，日剂量应一次服用，从每天 0.125mg 开始。如果在维持治疗阶段时的肾功能降低，则以与肌酐清除率下降相同的百分比降低本品的日剂量。例如，当肌酐清除率下降 30% 时，本品的日剂量也减少 30%。

【不良反应】①做梦异常，意识模糊，便秘，妄想，头昏，运动障碍，疲劳，幻觉，头痛，运动机能亢进，低血压，食欲增加，失眠，性欲障碍，恶心，外周水肿，偏执。②性欲亢进。③嗜睡，体重增加。④瘙痒、皮疹和其他过敏症状。⑤与左旋多巴联用时，最常见的不良反应是运动障碍，在单独使用本品治疗帕金森病早期患者中，约有 20% 因不良反应而在第一年治疗中终止用药。

【注意事项】①应用本品可发生嗜睡和（或）突然睡眠，必须避免驾驶或操作机器。②由于可能的累加效应，患者在服用本品时应慎用其他镇静类药物或酒精。③应定期或在发生视觉异常时进行眼科检查。④建议监测血压，尤其在治疗初期。⑤肝功能不全者慎用。

【药物相互作用】①与西咪替丁、金刚烷胺合用时，可使本品的肾清除率下降，不良反应发生率增加，故应减少本品的剂量。②本品与左旋多巴联用时，建议在增加本品的剂量时降低左旋多巴的剂量。

【制剂规格】片剂：0.125mg；0.25mg；0.5mg；

1mg；1.5mg。

二、抗重症肌无力药

甲硫酸新斯的明
Neostigmine Methylsulfate

【药理作用】本品为抗胆碱酯酶药，由于抑制胆碱酯酶，使体内神经末梢释放的乙酰胆碱免遭破坏，积累浓度增加而发挥拟胆碱作用。本品尚能直接作用于骨骼肌 N_2 受体，故对骨骼肌有较明显的选择性兴奋作用，对胃肠和膀胱平滑肌也有较强的兴奋作用，对心血管系统、腺体和虹膜的作用较弱。本品不易透过血-脑屏障，对中枢神经系统的毒性比毒扁豆碱低。

【体内过程】本品经皮下和肌内注射吸收快。肌内注射起效时间 10～30 分钟，静脉注射起效时间 4～8 分钟，作用时间可达 2～4 小时。80% 的药物在 24 小时随尿排出，其中原形药物占 50%，以代谢产物（3-羟基-3-甲基胺）形成占 15%。肌内注射半衰期为 50～90 分钟，静脉注射半衰期为 45～60 分钟。儿童半衰期较成人明显缩短。

【适应证】主要用于重症肌无力、非去极化型肌肉松弛剂（筒箭毒碱、三碘季铵酚）过量中毒的解救及腹部手术后肠麻痹的治疗；也可用于治疗青光眼和青少年假性近视，对抗阿托品中毒时的外周症状。此外，还可辅助治疗毒蛇咬伤。

【剂量与用法】皮下注射或肌注，每次 0.25～1mg，每日 1～2 次。静注首次 0.5～2mg，维持量为每次 0.5mg，与阿托品 0.5～1mg 合用。

【不良反应】使用本品可致药疹。剂量大时，可见恶心、呕吐、腹痛、流泪、流涎等症；严重时，可出现共济失调、惊厥昏迷、语言不清、焦虑、恐惧甚至心脏停搏。

【注意事项】本品属季铵类化合物，口服吸收少且不规则，故必须注射给药。机械性肠梗阻、癫痫、心绞痛、室性心动过速及哮喘患者禁用。

【药物相互作用】①氨基糖苷类抗生素、林可霉素、多黏菌素、利多卡因静脉注射均可拮抗本品的作用。②普罗帕酮（心律平）可降低或抵消本品治疗重症肌无力的作用，应避免合用。③胍乙啶、美加明和曲咪芬可降低本品的疗效。

【制剂规格】注射剂：0.5mg；1mg。

溴吡斯的明
Pyridostigmine Bromide

【别名】吡啶斯的明。

【药理作用】本品为抗胆碱酯酶药，作用与新斯的明相似但较弱，维持时间较久，不良反应较少。

【适应证】主要用于重症肌无力、手术后腹胀与尿潴留。

【剂量与用法】口服，成人初始剂量为每日 60～120mg，每 3～4 小时 1 次。维持量每日 60mg，每日 3 次。儿童每日 7mg/kg。

【不良反应】可有恶心、呕吐、腹痛、腹泻、出汗、流涎等不良反应。

【注意事项】肠道及尿路梗阻者禁用。哮喘患者禁用。

【制剂规格】片剂：60mg。

三、抗癫痫药

苯妥英钠
Phenytoin Sodium

【别名】大仑丁，Dilantin。

【药理作用】①抗癫痫：本品高度选择性抑制大脑皮质运动区，防止异常放电传播，对大发作、单纯部分性发作疗效好，对精神运动性发作疗效较好，但对小发作无效。②治疗三叉神经痛和坐骨神经痛：有一定疗效，可减少发作次数或减轻疼痛或使疼痛消失。此作用亦与其稳定细胞膜有关。③抗心律失常：本品属 Ib 类抗心律失常药，有抑制心房与心室异位节律点的作用，亦可加速房室的传导，降低心肌自律性，抑制交感中枢，可用于治疗室上性或室性早搏、室性心动过速，特别适用于洋地黄类强心苷中毒所致的室性及室上性心律失常，对室上性心动过速、心房颤动及心房扑动效果次之。④降压作用：可降低轻症高血压患者的血压，其疗效与利尿剂、甲基多巴、利血平、普萘洛尔等相似。

【体内过程】本品口服可吸收，但慢而不全。一次剂量平均 4~6 小时达血浆峰浓度（早者 3 小时，晚者 12 小时），一般口服数日方能达稳态血浓度。肌注有刺激性，且吸收不规则，在血液中约 90% 与血浆蛋白结合。抗癫痫作用的有效血浓度为 10~20μg/mL。可分布全身，易透过血-脑屏障。主要经肝脏代谢，经肾排泄，半衰期为 25 小时。

【适应证】本品用于抗癫痫、神经痛、心律失常、高血压的治疗。

【剂量与用法】①抗癫痫：开始用药时，一日 100mg，一日 2 次，1~3 周内逐渐加至每日 250~300mg，每日 3 次，饭后服。极量每次 300mg，每日 500mg。体重在 30kg 以下的小儿按每日 5mg/kg 给药，分 2~3 次服用。用于癫痫持续状态时，每次肌注 100~250mg。如患者未用过苯妥英钠者，可用 150~250mg，加 5% 葡萄糖注射液 20~40mL，在 6~10 分钟内缓慢静注。必要时，经 30 分钟后再注射 100~150mg。②治疗三叉神经痛：每次 100~200mg，每日 2~3 次。③治疗心律失常：每次服 100~200mg，每日 2~3 次。或将 125~250mg 药物加入 5% 葡萄糖注射液 20~40mL 中，于 5~15 分钟内缓慢静注（每分钟不超过 50mg）。必要时，每隔 5~10 分钟重复静注 100mg，但 2 小时内不宜超过 500mg。静滴时，可用相同剂量溶于 5% 葡萄糖糖注射液 100mL 中滴注，每日量不超过 1000mg。肌注，每日 200~

400mg。④治疗高血压：每次服 100mg，每日 3 次。

【不良反应】①本品不良反应轻微，长期服药后常见眩晕、头痛、恶心、呕吐、厌食、皮疹等反应。有时有牙龈增生（儿童多见，使用钙盐可减轻），偶见共济失调、白细胞减少、神经性震颤，严重时有视力障碍及精神错乱（据国外报道，长期服用抗癫痫药可增加自杀风险）、紫癜等。②常见巨细胞性贫血，可能是由于本品有抗叶酸作用所致，发生时可加用叶酸和维生素 B_{12}。偶见白细胞减少，再生障碍性贫血罕见。长期使用时，应定期检查血象。

【注意事项】①久服不可骤停，需逐渐减量，以免癫痫发作或加剧，或引起癫痫持续状态。②静注时不宜过快，过快易致房室传导阻滞、血管性虚脱、心动过缓和呼吸抑制。③本品可加速维生素 D 代谢，小儿长期服用时易引起软骨病，可服用维生素 D 预防。也可引起淋巴结肿大甚至恶性变，此时应停药。④妊娠期服用本品偶致畸胎，孕妇禁用。⑤肝脏疾患或先天性肝微粒体酶缺乏时，血中本品浓度升高，应进行治疗药物监测，并调整给药剂量。

【药物相互作用】与肝微粒体酶诱导剂苯巴比妥、酰胺咪嗪、叶酸合用，或口服吸收不良时，血药浓度降低，应检查调整剂量。

【制剂规格】片剂：50mg；100mg。注射剂：100mg；250mg。

丙戊酸钠

Sodium Valproate

【别名】二丙乙酸钠，敌百痉，抗癫灵。

【药理作用】本品对多种原因引起的惊厥，都有不同程度的对抗作用。

【体内过程】本品口服吸收快而完全，1~4 小时达峰值，生物利用度近 100%，有效血药浓度为 50~100μg/mL。血浆蛋白结合率与血药浓度有一定关系：血药浓度约为 $50\mu g/mL$ 时，血浆蛋白结合率约为 94%；若为 $100\mu g/mL$ 时，结合率为 $80\% \sim 85\%$。血药浓度超过 $120\mu g/mL$ 时，可出现明显不良反应。提高血药浓度可增加血中游离药物，从而增加进入脑组织的药物浓度，半衰期为 $7 \sim 10$ 小时，主要分布在细胞外液和肝、肾、肠和脑组织中。大部分由肝脏代谢，包括与葡萄糖醛酸结合和某些氧化过程，主要由肾排出，少量随粪便及呼吸排出。能通过胎盘，能分泌进入乳汁。

【适应证】 适用于各型癫痫：对各型小发作、肌阵挛性癫痫、局限性发作、大发作和混合型癫痫都有效，是一线抗癫痫药。

【剂量与用法】 口服：成人每次 $200 \sim 400mg$，每日 $400 \sim 1200mg$（或 $1800 \sim 2400mg$）。在 1 周内增加剂量至每日 $20 \sim 30mg/kg$。

第 1 个月观察临床常规、血浆药物浓度具有指导性，但不需要反复测试，因为本品无酶诱导功能。患者如伴有恶心、嗜睡或发作失控时，必须进行实验室检查，不需要其他特殊的监测。

联合用药：如同时服用有肝药酶诱导作用的抗惊厥剂，可能需将本品的剂量增加。如观察到镇静现象，需将巴比妥类的药物减量。最适当的药物剂量主要由癫痫发作的控制情况来决定，不需要常规的血浆药物浓度监测。

【不良反应】 ①服用本品后，可有肝功能的异常。主要发生在治疗时的前 6 个月，第 $2 \sim 12$ 周为最危险期。高危人群：有肝炎病史者；病孩小于 3 岁、有代谢障碍、器质性脑损伤或重症癫痫伴有弱智。临床出现呕吐、嗜睡、虚弱、厌食、黄疸或对发作失控为停药指征。在服药时的前 6 个月，应做常规的肝功能检查，可有暂时的、不伴肝损害的高氨血症。②可出现血小板减少症。自发性的瘀斑和出血是停药的指征。③其他不良反应可有胰腺炎、震颤、自杀倾向、体重增加、一过性脱发、警觉性增加、易冲动、闭经、木僵和浮肿。④本品有致畸作用。

【药物相互作用】 本品会增强单氨氧化酶抑制剂和其他抗抑郁药的作用；不会影响口服避孕药的功效。

【制剂规格】 片剂：100mg；200mg。缓释片剂：500mg。

卡马西平

Carbamazepine

【别名】 痛惊宁，痛痉宁，卡巴咪嗪，Tegretol。

【药理作用】 ①抗惊厥作用：本品为钠通道调节药，可通过增强钠通道的灭活效能，限制突触后神经元高频动作电位的发散，以及通过阻断突触前钠通道和动作电位发散，阻断神经递质的释放，从而调节神经兴奋性，产生抗惊厥作用。②抗外周神经痛作用：可能是通过作用于 γ - 氨基丁酸（GABA）B 受体而产生镇痛效应，并与调节钙通道有关。③抗躁狂抑郁作用：可能与抑制多巴胺和肾上腺素的蓄积有关。④抗利尿作用：可能是由于抗利尿激素的分泌增多所致。⑤抗心律失常作用：可延长浦肯野纤维的动作电位时间，降低 4 相自动除极电位。此外，本药还有奎尼丁样膜稳定作用。

【体内过程】 本品口服吸收缓慢，有个体差异性。生物利用度在 $58\% \sim 85\%$ 之间。蛋白结合率约 76%，代谢产物 10，11 - 环氧化卡马西平的结合率为 $48\% \sim 53\%$。本品有自身诱导代谢作用，从而影响起效时间，相差很大；口服 400mg 后的 $4 \sim 5$ 小时达峰浓度，但有个体差异，一般为 $8 \sim 10\mu g/mL$，约 40 小时（$8 \sim 55$ 小时）达到稳态血药浓度。成人的有效治疗血药浓度为 $4 \sim 12\mu g/mL$。本品主要经肝脏代谢，并能诱发自身代谢，主要代谢产物 10，11 - 环氧化卡马西平。单次剂量的半衰期为 $25 \sim 65$ 小时，长期服用由于自身诱导作用降为 $8 \sim 29$ 小时，平均 $12 \sim 17$ 小时，10，11 - 环氧化卡马西平的半衰期为 $5 \sim 8$ 小时。72% 经肾脏排出，28% 随粪便排出。

【适应证】①抗癫痫。②治疗三叉神经痛及舌咽神经痛。③治疗中枢性部分性尿崩症。④预防或治疗躁狂抑郁症。⑤用于酒精戒断综合征。

【剂量与用法】口服。①癫痫、三叉神经痛：首剂每次100mg，每日2次，以后每日3次。个别三叉神经痛患者每日1000~1200mg（一日极量为1200mg）。疗程最短1周，最长2~3个月。②尿崩症：单用时，每日300~600mg。如与其他抗利尿药合用时，每日200~400mg，分3次服用。③抗躁狂症：初始每日200~400mg，分2~3次服，以后每周剂量逐渐增加，最大剂量每日1200mg，分3~4次服用。④酒精戒断综合征：每次200mg，每日3~4次。严重者，最初几日可增至每次400mg，每日3次。

【不良反应】①常见的不良反应有头晕、嗜睡、乏力、恶心、呕吐，偶见粒细胞减少、可逆性血小板减少，甚至引起再生障碍性贫血和中毒型肝炎等，治疗开始，尤其是第一个月内应定期检查血象。②偶见过敏反应。据报道，有2例患者曾发生严重过敏反应，1例为大疱性表皮坏死性松解型药疹，另1例为重型多形性红斑型药疹。一旦出现应立即停药，并积极进行抗过敏治疗。③可致甲状腺功能减退。

【注意事项】①大剂量时可引起房室传导阻滞，应控制剂量。②心、肝、肾功能不全者及初孕妇、哺乳期妇女禁用，青光眼、心血管严重疾患及老年患者慎用。③长期应用时，须注意出现自杀倾向并定期检查血象、肝功能及尿常规。

【药物相互作用】①苯巴比妥、苯妥英钠能加速本品的代谢，使其血浓度降低。②烟酰胺、抗抑郁药、大环内酯类抗生素、异烟肼、西咪替丁等药均可使本品血浓度升高，易出现不良反应。③抗躁狂药锂盐、抗精神病药甲硫哒嗪易致本品出现神经系统中毒症状。④本品可减弱抗凝血药华法林的抗凝作用。⑤本品与口服避孕药合用时，可发生阴道大出血及避孕失效，应特别注意。

【制剂规格】片剂：100mg；200mg。

扑米酮
Primidone

【别名】扑痫酮，密苏林，去氧苯比妥。

【药理作用】本品可用于治疗癫痫大发作、简单部分性发作和复杂部分性发作，但不作为一线药物。仅在苯妥英钠、苯巴比妥、卡马西平单用或合用无效时考虑使用，与苯妥英钠合用效果更好。本品对小发作疗效差，但对幼儿肌阵挛有效。

【体内过程】扑米酮口服易吸收，其蛋白结合程度很低，用单剂量后T_{max}为2~5小时，有效血药浓度为5~10mg/L，稳态血药浓度的时间为4~7天，半衰期为3~12小时，很大部分扑米酮是以原形从肾中排出。

【适应证】主要用于癫痫大发作和局限性发作，对精神运动性发作也有一定疗效。由于价格较贵，常用于使用其他抗癫痫药无效的患者。本药也可用于Q-T间期延长综合征、面肌痉挛、不宁腿综合征、良性家族性震颤的治疗。

【剂量与用法】口服：成人起始每次0.05g睡前服，1周后逐渐增加至每次0.25g，每日3次，极量每日1.5g。儿童每日12.5~25mg/kg，分2~3次服用。

【不良反应】①本品血浓度超过15μg/mL时，可出现呕吐、嗜睡、步态不稳、眩晕、头痛、乏力、食欲不振等症。②偶见皮疹、复视、巨幼红细胞贫血、肝肾功能减退。

【注意事项】肝肾功能不全者禁用。本品宜从小量开始，以免初服者产生较大反应。此外，本品虽与苯妥英钠有协同作用，但如较长时间合用时，苯妥英钠可诱导肝药酶，引起本品较多地转化为苯巴比妥而产生蓄积。故本品不宜与苯巴比妥合用，以免增加毒性反应。本品通过胎盘可能致畸；亦可分泌入乳汁致婴儿中枢神经受到抑制或嗜睡。

【药物相互作用】①本品与具有中枢神经抑制作用的药物、抗癫痫药合用时，需及时调整剂量，以免其作用发生改变。②与苯巴比妥、卡马西平合用时，互为肝酶正诱导作用，使本品疗效降低。③与单胺氧化酶抑制药及丙戊酸合用时，可引起中毒，故应避免。④与避孕药合用时，可致避孕失败。

【制剂规格】片剂：0.05g；0.1g；0.25g。

托吡酯

Topiramate

【别名】妥泰，Topamax。

【药理作用】本品是一个由氨基磺酸酯取代单糖的新型抗癫痫药物，通过阻断电压依赖的钠通道或增强抑制性神经递质 γ - 氨基丁酸（GA-BA）作用或拮抗氨基酸（谷氨酸）介导的神经兴奋作用而产生抗惊厥作用。在本品 $1 \sim 200 \mu m$ 浓度范围内，其作用与浓度相关。$1 \sim 10 \mu m$ 为产生最小作用的浓度范围。动物试验表明，本品与卡马西平或苯巴比妥合用时，显示协同抗惊厥作用；与苯妥英钠合用时，加强抗惊厥作用。

【体内过程】口服吸收迅速完全，2 小时可达平均血药峰浓度。原形药及其代谢物经肾清除 80%，半衰期为 18～23 小时。肾功能不全者，半衰期延长，血液透析可清除本品。

【适应证】适用于伴有或不伴有继发性全身发作的部分性癫痫发作的辅助治疗。

【剂量与用法】应推荐从低剂量开始治疗，逐渐加至有效剂量。从每晚睡前口服 50mg 开始，连服 1 周后增加为每日 100mg，分 2 次服用。剂量应按临床疗效进行调整，每周增加一次剂量，每次 50mg 至症状控制，每日总量不超过 400mg，分 2 次服用。肾功能不全者减量。在应用苯妥英钠治疗同时加用本品时，仅有极少数病例需调整苯妥英钠的剂量，以达到最佳临床疗效。在加用

或停用苯妥英钠和卡马西平治疗时，可能需要调整本品的剂量。血液透析期间应将本品的日剂量补充至原日剂量的 1.5 倍，在血液透析的开始和结束时，补充剂量应分次服用。因使用透析设备的特点，其补充剂量可能有所差异。

2 岁以上儿童用药的剂量可从每日 12.5～25mg（或 1～3mg/kg）开始，逐渐加量，维持量为每日 100mg，分 2 次口服。

【不良反应】常见的不良反应主要为中枢神经系统症状，包括共济失调、注意力受损、意识模糊、头晕、疲劳、感觉异常、嗜睡和思维异常。少见的不良反应包括焦虑、遗忘、食欲不振、失语、忧郁、复视、情绪不稳、恶心、眼球震颤、言语表达障碍、味觉倒错、视觉异常、体重减轻、肾结石和血栓栓塞。

【注意事项】对本品过敏者禁用。行为障碍、认知缺陷、感觉异常、泌尿道结石、易发生酸中毒、肝肾功能不全者慎用。孕妇及哺乳期妇女应充分考虑利弊方可用药。对驾驶汽车或操纵机器的患者有潜在危险。癫痫患者不能突然撤药，应逐渐停药，以防癫痫发作频率增高。在临床试验中，一日减量 100mg，某些患者在无并发症的情况下，停药过程可加速。伴有中度或重度肾功能损害的患者达到稳态血浆浓度的时间可能需10～15 天（正常者只需 4～8 天）。与所有患者一样，剂量调整应根据临床疗效进行（如对癫痫发作的控制、不良反应的发生），并需了解对于已知有肾脏损害者在每个剂量下达到稳态血浆浓度的时间均需延长。伴有潜在肾病因素的患者可能有增加肾结石形成的危险，建议大量饮水以降低其危险。应告知患者及其家属或看护人员，服用抗癫痫药可能增加自杀风险。

【药物相互作用】当本品与其他抗癫痫药物（如苯妥英钠、卡马西平、丙戊酸、苯巴比妥、扑痫酮）合用时，极少数患者可发现苯妥英钠血浆浓度增高，而对其他药物的稳态血浆浓度无影响。因此，对任何服用苯妥英钠并出现毒性临床

体征或症状的患者，均应监测其血浆浓度。此外，苯妥英钠和卡马西平可降低本品的血药浓度，故在加用或停用苯妥英钠或卡马西平时，需根据临床疗效调整本品的剂量。但丙戊酸的加用或停用不会引起本品明显的血浆浓度改变。

【制剂规格】片剂：25mg；50mg；100mg。胶囊剂：100mg；300mg；400mg。

乙琥胺
Ethosuximide

【别名】柴浪丁，Ethymal，Zariontin。

【药理作用】本品对癫痫小发作疗效好，不良反应小。作用机制可能是通过增强脑内抑制性递质（GABA）的作用，或有效阻断 Ca^{2+} 通道，调节细胞膜兴奋性，抑制运动皮层的神经传递。

【体内过程】单次给药后的达峰时间为 1～4 小时，连续用药 7 日可达稳态血浓度。本品可迅速通过血-脑屏障。长期用药时，脑脊液中的浓度与血浆相似。本品原形及肝代谢物自尿排出，成年人的半衰期约为 60 小时，儿童的半衰期约为 30 小时。

【适应证】为癫痫小发作的首选药。

【剂量与用法】口服：3～6 岁儿童每日 1 次，每次 250mg。6 岁以上儿童及成人，每日 500mg，分 2 次口服。以后可酌情逐渐增量。一般是每 4～7 日增加 250mg，直至控制症状满意而不良反应最小为止。如 6 岁以上儿童一日剂量超过 0.75g 时，成人一日剂量达 1.5g 时，需分次服药。

【不良反应】本品不良反应较少，常见恶心、呕吐、上腹部不适、食欲减退，可与食物或牛奶同服，以减少胃部刺激；少见眩晕、头痛、疲乏、减少嗜睡、幻觉及呃逆；偶见粒细胞减少、白细胞减少、再生障碍性贫血；有时可引起肝、肾损害，故用药时需注意检查血象及肝肾功能。个别患者可出现荨麻疹、红斑狼疮等过敏反应，应立即停药。

【注意事项】对本品过敏者禁用。与琥珀酰亚胺类药物如甲琥胺及苯琥胺有交叉过敏反应者，孕妇及哺乳期妇女，有贫血、肝功能损害和严重肾功能不全者应慎用。用药时，需注意检查血象及肝肾功能。对大、小发作混合型癫痫的治疗，应合用苯巴比妥或苯妥英钠。

【药物相互作用】①与氟哌啶醇合用时，可改变癫痫发作的形式和频率，需调整本品的用量，氟哌啶醇的血药浓度也可因而显著下降。②与三环抗抑郁药、吩噻嗪类和噻吨类抗精神病药合用时，可降低抗惊厥效应，需调整用量。③本品能使诺米芬新的吸收减少，消除增快。④本品可能使苯妥英钠的血药浓度有所增加。⑤与卡马西平合用时，两者的代谢可能都加快，而使血药浓度降低。⑥与碱性药物合用时，可使本品排泄减慢而血药浓度增高；反之，与酸性药物合用时，则可加速排泄而降低疗效。⑦加用丙戊酸类药后，可使本品血药浓度增高，半衰期延长。⑧与异烟肼合用后，本品血清浓度增高。

【制剂规格】胶囊剂：250mg。糖浆剂：100mL：5g。

奥卡西平
Oxcarbazepine

【别名】确乐多，氧痛惊宁，曲莱，卡西平，Trileptal。

【药理作用】本品为卡马西平的衍生物，具有抗惊厥活性。作用机制主要是阻断脑细胞的电压依赖性钠离子通道，抑制神经细胞的持续性高频重复放电，减少癫痫灶的异常放电活动的传播。此外，本品亦作用于钾、钙离子通道。

【体内过程】本品经胃肠道吸收，且不受食物影响，达峰时间为 4～5 小时。肝脏中细胞酶能够迅速将本品转化为活性代谢物（单羟基衍生物，MHD），经进一步代谢后随尿液排出。原药及活性代谢物的半衰期分别为 1.3～2.3 小时和

9.3±1.8 小时。有肾功能损害者的半衰期延长。本品不诱导肝药物代谢酶，不易与其他药物发生相互作用。

【适应证】本品适用于成年人和 5 岁及其以上儿童患者，可单独应用或与其他抗癫痫药合用，治疗原发性全身性强直－阵挛发作和部分性发作，伴有或不伴有继发性全身性发作。此外，还用于治疗三叉神经痛及情感性精神障碍。

【剂量与用法】在单药治疗和联合用药时，本品应从临床有效剂量开始，每日 600mg（或8～10mg/kg），分 2 次给药。以后每隔 1 周增加每天的剂量，每次增加剂量不要超过 600mg。每日维持剂量范围在 600～2400mg 之间，绝大多数患者对每日 900mg 的剂量效果。与其他抗癫痫药联合使用时，患者总体抗癫痫药的剂量增加，需减少其他抗癫痫药的剂量或更加缓慢地增加本品的剂量。在单药和联合用药过程中，5 岁及其以上儿童的起始剂量为每日 8～10mg/kg，分 2 次给药，每日不超过 600mg。

【不良反应】常见的不良反应有疲劳、无力；轻微头晕、头痛、嗜睡、不安、记忆力受损、淡漠、共济失调、注意力集中受损、定向力障碍、抑郁、情绪易变（神经质）、眼球或全身震颤、痤疮、脱发、皮疹、复视、眩晕、视觉障碍（如视力模糊）、恶心、呕吐、便秘、腹泻、腹痛、低钠血症，老年人更易发生。罕见的不良反应有抗利尿激素不适当分泌综合征、血管神经性水肿、多器官过敏、荨麻疹、严重的过敏反应（包括 Stevens－Johnson 综合征、系统性红斑狼疮）、心律失常（如房室传导阻滞）、白细胞减少症、血小板减少症、转氨酶或（和）碱性磷酸酶水平升高、肝炎。

【注意事项】①对本品任何成分过敏者、房室传导阻滞者禁用。本品与卡马西平的交叉过敏反应率为 25%～30%。如果停用本品，应逐渐减量，以免因突然停药而诱发癫痫发作（发作加重或癫痫持续状态）。肝功能损害者慎用。接受本品治疗的患者应避免饮酒以免发生附加的镇静作用。本品可致眩晕和嗜睡，反应能力下降，驾驶和操纵机器者应慎用。应告知患者及其家属或看护人员，服用本品可能增加自杀风险。本品对胚胎有致畸危险，孕妇及哺乳期妇女应慎用。有肾脏疾病并需摄入大量液体的患者、有低钠血症的患者，或同时使用能降低血钠水平药物（如利尿剂，去氨加压素）或使用非甾体抗炎药（如吲哚美辛）治疗的患者，在使用本品前及用药期间应测定血清钠水平。患有心衰的患者，应定期进行体重监测，以确定是否有液体潴留。②服用药物过量的症状和体征为嗜睡、轻度头痛、恶心、呕吐、运动过度、低钠血症、共济失调和眼球震颤，无特殊解毒剂，应给予适当的对症和支持性治疗，如考虑洗胃和（或）服用活性炭来清除药物。建议监测生命体征，特别应注意有无出现心脏传导障碍、电解质紊乱和呼吸困难现象。

【药物相互作用】本品及其活性代谢物可抑制 CYP2C19。如果在服用大剂量本品的同时也服用了需经过 CYP2C19 代谢的药物（如苯巴比妥、苯妥英钠），需降低同服药物的剂量。本品对细胞色素 CYP3A4、CYP3A5 有诱导作用，若与二氢吡啶类的钙离子拮抗剂、口服避孕药和某些抗癫痫药（如卡马西平）合用时，可导致这些药物血清浓度的降低。应告知育龄期妇女，本品若与性激素类避孕药同时使用可致避孕失败，建议使用其他非激素类避孕药。与锂剂合用能致神经毒性反应增加。不推荐本品与单胺氧化酶抑制剂同时使用。

【制剂规格】片剂：150mg；300mg；600mg。胶囊剂：300mg。

拉莫三嗪
Lamotrigine

【别名】利必通，拉米克妥，那蒙特金，Lamictal。

【药理作用】本品是一种电压性的钠离子通道阻滞剂。实验证明，本品可通过抑制戊四氮和电刺激所致的惊厥，缩短病灶、皮层和海马区兴奋后的放电时间以对抗部分和全身性癫痫发作。本品也可能是通过减少脑内兴奋性氨基酸、谷氨酸、天门冬氨酸的释放，从而产生抗癫痫作用。本品能稳定神经元膜，与卡马西平、苯妥英钠有相似的广谱抗癫痫作用。

【体内过程】本品口服吸收完全，生物利用度为98%。服后2.5小时达血药峰浓度，主要经肝脏代谢，经肾脏排泄，平均血浆半衰期为29小时。

【适应证】主要用于癫痫发作的辅助治疗。用于简单部分性发作、复杂部分性发作、继发性全身强直－阵挛性发作、原发性全身强直－阵挛性发作。也可治疗顽固性癫痫中的 Lennox - Gastaut 综合征，有助于智力、精神运动、行为的改善。

【剂量与用法】本品宜从小剂量开始口服。①成人或12岁以上儿童每日25mg，治疗2周后增加剂量，最大增量为1次50～100mg，直至最佳疗效。常用量为每日100～200mg，单次或分2次服用，部分患者用量可达每日500mg。服用其他抗癫痫药的患者，本品开始剂量为25～50mg，每日2次。此后，每隔1～2周增量，最大增量为1次25～50mg，直至最佳疗效。常用量为每日100～200mg，单次或分2次服用。②2周岁以上儿童，开始剂量为每日0.2mg/kg，维持量为0.5～1.5mg/kg。若与丙戊酸钠合用时，开始剂量每日0.3～0.5mg/kg，维持量每日1～5mg/kg，症状得到控制后尽量改用小剂量。有效血药浓度范围暂定1～4mg/L。

【不良反应】常见不良反应有恶心、头痛、视物模糊、眩晕、共济失调等。偶见皮疹、血小板减少、粒细胞缺乏症。反应不严重时可不撤药。罕见血管神经性水肿和 Stevens Johnson 综合征。可能引起无菌性脑膜炎。

【注意事项】对本品过敏者及心功能不全、严重肝肾功能不全者慎用。妊娠早期妇女不宜服用，儿童不宜长期服用。应告知患者及其家属或看护人员，服用本品可能增加自杀风险。与丙戊酸和导致皮疹的抗生素合用、过量或加速增量给药、伴有病毒性感染等可增加患者发生严重的危及生命的皮疹危险。如果怀疑感染了脑膜炎时，应对患者进行检查，根据具体病情进行相应治疗。如果未找到其他明确的病因时，应考虑停药。

【药物相互作用】①诱导肝药物代谢酶的抗癫痫药（如苯妥英钠、卡马西平、苯巴比妥和扑痫酮）以增强本品的代谢，需增加使用剂量。丙戊酸钠与本品竞争肝药物代谢酶，可降低本品的代谢，其平均半衰期增加近两倍。没有证据表明本品能产生有临床意义的肝氧化药物代谢酶的诱导或抑制作用。本品可诱导自身代谢，但作用有限，无明显的临床意义。②与本品合用的其他抗癫痫药物血浆浓度的改变虽有报道，但体外试验结果显示，本品并不能从蛋白结合部位上置换其他抗癫痫药。此外，正在服用卡马西平者在服用本品之后有中枢神经系统反应的报告，包括头痛、恶心、视力模糊、头晕、复视和共济失调。这些反应在减少卡马西平的剂量后通常都会消失。③在一项12名女性志愿者参加的研究中显示，给予口服避孕药后，本品不影响血浆中乙炔雌二醇和左炔诺孕酮的浓度。

【制剂规格】片剂：25mg；50mg；100mg；150mg；200mg。

四、脑血管病用药

尼莫地平
Nimodipine

【别名】硝苯吡酯，尼莫通，Nimotop。

【药理作用】本品为选择性地作用于脑血管平滑肌的钙拮抗剂，对外周血管的作用较小，故降压作用弱。对缺血性脑损伤有保护作用，尤其对缺血性脑血管痉挛的作用更明显。有资料表明，它有保护或改善记忆作用。

【体内过程】口服可吸收，脑脊液中的药物浓度为血浆中的 10%。

【适应证】主要用于脑血管疾患，如脑血管供血不足、脑血管痉挛、蛛网膜下腔出血、中风和偏头痛等。对突发性耳聋也有一定疗效。

【剂量与用法】①缺血性脑血管病：口服，每日 30 ~ 120mg，分 3 次服用，连续用药 1 个月。静滴，从每小时 0.5mg 开始；2 小时后为每小时 1mg，以后改为口服。②偏头痛：口服，每次 40mg，每日 3 次，12 周为一疗程。③突发性耳聋：口服，每日 40 ~ 60mg，分 3 次服。④蛛网膜下腔出血：静脉滴注 $0.5\mu g/kg \cdot min$，随时检测血压，病情稳定后改为口服，每日 40 ~ 60mg，分 3 ~ 4 次，3 ~ 4 周为一疗程。

【不良反应】本品不良反应轻，偶见胃肠不适、口干、一过性头晕及皮肤发红、发痒，停药后即可消失。

【注意事项】脑水肿及颅内压增高者慎用，孕妇及哺乳期妇女酌情应用。

【制剂规格】片（胶囊）剂：10mg；20mg；30mg。注射剂：10mg（仅用于蛛网膜下腔出血）。

阿魏酸钠

Sodium Ferulate

【别名】川芎素。

【药理作用】本品能抑制血小板的聚集，并能抑制血小板释放的花生四烯酸代谢产物，对血栓素（TXA_2）的生成有抑制作用，并能对抗 TXA_2 的血小板聚集功能，促使血管痉挛。本品还能抑制磷酸二酯酶（PDE）分解，使 cAMP 含量增高，后者具有抑制血小板聚集的功能。

【体内过程】本品经口服或注射给药后，吸收快而完全，分布迅速，可通过血 - 脑屏障。口

服给药的半衰期为 $11.46 \pm 3.2min$，血浆蛋白结合率为 20.6%，主要经肾脏排泄，体内不易蓄积。

【适应证】临床主要用于防治缺血性脑血管疾病，如短暂脑缺血发作、脑缺血性中风和脑动脉硬化。

【剂量与用法】口服：每次 200 ~ 400mg，每日 3 次。肌内注射：每次 100 ~ 200mg，每日 1 ~ 2 次。静脉滴注：每次 100 ~ 200mg，每日 1 次。

【不良反应】个别患者有胃痛、上腹部不适、皮肤过敏、嗜睡等不良反应。

【注意事项】长期使用时，应定期观察血小板及肝肾功能，一旦出现过敏反应时应立即停药。

【药物相互作用】临床常与阿司匹林合用，制成复方阿魏酸钠，增强降低血小板聚集作用。

【制剂规格】胶囊剂：200mg。注射剂：100mg；300mg。

巴曲酶

Batroxobin

【药理作用】巴曲酶是从具窍蝮蛇亚种毒蛇的蛇毒中提取的，经生物工程提纯、精制而得的丝氨酸蛋白酶（Serine Protease）的 Batroxobin 单成分制剂。①本品可以降低血纤维蛋白原，抑制血栓形成，诱发内皮细胞释放组织型纤溶酶原激活物（Tissue Plasminogen Activator，t - PA），降低血纤溶酶原激活物抑制因子（Plasminogen Activator Inhibitor，PAI）、α_2 纤溶酶抑制因子（α_2 - Plasmin Inhibitor，α_2 - PI）、纤溶酶原（Plasminogen），增加纤维蛋白溶酶（Plasmin，fibrinolysin）、活化 C 蛋白（Protein C），增加纤维蛋白原及纤维蛋白降解产物（FDP），缩短优球蛋白（Euglobulin）溶解时间（ELT），从而达到溶栓作用。②本品具有改善血液流变学作用，如能降低全血黏度、抑制红细胞聚集、增强红细胞变形能力等，从而有效地改善微循环，防止血栓形成和

扩大；具有改善血液动力学作用，如能降低血管阻力、增加梗死侧大脑半球的平均血流速度、最小血流速度和最小血流量，提高梗死侧脑血流灌注，改善缺血脑组织的供血。③具有明显的神经细胞保护作用：降低缺血脑组织的精氨酸加压素（AVP）含量，减轻脑水肿，降低脑缺血再灌注时兴奋性氨基酸毒性及 NO 毒性，清除自由基及抗脂质过氧化，抑制内皮素 - 1（ET - 1）基因及一氧化氮合成酶（NOS）基因表达，增强热休克蛋白 70（HSP70）及碱性成纤维细胞生长因子（bFGF）表达，抑制白细胞黏附分子表达，抑制红细胞与血管内皮细胞的黏附，减轻缺血再灌注时神经细胞的坏死与凋亡，提高神经细胞的存活率，缩小梗死面积，降低病死率。④可减轻体外培养的缺氧神经元的损伤。⑤由于本品是一种纤维蛋白酶样蛋白分解酶，可选择性地分解纤维蛋白原，而对纤维蛋白以外的凝血因子、血小板数量和功能，以及出血时间无影响，对人体的危险性极小、毒性极低，故在临床应用时出现出血的危险性小。

【体内过程】健康成人静滴本品 10BU，隔日 1 次，共 3 次。半衰期：首次给药为 5.9 小时，第二次给药为 3.0 小时，第三次给药为 2.8 小时。用 Wistar 大白鼠静注碘 - 125 - 巴曲酶时，发现在肝、肾中分布较高，血液、脾、肺中亦有分布，脑、脂肪、肌肉中分布较低。给药后 24 小时后，大部由尿中排出，少量由粪便排出。

【适应证】适用于急性缺血性脑血管病、突发性耳聋、慢性动脉闭塞症（闭塞性血栓脉管炎、闭塞性动脉硬化症）伴缺血性症状者，以及振动病患者的末梢循环障碍等治疗。

【剂量与用法】①成人：首次剂量为 10 巴曲酶单位（BU），以后维持量为 5BU，隔日 1 次。药液使用前，用 100～250mL 生理盐水稀释，静脉点滴，1～1.5 小时滴完。②给药前血纤维蛋白原浓度在 400mg/dL 以上及重度突发性耳聋者，首次剂量应为 20BU，以后维持量可减至 5～

10BU。③通常治疗急性缺血性脑血管病的一个疗程为 3 次，治疗突发性耳聋可延长至 3 周，治疗慢性动脉闭塞症和振动病可延长至 6 周，但在延长治疗期间，每次剂量应改为 5BU，静脉点滴，隔日 1 次。

【不良反应】不良反应少而轻，主要为注射部位出血、创面出血、头痛、头晕、头重感。

【注意事项】①使用本品时，应避免进行星状神经节封闭、动脉或深部静脉穿刺检查或治疗，以免引起血肿；避免手术、拔牙及参与可能引起创伤的工作。有条件者，在进行治疗前后检测纤维蛋白原，以利于调整用量。②具有出血史，手术后 7 日内有出血可能者，重度肝、心、肾功能损伤、多脏器功能衰竭，对本制剂有过敏史以及哺乳期患者禁用本品。③有药物过敏史、消化道溃疡史者、严重脑血管病后遗症者、80 岁以上高龄患者、有重度意识障碍并有可能行气管切开术者、妊娠及有妊娠可能者，以及正在应用纤溶、抗凝及抑制血小板聚集制剂者慎用本品。

【药物相互作用】与阿司匹林、奥扎格雷等抗血栓性药物合用时，能增加出血的风险，应监测凝血功能。

【制剂规格】注射剂：0.5mL：5BU。

倍他司汀

Betahistine Hydrochloride

【别名】培他啶，抗眩啶，敏使朗。

【药理作用】本品为一种组胺类药物，可扩张毛细血管，作用较组胺持久，能增加脑血流量及内耳血流量，消除内耳性眩晕、耳鸣和耳闭感。又有抑制组胺的释放，产生抗过敏作用。

【体内过程】本品经口服吸收快且完全，3～5 小时血药浓度达峰值，半衰期为 3.5 小时。

【适应证】临床用于内耳眩晕症，对脑动脉硬化、缺血性脑血管病、头部外伤或高血压所致直立性眩晕、耳鸣等亦可用。

【剂量与用法】口服：每次 4~8mg，每日 2~4 次。最大剂量每日不超过48mg。肌注：每次 2~4mg，每日 2 次。静滴：每次 20mg 加入 5% 葡萄糖注射液或生理盐水 500mL 中静脉滴注。

【不良反应】偶有口干、胃部不适、心悸、皮肤瘙痒等不良反应。

【注意事项】消化性溃疡、支气管哮喘及嗜铬细胞瘤者慎用，儿童禁用。

【药物相互作用】抗组织胺药对本品有拮抗作用，故不能合用。

【制剂规格】片剂：4mg。注射剂：4mg。

甲磺酸二氢麦角碱

DihydroergotoxineMesylate

【别名】海特琴，喜德镇。

【药理作用】本品属肾上腺素 α - 受体阻滞剂，直接作用于血管运动中枢，抑制血管紧张，使脑血管扩张；同时阻抑交感神经的兴奋和肾上腺素样作用，降低脑血管阻力，改善脑部血液循环，增加脑动脉供氧，恢复大脑功能，使病理性脑电图得到改善，并有中枢镇静作用。

【体内过程】口服本品后，吸收量达到25%，在 0.5~1.5 小时之间达到最大血浆浓度。由于存在首过效应，生物利用度在 5%~12% 之间，分布量为 16L/kg 左右，半衰期平均为 3.5 小时。四个成分中的 α 相为短，半衰期为 1.5~2.5 小时；β 相为长，半衰期为 13~15 小时。蛋白结合率为81%。本品主要随胆汁经粪便排泄。尿中以原形药物及其代谢物的形式排出 2%，而原形药物不到 1%。全部清除率约为每分钟 1800mL。老年患者的血浆浓度比年轻患者稍高。由于经肾脏排出的药物比例很低，因此有肾功能障碍的患者几乎无必要减少剂量。

【适应证】用于老年人脑循环障碍、老年性痴呆、脑动脉硬化症及中风后遗症等引起的头晕、头痛、注意力不集中、记忆力减退、抑郁、疲劳感等症状。

【剂量与用法】每日 2~6mg，分 3 次饭后即服。脑退化者至少须连服 3~5 周后才显效，通常需要 2~4 个月的治疗。

【不良反应】可有短暂的恶心、胃部不适、面部潮红及鼻塞等反应。

【注意事项】①急慢性精神病患者禁用。②低血压、心肌梗死、肾功能减退者禁用。

【药物相互作用】避免与降压药合用。

【制剂规格】片剂：1mg。缓释片剂：2mg。

尼麦角林

Nicergoline

【别名】麦角溴烟酯。

【药理作用】本品为肾上腺素 α - 受体阻滞剂，并有血管扩张作用及抑制血小板聚集和血栓形成的作用。

【体内过程】口服吸收迅速，1.5~2 小时内血药浓度达峰值，主要由肝脏代谢，尿液排出。

【适应证】用于脑血管疾病及下肢闭塞性动脉内膜炎等。

【剂量与用法】口服：每次 10~20mg，每日 3 次。肌注或静注：每次 2~4mg。静滴，每次 2~4mg，溶于 0.9% 氯化钠注射液 100mL 中，缓慢滴注，每日 1~2 次。

【不良反应】不良反应较少。用药后，可出现耳鸣、倦怠、食欲不振。长期用药（8 周以上）后，偶有尿频、口裂等现象。注射给药时，偶有直立性低血压及眩晕现象出现。

【注意事项】急性出血或有出血倾向者禁用。严重心动过缓者禁用。

【药物相互作用】避免与抗高血压药合用。

【制剂规格】片剂：10mg。粉针剂：4mg（附 4mL 溶剂）。

七叶皂苷钠

Sodium Aescine

【药理作用】具有抗渗出和增加静脉张力作用，有消肿、抗炎和改善血液循环的功能。

【体内过程】本品静脉注射给药后，作用时间持续16小时，血浆蛋白结合率大于90%。2/3药物经胆汁排泄，1/3药物随尿排出。

【适应证】用于治疗脑水肿、创伤、烧伤、烫伤及手术后引起的肿胀，也用于治疗痔疮、下肢静脉曲张及血栓性静脉炎。

【剂量与用法】本品仅供静脉注射给药，成人，5~10mg溶于10%葡萄糖注射液或0.9%氯化钠注射液250~500mL中静脉滴注，也可取5mg溶于上述注射液10~20mL中静脉推注。重症患者可多次给药，但1天总量不超过20mg。小儿用量3岁以下者0.05~0.1mg/kg，3~10岁0.1~0.2mg/kg。

【不良反应】偶见过敏反应。

【注意事项】应用时，勿使药液漏出血管外，若已发生，可用普鲁卡因或透明质酸酶局封。肾损伤、肾功能障碍及Rh不合的妊娠患者禁用。不推荐早期妊娠患者使用。

【药物相互作用】与下列各类药物联用时要谨慎：①与血清蛋白结合率高的药物；②能严重损害肾功能的药物；③皮质激素类药物；④含碱性基团的药物（配伍时可能发生沉淀）。

【制剂规格】注射剂：5mg；10mg。

盐酸氟桂利嗪

Flunarizine Hydrochloride

【别名】氟脑嗪，盐酸氟桂嗪。

【药理作用】本品为哌嗪类钙拮抗药。对血管平滑肌有扩张作用，能显著改善脑循环及冠脉循环，防止血管脆化。

【体内过程】本品口服2~4小时达血浆峰值，半衰期为2.4~5.5小时，体内主要分布于肝、肺、胰，并在骨髓、脂肪中蓄积。连服5~6周达稳态血浓度，90%与血浆蛋白结合。本品可通过血-脑屏障，并随乳汁分泌。绝大部分经肝脏代谢，并经胆汁进入肠道，从大便排泄。

【适应证】适用于脑血栓形成、脑栓塞、脑动脉硬化、脑出血恢复期、蛛网膜下腔出血恢复期、脑外伤后遗症、内耳眩晕症、冠状动脉硬化、末梢循环不良引起的疾患等的治疗。对注意力减弱、记忆力障碍、易激动及平衡功能障碍、眩晕等均有一定疗效，可用于老年患者。

【剂量与用法】每次5~10mg，每日1次，于睡前顿服。

【不良反应】不良反应常见有嗜睡、疲惫，某些患者可出现体重增加（一般为一过性）。长期服用，偶见抑郁（多见女性）及锥体外系反应如运动徐缓、强直、静坐不能、口颌运动障碍、震颤等。

【注意事项】禁用于有抑郁病史、巴金森病或其他锥体外系疾病的患者。

【药物相互作用】本品与酒精、催眠药或安定药合用时，可出现中枢神经系统的过度镇静。

【制剂规格】胶囊剂：5mg。

盐酸罂粟碱

Papaverine Hydrochloride

【药理作用】本品对血管、支气管、胃肠道、胆管等平滑肌都有松弛作用，使冠脉扩张、外周阻力及脑血管阻力降低。

【体内过程】口服易吸收，但个体差异大，半衰期为0.5~2小时，主要在肝脏代谢，经肾排泄。

【适应证】适用于脑血栓形成、肺栓塞、肢端动脉痉挛症及动脉栓塞性疼痛等治疗。对高血压、心绞痛、幽门痉挛、胆绞痛、肠绞痛、支气管哮喘等病，在一般剂量下疗效不显著。

【剂量与用法】口服：常用量，每次 30 ~ 60mg，每日 3 次。肌注：每次 30 ~ 60mg，每日 2 次。静注：每次 30 ~ 120mg，每 3 小时 1 次，缓慢注射，不少于 1 ~ 2 分钟。

【不良反应】①静注过量或速度过快时，可致房室传导阻滞、心室颤动，甚至死亡。②应充分稀释后缓缓推入。③可见胃肠道不适、潮红、头痛、嗜睡、出汗、皮疹、直立性低血压。有时过敏引起肝脏受损出现黄疸，应立即停用。

【注意事项】出血或有出血倾向、帕金森病患者禁用。

【药物相互作用】本品与左旋多巴合用时，可减弱后者疗效。

【制剂规格】片剂：30mg。注射剂：30mg。

丹参酮ⅡA／丹参酮ⅡA磺酸钠
Sodium Tanshinone Ⅱ A Silate

【别名】丹参醌Ⅱ，丹参醌ⅡA，诺新康。

【药理作用】本品是从丹参中提取最有效的脂溶性单体丹参酮ⅡA，经磺化后得到的丹参酮ⅡA磺酸钠大大增强了药物的水溶性而获得更高疗效的新药物。①本品具有显著扩张冠状动脉，增加冠脉血流量，改善缺氧后的心肌代谢紊乱，从而提高心肌耐缺氧的能力；能显著保护红细胞膜的作用。对动物心肌梗死有缩小梗死面积的效应。能显著延长小鼠耐缺氧时间，减轻缺氧引起的心肌损伤；同时，改善心肌收缩力，促进心肌再生。②本品能扩张动物微动脉，使毛细血管网开放数量增多，加快血液流速、流量，从而改善微循环障碍。能抑制 ADP 诱导血小板凝集、抑制血小板 TXA_2 的合成与释放缩血管物质及促进纤维蛋白降解作用；可降低冠心病、脑缺血中风及心肌梗死患者的全血和血浆黏度，减少红细胞压积，通过抗凝降黏的作用使患者血液流变学指标

恢复正常。③本品可抑制内源性胆固醇的合成，降低低密度脂蛋白（LDL）的生成，降低中性脂肪；有抗氧化作用，防止 LDL 的氧化及对抗动脉粥样硬化的形成。④本品对很多细菌具有抗菌作用，如葡萄球菌、大肠杆菌等；对结核杆菌具有明显的抑制作用。

【适应证】适用于治疗冠心病心绞痛、胸闷及心肌梗死，对室性早搏也有效。对冠心病患者的疗效与复方丹参注射液相似。可用于高脂血症引起的动脉粥样硬化，也可用于化脓性和外科感染（急性扁桃体炎、外耳道炎、骨髓炎、手术感染等）。

【剂量与用法】肌注、静注或静滴：每日 1 次，每次 40 ~ 80mg。推注用 25% 葡萄糖注射液 20mL 稀释。静滴用 5% 葡萄糖注射液或 0.9% 氯化钠注射液 250 ~ 500mL 稀释。

【不良反应】本品毒性很小。部分患者肌注时有局部疼痛，个别有皮疹反应，停药后即可消失。

【注意事项】①对本品过敏者禁用。②本品不宜与其他药物在注射器或输液器瓶中混合，尽可能单独使用。

【制剂规格】注射剂：2mL：10mg；5mL：20mg。

丁咯地尔
Buflomedil

【别名】甲氧吡丁苯，活脑灵，意速，步复迈，Fonzylane，Loftyl。

【药理作用】本品为扩血管药。主要抑制 α - 肾上腺素能受体，抑制血管收缩，有效增加脑部缺氧组织的血流量。通过抑制毛细血管前括约肌痉挛而改善大脑及四肢微循环血流，并具有较弱的非特异性钙离子拮抗作用。本品还具有抑制血小板聚集、改善红细胞变性，以及改善微循环、增加氧分压的作用。

【体内过程】经静脉输注后，广泛分布于组

织和体液，经肝脏代谢，清除半衰期约 3 小时。

【适应证】①用于周围血管疾病：雷诺综合征、血栓闭塞性脉管炎、血管性头疼（脑血管硬化或栓塞）、间歇性跛行等。②用于慢性脑血管供血不足症状：眩晕、耳鸣、智力减退、记忆力下降、注意力不集中、定向力障碍等。

【剂量与用法】本品使用有一定的危险性，必须考虑患者的肾功能情况。肾功能正常者：每天 450～600mg，至少分 2 次口服。每天最多不可超过 600mg。轻、中度肾功能不全者（30mL/min＜肌酐清除率＜80mL/min），用量必须减半，每次 150mg，早晚各 1 次服用。每天用量不得超过 300mg。缓释或控释制剂整片吞服，每日 1 次，每次 600mg。静脉缓慢滴注，每日 1 次，每次 100～200mg。粉针剂用 2mL 灭菌用水溶解，然后稀释于 250～500mL 葡萄糖注射液或生理盐水中静滴，或遵医嘱。

【不良反应】常见的不良反应有胃肠不适、头痛、头晕、嗜睡、失眠、皮肤潮红或瘙痒和肢体皮肤刺痛灼热等。罕有心悸、房颤、血清肌酐水平升高、尿量增加、月经量改变、高血压、鼻出血和银屑病的报道。过量使用或肾功能不全者会导致严重的神经和心血管不良反应。神经系统不良反应有痉挛、癫痫发作、肌阵挛等。心血管不良反应有心动过速，低血压，心律不齐等。

【注意事项】①对本品中任何成分过敏者、急性心肌梗死、心绞痛、甲状腺功能亢进症、阵发性心动过速者，脑出血及有出血倾向或近期有大量失血者、分娩后的产妇、严重动脉出血者及严重肾功能不全者（肌酐清除率＜30mL/min）禁用。使用本品有一定的危险性，不能超过最大使用量。孕妇（尤其是妊娠的前 3 个月内）、哺乳期妇女避免使用。正在服用降压药患者、肝肾功能不全者慎用，必须使用本品时应减少剂量或遵医嘱。使用前必须检查肌酐清除率，使用中要定期检查肾功能，正常者至少每年检查 1 次。肌酐清除率低于正常者、65 岁以上和体重不足 50kg

者至少每年检查 2 次。本品可引起头晕、嗜睡等症状，驾驶车辆及操作机械者不宜服用。本品的口服制剂与注射剂不应同时使用。②药物过量可迅速（约 15 分钟）出现神经系统症状（癫痫发作或癫痫持续状态），随后出现心血管症状（窦性心动过速、低血压、严重室性心律失常、传导阻滞，尤其是室性传导阻滞），患者可迅速发展至昏迷，甚至循环骤停。应紧急采取对症抢救措施，立刻给予辅助呼吸，并进行神经和心电图监护。

【药物相互作用】与降压药物合用时，可加重血压下降。

【制剂规格】片剂：150mg；300mg。缓释（控释）片剂：600mg。胶囊剂：150mg。注射剂：50mg；100mg；200mg。

法舒地尔
Fasudil

【别名】艾尼尔，依立卢，Eril。

【药理作用】本品可抑制血管平滑肌收缩最终阶段的肌球蛋白轻链磷酸化，使血管扩张并显示以下作用：静脉给药可缓解狗迟发性脑血管痉挛；早期连续给药后，可预防脑血管痉挛的发生，改善狗迟发性脑血管痉挛模型的大脑皮质血流，增加大鼠脑缺血模型缺血部位的脑局部血流量；部分增加大鼠脑缺血模型中脑局部葡萄糖利用率，抑制沙鼠脑缺血模型的迟发性神经细胞变性，抑制因钙离子及各种脑血管收缩药物引起的离体脑血管收缩。

【体内过程】健康成人单次 30 分钟静脉内持续给药 0.4mg/kg 时，血浆中原形药物浓度在给药结束时达最高值，其后迅速衰减。半衰期约为 16 分钟。给药后 24 小时内以原形及代谢物随尿排出，累积排泄率为给药量的 67%。

【适应证】改善及预防蛛网膜下腔出血术后的脑血管痉挛及所引起的脑缺血症状。

【剂量与用法】成人静脉滴注，每次 30mg，用 50～100mL 的电解质溶液或葡萄糖注射液稀释，每日 2～3 次，每次约 30 分钟。本品应在蛛网膜下腔出血术后的早期即开始应用，一般应用 2 周为宜。

【不良反应】主要不良反应有 AST（GOT）、ALT（GPT）、ALP、LDH 升高等肝功能异常，颅内出血，低血压。有时会出现消化道出血、肺出血、鼻出血、皮下出血等症。若出现异常，应立即停药并做适当处置。

【注意事项】①出血及可能发生颅内出血者、术中对出血的动脉瘤未能进行充分止血处置者及低血压者禁用。术前合并糖尿病、术中主干动脉有动脉硬化所见者、肾功能障碍、肝功能障碍、严重意识障碍、70 岁以上高龄、蛛网膜下腔出血合并重症脑血管障碍（烟雾病、巨大脑动脉瘤等）的患者慎用。儿童、孕妇及哺乳期妇女尚未确立用药的安全性，用药应权衡利弊。②本品仅用于静脉滴注。家兔脑池内给药后，有出现痉挛的报告，故不得向髓腔内给药。

【制剂规格】注射剂：2mL：30mg。

黄豆苷元
Daidzein

【别名】葛根黄豆苷元，葛根素，阜心泰。

【药理作用】本品有扩张冠状动脉、股动脉、脑动脉，增强脑血液量，加强四肢血液循环，降低血液黏度，降低血管阻力，减少心肌耗氧量，改善心功能，增强微循环，增加末梢血流量，改善血液流变学，降压，改善心律等作用。此外，对突发性耳聋、老年性痴呆有防治作用。本品具有类雌激素作用，可明显改善和消除女性更年期症状，防治骨质疏松症。长期服用，可明显推迟女性的绝经期，保持或增强性腺机能等作用。

【体内过程】本品自胃肠道吸收，8 小时达到最大血药浓度，半衰期约为 1.23 小时。

【适应证】适用于高血压及症状性高血压、冠心病心绞痛、心肌梗死、脑血栓、心律失常、眩晕症、突发性耳聋、妇女更年期综合征等治疗。

【剂量与用法】口服，每次 50mg，每日 3 次。或遵医嘱。

【不良反应】偶见恶心、腹胀、消化不良等胃肠道反应。

【注意事项】对本品过敏者禁用。有明显出血倾向者慎用。孕妇及哺乳期妇女用药时，应权衡利弊。

【制剂规格】片剂：25mg；50mg。胶囊剂：25mg。

脑苷肌肽
Cattle Encephalon Glycoside and Ignotin

【别名】凯洛欣，欧迪美。

【药理作用】本品具有神经修复与再生及神经保护、营养等作用，能促进受损中枢及周围神经组织的功能恢复。研究显示，本品所含的多种神经节苷脂可参与神经元细胞膜合成，促进神经干细胞分化、轴突生长和突触形成；可调节腺苷酸环化酶（AC）、ATP 酶、蛋白激酶等酶活性，维持有效的神经代谢，促进神经组织修复。本品具有神经保护作用，可保护神经细胞膜结构的完整，保持膜 $Na^+ - K^+ - ATP$ 酶、$Ca^{2+} - Mg^{2+} - ATP$ 酶活性，拮抗兴奋性氨基酸过度释放，抑制病理性脂质过氧化反应，减少自由基产生，从而减轻脑水肿和神经细胞损伤；具有营养作用，其所含的多肽、游离氨基酸等成分能够透过血 - 脑屏障，激活和促进神经细胞蛋白质合成，提供和补充神经代谢所需的特异性营养物质，促进脑神经新陈代谢，为生命活动及组织修复提供能量补充和营养支持。

【适应证】本品能促进心、脑组织的新陈代谢，参与脑组织神经元的生长、分化和再生过程，改善脑的血液循环和脑代谢功能，用于治疗心肌和脑部疾病引起的功能障碍。用于治疗脑卒中、老年性痴呆、新生儿缺氧缺血性脑病、颅脑损伤、脊髓损伤及其他原因引起的中枢神经损伤；治疗创伤性周围神经损伤、糖尿病周围神经病变、压迫性神经病变等周围神经损伤。

【剂量与用法】肌内注射，一次 2～4mL，一日 2 次或遵医嘱；静脉滴注，一次 10～20mL，加入 300mL 氯化钠注射液中或 5% 葡萄糖注射液中，缓慢滴注（每分钟 2mL）一日 1 次，两周为一疗程。

【不良反应】个别患者静滴 3～4 小时后出现发冷、体温略有升高、头晕、烦躁等症，调慢滴速或停药后症状消失。

【注意事项】①肾功能不全者慎用；②本品安瓿如有裂缝或颜色明显变浊、变黄时勿用；③当药品性状发生改变时禁止使用；④孕妇及哺乳期妇女慎用；⑤对本品过敏及患神经节苷脂累积病（如家族性黑蒙性痴呆）者禁用。

【药物相互作用】不宜与氨基酸输液同用。

【制剂规格】注射剂 2mL：6.4mg（多肽）；100μg（唾液酸）。

五、中枢兴奋药

胞二磷胆碱
Citicoline

【别名】胞磷胆碱。

【药理作用】本品为核苷衍生物，可提高脑干网状结构的作用，特别对上行性网状激活系统；能增强锥体系统的作用，改善运动麻痹；增加大脑耗氧量，促进大脑新陈代谢；增加脑血流量，改善大脑血流循环，使大脑功能恢复，促进苏醒。

【体内过程】注射给药 30 分钟后，血药浓度可降至注入的 1/3，1～2 小时达稳态。本品约 10% 在肝内分布，约 0.1% 进入脑内，3 小时内脑内药物浓度达峰，并可停留 24 小时不变。2 小时内大部分药品随尿液排出。

【适应证】主要用于急性颅脑外伤和脑手术后的意识障碍；慢性脑血管疾病、头部损伤引起的神经和精神紊乱（如偏瘫、失语、定向障碍等）。

【剂量与用法】静滴：每日 200～500mg，5～10 日为一疗程。肌注：每日 200mg。剂量可根据病情增加。

【不良反应】①脑内出血急性期，不宜使用大剂量。②偶见皮疹，有时失眠、头痛、恶心、食欲不振、一过性复视。

【注意事项】有癫痫及病史者、心肾功能不全者及低血压患者慎用。

【药物相互作用】本品用于治疗抗震颤麻痹时，避免与左旋多巴合用，以免引起肌僵直恶化。

【制剂规格】注射剂：2mL：200mg。

尼可刹米
Nikethamide

【别名】可拉明。

【药理作用】本品选择性地兴奋延髓呼吸中枢，也可作用于颈动脉体和主动脉体化学感受器，反射性地兴奋呼吸中枢，使呼吸加深加快。当呼吸处于抑制状态时，作用较明显，并能提高呼吸中枢对二氧化碳的敏感性，对大脑皮质、血管运动中枢和脊髓也有较弱兴奋性。

【体内过程】口服及注射均易吸收，作用短暂，1 次静注只能维持 5～10 分钟。通常注射给药。

【适应证】适用于中枢性呼吸及循环衰竭、麻醉药及其他中枢抑制药的中毒。对阿片类药物中毒的解救效力较戊四氮好，对吸入麻醉药中毒者次之，对巴比妥类药中毒的解救不如印防己毒及戊四氮。

【剂量与用法】皮下注射、肌内或静脉注射，每次 0.25～0.5g。极量：皮下、肌肉或静脉注射，每次 1.25g。

【不良反应】不良反应少见。常见面部刺激症、烦躁不安、抽搐、恶心、呕吐等。大剂量可引起血压升高、心悸、出汗、呕吐、震颤及肌僵直，应及时停药以防惊厥。

【注意事项】小儿高热不宜使用。

【药物相互作用】与中枢神经兴奋剂有协同作用，可引起惊厥。

【制剂规格】注射剂：1.5mL：0.375g；2mL：0.5g。

盐酸洛贝林
Lobeline Hydrochloride

【别名】山梗菜碱。

【药理作用】本品可刺激颈动脉体化学感受器而反射性兴奋呼吸中枢，使呼吸立即加深加快，但为时甚短，仅几分钟。

【适应证】用于新生儿窒息、一氧化碳引起的窒息、吸入麻醉剂及其他中枢抑制药（如阿片、巴比妥类）的中毒，以及肺炎、白喉等传染病引起的呼吸衰竭。

【剂量与用法】皮下注射或肌注，成人每次 3～10mg。极量：每次 20mg，每日 50mg；儿童每次 1～3mg。静注，成人每次 3mg，极量每日 20mg；儿童每次 0.3～3mg。必要时，每 30 分钟可重复 1 次。

【不良反应】有恶心、呕吐、呛咳、头痛、心悸等不良反应。

【注意事项】大剂量可引起心动过速、传导阻滞、呼吸抑制，甚至惊厥。静注须缓慢。

【制剂规格】注射剂：1mL：3mg；1mL：10mg。

吡拉西坦
Piracetam

【别名】脑复康。

【药理作用】本品为 γ－氨基丁酸的衍生物，可直接作用于大脑皮质，具有激活、保护及修复神经细胞的作用。

【体内过程】口服后 30～40 分钟达最大血药浓度，半衰期为 4～6 小时。进入血液后，易透过血－脑屏障到达脑和脑脊液，本品也易通过胎盘屏障。在体内不降解、不转化，直接由肾脏排泄。

【适应证】适用于老年精神衰退综合征、老年性痴呆、脑动脉硬化症、脑血管意外所致记忆及思维功能减退、一氧化碳中毒所致思维障碍、儿童智力下降治疗。

【剂量与用法】口服：每次 800～1200mg，每日 2～3 次，4～8 周为一疗程，小儿用量减半。肌注：每次 1g，每日 2～3 次。静注：每次 4～6g，每日 1 次。静滴：每次 4～8g，每日 1 次，用 5% 葡萄糖注射液或 0.9% 氯化钠注射液稀释至 250mL，老年及儿童用量减半。

【注意事项】①本品易透过血－脑屏障、胎盘屏障。在体内不降解、不被转化，直接由肾排泄。②个别患者有口干、食欲减退、荨麻疹及记忆思维减退等症，长期服用未见毒性。③孕妇、新生儿及肝肾功能不全者禁用。

【药物相互作用】本品与华法林联合应用时，可延长凝血酶原时间，诱导血小板聚集的抑制。在接受抗凝治疗同时服用本品的患者中，应特别注意凝血时间，防止出血，及时调整抗凝治疗药物的剂量和用法。

【制剂规格】片剂：400mg。胶囊剂：200mg。注射剂：5mL：1g；20mL：4g。

吡硫醇
Pyritinol

【别名】脑复新。

【药理作用】本品系维生素 B₆ 的衍生物，能增加脑内葡萄糖及氨基酸代谢，改善全身同化作用，使颈动脉血流量增加，改善脑血流量。能减少磷酸盐透过血－脑屏障而使钠的通透性增加，使葡萄糖易于透过血－脑屏障。

【体内过程】静脉注射 8～40 分钟后，血药浓度达高峰，在中枢神经系统内维持 1～6 小时，并在体内完全被代谢吸收。

【适应证】适用于治疗脑震荡综合征、器质性精神障碍、脑外伤后遗症、脑炎及脑膜炎后遗症等出现的头胀痛、头晕、失眠、记忆力减退、注意力不集中、情绪变化等症状的改善。亦用于脑动脉硬化症、老年性痴呆等。

【剂量与用法】口服：成人每次 100～200mg；糖浆剂 10～20mL，每日 3 次。小儿每次 50～100mg，每日 3 次。静滴：200～400mg，每日 1 次。

【不良反应】少数患者服药后出现皮疹、恶心等症，停药后可恢复。

【注意事项】孕妇慎用。

【制剂规格】注射剂：100mg；200mg。片剂：100mg；200mg。糖浆剂：1mL:10mg。

茴拉西坦
Aniracetam

【别名】阿尼西坦，三乐喜。

【药理作用】本品为脑功能改善药，有改善记忆障碍的作用，能透过血－脑屏障，选择性地作用于中枢神经系统，能对抗缺氧引起的记忆力减退。

【体内过程】本品口服吸收后，血中达峰时间为 20～40 分钟，半衰期为 22 分钟，主要分布在胃肠道、肾、肝、脑和血液。4 小时后的血药浓度已难测出。24 小时后，71%～85% 由尿中排出，4% 从粪便中排出。尿中主要代谢产物为 N－对甲氧基苯甲酰氨基丁酸和 5－羟基－2－吡咯烷酮。

【适应证】适用于脑血管病后精神行为障碍，可使生活能力提高，记忆力再现。

【剂量与用法】口服，每次 0.2g，每日 3 次，疗程 1～2 月。

【不良反应】偶见口干、嗜睡。

【注意事项】严重肝、肾功能障碍者，孕妇、哺乳期妇女慎用。

【制剂规格】胶囊（颗粒）剂：0.1g。

盐酸甲氯芬酯
Meclofenoxate Hydrochloride

【别名】氯酯醒，遗尿丁。

【药理作用】本品能加速脑细胞的氧化还原代谢过程，增加对糖类的利用，并能调节细胞代谢，对中枢抑制状态的患者有兴奋作用。

【适应证】本品用于外伤性昏迷、新生儿缺氧症、儿童遗尿症、意识障碍、老年性精神病、酒精中毒、某些中枢及周围神经症。

【剂量与用法】口服：成人每次 0.1～0.3g，每日 0.3～0.9g。儿童每次 0.05～0.1g，每日 3 次。肌注或静滴：成人每次 0.25g，每日 1～3 次，溶于 5% 葡萄糖注射液 250～500mL 中，供静脉滴注。新生儿可注入脐静脉，每次 60～100mg，每日 2 次。

【不良反应】偶见胃部不适、胃痛、恶心、呕吐、失眠、困倦等不良反应。

【注意事项】对本品过敏者及精神过度兴奋、锥体外系症状患者禁用。高血压患者慎用。

【制剂规格】胶囊剂：0.1g。注射剂：0.1g；0.25g。

哌甲酯
Methylphenidate

【别名】利他林，Ritalin。

【药理作用】本品为较温和的精神兴奋药。能兴奋中枢多种精神活动，可对抗抑郁症，作用比苯丙胺弱，不良反应亦较少。还可制止小儿易动、注意力不集中（作用机制尚不清楚）等表现。

【体内过程】本品口服经胃肠道吸收，一次服药可维持 4 小时左右，体内迅速代谢，经肾排泄，半衰期 30 分钟。

【适应证】适用于轻微脑功能失调（MBD）者。国内曾用于治疗 241 例患者，有效 223 例（92.53%）。

【剂量与用法】口服：成人一次 10mg，一日 20 ~ 30mg。儿童（6 岁以上）开始每次 5mg，每日 2 次，于早、午饭前服。以后根据疗效调整剂量，一周递增 5 ~ 10mg，每日总量不宜超过 60mg。

【不良反应】①不良反应与剂量有关。②常见不良反应为食欲减退，其他有口干、头晕、头痛、失眠、嗜睡、运动障碍、恶心呕吐、神经质、皮疹、心律失常、心悸、血常规异常等。罕见视物模糊、惊厥、精神病样思维改变。有些仅在服药初期出现，坚持服药后可自动消失。

【注意事项】①儿童长期用药应谨慎，6 岁以下儿童避免使用，曾有抑制生长发育的报道。如需长期使用时，应记录儿童生长发育状况，一旦出现异常应立即停药。②癫痫、高血压患者慎用。③青光眼、激动性忧郁或过度兴奋者禁用。④孕妇及哺乳期妇女禁用。

【药物相互作用】①本品与抗癫痫药、抗凝药，以及保泰松合用时，可使血药浓度升高，出现毒性反应。②本品与抗高血压药及利尿性抗高血压药合用时，效应减弱。③本品与抗 M – 胆碱药合用可增效。④本品与中枢兴奋药、肾上腺素受体激动药合用的作用相加，可诱发紧张、激动、失眠，甚至惊厥或心律失常。

【制剂规格】片剂：10mg。注射剂：1mL：20mg。

匹莫林
Pemoline

【别名】培脑灵，苯异妥英，Deltamine，Cylert。

【药理作用】本品为精神兴奋药，可消除抑郁症状，对大脑皮层、皮层下中枢及呼吸中枢有轻度兴奋作用。

【体内过程】口服后吸收快，约 0.5 小时起效，半衰期约 12 小时。本品主要在肝内代谢，约有 50% 以原形经肾排出。

【适应证】适用于治疗脑功能轻微失调（多动综合征）、轻度抑郁症、发作性睡病和遗传性过敏性皮炎等。

【剂量与用法】①遗传性过敏性皮炎：口服，每日 20mg，每 2 ~ 3 日递增至每日 20mg，最大量每日 80mg，每周连服 5 ~ 6 日，停用 1 ~ 2 日，共 2 周。②轻度脑功能失调：口服，每次 20mg，早晨服用，一般剂量不超过 60mg。

【不良反应】常见失眠、食欲减退、体重减轻，尚有眼球震颤和运动障碍；偶见头痛、头昏、恶心、胃痛、皮疹、嗜睡或烦躁不安、轻度抑郁等不良反应。

【注意事项】孕妇、哺乳期妇女和 6 岁以下小儿禁用；为避免产生耐药性，一周停服 1 ~ 2 日；肝肾功能不全者慎用。本品对肝、肾有明显损害，治疗前检查肝功能，治疗过程中应注意复查。

【药物相互作用】本品可降低惊厥发作阈值。若合用抗癫痫药时，需调整后者的剂量。

【制剂规格】片剂：20mg。

盐酸二甲弗林
Dimefline Hydrochloride

【别名】回苏灵。

【药理作用】本品对呼吸中枢兴奋作用较强，作用快，维持时间短，作用比尼可刹米强约 100 倍，苏醒率可高达 90% ~ 95%。

【体内过程】本品在体内作用快，可维持 2 ~ 3 小时。

【适应证】本品用于各种原因引起的中枢性

呼吸衰竭，也可用于麻醉药、催眠药所致的呼吸抑制，以及外伤、手术等引起的虚脱和休克。

【剂量与用法】口服，每次 8 ~ 16mg，每日 2 ~ 3 次。肌肉或静脉注射，每次 8mg。静脉滴注，每次 8 ~ 16mg，以氯化钠注射液或葡萄糖注射液稀释。重症患者可用至 16 ~ 32mg。

【不良反应】不良反应有恶心、呕吐、皮肤烧灼感等；剂量过大，可引起肌肉震颤、惊厥等；出现惊厥时，应用短效巴比妥类（如异戊巴比妥）急救。

【注意事项】静注速度必须缓慢，并随时注意病情；有惊厥病史、肝肾功能不全者及孕妇禁用。

【制剂规格】片剂：8mg。注射剂：2mL：8mg。

奥拉西坦
Oxiracetam

【别名】脑复智，欧兰同，羟氧吡醋胺，奥拉酰胺。

【药理作用】本品为脑代谢改善药，属于 γ-氨基丁酸的环形衍生物。有抗物理因素、化学因素所致的脑功能损伤作用，能改善由物理、化学因素所致的学习记忆障碍，对缺氧所致的逆行性健忘有改进作用，可以增强记忆力，提高学习能力。可改善老年性痴呆和记忆障碍患者的记忆和学习功能。研究结果提示，本品可促进磷酸胆碱和磷酸乙醇胺合成，并增强神经兴奋的传导，提高大脑 ATP/ADP 的比值，促进脑内代谢，使大脑中蛋白质和核酸的合成增加。

【体内过程】本品口服吸收迅速，达峰时间约 1 小时，血浆半衰期为 3.3 ~ 4.7 小时。本品极易透过血 - 脑脊液屏障，在脑脊液中的半衰期比血浆和其他组织要长。

【适应证】本品为促智药，临床适用于轻中度血管性痴呆、老年性痴呆、多梗塞痴呆、神经

官能症、脑外伤、脑炎等引起的大脑功能不全、记忆力障碍，特别是防治老年性痴呆疗效显著。

【剂量与用法】口服：每次 800mg，每日 2 ~ 3 次，重症每日 2 ~ 8g，分次服。静注或肌注：每次 1g。静脉滴注：每次 4.0g，每日 1 次，可酌情增减用量，使用前加入到 5% 葡萄糖注射液或 0.9% 氯化钠注射液 100 ~ 250mL 中，摇匀。对神经功能缺失的治疗，通常疗程为 2 周；对记忆与智能障碍的治疗，通常疗程为 3 周。

【不良反应】临床试验中尚未发现明显不良反应。据国外文献报道，偶见皮肤瘙痒、恶心、神经兴奋、头晕、头痛、睡眠紊乱，但症状较轻，停药后可自行恢复。

【注意事项】对本品过敏者禁用。肾功能不全者应降低剂量，慎用。

【制剂规格】片（胶囊）剂：0.4g。注射剂：5mL：1g。

多沙普仑
Doxapram

【别名】佳苏仑，吗啉吡咯酮，吗乙苯吡酮，二苯吗啉吡酮，Dopram。

【药理作用】本品能直接兴奋延髓呼吸中枢与血管运动中枢，使潮气量加大，呼吸频率增快，对二氧化碳的反应加强，增加心输出量。作用机制是通过颈动脉化学感受器兴奋呼吸中枢，其特点是作用快，维持时间短。

【体内过程】本品静注后立即生效，持续 5 ~ 12 分钟，代谢物经肾排泄。

【适应证】临床用于解救麻醉药、中枢抑制药引起的中枢抑制及术后催醒。

【剂量与用法】①中枢抑制催醒：静脉注射，每次 1 ~ 2mg/kg，必要时 5 分钟后重复一次。维持量在每 1 ~ 2 小时注射 1 ~ 2mg/kg，直到获效，总量不能超过每日 3000mg。②术后催醒：静脉注射，每次 0.5 ~ 1mg/kg，必要时 5 分钟后重复一

次，总量不能超过 2mg/kg；静脉滴注用量为 1mg/mL，在 5% 葡萄糖或生理盐水注射液中稀释滴注，开始滴速为 5mg/min，显效后可减少用量至 1～3mg/min，总量不超过 4mg/kg。③呼吸衰竭：静脉滴注，一次用量为 0.5～1mg/kg，临用前用葡萄糖氯化钠注射液稀释，直至获得疗效，一日总量不能超过 3000mg；静脉注射，一次用量为 0.5～1mg/kg，必要时 5 分钟后重复一次，1 小时用量不能超过 300mg。

【不良反应】①本品不良反应少见，但也有引起头痛、无力、恶心、呕吐、呼吸困难、腹泻及尿潴留等症。②剂量过大时，可引起心血管不良反应，如血压升高、心率加快，甚至出现心律失常、焦虑不安、震颤、谵妄、惊厥、反射亢进。可视病情给予对症治疗或支持疗法。

【注意事项】高血压、冠心病、脑水肿、甲状腺功能亢进症、嗜铬细胞瘤及癫痫患者禁用。孕妇及 12 岁以下儿童慎用。滴注过快时可引起溶血，应严格控制滴注速度。

【药物相互作用】①本品禁与碱性药合用。②应与拟交感胺、单胺氧化酶抑制剂（MAOI）谨慎合用，以免引起血压明显升高。③本品与咖啡因、哌甲酯等合用时，可能出现紧张、激动、失眠，甚至惊厥或心律失常。

【制剂规格】注射剂：1mL：20mg；5mL：100mg。

六、镇静催眠药

苯巴比妥
Phenobarbital

【别名】鲁米那。

【药理作用】本品可阻断脑干网状结构上行激活系统，使大脑皮层转入抑制，随剂量不同可出现镇静、催眠、抗惊厥等作用。本品脂溶性低，吸收缓慢，通过血-脑屏障也缓慢。

【体内过程】本品服后 0.5～1 小时起效，持续作用 6～12 小时，半衰期 24～96 小时。药物吸收后，脑组织内浓度最高，并能透过胎盘。65% 由肝脏代谢，27%～50% 以原形从尿中排出。

【适应证】①镇静：如焦虑不安、烦躁、甲状腺功能亢进、高血压、功能性恶心、小儿幽门痉挛等症。②催眠：偶尔用于顽固性失眠症。③抗惊厥：常用于对抗中枢兴奋药中毒及高热、破伤风、脑炎、脑出血等病引起的惊厥。④抗癫痫：用于癫痫大发作的防治，也可用于癫痫持续状态。⑤用于麻醉前给药。⑥与解热镇痛药联合应用，以增强其作用。⑦治疗新生儿脑核性黄疸。

【剂量与用法】口服：常用量，每次 0.015～0.15g，每日 0.03～0.2g。极量，每次 0.25g，每日 0.5g。皮下、肌内或缓慢静脉注射：常用量，每次 0.1～0.2g，每日 1～2 次。极量，每次 0.25g，每日 0.5g。①镇静、抗癫痫：每次 0.015～0.03g，每日 2～3 次。②催眠：每次 0.03～0.1g，睡前服 1 次。③抗惊厥：每日 0.09～0.18g，分 3 次服或晚间顿服。肌注其钠盐，每次 0.1～0.2g，必要时 4～6 小时后重复 1 次。④麻醉前给药：术前 0.5～1 小时肌注 0.1～0.2g。⑤癫痫持续状态：肌注，每次 0.1～0.2g。

【不良反应】①用药后常见头晕、困倦、嗜睡、恶心、呕吐、关节肌肉疼痛等后遗效应，久用可产生耐药性及依赖性。多次连用时，应警惕药物蓄积中毒。②多数患者可出现过敏反应，如皮疹、药热、剥脱性皮炎等。

【注意事项】①停药应逐渐减量，以免导致癫痫发作，甚至出现癫痫持续状态。②5～10 倍催眠量可引起中度中毒，10～15 倍量时则引起重度中毒，血浓度高于 80～100μg/mL 时则有生命危险。急性中毒症状为昏睡，进而呼吸浅表，通气量大减，最后因呼吸衰竭而致死亡。③对严重肺功能不全（肺气肿）、支气管哮喘及颅脑损伤性呼吸中枢受抑制者慎用或禁用；严重肝肾功能不全者、肝硬化者禁用。④中毒时的急救：口服未超过 3 小时者，可用大量温生理盐水或 1∶2000 的高锰酸钾溶液洗胃（注意防止液体流入气管内，以免引起吸入性肺炎），再以 10～15g 硫酸钠（禁用硫酸镁）导泻，并给碳酸氢钠或乳酸钠碱化尿液，减少药物在肾小管中的重吸收，加快药物排泄。亦可静滴甘露醇等利尿剂以增加尿量，加速药物排泄。由呼吸抑制所致的呼吸性酸中毒，可促进药物进入中枢，使中毒反应加重，因此要保证呼吸道通畅，必要时进行气管切开或气管插管以吸氧或人工呼吸。亦可适当给予中枢兴奋药。血压偏低时，可静滴葡萄糖氯化钠注射液或低分子右旋糖酐。

【药物相互作用】本品为肝药酶诱导剂，合用双香豆素、氢化可的松、地塞米松、睾酮、雌激素、孕激素、口服避孕药、氯丙嗪、氯霉素、脱氧土霉素、灰黄霉素、地高辛、洋地黄毒苷及苯妥英钠等药时，可使代谢加速，疗效降低；也可使体内活化的药物作用增强，如环磷酰胺等。

【制剂规格】片剂：0.01g；0.015g；0.03g；0.1g。注射剂：0.05g；0.1g；0.2g。

司可巴比妥钠
Secobarbital Sodium

【别名】速可眠。

【药理作用】本品与异戊巴比妥作用相同，其产生作用快，持续时间短，为短效巴比妥类催眠药。

【体内过程】服用本品 15～20 分钟后起效，维持时间短，约 3 小时。主要经肝脏代谢后经肾脏随尿排出，半衰期为 19～34 小时。

【适应证】本品主要用于难以入睡的患者，也用于紧张、焦虑不安、过度兴奋、麻醉前和手术前的镇静及脑电图检查的睡眠诱发试验等。

【剂量与用法】成人。催眠，睡前口服 50～200mg。镇静，每次 30～50mg，每日 3 次。麻醉前给药，每次 200～300mg，手术前 1 小时服用。

肌内注射：每次 100～200mg。

【不良反应】常见的不良反应有头晕、头痛、步态不稳。偶见或少见的不良反应有粒细胞减少、血小板减少、低血压、皮疹、幻觉。

【注意事项】肝功能严重减退者慎用。连续应用易产生耐药性，久用产生依赖性。

【制剂规格】片（胶囊）剂：100mg。注射剂：100mg。

异戊巴比妥钠
Amobarbital

【别名】阿米妥，Amylobarbitone，Amytal。

【药理作用】与苯巴比妥相似，但作用快，持续较短，属中效巴比妥类催眠药。

【体内过程】本品脂溶性较高，易透过血-脑屏障，故起效快。口服、肌注均易被吸收。

【适应证】适用于单纯性失眠及紧张、焦虑不安。有抗惊厥（小儿高热惊厥、破伤风惊厥、子痫、癫痫持续状态）作用，可用作麻醉前给药。

【剂量与用法】①催眠：口服 100～200mg 于睡前服用，每日极量 600mg。肌肉或静脉注射：一次 65～200mg，极量为每日 500mg。②抗惊厥：成人每次 300～500mg，小儿每次 3～5mg/kg，注射；极量一次 250mg，每日 500mg。临用时，以注射用水配成 5% 溶液，成人静注时的速度不超过 100mg/min，小儿不应超过 60mg/（m^2·min）。③镇静：每次 20～40mg，每日 2～3 次。

【不良反应】①常见的不良反应为精神不振、嗜睡；长期应用可能出现抑郁、淡漠、反应迟钝、易激惹、多动、攻击行为。②对儿童可影响智力发育，引起记忆力、注意力、学习能力的下降。③对骨髓有抑制作用，可引起巨细胞贫血。④久用致依赖性。突然停药可产生戒断症状，如焦虑不安、震颤、意识混乱，甚至加重发作，引起持续状态。

【注意事项】注射液宜现用现配，静注宜缓慢，给药过程中应注意观察患者的呼吸及肌肉松弛程度，以能抑制惊厥为宜。肝功能不全者禁用。

【药物相互作用】①与全麻药、单胺氧化酶抑制剂及中枢神经抑制药合用时，有相互协同作用。②与卡马西平合用时，可缩短药物的半衰期，降低血药浓度。③肝功能不全时，与苯妥英钠合用，可增强或降低苯妥英钠的效应，要注意定期监测血药浓度及调整用量。

【制剂规格】片剂：100mg。粉针剂：100mg；250mg。

佐匹克隆
Zopiclone

【别名】吡嗪哌酯，忆梦返，Immovane。

【药理作用】本品为环吡咯酮化合物，与苯二氮䓬类相似，可增强脑内 γ - 氨基丁酸的活性，具有镇静、催眠、抗焦虑、抗惊厥和肌肉松弛作用。患者服后入睡快，可延长睡眠时间，减少夜间觉醒次数。

【体内过程】本品在体内大部分被代谢，经肾排泄，半衰期为3.5~6小时。

【适应证】适用于各种原因引起的慢性失眠症，包括时间反差、手术前焦虑导致的失眠等。亦可用于抗焦虑和麻醉前给药。

【剂量与用法】口服：7.5mg睡前服，重症可增加7.5mg。老年患者，3.75mg。

【不良反应】不良反应常见口中有苦味或金属味、口干、宿醉、恶心、恶梦、焦虑与头痛等。

【注意事项】孕妇、哺乳期妇女禁用；心肺功能不全者禁用。重症肌无力、肝功能不全者慎用。严禁同时饮酒或饮含酒精的饮料。连续使用不宜超过4周。

【药物相互作用】本品与苯二氮䓬类等催眠药合用时，易致戒断症状。与中枢神经抑制药合用时，可增强镇静作用。与卡马西平合用时，可升高本品的血药浓度，而使卡马西平的血药浓度降低。

【制剂规格】片剂：7.5mg；15mg。

右佐匹克隆
Dexzopiclone

【别名】文飞。

【药理作用】本品为环吡咯烷酮，为非苯二氮䓬类镇静催眠药。作用于苯二氮䓬受体，但其结合方式不同于目前已知的苯二氮䓬类药物。本品作为催眠药的作用机制尚不清楚，但它的作用是可以肯定的，这种作用结果源于本品与 GABA 受体复合物的相互作用，或与苯二氮䓬受体靠近或变构地与苯二氮䓬受体相偶联。

【体内过程】本品可被快速吸收，约 1 小时达峰，半衰期约 6 小时。血浆蛋白结合率低，为52%~59%。

【适应证】用于治疗各种类型的失眠。

【剂量与用法】①本品应个体化给药，成年人推荐起始剂量为入睡前2mg。由于3mg可以更有效地延长睡眠时间，故推荐起始剂量增加到3mg。主诉入睡困难老年患者的推荐起始剂量为睡前1mg，必要时可增加到2mg。睡眠维持障碍的老年患者推荐剂量为入睡前2mg。②如高脂肪饮食后立即服用本品时，有可能引起药物吸收缓慢，导致本品对睡眠潜伏期的作用降低。③特殊人群：严重肝损伤患者应慎重使用本品，初始剂量为1mg。④合用 CYP 抑制剂：与 CYP3A4 强抑制剂合用时，本品初始剂量不应大于 1mg，必要时可增加至 2mg。

【注意事项】①服药时间：本品临睡前服用。服用镇静或催眠药物有可能产生短期记忆损伤、幻觉、协调障碍、眩晕和头晕眼花。②老年和（或）虚弱患者使用：老年患者和（或）虚弱患者使用镇静或催眠药物应考虑到重复使用或对药物敏感引起的运动损伤和（或）认知能力损伤。

对于此类患者的推荐起始剂量为1mg。③对本品及其成分过敏者、失代偿的呼吸功能不全者、重症肌无力、重症睡眠呼吸暂停综合征者禁用。④孕妇及哺乳期妇女用药：本品具有适当的亲脂性，容易进入大脑，其代谢物可部分通过胎盘屏障，同时乳汁中的浓度可能较高，故妊娠及哺乳期妇女慎用。⑤儿童用药：有关18岁以下儿童用药的安全性、有效性尚未确立，不推荐服用此药。

【制剂规格】片剂：3mg。

酒石酸唑吡坦
Zolpidem Tartrate

【别名】思诺思，Stilnox。

【药理作用】本品为咪唑并吡啶化合物，具有与苯二氮䓬类相似的镇静作用。半衰期约为2.4小时。能缩短入睡时间，增加睡眠时间，而对睡眠阶段无明显影响。据国外资料报道，本品唤醒了南非、英国的两个植物人，现正在进一步研究中。

【体内过程】口服易吸收，达峰时间0.5~3小时，在肝脏经细胞色素P450酶系代谢灭活，首过作用为35%，经肾脏和肠道排泄，半衰期为2~4小时。

【适应证】适用于偶发性、暂时性、慢性失眠症治疗。

【剂量与用法】睡前口服，成人，每次10mg。肝、肾功能受损及老年患者剂量减半，必要时老人可增至10mg。

【不良反应】有头痛、头昏、眩晕、嗜睡及异常睡眠行为等不良反应，亦有恶心、呕吐、腹泻等胃肠道反应。

【注意事项】利福平、苯妥英钠、卡马西平等肝酶诱导剂可减低本品作用。

【药物相互作用】妊娠、哺乳期妇女及15岁以下儿童禁用。只能短期使用，不宜超过1周。

【制剂规格】片剂：10mg。

扎来普隆
Zaleplon

【别名】曲宁，安维得。

【药理作用】本品为一种新型非苯二氮䓬类催眠药，可选择性作用于大脑边缘系统的W_1-受体，而对W_2-受体的亲和力较弱，因而对记忆和情绪的影响较弱。本品不损害认知和精神运动功能；起效快，入睡更容易，临床研究结果显示，能缩短入睡时间，但还未表明能增加睡眠时间和减少清醒次数；清除迅速，无宿醉效应；停药后反弹性失眠少。

【体内过程】本品吸收迅速，达峰时间约1小时，其绝对生物利用度约为30%，有明显的首过效应，半衰期约1小时。

【适应证】适用于各种类型的失眠症。

【剂量与用法】成人口服，每次5~10mg，睡前服用或入睡困难时服用。体重较轻者，推荐剂量为每次5mg。老年患者、糖尿病患者及轻、中度肝功能不全的患者，推荐剂量为每次5mg，每晚服1次，持续用药时间限制在7~10天。如果服用7~10天后，失眠仍未减轻，医生应对患者失眠的病因重新进行评估。

【不良反应】服用本品后，可能会出现轻微的头痛、嗜睡、眩晕、口干、出汗及厌食、腹痛、恶心呕吐、乏力、记忆困难、多梦、情绪低落、震颤、站立不稳、复视、精神错乱等不良反应。有时服用1小时左右会出现短期的记忆损伤，1小时左右有预期的镇静和精神运动损伤，剂量依赖性的反弹性失眠等。长期服用可能会产生依赖性。

【注意事项】①本品为国家特殊管理的第二类精神药品，必须严格遵守相关管理条例，严格在医生指导下使用。对本品过敏、严重肝肾功能不全、睡眠呼吸暂停综合征、重症肌无力、严重呼吸困难或胸部疾病等患者，以及儿童（18岁以下）、孕妇及哺乳期妇女禁用。有严重肝脏损伤患者不宜服用本品。有药物滥用史及抑郁症患者慎用。服用本品或其他安眠药期间禁止饮酒，驾驶汽车、操作机械等患者慎用，除非能保证4个小时以上的睡眠时间，否则不应服用本品。没有医生的指导，不随意增加本品用量。本品起效快，应在上床前立即服用，或上床后难以入睡时服用。停止服药后的第1或第2个晚上，可能入睡较困难。②药物过量有中枢神经系统抑制作用的表现，有轻微的瞌睡、昏睡及意识模糊等症状。严重的症状有共济失调、肌张力减退、低血压，有时昏迷直至死亡。治疗应按药物过量处理的一般原则进行，并保证支持和对症治疗。动物研究表明，氟马西尼可拮抗本品，但尚无临床的经验。

【药物相互作用】本品与作用于脑部的药物联合使用时，可能因协同作用而加重后遗作用，导致清晨仍嗜睡。这些药物包括：用于治疗精神性疾病的药物（如精神抑制、催眠、抗焦虑药、镇静、抗抑郁药），止痛药（如麻醉止痛药），抗癫痫、抗惊厥药，麻醉和用于治疗变态反应的药物（如镇静抗组胺药）。与丙咪嗪或硫利达嗪合用后，清醒程度降低，并有运动、精神、行为能力损伤。与酶诱导剂如利福平合用时，会使本品的药峰浓度和AUC降低4倍。

【制剂规格】片（胶囊）剂：5mg；10mg。

七、抗偏头痛药

利扎曲普坦
Rizatriptan

【别名】MaxaltTM，欧立停。

【药理作用】本品选择性地作用于5-羟色胺HT1B/1D受体亚型，而与其他5-HT$_1$受体亚型及其他受体的亲和力相对小得多；抑制硬脑膜血浆蛋白的外渗。本品激动偏头痛发作时扩张的脑外、颅内血管及三叉神经末梢上的5-HT$_1$B/1D，导致颅内血管收缩，抑制三叉神经疼痛通路中神经肽的释放和传递，发挥其治疗偏头痛作用。本品对中枢血管的选择性扩张作用相比外周血管高，不仅能迅速地缓解头痛，还能缓解畏光、惧声、恶心等症。

【体内过程】本品口服被完全吸收，其平均绝对生物利用度为45%。平均血浆达峰时间为1~1.5小时，半衰期为1.5~2.2小时，血浆消除率为797mL/min，且随剂量的加大而减少，表观分布容积为91~106L。本品通过与单胺氧化酶-A作用形成无活性的吲哚乙酸代谢物，51%以吲哚乙酸代谢物的形式排出，约14%以原形排泄。本品的82%由尿中排泄，只有少量经粪便排出。而肝功能中度损伤者的血浆浓度约增加30%。肾功能损伤者（肌酐清除率<2mL/min）如血透时，本品的AUC约比肾功能正常者大44%。

【适应证】适用于治疗偏头痛急性发作，以及急性伴有或不伴有先兆的成人偏头痛。

【剂量与用法】口服，每次5~10mg，两次给药之间至少应相隔2小时，24小时之内用量不能超过30mg。

【不良反应】本品有很好的耐受性，不良反应轻且时间短暂。主要的不良事件是虚弱、易疲劳、嗜睡和颈、咽、胸有疼痛或压迫感，以及眩晕、恶心和感觉异常等。甚者出现心脏意外，包括在使用5-HT1激动剂后出现死亡的报道。意外事件还有冠状动脉痉挛、短暂性心肌缺血、心肌梗死、室性心动过速及室颤。

【注意事项】①禁用于缺血性心脏病、局部缺血性心脏病、冠状动脉痉挛（包括Prinzmetal变异型狭心症或其他隐性心血管疾病等）的患者。②本品能升高血压，故不宜用于控制血压的高血压者。③禁用于半身不遂或基底部偏头痛患者。④对本品或任一活性成分过敏者禁用。⑤肾功能损害进行透析者禁用。⑥偏头痛一次性发作者对本品的首次剂量没有反应时，应在第二次给药前进行重新诊断。⑦本品的化学特性能与黑色素结合并有可能蓄积导致中毒，长期用药存在对眼睛影响的可能性，应注意监测。⑧年龄在 18 岁以下者不推荐使用本品，老年人、哺乳期妇女、孕妇慎用。

【药物相互作用】①由于普萘洛尔可使本品的血浆浓度增加 70%，故在服用普萘洛尔的同时调整本品剂量。②其他 5 - HT$_1$ 激动剂可以累积血管痉挛的作用，不推荐在 24 小时内联合服用本品和其他 5 - HT$_1$ 激动剂。③如果临床有正当理由准许本品与选择性 5 - 羟色胺再吸收抑制剂（SSRIs）合用时，应注意对患者进行密切观察。④在服用本品 24 小时内，不可同时服用麦角胺或麦角胺型药物（如双氢麦角胺、美西麦角）。⑤本品不能与单胺氧化酶（MAO）抑制剂、非选择性 MAO 抑制剂合用，防止本品血药浓度升高。

【制剂规格】有常规和速溶型两种片剂：每片含本品 5mg，10mg。

舒马普坦
Sumatriptan

【别名】舒马坦，舒马曲坦，磺马曲坦，英明格，Imigran。

【药理作用】本品为 5 - HT$_1$ 受体亚型选择性激动药。本品对血管 5 - HT$_2$ 受体亚型或 α_1 -，α_2 - 或 β - 肾上腺素能；D1 - D$_2$ - 毒蕈碱；或苯二氮䓬受体无亲和力或药理活性。本品可收缩头部动脉，还能减轻硬脑膜中的神经源性炎症，有助于治疗偏头痛。

【体内过程】本品口服后吸收迅速但不完全，有首过代谢。其绝对生物利用度 14%，约 2 小时后可达血药峰值。皮下注射后，达血药峰值时间为 25 分钟，生物利用度高达 96%。蛋白结合率为 14% ~ 21%，半衰期约为 2 小时。在肝内主要被 A 型单胺氧化酶广泛代谢，以失活的吲哚醋酸衍生物及其葡萄糖醛酸结合物随尿排出。部分随粪便排出，还有小量进入乳汁中。

【适应证】用于治疗偏头痛和丛集性头痛。

【剂量与用法】①起始口服 50mg，个别患者需用 100mg，分 2 ~ 3 次服用。肝功能不全者给予 50mg，一般在给药后 30 分钟见效，如果 1 次给药无效，就不再给服第 2 次。24 小时的最大用量可达 200mg。②鼻腔给药 15 分钟左右见效，24 小时内不应超过 40mg。③可采取患者自我皮下注射 6mg，一般在 10 ~ 15 分钟见效。如症状重现，至少在首次注射后 1 小时后再注射 6mg；24 小时内不超过 12mg。④治疗丛集性头痛采用皮下注射，剂量与偏头痛治疗相似。

【不良反应】①5 - HT$_1$ 受体激动药，最常见的不良反应有头晕、面红、无力、嗜睡、疲劳、皮下注射部位的局部疼痛。②可能发生恶心、呕吐、疼痛或刺痛、沉重、发热、压抑等现象。③出现过敏性皮疹，重者全身过敏。④个别患者出现脑血管症状，视力障碍。⑤给药后很快出现血压短暂性上升，偶见低血压、心动过缓或心动过速、心悸。⑥偶见肝功能受损，引起癫痫发作（主要是有癫痫病史者）。

【注意事项】①禁止静脉注射。②不适宜偏瘫性偏头痛患者。③服药期间禁止驾车及机械操作。④禁用于未控制高血压、缺血性心脏病、有心肌梗死和冠脉病变史者。⑤对本品过敏者禁用。⑥肝肾功能不全者，过去使用本品引起胸痛、胸部发紧者均慎用，儿童和老人不适用。⑦对磺胺过敏者，可能对本品过敏。

【药物相互作用】①本品和其他 5 - HT$_1$ 受体激动药不应合用麦角胺或有关的制剂，因其有增加血管痉挛的风险。②患者已经接受了麦角胺，在停用麦角胺后至少 24 小时才能使用本品或利扎曲普坦，至少 6 小时后才能使用佐米曲普坦。③与收缩血管药、升压药、单胺氧化酶抑制剂等合并使用时，可加强升压作用。④可避免发生 5 - 羟色胺综合征，但不可使用 5 - 羟色胺再摄取抑制剂。

【制剂规格】片剂：25mg，50mg。注射剂（粉）：6mg。

米格来宁

Antipyriine and Caffeine Citrate

【别名】安啡咖，安比咖。

【药理作用】本品为复方制剂，主要成分为安替比林和咖啡因。安替比林具有解热镇痛作用：镇痛作用主要是通过抑制前列腺素及其他能使痛觉敏感物质的合成而起作用；解热作用是通过下丘脑体温调节中枢，使散热过程加强（周围血管扩张、血流量加大加速以及出汗），而不是抑制产热过程。本品解热镇痛作用缓慢而持久，强度同阿司匹林，镇痛作用较弱，几乎无抗炎、抗风湿作用。由于安替比林毒性大，现已不单独使用，常制成复方制剂用于感冒、发热。咖啡因作用于大脑皮层，促使精神兴奋，提高对外界的感应性。咖啡因还有收缩脑血管，加强安替比林缓解头痛的效果。

【适应证】适用于偏头痛，也可用于其他头痛、神经痛、风湿痛、坐骨神经痛及发热引起的头晕目眩等治疗。

【剂量与用法】口服，每次 1 片，必要时不得超过 2 片，根据需要每日 1~3 次。

【注意事项】对本品过敏者禁用。当药品性状发生改变时，禁止使用。应预防虚脱，注意检查血象。

【制剂规格】片剂：每片含安替比林 270mg，咖啡因 27mg，枸橼酸 3mg。

双氢麦角胺

Dihydroergotamine

【别名】培磊新，赛格乐，甲磺酸氢麦角胺，甲磺酸二氢麦角胺，甲磺酸双氢麦角胺。

【药理作用】本品为 α - 受体阻断剂，能直接刺激多巴胺和 5 - 羟色胺受体，早期用于外周血管疾病。本品还具有促进和改善神经细胞能量代谢，激活突触传递，改善脑循环和心功能，具有降压作用。其作用机制可能是直接抑制细胞内磷酸二酯酶，抑制 cAMP 降解；抑制神经细胞的 $Na^+ - K^+ - ATP$ 酶和腺苷酸环化酶，使 ATP 被充分利用；改善细胞对葡萄糖的利用，阻断血管的 α - 受体和 5 - 羟色胺受体。

【体内过程】本品从胃肠道吸收迅速，在 0.6~1.3 小时内达平均峰值，吸收后首先通过肝脏代谢，进入体循环的药量低于 50%，从体内排泄的半衰期为 4~13 小时，血浆内原药平均半衰期为 2.6~5.1 小时。

【适应证】主要用于急性缺血性和出血性脑血管病、脑水肿；中风后遗症，如半身不遂、口角歪斜等；脑功能衰退症状，预防偏头痛和血管性头痛，并有中枢镇静作用。

【剂量与用法】口服：片剂，每次 1~3mg，每日 3 次；胶囊剂，每日 1 粒或 2 粒（早晚各 1 粒），餐时顿服。静脉注射：每次 1~2mg，每日 1~2 次。肌内注射：每次 1mg，每日 2 次。

【不良反应】本品可引起胃部不适、恶心呕吐、食欲不振、腹胀、腹泻等胃肠道反应，但很快消失。个别患者出现烦躁不安、意识模糊程度加重、持续性窦性心动过缓、皮疹、直立性低血压等。

【注意事项】对本品过敏及急、慢性精神患者禁用。

【药物相互作用】本品与肾上腺素、去甲肾上腺素、可卡因、利多卡因、氯雷他定合用，有协同作用，可使血压骤升。

【制剂规格】片剂：1mg。胶囊剂：2.5mg；5mg。缓释胶囊剂：5mg。注射剂：1mL：1mg。

八、抗老年痴呆症药

重酒石酸卡巴拉汀

Rivastigmine Hydrogen Tartrate

【别名】艾斯能，利凡斯的明，利斯的明。

【药理作用】本品是一种氨基甲酸类选择性抑制剂，通过可逆性抑制乙酰胆碱酯酶，从而阻止乙酰胆碱的降解，促进胆碱能神经传导，增强脑皮质和海马等部位的乙酰胆碱效应。此外，本品可以改善阿尔茨海默病（AD）患者胆碱能介导的认知功能障碍，如注意力、学习能力、记忆力及其他认知功能障碍。

【体内过程】本品吸收迅速完全，约 1 小时达血浆峰浓度，服用 3mg 的绝对生物利用度约 36%。本品与食物同服时，可使其 Tmax 延长 90 分钟，使其 Cmax 降低、AUC 增加近 30%。本品与血浆蛋白结合力较弱（约 40%），易通过血 – 脑屏障，体表分布容积为 1.8 ~ 2.7L/kg。本品主要通过胆碱酯酶介导的水解作用迅速、广泛地代谢（血浆半衰期约 1 小时）。代谢物仅有微弱的胆碱酯酶抑制作用（< 10%）。大部分细胞色素 P450 同工酶很少参与本品代谢。本品主要以代谢物形式通过肾脏排泄，仅有 < 1% 的药物经粪便排泄。AD 患者体内未见本品及其代谢物蓄积。

【适应证】治疗轻、中度阿尔茨海默型病。

【剂量与用法】首服剂量：每次 1.5mg，每日 2 次。以后可以递增，如患者服用至少 4 周以后对此剂量耐受良好，剂量可增至 3mg，每日 2 次；当患者继续服用至少 4 周以后，对此剂量依然耐受良好，剂量可逐渐增加至 4.5mg，甚至 6mg，每日 2 次。倘若治疗中出现恶心、呕吐、腹痛或食欲减退、体重下降等不良反应时，应将每日剂量减至患者能够耐受的剂量为止。维持剂量：每次 1.5 ~ 6mg，每日 2 次。获得最佳疗效者应维持其最高的、耐受性好的剂量。最高剂量不宜超过 6mg，每日 2 次。肾或肝功能减退者不必调整服药剂量。

【不良反应】本品可以出现轻至中度的不良反应，通常不予处理即可自行消失。不良反应发生的频率及程度常随服药剂量的递增而增多或加重。常见的有中枢和周围神经系统，如眩晕、头痛、困倦；胃肠道系统，如恶心、呕吐、腹泻、食欲减退、消化不良，以及精神异常、激动、失眠等症。

【注意事项】已知对本品或其他氨基甲酸衍生物或剂型成分过敏者禁用。对病窦综合征或伴严重心律失常、溃疡病、呼吸系统疾病病史或正在发病的患者应慎用。拟胆碱药可以加重尿道梗阻和痉挛，对此类患者应慎用；孕妇及哺乳期妇女慎用。

【药物相互作用】①抗胆碱类药物能干扰本品活性，故不宜合用；②其他类型的胆碱酯酶抑制剂，如石杉碱甲、拟胆碱药和本品有协同作用。

【制剂规格】胶囊剂：1.5mg；3mg；4.5mg；6mg。透皮贴片：5mg；10mg。

美金刚

Memantine

【别名】盐酸美金刚，二甲金刚胺，Memantine Hydrochloride，Memantinum，Akatinol，DMAA。

【药理作用】本品可促进多巴胺释放，直接激动多巴胺受体，用于震颤麻痹综合征。具有谷氨酸能神经递质功能障碍，尤其是 N – 甲基 – D 天冬氨酸（NMDA）受体功能损害时；可出现神经退行性痴呆的临床症状。本品是一种电压依赖性、中等程度亲和力的非竞争性 NMDA 受体拮抗剂。它可以阻断谷氨酸浓度升高导致的神经元损伤，故对阿尔茨海默症的治疗有神经保护作用。

【体内过程】本品绝对生物利用度约为 100%，达峰时间为 3 ~ 8 小时，食物不影响本品的吸收。在 10 ~ 40mg 剂量范围内的药代动力学呈线性，血浆蛋白结合率为 45%，约 80% 以原形存在。代谢产物为 N – 3，5 – 二甲基 – 葡萄糖醛酸苷、4 – 羟基美金刚和 6 – 羟基美金刚的同质异构体混合物，以及 1 – 亚硝基 – 3，5 – 二甲基 – 金刚烷胺。代谢产物都不具有 NMDA 拮抗活性。99% 以上经肾脏排泄，半衰期为 60 ~ 100 小时。药代动力学或药效学关系：本品每日 20mg 时，脑脊液（CSF）中的本品浓度达到其 Ki 值（Ki =

抑制常数），即在人体的额叶皮层为 0.5μmol。

【适应证】用于震颤麻痹综合征和改善中度至重度阿尔茨海默型痴呆认知行为和症状。

【剂量与用法】成人和14岁以上患者：每日最大剂量20mg，在治疗的前3周应按每周递增5mg的方法逐渐达到维持剂量，具体如下：治疗第1周的剂量为每日5mg（半片，晨服），第2周每天10mg（每次半片，每日2次），第3周每天15mg（早上服1片，下午服半片），第4周开始以后服用推荐的维持剂量每天20mg（每次1片，每日2次）。14岁以下儿童，日维持量为0.5～1.0mg/kg。可以口服，亦可注射。可空腹服用，也可随食物同服。

【不良反应】本品常见的不良反应（发生率低于2%）有幻觉、意识混沌、头晕、头痛和疲倦。少见者（发生率为0.1%～1%）有焦虑、肌张力增高、呕吐、膀胱炎和性欲增加。根据自发的癫痫发作报告，多发生在有惊厥病史的患者。

【注意事项】①本品服后可出现轻微眩晕、不安、头重、口干等症。同时饮酒则不良反应加重。②肝功不良、意识紊乱者，以及孕妇、哺乳期妇女禁用。③肾功能不良时应减量。④操作机器等行为可能受影响。

【药物相互作用】①其他NMDA拮抗剂、左旋多巴、多巴胺受体激动剂和抗胆碱能药物与本品合用时，作用可能增强，与巴比妥类和神经阻滞剂合用时，作用可能减弱。与抗痉挛药物（如丹曲洛林或巴氯芬）合用时，可以改变这些药物的作用，需要剂量调整。②本品与金刚烷胺在化学结构上都是NMDA拮抗剂，应避免合用。同理，也不应与氯胺酮或右美沙芬合用。③西咪替丁、雷尼替丁、普鲁卡因酰胺、奎尼丁、奎宁，以及尼古丁与美金刚合用时，可能导致血浆水平升高。④本品与双氢克尿噻合用时，有可能使双氢克尿噻的血清水平降低。

【制剂规格】片剂：10mg。注射剂：2mL：10mg。滴剂：10mg。

石杉碱甲

Huperzine A

【别名】福定碱，哈伯因。

【药理作用】本品系由石杉科植物千层塔中提取的一种生物碱，是一强效的胆碱酯酶可逆性抑制剂，其作用特点与新斯的明相似，但作用维持时间比后者为长。①动物实验表明，本品对真性胆碱酯酶具有选择性的抑制，抑制强度是假性胆碱酯酶的数千倍，抑制方式为竞争性和非竞争性的混合型抑制，与单纯竞争性抑制剂有显著不同；易通过血-脑屏障进入中枢，兼有中枢及外周治疗作用；有效时间长，胃肠道吸收良好，安全指数大，稳定性好。对乙酰胆碱酯酶（AChE）的抑制强度进行了不同药物间的效价比较，结果为：本品 > 毒扁豆碱 > 新斯的明 > 石杉碱乙 > 加兰他敏。本品加强间接电刺激神经引起的肌肉收缩作用，以及增强大鼠的记忆功能的作用均强于毒扁豆碱，但毒性低于毒扁豆碱，作用时间长。②急性毒性试验，小鼠腹腔注射的 LD_{50} 为 1.8mg/kg。亚急性毒性试验，给予相当于临床剂量的45倍，6个月后，无明显毒副反应，也未见致畸、诱变作用。

【体内过程】大鼠腹腔注射或口服后，肾、肝含量最高，其次是肺、脾、肾上腺、心和脑。24小时后，各脏器内含量已接近微量，少量药物可以经胎盘进入胎儿。本品主要通过肾脏排出，24小时排出给药的73.6%。

【适应证】本品适用于良性记忆障碍、脑血管疾病、脑创伤、器质性精神障碍、外周血管阻塞性疾病、糖尿病神经病变、急慢性跟腱疼痛、运动性肌肉创伤。

【剂量与用法】口服：每次0.1～0.2mg，每日2次，最多不超过每日0.45mg，1～2月为一个疗程，或遵医嘱。肌内注射，每次0.2～0.4mg。每日1～2次。

【不良反应】少数患者给药后见耳鸣、头晕、肌束颤动、出汗、腹痛等，个别患者有瞳孔缩小、呕吐、大便增加、视力模糊、心率改变、流涎、嗜睡等不良反应。上述不良反应的出现率，除恶心外，均较新斯的明为低，且均可自行消失。严重者，可用阿托品对抗。

【注意事项】本品禁用于心绞痛、支气管哮喘、机械性肠梗阻患者；慎用于妊娠妇女。

【制剂规格】片剂：0.05mg。注射剂：1mL：0.2mg。

银杏叶提取物
Extract of Ginkgo Biloba Leaves

【别名】金纳多。

【药理作用】本品能促进儿茶酚胺释放，延缓其降解；刺激前列环素，促使内皮舒张因子的产生，从而扩张动脉和静脉，特别能扩张脑血管和改善微循环，促进心脑组织代谢；可与血小板活化因子（PAF）的膜受体结合，拮抗 PAF，降低血小板聚集，降低血液黏度，改善血流动力学，清除机体过多自由基，抑制细胞膜脂质过氧化，减少自由基对人体造成血管栓塞、血管硬化和炎症等不良反应。

【体内过程】口服，胃肠吸收较好。所含黄酮 1.5 ~ 3 小时血药浓度达峰，半衰期 2 ~ 4 小时，银杏内酯 1 ~ 2 小时血药浓度达峰，半衰期 4 ~ 6 小时。白果内酯 1 ~ 2 小时血药浓度达峰，半衰期为 3 小时，主要以原形从尿中排除，也有少量随粪便消除。

【适应证】适用于脑部机能不全，脑供血不足及其引起的头昏、头痛等症，老年痴呆症、脑卒中、记忆减退等。耳、鼻部流血和神经障碍、耳鸣、眩晕、听力减退，糖尿病引起的视网膜病变及神经障碍、老年黄斑变性、视力模糊等，亦可用于动脉硬化型高血压引起冠脉供血不足的心绞痛、心肌梗死。

【剂量与用法】国内外产品主成分配比不尽相同，剂量也不一致，故应按说明书使用药物。口服，通常成人每次 1 ~ 2 片，每日 3 次。金纳多片，每次 1 ~ 2 片，每日 2 ~ 3 次。静滴：1 ~ 2 支，溶入 250 ~ 500mL 输液中，每日 1 ~ 2 次。

【不良反应】人体对其耐受性较好，不良反应甚微，偶见胃肠不适或有过敏、头痛等症状发生，通常无需特殊处理，可自行消除。

【注意事项】①对银杏、本品过敏者禁用。②妊娠期、哺乳期妇女、心衰患者不建议使用。③本品不影响糖代谢，故糖尿病患者适用。

【药物相互作用】银杏叶提取物注射液应避免与小牛血提取物制剂混合使用。

【制剂规格】①片剂：金纳多，每片含银杏叶提取物 40mg（其中银杏黄铜苷 9.6mg，萜类内酯 2.4mg）；普通片剂，每片 40mg。②注射剂：金纳多每支 5mL（含银杏叶提取物 17.5mg）；舒血宁每支 2mL（含总黄酮苷 1.68mg，银杏内酯 A 0.12mg）；舒血宁每支 5mL（含总黄醇苷 4.2mg，银杏内酯 A 0.30mg）。

多奈哌齐
Donepezil

【别名】安理申。

【药理作用】本品对乙酰胆碱酯酶（AChE）的亲和力比对丁酰胆碱酯酶（BchE）强，它能明显抑制脑组织中的 AChE，使突出间隙乙酰胆碱降低减缓，提高了 ACh 含量，而改善阿尔茨海默型痴呆症。本品可能对胸部组织（横纹肌）有作用，但对心脏（心肌）或小肠（平滑肌）无作用；对中枢神经毒性比他克林小。

【体内过程】口服本品 3 ~ 4 小时后达血浆峰浓度，半衰期较长，约 70 小时，多次每日单剂量给药后的 3 周内达稳态。稳态后，血浆浓度、相应的药效学活性在一天中变化很小。饮食对本品的吸收无影响。约 95% 与人血浆蛋白结合。本品代谢物从肾排泄，少量以原形由尿排泄，性别、年龄、种族和吸烟史对血浆盐酸多奈哌齐浓度的影响无显著差异。

【适应证】用于轻、中度阿尔茨海默型痴呆症。

【剂量与用法】每次 2.5 ~ 5mg，每日 1 次，睡前服用，至少维持 1 个月，做出临床评估后，可以将剂量增加到每次 10mg，每日 1 次，睡前服用，3 ~ 6 个月为一个疗程。

【不良反应】最常见的是腹泻、恶心和失眠，通常是轻微和短暂的，无需停药，在 1 ~ 2 日内可缓解。罕见的有心绞痛、窦房和房室传导阻滞、心动过缓、消化道溃疡、胃肠出血等。

【注意事项】①对本品或哌啶衍生物高度敏感的患者禁用。②对心脏疾患、哮喘或阻塞性肺部疾病患者，消化道疾患和癫痫患者应慎用。③妊娠和哺乳期妇女慎用。④用药后出现无法解释的肝功能损害和神经系统症状者，应减少剂量或停药。

【药物相互作用】①盐酸多奈哌齐的 95% 与血浆蛋白相结合，但它与血浆蛋白高度结合的其他药物如呋塞米、华法林或地高辛并不互相取代。亦不影响茶碱、西米替丁、华法林或地高辛的清除。②与抗胆碱药有拮抗作用，而与拟胆碱药和其他胆碱酯酶抑制剂有协同作用。③与细胞色素 P450 酶系的诱导剂同用，能减低本品血药浓度，但与 CYP3A4、CYP2D6 抑制剂合用则会增加血药浓度，故均应调整剂量。

【制剂规格】片剂：2.5mg；5mg；10mg。胶囊剂：5mg。

九、其他

甘露醇
Mannitol

【别名】己六醇。

【药理作用】本品经肾小管滤过，几乎不被肾小管再吸收，通过高渗作用，使水和电解质经肾脏排出，达到脱水和利尿效果。本品不能透过血 - 脑和血 - 眼屏障，静注后，由于血浆渗透压升高，使组织细胞内水分向血浆转移，从而减少脑脊液和房水，降低颅内压及眼内压。

【体内过程】静脉注入 20 ~ 30 分钟后显效，颅内压下降。达峰时间为 2 ~ 3 小时，持续时间为 3 ~ 4 小时。降眼压 0.5 ~ 1 小时，作用显著，维持 4 ~ 6 小时。本品可降低颅内压43% ~ 66%，小部分经肝代谢，大部分以原形由尿排出。能扩张肾血管，使肾血流量增加，减轻肾脏内缺血、缺氧引起的水肿，可预防和治疗早期肾衰竭。本品口服不吸收，主要分布于细胞外液，在体内几乎不被代谢。

【适应证】适用于治疗脑水肿及青光眼。早期预防和治疗肾衰竭，亦可用于腹水及大面积烧伤引起的水肿。

【剂量与用法】①治疗脑水肿：成人用 20% 溶液 250 ~ 500mL，20 ~ 30 分钟内静滴，每 4 ~ 6 小时重复 1 次；小儿每次 1g/kg。②预防急性肾衰竭：若 2 小时内无利尿作用时，应考虑改用其他疗法。③用于肠道准备：手术前 4 ~ 8 小时服用 10% 溶液 1000mL，至 30 分钟内服完。

【不良反应】①注入过快，血容量骤增，使血压上升而发生一过性头痛、眩晕、视物模糊。②长期使用可致电解质紊乱。

【注意事项】①本品在气温较低时常析出结晶。②心功能不全因脱水而尿少的患者慎用。③静脉注入勿漏出血管外，漏出量较多时可引起组织坏死。④有学者认为，活动性脑出血除在手术中，其他均不宜应用，考虑脑实质大量脱水，可能造成对血管牵拉而影响止血。

【药物相互作用】与利尿药或碳酸酐酶抑制剂合用时，可增加利尿和降眼压作用，应注意调整用量。

【制剂规格】注射剂：250mL；50g。

甘油果糖

Glycerol Fructose

【别名】固利压，布瑞得。

【药理作用】本品为甘油和果糖制成的复方制剂。它通过高渗透性脱水产生直接的药理作用，并能利用甘油代谢生成的能量进入脑内，使代谢改善，形成间接作用。两者作用可迅速降低颅内压和眼内压，消除脑水肿，增加脑血流量，使缺血部位有明显的改善。本品可增加脑耗氧量，改善脑组织代谢，且对尿量影响小，从而减轻肾脏负担，对体内电解质平衡无不良影响。

【体内过程】本品注射后，可随血液进入全身组织，2~3小时达到平衡。进入脑组织及脑脊液较慢，消除也慢。大部分代谢为 CO_2 及水，并排出体外。

【适应证】适用于治疗颅内压升高、脑水肿、脑血栓、脑栓塞、脑外伤、脑内出血、脑病、蛛网膜下腔出血、脑脊髓膜炎等疾患，并可用于降低眼压。

【剂量与用法】静滴：成人每次200~500mL，每日1~2次，每次需2.5~3小时滴完。静滴过快，可发生溶血、血红蛋白尿，疗程1~2周。剂量可视年龄、症状调整。

【不良反应】偶可出现溶血反应、血色素尿和血尿，偶而引起头痛、恶心、口渴及少见的疲劳感。

【注意事项】遗传性果糖耐受不良症患者禁用。有心脏、循环系统、肾功能障碍、尿崩症和糖尿病患者慎用。急性硬膜下、硬膜外血肿出血未停止者慎用，应在止血后再用。必须限制食盐摄入量的患者在用药时要慎重，因本品含氯化钠。

【制剂规格】注射剂：250mL；500mL（每毫升中含甘油100mg，果糖50mg，氯化钠9mg）。

巴氯芬

Baclofen

【药理作用】本品为 γ-氨基丁酸（GABA）的衍生物，系作用于脊髓的骨骼肌松弛剂。其作用机制为抑制单突触和多突触传递，可能是通过刺激 GABA 受体而抑制兴奋性氨基酸的释放。

【体内过程】本品口服后，吸收迅速而完全，单剂量口服 10mg、20mg 和 30mg 的 0.5~1.5 小时后，其血浆峰浓度分别为 $180\mu g/L$、$340\mu g/L$ 和 $650\mu g/L$，相应血药浓度曲线下面积（AUC）与剂量成比例增加，它的分布容积为 0.7L/kg，半衰期平均为 3~4 小时，其血浆蛋白结合率约为 30%。本品大部分以原形排出，在 72 小时内摄入量的 75% 经肾脏排出，其余部分从粪便排出。

【适应证】临床用于治疗多发性硬化所致的骨骼肌痉挛，脊髓外伤后的骨骼肌痉挛，大脑性瘫痪及脑血管病后遗症引起的肌张力增高。

【剂量与用法】口服。成人：第1~3天，每次5mg，每日3次，以后每隔3日增服5mg，直到合适剂量。一般为每日30~70mg，最高不超过每日80mg，停药前应逐渐减量。儿童：1~2岁及以下者，每日10~20mg；2~10岁者，每日30~60mg，分四次服用。

【不良反应】开始时可见白天嗜睡、眩晕，偶见恶心、呕吐、腹泻、头痛、头晕、无力、虚脱、精神错乱。特别是老年人可产生欣快感或抑郁症、神志障碍、幻觉等。

【注意事项】本品对锥体外系疾病引起的肌张力增高无效。妊娠头3个月者禁用。消化性溃疡或有该病史者禁用。肝、肾功能不良者慎用。癫痫或有抽搐发作者慎用。本品有降压作用，服降压药者应慎用。长期使用而突然停药后，可发生焦虑、意识错乱、幻觉，并可出现反跳现象，使痉挛状态一过性加重，故停药前应逐渐减量。12 岁以下的儿童对本品的安全性尚未确定。

【药物相互作用】本品与其他中枢抑制剂或乙醇合用时，可增强镇静作用；与三环类抗抑郁剂合用时，可加强本品作用，引起明显的肌张力过低；与降压药合用时，使降压作用加强，降压药的剂量应适当调整；帕金森病患者同时接受本品和卡比多巴左旋多巴治疗时，有引起精神错乱、幻想和激动不安报道。

【制剂规格】片剂：10mg；25mg。

谷维素
Oryzanol

【别名】谷维醇。

【药理作用】本品能改善植物神经功能失调、内分泌平衡障碍、精神神经失调等症状。

【适应证】适用于周期性精神病和各种神经官能症的治疗。

【剂量与用法】口服，每次10mg，每日3次，必要时可用至每日60mg。

【不良反应】偶有胃不适、恶心、呕吐、口干、皮疹、乳房肿胀、脱发等不良反应。

【制剂规格】片剂：10mg。

盐酸乙哌立松
Eperisone Hydrochloride

【别名】妙纳，艾派瑞松。

【药理作用】本品治疗肌张力过高症状，因其作用于中枢神经系统而松弛骨骼肌，并能直接松弛血管平滑肌。主要对脊髓反射和γ-运动神经元产生作用，有效地抑制脊髓反射和肌肉的敏感性，同时可以增加血液循环和抑制疼痛反射。本品是具有多点作用的肌肉松弛剂，即作用于肌强直的恶性循环（肌张力过高→供血不足→疼痛→肌张力进一步增高）而缓解肌张力过高症状的药物。本品的特点在于同时松弛高张力的肌肉，改善血液循环和减轻所伴随的疼痛。

【体内过程】本品口服后，几乎全部由消化道吸收，健康成人一次口服150mg后1.6~1.9小时，血浆浓度为7.5~7.9ng/mL，半衰期为1.6~1.8小时；大鼠投药30分钟后，在脑、脊髓、坐骨神经及肌肉中的分布几乎与血液中的分布相同，43%排至胆汁中，进入肝肠循环，大部分在24小时内以非活性羧酸型代谢物排出体外，77%由尿排出，21%从粪便排出。

【适应证】本品可改善以下疾病所致的痉挛性瘫痪症状：脑血管疾病、强直性脊髓瘫痪、颈椎病、手术后遗症（包括脑脊髓肿瘤）、外伤后遗症（脊髓外伤、头部外伤）、肌萎缩性侧索硬化、脑性瘫痪、脊髓小脑退行性病变、脊髓血管病变和其他脑脊髓疾病。改善以下疾病所致的肌张力过高症状：颈肩综合征、肩关节周围炎和腰背痛。

【剂量与用法】口服，成人每次1片，每日3次，饭后服用，按年龄、症状酌情增减。

【不良反应】可能出现以下不良反应：肝肾功能异常、红细胞或血红蛋白异常、皮疹、失眠、头痛、嗜睡、肢体僵直、麻木和震颤；头昏或乏力；恶心、呕吐、厌食、口干、便秘、腹泻、腹痛、腹胀感和软便等胃肠道反应及无尿、夜间尿失禁、残尿感等泌尿系统症状。偶见潮红和盗汗。

【注意事项】①应定期检查肝肾功能、血常规，发现异常立即停药。肝病患者慎用本品。②用药期间，患者一旦出现乏力、头昏或嗜睡症状则立即停药或减量，并且禁止驾驶或操作机械。③目前尚未肯定妊娠期使用的安全性，所以妊娠妇女使用本品仅限于疗效大于潜在危险的情况。哺乳期妇女若必需服用时，应停止哺乳。目前尚未确定本品在儿童中使用的安全性。

【制剂规格】片剂：50mg。

天麻素
Gastrodin

【别名】天麻苷，天眩清，丹彤，曲络彤。

【药理作用】本品为天麻的主要有效成分，现已人工合成。实验表明，天麻素可恢复大脑皮质兴奋与抑制过程的平衡失调，产生镇静、安眠和镇痛等中枢抑制作用。对某些化学物质诱导的神经损伤有较强的保护作用，可显著降低神经细胞的死亡率。本品还有增加心脑血流量、缓解脑血管痉挛、改善心肌微循环、清除过多的自由基、增强小鼠非特异性免疫中的细胞免疫与体液免疫等作用。

【体内过程】注射给药后，血药浓度高低与镇静作用时间一致，半衰期为 4.44 小时。

【适应证】适用于神经衰弱、神经衰弱综合征及血管神经性头痛等症（如偏头痛、三叉神经痛、枕骨大神经痛等）。亦可用于脑外伤性综合征、梅尼埃综合征、药性眩晕、外伤性眩晕、突发性耳聋、前庭神经元炎、椎－基底动脉供血不足等。

【剂量与用法】口服：每次 25～50mg，每日 3 次。肌内注射，每次 200mg，每日 1～2 次。器质性疾病可适当增加剂量，或遵医嘱。静脉滴注：每次 600mg，每日 1 次，用 5% 葡萄糖注射液或 0.9% 氯化钠注射液 250～500mL 稀释后使用。

【不良反应】少数患者出现口鼻干燥、头昏、胃不适等不良反应，但不影响患者接受用药，也无需特殊处理。

【注意事项】①对本品中任何成分过敏者禁用。使用本品期间出现任何不良反应时，请咨询医生。②孕妇及哺乳期妇女用药尚不明确，应权衡利弊。③目前上市的天麻素注射制剂包括冻干粉和注射液。冻干粉仅可肌内注射，严禁用于静脉。注射液仅有部分厂家可用于静脉，用前需仔细查看说明书。

【制剂规格】片（胶囊）剂：25mg；50mg。注射剂：1mL：100mg；2mL：200mg；5mL：600mg。冻干粉针剂：200mg。

利鲁唑
Riluzole

【别名】Rilutek，力如太。

【药理作用】本品为苯并噻唑类谷氨酸盐拮抗剂。谷氨酸毒性是神经元损伤的一种可能病因，而肌萎缩性侧索硬化症（ALS）或运动神经元疾病则是一种渐进的致命性神经变性疾病。本品能抑制谷氨酸在突触前释放并能与受体竞争性结合防止谷氨酸的激活。本品也可使神经末梢及细胞体上的电位依赖性钠通道失活，刺激依赖 G 蛋白的信号传导过程，从而保护运动神经元免受谷氨酸激活的毒性影响，防止 ALS 患者因缺氧或暴露于 CSF 中的毒性因素而致的神经元死亡。

【体内过程】口服给药后，约 90% 的药物被吸收，给药 60～90 分钟内达到血药浓度峰值，绝对生物利用度为 60%。在每 12 小时 25～100mg 的剂量范围内，药动学呈线性关系。高脂肪食品降低本品吸收，使 AUC 减少约 20%，峰值降低约 45%。本品经肝代谢，主要随尿排出，半衰期为 9～15 小时。

【适应证】本品适用于肌萎缩性侧索硬化症的治疗，延长生命或机械换气时间，但不适用于其他形式的运动神经元疾病。

【剂量与用法】口服：成人每次 50mg，每日 2 次。饭前至少 1 小时或饭后 2 小时服用。儿童不推荐使用本品。

【不良反应】最常见的不良反应是乏力、恶心、头痛、腹痛、呕吐、肝功能测试值升高、头晕、心动过速、嗜睡、口周感觉错乱等症。

【注意事项】肾功能不全者慎用；轻、中度肝病患者在治疗前及治疗期间应监测血清转氨酶值，若转氨酶水平升高至正常值的 5 倍时中止治疗；提醒患者有因轻微的中性粒细胞减少所致的发热性疾病病例；伴严重肝病的患者、妊娠期及哺乳期妇女禁用。

【药物相互作用】①本品氧化代谢的主要同工酶之一是细胞色素 P4501A2 酶（CYP1A2），CYP1A2 抑制剂或诱导剂对本品代谢有影响，可能的 CYP1A2 抑制剂有咖啡因、喹诺酮类、阿米替林、茶碱、非那西汀可降低本品的清除率。另一方面，吸烟、巴比妥酸盐及利福平能诱导肝脏 CYPLA2 系统，加速清除本品。②下列药物体外与本品无干扰：阿米替林、阿莫西林、阿司匹林、卡托普利、巴氯芬、华法令、地西泮、地高辛、西米替丁、氯丙咪嗪、双氯酚酸、依那普利、甲硝唑、依诺沙星、丙米嗪、西咪嗪尼麦角林、培氟沙星、扑热息痛、脑复康、奎宁、维生素 B_6、雷尼替丁、维生素 B_1、茶碱。

【制剂规格】片剂：50mg

第十二章　治疗精神障碍药

一、抗精神病药

奋乃静

Perphenazine

【别名】羟哌氯丙嗪，过二苯嗪，氯吩嗪。

【药理作用】本品为吩噻嗪类的哌嗪衍生物，与氯丙嗪的药理作用相似。本品抗精神病作用、镇吐作用较强，而镇静作用较弱。其毒性低，对幻觉、妄想、焦虑、紧张、激动等症状有效。

【体内过程】本品口服后分布至全身，经胆汁排泄，部分在胃肠道中重吸收，半衰期为9小时。可通过脐血进入胎儿，可从母乳中排出，具有高度的亲脂性与蛋白结合率。小儿与老年患者对本品的代谢与排泄均明显降低。

【适应证】适用于各型精神分裂症，对妄想型、紧张型疗效好，而控制兴奋躁动不如氯丙嗪。对老年性精神病及神经官能症也有一定疗效，可用于治疗各种原因引起的呕吐。

【剂量与用法】口服：每次2~4mg，每日2~3次。以后每隔2日增加6mg，逐渐增至常用治疗量20~60mg/d。对兴奋躁动者，可先肌注，每次5~10mg，每日2次，或每6小时1次。

【不良反应】主要有锥体外系反应，如震颤、僵直、流涎、运动迟缓、静坐不能等。长期大量服用可引起迟发性运动障碍及血浆中泌乳素浓度增加，可能有关的症状为溢乳、男子女性化乳房、月经失调、闭经。可出现口干、视物模糊、乏力、头晕、心动过速、便秘、出汗等。少见的不良反应有体位性低血压、粒细胞减少症与中毒性肝损伤，偶见过敏性皮疹及恶性综合征。

【注意事项】①患有心血管疾病（如心衰、心肌梗死、传导异常）者应慎用。②出现迟发性运动障碍，应停用所有的抗精神病药。③出现过敏性皮疹及恶性综合征者，应立即停药并进行相应的处理。④肝、肾功能不全者减量。⑤癫痫患者慎用。⑥定期检查肝功能与白细胞计数。⑦用药期间不宜驾驶车辆、操作机械或高空作业。⑧12岁以下儿童、孕妇、哺乳期妇女慎用。

【药物相互作用】①本品与乙醇或中枢神经抑制药，尤其是吸入全麻药或巴比妥类等静脉全麻药合用时，可协同增效。②本品与苯丙胺类药合用时，由于酚噻嗪类药具α肾上腺素阻断作用，后者效应可减弱。③本品与制酸药或止泻药合用时，可降低口服吸收。④本品与抗惊厥药合用时，不能使抗惊厥药增效。⑤本品与抗胆碱药合用时，效应协同加强。⑥本品与肾上腺素合用时，肾上腺素的α受体效应受阻，仅显示出β受体效应，可导致明显的低血压和心动过速。⑦本品与胍乙啶类药物合用时，可抵消后者的降压效应。⑧本品与左旋多巴合用时，可抑制本品的抗震颤麻痹效应。⑨本品与单胺氧化酶抑制药或三环类抗抑郁药合用时，两者的抗胆碱作用可协同增强并延长。

【制剂规格】片剂：2mg；4mg。注射剂：2mL：5mg。

氟哌啶醇

Haloperidol

【别名】氟哌丁苯，卤吡醇。

【药理作用】与氯丙嗪相似，作用原理亦相同。抗焦虑症、抗精神病作用强而持久，对精神分裂症与其他精神病的躁狂症状亦有效。镇吐作用较强，但镇静作用弱，降温作用不明显。

【体内过程】口服吸收快，2～6小时血浆浓度达高峰，持续约72小时，然后缓慢下降。肝脏分布较多，约15%由胆汁排出，其余由肾排出。

【适应证】①各种急、慢性精神分裂症，以及用吩噻嗪类治疗无效而本品可能有效者。②焦虑性神经官能症。③呕吐及顽固性呃逆。④与哌替啶合用可增强其镇痛作用。

【剂量与用法】口服，每日2～3次，开始时一次2～4mg，无效时可逐渐增加剂量，有效量每日16～20mg，分次服。肌注，每日5～10mg，每日2～3次。静注，每日10～30mg，以25%葡萄糖注射液稀释后在1～2分钟内缓慢注入，本品尽量避免静注给药。静滴，每日10～30mg，加入葡萄糖注射液250～500mL中滴注。儿童6～12岁患急性精神异常者，每日0.5～1.5mg，逐渐增至维持量2～4mg。

【不良反应】①多见锥体外系反应，降低剂量可减轻或消失；可引起失眠、头痛、口干及消化道的症状。②长期大剂量使用本品时，可引起心律失常、心肌损伤、迟发性运动障碍。③影响肝功能，但停药后可逐渐恢复。④过量使用可发生QT间期延长或尖端扭转型室性心动过速，甚至死亡。

【注意事项】①下列情况时慎用：药物引起的急性中枢神经抑制、癫痫、肝肾功能不全者及青光眼、甲亢或毒性甲状腺肿、尿潴留者。②心功能不全者禁用；曾有致畸报道，孕妇禁用。③用药期间不宜驾驶车辆、操作机械或高空作业。

④老人、儿童、哺乳期妇女慎用。

【药物相互作用】①本品与乙醇或其他中枢神经抑制药（如麻醉药、镇痛药、催眠药等）合用，中枢抑制作用增强。②本品与巴比妥或其他抗惊厥药合用时，可改变癫痫的发作形式，不能使抗惊厥药增效。③本品与抗高血压药物合用时，可产生严重低血压。④本品与抗胆碱药合用时，有可能使眼压增高。⑤本品与肾上腺素合用时，可致低血压。⑥本品与甲基多巴合用时，可产生意识障碍、思维迟缓、定向障碍。⑦本品与卡马西平合用时，可使本品的血药浓度降低，效应减弱。

【制剂规格】片剂：2mg；4mg。注射剂：1mL：5mg。

氯氮平

Clozapine

【别名】氯扎平，Leponex，Lepotex。

【药理作用】本品的化学结构与苯二氮䓬类镇静催眠药相似，两侧链上有哌嗪基团，因而对精神病患者既可控制兴奋躁动，又可改善精神活动。本品无拮抗去水吗啡作用，但可松弛肌肉，能抑制震颤，并可对抗乙酰胆碱、组胺及抑制肾上腺素与去甲肾上腺素。

【体内过程】口服吸收快而完全，有肝脏首关效应，生物利用度个体差异较大。主要经肝脏代谢，80%以代谢物形式出现在尿和粪便中，半衰期平均约9小时。本品可从乳汁中分泌，且可通过血－脑屏障。本品具有阻断多巴胺受体与抑制多巴胺能的作用，使精神症状得到改善。作用于纹状体和边缘系统的多巴胺，使脑部去甲肾上腺素含量减少，部分患者可使脑电活动的电波变慢。

【适应证】治疗急慢性精神分裂症和兴奋躁动为主要症状的各类精神病。

【剂量与用法】口服：首次剂量25mg，每日

2~3次。以后视患者耐受情况，剂量逐步递增，一般有效剂量在每日300~450mg，分次服用。待病情缓解后渐减至每日100mg左右作为维持剂量。

【不良反应】流涎、嗜睡、乏力及消化道症状等不良反应较为多见，但都轻微，患者一般均能耐受或经处理后即可改善，不需停止用药。极个别患者可引起粒细胞减少，宜定期检查外周血象。少数患者可能会发生癫痫，在适当减量或加用抗癫痫药物后可控制发作。

【注意事项】①中枢神经抑制状态者慎用，尿潴留患者慎用。②治疗的前三个月内应坚持每1~2周检查白细胞计数及分类，以后定期检查。③定期检查肝功能与心电图。④定期检查血糖，避免发生糖尿病或酮症酸中毒。⑤用药期间不宜驾驶车辆、操作机械或高空作业。⑥用药期间出现不明原因发热，应暂停用药。⑦孕妇禁用；12岁以下儿童不宜使用；老年患者慎用或者使用低剂量。

【药物相互作用】①本品与乙醇或其他中枢神经系统抑制药合用可增强中枢抑制作用。②本品与抗高血压药合用有增加体位性低血压的危险。③本品与抗胆碱药合用可增加抗胆碱作用。④本品与地高辛、肝素、苯妥英钠、法华林合用，可加重骨髓抑制作用。⑤本品与碳酸锂合用，有增加惊厥、恶性综合征、精神错乱与肌张力障碍的危险。⑥本品与大环内酯类抗生素合用可使血浆氯氮平浓度显著升高，并有报道诱发癫痫发作。

【制剂规格】片剂：25mg；50mg。

舒必利

Sulpiride

【别名】止呕灵，消呕宁，舒宁，硫苯酰胺。

【药理作用】①止吐作用：为中枢性止吐药，止吐作用很强。口服时，比氯丙嗪强166倍，皮下注射时则强142倍；比甲氧氯普胺强5倍。②

抗精神病作用：抗木僵、退缩、幻觉、妄想及精神错乱等作用，并有一定的抗抑郁作用。无催眠作用。

【体内过程】口服吸收快，约2小时可达血药浓度峰值。本品主要经肾脏排泄，口服本品48小时，30%从尿中排出，部分从粪便排出，半衰期为8~9小时。

【适应证】用于治疗呕吐、精神分裂症及退缩和幻觉、妄想、官能性抑郁和癔病状态、酒精中毒性精神病、智力发育不全伴有人格障碍、胃及十二指肠溃疡、眩晕、偏头痛等。

【剂量与用法】口服、肌注、静滴。①治疗呕吐：每日200~600mg。②治疗精神病：开始每日口服200~600mg，一周内增至600~1200mg。肌注或静滴，每日200~600mg。一般以口服为主，对拒药者或治疗开始1~2周内者可用注射给药，以后改为口服。除精神分裂症外，其他疾病可减量1/3~1/2。维持量每日200~400mg。

【不良反应】有时可见轻度的锥体外系反应，应减少剂量或合用抗震颤麻痹药。尚有月经异常、泌乳、不能射精、体重增加、失眠、焦躁不安、兴奋、倦怠、口渴、头痛、发热、出汗、排尿困难、运动失调、胃肠道不适等不良反应。如出现皮疹、瘙痒等过敏反应时，应停药。

【注意事项】①增量过快时，可有一过性心电图改变、血压升高或降低、胸闷、脉数等。②本品对孕妇及新生儿的安全性尚未肯定，应慎用。③用药期间不可从事伴有机械运转的危险性操作。④幼儿禁用。⑤心血管疾患、低血压者慎用。

【药物相互作用】本品与中枢抑制药合用存在相互作用，合用时应注意。

【制剂规格】片（胶囊）剂：100mg。注射剂：2mL：50mg；2mL：100mg。

盐酸氯丙嗪

Chlorpromazine Hydrochloride

【别名】冬眠灵，可乐静，氯普马嗪。

【药理作用】本品为吩噻嗪类抗精神病药，具有特殊的中枢抑制作用，抑制脑干网状结构上行激活系统和阻断中脑边缘系统的多巴胺受体，对抗过分增强的多巴胺能神经活动，呈现强安定作用。抑制延脑催吐化学感应区和呕吐中枢，表现镇吐作用。抑制体温调节中枢，降低基础代谢。加强并延长麻醉药、催眠药、镇痛药的作用。

本品亦具有肾上腺 α 受体阻断作用和微弱的抗胆碱作用，能扩张血管，改善微循环，降低休克时的组织耗氧量。

【体内过程】本品口服后吸收好，到达血药浓度峰值的时间为 1~3 小时。肌内注射吸收迅速，到达血液后，90% 以上与血浆蛋白结合。分布于全身，脑、肺、肝、脾、肾中较多，其中脑内浓度可达血浆浓度的 10 倍。主要在肝脏经 P450 系统代谢为多种产物，经肾排泄。

【适应证】临床主要用于治疗精神分裂症、躁狂症，对急性患者的疗效较慢性患者好；对妄想型和紧张型的疗效好；对躁狂抑郁性精神病、反应型精神病亦有较好疗效。本品还可用于各种呕吐（晕动症除外）、顽固性呃逆、人工冬眠及低温麻醉，对焦虑、失眠、紧张情绪也有一定疗效。

适用于中毒性休克伴有高热、抽搐、烦躁不安的患者。由于扩张静脉系统作用大于动脉系统，故可迅速改善心力衰竭症状，用于心力衰竭治疗。与异丙嗪合用组成复方制剂，适用于高热惊厥，尤其适用于儿科患者。近年来临床试用小剂量治疗大咯血、偏头痛、百日咳、急性腹泻脱水等有明显效果。

【剂量与用法】①精神分裂症：口服，从小剂量开始，每次 12.5~50mg，每日 2~3 次，于一周内逐渐增至每日 200~300mg，并观察 1 周，再酌情逐渐增至每日 400~500mg，个别剂量可达每日 600mg。然后逐渐减至维持量每日 100~150mg。肌注、静注或静滴，每次 25~100mg。极量每次 100mg，每日 400mg。不宜静脉推注。②

神经官能症：口服，每次 12.5~50mg，每日 3 次。③呕吐和呃逆：口服，每次 12.5~50mg。④人工冬眠：冬眠合剂（1 号）由盐酸氯丙嗪 50mg，盐酸异丙嗪 50mg，盐酸哌替啶 100mg 和 5% 葡萄糖注射液 250mL 配成，静脉滴注，用量视病情而定。⑤高热惊厥：口服或静滴。⑥急性左心衰竭：肌注，每次 5~10mg。⑦辅助麻醉：肌注，每次 12.5~50mg。合用本品时，应适当减少其他中枢抑制药的剂量。

【不良反应】不良反应有嗜睡、乏力、鼻塞、口干、上腹部不适、便秘和心悸等；偶见有接触性皮炎、皮疹、光过敏等过敏反应；较严重的有直立性低血压、粒细胞减少、心肌损害、肠梗阻、锥体外系症状和阻塞性黄疸等。高浓度静脉注射对局部有刺激性，可产生血栓性静脉炎。

【注意事项】①肝功能严重减退、有癫痫史者、尿毒症，以及严重心血管病患者慎用或禁用；昏迷患者特别是处于中枢抑制药作用下的患者禁用；对本品过敏者禁用。②过量急性中毒引起的低血压，以及严重休克，宜用去甲肾上腺素升压，不宜用肾上腺素。③有报道，本品与抗胆碱药合用时，可出现体温极度升高、无汗、皮肤与黏膜干燥、昏睡甚至死亡，注射给药应注意血压、脉搏的变化，注射后平卧 1~2 小时，以防直立性低血压发生。④本品盐酸盐注射液 pH 为 3.5~5，不可与 pH > 5.8 以上的药液（如咖啡因、氨茶碱、麻黄碱、苯妥英钠、苯巴比妥钠、碳酸氢钠等）混合，否则可产生沉淀。⑤与氯化钾混合注射时，需将氯化钾稀释后再混合，以免出现沉淀。

【制剂规格】片剂：12.5mg；25mg；50mg。注射剂：1mL:10mg；1mL:25mg；2mL:50mg。

盐酸三氟拉嗪

Trifluoperazine Hydrochloride

【别名】盐酸甲哌氟丙嗪，斯特拉嗪。

【药理作用】本品为吩噻嗪类抗精神病药，

其安定、镇吐作用都很强，抗精神病作用强度为氯丙嗪的 10 ~ 20 倍，且作用快而持久，但镇静催眠作用极弱。

【体内过程】 口服吸收好，主要活性代谢物为硫氧化物、N - 去甲基和 7 - 羟基代谢物。

【适应证】 适用于妄想型精神分裂症治疗，能显著改善情感淡漠和行为退缩的精神分裂症状，对焦虑紧张及强迫症状也有一定疗效。

【剂量与用法】 口服。①治疗精神分裂症：从小剂量开始，每次 5mg，每日 1 ~ 2 次，增至治疗量每日 20 ~ 40mg，最高一日可达 40 ~ 80mg，维持量为每日 5 ~ 15mg。②镇静：每次 1 ~ 2mg，每日 2 ~ 4mg。

【不良反应】 锥体外系不良反应率高，较氯丙嗪明显。治疗初期可有植物神经系统不良反应，亦可见烦躁不安、失眠、口干、排尿困难等症。偶见皮疹、肝损害及骨髓抑制。

【注意事项】 ①肝功能不全、冠心病患者慎用。②老年患者减量。③癫痫与脑器质性疾病患者慎用。④孕妇慎用。⑤6 岁以下儿童禁用。⑥哺乳期妇女使用本品时，应停止哺乳。

【药物相互作用】 ①本品与乙醇或其他中枢神经系统抑制药作用，可增强中枢抑制作用。②与抗高血压药合用，易致体位性低血压。③与舒必利合用时，有增加室性心律紊乱危险。

【制剂规格】 片剂：1mg；5mg。

氟哌利多

Droperidol

【别名】 氟哌啶。

【药理作用】 本品为中枢多巴胺受体阻滞剂，具有镇静、镇吐及抗精神病作用，精神患者服用后能迅速控制躁狂症状，减少或消除幻觉、妄想，减轻思维、情感障碍，使患者理智恢复，情绪安定。阻断外周 α - 肾上腺受体，扩张血管，使血压下降，并对下丘脑体温调节中枢有很强的抑制作用。

【体内过程】 本品吸收快，在体内广泛代谢。肌内注射后起效时间几乎与静脉注射相同，作用时间 6 小时左右。75% 从尿中排除，其余从粪便中排泄。血浆半衰期分两部分，开始为 10 分钟，最终为 2.2 小时。因为作用时间比芬太尼长，故第二次重复给药一般只给芬太尼，避免氟哌利多蓄积。

【适应证】 治疗精神分裂症的急性精神运动性兴奋躁狂状态。利用本品的安定及镇痛特点，与强镇痛药芬太尼一起注射，可使患者产生一种特殊麻醉状态，即神经安定镇痛术，用于外科麻醉，可进行某些小手术，如烧伤大面积换药、内镜检查及造影等。并具有较好的抗精神紧张、镇吐、抗休克等作用。

【剂量与用法】 ①精神分裂症，每日 10 ~ 30mg，分 1 ~ 2 次肌注。②安定镇痛：每 5mg 加芬太尼 0.1mg，在 2 ~ 3 分钟内缓慢静注，5 ~ 6 分钟内如未达一级麻醉状态时，可追加半倍至一倍剂量。③麻醉前给药：手术前半小时肌注 2.5 ~ 5mg。

【不良反应】 ①主要不良反应有口干、上腹部不适、乏力、嗜睡、便秘、心悸，偶见泌乳、乳房肿大、肥胖、闭经等。②注射或口服大剂量时，可引起直立性低血压。长期大量应用可引起锥体外系反应、过敏反应；可引起眼部并发症，主要表现为角膜和晶体浑浊，或使眼内压升高。

【注意事项】 有过敏史者、肝功能不良、尿毒症及高血压患者慎用。心功能不全、肝功能严重减退、有癫痫病史者及昏迷患者（特别是用中枢抑制药后）禁用。有时可引起抑郁状态。应在具有氧气和复苏设备的条件下使用。

【药物相互作用】 ①本品与乙醇或其他中枢神经系统抑制药合用，中枢抑制作用增强。②本品与抗高血压药合用时，易致体位性低血压。

【制剂规格】 注射剂：5mg。

利培酮

Risperidone

【别名】利司环酮，利哌利酮，利是贝。

【药理作用】本品是一类新型结构的抗精神病药物，低剂量时可阻断中枢的 5 - HT_2 受体。大剂量时又可阻断多巴胺 D_2 受体。经受体结合试验发现，本品与 5 - HT_2 结合后缓慢解离，故此药维持时间长且稳定。本品在使动物从退缩转为正常的探索活动的实验中，引起动物变化的程度明显，对多巴胺能去抑制的剂量范围大。氟哌啶醇能阻断多巴胺能传递的剂量低于阻断 5 - HT_2 受体的剂量，而本品在所有各种不同剂量下均能阻断 5 - HT_2 受体。临床试验证明，本品全面解除精神分裂症者的阳性和阴性症状的作用优于氟哌啶醇，并很少产生锥体外系反应。对急性精神分裂症患者，本品比氟哌啶醇更有效。

【体内过程】本品口服吸收迅速，用药一小时后即达血药峰浓度，平均血浆半衰期为 24 小时，并与剂量有关。口服 0.25 ~ 0.5mg 时，所得药学资料均呈线性。老年人药物清除率低。

【适应证】治疗精神分裂症，对阳性症状及情感退缩、活动迟滞、淡漠等阴性症状均有效。

【剂量与用法】口服：宜从小剂量开始。初始剂量每次 1mg，每日 2 次，剂量渐增，第 3 天为 3mg，以后一周调整 1 次剂量，最大疗效剂量为每日 4 ~ 6mg。老年患者起始剂量为 0.5mg，每日 2 次。肾病、肝病患者起始剂量为 0.5mg，每日 2 次。

【不良反应】①在短期应用中，不良反应少，锥体外系反应少见。可有月经障碍、焦虑、嗜睡、头晕、恶心、便秘、消化不良、流涎、鼻炎、皮疹等。少数可见注意力集中困难和轻度记忆障碍。②偶见血清 SGPT 和 SGOT 及 γ - GT 轻度增高，但继续用药可转为正常，未见血象及心电图改变，很少出现锥体外系不良反应。

【注意事项】①患有心血管疾病的人应慎用，从小剂量开始并逐渐增加剂量。②本品与作用于中枢的药物同时服用时应慎用。③患有帕金森综合征的病人应慎用本品。④老年患者应从小剂量开始使用。

【药物相互作用】①本品可拮抗左旋多巴及其他多巴胺促效剂的作用。②酚噻嗪、三环抗抑制药和一些 β 受体阻断剂会增加本品的血药浓度，但不增加抗精神病活性成分的血药浓度。③卡马西平及其他的肝药酶诱导剂会降低本品活性成分的血药浓度，一旦停止使用卡马西平或其他肝药酶诱导剂，则应重新确定使用本品的剂量，必要时可减量。

【制剂规格】片剂：1mg；2mg；3mg；4mg。口服液：10mL：2mg。

五氟利多

Penfluridol

【别名】Semap，McN - JR - 16341，Flopidol，Cyperon。

【药理作用】本品为口服长效抗精神病药物，其抗精神病作用与其阻断脑内多巴胺受体有关，还可阻断神经系统 - 肾上腺素受体。本品的抗精神病作用强而持久，口服 1 次可维持数天至 1 周，亦有较弱的镇吐作用，对心血管功能的影响较轻。

【体内过程】口服吸收缓慢，24 ~ 72 小时血药浓度达峰值。本品吸收后贮存于脂肪组织，缓慢释放，并逐渐透入脑组织。大部分以原型从粪便中排出，少量代谢物经尿排出。

【适应证】用于治疗各型精神分裂症，及病情缓解者的维持治疗。

【剂量与用法】治疗剂量范围为 20 ~ 120mg，1 周 1 次口服。宜从每周 10 ~ 20mg 开始，逐渐增量，每 1 周或 2 周增加 10 ~ 20mg，以减少锥体外系反应。通常治疗量为 1 周 30 ~ 60mg，待症状消失后用原剂量继续巩固 3 个月，维持剂量为 1 周

10～20mg。

【不良反应】主要为锥体外系反应，如静坐不能、急性肌张力障碍和类帕金森病。长期大量使用可发生迟发性运动障碍，亦可发生嗜睡、乏力、口干、月经失调、溢乳、焦虑或抑郁反应等。偶见过敏性皮疹、心电图异常、粒细胞减少及恶性综合征。

【注意事项】①肝肾功能不全者慎用，应定期检查肝功能与白细胞计数；②用药期间不宜驾驶车辆、操作机械或高空作业；③起效慢，不可为起效快而加服剂量；④孕妇、哺乳期妇女慎用，老人、儿童应减量；⑤帕金森病和帕金森综合征、基底神经节病变、骨髓抑制者禁用。

【药物相互作用】①本品与其他抗精神病药合用，有发生锥体外系反应的危险性增高；②本品与抗高血压药合用时，发生直立性低血压的危险性增高；③本品与乙醇或其他中枢神经系统抑制药合用时，中枢抑制作用增强。

【制剂规格】片剂：5mg；20mg。

盐酸氟奋乃静
Fluphenazine Hydrochloride

【别名】羟哌氟丙嗪。

【药理作用】本品为吩噻嗪类抗精神病药，其作用强度为奋乃静的 4 倍、氯丙嗪的 40 倍；镇吐作用亦较两者强。除有明显的抗幻觉妄想作用外，对行为退缩、情感淡漠等有较好疗效。

【体内过程】本品口服吸收良好。单次剂量半衰期约为 15 小时。

【适应证】用于急、慢性精神分裂症，对妄想型、紧张型效果显著。对缄默、违拗、淡漠、孤独等作用比氯丙嗪强，用于慢性精神病优于氯丙嗪，亦可用于躁狂症、老年性精神病、中毒性精神病。也可用于恶心呕吐。

【剂量与用法】口服：起始每次 2mg，每日 2～3 次。逐渐增至每日 10～20mg，最高不超过 30mg。肌注：每次 1.25mg。

【不良反应】①可出现锥体外系不良反应，如震颤、僵直、流涎、运动迟缓、静坐不能、急性肌张力障碍等。可引起血浆中泌乳素浓度增加，少见的不良反应有体位性低血压、粒细胞减少症与中毒性肝损伤。偶见过敏性皮疹及恶性综合征。

【注意事项】既往有抽搐史或皮质下有器质性病变者、6 岁以下儿童、老年患者、肝肾功能严重减退、青光眼等患者均应慎用。对本品过敏者及严重抑郁症者禁用。

【药物相互作用】①本品与乙醇或其他中枢神经系统抑制药合用时，中枢抑制作用增强。②本品与抗高血压药合用时，易致体位性低血压。③本品与舒必利合用时，有发生室性心律紊乱的危险。④本品与阿托品类药物合用时，不良反应加重。⑤本品与锂剂合用时，可引起意识丧失。

【制剂规格】片剂：2mg；5mg。注射剂：1mL：2mg；2mL：5mg。

奥氮平
Olanzapine

【别名】再普乐，悉敏，Zyprexa。

【药理作用】本品对 5 - 羟色胺（5 - HT）、多巴胺 D_2、α - 肾上腺素、组胺 H_1 等多种受体有亲和力，其中与 5 - HT_2 受体亲和力大于其与多巴胺 D_2 受体的亲和力。本品具有 5 - HT、多巴胺和胆碱能拮抗作用。本品能选择性地减少间脑边缘系统多巴胺能神经元的放电，对纹状体的运动功能通路影响很小。本品与其他抗精神病药不同，本品在抗焦虑测试中能增强反应。临床试验表明，本品能显著改善精神分裂症阴性及阳性症状。

【体内过程】本品口服吸收良好，吸收不受食物影响，5～8 小时达血浆峰浓度，主要经肝脏代谢，75% 代谢产物经尿排泄。血浆平均半衰期为 33 小时，可随吸烟状况、性别和年龄而变化。

【适应证】适用于精神分裂症和其他有严重

阳性症状（例如：妄想、幻觉、思维障碍、敌意和猜疑）和阴性症状（例如：情感淡漠、情感和社会退缩、言语贫乏）的精神病的急性期和维持治疗。亦可用于缓解精神分裂症及相关疾病常见的继发性情感症状。对于取得初步疗效、需要继续治疗的患者，本品可有效维持其临床症状的缓解。

【剂量与用法】口服，每日剂量须根据临床状况而定，范围在每日 5～20mg 之间。推荐起始剂量和常规治疗剂量均为每日 10mg。维持剂量亦为 10mg，但应定期评估。超过每日 10mg 的用药，应进行临床评估。严重肾功能损害或中度肝功能损害者，起始剂量为 5mg，剂量递增为每次 5mg，间隔至少一周。老年人、严重肾功能损害或中度肝功能损害者，起始剂量亦为每日 5mg，患者如有多种可减慢奥氮平代谢的因素（女性、老年、非吸烟者），起始剂量亦应降低。

【不良反应】常见不良反应可见嗜睡和体重增加。体重增加与用药前体重指数较低和起始剂量较高（≥15mg）有关。少数患者可见头晕、食欲增强、外周水肿、直立性低血压、急性或迟发性锥体外系运动障碍、一过性抗胆碱能作用包括口干和便秘。此外，还有肝脏丙氨酸氨基转移酶、门冬氨酸氨基转移酶和血浆催乳素浓度一过性升高。

【注意事项】①已知对该药制剂中任何一种成分（尤其是乳糖）过敏者、窄角型青光眼患者禁用。②低血压倾向的心血管和脑血管病、肝功能损害、前列腺肥大、麻痹性肠梗阻和癫痫患者慎用。患者在操纵危险性机器，包括机动车时应慎用。任何原因所致的白细胞或中性粒细胞降低，药物所致骨髓抑制或毒性反应史、伴发疾病、放疗或化疗所致的骨髓抑制，嗜酸粒细胞过多性疾病或骨髓增殖性疾病亦应慎用。③患者如出现抗精神病药恶性综合征（NMS）的临床表现，或仅有高热而无 NMS 的临床表现者，均应停用本品。如果患者出现迟发性运动障碍的体征或症状时，

应减量或停药。既往或现时有肝功能损害或丙氨酸氨基转移酶和门冬氨酸氨基转移酶升高的患者，用药期间应予积极随访或酌情减药。④对妊娠、哺乳期妇女和 18 岁以下患者尚无详细用药资料，若使用本品时，应注意对胎儿、哺乳婴儿及儿童的潜在风险。老年人用奥氮平常见直立性低血压，65 岁以上用药者应常规定时测血压。⑤用药过量可引起药理作用的强化，包括嗜睡、视物模糊、呼吸抑制、低血压和锥体外系反应。急性中毒抢救时，应在心肺脑复苏的同时，给予活性炭或洗胃，以减少本品吸收。在抢救过程中不可使用肾上腺素等 α、β - 受体激动剂（因能阻断 α 受体），以免加重低血压。

【药物相互作用】①本品的代谢受细胞色素 P450 抑制或诱导剂的影响，特别是 CYP1A2 的活性。吸烟或合用卡马西平能诱导 CYP1A2 的活性，增强本品的清除率。②同时用乙醇可出现镇静作用加强。合用活性炭可降低本品的生物利用度 50%～60%。

【制剂规格】片剂：5mg；7.5mg；10mg。胶囊剂：5mg；10mg。

喹硫平
Quetiapine

【别名】思瑞康，舒思，启维，奎的平，Quetiapine Famarate，Seroquel。

【药理作用】本品是一种非经典抗精神病药物，对脑内 5 - 羟色胺（5 - HT$_2$）受体具有高度亲和力，且大于对多巴胺（D$_1$ 和 D$_2$）受体的亲和力。对组胺受体和肾上腺素能 α$_1$ - 受体同样有高亲和力，但对胆碱能毒蕈碱样受体或苯二氮草受体基本没有亲和力。本品对抗精神病药物活性测定如条件回避反射呈阳性结果。本品对治疗精神分裂症的阳性和阴性症状均有效，短期疗效与氯丙嗪、氟哌啶醇相当，但本品不产生持久的催乳激素升高现象。

【体内过程】本品口服后 2 小时达到血药浓度峰值，食物可影响吸收。48 小时达稳态血药浓度，7~14 日起效。经肝脏广泛代谢，存在首过效应，已检测出代谢物 20 种。母体药物的半衰期为 4~12 小时。对肾脏和肝脏损伤的患者，本品的清除率下降约 25%。

【适应证】适用于治疗精神分裂症。对精神分裂症的阳性和阴性症状均有效，也可用于减轻精神分裂症伴发的抑郁、焦虑及认知缺陷症状，还可用于急性双相躁狂症。

【剂量与用法】每日给药 2 次，饭前饭后均可服用。成人前 4 天治疗期的日总剂量分别为 50、100、200 和 300mg。从第 4 日以后，将剂量逐渐增加到有效剂量范围，一般为每日 300~450mg。可根据患者的临床反应和耐受性将剂量在每日 150~600mg 之间调整。老年患者、肾脏或肝脏损害的患者应慎用本品，开始剂量应为每日 25mg，随后每日增加 25~50mg，直到有效剂量。

【不良反应】不良反应有困倦、头昏、便秘、体位性低血压、口干及肝酶异常。

【注意事项】①对本品过敏者禁用。本品可能会导致直立性低血压，尤其是在最初的加药期，而老年患者更多见。与其他已知会延长 QT 间期的药物合用时应谨慎，尤其是老年患者。已知有心血管疾病、脑血管疾病或有低血压倾向者慎用。与其他抗精神病药物一样，当用于治疗有抽搐病史者应予注意。本品经肝脏代谢，肝肾功能不全者慎用。②长期服用本品时，也可导致迟发性运动障碍，一旦出现应考虑减量或停用。抗精神病药物治疗会伴发神经阻滞剂恶性综合征，临床表现包括高热、精神状态改变、肌肉强直、植物神经功能紊乱，以及肌酸磷酸激酶活性增加。此时，应停药并给予适当的治疗。用于儿童、孕妇及哺乳期妇女的疗效和安全性尚未肯定，用药须权衡利弊。与其他作用于中枢的药物或酒精合用时应谨慎。

【药物相互作用】喹硫平片和苯妥英钠合用时，可增强喹硫平的消除率；与硫利达嗪合用时，也会增加喹硫平的消除率。

【制剂规格】片剂：25mg；100mg；200mg。

阿立哌唑
Aripiprazole

【别名】奥思平，博思清，奥派，Brisking。

【药理作用】本品是一种非典型的精神抑制药，与多巴胺的 D_2、D_3 和 5-羟色胺的 $5-HT_{1A}$、$5-HT_{2A}$ 受体有很高的亲和力，与多巴胺的 D_4 和 5-羟色胺的 $5-HT_{2c}$、$5-HT_7$、肾上腺素 α_1、组胺 H_1 受体及 5-HT 重吸收位点具有中度亲和力。本品通过对 D_2 和 $5-HT_{1A}$ 受体的部分激动作用及对 $5-HT_{2A}$ 受体的拮抗作用介导产生抗精神分裂症作用。

【体内过程】本品主要经三种生物转化途径代谢，即脱氧化、羟基化和 N-脱烷基化。阿立哌唑在体循环中是主要的药物成分，稳态时，脱氧阿立哌唑占血浆中阿立哌唑浓度-时间曲线下面积（AUC）的 40%。阿立哌唑和脱氧阿立哌唑半衰期分别为 75 小时和 94 小时。大多数患者在给药后 14 个月内达到两种活性成分的稳态浓度。

【适应证】适用于治疗各种急性和慢性精神分裂症和分裂情感障碍。

【剂量与用法】口服，每日 1 次，第 1 周起始剂量每日 5mg，第 2 周增加为每日 10mg，第 3 周为每日 15mg，之后可根据个体的疗效和耐受情况调整剂量。有效剂量范围每日 10~30mg，每日最大剂量不应超过 30mg。

【不良反应】本品不良反应可有头痛、乏力、恶心、呕吐、焦虑，用本品治疗后，体重变化极微，极少发生锥体外系症状，镇静发生率较低。

【注意事项】对本品过敏者禁用。患有心脑血管疾病或有诱发低血压、有癫痫病史或癫痫阈值较低及有吸入性肺炎风险性者慎用。服药期间小心驾驶汽车，儿童、孕妇和哺乳期妇女慎用。

【药物相互作用】①本品应谨慎与其他作用于中枢神经系统的药物和酒精合用时，应慎用。②本品有增强某些降压药的作用。③卡马西平等CYP3A4诱导剂会引起本品的清除率升高和血药浓度降低。④酮康唑等CYP3A4抑制剂或奎尼丁、氟西汀等CYP2D抑制剂可抑制本品的消除，使血药浓度升高。

【制剂规格】片剂：5mg；10mg；15mg。胶囊剂：5mg；10mg。

舒托必利

Sultopride

【别名】乙基舒必利，舒多普利，吡乙磺苯酰胺，乙磺必利，备狂宁，砜水杨酸氢吡咯，Barnetyl，Topral。

【药理作用】本品为多巴胺受体阻断剂，选择性地阻断中脑-边缘系统多巴胺 D_2 受体，从而抑制活动过度的多巴胺系统，达到抗精神病作用。

【体内过程】口服给药的生物利用度为80~90%，血药浓度达峰时间为1~1.5小时；经肝脏代谢成主要代谢产物-舒托必利氧化物；主要以原形药物（约90%）经肾由尿排泄，只有4%以代谢产物形式排出体外，半衰期为3.5~5.3小时。

【适应证】用于控制急性精神病急症，如突发激动、攻击性行为和精神分裂症。

【剂量与用法】口服给药：起始剂量为每日0.1g，分早、中2次服用，每隔2~3天增加0.1~0.2g；治疗剂量为每日0.2~0.6g，分早、中2次服用，最多不得超过每日0.8g；推荐的维持剂量为每日0.1~0.4g，分早、中2次服用。肌内注射：用于急症治疗，每次100~200mg，每日1~2次，1日最大剂量为300mg。

【不良反应】常见的不良反应主要是锥体外系反应及睡眠障碍，还可见头晕、乏力、过度兴奋、烦躁不安、恶心、吞咽困难、流涎、便秘、视力模糊、高血压、闭经、男性乳腺增生、泌乳及心律不齐等。

【注意事项】①幼儿、嗜铬细胞瘤患者、抑郁症、帕金森病、病情不稳定的癫痫病、孕妇、哺乳期妇女禁用。②严重心血管疾患、低血压、肝肾功能不全及甲状腺机能亢进者慎用。③当出现轻度锥体外系反应时，应减少剂量或合用抗震颤麻痹药。④用药期间不得从事高空作业、机械操作、驾驶等危险性较高的工作。

【药物相互作用】①本品与酒精、中枢神经系统抑制剂（如苯二氮卓类镇静剂、苯巴比妥类、肌肉松弛药、麻醉药、镇痛药）或三环类抗抑郁药等合用时，可致过度嗜睡。②锂盐可降低本品的部分疗效，加重本品的不良反应。③本品与佐替平、曲马朵合用时，可增加癫痫发作的可能性。④本品不得与减肥药、止喘药、抗感冒药、抗过敏药合用。⑤抗酸药和止泻药可减少本品的胃肠道吸收，不宜同服。⑥抗帕金森病的药物可减轻本品的锥体外系不良反应，但必须在医生指导下合用。

【制剂规格】片剂：50mg；100mg；200mg。注射剂（粉）：100mg；200mg。

齐拉西酮

Ziprasidone

【别名】齐哌西酮，噻帕西酮，力复君安，思贝格，卓乐定。

【药理作用】本品是目前唯一对NE、5-HT再摄取都有抑制作用的新型非典型抗精神病药物，对多巴胺（D_2、D_3）、5-羟色胺（$5HT_2A$、$5HT_1D$、$5HT_1A$）和 α_1-肾上腺素能受体具有较高的亲和力，对组胺 H_1 受体具有中等亲和力。

目前本品的抗精神分裂症作用机制尚不明确，可能是与 D_2 和 $5HT_2$ 受体的拮抗作用有关，对其他相似受体的拮抗作用可能是产生其他治疗作用或副作用的原因。

【体内过程】肌内注射：单剂量给药后，生物利用度为100%，血药浓度达峰时间为60分钟或更早，半衰期为2~5小时；采用增加剂量方式和连续肌注3天，未出现蓄积。口服吸收良好，血药浓度达峰时间为6~8小时，食物可使吸收量增加1倍，本品主要经肝脏的醛氧化酶（约2/3）和CYP450氧化酶（约1/3）代谢，仅少量以原形药物经尿液（<1%）和粪便（<4%）排泄。肝损害者的半衰期约为7.1小时（无肝损害者为4.8小时）。

【适应证】适用于精神分裂症治疗。

【剂量与用法】①初始治疗：每次20mg，每日2次，餐时口服。视病情可逐渐增加到每次80mg，每日2次，剂量调整间隔时间一般不少于2天。②维持治疗：应采用最低有效剂量，每次20mg，每日2次，餐时口服。肌内注射，推荐剂量为每日10~20mg，最大剂量为每日40mg。如果每次注射10mg，可每隔2小时注射1次；如果每次注射20mg，可每隔4小时注射1次。如需长期治疗，应尽快改用口服制剂。

【不良反应】常见的不良反应主要有厌食、呕吐、腹痛、感冒样症状、发烧、面部浮肿、寒战、光敏反应、胁痛、体温过低、嗜睡、肌痛、心动过速（Q-T间期延长）、高血压、体位性低血压、锥体外系症状（震颤、肌张力障碍、步态异常、迟发性运动障碍、发音困难、复视、运动失调等）、呼吸困难、真菌性皮炎等。Q-T间期延长主要与剂量相关。如持续检测Q-T值超过0.5秒或出现抗精神病药恶性综合征或迟发性运动障碍，应立即停药。若出现皮疹，可用抗组胺药、类固醇或停药等辅助措施迅速改善症状，不能确定病因时应停用本品。

【注意事项】①禁忌证：对本品过敏者、儿童和妊娠期、哺乳期妇女；近期急性心肌梗死发作、失代偿性心力衰竭和有Q-T间期延长史的患者；恶性综合征（NMS）。②慎用：肝肾功能不全者、心脑血管病史者、低血压或易于出现低血压的躯体疾病病史者、癫痫病史或癫痫发生阈值降低（如阿尔茨海默病）、吸入性肺炎风险的患者、乳腺癌。③低血钾或低血镁在治疗前应补充电解质。如果出现持续性Q-T值>0.5秒时，应停用本品。④服用本品后出现了提示有尖端扭转型室性心律失常发生的症状（如头晕、心悸、昏厥等）时，医生应用Holter监测法对患者作进一步评价。⑦服药期间，患者应谨慎从事驾驶工作。⑧如果患者处于体温升高的状况时（如过度运动、暴露在极热环境中、服用抗胆碱能药物或处于脱水状态时），应慎用本品。

【药物相互作用】①本品不应与延长QT间期的药物（如奎尼丁、多非利特、匹莫齐特、索他洛尔、硫利达嗪、莫西沙星和司帕沙星等）合用；与其他作用于中枢的药物合用时应谨慎。②本品可能诱发低血压，因此可能会增强某些抗高血压药物的疗效。③本品可能拮抗左旋多巴胺和多巴胺激动剂的作用。④CYP3A4抑制剂（如酮康唑）可增加本品在血中浓度，卡马西平可增强本品代谢。

【制剂规格】胶囊剂：20mg；40mg；60mg；80mg。片剂：20mg。注射剂：1mL：10mg；1mL：20mg（均按齐拉西酮计）。

二、抗焦虑药

阿普唑仑
Alprazolam

【别名】佳静安定，甲基三唑安定，Xanax。

【药理作用】本品具有抗焦虑、抑郁、镇静催眠、减少冲动、肌肉松弛，以及抗痉挛作用。这些药理作用较安定强10倍。这可能与作用于苯二氮䓬受体有关。它也可能通过加强γ-氨基丁酸（GABA）的中枢抑制作用，影响中枢神经系统儿茶酚胺的合成、利用和代谢，但不影响5-羟色胺代谢。

【体内过程】本品口服吸收快，1~2 小时可达血药浓度峰值，经肝脏代谢，代谢物 α-羟基阿普唑仑也有一定药理活性，经肾排泄。半衰期为 12~15 小时，老年患者为 19 小时。

【适应证】适用于焦虑症、恐怖症治疗，能缓解急性酒精戒断症状。

【剂量与用法】①抗焦虑：口服，每日 0.4~1.2mg，分 3 次服用。根据个体情况逐渐增加剂量至每日 4mg。②镇静催眠：0.4~0.8mg，睡前服用。③抗惊恐：0.4~1.2mg，分 3 次服用，按病情可适当增加用量，每日最大量不超过 10mg。老年及体弱者酌情减少剂量。

【注意事项】①青光眼、孕妇，尤其妊娠最初 3 个月内禁用，有致畸可能。②初服时可有轻微反应，继续服药则消失。③抑郁患者慎用。

【不良反应】常见症状为疲乏、头晕、头痛（<1%）、静坐不能、嗜睡、口干、视物模糊、便秘、腹泻、恶心、呕吐、多汗、心悸、皮疹。罕见黄疸和性欲改变。

【药物相互作用】参见"地西泮"。

【制剂规格】片剂：0.25mg；0.4mg；0.5mg。

地西泮

Diazepam

【别名】苯甲二氮草，安定。

【药理作用】药理作用与利眠宁相似，但抗焦虑作用与肌肉松弛作用比利眠宁强 5 倍。可引起中枢神经系统不同部位的抑制，随着用量的加大，临床表现可自轻度的镇静到催眠甚至昏迷。主要有抗焦虑、镇静催眠、抗遗忘、抗惊厥及骨骼肌松弛作用。

【体内过程】口服吸收快，约 1 小时达血药峰浓度。肌注比口服吸收慢。静注后，可迅速进入中枢而生效，但又迅速转移至其他组织，因而作用持续时间短。体内部分转化为有活性的去甲羟基安定，主要由尿液缓慢排泄。

【适应证】①焦虑症及各种神经官能症。②失眠。③癫痫，与其他抗癫痫药合用治疗癫痫小发作和大发作。静注安定是控制癫痫持续状态的首选药物。④治疗各种原因引起的肌肉痉挛现象。⑤曾试用于室性心律失常（静注 10~20mg），约 2 分钟后可使室性异位搏动和颤动恢复为窦性心律。

【剂量与用法】口服：抗焦虑，每次 2.5~10mg，每天 2~4 次。严重状态时，可增至每日 15~25mg，分次服用。催眠，每次 5~10mg，睡前服用。肌注或静注：每次 10~20mg，必要时，4 小时再重复 1 次。

【不良反应】本品有嗜睡、轻微头痛、乏力、运动失调等不良反应，与剂量有关，老年患者更易出现。偶见低血压、呼吸抑制、视力模糊、皮疹、尿潴留、白细胞减少。长期应用可致耐受性与依赖性，突然停药有戒断症状出现。

【注意事项】①婴儿、有青光眼病史或重症肌无力患者禁用。②本品不可静注太快，以防发生低血压和呼吸抑制。③酒精能增强本品作用，治疗期间禁止饮酒或含酒精的饮料。④孕妇及哺乳期妇女禁用。

【药物相互作用】①能增强其他中枢抑制药的作用，同时应用应调整剂量。②西咪替丁可抑制本品和氯氮草的排泄。③本品可增加筒箭毒、三碘季胺酚作用，减弱琥珀胆碱的肌肉松弛作用。④苯妥英钠与本品合用时，可减缓苯妥英钠的代谢，而利福平可增加本品的排泄。

【制剂规格】片剂：2.5mg。注射剂：2mL：10mg。

艾司唑仑

Estazolam

【别名】舒乐安定，三唑氮草，忧虑定。

【药理作用】本品为苯并二氮草类的新型抗焦虑药，其镇静催眠作用比硝基安定强 2.4~4

倍，为高效镇静催眠药。药理实验指出，本品具有广谱抗惊厥作用，对各型实验性癫痫模型均有不同程度的对抗作用，临床用于大、小发作有一定疗效。本品特点为作用强、用量小、不良反应少，对肝、肾功能，骨髓、血、尿常规均无影响，治疗安全范围大。

【体内过程】本品口服吸收较快，约 3 小时血药浓度达峰值，2～3 天血药浓度达稳态，半衰期为 10～24 小时，血浆蛋白结合率约为93%，经肝代谢，经肾排泄，排泄较慢。

【适应证】适用于焦虑、失眠、紧张、恐惧，以及癫痫大、小发作和术前镇静等治疗。

【剂量与用法】口服：镇静，每次 1～2mg，每日 3 次。催眠，1～2mg，每晚睡前服。抗癫痫，每次 2～4mg，每日 3 次。麻醉前给药，每次 2～4mg，手术前 1 小时服。肌注：抗惊厥，每次 2～4mg，2 小时后可以重复注射 1 次。

【不良反应】常见的不良反应有口干、嗜睡、头晕、乏力等，大剂量可有共济失调、震颤，罕见皮疹、白细胞减少。个别患者兴奋，多语，睡眠障碍，甚至幻觉，停药后则迅速消失。

【注意事项】用药期间不宜饮酒。避免长期大量使用而成瘾，如长期使用应逐渐减量，不宜骤停。对老、幼、体弱者，视病情而减量。儿童、孕妇及哺乳期妇女慎用。肝肾功能损害、重症肌无力、闭角型青光眼、严重慢阻肺病变者慎用。

【药物相互作用】①本品和中枢抑制药合用时，增强呼吸抑制作用。②本品和易成瘾药物合用时，成瘾性增强。③本品和酒及全麻药可乐定、镇痛药、吩噻嗪类、单胺氧化酶 A 型抑制药和三环类抗抑郁药合用时，可彼此增效，需调整用量。④本品和抗高血压药、利尿降压药合用时，降压作用增强。⑤本品和西咪替丁、普萘洛尔合用时，本品消除减慢，可延长血浆半衰期。⑥本品与扑米酮合用时，可减缓扑米酮代谢，需调整其剂量。⑦本品和左旋多巴合用时，可降低其药效。⑧与利福平合用时，加快本品消除，使血药浓度降低。⑨与异烟肼合用时，抑制本品消除，增加血药浓度。⑩本品和地高辛合用时，可使地高辛血药浓度增加而致中毒。

【制剂规格】片剂：1mg；2mg。

氯硝西泮
Clonazepam

【别名】氯硝安定，Clonopin，Rivotril。

【药理作用】药理作用与安定及硝基安定相似，但抗惊厥作用比两药强 5 倍，且作用迅速，临床疗效稳定，长期服药产生耐受性。本品为广谱抗癫痫药，可治疗各型癫痫，但也有不主张用于癫痫大发作或精神运动性发作的报道。

【体内过程】本品口服吸收快，30～60 分钟即见效，1～2 小时达血药峰浓度，作用持续3～6 小时，半衰期为 22～38 小时。几乎全部经体内转化，原形经肾排出很少，不足 0.5%。

【适应证】用于儿童癫痫小发作及婴儿痉挛性、肌阵挛性及运动不能性发作的疗效较好。静注可治疗癫痫持续状态，疗效较安定及苯妥英钠为佳。儿童发作频繁者，常于第一次剂量后即可见效，2 周内达最大效应。

【剂量与用法】①口服：应从小剂量开始，成人每日 0.75～1.0mg，分 2～3 次服用，以后根据病情逐渐增加剂量，直至有效剂量为止。维持量，每日 4～8mg，分 2～3 次服用。婴儿或儿童开始每日 0.01～0.05mg/kg，以后逐渐递增，维持剂量为每日0.1～0.2mg/kg。②静注：用以控制癫痫持续状态，成人剂量1～4mg，于30 秒内缓慢注射。如果持续状态仍不能控制，可每隔20 分钟后再重复原剂量注射 1～2 次。成人最大剂量每天不超过20mg。

【不良反应】最常见的不良反应为嗜睡、共济失调及行为紊乱，如激动、兴奋、不安、出现攻击行为等；偶见焦虑、抑郁，以及头昏、乏力、眩晕、言语不清等症状。少数患者有多涎、支气管分泌过多、皮疹、复视及消化道反应等症。

【注意事项】①长期用药，体重增加。嗜睡可在用药过程中逐渐消失，但也有因此被迫停药者，如与巴比妥类或扑米酮合用时，嗜睡反应加强。若出现行为紊乱时，需减量或停药。②使用本品，剂量必须逐渐增加，以达最大耐受量。③应逐渐停药，突然停药可引起癫痫持续状态。④有报道，在治疗小发作期间有可能加重大发作，故治疗合并大发作时，应配合使用控制大发作的药物。⑤动物实验表明，本品有致畸作用，孕妇用药是否安全尚未肯定。⑥本品与巴比妥类、苯妥英钠及硝基安定合用时，开始宜小剂量。⑦长期（1～6 个月）服用可产生耐受性。⑧静注时对心脏、呼吸抑制作用较安定强，需十分注意。

【药物相互作用】参见"地西泮"。

【制剂规格】片剂：0.5mg；2mg。注射剂：1mg。

马来酸咪达唑仑

Midazolam Maleate

【别名】咪唑安定。

【药理作用】①本品具有与其他苯并二氮杂草相似的药理作用，催眠作用尤其显著，可能系刺激了上行网状激活系统的抑制性递质 GABA 受体，从而增强了皮质和边缘系统觉醒的抑制和阻断，并有抗惊厥、抗焦虑和肌肉松弛作用。本品诱导睡眠作用迅速，在体内逗留时间短。临床对照试验和睡眠实验室资料提示，本品加速入眠，觉醒时间减少，服药 20 分钟内可使患者入睡，睡眠时间回复到该年龄的正常时间。长期服用后正确撤药，就不会出现撤药综合征或失眠反跳现象。②本品在体内停留短暂，应睡前服。肝功能异常与老年患者对本品的药物动力学影响很小。③与口服抗糖尿病药、抗凝剂和心血管疾病药物合用时，未发现相互作用。与中枢神经镇静药合用和（或）饮酒时则需注意，可能会有协同作用。

【体内过程】本品口服后吸收迅速，0.5～1 小时血药浓度达峰值，吸收后分布于全身各部位，可透过血－脑屏障和胎盘屏障。因通过肝脏的首过效应大，生物利用度为 50%，蛋白结合率高达 96%。主要在肝脏代谢，半衰期为 2～3 小时。

【适应证】适用于治疗睡眠障碍、失眠症，对入睡困难或过早觉醒不能入睡者更佳；亦可用作术前或诊断检查前的镇静药。

【剂量与用法】口服：临睡前口服半片至 1 片（7.5～15mg），需要时则在夜间加服半片至 1 片。服药后效果显著时，每晚服半片即可。麻醉诱导：静脉给药，成人 0.1～0.25mg/kg，小儿 0.15～0.2mg/kg。术前肌内注射用量为 10～15mg（0.1～0.15mg/kg），术前 30 分钟给药。

【不良反应】常见的不良反应有低血压、定向力缺失、幻觉、焦虑等。少见视物模糊、轻度头痛、头昏、咳嗽等，一般减量可消失。觉醒前 1～3 小时给药，可有遗忘，但少见。

【注意事项】①对精神病或严重抑郁症患者出现的失眠，应先治疗原发病。有器质性脑病、严重呼吸衰竭或衰弱患者慎用。②长期大剂量应用本品，可能产生成瘾性。③儿童禁用，妊娠及哺乳期妇女慎用。

【药物相互作用】①本品与其他中枢神经系统抑制剂同时应用时，可增强中枢神经系统的抑制作用，表现为呼吸抑制、血压降低、麻醉复苏延迟等，合用时应当减少剂量。②本品无镇痛作用，但可增强麻醉药的镇痛作用。③与西咪替丁、法莫替丁、雷尼替丁或尼扎替丁合用时，由于肝脏代谢降低，使本品血药浓度增高，半衰期延长。④与安普那韦、艾法韦仑合用时，药物间的代谢竞争会致咪达唑仑的血药浓度升高，禁止合用。⑤红霉素、醋竹桃霉素等大环内酯类抗生素可抑制本品的代谢，从而提高其血药浓度。⑥地拉费定可致本品血药浓度升高。⑦与地尔硫草合用时，本品血浆清除率下降，可能会出现过度镇静。⑧与卡马西平合用时，由于肝微粒体酶的诱导而使卡马西平和（或）本品的血药浓度下降，清除半衰期缩短。⑨本品可降低左旋多巴的疗效。

【制剂规格】片剂：15mg。注射剂：1mL：5mg；3mL：15mg。

三唑仑
Triazolam

【别名】三唑安定，海乐神，Clorazolam，Halcion，Novidorm。

【药理作用】参见"地西泮"。

【体内过程】本品口服吸收快而完全，15～30分钟起效，2小时内血药浓度达峰值，半衰期为3～5小时，主要以结合型代谢产物经肾脏排泄。

【适应证】主要适用于治疗焦虑、失眠及睡眠障碍。

【剂量与用法】口服，0.125～0.25mg，最大剂量每次0.5mg，睡前服用。

【不良反应】常见的不良反应有嗜睡、镇静和共济失调；其他有眩晕、头痛、精神错乱、抑郁、口吃、性欲改变、震颤、视觉障碍、尿潴留或失禁、胃肠障碍、流涎、健忘、兴奋等；偶见黄疸、血液疾患和过敏反应，以及引发癫痫发作等。

【注意事项】①服药次日偶有反跳性焦虑；可产生依赖性，戒断症状严重；连续使用10日后可有白昼焦虑增多，应停药。②孕妇、哺乳期妇女禁用。

【药物相互作用】①有中枢抑制作用的药物如乙醇、抗抑郁药、抗组胺药、全身麻醉药、其他镇静催眠药、神经安定药和阿片镇痛药等都会加重本品的镇静和呼吸、心血管抑制的不良反应。②丙戊酸能减缓本品的代谢。③西咪替丁也能抑制肝脏对本品的代谢而使半衰期延长。

【制剂规格】片剂：0.125mg；0.25mg；0.5mg。

盐酸氟西泮
Flurazepam Hydrochloride

【别名】氟安定，盐酸氟苯安定，氟胺安定。

【药理作用】本品为苯二氮䓬类药物，具有较好的催眠作用，可缩短入睡时间，延长总睡眠时间及减少觉醒次数。人体昼夜脑电图、肌电图（EMG）及眼电流图（EOG）观察表明：本品平均诱导入睡时间为17分钟，睡眠持续时间为3～7小时。对快波睡眠（REM）仅有极小缩短；可缩短慢波睡眠第四级。失眠患者及正常人服用本品停药后，未见REM和梦境的反跳。据临床观察，本品连续应用28日均有效，表明本品为仅有的一种在延长总睡眠时间的同时可持续降低睡眠潜伏期及减少觉醒次数的药物。

【体内过程】本品口服吸收迅速，血药浓度峰值为1小时，血浆蛋白结合率为70%。本品经肝代谢，代谢产物N-去羟基氟安定仍保持活性。半衰期为50～100小时，有蓄积性，肾排泄。

【适应证】适用于治疗难以入睡、夜间屡醒及早醒的各型失眠。

【剂量与用法】口服：每次15～30mg，睡前服。年老体弱者，开始每次7.5mg，以后根据疗效适当增减剂量。

【不良反应】常见的不良反应有眩晕、嗜睡、头昏、共济失调，后者多发生于年老体弱者。亦可出现胃烧灼感、恶心、呕吐、腹泻、便秘、胃肠痛等反应及神经质、多语、不安、发抖、胸痛、关节痛、定向不清，以及昏迷等反应。

【注意事项】①年老体弱者剂量应限于15mg以内。②不宜用于妊娠期。用药期间怀孕时，应停止使用。③本品虽未发现依赖性，但应限制反复应用。④暂不适宜15岁以下儿童。⑤反复应用者，应定期检查肝、肾功能，肝、肾功能不全者慎用。⑥如超剂量时，可出现嗜睡、精神紊乱及昏迷，应洗胃，并予支持疗法。如出现中枢兴奋，不宜用巴比妥类药，以免产生过度抑制。⑦严重抑郁症者慎用。

【药物相互作用】乙醇、巴比妥类等中枢抑制药可增强其中枢抑制作用。

【制剂规格】片（胶囊）剂：15mg；30mg。

盐酸硝西泮
Nitrazepam Hydrochloride

【别名】硝基安定。

【药理作用】本品有安定、镇静及显著催眠作用。催眠作用类似短效或中效巴比妥类，其特点为引起近似生理性睡眠，无明显后遗效应；抗癫痫作用强。

【体内过程】本品易自胃肠道吸收，口服后1~2小时血药浓度即达峰值。吸收后广泛与血浆蛋白结合，主要经肝内代谢为无活性的产物，从尿中排泄，少量经粪便排泄，乳汁中仅含微量，半衰期为21~25小时。

【适应证】适用于治疗各种失眠、抗惊厥、癫痫。

【剂量与用法】口服。催眠：每晚5~10mg，睡前服。抗癫痫：每次5~15mg，每日3次。

【不良反应】本品能通过胎盘影响胎儿，临产妇服后可引起新生儿肌肉松弛无力。服药后可见头痛、无力、嗜睡、恶心、便秘等，偶见皮疹、肝损害及骨髓抑制。

【注意事项】①服药同时避免饮酒。②小儿禁用。③重症肌无力患者禁用。④老年患者服后常有意识模糊，并可影响呼吸功能。⑤肺功能不全者禁用。⑥长期服用可产生巴比妥、乙醇样依赖性，停药后有反跳现象。⑦老人、孕妇及哺乳期妇女慎用。

【药物相互作用】①本品对乙醇或其他中枢神经系统抑制药合用时，可协同增效。②与降压药或利尿药合用时，可使降压作用增强。③与抗酸药合用时，可延迟本品的吸收。

【制剂规格】片剂：5mg。

丁螺环酮
Buspirone

【别名】一舒，布斯帕，布斯哌隆，Buspar。

【药理作用】本品作用于突触前膜上的多巴胺受体，产生抗焦虑作用，并有可逆性地减慢心率、降低平均脉压、增加呼吸频率及每分钟通气量的作用。但无镇静、肌肉松弛和抗惊厥作用。

【体内过程】口服吸收好，达峰时间为0.5~1小时，血浆蛋白结合率为95%。大部分在肝脏代谢，主要代谢物为5-羟基丁螺环酮和2-（1-嘧啶基）哌嗪。半衰期为2~11小时，血透不能消除体内丁螺环酮，60%由尿排出，40%从粪便排出。肝硬化时，由于首过效应降低，可使血药浓度增高，药物清除率明显降低。肾功能障碍时，清除率轻度降低。老年患者的药物动力学无特殊变化。

【适应证】治疗各种类型的焦虑症。

【剂量与用法】口服：开始每次5mg，每日2~3次。第2周可加至每次10mg，每日2~3次。根据患者的治疗反应，每2~3日增加5~15mg。常用治疗剂量每日20~30mg。如果每日用至最大剂量60mg仍无效时，不应再用。显效时间在用药2周左右，少数患者还可更长，故在达到最大剂量后尚需继续治疗2~3周。

【不良反应】本品不良反应比苯二氮䓬类药物低，偶有头晕、头痛、恶心、呕吐、腹泻、出汗、失眠、食欲减退等。偶有心电图T波轻度改变及肝功能异常。较大剂量时，可出现烦躁不安。目前尚未发现其依赖性。

【注意事项】①孕妇、哺乳期妇女、儿童、青光眼、重症肌无力、严重肝肾功能不良、白细胞减少和对本品过敏的患者禁用。②心、肝、肾功能障碍者慎用。③老年人应减少剂量。④用药期间应定期检查肝功能与白细胞计数。⑤用药期间不宜驾驶车辆、操作机械、高空作业或饮酒。

【药物相互作用】　与单胺氧化酶抑制剂合用时，可致血压升高，故勿用。本品对苯二氮䓬类抗焦虑药的作用影响很小。

【制剂规格】　片剂：5mg；10mg。

劳拉西泮
Lorazepam

【别名】　罗拉，氯羟安定，氯羟二氮䓬，氯羟去甲安定，洛拉酮，Ativan，Lorax，Quait。

【药理作用】　本品为苯二氮䓬受体激动剂，属中效抗焦虑镇静药。其作用与地西泮相似，但抗焦虑作用较地西泮强。对海马和杏仁核具有选择作用，可刺激杏仁核、下丘脑和皮质运动区，引起海马神经元抑制性放电活动，激活苯二氮䓬受体，加强GABA能神经传递。具有中枢镇静、催眠、抗惊厥和肌肉松弛等作用。在推荐剂量应用下，本品主要作用于边缘系统产生明显的抗焦虑作用，其效力优于其他苯二氮䓬类化合物，应用一般剂量下，很少有（或没有）皮质的抑制或抗交感神经作用。本品同时可解除因焦虑与紧张引起的失眠，并帮助恢复正常睡眠。

【体内过程】　口服后，本品可迅速从胃肠道被吸收，生物利用度约为90%，有报道在口服后2小时左右出现血药浓度高峰。肌内注射与口服吸收性质相似，本品可以穿过血-脑屏障和进入胎盘，还可分泌到乳汁中。据报道，它的半衰期在10~20小时之间。肝肾功能障碍时，半衰期延长。血浆蛋白结合率约为85%。本品经肝脏代谢为无活性的葡萄糖醛酸盐，并且从肾脏排泄。

【适应证】　本品为有效、安全和耐受性好的安定类药。其临床应用：①情绪诱导的自主症状，例如头痛、心悸、胃肠不适、失眠。②伴焦虑症状的器质性疾病、心血管和胃肠道疾患在慢性焦虑症未解除而影响预后时。③精神神经症性紊乱，包括焦虑、抑郁、强迫观念与行为、恐怖或混合反应。④需要辅助治疗的严重抑郁焦虑症。⑤手术前给药，用于外科手术前夜或手术前1~2小时效果良好。⑥抗惊厥及癫痫持续状态。⑦癌症化疗时止吐（限注射剂）。⑧治疗紧张性头痛。

【剂量与用法】　①口服：成人抗焦虑，每次1~2mg，每日2~3次；镇静催眠，睡前服2~4mg，年老体弱者应减量。12岁以下儿童安全性与剂量尚未确定。②肌内注射：抗焦虑、镇静催眠，按体重0.05mg/kg，总量不超过每次4mg。③静脉注射：用于癌症化疗止吐，在化疗前30分钟注射2~4mg，与奋乃静合用效果更佳，必要时重复给药；癫痫持续状态，按体重0.05mg/kg，每次不超过4mg，如10~15分钟后仍无改善，可重复注射0.05mg/kg，如再经10~15分钟仍无效，需采用其他措施，12小时内用量一般不超过8mg。

【不良反应】　常见不良反应有过度镇静、头晕、疲劳等，可引起肝损害、尿素氮升高、药热、幻视，少见定向障碍。其他还有恶心、食欲改变、睡眠障碍、皮肤反应等。大剂量偶见有上呼吸道阻塞，过量可出现神志不清甚至昏迷。静脉注射可发生静脉炎或静脉血栓形成。孕期用本品后，新生儿可出现肌肉紧张、激动、饮食困难、发育迟缓，除用于抗癫痫外，其余应禁用。

【注意事项】　①对本品或其他苯二氮䓬类衍生物过敏者、怀孕的前三个月禁用。②下列情况应慎用：中枢神经系统处于抑制状态的急性酒精中毒；有药物滥用或成瘾史；癫痫患者突然停药可导致发作；肝、肾功能损害者、运动过多症、可发生药效反常；严重的精神抑郁可使病情加重，甚至产生自杀倾向，应采取预防措施；重症肌无力的病情可加重。③本类药可能有抗胆碱效应；严重慢性阻塞性肺部病变，可加重通气衰竭；大剂量可引起记忆力丧失，老年人尤应注意。④本品有轻度呼吸抑制作用，肺部疾患不宜使用。

【药物相互作用】　①本品不能与麻醉药、巴比妥类药或酒精合用。②西咪替丁、口服避孕药、红霉素等抑制代谢的药物对本品的影响很少，而丙磺舒可影响本品与葡萄糖醛酸结合作用，引起血药浓度升高和过度嗜睡。③本品麻醉前给药可减少芬太尼衍生物作麻醉诱导时的剂量，在诱导剂量时缩短并达到意识丧失的时间。

【制剂规格】片剂：0.5mg；1mg；2mg。注射剂：1mL：2mg；1mL：4mg。

氯美扎酮
Chlormezanone

【别名】芬那露，氯甲噻酮，氯苯甲酮，Fenaral，Rexan。

【药理作用】本品为抗焦虑药，具有抗焦虑、镇静、催眠和肌肉松弛等作用。作用部位主要在丘脑、脑基底核、大脑边缘系统、中脑网状结构等，对植物神经无影响，也无抗肾上腺素作用及抗胆碱作用，对循环系统无明显影响。本品对脊髓的单突触反射的抑制作用很小，对多突触反射抑制作用明显，因而呈现中枢性肌肉松弛作用。能改善没有意识清晰度障碍的中度焦虑情绪状态。对情绪紧张、恐惧、焦虑、烦躁不眠者，可起镇静催眠作用。本品还具有抗晕船和减缓疲劳的作用，服药15~20分钟后可显著缓解症状，持续6小时以上。

【体内过程】口服后1~2小时达血药浓度峰值，焦虑患者口服氯美扎酮后的作用可维持6小时。本品在体内广泛分布，总蛋白结合率为48%。本品在肝脏经水解、氧化等代谢后，代谢产物为4-氯马尿酸、4-氯苯甲酰-N-甲基、4-氯苯甲酸、N-甲胺-4-氯苯甲醛、4-氯甲醛等。本品经肾脏排泄，平均清除半衰期为38小时。

【适应证】适用于精神紧张、恐惧、精神性神经病、慢性疲劳，以及由焦虑、激动和某些疾病引起的烦躁失眠等治疗。适用于解除各种肌肉痉挛性疼痛等症及用于晕车、晕船。也可配合镇痛药，治疗背酸、颈硬、骨痛、四肢酸痛、风湿性关节痛等。

【剂量与用法】镇静催眠：睡前口服1~2片（200~400mg）。抗晕船：适时口服1片（200mg）。解除焦虑：每次口服1片（200mg），每日3次，儿童用量酌减。

【不良反应】本品有疲倦、眩晕、皮肤潮红、恶心、药疹、水肿、排尿困难、无力、头痛等不良反应，停药后即可消失。罕见多形红斑症，偶见黄疸。

【注意事项】①对本品过敏者禁用。驾驶车船、操纵机器、高空作业等人员在工作时间内禁用。②儿童、老年患者、孕妇及哺乳期妇女慎用。如有困倦发生，应减少剂量。③本品用于催眠，连续服用不得超过1周。④药物过量有引起昏迷、低血压、反射消失等报告，药物过量应予洗胃及对症处理。

【药物相互作用】①本品不宜与其他镇静催眠药、氯丙嗪等吩噻嗪类药、单胺氧化酶抑制剂等合用。②用药期间不宜饮酒。

【制剂规格】片剂：200mg。

坦度螺酮
Tandospirone

【别名】枸橼酸坦度螺酮，希德，律康。

【药理作用】本品对5-HT₁A受体具有很强亲和力，为该受体的部分激动剂。能够激动海马锥体细胞突触5-HT₁A受体及中缝核突触前5-HT₁A受体，抗焦虑效应由此而生。和以地西泮为代表的苯二氮䓬类（BDZ）相比，本品的靶点比较集中，更适宜抗焦虑，这样免除了BDZ其他作用，如肌松、镇静、催眠和对认知、运动功能的损害。本品还能较强地抑制多巴胺能神经的兴奋作用，如果长期使用，可能造成5-HT₁A受体下调。

【体内过程】本品口服吸收良好，血药浓度达峰时间为0.8小时；主要分布于肝、肾，脑中也有一定的分布。经肝脏代谢为 1 – 嘧啶 – 哌嗪，后者的血药浓度为本品的 2 ~ 8 倍；70% 经肾排除体外（0.1% 以原形排出），约 20% 随粪便排出；半衰期约为 1.2 小时，1 – 嘧啶 – 哌嗪的半衰期为 3 ~ 5 小时。

【适应证】多种神经症引起的焦虑状态，如广泛性焦虑障碍，尚可用于原发性高血压、消化性溃疡等病伴随发生的焦虑状态。

【剂量与用法】每次 10 ~ 20mg，每日 3 次，口服给药。每日最大剂量为 60mg，可根据年龄、症状调整；老年人可从一次 5mg 开始。

【不良反应】不良反应少而轻，较常见的有心动过速、头痛、头晕、嗜睡、乏力、口干、食欲下降、出汗、转氨酶升高等。

【注意事项】①慎用：对其他氮杂螺酮衍生物（如丁螺环酮、伊沙匹隆、吉哌隆）有过敏史者、器质性脑功能障碍者、中度或重度呼吸功能衰竭者、心功能不全者、肝肾功能不全者。②本品一般不作为抗焦虑的首选药物，且不得随意长期应用。③本品可能对催乳素、促性腺激素或睾酮有兴奋作用。④对病程较长（3 年以上）、病情严重或 BDZ 无效的难治性焦虑者，本品也可能难以产生疗效。⑤用药期间不得从事有危险性的机械性作业。⑥本品与 BDZ 无交叉依赖性，若立即将 BDZ 换为本品时，可能出现 BDZ 的戒断症状，加重精神症状。故在需要停用 BDZ 时，应缓慢减量，充分观察。

【药物相互作用】①本品与钙拮抗剂（如硝苯吡啶等）合用时，可增强降压作用；②本品与氟哌啶醇合用时，可增强锥体外系症状。

【制剂规格】片剂 5mg；10mg。

三、抗抑郁药

盐酸阿米替林
Amitriptyline Hydrochloride

【别名】Amitid，Tryptizol。

【药理作用】本品属三环类抗抑郁药。①抗抑郁作用，可使各类抑郁症患者情绪提高，对其思考缓慢、行为迟缓及食欲不振等症状能有所改善。一般用药 7 ~ 10 日可产生明显疗效。②具有较强的镇静、催眠作用。③具有抗胆碱作用。

【体内过程】口服吸收好，生物利用度为 31% ~ 61%，蛋白结合率 82% ~ 96%，半衰期为 31 ~ 46 小时，表观分布容积 5 ~ 10L/kg。主要在肝脏代谢，活性代谢产物为去甲替林，自肾脏缓慢排泄，可分泌入乳汁，老年患者由于代谢和排泄能力下降，对本品敏感性增强，应减少用量。肝硬化和门脉系外科手术者、肾衰者需减量。

【适应证】①治疗抑郁症：适用于各类型抑郁症，如内源性抑郁症、更年期抑郁症、反应性抑郁症等。对兼有焦虑和抑郁症状的患者，疗效优于丙咪嗪。②治疗遗尿症：对功能性遗尿有一定疗效。

【剂量与用法】①治疗抑郁症：口服，每次服 25mg，每日 2 ~ 4 次，以后递增至每日 150 ~ 300mg，分次服维持量每日 50 ~ 150mg。老年患者和青少年每日 50mg，分次或夜间服 1 次。②治疗遗尿症：睡前口服，6 岁以下儿童每次 10mg，6 岁以上儿童每次 25mg。

【不良反应】不良反应比丙咪嗪少而轻，常见者为口干、嗜睡、便秘、视力模糊、排尿困难、心悸，还可能引起心律失常，偶见直立性低血压、肝功能损害及迟发性运动障碍。

【注意事项】严重心脏病、高血压、青光眼、前列腺肥大及尿潴留者禁用。癫痫病史者慎用，可能出现自杀倾向。老人、孕妇及哺乳期妇女慎用，6 岁以下儿童禁用。

【药物相互作用】①三环类抗抑郁药与单胺氧化酶抑制剂合用或相继应用时，可增加不良反应，症状类似阿托品中毒症状，故如用单胺氧化酶抑制剂至少停药 10 ~ 14 日后才能再用本品。②三环类药物还可增强中枢抑制药的作用，阻断胍乙啶的降压作用。③甲状腺素、吩噻嗪类可增强本品作用。④三环类药亦可增强抗胆碱药的作用。

【制剂规格】片剂：10mg；25mg；50mg。

盐酸多塞平
Doxepin Hydrochloride

【别名】多虑平，凯舒，Sinequan。

【药理作用】本品为三环类二苯并䓬衍生物，化学结构与阿米替林相似，具有较显著的抗抑郁、抗焦虑和镇静作用。动物实验表明，本品具有多种药理作用，能加强苯丙胺的兴奋作用，拮抗利血平的镇静作用，肌肉松弛作用以及抗胆碱能作用。其抗焦虑作用一般于几日内出现，抗抑郁作用则需一周以上显效。本品尚有抗组胺作用。

【体内过程】局部外用本品后，可在血中检测到有意义的药物浓度。本品代谢迅速，在肝脏中进行去甲基反应，生成最初活性代谢物去甲基多塞平。多塞平和去甲基多塞平两者代谢途径包括羟基化反应、N－氧化反应、与葡萄糖醛酸的结合反应，主要以游离和结合方式的代谢物从尿液排泄。本品在体内分布广泛，并与血浆蛋白结合，血浆半衰期8～24小时，本品可越过血－脑屏障和胎盘屏障。

【适应证】本品适用于内因性抑郁症、反应性抑郁症及各种伴焦虑抑郁状态的神经官能症和躯体疾病，老年患者较为安全。临床主要用于各种焦虑、抑郁状态，也可用于镇静、催眠及慢性荨麻疹等。

【剂量与用法】口服：开始一次25mg，每日2～3次，逐渐加量至每日150～300mg。常用量为每日75～150mg，每日不得超过300mg。

【不良反应】不良反应有轻度嗜睡、口干、视力模糊和便秘，一般较轻。减量或继续用药时，症状可减轻或消失，但须注意自杀倾向。

【注意事项】严重心、肾功能损害者及青光眼、严重脑器质性疾病、孕妇、对本品有过敏史者禁用。儿童、哺乳期妇女慎用。

【药物相互作用】①本品与舒托必利合用时，有增加室性心律失常的危险，严重者可致尖端扭转心律失常。②本品与乙醇或其他中枢神经系统抑制药合用时，中枢神经抑制作用增强。③本品与肾上腺素、去甲肾上腺素合用时，易致高血压及心律失常。④本品与可乐定合用时，后者抗高血压作用减弱。⑤本品与抗惊厥药合用，可降低抗惊厥药的作用。⑥本品与氟西汀或氟伏沙明合用时，可增加两者的血浆浓度，出现惊厥等不良反应。⑦本品与阿托品类合用时，不良反应增加。⑧与单胺氧化酶合用时，可发生高血压。

【制剂规格】片（胶囊）剂：10mg；25mg；50mg；100mg。

盐酸氯米帕明
Clomipramine Hydrochloride

【别名】盐酸氯丙咪嗪，安拿芬尼，Anafranil。

【药理作用】本品为一安全可靠、起效迅速的抗抑郁药，主要通过抑制神经元对释放于突触间隙的去甲肾上腺素和5－羟色胺的再摄取，产生抗抑郁作用，同时还有抗焦虑和镇静作用。

【体内过程】本品口服吸收快而完全，生物利用度30%～40%，蛋白结合率为96%～97%，半衰期为22～84小时，表观分布容积7～20L/kg，在肝脏代谢，活性代谢物为去甲氯米帕明，由尿排出，并可分泌入乳汁。

【适应证】①各种病因和症状引起的抑郁症状，包括内源性、反应性和抑郁性神经症，以及与精神分裂症和人格失调有关的抑郁症状。②老年性和慢性疾病引起的抑郁综合征、强迫观念和强迫行为综合征、恐惧症，伴有发作性睡症的猝倒、慢性疼痛性综合征。③排除器质性原因的夜间遗尿。

【剂量与用法】①抑郁症、强迫行为综合征和恐怖症：口服初始用量为每日25mg，分2～3次或每日1次缓释片75mg（晚上服用较好）；治疗 1 周内，可逐步提高用量达每日 100 ~ 150mg。病情严重者，可达每日 250mg。病情稳定后，可调至维持量每日 50 ~ 100mg 或缓释片每日 75mg。肌内注射可由每日 1 ~ 2 支（每支 25mg），逐步视病情增至每日 4 ~ 6 支。静脉给药可以 2 ~ 3 支与 250 ~ 500mL 等渗盐水或葡萄糖注射液稀释并完全混合，每天静滴 1 次，每次 1.5 ~ 3 小时滴完。②发作性睡症的猝倒：每日量为 10 ~ 75mg，可与哌醋甲酯合用。③慢性疼痛综合征：剂量因人而异，一般为每日 10 ~ 150mg 不等，同时要考虑服用止痛剂。④老年人口服初始剂量为每日 20 ~ 30mg，最大剂量不超过 75mg。⑤非器质性夜间遗尿：老人初始剂量每日 10mg，逐渐增量，10 日后达到每日 30 ~ 50mg。儿童初始一日量 10mg，10 天以后对 5 ~ 7 岁儿童可达 20mg，8 ~ 14 岁达 20 ~ 50mg，14 岁以上者可达 50mg 或遵医嘱。

【不良反应】 服药初期可产生抗胆碱能反应，如出汗、口干、头晕、直立性低血压、轻微震颤等，这些症状可自行消失或随剂量减少而消失。偶尔出现皮肤过敏反应，需停药或更换其他药物。高剂量时，偶可引起心脏传导阻滞、心律不齐、失眠、暂时性精神错乱、焦虑不安等。极少数出现肝功能失调、高热、惊厥，注意自杀倾向。

【注意事项】 ①禁用于对双苯并氮杂草类三环类抗抑郁剂过敏的患者。②对有心衰、循环无力、急性心肌梗死、心功能紊乱、低惊厥阈、由尿道受阻引起的排尿失调及青光眼等病症的患者，使用三环类抗抑郁剂需格外小心。治疗前先测量患者血压，对于血压偏低者，应减少剂量或给予循环系统兴奋剂来控制。服药期间应定期复查白细胞数。③妊娠期、哺乳期妇女不宜使用。

【药物相互作用】 ①不可与单胺氧化酶抑制剂一起使用，要在停用一段时间后（14 天左右）方可使用。②本品可加强中枢神经抑制剂和抗胆碱药物的活性。用药过量可出现嗜睡、不安、惊厥、呆滞、昏迷、心动过速、低血压、共济失调、呼吸抑制。

【制剂规格】 片剂：10mg；25mg。缓释片：75mg。注射剂：2mL：25mg。

盐酸氟西汀

Fluoxetine Hydrochloride

【别名】 百优解。

【药理作用】 本品为抗抑郁药，在结构上不同于三环、四环抗抑郁药，其药理作用主要是抑制中枢神经对 5 - 羟色胺的摄取。此外，对胆碱能 M、组胺能和肾上腺素能 α_1 等受体起拮抗作用。

【体内过程】 本品口服后吸收很快，血浆氟西汀浓度在 6 ~ 8 小时达峰，大约有 95% 与血浆蛋白结合。主要在肝脏中代谢成活性代谢产物去甲氟西汀及其他代谢物，约 80% 的代谢物最终经尿排出，15% 经大便排出。据文献报道，不论氟西汀还是其代谢产物去甲氟西汀排泄均很慢。其半衰期：氟西汀短期给药为 1 ~ 3 天，长期给药为 4 ~ 6 天；去甲氟西汀短期、长期给药均为 4 ~ 16 天。每天服药 20mg，4 周后稳态血浓度为氟西汀 540 ± 282nmol/L，去甲氟西汀 640 ± 332nmol/L。

【适应证】 用于中度及顽固性重症抑郁症，尤对伴随坐立不安及运动障碍的抑郁症疗效显著，为老年抑郁症首选药，也适用于长期抗复发治疗。

【剂量与用法】 口服：开始剂量为每日 20mg，晨服。逐渐增至每日 20 ~ 40mg，最大剂量不应超过每天 80mg。症状减轻后，可改用维持量。肝功能不全者剂量减半，早、晚均可服。

【不良反应】 本品会引起暂时性体重减轻，虽减重不多，但具有统计学意义。极少数患者出现躁狂症，可合用锂盐控制。常见不良反应为恶心、神经过敏和呕吐，一般不严重，但抗胆碱能不良反应比三环类抗抑郁药小得多。

【注意事项】 ①肝功能不全者减量给药。②大剂量偶可引起癫痫发作。有癫痫病者、孕妇禁用。③注意自杀倾向。

【药物相互作用】①禁止与单胺氧化酶抑制剂合用，若服用过单胺氧化酶抑制剂者，必须停药 14 天后才能使用本品。②服用本品后，需在停药 5 周后才能服用单胺氧化酶抑制剂。③本品可延长安定的血清半衰期，减慢其血浆清除率，但患者对安定的精神性运动和生理反应不受影响。

【制剂规格】胶囊剂：20mg。

盐酸帕罗西汀
Paroxetine Hydrochloride

【别名】氟苯哌苯醚，Paxil，Seroxat。

【药理作用】本品具有很强的阻止 5 - 羟色胺（5 - HT）再吸收的作用，常用剂量对其他递质无明显影响。其抗抑郁作用是通过阻止 5 - HT 的再吸收而提高神经突触间隙内 5 - HT 的浓度。特别对伴有焦虑症的抑郁症，作用比三环类抗抑郁药快，远期疗效比丙米嗪好。

【体内过程】本品服用后可完全吸收，有首过效应，食物或药物均不影响其吸收。口服 30mg，血药浓度达峰时间为 6.3 小时，峰浓度为 17.6 ng/mL，表观分布容积为 3 ~ 28 L/kg。血浆蛋白结合率为 95%，7 ~ 14 日内达稳态血浆浓度，并迅速分布到各组织器官，也可通过乳汁分泌。本品在肝脏代谢，约 2% 以原形由尿排出，其余以代谢产物形式从尿中排出，小部分从粪便排泄。半衰期为 24 小时，老年人半衰期会延长，血药浓度会升高。

【适应证】治疗抑郁症、强迫性神经症、伴有或不伴有广场恐怖的惊恐障碍、社交恐怖症/社交焦虑症。

【剂量与用法】口服：平均每日剂量范围在 20 ~ 50mg 之间，一般从 20mg 开始，每日 1 次，饭时服，连续用药 3 周。以后根据临床反应增减剂量，一次增减 10mg，间隔不得少于 1 周。

【不良反应】有轻度口干、恶心、厌食、便秘、头痛、头晕、震颤、乏力、失眠和性功能障碍及自杀倾向等不良反应，强度和频率随用药时间降低，通常不影响治疗。

【注意事项】①孕妇禁用。②一次性给药后，可出现轻微的心率减慢、血压波动，一般无临床意义，但对有心血管疾病或新发现有心肌梗死者，应注意其反应。③严重肝、肾功能不良者仍可安全使用，但应降低剂量。

【药物相互作用】服用本品前后两周内不能使用单胺氧化酶抑制剂。

【制剂规格】片剂：20mg。

盐酸舍曲林
sertralin Hydrochloride

【别名】氯苯萘胺。

【药理作用】本品类似氟西汀，选择性地抑制 5 - 羟色胺再摄取。其抑制作用比氟伏沙明强 12 倍，比氟西汀强 5 倍，比阿米替林强 21 倍，不影响多巴胺和去甲肾上腺素的再摄取。对中枢毒蕈碱和组胺 H_1 受体无明显亲和力，因此，抗胆碱能和镇静作用不明显。

【体内过程】口服易吸收，血药浓度达峰时间为 6 ~ 10 小时，半衰期约 26 小时，服药 4 ~ 7 日可达稳态血药浓度。血浆蛋白结合率为 97%，在肝脏代谢，代谢产物为 N - 去甲舍曲林，活性为母药的 1/10。主要由尿排出。

【适应证】本品抗抑郁症疗效与阿米替林、多塞平相当，但抗毒蕈碱反应、心血管反应及镇静作用则低得多。

【剂量与用法】本品治疗抑郁症，口服每日 50 ~ 100mg，如需要可增至每日 200mg，连续应用不超过 8 周。

【不良反应】本品不良反应比三环类抗抑郁药低，常见的有恶心、腹泻、头痛、口干、失眠、震颤、头晕、疲倦及激动，发生率为 10% ~ 20%。男性患者可引起射精延迟等性功能障碍。

【注意事项】肝、肾功能损害者慎用，注意

自杀倾向，孕妇、哺乳期妇女禁用。

【药物相互作用】①本品不能与单胺氧化酶抑制剂（MAOI）同时合用，必要时须在 MAOI 停药 2 周后才可使用，或停用本品 5 周后使用 MAOI。②孕妇、哺乳期妇女禁用。

【制剂规格】片剂：50mg；100mg。

吗氯贝胺
Moclobemide

【别名】甲氯苯酰胺，莫罗酰胺，朗天，Manerix，Aurorix。

【药理作用】本品通过可逆性抑制脑内 A 型单胺氧化酶，从而提高脑内去甲肾上腺素、多巴胺和 5 - 羟色胺的水平而起到抗抑郁作用，具有作用快，停药后单胺氧化酶活性恢复快的特点。

【体内过程】口服易吸收，单次口服 50 ～ 300mg，血浆浓度峰值为 0.3 ～ 2.7 μg/mL，达峰时间为 1 ～ 2 小时。生物利用度与剂量和重复用药成正相关。血浆蛋白结合率约 50%，表观分布容积为 75 ～ 95 L/kg。体内分布较广，经肝脏代谢，半衰期为 2 ～ 3 小时，肝硬化患者平均滞留时间延长，需减半量。中度肾功能受损患者一般无需调整剂量。本品可经乳汁分泌。

【适应证】适用于治疗内源性抑郁症、轻度慢性抑郁症、精神性或反应性抑郁症的长期治疗，特别适用于老年忧郁症，对精神运动和识别功能无影响。对儿童多动症、社会恐惧症有效，对睡眠障碍也有一定效果。

【剂量与用法】口服，开始剂量为每次 50 ～ 100mg，每日 2 ～ 3 次，饭后口服。逐渐增加至每日 150 ～ 450mg，最大剂量为每日 600mg。老年人、肾功能衰退者可不调整剂量；严重肝功能不良者，剂量可减至 1/2 ～ 1/3。

【不良反应】本品不良反应有轻度恶心、口干、头痛、头晕、出汗、心悸、失眠、直立性低血压等。少数患者有过敏性皮疹，偶见意识障碍及肝功能损害。大剂量时可能诱发癫痫。

【注意事项】①对本品过敏、躁狂症、嗜铬细胞瘤、甲状腺功能亢进患者、儿童禁用。肝、肾功能严重不全者、孕妇慎用。哺乳期妇女使用本品时应停止哺乳。②本品禁止与其他抗抑郁药物同时使用，以免引起"高 5 - 羟色胺综合征"的危险。使用中枢性镇痛药（如哌替啶、可待因、美沙芬）、麻黄碱、伪麻黄碱或苯丙醇胺的患者禁用本品。③患者有转向躁狂倾向时，应立即停药。④用药期间不宜驾驶车辆、操作机械或高空作业。在服用抗抑郁药的头几个月应加强对患者的监测，注意可能增加青少年自杀风险。⑤用药期间应定期检查血象、心、肝、肾功能。⑥老年患者应酌情减少用量。⑦服药过量后，经过 12 小时左右潜伏期，迅速出现中枢神经兴奋状态，表现激越、出汗、心动过速、肌强直、反射亢进、谵妄，以及高血压和高热等。体温高达 40℃以上，舒张压超过 120mmHg 时，可有剧烈头痛、呕吐、视神经乳头水肿和癫痫发作等高血压脑病征象。少数患者出现低血压、呼吸抑制及出血倾向。⑧解救本品时，应及时洗胃、渗透性利尿、酸化尿液等加速药物排泄，并视病情给予对症治疗和支持疗法。

【药物相互作用】①由其他抗抑郁药换用本品，应停药 2 周后再开始使用本品；氟西汀应停药 5 周后再开始使用本品。②与西咪替丁合用时，可延缓本品的代谢，应减少本品剂量或从低剂量开始使用。③与酪胺含量高的食物（如奶酪）同服可引起高血压，应避免进食大量含酪胺的食物。

【制剂规格】片剂：75mg；150mg。胶囊剂：100mg。

曲唑酮
Trazodone

【别名】美抒玉，每素玉，苯哌丙吡唑酮，氯哌三唑酮，Trittico。

【药理作用】本品是三唑吡啶的衍生物，能选择性地阻断5-HT的再摄取，还可能加速脑内多巴胺更新，从而发挥有效的抗抑郁和抗焦虑作用。本品还能选择阻断组胺（H_1）受体，具有较强的镇静作用。它能显著延长睡眠时间，减少睡眠中的觉醒次数和时间，提高深度睡眠，改善整体睡眠效率。本品还能延长阴茎勃起时间，可能与其中枢多巴胺激动和5-HT受体抑制及外周α-肾上腺素能受体的拮抗有关。

【体内过程】自胃肠道吸收迅速而完全，空腹服药1小时后的血药浓度达峰值，如进食时服药须2小时达峰值；肝内经N-氧化和羟化代谢，m-氯苯哌嗪为具有活性的代谢产物；主要经尿排泄，少量经胆汁至粪便排泄；血浆半衰期短，为4~9小时。

【适应证】适用于治疗抑郁症和伴随抑郁症状的焦虑症，以及药物依赖者戒断后的情绪障碍。

【剂量与用法】口服：成人初始剂量为每日50~100mg，分次饭后服用，每3~4日剂量可每日增加50mg。门诊患者一般以每日200mg，分次餐后服用为宜，最高剂量每天不得超过400mg；住院患者病情严重者，剂量可较大，但最高用量不超过每日600mg。老年人或对本品敏感者，开始剂量为每次25mg，每日2次，经3~4天渐增至每日150mg，分3次服。有昏睡现象发生时，须将每日剂量的大部分于睡前服用或降低剂量。服药第1周内症状即有所缓解，2周内出现较佳抗抑郁效果，通常需服药2~4周后才出现最佳疗效。对于较长期的维持治疗，剂量应保持在最低剂量。一旦有反应，剂量可逐渐减少。一般应该继续用药几个月以上。

【不良反应】不良反应较少，偶见嗜睡、疲乏、头晕、头疼、失眠、紧张、震颤、视物模糊、协调障碍、口干、便秘。少数患者出现直立性低血压和心动过速、恶心、呕吐和腹部不适。极少数患者出现肌肉、骨骼疼痛和多梦。

【注意事项】①严重的心脏病或心律不齐、意识障碍者禁用。出现阴茎异常勃起时，应停药。肝肾功能不足、癫痫或伴缺血性心脏病者慎用。用药期间需手术时，在择期手术前及临床许可的情况下尽早停用本品。②应加强在服用抗抑郁药的前几个月患者的监测，注意可能增加的青少年自杀风险。开车或开机器者慎用。③18岁以下患者、孕妇及哺乳期妇女尚缺乏临床使用的详细资料，不宜使用。④本品对心脏的不良反应较少，对外周抗胆碱能作用很弱，较适合老年患者使用。⑤本品过量时，最严重的不良反应是阴茎异常勃起、呼吸停止、癫痫发作和心电图异常，常见的不良反应是嗜睡和呕吐。过量服用时，可引起不良反应发生率及程度的增加。目前没有特效解毒药，一旦本品过量，应进行洗胃，利尿剂可以促进药物排泄。

【药物相互作用】①本品与乙醇、乙醇-水合氯醛-地西泮、异戊巴比妥、甲氨二氮或氨甲丙二酯等药物合用时，过量使用可致死亡。②本品与降压药合用时，需减少降压药的剂量。③本品可升高地高辛或苯妥因钠的血药浓度。④本品可能会加强对酒精、巴比妥类药和其他中枢抑制剂的作用。⑤本品若与单胺氧化酶抑制剂互换使用时，一般应间隔2周。

【制剂规格】片剂：50mg；100mg；150mg；300mg。

噻奈普汀
Tianeptine

【别名】达体朗，Tatinol。

【药理作用】本品是介于镇静性抗抑郁药和兴奋性抗抑制药之间的一种抗抑郁药。能增加海马部位锥体细胞的活动，增加大脑皮质和海马部位神经元对5-羟色胺的再摄取。本品对人的心境紊乱有一定作用；对躯体不适，特别是对于焦虑和心境紊乱有关的胃肠道不适症状有明显作用；对酒精中毒者在戒酒期间出现的人格和行为紊乱有一定作用。本品不良反应明显比三环类抗抑郁药少，几乎无心血管系统的不良反应，对血液、肝肾功能均无损害，亦无镇静作用。

【体内过程】本品口服吸收快而完全，达峰时间为0.94小时，肝脏首过效应小，生物利用度高，体内分布较快，血浆蛋白结合率为95%。半衰期2.5小时，主要通过 β－氧化酶代谢，血浆主要代谢产物为MC5（戊酸），其峰浓度为原型的20%，AUC为原药的60%，具有抗抑郁作用。尿液主要代谢产物为MC3（丙酸）。抑郁症患者服用TIA后，清除半衰期明显延长（约为6.3小时），肝功能损害对TIA的药动学影响较小。年龄超过70岁的老年患者及肾功能不全患者的清除半衰期增加1小时。

【适应证】适用于治疗轻度、中度或重度抑郁症。

【剂量与用法】口服，每次12.5mg，每日3次，餐前口服。对于慢性酒精中毒者，无论是否存在肝硬化，均无必要改变剂量。对于超过70岁和存在肾功能不全者的剂量应限制在每日25mg。

【不良反应】本品不良反应少、程度轻。表现为上腹部疼痛、口干、厌食、恶心、呕吐、便秘、胀气；失眠、瞌睡、恶梦、虚弱、心动过速、期前收缩、心前区疼痛、眩晕、头痛、晕厥、震颤、颜面潮红、呼吸不畅、喉部堵塞感、肌痛、背痛等症。

【注意事项】①对本品过敏及未满15岁的儿童禁用。②有遗传性自杀倾向的抑郁患者在服用本药时必须密切监护，特别是在治疗初期。③需进行全身麻醉时，患者应在手术前24或48小时停药。急诊手术时，可不必停药，但需进行术中监测。④需中断治疗时，应逐渐减少剂量，时间为7~14天以上。⑤驾车或操纵机器者服用本品时，需注意易出现打瞌睡的危险。⑥孕妇及哺乳期妇女用药尚无相关资料，避免服用。年龄超过70岁和肾功能不全者应减少剂量。⑦一旦服药过

量时，应立即停药并密切监护患者。治疗应洗胃，进行心肺、代谢和肾功能监测及对症治疗，特别注意通气，纠正代谢紊乱和肾功能障碍。

【药物相互作用】与非选择性单胺氧化酶抑制剂（MAOI）类药物合用时，可引起心血管病发作或阵发性高血压、高热、抽搐、死亡的危险。禁与MAOI类药物合用，在本品治疗前，必须停用MAOI类药物2周。但若改为MAOI类药物治疗时，只需停服本品24小时。

【制剂规格】片剂：12.5mg。

文拉法辛
Venlafaxine

【别名】怡诺思，凡拉克辛，博乐欢，Effexor。

【药理作用】本品及其活性代谢物（O－去甲基文拉法辛）是神经系统5－羟色胺和去甲肾上腺素再摄取的强抑制剂，使突触间隙中这两种单胺递质浓度增高，从而发挥抗抑郁作用。

【体内过程】本品口服吸收迅速而良好。主要在肝代谢，原药及其代谢物大部分由肾脏排泄，半衰期平均均为4小时。本品在肝脏中经细胞色素P450（CYP）酶CYP2D6代谢，至少有一种活性代谢产物，O－去甲基文拉法辛。肝硬化和肾功能受损者单次给药后，本品及其代谢物的总清除率大约降低55%和33%，半衰期明显延长。

【适应证】适用于各种类型抑郁症，包括伴有焦虑的抑郁症及广泛性焦虑症治疗。

【剂量与用法】①普通片剂、胶囊剂：口服，开始剂量为每次25mg，每日2~3次，逐渐增至每日250mg，分2~3次口服。最高量为每日350mg或遵医嘱。②缓释片或缓释胶囊：起始推荐剂量为每日75mg，每日1次。在每天相同的时间与食物同时服用，每日1次，用水送服。注意不得将其弄碎、嚼碎后服用或化在水中服用。如有必要，可递增剂量至最大为每日225mg（间隔

时间不少于 4 天，每次增加 75mg）。③肝功能损害者的起始剂量降低 50%。肾功能损害患者，每天给药总量降低 25% ~ 50%。老年患者按个体化给药，增加用药剂量时应格外注意。

【不良反应】 不良反应少，可有恶心、厌食、腹泻、头痛、不安、无力、嗜睡、失眠、头晕或震颤等。少数患者有过敏性皮疹及性功能减退，可引起血压升高，且与剂量呈正相关。大剂量时可诱发癫痫。突然停药后，可见撤药综合征如失眠、焦虑、恶心、出汗、震颤、眩晕或感觉异常等。

【注意事项】 ①对本品过敏、正在服用单胺氧化酶抑制剂的患者禁用。②闭角型青光眼、癫痫、严重心脏疾病、高血压、甲状腺疾病、血液病患者及儿童、孕妇、哺乳期妇女慎用。③肝肾功能不全者慎用或减少用量。④用药过程中时监测血压，血压升高时减量或停药。停用时应逐渐减少剂量，已应用本品 6 周或更长时间者，应在 2 周内逐渐减量。患者出现有转向躁狂发作倾向时应立即停药。⑤在服用抗抑郁药的前几个月内应加强对患者的监测，注意可能增加青少年的自杀风险。⑥用药期间不宜驾驶车辆、操作机械或高空作业。⑦药物过量的中毒指征为呆滞不动和昏睡，应进行对症治疗及支持疗法。

【药物相互作用】 ①本品与选择性 5 - 羟色胺再摄取抑制剂或与单胺氧化酶抑制剂合用时，可引起高血压、僵硬、肌阵挛、不自主运动、焦虑不安、意识障碍乃至昏迷和死亡。因此，在药物转换时需 7 ~ 14 日的洗净期。②合用奎尼丁时，可使本品血药浓度升高。③普萘洛尔等 β 受体阻滞剂、丙咪嗪等三环类抗抑郁药、普罗帕酮等抗心律失常药、可待因和美沙芬等可竞争性地抑制本品的代谢。西咪替丁可降低本品清除率。

【制剂规格】 片剂：25mg；37.5mg；50mg；75mg；100mg。胶囊剂：12.5mg；25mg；50mg；100mg。缓释片剂：37.5mg；75mg。缓释胶囊剂：75mg；150mg。

西酞普兰
Citalopram

【别名】 西普妙。

【药理作用】 本品为强效、选择性 5 - 羟色胺再摄取抑制作用的抗抑郁药，其效应与阿米替林、丙咪嗪相当，但没有其他抗抑郁药对抗 M 受体、组胺受体和 α - 肾上腺素能受体的作用，故不易引起口干、镇静、直立性低血压等不良反应，这对老年患者尤为重要。本品对内源性和非内源性抑郁的患者同样有效，其抗抑郁作用通常在 2 ~ 4 周后建立。本品特别适用于长期治疗。

【体内过程】 本品口服吸收迅速，食物不影响吸收，血药浓度达峰时间为 2 ~ 4 小时，口服生物利用度为 80%，重复给药约 1 周后达稳态浓度，蛋白结合率低于 80%。本品通过肝脏的 P450 酶系代谢，主要代谢产物为去甲西酞普兰，主要代谢酶为 CYP3A4 和 2C19，极少量由 2D6 酶代谢。本品及其代谢产物可通过胎盘屏障，哺乳期妇女服用时，有少量药物及其代谢物通过母乳进入婴儿体内。在血药浓度保持在稳态时，本品的代谢产物的浓度非常低，而且不易通过血 - 脑屏障，故代谢产物对本品的药理学作用无明显影响。给药剂量的 20% 可随尿液排出，清除半衰期在健康成人中为 30 ~ 35 小时，但在特殊人群如老年人群和肝损害者中，半衰期差别很大。

【适应证】 用于抑郁性精神障碍（内源性及非内源性抑郁），重症者有显著或持久的情绪低落或躁动情绪（至少持续 2 周），主要包括以下症状：情绪低落、兴趣减少、体重或食欲明显变化、失眠或嗜睡、精神运动兴奋或迟缓、过度疲劳、内疚或自卑感、思维迟缓或注意力不集中、自杀企图或念头。也用于躯体疾病伴发的抑郁，如中风后抑郁。还可用于治疗焦虑症、惊恐障碍及慢性疼痛的辅助药。

【剂量与用法】 口服：成人每日 1 次。开始剂量每日 20mg，如临床需要可增加至每日 40~60mg。65 岁以上患者剂量减半（每日 10~30mg）。抗抑郁剂治疗必须持续适当时间，对躁狂性－抑郁精神障碍需 4~6 个月。若出现失眠或严重的静坐不能，在急性期应辅以镇静剂治疗。儿童临床经验不详，请遵医嘱。

【不良反应】不良反应可见恶心、出汗增多、唾液分泌减少、头痛、睡眠时间缩短。个别患者可观察到癫痫发作。

【注意事项】①对本品过敏者禁用，孕妇及哺乳期妇女不应服用本品。②老年患者剂量减半。③在服用抗抑郁药的前几个月中，应加强对患者的监测，注意可能增加的青少年自杀风险。

【药物相互作用】同时服用单胺氧化酶抑制剂时，可致高血压危象，不宜与单胺氧化酶抑制剂联合使用。

【制剂规格】片（胶囊）剂：20mg。

氟哌噻吨美利曲辛
Flupentixol/Melitracen

【别名】黛安神。

【药理作用】本品是由氟哌噻吨和美利曲辛组成的合剂。氟哌噻吨是神经阻滞剂，主要拮抗多巴胺 D_2 受体，小剂量具有抗焦虑和抗抑郁作用。美利曲辛是一种双相抗抑郁剂，低剂量应用时具有兴奋特性，尚可对抗氟哌噻吨产生的锥体外系反应。两种成分组成的制剂具有抗抑郁、抗焦虑和兴奋特性。

【体内过程】合剂的血药浓度达峰时间约 4 小时，氟哌噻吨的半衰期约为 35 小时，而美利曲辛约为 19 小时。在肝脏代谢后，氟哌噻吨大部分由粪便排出，其余由尿中排出，而美利曲辛则反。氟哌噻吨少量可透过胎盘屏障，并有一部分可分泌到母乳中。

【适应证】适用于治疗轻、中型焦虑、抑郁、虚弱、神经衰弱、心因性抑郁，抑郁性神经官能症，隐匿性抑郁，心身疾病伴焦虑和情感淡漠，更年期抑郁，嗜酒及药瘾者的焦躁不安及抑郁。治疗神经症和焦虑抑郁，如神经衰弱、神经性抑郁症、焦虑症及更年期、经前期的焦虑抑郁状态。亦可用于神经性头痛、偏头痛。

【剂量与用法】成人：通常每日 2 片，早晨及中午各 1 片；严重者，早晨加至 2 片。老年病人：通常每日 1 片，早晨口服。对失眠或严重不安者，建议在急性期加服镇静剂。

【不良反应】①可引起接触性皮炎；②增加光敏感应；③有引起房室传导阻滞的可能，亦可引起体位性低血压。

【注意事项】①由于其有兴奋特性，故激动和过度活跃者禁服。②若患者已预先使用了具镇静作用的安定剂，应逐渐停用。③病人长期服用本品时，需要定期检查心理和神经状态、血细胞计数和肝功能。④心血管患者、闭角型青光眼、前列腺瘤患者禁用。⑤肝肾功能不全者、孕妇、哺乳期妇女慎用。

【药物相互作用】①本品可增强机体对乙醇、巴比妥和其他中枢神经系统抑制剂的反应。②本品与单胺氧化酶抑制剂合用可致高血压危象。③本品中的氟哌噻吨与三环类抗抑郁药（如丙米嗪、阿米替林、去甲替林、普罗替林、氯米帕明、地昔帕明、洛非帕明、曲米帕明、阿莫沙平、多塞平）可相互影响，导致各自的血药浓度增高及毒性增强。④与曲马多合用时，可增加癫痫发作的可能。

【制剂规格】片剂：氟哌噻吨 0.5mg 和美利曲辛 10mg。

瑞波西汀
Reboxetine Mesylate

【别名】佐乐辛，叶洛抒。

【药理作用】本品为选择性去甲肾上腺素（NE）重摄取抑制剂，通过选择性地抑制 NE 的再摄取，提高中枢内 NE 的活性，从而改善患者的情绪。本品对 5-羟色胺、多巴胺重吸收位点无亲和力，对毒蕈碱、组胺或肾上腺素受体几乎无亲和力，故心血管不良反应较少。

【体内过程】本品口服吸收迅速，2 小时即达到血药浓度峰值，食物会使达峰时间延迟 2~3 小时，但不影响生物利用度，绝对生物利用度约为 94%；血浆蛋白结合率约为 97%；在肝脏 CYP3A4 代谢，大部分由尿液（78%，其中 10% 为药物原形）排出，半衰期约为 13 小时。

【适应证】适用于成人抑郁症治疗。

【剂量与用法】口服：每次 4mg，每日 2 次。用药 3~4 周后视需要可增至最大剂量，每次 4mg，每日 3 次，每日最大剂量不得超过 12mg。通常用药 2~3 周后逐渐起效。

【不良反应】常见的不良反应有失眠、口干、便秘、多汗、头痛、眩晕、视物模糊、心率加快、心悸、血管扩张、直立性低血压、厌食或食欲不振、恶心、排尿困难或尿潴留、尿路感染、勃起障碍、射精痛或睾丸痛、射精延迟、寒战等。多数不良反应较轻微，通常在治疗几周后消失。

【注意事项】①禁忌：妊娠、分娩和哺乳期妇女；有肝肾功能不全、惊厥史、青光眼及前列腺增生引起的排尿困难、低血压、心脏病等患者。②本品通常不推荐小于 18 岁的儿童、青少年及老年患者。③本品停用 7 天以内，不宜使用 MAOI；停用 MAOI 不超过 2 周者，亦不宜使用本品。④服用几周后，即使没有立即出现病情好转也不应停药，直到服药几个月后由医生建议停药为止；有文献报道，少量患者停用本品后可出现头痛、头晕、紧张和恶心（感觉不适）等戒断症状。⑤服用本品期间，应避免开车或机械操作。

【药物相互作用】①抗真菌药酮康唑、氟康唑可增加本品的血药浓度。②本品与降压药合用时，可引起直立性低血压。③本品应避免合用抗心律失常药、抗精神病药、环孢素、三环类抗抑郁药、氟伏沙明、咪唑类抗真菌药和大环内酯类抗生素。

【制剂规格】片剂、胶囊剂：4mg；8mg（按瑞波西汀计）。

米氮平
Mirtazapine

【别名】米塔扎平，瑞美隆，米尔宁，派迪生。

【药理作用】本品为肾上腺素能 α_2 受体和特异性 5-羟色胺受体的抑制剂，可通过阻断肾上腺素能 α_2 受体、增强中枢去甲肾上腺素和 5-羟色胺活性而发挥抗抑郁作用。本品为 5-HT$_2$ 和 5-HT$_3$ 受体的强效拮抗剂，但对 5-HT$_1$A 和 5-HT$_1$B 受体无明显的亲和力。本品还具有很强的 H$_1$ 受体拮抗作用、中等强度的 α_1 肾上腺素受体和 M 受体的拮抗作用，这些与本品的镇静、直立性低血压、口干和便秘等不良反应的发生有关。

【体内过程】口服吸收快，生物利用度约为 50%，血药浓度达峰时间约为 2 小时，血浆蛋白结合率为 85%，半衰期为 20~40 小时（偶见长达 65 小时）；在肝脏中经去甲基化和氧化反应代谢，并随粪便和尿液排出，其去甲基后的代谢物仍具有药理活性，肝肾功能不全者的消除降低。

【适应证】适用于各种抑郁症治疗。

【剂量与用法】成人初始剂量为每次 15mg，每日 1 次，睡前顿服，而后逐步增至最佳疗效剂量，有效剂量通常为每日 15~45mg，宜晚上 1 次顿服或分 2 次服用（早晚各 1 次），剂量调整应在 1~2 周后执行。本品一般在用药 1~2 周后起效，病人应持续服药，最好在症状完全消失 4~6 个月后再停药。如治疗效果不明显，剂量可增至最大剂量，若加量后 2~4 周内仍无显著疗效，应立即停止用药。肝肾功能不全者适当减量。

【不良反应】①常见的不良反应有食欲增大、体重增加、疲倦和镇静等。疲倦和镇静通常发生在服药后 1 周内，此时剂量的减少不仅不能缓和不良反应症状，反而会影响治疗效果。②也可见体位性低血压、躁狂症、惊厥发作、震颤、肌痉挛、浮肿、急性骨髓抑制（如粒细胞缺乏、再生障碍性贫血、血小板减少、各类细胞减少）、血清转氨酶的升高和药疹等。

【注意事项】①慎用：癫痫病及器质性脑组织综合征、肝肾功能不全、传导阻滞、心绞痛及近期发作的心肌梗死和低血压等患者应注意用药剂量，并定期检查。②骨髓抑制现象多发生在用药后的 4~6 周内，停药后多数患者可恢复正常。出现发热、咽喉痛、胃痛及其他感染症状时，应停止用药，并做周围血象检查。③排尿困难（如前列腺肥大者）、急性狭角性青光眼的眼内压升高者、糖尿病、高胆固醇患者服用本品时应予注意。④患者出现黄疸时，应立即中止治疗。⑤处于躁狂－抑郁阶段的患者在使用本品时，可能会引发躁狂症。⑥长期使用本品后突然停药，可能导致恶心、头痛及不适症状。⑦用药期间应避免从事较高注意力和反应性要求的操作活动，如驾驶等。⑧儿童、孕妇及哺乳期妇女慎用。

【药物相互作用】本品可加重酒精对中枢神经系统的抑制作用，治疗期间应禁止饮酒。②本品应避免与 MAOI 同时使用，或两者使用时间间隔应大于 14 天。③本品会加重苯二氮䓬类的镇静作用，使用时应注意。

【制剂规格】片剂：7.5mg；15mg；30mg；45mg。

米安色林

Mianserin

【别名】米塞林，咪色林，Bolvidon，特林，特文，Tolvon。

【药理作用】本品能选择性地抑制突触前膜上的 α_2 肾上腺素受体，促进去甲肾上腺素（NA）的释放，使突触间隙 NA 浓度增高，并阻断脑内 5－HT 受体而发挥抗抑郁作用。本品起效快，同时具有抗抑郁、镇静催眠及抗焦虑作用。在外周组织有对抗组胺和 5－HT 的作用，但无抗胆碱作用。对心血管的作用小，很少引起低血压，老年人和心脏病患者易于耐受。

【体内过程】本品口服吸收迅速，血药达峰时间约为 2 小时，生物利用度约为 70%，蛋白结合率为 90%，可透过血－脑脊液屏障和胎盘屏障，可分泌至乳汁中；在肝脏代谢，几乎全部以代谢物形式从尿中排出，半衰期为 14~33 小时。

【适应证】本品用于治疗各种类型的抑郁症，尤其适合用于门诊和患有心血管疾病及老年患者。

【剂量与用法】成人初始剂量为每次 10mg，每日 3 次口服，以后逐渐增加剂量。有效剂量为每日 30~90mg，最大日剂量为 120mg。老年患者一般不超过每日 30mg，必要时应缓慢增加剂量。

【不良反应】常见的不良反应为嗜睡，一般在开始治疗的几天内发生，但治疗 1 周后逐渐减轻。还可能发生头昏、直立性低血压、血糖浓度改变、皮疹、男性乳腺发育、乳头触痛、出汗、水肿和多关节疼痛等；一般治疗 4~6 周出现骨髓抑制，老年人尤其多见，表现为白细胞减少、粒细胞减少或缺乏，停药后即可恢复。偶见老年患者心电图 T 波改变、ST 段下降。

【注意事项】①对本品过敏、孕妇、哺乳期妇女、躁狂抑郁症、严重肝病患者禁用。②有痉挛病史、癫痫病、糖尿病、心血管疾病、肝肾功能不全者及老人、儿童慎用。③用药期间不得驾车及操作机械。④本品虽无抗胆碱能作用，但对窄角型青光眼或有前列腺肥大可疑者应加强观察。

【药物相互作用】①本品可加剧乙醇对中枢的抑制作用，故在治疗期间禁酒。②本品不得与 MAOI 合用，至少在 MAOI 停用 14 天后才可使用本品。③虽然本品与苄二甲哌、氯压定、甲基多巴、哌乙啶或心得安（单独使用或与肼苯吡嗪合用）均无相互作用，但建议监测患者的血压。④本品与氟哌利多合用时，可增强心脏毒性。

【制剂规格】片剂：10mg；20mg；30mg；60mg。

马来酸氟伏沙明
Fluvoxamine Maleate

【别名】兰释，瑞必乐。

【药理作用】本品为 5 - 羟色胺再摄取抑制剂，通过抑制脑神经细胞对 5 - 羟色胺的再摄取而发挥抗抑郁作用，但不影响去甲肾上腺素（NA）的再摄取。本品的优点在于没有兴奋和镇静作用，又没有抗胆碱、抗组织胺作用，对单胺氧化酶（MAO）活性无影响，故不影响心血管系统，一般不引起直立性低血压。

【体内过程】口服给药的绝对生物利用度为 53%，血浆浓度达峰时间为 2 ~ 8 小时；血浆蛋白结合率约为 80%，表观分布容积为 25L/kg；本品大部分在肝脏中代谢成无活性的代谢产物，经肾脏排泄；单剂量给药后的血浆平均半衰期为 13 ~ 15 小时，多剂量重复给药后可延长为 17 ~ 22 小时，通常在 10 ~ 14 天后可达稳态血药浓度。

【适应证】①适用于抑郁症及其相关症状的治疗。②治疗强迫症。

【剂量与用法】①抑郁症：起始剂量为每日 50mg 或 100mg，睡前服用，建议逐渐增量至有效剂量。常用有效剂量为每日 100mg 且可根据个人反应调节，最高可增至每日 300mg。若每日剂量超过 150mg 时，可分次服用。②强迫症：起始剂量为每日 50mg，服用 3 ~ 4 天后，应逐渐增量直至有效剂量。通常有效剂量在为每日 100 ~ 300mg，成人每日最大剂量为 300mg，8 岁以上儿童和青少年每日最大剂量为 200mg。单剂量口服可增至每日 150mg，睡前服用。若每日剂量超过 150mg 时，可分 2 ~ 3 次服用。本品用水吞服，不应咀嚼。

【不良反应】较常见的不良反应主要有恶心，有时伴呕吐，但通常服药 2 周后消失。此外，可见嗜睡、眩晕、头痛、紧张、失眠、焦虑、激动、震颤等中枢神经系统症状，便秘、厌食、消化不良、腹泻、腹部不适、口干等消化系统症状，以及偶见体位性低血压及肝胆功能改变。

【注意事项】①本品不推荐儿童使用。②癫痫患者、同时应用影响血小板功能的药物（TCAs、阿斯匹林、NSAIDs 等）以及有不正常出血史患者；孕妇、哺乳期妇女、老人、酌见剂量应慎用。③抑郁症患者常在症状明显改善前持续出现自杀倾向，应注意监护。④偶见无肝功异常患者服药后出现肝酶升高，且多伴临床症状，应立即停药。⑤本品可引起眩晕症状，避免驾车或危险的机械操作。⑥乙醇或含有乙醇的食品可加重本品引起眩晕症状，应避免合用。⑦老人、肝肾功能不全者酌减用量。⑧突然停药，可能有严重不良反应，故停药宜逐渐减量。

【药物相互作用】①本品可抑制 CYP1A2 底物（如华法林、普萘洛尔、茶碱、替扎尼定）、CYP3A4 底物（如阿普唑仑）、CYP2C9 底物（如华法林）和 CYP2C19 底物（奥美拉唑）的代谢。②本品可使卡马西平、苯二氮䓬类、安非他酮、苯妥英钠的血药浓度增高。③不建议本品与 5 - 羟色胺前体物质（如色氨酸）合用。

【制剂规格】片剂（薄膜衣）：50mg。

四、抗躁狂药

碳酸锂
Lithium Carbonate

【药理作用】本品属抗躁狂药，既有助于消除情感性精神病症状，又有助于预防复发。其作用机制可能由于锂降低钾、钠和三磷酸腺苷酶的活性，导致儿茶酚胺类神经递质的含量降低；也可能与促进 5 - 羟色胺的合成有关，有明显抑制躁狂症作用及可改善精神分裂症的情感障碍。

【体内过程】本品口服吸收快而完全，生物利用度为 100%，表观分布容积 0.8L/kg，血浆清除率（CL）0.35mL/(min·kg)，单次服药后经 4

小时血药浓度达峰值。按常规给药 5 ~ 7 日达稳态浓度，脑脊液达稳态浓度则更慢。锂离子不与血浆和组织蛋白结合，随体液分布于全身，各组织浓度不一，甲状腺、肾浓度最高，脑脊液浓度约为血浓度的一半。碳酸锂在成人体内的半衰期为 12 ~ 24 小时，少年为 18 小时，老年人为 36 ~ 48 小时。本品在体内不降解，无代谢产物，绝大部分经肾排出，80% 可由肾小管重吸收。锂的肾廓清率颇稳定，为 15 ~ 30mL/min，随着年龄的增加，排泄时间减慢，可低至 10 ~ 15mL/min，消除速度因人而异，特别与血浆内的钠离子有关，钠盐能促进锂盐经肾排出，有效血清锂浓度为 0.6 ~ 1.2mmol/L。可自母乳中排出。晚期肾病患者半衰期延长，肾衰时需调整给药剂量。

【适应证】适用于治疗躁狂症、双相或单相抑郁症（双相治疗优于单相）；分裂情感型精神病，精神分裂症伴兴奋、攻击性行为；周期性紧张症等。

【剂量与用法】一般从小剂量开始口服，每日 0.25 ~ 0.5g，每天 3 次，饭后服用。以后可逐日增加 0.25 ~ 0.5g，一般不应超过每日 1.5 ~ 2g。维持量应小于每日 1g，分 3 ~ 4 次服用。应根据血锂浓度和药物不良反应调整剂量。

【不良反应】常见不良反应有口渴、多尿，治疗早期常伴上腹部不适、恶心、厌食。出现呕吐及腹泻则预示将发生严重毒性反应。此外，尚有肌无力、震颤、白细胞计数增高等不良反应，长期使用可引起间质性肾炎。

【注意事项】①锂盐治疗剂量与中毒剂量较接近，因此，治疗期间要经常进行血锂浓度监测。一般血锂浓度应 < 1.0 ~ 1.5mmol/L。②中毒的早期征象为恶心、呕吐、腹泻、厌食等消化道症状，继而出现肌无力、四肢震颤、共济失调、嗜睡、意识模糊或昏迷。一旦发现可疑锂中毒征象时，应迅速停药，补充电解质和水分，使用利尿剂加速排锂。

【药物相互作用】①锂盐与氯丙嗪合用时，可降低氯丙嗪血浓度。这可能与碳酸锂延缓胃排空，增加氯丙嗪在胃肠道降解有关。②锂与大剂量氟哌啶醇合用时，可发生严重不良反应，甚至不可逆性脑损害。③退热剂、利尿剂、泻药可使体液及血钠减少，导致血锂浓度升高。降压药，α - 甲基多巴可使血锂浓度下降。

【制剂规格】片剂：0.25g；0.5g。

五、其他

托莫西汀
Tomoxetine

【别名】盐酸托莫西汀，Tomoxetine Hydro-chloride，斯德瑞，择思达。

【药理作用】本品属于甲苯氧苯丙胺衍生物，可使去甲肾上腺素（NE）的突触前转运受到抑制，从而增强去甲肾上腺素功能，产生抗注意缺陷/多动障碍（ADHD）和抗抑郁作用。对胆碱能、组胺、多巴胺、5 - 羟色胺，以及 α - 肾上腺素等其他神经递质受体几乎无亲和力。

【体内过程】本品口服生物利用度为 63% 或 94%，达峰时间为 1 ~ 2 小时；总蛋白结合率约为 98%，总分布容积为 250L；主要经 CYP2D6 广泛代谢成主要活性代谢产物为 4 - 羟基托莫西汀，经肾排泄，少量从粪便排泄；强代谢者的半衰期为 4 ~ 5 小时，弱代谢者为 22 小时。

【适应证】主要用于儿童和青少年的注意缺陷/多动障碍；用于治疗抑郁症。

【剂量与用法】成人常规剂量：每日 0.5 ~ 1.2mg/kg，可早晨顿服或早晚 2 次分服。儿童常规剂量（ADHD）：体重 < 70kg 者，推荐的初始剂量为每日 0.5mg/kg，应在 3 日内达到目标剂量，即一日约 80mg，晨起给药 1 次或早晚 2 次分服，一日极量为 1.4mg/kg（或 100mg）。体重 > 70kg 者，用法与用量同成人。

【不良反应】①本品可引起舒张压升高和心

率加快。②引起焦虑、嗜睡、失眠，少见狂躁。③有便秘、口干、恶心、食欲减退、性欲降低等。④肝功能损伤，但停药后恢复。

【注意事项】①高血压和心脏病患者、低血压或有低血压倾向者、肾功能不全者、黄疸和肝脏疾病患者、尿潴留或膀胱功能异常者、孕妇及哺乳期妇女慎用。②中、重度肝功能不全者及CYP2D6代谢酶缺乏者应酌情减量。③本品可使儿童及青少年产生自杀行为。故服用时严格监视。④服用本品不可驾车及操作机械、高空作业。

【药物相互作用】①CYP2D6抑制药（如帕罗西汀、氟西汀、奎尼丁等）可增加本品的血药浓度，应酌情调整本品剂量。②本品与沙丁胺醇合用时，可使心率加快、血压升高。③本品与单胺氧化酶抑制药AMOI合用时，可增加出现5-羟色胺综合征的风险，正在服用AMOI或停用AMOI未超过2周者不能使用。

【制剂规格】胶囊剂：5mg；10mg；18mg；25mg；40mg；60mg。

第十三章 呼吸系统用药

一、祛痰药

盐酸溴己新
Bromhexine Hydrochloride

【别名】溴己胺，必嗽平，必消痰，溴苄环己胺。

【药理作用】本品是从鸭咀花碱中得到的半合成品，可直接作用于支气管腺体，促使黏液分泌细胞的溶酶体释出，使痰中的黏多糖纤维分化裂解；可抑制黏液腺和环状细胞中酸性糖蛋白的合成，使之分泌黏滞性较低的小分子糖蛋白，从而使痰液的黏稠度降低，易于咳出。此外，尚可刺激胃黏膜反射性地引起呼吸道腺体分泌增加，使痰液稀释。

【体内过程】本品口服易于吸收，约 1 小时血药浓度达到峰值，3～5 小时作用最强，半衰期为 6.5 小时，维持 6～8 小时，绝大部分以其代谢物形式从尿液排出，少部分从粪便排出。

【适应证】适用于急、慢性支气管炎，哮喘，肺气肿，矽肺，支气管扩张等有白色黏痰又不易咳出的患者。

【剂量与用法】口服，成人每次 8～16mg，儿童每次 4～8mg，每日 3 次，口服 3～5 天后才能明显见效。肌注、静注或静滴，每次 4～8mg，每日 1～2 次，生效较快。雾化吸入 0.2% 溶液，每次 2mg，每日 1～3 次。

【不良反应】偶有恶心，胃部不适，减量或停药后可自行消失。少数患者用药后，血清氨基转移酶暂时升高，可自行恢复。

【注意事项】孕妇及哺乳期妇女、对本品过敏者禁用。胃溃疡患者慎用或忌用，最好于饭后服用。

【药物相互作用】与四环素和阿莫西林合用，可增加两药的抗菌疗效。

【制剂规格】片剂：4mg；8mg。注射剂：1mL：2mg；1mL：4mg。

α－细辛脑
α－Asaron

【别名】细辛脑，Asarone。

【药理作用】本品是应用化学方法合成的 α－细辛脑纯品，具有镇静、抗惊厥，以及平喘、祛痰、止咳、解痉、利胆等多种作用，并对肺炎球菌和金黄色葡萄球菌有一定的抑制作用。

【体内过程】本品口服 15 分钟后达血药浓度峰值，半衰期为 3～4 小时。

【适应证】适用于治疗支气管哮喘、慢性支气管炎、慢性喘息型支气管炎。

【剂量与用法】口服：每次 2 片，重症 3 片，每日 3 次；5～14 岁，每次 1 片至 1 片半，每日 3～4 次；1～4 岁，每次半片至 1 片，每日 3 次。

【不良反应】本品不良反应少，对心、肝、肾无毒性，仅服药初期有轻微口干、头晕、恶心、胃不适、心慌及便秘等，不需停药，可自行消失。

【注意事项】肝肾功能严重障碍者慎用。

【药物相互作用】①本品与利血平或氯丙嗪合用时，有中枢协同作用。②本品能增强巴比妥类药物催眠作用。

【制剂规格】片剂：30mg。

糜蛋白酶
Chymotrypsin

【别名】胰凝乳蛋白酶，α-糜蛋白酶。

【药理作用】本品属蛋白分解酶类，由胰脏中分离而得，具有分解肽键的作用，能使黏稠痰液化，便于咳出。对脓性、非脓性痰均有效。局部应用有清除血块、脓性分泌物和坏死组织的作用。

【适应证】适用于治疗慢性支气管炎、支气管扩张和肺脓肿等黏痰不易咳出者；白内障晶体摘除术、角膜浑浊、软组织创伤、血肿、炎症及水肿等。

【剂量与用法】①咳痰：雾化吸入，0.05%溶液（以生理盐水或注射用水 10mL 溶解本品 5mg）每次 10mL，每日 3 ~ 4 次。气管滴入，0.5%溶液，每次 1~2mL，每日 2~4 次，必要时每 1~3 小时 1 次。肌内注射，以生理盐水 5mL 溶解本品 5mg，每日 1~2 次。②白内障手术时，可在角膜、巩膜或角膜巩膜结合膜处切开后用 1：5000 本品生理盐水液 1~2mL 灌洗后房。角膜浑浊以 0.05%本品生理盐水液滴眼，每日 4 次。促使局部外伤炎症消退、血肿吸收、创口愈合，可用本品 5mg 溶于 5mL 生理盐水中，注入局部或喷洒创面。

【不良反应】个别患者有过敏反应、皮疹等，可用抗组胺类药物治疗。

【注意事项】严重肝病及凝血失常者禁用。本品水溶液极不稳定，必须在临用前以生理盐水或注射用水新鲜配制。禁用于静脉注射。眼科应用时，可引起一过性眼压增高、眼色素层炎、角膜水肿，伤口愈合缓慢。注射部位可出现疼痛红肿。未满 20 岁者禁用。本药肌内注射前应做皮试。

【制剂规格】粉针剂：800U；4000U（每毫克相当于 800U）。

羧甲司坦
Carbocisteine

【别名】强利痰灵，羧甲基半胱氨酸。

【药理作用】本品能使痰液中的主要成分黏蛋白的 -S-S- 键裂解，迅速降低痰的黏稠度。此外，能增加痰中的黏液纤维，润滑支气管内壁，使痰易于咳出，并且有促进受损支气管黏膜修复的作用。

【体内过程】本品口服起效快，服后 4 小时出现明显作用，以原形和代谢产物的形式随尿液排出。

【适应证】适用于各种呼吸道疾病引起的痰液黏稠、咳痰困难、气管阻塞，以及预防手术后的咳痰困难和肺炎合并症。

【剂量与用法】口服：片剂，成人每次 500mg，每日 3 次；儿童每日 30mg/kg，每日 3 次；2% 糖浆剂，成人每次 500 ~ 600mg；口服液，成人每次 250 ~ 750mg，每日 3 次，儿童每日 30mg/kg。

【不良反应】偶有头晕，恶心，胃部不适，腹泻，胃肠道出血及皮疹等反应。

【注意事项】有胃溃疡病史的患者慎用，有活动性胃溃疡患者禁用。密闭于阴凉干燥处保存。

【药物相互作用】避免与中枢性镇咳药同时使用，以免稀化的痰液堵塞气道。

【制剂规格】片剂：250mg；500mg。糖浆剂：2%（20mg/mL）。

口服液：10mL：500mg。

盐酸氨溴索
Ambroxol Hydrochloride

【别名】盐酸溴环己胺醇，沐舒坦，美舒咳，安普索。

【药理作用】本品为呼吸道润滑祛痰药，能增进气管黏膜组织功能，增加呼吸道液量，减少黏液腺分泌，特别是能有效地促进肺表面活性物质的分泌及支气管纤毛排空运动，从而使痰易于咳出。

【体内过程】本品口服迅速吸收，0.5~3小时血药浓度达峰值。本品从血液向组织的分布迅速、显著，肺、肝、肾分布较多，其他组织分布少。血浆蛋白结合率90%。本品主要通过肝脏代谢，血浆半衰期为4~5小时，主要从尿中排出。

【适应证】适用于急、慢性呼吸道疾病，如慢性支气管炎、哮喘性支气管炎、支气管扩张、肺结核等引起的咳痰困难及手术前后咳痰困难。

【剂量与用法】口服30mg，每日3次，餐后服用。可根据年龄、症状适当增减。长期使用，剂量减至每日2次。静脉注射，每次15mg，每日2~3次，严重者可增至30mg。亦可皮下或肌内注射。

【不良反应】偶见胃部灼热、消化不良、恶心、呕吐。过敏反应极少出现，主要为皮疹。极少病例报道出现严重的急性过敏反应。

【注意事项】禁用于妊娠初期3个月，慎用于妊娠中晚期、哺乳期妇女。对本品过敏者禁用，一旦出现过敏症状立即停药。本品不能与pH大于6.3的溶液混合，因为pH值增高会产生氨溴索游离碱沉淀。

【药物相互作用】①与抗生素如阿莫西林、头孢呋辛、红霉素、氨苄西林合用时，有协同作用，可升高抗生素在肺组织浓度。②服用本品不宜同服阿托品类药物。

【制剂规格】片（胶囊）剂：30mg；75mg。口服液：5mL：30mg。注射剂：15mg；30mg。

乙酰半胱氨酸

Acetylcysteine

【别名】痰易净，易咳净，富露施。

【药理作用】本品具有较强的黏液溶解作用。其分子中所含巯基（-SH）能使痰中糖蛋白多肽键中二硫键（-S-S）断裂，降低痰的黏滞性，使之液化；还能使脓性痰中的DNA纤维断裂，因此能溶解白色黏痰和溶解脓性痰。

【体内过程】本品喷雾吸入1分钟起效，最大作用时间为5~10分钟。吸收后在肝内脱去乙酰而成半胱氨酸。

【适应证】适用于改善大量黏痰阻塞气道的危重现象。

【剂量与用法】①口服：每次200~400mg，每日2~3次。②喷雾：仅用于非紧急情况下，用生理盐水稀释，以10%溶液喷雾吸入，每次1~3mL，每日2~3次。③气管滴入：急救时以5%溶液经气管插管或直接滴入气管内，每次1~2mL，每日2~6次。④气管注入：急救时以5%溶液用注射器自气管的甲状软骨环骨膜处注入气管腔内，每次0.5~2mL（成人2mL，儿童1mL，婴儿0.5mL），一般每日2次。

【不良反应】①本品水溶液有硫化氢的臭味，可使部分患者呛咳、恶心、呕吐。②可见肝酶升高、皮疹、发热。③偶见耳鸣、红细胞减少等。

【注意事项】①本品直接滴入呼吸道可产生大量痰液，需用吸痰器吸引排痰。②老年患者，严重呼吸道阻塞，支气管哮喘患者禁用。③对呼吸道黏膜有刺激作用，有时可引起呛咳、气管烧灼感、支气管痉挛，呛咳可在药物减量后消失；支气管痉挛可并用异丙肾上腺素等支气管扩张剂解除。④药液应临用前配制，剩余药液密封置于冰箱内，48小时内用完。

【药物相互作用】①同用酸性较强的药物，可明显降低药物作用。与异丙肾上腺素合用或交替使用时，可提高药效，减少不良反应。②本品能增加金属制剂的排泄，减弱青霉素、四环素、先锋霉素的抗菌活性，故不宜与金属、橡皮、氧化剂、氧气接触，喷雾器应用玻璃或塑料制作。③本品禁与碘化油、糜蛋白酶、胰蛋白酶配伍使用。④不宜与强力镇咳药同用。

【制剂规格】喷雾剂：0.5g；1g。颗粒剂：100mg。片剂：500mg；600mg。胶囊剂：200mg。

厄多司坦
Erdosteine

【别名】和坦，坦通，阿多停，Dithiosteine，Dostein。

【药理作用】本品属黏痰溶解剂，为一前体药物，其分子结构中含有被封闭的巯基（-SH），通过肝脏生物转化成含有游离巯基的活性代谢产物，使支气管分泌物糖蛋白的二硫键断裂，改变其组成成分和流变学性质（降低痰液黏度），从而有利于痰液排出。此外，本品还具有清除自由基，增强黏膜纤毛运转功能，增强和改善抗生素对支气管黏膜的渗透等作用。

【体内过程】健康成人口服本品后，血浆原形药物浓度较低，并且至少有3种含有游离巯基的代谢物被发现。主要以无机硫酸盐经肾排泄，多剂量治疗后未见蓄积。健康老年志愿者及患有急慢性支气管炎的儿童、成人口服本品后的代谢同健康成人志愿者一样。本品对中度肝、肾功能损伤者的药代动力学改变不明显。

【适应证】适用于治疗急性和慢性支气管炎，痰液黏稠所致呼吸道阻塞、阻塞性肺气肿等疾病引起的咳嗽、咳痰，尤其适用于痰液黏稠不易咳出者。

【剂量与用法】成人口服，每次100～300mg，每日2次。儿童口服，每日10mg/kg，分2次服用。

【不良反应】主要有恶心、胃部不适、腹胀等胃肠道反应，罕见腹泻和痉挛性结肠炎。国外临床试验中有轻度心血管系统损害、红斑及瘙痒的个案报道。

【注意事项】①对本品过敏者及有严重肝、肾功能不良者禁用，消化道溃疡患者应在医生指

导下服用。②孕妇及哺乳期妇女的用药利弊尚不明确，应避免使用。有慢性肝脏疾病的老年患者应减量。

【药物相互作用】本品与阿莫西林联合应用时，有发生味觉丧失及痔疮的个案报道。避免与可待因、复方桔梗同时合用。

【制剂规格】片剂：150mg。胶囊剂：150mg；300mg。

二、镇咳药

复方甘草口服溶液
Compound Glycyrrhiza Oral Solution

【药理作用】本品为黏膜保护性镇咳药，可覆盖在发炎的咽部黏膜上，减少局部感觉神经末梢所受刺激而发挥镇咳作用。阿片（本品中复方樟脑酊含阿片酊）为中枢抑制药，具有镇咳、镇痛、镇静的作用。甘草流浸膏能减轻对咽部黏膜的刺激，并有缓解胃肠平滑肌痉挛的作用。八角茴香油能温阳散寒、理气止痛，樟脑有祛痰驱风作用，亚硝酸乙酯为平滑肌舒张药，甘油为助悬剂。

【适应证】本品能镇咳、祛痰。适用于治疗上呼吸道感染，急性支气管炎初期，以及其他原因引起的咳嗽和多痰。

【剂量与用法】口服：合剂，每次5～10mL，每日3次；复方甘草片，每次2片，每日3次。

【不良反应】有轻微的恶心、呕吐反应。

【注意事项】①本品服用一周，症状未缓解，请咨询医师。②对本品成分过敏者禁用。③儿童用量请咨询医师或药师。④孕妇及哺乳期妇女慎用。⑤胃炎及溃疡患者慎用。⑥本品性状发生改变时禁用。⑦如服用过量或发生严重不良反应时立即就医。⑧儿童必须在成人监护下使用。⑨请将此药品放在儿童不能接触的地方。

【药物相互作用】本品应避免同时服用强力

镇咳药。

【制剂规格】口服溶液：每 500mL 内含甘草流浸膏 60mL，复方樟脑酊 90mL，甘油 60mL，愈创甘油醚 2.5g 及浓氨溶液、蒸馏水适量。片剂：每片含甘草浸膏 112.5mg，阿片粉 4mg，樟脑 2mg，八角茴香油 2mg，苯甲酸钠 2mg。

阿桔
Compound Platycodon

【药理作用】本品为复方镇咳、祛痰药，所含桔梗口服后可刺激胃黏膜，引起轻度恶心，通过迷走神经反射而引起呼吸道腺体分泌增加，使痰液变稀，易于咳出。所含阿片可抑制咳嗽中枢，产生镇咳作用。

【适应证】镇咳，祛痰。

【剂量与用法】口服：每次 1 ~ 2 片，每日 1 ~ 3 次。极量，每次 6 片。

【注意事项】本品有成瘾性，不应长期使用。严重肝功能不全、肺源性心脏病、支气管哮喘者禁用。婴儿及哺乳期妇女禁用。本品应按麻醉药品管理（含阿片）。

【制剂规格】片剂：每片含桔梗粉 90mg，硫酸钾 180mg，阿片粉 30mg。

磷酸可待因
Codeine Phosphate

【别名】甲基吗啡。

【药理作用】本品通过抑制延脑的咳嗽中枢而发挥迅速止咳作用，其作用强度约为吗啡的 1/4。同时具有镇痛作用，为吗啡的 1/12 ~ 1/7，但强于一般解热镇痛药。相比吗啡而言，其呼吸抑制、便秘、耐受性及成瘾性等作用较弱。

【体内过程】可待因及其盐类经口服后，胃肠道吸收快而完全，主要分布在肺、肝、胃和胰。生物利用度为 40% ~ 70%，口服后约 20 分钟起效，约 1 小时达血药浓度峰值，易通过血 - 脑屏障，也可通过胎盘。在体内经肝脏代谢，主要随尿液排出，约有 10% 可待因在体内脱甲基而成吗啡，半衰期为 3 ~ 4 小时。

【适应证】①用于各种原因引起的剧烈干咳和刺激性咳嗽，尤适用于伴有胸痛的剧烈干咳者。由于本品能抑制呼吸道腺体分泌和纤毛运动，故对有少量痰液的剧咳有效，应与祛痰药并用。②可用于中度疼痛。

【剂量与用法】成人：口服或皮下注射，每次 15 ~ 30mg，每日 3 次；极量每次 100mg，每日 250mg。儿童：镇痛，口服，每次 0.5 ~ 1.0mg/kg，每日 3 次；镇咳，为镇痛剂量的 1/3 ~ 1/2。糖浆：每次 3 ~ 4mL，每日 3 次。

【不良反应】①较多见的不良反应有心理变态或幻想、呼吸微弱、缓慢或不规则、心率或快或慢。②少见的不良反应惊厥、耳鸣、震颤或不能自控的肌肉运动等；荨麻疹、瘙痒、皮疹或脸肿等过敏反应；精神抑郁和肌肉强直等。③长期应用可引起依赖性。常用量引起依赖性的倾向较其他吗啡类药为弱。典型的症状为鸡皮疙瘩、食欲减退、腹泻、牙痛、恶心呕吐、流涕、寒颤、打喷嚏、打呵欠、睡眠障碍、胃痉挛、多汗、衰弱无力、心率增速、情绪激动或原因不明的发热。④偶有恶心、呕吐、便秘及眩晕，亦可使患者烦躁不安。

【注意事项】①长期应用亦可产生耐受性、成瘾性，亦可引起便秘。②一次口服剂量超过 60mg 时，某些患者可出现兴奋及烦躁不安。③多痰患者因抑制咳嗽反射，使大量痰液阻塞呼吸道，继发感染加重病情，应禁用。④服药期间饮酒，能严重削弱安全驾驶能力。

【药物相互作用】①本品与中枢抑制药并用时，可致协同作用。②与解热镇痛药同用时，有协同镇痛作用。③与甲喹酮合用时，具有协同作用。④本品与抗胆碱药合用时，可加重便秘或尿潴留等不良反应。⑤与美沙酮或其他吗啡类药合用时，可加重中枢性呼吸抑制作用。⑥与肌肉松弛药合用时，呼吸抑制更为显著。

【制剂规格】片剂：15mg；30mg。注射剂：1mL：15mg；2mL：30mg。糖浆剂：0.5%。

磷酸苯丙哌林

Benproperine

【别名】咳快好，可立停，哌欣。

【药理作用】本品系非麻醉镇咳剂，作用强，起效快。其特点是有双重镇咳作用，即具有降低咳嗽中枢的兴奋性及降低肺牵张受体冲动和舒张支气管平滑肌的作用。

【体内过程】口服15~30分钟后起效，作用可维持4~7小时。

【适应证】本品适用于刺激性干咳，可治疗各种原因引起的咳嗽。

【剂量与用法】口服：每次20~40mg，每日3次。缓释片，每次40mg，每日2次。

【不良反应】偶有口干、头晕、嗜睡、食欲不振、烧心、乏力、药疹等症。

【注意事项】对本品过敏者禁用，孕妇慎用。服用时勿嚼碎，以免引起口腔麻木。

【药物相互作用】本品与抗胆碱药、三环类抗抑郁药、单胺氧化酶抑制剂合用时，可增强抗胆碱作用。

【制剂规格】片（胶囊）剂：20mg；40mg。颗粒剂：20mg。

氢溴酸右美沙芬

Dextromethorphan Hydrobromide

【别名】美沙芬，右甲吗喃，甲吗喃。

【药理作用】本品为吗啡类左吗喃甲基醚的右旋异构体，为中枢性镇咳药，能抑制延脑咳嗽中枢，其镇咳作用强度与可待因相近或稍强。本品不具镇痛作用，长期应用未发现耐受性和成瘾

性，治疗剂量也不抑制呼吸。

【体内过程】口服15~30分钟后起效，维持3~6小时。

【适应证】适用于治疗感冒、急慢性支气管炎、支气管哮喘、咽喉炎、肺结核，以及其他上呼吸道感染时的咳嗽。

【剂量与用法】口服：成人每次10~30mg，每日3次。儿童再次2.5~10mg，每日3次。

【不良反应】可见头晕、头痛、嗜睡、易激动、嗳气、食欲缺乏、便秘、恶心、皮肤过敏等症，但不影响疗效，停药后诸症消失。过量会引起神志不清、支气管痉挛、呼吸抑制。

【注意事项】①11岁以下儿童使用本品时，请咨询医师。②用药7天后症状未缓解，请咨询医师或药师。③哮喘、痰多咳嗽者及肝肾功能不全者慎用。④孕妇慎用。⑤服药期间不得驾驶飞机、车船及从事高空作业、机械作业及操作精密仪器。⑥对本品过敏者禁用，过敏体质者慎用。⑦哺乳期妇女在医师指导下使用，老年用药请咨询医师或药师。如正在使用其他药品时，而又同时服用本品前，请咨询医师或药师。

【药物相互作用】①不得与单胺氧化酶抑制剂及抗抑郁药合用。②本品不宜与乙醇及其他中枢神经系统抑制药物合用，因可增强中枢抑制作用。

【制剂规格】片（胶囊）剂：15mg。颗粒剂：5g：15mg。糖浆剂：5mL：15mg。

盐酸二氧丙嗪

Dioxopromethazine Hydrochloride

【别名】双氧丙嗪，克咳敏，Prothanon。

【药理作用】本品为异丙嗪的衍生物，有较强的组胺 H_1 受体阻断作用，能对抗组胺所致离体支气管、胃肠平滑肌的痉挛性收缩和在体支气管痉挛，也能部分对抗静脉注射组胺产生的低血压；本品可直接抑制咳嗽中枢，亦有较强的镇咳、

祛痰作用，能抑制豚鼠对柠檬酸气雾吸入所致的咳嗽，也能提高电刺激豚鼠迷走神经的致咳阈值；还可明显提高患者的免疫功能，具有一定的抗炎作用、局麻作用和中枢镇静作用。

【体内过程】本品口服 30~60 分钟后起效，作用维持时间 4~6 小时。

【适应证】主要用于治疗急、慢性支气管炎和其他多种原因引起的咳嗽，还用于治疗荨麻疹和过敏性鼻炎等皮肤黏膜变态反应。

【剂量与用法】口服：每次 5~10mg，每日 2~3 次。

【不良反应】主要表现为困倦、嗜睡、头晕、精神不振等症，一般较轻，且大多可在继续治疗中减轻或消失。

【注意事项】癫痫、肝功能不全及血压过高者慎用。

【制剂规格】片剂：5mg。

盐酸依普拉酮
Eprazinone Hydrochloride

【别名】双苯哌丙酮，易咳嗪。

【药理作用】本品兼有中枢性和末梢性镇咳作用，但不抑制呼吸，也无成瘾性。主要作用于咳嗽中枢，其等效镇咳剂量约为磷酸可待因的 2 倍。尚有镇静、局麻作用和抗组胺、抗胆碱作用，能缓解组胺、乙酰胆碱和 5-羟色胺引起的气管平滑肌痉挛。此外，本品还能使痰中的酸性黏多糖纤维断裂，黏痰液化，易于咯出，从而显示出较强的黏痰溶解作用。

【体内过程】本品口服后，在胃肠道很快吸收，约 2 小时达血药浓度峰值，主要分布于肺、肝、肾等器官。药物经肝脏代谢后，大约 14% 随尿、36% 经粪便、23% 由胆汁排泄。

【适应证】用于治疗急、慢性支气管炎和肺炎、肺结核等病。

【剂量与用法】口服：成人，每次 40~80mg，

每日 3~4 次。儿童，每次 20~40mg，每日 3 次。

【不良反应】偶有头晕、口干、恶心、胃部不适等不良反应。

【注意事项】避光，密闭保存。

【制剂规格】片剂：40mg。

三、平喘药

氨茶碱
Aminophylline

【别名】茶碱乙烯双胺，乙二胺茶碱，茶碱胺。

【药理作用】本品是茶碱和乙二胺的复合物，含茶碱 77%~83%。乙二胺通过增加茶碱的水溶性，而增强了其作用。其药理作用主要来自茶碱，表现为：①松弛支气管平滑肌，抑制过敏介质释放。在解痉同时还可缓解支气管黏膜的充血和水肿。②改善膈肌的收缩力，减少呼吸肌疲劳。③增强心肌收缩力，增加心输出量，低剂量一般不加快心率。④舒张冠状动脉、外周血管和胆管。⑤增加肾血流量，从而提高肾小球滤过率，减少肾小管对钠和水的重吸收，具有利尿作用。

【体内过程】本品口服或直肠或胃肠道外给药均迅速被吸收。在体内氨茶碱释放出茶碱，后者的蛋白结合率为 60%，半衰期为 3~9 小时。静注 6mg/kg，氨茶碱在半小时内的血药浓度可达 $10\mu g/L$，它在体内的生物转化率有个体差异。空腹口服本品 2 小时后，血药浓度达峰值。本品大部分以代谢产物形式通过肾脏排出，10% 以原形排出。

【适应证】①用于治疗支气管哮喘和哮喘型慢性支气管炎，与肾上腺素 β 受体激动剂合用时可提高疗效。哮喘持续状态时，常与肾上腺皮质激素配伍。②治疗急性心功能不全和心源性哮喘。③治疗胆绞痛。

【剂量与用法】①口服：成人每次 0.1~

0.2g，每日 3 次，最大剂量为每次 500mg，每日 1 次。小儿每次 3～5mg/kg，每日 3 次。②静注或静滴：成人每次 0.25～0.5g，小儿每次 2～3mg/kg，以 25%～50% 葡萄糖注射液 20～40mL 稀释后缓慢静注（不得少于 5 分钟）或以 5% 葡萄糖注射液 500mL 稀释后静滴。

【不良反应】不良反应有恶心、呕吐、易激动、失眠、心动过速、心律失常、发热、失水、惊厥等，甚至呼吸、心跳停止致死。过敏反应多表现为皮肤湿疹、荨麻疹或伴气喘，也有多形红斑样药疹。高度过敏者，常在推注过程中突发躁动不安、意识丧失、口唇紫绀，继而呼吸心跳停止。

【注意事项】①本品呈较强碱性，局部刺激作用强。每次口服的最大耐受量为 0.5g，为减轻局部刺激，可饭后服药，与氢氧化铝同服，或服用肠衣片。现已极少使用肌注。②静脉滴注时，应缓慢滴注，因为静滴过快或浓度过高（血浓度 >25μg/mL）可强烈兴奋心脏，引起头晕、心悸、心律失常、血压剧降，严重者可致惊厥。③剂量过大时可发生谵妄、惊厥，可用镇静药对抗。④急性心肌梗死伴有血压显著降低者禁用。⑤不可置于空气中，以免变黄失效。⑥本品不适用于哮喘持续状态或急性支气管痉挛发作的患者。⑦应定期监测血清茶碱浓度，以保证最大的疗效而不发生血药浓度过高的危险。⑧肾功能或肝功能不全者，年龄超过 55 岁特别是男性和伴发慢性肺部疾病者，任何原因引起的心力衰竭者，持续发热者，茶碱清除率减低者，应慎用。⑨低氧血症、高血压或有消化道溃疡病史者慎用本品。⑩本品可通过胎盘屏障，能分泌入乳汁，并随乳汁排出，故孕妇、产妇及哺乳期妇女慎用。⑪新生儿血浆清除率可降低，血清浓度增加，故新生儿应慎用。

【药物相互作用】①地尔硫䓬、维拉帕米可干扰茶碱在肝内的代谢，合用时可增加本品血药浓度和毒性。②西咪替丁可降低本品肝清除率，合用时可增加茶碱的血清浓度和（或）毒性。

③某些抗菌药物，如大环内酯类的红霉素、罗红霉素、克拉霉素、氟喹诺酮类的依诺沙星、环丙沙星、氧氟沙星、左氧氟沙星、克林霉素、林可霉素等可降低茶碱清除率，增高其血药浓度，尤以红霉素和依诺沙星为著。当茶碱与上述药物合用时，应适当减量。④苯巴比妥、苯妥英钠、利福平可诱导肝药酶，加快茶碱的肝清除率；茶碱也干扰苯妥英钠的吸收，两者血浆中的浓度均下降，合用时应调整剂量。⑤本品可使锂的肾排泄量增加，影响锂盐的作用。⑥与美西律合用时，可减低茶碱清除率，增加血浆中茶碱浓度，需调整剂量。⑦与咖啡因或其他黄嘌呤类药并用时，可增强其作用和毒性。⑧稀盐酸可减少本品在小肠吸收，酸性药物可增加其排泄，而碱性药物则减少其排泄。⑨静脉输液时，应避免与维生素 C、促皮质激素、去甲肾上腺素、四环素族盐酸盐配伍。

【制剂规格】片（肠溶片）剂：0.05g；0.1g；0.2g。缓释片剂：0.1g。注射剂：10mL：0.25g。

硫酸沙丁胺醇

Salbutamol Sulfate

【别名】舒喘灵，喘乐宁，Ventoline。

【药理作用】本品为选择性肾上腺素 β_2 受体激动剂，能选择性激动支气管平滑肌的 β_2 受体，从而扩张支气管。用于哮喘患者，其支气管扩张作用至少与异丙肾上腺素相等。对支气管平滑肌的解痉作用亦与抑制肥大细胞等致敏细胞释放过敏反应介质有关。因为对心脏的 β_1 受体的激动作用较弱，故其增加心率作用仅及异丙肾上腺素的 1/10。

【体内过程】本品在消化道稳定，口服有效，作用持续时间较长。服后 15～30 分钟生效，持续 6 小时以上。生物利用度约 30%，半衰期 2.7～5 小时，约 76% 随尿排出，大部分发生在 24 小时以内，其中 60% 为代谢产物，约 4% 随粪便排出。

【适应证】用于防治支气管哮喘、哮喘型支

气管炎和肺气肿患者的支气管痉挛。制止发作多用气雾吸入，预防发作则可口服。

【剂量与用法】 ①口服：成人每次 2～4mg，每日 3 次；儿童每次 0.5mg，每日 3 次。②气雾吸入：每次 0.2～0.4mg，每日 3～4 次。为取得最佳疗效，应定时吸入。③皮下注射或静滴：每次 0.2～0.5mg，溶于 5% 葡萄糖注射液 500mL 中，滴速为 10 滴/分。④喷雾吸入：每次 1～2 喷（每喷吸入药量 0.1mg），每日 2～3 次。⑤缓释片：成人每次 8mg，每日 2 次；儿童每次 4mg，每日 2 次。用水整片吞服，不可嚼碎。

【不良反应】 ①少数人可见恶心、头晕、头痛、心悸、手指震颤等不良反应。剂量明显增加，可见心动过速和血压波动。减量即可恢复，严重时应停药。②长期用药可产生耐受性，不仅使疗效降低，而且可使哮喘加重。

【注意事项】 ①心血管功能不全、高血压和甲状腺功能亢进者慎用。②有可能引致严重的血钾过低症，若患有急性严重哮喘者尤需注意，因为同时服用黄嘌呤诱导药、类固醇和利尿药，以及出现缺氧时，均会使血钾过低，应监控血清钾水平。③孕妇不宜使用本品，若必须使用时，应考虑其对胎儿可能引致的危险。哺乳期妇女慎用。

【药物相互作用】 ①与其他肾上腺素受体激动药或茶碱类药物合用时，可增强对支气管平滑肌的松弛作用，但也可增加其不良反应。②与单胺氧化酶抑制药、三环类抗抑郁药、抗组胺药、左甲状腺素等合用时，可增加本品的不良反应。③与皮质类固醇、利尿药等合用时，可加重本品血钾浓度降低的危险。④与洋地黄类药合用时，可加重洋地黄类药诱发心律失常的危险性。⑤β - 肾上腺素受体阻断药（如普萘洛尔）能拮抗本品的支气管扩张作用，故不宜合用。⑥本品可降低磺胺类药物的吸收。⑦与甲基多巴合用时，可发生严重的急性低血压。

【制剂规格】 片（胶囊）剂：2mg。粉（气）雾剂：100μg×200 揿。注射剂：2mL：0.4mg。

缓释片剂：4mg；8mg。喷雾剂：28mg，可喷服 200 次左右。

丙酸倍氯米松
Beclometasone Dipropionate

【别名】 必可松，必可酮，倍氯松。

【药理作用】 本品为一种气管内喷吸的局部用强效糖皮质激素，其局部抗炎作用为去炎松和氟氢松的 5 倍，且对肺部有较高特异性。气雾吸入能从肺组织迅速吸收，对呼吸道有强力抗炎作用，每日 400μg 即能有效地控制哮喘发作，其疗效与口服 7.5mg 泼尼松相同。一般对垂体 - 肾上腺皮质功能无影响。

【体内过程】 本品喷雾吸入后迅速到达肺部被吸收，经肝脏很快代谢失活。在一般治疗剂量下，其局部作用强，不易呈现全身作用，平喘作用维持 4～6 小时。

【适应证】 用于治疗哮喘病情恶化及对支气管扩张剂舒缓作用减弱者、支气管扩张剂及色甘酸钠不能控制的哮喘患者；患有严重哮喘、依赖口服全身性皮质激素或促肾上腺皮质激素（ACTH）或其合成等效剂的患者。本品的防治效果甚佳，又无碍发育，尤宜于治疗患有严重哮喘的儿童。

【剂量与用法】 成人：常规用维持剂量为每日吸 3～4 次，每次吸用 2 喷（共 100μg）。病情严重者，开始时使用剂量为日吸 600～800μg，见效后，可慢慢减少剂量。儿童：按实际疗效日吸 2～3 次，每次 1～2 喷（50～100μg）。

【不良反应】 偶有口干及声音嘶哑。少数使用鼻喷雾剂可出现鼻咽部干燥、喷嚏、轻微出血。

【注意事项】 ①每日吸用剂量不宜超过 20 喷（1mg）。据报道，每日吸用 40 喷者的血浆皮质醇剧减。对于原本依赖口服类固醇、后改吸本品的患者，在用药的前 12 个月内仍需加倍注意，直至垂体 - 肾上腺系统完全恢复为止。3 个月内孕妇如无必要，请勿用药。②至今未见有禁忌证，但用于活动性或静止期结核患者仍需加倍小心。③个别患口腔念珠菌病者，可给予表面抗真菌疗法而无需停止吸用。正如采用其他吸入疗法一样，要注意反常性支气管痉挛的潜在可能。

【药物相互作用】①本品可能影响甲状腺对碘的摄取、清除和转化率。②与胰岛素有拮抗作用，合用时应注意调整用药剂量。

【制剂规格】气雾剂：每支 200 喷（有特别设计的控制器，每喷定量喷出 50μg）。干粉吸入剂：10mg。鼻喷剂：7g（含本品 10mg，每喷 50μg）。

布地奈德

Budesonide

【别名】布德松，普米克都保。

【药理作用】本品具有很强的糖皮质激素作用和弱的盐皮质激素作用，具有抗炎、抗过敏、止痒及抗渗出的作用。本品对糖皮质激素受体的亲和力为可的松的 200 倍；局部应用抗炎作用为可的松的 1000 倍，而皮下和口服的抗炎作用只比可的松分别强 40 倍和 25 倍。

【体内过程】①气雾吸入给药，10%～15% 由肺部吸收，吸入单剂量 1mg，约 10 分钟达血药浓度峰值，生物利用度约 26%。②鼻内给药，达峰时间为 0.6 小时；生物利用度约为 21%。③雾化吸入 1mg，30 分钟内的血浆峰浓度不超过 0.01μmol/L。喷吸后，部分药品被吞咽到消化道中，其中的 90% 经循环到肝脏后即失去活性。

【适应证】适用于治疗局部对抗非特异炎症和抗过敏作用，如支气管哮喘和气道高反应性状态。

【剂量与用法】成人每次喷吸 100～400μg，每日 2～4 次。重症患者酌增，小儿依据病情决定用量。

【不良反应】①轻度喉部刺激、咳嗽、声嘶。②口咽部念珠菌感染。③速发或迟发的过敏反应，包括皮疹、接触性皮炎、荨麻疹、血管神经性水肿和支气管痉挛。④精神症状，如紧张、不安、抑郁和行为障碍等。

【注意事项】①当气道有真菌、病毒或结核菌感染时，应慎用本品。②孕妇一般禁用。但遇到必须使用糖皮质激素进行治疗时，可使用本品，因为本品的全身作用较口服任何糖皮质激素药品为低。本品可随乳汁排泄，哺乳期妇女避免使用，必须使用时应停止哺乳。③本品喷吸后，2～3 日发挥作用，因此，当遇到患者拟将口服转换喷吸者，需要有数日过渡，即既口服也喷吸本品，而后逐渐减去口服皮质激素的用量。④喷吸本品之后，应以净水漱洗口腔和咽部，以防滋长真菌。⑤哮喘急性加重或重症者不宜单用本品控制急性症状。

【药物相互作用】酮康唑可影响本品的体内代谢，升高血药浓度。

【制剂规格】①气雾（鼻喷）剂：每次喷射 100μg；200μg。每瓶 100 次；200 次。②干粉吸入剂：每次喷射 100μg；200μg。每瓶 100 次；200 次。③混悬液：2mL：0.5mg；2mL：1mg。

茶碱

Theophylline

【别名】二氧二甲基嘌呤，茶喘平，优喘平，Thedan。

【药理作用】本品对呼吸道平滑肌有直接松弛作用。其作用机理比较复杂，过去认为是通过抑制磷酸二酯酶，使细胞内 cAMP 含量提高所致。近来认为，支气管扩张作用部分是由于内源性肾上腺素与去甲肾上腺素释放的结果。此外，茶碱是嘌呤受体阻滞剂，能对抗腺嘌呤等对呼吸道平滑肌的收缩作用。茶碱能增强膈肌收缩力，尤其在膈肌收缩无力时则作用更显著，因此有益于改善呼吸功能。

【体内过程】口服易被吸收，片剂血药浓度

达峰时间为 2 小时，缓释胶囊血药浓度达峰时间为 4 ~ 7 小时，每日口服一次，体内茶碱血药浓度可维持在治疗范围内（5 ~ 20g/mL）达 12 小时，血药浓度相对较平稳，蛋白结合率约 60%。半衰期：新生儿（6 个月内）> 24 小时，小儿（6 个月以上）3.7±1.1 小时，成人（不吸烟并无哮喘者）8.7±2.2 小时，吸烟者（一日吸 1 ~ 2 包）4 ~ 5 小时。本品主要在肝脏代谢，由尿排出，其中约 10% 为原形物。

【适应证】用于治疗支气管哮喘、喘息型支气管炎、阻塞性肺气肿、心源性哮喘。

【剂量与用法】口服：成人每次 100 ~ 200mg，每日 3 次。儿童每次 10 ~ 16mg/kg，每日 2 次。静滴：每次 200mg 加入葡萄糖注射液 20 ~ 30 分钟滴完，每日 1 ~ 2 次。

【不良反应】在治疗早期多见的有恶心、呕吐、易激动、失眠等，当血药浓度超过 20μg/mL，可出现心动过速、心律失常，血药浓度高于 40g/mL，可发生发热、失水、惊厥等症状，甚至呼吸、心跳停止致死。

【注意事项】①与其他茶碱缓释制剂一样，本品不适用于哮喘持续状态或急性支气管痉挛发作的患者。②应定期监测血清茶碱浓度，以保证最大的疗效而不发生血药浓度过高的危险。③肝肾功能不全者，年龄超过 55 岁特别是男性和伴发慢性肺部疾患者，任何原因引起的心力衰竭者、持续发热者慎用；使用某些影响本品代谢药物者及茶碱清除率减低者，在停止合用药物后，血清茶碱浓度的维持时间往往显著延长，应酌情调整用药剂量或延长用药间隔时间。④茶碱制剂可致心律失常和（或）使原有的心律失常恶化；患者心率和（或）节律的任何改变均应进行监测和研究。⑤低氧血症、高血压或者有消化道溃疡病史的患者慎用本品。⑥对本品过敏者，活动性消化溃疡和未经控制的惊厥性疾病患者禁用。⑦本品可通过胎盘屏障，也能分泌入乳汁，随乳汁排出，故孕妇及哺乳期妇女慎用。

【药物相互作用】①地尔硫䓬、维拉帕米可干扰茶碱在肝内的代谢，合用时可增加本品血药浓度和毒性。②某些抗菌药物，如大环内酯类的红霉素、罗红霉素、克拉霉素，喹诺酮类的依诺沙星、环丙沙星、氧氟沙星、左氧氟沙星，克林霉素、林可霉素等可降低茶碱清除率，增高其血药浓度，尤以红霉素和依诺沙星为著，放合用时应适当减量。③苯巴比妥、苯妥英钠、利福平可诱导肝药酶，加快茶碱的肝清除率；茶碱也干扰苯妥英钠的吸收，两者血浆中浓度均下降，合用时应调整剂量。④与锂盐合用时，可使锂的肾排泄增加，影响锂盐的作用。⑤与美西律合用时，可降低茶碱清除率，增加血浆中茶碱浓度，需调整剂量。

【制剂规格】片剂：100mg。缓释片（胶囊）剂：100mg；300mg。控释片（胶囊）剂：100mg；300mg。注射剂：100mL（茶碱 200mg，氯化钠 0.9g）；250mL（茶碱 200mg，氯化钠 225g）。

二羟丙茶碱

Diprophylline

【别名】喘定，甘油茶碱，丙羟茶碱。

【药理作用】本品与氨茶碱相似，有扩张血管、支气管和冠状动脉的作用，并有利尿作用。本品平喘作用仅及茶碱的 1/5。心脏兴奋作用仅为氨茶碱的 1/20 ~ 1/10。

【体内过程】本品口服易吸收，半衰期为 2 ~ 2.5 小时。主要以原形药随尿液排出。

【适应证】同氨茶碱适应证，尤其适用于伴有心动过速的哮喘患者。

【剂量与用法】成人：口服，每次 100 ~ 200mg，每日 3 次。肌注，每次 250 ~ 500mg，每日 3 ~ 4 次。静滴，用于严重哮喘发作，每日 250 ~ 750mg 加入 5% 葡萄糖注射液 500 ~ 1000mL 中静滴，每日总量不超过 2g。儿童：静脉滴注，使用本品氯化钠注射液时，每次 2 ~ 4mg/kg，缓慢滴注。

【不良反应】①偶有口干、恶心、心悸、多尿等。②剂量过大时，可出现恶心、呕吐、易激动、失眠、心动过速、心律失常，甚至发热、脱水、惊厥及呼吸、心跳骤停。

【注意事项】①哮喘急性发作严重者不首选本品。②可致心律失常和（或）使原有的心律失常加重，若患者心率过速和（或）出现心律异常改变时，均应密切监测。③高血压或消化道溃疡病史者慎用本品。④大剂量服用本品可致中枢兴奋，预服镇静药则可防止。⑤本品可通过胎盘屏障，也能分泌入乳汁，随乳汁排出，孕妇及哺乳期妇女慎用。新生儿血浆清除率可降低，升高血药浓度，应慎用。老年人因血浆清除率降低，潜在毒性增加，55岁以上患者慎用。

【药物相互作用】①与锂盐合用时，本品可使锂的肾排泄增加，影响锂盐的作用。②与咖啡因或其他黄嘌呤类药合用时，可增加本品作用和毒性。

【制剂规格】片剂：0.1g；0.2g。注射剂：2mL：0.25g。

福多司坦
Fudosteine

【别名】福多斯坦，弗多司坦。

【药理作用】本品属黏液溶解剂，可抑制气管中分泌黏痰液的杯状细胞过度形成和高黏度岩藻黏蛋白的产生，使痰液的黏滞性降低，易于咳出。本品还能增强浆液性气管分泌作用，对气管炎症有抑制作用。

【体内过程】健康成年男性饭后口服本品400mg，1.17小时后血药达峰值，半衰期约为2.7小时；禁食时口服本品可于0.42小时后达血药峰值，半衰期为2.6小时。老年男性饭后口服本品400mg，1.94小时后血药达峰值，半衰期为2.2小时与成年男性相比无显著差异，健康成年男性饭后口服本品400mg，36小时后药物原形及其代谢物 M_1、M_2 在尿中的排泄率分别为1%、53%和5%。本品主要随尿排泄，36小时后的尿中原形药物含量小于1%。

【适应证】本品用于支气管哮喘、支气管扩张、慢性支气管炎、肺结核、尘肺、肺气肿、慢性阻塞性肺气肿、非典型分支杆菌、弥漫性支气管炎等慢性呼吸道疾病的祛痰治疗。

【剂量与用法】口服。通常成年人每次400mg，每日3次，餐后服用，根据年龄、症状做适当剂量调整或遵医嘱。

【不良反应】①消化系统：食欲不振，恶心，呕吐，胃痛，胃部不适，胃部烧灼感，腹胀，口干，腹泻，便秘等。②感觉器官：耳鸣，味觉异常。③精神神经系统：头痛，眩晕，麻木。④泌尿系统：尿蛋白、BUN升高。⑤皮肤黏膜：皮疹，红斑，瘙痒，荨麻疹。⑥Sevens-Johnson症，中毒性表皮坏死症（Lyell症）。⑦肝功能损害：可出现伴有 AST（GOT）、ALT（GPT）、ALP升高。⑧其他反应：发热，面色潮红，乏力，胸闷，尿频，惊悸，浮肿。

【注意事项】①本品可致肝功能损害者的肝功能进一步恶化。②本品的同类药可对心功能不全者产生不良影响。临床使用本品时应注意观察，一旦出现类似症状应立即停用，并做适当处理。

【制剂规格】片剂：200mg。胶囊剂：200mg。颗粒剂：200mg；400mg。

噻托溴铵
Tiotropium Bromide

【别名】思力华，Spiriva。

【药理作用】本品为季铵类长效抗胆碱药，与支气管平滑肌上的毒蕈碱受体亲和力较高，且与毒蕈碱 M_1 和 M_3 受体解离缓慢，能长时间阻滞胆碱能神经介导的气管收缩，持久地扩张支气管，缓解呼吸困难，有效改善肺功能，减少慢性阻塞性肺部疾病（COPD）加重的频率，遏止病情恶化。本品提高了对 M_1 和 M_3 受体的选择性并延长了作用时间，从而避免了因 M_2 受体阻滞而导致的唾液分泌和引起瞳孔散大等副作用。

【体内过程】吸入本品后，体内吸收迅速，绝对生物利用度为 19.5%，COPD 患者吸入本品 $18\mu g$ 后 5 分钟达血药峰值，在随后 1 小时内血药浓度快速下降，血浆蛋白结合率为 72%，分布容积为 32 L/kg。静注后，74% 的原形药物随尿液排出；吸入干粉后，有 14% 经尿液排出，其余经粪便排泄，半衰期为 5～6 天。肾功能不全时，本品的排泄速率降低；肝功能不全时，本品对药代动力学无影响。

【适应证】用于慢性阻塞性肺部疾病的维持治疗，包括慢性支气管炎、肺气肿伴随呼吸困难的维持治疗及急性发作的预防（急性哮喘发作无效）。

【剂量与用法】每次用药粉吸入器吸入 $18\mu g$，每日 1 次。通常在每日清晨或中午使用。

【不良反应】常见的不良反应是口干和咳嗽，多数患者继续治疗后则症状消失。此外，有咽炎、口苦、上呼吸道感染、短暂性变态反应、头痛、神经过敏、眩晕、兴奋等反应。罕见尿潴留、膀胱不适、前列腺炎、便秘、心动过速和心悸。

【注意事项】①慎用：闭角型青光眼患者（本品可引起眼痛、视物模糊、幻视及结膜充血），前列腺肥大、膀胱颈梗阻患者，心律失常者。②正确使用喷雾装置，避免对眼睛喷射。③龋齿患者使用本品更易引起口干，长期使用易引起龋齿。④本品不能用于支气管痉挛急性发作的初始治疗。⑤本品打开包装后应在 9 天内使用。

【药物相互作用】本品不宜与其他抗胆碱药物合用。

【制剂规格】本品粉吸入剂（胶囊，每粒含本品水合物 $22.5\mu g$，相当于本品 $18\mu g$，用 Handi Haler 装置给药）。

硫酸特布他林
Terbutaline Sulfate

【别名】博利康尼，Brethine。

【药理作用】本品为选择性肾上腺素 β_2 受体激动剂，其支气管扩张作用与沙丁胺醇相近。本品 2.5mg 的平喘作用与 25mg 麻黄碱相当，对心脏的兴奋作用仅及异丙肾上腺素的 1%。因本品可激动血管平滑肌 β_2 受体，舒张血管，使血流量增加；通过压力感受器反射性地兴奋心脏，大量或注射给药仍有明显心血管系统不良反应。

【体内过程】口服吸收好，60～120 分钟开始出现作用，2～3 小时后达最大作用，作用持续 4～8 小时。吸入给药 5～30 分钟起效，1～2 小时后出现最大作用，作用持续 3～6 小时，静脉给药 15 分钟起效，30～60 分钟出现最大作用，作用持续 1.5～4 小时。皮下给药 5～15 分钟起效，0.5～1 小时出现最大作用。本品在肝脏代谢，以代谢物及原形从肾脏排泄。

【适应证】用于治疗支气管哮喘、哮喘型支气管炎和慢性阻塞性肺部疾患时的支气管痉挛。

【剂量与用法】口服：成人每次 2.5～5mg，每日 3 次。小儿酌减。静滴：每次用 0.25～0.5mg 加入 0.9% 氯化钠注射液 100mL 中缓慢静滴。喷雾吸入：每次 1～2 喷，每日 3～4 次，最大剂量不超过每 24 小时 24 喷。

【不良反应】少数病例有手指震颤、头痛、心悸及胃肠障碍等不良反应。口服本品 5mg 时，手指震颤发生率可达 20%～33%。偶见血糖升高，肌张力增高，氨基转移酶升高。

【注意事项】①高血压病、冠心病、甲状腺功能亢进者慎用。②孕妇、哺乳期妇女慎用。

【药物相互作用】①与其他肾上腺素受体激动剂合用时，可增强疗效，同时也可加重不良反应。②与茶碱类药物合用时，可增强疗效，但心悸等不良反应加重。③β 肾上腺素阻滞剂可部分或全部拮抗本品的作用。

【制剂规格】片剂：2.5mg；5mg。注射剂：1mL：0.25mg；2mL：0.5mg。气雾剂：每喷0.25mg×200喷。口服液：10mL：5mg；100mL：30mg。雾化液：2mL：5mg。

色甘酸钠
Sodium Cromoglicate

【别名】色甘酸二钠，Rynacrom。

【药理作用】本品为色酮类化合物，过敏介质阻释药。可抑制磷酸二酯酶活性，使肥大细胞中cAMP水平增高；可阻止肥大细胞脱颗粒，抑制组胺、5-羟色胺等过敏反应介质的释放，从而起到防止或减轻支气管平滑肌痉挛、黏膜组织水肿、血管通透性增加等作用。其平喘作用机制尚未完全阐明，也有认为其平喘的作用机制是：①直接抑制兴奋刺激感受器而引起的神经反射，抑制反射性支气管痉挛。②抑制非特异性支气管高反应性。③抑制血小板活化因子（PAF）引起的支气管痉挛。④稳定肥大细胞膜。

【体内过程】喷雾给药，8%～10%进入肺内，经支气管和肺泡吸收，半衰期约80分钟。本品以原形排除，50%经肾脏排泄，50%由胆汁排泄。体内无蓄积。

【适应证】①支气管哮喘：可用于预防各型哮喘发作。对外源性哮喘疗效显著，特别是对已知抗原的年轻患者效果更佳。用药后症状明显减轻，肺功能改善，每一秒钟用力呼气量（FEV$_1$）和肺活量显著增加，呼吸困难指数降低。对内源性哮喘和慢性哮喘亦有一定疗效，约半数患者的症状得以改善或被完全控制。依赖肾上腺皮质激素的哮喘患者使用本品后，可减少或完全停用肾上腺皮质激素。运动型哮喘患者预先给药后，几乎可全部防止发作。一般应于接触抗原前1周给药，但运动型哮喘可在运动前15分钟给药。与异丙肾上腺素合用则可提高疗效。②本品也适用于过敏性鼻炎、季节性枯草热、春季角膜炎、结膜炎、过敏性湿疹及某些皮肤瘙痒症。③溃疡性结肠炎和直肠炎：本品灌肠后可改善症状，内镜检查和活检均可见炎症及损伤减轻。

【剂量与用法】①支气管哮喘：干粉吸入，每次20～40mg，每日4次，每日最大剂量160mg。气雾吸入，每次3.5～7mg，每日3～4次，每日最大剂量32mg。②过敏性鼻炎：干粉吸入或吹入鼻腔，每次10mg，每日4～6次。③溃疡性结肠炎、直肠炎：灌肠，每次200mg。

④过敏性结膜炎：滴眼，每次1～2滴，每日4次。

【不良反应】吸入本品可致短暂的支气管痉挛和出现口干、咽喉干痒、呛咳、胸部紧迫感，甚至诱发哮喘，但同时吸入异丙肾上腺素或沙丁胺醇可避免。

【注意事项】①本品属非直接舒张支气管药，故治疗季节性支气管哮喘时，应在发病前2～3周提前用药。②本品与肾上腺皮质激素或其他平喘药合用时，应至少维持用原药一周或至症状明显改善后逐渐减量或停用原用药物。③只有在使用本品效果明显后，方可减少给药次数。如需停药，应逐步减量，不能突然停药，以防哮喘复发。④孕妇、哺乳期妇女、肝肾功能不全者慎用。

【药物相互作用】本品与异丙肾上腺素、糖皮质激素合用时，可增强疗效。

【制剂规格】气雾剂：每瓶含本品特细粉末700mg，表面活性剂1g。滴眼剂：2%。粉雾剂胶囊：20mg（专用喷雾器吸入）。

盐酸丙卡特罗
Procaterol Hydrochloride

【别名】美喘清，Procadil。

【药理作用】本品是第三代肾上腺素β受体兴奋剂，对支气管平滑肌β$_2$受体具有较高选择性，支气管扩张作用强而持久。本品对β$_2$受体选择性优于喘速灵、异丙肾上腺素、间羟喘息定和舒喘灵。本品对白蛋白诱发组胺释放的抑制作用为异丙肾上腺素的 10 倍、舒喘灵的 100 倍。对过敏原和乙酰胆碱激发的支气管收缩反应均具有抑制作用。此外，尚有促进支气管纤毛运动和转运功能。

【体内过程】本品口服易吸收，5 分钟内起效，1.5 小时左右出现最大作用，可持续 6～8 小时，半衰期为 8.4 小时。尿中总排泄量为 10.3%±2.4，其余随粪便排出。

【适应证】适用于支气管哮喘、喘息型支气管炎、急性支气管炎和慢性阻塞性肺疾病。

【剂量与用法】口服：成人每次 50μg，每晚睡前 1 次或早晚各 1 次。6 岁以上儿童，每次 25μg，每晚 1 次或早晚各 1 次，并可根据年龄、症状适当调整。气雾吸入：每次 10～20μg，每日 2 次，10 日为一疗程。

【不良反应】偶有心悸、面色潮红、震颤、头痛、失眠、耳鸣、目眩、胃部不适、呃逆、口渴、倦怠、鼻塞及皮疹等不良反应。

【注意事项】甲状腺功能亢进症、高血压、心脏病、糖尿病及孕妇、婴幼儿慎用。做抗原皮肤试验前 12 小时停药。疗效不佳者停药，不可加量，以防用药过量引起心律不齐甚至心跳停止。

【药物相互作用】①禁与肾上腺素、异丙肾上腺素等儿茶酚胺类药合用，以防心律失常、心脏停搏。②与茶碱类药合用可增强疗效，但不良反应也增加。③避免与单胺氧化酶抑制剂及三环类抗抑郁药同时应用。

【制剂规格】片（胶囊）剂：25μg。颗粒剂：1g：50μg。气雾剂：2mg（每揿 10μg）。

复方甲氧那明

Compound Methoxyphenamine

【别名】阿斯美，Asmeton。

【药理作用】本品的作用类似麻黄碱，但主要激动 β 受体，对 α 受体作用极弱，能显著舒张支气管平滑肌，平喘作用较麻黄碱强，而对心血管和中枢神经系统影响较弱。此外，尚具有轻度抗组胺、镇静和抑制咳嗽中枢的作用。

【体内过程】本品口服易吸收，作用约维持 3 小时。

【适应证】适用于支气管哮喘、感冒引起的咳嗽、过敏性鼻炎、急性荨麻疹等，对不能耐受麻黄碱的哮喘患者尤其适用。

【剂量与用法】口服：成人每次 2 粒，每日 3 次。8 岁以上儿童每次 25～50mg，每日 3 次。

【不良反应】偶有失眠、心悸、眩晕、头痛、口干、恶心等不良反应。

【注意事项】①本品应在医师指导下使用，如服用过量可引起茶碱毒性反应。②患有心脏病、高血压、甲亢、慢性阻塞性肺病、肝病、青光眼、排尿困难及高龄者需遵医嘱服用。③服药后出现皮疹、皮肤发红、呕吐、食欲不振、眩晕、排尿困难等症状时，或服药数次后症状未见改善时，应停止服药并去医院复诊。④妊娠及哺乳期妇女慎用。⑤小儿需在家长监督下服用。

【药物相互作用】①不与其他镇咳药、抗感冒药、抗组胺药、镇静药联合使用。②与肾上腺素类及其他交感性支气管扩张剂合用时，可明显增加不良反应。③与某些可能影响肾功能或肝微粒体酶的药物，如西米替丁及某些大环内酯类抗生素合用时须谨慎。

【制剂规格】胶囊剂：每粒含甲氧那明 12.5mg，那可汀 7.0mg，氨茶碱 25mg，马来酸氯苯那敏 2mg。

盐酸氯丙那林

Clorprenaline Hydrochloride

【别名】邻氯喘息定，氯喘通，喘通，Isoprophenamine。

【药理作用】本品为选择性支气管 β_2 受体激

动剂，对由组胺、乙酰胆碱等引起的支气管痉挛具有良好的缓解作用，平喘效果较弱。对心脏的兴奋作用为异丙肾上腺素的 1/10～1/3。本品通常与盐酸溴己新、盐酸去氯羟嗪组成复方（复方氯喘）。盐酸溴己新有较强溶解黏痰作用，可使痰中的多糖纤维素裂解，稀化痰液，抑制杯状细胞和黏液腺体合成糖蛋白，使痰液中的唾液酸减少，降低痰黏度，便于咳出。盐酸去氯羟嗪有抗组胺作用，并有平喘及镇静效果。

【体内过程】本品口服易吸收，15～30 分钟起效，约 1 小时达血药浓度峰值，作用维持 4～6 小时。气雾吸入 5 分钟左右缓解哮喘症状。

【适应证】用于治疗支气管哮喘和喘息性支气管炎等。复方氯喘还具有祛痰、抗过敏作用。

【剂量与用法】口服：每次 5～10mg，每日 3 次。预防夜间发作，可于睡前加服 5～10mg。气雾吸入：2% 本品溶液，每次 0.3～0.5mL（6～10mg）。

【不良反应】个别患者服药后有心悸、手颤等不良反应。对胃黏膜可有刺激反应。偶有嗜睡、口干、失眠、血清氨基转移酶短暂升高等反应，停药后可消失。

【注意事项】①对本品成分过敏者禁用。冠心病、高血压、心功能不全、肾功能不全、胃炎、胃溃疡、甲状腺功能亢进及糖尿病患者慎用。②孕妇及哺乳期妇女不宜应用。③老年患者使用时，应根据年龄和病情酌减给药次数。

【药物相互作用】①本品与其他支气管 β_2 受体激动剂合用时，有协同作用，但也增加不良反应（如手颤、心悸等可更明显）。②与茶碱等磷酸二酯酶抑制剂或抗胆碱平喘药合用时，可使扩张支气管，缓解哮喘效果增强。③盐酸溴己新可增加四环素在支气管的浓度。

【制剂规格】片剂：5mg。复方氯喘（复方氯丙那林）片（胶囊）剂：含盐酸氯丙那林 5mg，盐酸溴己新 10mg，盐酸去氯羟嗪 25mg。气雾剂：2%。

异丙托溴铵
Ipratropium Bromide

【别名】溴化异丙阿托品，爱喘乐，Atrovent。

【药理作用】本品为抗胆碱平喘药物，对支气管平滑肌具有较高的选择性，吸入小剂量即可产生显著的支气管扩张作用，而且不增加痰的黏稠度，对心血管系统影响小。本品的作用机制是通过阻断支气管上 M 受体，从而阻断乙酰胆碱激活鸟苷酸环化酶的作用，使支气管平滑肌细胞内环磷酸鸟苷（cGMP）的含量降低，平滑肌松弛。同时，它阻断肥大细胞表面的胆碱受体，阻止乙酰胆碱促进肥大细胞释放过敏介质的作用。

【体内过程】气雾吸入本品 5 分钟内见效，30～60 分钟达最大效应，维持 4～6 小时。

【适应证】用于治疗慢性气管炎、支气管哮喘、喘息性支气管炎，尤其适用于不能耐受 β 受体兴奋剂的患者。

【剂量与用法】吸入：成人，每次 40～80μg（2～4 喷），每日 3～6 次。儿童及 14 岁以上同成人。

【不良反应】类似阿托品反应，可引起心悸、头痛、头晕、神经质、恶心、呕吐、消化道疼痛、震颤、视物模糊、口干、咳嗽，排尿困难、呼吸道症状加重以及皮疹等。

【注意事项】①青光眼、幽门梗阻的患者禁用。②前列腺增生、孕妇、哺乳期妇女及儿童慎用。③使用时注意勿误入眼部。

【药物相互作用】本品与嗽必妥、茶碱制剂或色甘酸钠合用有协同作用。

【制剂规格】气雾剂：0.025%（25mL）。

异丙托溴铵/沙丁胺醇
Ipratropium Bromide and salbutamol Sulphate

【别名】可必特，Combivent。

【药理作用】本品为异丙托溴铵与硫酸沙丁胺醇的复方制剂。异丙托溴铵具有抗胆碱能作用，可抑制迷走神经反射。吸入本品后，其作用仅限于肺部，能扩张支气管。硫酸沙丁胺醇为 β_2 受体激动剂，作用于从主气管至终端肺泡的所有平滑肌，舒张呼吸道平滑肌，并有拮抗支气管收缩的作用。两者协同，可作用于肺部，产生支气管扩张作用。

【适应证】临床用于支气管痉挛合并中重度慢性气道阻塞。

【剂量与用法】气雾吸入：成人每次 2 喷，每日 4 次，必要时可用至最大剂量每日 12 喷。

【不良反应】①由于 β 受体激动剂可致潜在的、严重的低钾血症，可见口干、喉部刺激等局部反应，偶可引起支气管异常收缩。②抗胆碱能制剂可致尿潴留，对于患有尿路阻塞者，偶有变态反应发生。

【注意事项】①妊娠、哺乳期妇女，以及青光眼患者慎用，过敏者禁用。②过量或不慎喷入眼中，需给予缩瞳药对症处理。③容器内有压力时，不可用暴力打开容器，或将其暴露于 50℃ 以上的环境中。④长期使用可形成耐药性，不仅疗效降低，且有加重哮喘的危险，经常使用本品者应同时使用吸入或配合全身皮质类固醇药治疗。若症状较重，需要每天多次吸入本品者，应同时监测最大呼气流速，并应到医院就诊，请专业医师指导用药。

【药物相互作用】预先使用 β 受体激动剂或黄嘌呤类药，可加强本品作用，但 β 受体阻滞剂则减弱本品作用。

【制剂规格】气雾剂：10mL（每喷含异丙托溴铵 20μg 和硫酸沙丁胺醇 120μg）。

班布特罗
Bambuterol

【别名】邦尼，帮备，Bambec。

【药理作用】本品是肾上腺素 β_2 受体激动剂，在体内被缓慢代谢成有活性的特布他林，舒张支气管平滑肌，达到平喘效果。本品及其中间代谢物对肺组织有亲和力，并进行特布他林的转换。因此，肺中活性药物可达较高浓度。

【体内过程】本品口服后约 7 小时达活性代谢物特布他林的最大血浆浓度，半衰期为 17 小时左右。

【适应证】适用于治疗支气管哮喘、慢性喘息性支气管炎、阻塞性肺气肿和其他伴有支气管痉挛的肺部疾病，尤其适用于小儿、老年人等虚弱体质的哮喘病患者。

【剂量与用法】本品每晚睡前口服 1 次，成年人初始剂量为 10mg，部分患者可在用药 1～2 周后增加到 20mg。肾功能不全（肌酐清除率 < 50mL/min）者的初始剂量建议用 5mg，老年人初始剂量要减少。

【不良反应】①不良反应有震颤、头痛、强直性肌肉痉挛和心悸等，但较其他同类药物为轻。其强度与剂量正相关，多数可于用药 1～2 周后自行消失。②极少数患者可能会出现转氨酶轻度升高及口干、头晕、胃部不适等症状。

【注意事项】①对本品、特布他林及拟交感胺类药过敏者禁用。②肝硬化或某些肝功能不全、肥厚性心肌病患者不宜使用本品。③高血压、心脏病、糖尿病或甲状腺功能亢进、婴幼儿、孕妇及哺乳期妇女慎用。④伴有糖尿病的哮喘患者使用本品时应加强血糖控制，调整降糖药物剂量。⑤肾功能不全及老年患者的初始剂量应减少。

【药物相互作用】①本品与其他拟交感胺类药合用时，作用加强，毒性增加。②可延长琥珀胆碱的肌肉松弛作用。③不宜与普萘洛尔等 β 受体阻滞剂合用。

【制剂规格】片剂：10mg；20mg。胶囊剂：10mg。

多索茶碱
Doxofylline

【别名】安赛玛，达复啉，枢维新，奕利，Ansimar。

【药理作用】本品是甲基黄嘌呤的衍生物，通过抑制平滑肌细胞内的磷酸二酯酶等作用，减慢环磷腺苷（cAMP）的水解速度，提高细胞内环磷腺苷的浓度，松弛平滑肌，扩张支气管，从而达到缓解哮喘的作用。本品松弛支气管平滑肌痉挛的作用较氨茶碱强 10 ~ 15 倍，并具有镇咳作用。

【体内过程】口服本品吸收迅速，达峰时间为 1 ~ 1.5 小时。进食可使峰浓度降低，达峰时间延迟。本品在肺内的含量最高，半衰期约为 7.4 小时。

【适应证】适用于支气管哮喘、喘息型慢性支气管炎及其他支气管痉挛引起的呼吸困难者。

【剂量与用法】①口服：成人每次 200 ~ 400mg，每日 2 次，饭前或饭后 3 小时服用，重症哮喘应遵医嘱用药。儿童，每次 200mg，每日 2 ~ 3 次。②注射剂：成人每次 200mg，每 12 小时 1 次，以 25% 葡萄糖注射液稀释至 40mL 并缓慢静脉注射，给药时间应在 20 分钟以上，5 ~ 10 日为一疗程或遵医嘱。也可将本品 300mg 加入至 5% 葡萄糖注射液或生理盐水 100mL 中，缓慢静脉滴注（不少于 30 分钟），每日 1 次，一疗程为 5 ~ 10 日。

【不良反应】少数患者服药后有心悸、窦性心动过速、上腹不适、纳差、恶心、呕吐、兴奋、失眠等不良反应。过量服用可致严重心律不齐、高血糖、蛋白尿及阵发性痉挛危象。

【注意事项】①凡对本品或黄嘌呤衍生物类药过敏者、急性心肌梗死者禁用。②茶碱类药物个体差异较大，本品亦要视个体病情变化选择最佳剂量和用药方法，必要时监测血药浓度。③心脏病、高血压、老年人及严重血氧供应不足的患者、甲状腺功能亢进、窦性心动过速、心律失常、某些重要脏器（心、肺、肝、肾）严重功能异常者，以及活动性胃及十二指肠溃疡者、孕妇及哺乳期妇女慎用。④本品不得与其他黄嘌呤类药物同时服用，不宜同时饮用含咖啡因的饮料或食品。与麻黄素或其他肾上腺素类药物同服时须慎重。

【药物相互作用】本品与氟喹诺酮类药物如依诺沙星、环丙沙星合用时宜减量。

【制剂规格】片剂：200mg；300mg。胶囊剂：200mg。颗粒剂：5g：200mg。注射剂：10mL：100mg；10mL：200mg；100mL：300mg（含葡萄糖 5g）。

氟替卡松
Fluticasone

【别名】辅舒良，辅舒酮，Flixotide。

【药理作用】本品是一种作用于局部的强效糖皮质激素，具有强效抗炎活性。本品口服时的生物利用度极低（<1%）。推荐剂量经鼻腔吸入给药后，能迅速减轻哮喘症状。其血浆浓度很低，大多数患者未检测出其全身性活性，因而对下丘脑－垂体－肾上腺轴的抑制作用极小。然而，不同个体的差异很大，应采用能有效控制症状的最小剂量。

【体内过程】本品的推荐剂量经鼻腔给药后，血浆浓度很低，水溶性鼻喷雾剂的系统生物利用度也很低，平均值是 0.51%，中值是 0.36%。

【适应证】用于治疗轻、中、重度哮喘及不依赖全身皮质激素的严重慢性哮喘，用于预防和治疗季节性及过敏性鼻炎。

【剂量与用法】①气雾剂：口腔吸入，16 岁以上患者的开始剂量为每次 100 ~ 800μg，每日 2 次，然后根据治疗效果调整剂量至哮喘控制或降低至最小有效剂量。具体选择如下：轻度哮喘，每次 100 ~ 250μg；中度哮喘，每次 250 ~ 500μg；

严重哮喘为每次 500~880μg。4 岁以上儿童开始剂量，每次 50μg 或 100μg，每日 2~3 次。②喷鼻剂：使用前轻轻摇动药瓶。成人和 12 岁以上儿童每日 1 次，每个鼻孔各 2 喷，以早晨用药为好。某些患者需每日 2 次，每个鼻孔各 2 喷。当症状得到控制时，维持剂量为每日 1 次，每鼻孔各 1 喷。若症状复发，可相应增加剂量，每日最大剂量为每个鼻孔不超过 4 喷。老年患者用量同成年患者。1~4 岁的儿童每日 1 次，每个鼻孔各 1 喷。某些患者需每日 2 次，每鼻孔各 1 喷，最大剂量为每鼻孔不超过 2 喷。本品仅用于鼻腔吸入。

【不良反应】本品可引起鼻、喉部干燥、刺激、头痛、失声、口咽念珠菌感染及过敏等不良反应，但个体差异较大。长期大剂量经鼻腔给予类固醇时，可能引起全身反应，如发育迟缓等。

【注意事项】①经鼻腔给予过量类固醇可造成肾上腺功能的显著抑制，若用药超过推荐剂量时，应在应激或择期手术期间，考虑给予其他全身性类固醇。存在肾上腺功能受损时，必须特别谨慎。②对本品的任何组成成分过敏者禁用。鼻腔感染时，应予恰当治疗。在受到严重的夏季过敏原激发时，应进行适当的辅助治疗。③怀孕或哺乳期间使用本品者，需权衡利弊，防止可能的潜在危害发生。④1 岁以下儿童禁用本品。儿童用药时，应尽可能采用最低有效治疗剂量，并避免长期持续使用。若需长期治疗，应定期监测其身高，生长变慢时，应减量治疗，并咨询儿科专家。

【药物相互作用】酮康唑、利托那韦等可抑制本品代谢，使血药浓度和生物利用度增高，同时加重不良反应。

【制剂规格】喷鼻剂：50μg×60 喷；50μg×120 喷。气雾剂：50μg×120 揿；125μg×60 揿；250μg×60 揿。

沙美特罗替卡松
Salmeterol and fluticasone

【别名】舒利迭，沙美特罗/丙酸氟替卡松，Seretide，Turbuhaler。

【药理作用】本品为复方制剂，其组分为沙美特罗和氟替卡松。沙美特罗是肾上腺素 β_2 受体激动剂，可舒张支气管平滑肌，起控制症状作用；氟替卡松是一种作用于局部的皮质激素，能改善肺功能，并预防病情恶化。两药合用，可有效改善症状，并防止病情恶化。本品能为同时使用 β 激动剂和吸入型皮质激素治疗的患者提供更方便治疗。

【体内过程】动物及人体试验尚未发现同时吸入沙美特罗与丙酸氟替卡松药动学的相互影响。沙美特罗在肺局部起作用，丙酸氟替卡松的绝对生物利用度仅 10%~30%。

【适应证】用于可逆性阻塞性气道疾病的常规治疗，包括成人和儿童哮喘。如接受有效维持剂量的长效 β-激动剂和吸入型皮质激素治疗的患者；目前使用吸入型皮质激素治疗但仍有症状的患者；接受支气管扩张剂常规治疗但仍需吸入型皮质激素的患者。

【剂量与用法】本品只供经口吸入使用。必须告知患者，即使没有症状也应常规使用本品，才能获得理想疗效。医生应定期评估病情，以确定最佳剂量，并且应将药量调整至维持有效控制症状的最小剂量。

推荐剂量为：①成人和 12 岁以上青少年：每次 1 吸（沙美特罗 50μg 和丙酸氟替卡松 100μg），每日 2 次；或每次 1 吸（沙美特罗 50μg 和丙酸氟替卡松 250μg），每日 2 次。老年人或肝、肾受损者无需调整剂量。②4 岁及以上儿童：每次 1 吸（沙美特罗 50μg 和丙酸氟替卡松 100μg），每日 2 次。尚无 4 岁以下儿童使用本品的资料。

【不良反应】可出现声嘶、咽部刺激、发音困难、口咽部念珠菌病、头痛及心悸等不良反应。

【注意事项】①对本品中任何成分有过敏史者禁用。本品中含乳糖，对乳糖及牛奶过敏者禁用。活动期或静止期肺结核患者、甲状腺功能亢进患者、孕妇及哺乳期妇女慎用。②长期接受吸入型皮质激素治疗的小儿应定期检查身高。如果长期持续用量超过推荐剂量，则会导致一定程度的肾上腺功能抑制，出现低血糖伴随意识降低或抽搐症状。使用本品不要超过推荐剂量。③患者在由口服皮质激素转为吸入皮质激素时应特别慎重，并定期检测肾上腺皮质激素功能。全身性激素治疗应在开始使用吸入皮质激素的同时应逐步撤减。本品不适宜治疗急性哮喘症状（应建议患者随时携带快速短效的支气管扩张剂）。任何吸入型皮质激素都有可能引起全身反应，特别是长期大剂量使用，但其出现频率与口服皮质激素相比要少得多，故本品剂量应逐渐调至可有效控制病情的最小维持剂量。同时应考虑其他的皮质激素疗法，如有感染则应加用抗生素，不可突然中断本品的治疗。④可逆性气道阻塞性患者，除非迫不得已，应避免使用选择性及非选择性β受体阻滞药。在同时使用已知的强效CYP3A4抑制剂时（如酮康唑和利托那韦），应注意由于使用丙酸氟替卡松而造成全身暴露增加的可能性。⑤FDA药品说明书警示：长效β₂-肾上腺素受体激动药可能增加与哮喘相关死亡的风险。

【药物相互作用】 本品与含β肾上腺素的药物合用时，可产生潜在的协同作用。

【制剂规格】 吸入剂：①沙美特罗50μg、丙酸氟替卡松100μg；②沙美特罗50μg、丙酸氟替卡松250μg。

福莫特罗

Formoterol

【别名】 奥克斯都保，安通克，Atock。

【药理作用】 本品是一种长效的选择性肾上腺素β₂受体激动性支气管扩张剂，呈剂量依赖关系。能使第1秒用力呼气量（FEV_1）、用力肺活量（FVC）和呼气峰流速（PER）增加。口服本品80μg，经4小时后，支气管扩张作用最强，其效应与口服沙丁胺醇4mg相当，且作用持久（药效持续8~12小时）。本品还有抗组胺作用，能抑制肺肥大细胞释放组胺，其作用与组胺H_1受体拮抗药、肥大细胞稳定药酮替芬类似。

【体内过程】 本品口服吸收迅速，0.5~1小时后达血药浓度峰值，半衰期为2小时。

【适应证】 用于防治支气管哮喘、慢性气管炎、喘息型支气管炎、肺气肿等气道阻塞性疾病所引起的呼吸困难。尤其适用于需要长期服用肾上腺素β₂受体激动剂和夜间发作型的哮喘患者。在维持治疗中，本品也适用于作为抗炎药治疗时的辅助药物。

【剂量与用法】 ①吸入剂：成人常规剂量为每次4.5~9μg，每日1~2次，早晨或晚间给药。有些患者须提高剂量，每次9~18μg，每日1~2次，每次最大剂量不超过18μg，每日最多可吸36μg。肝肾功能损害患者，可以使用常规剂量。哮喘夜间发作，可于晚间给药1次。②片剂及干糖浆：成人每日80~160μg，分2次口服。儿童，按体重每日4μg/kg，分2~3次口服。

【不良反应】 ①常见头痛、心悸、震颤等不良反应。②偶见心动过速、室性期外收缩、面部潮红、胸部压迫感、兴奋、发热、嗜睡、盗汗等。③罕见耳鸣、麻木感、不安、头昏、眩晕；嗳气、腹痛、恶心、呕吐、胃酸过多、瘙痒、皮疹、口渴、疲劳、倦怠等不良反应。常规使用本品后，可产生与其他长效及短效肾上腺素β₂受体激动药类似的影响，如支气管扩张的失敏。

【注意事项】 ①连续过量使用本品者，可引起心律失常甚至心搏停止。②对本品过敏者、严重肝硬化者禁用。本品不宜用于治疗急性支气管痉挛。心血管功能紊乱、糖尿病、使用洋地黄、肝功能不全、低钾血症、嗜铬细胞瘤、肾功能不全、甲状腺功能亢进、高血压患者及孕妇慎用。依病情及年龄调节剂量，早产儿和新生儿的用药安全性尚未确定，高龄患者服用时应适当减量。③FDA警示：本药仅用于其他哮喘药物未充分控制患者，或病情严重需要开始使用包括本品在内的两种药物治疗方案者。

【药物相互作用】①本品与肾上腺素等儿茶酚胺类药合用时，可引起心律不齐，甚至心搏停止。②本品可增加洋地黄类药物导致心律失常的易感性。③本品可增强泮库溴铵等肌松药的作用。④本品与利尿药或茶碱合用时，均有增加发生低钾血症的危险性。⑤皮质类固醇类药和本品均可引起血钾浓度降低，两者合用时则可加重血钾浓度降低的程度，并可能引起高血糖症。⑥本品不可与单胺氧化酶抑制药合用。

【制剂规格】干粉吸入剂：$4.5\mu g\times60$ 喷。片剂：$20\mu g$；$40\mu g$。干糖浆剂：$20\mu g$；40mg。

孟鲁司特
Montelukast

【别名】顺尔宁，蒙鲁司特，Singulair。

【药理作用】本品是一种白三烯受体拮抗剂，对 I 型半胱氨酰白三烯（$CysLT_1$）受体有高度的亲和力和选择性，能有效抑制半胱氨酰白三烯（LTC_4、LTD_4、LTE_4）与 $CysLT_1$ 受体结合，减少气道中炎症所产生的黏液，增加黏膜纤毛清除功能，减低平滑肌收缩，从而改善哮喘炎症。研究认为，本品并不拮抗 $CysLT_2$ 受体。

【体内过程】本品口服吸收迅速而完全，成人空腹服用薄膜包衣片后 3 小时达到峰值浓度。本品及其代谢物几乎全部经胆汁排泄，半衰期为 $2.7\sim5.5$ 小时。

【适应证】用于 15 岁及以上儿童、成人哮喘的预防和长期治疗，包括预防白天和夜间的哮喘症状，治疗对阿司匹林敏感的哮喘患者，以及预防运动诱发的支气管收缩。本品还适用于 15 岁及以上儿童及成人，减轻季节性过敏性鼻炎引起的症状。

【剂量与用法】口服：15 岁及以上儿童、成人每日 1 次，每次 10mg。哮喘患者应在睡前服用，季节性过敏性鼻炎患者可根据自身情况在需要时服用。同时患有哮喘和季节性过敏性鼻炎的患者应每晚用药 1 次。6 岁以上儿童每日 5~10mg，每日 1 次。

【不良反应】本品耐受性良好，不良反应轻微，通常不需要终止治疗。有过敏反应（包括血管神经性水肿、皮疹、瘙痒、荨麻疹和罕见的肝脏嗜酸性粒细胞浸润）、夜梦异常和幻觉、嗜睡、兴奋，激惹（包括攻击性行为）、烦躁不安、失眠、感觉异常或触觉障碍及较罕见的癫痫发作、恶心、呕吐、消化不良、腹泻、ALT 和 AST 升高、罕见的胆汁瘀积性肝炎、关节痛、痉挛性肌痛、出血倾向增加、挫伤、心悸和水肿等症。

【注意事项】①对本品中任何成分过敏者禁用。口服治疗哮喘急性发作的疗效尚未确定，不应用于治疗哮喘急性发作。②对接受吸入皮质类固醇治疗的哮喘患者加用本品后，可根据患者的耐受情况适当减少皮质类固醇的剂量。某些患者可逐渐减量直至完全停用吸入皮质类固醇，但不应用本品突然取代吸入或口服皮质类固醇。③接受包括白三烯受体拮抗剂在内的抗哮喘药物治疗的患者，在减少全身皮质类固醇剂量时，极少数病例可能发生系统性嗜酸细胞性血管炎，应作适当的临床监护。④孕妇及哺乳期妇女尚无用药的研究资料，应慎重选用。

【药物相互作用】本品可与其他一些常规用于哮喘防治药物及治疗季节性过敏性鼻炎的药物合用。在使用推荐剂量时，本品不影响茶碱、强的松、泼尼松、口服避孕药（乙炔雌二醇或炔诺酮）、特非那定、地高辛和华法林等药物的药动学特征。在合并使用苯巴比妥时，本品的血浆浓度－时间曲线下面积（AUC）减少大约 40%。

【制剂规格】片剂：10mg。咀嚼片：5mg；4mg。颗粒剂：500mg：4mg。

沙美特罗
Salmeterol

【别名】施立稳，施立碟，祺泰，平特，Qitai，

Servent。

【药理作用】本品为新型选择性长效 β_2 受体激动剂，也是具有抗炎活性的支气管扩张药。通过刺激细胞内的腺苷酸环化酶，提高 cAMP 水平，从而使支气管平滑肌松弛，并抑制细胞的速发型超敏反应介质释放。可抑制吸入抗原诱发的早期和迟发相反应，使气道高反应性降低，作用时间长（一次剂量可使支气管扩张作用持续 12 小时），对夜间哮喘患者具有极好的治疗作用。

【体内过程】吸入本品 50μg，5～10 分钟达血药浓度峰值，血药浓度随给药剂量而增加。一般给药 20 分钟左右出现作用，可持续 12 小时，7 日内以代谢物形式分别从尿液排出 25%，粪便排出 60%。

【适应证】用于哮喘（包括夜间哮喘和运动型哮喘）、喘息型支气管炎和可逆性气道阻塞性疾病（如支气管哮喘、慢性支气管炎）及慢性阻塞性肺病伴气道痉挛的治疗。

【剂量与用法】粉雾或气雾吸入：成人，每次 50μg，每日 2 次。严重者，每次 100μg，每日 2 次。儿童每次 25μg，每日 2 次。

【不良反应】常见不良反应为头痛、恶心、呕吐、倦怠不适、肌痉挛、颤抖和心悸。本品极少引起震颤反应，和剂量有关，经一定时间使用后即可减弱。极少数患者吸入本品后可发生咽喉痉挛、刺激或肿胀如喘鸣和窒息等不良反应。

【注意事项】①本品不可取代口服或吸入皮质激素药物的作用，哮喘控制过程中如出现突发和渐进性恶化时，有可能危及生命，应考虑开始进行皮质激素治疗或增加皮质激素的用药量，正在使用其他预防药物（如吸入皮质激素）患者在开始使用本品时，应继续使用预防药物，不可停用或减量。②由于本品起效相对较慢，故不适用于急性哮喘发作者（哮喘的急性发作禁用），也不适用于重度或危重哮喘发作者，此时应先用短效 β_2 受体激动剂。③对本品过敏、急剧恶化的哮喘患者禁用。高血压、慢性冠状动脉供血不足、糖尿病、心动过速、长 QT 综合征及甲状腺功能

亢进者，以及 12 岁以下儿童、孕妇及哺乳期妇女慎用。④不可过量使用本品。⑤本品与所有拟交感神经药物气雾剂相似，滥用时可能引起心脏停搏，甚至死亡。药物过量时，应进行心脏监测。⑥用药过量的首选解毒药是心脏选择性 β 受体阻断剂，患有支气管痉挛病史在使用心脏选择性阻断剂时，必须特别注意。

【药物相互作用】①服用本品期间不宜同用非选择性 β 受体阻断剂、单胺氧化酶抑制剂和三环抗抑郁剂。②使用本品尤其是超剂量时，有可能使采用保钾利尿剂治疗患者的心电图异常或低血钾情况恶化。尽管本品对此类临床作用尚未确定，但联用保钾利尿剂仍须慎重。

【制剂规格】气雾剂：25μg×60 喷；25μg×120 喷。粉雾剂胶囊：50μg。

扎鲁司特
Zafirlukast

【别名】扎非鲁卡，安可来，Accolate。

【药理作用】本品为口服长效药，具有高度选择性的半胱氨酰白三烯受体拮抗剂，能竞争性抑制白三烯活性，有效预防白三烯多肽所致的血管通透性增加而引起气道水肿，同时抑制白三烯多肽产生的气道嗜酸细胞的浸润，减少气管收缩和炎症，减轻哮喘症状，改善肺功能。本品具有高度选择性，仅作用于白三烯受体，不影响前列腺素、血栓素、胆碱能及组胺受体。

【体内过程】本品口服吸收良好，服后约 3 小时的血浆浓度达峰值，半衰期约为 10 小时。与食物同服时，大部分患者（75%）的生物利用度可降低约 40%。

【适应证】适用于慢性轻度至中度哮喘的预防和长期治疗。

【剂量与用法】口服：成人和 12 岁以上（包括 12 岁）儿童，起始剂量每次 20mg，每日 2 次。一般维持剂量为每次 20mg，每日 2 次，剂量可逐

步增加至最大量每次 40mg，每日 2 次，但不应超过最大推荐剂量。预防哮喘应持续用药。老年人及肝损害者的起始剂量为每次 20mg，每日 2 次，然后根据临床反应调整剂量。食物能降低本品的生物利用度，应在饭前 1 小时或饭后 2 小时服用，避免在进食时服用。

【不良反应】本品可引起轻微头痛、胃肠道反应。偶见皮疹、水疱。罕见荨麻疹及血管神经性水肿等过敏反应。

【注意事项】治疗期间，血清转氨酶有可能升高，通常表现短暂而无症状，但可能是肝毒性的早期表现。本品不推荐用于肝硬化在内的肝功能损害者。对本品及其组分过敏者禁用。本品不适用于解除哮喘急性发作时的支气管痉挛。哮喘缓解期和急性发作期，通常应维持本品治疗。不宜用本品突然替代吸入或口服的糖皮质激素，在重度哮喘患者的治疗中考虑减少激素用量时应谨慎，在停用口服激素的重度哮喘患者中极少发生嗜酸性细胞浸润。本品对实验动物无致畸和胎儿毒性作用，但孕妇用药尚无经验，使用时应权衡利弊。

【药物相互作用】本品与红霉素、茶碱合用时，可使本品的血药浓度降低。阿司匹林可升高本品的血药浓度。

【制剂规格】片剂：20mg；40mg。胶囊剂：10mg；20mg。

第十四章　消化系统用药

一、抗酸药及抗溃疡病药物

复方氢氧化铝
Compound Aluminium Hydroxide

【别名】胃舒平。

【药理作用】本品为复方抗酸制剂。有中和胃酸、吸附胃蛋白酶、局部止血、保护溃疡面等作用。

【适应证】常用于胃溃疡、胃酸过多及其他胃肠疾患。鸟粪石型结石患者服用本品，可因磷酸盐吸收减少而减缓结石的生长或防止其复发。也可用于治疗甲状旁腺功能减退症和肾病型骨软化症，调节其钙磷平衡。

【剂量与用法】口服：每次 2~4 片，每日 3~4 次，饭前 30 分钟或胃痛发作时嚼碎服下。

【不良反应】①长期大剂量服用可致严重便秘，粪结块引起肠梗阻。②老年人长期服用可致骨质疏松。③肾功能不全者服用后，可能引起血铝升高。

【注意事项】①本品不宜长期大量服用，长期便秘者慎用。②治疗胃出血时，宜用凝胶剂。③肾功能不全者、孕妇慎用。

【药物相互作用】①本品含有铝离子，不宜与四环素类合用。②本品可干扰地高辛、华法林、双香豆素、奎宁、奎尼丁、氯丙嗪、普萘洛尔、吲哚美辛、异烟肼、维生素及巴比妥类的吸收和消除，使上述药物的疗效受到影响，应避免同时

使用。

【制剂规格】片剂：每片含氢氧化铝 0.245g，三硅酸镁 0.105g，颠茄流浸膏 0.0026g。

盐酸雷尼替丁
Ranitidine Hydrochloride

【别名】艾可汀，奇迪，盐酸呋喃硝胺。

【药理作用】本品为选择性的 H_2 受体拮抗剂，可抑制组胺、五肽胃泌素及食物刺激后引起的胃酸分泌，降低胃酸和胃酶的活性，但对胃泌素及性激素的分泌无影响。作用比西咪替丁强 5~8 倍，对胃及十二指肠溃疡的疗效高，具有强效和长效的特点，不良反应小而且安全。

【体内过程】本品口服后自胃肠道吸收迅速，生物利用度（F）约为 50%，血药浓度达峰时间 1~2 小时，血浆蛋白结合率为 15%±3%，有效血浓度为 100ng/mL。静脉给药 0.5mg/kg，达峰时间 30~60 分钟。在体内分布广泛，表观分布容积为 1.9L/kg，且可通过血-脑屏障，脑脊液药物浓度为血浓度的 1/30~1/20。30% 经肝脏代谢，50% 以原形自肾随尿排出。半衰期为 2~3 小时，与西咪替丁相似，肾功能不全时，半衰期相应延长。本品可经胎盘转运，乳汁内药物浓度高于血浆浓度。

【适应证】主要治疗十二指肠溃疡、良性胃溃疡、术后溃疡、反流性食管炎等。静注可用于治疗上消化道出血。

【剂量与用法】①成人：口服：每次 150mg，

每日 2 次，清晨、睡前服用，维持剂量每日 150mg，于晚饭前顿服。反流性食管炎治疗，每次 150mg，每日 2 次，共用 8 周；有慢性溃疡病复发史患者，应在睡前给予维持量；急性十二指肠溃疡愈合后，应进行 1 年以上的维持治疗，每天晚上服用 150mg，可避免溃疡（愈后）复发；治疗上消化道出血，可用本品 50mg 肌注或缓慢静注（10 分钟以上），或以每小时 25mg 的速率间歇静脉滴注 2 小时，一般每日 2 次或每 6~8 小时 1 次。肾功能不全者，剂量减半；老年人肝肾功能降低者，剂量应做调整。②儿童：口服，每次 2~4mg/kg，每日 2 次，每日最大剂量 300mg。静脉注射，每次 1~2 mg/kg，每 8~12 小时 1 次。静脉滴注，每次 2~4mg/kg，24 小时连续滴注。

【不良反应】本品有头昏、便秘、嗜睡等不良反应。静脉注射后，偶见心动过缓。

【注意事项】①孕妇、哺乳期妇女、8 岁以下儿童禁用；肝肾功能不良、青光眼患者慎用。②用药前应排除癌性溃疡的可能性。

【药物相互作用】①与华法林、利多卡因、地西泮、普萘洛尔等经肝代谢的药物合用时，本品可使这些药物的血药浓度升高，出现毒副反应。②与口服磺酰脲类降糖药合用时，本品可增加降血糖作用，导致严重的低血糖。③与普鲁卡因胺并用，本品可使普鲁卡因胺的清除率降低。④与复方抗酸药（含氢氧化铝或氢氧化镁）合用时，本品可降低本药的血药浓度。⑤本药可升高苯妥英钠的血药浓度。

【制剂规格】片剂：150mg。胶囊剂：150mg；300mg。注射剂：50mg；100mg。

奥美拉唑

Omeprazole

【别名】洛赛克，Antra。

【药理作用】①本品能特异性地作用于胃黏膜壁细胞，降低壁细胞中的 H^+-K^+-ATP 酶的活性，从而抑制基础胃酸刺激引起的胃酸分泌。由于 H^+-K^+-ATP 酶被称做"质子泵"，故本类药物又称为"质子泵抑制剂"。②本品对组胺、五肽胃泌素及刺激迷走神经引起的胃酸分泌有明显的抑制作用，对 H_2 受体拮抗剂也有强而持久的抑制作用，增强由二丁基环腺苷酸胃酸分泌。对十二指肠溃疡的治愈率亦明显高于现有的 H_2 受体拮抗剂，且复发率较低。对反流性食管炎患者，由于本品减弱胃液对食管黏膜的损伤作用较强，故比雷尼替丁更加有效。③胃、十二指肠溃疡病与幽门螺杆菌感染有关，为提高溃疡病治愈率，服用本品的同时还需服用阿莫西林、罗红霉素或甲硝唑等抗幽门螺杆菌（Hp）药。

【体内过程】本品口服后，经小肠吸收，主要分布于胃肠道，通常剂量的生物利用度为 35%，多剂量时的生物利用度增至 60%。静脉注射本品后，体内分布在肝、肾、胃、十二指肠、甲状腺等组织，分布容积为 0.19~0.48L/kg，与细胞外液体积相当。半衰期为 0.5~1 小时，慢性肝病患者为 3 小时。本品主要在肝脏代谢完全，仅少数以原形排泄。约有 80% 的代谢物经肾排出，20% 左右随粪便排出。有肠肝循环过程，血浆蛋白结合率高达 95% 左右。肾衰患者对本品的清除无明显变化，肝功能受损者半衰期可有延长。

【适应证】主要适用于十二指肠溃疡，也可用于胃溃疡和反流性食管炎。

【剂量与用法】口服：治疗十二指肠溃疡，每次 20mg，每日 1~2 次，疗程 2~4 周。治疗反流性食管炎，每日 20~60mg，每日 1~2 次，90% 以上患者可控制症状。静脉注射：每次 40mg，每日 1~2 次。

【不良反应】本品不良反应及发生率与雷尼替丁相似，主要为恶心、上腹痛等。皮疹也有发生，一般是轻微和短暂的，大多不影响治疗。

【注意事项】本品不应用于妊娠或哺乳期妇女；有报道，可使骨折风险增加。

【药物相互作用】①本品具有酶抑制作用，

一些经肝脏细胞色素 P450 系统代谢的药物，如双香豆素、安定、苯妥英钠等，其半衰期可因合用本品而延长。②本品与阿莫西林、克拉霉素及甲硝唑合用时，可提高抗幽门螺杆菌的疗效。③本品可减少四环素、酮康唑、伊曲康唑、氨苄西林的吸收，使血药浓度降低。

【制剂规格】 胶囊剂：20mg。注射剂：40mg。

法莫替丁
Famotidine

【别名】 保胃健，立复丁，胃舒达。

【药理作用】 本品是一种高效、长效的新型 H_2 受体拮抗剂，其作用强度比西咪替丁大 30 ~ 100 倍，比雷尼替丁大 6 ~ 10 倍，对基础分泌及因给各种刺激引起的胃酸及胃蛋白酶分泌增加者有抑制作用。①静注 20mg，能抑制基础分泌及因五肽胃泌素等刺激所致分泌；每次口服 20mg，对胃酸分泌的抑制作用能维持 12 小时以上。②通过消化道出血的双盲比较试验表明，本品有止血效果。静注本品 20mg，每日 2 次，止血有效率达 91%；静脉给药止血后，口服 20mg，每日 2 次，可较好维持止血效果。③本品不改变胃排空速率，不干扰胰腺功能，对心血管系统和肾脏功能也无不良影响。

【体内过程】 本品口服吸收迅速，但生物利用度约 50%。口服后 1 小时起效，2 ~ 3 小时的血药浓度达峰值，作用持续 12 小时以上，半衰期为 3 小时。

【适应证】 本品口服可用于胃及十二指肠溃疡、吻合口溃疡、反流性食管炎治疗；口服或静注用于上消化道出血（由消化性溃疡、急性应激性溃疡、出血性胃炎所致）。

【剂量与用法】 口服：每次 20 ~ 40mg，每日 2 次（早、晚餐后或临睡前）。缓慢静注或静滴，每次 20mg（溶于生理盐水或葡萄糖注射液中），每日 2 次，5 日一疗程。患者可以口服时，注射应改为口服，维持治疗每日 20mg，睡前服。儿童口服给药为每日 0.5 ~ 1mg/kg，可分两次服用，最大日剂量不超过 40mg；静脉注射，每次 0.4mg/kg，每 12 小时 1 次，每日最大剂量不超过 40mg。

【不良反应】 本品不良反应较少，常见的有头痛、头晕、便秘和腹泻。

【注意事项】 ①肝肾功能不全者、有药物过敏史者慎用；孕妇、哺乳妇女禁用，不推荐儿童使用。②应在排除消化道肿瘤后再给药。

【药物相互作用】 ①与丙磺舒合用时，可抑制本品从肾小管排泄，升高血药浓度。②不宜与其他抗酸药（如含氢氧化铝、镁等）合用，合用可减少本品的吸收，降低血药浓度，从而降低生物利用度。

【制剂规格】 片剂：10mg；20mg。胶囊剂：20mg。注射剂：2mL：20mg。

复方铝酸铋
Compound Bismuth Aluminate

【别名】 得必泰，胃必治，Bisnc。

【药理作用】 本品为复方制剂，能显著降低胃炎的发生率，对胃溃疡有明显的防治作用。因处方中主要成分为铝酸铋，口服之后可在溃疡表面形成一层保护膜，即铋钛复合物。碳酸氢钠和碳酸镁还可中和部分胃酸，从而防止胃酸和胃蛋白酶对胃黏膜的侵蚀和破坏，促进黏膜再生和溃疡的愈合。本品的辅助成分（甘草浸膏、弗朗鼠李皮及茴香果实）可以消除大便秘结和缓解胃肠胀气，增强胃及十二指肠黏膜屏障。

【体内过程】 本品口服之后，可在胃黏膜及溃疡表面形成保护膜，不被人体吸收，通过肠道排出体外。

【适应证】 本品适用于治疗胃及十二指肠溃疡、慢性浅表性胃炎、十二指肠球炎，也可用于胃酸过多、消化不良、胃灼热及胃痉挛等症状。

【剂量与用法】成人：颗粒剂，用温开水冲服，每次 1 ~ 2 袋，每日 3 次；片剂，每次 1 ~ 2 片，每日 3 次。疗程一般 4 ~ 12 周，如服药 1 ~ 2 周症状消失或减轻后，仍应继续服药至疗程结束，或者剂量减半之后再服 3 ~ 4 周。

【不良反应】本品不良反应少，偶见恶心、腹泻等症状，停药之后可以消失。

【注意事项】本品服药期间应避免饮酒或过食油腻之物。本品为含铋制剂，可以使大便颜色呈黑色，此属正常现象，停药之后可以恢复正常。服药期间如出现腹泻或稀便，宜适当减少剂量。本品不宜与牛奶同服。

【药物相互作用】①与四环素类药物合用，本品可干扰其吸收。②不宜与抗酸药合用。

【制剂规格】片（颗粒）剂：1.3g。含有铝酸铋 200mg，甘草浸膏 300mg，重质碳酸镁 400mg，碳酸氢钠 200mg，弗朗鼠李皮 25mg，茴香果实 10mg。

枸橼酸铋钾
Bismuth Potassium Citrate

【别名】迪乐，丽珠得乐，铋诺。

【药理作用】本品为溃疡隔离剂，具有保护溃疡黏膜的作用，促使溃疡组织修复再生和愈合。本品还有杀灭幽门螺杆菌的作用，与阿莫西林、甲硝唑或奥美拉唑同时应用可增强其对幽门螺杆菌的根除率。其作用机制：本品在胃酸环境下，使水溶性胶态铋变为不溶性的白色氧化铋沉淀物，并与溃疡面或炎症部位的蛋白质结合形成覆盖性的保护膜，隔绝胃酸、胃蛋白酶及食物对溃疡黏膜的侵蚀。同时本品有抗胃蛋白酶作用，与胃蛋白酶发生螯合而失活。此外，本品还能促进胃黏膜分泌具有保护作用的前列腺素，刺激碳酸氢盐和黏液的分泌，促进溃疡愈合。

【体内过程】本品在胃中形成不溶性的胶体沉淀物，难以被消化吸收，通过粪便排出体外。

恒量的铋吸收后，主要分布在肝、肾及其他组织中，以肾分布居多；主要经肾脏排泄，清除率约为 50mL/min。血液和尿液中铋的排泄过程符合三室模型，半衰期为 5 ~ 11 天。

【适应证】适用于治疗胃、十二指肠溃疡及慢性胃炎。

【剂量与用法】颗粒剂：每次 1 袋，饭前半小时或睡前服。胶囊剂：每次 2 粒。片剂：每次 2 片。用法皆为每日 2 次，饭前半小时或睡前服，4 ~ 8 周为一疗程。

【不良反应】个别患者可出现皮疹、恶心等症状。服药期间，口中可能带有氨味，并可使舌、粪染成黑色，停药后即消失。

【注意事项】长期服用本品可引起肾脏毒性，故严重肾病患者、孕妇禁用。连续用药不宜超过 2 个月，当血铋浓度 > 0.1μg/mL 时，有发生神经毒性的危险。

【药物相互作用】牛奶或抗酸剂可干扰本品作用，不宜同时服用。

【制剂规格】片（胶囊、颗粒）剂：110mg。

枸橼酸铋雷尼替丁
Ranitidine bismuth Citrate

【别名】百乐威，金得乐，舒威。

【药理作用】本品为雷尼替丁与枸橼酸铋形成的复合物。雷尼替丁为组胺 H_2 受体拮抗剂，可减少胃酸分泌；枸橼酸铋可在胃黏膜表面形成一层保护膜，刺激内源性前列腺素的产生，并抑制胃蛋白酶的活性，二者可共同抑制幽门螺杆菌的生长。因此，本品通过三种作用机制发挥抗溃疡作用，即抑制胃酸分泌、保护胃黏膜及抑制幽门螺杆菌的生长。

【体内过程】本品口服后，可在胃中解离成枸橼酸铋与雷尼替丁。

【适应证】本品适用于治疗胃、十二指肠溃疡。

【剂量与用法】口服：每次 400mg，每日 2 次，4~8 周为一疗程。本品 400mg 与红霉素或阿莫西林 500mg 合用时，每日 3 次，疗程 4 周，可根除幽门螺杆菌并减少溃疡复发率。

【不良反应】本品常有恶心、便秘、皮疹、头痛、头晕、乏力等症状，偶有轻度肝功能损害，停药后即可消失。个别患者可出现血小板减少症。

【注意事项】①肝功能不全者及老年患者服用本品后，偶见定向力障碍、嗜睡、焦虑等精神症状。②患者服药后，血清肌酐及转氨酶可轻度升高，但治疗后期可恢复至原来水平。③孕妇、哺乳期妇女、8 岁以下儿童、肝肾功能不全者慎用。

【药物相互作用】①本品与克拉霉素联用时，机体血清雷尼替丁、枸橼酸铋及 14 - 羟克拉霉素的浓度分别增加 57%、48% 及 31%；②与大剂量抗酸药（170mEq）合用时，血清雷尼替丁浓度下降 28%，血清枸橼酸铋的浓度也有下降；③与阿司匹林合用时，乙酰水杨酸的吸收率轻度下降；④食物可降低铋剂的吸收，有实验表明，餐后服用本品 800mg 时，其吸收率较餐前半小时服用者分别下降 50% 及 25%，但不影响临床疗效。

【制剂规格】胶囊剂：200mg；400mg。

胶体果胶铋
Colloidal Bismuth Pectin

【别名】成美，胶态果胶铋，维敏。

【药理作用】本品为胃肠黏膜隔离剂，在酸性胃液中形成稳定的胶体，与溃疡表面有强的亲和力，能促进溃疡愈合和炎症消失，并能刺激黏膜上皮细胞分泌黏液和杀灭幽门螺杆菌。

【体内过程】本品口服后，在肠道内吸收甚微，血药浓度和尿中药物浓度极低。

【适应证】适用于治疗胃及十二指肠溃疡，与幽门螺杆菌感染有关的慢性浅表性胃炎及慢性萎缩性胃炎。

【剂量与用法】口服：每次 150mg，每日 4 次，三餐前 1 小时服用，睡前加服 1 次，4 周一疗程。若出现消化道出血，可将一日总剂量顿服。其用法：将胶囊内药物取出，溶于水中，服下。

【不良反应】①服用本品期间，大便呈黑褐色，为正常现象。②偶有轻度便秘。

【注意事项】①对本品过敏者、孕妇、肾功能不全者禁用。②遮光密闭，于干燥处保存。③本品服用期间不得同时服用其他铋剂，也不宜长期大量服用。

【药物相互作用】本品与制酸剂及 H_2 受体阻滞剂合用时，疗效降低。不得与牛奶同服。

【制剂规格】胶囊剂：50mg；100mg。颗粒剂：150mg。散剂：150mg。

兰索拉唑
Lansoprazole

【别名】兰悉多，善托平，达克普隆。

【药理作用】本品为一种新型的"质子泵"抑制剂。在胃壁细胞的酸性环境下转变成有活性的亚磺酸酰胺衍生物，该衍生物与"质子泵"（$H^+ - K^+ - ATP$ 酶）的疏基结合，使 $H^+ - K^+ - ATP$ 酶钝化，从而抑制中枢及外周神经对胃酸分泌的调节；对幽门螺杆菌也有一定抑制作用。

【体内过程】单剂量给药后，健康人半衰期为 1.3~1.7 小时，老年人为 2 小时，严重肝损伤患者为 7 小时。全部代谢产物均随尿排出，24 小时后排出 13%~14%。

【适应证】本品适用于治疗胃、十二指肠溃疡、反流性食管炎、胃泌素瘤和吻合口溃疡。

【剂量与用法】口服：每次 30mg，每日 1 次，早晨或晚间服，疗程 4~8 周。若每次 30~60mg，同时服阿莫西林 500~1000mg 或罗红霉素 150~300mg，每日 1 次，可杀灭幽门螺杆菌。静脉滴注：每次 30mg，每日 2 次，疗程不超过 7 日。

【不良反应】服用本品可出现皮疹、瘙痒等

过敏反应，偶见转氨酶升高、白细胞减少、便秘、腹泻、口干、头疼、困倦及失眠等症。

【注意事项】①有药物过敏史者、高龄及肝功能障碍者慎用，小儿安全性尚未确定。②孕妇、哺乳期妇女慎用。③怀疑有恶性病变时，应排除肿瘤后使用。

【药物相互作用】①与抗酸药及 H_2 受体阻滞剂合用时，可降低本品疗效。②本品可延缓地西泮及苯妥英钠的代谢与排泄。③与氯吡格雷合用，本品可降低其疗效，增加血栓不良事件。

【制剂规格】胶囊剂：30mg。片剂：15mg；30mg。注射剂：30mg。

硫糖铝
Sucralfate

【别名】胃溃宁，Ulcerban，迪索，舒克菲。

【药理作用】本品通过与胃蛋白酶络合来抑制该酶分解蛋白质；能在溃疡面或炎症处形成一层薄膜，利于黏膜再生和溃疡愈合。治疗剂量的胃蛋白酶活性下降约30%，并有中和胃酸作用。

【体内过程】本品经胃肠道吸收约5%，作用持续时间约5小时。主要随粪便排出，少量以双糖硫酸盐自尿排出。

【适应证】本品适用于治疗胃及十二指肠溃疡、慢性胃炎。

【剂量与用法】成人口服，每次1g，每日3~4次，饭前1小时及睡前服用。治疗收效后，应继续服药数月，以免复发。儿童口服：每次40~80mg/kg，每日4次。

【不良反应】本品不良反应发生率约4.7%，常见便秘；个别患者可出现口干、恶心、胃痛等症，可与适宜的 M 受体拮抗剂合用；偶见低磷酸血症。

【注意事项】①习惯性便秘者禁用。②咀嚼片必须在空腹时将药片嚼碎后服下，否则疗效降低。③抗酸药可减轻溃疡的疼痛，但不应在使用

本品前、后半小时内服用。④肝肾功能不全者、孕妇及哺乳期妇女慎用。

【药物相互作用】①本品与多酶片或胃蛋白酶合用时，二者疗效降低，并影响溃疡愈合。②与四环素、西咪替丁、苯妥英钠、华法林或地高辛同时服用时，本品可干扰这些药物的吸收。

【制剂规格】片（胶囊）剂：0.25g；0.5g。混悬剂：5mL：1g；10mL：1g；200mL：20g。咀嚼片：0.1g；0.25g；0.5g；1g。

西咪替丁
Cimetidine

【别名】甲氰咪胍，泰胃美。

【药理作用】本品为组胺 H_2 受体阻滞剂，可抑制基础胃酸及各种刺激引起的胃酸分泌，对因化学刺激引起的腐蚀性胃炎有预防作用，对实验性胃黏膜出血有止血作用。本品具有轻度抑制胃蛋白酶分泌、保护胃黏膜细胞和增加胃黏膜血流量的作用。此外，本品还可调节机体免疫反应，减弱免疫抑制细胞的活性，增强免疫反应，从而阻抑肿瘤转移和延长宿主存活期。本品对心脏窦房结、子宫、回肠、支气管平滑肌、皮肤血管、甲状旁腺和 T 淋巴细胞的 H_2 受体也有一定的拮抗作用。

【体内过程】本品口服吸收迅速且良好，生物利用度约70%，主要在十二指肠和小肠吸收。每次口服 0.3g，约 30 分钟达有效血药浓度（0.5μg/mL），45~90 分钟的血药浓度达峰值（Cmax），平均 Cmax 为 1.44μg/mL，有效血药浓度可维持 5 小时，胃排空缓慢时吸收延缓，在体液和除脑以外的组织中广泛分布。口服剂量在 24 小时内约排出 90%，主要经肾排泄，约 70% 为原形，10%~20% 为亚砜和羟甲基代谢物，其余 10% 由粪便排出。本品可通过胎盘，并可分泌到乳汁中。

【适应证】本品适用于治疗消化性溃疡、胃食管反流性疾病、上消化道溃疡和糜烂引起的出

血。低剂量可预防消化性溃疡复发，降低全麻术（包括剖宫产）中吸入胃内容物而致肺损害的危险。

【剂量与用法】①十二指肠溃疡：成人口服，每次 200～400mg，每日 4 次，疗程为 4～6 周。在夜间给予双倍剂量（0.8g），既不影响白天的胃液酸度，符合人体生理特征，又能提高溃疡愈合率（8 周可达 95%），也可减轻不良反应。肾功能减退患者，每次 0.2g，每日 2 次。儿童口服：每日 20～40mg/kg，分 4 次饭后服用。为巩固疗效，防止复发，消化性溃疡患者在溃疡愈合后半年至 1 年内，每晚睡前服维持量 0.4g。②反流性食管炎：口服，每次 0.4g，每日 2 次。③急性上消化道出血：成人静注，每次 0.2g，用生理盐水 20mL 稀释后于 5 分钟以上缓慢注入；静滴，每次 0.2～0.4g，每 6 小时 1 次，将本品加入到 10% 葡萄糖注射液 250mL 中，滴注15～20 分钟，连用 5 天；肌注，每次 0.2g，6 小时 1 次。所有注射方法的每日总量不宜超过 2g，病情好转后改口服。小儿肌注，每次 5～10 mg/kg，每日 2～4 次。④急性胃黏膜出血和应激性溃疡：用法用量同"急性上消化道出血"。

【不良反应】常见的不良反应有头昏、疲劳、轻度腹泻、便秘、皮疹及肌痛。可发生惊厥及定向障碍，尤其是老年人，个别患者可出现精神错乱。可发生可逆性中等程度的白细胞或粒细胞减少，偶见再生障碍性贫血，用药期间应定期检查血象；偶见肝炎、发热、胰腺炎及男子乳房发育现象。少数患者出现蛋白尿，偶见急性间质性肾炎而致肾衰竭，停药后一般可恢复正常。

【注意事项】①孕妇和哺乳期妇女禁用，有过敏史者慎用，儿童慎用。②有严重心脏病、呼吸系统疾病、肾功能损害、器质性脑病、慢性炎症、系统性红斑狼疮等疾病者应慎用。③老年患者因肾功能减退，容易发生不良反应，如眩晕、谵妄等。④突然停药可引起慢性消化性溃疡穿孔，估计为停用后反跳的高酸度所致，故完成治疗后尚需继续服药 3 个月（每晚服 0.4g）。⑤大剂量静注时，可发生心动过速、过缓或低血压，也有发生呼吸衰竭的报道。⑥本品可使肌酐、催乳素、转氨酶上升，甲状旁腺素浓度下降。

【药物相互作用】①抗酸剂和甲氧氯普胺可减少本品吸收 20%～30%。②与酮康唑或阿司匹林同用，本品可使其吸收减少约 50%。③可抑制肝药酶活性，使华法林、安定、苯妥英钠、卡马西平、β 受体阻滞剂、茶碱、强心苷类、奎尼丁、咖啡因等药物的代谢减慢，故合用时应减量。④巴比妥类药物可加速本品的代谢，故合用时应增加本品用量。⑤与普萘洛尔合用可致严重心动过缓。⑥与吗啡合用可引起呼吸骤停并伴有癫痫大发作、神志错乱。⑦与 H_1 受体阻滞剂合用可致运动后血管扩张受抑制，进而加重心绞痛与间歇性跛行等症状。

【制剂规格】片剂：0.2g；0.4g；0.8g。胶囊剂：0.2g。注射剂：2mL：0.2g。

瑞巴派特
Rebamipide

【别名】膜斯达，瑞巴匹特。

【药理作用】本品为胃黏膜保护剂，能保护胃黏膜，促使溃疡愈合。①清除羟基自由基：降低脂质过氧化等作用，保护因自由基损伤的胃黏膜。②减少炎性细胞浸润：动物实验表明，本品可增加胃黏膜血流量、胃黏液量及胃黏膜前列腺素含量；提高胃黏膜细胞再生，增加胃碱性物质分泌等。③抑制幽门螺杆菌（Hp）：本品是通过阻止 Hp 黏附到胃黏膜上皮细胞，降低氧化应激，减少 Hp 产生的细胞因子浓度而达到辅助治疗 Hp 感染的目的。

【体内过程】本品口服吸收良好，饮食能阻滞吸收速度，血药浓度达峰需 0.5～4 小时，血浆蛋白结合率为 98% 以上，在胃、十二指肠有较好分布，半衰期为 2 小时，本品大部分以原形经肾排出。

【适应证】①促进溃疡愈合。②急性胃炎、慢性胃炎，急性加重期黏膜糜烂、出血、充血、水肿等均可治疗。

【剂量与用法】口服，每次 0.1g，每日 3 次，早、晚餐前半小时及睡前服用。

【不良反应】①偶见白细胞、血小板减少。②引起麻木、眩晕、嗜睡等症。③胃肠道有味觉异常、嗳气、打嗝、胃灼热、呕吐、腹痛、腹胀、腹泻、便秘等症。④可引起肝功能改变，如 ALT、AST、γ - GPT、ALP 升高。⑤有引起乳腺肿胀、乳房疼痛、男性乳房肿大及诱发乳汁分泌的报道。⑥能引起咳嗽、呼吸困难。⑦偶有皮疹、瘙痒、药疹样湿疹或荨麻疹等。⑧其他可见月经异常、血尿素氮升高、浮肿、心悸、发热、颜面潮红等症。

【注意事项】①孕妇及儿童慎用。②哺乳期妇女用药时应避免哺乳。③由于一般老年患者生理机能低下，应注意消化系统的副作用。④不推荐本品单独用于 Hp 感染。⑤服药期间若出现瘙痒、皮疹或湿疹等过敏反应，或氨基转移酶显著升高时，应立即停药，并进行适当治疗。

【制剂规格】片剂：0.1g。

曲昔派特
Troxipide

【别名】科芬奇，Aplace。

【药理作用】本品是一种胃黏膜保护剂。试验研究显示：本品对溃疡具有保护作用，对胃炎有预防和治疗作用，对急性胃黏膜病变有预防功能，可增强胃黏膜的血流量及组织修复。其作用机制：通过增强胃黏膜的防御因子来促进胃溃疡部位的修复，不影响胃酸分泌。

【体内过程】本品口服吸收和分布迅速，血药达峰时间 3.39 ± 1.04 小时，达峰血药浓度 $1.01 \pm 0.26 \mu g/mL$，$AUC_{0-T} = 10.16 \pm 2.40 \mu g/(h \cdot mL)$，半衰期为 5.60 ± 1.58 小时。主要分布在小肠、肝、肾、肺、脾等，健康成人口服本品 24 小时后，经尿中排泄量为给药量的 61%，48 小时为 87%，其中原形药在 98% 以上。

【适应证】①胃溃疡。②改善急性胃炎及慢性胃炎急性发作期的胃黏膜病变（糜烂、出血、发红、浮肿）。

【剂量与用法】饭后口服，成人每次 0.1g，每日 3 次。或遵医嘱。

【不良反应】①偶见便秘、腹胀、胸部烧灼、恶心等症。②肝功能改变：ALT、AST 上升，偶有 ALP、γ - GPT 上升。③偶有瘙痒、皮疹等症。④偶见头重、全身乏力、心悸等症。

【注意事项】肝、肾功能不全者慎用。

【药物相互作用】与 β 受体阻断剂或抗心律失常药合用时，可增强心脏抑制作用。

【制剂规格】片（胶囊）剂：0.1g。

替普瑞酮
Teprenone

【别名】施维舒，戊四烯酮，Selbex，Teprenonum，Tetraprenylacetone。

【药理作用】本品为一种萜烯类化合物，有组织修复功能，抗溃疡作用强。其具体作用如下：①广谱抗溃疡作用：本品不影响胃的正常生理功能，对各种实验性溃疡（如寒冷束缚应激、阿司匹林、吲哚美辛、利血平、醋酸及烧灼所致），各种实验性胃黏膜病变（如盐酸或阿司匹林、乙醇、放射线所致）均有较强的抗溃疡作用和胃黏膜病变的改善作用。②本品可使氢化可的松引起的胃黏膜增殖区细胞的繁殖能力低下得以改善，维持胃黏膜细胞增殖区的稳定性，促进损伤愈合。③本品可加速胃黏膜及胃黏液层中主要的黏膜修复因子（高分子糖蛋白）的合成，促进胃黏膜微粒体中糖脂质中间体的生物合成，使黏液中的磷脂质浓度增加，达到提高黏膜的防御功能。④本品通过改变磷脂的流动性途径而激活磷脂酶 A_2，加快合成花生四烯酸，进而促进内源性前列腺素的合成。

【体内过程】本品口服后，很快从胃肠道吸收，主要分布在消化道、肝脏、肾上腺、肾脏、胰腺等组织中。药物在胃内溃疡部位浓度最高，较周围组织浓度约高 10 倍。健康成人以交叉法饭后服用本品胶囊或颗粒剂 150mg，约 5 小时后的血药浓度达峰值，其中胶囊剂达峰浓度为 1669ng/mL，颗粒剂为 1296ng/mL，以后逐渐降低。10 小时后出现第 2 次血药浓度高峰，但较第 1 次为低，其中胶囊剂达峰浓度为 675ng/mL，颗粒剂达峰浓度为 604ng/mL，明显呈双相性。本品 84.8% 以原形排出体外，说明只有很少部分在肝内代谢。服药 3 天内，27.7% 由呼吸道清除；4 天内，22.7% 随尿排出，29.3% 随粪便排出。

【适应证】本品用于改善下列疾病的胃黏膜病变（如糜烂、出血、发红、水肿）：①对临床上认为难治的溃疡病，如 70 岁以上患者，或溃疡大于 21mm 者，或溃疡第二次复发者均有效。②急性胃炎。③慢性胃炎的急性加重期。

【剂量与用法】口服给药：每次 1 粒胶囊（50mg）或颗粒剂 0.5g（含本药 50mg），每日 3 次，均于饭后 30 分钟内服用，并根据年龄、症状酌情增减。

【不良反应】本品不良反应的发生率较低（不超过 3%），停药后即可消失。通常的不良反应有：①便秘、腹胀、腹泻、口渴、恶心、腹痛等症状，也有 AST 及 ALT 轻度升高。②头痛症状。③皮疹、全身瘙痒等症状。④有时会出现血清总胆固醇升高、上睑发红或发热等症状。

【注意事项】①出现皮疹、全身瘙痒等皮肤症状时，应停止用药。②孕妇、哺乳期妇女、儿童慎用。

【药物相互作用】本品与 H_2 受体拮抗药合用时，疗效增加。

【制剂规格】胶囊剂：50mg。颗粒剂：1g

（含本药 100mg）。

铝碳酸镁
Hydrotalcite

【别名】碱式碳酸铝镁，达喜，Talcid。

【药理作用】本品有明显的抗酸作用，可持续阻止胃蛋白酶和胃酸对胃黏膜的损伤，同时还可增强黏膜保护因子的保护作用。本品对胆酸有一定吸附作用，且作用迅速、温和、持久。

【体内过程】本品口服后不被胃肠道吸收。服用本品后，体内无各种成分蓄积。每天 6g，服用 28 天后，血清中的铝、镁、钙和其他矿物质仍在正常范围。

【适应证】本品适用于缓解胃酸过多引起的胃灼热（烧心）、急慢性胃炎和胃十二指肠溃疡等病。

【剂量与用法】本品应咀嚼后吞服。成人口服：每次 0.5~1g，每日 3~4 次，应在饭后 2 小时、睡前或胃不适时服用。治疗胃和十二指肠溃疡时，即使在症状缓解后，也应继续减量维持用药，6~8 周为一疗程。儿童用量减半，用法同成人。

【不良反应】仅有少数患者出现胃肠道不适症状，如消化不良、呕吐、大便次数增多或糊状大便，个别有腹泻。长期用药可致电解质改变。

【注意事项】①对本品过敏者或药品性状发生改变时禁用。②过敏体质、妊娠 3 个月、胃肠蠕动功能不良、严重心肾功能不全（肌酐清除率 < 30mL/min）、高镁血症、高钙血症者慎用。③连续使用本品不得超过 7 天，若用药 7 天后症状仍未缓解者，需咨询医师或药师。④儿童用量需咨询医师或药师，且在成人监护下使用，用后需将本品放在儿童无法触及的地方。⑤如正在使用其他药品（如四环素类）时，在服用本品前应咨询医师或药师，服药 1~2 小时内应避免使用其他药物。⑥急腹症患者应在医师指导下使用。⑦肾功

能损害者不宜长期大量服用本品，若用药过量或出现严重不良反应时立即去医院就医。⑧长期服用本品的患者，应定期检测血中铝含量。⑨大剂量服用本品后可导致软糊状便、排便次数增多，但推荐剂量下很少发生。

【药物相互作用】①本品与酸性药物（如氯化铵等）合用时，可使抗酸活性降低，故不应合用。②本品可影响或干扰一些药物的吸收，如四环素、环丙沙星、氧氟沙星、含铁药物、抗凝药、鹅去氧胆酸、地高辛及 H_2 受体阻断药等，必须在服用本品之前或之后的 1～4 小时使用。③本药可减少脂溶性维生素的吸收。

【制剂规格】咀嚼片：0.5g。混悬剂：200mL：20g。片剂：0.5g。颗粒剂：0.5g。

埃索美拉唑
Esomeprazole

【别名】埃索他拉唑，左旋奥美拉唑，耐信，Esomeprazole Magnesium，Inexium Nexium。

【药理作用】本品是奥美拉唑的 S－异构体，呈弱碱性，在胃壁细胞泌酸微管的高酸环境中浓集并转化为活性形式，抑制该部位的 H^+-K^+- ATP 酶（质子泵），进而对基础胃酸和刺激所致的胃酸分泌均产生抑制作用。其特点是口服后的肝首过效应小，生物利用度和血药浓度较奥美拉唑或 R 型异构体高，故其药效较奥美拉唑高且持久。

【体内过程】本品口服吸收迅速，1～2 小时达血药浓度峰值，每日一次重复给药后的绝对生物利用度为 89%。本品主要经肝脏代谢，一次口服剂量的近 80% 以代谢物形式从尿中排泄，其余从粪便排出，尿中的原形药物不到 1%。肾功能损害患者对本品的代谢不会发生变化。

【适应证】本品用于对胃食管反流性疾病及其症状的控制，还用于糜烂性反流性食管炎的治疗。已经治愈的食管炎患者服用本品后可进行长期维持治疗，防止复发。与适当的抗菌药联合使用，可根除幽门螺杆菌，从而使感染相关的消化性溃疡愈合并防止复发。

【剂量与用法】至少应于饭前 1 小时服用，药片应整片（粒）吞服，不应咀嚼或压碎。①胃食管反流性疾病及糜烂性反流性食管炎治疗：每次 40mg，每日 1 次，连服 4 周。对于食管炎未治愈或持续发病的患者建议继续治疗 4 周。②已经治愈的食管炎患者长期维持治疗可防止复发：每次 20mg，每日 1 次。③胃食管反流性病的症状控制及无食管炎患者治疗：每次 20mg，每日 1 次。如果用药 4 周，症状仍未控制者，应做进一步检查。症状消除后，可采用即时疗法（即需要时口服，每次 20mg，每日 1 次）进行维持治疗。④联合抗菌疗法根除幽门螺杆菌（与幽门螺杆菌感染相关的十二指肠溃疡的愈合、预防及与幽门螺杆菌感染相关的消化性溃疡复发）：本品 20mg＋阿莫西林 1g＋克拉霉素 500mg，每日 2 次，连用 7 日。

【不良反应】常见不良反应有头痛、腹痛、腹泻、腹胀、恶心、呕吐、便秘。少见不良反应有皮炎、瘙痒、荨麻疹、头昏、口干。

【注意事项】①对本品、奥美拉唑或其他苯并咪唑类化合物过敏者禁用。②妊娠及哺乳期妇女慎用。③本品有时可能掩盖由胃癌引起的症状，故应在排除恶性肿瘤的前提下给药。④长期使用本品的患者（特别是使用 1 年以上者）应定期检查肝功能，同时也需进行内窥镜检查。⑤严重肾功能不全者慎用。⑥严重肝功能损害者，每日总剂量不超过 20mg。

【药物相互作用】①本品治疗期间，由于胃酸下降，可增加吸收过程受胃酸影响药物的吸收；与使用其他泌酸抑制剂或抗酸药一样，本品治疗期间的酮康唑和依曲康唑吸收率降低。②与经 CYP2C19 代谢药物（如地西泮、西酞普兰、丙米嗪、氯米帕明、苯妥英钠等）合用时，本品可升高其血浆浓度，故应降低本品剂量。③CYP3A4 抑制剂克拉霉素（500mg，每日 2 次）可使本品的血药浓度 – 时间曲线下面积（AUC）加倍，但本品的剂量无需调整。

【制剂规格】片（胶囊）剂：20mg；40mg。注射剂：40mg。

雷贝拉唑
Rabeprazole

【别名】哌利拉唑，罗贝拉唑，波力特，安斯菲，瑞波特，济诺，Pariet，Pariprazole。

【药理作用】本品为第二代质子泵抑制剂，可特异性抑制胃壁细胞上的质子泵（$H^+ - K^+ -$ ATP 酶），从而达到强烈抑制胃酸分泌的效果，使胃中 pH 值持久升高。本品与奥美拉唑相比，可与质子泵之间迅速彻底地分离，从而尽快恢复本品抑制胃酸分泌的作用；本品对血浆胃泌素水平影响较小，对幽门螺杆菌（Hp）的抑制作用具有高选择性，且对胆碱和 H_2 组胺受体无拮抗作用。

【体内过程】本品在肠道内被吸收，口服 20mg 达峰时间为 3.5 小时，绝对生物利用度约为 52%，重复用药后的生物利用度并不升高，在 10 ~ 40mg 剂量范围内的血药浓度峰值和曲线下面积与剂量呈线性关系。药物半衰期约为 1 小时（0.7 ~ 1.5 小时），体内药物清除率为 283 ± 98mL/min。在慢性肝病患者体内，血药浓度的曲线下面积提高 2 ~ 3 倍。本品的血浆蛋白结合率约为 97%，其所有代谢产物中只有次级代谢物，即乙基代谢物具有较弱的抑制胃酸分泌的作用，但不存在于血浆中。本品主要随尿排出，其他代谢物随粪便排出。

【适应证】本品适用于以下病症的治疗：①活动性十二指肠溃疡。②良性活动性胃溃疡。③伴有临床症状的侵蚀性或溃疡性胃 – 食管反流病的维持期。④与适当的抗生素合用，可根除幽门螺杆菌，使其与感染有关的十二指肠溃疡愈合。

⑤病理性胃酸分泌过多疾病，包括草 – 艾综合征。

【剂量与用法】本品不能咀嚼，应空腹整粒或整片吞服。通常成人每次口服 10 ~ 20mg，早晨服用。在一般情况下，胃溃疡、吻合口溃疡、反流性食管炎的给药以 6 ~ 8 周为宜，十二指肠溃疡给药以 4 周为宜，有些患者还需继续服药 4 周。

【不良反应】本品可见鼻炎、口干，偶见总胆固醇及三酰甘油升高、蛋白尿、头痛、便秘、腹泻、恶心、皮疹、水肿，罕见心悸、肌痛、视力障碍、休克、发热、倦怠等不良反应。

【注意事项】①对本品、苯并咪唑类药物及其衍生物或剂型中相关成分过敏者禁用。②有出血病史（如血友病、脑溢血等）及严重肝肾功能不全者、孕妇和哺乳期妇女禁用。③使用本品时，有可能掩盖由胃癌引起的症状，故应在排除恶性肿瘤的前提下给药。④服用本品时，应定期进行血液生化检查（如肝酶），若发现异常，即停止用药，并及时处理。⑤不推荐年龄小于 12 岁的儿童使用。⑥肝功能障碍者、高龄及有药物过敏史者慎用。重度肝炎者尤其慎用，用时需从小剂量开始并监测肝功能。

【药物相互作用】①本品与地高辛合用时，需注意监测地高辛浓度。②本品与依赖 pH 值吸收的化合物存在相互作用，使用前应检测 pH 值然后才能考虑剂量调整。③同时服用抗酸药物时，药物间的服药时间需间隔 1 小时。研究中未观察到液体抗酸药物的相互作用。④本品与环孢菌素之间没有相互作用。⑤本品与奥美拉唑等其他质子泵抑制剂相比，药物间相互作用更少，服用更安全，而且无明显个体差异。

【制剂规格】肠溶（片、胶囊）剂：10mg；20mg。

泮托拉唑
Pantoprazole

【别名】潘妥洛克，诺森，潘美路，泰美尼克，潘妥拉唑，泮立苏，Controloc，Pantoloc，Pantozol。

【药理作用】本品为胃壁细胞质子泵抑制剂，在中性和弱酸性条件下相对稳定，在强酸性条件下迅速活化，这种依赖于 pH 值的活化特性，使其对 H^+-K^+-ATP 酶的作用更具选择性，能特异性地抑制壁细胞上的 H^+-K^+-ATP 酶，使其不可逆性地被抑制，从而有效抑制胃酸的分泌。由于 H^+-K^+-ATP 酶是壁细胞泌酸的最后一个过程，故本品的抑酸能力强大。它不仅能非竞争性地抑制由促胃泌素、组胺、胆碱等引起的胃酸分泌，且能抑制不受胆碱或 H_2 受体阻断剂影响的部分基础胃酸分泌。本品与 H^+-K^+-ATP 酶的结合可使其抗胃酸分泌作用持续 24 小时以上。

【体内过程】本品具有较高的生物利用度，静脉注射与口服给药的生物利用度比值为 1.2。本品在肝脏被代谢，主要代谢产物为泮托拉唑硫酸酯，大部分经肾排泄，而少部分随粪便排出，半衰期约为 1 小时。

【适应证】本品适用于以下病症的治疗：①消化性溃疡。②非甾体类抗炎药引起的急性胃黏膜损伤和应激状态下溃疡大出血。③防止全身麻醉或大手术后、衰弱昏迷患者胃酸反流合并吸入性肺炎。④卓-艾综合征。

【剂量与用法】①口服：伴有幽门螺杆菌感染的十二指肠溃疡或胃溃疡的联合疗法：本品 40mg + 阿莫西林 1g + 克拉霉素 500mg，每日 2 次；或本品 40mg + 甲硝唑 500mg + 克拉霉素 500mg，每日 2 次；或本品 40mg + 阿莫西林 1g + 甲硝唑 500mg，每日 2 次，一般持续 7 天。其他如十二指肠溃疡、胃溃疡、反流性食管炎应每次 40mg，每日 1 次；个别病例，特别在其他药物治疗无效的情况下，可每日 2 次。其疗程：十二指肠溃疡 2～4 周，胃溃疡及反流性食管炎 4～8 周。肾功能受损和老年患者的每日剂量不宜超过 40mg，严重肝衰竭者每次 40mg，隔日 1 次。②静脉滴注：每次 40～80mg，每日 1～2 次，用前将 0.9% 氯化钠注射液 10mL 注入本品冻干粉小瓶内，将溶解后的药液加入至 0.9% 氯化钠注射液 100～250mL 中，稀释后静脉滴注，15～60 分钟内滴完。

【不良反应】本品不良反应少。偶见头晕、失眠、嗜睡、恶心、腹泻、便秘、皮疹、肌肉疼痛等症状。大剂量使用时，可出现心律不齐、转氨酶升高、肾功能改变、粒细胞减少等。

【注意事项】①对本品过敏者禁用。②妊娠及哺乳期妇女禁用。③重度肝功能不全者慎用。④儿童慎用。⑤治疗胃溃疡时，应在排除胃与食道的恶性病变后才能使用，以免延误诊断和治疗。本品不用于治疗病变轻微的胃肠道疾患，如神经性消化不良。⑥为防止抑酸过度，一般消化性溃疡病不宜大剂量长期应用（卓-艾综合征例外）。⑦本品粉针剂溶解或稀释后，必须在 4 小时内用完，禁止其他溶剂或药物溶解或稀释。

【药物相互作用】①应用本品时，不宜同时服用其他抗酸剂或抑酸剂。②本品可降低酮康唑、伊曲康唑疗效。

【制剂规格】片（肠溶）剂：20mg；40mg（以泮托拉唑计）。胶囊（肠溶）剂：40mg（以泮托拉唑计）。粉针剂：40mg；60mg；80mg（以泮托拉唑计）。

二、助消化药

多酶

Multienzyme

【别名】多种酶，Multiple Enzyme。

【药理作用】本品有助消化作用，以增进食欲。

【适应证】本品用于治疗因胃蛋白酶、胰酶及淀粉酶缺乏引起的消化不良。

【剂量与用法】口服：每次 2～3 片，每日 3 次，饭前服。

【注意事项】本品不宜嚼碎服用。密闭、阴凉处贮存。如正在服用其他药品时，使用本品前请咨询医师或药师。

【药物相互作用】铝制剂可能影响本品疗效，故不宜合用。

【制剂规格】片剂：每片含淀粉酶 0.12g，胰酶 0.12g，胃蛋白酶 0.04g。

复合消化酶
Compound Digestive Enzyme

【别名】复方消化酶，达奇，达吉。

【药理作用】本品含有多种消化酶，可促进消化液的分泌，增强消化酶活性，从而增进食欲。

【适应证】适用于因胃肠消化酶不足而致的消化不良，因肝胆胰疾病引发的消化不良，以及老年消化机能衰退、药物影响及术后消化机能不良等。

【剂量与用法】口服：每次 2 片，每日 3 次，饭前吞服。若未见效，剂量可加倍。

【不良反应】本品可见呕吐、腹泻、软便及口内不适感等不良反应。

【注意事项】本品不可嚼碎服用，以免药粉残留口腔，消化口腔黏膜而引起严重口腔溃疡。

【药物相互作用】①铝制剂可能影响本品疗效。②胃蛋白酶在碱性环境中降低效果，胰酶在酸性环境中被灭活，故本品不可与碱性或酸性药物同服。

【制剂规格】胶囊剂：每粒含胃蛋白酶 25mg，木瓜酶 50mg，淀粉酶 15mg，熊去氧胆酸 25mg，纤维素酶 15mg，胰蛋白酶 2550U，胰淀粉酶 2550U，胰脂肪酶 412U。

酪酸梭菌活菌
Clostridium Butyricum

【别名】宫入菌。

【药理作用】本品为酪酸梭状芽孢杆菌（酪酸菌）的活菌制剂。其主要作用：①抑制肠内有害菌，调整肠道菌群：酪酸菌是厌氧菌，是人体肠道内暂住的正常有益菌群，口服后不受胃酸、胆汁酸等影响而定殖于大肠、盲肠，并在其周边增殖。酪酸菌可抑制肠内腐败菌、食物中毒菌等病原菌的增殖，对金黄色葡萄球菌、大肠杆菌、副伤寒沙门菌、伤寒沙门菌、变形杆菌、痢疾杆菌、霍乱弧菌、亲水气单胞菌等均有抑制或杀灭作用。对引起伪膜性肠炎的难辨梭状芽孢杆菌有抑制其增殖作用，并能阻止其毒素的产生，降低其毒素的活性；可抑制毒素原性大肠杆菌产生毒素并降低其毒素的毒性。②健肠作用：酪酸菌可抑制肠道内异常发酵产生的氨、胺、吲哚等有害物质；具有淀粉糖化作用，在肠道内产生维生素B族（B_1、B_2、叶酸、烟酸）、维生素K、淀粉酶，对儿童具有良好的保健作用；其代谢产物酪酸是肠上皮组织细胞再生和修复的主要营养物质。③酪酸菌能与双歧杆菌、乳酸菌等肠内有益菌共生，并促进其发育，特别能产生促进双歧杆菌发育的因子。酪酸菌含有酪酸、蛋白质分解酶、葡萄糖、麦芽糖、低聚糖等，其中低聚糖具有最强的产生促进双歧杆菌发育因子的作用，且对双歧杆菌、嗜酸乳酸杆菌、粪杆菌等肠道有益菌群均有促进增殖作用。

【体内过程】本品口服后，其芽孢可在胃液及胆汁中生存，并能顺利到达盲肠并在其周边繁殖，既不会经肠黏膜进入体内，也不会经血液进入其他器官，而是经粪便排出体外。

【适应证】治疗各种原因引起的肠道菌群失调所致的肠炎、腹泻；预防和治疗伪膜性肠炎及抗生素相关性腹泻；对肠易激综合征、便秘、功能性消化不良也有治疗作用。

【剂量与用法】成人：每次 1~2 片，每日 3 次，可根据年龄和病情增减。小儿：3 个月～1 岁，每次 0.2g，每日 3 次；1~5 岁，每次 0.4g，每日 3 次；5~8 岁，每次 0.6g，每日 3 次；8~15 岁，每次 1.0g，每日 3 次。

【不良反应】个别患者可出现轻度皮疹及轻

度胃部不适症状，能自行消退。

【注意事项】①本品为活菌制剂，切勿将本品置于高温处，溶解时水温不得高于40℃。②本品对氨苄西林等敏感，勿与此类抗菌药同时服用。③服药3天后的症状无改善或加重应去看医生。④孕妇及哺乳期妇女请在医师指导下服用。⑤对本品过敏者禁用，过敏体质者慎用。⑥本品性状发生改变时禁止使用。⑦请将本品放在不易被儿童接触的地方，儿童必须在成人监护下使用。

【药物相互作用】①本品不宜与抗生素类药物同时服用。药敏试验表明：酪酸梭菌对氨苄西林、头孢唑啉、头孢呋辛、四环素、氯霉素、痢特灵、复方新诺明和氟派酸等敏感。②酪酸梭菌与双歧杆菌两者有相互促进作用。

【制剂规格】片剂：350mg（含酪酸梭菌活菌数不低于1.5×10^7CFU/g）。散剂：500mg（含酪酸梭菌活菌数不低于1.5×10^7CFU/g）。

乳酸菌素
Lactobacillin

【别名】乳酸菌，Lactic acid Bacteria。

【药理作用】本品具有助消化作用。在肠道内分解糖，产生乳酸，使肠内酸度提高，促进胃蛋白酶分泌，提高活性，抑制腐败菌繁殖，减少蛋白质发酵，调节肠内微生物平衡，抑制致病菌，增加胃肠蠕动和分泌。

【适应证】主要适用于治疗肠内异常发酵、消化不良、肠炎和小儿腹泻及营养不良。

【剂量与用法】口服：每次1.2～2.4g，每日3次，嚼服。

【注意事项】密闭，于冷暗处保存。

【药物相互作用】铋剂、鞣酸、药用炭、酊剂等可吸附本品，不宜合用。

【制剂规格】片剂：0.2g；0.4g；1.2g。颗粒剂：1g；2g；6g。

复方嗜酸乳杆菌
Compaund Eosinophil – Lactobacillus

【别名】益尔康。

【药理作用】本品为助消化药类非处方药，是由中国株嗜酸乳杆菌、日本株嗜酸乳杆菌、粪链球菌和枯草杆菌等四种菌粉组成的复方片剂，为肠道菌群调整药。本品可分解糖类产生乳酸，提高肠道酸度，从而抑制肠道致病菌繁殖。

【适应证】本品适用于轻型急性腹泻和功能性慢性腹泻的治疗。

【剂量与用法】口服：每次0.5～1g，每日3次。

【注意事项】对本品过敏者禁用。当药品性状发生改变时禁用。如服用过量或发生严重不良反应时应立即就医。儿童必须在成人监护下使用。

【药物相互作用】①制酸药、抗菌药（磺胺类、喹诺酮类、抗生素类）与本品合用时，可减弱其疗效，故应分开服用（间隔3小时）。②铋剂、鞣酸、活性炭、酊剂等能抑制、吸附乳酸杆菌，不可合用。

【制剂规格】片剂：0.5g（含嗜酸乳杆菌5×10^6个）。

胰酶
Pancreatin

【别名】胰液素，胰酶酵素，得每通。

【药理作用】主要含有胰淀粉酶、胰蛋白酶、胰脂肪酶及糜蛋白酶等。在十二指肠碱性环境中，胰蛋白酶、糜蛋白酶能消化蛋白质，胰淀粉酶使淀粉转化为糊精与糖，胰脂肪酶则使脂肪分解为甘油及脂肪酸以促进消化和增进食欲。

【适应证】用于治疗胰腺、胆囊及肝脏的慢性疾病，凡消化液缺乏、食欲不振者均可使用。

【剂量与用法】口服：成人每次0.3～1g，每日3次，5岁以上儿童每次0.3g，每日3次，均进餐时服用。

【不良反应】偶见腹泻、便秘、胃部不适、恶心及皮疹等不良反应。

【注意事项】①对本品过敏者禁用。②为避免胃酸的影响，一般多用肠溶片，服时不可嚼碎。

【药物相互作用】①在中性或微碱性环境下的时效力最好，故多与等量碳酸氢钠同服。②禁与酸性药物配伍。③避免与阿卡波糖、米格列醇合用。

【制剂规格】片（肠溶）剂：0.3g；0.5g。胶囊（肠溶）剂：0.15g。

三、胃肠解痉及胃动力与止吐药

1. 胃肠解痉药

颠茄

Belladonna

【药理作用】本品为抗胆碱能药，有效成分为莨菪碱，可解除胃肠平滑肌痉挛，抑制腺体分泌。

【体内过程】本品服后1~2小时达峰值，作用持续时间4小时，经肾排泄。

【适应证】适用于治疗胃、十二指肠溃疡及轻度胃肠绞痛。

【剂量与用法】片剂：每次10~20mg，疼痛时服。酊剂：每次0.3~1mL，每日3次；极量，每次1.5mL，每日3次。

【不良反应】①较常见的不良反应有口干、便秘、出汗减少、口鼻咽喉及皮肤干燥、视力模糊、排尿困难（老年人多见）。②少见眼睛痛、眼压升高、过敏性皮疹或疱疹等症。③用药过量时，表现为视力模糊或视野改变、动作笨拙不稳、神志不清、抽搐、眩晕、昏睡不醒、严重口鼻或咽部发干、发热（婴幼儿多见）、幻觉、谵妄

（多见于老年人）、呼吸短促及呼吸困难、言语不清，或出现易激动、神经质、坐立不安、心跳异常加快，以及皮肤特别温热、干燥或发红（儿童多见）等反应。

【注意事项】①青光眼、尿潴留、心动过速及前列腺肥大者禁用。②冠心病、高血压、甲亢、重症肌无力、脑损害及肺部病者慎用。

【药物相互作用】①与尿碱化药（包括碳酸酐酶抑制药等）同用时，因本品排泄延迟而加强疗效或毒性。②与金刚烷胺、美克洛嗪、吩噻嗪类药、其他抗胆碱药、扑米酮、普鲁卡因胺、三环类抗抑郁药等同用时，可加剧本品的毒副反应。③与制酸药、吸附性止泻药等同用时，可使本品吸收减少，疗效减弱，因此二者服用的间隔时间至少应在1小时以上。④与可待因或美沙酮等同用时，可发生严重便秘，导致麻痹性肠梗阻或尿潴留。⑤与胃复安同用时，本品可拮抗其促进胃肠运动的作用。⑥与单胺氧化酶（MAO）抑制剂，包括呋喃唑酮（痢特灵）、丙卡巴肼等同用时，可阻断本品在肝脏的解毒作用，因而加强了其抗毒蕈碱作用的副反应。此外，这种抑制剂本身也有抗毒蕈碱作用。

【制剂规格】片剂：每片含颠茄浸膏10mg。酊剂：含生物碱0.03%。

硫酸阿托品

Atropine Sulfate

【别名】颠茄碱，迪善，Apropt，Atroptol。

【药理作用】本品由颠茄、洋金花、莨菪等生药中提取而得，为阻断M胆碱受体的抗胆碱药。能解除平滑肌痉挛，包括解除血管痉挛，改善微循环；抑制腺体分泌；解除迷走神经对心脏的抑制，使心跳加快，兴奋呼吸中枢。

【适应证】适用于以下病证：①感染中毒性休克；②锑剂中毒引起的阿-斯综合征；③有机磷农药中毒；④缓解多种内脏绞痛，如胃肠痉挛、

肾绞痛、胆绞痛等。⑤眼科用于角膜炎、巩膜炎、眼外伤、恶性青光眼、虹膜睫状体炎，以及散瞳等。此外，还用于麻醉前，可抑制腺体分泌，主要是呼吸道黏液分泌。

【剂量与用法】 ①抢救感染中毒性休克：成人每次 1 ~ 2mg，小儿每次 0.03 ~ 0.05mg/kg。静注，每 15 ~ 30 分钟 1 次。②治疗锑剂引起的阿 - 斯综合征：发现严重心律紊乱时，立即静注 1 ~ 2mg（用 5% ~ 25% 葡萄糖注射液 10 ~ 20mL 稀释），同时肌注或皮下注射 1mg，15 ~ 30 分钟后再静注 1mg。③治疗有机磷农药中毒：与解磷定等合用治中度中毒，每次皮下注射 0.5 ~ 1mg，隔 30 ~ 60 分钟 1 次；严重中毒，每次静注 1 ~ 2mg，隔 15 ~ 30 分钟 1 次，至病情稳定后，逐渐减量并改用皮下注射。单用治轻度中毒，每次皮下注射 0.5 ~ 1mg，隔 30 ~ 120 分钟 1 次；治中度中毒，每次皮下注射 1 ~ 2mg，隔 15 ~ 30 分钟 1 次；治重度中毒，即刻静注 2 ~ 5mg，以后每次 1 ~ 2mg，隔 15 ~ 30 分钟 1 次，根据病情逐渐减量和延长间隔时间。④治疗内脏绞痛：包括胃肠痉挛引起的疼痛、肾绞痛、胆绞痛、胃及十二指肠溃疡痛，每次皮下注射 0.5mg。⑤用于麻醉前给药：术前 0.5 ~ 1 小时，成人肌内注射 0.5mg，儿童皮下注射 0.1 ~ 0.5mg，可减少麻醉过程中支气管黏液分泌，预防术后引起的肺炎，并消除吗啡对呼吸的抑制。⑥治疗虹膜睫状体炎、散瞳：用本品眼膏点眼，每日 3 次。成人口服，每次 0.3 ~ 0.6mg，每日 3 次；极量，每次 1mg，每日 3mg。静注，每次 0.3 ~ 0.5mg，每日 0.5 ~ 3mg，极量为一次 2mg。儿童口服，每次 0.01mg/kg，每次 4 ~ 6 小时 1 次。静脉注射，改善微循环，每次 0.03 ~ 0.05mg/kg。

【不良反应】 常见口干、眩晕；严重时，瞳孔散大、腺体分泌减少、皮肤潮红、心率加快、兴奋、烦躁、谵语、惊厥等不良反应。

【注意事项】 ①青光眼及前列腺肥大者禁用。②用量超过 5mg 时，即可发生中毒，出现中枢症状，故应控制用量。③腹泻、胃溃疡、甲亢、儿童及哺乳期妇女慎用。

【药物相互作用】 ①与尿碱化药，包括含镁或钙的制酸药、碳酸酐酶抑制药、碳酸氢钠、枸橼酸盐等合用时，可使本品排泄延迟，作用时间和（或）毒性增加。②与金刚烷胺、吩噻嗪类药、其他抗胆碱药、扑米酮、普鲁卡因胺、三环类抗抑郁药合用时，可加剧本品的毒副反应。③与单胺氧化酶抑制剂（包括呋喃唑酮、丙卡巴肼等）合用时，可加强抗 M 胆碱作用的副作用。④与甲氧氯普胺并用时，可被本品拮抗其促进胃肠运动的作用。⑤本品可延长药物在胃肠道内的溶解时间，如地高辛而增加其吸收。⑥本品对镇静药及其他抗胆碱药起相加作用。

【制剂规格】 片剂：0.3mg。注射剂：1mL：0.5mg；2mL：1mg；1mL：5mg；1mL：1mg；1mL：2mg。眼膏剂：0.5%；1%；2%；3%。

氢溴酸山莨菪碱

Anisodamine Hydrobromide

【别名】 盐酸山莨菪碱，654 - 2。

【药理作用】 本品为 M 受体拮抗剂，作用与阿托品相似或稍弱，可使平滑肌明显松弛，并能解除血管痉挛（尤其是微血管），同时有镇痛作用，但扩瞳和抑制腺体（如唾液腺）分泌的作用较弱，且极少引起中枢兴奋症状。

【体内过程】 本品口服吸收较差，注射后迅速从尿中排出。

【适应证】 ①感染中毒性休克，如暴发型流行性脑脊髓膜炎、中毒性痢疾等（需与抗菌药物合用）。②血管痉挛和栓塞引起的循环障碍，如脑栓塞、脑血管痉挛、血管神经性头痛、血栓闭塞性脉管炎等。③各种神经痛，如三叉神经痛、坐骨神经痛等。④平滑肌痉挛，如胃及十二指肠溃疡、胆道痉挛等。⑤眩晕病。⑥眼底疾病，如中心性视网膜炎、视网膜色素变性、视网膜动脉血栓等。⑦突发性耳聋，可配合新针疗法治疗其他耳聋。

【剂量与用法】 口服，每次 5 ~ 10mg，每日 3 次。肌注或静注，成人每次 5 ~ 10mg，每日 1 ~ 2 次；慢性疾病可延长至一个月以上，也可经稀释后静滴。①抢救感染中毒性休克：根据病情决定剂量，成人静注每次 10 ~ 40mg，小儿 0.3 ~ 2mg/kg，需每隔 10 ~ 30 分钟重复给药，情况不见好转者加量。病情好转后，应逐渐延长间隔时间，直至停药。②治疗脑血栓：每日 30 ~ 40mg，加入 5% 葡萄糖注射液中静滴。③治疗严重三叉神经痛：有时须加大剂量至每次 5 ~ 20mg，肌注。④治疗血栓闭塞性脉管炎：静注每次 10 ~ 15mg，每日 1 次。

【不良反应】 不良反应较轻，一般有口干、面红、轻度扩瞳、视近物模糊等，个别患者有心率加快及排尿困难等反应。

【注意事项】 ①对本品过敏者禁用。②脑出血急性期及青光眼患者禁用。

【药物相互作用】 ①不宜与抗酸药合用，建议至少间隔 1 小时服用。②与甲氧氯普胺、多潘立酮等同用，可降低各自作用。③与抗结核药合用时，可降低后者的肝损害。④与硝酸甘油、硝酸异山梨酯合用时，可影响以上药物舌下含化的吸收，减弱其作用。

【制剂规格】 片剂：5mg；10mg。注射剂：1mL：5mg；1mL：10mg；1mL：20mg。滴眼液：8mL：4mg。

丁溴东莨菪碱

Scopolamine Butylbromide

【别名】 解痉灵，Buscopan，Suscopan。

【药理作用】 本品为外周抗胆碱药，除对平滑肌有解痉作用外，尚有阻断神经节及神经肌肉接头的作用，但对中枢的作用较弱。对肠道平滑肌解痉作用较阿托品为强，故能选择性地缓解胃肠道、胆道及泌尿道平滑肌的痉挛和抑制其蠕动。

【体内过程】 本品静脉注射后 2 ~ 4 分钟，皮下或肌内注射 8 ~ 10 分钟，口服 20 ~ 30 分钟产生药效，持续时间 2 ~ 6 小时。本品不易通过血-脑屏障，主要随粪便排出，静脉给药后有一部分自尿中排出。

【适应证】 ①本品适用于胃及十二指肠、结肠纤维内镜检查的术前准备，内镜逆行胰胆管造影和胃及十二指肠、结肠的气钡低张造影或计算机腹部体层扫描（CT 扫描）的术前准备，可有效减少或抑制胃肠道蠕动，使检查效果满意，图像清晰，成功率高。②用于治疗各种疾病引起的胃肠道痉挛、胆绞痛、肾绞痛或胃肠道蠕动亢进等，疗效确切，比阿托品、山莨菪碱的作用强，有起效快、不良反应小的特点。

【剂量与用法】 成人口服：每次 10 ~ 20mg，每日 3 次。肌注、静滴、静注溶于 5% 葡萄糖注射液或 0.9% 氯化钠注射液中滴注。静滴时，速度不宜过快。每次 10 ~ 20mg，间隔 20 ~ 30 分钟后再用 20mg。儿童口服：每次 5 ~ 10mg，每日 3 次（6 岁以上儿童同成人用量）。静注或肌注：每次 5mg，每日 3 次。

【不良反应】 可出现口渴、视力调节障碍、嗜睡、心悸、面部潮红、恶心、呕吐、眩晕、头痛等不良反应。

【注意事项】 ①出现过敏者及时停药。②皮下或肌注时注意避开神经与血管。如需反复注射时，应左右交替注射。③青光眼、前列腺肥大所致排尿困难、严重心脏病、器质性幽门狭窄或麻痹性肠梗阻者禁用。④婴幼儿及小儿慎用。

【药物相互作用】 ①本品注射给药与金刚烷胺合用时，可使本品的抗胆碱作用增强。②禁与三环类抗抑郁药（阿米替林等）合用，两者均有抗胆碱作用，可使不良反应加剧。③本品禁与促胃动力药合用，有拮抗作用。

【制剂规格】 胶囊剂：10mg。注射剂：1mL：20mg。

匹维溴铵

Pinaverium Bromide

【别名】得舒特，Dicetel。

【药理作用】本品是对胃肠道具有高度选择性解痉作用的钙拮抗剂，拥有和其他钙拮抗剂一样的对平滑肌的作用机制，这些机制已被用于解释对心肌的作用上。然而本品主要对结肠平滑肌具有高度选择作用，通过阻断钙离子流入肠壁平滑肌细胞内来防止肌肉过度收缩，达到解痉作用，能清除肠平滑肌的高反应性，并增强肠道蠕动能力。本品对心血管平滑肌细胞亲和力极低，每天单剂口服 1200mg 也不会引起血压的变化。本品不会影响食管下部贲门括约肌的压力，不引起十二指肠反流，但对胆道口括约肌有松弛作用。体外研究表明，本品对氯化钡、乙酰胆碱、去甲肾上腺素、卡巴胆碱和电刺激引起的平滑肌收缩，有剂量依赖的抑制作用。

本品在体内的作用方式是通过钙通道的激活来实现的。在胃肠道平滑肌的细胞膜上有两种不同种类的钙通道：①受体管理通道，是由特异性膜结合受体结构上的变化所激活；②电压管理通道，其开放和关闭取决于膜电位。体外研究结果表明，本品是通过阻滞电压依赖性钙电流而产生抗痉挛作用。

【体内过程】本品是四价铵的复合物，限制其在肠黏膜的吸收，口服之后不足 10% 的剂量进入血液，其中的 95%～98% 与蛋白结合。口服本品 100mg，0.5～3 小时达血浆浓度峰值，最终半衰期为 1.5 小时。本品代谢迅速，其特征为甲氧基团去甲基，清除苯甲基团，随后玛琳环开放。原药和代谢产物由肝胆系统排泄，通过粪便排除。

【适应证】①可用于与肠易激综合征有关的腹痛、排便紊乱及肠道不适，以及与胆道功能障碍有关的疼痛及胆囊运动障碍的对症治疗。②为钡剂灌肠作准备。

【剂量与用法】口服：每次 50mg，每日 3 次，进餐时服用。必要时，每次剂量可达 100mg，每日可达 300mg。用于钡剂灌肠准备的检查前 3 天，每次口服 100mg，每日 2 次，在检查当日清晨再口服 100mg。在餐间用足量水将整片药吞下，不要咬碎，不要躺着或睡前吞服药片。

【不良反应】本品耐受性良好，偶有腹部不适、腹痛、腹泻或便秘等不良反应，较少有皮疹或瘙痒。

【注意事项】①妊娠期妇女和儿童禁用。②由于本品无明显抗胆碱能的不良反应，故可用于患有前列腺肥大、尿潴留及青光眼的肠易激综合征患者。

【制剂规格】片剂：50mg。

氢溴酸东莨菪碱

Scopolamine Hydrobromide

【别名】东莨菪胺，可弥特，便保定，Hyoscine。

【药理作用】本品作用与阿托品相似，但其散瞳及抑制腺体分泌作用比阿托品强，对呼吸中枢具有兴奋作用，对大脑皮质有明显抑制作用。此外，还有扩张毛细血管、改善微循环，以及抗晕船、晕车等作用。

【适应证】临床常作为镇静药，用于全身麻醉前给药及晕动病、震颤麻痹、躁狂性精神病、有机磷农药中毒等的治疗。本品既兴奋呼吸中枢，又对大脑皮质呈镇静作用，故用于抢救极重型流行性乙型脑炎呼吸衰竭（常伴有剧烈频繁的抽搐）。

【剂量与用法】口服：每次 0.3～0.6mg，每日 0.6～1.2mg；极量，每次 0.6mg，每日 1.8mg。皮下注射、肌内注射：每次 0.2～0.5mg，极量每次 0.5mg，每日 1.5mg。抢救乙型脑炎呼吸衰竭，以 1mL 含本品 0.3mg 的注射液直接静注或稀释于 10% 葡萄糖注射液 30mL 内作静滴，常用量为 0.02～0.04mg/kg，用药间歇时间一般为 20～30

分钟，用药总量最高达 6.3mg。

【不良反应】 本品的不良反应常见口干、眩晕；严重时，见瞳孔散大、皮肤潮红、灼热、兴奋、烦躁、谵语、惊厥、心跳加快。

【注意事项】 ①对本品有过敏史者、青光眼者及严重心脏病、器质性幽门狭窄或麻痹性肠梗阻者禁用。前列腺肥大者慎用。②皮下或肌内注射时，注意避开神经与血管。如需反复注射时，应左右交替注射，静注速度不宜过快。

【药物相互作用】 ①不能与抗抑郁、治疗精神病和帕金森病的药物合用。②本品与氯化钾口服制剂合用时，可增加胃肠道损伤的风险。③与西沙比利合用时，本品可使其胃肠动力作用失效。

【制剂规格】 片剂：0.3mg。注射剂：1mL：0.3mg；1mL：0.5mg。

曲美布汀
Trimebutine

【别名】 三甲氧苯丁氨酯，诺为，尼为孚，舒丽启能，Cerekinon，Polibutin，Spabucol。

【药理作用】 本品为不同于胆碱能药物和抗多巴胺类药物的胃肠道功能调节剂，对胃肠道平滑肌具有双向调节作用，可增强胃肠道运动节律或改善运动亢进状态。其主要作用有：①调节胃的运动。豚鼠离体胃前庭部环状肌标本加入本品后，可减小自律运动的振幅。②诱发消化系统推进性运动，空肠内用药能诱发成人生理性的消化道推进运动。③当慢性胃炎患者有原因不明的上消化道不适时，口服本品，可使下降的胃排空功能得到提高；相反，当胃排空功能亢进时，可得到抑制。④调节肠运动。本品 5～10g/mL 用于离体豚鼠结肠标本研究时：若肌肉紧张度低下，可增加紧张度；若肌肉紧张度亢进，可降低紧张度，使振幅减少。⑤调节食管下端括约压（LESP）。对狗食管下端的括约压研究显示，本品既能降低四肽促胃泌素负荷引起的内压上升，也能使肠促

胰液素引起的内压降低得以回升。⑥对消化道平滑肌的直接作用。豚鼠离体胃前庭部环状肌标本研究显示，当有阿托品存在时，本品对消化道平滑肌仍表现出直接作用。⑦镇吐作用。用硫酸铜诱发狗呕吐试验，注射或口服本品后，能显著延长诱发呕吐所需的时间，此作用属末梢性。

【体内过程】 本品单剂量给药后（2mg/kg），达峰时间为 1 小时，半衰期约 2 小时。主要代谢产物为 2－苯基－2－二甲氨基丁醇（DPB）和 3，4，5－三甲氧基苯甲酸（TMBA），主要在肝脏中产生，由二便排出。

【适应证】 适用于胃肠道运动功能紊乱引起的食欲不振、恶心、呕吐、嗳气、腹胀、腹鸣、腹痛、腹泻、便秘等症状的改善及肠道易激综合征治疗。

【剂量与用法】 口服：成人每次 0.1～0.2g，每日 3 次。根据年龄、症状适当增减剂量，或遵医嘱，老年人减量给药。

【不良反应】 偶有口渴、口内麻木、腹鸣、腹胀、便秘和心动过速、困倦、眩晕、头痛、皮疹，以及门冬氨酸氨基转移酶、丙氨酸氨基转移酶升高等不良反应。

【注意事项】 ①对本品过敏者禁用。②孕妇与哺乳期妇女慎用。③儿童不推荐使用本品。④出现皮疹应停药观察。⑤治疗前需明确排除其他器质性、占位性消化道疾病。

【药物相互作用】 ①本品可减弱西沙必利的促胃肠动力作用。②与纳洛酮合用时，可拮抗本品的胃肠动力调节作用。

【制剂规格】 片（分散片）剂：0.1g；0.2g。胶囊剂：0.1g。干混悬剂：4g：100mg。

2. 胃动力药及止吐药

盐酸甲氧氯普胺
Metoclopramide

【别名】 胃复安，灭吐灵。

【药理作用】本品可通过阻滞多巴胺受体而抑制延脑催吐化学感应器，具有强大的中枢性镇吐作用。本品还可加强胃及上部肠段的运动，呈现较强的小肠蠕动和排空，松弛幽门窦和十二指肠，从而提高食物通过率。本品对中枢神经系统其他部位的抑制作用轻微，较少引起催眠作用。有中枢性镇吐作用，尚有刺激催乳素分泌的作用。

【体内过程】本品口服后，自胃肠道迅速吸收，有明显首过效应，生物利用度为70%，半衰期4~6小时，主要经肾脏排泄。

【适应证】①适用于因脑部肿瘤手术、肿瘤的放疗及化疗、脑外伤后遗症、急性颅脑损伤，以及药物所引起的呕吐。②对于胃胀气性消化不良、食欲不振、嗳气、恶心、呕吐也有较好疗效。③海空作业引起的呕吐及晕车。④可增加食管括约肌压力，从而降低全身麻醉时胃肠道反流所致吸入性肺炎的发生率；可减轻钡餐检查时的恶心、呕吐反应，促进钡剂通过；十二指肠插管前服用，有助于插管的顺利进行。⑤对糖尿病性胃轻瘫、胃下垂等有一定疗效，也可用于幽门梗阻及对常规治疗无效的十二指肠溃疡。⑥可减轻偏头痛引起的恶心，并可提高胃通过率而促进麦角胺的吸收。⑦本品具有催乳作用，可试用于乳量严重不足的产妇。⑧可用于胆道疾病和慢性胰腺炎的辅助治疗。

【剂量与用法】成人口服：每次5~10mg，每日3次，饭前30分钟服用。静注或肌注：每次10~20mg，每日剂量不宜超过0.5mg/kg，否则易引起锥体外系反应。儿童口服：每次2.5~5mg，每日3次，餐前30分钟服用。静注或肌注：6岁以下每次0.1mg/kg，6~14岁每次2.5~5mg，每日1次。

【不良反应】①主要不良反应为镇静作用，可有倦怠、嗜睡、头晕、便秘、腹泻、心动过速等，停药后症状消失。②注射给药有时能引起体位性低血压。

【注意事项】①孕妇除有明确指征外，一般不宜使用。②本品可致迟发性运动障碍，其风险随疗程和累积总量的增大而增大，故应避免疗程超过12周。

【药物相互作用】①吩噻嗪类药物能增强本品的锥体外系反应，不宜合用。②抗胆碱药（阿托品、溴丙胺太林、颠茄等）能减弱本品的止吐效应，合用时应注意。③本品可降低西咪替丁的口服生物利用度，若必须合用时，服药间隔时间至少1小时。④本品能增加对乙酰氨基酚、氨苄西林、左旋多巴、四环素等的吸收速率，地高辛的吸收因合用本品而减少。

【制剂规格】片剂：5mg；10mg；20mg。注射剂：1mL：10mg；2mL：10mg。

多潘立酮
Domperidone

【别名】吗叮啉，Motilium。

【药理作用】本品为多巴胺受体拮抗剂，具有外周阻滞作用，不易透过血-脑屏障，直接作用于胃肠壁，可增强食道下部括约肌张力，防止胃-食道反流，增强胃蠕动，促进胃排空，协调胃与十二指肠运动，抑制恶心、呕吐。胃镜检查表明，本品可使幽门舒张期直径增大，而不影响胃运动和分泌功能。

【适应证】本品对偏头痛、痛经、颅外伤和颅内病灶、放射治疗，以及左旋多巴、非甾体抗炎药等引起的恶心、呕吐均有效；对老年人因各种器质性或功能性胃肠障碍引起的恶心、呕吐亦有效。

【剂量与用法】口服：片剂，每次10mg，每日3次，饭前服。栓剂：成人每次60mg，每日2~3次，塞肛用。儿童，2岁以上每次30mg，每日2~4次；2岁以下每次10mg，每日2~4次，塞肛用。

【不良反应】本品可有心律失常，尤其QT间期延长及扭转型室性心动过速等不良反应。有无锥体外系反应尚未定论。

【注意事项】孕妇、小儿及患有心动过缓等心脏病的老年患者及电解质紊乱者慎用。

【药物相互作用】①本品可降低这些药物的疗效,故不宜与抗胆碱能药、胃肠解痉药、H_2 受体拮抗剂及含铝盐、铋盐的药物合用。②与锂剂、地西泮类药物合用时,可引起锥体外系症状。

【制剂规格】片剂:10mg。栓剂:10mg;30mg;60mg。混悬剂:10mL:10mg。

西沙必利
Cisapride

【别名】西沙普鲁特,优尼必利,普瑞博思,Prepulsid。

【药理作用】本品为新型的全胃肠道促动力药,可加强协调胃肠运动,防止食物滞留与反流。本品无抗多巴胺作用,通过刺激肠神经系统肌间运动神经元的 $5-TH_4$ 受体,增加乙酰胆碱的释放,从而在胃肠道的所有水平上激发协调性运动。

【体内过程】口服本品 5~10mg 后达最高血药浓度的时间为 1~2 小时,最高血药浓度为45~65μg/L。生物利用度为 40%~50%,血浆蛋白结合率为 97.5%,半衰期为 7~10 小时。41%~45%可代谢成去甲基代谢物,本品几乎均等地随尿和粪便排出。

【适应证】本品可治疗反流性食管炎、功能性消化不良、胃轻瘫、术后胃肠麻痹及慢性便秘等病。也用于治疗肠易激综合征及部分假性肠梗阻。

【剂量与用法】口服:每次 5~10mg,每日 3次,饭前半小时服。

【不良反应】服用本品后,可有一过性腹痛、腹泻、肠鸣,偶见过敏、轻度头痛或头晕等不良反应。

【注意事项】①对本品过敏者、妊娠妇女禁用;胃肠出血、阻塞或穿孔,以及其他刺激胃肠道可能引起危险的疾病禁用;肝、肾功能受损及哺乳期妇女、儿童不宜使用;服用本品如出现腹泻者应减量。②同时进行抗凝治疗时,应注意监测凝血时间。

【药物相互作用】①本品可增加地西泮、乙醇、醋硝香豆素、西咪替丁及雷尼替丁的吸收;②西咪替丁可增加本品的生物利用度;③抗胆碱药可拮抗本品的促胃肠蠕动作用。

【制剂规格】片(胶囊)剂:5mg;10mg。干混悬剂:100mg。

溴米那普鲁卡因
Bromosoval and Procaine

【别名】爱茂尔。

【药理作用】本品具有镇静、止吐作用。

【适应证】用于缓解妊娠、神经性及晕船、晕车等引起的呕吐。

【剂量与用法】本品皮下或肌内注射:每次 2mL,小儿酌减。对顽固性呕吐可酌情适当增加注射次数。

【不良反应】本品可发生高铁血红蛋白症引起的缺氧,偶可引起恶心、呕吐、出汗和腹泻。也可出现短暂的兴奋,随之知觉丧失,并能抑制中枢神经系统。

【注意事项】本品制剂中含有普鲁卡因,使用过程中应密切注意普鲁卡因过敏反应。应遮光、密闭保存。

【药物相互作用】本品不宜与碱性药物混合一起使用。

【制剂规格】注射剂:2mL(内含溴米那 2mg,盐酸普鲁卡因 3mg,苯酚 6mg)。

莫沙必利
Mosapride

【别名】加斯清,贝络纳,新络纳,瑞琪,

快力，立维宁，美唯宁，Gasmotin。

【药理作用】本品为强效选择性 $5-HT_4$ 受体激动药，可促使乙酰胆碱释放，从而达到改善功能性消化不良者的胃肠道症状，进而能刺激胃肠道发挥促动力作用，但不影响胃酸的分泌。本品不能阻断大脑神经细胞突触膜上的多巴胺 D_2 受体、肾上腺素 α_1 受体、$5-HT_1$ 及 $5-HT_2$ 受体，故不会引起锥体外系综合征及心血管反应。

【体内过程】本品口服后吸收迅速，在胃肠道及肝、肾局部浓度较高，血浆中次之，脑内几乎没有。健康受试者服用本品 5mg 后，血药浓度达峰时间（Tmax）为 0.8 小时，血药浓度峰值（Cmax）为 30.7ng/mL，半衰期为 2 小时，曲线下面积（AUC）为 67（ng·h）/mL，表观分布容积（Vd）为 3.5L/kg，血浆蛋白结合率为99%，总清除率为 80L/h。本品由肝脏细胞色素P450 中 CPY3A4 代谢，代谢产物主要经尿液和粪便排泄，原形药在尿中仅占 0.1%。

【适应证】①功能性消化不良伴有胃灼热、嗳气、恶心、呕吐、上腹胀、上腹痛等消化道症状。②胃食管反流性疾病、糖尿病性胃轻瘫。③胃大部分切除术后的胃功能障碍。

【剂量与用法】口服：成人每次 5mg，每日 3次，饭前或饭后服用。

【不良反应】本品不良反应轻微，主要表现为腹泻、腹痛、口干、皮疹及倦怠、头晕等。偶见嗜酸性粒细胞增多、甘油三酯、谷草转氨酶（GOT）、谷丙转氨酶（GPT）、碱性磷酸酶（ALP）、γ-谷氨酰转肽酶（γ-GT）等检验值升高。轻微不良反应无须处置，必要时对症处理。

【注意事项】①对本品过敏者及胃肠道出血、穿孔、肠梗阻者禁用。②儿童、青少年慎用。③肝及肾功能不全者，有心力衰竭、传导阻滞、室性心律失常、心肌缺血等心脏病史者，电解质紊乱者（尤其是低钾血症）慎用。④本品服用一段时间（通常为 2 周）后，如消化道症状没有改变时，应停止服用。⑤妊娠期、哺乳期妇女避免使用本品。⑥老年人用药时需注意观察，出现不良反应时应立即给予适当的处理（如减量用药）。⑦治疗过程中应作常规血生化检查，有心血管病史或联用抗心律失常药者应定期心电图检查。

【药物相互作用】①与抗胆碱药（如硫酸阿托品、溴化丁基东莨菪碱等）合用时，可减弱本品的作用。②红霉素可使本品的血药浓度升高。

【制剂规格】片剂（分散片）：2.5mg；5mg。胶囊剂：5mg；7.5mg。颗粒剂：1g。

伊托必利

Itopride

【别名】伊托比利，瑞复啉，奥为仙。

【药理作用】本品为一种新型的消化道促动力药。其作用的双重机制之一是拮抗多巴胺 D_2 受体，使内源性乙酰胆碱因刺激而释放；另一方面通过拮抗胆碱酯酶使乙酰胆碱的水解受阻，形成乙酰胆碱聚集在胆碱能受体部位，增强胃内内源性乙酰胆碱，这一作用对循环系统却无明显影响。不仅能显著增强胃和十二指肠的运动，而且还表现出中等强度的镇吐作用。增强胃排空的作用强度与相同剂量的多潘立酮相当。但对吗啡诱发的胃排空延迟，肠运转能力的提高，本品作用强于多潘立酮。对呕吐有明显的抑制作用，其作用强度稍弱于多潘立酮。本品具有对胃和十二指肠的收缩作用，当静脉注射剂量为 0.3～3mg/kg 时，剂量和收缩力呈量效关系，但对胃肠收缩的频率无明显影响。

【体内过程】成人单剂量口服本品后，约 0.5小时血药达峰，50mg、100mg 和 200mg 给药后的最大血药浓度分别为 0.28μg/mL、0.65μg/mL 和1.23μg/mL，AUC0-∞ 分别为 0.75、2.09 和3.41μg/hr·mL，主要分布在肝脏、肾脏和消化系统，中枢神经系统分布很少。本品主要经肝微粒体酶代谢为伊托必利二甲氨基的 N-氧化物，半衰期约 6h。原形药物的 4%～5%，其他代谢物的

75% 经肾排出。

【适应证】本品主要适用于功能性消化不良形成的诸多症状，例如上腹部不适、餐后饱胀、早饱、食欲不振、恶心、呕吐等。

【剂量与用法】口服，成人每次 50mg，每日 3 次，饭前服用。

【不良反应】主要有过敏反应，如皮疹、发热、瘙痒；消化道反应，如腹泻、腹痛、便秘、唾液增加等；精神神经系统反应，如头痛、刺痛、睡眠障碍等；血液系统反应，如白细胞减少。当确认异常时停药。

【注意事项】①偶见 BUN 或肌酸酐升高、胸背部疼痛、疲劳、手指发麻和手抖等。高龄患者易出现副作用。②对本品过敏者、胃肠道出血、机械梗阻或穿孔者及儿童禁用。③严重肝肾功能不全、孕妇、哺乳期妇女慎用。

【药物相互作用】本品不宜与抗胆碱药合用，可有对抗作用；可增强乙酰胆碱作用，使用时应注意。

【制剂规格】片剂（分散片、胶囊剂、颗粒剂）：50mg。

四、泻药、止泻药

1. 泻药

酚酞
Phenolphthalein

【别名】非诺夫他林，果导。

【药理作用】本品口服后在碱性肠液及胆汁作用下形成可溶性钠盐，刺激结肠，促进蠕动，并阻止肠液被肠壁吸收而起缓泻作用。

【体内过程】本品服药 4 ~ 8 小时后排出软便，作用慢而持久，有时可持续 3 ~ 4 天。口服后约 15% 从小肠吸收，主要经肾或粪便排出；部分还通过胆汁排泄至肠，在肠中再吸收，形成肠肝

循环，延长作用时间。

【适应证】①适用于治疗慢性及习惯性便秘。②作为内窥镜检查前的肠道清洁。

【剂量与用法】口服：成人，每次 50 ~ 200mg；小儿 2 ~ 5 岁，每次 15 ~ 20mg；6 岁以上，每次 30 ~ 60mg。治疗便秘宜睡前服。

【不良反应】偶见腹痛、皮疹、过敏性肠炎、肠出血、蛋白尿等不良反应。

【注意事项】婴儿禁用。幼儿及孕妇慎用。

【药物相互作用】本品与碳酸氢钠、氧化镁等碱性药物合用时，可使尿显红色。

【制剂规格】片剂：50mg；100mg。

开塞露
Enema

【药理作用】本品直肠给药后，可刺激肠壁而致排便，并有润滑作用。

【适应证】用于清洁灌肠和便秘。

【剂量与用法】成人每次肛门注入 20mL，小儿每次肛门注入 5 ~ 10mL。

【注意事项】①肠道穿孔及有恶心、呕吐及剧烈腹痛者禁用，新生儿和婴儿慎用。②严重心衰者按医嘱使用。③本品冬季宜用 40℃ 温水预热后使用。④避光密闭保存。

【药物相互作用】本品与肥皂、清洁剂及维 A 酸共用时，可引起附加的刺激或干燥作用。

【制剂规格】油状液体：10mL；20mL。本品可含山梨醇、硫酸镁；或含 55% 甘油。

硫酸镁
Magnesium Sulfate

【别名】硫苦，泻利盐，镁磺善泻利盐，Bitter Salt，Epsom Salt，Salamarum。

【药理作用】①本品口服后不易吸收，使肠内渗透压升高，阻止水分吸收，肠内容积增大，

刺激肠壁引起肠蠕动增加而排便。主要用于排出肠内毒物，也可用于服用某些抗蠕虫药后的导泻及代谢性碱中毒。②本品也可作利胆药。清晨或饭前口服本品浓溶液，可刺激十二指肠黏膜，反射性引起胆囊排空而起利胆作用。用于胆囊炎、胆石症及阻塞性黄疸等。③本品注射给药后，可提高细胞外液中的镁离子浓度，并减少运动神经末梢乙酰胆碱的释放，阻断神经肌肉接头，导致中枢神经系统被抑制，产生镇静、解痉、抗惊厥作用。过量镁离子可直接舒张周围血管平滑肌，引起交感神经节冲动传递障碍，从而使血管扩张，血压下降。

【体内过程】本品口服后不易吸收。肌内注射 20 分钟后起效，静脉注射几乎立即起作用，作用持续 30 分钟。治疗先兆子痫或子痫的有效血镁浓度为 $2 \sim 3.5 mmol/L$，治疗早产的有效血镁浓度为 $2.1 \sim 2.9 mmol/L$，个体差异较大。肌注和静脉注射后的药物均由肾脏排出，排出的速度与血镁浓度和肾小球滤过率相关。

【适应证】本品口服用于导泻，排除肠内毒物；静注适用于惊厥、子痫、尿毒症、破伤风、高血压脑病及急性肾性高血压危象。也用于其他药物治疗无效的频发心绞痛、输尿管结石、胆道蛔虫症、胆绞痛、胃肠痉挛性疼痛等。本品浓溶液热敷于未化脓的局部肿痛，可消肿止痛；并可用于局部疖肿胀痛、注射部位的硬结以及静滴时刺激性药液外漏。

【剂量与用法】①口服：导泻，每次 $5 \sim 20g$，清晨空腹服用，同时大量饮水。利胆，每次 $2 \sim 5g$，每日 3 次，饭前服。十二指肠引流，由导管注入 33% 溶液 $30 \sim 50 mL$。②注射：抗惊厥、降血压。肌注 25% 溶液，每次 $4 \sim 10 mL$，或将 25% 溶液用 5% ~ 10% 的葡萄糖注射液稀释成 1% 或 5% 溶液静滴；治疗心绞痛，可将 10% 溶液 10mL，用 5% ~ 10% 葡萄糖注射液 10mL 稀释后缓慢静注，每日 1 次，连用 10 日。儿童：抗惊厥，每日 $0.02 \sim 0.04g/kg$，25% 溶液深层肌内注射。

【不良反应】本品大量服用可致脱水。静滴时易致血镁过高，引起皮肤潮红、口渴、低血压、心动过缓、传导阻滞以至呼吸抑制或心脏停搏。

【注意事项】①静脉注射须由有经验的医师掌握使用，注射速度缓慢，并注意观察血压、呼吸。若出现中毒症状（呼吸肌麻痹等）时，应立即静注 10% 葡萄糖酸钙 10mL 解救。②孕妇、经期妇女、无尿者、急腹症及肠道出血患者禁用。③肾功能不全、低血压、呼吸衰竭者慎用。

【药物相互作用】①禁与硫酸多黏菌素 B、硫酸链霉素、葡萄糖酸钙、盐酸多巴酚丁胺、盐酸普鲁卡因、四环素、青霉素和萘夫西林（乙氧萘青霉素）配伍。②与保钾利尿药合用易致高钾血症和高镁血症。③与硝苯地平、非洛地平等钙通道阻滞剂合用可增强降压疗效。④本品可减弱加替沙星、诺氟沙星的吸收，使其血药浓度降低。⑤与氨基糖苷类抗生素合用时，可增强神经肌肉阻滞作用，不可合用。

【制剂规格】注射剂：10mL：1g；10mL：2.5g。粉剂：500g。溶液剂：33%。

比沙可啶

Bisacodyl

【别名】便塞停，Bisacolax，Laxanin，Rytmil，Telemin。

【药理作用】本品为刺激性泻药，口服后经肠内细菌分解的产物及药物本身对肠壁均有较强的刺激作用，能增加肠蠕动，促进排便；可抑制结肠内 Na^+、Ca^{2+} 及水分的吸收，使肠内容积增大，引起反射性排便。

【体内过程】本品口服后，仅有少量被吸收，并经肝脏与葡萄糖醛酸结合后，38% 由肾脏排出，3% 经胆汁排泄；未吸收的药物随粪便排出。

【适应证】临床主要用于急、慢性便秘和习惯性便秘，也用于消化器官检查前或手术前后肠道内容物的排除。

【剂量与用法】成人口服：每次 5 ~ 10mg，每日 1 次，在用药后 10 ~ 12 小时产生效应。直肠给药：每次 10mg，每日 1 次，在用药后 1 小时即产生效应。儿童口服：每次 2.5 ~ 5mg，每日 1 次。直肠给药：6 ~ 12 岁每次 5mg，每日 1 次。

【不良反应】可引起轻度腹痛，偶可引起剧烈的腹部痉挛，栓剂可产生里急后重感，连续使用对直肠有刺激性，可引起直肠炎。

【注意事项】①本品应避免被吸入或与眼、鼻黏膜接触，服药时亦不得咀嚼或压碎。②急腹症、痉挛性便秘、重症硬结便、肛门破裂或痔疮溃疡患者禁用，孕妇慎用。③避光，密闭保存。

【药物相互作用】①服药前后 2 小时不得服用牛奶或抗酸药，以防片剂肠衣过早溶化。②本品合用钡剂灌肠，可有助于结肠疾病患者的诊断。

【制剂规格】片剂（肠溶）：5mg。栓剂：5mg；10mg。

蓖麻油
Castor Oil

【别名】Laxopol，Nedoid，Ricifruit。

【药理作用】本品为刺激性泻药。口服后在十二指肠中被脂肪酶分解为甘油和蓖麻油酸钠，后者引起肠蠕动增加；可抑制钠离子和葡萄糖等的吸收，促进钠离子和水的排出。

【体内过程】本品作用迅速，可使小肠内容物在 2 小时内全部排入大肠，服药 2 ~ 8 小时后排出稀便。该作用可持续 2 日或更久。

【适应证】本品用于治疗便秘。

【剂量与用法】口服，每次 10 ~ 20mL，空腹服用。

【不良反应】本品常见恶心、呕吐等不良反应。

【注意事项】孕妇禁用。

【药物相互作用】本品不宜与驱虫药合用。

【制剂规格】溶液剂：500mL。

甘油
Glycerin

【别名】丙三醇，Glycerol。

【药理作用】本品可润滑并刺激肠壁，软化大便，易于排出。本品可提高血浆渗透压，故可作为脱水剂，降低颅内压和眼压。外用有吸湿作用，使局部组织软化，低浓度水溶液用于冬季皮肤干燥皲裂。

【适应证】适用于治疗便秘；降低颅内压和眼压等。

【剂量与用法】①治疗便秘：将栓剂塞入肛门，小儿用小号栓（1.5g），成人用大号栓（3g）。②降眼压和颅内压：口服 50% 甘油溶液（含 0.9% 氯化钠），每次 200mL，每日 1 次，必要时每日 2 次，但要间隔 6 ~ 8 小时。

【不良反应】本品口服后有轻微不良反应，如头痛、咽部不适、血压轻微下降等。

【注意事项】因本品泻下作用温和，故对小儿及年老体弱者较为适宜。

【制剂规格】栓剂：1.5g；3g。溶液剂：500g。

液状石蜡
Liquid Paraffin

【药理作用】能润滑肠壁，软化大便，使粪便易于排出。

【体内过程】本品口服后不被吸收，6 ~ 8 小时起效，灌肠后 2 ~ 15 分钟起效。在结肠发挥药效，随粪便排出。

【适应证】适用于治疗年老体弱、孕妇及高血压、动脉瘤、痔疮、疝气等患者的便秘。

【剂量与用法】口服：每次 15 ~ 30mL，睡前服。直肠给药，单次给予 118mL。

【不良反应】导泻后可致肛门瘙痒。

【注意事项】①不得混入水和酒精。②室温

密封保存，不得接近明火。

【药物相互作用】长期服用可影响脂溶性维生素及钙、磷的吸收。

【制剂规格】溶液剂：500mL。

聚乙二醇

Polyethylene Glycol

【别名】聚氧乙烯二醇，福松，Foelax。

【药理作用】大分子聚乙二醇（4000）是线性长链聚合物，通过氢键固定水分子，使水分保留在结肠内，以增加粪便含水量，进而软化粪便，恢复粪便体积和重量至正常，促进排便的最终完成，改善便秘症状。本品通常在4小时内起效，可引发腹泻，快速清洁肠道。聚乙二醇4000的渗透活性和电解质的浓度不影响离子或水的吸收与排出。大量应用对液体或电解质的平衡无明显影响。

【适应证】适用于术前肠道清洁准备；治疗成人便秘；肠镜、钡剂灌肠及其他检查前的肠道清洁准备。

【剂量与用法】①口服溶液，首次给药600～1000mL，之后每次250mL，每10～15分钟1次。直至给药量达2000mL。总量不超过4000mL。②复方散剂，每68.56g散剂溶于1L水。每次2～4L，以每小时1L的速度口服，排出液呈透明状时可结束给药。③单用聚乙二醇4000粉剂，每日1～2袋，将本品溶于温开水中饮下。

【不良反应】服用本品常见恶心、饱胀感；少见腹痛、呕吐、肛门不适等一过性消化道反应。个别病例可能出现与过敏性反应有关的荨麻疹、流鼻涕、皮炎等。60岁以上患者偶可出现比较严重的并发症，如贲门撕裂出血、食道穿孔、心跳骤停、肺水肿引起的呼吸困难、呕吐和误吸引起胸部X线蝴蝶样浸润等。

【注意事项】①肠梗阻、肠穿孔、胃潴留、消化道出血、中毒性肠炎、中毒性巨结肠或肠扭转者禁用。②严重溃疡性结肠炎患者慎用。③孕妇及哺乳期妇女、儿童慎用。④宜于术前或检查前4小时开始服用，其中服药时间约为3小时，排空时间约为1小时。可在手术或检查的前一天下午开始服药。⑤服药前3～4小时起至手术或检查完毕止，患者不得进食固体食物。⑥服药后约1小时开始排便，此间应方便患者如厕。⑦严格遵守本品配制方法。⑧按用法用量服药，每次服时应尽可能快速服完。配成的溶液宜冰箱保存，并在48小时内使用。⑨开始服药1小时后，肠道运动加快，排便前患者可能感到腹胀，如有严重腹胀或不适，可放慢服用速度或暂停服用，待症状消除后再继续服用，直至排出水样清便。

【药物相互作用】服用本品前1小时口服的其他药物可能会从消化道冲走，从而影响药物的吸收。

【制剂规格】①口服液：500mL（含聚乙二醇4000 29.5g，无水硫酸钠2.845g，碳酸氢钠0.845g，氯化钠0.735g，氯化钾0.37g）。②复方聚乙二醇散剂：68.56g（含聚乙二醇4000 59g，无水硫酸钠5.68g，碳酸氢钠1.68g，氯化钠1.46g，氯化钾0.74g）；137.15g（含聚乙二醇4000 118g，无水硫酸钠11.37g，碳酸氢钠3.378g，氯化钠2.93g，氯化钾1.48g）。③聚乙二醇4000粉剂：每袋10g。

2. 止泻药

复方地芬诺酯

Compound Diphenoxylate

【别名】止泻宁，复方苯乙哌啶。

【药理作用】地芬诺酯对肠道作用类似吗啡，直接作用于肠道平滑肌，通过抑制黏膜感受器，消除局部黏膜的蠕动反射，减弱肠蠕动及肠节律性收缩，使肠内容物通过迟缓，促进肠内水分的吸收。本品也具有中枢作用，大剂量使用可产生镇痛作用和欣快感，长期服用可产生依赖性，但与阿托品合用可使依赖性减少。

【体内过程】 本品被人体吸收后，主要被代谢为苯乙哌啶酸，其止泻作用比母体强5倍，半衰期为2.3小时。主要随粪便排出，少量随尿排出。

【适应证】 适用于治疗急慢性功能性腹泻及慢性肠炎。

【剂量与用法】 口服：成人，每次2.5~5mg，每日2~3次；儿童，每次2.5mg，每日2~4次。

【不良反应】 偶见口干、腹部不适、恶心、呕吐、嗜睡、烦躁、失眠等不良反应，长期应用可产生依赖性。

【注意事项】 ①婴儿不宜使用，黄疸患者禁用。小儿和肝病患者及正在服用成瘾性药物的患者慎用。②不可用作细菌性痢疾的基本治疗药物。

【药物相互作用】 ①本品可加强中枢抑制药作用，故不宜与巴比妥类、阿片类或其他中枢抑制药合用。②与阿托品合用时，可减少依赖倾向。

【制剂规格】 片剂：含地芬诺酯2.5mg，硫酸阿托品0.025mg。

地衣芽孢杆菌活菌制剂
Bacillus Licheniformis

【别名】 整肠生。

【药理作用】 口服本品，可调整肠道菌群，对葡萄球菌、酵母菌有抑制作用，能促进双歧杆菌、乳酸杆菌、拟杆菌及粪链球菌的生长。

【适应证】 适用于治疗细菌及真菌引起的急慢性腹泻，防治各种原因引起的肠道菌群失调症。

【剂量与用法】 口服：每次0.5g，每日3次，小儿减半。首剂量加倍。

【不良反应】 大剂量服用本品，可伴有便秘。

【注意事项】 服用本品应停用其他抗菌药物，以免降低本品的疗效。

【药物相互作用】 本品活菌对第三代头孢菌素、庆大霉素、哌拉西林等不敏感，对环丙沙星、亚胺培南、西司他丁钠等抗生素高度敏感。

【制剂规格】 胶囊剂：0.25g（含2.5亿活菌）。

枯草杆菌、肠球菌二联活菌
Live Combined Bacillus Subtilis and Enterococcus Faecium

【别名】 美常安，妈咪爱。

【药理作用】 本品含有两种活菌，即屎肠杆菌和枯草杆菌，系健康人肠道中的正常菌群成员，服用本品可直接补充正常生理性活菌，抑制肠道内有害细菌过度繁殖，调整肠道菌群。临床研究显示，本品对成人急慢性腹泻有一定的治疗作用。

【适应证】 适用于治疗肠道菌群失调（抗生素、化疗药物等）引起的腹泻、便秘、肠炎、腹胀、消化不良、食欲不振等症。

【剂量与用法】 胶囊：12岁以上儿童及成人，每次1~2粒，每日2~3次，或遵医嘱。颗粒剂：为儿童专用药品。2岁以下儿童，每次1袋，每日1~2次；2岁以上儿童，每次1~2袋，每日1~2次。用40℃以下温开水或牛奶冲服，也可直接服用。

【不良反应】 推荐剂量未见明显不良反应，罕见腹泻次数增加，停药后即可恢复。

【注意事项】 ①对本品过敏者禁用，过敏体质、孕妇及哺乳期妇女慎用。②本品性状发生改变时禁用。③本品为活菌制剂，切勿将本品置于高温处，保存于常温干燥避光处。为了避免误服，保证药品质量，请不要将本品放在其他容器中，冲服时水温不得超过40℃。④3个月以下婴儿用药，请在药师或医师指导下服用，儿童必须在成人监护下使用。请将此品放在儿童不能触及处。⑤治疗1个月，症状仍无改善者，请停止用药，并与药师或医生联系。⑥直接服用时，应注意避免呛咳，不满3岁的婴幼儿不宜直接服用。

【药物相互作用】 ①本品与抗菌药同服，可减弱其疗效，故应分开服用或停用其他抗菌药物。②铋剂、鞣酸、药用炭、酊剂等能抑制、吸附活菌，不能合用。

【制剂规格】胶囊剂：250mg（每粒胶囊中含活菌5亿个，其中包括屎肠球菌 $4.5×10^8$ 个和枯草杆菌 $5.0×10^7$ 个）。颗粒剂：1g。每袋含活菌冻干粉37.5mg，屎肠球菌 $1.35×10^8$ 个，枯草杆菌 $1.5×10^7$ 个，维生素 C 10mg，维生素 B_1 0.5mg，维生素 B_2 0.5mg，维生素 B_6 0.5mg，维生素 B_{12} 1μg，烟酰胺2mg，乳酸钙20mg（相当于钙2.6mg），氧化锌1.25mg（相当于锌1mg）。

双歧杆菌活菌
Live Bifidobacteria

【别名】美康乐，回春生，科达双歧，丽珠肠乐，Livzonchangle。

【药理作用】双歧杆菌活菌能在肠道内定植，与肠上皮细胞特异性结合，同时也与其他厌氧菌发生结合，共同占据肠黏膜表面，构成生物学屏障，阻止各种致病菌和条件致病菌的入侵和定植，产生醋酸和乳酸，降低肠道内的 pH 值，重新建立和增强肠道内有益菌群的优势，纠正菌群失调，减少肠源性毒素的产生和吸收。

【适应证】主要用于治疗肠道菌群失调引起的急慢性腹泻、便秘，也可用于治疗急慢性肠炎、肠易激综合征，以及辅助治疗肠道菌群失调所致的内毒素血症。

【剂量与用法】胶囊：每次 0.35～0.7g，餐后口服，早晚各服1次，儿童酌减；婴幼儿服用，可取胶囊内药粉，餐后用凉开水调服。散剂：每次1g，早晚各1次，凉水冲服。

【注意事项】①本品为活菌制剂，应冷藏保存，切勿将本品置于高温处。②对本品过敏者禁用，过敏体质者慎用。③当本品性状发生改变时禁用。④儿童必须在成人监护下使用。请将本品放在儿童不易接触处。⑤如服用过量或发生严重不良反应时，应立即就医。⑥孕妇及哺乳期妇女慎用。

【药物相互作用】①不能与铋剂、鞣酸、活性炭、酊剂等合用。②避免与抗菌药、制酸药同服。

【制剂规格】胶囊剂：0.35g（含 0.5 亿活菌）。散剂：1.0g（含1.0 亿活菌）。

双歧杆菌三联活菌
Birid Triple Viable

【别名】培菲康，贝飞达，金双歧，Bifico，Live combined Bifidobacterium, Lactobacillus and Enterococcus。

【药理作用】本品由双歧杆菌、嗜酸乳杆菌和肠球菌生成，为一种良好的肠道微生态平衡调节剂，能直接补充正常生理性细菌，调节肠道菌群，改善肠道微生态环境，促进机体对营养物的分解、吸收，合成机体所需的维生素，激发机体免疫力，抑制肠道中对人体有潜在危害的菌类甚至病原菌，减少肠源性毒素（致癌物质）的产生和吸收，减轻肝脏负担。

【体内过程】本品口服后迅速、完全地到达肠道，次日即可从服用者的粪便中检出内服菌种，第4日菌量达高峰，第8日恢复正常。

【适应证】用于治疗肠道菌群失调引起的腹泻和腹胀，也可用于治疗轻中度急性腹泻及慢性腹泻。

【剂量与用法】①胶囊剂：成人每次 2～3 粒，每日2～3次。儿童，0～1 岁，每次 0.5 粒，每日2～3次；1～6岁，每次1粒，每日2～3次；6～13 岁，每次 1～2 粒，每日2～3次（婴幼儿可剥开胶囊，倒出粉末，用温开水冲服）。②散剂：用低于 40℃温水冲服。成人每次2g，每日3次。儿童，0～1 岁，每次0.5g，每日3次；1～5岁，每次1g，每日3次；6～12岁，每次2g，每日3次。

【注意事项】①本品为活菌制剂，切勿将其置于高温处，应冷藏保存，冷、温开水送服。②对本品过敏者禁用，过敏体质者慎用。③当本品性状发生改变时禁用。④儿童必须在成人监护下使用，并将本品放在儿童不易接触处。⑤如用药过量或发生严重不良反应时，应立即停药就医。⑥孕妇及哺乳期妇女慎用。

【药物相互作用】①不能与铋剂、鞣酸、活性炭、酊剂等合用。②避免与抗菌药、制酸药同服。

【制剂规格】散剂：1g；2g（每1g含双歧杆菌、乳酸杆菌和肠球菌活菌数不低于 1.0×10^7 CFU）。胶囊剂：210mg（含活菌数不低于 1.0×10^7 CFU）。肠溶胶囊剂：210mg（含活菌数不低于 1.0×10^6 CFU）。

复方樟脑酊
Tincture Campher Compound

【药理作用】本品含阿片酊，以及樟脑、苯甲酸、八角茴香油。其主要有效成分阿片具有镇痛、镇咳、镇静、抑制呼吸和止泻作用。

【适应证】服用本品易成瘾，临床上主要用于镇咳和止泻，与其他药物配伍用于止痛。

【剂量与用法】口服，每次2~5mL，每日3次。

【不良反应】本品具有成瘾性。

【注意事项】①本品易成瘾，属麻醉药品，不应持续使用。②婴儿、临产妇女、哺乳期妇女及严重肝功能不全、肺源性心脏病、支气管哮喘等患者禁用。③严格按《麻醉药品管理办法》的规定管理使用，密封、遮光保存。

【药物相互作用】胆绞痛时，应与阿托品合用，可提高疗效。

【制剂规格】酊剂：每100mL含阿片酊5mL，樟脑0.3g，苯甲酸0.5g，八角茴香油0.3mL，乙醇加至100mL。

蒙脱石散
Dioctahedral Smectite

【别名】思密达，双八面体蒙脱石，Smecta。

【药理作用】本品为复方制剂，主要成分为双八面体蒙脱石（Dioctahedral Smectite）。由于双八面体蒙脱石具有层纹状分子结构，电荷分布呈非均匀性，故本品对病毒、细菌和细菌毒素有极强的吸附能力，可覆盖消化道；与黏液蛋白结合，增强黏液屏障，防止 H^+、胃蛋白酶、胆盐、卵磷脂酶、非类固醇类抗炎药、乙醇以及各种病毒、细菌及其毒素对消化道黏膜的侵害，维持消化道的正常生理功能。能促进上皮组织恢复、再生，并可吸附消化道内各种致病因子，通过激化凝血因子而在消化道局部起止血作用。

【体内过程】本品口服，胃肠道不吸收，不进入血液循环系统，2小时后均匀覆盖在整个肠腔表面，6小时后可连同吸附的固定攻击因子随消化道自身蠕动排出体外。本品不影响X线检查，不改变大便颜色，不改变正常的肠蠕动。

【适应证】适用于治疗急慢性腹泻、肠激惹综合征（IBS）、结肠炎、食道反流症、食管炎、食管裂孔疝、胃炎、胃痛等病症，也可作为有关疼痛的辅助治疗。

【剂量与用法】口服：成人每次3g，每日3次。儿童，1岁以下，每日3g；1~2岁，每日3~6g；2岁以上，每日6~9g。均分3次服用。服用时，将本品散剂溶于半杯温开水中，调匀后服下。不应将本品直接倒入口中服用，以免造成其在消化道黏膜上的分布不均，影响疗效。①治疗急性腹泻，首剂量需加倍，并注意纠正脱水。治疗食道病症时，宜于饭后服用，并采用30°角卧位，而其他适应证则宜于两餐之间服用。治疗肠激惹综合征和结肠炎，可采用灌肠法。

【不良反应】极少数患者服用本品后，可能产生轻度便秘现象，应减量后继续服用。

【注意事项】①治疗急性腹泻，应注意纠正脱水。②出现便秘时，减少剂量后继续服用。③需同服肠道杀菌剂时，请咨询医师。④对本品过敏者、过敏体质者慎用；本品性状改变时，禁用。⑤儿童必须在成人监护下使用。儿童急性腹泻服用本品1天后、慢性腹泻服用2～3天后症状无改善，请咨询医师或药师。请将本品放在儿童不易接触处。⑥如服用过量或出现不良反应时，应立即就医。

【药物相互作用】①本品不影响地高辛、阿司匹林、氨苄青霉素等药物的吸收。②与氟哌酸合用时，可提高对致病性细菌感染的疗效。③如需联合用药时，应在服用本品之前1小时服用其他药物。

【制剂规格】分散片：1.0g。颗粒剂：3.0g。散剂：3g。混悬液：60mL：6g；90mL：9g；120mL：12g；180mL：18g。

盐酸洛哌丁胺
Loperamide Hydrochloride

【别名】腹泻啶，易蒙停，Imodium。

【药理作用】本品化学结构与氟哌啶醇和哌替啶相似，治疗量时对中枢神经系统无作用，对肠道平滑肌的作用与阿片类及地芬诺酯相似，可抑制肠道平滑肌的收缩，抑制肠蠕动。通过延长食物在小肠的停留时间促进水、电解质及葡萄糖的吸收，对肠内毒素引起的肠过度分泌有显著抑制作用，但治疗剂量时不影响胃酸的分泌。

【体内过程】本品口服后，肠壁经吸收，有明显的"首过效应"，几乎不进入全身血液循环。

【适应证】适用于治疗急性腹泻以及各种病因引起的慢性腹泻，如溃疡性结肠炎、克罗恩病、非特异性结肠炎、肠激惹综合征、短肠综合征等。尤其适用于应用其他止泻药效果不显著的慢性功能性腹泻。对胃、肠部分切除术后和甲状腺功能亢进症引起的腹泻也有较好疗效。

【剂量与用法】成人首次口服4mg，以后每腹泻1次再服2mg，直至腹泻停止或用量达每日16mg，连续5日，无效则停服。儿童首次服2mg，以后每腹泻1次服2mg，直至腹泻停止，最大用量为每日8～12mg，空腹或饭前30分钟服药可提高疗效。慢性腹泻显效后，每日给予4～8mg（成人），长期维持。

【不良反应】本品不良反应轻微，主要有皮疹、瘙痒、口干及腹胀、腹痛、恶心、食欲不振，偶见呕吐，也有头晕、头痛、乏力等症状出现。

【注意事项】严重中毒性或感染性腹泻慎用，以免止泻后加重中毒症状。重度肝损害者慎用，以免引起药物过量。因使用抗生素而致伪膜性肠炎患者不宜使用。

【制剂规格】片（胶囊）剂：1mg；2mg。

五、肝胆疾病辅助药

谷氨酸（钠盐，钾盐）
Glutamate（Sodium，Potassium）

【药理作用】本品能与血氨结合，形成对机体无毒的谷氨酰胺，同时还有利于门冬氨酸的生成，促进鸟氨酸循环及尿素的合成，从而降低过高的血氨浓度。本品还能参与脑蛋白质和糖的代谢，促进其氧化，改善中枢神经系统的功能。临床常将谷氨酸钾与谷氨酸钠混合使用，以保持电解质的平衡，从而改善肝昏迷症状。

【体内过程】谷氨酸钾与谷氨酸钠入血后，可与血中过多的氨结合，形成无害的谷氨酰胺，然后随尿排出。

【适应证】谷氨酸钾与谷氨酸钠都适用于治疗肝昏迷和酸血症，与抗癫痫药合用治疗癫痫小发作。

【剂量与用法】静滴：将谷氨酸钾3～4支（每支含6.3g），谷氨酸钠2～3支（每支含5.75g）加入到5%的葡萄糖注射液500～1000mL

中, 于 1 ~ 4 小时滴完。

【不良反应】①谷氨酸钠: a. 大量谷氨酸钠治疗肝性脑病时, 由于钠的吸收过多, 可导致严重的碱中毒与低钾血症, 须严密监测电解质浓度。b. 输液过快, 可出现流涎、脸红、呕吐等症状。c. 可有面部潮红、头痛与胸闷等过敏先兆出现。d. 小儿出现震颤。e. 合并焦虑状态者, 可出现晕厥、心动过速及恶心等反应。②谷氨酸钾: a. 静滴过快者, 可引起流涎、皮肤潮红和呕吐, 小儿可见震颤。b. 静滴期间应注意电解质平衡, 监测血二氧化碳结合力及钾、钠、氯含量。c. 合并焦虑状态者, 可有晕厥、心动过速、流泪及恶心等。

【注意事项】①少尿、尿闭或肾功衰竭者禁用。②治疗肝昏迷时, 一般谷氨酸钠与谷氨酸钾合用的比例为 3:1 或 2:1, 低钾时可用 1:1。③用药期间, 应注意电解质的平衡, 定期查血二氧化碳结合力及钾、钠、氯含量。

【药物相互作用】①不宜与碱性药物合用。②与抗胆碱药合用时, 有可能减弱后者的药理作用。

【制剂规格】谷氨酸钾注射剂: 20mL: 6.3g。谷氨酸钠注射剂: 20mL: 5.75g。

联苯双酯
Bifendate

【别名】合三, Biphenyldiearboxylate。

【药理作用】本品能减轻因多种化学毒物, 如四氯化碳、硫代乙酰胺等引起的血清谷丙转氨酶升高; 增强肝脏解毒功能, 减轻肝脏的病理损伤, 在保护肝细胞的同时促进肝细胞再生, 从而改善肝功能。本品近期降谷丙转氨酶作用肯定, 服药 1 月后的谷丙转氨酶大幅下降。本品的降酶作用似随疗程的延长而逐渐提高。

【体内过程】本品口服吸收约 30%, 肝脏首过作用下迅速被代谢转化, 约 70% 在 24 小时内自粪便排出。滴丸剂的生物利用度为片剂的 1.25 ~

2.37 倍。

【适应证】临床用于迁延性肝炎及长期单项谷丙转氨酶异常者。对肝炎主要症状如肝区疼痛、乏力、腹胀等的改善有一定疗效, 但对肝脾肿大无影响。

【剂量与用法】口服, 每次 25 ~ 50mg, 每日 3 次。儿童剂量酌减。

【不良反应】本品不良反应少见而轻微, 对造血系统无影响。服用本品后, 个别病例可出现轻度恶心。也有报道, 在使用本品治疗过程中出现黄疸及病情恶化, 停药后可恢复正常。

【注意事项】慢性活动性肝炎及肝硬化者慎用。妊娠及哺乳期妇女禁用。

【药物相互作用】与肌苷合用时, 可减少本品的降酶反跳现象。

【制剂规格】滴丸剂: 1.5mg; 7.5mg。片 (胶囊) 剂: 25mg。

熊去氧胆酸
Ursodeoxycholic Acid

【别名】护肝素, 优思弗, UDCA。

【药理作用】长期服用本品后可增加胆汁酸的分泌, 同时可使胆汁酸成分发生变化, 具有利胆作用。本品还能显著降低人胆汁中胆固醇及胆固醇酯的摩尔数和胆固醇的饱和指数, 从而有利于结石中胆固醇溶解, 加速胆固醇从胆囊向肠道排泄。

【体内过程】本品口服后, 可迅速扩散吸收, 1 小时和 3 小时后分别达两个血药浓度峰值。治疗作用强度与胆汁中的药物浓度有关, 半衰期为 3.5 ~ 5.8 天, 主要经粪便排泄, 少量随尿排出。

【适应证】主要适用于治疗不宜手术的胆固醇型胆结石症。应用本品治疗时, 选择病例十分重要。本品对胆囊功能基本正常、非钙化型的浮动胆固醇型结石有较高的治愈率, 较小结石的治疗反应较好。本品不能溶解胆色素结石、混合结石及 X 线不能穿透的结石。对中毒性肝损伤、胆囊炎、胆道炎和胆汁性消化不良等也有一定的治疗效果。

【剂量与用法】①利胆：每次 50mg，每日 3 次。②溶解胆结石：每日 450～600mg（8～10mg/kg），分早晚 2 次服用，疗程最短为 6 个月，6 个月后超声波检查及胆囊造影无改善者可停药，如结石已有部分溶解时则继续服药至结石完全溶解为止。如治疗中有反复胆绞痛发作，症状无改善甚至加重，或出现明显结石钙化时，则应中止治疗，并进行外科手术。③治疗胆汁反流性胃炎：每次 500mg，每日 2 次。

【不良反应】本品的不良反应主要为腹泻，发生率约 2%。其他罕见有便秘、过敏反应、瘙痒、头痛、关节痛、头晕、胃痛、胰腺炎和心动过缓等。

【注意事项】①对肝脏毒性很小。②胆道完全阻塞者、肝功能严重减退者及孕妇禁用。

【药物相互作用】消胆胺、考来替泊及含氢氧化铝的抗酸剂可使本品吸收减少。

【制剂规格】片（胶囊）剂：50mg；150mg；250mg。

促肝细胞生长素

Hepatocyte Growth Promoting Factors

【别名】肝细胞生长因子，HGF。

【药理作用】本品能刺激肝细胞 DNA 合成，促进损伤的肝细胞线粒体、粗面内质网恢复，使肝细胞再生，促进病变细胞的恢复；能改善肝脏库普弗细胞的吞噬功能，防止肠道内毒素对肝细胞的进一步损害，抑制肿瘤坏死因子（TNF）活性和 Na^+、K^+-ATP 酶活性抑制因子活性，从而促进肝坏死后的修复；同时还具有降低转氨酶和血清胆红素及缩短凝血酶原时间的作用。

【适应证】适用于治疗重型肝炎、慢性活动性肝炎、肝硬化、中毒性肝炎等。

【剂量与用法】口服：每次 100～150mg，每日 3 次，3 个月为一疗程。①慢性肝炎：肌注，每次 20～40mg（用生理盐水 2～4mL 稀释），每日 1～2 次；病情较重者，将本品 40～80mg 加入到 10% 葡萄糖注射液中静滴，每日 1 次，疗程可达 3 个月。②重型肝炎：取 80～120mg 加入到 10% 葡萄糖注射液 250mL 中静滴，每日 1 次；或肌注，每次 40mg，每日 2 次，疗程一般为 1 个月。

【不良反应】个别患者用药后可能会出现轻度发热症状，可自行缓解。偶见嗜酸性粒细胞增多、氨基转移酶升高。

【注意事项】①肌内注射制剂不能用于静脉点滴。②本品系冻干制剂，是从胚胎肝脏中提取纯化制备而成的多肽物质，须在 -10℃ 左右保存。现用现溶，溶后为淡黄色透明液体，如变成棕黄色或产生沉淀、浑浊则不可使用。

【制剂规格】注射用冻干制剂：20mg；40mg；60mg；80mg；100mg。肠溶胶囊：50mg（以多肽计）。颗粒剂：5g：50mg。

甘草酸二铵

Diammonium Glycyrrhizinate

【别名】甘利欣。

【药理作用】本品系中药甘草有效成分的提取物，是一种药理活性较强的、治疗慢性肝炎的药物。①本品对多种肝毒剂所致的肝损伤有防治作用，并有剂量依赖性，如能明显阻止半乳糖胺、四氯化碳及硫代乙酰胺引起的血清丙氨酸氨基转移酶（ALT）增高，被损害的肝组织也会得到相应改善。肝组织切片显示，本品可以对抗半乳糖胺对肝细胞线粒体及核仁的损害，并使肝糖原及核酸含量增加，减少肝细胞坏死，加速肝细胞恢复。②对复合致病因子引起的慢性肝损害，本品能明显改善肝功能及提高存活率。本品在化学结构上与醛固酮的类固醇环相似，对肝脏类固醇代谢酶有很强的亲和性，故可阻止可的松和醛固酮的灭活，从而发挥类固醇样作用，但无皮质激素的不良反应。③本品具有刺激网状内皮系统功能、抗病毒、诱生 γ 干扰素、增强自然杀伤细胞（NK）活性的作用。④本品能明显抑制肝组织中花生四烯酸（AA）的代谢产物白细胞三烯酸（LTs）和前列腺素 E_2（PGE_2），并有剂量依赖性。研究表明，本品可能通过抑制细胞膜磷脂释放 AA 或抑制磷脂酶 A_2（PLA_2）活性，从而减少 AA 经环氧酶和脂氧酶转化成 LTs 和 PLA_2。因此，甘草酸二铵可能通过控制炎症因子和免疫因子而发挥抗肝损害作用，其抗病毒作用尚待进一步研究。

【体内过程】本品口服吸收不完全，约 8 小时血药浓度达峰值，52 小时后消失，其生物利用度不受胃肠道食物影响。本品具有肠肝循环（EHC），体内过程复杂，给药 4 小时后在血中出现活性代谢物，约 12 小时后达峰值。本品及其代谢产物与蛋白的结合力强，分别为 92.5% 和 98.4%，其结合率不受药物浓度影响，但因血浆蛋白的浓度变化而变化，故两者血药浓度变化与 EHC 和蛋白的结合有密切关系。静脉注射 1 小时后的血药浓度迅速衰减，24 小时后处于低水平。

【适应证】适用于治疗急慢性病毒性肝炎，特别对乙型和丙型慢性活动性肝炎，可明显改善临床症状和肝功能，其疗效优于甘草酸单铵和肾上腺皮质激素。

【剂量与用法】口服：每次 150mg，每日 3 次。静脉滴注：将本品 150mg 加入 10% 葡萄糖注射液 250mL 中稀释后缓慢滴注，每日 1 次。

【不良反应】本品不良反应较甘草酸单铵低，表现为假性醛固酮过多症。由于有口服剂型，故停药后反跳率亦降低。不良反应常见皮肤瘙痒、荨麻疹、口干和浮肿，发生率为 0.65% ~ 1.9%；纳差、恶心、呕吐、腹胀及食量增加，发生率为 0.65% ~ 6.8%；头痛、头晕、胸闷、心悸和血压增高，发生率为 0.97% ~ 3.9%。上述不良反应大多较轻，不必停药，均能坚持治疗。本品心脑血管系统不良反应以静脉给药组多见，而消化系统不良反应以口服组多见。

【注意事项】①严重低钾血症、高钠血症、心力衰竭、肾衰竭及妊娠妇女禁用；新生儿、婴幼儿的剂量和不良反应尚未确立，暂不用。②本品未经稀释不得进行注射。③治疗过程中，应定期检测血压及血清钾、钠浓度。治疗中出现高血压、血钠滞留、低血钾等情况时，应停药或适当减量。

【药物相互作用】本品与速尿、乙噻嗪、三氯噻嗪等利尿剂并用时，其利尿作用可增强。本品所含甘草酸二铵的排钾作用而致血清钾值下降，应定期监测血清钾值。

【制剂规格】胶囊剂：50mg。注射剂：10mL：50mg。

甘草甜素

Glycyrrhizin

【别名】甘草酸，甘草皂苷。

【药理作用】本品可阻碍可的松和醛固酮的灭活，从而发挥类固醇样作用，但无皮质激素的不良反应；可刺激网状内皮系统功能，通过抑制巨噬细胞产生前列腺素（PG）而减轻 PG 对 γ-干扰素的抑制作用；可增强 NK 细胞活性，部分乙肝患者用本品后血清 e 抗原转阴。药理实验显示，本品可明显减轻肝细胞脂肪变性及坏死，促进肝细胞再生，减轻肝细胞间质炎症反应，抑制肝细胞纤维增生，从而防止肝硬化的发生。

【体内过程】正常人静脉注射本品 40mL（含甘草甜素 80mg）时，血中甘草甜素浓度在给药 10 小时后迅速下降，以后呈逐渐减少。甘草甜素的水解物甘草次酸在给药 6 小时后出现，24 小时达高峰，48 小时后几乎完全消失。正常人静脉注射本品时，尿中甘草甜素含量随时间逐渐减少，27 小时的排泄量为给药量的 1.2%。6 小时后尿中出现甘草酸，并在 22 ~ 27 小时后达峰值。

【适应证】适用于治疗慢性迁延性肝炎、慢性活动性肝炎、急性肝炎、肝中毒、初期肝硬化。

【剂量与用法】口服：每次 150mg，每日 2 次。

【不良反应】本品可有浮肿、胸闷、口干、低血钾、轻度血压升高、头痛等不良反应。

【注意事项】长期应用时，应监测血钾和血压的变化。

【药物相互作用】合用半胱氨酸和甘氨酸，可抑制本品潜在的类固醇样作用。

【制剂规格】片剂：75mg；150mg。胶囊剂：75mg。

谷胱甘肽
Glutathione

【别名】上谷胱甘肽，还原型谷胱甘肽，阿拓莫兰。

【药理作用】本品为甘油醛磷酸脱氢酶的辅基，又是乙二醛酶及磷酸丙糖脱氢酶的辅酶，参与体内三羧酸循环和糖代谢，使体内获得高能量。本品能激活体内多种酶，如巯基酶，促进糖类、脂肪及蛋白质代谢，同时还影响细胞的代谢过程。对各种外源性、内源性有毒物质均能产生减毒结合物，对抗多种物质对人类细胞的毒害，对体内产生能量的过程也有一定作用。对防治放射线损害和抑制黑色素沉着等亦有作用。

【体内过程】本品注射后，主要分布在肝、肾、肌肉内，脑内分布较少，经体内代谢后被排出，半衰期为 24 小时。

【适应证】主要解除重金属、丙烯腈、氟化物、一氧化碳及有机溶剂等中毒症状；亦可解除抗肿瘤药、抗结核药、中枢神经药、对乙酰氨基酚等药物中毒症状；防治放射性损害、肝脏疾病、妊娠毒血症、过敏性反应和各种原因引起的色素沉着；还可治疗由乙酰胆碱、胆碱酯酶不平衡引

起的过敏症状，以及抑制由于晶体蛋白质巯基不稳定引起的进行性白内障和控制角膜、视网膜疾病的发展等。

【剂量与用法】口服：每次 300 ~ 400mg，每日 1 ~ 3 次或遵医嘱。肌注：每日 300 ~ 600mg，1 个月为一疗程。静注：$1.5g/m^2$，好转后肌注 300 ~ 600mg 维持。

【不良反应】少见恶心、呕吐和头痛，罕见皮疹等不良反应。

【注意事项】①粉针剂用所附的无菌溶剂 2 ~ 4mL 溶解后使用。②本品溶解后应立即使用，余液放置后不得再用。③本品应避光保存。

【药物相互作用】本品注射时不得与维生素 B_6、维生素 B_{12}、维生素 K_3、泛酸钙、抗组织胺制剂、磺胺制剂及四环素制剂混合使用。

【制剂规格】粉针剂：50mg；100mg；300mg；600mg。片剂：100mg。

甲磺酸加贝酯
Gabexate Mesilate

【药理作用】本品是一种非肽类的蛋白酶抑制剂，可抑制胰蛋白酶、激肽释放酶、纤维蛋白溶酶及凝血酶等蛋白酶的活性，从而抑制这些酶对人体造成的病理生理变化。

【体内过程】大鼠静脉注射本品后，标记化合物 30 分钟后肝脏、肾脏内含放射度为给药放射度的 27.3% 及 17.3%。给家兔静脉注射 30 秒钟后达最大血药浓度，2 分钟后消失，兔血中生物半衰期约为 0.4 分钟。静脉注射给药 24 小时后，体内放射度几乎完全消失。尿中代谢产物主要为胍基己酸。用 RP - HPLC 法测定人体血液中本品的半衰期为 66.8 ± 3 秒。分解产物为对羟基苯甲酸乙酯。

【适应证】适用于治疗急性轻型胰腺炎、慢性胰腺炎急性发作及手术后急性胰腺炎等。

【剂量与用法】静滴：每次 100 ~ 300mg，先

用 5mL 注射用水稀释，再加至 5% 葡萄糖注射液或林格注射液 500mL 中缓慢滴注。滴速应控制在每小时 1mg/kg 以内，不宜超过每小时 2.5mg/kg。每日 1~2 次，以后随病情改善而减量，连用 1~2 周。

【不良反应】 少数患者出现注射部位疼痛及皮肤发红等刺激症状，偶有皮疹、颜面潮红及过敏症状，极个别病例可发生胸闷、呼吸困难及暂时性血压下降等不良反应。

【注意事项】 孕妇、儿童及有药物过敏史者禁用。

【制剂规格】 粉针剂：100mg。

苦参素
Alkaloids Sophora

【别名】 苦参总碱。

【药理作用】 苦参素是从豆科槐属植物苦参中提取分离出的一种生物碱，以氧化苦参碱为主，含有少量氧化槐果碱。氧化苦参碱是苦参素升白作用的主要有效成分。动物试验表明，本品对正常家兔和射线照射引起的白细胞低下家兔都有明显的升高白细胞作用，对四氯化碳和 d - 半乳糖引起的中毒性肝损伤也有保护作用，对丝裂霉素 C 引起的小鼠白细胞减少症也有明显疗效。

【体内过程】 静脉注射本品后，血药浓度 - 时间曲线呈双指数型，符合二房室模型。口服后效应与浓度之间的关系符合 S 型 Emax 模型，为非剂量依赖性。本品主要在肝脏及小肠中代谢，而由尿液及粪便排出。

【适应证】 用于治疗慢性乙型病毒性肝炎，以及肿瘤放疗、化疗引起的白细胞低下和其他原因引起的白细胞减少症。

【剂量与用法】 用于慢性乙型病毒性肝炎，静脉滴注，每次 0.6g 加至 5% 葡萄糖注射液或 0.9% 氯化钠注射液 100~250mL 中进行滴注，每分钟约 60 滴，每日 1 次。肌内注射，每次 0.4~

0.6g，每日 1 次。口服，每次 0.2~0.3g，每日 3 次。

【不良反应】 本品不良反应发生率较低。常见的不良反应有恶心、呕吐、口苦、食欲减退、腹泻、上腹不适或疼痛、乏力、局部注射处疼痛，个别患者出现注射部位发红，偶见皮疹、胸闷、发热症状，一般可自行缓解。

【注意事项】 ①在医生指导下使用本品。②严重肾功能不全者，不建议使用本品。③肝功能衰竭者慎用。

【制剂规格】 注射剂：2mL：0.2g；2mL：0.6g；5mL：0.6g；6mL：0.6g。片剂：0.1g；0.2g；0.3g。胶囊剂：0.1g。

葡醛内酯
Glucurolactone

【别名】 肝泰乐。

【药理作用】 本品进入机体后，在酶的催化下，内酯环被打开，变为葡萄糖醛酸而发挥作用，可降低肝淀粉酶的活性，阻止肝糖原分解，使肝糖原含量增加，脂肪贮量减少；能与肝内及肠内的毒物结合为无毒的葡萄糖醛酸结合物而排出体外，故有保肝及解毒作用。本品亦为构成人体结缔组织及胶原的重要成分，特别是软骨、骨膜、神经鞘、关节囊、肌腱、关节液的组成成分。

【适应证】 适用于治疗肝炎、肝硬化、食物和药物中毒等，也可用于治疗关节炎及胶原性疾病。

【剂量与用法】 口服：每次 0.1~0.2g，每日 3 次；儿童，每次 0.05~0.1g，每日 3 次。肌注或静注：每次 0.1~0.2g，每日 1~2 次。

【不良反应】 偶有面红、轻微胃肠不适等不良反应，减量或停药后即消失。

【注意事项】 ①对本品过敏者禁用。②本品应在医师确诊为肝炎后作为辅助治疗用药。③如服用过量或出现严重不良反应时，请立即就医。

④当药品性状发生改变时禁止服用。⑤儿童必须在成人监护下使用。⑥请将此药放在儿童不能接触处。

【制剂规格】片剂：0.05g；0.1g。注射剂：2mL：0.1g；2mL：0.2g。

乳果糖
Lactulose

【别名】半乳糖苷果糖。

【药理作用】本品在结肠内经细菌作用变成乳酸和醋酸，使粪便酸化，抑制肠道细菌产氨，并阻止肠道吸收氨，从而降低血氨。

【体内过程】本品口服后几乎不被吸收，以原形到达结肠，继而被肠道菌群分解代谢。在25~50g（40~75mL）剂量下，可完全代谢；超剂量时，部分以原形排出。

【适应证】预防和治疗肝昏迷及便秘。

【剂量与用法】口服：成人每次30~40mL，每日2~3次。小儿酌减。

【不良反应】治疗初始几天可能会有腹胀，继续治疗即可消失。当高于推荐治疗剂量时，可能会出现腹痛和腹泻，此时应减少剂量。如果长期大剂量服用（通常仅见于PSE的治疗）后，患者可因腹泻出现电解质紊乱。产妇服后，会通过奶水传递给婴儿，造成婴儿腹泻。

【注意事项】半乳糖血症、肠梗阻、急腹痛者，以及对本品及其组分过敏者禁用。剂量过大者可引起腹泻，而过度腹泻可致失水与高血钠，并诱发或加重已存在的低血钾，使肝性脑病恶化，故剂量以每日保持2~3次软便及其pH5.5左右为宜。

【药物相互作用】本品与新霉素合用以提高疗效，但若与广谱抗生素同用时，可因分解代谢本品的肠菌丛被杀伤而影响疗效。

【制剂规格】糖浆剂：60%。粉剂：5g；100g；500g。溶液剂：10mL：5g；100mL：50g。

水飞蓟宾
Silibinin

【别名】水飞蓟素，益肝灵，利加隆，Silybin，Silymarin，Legalon。

【药理作用】本品是一种黄酮类化合物，具有明显保护及稳定肝细胞膜的作用，对四氯化碳、硫代乙酰胺、鬼笔碱、猪屎豆碱等肝脏毒物引起的各种肝损伤具有不同程度的保护和治疗作用，并对四氯化碳引起的谷丙转氨酶升高有一定的抑制作用。本品还参与多种新陈代谢，包括胆汁分泌与排除体内废物积聚。

【体内过程】口服48小时后约排出20%，其中约80%由胆汁排出，其余由尿排出。随尿排出者大部分为原形，而胆汁排出者多为代谢物。

【适应证】适用于治疗慢性迁延性肝炎、慢性活动性肝炎、早期肝硬化、中毒性肝炎等。

【剂量与用法】口服：每次35~70mg，严重者可增至140mg，每日3次，餐后服。3个月为一疗程。

【不良反应】本品不良反应较少，偶见头晕、恶心、呃逆、轻度腹泻等。

【注意事项】妊娠、哺乳期妇女用药的安全性尚未确定。对本品过敏者慎用。

【制剂规格】片剂：35mg；38.5mg；70mg。

多烯磷脂酰胆碱
Polyene Phosphatidylcholine

【别名】易善复，必需磷脂，Essentiale Forte N。

【药理作用】本品为高碳多烯酰卵磷脂与氯化胆碱的复合物，具有保肝、强肝，促进脂质代谢和抗脂肪肝等作用。当肝脏患病时，肝脏的代谢活力受到严重损伤。本品可提供高剂量、容易吸收利用的高能多烯磷脂酰胆碱，在化学结构上，与重要的内源性磷脂一致，主要进入肝细胞，并以完整的分子与肝细胞膜及细胞器膜相结合，也可进入胆汁。因此，本品具有以下作用：通过直接影响膜结构，使受损的肝功能和酶活力恢复正常；调节肝脏的能量平衡，促进肝组织再生，将中性脂肪和胆固醇转化成容易代谢的形式，稳定胆汁。

【体内过程】本品口服给药后，90%以上在小肠吸收。大部分被磷脂酶 A 分解为 1 - 酰基 - 溶血磷脂胆碱，50% 在肠黏膜立即再次酰化为多聚不饱和磷脂酰胆碱，并通过淋巴循环进入血液，主要通过同高密度脂蛋白结合到达肝脏。口服给药 6～24 小时后，本品的平均血药浓度达 20%。胆碱的半衰期是 66 小时，不饱和脂肪酸的半衰期是 32 小时，口服给药在粪便中的排泄率不超过 5%。

【适应证】适用于治疗各种类型的严重肝病，如急性黄疸型肝炎、慢性迁延性肝炎和活动性肝炎、肝坏死、肝硬化、肝昏迷（包括前驱肝昏迷）、脂肪肝（也见于糖尿病患者）、胆汁阻塞、肝中毒，预防胆结石复发；手术前后的治疗，尤其是肝胆手术及妊娠；还可用于呕吐、银屑病、神经性皮炎、放射综合征治疗。

【剂量与用法】①口服：除非医生处方特别指出，否则应按以下剂量方案服用。成人开始每次 456mg，每日 3 次，最大剂量不得超过每日 1368mg。一段时间后，可减至每次 228mg，每日 3 次的维持剂量。应餐后用足量液体整粒吞服，儿童用量酌减。②注射：既可静脉注射，也可静脉滴注，只能用葡萄糖注射液（5% 或 10%）及 5% 木糖醇注射液稀释，禁用 0.9% 氯化钠注射液、林格注射液稀释。成人每日 232.5～465mg，病情严重者可增加至每日 465～930mg。

【不良反应】大剂量应用时，偶尔出现腹泻。

【注意事项】①对本品过敏者禁用。②如果忘服一次剂量，可在下次服用时将剂量加倍；如果忘服一日剂量，就不须再补服，而应接着服第

2 天的剂量。③新生儿和早产儿禁用本品注射剂。④极少数患者可能对所含的苯甲醇产生过敏反应。⑤注射剂应为澄清溶液，静脉注射时应缓慢给药。

【制剂规格】胶囊剂：228mg。注射剂：5mL：232.5mg。

硫普罗宁
Tiopronin

【别名】α - 巯基丙酰甘氨酸，奇奥不志宁，治尔乐，障眼明，凯西莱，诺宁，维春，诺百力，海诺欣，同达瑞，康酮索，丁舒，切灵宝，沉吉格，晶立信，福欣宁，欣力甘，欧赛罗，Capen，Mucolysin，Thiola，Vincol。

【药理作用】本品是一种与青霉胺性质相似的含巯基药物，在参与生化代谢方面有重要作用。本品具有保护肝脏组织及细胞的作用，能修复多种类型的肝损害，对重金属和药物具有解毒作用。动物试验显示，本品通过提供巯基，可防止四氯化碳、乙硫氨酸、对乙酰氨基酚等对肝脏造成的损害，并对慢性肝损伤的甘油三酯蓄积有抑制作用。本品可以使肝细胞线粒体中 ATP 酶的活性降低，从而保护肝线粒体结构，保证肝功能。此外，还可通过巯基与自由基的可逆结合，清除自由基。本品可作为放疗、化疗的保护剂，降低其不良反应，对于老年性早期白内障及玻璃体浑浊有较好疗效。

【体内过程】本品口服后在肠道易吸收，生物利用度为 85%～90%，单剂给药 500mg 后，5 小时血药浓度达峰值。本品在体内呈二室分布，吸收半衰期为 2.4 小时，半衰期为 18.7 小时。本品在肝脏代谢，大部分代谢为无活性代谢产物并随尿排出。服药 4 小时后约排出 48%，72 小时可排出 78%。

【适应证】①用于改善各类急慢性肝炎的肝功能。②用于脂肪肝、酒精肝、药物性肝损伤的治疗及重金属的解毒。③可降低放疗、化疗的不

良反应，并可预防放疗、化疗所致的外周白细胞减少和肿瘤的复发。④对老年性早期白内障、荨麻疹、皮炎、湿疹、痤疮等有显著的治疗作用。

【剂量与用法】①口服：每次 100~200mg，每日 3 次，疗程为 2~3 个月，停药 3 个月后继续下一疗程，饭后服。放疗后白细胞减少症的防治应于放疗前 1 周开始，每次服 200~400mg，每日 2 次，饭后服，连服 3 周，或遵医嘱。②使用有溶媒的注射用硫普罗宁及硫普罗宁粉针剂静脉滴注：每次 0.2g，每日 1 次，连续 4 周。临用前，每 0.1g 注射用硫普罗宁先用 5% 的碳酸氢钠注射液（pH8.5）2mL 溶解，再扩容至 5%~10% 的葡萄糖注射液或 0.9% 氯化钠注射液 250~500mL 中，按常规静脉滴注。③使用无溶媒的注射用硫普罗宁及硫普罗宁粉针剂静脉滴注：每次 0.2g，每日 1 次，连续 4 周。临用前溶于 5%~10% 的葡萄糖注射液或 0.9% 氯化钠注射液 250~500mL 中，按常规静脉滴注。④硫普罗宁葡萄糖或氯化钠注射液静脉滴注：每次 0.2g，每日 1 次，连续 4 周。

【不良反应】①皮肤反应是本品最常见的不良反应，发生率为 10%~32%，表现为皮疹、皮肤瘙痒、皮肤发红、荨麻疹、皮肤皱纹、天疱疮、皮肤及眼睛黄染等，其中皮肤皱纹通常仅在长期治疗后发生。②可见食欲不振、恶心、呕吐、腹痛、腹泻或味觉异常、蛋白尿、肾病综合征、粒细胞缺乏症，偶见血小板减少、胃胀气、口腔溃疡、胆汁瘀积、肝功能检测指标（如丙氨酸氨基转移酶、天门冬氨酸氨基转移酶、总胆红素、碱性磷酸酶等）上升、肌无力、肺炎、肺出血和支气管痉挛、呼吸困难或呼吸窘迫，以及闭塞性细支气管炎等症。一旦出现异常即停药，或进行相应治疗。③本品可引起青霉胺所具有的所有不良反应，但发生率较青霉胺低。④长期、大量应用本品时，罕见蛋白尿或肾病综合征，应减量或停用。⑤罕见胰岛素性自体免疫综合征，当出现疲劳和肢体麻木时，应停用。

【注意事项】①对本品成分过敏者禁用。②重症肝炎伴有高度黄疸、顽固性腹水、消化道出血等并发症者，肾功能不全合并糖尿病者，孕妇及哺乳期妇女、儿童，急性重症铅、汞中毒者，既往使用本品时发生粒细胞缺乏症、再生障碍性贫血、血小板减少或其他严重不良反应者均应禁用。③老年患者、有哮喘病史者、既往曾使用过青霉胺或使用青霉胺时发生严重不良反应者、出现青霉胺毒性者应慎用。使用本品时，应从较小的剂量开始。④用药前后及用药时，应定期进行下列检查以监测本品的毒性作用：外周血细胞计数、血小板计数、血红蛋白量、血浆白蛋白量、肝功能、24 小时尿蛋白。此外，治疗中每 3 个月或每 6 个月应检查一次尿常规。⑤在使用本品期间，应注意观察患者状态，一旦发现异常即应停用本品，或做相应处理。

【药物相互作用】本品禁与具有氧化作用的药物合用。

【制剂规格】片（肠溶）剂：0.1g。胶囊（肠溶）剂：0.1g。注射剂：2mL：0.1g；5mL：0.2g。粉针剂：0.1g；0.2g。

门冬氨酸鸟氨酸

Ornithine and Aspartate

【别名】鸟氨酸天门冬氨酸，瑞甘，雅博司，L-Aspartate。

【药理作用】本品能直接参与肝细胞代谢，鸟氨酸与肝细胞摄入的血氨结合后，通过尿素循环进行代谢，加强肝细胞的解毒功能。门冬氨酸间接参与核酸合成，并提供能量，有利于修复被损伤的肝细胞。代谢的中间产物促进肝脏供能，恢复机体能量平衡。此外，本品能激活肝脏解毒功能中的两个关键酶，故能协助肝脏清除对人体有害的自由基。

【体内过程】口服本品 5g 经 30~60 分钟后，鸟氨酸达血药浓度峰值，生物利用度约 82%。静脉滴注的半衰期 0.3~0.4 小时，主要代谢产物随尿排出。

【适应证】 用于治疗因急、慢性肝病，如肝硬化、脂肪肝、肝炎所致的高血氨症，特别适用于因肝脏疾患引起的中枢神经系统症状及肝昏迷。

【剂量与用法】 注射剂：①急性肝炎：每日5~10g，静脉滴注。②慢性肝炎或肝硬化：每日10~20g，静脉滴注，病情严重者可酌量增加，但根据目前的临床经验，每日以不超过40g为宜。③肝昏迷治疗可参考以下方案：第1天的第1个6小时内用40g，第2个6小时内分2次给药，每次10g，静脉滴注。使用时，先将本品用适量注射用水充分溶解，再加入到0.9%的氯化钠注射液或5%、10%的葡萄糖注射液中，使本品浓度不超过2%，缓慢静脉滴注。颗粒剂：除非特别说明，否则每次3g，每日3次，将每包内容物溶于足够的溶液（水、茶或果汁）中，餐后服用。或隔周与本品注射剂交替使用。

【不良反应】 ①大剂量静注时（>40g/L）会有轻、中度的消化道反应，出现恶心、呕吐或腹胀等症，减少用量或减慢滴速（<10g/L）后，以上反应会明显减轻。②本品口服无明显不良反应。少数患者可出现恶心、呕吐或腹胀等，停药后自动消失。

【注意事项】 ①对氨基酸类药物过敏者及严重肾衰竭（血清肌酐>3mg/100mL）者禁用。②孕妇及哺乳期妇女慎用。③大剂量使用本品时，注意监测血及尿中的尿素指标。④本品应置于儿童接触不到的地方。

【药物相互作用】 注射本品时，与泮托拉唑钠存在配伍禁忌。

【制剂规格】 注射剂：10mL：5g。粉针剂：2.5g。颗粒剂：1g；3g。

复方甘草酸单铵

Compound Ammonium Glycyrrhetate

【别名】 苷力康，力克敏，强力宁，康体多，潘通，Potenlini。

【药理作用】 本品是从甘草中提取的甘草酸或称甘草甜素，加半胱氨酸、甘氨酸组成的复方制剂。甘草酸单铵对肝脏内类固醇代谢酶有较强的亲和力，从而阻碍皮质醇与醛固酮的灭活，使用后显示明显的皮质激素样效应，如抗炎作用、抗过敏及保护膜结构等作用，无明显皮质激素样不良反应。本品可促进胆色素代谢，减少ALT、AST释放；诱生γ-lFN及白细胞介素II，提高NK细胞活性和OKT_4/OKT_8比值和激活网状内皮系统；抑制肥大细胞释放组织胺；抑制细胞膜磷酯酶A_2（PL-A_2）、前列腺素E_2（PGE_2）的形成和肉芽肿性反应；抑制自由基和过氧化脂产生和形成，降低脯氨酸羟化酶的活性；调节钙离子通道，保护溶酶体膜及线粒体，减轻细胞的损伤和坏死，促进上皮细胞产生黏多糖。盐酸半胱氨酸在体内可转换为蛋氨酸，是一种必需氨基酸，在人体可合成胆碱和肌酸。胆碱是一种抗脂肪肝物质，对由砷剂、巴比妥类药物、四氯化碳等有机物质引起的中毒性肝炎，蛋氨酸有治疗和保护肝功能作用。

【适应证】 急慢性、迁延型肝炎引起的肝功能异常；对中毒性肝炎、外伤性肝炎，以及肝肿瘤有一定的辅助治疗作用。亦可用于食物中毒、药物中毒、药物过敏等症的治疗。

【剂量与用法】 ①静脉滴注：每次20~80mL，加至5%葡萄糖注射液或0.9%氯化钠注射液250~500mL中稀释后缓慢滴注，每日1次。②静脉注射：每次20~80mL，加至5%葡萄糖注射液中缓慢静脉推注，每日1次。③肌内或皮下注射：每次2~4mL，小儿每次2mL，或遵医嘱，每日1~2次。

【不良反应】 本品可见纳差、恶心、呕吐、腹胀，以及皮肤瘙痒、荨麻疹、口干和浮肿等不良反应，心脑血管系统常见头痛、头晕、心悸及血压增高，以上症状一般较轻，不影响疗效。偶见低钾血症、水钠潴留、浮肿、假性醛固酮症、胸闷等症。

【注意事项】①对本品过敏者禁用。②严重低钾血症、高钠血症、高血压、心衰、肾衰竭、醛固酮症患者禁用。③本品性状发生改变时禁用。④治疗过程中，应定期监测血压及血清钾、钠浓度，一旦出现高血压、水钠潴留、低血钾等应停药或适当减量。⑤孕妇及哺乳期妇女、儿童、老年患者慎用。

【药物相互作用】与呋塞米、噻嗪类利尿剂合用时，易出现低血钾。

【制剂规格】注射剂：20mL（含甘草酸单铵40mg，甘氨酸400mg，L－半胱氨酸15mg）。

六、利胆药

复方阿嗪米特
Compound Azintamide

【别名】泌特，嗪硫酰胺，密特。

【药理作用】本品是由助消化酶制品胰酶和纤维素酶，促进胆汁分泌药阿嗪米特及消胀药二甲基硅油组成的复方制剂。阿嗪米特为一种促进胆汁分泌药物，它可以增加胆汁的液体量，增加胆汁中固体成分的分泌；胰酶内含淀粉酶、蛋白酶和脂肪酶，可用于改善碳水化合物、脂肪、蛋白质的消化与吸收，恢复机体的正常消化机能；纤维素酶4000U具有解聚和溶解或切断细胞壁作用，使植物营养物质变为可利用的细胞能量；具有改善胀气和肠道中菌丛混乱而引起的酶失调作用；二甲基硅油有减少气体作用，可使胃肠道的气体减少到最低，从而消除因气胀引起的胃痛，也可以消除消化道中其他器官引起的气胀。

【适应证】适用于治疗因胆汁分泌不足或消化酶缺乏引起的消化不良症状。

【剂量与用法】成人每次1～2片，餐后服用，每日3次。

【注意事项】①严重肝功能障碍者，因胆石

症引起胆绞痛、胆管阻塞、急性肝炎者禁用。②整片吞服，不得咬碎。

【制剂规格】肠溶片、胶囊剂：每片（粒）含阿嗪米特75mg，胰酶100mg（含胰淀粉酶5850活力单位，胰蛋白酶185活力单位，胰脂肪酶3320活力单位），纤维素酶4000 10mg（含纤维素酶25单位），二甲基硅油50mg。

茴三硫
Anethol Trithione

【别名】环戊硫酮，胆维他，Felviten。

【药理作用】本品为促胆汁分泌药，也是肝细胞复活剂，能增强肝脏谷胱甘肽（GSH）水平，明显增强谷氨酰半胱氨酸合成酶（GCS）、谷胱甘肽还原酶（GSSG－R）和谷胱甘肽硫转移酶（GSH－S－Tx）活性，降低谷胱甘肽过氧化酶（GSH－Px）活性，从而增强肝细胞活力，使胆汁分泌增多，有利胆作用。

【体内过程】本品经口服后吸收迅速，生物利用度高，服用15～30分钟后起效，1小时后达血浆峰值。本品在体内主要代谢为对羟基苯基三硫酮与葡萄糖醛酸的结合物和无毒的硫酸盐，经肾排泄。

【适应证】适用于治疗胆囊炎、胆结石及消化不良，还用于急、慢性肝炎的辅助治疗。

【剂量与用法】口服：每次12.5～25mg，每日3次，或遵医嘱。

【不良反应】偶见荨麻疹样红斑，停药可消失。可致发热、头痛等过敏反应；腹胀、腹痛、恶心、肠鸣等胃肠反应。可引起尿液变色，长期服用可致甲状腺功能亢进。

【注意事项】①胆道完全梗阻者禁用。②对本品过敏者禁用。③长期大剂量服用可致甲状腺功能亢进，故甲状腺功能亢进症患者慎用。④妊娠期及哺乳期妇女慎用。

【制剂规格】片剂：12.5mg；25mg。胶囊剂：25mg。

去氢胆酸
Dehydrocholic Acid

【别名】脱氢胆酸，Dehydrocholin。

【药理作用】本品为胆酸合成的衍生物，可促进胆汁液状成分分泌，消除胆汁瘀滞，促进脂肪消化和吸收。本品还有排石作用，但不能增加口服维生素 K 的吸收。

【适应证】适用于治疗胆囊及胆道功能失调、胆囊切除后综合征、慢性胆囊炎、胆石症，预防胆道感染、慢性肝炎等。

【剂量与用法】口服：成人每次 0.25 ~ 0.5g，每日 3 次，饭后服用。用其钠盐溶液静注：每日 0.5g，以后根据病情逐渐增加至每日 2g。

【不良反应】①服用过量可致电解质失衡，甚至出现呼吸困难、心跳骤停、心律紊乱、肌痉挛、极度疲乏无力，应立即就医。②可有嗳气、打嗝、腹泻、恶心、肌痉挛、肛门周围皮肤刺激等不良反应。偶可发生喉痉挛、呼吸困难等。

【注意事项】①本品为辅助治疗药，第一次使用本品前应咨询医师，治疗期间应定期到医院检查。②妊娠期前 3 个月慎用。③儿童禁用。④对本品过敏者禁用，过敏体质者慎用。⑤本品性状发生改变时禁用。⑥请将本品放在儿童不易接触处。⑦正在使用其他药品时，在使用本品前请咨询医师或药师。⑧胆道完全阻塞及严重肝肾功能减退者禁用。

【制剂规格】片剂：0.25g。

曲匹布通
Trepibutone

【别名】舒胆通，胆灵，三乙氧苯酰丙酸，曲匹布通，三乙丁酮。

【药理作用】本品具有选择性松弛胆道平滑肌并直接抑制胆道奥狄括约肌的作用。本品可使胆道括约肌松弛，降低胆总管与十二指肠汇合部的通过阻力；能降低胆囊、胆管内压，促进胆汁和胰液的分泌和排出，改善食欲，消除腹胀。本品还有解痉镇痛及利胆作用。

【体内过程】本品口服吸收迅速，成年健康男性单次口服本品后，30 ~ 60 分钟血药浓度达峰。肝、肾、肠道、胆囊和胰腺为主要分布器官，半衰期 1.5 ~ 2 小时，血浆中完全消失约需 6 小时。代谢产物为葡萄糖醛酸结合物及脱烷基酸（在肝代谢），并以此代谢物形式及少量原形药物从肾及胆汁排出。胆囊摘除后安置 T 型管者，本品从胆汁排出加快，一般口服 2 ~ 4 小时胆汁浓度最高，经 10 小时已从胆汁中消失。

【适应证】用于治疗胆囊炎及胆道疾病。

【剂量与用法】口服：每次 40mg，每日 3 次，饭后服用，2 ~ 4 周为一疗程。

【不良反应】不良反应一般较轻。偶见恶心、呕吐、食欲欠佳、唾液过多、胃不适、腹胀、便秘和腹泻；皮疹、瘙痒；眩晕、倦怠和头重。

【注意事项】①完全性胆道梗阻、急性胰腺炎、儿童、及哺乳期妇女慎用；②对本品过敏者、严重肝肾功能不全及孕妇禁用。

【制剂规格】片剂：40mg。

腺苷蛋氨酸
Ademetionine

【别名】思美泰，Transmetil。

【药理作用】本品是存在于人体中的一种生物活性物质，作为甲基供体，表现为传导甲基作用，与巯基化合物（如半胱氨酸、牛磺酸、谷胱甘肽和辅酶 A 等）的前体共同参加体内有关的生化反应。在肝内，使细胞膜磷脂甲基化，调节肝脏细胞膜的流动性，有助于防止肝内胆汁瘀积。肝硬化时，腺苷蛋氨酸合成酶的活性明显降低，使蛋氨酸向腺苷蛋氨酸转化减少，减弱了防止胆汁瘀积的正常生理过程。肝硬化患者血浆蛋氨酸的清除率下降，特别是半胱氨酸、谷胱甘肽和牛磺酸利用度下降；体内蛋氨酸累积可致其降解产物（如硫醇、甲硫醇）在血中的浓度升高，造成高蛋氨酸血症，增加肝性脑病的发生危险性。给肝硬化患者补充腺苷蛋氨酸，可以使必需化合物恢复其内源性水平。

【体内过程】本品口服生物利用度为5%，肌内注射生物利用度为95%，45分钟达血药浓度高峰。本品静注后快速分布，单剂静注100mg和500mg，分布容积分别为0.14L/kg和0.44L/kg，24小时后分别以34%和40%的原形经肾排泄。

【适应证】适用于治疗肝硬化前及肝硬化期所致肝内胆汁瘀积、妊娠期肝内胆汁瘀积症以及骨关节炎、抑郁症。

【剂量与用法】治疗肝内胆汁瘀积时，初始治疗为每日0.5～1g，分2次使用，肌内或静脉注射；2周后转为维持治疗，每日口服1～2g，持续4周。

【不良反应】常见轻微不良反应为胃灼热和上腹痛。对本品特别敏感者，偶可引起昼夜节律紊乱。其他轻微和短暂的反应还有浅表性静脉炎、恶心、腹泻、出汗和头痛等，但均不需要中断治疗。本品长期大量服用，亦未见严重不良反应。

【注意事项】①本品不得嚼碎；②静注必须缓慢；③血氨增高的肝硬化前及肝硬化期患者必须在有经验医师监督下使用，并监测血氨；④本品从白色变成其他颜色时，视为变质，不可应用，服用前，直接从铝箔包装中取出；⑤溶解后的注射剂不可放置，应随溶随用。

【药物相互作用】本品注射剂不可与碱性和含钙液体混合应用。

【制剂规格】肠溶片：400mg，500mg。注射剂（粉）：500mg。

亮菌甲素
Armillarisin A

【别名】密环菌素，假密环菌素A，天麻密环菌粉，假密环菌甲素，Armichromone，Armillarisinum A。

【药理作用】本品可解除胆道口括约肌痉挛，增加胆汁分泌，具有消炎、利胆、止痛及降低转氨酶，消除腹胀、腹痛等作用。尚可提高人体免疫力，提高吞噬细胞的吞噬功能。

【适应证】用于治疗急性胆囊炎、慢性胆囊炎急性发作及慢性浅表性胃炎和慢性浅表性萎缩胃炎。

【剂量与用法】口服：每次10～40mg，每日3次，7～14日为一疗程。肌内注射：每次1～2mg，每日2～4次，10日为一疗程。急性期每日4次，症状控制后改为每日2次。

【不良反应】尚未见有关本品严重不良反应报道，如有上腹不适或轻微腹泻者，停药后症状可消失。

【注意事项】①严重胆道梗阻者禁用。②妊娠及哺乳期妇女慎用。

【制剂规格】注射剂：2mL：1mg；5mL：2.5mg；10mL：50mg。片剂：5mg。

七、肛肠科用药

地奥司明
Diosmin

【别名】葛泰，爱脉朗，Alvenor。

【药理作用】本品为增强静脉张力性药物和血管保护剂。药物以下列方式对静脉血管系统发挥活性作用：①降低静脉扩张性和静脉血瘀滞。②在微循环系统，使毛细血管壁渗透能力正常化并增强其抵抗性。

【体内过程】本品主要通过粪便排泄，14%随尿排出，半衰期11小时，药物代谢广泛，在尿中存在各种酚酸。

【适应证】用于治疗与静脉淋巴功能不全相关的各种症状，如腿部沉重、疼痛、晨起酸胀不适等。也可治疗痔疮急性发作时的各种症状。

【剂量与用法】①服药剂量：常用剂量为每日 2 片；当用于急性痔疮发作时，前 4 天每日 6 片，以后 3 天每日 4 片。②服用方法：将日剂量平均分为 2 份，分别于午餐和晚餐时服用。

【不良反应】本品有少数轻微胃肠反应和植物神经紊乱的报告，但不必中断治疗。

【注意事项】①对本品中任何成分过敏者禁用。②有少数轻微胃肠反应和植物神经紊乱的报道。③本品用于急性痔疮发作的治疗，但不能替代处理其他肛门疾病所需的特殊治疗。④治疗必须短暂，如果症状不能迅速消除，应进行肛肠病学检查并对本治疗方案进行重新审查。

【制剂规格】片剂：0.5g（地奥司明 0.45g，陈皮苷 0.05g）。

复方角菜酸酯
Compound Carraghenates

【别名】太宁。

【药理毒理】本品是一种含有保护黏膜的海藻提取物角菜酸酯的痔疮治疗制剂，主要成分为角菜酸酯、二氧化钛和氧化锌。角菜酸酯可以在肛门直肠黏膜表面形成一层膜状结构，并长时间覆盖于黏膜表面，对有炎症或受损的黏膜起保护作用，而其所产生的润滑作用可使粪便易于排出；二氧化钛和氧化锌有止痒和减轻肛门、直肠黏膜充血的作用，从而保护黏膜。

【适应证】用于治疗痔疮及其他肛门疾患引起的疼痛、瘙痒、肿胀和出血等症；亦可用于缓解肛门局部手术后的不适。

【剂量与用法】①从包装盒中取出装有本品栓剂的塑料板，取下 1 枚。②用双手的食指及拇指分别捏住塑料膜的尖端，撕开塑料膜后，取出栓剂。③从指套袋中取出 1 枚指套，戴在食指上。④将栓剂轻轻塞入肛门内约 2cm 处，每次 1 枚，每日 1~2 次。退出时，请注意将指套一起退出。

【不良反应】本品尚无严重不良反应报告。用药部位皮肤可略感不适，并能自动消失或减轻。

【注意事项】①使用本品 7 天后症状未缓解时，请咨询医师或药师。②使用本品前，宜先洗净患处。③使用本品期间，注意保持良好的饮食习惯。④对本品过敏者禁用，过敏体质者慎用。⑤本品性状发生改变时禁用。⑥将本品放在儿童不易接触处。⑦儿童必须在成人监护下使用。⑧如正在使用其他药品时，使用本品前请咨询医师或药师。⑨妊娠及哺乳期间的用药应咨询医生。

【制剂规格】栓剂：本品为复方制剂，每枚（3.4g）含角菜酸酯 0.3g，二氧化钛 0.2g，氧化锌 0.4g。

八、其他

盐酸阿扑吗啡
Apomorphine Hydrochloride

【别名】去水吗啡。

【药理作用】本品为中枢多巴胺受体激动剂，为强力催吐剂，能兴奋延脑催吐化学敏感区引起呕吐。运动可增强本品的催吐作用。

【适应证】适用于误食毒物及不能施行洗胃术者。

【剂量与用法】皮下注射：成人，每次 2~5mg；极量，每次 5mg。注射前 10 分钟，喝 200~300mL 水，以增强呕吐效果。儿童，每次 0.07~0.1mg/kg，每次最大剂量不超过 5mg。

【不良反应】本品不良反应主要表现在以下几方面：①中枢抑制的呼吸短促、呼吸困难或心动过缓；②用量过大引起持续性呕吐；③昏睡、晕厥和直立性低血压等；④快速或不规则的呼吸、疲倦无力、颤抖或心率加快，以及中枢神经刺激反应。

【注意事项】①对于麻醉药中毒的病例，因其中枢已受抑制，故本品难以奏效，甚至反而加重其中毒程度，不宜使用。②昏迷或有严重呼吸抑制及吗啡过敏者禁用。③本品贮存期间变为绿色者不可使用。

【药物相互作用】①先期服用止吐药，可降低本品的催吐效应；②对中枢神经系统起抑制作用的吩噻嗪类镇吐药与本品合用时，可致严重的呼吸和循环抑制，产生不良反应或延长睡眠；③纳络酮可以对抗本品的催吐作用和对中枢神经与呼吸等的抑制；④在服用口服避孕药期间服用本品时，可使镇静作用减弱。

【制剂规格】注射剂：1mL：5mg。

柳氮磺吡啶

Sulfasalazine

【别名】舒腹捷，维柳芳，长建宁。

【药理作用】本品可减少大肠埃希菌和梭状芽孢杆菌，同时抑制前列腺素的合成及其他炎症介质白三烯的合成。目前认为本品对炎症性肠病产生疗效的主要成分是5-氨基水杨酸，而磺胺吡啶对肠道菌群则显示微弱的抗菌作用。

【体内过程】本品口服后，少部分在胃肠道吸收，通过胆汁可重新进入肠-肝循环。其中未被吸收的部分被回肠末段和结肠的细菌分解为5-氨基水杨酸与磺胺吡啶，残留部分自粪便排出。5-氨基水杨酸几乎不被吸收，大部分以原形自粪便排出，但5-氨基水杨酸的N-乙酰衍生物可见于尿内。磺胺吡啶可被吸收并排泄，尿中可测知其乙酰化代谢产物。磺胺吡啶及其代谢产物也可出现于母乳中。

【适应证】临床适用于溃疡性结肠炎的治疗，对急性和慢性发作均有一定疗效，且可防止复发。亦可与皮质激素类药合用治疗急性溃疡性结肠炎。

【剂量与用法】口服：成人开始每次0.5~1g，每日3~4次。如无不良反应，以后逐渐增至每次1~1.5g，每日3~4次。待症状好转后再减为维持量，每次0.5g，每日4次。灌肠：每日

2g，加入生理盐水20~50mL中。儿童初始剂量每次5~10mg/kg，每日6次。维持剂量每次7.5~10mg/kg，每日4次。最大剂量每日不超过2g。

【不良反应】血清磺胺吡啶及其代谢产物的浓度（20~40mg/mL）与毒性有关，当浓度超过50mg/mL时具毒性，故应减少剂量，避免毒性反应。①过敏反应较为常见，可表现为药疹，严重者可发生渗出性多形红斑、剥脱性皮炎和大疱表皮松解萎缩性皮炎等；也有表现为光敏反应、药物热、关节及肌肉疼痛、发热等血清病样反应。②中性粒细胞减少或缺乏症、血小板减少症及再生障碍性贫血，可表现为咽痛、发热、苍白和出血倾向。③缺乏葡萄糖-6-磷酸脱氢酶患者使用本品后易发生溶血性贫血及血红蛋白尿，新生儿和小儿较成人多见。④由于本品可与胆红素竞争蛋白结合部位，致游离胆红素增高，或新生儿肝功能不完善，故较易发生高胆红素血症和新生儿黄疸。偶可发生核黄疸。⑤肝损害时，可发生黄疸、肝功能减退，严重者发生急性肝坏死。⑥肾损害时，可发生结晶尿、血尿和管型尿，偶有发生间质性肾炎或肾小管坏死的严重不良反应者。⑦一般恶心、呕吐、胃纳减退、腹泻、头痛、乏力等症状轻微，不影响继续用药。偶有发生艰难梭菌肠炎者，此时需停药。⑧甲状腺肿大及功能减退偶有发生。⑨中枢神经系统毒性反应偶可发生，表现为精神错乱、定向力障碍、幻觉、欣快感或抑郁。一旦出现均需立即停药。⑩罕见有胰腺炎、男性精子减少或不育症。

【注意事项】①缺乏葡萄糖-6-磷酸脱氢酶、肝肾功能损害者，以及患者血卟啉症、血小板及粒细胞减少症、血紫质症、肠道或尿路阻塞者慎用。②应用磺胺药期间，应多饮水，保持高尿流量，以防结晶尿的发生，必要时亦可服碱化尿液的药物。如应用本品疗程长，剂量大时，宜同服碳酸氢钠并多饮水，以防止此不良反应的发生。治疗中至少每周检查尿常规2~3次，如发现结晶尿或血尿时，应给予碳酸氢钠及大量饮用水，

直至结晶尿和血尿消失。失水、休克和老年患者应用本品时易致肾损害，应慎用或避免应用。③对呋塞米、砜类、噻嗪类利尿药、磺脲类、碳酸酐酶抑制剂及其他磺胺类药物过敏者，对本品亦会过敏。④治疗中须注意检查全血象，对较长疗程患者尤为重要；直肠镜与乙状结肠镜检查，用于观察用药效果及调整剂量；肝、肾功能检查，肾功能不全者应减小剂量。⑤如有胃肠道刺激症状时，应强调餐后服药，或分成小量多次服用，甚至每小时 1 次，以减轻症状。⑥根据患者的反应与耐药性，随时调整剂量，部分患者可采用间歇治疗，即用药 2 周，停药 1 周。⑦腹泻症状无改善时，可加大剂量。⑧夜间停药间隔不得超过 8 小时。⑨孕妇、哺乳期妇女及新生儿、2 岁以下小儿应禁用。老年患者避免应用，确有指征时，需权衡利弊后决定是否使用。

【药物相互作用】①尿碱化药可增强磺胺药在碱性尿中的溶解度，使排泄增多。②对氨基苯甲酸可竞争磺胺被细菌摄取，拮抗磺胺药的抑菌作用，因而不宜合用。③本品与下列药物合用时，可取代这些药物的蛋白结合部位，或抑制其代谢，导致药物作用时间延长或毒性发生，应调整这些药的剂量。此类药物包括口服抗凝药、口服降血糖药、甲氨蝶呤、苯妥英钠和硫喷妥钠。④本品与骨髓抑制药合用时，可增强此类药物对造血系统的不良反应，应严密观察可能发生的毒性反应。⑤避孕药（雌激素类）长期与磺胺药合用时，可致避孕的可靠性减少，并增加经期外出血的机会。⑥溶栓药物与磺胺药合用时，可能增大其潜在的毒性作用。⑦肝毒性药物与磺胺药合用时，可能增高肝毒性发生率。对此类患者尤其是用药时间较长及以往有肝病史者，应监测肝功能。⑧光敏药物与磺胺药合用时，可能发生光敏的相加作用。⑨接受磺胺药治疗者对维生素 K 的需要量增加。⑩与洋地黄类或叶酸合用时，后者吸收减少，血药浓度降低，因此须随时观察洋地黄类的作用和疗效。⑪与丙磺舒合用时，会降低肾小管磺胺排泌量，致磺胺的血药浓度上升，作用延长，容易中毒。⑫与新霉素合用，后者抑制肠道菌群，影响本品在肠道内分解，使作用降低。

【制剂规格】片剂：0.25g；0.5g。栓剂：0.5g。

奥曲肽

Octreotide

【别名】善得定，Sandostain。

【药理作用】本品是一种人工合成的生长抑素八肽衍生物，具有和生长抑素相类似的药理作用，且作用持久。本品能抑制胃肠胰内分泌系统的肽的病理性分泌，抑制生长激素、胰高血糖素和胰岛素的作用较天然生长抑素更强，且对前二者有明显的选择性抑制作用。此外，本品还能抑制促甲状腺素的释放。

【体内过程】静注本品 25～200μg 后，吸收半衰期为 9～14 分钟，半衰期为 72～98 分钟，并随剂量而异。皮下注射后（50～40μg），本品迅速被吸收，达峰时间为 0.5～1 小时，半衰期为 90～120 分钟，血浆蛋白结合率为 65%。

【适应证】适用于经手术、放射治疗或多巴胺受体激动剂治疗失败的肢端肥大症患者，亦适用于不能或不愿手术的肢端肥大症患者，以及肢端肥大症患者放疗尚未生效的间歇期患者；用于解除与胃肠胰内分泌肿瘤（类癌综合征、胰岛瘤、胰高糖素瘤、胃泌素瘤、生长激素释放因子瘤、血管活性肠肽瘤）有关的症状；治疗胰腺疾病（重症急性胰腺炎、胰损伤或手术后胰瘘，预防胰手术后伴发症）、胃肠道瘘、肝硬化食道静脉曲张出血、突眼性甲状腺功能亢进症等。

【剂量与用法】①肝硬化食管静脉曲张出血：用 0.1mg 静滴，随后每 2 小时静滴 0.05mg，持续 24～48 小时。②消化性溃疡出血：皮下注射 0.1mg，每日 3 次。③应激性溃疡出血：皮下注射 0.1mg，每日 3 次。④重型急性胰腺炎：每 6 小时皮下注射 0.1mg，连用 3～7 日。⑤胰损伤或手术后胰瘘：每 8 小时皮下注射 0.1mg，连用 7 ~ 14 日。⑥预防胰腺手术后并发症：每 12 小时皮下注射 0.1mg，连用 5 ~ 7 日。⑦胃肠道瘘管：每 8 小时皮下注射 0.1mg，连用 10 ~ 14 日。⑧消化系内分泌肿瘤：每 8 小时皮下注射 0.1mg，疗程 10 ~ 14 日。⑨肢端肥大症：每 8 小时皮下注射 0.1mg。⑩突眼性甲状腺功能亢进症：每 8 小时皮下注射 0.1mg。⑪艾滋病相关性腹泻：每 8 小时皮下注射 0.1mg。

【不良反应】主要不良反应有注射部位疼痛或针刺感，一般可于 15 分钟后缓解。若消化道不良反应，如厌食、恶心、呕吐、腹泻、腹部痉挛疼痛等，给药前后应避免或减少进餐，可在两餐之间或夜间给药。偶见高血糖、胆石、糖耐受异常和肝功能异常等。

【注意事项】①对本品过敏者禁用，孕妇、哺乳期妇女和儿童禁用。肾、胰功能异常和胆石症者慎用。②少数患者长期治疗后，有形成胆石的报道，故治疗前后每 6 ~ 12 个月进行胆囊超声波检查 1 次。③对胰岛素瘤患者，本品可能加重低血糖程度，并延长其时间，应注意观察。

【药物相互作用】本品可减少环抱菌素的吸收；延缓西咪替丁的吸收。

【制剂规格】注射剂：1mL：0.05mg；1mL：0.1mg；1mL：0.5mg。粉针剂：0.1mg（以奥曲肽计）。

二甲硅油
Dimethicone

【别名】聚乙甲基硅油。

【药理作用】本品为消泡和排气剂，能降低气泡表面张力，消除胃肠道中的泡沫，使被泡沫贮留的气体得以排除，从而缓解胀气。

【体内过程】本品进入人体后不被吸收，以原形排出。

【适应证】用于消除各种原因引起的胃肠道胀气；用于胃镜或 X 线胃肠气钡双重对比检查时消除泡沫，帮助显示胃肠表面结构。

【剂量与用法】①治疗胃肠道气胀：口服，每次 100 ~ 200mg，每日 3 ~ 4 次，餐前或临睡前服。②X 线检查前驱除肠道内气体：检查前 3 ~ 4 天开始服，每次 2mL（相当于二甲硅油 20mg），每日 3 次，餐前或两餐之间服。③胃镜检查：在检查前 15 ~ 40 分钟服 2mL（相当于二甲硅油 20mg）。④治疗急性肺水肿：进行雾化吸入，可连续使用至泡沫减少、呼吸改善。

【不良反应】本品可见头痛、恶心、腹泻、胃胀、食欲缺乏等不良反应。

【注意事项】①给药后 1 小时左右见效，但对非气性胃肠道膨胀感（如消化不良等）无效。②水混悬液应新鲜配制，乳剂用前摇匀。③喷雾剂外的保护套不可取下，防止破裂。若温度过低不能喷雾时，应加温后使用。

【制剂规格】片剂：50mg。乳剂：200mL；300mL。

美沙拉嗪
Mesalazine

【别名】5 - 氨基水杨酸，艾迪莎，颇得斯安，惠迪，莎尔福，安洁莎，美少胺，美沙胺，马莎拉嗪，安萨科，5 - ASA，Asacol。

【药理作用】本品对肠壁的炎症有显著抑制作用，可抑制引起炎症的前列腺素合成和炎性介质白三烯的形成，从而对肠黏膜的炎症起显著治疗作用。对有炎症的肠壁结缔组织效果更好，但必须制成肠溶制剂，以保证大部分药物能到达结肠，从而起到治疗作用。

【体内过程】本品口服后，在结肠降解为乙酰水杨酸。一部分乙酰水杨酸被细菌分解，从粪便排出；另一部分则被肠黏膜吸收，其中的 40% 与血浆蛋白结合，代谢物随尿排出，半衰期为 5 ~ 10 小时。

【适应证】用于治疗溃疡性结肠炎或直肠炎、节段性回肠炎。

【剂量与用法】①肠溶片：成人溃疡性结肠炎，急性发作，每次1g，每日4次，或遵医嘱；维持治疗，每次0.5g，每日3次，或遵医嘱。节段性回肠炎，每次1g，每日4次，或遵医嘱；老人用量应酌减；儿童，每日20~30mg/kg。②缓释颗粒剂：吞服，不能咀嚼，每日剂量分3~4次口服。溃疡性结肠炎：急性期，每日4g；缓解期，每日1.5g。节段性回肠炎：缓解期，每日2g。③栓剂：成人每次1枚，每日1~2次。2岁儿童可考虑使用，具体剂量遵医嘱。使用前应先排便，将包装铝箔袋撕开，用乳胶指套将栓剂从肛门塞入，直达遇有稍瞬即逝之阻力的位置。若栓剂在10分钟内流出时，需重新塞入一枚栓剂。为方便塞入，可用水、凡士林等湿润栓剂。若因故漏用一次剂量时，应按处方继续使用。若多次漏用时，应尽快与医师联系。④缓释片：溃疡性结肠炎，成人急性发作期，每次1g，每日4次；维持期，每次0.5g，每日4次。2岁以上儿童急性发作期，每日20~30mg/kg，分次服；维持期，建议每日20~30mg/kg，分次服。节段性回肠炎，成人急性期和维持期，每次1g，每日4次；2岁以上儿童急性期和维持期，建议每日20~30mg/kg，分次服。成人溃疡性直肠炎，每次1g，每日1~2次。⑤灌肠剂：每日2~4g。

【不良反应】①可能引起轻微胃部不适，偶有恶心、头痛、头晕等。②可能出现出血、瘀肿、咽喉痛及发热、心肌炎、气短伴发热、胸痛等症。若出现上述不良反应时，应酌情停止用药。

【注意事项】①对水杨酸类药物、本品及赋形剂过敏者禁用。②消化性溃疡活动期禁用。③肾、肝功能不全者慎用。出现皮疹时应暂停使用，并尽快咨询医生。应定期监测患者的肾功能（如血清肌酐），特别是在治疗初期。如患者在治疗期间出现肾功能障碍时，应怀疑美沙拉嗪引起的中毒性肾损害。④最好整粒吞服，也可掰开用水

冲服，但绝不可嚼碎服。若因故漏服一次剂量时，应尽快补服或与下次剂量同时补服。⑤致畸作用的研究数据不多，妊娠及哺乳期妇女慎用本品。⑥2岁以下儿童不宜使用本品，2岁以上儿童，用量20~30mg/kg·d，或遵医嘱。⑦高龄患者用量酌减。

【药物相互作用】本品可影响氰钴胺的吸收。

【制剂规格】肠溶片剂：0.25g；0.5g。缓释片（颗粒）剂：0.5g。栓剂：0.5g；1g。灌肠剂：60mL：4g。

生长抑素（14肽）

Somatostatin

【别名】施他宁。

【药理作用】本品是人工合成的环状十四氨基酸肽，与天然生长抑素的化学结构和作用完全相同。它能抑制生长激素、甲状腺素、胰岛素、胰高血糖素、胃酸分泌，能明显减少内脏器官的血流量而又不引起体循环动脉血压的显著变化。

【体内过程】在静脉注射给药后，血浆半衰期非常短，依据放射性免疫测定结果，其半衰期在1.1~3分钟之间，肝病及慢性肾衰者的半衰期不超过4.9分钟。在以每小时75μg的速度静滴本品后，其达峰时间约15分钟，达峰浓度约1250ng/L，代谢清除率约1L/min，半衰期为2.7分钟。本品在肝脏中通过肽链内切酶和氨基肽酶的作用很快被代谢。静注2ng的^{125}I甲状腺素生长抑素4小时后，尿中排泄物放射活性为40%，24小时后则为70%。

【适应证】本品用于治疗严重急性食道静脉曲张出血、严重急性胃或十二指肠溃疡出血，或并发急性糜烂性胃炎，或出血性胃炎。也可作为胰、胆、肠瘘及糖尿病酮症酸中毒的辅助治疗，以及胰、胆手术后并发症的防治。

【剂量与用法】治疗严重上消化道出血（包括食道静脉曲张）：先用负荷量250μg速度缓慢

静注，然后以每小时250μg静滴。两次输液间隔>3~5分钟时，应重新静注250μg。当大出血止住后，应继续治疗48~72小时。用于胰瘘、胆瘘和肠瘘的辅助治疗：以每小时250μg的速度静滴，直至主瘘管闭合后继续用药1~3天。用于糖尿病酮症酸中毒的辅助治疗：以每小时100~500μg的速度静滴。

【不良反应】偶见恶心、眩晕、脸红等不良反应。滴速高于每分钟50μg时，可出现恶心、呕吐。

【注意事项】①对本品过敏者禁用，孕妇不宜使用。②在胰岛素依赖型糖尿病患者使用本品时，应每隔3~4小时测一次血糖。

【药物相互作用】①应单独给药，不宜与其他药物配伍。②本品能延长环己烯巴比妥导致的睡眠时间，并加剧戊烯四唑的作用，不宜合用。

【制剂规格】粉针剂（醋酸盐）：250μg；750μg；2mg；3mg。

抑肽酶
Aprotinin

【别名】抑胰肽酶，Trypsin。

【药理作用】本品为广谱蛋白酶抑制剂，能抑制胰蛋白酶和糜蛋白酶，阻止胰腺中其他活性蛋白酶原的激活及胰蛋白酶原的自身活化。能抑制纤维蛋白酶及纤维蛋白溶酶原的激活因子，阻止纤维蛋白溶酶原的活化。能抑制血管舒张素，抑制血管舒张，增加毛细血管通透性，降低血压。

【体内过程】本品静脉注射后，可迅速分布于整个细胞外相，半衰期约为10小时，以无治性代谢产物形式由尿排出体外，抑肽酶在肾脏蓄积，软骨组织中有少量蓄积。肺、脾和胰腺中的浓度与血清的浓度相近。脑、肌肉、胃和肠的浓度最低。

【适应证】用于治疗各型胰腺炎，各种纤维蛋白溶解所引起的急性出血。主要通过体外循环，

控制出血。亦用于各种严重休克状态。此外，本品在腹腔手术后直接注入腹腔，预防肠粘连。

【剂量与用法】①体外循环：静脉给药，一次1680~2800单位，加入预冲液中。②预防出血：静脉给药，每日11.2单位，术前1日开始给药。③预防术后肠粘连：腹腔注射，一次11.2~28单位，手术切口闭合前直接注入腹腔，勿与创口接触。

【不良反应】本品输注后，可能出现血栓性静脉炎。少数病人可出现过敏反应，应立即停药。输注过快时，可出现恶心、呕吐、发热、瘙痒、荨麻疹等症。支气管痉挛、胃肠道不适、皮疹、心动过速等均属过敏反应，甚至可致死亡。较少见的不良反应有：治疗胰腺炎时，可出现凝血机制障碍、过敏性休克等。心脏外科手术者在高剂量治疗期间，血清肌酐可一过性增高。

【注意事项】少数过敏体质患者可能产生过敏反应，且死亡风险高，应慎用。

【药物相互作用】本品禁与皮质激素、肝素、含氨基酸的营养液及四环素等药物配伍使用。

【制剂规格】注射剂：20mL：278单位；50mL：278单位；100mL：556单位；200mL：111单位。冻干粉针剂：28单位；56单位；112单位；278单位。

复方谷氨酰胺
Compound Glutamine

【别名】谷参。

【药理作用】本品的主要成分是由L-谷氨酰胺和人参、甘草（蜜炙）、白术、茯苓组成的复方制剂，是一种新型肠黏膜保护药。本品可增强肠黏膜细胞的活力，增强肠黏膜屏障功能，防止或减少肠内细菌及毒素入血；促进受损肠黏膜的修复及功能重建，并可改善肠道的吸收分泌及运动功能。谷氨酰胺还可以促进胃黏膜上的防御因子（己糖胺和葡萄糖胺）的合成，能对抗溃疡的组织破坏作用，促进组织修复并加快溃疡愈合。

【适应证】适用于治疗各种原因所致的急慢性肠道疾病（肠易激综合征等），促进创伤或术后肠道功能的恢复和胃、十二指肠溃疡的愈合；用于治疗急慢性胃炎及溃疡复发及多种致病因素（胆汁反流、吸烟、药物、应激、幽门螺杆菌感染）所致的急性胃黏膜病变。

【剂量与用法】口服：成人每次 2～3 粒，每日 3 次。剂量可随年龄和症状适当增减。

【不良反应】极少发生不良反应，有时会出现颜面潮红、恶心、呕吐、便秘、腹泻及饱胀感等。

【注意事项】①对本品及其所含成分过敏者禁用，过敏体质者慎用。②葡萄糖－6－磷酸酶缺乏的儿童禁用。③一般患者服用 1 周后，症状可改善。病情较重、病程较长者，需服用 4 周以上。④老人、孕妇及哺乳期妇女慎用。⑤当本品性状发生改变时禁用。⑥儿童必须在成人监护下使用。⑦请将此药品放在儿童不能触及处。

【制剂规格】胶囊剂（肠溶）：每粒含 L－谷氨酰胺 120mg，人参 50mg，甘草（蜜炙）50mg，白术 50mg，茯苓 50mg。

乌司他丁
Ulinastatin

【别名】天普洛安，尿抑素，Miraclid。

【药理作用】本品为蛋白酶抑制剂，系从人尿提取精制的糖蛋白，对胰蛋白酶、α－糜蛋白酶等丝氨酸蛋白酶及粒细胞弹性蛋白酶、透明质酸酶、巯基酶、纤溶酶等多种酶有抑制作用。具有稳定溶酶体膜，抑制溶酶体酶的释放，抑制心肌抑制因子（MDF）产生，清除氧自由基及抑制炎症介质释放的作用。本品还可改善手术刺激引起的免疫功能下降、蛋白代谢异常和肾功能降低，防止手术刺激引起的对内脏器官与细胞的损伤，以及改善休克时的循环状态等。

【体内过程】健康正常男性使用本品 30 万单位/10mL 静脉注射后，3 小时内血药浓度直线下降，半衰期为 40 分钟，给药后 6 小时给药量的 24% 从尿中排泄。

【适应证】本品适用于以下病症：①急性胰腺炎，包括外伤性、术后及内窥镜逆行性胰胆管造影术后的急性胰腺炎。②慢性复发性胰腺炎的急性恶化。③急性循环衰竭的抢救辅助用药。④广泛用于胸外科手术、消化系统手术、肿瘤手术、器官移植、器官切除手术；治疗与预防肿瘤化疗产生的肾功能障碍。

【剂量与用法】①急性胰腺炎、慢性复发性胰腺炎：初期每次取本品 10 万单位溶于 5% 葡萄糖注射液或 0.9% 氯化钠注射液 500mL 中静脉滴注，每次静滴 1～2 小时，每日 1～3 次，以后随症状消退而减量；②急性循环衰竭：每次取本品 10 万单位溶于 5% 葡萄糖注射液或 0.9% 氯化钠注射液 500mL 中静脉滴注，每次静滴 1～2 小时，每日 1～3 次，或每次取本品 10 万单位溶于 0.9% 氯化钠注射液 2mL 中，每日缓慢静脉推注 1～3 次。并可根据年龄、症状适当增减。

【不良反应】①偶见白细胞减少或嗜酸粒细胞增多、恶心、呕吐、腹泻，偶有 AST、ALT 上升等不良反应。②注射部位偶见血管痛、发红、瘙痒、皮疹等不良反应。③偶见过敏，应立即停药，并适当处理。

【注意事项】①对本品过敏者禁用。②有药物、食品过敏史者或过敏体质者慎用。③用于急性循环衰竭时，不能代替一般的休克疗法（输液、吸氧、外科处理、抗感染等），休克症状改善后即终止给药。④本品溶解后应迅速使用。⑤妊娠及哺乳期妇女慎用。⑥儿童慎用，老年患者适当减量。

【药物相互作用】本品避免与加贝酯或球蛋白制剂混合使用。

【制剂规格】粉针剂：2.5 万单位；5 万单位；10 万单位。注射剂：1mL：5 万单位；2mL：10 万单位。

第十五章　循环系统用药

一、强心药

1. 洋地黄类

地高辛
Digoxin

【别名】异羟基洋地黄毒苷，狄戈辛，强心素，Lanoxin。

【药理作用】本品为由毛花洋地黄中提纯制得的中效强心苷，治疗量主要作用能增强心肌收缩力和速度。其机制是抑制心肌细胞膜的 $Na^+ - K^+ - ATP$ 酶，使心肌细胞内 Na^+ 浓度增高，K^+ 降低，通过 Na^+、Ca^{2+} 交换，使 Ca^{2+} 增多，从而增强心肌收缩力和速度；对心肌电生理影响是通过直接对心肌细胞作用和间接对迷走神经作用，降低窦房结自律性，提高浦肯野纤维自律性，减慢房室结传导速度，缩短心房和浦肯野纤维的有效不应期。其特点是排泄较快而蓄积较少，临床应用的安全性要比洋地黄和洋地黄毒苷高。

【体内过程】本品口服吸收不完全，也不规则，吸收率为 50% ~ 70%，起效时间为 0.5 ~ 2 小时，最大效应时间 4 ~ 6 小时。静注 10 ~ 30 分钟起效，2 ~ 4 小时达最大效应，半衰期为 32 ~ 48 小时。

【适应证】临床适用于高血压、瓣膜性心脏病、先天性心脏病等引起的急性和慢性心功能不全，以及室上性心动过速伴有快速心室率的心房颤动和扑动等。

【剂量与用法】饱和量：成人口服 1 ~ 1.5mg；小儿 2 岁以下 0.06 ~ 0.08mg/kg，2 岁以上 0.04 ~ 0.06mg/kg（均为一日量，分 3 ~ 4 次）。不宜口服者亦可静注，临用前，以 10% 或 25% 葡萄糖注射液稀释后应用。常用量：静注一次 0.25 ~ 0.5mg，极量一次 1mg。维持量：成人每日 0.125 ~ 0.5mg，每日 1 次；小儿为饱和量的 1/4。研究证明，本品逐日给予一定剂量，经 6 ~ 7 日后，也能在体内达到稳定的浓度而发挥全效作用。因此，病情不危急且易中毒者，开始不必给予全效量，可逐日按体重 5.5μg/kg 给药，每日 1 次，也能获得满意的治疗效果，并能减少中毒发生率。老年人、肝肾功能不全者须减量。

【不良反应】本品过量时，可有恶心、呕吐、食欲不振、心动过缓等反应，由于蓄积性小，一般于停药后 1 ~ 2 日消失。

【注意事项】①肝功能不全者可选用本品，肾功能不全者应选用洋地黄毒苷。②本品缺乏正性心肌松弛作用，不能纠正舒张功能障碍，不能用于只有舒张功能障碍的患者。③酏剂主要用于儿童、老年人和吞咽困难者。④心律失常者在用电复律前应暂停本品，洋地黄化患者常对电复律更为敏感。⑤患有严重或完全性房室传导阻滞同时伴正常血钾者的洋地黄化患者不能同时应用钾盐，而噻嗪类利尿药与本品合用时常须给予钾盐，可防止低钾血症。⑥给予负荷剂量之前，应了解患者在 2 ~ 3 周前是否服过任何洋地黄制剂，如有洋地黄参与作用，应减少本品用量，防止中毒。

⑦凡本品血药浓度超过 2ng/mL、低钾、低镁、高钙血症、缺氧、缺血性心脏病、甲状腺功能减退、年龄较大、低体重、女性和肾功能减退者，都有可能发生中毒。⑧与其他药物相互作用，可能影响本品中毒反应。⑨治疗充血性心力衰竭时，本品对低排血量衰竭的效果比高排血量衰竭好。⑩本品推荐剂量为平均剂量，使用时用量须个体化。⑪本品注射剂改用口服时，需调整剂量。⑫治疗心力衰竭的传统方法是在 1～3 日内给予本品较大剂量以求洋地黄化，然后逐日给予维持量。目前，认为本品半衰期较短，平均为 36 小时，每日口服 0.25mg，经 6～8 日后，亦可达最终血药浓度（洋地黄化）的 96%，既达到治疗效果，还可避免洋地黄中毒。如达不到治疗效果，可适当增加剂量。但快达到有效浓度，仍应先给予负荷量，但剂量须个体化。⑬用药前后及用药时应当检查如下项目：心电图、血压、心率及心律、心功能等；血钾、钙和镁等电解质；肾功能；怀疑洋地黄中毒时，应进行本品血药浓度测定。⑭参考值范围：药物治疗浓度，心力衰竭，0.5～0.8ng/mL，如小于 0.5ng/mL，提示可能未洋地黄化；如大于 2ng/mL，即为中毒浓度。

【药物相互作用】 新霉素、对氨基水杨酸可减少本品的吸收；红霉素、奎尼丁、维拉帕米、胺碘酮则能使本品血药浓度提高。注意监测本品血药浓度，实施给药个体化。

【制剂规格】 注射剂：2mL：0.5mg。片剂：0.25mg。酊剂：10mL：0.5mg；30mL：5mg；100mL：5mg；口服溶液：10mL：0.5mg；50mL：2.5mg。

毒毛花苷 K
Strophanthin K

【别名】 毒毛旋花子苷 K，Strophantin K。

【药理作用】 本品系由夹竹桃科植物绿毒毛旋花（Strophanthus Kombe）种子中提出的各种苷的混合物，为一种速效、短效强心苷。静脉注射时，药理作用较毛花苷丙、地高辛快，排泄也快，蓄积作用小。

【体内过程】 口服不易吸收。静注5～15 分钟起效，最大效应在用药后 1～2 小时，作用维持 1～2 天。以原形经肾排泄，半衰期约为 21 小时。

【适应证】 适用于急性充血性心力衰竭，特别适用于洋地黄无效患者的治疗。亦可用于心率正常，心率缓慢、心房颤动的急性心力衰竭患者的治疗。

【剂量与用法】 静脉注射：0.125～0.25mg 加入葡萄糖注射液 20～40mL 内静脉缓慢注入（不少于 5 分钟），需要时可于 1～2 小时后重复 1 次，每日总量 0.25～0.5mg。病情控制后，可改用洋地黄口服制剂，先给予适当的饱和量。儿童每日按体重 0.007～0.01mg/kg 给药，首次给予一半剂量，余量均分，间隔0.5～2 小时给予。

【不良反应】 ①新的心律失常、胃纳不佳或恶心、呕吐、下腹痛、明显无力、软弱较为常见。②视力模糊或"黄视"、腹泻、中枢神经系统反应如精神抑郁或错乱亦有可能发生，但少见。③嗜睡、头痛及皮疹、荨麻疹（过敏反应）等反应较为罕见。④中毒反应中最重要者为心律失常，最常见者为室性早搏，约占心脏不良反应的 33%，其次为房室传导阻滞、阵发性或加速性交界区心动过速、阵发性房性心动过速伴房室传导阻滞、室性心动过速、心室颤动、窦性停搏等。儿童出现心律失常比其他反应多见，但室性心律失常的成人少见，新生儿可有 P-R 间期延长。

【注意事项】 ①近 1～2 周内用过洋地黄制剂者及急性心肌炎、感染性心内膜炎、晚期心肌硬化者，不宜应用，以免中毒。②低钾血症、不完全性房室传导阻滞、高钙血症、甲状腺功能低下、急性心肌梗死早期、缺血性心脏病、活动性心肌炎、肾功能损害、房室早搏者慎用本品。③本品不宜与碱性溶液配伍。④本品不能皮下注射，否则易引起局部炎症反应。⑤肝肾功能不全、电解质代谢失衡、对本药耐受性低者，须用较小剂量。

⑥本品有剧毒，用药期间应及时检查以下指标：心电图、血压、心率及心律；心功能；钾、钙、镁等电解质；肾功能；洋地黄血药浓度测定。⑦用药期间禁用钙剂。

【药物相互作用】参阅"地高辛"。

【制剂规格】注射剂：1mL：0.25mg。

毛花苷丙

Lanatoside C

【别名】去乙酰毛花苷 C，西地兰，Cedilanid。

【药理作用】本品是由毛花洋地黄提出的一种速效强心苷，能加强心肌收缩力，减慢心率和传导。起效快，较地高辛快，但比毒毛花苷 K 稍慢，治疗量与中毒量的间距大于其他洋地黄类强心苷。

【体内过程】口服吸收差（仅 10% ~ 40%）。以静脉给药为主。静脉注射 10 分钟起效，最大作用时间 30 ~ 120 分钟，作用维持 1 ~ 2 天。蓄积性较小，药物以原形由肾排出。

【适应证】用于治疗急慢性心力衰竭、心房颤动和阵发性室上性心动过速。

【剂量与用法】静脉注射：以 5% 或 25% 葡萄糖注射液稀释后缓慢静脉注射。首次剂量 0.4 ~ 0.6mg，视需要 2 ~ 4 小时后再给 0.2 ~ 0.4mg。全效量每日 1 ~ 1.2mg，维持量每日 0.2 ~ 0.4mg。口服：每次 0.5mg，每日 4 次。维持量一般每日 1mg，分 2 次服。

【不良反应】本品过量可出现恶心、食欲不振、头痛、心动过缓、黄视等不良反应。

【注意事项】急诊静脉注射本品后，应换用口服制剂，常用药为地高辛。可在末次静注本品 6 小时后开始，改用地高辛口服 0.125mg，6 小时 1 次，共 2 次，次日起每次 0.25mg，每日 1 次。

【药物相互作用】参阅地高辛。

【制剂规格】注射剂：2mL：0.4mg。片剂：0.5mg。

去乙酰毛花苷

Deslanoside

【别名】西地兰 D，毛花强心丙，Cedilanid D。

【药理作用】①增加心肌收缩力和速度：可抑制细胞膜上的 $Na^+ - K^+ - ATP$ 酶，心肌细胞内 Na^+ 浓度增高，K^+ 下降，增加胞内 Ca^{2+} 浓度，从而增强心肌收缩力和速度。②负性频率作用：由于其正性肌力作用，使衰竭心脏心输出量增加、血流动力学改善、消除交感神经能力的反射性增高、增强迷走神经能力，从而减慢心率，延缓房室传导。③心脏电生理作用：通过直接对心肌细胞和间接对迷走神经的作用，降低窦房结自律性提高浦肯野纤维自律性，减慢房室结传导速度，缩短心房有效不应期和浦肯野纤维有效不应期。本品为速效强心苷，作用较洋地黄、地高辛快，但比毒毛花苷 K 稍慢。

【体内过程】本品静注 10 ~ 30 分钟起效，1 ~ 3 小时作用达高峰，作用持续时间 2 ~ 5 小时，半衰期为 33 ~ 36 小时，肾排泄快，蓄积性小。3 ~ 6 日作用消失，在体内转化为地高辛。

【适应证】用于治疗急性和慢性心力衰竭急性加重者，如严重的左心衰竭伴急性肺水肿、阵发性室上性心动过速及室率增快的心房扑动、心房颤动，以及急慢性心功能不全等。

【剂量与用法】静注或肌注：快速饱和量，成人首次 0.4 ~ 0.6mg，用 5% 葡萄糖注射液稀释后缓慢注射。以后每 2 ~ 4 小时再给予 0.2 ~ 0.4mg，总量 1 ~ 1.6mg。儿童每日 20 ~ 40μg/kg，每日 1 ~ 2 次，后改用口服毛花苷丙维持治疗。

【不良反应】见"毒毛花苷 K"。

【注意事项】对本品过敏及强心苷制剂中毒者禁用。严重心肌损害、室性心动过速、心室颤动者及预激综合征伴有心房颤动或扑动患者禁用。哺乳期妇女慎用。甲状腺功能低下、高钙血症、低钾血症、房室传导阻滞者慎用。用药期间应注意检查：血压；心电图、心率及心律；心功能；电解质；肾功能；地高辛血药浓度测定。此外，本品不宜与碱、酸类配伍；禁与钙注射剂合用。

【药物相互作用】参阅"地高辛"。

【制剂规格】注射剂：1mL：0.2mg；2mL：0.4mg。

2. 其他

氨力农

Amrinone

【别名】氨吡酮，氨利酮，Inocor，Wincoram。

【药理作用】本品对磷酸二酯酶有选择性抑制作用，使细胞内cAMP水平升高、钙浓度增高，从而增强心肌收缩力，增加心排血量；也能松弛血管平滑肌，减轻心脏前后负荷，降低左心室充盈压，改善左心室功能，增加心脏指数，降低心肌耗氧量，对心率和血压无明显影响。

【体内过程】本品静注2分钟起效，10分钟作用达高峰，作用持续1~1.5小时，主要以原形从尿中排泄，半衰期3~6小时。

【适应证】适用于对洋地黄类、利尿药、血管扩张药治疗无效或效果欠佳的各种原因引起的急、慢性心力衰竭。

【剂量与用法】静滴：每次按体重0.5~3mg/kg给药。静注速度：每分钟按体重5~10μg/kg给药，每日不超过10mg/kg，疗程不超过2周。

【不良反应】本品不良反应有食欲减退、恶心、呕吐等症状，大剂量长期使用时，可致转氨酶升高、血小板减少等。

【注意事项】①孕期、哺乳期妇女，对米力农、本品过敏者，有严重主动脉或肺动脉瓣膜疾病及严重低血压者禁用。②老年人慎用。③本品不能用含右旋糖酐或葡萄糖注射液稀释，宜用氯化钠注射液稀释。④呋塞米等不应在滴注本品的

管道中给药，以免产生沉淀。⑤除地高辛以外的其他正性肌力药仅用于终末期心衰，或准备做心脏移植者，目前本类药仅供短期静滴，不用于心衰末期口服治疗。

【药物相互作用】本品与血管紧张素转换酶抑制药、硝酸酯类合用治疗心力衰竭具有协同效果；与丙吡胺合用可致低血压；本品可增强洋地黄的正性肌力作用。

【制剂规格】注射剂：2mL：50mg；2mL：100mg。

米力农

Milrinone

【别名】米利酮，Corotrope，Primacor，鲁南力康。

【药理作用】本品为磷酸二酯酶抑制剂，其药理作用与氨力农相似，具有增强心肌收缩力和扩张血管的作用。本品是一种新型合成的非儿茶酚胺类、非苷类增强心肌收缩力的药物。给严重充血性心衰患者静注本品可明显提高心脏指数，并可减轻肺毛细血管楔压，减轻平均动脉压，心率不变。

【体内过程】口服本品可能出现致死性不良反应，因此必须静脉注射给药。给健康受试者静脉注射本品后，其分布容积为0.32L/kg；给充血性心衰患者静注本品后，其分布容积为0.47L/kg。健康受试者静注1~1.25μg/kg后，其半衰期为48~56分钟，心衰患者的半衰期为1.2~2.7小时，严重肾衰患者的半衰期延长至3.2小时。约70%与血浆蛋白结合，约90%迅速由尿排泄，约33%以药物原形排除。5~10分钟内起效，随之临床症状也出现好转。

【适应证】本品适用于对洋地黄类、利尿剂及血管扩张药治疗无效或效果欠佳的各种原因引起的急、慢性顽固性充血性心力衰竭的短期治疗及心脏手术中的急性心衰。

【剂量与用法】静滴：开始10分钟按体重

25 ~ 50μg/kg 速度缓慢注入，然后以每分钟
0.375 ~ 0.75μg/kg 持续滴注，一日总量不可超过
1.13mg/kg。治疗期取决于患者的反应，通常为
12 ~ 48 小时，疗程不超过 2 周。静滴时用 0.9%
氯化钠注射液和 5% 葡萄糖注射液稀释。

【不良反应】应用本品时，有 12% 的患者出
现室性心律失常。据报道，所发生的室性心律失
常中有 9% 为心室异位搏动，3% 为非持续性、
1% 为持续性心律失常和 0.2% 的室性纤维颤动。
其他有室上性心律失常（4%）、低血压（3%）、
心绞痛或胸痛（1%）和头痛（3%）及血小板减
少（0.4%）等。

【注意事项】①对严重主动脉瓣梗阻或肺动
脉瓣病要小心使用或禁用，更不能代替这些梗阻
的手术治疗。②有低血压、心动过速及心肌梗死
危象的患者慎用。③对房扑、房颤者，宜先用洋
地黄制剂控制心室率。④应用本品期间应监测患
者的血压、心率、心电图的变化，一旦患者血压
过度下降，则减慢或停止滴入本品。⑤应监测患
者的体液及电解质平衡。⑥肝肾功能损害、孕妇、
哺乳期妇女及儿童慎用。

【药物相互作用】本品与呋噻米、布美他尼
有配伍禁忌。其余参见"氨力农"。

【制剂规格】注射剂：10mL：10mg；20mL：
20mg。

二、抗心律失常药

盐酸胺碘酮
Amiodarone Hydrochloride

【别名】乙胺碘呋酮，Amiodar。

【药理作用】本药属于 Ⅲ 类抗心律失常药，
还具有轻度非竞争性的 α 及 β 肾上腺素受体阻滞
功能，以及轻度 Ⅰ 类及 Ⅳ 类抗心律失常特性。本
品通过阻断钠通道减慢心室内传导；通过阻断 β
肾上腺素受体，阻滞钙离子通道降低心率，减慢

房室传导；通过抑制钾通道延长心房、心室复极。
其主要电生理效应是延长各部心肌组织的动作电
位及有效不应期，有利于消除折返激动。本品对
冠状动脉及周围血管有直接扩张作用，具有一定
抗心绞痛作用。

【体内过程】本品口服吸收迟缓而且不规则，
3 ~ 7 小时达血药峰值，生物利用度约为 50%，血
浆蛋白结合率约 62%。主要在肝内代谢，静脉给
药后 5 分钟起效，停药后作用仍持续 20 分钟至 4
小时，95% 的碘经肝肠循环从粪中排出，血液透
析不能清除本品。

【适应证】①口服适用于危及生命的阵发性
室性心动过速及室颤的预防；防止反复阵发性室
上性心动过速、阵发性心房扑动、心房颤动发作；
持续心房颤动、心房扑动电复律的维持治疗。除
有明确指征外，一般不用于治疗房性、室性早搏。
②静注或静滴适用于治疗阵发性室上性心动过速，
尤其伴有预激综合征者；急诊控制心房颤动、心
房扑动的心室率及室性心动过速、心室颤动。

【剂量与用法】①口服：开始每次 200mg，每
日 3 次，饭后服。3 日后改用维持量，每次
200mg，每日 1 ~ 2 次；或每次 100mg，每日 3 次。
②静注：每次按体重 5mg/kg 给药，缓慢注入
（不能少于 3 分钟）。③静滴：300mg 加入 5% 葡
萄糖注射液 250mL 中，30 分钟内滴完。起效后改
用维持量，每日 200mg，口服。

【不良反应】主要有胃肠道反应（食欲不振、
恶心、腹胀、便秘等）及角膜色素沉着等不良反
应，偶见皮疹及皮肤色素沉着，停药后可自行
消失。

【注意事项】①房室传导阻滞及心动过缓者
禁用。②甲状腺功能异常者慎用，孕妇、哺乳期
妇女、碘过敏者禁用。若长期服用需查 T_3、T_4。
③长期大量服用者，可有肺部不良反应，主要产
生过敏性肺炎、肺间质或肺泡纤维性肺炎，需早
期发现、及时停药，并用肾上腺皮质激素治疗。

【药物相互作用】①本品与 β 受体阻断剂或

钙通道阻滞剂合用时，可加速对窦房结、房室结和心肌收缩力的抑制，使窦性心动过缓、窦性停搏及房室传导阻滞加重。②与华法林合用时，抗凝作用加强，应调整剂量。③与抗心律失常药合用，可增强对心脏的作用。与 Ia 类药合用时，可加重 Q-T 间期延长，应注意。④与洋地黄类药合用时，可增加血清中药物浓度，易中毒。此外，本品有加强洋地黄类药对窦房结及房室结的抑制作用。⑤与排钾利尿剂合用时，可增加低血钾所致心律失常。⑥增强日光敏感性药物作用。

【制剂规格】片剂：100mg；200mg。胶囊剂：200mg。注射剂：3mL：150mg。

盐酸美西律
Mexiletine Hydrochloride

【别名】慢心律、脉律定。

【药理作用】本品属于 Ib 类抗心律失常药，具有抗心律失常、抗惊厥及局部麻醉作用。能抑制钠离子内流，缩短动作电位，相对延长有效不应期，降低兴奋性。对心肌的抑制作用较小，治疗剂量对窦房结、心房及房室结传导影响也很小，一般不影响心室除极或复极时间，有益于对 QT 间期延长患者的治疗。

【体内过程】本品口服吸收完全，30 分钟起效，2~3 小时血药浓度达峰值，生物利用度达 80%~90%，约 10% 以原药从尿中排出。

【适应证】适用于治疗慢性室性心律失常，如室性早搏、室性心动过速引起的心律失常。

【剂量与用法】①口服：首次量 200~300mg，必要时，2 小时后再服 100~200mg，维持量一般每次 100~200mg，每6~8 小时 1 次。每日极量不超过 1200mg。②静注：开始为 100mg，加入 5% 葡萄糖注射液 20mL 中缓慢静脉注射（3~5 分钟）。如无效，可在 5~10 分钟后再给予 50~100mg，然后以 1.5~2mg/min 的速度静脉滴注 3~4 小时，再将滴数减至 0.75~1mg/min，并维持

24~48 小时。儿童口服给药，每次 2.5~5mg/kg，每 8 小时 1 次。

【不良反应】服用本品可有恶心、呕吐、嗜睡或失眠、心动过缓、低血压、震颤、头痛、眩晕等不良反应。

【注意事项】致命性室性心律失常、心源性休克、严重心力衰竭者及哺乳期妇女禁用。低血压、肝肾功能不全、癫痫、帕金森者慎用。

【药物相互作用】本品与其他抗心律失常药可能具协同作用；与利托那韦合用，可使本品血药浓度升高；本品可使茶碱的血药浓度升高。

【制剂规格】注射剂：2mL：100mg。片剂：50mg；100mg。

盐酸普鲁卡因胺
Procainamide Hydrochloride

【别名】普鲁卡因酰胺，奴佛卡因胺。

【药理作用】本品属于 Ia 类抗心律失常药，属膜稳定剂，但作用较弱。能延长心房的不应期，降低房室传导性及心肌自律性，对心肌收缩力有轻度的抑制作用。

【体内过程】口服吸收快而完全，静脉注射即刻起效。半衰期为 2~3 小时，因乙酰化速度而异。

【适应证】本品对房性、室性心律失常治疗有效，推荐用于治疗致命的室性心律失常，如持续性室性心动过速。

【剂量与用法】①口服：每次 0.25~0.5g，每日 3~4 次，心律正常后逐渐减至每次 0.25g，每日 2~3 次。②静滴：0.5~1g 溶于 5%~10% 葡萄糖注射液 100mL 内，开始 10~30 分钟内点滴速度可适当加快，于 1 小时内滴完。无效者，1 小时后再给 1 次，24 小时内总量不超过 2g，静滴仅限于病情紧急情况下，如室性阵发性心动过速，尤其在并发有急性心肌梗死或其他严重心脏病者，应经常注意血压、心律改变，心律恢复后，即可

停止点滴。③肌注：每次 0.5 ~ 1g，每 6 小时
1 次。

【不良反应】服用本品后，有厌食、呕吐、
恶心及腹泻等不良反应，特异体质者可有发冷、
发热、关节痛、肌痛、皮疹及粒细胞减少症等；
偶有幻视、幻听、精神抑郁等症状出现。

【注意事项】①静滴可使血压下降，发生虚
脱，应严密观察血压、心率和心律变化。②心房
颤动及心房扑动者，如心室率较快，宜先用洋地
黄类强心药，控制心室率在每分钟70 ~ 80 次后，
再用本品或奎尼丁。③用药三日后，如仍未恢复
窦性心律，或心动过速不止，则应考虑换药。④
有用普鲁卡因酰胺的指征但血压偏低者，可先用
升压药（如间羟胺），待血压提高后再用本品。
⑤严重心力衰竭、完全性房室传导阻滞、束支传
导阻滞或肝肾功能严重损害者禁用。

【药物相互作用】本品与其他抗心律失常药
物合用时，应减量。与降压药合用时，可增强降
压作用。与抗酸药合用时，可降低本品生物利
用度。

【制剂规格】片剂：0.125g；0.25g。注射剂：
1mL：0.1g；2mL：0.2g；5mL：0.5g。

盐酸普罗帕酮
Propafenone Hydrochloride

【别名】心律平，丙胺苯丙酮，Rytmonorm。

【药理作用】本品为 I c 类抗心律失常药，属
钠通道阻滞剂。它既作用于心房、心室（主要影
响心肌传导纤维，对心肌的影响较小），也作用
于兴奋的形成及传导。抗心律失常作用与其膜稳
定作用及竞争性 β 阻断作用有关。尚有微弱的钙
拮抗作用（比维拉帕米弱 100 倍），并能干扰钠
快通道。尚有轻度的抑制心肌作用，增加末期舒
张压，减少搏出量，其作用均与用药的剂量成正
比。此外，还有轻度降压和减慢心率作用。离体
实验表明，本品能松弛冠状动脉及支气管平滑肌，

具有与普鲁卡因相似的局部麻醉作用。

【体内过程】本品口服后，胃肠道吸收良好，
服后 2 ~ 3 小时抗心律失常作用最大。其作用可持
续 8 小时以上。通过重复给药而达到肝脏首过代
谢作用的饱和，使血浆浓度和生物利用度增加，
给药 3 ~ 4 天后的药物浓度达到稳态，生物利用度
达 100%。

【适应证】预防或治疗室性或室上性异位搏
动、室性或室上性心动过速、预激综合征、伴室
上性心动过速、心房颤动或心房扑动、电转复律
后室颤发作等，对冠心病、高血压引起的心律失
常有较好疗效。

【剂量与用法】口服：治疗量，每日 300 ~
900mg，分 4 ~ 6 次服用。维持量，每日 300 ~
600mg，分 2 ~ 4 次服用。由于其局部麻醉作用，
宜在饭后与饮料或食物同时吞服，不得嚼碎。必
要时可在严密监护下作静注：成人常用量按体重
1 ~ 1.5mg/kg 或 70mg 加入 5% 葡萄糖注射液稀释，
于 10 分钟内缓慢注射，必要时 10 ~ 20 分钟重复 1
次，总量不超过 210mg。静注起效后改为静滴，
滴速 0.5 ~ 1.0mg/min 或口服维持。儿童口服每次
按体重 5 ~ 7mg/kg，每日 3 次，见效后维持治疗
用量减半，静注 1mg/kg（5 分钟），必要时 20 分
钟后可重复 1 次。

【不良反应】①本品不良反应较少，主要为
口干、舌唇麻木，可能由于其局部麻醉作用所致。
此外，早期的不良反应还有头痛、头晕；其后可
出现胃肠道障碍，如恶心、呕吐、便秘等。②老
年患者用药后，可能出现血压下降，也可出现房
室阻滞症状。③个别患者出现房室传导阻滞，QT
间期延长，PR 间期轻度延长，QRS 延长等。

【注意事项】①心肌严重损害者慎用。②严
重心力衰竭、心源性休克、严重的心动过缓及窦
房性、房室性、室内传导阻滞，以及病窦综合征、
明显电解质失调、严重阻塞性肺部疾患、明显低
血压者禁用。③如出现窦房性或房室性传导高度
阻滞时，可静注乳酸钠、阿托品、异丙肾上腺素

或间羟肾上腺素等解救。

【药物相互作用】本品与其他抗心律失常药物合用时，剂量宜减小；本品不宜与多非利特合用，因其可延长 QT 间期；该药使华法林血药浓度升高，增加出血危险性。

【制剂规格】片剂：150mg。注射剂：5mL：17.5mg；10mL：35mg；20mL：70mg。

三、利尿降压药

吲达帕胺

Indapamide

【别名】长效降压片，磺胺酰胺吲哚，美利巴，纳催离，寿比山，吲达胺，吲满胺，吲满帕胺，吲满速尿，吲满酰胺，茚磺苯酰胺，伊特安，希尔达，平至，圣畅，纳斯力妥，安泰达，悦南珊，雅荣，Arifon，Ipamix，Lozide，Lozol，Metindamide，Millibar，Natrilix，Noranat，Tertensif。

【药理作用】本品为磺胺类利尿药，具有利尿作用和钙拮抗作用，为一种新的强效、长效降压药。可通过阻滞钙离子内流而松弛血管平滑肌，使外周血管阻力下降，产生降压效应。本品降压时，对心排血量、心率及心律影响小或无。长期用药则很少影响肾小球滤过率或肾血流量，通过抑制远端肾小管皮质稀释段再吸收水和电解质而发挥利尿作用。

【体内过程】口服吸收快而完全，1～2 小时的血药浓度达高峰，生物利用度达 93%，不受食物影响。口服单剂量后，约 24 小时达最大降压效应；多次给药后，8～12 周达最大降压效应，作用维持 8 周。本品在肝内代谢，能产生 19 种代谢产物，血浆蛋白结合率为 71%～79%。本品也与血管平滑肌的弹性蛋白结合，半衰期为 14～24 小时，约 70% 经肾排泄（其中 7% 为原形），23% 经胃肠道排出。

【适应证】用于治疗高血压。对轻、中度原发性高血压效果良好，单独服用的降压效果显著，不必加用其他利尿药。本品可与其他降压药合用，与 β 受体阻滞剂合并应用，也可用于治疗充血性心力衰竭引起的水钠潴留。

【剂量与用法】①高血压：初始剂量为每次 1.25mg，每日 1 次，早晨服用。如 4 周后疗效欠佳者，可增至每次 2.5mg，每日 1 次。如效果仍不佳，可于 4 周后增至每次 5mg，每日 1 次。一般来讲，对充血性心力衰竭或高血压者，每日剂量超过 5mg 也不会增加疗效。本品现已有低剂量（1.5mg）缓释剂型。研究表明，1.5mg 缓释剂（SR）和 2.5mg 即释剂（IR）在统计学和临床上的抗高血压疗效相同，且都优于安慰剂。但缓释剂引起低钾血症的发生率比即释剂低 50% 以上。②水肿：初始剂量为每日早晨单剂口服 2.5mg，如 1 周后疗效不满意，每日剂量可增至 5mg。③肾功能不全：虽然本品仅有 5% 以原形从尿中排泄，但由于血容量的降低可加重氮质血症，故肾功能损害者慎用。如在治疗期间出现进行性肾功能损害时，应考虑停药。本品的利尿作用随肾功能减退而降低。④肝功能不全：本品在肝脏代谢，肝脏疾病患者应减量。⑤老年人：老年患者能良好耐受每日 2.5mg 的常规剂量。每日单剂量给药可使动脉血压稳定，后隔日服用 1 次 2.5mg 的维持剂量。

【不良反应】本品大部分不良反应具有剂量依赖性，可采用最低有效剂量以减少不良反应。可见低血钠、低血钾、血糖增高等反应。

【注意事项】①严重肾功能不全、肝性脑病或严重肝功能不全、低钾血症、对本品及磺胺类药过敏者禁用本品。②糖尿病、肝功能不全、痛风或高尿酸血症、老年人、电解质紊乱（如低钠、高钙血症）、系统性红斑狼疮者慎用本品。③药物对儿童的影响尚缺乏研究。④老人对降压作用与电解质改变较敏感，且常有肾功能变化，应用本品时尤须注意。⑤药物对妊娠的影响，目前动物研究尚未发现问题，人体研究缺乏。⑥对哺乳期妇女的影响：本品是否排入乳汁尚不清楚，但人体应用尚未发现问题。⑦对检验值或诊断的影响：应用本品时，血浆肾素活性、尿酸可增高，血清钙、蛋白结合碘、血钾、血钠可降低。本品可使运动员兴奋剂检查试验呈阳性反应。⑧用药前后及用药期间应定期检测血糖、尿素氮、尿酸、血压与血电解质。

【药物相互作用】本品与多巴胺合用时，可增强利尿作用；与巴氯芬合用时，可增加本药降压作用；与二甲双胍合用时，容易产生乳酸性酸中毒。

【制剂规格】片（胶囊）剂：2.5mg。缓释片剂：1.5mg。

四、钙拮抗药

尼群地平

Nitrendipine

【别名】硝苯乙吡啶，硝苯甲乙吡啶。

【药理作用】本品为选择性作用于血管平滑肌的钙拮抗剂，能抑制血管平滑肌及心肌的跨膜钙离子内流，对血管亲和力较心肌强，对血管有较强选择性，对冠状动脉的选择作用更佳；能降低心肌耗氧量，对缺血性心肌有保护作用；可降低总外周阻力，使血压下降。对窦房结和房室结的传导无影响。

【体内过程】口服吸收良好，吸收率达90%。口服后30分钟收缩压开始下降，60分钟舒张压下降。降压作用在口服后1~2小时最大，持续6~8小时。半衰期2小时，血浆蛋白结合率大于90%。

【适应证】用于治疗高血压。

【剂量与用法】口服：开始每次10mg，每日1次，以后可随反应调整为每次20~40mg，每日1次。也可每次10mg，每日2~3次，维持量为每日10mg。

【不良反应】①少见头痛、头晕、面红、口干、恶心、低血压、脚肿、心绞痛发作等不适反应。②降压后出现反射性心动过速，不影响治疗。

【注意事项】心绞痛、肝肾功能不全、低血压者慎用，严重主动脉瓣狭窄者禁用。

【药物相互作用】①与胺碘酮合用时，可进一步抑制窦性心率或加重房室传导阻滞，应避免合用。②用于心力衰竭时，本品可使地高辛血药浓度升高几乎1倍。故合用时，宜减少使用剂量，并监测血药浓度。

【制剂规格】片剂：10mg。

苯磺酸氨氯地平

AmLodipine Besylate

【别名】络活喜，平能，二氢吡啶，Norvasc。

【药理作用】本品属二氢吡啶类钙离子拮抗剂，可有效抑制心肌和血管平滑肌的钙离子跨膜内流，通过直接扩张血管平滑肌而降低血压。本品对外周血循环作用突出，对血管的选择性强，可舒张冠状动脉和全身血管，增加冠脉血流量，降低血压。在体内有较弱的负性肌力作用，对人体窦房结、房室结无影响。通过扩张外周小动脉、正常及缺血冠状动脉和冠状小动脉而发挥抗心绞痛作用。

【体内过程】与其他钙拮抗剂相比，本品有独特的药代动力学特性。本品口服吸收充分，给药后6~12小时达峰值血药浓度，半衰期长达35~50小时。因此，每日给药一次，足以维持24小时有效治疗浓度。因为心绞痛发作有昼夜节律性，半衰期短的药物难以维持24小时平稳血药浓度，可致患者在低谷血药浓度时心绞痛发作。而本品克服了这一缺点，使患者24小时内均处于被保护状态。因此，本品可作为预防与治疗心绞痛发作的一线药物。本品连续给药7~8日，可达稳态血药浓度。起效缓慢，不易出现急性低血压及由此产生的一系列不良反应。经肝脏代谢为无活性代谢物，10%原形药和60%代谢物由肾排出。

【适应证】用于治疗高血压，单独使用或与其他抗高血压药合用均可；治疗慢性稳定型心绞痛和变异型心绞痛。

【剂量与用法】口服：每日5mg，每日1次。如需要可根据病情调整为每日7.5mg，每日最大剂量为10mg，每日1次。

【不良反应】常见的不良反应为头痛、恶心、轻度踝肿、面红及疲劳等。

【注意事项】①对本品及二氢吡啶类钙通道阻滞剂过敏者禁用。②肝功能受损者慎用。③肾功能损害者可使用正常剂量。④妊娠、哺乳期妇女，一般不推荐使用。

【药物相互作用】①葡萄柚汁、环孢素、地尔硫䓬、奎尼丁、丙戊酸钠、西咪替丁、乙醇可抑制本品代谢，增加血药浓度。②卡马西平、苯巴比妥、苯妥英钠、利福平等药酶诱导剂可降低本品血药浓度。③硫酸镁可增加本品降压作用。静注硫酸镁可增强本品的神经肌肉阻滞作用。

【制剂规格】片剂：5mg。

盐酸地尔硫䓬
Diltiazem Hydrochloride

【别名】硫氮䓬酮，合心爽，合贝爽，恬尔心。

【药理作用】本品为苯噻嗪类钙拮抗剂。能抑制心肌或血管平滑肌膜除极化时的钙离子内流，可扩张冠状动脉及外周血管，使冠脉流量增加和血压下降。可减轻心脏工作负荷及减少心肌耗氧量，解除冠脉痉挛。能降低窦房结及房室结的自律性和传导性，用于治疗室上性快速心律失常。由于本品能改善左室舒张功能，可用于治疗肥厚型心肌病。

【体内过程】本品口服吸收好，吸收率达80%以上，2~3小时达血药峰浓度。首过效应强，主要在肝脏灭活。

【适应证】预防和治疗心绞痛，包括由冠状动脉痉挛或狭窄所致的心绞痛，如变异性心绞痛、劳累性心绞痛、稳定型心绞痛；用于治疗肥厚性心肌病、室上性快速心律失常。静脉注射时，可用于控制心房颤动的心室率，治疗轻、中度高血压。

【剂量与用法】①口服：用于心律失常，每次30~60mg，每日3~4次；用于心绞痛，每6~8小时30~60mg；用于高血压，每日剂量120~240mg，分3~4次服。②静注：每次0.1~0.3mg/kg加5%或10%葡萄糖注射液稀释至20mL，于2分钟内注完。

【不良反应】出现头痛、头晕、疲劳、心动过缓等症状时，应减少剂量或停用。有时还会出现胃部不适、食欲不振、便秘或腹泻等不良反应。

【注意事项】①服药时不能嚼碎。②对有Ⅱ度以上房室阻滞或窦房阻滞者及孕妇禁用。③室性心动过速禁止静脉给药。

【药物相互作用】本品可增强利血平的作用，能导致心动过缓、窦房结传导阻滞；与抗心律失常药联用，具协同作用；可增强硝酸酯类药物的降压作用。

【制剂规格】片剂：30mg；60mg。缓释片（胶囊）剂：30mg；90mg；180mg。注射剂：10mg；50mg。

非洛地平
Felodipine

【别名】二氯苯吡啶，波依定，Plendil。

【药理作用】本品属二氢吡啶类钙通道阻滞剂。通过抑制跨膜钙离子内流，抑制血管平滑肌，对血管选择性抑制作用强于对心肌抑制作用，故能扩张动脉血管、降低外周阻力及动脉血压。治疗剂量对心脏传导性和收缩性无影响。本品还可轻度抑制钠重吸收，产生短暂利尿作用。

【体内过程】本品的半衰期近 24 小时，且长期治疗不易产生耐受性。

【适应证】适用于治疗各型高血压，可单独使用或与其他抗高血压药联合使用。也可用于治疗缺血性心脏病、心力衰竭及心绞痛。

【剂量与用法】口服，起始剂量每日 5mg，早晨一次服用。常用剂量为每次 10mg，每日 1 次。老年人、严重肝功能受损及代偿性心功能不全者的开始剂量应减少，剂量宜个体化。

【不良反应】常见的不良反应有面部潮红、头痛和踝部水肿，且均与剂量有关，多出现在用药早期或增加剂量时，一般轻微而短暂。

【注意事项】孕妇禁用。本品缓释片应整片吞服，不能掰开咀嚼或粉碎后服用。

【药物相互作用】本品与地高辛合用时，后者的剂量应减小。此外，由于本品通过细胞色素 P450 系统代谢，因此，在与该酶系统抑制剂如西咪替丁合用时，须减少剂量，而该酶系统的诱导剂如巴比妥与苯妥英钠可降低本品的血药浓度。

【制剂规格】片剂：5mg；10mg。缓释片剂：2.5mg；5mg；10mg。

拉西地平

Lacidipine

【别名】司乐平，Lacidil。

【药理作用】本品为二氢吡啶类钙离子拮抗剂，高度选择性地作用于平滑肌的钙通道，主要扩张周围动脉，减少外周阻力，降压作用强而持久。对心脏传导系统和心肌收缩功能无明显影响，可改善受损肥厚的左室舒张功能及抗动脉粥样硬化作用。可使肾血流量增加而不影响肾小球滤过率，产生一过性但不明显的利尿和促尿钠排泄作用，故能防止器官移植患者出现环孢素 A 而诱发肾脏灌注不足。

【体内过程】本品具有高度脂溶性，在脂质部分沉积，并在消除阶段不断释放到靶部位。口服后，能被胃肠道迅速吸收，起效时间为 2 小时，5 小时达血药峰浓度，单次口服作用持续 12～24 小时，有肝脏首过效应，代谢产物从粪便排出。

【适应证】用于治疗高血压，可单独使用或与其他降压药合用。

【剂量与用法】口服。①成人：起始剂量 4mg，每日 1 次，在早晨服用效果较好，饭前饭后均可。如需要，3～4 周后可增加至 6～8mg，每日 1 次。②老年人及肝病患者初始剂量为 2mg，每日 1 次。必要时可增至 4～6mg，每日 1 次，可长期连续用药。

【不良反应】有头痛、面红、水肿、心悸等不良反应。

【注意事项】①肝功能不全者需减量或慎用，可能是因其生物利用度增加而加强降压作用。对本品过敏者、严重低血压者、重度主动脉瓣狭窄者禁用。②本品不经肾脏排泄，肾病患者无需调整剂量。③一般对实验室检查或血液学检查无明显影响，但曾有一例可逆性碱性磷酸酯酶增加的报告。④虽然本品不影响传导系统和心肌收缩，但理论上钙拮抗药影响窦房结活动及心肌储备，应予注意。窦房结活动不正常者尤应关注，有心脏储备较弱者应谨慎。

【药物相互作用】本品与 β 受体阻滞剂、利尿药合用的降压作用增强。与西咪替丁合用，则可增强本品的血药浓度。

【制剂规格】片剂：2mg；4mg。

盐酸尼卡地平

Nicardipine Hydrochloride

【别名】佩尔地平，硝苯苄吡啶，Perdipine，Cardene。

【药理作用】本品为强效二氢吡啶类钙拮抗剂，能抑制钙离子内流，通过抑制钙离子进入血管平滑肌细胞而发挥扩张血管作用；并能选择性地抑制脑和冠脉的磷酸二酯酶，使细胞内 cAMP

水平上升。产生明显的扩血管作用，在迅速降压的同时，使脑血流量显著增加。故本品具有心脏保护作用，能增加冠脉血流，改善心肌慢性缺血区的灌注和需氧代谢，也能缓解脑血管痉挛，使脑组织氧分压上升。

【体内过程】口服吸收好，约 1 小时的血药浓度达峰，经肝内代谢，静脉给药的半衰期约 1 小时。

【适应证】本品可用于治疗高血压病，可单用或与其他降压药合用。本品注射液可用于高血压急症和手术时异常高血压的短期急救处理，用于冠心病、心绞痛治疗。

【剂量与用法】①口服：心绞痛、高血压，每次 10～30mg，每日 3 次。心力衰竭，每次 20～40mg，每日 3 次。②静脉滴注：手术时异常高血压的急救处理，开始以 2～10μg/（kg·min）的速度静脉滴注，同时监测血压降到目标值后，调节滴速。高血压急症，开始以 0.5μg/（kg·min）的速度静滴，同时监测血压，待血压降到目标值后，调节滴速。一般剂量为 0.5～6μg/（kg·min）。儿童治疗高血压，口服开始剂量为每次 20～30mg，每 8 小时 1 次。静滴开始剂量为 0.5～5μg/（kg·min），可增至 1～4μg/（kg·min），最大量为 4～5μg/（kg·min）。

【不良反应】常见有头痛、头晕、颜面潮红、足踝部水肿、恶心、呕吐等不良反应。

【注意事项】颅内出血、脑溢血急性发作期、颅内压亢进者，以及孕妇、哺乳期妇女禁用。青光眼、低血压者慎用。

【药物相互作用】本品与西咪替丁合用时，可使本品的血药浓度升高，故必要时需减量；氟康唑、伊曲康唑可降低本品的代谢，使该药毒性增强。

【制剂规格】片剂：10mg。缓释胶囊剂：20mg；40mg。注射剂：2mL：2mg；5mL：5mg；10mL：10mg。

盐酸维拉帕米
Verapamil Hydrochloride

【别名】异搏定，戊脉安，Isoptin。

【药理作用】本品为钙通道阻滞剂（钙拮抗剂），属Ⅳ类抗心律失常药。本品选择性地抑制心肌细胞膜钙离子通道蛋白，阻止钙离子内流，可降低心脏舒张期自动去极化速率，使窦房结发放冲动减慢，也可减慢传导。本品可减慢向前传导，以消除房室结折返；能减弱心肌收缩力，降低耗氧量；对外周血管有扩张作用，使血压下降，但较弱，一般可引起心率减慢，但也可因血压下降而反射性加快心率；可抑制血管平滑肌收缩，使冠状动脉舒张，增加冠脉流量，改善心肌供氧，也可增加肾血流量。此外，它尚有抑制血小板聚集作用。

【体内过程】本品口服吸收完全，1～2 小时达峰浓度，并持续 6～8 小时。静注后 1～2 分钟开始起作用，10 分钟达最大效应，作用持续约 2 小时。

【适应证】本品可用于抗心律失常及抗心绞痛。对于阵发性室上性心动过速最有效，对房室交界区心动过速疗效佳；也可用于心房颤动、心房扑动、房性早搏及高血压。

【剂量与用法】①口服：开始时，每次 40～80mg，每日 3 次；维持剂量，每次 40mg，每日 3 次。②静注：每次 5～10mg，隔 15 分钟重复 1 次，重复静注 2 次后仍无效时，即应停用。③静滴：每小时 5～10mg，溶于氯化钠注射液或 5% 葡萄糖注射液中滴注，每日总量不超过50～100mg。

【不良反应】使用本品时，可出现眩晕、恶心、呕吐、便秘、心悸等不良反应。

【注意事项】①支气管哮喘者慎用，心力衰竭者慎用或禁用，低血压、传导阻滞及心源性休克者禁用。②心房扑动或颤动合并预激综合征者禁用。

【药物相互作用】①若与β受体阻滞剂合用时，易引起低血压、心动过缓、传导阻滞，甚至停搏。②与地高辛合用时，可使后者的血药浓度增高50%~75%，应调整地高辛剂量。

【制剂规格】片（胶囊）剂：40mg。缓释片（胶囊）剂：120mg；180mg；240mg。注射剂：2mL；5mg。

硝苯地平
Nifedipine

【别名】硝苯吡啶，硝苯啶，心痛定，Procardia。

【药理作用】本品为二氢吡啶类钙通道阻滞剂，可阻止Ca^{2+}进入血管平滑肌和心肌细胞内，能松弛血管平滑肌、扩张冠状动脉、增加冠脉血流量、提高心肌对缺血的耐受性，同时能扩张周围小动脉、降低外周血管阻力，使血压下降；在抑制心脏收缩的同时，可减少外周阻力，降低心肌负荷，使心脏需氧量降低；能扩张正常供血区或缺血区冠状动脉，可缓解心绞痛。

【体内过程】本品口服吸收良好，经10~15分钟起效，1~2小时达最大效应，作用维持4~8小时。舌下含服作用较口服迅速，2~3分钟起效。喷雾给药10分钟后出现降压作用，至1小时的疗效最显著，约3小时后血压回升（个别可持续11小时）。静注10分钟内，可降低血压21%~26%。吸收的药物经肝代谢，大部分随尿排出，半衰期呈双相，α半衰期为2.5~3小时，β半衰期为5小时。

【适应证】用于防治冠心病的多种类型心绞痛，特别是变异型心绞痛和冠状动脉痉挛性心绞痛。对呼吸功能没有不良影响，适用于患有呼吸道阻塞性疾病的心绞痛者，其疗效优于β受体阻滞剂。适用于各种类型的高血压，对顽固性、重度高血压也有较好疗效。由于能降低后负荷，对顽固性充血性心力衰竭亦有良好疗效，适宜长期服用。

【剂量与用法】①口服：每次10~20mg，每日3次。急用时舌下含服，一次10mg。慢性心力衰竭者，每6小时20mg。②咽部喷药：每次1.5~2mg（喷3~4次）。

【不良反应】①不良反应一般较轻，初服者常见面部潮红，其次有心悸、窦性心动过速。个别患者出现舌根麻木、口干、发汗、头痛、恶心、食欲不振等。多见踝、足与小腿肿胀。②可引起血压下降和冠状动脉窃血所致心肌缺血或心肌梗死。

【注意事项】老年患者不推荐使用速释剂型。严重主动脉瓣狭窄、低血压、肝肾功能不全者慎用。

【药物相互作用】本品与其他抗高血压药同用时，可致极度低血压，故应避免合用，或调节剂量。

【制剂规格】片剂：5mg；10mg。缓释片（胶囊）剂：10mg；20mg。控释片剂：30mg；60mg。喷雾剂：100mg。

乐卡地平
Lercanidipine

【别名】再宁平，Lerdip，Masnidipine，Zanidip。

【药理作用】本品为第三代二氢吡啶类钙通道阻滞剂。作用机制与同类药物相似，即可逆地阻滞血管平滑肌细胞膜L型钙通道的Ca^{2+}内流，扩张外周血管而降低血压。本品亲脂性较高，可长期贮存在细胞膜的脂质层中，起效时间虽较慢，但作用持续时间较长，一般为24小时。体内外试验表明，本品选择性血管扩张作用所致的负性肌力作用较硝苯地平、尼群地平和非洛地平弱；而血管选择性强于氨氯地平、非洛地平、尼群地平及拉西地平。此外，本品还具有抗动脉粥样硬化和保护终末器官作用。本品治疗剂量不干扰高血压患者的正常心脏兴奋性和传导性。动物实验表明，本品对肾脏有保护作用，其机制可能与血流动力学无关。

【体内过程】本品口服吸收完全，1.5~3.0 小时达血药浓度峰值，经肝脏代谢，50% 经肾排泄，其余随粪便排泄，半衰期为 2~5 小时。

【适应证】常用于治疗轻、中度高血压和老年收缩期高血压。

【剂量与用法】口服，每次 10mg，每日 1 次，至少在饭前 15 分钟服药。初始剂量每日 10mg，必要时 2 周以后可增至每日 20mg，每日 1 次。

【不良反应】本品耐受性良好，最常见不良反应是头痛、无力、疲劳、心悸及踝关节水肿。不良反应多属轻、中度，且与血管扩张作用相关。

【注意事项】①对二氢吡啶类药物过敏者禁用；左心室传出通道阻滞、未经治疗的充血性心力衰竭、不稳定型心绞痛、有严重肾脏或肝脏疾病，以及在一个月内发生过心肌梗死的患者禁用；妊娠和哺乳期妇女及未采取任何避孕措施的妇女禁用；18 岁以下患者禁用。②本品生物利用度虽不受年龄和肝硬化的影响，但严重肝、肾功能不全者禁用。

【药物相互作用】①本品与药酶抑制剂，如酮康唑、依曲康唑、红霉素、氟西汀；或药酶诱导剂，如苯妥英钠；或药酶底物，如特非那定、阿司咪唑、环孢素、胺碘酮、奎尼丁、地西泮、咪达唑仑、普萘洛尔和美托洛尔合用时应谨慎。②本品也不能与葡萄柚汁合用，以免因血药浓度升高而产生不良反应。

【制剂规格】片剂（薄膜衣）：10mg。

L-门冬氨酸氨氯地平
L - Aspartic Acid AmLodipine

【别名】力斯得。

【药理作用】本品是二氢吡啶类钙拮抗剂，通过阻断 L 型钙通道而舒张血管平滑肌，扩张外周小动脉，使外周阻力降低而使血压降低。

【体内过程】本品口服吸收良好，血浆蛋白结合率约为 92.5%，连续给药 7~8 天后，血药浓度达稳态。本品通过肝脏代谢。

【适应证】本品可单独或联合其他抗高血压药物治疗高血压。

【剂量与用法】口服，每次 1 片，每日 1 次。最大剂量可增至每次 2 片，每日 1 次。

【不良反应】①较常见的不良反应有头痛、水肿、疲劳、失眠、恶心、腹痛、面红、心悸和头晕。较为少见的不良反应为心绞痛、低血压、心动过缓、直立性低血压、瘙痒、皮疹、呼吸困难、无力、肌肉痉挛和消化不良。②本品与其他钙拮抗剂相似，极少有心肌梗死和胸痛的不良反应报道，而且这些不良反应不能与患者本身的基础疾病明确区分。本品似其他钙离子阻滞剂，可罕见齿龈增生，多在本品治疗 1~9 个月时。停药 1~21 周，症状可有改变。

【注意事项】对二氢吡啶类钙拮抗剂过敏、肝功能不全者禁用。

【制剂规格】片剂：5mg（按氨氯地平计）。

左旋氨氯地平
LevoamLodipine

【别名】施慧达，玄宁。

【药理作用】本品作用与氨氯地平相同，氨氯地平是二氢吡啶类钙拮抗剂（慢通道阻滞剂）。本品选择性抑制钙离子跨膜进入血管平滑肌细胞和心肌细胞，对血管平滑肌的作用大于心肌。其与钙通道的相互作用决定于它和受体位点结合和解离的渐进性速率，因此药理作用逐渐产生。本品是外周动脉扩张剂，直接作用于血管平滑肌，降低外周血管阻力，从而降低血压。

【体内过程】本品口服后 6~12 小时达血药峰浓度，生物利用度为 52%~88%，血浆蛋白结合率为 97%，半衰期为 35~50 小时，每日 1 次，连续给药 7~8 天可达稳态，经肝代谢失活，少量以原形经肾排出。

【适应证】用于治疗高血压、心绞痛，尤其自发性心绞痛。

【剂量与用法】口服起始剂量为 5mg，每日 1 次。最大剂量不超过 10mg。①体质虚弱者、老年患者或肝功能受损者，从每次 2.5mg，每日 1 次开始用药；也是合用其他抗高血压药者的初始剂量。②用药剂量应根据个体需要进行调整，调整期应不少于 7~14 天，以便医生充分评估患者对该剂量的反应。③治疗心绞痛的剂量是 5~10mg，老年患者或肝功能受损者减量。

【不良反应】罕见心绞痛和心肌梗死，有严重的阻塞性冠状动脉疾患者，在开始应用或加量钙通道拮抗剂治疗时，会出现心绞痛发作及时间延长，或发展为急性心肌梗死，但机制不明。

【注意事项】①本品可逐渐产生扩血管作用，一般很少出现急性低血压，但与其他外周扩血管药物合用时需谨慎，尤其是有严重主动脉瓣狭窄者。②心力衰竭、严重肝功能不全者慎用。③肾衰竭者的起始剂量可以不变。④本品对突然停用 β 受体阻滞剂所产生的反跳症状没有保护作用，故停用 β 受体阻滞剂时仍需逐渐减量。⑤本品在梗阻性肺病、代偿良好的心力衰竭、外周血管疾病、糖尿病和脂质异常疾患者中可以安全使用。⑥对孕妇用药缺乏相应的研究资料，但据动物试验结果，本品只在非常必要时方可应用。尚不知本品能否通过乳汁分泌，服药的哺乳期妇女应中止哺乳。⑦对儿童用药的安全性和有效性尚未确定。⑧临床研究未证实老年人对该药的反应与年轻人不同，但考虑到老年人多有肝肾功能和心功能减退，并伴有其他疾病和相应的药物治疗，且老年人对本品的清除率降低，故宜采用较低的起始剂量。

【药物相互作用】本品与硝酸甘油合用时，可提高抗心绞痛作用；与氟康唑、伊曲康唑合用时，会增加本品的血药浓度。

【制剂规格】片剂：2.5mg；5mg。

五、β 受体阻滞药

阿替洛尔
Atenolol

【别名】氨酰心安，苯氧胺，Tenormine。

【药理作用】本品为长效心脏选择性 β_1 受体阻滞剂，无膜稳定作用，无内源性拟交感活性，无心肌抑制作用。对心脏的 β_1 受体有较大选择性作用，而对血管及支气管的 β_2 受体的阻滞作用甚微。较大剂量时，心脏选择性逐渐降低，对血管及支气管平滑肌的 β_2 受体也有作用。通过阻滞 β 受体，使心肌收缩力下降，减慢传导，从而降低心肌耗氧量，增加对运动的耐受而治疗心绞痛。可阻断心脏 β_1 受体，降低心排出量；抑制肾素释放；阻断中枢 β 受体，抑制外围交感神经活性；通过减少去甲肾上腺素释放和促进前列环素生成，而使血压下降。

【体内过程】本品口服吸收仅 50%，其口服生物利用度较低，服后 2~4 小时血浓度达峰值。主要以原形由尿排泄，半衰期为 6~7 小时。作用持续时间较久，比较安全。

【适应证】临床用于治疗高血压、心绞痛、心肌梗死、心力衰竭、心律失常、甲亢、嗜铬细胞瘤。

【剂量与用法】①口服：用于心绞痛，每次 12.5~25mg，每日 2 次，可逐渐增至每日总量 150~200mg。用于高血压，每次 25mg，每日 1~2 次，可逐渐增至每日 100mg。用于心力衰竭，初始剂量为 6.25mg，每日 2~3 次；以后 1~2 周增加 6.25mg，每日 2~3 次；最大剂量每次 25~50mg。②静注：用于急性心肌梗死，每次 2.5mg，需经 5 分钟注完；必需时可在 10 分钟内再次给药，最大剂量为 10mg。静注时测血压、心电监测心率。③静滴：按体重 150μg/kg 给药，20 分钟滴完。如有必要，12 小时后重复 1 次，症状改善后改用口服给药。④滴眼：4%滴眼液可用于治疗青光眼。

【不良反应】 个别患者可出现心动过缓反应。

【注意事项】 哮喘、过敏性鼻炎、严重心动过缓、重度房室传导阻滞、心源性休克、低血压患者禁用。不宜与单胺氧化酶抑制剂（如优降灵）合用治疗充血性心力衰竭急性期或失代偿期。

【药物相互作用】 可增加洋地黄毒性作用。

【制剂规格】 片剂：0.5mg；25mg；50mg。注射剂：10mL：5mg。滴眼剂：8mL：0.32g。

美托洛尔
Metoprolol

【别名】 倍他乐克，美多洛尔，美多心安，Betaloc。

【药理作用】 本品为选择性 β_1 受体阻滞剂，膜稳定作用较弱，无内源性拟交感活性，脂溶性中等。较大剂量时，可见心脏选择性作用逐渐消失，但对血管及支气管平滑肌的 β_2 受体有作用。本品抗高血压作用机制：①阻断心脏 β_1 受体，降低心排出量；②抑制肾素释放，降低血浆肾素浓度；③阻断中枢 β 受体，降低外周交感神经活性；④减少去甲肾上腺素释放及促进前列环素生成。此外，本品减慢房室结及浦肯野纤维传导速度，故可用于心律失常。通过阻断 β 受体，使心脏收缩力下降，收缩速度减慢，降低心肌耗氧量，增加患者的运动耐量，有效治疗心绞痛。

【体内过程】 本品口服吸收迅速、完全，首过效应约50%。能通过血-脑屏障，脑脊液中的浓度约为血浆浓度的70%。服用后血压的降低与其血药浓度不呈线性关系，而心率的减少则与血药浓度呈线性关系。口服后约1小时起效，作用持续3~6小时。

【适应证】 用于治疗各型高血压（可与利尿药和血管扩张剂合用）及心绞痛、心肌梗死、心

力衰竭、甲亢等。静注对心律失常特别是室上性心律失常有效。

【剂量与用法】 ①口服：因个体差异较大，故剂量需个体化。高血压，每次25~50mg，每日2~3次，进餐时或餐后即服；或每次100mg，每日2次；维持量为每次100~200mg，每日1次。心绞痛，每次25~50mg，每日2~3次；或每次100mg。急性心肌梗死，主张早期应用，可先静脉注射2.5~5mg（2分钟内），每5分钟注射1次，共3次（10~15mg）。15分钟之后开始口服，每次25~50mg，每6~12小时1次，持续24~48小时，然后改为每次50~100mg，每日2次。心力衰竭，初始剂量每次6.25mg，每日2~3次；以后视临床情况，数日至1周每次增加6.25~12.5mg，每日2~3次；可用至每次50~100mg，每日2次，最大剂量不超过每日300~400mg。心绞痛，初始剂量每日100mg，分2次服用，常用剂量为每日100~400mg。②静脉注射：室上性快速心律失常，开始时以1~2mg/min的速度静脉注射，用量可达5mg（5mL）；如病情需要，可间隔5分钟重复注射，总剂量为10~15mg。静脉注射后4~6小时，心律失常已经控制，改用口服维持，每次剂量不超过50mg，每日2~3次。

【不良反应】 偶有胃部不适、眩晕、头痛、疲倦、失眠、恶梦、皮肤过敏等不良反应。

【注意事项】 ①哮喘者不宜应用大剂量，即使应用一般剂量时，也应分为3~4次服。②心动过缓、糖尿病、甲状腺功能亢进症患者及孕妇慎用。③Ⅱ、Ⅲ度房室传导阻滞、严重心动过缓及对洋地黄无效的心衰患者禁用。④肝、肾功能不良者慎用。

【药物相互作用】 利福平可加快本品代谢，使疗效降低，故合用时需增加本品剂量。本品可拮抗去甲肾上腺素的支气管扩张作用。西咪替丁可升高本品的血药浓度，合用时应调整用量。

【制剂规格】 片（胶囊）剂：25mg；50mg；100mg。缓释片剂：50mg，100mg（酒石酸盐）；

23.75mg；47.5mg（琥珀酸盐）。注射剂：2mL：2mg；5mL：5mg。

普萘洛尔
Propranolol

【别名】心得安，普苏欣，迪尔康欣，普乐欣，杭达来，百尔洛，Inderal。

【药理作用】本品为非选择性竞争性的 β 肾上腺受体阻滞剂，阻断心肌的 β 受体兴奋而减慢心率，抑制心脏收缩力与房室传导，使心脏对运动或应激的反应减弱，循环血流量减少，心肌耗氧量降低。

【体内过程】本品口服吸收完全，吸收率达 90%。给药后 1~1.5 小时达血浓度高峰。血浆蛋白结合率约 93%，生物利用度为 30%，本品在肝脏代谢，口服半衰期为 3.5~6 小时，静脉给药半衰期为 2~3 小时。

【适应证】用于治疗多种原因所致的心律失常，如房性及室性早搏（效果较好）、窦性及室上性心动过速，特别是与儿茶酚胺有关及洋地黄引起者，可用于洋地黄疗效不满意的房扑、房颤的心室率控制，但室性心动过速宜慎用。锑剂中毒引起的心律失常，当其他药物无效时，可试用本品。此外，也可用于心绞痛、高血压、嗜铬细胞瘤（手术前准备）、预防心肌梗死等。治心绞痛时，常与硝酸酯类合用。对高血压有一定疗效，不易引起直立性低血压为其特点。

【剂量与用法】①口服：治疗各种心律失常，每日 10~30mg，分 3~4 次服，用量需根据心率及血压变化而及时调整。对嗜铬细胞瘤，手术前三日服药，每日量60mg，3 次分服。治疗心绞痛、心肌梗死，初始每次 10mg，每日 3~4 次，每三日可增加 10~20mg 至每日 200mg，分 2 次口服。治疗高血压，每次 5mg，每日 4 次，1~2 周后增加 1/4 量，在严密观察下可逐渐增加至每日 100mg。本品的缓释、控释剂型可用于治疗高血压、心绞痛。开始剂量为每日 40mg，早或晚服，必要时可增至 80mg。心肌梗死后可用至每日 160mg。②静脉注射：临床用于严重心律失常，应急时缓慢注射 1~3mg，以每分钟不超过 1mg 的速度静注。必要时 2 分钟后重复 1 次，以后每隔 4 小时静注 1 次。儿童用量按体重 0.01~0.1mg/kg 给药，缓慢注入（>10 分钟），不宜超过 1mg。

【不良反应】可见乏力、神志模糊（老年人）、嗜睡、头晕、失眠、恶心、腹胀、皮疹、晕厥、低血压、心动过缓等不良反应。

【注意事项】①除对心脏的 β 受体（β_1 受体）有阻断作用外，对支气管及血管平滑肌的 β 受体（β_2 受体）亦有阻断作用，可引起支气管痉挛及鼻黏膜微血管收缩，故忌用于哮喘及过敏性鼻窦炎患者。②窦性心动过缓、重度房室传导阻滞、心源性休克、低血压症患者禁用。充血性心力衰竭患者（继发心动过速者除外）须等心衰控制后始用本品。③本品剂量的个体差异较大，宜从小到大试用，以选择适宜的剂量。

【药物相互作用】①不宜与抑制心脏的麻醉药（如乙醚）合用。②有增加洋地黄毒性的作用，对已洋地黄化而心脏高度扩大、心率又不平稳者禁用。③不宜与单胺氧化酶抑制剂（如优降宁）合用。④西咪替丁和环丙沙星可升高本品的血药浓度，合用时应密切监测血压和心功能。

【制剂规格】片剂：10mg。缓释片（胶囊）剂：40mg。注射剂：5mL：5mg。粉针剂：2mg；5mg。

比索洛尔
Bisoprolol

【别名】康可，博苏，洛雅。

【药理作用】本品为选择性 β_1 肾上腺素受体阻滞剂，无内在拟交感活性和膜稳定作用。不同模型的动物实验显示，本品对 β_1 受体的亲和力比 β_2 受体大 11~34 倍，是阿替洛尔的 4 倍。对支

气管 β_2 受体也有一定的阻滞作用。本品可降低血压，阻滞心脏 β 受体减低心脏排血量，抑制肾素释放而降低肾素浓度；降低中枢和周围肾上腺素能神经元，减少去甲肾上腺素释放，使心肌收缩力减弱，心率减慢，心肌耗氧量减少，有效治疗心绞痛和心肌梗死，减少心肌梗死后的猝死和心血管事件发生。阻滞交感神经 β 肾上腺素能受体，使心力衰竭减轻。本品还具有抗心律失常作用。

【体内过程】口服吸收迅速、完全，生物利用度高，肠道吸收 > 90%，首过效应 < 10%。给药后达血浓度高峰时间 2 ~ 3 小时，肺、肾、肝含量最高。血浆蛋白结合率 30%，半衰期 10 ~ 12 小时，作用持续时间 24 小时。本品 50% 经肝代谢，50% 以原形经肾排泄，具有肝肾平衡双通道消除的特点。药物不能透过胎盘，仅少量能透过血 - 脑屏障。

【适应证】用于治疗高血压、心绞痛、心肌梗死、心律失常（如快速性室上性心律失常、室性期前收缩等）、心力衰竭。

【剂量与用法】口服。心绞痛初始剂量为每次 2.5mg，每日 1 次，早晨服，可逐渐加量至 5 ~ 10mg，每日 1 次。高血压初始剂量每次 5mg，每日 1 次，最大剂量每日 20mg。

【不良反应】①服药初期，可能出现轻微疲倦、头晕、头痛、出汗、睡眠欠佳、多梦、抑郁等。一般服药 1 ~ 2 周后减退。②偶出现胃肠反应（腹泻、便秘、恶心、腹痛）、心悸、心动过缓、血压显著下降、传导阻滞。③极少数情况下可见皮肤反应（红斑、瘙痒），罕见肌肉痛、下肢浮肿、心功能不全加重，偶见气道阻力增加。

【注意事项】① II、III 度房室传导阻滞、心源性休克、严重心动过缓、低血压者及妊娠期妇女禁用。②本品可延缓胰岛素所致低血糖的恢复。③肺功能不全、支气管哮喘、严重肝肾功能不全、严重心力衰竭、心功能 IV 级、糖尿病及甲状腺功能亢进症者慎用。④因在麻醉时出现心排血量减

少，故术前应告知麻醉医师。⑤长期服用者，如需停药，应逐渐减量至停服，不可突然中断。⑥糖尿病患者血糖水平波动较大时，可能会掩盖低血糖症状。

【药物相互作用】本品与其他降压药并用时，其降压作用增强。与利血平、甲基多巴、可乐定或氯苯醋胺脒联用时，可加重心率减慢。当与利血平联用后停药时，需停用本品几天后才可停用利血平。与硝苯地平联用时，可增强降压作用。与维拉帕米、地尔硫草或其他抗心律失常药联用时，可致低血压、心动过缓、心律失常等；与胺碘酮合用时，可出现明显心动过缓和窦性停搏，对患者应加强监护。

【制剂规格】片剂：2.5mg；5mg；10mg。

盐酸阿罗洛尔

Arotinolol Hydrochloride

【别名】阿尔马尔，Almart。

【药理作用】本品兼具 α 和 β 受体阻断作用，两者作用强度为 1 : 8。适度阻断 α 受体，可使外周血管阻力下降，降低冠脉阻力，发挥抗心绞痛效力。阻断 β 受体，可减慢心率，抑制心肌收缩力，减少心排血量，使血压下降；可抑制心功能亢进，减少心肌耗氧量。本品还有抗心律失常功能。

【体内过程】本品口服吸收迅速，口服 10mg 后 2 小时达血浓度高峰，半衰期约 10 小时。本品经肾排泄。

【适应证】用于治疗高血压、心绞痛、心动过速。也可降低眼内压，治疗青光眼。

【剂量与用法】口服，每次 10mg，每日 2 次。效果不明显者，可增至每次 15mg，每日 2 次。

【不良反应】偶见心动过缓、胸部不适、头晕、步态不稳及起立时眩晕、心悸、气喘等不良反应。

【注意事项】严重心动过缓、房室传导阻滞、窦房结阻滞、糖尿病性酮症酸中毒、代谢性酸中

毒、心源性休克者及孕妇禁用。

【药物相互作用】本品与降血糖药合用时，可使降血糖作用增强；与钙拮抗剂合用时，有协同作用。

【制剂规格】片剂：5mg；10mg。滴眼剂：0.5%。

盐酸索他洛尔
Sotalol Hydrochloride

【别名】施太可，甲磺胺心定，Sotacor，Betapace。

【药理作用】本品兼有Ⅱ类及Ⅲ类抗心律失常药特性，是非选择性、无内在拟交感活性类β受体阻断剂。可降低心肌收缩力及心率，从而降低心输出量；降低肾素水平，从而降低血管紧张素水平；在不同水平抑制交感神经系统活性。

【体内过程】口服吸收迅速而完全，食物可影响其吸收。服后1~2小时起效，大部分以原形经肾排出，半衰期为10~20小时。

【适应证】用于治疗心绞痛、高血压、心肌梗死、心律失常。

【剂量与用法】①口服：高血压和心绞痛，成人初始剂量每次80mg，每日2次，每隔2~3日调整剂量，视情况增至每日240~320mg，严重者可增至每日480~640mg；维持剂量每日160~320mg，分2~3次服。心律失常，每日120~240mg，个别患者可增至每日640mg，分2~3次服。心肌梗死，于梗死后5~14日起，每日口服320mg，分2次服用。②静脉注射：对危重急症心律失常者，可缓慢静注，每次20~60mg，2~3分钟注完；必要时可增至100mg，3分钟注完。必要时，10分钟后可重复注射。

【不良反应】常见呼吸困难、疲劳、头痛、眩晕、心动过缓、低血压等不良反应，尚可见胸闷、水肿，偶见皮疹。

【注意事项】①孕妇、哺乳期妇女禁用，儿童慎用；失代偿充血性心力衰竭、心源性休克、传导阻滞、肺水肿、哮喘者禁用。②冠心病、甲状腺功能亢进症者不可骤停。长期用本品后撤药者，须逐渐递减剂量，至少经过3日，一般为2周。③逾量后的对症处理：心动过缓，给予阿托品或异丙肾上腺素，必要时安装人工起搏器；室性早搏，给予利多卡因或苯妥英钠；心力衰竭，给予吸氧及洋地黄苷类或利尿药；低血压，输液时应给予升压药；抽搐，给予地西泮或苯妥英钠；支气管痉挛，给予异丙肾上腺素。

【药物相互作用】本品不宜与延长QT间期的药物合用；与地高辛合用时，更易引起心律失常；排钾利尿药可引起低钾血症，与本药合用有增加发生尖端扭转型室性心动过速的危险；与钙通道阻滞药合用可加重传导阻滞，故应避免合用。

【制剂规格】片剂：40mg；80mg；160mg；240mg。注射剂：2mL：20mg；2mL：40mg。

盐酸拉贝洛尔
Labetalol Hydrochloride

【别名】柳胺苄心定，柳胺羟胺，Ibidomide，Presdate。

【药理作用】本品具有选择性α受体及非选择性β受体作用，两种作用均有降压效果。其β受体阻滞作用约为普萘洛尔的1/2.5，但无心肌抑制作用，对β受体的作用比α受体强，口服时为3：1，静注时则为6.9：1。它与单纯β阻滞剂不同，能降低卧位血压和周围血管阻力，一般不降低心排血量或每次心搏出量。对卧位患者心率无明显影响，立位或运动时心率则减慢。对高血压的疗效比单纯β受体阻滞剂为优。在降压同时伴有心率减慢，冠脉流量增加。

【体内过程】本品口服吸收完全，口服1~2小时后，血药浓度达峰值。静脉给药5分钟内出现最大作用，持续时间约6小时，约95%在肝脏代谢。

【适应证】用于治疗轻度至重度高血压，尤其适用于单用 β 受体阻滞剂或加用利尿剂仍未能有效控制血压者，以及冠心病、心绞痛或急性心肌梗死所致高血压者。此外，可用于治疗嗜铬细胞瘤患者的高血压危象、手术前及手术中危象、可乐定类药物的停药综合征，亦可用于治疗心律失常、心力衰竭。

【剂量与用法】①口服：初始剂量每次 100mg，每日 2～3 次；2～3 日后，可根据需要加量，维持量 200～400mg，每日 2 次，极量为每日 2400mg。通常对轻、中、重度高血压的每日剂量相应为 300～800mg，600～1200mg，1200～2400mg，加用利尿剂可适当减量。②静脉给药：每次 25～100mg，用 5% 葡萄糖注射液稀释至 20～40mL，于 10 分钟内缓慢静脉注射，如无效可于 15 分钟后重复注射 1 次，或以每分钟 1～2mg 的速度静脉滴注。

【不良反应】常见眩晕、乏力、幻觉、胃肠道障碍等不良反应，少数患者可发生直立性低血压。

【注意事项】①脑溢血、心动过缓、传导阻滞、严重低血压及支气管哮喘者禁用。②心脏及肝肾功能不全者、有哮喘或支气管痉挛史者慎用。③注射给药期间，患者应保持卧位，用药后平卧 3 小时，以防直立性低血压发生。

【药物相互作用】与三环类抗抑郁药合用，可增加本品震颤的发生率；西咪替丁可增加本品的生物利用度。

【制剂规格】片剂：50mg；100mg；200mg。注射剂：10mL：50mg。粉针剂：25mg；50mg。

卡维地洛
Carvedilol

【别名】金络，达利全，革异，枢衡，克为德，瑞欣乐，络德，康达欣，妥尔。

【药理作用】本品在治疗剂量范围内，兼有 α_1 和非选择性 β 受体阻滞作用，无内在拟交感活性。本品阻滞突触后膜 α_1 受体，扩张血管，降低外周血管阻力；阻滞 β 受体，抑制肾脏分泌肾素，阻断肾素－血管紧张素－醛固酮系统，产生降压作用。

【体内过程】本品口服吸收迅速，2 小时达血药峰值，有明显首过效应，半衰期为 6～10 小时。血浆蛋白结合率为 98%，代谢物主要随粪便排出，约 16% 经肾脏排泄。

【适应证】用于治疗轻、中度高血压，可单独或与其他抗高血压药（尤其是噻嗪类利尿剂）联合应用。也可治疗有症状的慢性充血性心力衰竭。

【剂量与用法】剂量必须个体化，需在医师的密切监测下加量。高血压起始口服剂量为每次 6.25mg，每日 2 次，如果耐受，可以服药后 1 小时的立位收缩压作为指导，维持该剂量 7～14 天；然后根据谷浓度时的血压，在需要的情况下增至每次 12.5mg，每日 2 次。同样，剂量可增至每次 25mg 甚至 50mg，每日 2 次，一般在 7～14 天内达到完全的降压作用，总量不得超过每日 50mg。本品须和食物一起服用，以减慢吸收，降低直立性低血压的发生。在本品基础上加用利尿剂时，可产生累加作用，增加本品的体位性降压作用。

【不良反应】本品不良反应常见头晕、头痛、乏力、心动过缓，少见便秘、呕吐，偶见腹痛、腹泻、恶心。

【注意事项】①本品能掩盖低血糖症状，并诱发低血糖，故接受降糖药物治疗的糖尿病患者应定期检查血糖。②突然站立时，如出现头晕或晕厥等低血压症状，应保持坐姿或卧姿，并咨询医生。③如出现头晕或疲劳，应避免驾驶或从事危险性工作。④没有医生同意，不要随意调整用药方案或停药。⑤甲状腺毒症患者应用本品时，不能突然停药，应逐渐减量，并密切观察症状。⑥嗜铬细胞瘤患者服用本品时，通常与 α 受体阻滞剂联合应用。⑦有个人或家庭性牛皮癣病史者、有严重过敏史及正在进行脱敏治疗者慎用。⑧慢性梗阻性肺疾病患者、糖尿病患者、肝功能低下者及孕妇和哺乳期妇女禁用。

【药物相互作用】与降压药物合用可增强降压作用；与西咪替丁合用，会导致本品血药浓度增高；与环孢素合用能抑制后者代谢使毒性增加；与地高辛合用使其对心脏的作用增强，应对洋地黄类血药浓度进行监测；与利托君合用，会降低利托君的保胎作用。

【制剂规格】片剂：2.5mg；6.25mg；10mg；20mg。胶囊剂：10mg。

六、作用于 α 受体的药物

甲磺酸酚妥拉明
Phentolamine

【别名】苄胺唑啉，酚胺唑啉，利其丁，Regitine。

【药理作用】本品为 α 肾上腺素受体阻滞剂，对 α_1 与 α_2 受体均有作用。拮抗血液循环中肾上腺素和去甲肾上腺素的作用，使血管扩张而降低周围血管阻力；通过降低外周血管阻力，使心脏后负荷降低。左室舒张末压与肺动脉压下降，心排出量增加，可用于治疗心力衰竭；拮抗儿茶酚胺效应可用于诊治嗜铬细胞瘤，有血管舒张作用。

【体内过程】本品口服吸收缓慢，生物利用度低，服后 30 分钟发挥最大作用，其作用持续 3~6 小时；肌注 20 分钟，血药浓度达峰，作用持续 30~45 分钟；静注，2 分钟血药浓度达峰，作用持续15~30 分钟，由肝代谢。

【适应证】临床上用于治疗血管痉挛性疾病，如雷诺病、手足发绀症、感染中毒性休克，以及嗜铬细胞瘤的诊断试验等。用于室性早搏亦有效。可用于勃起功能障碍的治疗。静脉滴注可用于急性心力衰竭。

【剂量与用法】①治血管痉挛性疾病：肌注或静注，每次 5~10mg，20~30 分钟后可视需要重复给药。②抗休克：以 0.3mg/min 的剂量进行静滴。③室性早搏：开始 2 日，每次口服 50mg，每日 4 次，若无效，则以后每 2 日将增加剂量至每次 75mg，每日 4 次；若仍无效，可增至每日 400mg（分 4 次服），再无效即应停用。无论何种剂量，一旦有效，则按该剂量继续服用 7 日。④诊断嗜铬细胞瘤：静注 5mg，注后每 30 秒测血压 1 次，可连续测 10 分钟，如在 2~4 分钟内血压降低 35/25mmHg（4.67/3.33kPa）以上时，为阳性结果。⑤心力衰竭：静脉滴注，每分钟0.17~0.4mg（溶于 5% 葡萄糖注射液中）。⑥用于勃起功能障碍治疗：口服，40mg，在性生活前 30 分钟服用。

【不良反应】不良反应有直立性低血压、鼻塞、瘙痒、恶心、呕吐等。

【注意事项】①低血压、严重动脉硬化、心脏器质性损害、肾功能减退者禁用。②禁与铁剂配伍。③药物过量而发生低血压时，可静脉内滴注去甲肾上腺素，但不宜使用肾上腺素，以免血压进一步降低。

【药物相互作用】本品与纳洛酮合用时，可提高治愈率；与强心苷合用时，可增强其毒性反应；与东莨菪碱合用时，有协同作用。

【制剂规格】片剂：40mg；60mg。注射剂：1mL：5mg；1mL：10mg。

利血平
Reserpine

【别名】血安平，蛇根碱，寿比安，利舍平，Reserpex。

【药理作用】本品兼有降血压作用及安定作用，能降低血压、减慢心率，对精神病性躁狂症有安定之效。一方面能使交感神经末梢囊泡内的神经递质（去甲肾上腺素）释放增加，另一方面阻止它再摄入囊泡，因此囊泡内的神经递质逐渐减少或耗竭，使交感神经冲动的传导受阻，因而表现出降压作用。此外，可使心、脑等组织中的儿茶酚胺和 5－羟色胺储存耗竭而使心率减慢、心输出量减少而降压；尚可作用于下丘脑而产生镇静作用。本品降压作用的特点为缓慢、温和而持久。服药后 2～3 日至 1 周，血压缓缓下降，3～6 周达到最低点。停药后，血压在 2～6 周内回升。

【体内过程】本品口服吸收快，2～4 小时血药浓度达峰，但起效甚慢。口服后迅速分布到主要脏器，主要随粪便以原形排出。

【适应证】对于轻、中度早期高血压患者的疗效显著（精神紧张病例疗效尤好），长期应用小剂量，可将多数患者的血压稳定在正常范围内，但对严重和晚期病例，单用本品疗效较差，常与肼苯达嗪、氢氯噻嗪等合用，以增强疗效。注射剂可用于高血压危象，但本品不属于高血压治疗的一线药物。

【剂量与用法】①口服：高血压，每次 0.1～0.25mg，每日 1 次，经 7～14 日的剂量调整期，以最小剂量确定维持量，每次最大用量为 0.5mg。儿童每日按 0.005～0.02mg/kg 或按 0.15～0.6mg/m² 给药，分 1～2 次服用。②肌内注射：高血压危象，初始剂量为 0.5～1mg，以后需每 4～6 小时肌注 0.4～0.6mg。

【不良反应】①有鼻塞、嗜睡、腹泻等反应。②大剂量可引起震颤性麻痹，长期应用则能引起精神抑郁症。③胃及十二指肠溃疡病患者用本品后可引起出血，妊娠期应用可增加发生胎儿呼吸系统合并症，均宜注意。

【注意事项】如用药久不见效，则宜与其他降压药如氯噻嗪类、肼苯达嗪等合用，但不可增加本品剂量，因为增加剂量并不能增强疗效，且每日量超过 0.5mg 时，可增加不良反应。

【药物相互作用】本品与利尿药合用时，可增强降压作用；与洋地黄毒苷合用时，易引起心律失常；与左旋多巴合用时，可因多巴胺耗竭导致帕金森发作；与三环类抗抑郁药合用时，能减弱该药降压效果；与布洛芬合用时，能使该药降压效果减弱；与中枢神经抑制药合用时，可加重中枢抑制作用。

【制剂规格】片剂：0.25mg。注射剂：1mL：1mg。

盐酸哌唑嗪
Prazosin Hydrochloride

【别名】哌唑静，降压新，脉宁平，Minidress。

【药理作用】本品为选择性突触后 α_1 肾上腺素受体阻断剂，可使周围血管扩张，血管阻力下降而致血压下降。本品不阻断突触前膜 α_2 受体，对心率和心输出量无明显影响，也不增加肾素分泌。本品能扩张动脉和静脉，降低心脏前后负荷，使左心室舒张末期压下降，心功能改善，故可用于心力衰竭。

【体内过程】本品口服吸收良好，1～3 小时的血药浓度达峰，2～4 小时起效，作用可持续 6～10 小时。主要在肝脏代谢，大部分随粪便排出。

【适应证】适用于轻、中度高血压，与 β 受体阻断剂或利尿剂合用后的降压效果更好。作为二线药物，常在一线药物治疗不满意时采用或合用。用于治疗中、重度慢性充血性心力衰竭及心肌梗死后心力衰竭，对顽固性心力衰竭也有效；可用于治疗麦角胺过量。

【剂量与用法】口服：首次用量 0.5mg，睡前服，逐渐增至每日 1.5～3mg，每日 2～3 次。治疗慢性心衰，开始每次 0.5～1mg，每日 1.5～3mg，维持量通常为每日 4～20mg，分次服用。

【不良反应】①可有眩晕、疲乏、衰弱、头痛等不良反应，偶可出现口干、皮疹、发热、急性多发性关节炎。②某些患者第 1 次给药后出现"首剂现象"，表现为直立性低血压、眩晕、心悸等。首次给予较小剂量或在饭后服用时，可减轻症状。

【注意事项】严重心脏病、精神病患者慎用。孕妇、儿童禁用。老年人对降压作用敏感，应注意。

【药物相互作用】本品与普萘洛尔合用时，其降压作用加强；与钙拮抗剂合用时，可加强降压作用；与非甾体类抗炎药（特别是吲哚美辛）合用时，可减弱本品的降压作用。

【制剂规格】片剂：1mg；2mg。

盐酸酚苄明

Phenoxybenzamine Hydrochloride

【别名】苯苄明，竹林胺，Dibenzyline。

【药理作用】本品为苄胺类化合物，是长效的 α 肾上腺素能受体阻滞剂，作用似酚妥拉明，但较持久（一般药效持续 3~4 日）。作用于节后肾上腺素受体，防止或逆转内源性或外源性儿茶酚胺作用，使周围血管扩张，血流增加；可选择性地抑制前列腺组织及膀胱颈平滑肌，但不妨碍膀胱逼迫肌的收缩，可缓解梗阻，排尿通畅。因阻断 α 受体而抑制输精管、精囊和射精管的蠕动，精液不能排入尿道，射精的副交感神经刺激延长，因而性交时间延长，可治疗早泄。

【体内过程】本品口服数小时后起效，作用可维持 3~4 日。静脉注射 1 小时后达血药峰值，本品经肝内代谢，24 小时后，大部分从尿液及胆汁排泄，半衰期约为 24 小时。

【适应证】用于治疗周围血管痉挛性疾患，以及休克、嗜铬细胞瘤引起的高血压、前列腺增生引起的尿潴留。

【剂量与用法】①口服：治疗血管痉挛性疾病，初始剂量每次 10mg，每日 2 次，以后隔日增加 10mg，直至取得疗效。以每日 20~40mg，每日 2 次维持。治疗早泄，每次 10mg，每日 3 次。②静注：每日按体重 0.5~1mg/kg 给药。③静滴：抗休克，按体重 0.5~1mg/kg 加入 5% 葡萄糖注射液

250~500mL 中静滴（2 小时滴完）。

【不良反应】可能有直立性低血压、心动过速、瞳孔缩小、鼻塞、口干等不良反应。

【注意事项】①肾功能、冠脉功能不全及脑血管病患者慎用。②低血压及严重呼吸道感染者禁用。

【药物相互作用】本品与胍乙啶合用时，易致直立性低血压；与甲基多巴合用时，可致尿失禁。

【制剂规格】片剂：5mg；10mg。注射剂：1mL：25mg。

甲基多巴

Methyldopa

【别名】爱道美，Aldomet。

【药理作用】本品为中枢降压药，兴奋血管运动中枢 α 受体，从而抑制外周交感神经，使外周阻力下降而产生降压效果。降压时，伴有心率减慢、心排出量减少，对肾血流量和肾小球滤过率无明显影响。

【体内过程】本品口服吸收不稳定，约 50% 左右。本品与血浆蛋白结合率不到 20%，易透过血－脑脊液及胎盘屏障。本品在体内可代谢为具有活性的 α－甲基去甲肾上腺素。半衰期为 1.7 小时，主要经肾排泄。

【适应证】用于治疗中、重度高血压，尤其适用于肾性高血压，或肾功能不全高血压；亦可用于治疗雷诺病。

【剂量与用法】①口服：开始时每次 0.25g，睡前服，1 周后每次 0.25g，每日 2~3 次，以后每隔 3 日，每次可递增 0.25g，渐增至最适剂量，维持量为每日 0.5~2g，一日不应超过 2g，肾衰时有蓄积，应减量使用。②静滴高血压危象，每日 250~500mg，间隔 6 小时后再使用，控制后可改为口服。

【不良反应】不良反应有嗜睡、眩晕、口干、

腹胀，偶见粒细胞和血小板减少。

【注意事项】①本品长期应用后突然停药时，亦可引起"停药症状"。②肝、肾功能不全者慎用。③急性肝病和嗜铬细胞瘤者禁用。

【药物相互作用】①本品不宜与利血平、优降宁同用，以免诱发中枢兴奋和升压反应。②与口服抗凝血药合用时，可增强抗凝作用；与左旋多巴合用时，能增加中枢神经毒性。

【制剂规格】片剂：0.25g。注射剂：5mL：250mg。

复方降压平

Compound Hypotensive

【别名】北京降压0号，复方利血平氨苯蝶啶片。

【药理作用】硫酸双肼屈嗪和利血平是基础降压药，双肼屈嗪松弛小动脉平滑肌，使周围血管扩张，血压下降；而利血平能使交感神经节后纤维末梢贮存的去甲肾上腺素减少乃至耗竭，使发自中枢的兴奋传导受阻，失去收缩血管、兴奋心肌的作用，使血压下降，两者降压有协同作用。氢氯噻嗪与氨苯蝶啶合用能增强利尿作用，减少水钠潴留，降低血容量，使血管紧张素Ⅱ的反应减弱。利尿药配合基础降压药能起协同作用，减少剂量则减轻不良反应。氯氮草有镇静、抗焦虑作用，可使肌肉松弛，通过改善高血压患者的症状和稳定情绪而起到辅助降压作用。

【适应证】用于治疗轻、中度高血压，重度高血压则需与其他降压药合用。

【剂量与用法】口服。常用量：每次1片，每日1次。维持量：每次1片，每2~3日1次。

【不良反应】偶可引起恶心、头胀、乏力、鼻塞、嗜睡等不良反应，减少用量或停药后即可消失。

【注意事项】①对本品过敏者、活动性溃疡、溃疡性结肠炎、抑郁症、严重肾功能障碍者禁用。

②胃与十二指肠溃疡、心律失常和有心肌梗死病史者慎用。③老年患者的肾功能有一定程度的生理性减退，应在医生指导下减量应用。④过量引起明显低血压者，应停药，尽早洗胃，给予支持及对症处理，并密切观测血压、电解质和肾功能的变化情况。⑤高尿酸血症或有痛风病史者慎用。

【制剂规格】薄膜衣片剂：0.1g（每片含利血平0.1mg，氢氯噻嗪12.5mg，氯氮草3mg，硫酸双肼屈嗪12.5mg，氨苯蝶啶12.5mg）。

盐酸可乐定

Clonidine Hydrochloride

【别名】氯压定，可乐宁，110降压片，Catapres。

【药理作用】本品为中枢性 α_2 受体激动剂，通过抑制血管运动中枢，使外周交感神经的功能降低，周围血管阻力减小，引起降压。

【体内过程】本品降压作用多在服药后0.5~1小时出现，2~3小时达最高峰，可持续4~6小时，约有一半口服剂量药物在肝脏代谢，50%左右以原形从尿中排出体外，约20%从粪便排泄。

【适应证】用于治疗高血压及高血压急症，临床上常作为二、三线降压药。与利尿剂（如氢氯噻嗪）或其他降压药（如利血平）合用比单服本品疗效有明显提高。本品用于偏头痛有效；滴眼能降低眼压，用于治疗开角型青光眼。

【剂量与用法】①高血压：口服，每次0.075~0.1mg，每日2次，隔2~4日后可按需每日递增0.075~0.2mg，维持剂量为每日0.2~0.8mg。静注，每次0.15~0.3mg，用50%葡萄糖注射液20~40mL稀释后缓慢推注，10分钟内起效，降压作用在30~60分钟达高峰，持续3~7小时，24小时总量不超过0.75mg。②预防偏头痛：口服，每日0.1mg，分2次，8周为一疗程（第4周以后，每日量可增至0.15mg）。③青光眼：用0.125%~0.25%溶液点眼，每日4次；同时口服0.15mg，每日4次。

【不良反应】多可出现口干、便秘、嗜睡、乏力、心动过缓等不良反应，少数患者出现头晕、头痛、恶心、便秘、食欲不振等症，男性偶有阳痿，停药后很快消失。不良反应多不影响治疗。

【注意事项】①有水钠潴留现象，长期使用须同时并用利尿剂。②不可突然停药（尤其是每日量超过 1.2mg 时），以免引起交感神经亢进的撤药症状。③脑血管病、冠状动脉供血不足、近期心肌梗死、窦房结及房室结功能低下、雷诺病、血管闭塞性脉管炎、有精神抑郁史、慢性肾功能不全者慎用，孕妇及哺乳期妇女慎用。④老年人减量使用。

【药物相互作用】巴比妥类药物可增强本品的中枢抑制作用；而三环类抗抑郁药可使本品的降压作用减弱。

【制剂规格】片剂：0.075mg。注射剂：1mL：0.15mg。滴眼剂：5mL：12.5mg。

盐酸乌拉地尔
Urapidil Hydrochloride

【别名】压宁定，优匹敏，利喜定，Eupressyl。

【药理作用】本品具有外周和中枢双重降压作用。外周作用是阻滞 α_1 受体，扩张血管，减少外周阻力；中枢作用主要是兴奋脑干的 5－羟色胺受体，降低延髓心血管中枢的交感反馈调节而降压。降压的同时，不会引起反射性心动过速，心输出量增加或不变，可维持心、脑、肾等重要器官的血液供应，对糖、脂代谢及电解质平衡无不良影响，并可抑制各种刺激诱发的血小板聚集。

【体内过程】本品吸收良好，4～6 小时达最高血药浓度，口服半衰期为 4.7 小时，静注半衰期 2.7 小时，在肝脏代谢，主要由肾脏排泄。

【适应证】用于治疗各种类型高血压、高血压危象、重度和极重度高血压、难治性高血压，以及控制围手术期高血压，包括伴有肝、肾功能不全、冠心病、糖尿病等高血压患者，及由于慢性阻塞性肺病引起的肺动脉高压。对前列腺肥大也有一定作用。

【剂量与用法】①口服：每日 30～180mg，分 2 次服，一般初始剂量每次 30mg，每日 2 次，以后视病情适当调整。②静脉注射：将本品 12.5～25mg 加入 10mL 氯化钠注射液或葡萄糖注射液中，静脉注射，观察血压变化，5～10 分钟后如必要可重复注射 12.5～25mg。③静脉滴注：为了维持疗效或缓慢降压，可将本品 25mg 加入氯化钠注射液或葡萄糖注射液中静脉滴注，滴速一般为 100～400μg/min。充血性心力衰竭、血压显著增高者，先用本品 12.5～25mg 加入 10mL 氯化钠注射液或葡萄糖注射液中静脉推注。一般情况可直接静脉点滴，滴速为 100～400μg/min，据病情调整剂量和滴速。每日 1 次或 24 小时连续使用，疗程一般 3～6 天，视病情也可 6 天以上。

【不良反应】本品不良反应可见头痛、头晕、乏力、心悸、胃肠反应、过敏反应、直立性低血压和血压过度下降。个别病例在口服本药时出现血小板计数减少。

【注意事项】①伴有主动脉狭窄或动、静脉分流的患者（透析分流除外）禁用注射剂。对血管扩张剂有禁忌证者、孕妇及哺乳期妇女禁用。②不可与碱性药物混用，因其酸性性质可能引起溶液浑浊或形成絮状物。

【药物相互作用】本品不宜与血管紧张素转换酶合用。与钙离子拮抗剂合用时，可增强本品降压作用；与西咪替丁合用时，可使本品血药浓度升高。

【制剂规格】注射剂：5mL：25mg；10mL：50mg。片剂：30mg；60mg。缓释片剂：30mg。

七、血管紧张素转换酶抑制剂

卡托普利
Captopril

【别名】巯甲丙脯酸，开博通，Capoten。

【药理作用】血管紧张素转换酶（ACE）抑制剂，能抑制血管紧张素 I 转化为血管紧张素 II，并能减少醛固酮分泌和水钠潴留。本品可降低外周动脉阻力，使血压降低。增加或不影响心输出量，增加肾血流量，但不影响肾小球滤过率。由于本品抑制肾素 – 血管紧张素 – 醛固酮系统活性，降低心衰和心肌梗死患者的外周阻力及肺毛细管楔压和肺血管阻力，使心脏负荷减少而增加心输出量及运动耐受时间，防止左室功能异常的发展，减少心肌再梗死的发生率，本品对糖尿病肾病患者肾小球出球动脉的扩张作用可使球内压降低，减少微量蛋白尿症，控制糖尿病肾病病变进展，降低死亡率。

【体内过程】口服吸收迅速，吸收率在 75% 以上，生物利用度约 60%，蛋白结合率约 30%。服药后 15 分钟出现降压作用，1~2 小时的血药达峰，作用持续 6~12 小时。增加剂量可延长作用时间，但不增强降压效应。在肝内代谢，经肾脏排泄，40%~50% 以原形排出。半衰期为 3~4 小时，肾衰竭时延长。

【适应证】用于治疗高血压、心力衰竭、急性心肌梗死后左室功能不全，糖尿病肾病。

【剂量与用法】口服。①高血压：每次 12.5mg，每日 2~3 次。按需要 1~2 周内增至每次 50mg，每日 2~3 次，饭前 1 小时服用，疗效不满意时可与噻嗪类利尿药或其他降压药合用。②心力衰竭：初始剂量每次 12.5mg，每日 3 次，每隔 3~7 天剂量倍增 1 次，增至目标剂量 25~50mg，每日 3 次。③急性心肌梗死、左室功能不全：首剂 6.25mg，2 小时后收缩压 ≥90mmHg，剂量增至 12.5mg。一般维持量每次 12.5~25mg，每日 3 次。④糖尿病肾病：维持量每次 25mg，每日 3 次。儿童初始剂量每次按体重 0.3mg/kg 给药，每日 3 次。

【不良反应】可有咳嗽和消化道刺激反应，少数患者可有乏力、眩晕、恶心、呕吐、味觉减退等反应，个别出现皮疹、蛋白尿、粒细胞减少及血清谷丙、谷草转氨酶升高，停药后可恢复。

【注意事项】①孕妇、哺乳期妇女慎用，肾功能严重减退及自身免疫缺陷者慎用；过敏体质及白细胞减少者禁用；老年人对降压作用敏感，应酌减剂量。②本品增加血钾浓度，应避免和保钾利尿药并用；严格限制钠盐摄入，或血液透析者首次应用本品时，应防止突然发生严重低血压。③出现以下情况者需慎用：双侧肾动脉狭窄、血肌酐水平显著升高（>225.2μmol/L 或 3mg/dL）、高钾血症（>5.5μmol/L）、低血压（收缩压 <90mmHg）。

【药物相互作用】本品与其他降压药合用，作用加强；与库存血、保钾利尿药、含钾药物同用时，可使血钾升高；与利尿药或其他扩血管剂同用时，可发生低血压；前列腺素合成抑制剂（如吲哚美辛）可使本品降压作用减弱；与抗酸药合用时，本品生物利用度降低；与硝普钠、肼酞嗪、哌唑嗪合用时，可产生协同作用；丙磺舒可中度提高本品的血药浓度。

【制剂规格】片剂：12.5mg；25mg。注射剂：1mL：25mg；2mL：50mg。

盐酸贝那普利
Benazepril Hydrochloride

【别名】苯那普利，洛汀新，Lotensin。

【药理作用】本品为活性较强的一种血管紧张素转换酶抑制剂，口服后在肝内转化为活性物质贝那普利拉，能扩张动脉与静脉，降低外周血管阻力，但不会引起代偿性体液潴留；能减轻后负荷，但不产生反调节，可改善糖尿病性高血压患者的糖耐量。

【体内过程】本品口服吸收迅速，服药后 0.5~1 小时的血药浓度达峰值，吸收率大于 37%。在肝脏几乎完全被转化为活性型的贝那普利拉，后者血药达峰时间分别为 1~2 小时（空腹）和 2~4 小时（非空腹）。贝那普利和贝那普利拉的血浆蛋白结合率分别为 96.7% 和 95.3%。贝那普利拉的半衰期为 10～11 小时，服用 2～3 天后达稳态血药浓度，主要经肾排出，少量经胆汁排出。

【适应证】用于治疗各期高血压，可单独应用或与其他降压药合用。亦可用于充血性心力衰竭、急性心肌梗死后的治疗。

【剂量与用法】口服。①高血压：初始剂量每次 10mg，每日 1 次，如果治疗效果不明显者可适当增加剂量到每日 20mg，最大剂量为每日 40mg，分 2 次服用。②肾衰竭：初始剂量每次 5mg，每日 1 次，如疗效不满意，可加服噻嗪类利尿药或钙拮抗剂或 β 受体阻滞剂，但初始剂量要小。③充血性心力衰竭：初始剂量每次 2.5mg，每日 1 次，可逐渐增加剂量至每日 20mg。由于会出现首剂后血压急剧下降的危险，故当患者第一次服用本品时需严密监视。

【不良反应】偶见头痛、头晕、疲劳、嗜睡或失眠、胃部不适、恶心、呕吐、腹泻或便秘、皮疹、瘙痒、颜面潮红、低血压、心悸、胸痛、咳嗽、呼吸窘迫、尿频等不良反应。罕见肝炎、胆汁瘀积型黄疸、血管神经性水肿。

【注意事项】①对本品过敏、有血管性水肿史者及孕妇禁用。②肾动脉狭窄者慎用，肾衰竭者使用低剂量。③少数患者有血尿素氮和血清肌酐升高，停药后可自行恢复，出现面部水肿者立即停药，并皮下注射 1：1000 肾上腺素 0.3～0.5mL，注意监测血钾浓度。

【药物相互作用】本品与其他降压药合用时，有协同作用；与利尿药合用时，可使本品降压作用增强；与硫唑嘌呤合用时，会加重骨髓抑制。

【制剂规格】片剂：5mg；10mg。

福辛普利钠

Fosinopril Sodium

【别名】蒙诺，Staril。

【药理作用】本品为血管紧张素转换酶抑制剂福辛普利拉的前体药物。口服后被胃肠黏膜和肝脏中的酯酶水解成活性药物福辛普利拉，后者可抑制血管紧张素转换酶，减少血管紧张素 II 的形成，从而使外周阻力降低，血压下降。本品为强效、长效血管紧张素转换酶抑制剂，较卡托普利强 3 倍。

【体内过程】口服本品吸收率为 36%，不受食物影响，达峰浓度时间与剂量无关，一般为 3 小时。半衰期为 11.5 小时，心力衰竭者的半衰期为 14 小时。福辛普利拉的蛋白结合率很高（＞95%），分布容积相对较小，与血中的细胞成分结合率可忽略不计。福辛普利拉可通过肝肾两种途径消除，与其他的血管紧张素转换酶抑制剂不同，肾或肝功能不全者可通过替代途径代偿性排泄。

【适应证】治疗原发性高血压、肾性高血压、心力衰竭时，可单用或其他药物（如利尿剂）合用。此外，还可防治心肌梗死、糖尿病肾病等。

【剂量与用法】口服。初始剂量每次 10mg，每日 1 次，据血压情况调整剂量，一般维持剂量为每次 20～40mg，每日 1 次，即使剂量超过每日 40mg，也不增强降压作用。对肝肾功能不全或老年患者不需减少剂量。如果降压效果不佳，可与利尿药合用。

【不良反应】最常见的不良反应是头晕、咳嗽、恶心、呕吐、腹泻、腹痛、心悸、胸痛、皮疹、瘙痒、骨骼肌疼痛、感觉异常、疲劳和味觉障碍。

【注意事项】①对本品过敏者、妊娠及哺乳期妇女禁用。②首次用药时，可发生低血压反应。③充血性心力衰竭、肾性高血压，特别对肾动脉狭窄和任何原因引起的盐或水分耗竭的患者，可增加发生肾功能障碍的危险。此时应减少或停用利尿药和本品。

【药物相互作用】本品与利尿药合用时，可引起严重低血压；与非甾体类抗炎药（特别是吲噪美辛）合用时，可减弱本品降压作用；抗酸药会影响本品吸收。

【制剂规格】片剂：10mg；20mg。

赖诺普利

Lisinopril

【别名】捷赐瑞，苯丁赖脯酸，帝益洛，Zestril。

【药理作用】本品为依那普利的赖氨酸衍生物，具有强力血管紧张素转换酶抑制作用，在体内不经肝脏转化即可产生药理作用，作用出现缓慢，但维持时间长而平稳。

【体内过程】本品口服1小时起效，达峰时间为6~8小时，老年人达峰时间尚可延长，作用维持约24小时。生物利用度25%，饮食不影响吸收和生物利用度，连续给药3~4日后可达稳态血药浓度。约30%以原形从肾脏排泄，半衰期为12.6小时。

【适应证】用于治疗原发性高血压及肾性高血压，也可作为利尿剂和洋地黄类药物的辅助治疗而用于充血性心力衰竭，并可治疗24小时内血流动力学稳定的急性心肌梗死。

【剂量与用法】口服。①高血压，初始剂量每次2.5~5mg，每日1次，早餐后服用；维持剂量每次10~20mg，每日1次。②心力衰竭，初始剂量每次2.5mg，每日1次；维持剂量每次5~20mg，每日1次。③急性心肌梗死，首次剂量5mg，24小时后再用5mg，48小时后改用10mg；维持剂量每次10mg，每日1次。

【不良反应】不良反应大多数轻微而短暂，如眩晕、头痛、腹泻、疲劳、咳嗽、恶心、皮疹、直立性低血压等。

【注意事项】①对本品过敏或因以往使用血管紧张素转换酶抑制剂而出现血管神经性水肿的患者禁用。②症状性低血压、肾衰竭患者及妊娠、哺乳期妇女慎用。其余参见"卡托普利"。

【药物相互作用】本品与含钾药、保钾利尿药合用时，可能产生血钾过高；与硫唑嘌呤合用时，会加重骨髓抑制；与环孢素合用时，能使肾功能下降；与吲哚美辛合用时，降压效果被减弱；与利尿剂合用时，可增强降压效果。

【制剂规格】片剂：5mg；10mg；20mg。胶囊剂：5mg；10mg。

赖诺普利氢氯噻嗪

Lisinopril and Hydrochlorothiazide

【药理作用】氢氯噻嗪为利尿降压药，同时可增强肾素活性和醛固酮分泌，使血钾减少。赖诺普利为血管紧张素转换酶抑制剂，可抑制肾素－血管紧张素－醛固酮系统，且可抵消氢氯噻嗪的低血钾作用。大部分患者服用本品后的降压作用可维持24小时。赖诺普利和氢氯噻嗪的生物利用度互不影响。赖诺普利为第三代血管紧张素转换酶抑制剂，可抑制血管紧张素转换酶的活性，使血管紧张素Ⅱ和醛固酮的浓度降低，导致外周血管扩张和血管阻力下降，从而产生降压效应。对低肾素患者也有效，同时醛固酮的浓度降低可使血钾少量升高。血管紧张素Ⅱ减少的负反馈作用使血浆肾素升高。单用赖诺普利治疗高血压时，患者血钾有不同程度的升高。和氢氯噻嗪合用时，可消除此作用，血钾变化很小。噻嗪类利尿剂的降压机理尚不十分清楚，但对正常人群血压没有影响。氢氯噻嗪影响远端肾小管对电解质的重吸收，促进肾对 Na^+、Cl^- 排泄，同时 K^+ 和 HCO_3^- 也会流失。

【体内过程】口服本品后的降压作用约在1小时内产生，最大降压作用在口服后4~6小时出现，与血药浓度峰值时间一致，降压作用持续24小时。血液动力学研究表明，服药后外周动脉阻力减小，心脏输出和心率几乎无变化。

【适应证】用于治疗高血压。本品不适用于高血压的初始治疗，而适用于赖诺普利或氢氯噻嗪单独治疗不能满意控制血压的患者，也适用于两单药联合治疗获得满意疗效后的替代治疗。

【剂量与用法】 本品宜在医师指导或监护下服用，给药剂量须遵循个体化原则，按疗效予以调整。当患者单用赖诺普利或氢氯噻嗪治疗无法获得足够降压效果时，可以采用口服本品，一次1片，一日1次，剂量的调整根据服药期间血压变化而定。当患者使用25mg的氢氯噻嗪时，可有效控制血压，但有明显血钾降低而转用本品时，可获得同样降压效果而不会产生电解质紊乱。

【不良反应】 服用本品后，可出现眩晕、头痛、咳嗽、疲劳等不良反应。

【注意事项】 ①肾功能减退者减少剂量或延长给药时间。②同时服用钾补充药、含钾盐可造成血钾升高。③注意低血压症状出现，特别是在开始服用本品的几天内，一旦出现应立即停用本品，并咨询医生。

【药物相互作用】 本品与利尿药合用时，可增强降压作用，注意发生直立性低血压；与螺内酯、氨苯喋啶等保钾利尿药合用时，可引起血钾过高。

【制剂规格】 片剂：每片含赖诺普利（以 $C_{21}H_{31}N_3O_5$ 计）10mg，氢氯噻嗪（以 $C_7H_8ClN_3O_4S_2$ 计）12.5mg。

马来酸依那普利

Enalapril Maleate

【别名】 依那普利，苯丁酯脯酸，悦宁定，益压利，怡那林。

【药理作用】 本品为不含巯基的强效血管紧张素转换酶（ACE）抑制剂，它在体内水解为依那普利拉而发挥抑制 ACE 作用。本品作用机制是抑血管紧张素Ⅰ转换成血管紧张素Ⅱ，使血管平滑肌张力减弱，醛固酮分泌减少，血压下降。本品降压效果比卡托普利强10倍，其降压作用慢而持久。本品血流动力学作用与卡托普利相似，能降低总外周血管阻力和肾血管阻力，增加肾血流量。长期应用，能逆转左室肥厚，改善心室重构。

【体内过程】 本品口服吸收约60%，1小时后出现降压作用，4~6小时达血药浓度峰值，降压作用维持24小时，主要经肾排泄。

【适应证】 用于治疗高血压，可单用或与其他降压药合用。充血性心力衰竭者，可单用或与强心药、利尿药合用。

【剂量及用法】 口服。高血压，每次5~10mg，每日1~2次（必要时也可静注以加速起效）。根据情况每日增加至40mg。原发性高血压，每次20mg，每日1次。心衰，初始剂量每次2.5mg，每日1~2次；通常用量为每日5~20mg，每日2次。

【不良反应】 首次用药可出现严重低血压反应，较常见眩晕、头痛、皮疹、咳嗽等症。

【注意事项】 ①肾功能不全者，其剂量应根据肾损害情况给药。蛋白尿发生率比卡托普利高，其主要水解部位在血浆和肾脏内，故肾衰及血液透析可降低本品活性。②正常血压的充血性心力衰竭患者用药后出现低血压时，应减量或中止给药。③本品与交感神经阻滞剂及神经节阻滞剂合用时应慎重。④本品与某些β受体阻滞剂并用时，可增强降压效果。⑤本品与钾盐和含钾药物合用时，可引起高血钾。⑥对本品过敏者、孕妇及哺乳期妇女禁用；儿童用药的安全性尚未确定，但也应禁用。

【药物相互作用】 本品与某些β受体阻滞剂合用时，可增强降压效果；与钾盐和含钾药物合用时，可引起高血钾；与硫唑嘌呤合用时，会加重骨髓抑制；与环孢素合用时，使肾功能下降；与利福平合用时，可降低该药疗效；与阿司匹林合用时，能明显减弱降压作用。

【制剂规格】 片（胶囊）剂：2.5mg；5mg；10mg；20mg。

马来酸依那普利叶酸
Enalapril Maleate and Folic Acid

【别名】弗利。

【药理作用】马来酸依那普利为第二代血管紧张素转换酶抑制剂，口服后在体内快速而完全水解为依那普利拉。后者主要是抑制在血压调节过程中起重要作用的肾素－血管紧张素－醛固酮系统而产生降低血压的作用。叶酸为机体细胞生长和繁殖的必需物质，叶酸经二氢叶酸还原酶及维生素 B_{12} 的作用，形成四氢叶酸（THFA），使后者与多种一碳单位结合成四氢叶酸类辅酶，传递一碳单位，参与体内很多重要反应及核酸和氨基酸的合成。叶酸可作用于蛋氨酸，促使细胞甲基化反应及蛋白质合成。叶酸也可以通过一碳单位供体的作用来促进核酸合成。因此，外源性补充叶酸能够促进同型半胱氨酸甲基化过程，降低血浆同型半胱氨酸。

【体内过程】依那普利及活性代谢产物依那普利拉的药代动力学过程呈现良好的线性关系。依那普利达峰时间在 0.83 ~ 1.1 小时，半衰期在 0.92 ~ 2.24 小时；依那普利拉达峰时间在 3.8 ~ 4.4 小时，半衰期在 7.47 ~ 9.98 小时。依那普利主要经肾排泄，饮食有可能降低机体对依那普利的吸收。

【适应证】用于治疗伴有血浆同型半胱氨酸水平升高的原发性高血压。

【剂量与用法】根据血压控制情况选择不同规格的马来酸依那普利叶酸片。通常推荐起始剂量为每日 5mg/0.4mg，根据患者的反应调整给药剂量或遵医嘱。肝肾功能异常者和老年患者酌情减量或遵医嘱。

【不良反应】眩晕、头痛较常见，可见过敏、血管神经性水肿。

【注意事项】①叶酸降低同型半胱氨酸的作用受到亚甲基四氢叶酸还原酶（MTHFR）基因 $C_{677}T$ 多态性的显著影响，纯合突变型（TT 基因型）患者服用本品后效果更好。②个别患者，尤其是在应用利尿剂或血容量减少时，可能会引起血压过度下降。故首次剂量应从低剂量开始，或遵医嘱。③定期做白细胞计数和肾功能检测。④本品性状发生改变时禁止使用。⑤请将本品放在儿童不易接触处。

【药物相互作用】本品与其他降压药特别是利尿剂合用时，降压作用增强，但不宜与潴钾利尿剂合用。

【制剂规格】马来酸依那普利 5mg/叶酸 0.4mg；马来酸依那普利 10mg/叶酸 0.4mg；马来酸依那普利 10mg/叶酸 0.8mg。

培哚普利
Perindopril

【别名】雅施达，倍多普利，普吲哚酸，Conversum。

【药理作用】本品为不含巯基的强效和长效的血管紧张素转换酶抑制剂，在肝内代谢为有活性的培哚普利拉而起作用，可抑制缓激肽降解，减弱交感神经活性，扩张血管；也能抑制醛固酮分泌，降低血容量，进而降低血压。在使外周血管阻力降低时，心输出量和心率不变。

【体内过程】本品口服吸收迅速，3 ~ 4 小时后血药达峰浓度，生物利用度为 65% ~ 70%，约 75% 经肾脏排泄，其余随粪便排出。半衰期约 9 小时，一次用药可维持 24 小时。

【适应证】用于治疗原发性高血压、肾性高血压及糖尿病高血压，还可用于治疗慢性充血性心力衰竭。

【剂量与用法】口服。①用于原发性高血压及糖尿病高血压：每次 4mg，每日 1 次，清晨顿服，根据疗效，可于 3 ~ 4 周内逐渐增至每日 8mg，老年患者每日 2mg 开始治疗。②用于慢性充血性心力衰竭：初始剂量为每次 2mg，每日 1

次，清晨顿服，可逐渐增至每次 4mg，每日 1 次。

【不良反应】一般于治疗初期，可有咳嗽、疲倦、头痛、皮疹、低血压、情绪改变或失眠、胃肠功能紊乱、性功能障碍等反应，也可发生可逆性的尿素和肌酐增加，个别患者出现蛋白尿，罕见血管神经性水肿及血红蛋白、红细胞和血小板减少。

【注意事项】①对本品过敏者及儿童、孕妇、哺乳期妇女禁用。②肾血管性高血压、手术、麻醉、肾功能不全者应小心调整剂量。③服用利尿剂的患者，接受本品治疗前 3 天应停服利尿剂，之后如病情需要，可合并应用利尿剂，但不宜给予保钾利尿剂。④本品含乳糖，禁用于先天性半乳糖血症或缺乏乳糖酶的患者。

【药物相互作用】①安定药或丙咪嗪可增加本品的降压作用。②与利尿药合用，可增强本品降压作用，但要防止引起严重低血压。③与锂盐合用时，可使血清锂浓度升高。

【制剂规格】片剂：4mg；8mg。

西拉普利

Cilazapril

【别名】一平苏，抑平舒，Inhibace。

【药理作用】本品为长效无巯基血管紧张素转换酶（ACE）抑制药。与依那普利作用相似，通过抑制肾素－血管紧张素－醛固酮系统，从而有效地降低血压，改善心力衰竭。

【体内过程】口服吸收良好，服后 1 ~ 2 小时完全吸收。在肝和血中经酯酶作用，很快脱去乙基转化为活性的西拉普利拉，此代谢物 80% ~ 99% 从尿中排出。降压作用通常在给药后 1 小时出现，2 小时达峰值，最大作用在 3 ~ 7 小时之间，半衰期为 9 小时，可持续降压 24 小时。

【适应证】用于治疗轻、中度原发性高血压及肾性高血压、慢性心力衰竭。

【剂量与用法】口服。①用于原发性高血压：每次 2.5 ~ 5mg，每日 1 次。起始 1 ~ 2 天由小剂量开始，每次 1mg，每日 1 次，个别视病情需要每隔 2 或 4 周调整剂量，如每日口服 5mg 后血压仍未达理想水平，可同时服用低剂量非保钾性利尿剂以增强疗效。②用于肾性高血压：开始剂量为 0.5mg 或更低剂量（0.25mg），每日 1 次。维持剂量，根据个体情况调整。

【不良反应】轻微头晕、血清胆红素、谷丙转氨酶、谷草转氨酶等升高，还有可能出现皮疹、瘙痒等不良反应。

【注意事项】对本品或其他血管紧张素转换酶抑制剂过敏、肾功能损伤、腹水患者及孕妇禁用，肾功能不全者减量。

【药物相互作用】与利尿药合用会增强本品的降压作用；与环孢素合用，能使肾功能下降；与硫唑嘌呤合用，会加重本品骨髓抑制。

【制剂规格】片剂：0.5mg；1mg；2.5mg。

雷米普利

Ramipril

【别名】瑞泰，瑞素坦，Altace，Delix，Ramace。

【药理作用】本品是不含巯基的血管紧张素转换酶抑制药（ACEI）。血管紧张素转换酶（ACE）是肾素－血管紧张素－醛固酮（RAS）系统中的一个重要环节，该系统对血压的调节有着极其重要的意义。ACE 的主要作用是将血管紧张素Ⅰ转换为具有强烈缩血管作用的血管紧张素Ⅱ。此外，ACE 还能够催化有促血管舒张作用的缓激肽水解，ACEI 主要的药理作用是抑制 ACE 活性，减少血管紧张素Ⅱ的生成，减少醛固酮的分泌，减少缓激肽的水解，导致血管舒张、血容量减少而血压下降。此类药的作用与血浆肾素水平有密切关系，对血浆肾素活性高者效果更好。

【体内过程】口服后，本品在胃肠道中的吸收至少达 50% ~ 60%，1 小时后血药浓度达峰值。

在肝内转化为代谢产物雷米普利拉，药理活性比原形药大6倍，原形药与代谢产物雷米普利拉的血浆蛋白结合率分别为76%和56%。1小时后血药浓度达峰值，本品半衰期为5小时，雷米普利拉半衰期为3~17小时，约60%经肾清除。

【适应证】用于治疗高血压、充血性心力衰竭（包括急性心肌梗死发作后的前几天出现的充血性心力衰竭）。

【剂量与用法】口服。①高血压：起始剂量每次2.5mg，每日1次，以后视病情逐渐增加剂量。常用量每次5mg，每日1次，最大量为20mg。②肾功能不全：最初用量通常为每次1.25mg，每日1次，最大量为每日5mg。③充血性心力衰竭：最初用量通常为每次1.25mg，每日1次。根据患者的反应，可间隔1~2周后药量加倍，如果每日需服2.5mg或更大剂量者，可分2次服用。最大量为每日10mg。④心肌梗死：最初用量为每次2.5mg，每日2次。如果患者不能耐受，可先服1.25mg，每日2次。连服2日，再改为每次2.5mg，每日2次。最大用量为每日10mg。

【不良反应】可出现刺激性干咳、胃痛、恶心、呕吐、皮疹等不良反应。

【注意事项】严重、恶性高血压患者，伴有严重心力衰竭者，已有或可能发展为液体或盐缺乏者，已使用利尿剂者均应慎用。

【药物相互作用】本品与催眠药、麻醉药合用会使血压明显下降；与锂盐合用可降低锂盐排泄，增加不良反应。

【制剂规格】片剂：1.25mg；2.5mg；5mg。

咪达普利
Imidapril

【别名】伊米普利，达爽，Tanapril，Tanatril。

【药理作用】本品为血管紧张素转换酶（ACE）抑制剂的前体药物。口服后，在体内转换成活性代谢物咪达普利拉，后者可抑制ACE的活性，阻止血管紧张素Ⅰ转换成血管紧张素Ⅱ，使外周血管舒张，降低血管阻力，产生降压作用，具有24小时长效降压作用。

【体内过程】口服本品10mg，2小时后可达血药浓度峰值，活性代谢物普利拉6~8小时达血药浓度峰值。本品主要经肾脏排泄，24小时内随尿量排出给药量的约25%。

【适应证】用于治疗原发性高血压，肾实质性病变所致继发性高血压。

【剂量与用法】口服。成人常用剂量，每次5~10mg，每日1次，8周为一疗程。重症高血压或肾实质性病变继发性高血压者和高龄患者，每次起始剂量2.5mg，每日1次。

【不良反应】①本品不良反应大多轻微，主要有咳嗽（4.5%）、咽部不适（0.5%）、头晕（0.2%）、直立性低血压（0.2%）、皮疹（0.1%）等。②偶有伴呼吸困难的面、舌、咽喉部血管神经性水肿、肾功能不全或肝氨基转移酶升高，应立即停药，并适当处理。③有报道，血管紧张素转换酶抑制剂可引起各种血细胞减少，如血小板、红细胞、血红蛋白等，嗜酸性粒细胞升高。

【制剂规格】片剂：2.5mg；5mg；10mg。

八、血管紧张素Ⅱ受体拮抗药

氯沙坦钾
Losartan Potassium

【别名】科素亚，洛沙坦，Cozaar。

【药理作用】本品是非肽类血管紧张素Ⅱ的Ⅰ型受体（AT_1型）拮抗剂，在体内部分转换为有活性的羟酸代谢物（E-3174），对AT_1型的亲和力是母体的10倍。本品及活性代谢物能阻滞血管紧张素Ⅱ的血管收缩作用和醛固酮、其机理主要是阻断许多组织中如血管和肾上腺中血管紧张素Ⅱ的AT_1型受体。与血管紧张素Ⅱ结合抑制血管紧张素Ⅱ的血管收缩、醛固酮分泌，使肾素-血管紧张素活性降低，结果使血压下降。与血管紧张素转换酶抑制剂不同，本品不阻断缓激肽活性，不会引起咳嗽、血管神经性水肿，也不会引起血清尿酸浓度升高，55%的E-3174从肾中清除，但对肾功能损伤者不需要调整药物剂量。

【体内过程】本品口服易吸收，血药浓度1小时达峰，代谢物E-3174在3~4小时达峰。β半衰期分别为2.1小时和6~9小时。在肝内代谢。

【适应证】用于治疗高血压病、充血性心力衰竭。目前一般作为不能耐受ACEI时的替代治疗。用于减慢伴有肾病和高血压的2型糖尿病患者的肾病进程。

【剂量与用法】口服：一般首次剂量及维持量为每次50mg，每日1次。若疗效不明显者，可酌情增加至100mg，1周内显效，治疗3~6周达最大疗效。若单用本品不能满意控制血压时，可并用氢氯噻嗪、钙拮抗药等。轻、中度肾功能不全、老年人及透析者不需调整起始剂量。

【不良反应】常见不良反应有头晕、疲乏及与剂量相关的直立性低血压。尚有皮疹、转氨酶升高、干咳、神经性水肿、高血钾、腹泻、失眠等反应。

【注意事项】①本品能减少醛固酮分泌和增加血清中钾的浓度，故用于高危肾病并发症患者时要密切注意监测血药浓度。②本品会引起新生儿发病率甚至死亡率升高，故妊娠前3个月及孕妇禁用。口服本品吸收良好，但因P450酶作用，故首过效应明显，生物利用度为33%，食物会减慢吸收，降低生物利用度，故宜饭前给药。③对本品过敏者禁用。哺乳期妇女、儿童慎用。肝功能不全、肾动脉狭窄、高血钾和血容量不足者亦需慎用。④服药期间要及时检查血象、尿蛋白。

【药物相互作用】①利尿降压药可增强本品疗效。②保钾利尿剂如螺内酯等与本品同用时，应谨防高血钾。③CYP2C9抑制剂如西咪替丁、咪唑类抗真菌药、磺胺类药与本品同用，可增加E-3174血浓度。④CYP药酶诱导剂如利福平、乙醇可降低本品血浓度。

【制剂规格】片剂：25mg；50mg；100mg。

厄贝沙坦
Irbesartan

【别名】伊贝沙坦，吉加，安博维，伊达力，安来，科苏，格平，苏适，若朋，甘悦喜，欣平，伊泰青，科苏，伊康宁，普利宁，安利博，Aprovel。

【药理作用】本品为血管紧张素Ⅱ（AngiotensinⅡ，AngⅡ）受体拮抗剂，能选择性地拮抗血管紧张素Ⅱ的受体AT_1型（对AT_1型的拮抗作用大于AT_2型8500倍），通过选择性地阻断AngⅡ与AT_1型受体的结合，抑制血管收缩和醛固酮的释放，产生降压作用。本品不抑制血管紧张素转换酶（ACE）、肾素、其他激素受体，也不抑制与血压调节和钠平衡有关的离子通道。

【体内过程】本品口服后迅速吸收，生物利用度为60%~80%。经肝、肾排泄。达峰时间为1.0~1.5小时，半衰期为11~15小时。

【适应证】用于治疗高血压及充血性心力衰竭。

【剂量与用法】口服。①初始剂量为每次150mg，每日1次。根据病情可增至300mg，每日1次。可单独使用，也可与其他抗高血压药物合用。②对重度高血压及药物增量后降压效果仍不满意时，可加用小剂量的利尿药（如噻嗪类）或其他降压药物。

【不良反应】可有恶心、呕吐、头痛、心悸、低血压、高钾血症、咳嗽等不良反应。

【注意事项】①严重血容量不足和（或）钠缺失的患者接受治疗时易发生症状性低血压，应先予以纠正。②肾功能不全者需要减少剂量，并且注意血尿素氮、血清肌酐和血钾的变化。③肝功能不全、老年患者使用本品时，不需调节剂量。

④对于血透和年龄超过 75 岁的患者，初始剂量可用 75mg。

【药物相互作用】本品与保钾利尿药合用时，会使血钾升高，应避免合用；与麻黄合用时，会降低本品的降压作用；与其他降压药合用时，可增强降压作用；与洋地黄类药物、β-肾上腺素受体拮抗剂、钙通道阻滞剂、噻嗪类利尿剂合用时，不影响彼此疗效。

【制剂规格】片剂：75mg；150mg；300mg。胶囊剂：75mg；150mg。

厄贝沙坦氢氯噻嗪
Irbesartan and Hydrochlorothiazide

【别名】复方厄贝沙坦，安博诺，安利博。

【药理作用】本品是一种血管紧张素Ⅱ受体拮抗剂厄贝沙坦和噻嗪类利尿剂氢氯噻嗪组成的复方药。本品中两种药物的降压作用具有协同作用，比其中任何单一药物的降压作用更有效。

厄贝沙坦是一种强力的、口服有效的选择性血管紧张素Ⅱ受体（AT_1亚型）拮抗剂。不管血管紧张素Ⅱ的来源或合成途径如何，它都能阻断所有由AT_1型受体介导的血管紧张素Ⅱ的作用。给予无电解质紊乱的患者单独使用推荐剂量的厄贝沙坦时，血清钾不会受到明显影响。厄贝沙坦不抑制血管紧张素转换酶（ACE），在该酶的作用下能生成血管紧张素Ⅱ，也能将缓激肽降解为无活性代谢。厄贝沙坦的活性不需要代谢激活。

氢氯噻嗪是一种噻嗪类利尿剂，它能影响肾小管对电解质的重吸收机制，直接增加钠和氯的排泄（大致等量）。氢氯噻嗪减少血容量，增加血浆肾素活性，增加醛固酮的分泌，从而增加尿液中钾和碳酸氢盐的排泄和降低血清中钾的水平。联合使用厄贝沙坦能通过阻断肾素-血管紧张素-醛固酮系统，逆转与利尿剂有关钾的丢失。

【体内过程】两者合用对彼此的药代动力学特性无影响，具体参见"厄贝沙坦"和"氢氯噻嗪"的药动学。

【适应证】用于治疗原发性高血压。

【剂量与用法】口服。空腹或进餐时使用，常用起始和维持剂量为每次 1 片，每日 3 次，必要时可合用其他降压药物。

【不良反应】可见头痛、头晕、疲劳、恶心、水肿等不良反应，但这些反应与本品的相关性尚未明确。

【注意事项】①当肾功能损害者使用本品时，推荐定期监测血清钾、肌酐和尿酸。②原发性醛固酮增多症者通常对抑制肾素-血管紧张素系统的抗高血压药物没有反应，这些患者不宜使用本品。③代谢和内分泌效应：噻嗪类利尿剂可能降低葡萄糖耐量，因此糖尿病患者可能需要调整胰岛素或口服降糖药的剂量；在噻嗪类利尿剂治疗时，隐性糖尿病可能出现症状。在某些接受噻嗪类利尿剂治疗患者中，可能发生高尿酸血症，甚至促发痛风。④噻嗪类利尿剂包括氢氯噻嗪能引起体液或电解质的紊乱（低钾血症、低钠血症和低氯性碱中毒），对这些患者进行适当的血清钾浓度监测。合用保钾利尿剂、钾补充剂或含钾盐替代物时应谨慎。⑤对于那些血管张力和肾功能主要依赖肾素-血管紧张素-醛固酮系统活性的患者（如严重充血性心力衰竭或肾脏疾病包括肾动脉狭窄者）在使用血管紧张素转换酶抑制剂或血管紧张素Ⅱ受体拮抗剂治疗时，可出现急性低血压、氮质血症、少尿、或少见的急性肾衰竭。正如使用任何抗高血压药物一样，可对缺血性心肌病或缺血性心血管疾病患者过度降压导致心肌梗死或中风。⑥应提醒驾驶或机器操作者，注意治疗中可能发生的头晕和疲乏。

【药物相互作用】本品与其他降压药合用时，降压作用可能增强；与锂剂合用时，可出现锂中毒；与保钾利尿药、补钾制剂等增加血清钾水平的药物合用时，会使体内血清钾水平升高，应谨慎。

【制剂规格】片（胶囊）剂：每片（粒）含

厄贝沙坦 150mg，氢氯噻嗪 12.5mg。

坎地沙坦

Candesartan

【别名】达迈，伲利安，悉君宁，搏力高，苏纳，迪之雅，维尔亚，奥必欣，必洛斯，康德沙坦，Blopress，Candesartan Hexetil，TCV116。

【药理作用】本品为联苯四唑类 AT_1 型拮抗药，坎地沙坦酯为前体药，药理活性低，其活性代谢物为坎地沙坦，与 AT_1 型受体结合率明显高于母体。本品通过非竞争性结合血管平滑肌 AT_1 型受体，阻断血管紧张素 II 收缩血管，从而降低末梢血管阻力。此外，本品可通过抑制肾上腺分泌醛固酮而发挥一定的降压作用。

【体内过程】本品口服 2~4 小时达最大血药浓度，6~8 小时达最大效应。本品口服的生物利用度为 15%，总血浆蛋白结合率大于 99%。半衰期为 5.1~10.5 小时，33% 代射物经肾排泄，其余经粪便排泄。

【适应证】用于治疗高血压、充血性心力衰竭、左心室肥厚、急性心肌梗死、高血压肾损害及糖尿病肾病。

【剂量与用法】口服。①高血压病：初始剂量为每次 4mg，每日 1 次，维持剂量每日 4~8mg。一般在 2 周内取得 80% 的降压效应，最大效应出现在用药后 4~6 周。疗效欠满意时，可增至最大剂量 12mg，每日 1 次，或与利尿药或其他药物联用。②充血性心力衰竭：剂量为 4~6mg，每日 1 次。

【不良反应】本品不良反应可引起血压急剧下降、过敏反应、头晕、步履蹒跚。本品的严重不良反应有血管性水肿、晕厥及失去意识、急性肾衰竭、肝功能恶化或黄疸、粒细胞缺乏症及横纹肌溶解等。

【注意事项】①以下患者应慎用本品：双侧或单侧肾动脉狭窄、高血钾、肝功能障碍、有严重肾功能障碍等患者。②对本品过敏者、孕妇、哺乳期妇女禁用。③老年人不应过度降压（有可能引起脑梗死等），慎重服用。④对进行血液透析、严格限盐和服用利尿药者，应从小剂量开始，缓慢增加剂量并仔细观察。⑤本品可能影响高空作业、驾驶车辆的能力。手术前 24 小时停用本品。

【药物相互作用】与保钾利尿药和补钾药联合使用时，应注意血清钾浓度升高；与利尿药联用时，应从小剂量开始；与氢氯噻嗪合用时，可使本品生物利用度和血药峰浓度分别升高 18% 和 25%；未发现与硝苯地平、格列本脲、地高辛、口服避孕药有相互作用。

【制剂规格】片剂：4mg；8mg；16mg。胶囊剂：4mg；8mg。

氯沙坦钾氢氯噻嗪

Losartan Potassium and Hydrochlorothiazide

【别名】海捷亚，Hyzaar。

【药理作用】本品是第一个血管紧张素 II 型受体（AT_1 型受体）拮抗剂和噻嗪类利尿剂的复方制剂。因为氯沙坦钾和氢氯噻嗪两种成分具有协同作用，故可提高本品抗高血压作用并降低不良反应。由于氯沙坦可阻断所有与血管紧张素 II 有关的生理作用，并通过抑制醛固酮而减少与利尿剂相关的钾丢失。此外，氢氯噻嗪可引起尿酸中度升高，氯沙坦有降低血尿酸作用，联合使用氯沙坦和氢氯噻嗪时则可减轻利尿剂所致的高尿酸血症。

【适应证】用于治疗高血压。

【剂量与用法】口服。①起始和维持剂量为每次 1 片（50mg：12.5mg），每日 1 次。②对此剂量反应不足的患者，剂量可增至每次 2 片（50mg：12.5mg），每日 1 次。通常在服药后 3 周内达到抗高血压作用。

【不良反应】本品引起的大多数不良反应症状轻微和短暂，不需中断治疗。头晕是唯一被报道发生率较高的不良反应。其他不良反应有：过敏、血管炎（包括亨诺赫-舍恩莱因紫癜，在氯沙坦治疗中也鲜有报道）、咳嗽、少见腹泻、荨麻疹。氯沙坦和氢氯噻嗪单独使用时的不良反应，也可能是本品的潜在不良反应。

【注意事项】①对本品过敏者、无尿及严重肾功能不全（肌酐清除率≤30mL/min）或肝功能异常者、孕妇禁用；哺乳期妇女慎用；老年人用药无需调整首剂量；儿童使用的安全性和有效性还未确定。②服用本品过量可采用对症和支持疗法，停用本品并密切观察患者。应采用包括催吐（如果刚刚服药）等急救步骤纠正脱水、电解质失衡、肝昏迷和低血压。

【药物相互作用】①本品可与其他抗高血压药物联合使用，但要注意联合用药后药物的协同作用。②下列药物与本品可能会产生协同作用：酒精、巴比妥类或麻醉药，可能促使直立性低血压的发生；降糖药（口服制剂和胰岛素）需要调整其剂量；消胆胺和考来替泊树脂-阴离子交换树脂的存在可妨碍氢氯噻嗪的吸收，可使非去极化型骨骼肌松弛剂（如筒箭毒碱），增强肌肉松弛剂的反应；可降低锂的肾清除率，高度增加锂中毒的危险性，包括选择性COX-2抑制剂在内的非甾体抗炎药，会降低本品的利尿、促尿钠排泄和抗高血压作用。

【制剂规格】片剂：①每片含氯沙坦钾50mg，氢氯噻嗪12.5mg；②每片含氯沙坦钾100mg，氢氯噻嗪25mg。

替米沙坦

Telmisartan

【别名】常平，安怡宁，特立康，赛卡，沙泰齐，雪盈平，坦芯素，美斯，凡坦，迪赛平，博欣舒，提愈，平克亚欣，斯泰乐，洛格乐，康楚，蒂益宁，利来客，Micardis。

【药理作用】本品是一种口服起效的、特异性血管紧张素Ⅱ受体（AT$_1$型）拮抗剂，抑制血管紧张素Ⅱ型受体，即与AT$_1$亚型呈高亲和性结合，并作用持久。本品可致醛固酮水平下降，不抑制人体血浆肾素，亦不阻断离子通道。由于血管紧张素转换酶（激酶Ⅱ）可以降解缓激肽，而本品对血管紧张素转换酶无抑制作用，故不会出现缓激肽增加而致的一系列不良反应。

【体内过程】在人体，给予80mg替米沙坦几乎完全可以达到降压效果，疗效可持续24小时，在48小时内仍可测到血药浓度。首剂替米沙坦后3小时内降压效应逐渐明显，治疗开始后4周可获得最大疗效，停药后作用仍维持1周。临床对照试验研究证实：服用替米沙坦40mg和80mg后，波谷与波峰的比值持续在80%以上。本品具有增加尿量及尿钠、钾排泄，改善肾功能和减轻肾小球损伤、左心室肥厚等作用。口服本品40mg后0.5~1小时的血浆浓度达峰值（44.7μg/L），AUC为49.1μg/（h·L），半衰期为24小时。

【适应证】用于原发性高血压的治疗。

【剂量与用法】口服。①常用剂量为每次40~80mg，每日1次，在20~80mg的剂量范围内，降压效果与剂量有关，最大剂量为80mg，每日1次。本品可与噻嗪类利尿药如氢氯噻嗪合用时，有协同降压作用。②因本品在疗程开始后4~8周才能发挥最大药效，故欲加大药物剂量时，应考虑此因素。③轻、中度肾功能不全者，不需调整剂量。④轻、中度肝功能不全者，本品用量每日不应超过40mg。⑤老年人不需调整剂量，对于儿童和18岁以下的青少年，本品的安全性及有效性数据尚未建立。

【不良反应】本品的不良反应常见有后背痛、胸痛、眩晕、腹痛、腹泻、胃肠功能紊乱症状、关节痛、腿痉挛、肌痛、上呼吸道感染症状、湿疹。少见的有视觉异常、多汗、口干、胃肠胀气、腱鞘炎样症状、焦虑。个别病例报告有红斑、瘙痒、晕厥、失眠、抑郁、胃部不适、呕吐、低血压、心动过缓、心动过速、呼吸困难、嗜酸粒细胞增多症、血小板减少症、虚弱、工作效率下降、血管神经性水肿、荨麻疹。

【注意事项】①本品降压作用为进行性，约数周后才可达最大降压作用，所以应从小剂量开始，在医师指导下，逐渐增量至取得满意疗效后，继续坚持用药。②服用本品过量最可能的表现是低血压和心动过速，心动过缓也可能发生，一旦发生过量应立即停药，并报告医师及时处理，包括催吐、洗胃、活性炭治疗，密切监测血电解质和肌酐。若发生低血压，患者应平卧，并尽快补充盐分和扩容。本品不能经血液透析消除。③对本品过敏、孕妇及哺乳、胆道阻塞性疾病、严重肝功能不全、严重肾功能不良（肌酐清除率 < 30mL/min）、遗传性果糖耐受不良等患者禁用。④在驾驶或操作机器时必须注意，抗高血压治疗有时会引起头晕和嗜睡。

【药物相互作用】本品与以下药物同时使用时，会产生不良相互作用：与锂剂合用，个别病例引起可逆性的血锂水平升高和毒性反应；与保钾类利尿药、钾离子补充剂、含钾的盐替代品、环孢菌素 A 或其他药物如肝素钠合用时，可致血钾水平升高；与地高辛合用时，可使地高辛血药浓度升高 20%（个别病例升高 39%）；巴氯酚、氨磷汀、酒精、巴比妥类药物、镇静催眠药或抗抑郁药可加强本品降压效果，增强直立性低血压效应。当与辛伐他汀合用时，辛伐他汀代谢物消除加速；麻黄碱与伪麻黄碱的拟交感活性可使本品的降压作用减弱。

【制剂规格】片（胶囊）剂：20mg；40mg；80mg。

缬沙坦
Valsartan

【别名】代文，怡方，佳菲，托平，缬克，维尔坦，平欣，达乐，丽珠维可，穗悦，霖欣，CGP48933，Diovan。

【药理作用】本品为合成的血管紧张素 II 受体拮抗剂。本品可选择性作用于与血管紧张素 II 作用相关的 AT_1 受体亚型，选择性阻断血管紧张素 II 与肾上腺和血管平滑肌等组织细胞 AT_1 受体的结合，抑制血管收缩和醛固酮分泌，产生降压作用。在降压同时不影响心率，不影响缓激肽的降解，无促进 P 物质的生成作用，因而不引起干咳。

【体内过程】口服吸收快，口服 80mg，4 ~ 6 小时内降压达高峰，降压作用可持续 24 小时以上，半衰期约 9 小时。70% 经粪便排出，30% 经尿排泄。

【适应证】治疗高血压病，尤其对血管紧张素转换酶抑制剂不耐受者，亦用于充血性心力衰竭、急性心肌梗死和肾性高血压。

【剂量与用法】口服。①高血压：成人初始剂量为每日 80mg，每日 1 次。在 2 周内可出现稳定的降压效果，用药 4 周后出现最大的降压效应。若疗效未达理想效果时，2 ~ 4 周后可加量至每日 160mg，每日 1 次。也可与利尿药、其他降压药合用。②心力衰竭：初始剂量每次 40mg，每日 2 次，渐增至 80mg，每日 2 次；或每次 160mg，每日 1 次。

【不良反应】不良反应很少，也较轻，偶有头痛、头晕、腹泻、疲乏、关节炎、鼻窦炎等症，极个别患者出现水肿、失眠、皮疹症。罕见的不良反应包括血红蛋白降低和白细胞降低、肌酐浓度升高和总胆红素升高。

【注意事项】①轻、中度肾功能损伤者或非胆管性及非胆汁瘀积型肝功能不全者和老年患者无需调整剂量，但肌酐清除率 < 10mL/min 的轻中度肾功能不全者应注意调整剂量。②本品既可与食物同服，亦可空腹时服，且每天在同一时刻服用将取得最佳效果，也将帮助患者记住服药时间。③本品降压作用为进行性，约数周后才可达最大降压作用，所以开始治疗应从小剂量开始，在医

师指导下，即使慢慢增量取得满意疗效后，也应坚持用药。④低钠血症、低血容量患者使用本品前应先予纠正，应用时从小剂量开始。⑤对本品过敏者、妊娠或哺乳期妇女禁用。严重肝、肾功能受损、胆汁型肝硬化、胆道梗阻和肾动脉狭窄者慎用并严密观察。⑥本品目前尚无过量的经验，但其过量可能出现的主要症状是明显的低血压。应立即停药，报告医师及时处理，如果是在服药后不久发生，可采用催吐治疗，可按常规采用静脉滴注生理盐水。本品与血浆蛋白结合率高，故不能经血液透析被清除。

【药物相互作用】尚未发现本品与氨氯地平、阿替洛尔、华法林、西咪替丁、地高辛、呋塞米、格列本脲、氢氯噻嗪、吲哚美辛之间有明显的相互作用；与阿替洛尔联合应用的降压效果高于两者单独使用，但不能进一步降低心率。与保钾利尿剂、钾制剂或钾盐合用时，可使血钾升高。

【制剂规格】片剂：40mg。分散片：40mg；80mg。胶囊剂：80mg；160mg。

九、其他血管舒张药

硫酸镁
Magnesium Sulfate

【别名】硫苦，泻盐，Epsom Salt。

【药理作用】①对中枢神经系统作用：本品注射给药可提高细胞外液中的镁离子浓度，并减少运动神经末梢乙酰胆碱的释放，阻断神经肌肉接头，从而引起中枢神经系统的抑制，产生镇静、解痉、抗惊厥作用。②对血管系统作用：注射本品，过量镁离子可直接舒张周围血管平滑肌，引起交感神经节冲动传递障碍，从而使血管扩张、血压下降。抑制窦房结自律性和传导性，抑制房内、室内及房室结传导性。通过镁离子激活 $Na^+ - K^+ - ATP$ 酶及阻断钾、钙通道，抑制折返和触发极引起的心律失常。③消炎去肿作用：

本品50%溶液于患处热敷（完整皮肤），可消炎去肿。④利胆作用：口服33%硫酸镁溶液或导入（导管）十二指肠，可刺激十二指肠黏膜，及时引起胆总管括约肌松弛和胆囊收缩，促进胆囊排空，故有利胆作用。⑤导泻作用：口服吸收少，在肠内形成渗透压，使肠内保持大量水分，刺激肠蠕动而导泻。

【体内过程】本品口服约20%被吸收，服后约1小时起效，作用可维持1~4小时。静脉注射或肌内注射给药，作用分别持续为30分钟和3~4小时，主要经肾脏排泄。

【适应证】①适用于惊厥、子痫、尿毒症、破伤风治疗，用于室性心动过速（包括尖端扭转型室速和室颤）的预防。②对急性心肌梗死、心绞痛及高血压伴有室性心动过速亦有效，对原发性低血镁者的疗效更佳。③对洋地黄、奎尼丁中毒引起的快速心律失常及有Ⅰ、Ⅲ类抗心律失常药引起的 QT 间期延长所致尖端扭转型室速效果更好。

【剂量与用法】①肌内或静脉用药：成人抗惊厥，肌注每次1g，妊高症每次5mg，每日4次。或将25%溶液用5%~10%的葡萄糖注射液稀释成1%或5%溶液静滴。治疗心绞痛，可将10%溶液10mL用5%~10%葡萄糖注射液10mL稀释后缓慢静注，每日1次，连用10日。②口服：成人导泻，每次5~20g，每日1次，于早晨空腹服，同时服100~400mL水。治疗慢性胆囊炎和阻塞性黄疸，用33%硫酸镁溶液每次10mL，每日3次，饭前或两餐间服；或每次3~5g，每日3次。

【不良反应】静脉注射常出现出汗、口干、潮热等。静脉注射过快，可引起血压下降，呼吸骤停。

【注意事项】①静脉注射须由有经验的医师掌握使用，注射要缓慢，并注意观察血压、呼吸，若出现中毒（呼吸肌麻痹等），立即停药并静注10%葡萄糖酸钙10mL进行解救。②肠道出血、急腹症者及孕妇、行经期妇女禁用本品导泻。③

肾功能不全者慎用。④不宜用于中枢抑制药（如苯巴比妥）中毒的急救。⑤导泻时，如服用大量浓度过高的溶液时，谨防脱水。

【药物相互作用】①与氯氮䓬、氯丙嗪等并用时，作用降低。②与保钾利尿药合用时，易引起高镁血症和高钾血症。③与尿激酶合用时，可提高其疗效，还有益于缺血－再灌注损伤的防治。④应避免与氨基糖苷类药合用，因可增加神经肌肉阻滞作用。

【制剂规格】注射剂：10mL：1g；10mL：2.5g。

硝普钠

Sodium Nitroprusside

【别名】亚硝基铁氰化钠，Nipride。

【药理作用】本品为一种速效和短时作用的血管扩张剂，对动脉和静脉血管平滑肌均有直接扩张作用，使周围血管阻力减弱，血压下降。血管扩张使心脏前后负荷降低，心排血量改善，故对心力衰竭有益。

【体内过程】本品作用迅速，静滴血药浓度立即达峰值。给药后 5 分钟即见效，停药后作用维持 2～15 分钟。本品进入体内后，由红细胞代谢为氰化物，此后在肝脏代谢为硫氰酸盐经肾排泄，半衰期为 7 天（以硫氰酸盐计）。

【适应证】用于急性心力衰竭，包括急性肺水肿，能使衰竭的左心室排血量增加，心力衰竭症状得以缓解。高血压急症，如高血压危象、高血压脑病、恶性高血压、嗜铬细胞瘤手术前后阵发性高血压等的紧急降压。用于其他降压药无效的高血压危象，疗效可靠，且作用持续时间较短，易于掌握。

【剂量与用法】静脉滴注：用前将本品 25～50mg 溶解于 5% 葡萄糖注射液 5mL 中，再稀释于 250～500mL 葡萄糖注射液中，避光静滴。开始每分钟按 0.5μg/kg，根据治疗反应以每分钟 0.5μg/kg 递增，逐渐调整剂量。血药浓度下降后可渐减慢。儿童静滴，一般用量为每分钟 1.4μg/kg，根据疗效逐渐调整用量。

【不良反应】可出现恶心、呕吐、精神不安、肌肉痉挛、头痛、厌食、皮疹、出汗、发热等不良反应。长期或大剂量使用，特别是肾衰竭患者，可能引起硫氰化物贮蓄而致甲状腺功能减退，亦可出现严重的低血压症，故须严密监测血压。

【注意事项】①溶液须临用前配制，过滤灭菌后于 12 小时内用完。由于见光易变质，滴注瓶应用黑纸遮住。②用于心力衰竭时，开始剂量宜小（一般是 25μg/min），逐渐增量。平均滴速血压高者为 186（25～400）μg/min，血压正常者为 71（25～150）μg/min。停药时应逐渐减量，并加用口服血管扩张剂，以免出现病状"反跳"。用药期间，应严格监测血压、心率，以免产生严重不良反应。③下列疾病慎用：颅内压升高、脑血管或冠脉供血不足、肝或肺功能不全、维生素 B_{12} 缺乏者。

【药物相互作用】本品与降血压药同用时，谨防严重低血压；与拟交感胺类同用，本品降压作用下降；与多巴酚丁胺同用，可使心排血量增加，而肺毛细管楔压降低。

【制剂规格】注射剂：50mg。

硝酸甘油

Nitroglycerin

【别名】三硝酸甘油酯，Nitroglycerol，Nitrogard。

【药理作用】本品可直接松弛血管平滑肌特别是小血管平滑肌，使周围血管扩张，包括小动脉舒张、外周阻力减小、血压下降、心脏后负荷减轻。小静脉舒张，回心血量减少，心排血量降低，心脏前负荷减轻。结果心肌耗氧量减少，因而心绞痛得到缓解。此外，尚能促进侧支循环的形成。

【体内过程】本品除经皮肤及胃肠道吸收外，

还可经口腔黏膜吸收，特别是舌下给药，吸收快而完全，生物利用度约80%。2~3分钟起效，5分钟达最大效应，持续作用10~45分钟，半衰期为1~4分钟。主要由肝代谢，肾排泄。长效胶囊，口服吸收缓慢，可维持10~12小时有效。

【适应证】用于防治急性心肌梗死，老年性心衰，高血压急症，心绞痛。

【剂量与用法】①舌下含服：每次0.25~0.5mg，发作时服。每5分钟可重复服，直至疼痛缓解，每日总量不超过2mg。②口服给药：硝酸甘油缓释片，每次2.5mg，每12小时1次，作用持续8~10小时。③静滴：将该药溶于5%~10%葡萄糖注射液中制成200μg/mL溶液，开始每分钟5μg，后每隔5分钟增加5~10μg/min，直至症状缓解或血压控制满意。④经皮给药：贴膏临用揭去保护层，贴于左前胸皮肤，每次1张，每日1次，适用于预防夜间发作。

【不良反应】①用药后有时出现头胀、头内跳痛、心跳加快，甚至昏厥。初次用药可先含半片，以避免和减轻不良反应。②可见恶心、呕吐等。

【注意事项】①心绞痛发作频繁的患者，在大便前含服，可预防发作。②本品不可吞服。③青光眼患者禁用。④长期连续服用可产生耐受性。⑤有下列病症者慎用或禁用：脑出血或头颅外伤、严重贫血、近期心肌梗死和梗阻性心肌病。⑥对其他硝酸酯或亚硝酸酯过敏者，可能对本品过敏。⑦发作时，舌下含服2~5分钟即发挥作用，作用大约维持30分钟。应用时可以靠在座椅上效果较好（直立可能产生晕厥）。对其他平滑肌也有松弛作用。

【药物相互作用】①本品与普萘洛尔联合应用时，可有协同作用。但后者可引起血压下降，从而导致冠脉流量减少，有一定危险，须加注意。②与乙酰半胱氨酸合用时，会导致严重的低血压。③与乙酰胆碱、组胺合用时，可使本品的疗效降低。

【制剂规格】片剂：0.3mg；0.5mg；0.6mg。缓释片：2.5mg。注射剂：1mL：1mg；1mL：2mg；1mL：5mg；1mL：10mg。贴膏剂：5mg。膜剂：每格0.5mg。喷雾剂：200次/支（每次0.4mg）。

硝酸异山梨酯
Isosorbide Dinitrate

【别名】消心痛，Isordil，Nitrosorbid。

【药理作用】为速效长效硝酸酯类抗心绞痛药，在体内代谢为单硝酸异山梨酯，释放NO，松弛平滑肌，使外周动、静脉扩张，从而发挥疗效。作用与硝酸甘油相似，可直接松弛平滑肌，特别是血管平滑肌，但较持久（4小时以上）。

【体内过程】口服后半小时见效，含服2~3分钟见效。因此，含服用于急性心绞痛发作，口服用于预防发作。

【适应证】适用于治疗急慢性心绞痛、冠心病、心肌梗死。亦用于急慢性心力衰竭、动脉内膜炎及伴有周围血管痉挛的疾病。

【剂量与用法】舌下含服：缓解心绞痛，每次5mg。口服：预防心绞痛，每次5~10mg，每日3~4次，极量每次20mg。控释片或缓释胶囊，预防心绞痛，每次1片或1粒，早晚各1次。口腔喷雾剂：用于急性心绞痛发作伴左心室衰竭的心肌梗死、慢性右心室衰竭和慢性肺源性心脏病，喷入口腔1~3个剂量，每次隔30秒，要深深吸入。

【不良反应】用药初期可出现血管扩张性头痛、面部潮红、眩晕、直立性低血压。

【注意事项】①本品应从小剂量开始，按病情调整剂量。②有过敏史者慎用。③禁与酒类同用。④开始服用时，可出现头痛等不良反应，通常继续服用可自行消失。⑤青光眼者禁用。⑥急性循环衰竭、血容量不足、严重贫血者禁用。

【药物相互作用】①本品与β受体阻滞剂合

用时，可增强疗效，减少不良反应。②与乙酰胆碱、组胺合用会使本品疗效降低。③与拟交感类药物合用时，会降低本品的抗心绞痛作用。

【制剂规格】 片剂：5mg；10mg。控释片剂：20mg。缓释片（胶囊）剂：20mg；40mg。喷雾吸入剂：200 次（250mg）。注射剂：10mL：10mg；50mL：50mg。

单硝酸异山梨酯
Isosorbide Mononitrate

【别名】异乐定，Elantan，Ismo。

【药理作用】本品为长效硝酸酯类冠状动脉扩张剂，是硝酸异山梨酯的活性代谢物，作用机制与硝酸甘油相同，作用时间长。本品可全天有效保护冠心病患者，防止心绞痛发作。

【体内过程】本品口服吸收完全，1 小时血药浓度达峰，作用持续 8 小时。生物利用度可达 100%，无"首过效应"，半衰期约 5 小时。

【适应证】适用于冠心病、慢性心功能不全的长期治疗，心肌梗死发生后的巩固治疗。本品可单用或与强心苷及利尿剂合用，预防心绞痛发作。

【剂量与用法】①口服：每次 10～20mg，每日 2～3 次，严重者可用至每次 40mg，每日 2～3 次，饭后用少许液体吞服。②缓释胶囊：每次 50mg，早饭后服，每日 1 次。③静脉滴注：用 5% 葡萄糖注射液或生理盐水稀释后静脉滴注，开始剂量每分钟 60μg，一般有效剂量为每小时 2～7mg，每日 1 次，10 日为一疗程。

【不良反应】用药初期常发生头痛，初次给药或剂量增加，可出现血压降低，时有头晕、乏力，有时还会出现恶心、呕吐等不良反应。

【注意事项】①伴有低充盈压的急性心肌梗死、急性循环衰竭（休克）、严重低血压者未经医生允许应禁用；妊娠 3 个月内禁用。②本品具有硝酸酯类药物普遍引起的头痛，治疗开始时，

早晚各服半片可明显降低本品不良反应。③服药同时饮酒，能降低机体反应灵敏性。④本品缓释制剂不可咀嚼。⑤本品可产生耐药性，避免持续高剂量使用。

【药物相互作用】服用本品同时饮酒能降低机体反应灵敏性，大剂量与降压药合用则可增强后者作用。本品与降压药、β 肾上腺素受体拮抗剂、钙拮抗剂、扩张血管药类药物合用时，会使体位性降压作用增强；与乙酰胆碱、组胺合用时，会使本品疗效降低；与拟交感胺类药物合用时，会降低本品的抗心绞痛作用。

【制剂规格】 片（胶囊）剂：20mg。缓释片剂：20mg；30mg；40mg；50mg；60mg。注射剂：1mL：10mg；2mL：20mg；2mL：25mg；5mL：20mg。滴丸剂：5mg。粉针剂：20mg；25mg；50mg。

地巴唑
Dibazol

【别名】体百舒，Bendazol，Tromasedan。

【药理作用】本品对血管平滑肌有直接松弛作用，使血压略有下降；对中枢神经系统也有轻度兴奋作用。

【体内过程】本品通过鼻泪管、唾液腺、汗腺及肾脏排泄。

【适应证】本品可用于治疗以下疾病：①轻度高血压，由于降压作用弱，一般不单独使用；②脑血管痉挛、胃肠道痉挛；③神经疾患，如脊髓灰质炎的后遗症、外周颜面神经麻痹；④青少年假性近视；⑤妊娠后高血压综合征。

【剂量与用法】①口服：高血压、胃肠痉挛等，每次 10～20mg，每日 3 次；神经疾患，每次 5～10mg，每日 3 次。极量每日 150mg。②皮下注射：每次 10～20mg，每日 1 次。

【不良反应】本品可有多汗、头痛和热感等不良反应。

【注意事项】血管硬化症者禁用。

【制剂规格】片剂：10mg；20mg。滴眼剂：8mL：8mg。

川芎嗪
Ligustrazine

【别名】四甲基吡嗪，川芎I号，川青，瑞科林，可杰星，力络新，悦康素欣，美珞秦，均达奎，非可安，博盈康，尤尼怡，奥力得，彤迪，连通，丰与力，迈卡希，欣诺康，Tetramethylpyrazine。

【药理作用】本品为中药川芎的有效成分，有抑制血小板聚集并对已聚集的血小板解聚、扩张冠状动脉、增加冠状动脉血流量、提高心肌耐缺氧能力和降低血压的作用，尚能改善微循环和脑血流，产生抗血栓和溶血栓的作用。

【适应证】适用于治疗冠心病、心绞痛、闭塞性血管疾病、脉管炎等，对脑血栓缺血性脑血管疾病的急性期、恢复期及其后遗症均有较好的疗效。

【剂量与用法】①口服：治疗偏头痛，每次50～100mg，每日3次，1个月为一疗程。休息7天再进行下一疗程，一般2～4个疗程。这与本品抑制引起颅内血管收缩的5-羟色胺有关。②肌注：盐酸盐注射液每次40mg（2mL），每日1～2次；磷酸盐注射液每次50～100mg（2～4mL），每日1～2次。15天为一疗程，宜缓慢推注。③静脉滴注：盐酸盐（或磷酸盐）针剂稀释于5%～10%葡萄糖注射液或氯化钠注射液250～500mL中，每次80mg（以盐酸川芎嗪计），每次100mg（以磷酸川芎嗪计），缓慢滴注，每日1次。宜在3～4小时内滴完，10～15天为一疗程或遵医嘱。④穴位注射：选择3～4个穴位，每个穴位内注射0.5～1mL，隔日1次，15次为一疗程。治疗冠心病、脑血管病、血管疾病，口服每次20～100mg，每日3次。

【不良反应】服用本品后，偶见胃部不适、口干、嗜睡等不良反应，减量可缓解。

【注意事项】①本品不适用于肌内大量注射，静脉滴注速度不宜过快。②对本品过敏者、孕妇、脑出血及有出血倾向者、儿童禁用。哺乳期妇女慎用。③过量使用应立即停药，并报告医师，及时处理。④用药期间避免食用富含脂肪及胆固醇食物，如油炸食品、动物内脏、蛋黄等。

【药物相互作用】本品不宜与碱性注射剂配伍。

【制剂规格】片（胶囊）剂：50mg。滴丸剂：5mg；12.5mg。注射剂：2mL：40mg；10mL：40mg（盐酸盐）；2mL：50mg；5mL：100mg（磷酸盐）。

曲美他嗪
Trimetazidine

【别名】万爽力，冠脉舒，心康宁，三甲氧苄嗪，Idaptan，Vasorel，Vastazin。

【药理作用】本品为作用较强的抗心绞痛药，起效较硝酸甘油慢，但作用持续时间较长是其显著特点。具有抗肾上腺素、去甲肾上腺素及加压素作用；具有明显血管扩张作用，能降低血管阻力，增加冠脉血流量，促进心肌代谢及心肌能量的产生；同时能降低心脏工作负荷，降低心肌耗氧量及心肌能量的消耗，从而改善心肌氧的供需平衡，故本品还能增强对强心苷的耐受性。本品第2个特点是促进侧支循环形成，对保障心脏供血有重要意义。

【体内过程】本品吸收快，2小时达峰浓度，表观分布容积为4.8L/kg，蛋白结合率为16%，半衰期为6小时，大部分以原形随尿排出。

【适应证】①预防心绞痛发作；②辅助治疗眩晕、耳鸣。

【剂量与用法】口服，一日40～60mg，分3次服。缓释片，一日35mg。

【不良反应】本品不良反应较少，偶可引起

头晕、食欲不振、胃部不适和皮疹等症。

【注意事项】①新发心肌梗死者禁用本品。②因缺乏临床相关资料，故妊娠及哺乳期妇女禁用。③小儿服用尚缺乏资料，故儿童慎用本品。④过量服用应立即停药，并报告医师，及时处理。⑤本品不是心绞痛发作时的对症治疗用药，也不适用于不稳定型心绞痛或心肌梗死的初始治疗。⑥肝、肾功能不全者慎用。

【药物相互作用】本品与地尔硫䓬合用的抗心绞痛作用增强；与洋地黄合用，可减轻洋地黄的不良反应。

【制剂规格】片剂：20mg。缓释片（胶囊）剂：35mg。

莫索尼定
Moxonidine

【别名】爻克，美迪尔舒，雅尼定，奥一定，美罗平，奥必特，吗氧定，BDF - 5895，CYNT，Lomox，Physiotens。

【药理作用】本品为第 2 代中枢性降压药，是对咪唑啉 I_1 受体有高度亲和力的选择性激动剂，故与咪唑啉 I_1 受体结合后，能有效降低收缩压和舒张压，而对心率和心输出率无明显影响。本品对 α_2 受体作用相对较弱，两种受体在血压控制中有协同作用。由于本品选择性高，故不良反应少，无显著的镇静作用，亦无停药反跳现象，长期用药有良好降压作用，并能逆转高血压者的心肌肥厚。

【体内过程】本品口服 2 ~ 4 小时后，血压下降达最低值，持续 24 小时。本品生物利用度为89%，血浆蛋白结合率为 7.2%，大部分经肾排泄，半衰期为 2 小时。但由于本品与受体结合牢固，因此作用较长。肾功能不良时，要调整用药剂量。

【适应证】适用于轻、中度高血压的治疗。

【剂量与用法】本品应采用个体化用药原则。一般从最低剂量开始，即 0.2mg，每天 1 次，于早晨服用。若不能达到预期效果，可在 3 周内将剂量调至每日 0.4mg，早晨服用或早晚各 0.2mg。单次剂量不得超过 0.4mg 或日剂量不超过 0.6mg。轻、中度肾功能不全者，单次剂量不得超过 0.2mg 或日剂量不超过 0.4mg。

【不良反应】服药初期可能会出现口干、倦怠、头痛，偶尔头晕、嗜睡或体弱无力等症状，通常在服药一周内能自行减退。偶见胸闷、反应迟钝、尿频、失眠、恶心、皮肤潮红及瘙痒。极少产生胃肠道不适，个别有皮肤过敏反应。

【注意事项】①轻度肾功能不全者，在服用本品时应监控其降压效果。②驾车或操纵机器者应谨慎，可能影响其驾驶或操纵能力。③长期服用本品时，不可突然停药，须逐渐减量停药。④孕妇、哺乳期妇女、16 岁以下儿童、病态窦房结综合征、Ⅱ和Ⅲ度窦房结或房室传导阻滞、心动过缓、休息状态下脉搏在每分钟 50 次以下、严重心律失常、严重心功能不全、不稳定型心绞痛、严重肝病、中度以上肾功能不全者（肾小球滤过率在 30mL/min 以下）、血管神经性水肿、间歇性跛行、雷诺综合征、巴金森综合征、癫痫、青光眼等禁用。⑤老年患者须慎用，初始剂量宜小，其对药物的敏感性有时难以估计。⑥发现药物过量时，应予及时对症处理，发生严重低血压时可平卧，抬高下肢，补充血容量，监测血压变化，如果无效，缓慢静脉注射缩血管药物。

【药物相互作用】①本品与 β 受体阻断剂合用时，应先服用 β 受体阻断剂，2 小时后再服用本品，可有较强的反跳现象出现。②与其他降压药、酒精、镇静药或麻醉药合用时，可增强本品的降压效果。③与苄唑啉合用时，能减弱本品的降压作用。④与劳拉西泮合用时，会加重患者认知功能障碍。⑤与三环类抗抑郁药合用时，可使本品降压作用减弱。

【制剂规格】片（胶囊）剂：0.2mg；0.4mg。

环轮宁

Cycleanine Dimethobromide

【别名】溴化二甲基环轮藤宁，环耐宁，溴化二甲基轮环藤宁碱，溴化二甲轮环藤碱。

【药理作用】本品为神经节阻断剂，具有明显降压和减慢心率作用，可阻断交感神经节，释放组胺和降低总外周阻力等而降低血压。此外，还具有非去极化型肌松作用，这也有利于降压效应。本品特点：降压可靠，起效快，作用时间短，降压可控性及可逆性均佳。对心、肝、肾功能均无碍。

【体内过程】经动物实验显示，在人工呼吸情况下，按 10g 体重 0.22uci/0.1mL 给大鼠静注 14C－环轮宁，于 1、5、10 分钟时取血测放射活性，可知半衰期为 4 分钟左右。14C 放射活性最高部位为肾、肺、肝、胃、心、肠、脾、肌肉、脑等次之，在 10～30 分钟内达峰值，40 分钟后趋于下降。14C－环轮宁主要从肾脏排出。

【适应证】本品可作为心脑血管外科、颌面外科及一般外科手术麻醉期间控制血压之用。静注后 1～4 分钟血压开始下降，2～5 分钟降至坪值，有效降压时间为 8～20 分钟，停药后约 5 分钟血压自行回升，8～20 分钟恢复至原水平。

【剂量与用法】静注：在全麻期间根据指征以不同方法用药。①单次静注：成人 0.4～1.2mg/kg，小儿 0.8～1.2mg/kg。如果静注后血压下降不理想或降压作用消失则可重复静注，用量为开始时的 1/2～2/3。②连续静滴 0.05%～0.2% 等渗液，开始时一般为每分钟 30 滴，逐渐加快至 100 滴，最快为 150 滴。③单次静注 0.5mg/kg，继以 0.05%～0.1% 注射液连续静滴维持；也可在连续静滴基础上，酌量补充单次静注。

【不良反应】①静注常可引起呼吸抑制（多数患者于手术完毕后，自发呼吸即已恢复）。②心率略有减慢，瞳孔扩大，在停药后 4～6 小时可恢复，一般不影响视力。③少数有颜面潮红。

【注意事项】①本品应在气管插管和进行呼吸管理的情况下应用。这是因为降低血压的情况下需要保证充分的气体交换，而本品具有一定的非去极化肌肉松弛作用，使用者会出现一定程度的呼吸肌麻痹现象，在无呼吸管理的情况下应用是不安全的。②本品降压效果与剂量大小、麻醉深度及用药前的血压水平均存在某种程度的正比关系，使用方法及剂量宜根据需要降压的时间及手术的要求决定。在患者循环功能良好的情况下，若需时间在 15 分钟左右的低血压，可应用单次给药的方法，其剂量最好以 0.25mg/kg 静脉注射作为试验剂量，然后根据患者的反应决定其剂量，原则上单剂量注射不超过 0.5～1.0mg/kg。若估计降压时间在 15 分钟以上者，则用单剂量给药作降压诱导，然后以 0.05%～0.2% 的溶液连续静脉滴以维持预定的降压水平，滴入的浓度和速度应根据患者的血压变化予以调整。必要时还可补以单剂量给药。当然，作为控制降压的措施本身就存在一定的危险性，所以应用时应严格掌握适应证，并且要慎重使用。③使用本品后，若出现血压过低时，可静注麻黄素、阿拉明、多巴胺或 50% 葡萄糖升压。④使用本品时，应保证患者在给药前及给药过程中的血容量正常，如有失血应予及时补足，否则会出现血压过低情况。⑤重症肌无力患者禁用。

【药物相互作用】①本品与氯化戊烯双季胺有协同作用。②新斯的明可加速本品呼吸抑制的恢复。

【制剂规格】注射剂：2mL：50mg；2mL：10mg。

桂哌齐特

Cinepazide Maleate

【别名】马来酸桂哌齐特，心脑通，克林澳，肉桂哌吡啶，Vasodistal Maleate。

【药理作用】本品为钙离子通道阻滞剂，通过阻止 Ca^{2+} 跨膜进入血管平滑肌细胞内，使血管平滑肌松弛，脑血管、冠状血管和外周血管扩张，从而缓解血管痉挛、降低血管阻力、增加血流量；能增强腺苷和环磷酸腺苷（cAMP）的作用，降低氧耗；能抑制 cAMP 磷酸二酯酶，使 cAMP 数量增加；还能提高红细胞的柔韧性和变形性，提高其通过细小血管的能力，降低血液的黏性，改善微循环；通过提高脑血管的血流量，改善脑的代谢。

【体内过程】本品吸收迅速，正常人口服 200mg 后的 30~45 分钟可达最大血药浓度3.6~8.3mg/mL；静脉、肌内注射和口服后的血浆药物半衰期分别为 30、60 和 75 分钟，尿药半衰期在 100~120 分钟之间。主要以原型从尿中排出，正常人口服 200 或 400mg，在 24 小时后尿药排泄率为 50%~70%。此外，本品在体内可转化为不同程度的去甲基代谢物。

【适应证】①脑血管：脑动脉硬化、短暂性脑缺血发作、脑血栓形成、脑栓塞、脑出血后遗症和脑外伤后遗症。②心血管：冠心病、心绞痛，如治疗心肌梗死时，应配合有关药物综合治疗。③外周血管：下肢动脉粥样硬化病、血栓闭塞性脉管炎、动脉炎、雷诺病等。

【剂量与用法】每次 320mg，溶于 10% 的葡萄糖或生理盐水 500mL 中，静脉滴注，速度为 100mL/h，每日 1 次。

【不良反应】①血液：偶有粒性白细胞、白细胞、血小板减少。②消化系统：有时有腹泻、腹痛、便秘、胃痛、胃胀等肠胃道功能紊乱等。③神经系统：有时会出现头痛、头晕、失眠、神经衰弱等症状，偶有嗜睡症状。④皮肤：有时会出现皮疹、发痒、发疹等症状。⑤肝：有时会出现肝酶值升高，如 AST、ALT、BUN，偶有 ALP 升高。

【注意事项】①服本品过程中要定期进行血液学检查。②服本品期间，应权衡效果及不良反应的关系后再慎重决定。给药 1~2 周后若未见效，可停止服用。③有白血球减少症病史者禁用。④由于存在引发颗粒性白血球缺乏症的可能，建议使用过程中注意观察是否有炎症、发热、溃疡和其他可能因治疗引发的症状。一旦此类症状发生应停止用药。⑤孕妇慎用。

【药物相互作用】本品可增强其他作用于心血管的钙离子拮抗剂作用。

【制剂规格】注射剂（小容量注射剂）：2mL：80mg；10mL：320mg。

尼可地尔

Nicorandil

【别名】硝酸乙氧烟酸胺，硝烟酯，烟浪丁，硝酸乙氧烟酰胺。

【药理作用】本品属硝酸酯类抗心绞痛药，具有阻止细胞内钙离子游离、增加细胞膜对钾离子的通透性、扩张冠状血管、持续性增加冠状动脉血流量、抑制冠状动脉痉挛的作用。在扩张冠状血管时，并不影响血压、心率、心肌收缩力以及心肌耗氧量。本品还具有抑制血小板聚集，防止血栓形成的作用。

【体内过程】本品口服吸收快而完全，生物利用度为75%，服药后0.5~1 小时，血药浓度达峰，半衰期约为 1 小时。主要分布在肝、心、肾、肾上腺及血液中。在体内经水解脱去硝基，代谢产物药理活性很小，主要从尿中排泄。

【适应证】适用于冠心病、心绞痛的治疗。对于劳力型、自发型、梗死后或混合型心绞痛均有效。对伴有心房颤动、心脏扩大的心绞痛以及对其他抗心绞痛药物慎用的患者，可选用本品。

【剂量与用法】口服。每次 5mg，每日 3 次；症状改善不明显时，可增加剂量，每次 10mg，每日 3 次。

【不良反应】①常见有头痛、头晕、耳鸣、

失眠等反应，服用阿司匹林可减轻症状，否则应停药；出现皮疹等过敏反应时应停药。②胃肠症状：腹痛、腹泻、食欲不振、消化不良、恶心、呕吐、便秘等，偶见口角炎，可有氨基转移酶升高。③心血管系统：心悸、乏力、颜面潮红、下肢浮肿，还可引起反射性心率加快、严重低血压等反应。

【注意事项】①本品性状发生改变时，禁止使用。②请放在儿童不易拿到处。

【制剂规格】片剂：5mg。

十、抗休克血管活性药及改善心脑循环药

盐酸多巴胺
Dopamine Hydrochloride

【别名】3-羟酪胺，儿茶酚乙胺，Intropine。

【药理作用】本品为体内合成肾上腺素的前体，具有β（主要是β₁受体）受体激动作用，也有α受体激动作用，还可促进去甲肾上腺素释放。能增强心肌收缩力，增加心排血量，加快心率作用较轻微（不如异丙肾上腺素明显）；兴奋皮肤肌肉等组织血管的α受体，使血管收缩，血流供应减少；兴奋内脏血管（肾、肠系膜、心）的多巴胺受体，使之扩张，增加血流量。总外周阻力改变不明显，但有利于改善休克时重要器官的血液供应。

多巴胺作用与剂量密切相关，小剂量主要兴奋多巴胺受体，因而肾血管扩张，肾血流量增加，尿钠排泄增加；中剂量主要兴奋β₁受体，兴奋心脏，心收缩力和搏出量增多，收缩压上升，使舒张压无大变化；大剂量主要兴奋α受体，总外周阻力增加，肾血流量减少，收缩压、舒张压均上升。

【体内过程】本品口服无效，静滴体内分布广泛，但不透过血-脑屏障。静注5分钟内起效，半衰期约2分钟，主要经肾排泄。

【适应证】用于治疗各种类型休克、低血压，包括中毒性休克、心源性休克、出血性休克、中枢性休克，特别对伴有肾功能不全、心排出量降低、周围血管阻力增高且已补足血容量的患者更有意义。也可治疗心功能不全、急性肾功能不全。

【剂量与用法】静滴：将20mg加入5%葡萄糖注射液200~300mL中滴注，开始每分钟20滴左右（即每分钟滴入75~100μg），以后根据血压情况，可加快速度或加大浓度，最大剂量为每分钟500μg。

【不良反应】常见呼吸困难、心悸、全身无力，长期大剂量使用可出现手足发冷或手足疼痛等不良反应。

【注意事项】①大剂量时，可使呼吸加速、心律失常，停药后迅速消失。②使用本品前，应补充血容量，纠正酸中毒。③静滴时，应观察血压、心率、尿量和一般状况。嗜铬细胞瘤不宜使用。闭塞性血管病，包括动脉栓塞、动脉粥样硬化、血栓闭塞性脉管炎、冻伤、糖尿病性动脉内膜炎、雷诺病、频发室性心律失常等也需谨慎。突然停药可产生严重低血压，故停用时应逐渐递减。④孕妇、哺乳期妇女慎用。

【药物相互作用】①本品不可与碱性药混合输注，以防分解。②不可与氟烷、甲氧氟烷、环丙烷等全麻药合用，以防引起室性心律失常。③本品与单胺氧化酶抑制药合用时，可增强和延长本品疗效；与利尿药合用，可增强利尿效果；与硝酸酯类药物合用时，会减弱降压作用，还可减弱硝酸酯类的抗心绞痛作用；与硝普钠、异丙肾上腺素、多巴丁胺合用时，能引起心排血量的改变，应注意。

【制剂规格】注射剂：1mL：10mg；2mL：20mg。粉针剂：5mg；10mg；20mg。

盐酸多巴酚丁胺
Dobutamine Hydrochloride

【别名】杜丁胺，Dobutrex，Inotrex。

【药理作用】本品为选择性心脏 β_1 受体激动剂，能激动心脏 β_1 受体、增强心肌收缩力、增加心搏出量及冠状血管流量，亦可增加心肌耗氧量，但对心率的影响远小于异丙肾上腺素，较少引起心动过速。可降低外周血管阻力，但收缩压和脉压一般保持不变，或仅因心排血量增加而有所增加。能降低心室充盈压，促进房室结传导。由于心排血量增加，肾血流量及尿量常增加。

【体内过程】本品口服无效，静注 1～2 分钟起效，通常 10 分钟内达到作用高峰。静注速度较慢时，可在 10 分钟内起作用。本品在肝代谢，随尿排出，半衰期约为 2 分钟。

【适应证】本品可作为短期支持疗法，治疗器质性心脏病心肌收缩力下降引起的心力衰竭、心源性休克、心脏外科手术后低排血量综合征。其改善左心室功能的作用优于多巴胺。

【剂量与用法】静滴：本品 250mg 加至 5% 葡萄糖注射液 250mL 或 500mL 中滴注，每分钟 1～50μg/kg。

【不良反应】本品可有心悸、恶心、头痛、胸痛、气短等不良反应。大剂量使用时，可使呼吸增快、心律失常。

【注意事项】心房颤动、梗阻性肥厚型心肌病禁用。老年患者慎用。输注液配制后应在 24 小时内用完。

【制剂规格】注射剂：2mL：20mg。粉针剂：250mg。

重酒石酸间羟胺

Metaraminol Bitartrate

【别名】阿拉明，间羟胺，Aramine。

【药理作用】本品可激动 α_1、α_2 受体，对心脏的 β_1 受体也有较弱的激动作用。主要能收缩血管，升压效果比去甲肾上腺素稍弱，但较持久。对 β_1 受体也有一定兴奋作用，故有中度加强心脏收缩的作用，同时反射性地减慢心率。本品无中枢神经系统兴奋作用，对肾血流量影响较小，可增加脑及冠状动脉的血流量。

【体内过程】本品无局部刺激，供皮下注射、肌注及静注。肌注后，5 分钟内血压升高，可维持 1.5～4 小时之久；静滴 1～2 分钟内即可显效。主要在肝脏代谢，代谢物随胆汁和尿排出。

【适应证】①防治椎管内阻滞麻醉时发生的急性低血压。②本品可作为出血、药物过敏、手术并发症、脑外伤或脑肿瘤合并休克所发生的低血压的辅助性治疗。③用于治疗心源性休克或败血症所致的低血压。④用于治疗阵发性室上性心动过速，特别是伴有低血压者。

【剂量与用法】①肌注：剂量视病情而定，一般每次 10～20mg，每 0.5～2 小时 1 次。②静滴：以 15～100mg 加至 0.9% 氯化钠注射液或 5%～10% 葡萄糖注射液 250～500mL 中静脉滴注，用量及滴速以维持合适的血压水平为准。③滴鼻：局部鼻充血可用 0.25%～0.5% 的等渗缓冲液（pH=6）每小时喷入或滴入 2～3 滴，每日不超过 4 次，7 日为一疗程。

【不良反应】①可有头痛、眩晕、震颤、恶心、呕吐、心悸、心动过速等不良反应。如果升压过快，可引起肺水肿、心跳骤停、局部组织坏死。②过量使用本品，可有抽搐、严重高血压、严重心律失常发生，其发生率随用量及患者的敏感性而异。

【注意事项】①甲状腺功能亢进、高血压、充血性心力衰竭及糖尿病者慎用。②本品有蓄积作用，如用药后血压上升不明显，必须观察 10 分钟以上，才能决定是否增加剂量，以免贸然增量致使血压上升过高。③连续使用本品可引起快速耐受性。④不宜与碱性药物共同滴注，以防引起分解。⑤血容量不足者应先纠正血容量，然后再用本品。⑥应避免药液外溢。

【药物相互作用】本品不可与环丙烷、氟烷等药同时使用，防止产生心律失常；与单胺氧化酶抑制剂合用时，会增强本品的升压作用，易致严重高血压或高血压危象；与洋地黄类药物合用时，会导致异位心律。

【制剂规格】注射剂：1mL：10mg；50mL：50mg。

重酒石酸去甲肾上腺素
Noradrenaline Bitartrate

【别名】正肾上腺素，Levophed，Norepinephrine。

【药理作用】本品主要激动 α 受体，对 β 受体的激动作用很弱。通过兴奋 α 受体，使全身小动脉与小静脉收缩（但冠状血管扩张），外周阻力增高，血压上升。当剂量较小时，如每分钟 0.4μg/kg，以兴奋 β 受体为主，则心肌收缩力加强和心率加快，心排出量增多；剂量较大时，则主要兴奋 α 受体为主，皮肤、黏膜、肾血管明显收缩而冠脉扩张，使心脑血流量增加。本品对治疗休克极为有利。

【体内过程】本品口服吸收后，在肝脏被氧化或结合，入肠则被碱性液破坏；皮下注射或肌内注射时，因血管剧烈收缩，吸收极少，易发生组织坏死；而静脉给药起效迅速，停止滴注后，作用时效维持 1~2 分钟。本品主要在肝脏代谢。

【适应证】①主要利用本品升压作用，静滴治疗各种休克（但出血性休克禁用），以提高血压，保证对重要器官（如脑）的血液供应。使用时间不宜过长，否则可引起血管持续强烈收缩，使组织缺氧情况加重。应用酚妥拉明以对抗过分强烈的血管收缩作用，常能改善休克时的组织血液供应。②本品也可用于椎管内麻醉引起的低血压和心脏复苏的血压维持以及消化道溃疡出血。

【剂量与用法】本品 1~2mg 加至葡萄糖氯化钠注射液或 5% 葡萄糖注射液 100mL 内静滴，根据情况调整滴注速度，待血压升至所需水平后，减慢滴速，以维持血压在正常范围。如疗效不佳，应换用其他升压药。对危急病例可用 1~2mg 稀释至 10~20mL 后缓慢推入静脉，同时根据血压调节其给药剂量，使血压回升，再用滴注法维持。上消化道出血可试用去甲肾上腺素 16~20mg 加至 500mL 冷生理盐水中，每次 20~40mL 胃管内注入，每 2~4 小时 1 次。

【不良反应】偶有皮疹、浮肿等不良反应。剂量过大时，可出现剧烈头痛、血压高、心率减慢、呕吐、抽搐等症。

【注意事项】①对其他拟交感胺类药物过敏者，也可能对本品过敏。②长时间使用本品时，可能造成心、肾等毛细血管灌注不良，谨防导致缺氧和不可逆性休克。本品适用于短期小剂量静滴。③高血压、动脉硬化、无尿患者禁用。④浓度高时，注射局部和周围发生反应性血管痉挛、局部皮肤苍白，日久可致缺血性坏死，故滴注以前应对受压部位（如臀部）采取措施，减轻压迫（如垫棉垫）。如一旦发现坏死，除使用血管扩张剂外，还应尽快热敷，并给予普鲁卡因大剂量封闭。小儿应选粗大静脉注射并须更换注射部位。静脉给药时，必须防止药液漏出血管外。⑤用药过程须随时监测心电图和尿量。⑥动脉硬化、糖尿病、闭塞性脉管炎等闭塞性血管病、缺氧等应慎用。⑦不宜选用腿以下静脉静注，停药时应逐渐减慢滴速。

【药物相互作用】与甲基多巴合用时，可增强本品升压作用；与甲状腺激素合用时，可同时增加两者作用；与三环类抗抑郁药合用，可引起心律失常、高血压等症；与洋地黄类合用时，容易导致心律失常；与 β - 肾上腺素受体阻断药合用时，会减弱两药疗效；与降压药合用时，可降低降压作用；与全麻药（如氯仿、氟烷等）合用时，容易发生室性心律失常，故不宜合用。

【制剂规格】注射剂：1mL：2mg；2mL：10mg。

盐酸肾上腺素
Adrenaline Hydrochloride

【别名】副肾素，Epinephrine。

【药理作用】本品对 α 和 β 受体都有激动作用，直接作用于肾上腺素 α、β 受体，产生强烈快速而短暂的兴奋 α、β 效应。β 受体兴奋使心肌收缩力加强、心率加快、心肌耗氧量增加；α 受体兴奋使皮肤、黏膜及内脏小血管收缩，但冠状血管和骨骼肌血管扩张。对血压的影响与剂量有关，在常用剂量下，收缩压上升而舒张压并不升高；剂量增大时，收缩压与舒张压均上升。此外，还有松弛支气管和胃肠道平滑肌的作用。

【体内过程】本品口服吸收甚少，而吸收部分又在黏膜和肝脏被破坏。皮下注射 6~15 分钟起效，作用持续 1~2 小时。肌内注射的作用可维持 30 分钟。进入体内部分被肾上腺素神经末梢吸收，而另一部分被代谢失活。

【适应证】①用于各种原因引起的心脏骤停，是进行心肺复苏的主要抢救用药。②用于抢救过敏性休克。③用于治疗支气管哮喘。④用于纠正体外循环后所引起的低排血量综合征。⑤与局麻药联用。

【剂量与用法】①抢救过敏性休克：如青霉素引起的过敏性休克。由于本品具有兴奋心肌、升高血压、松弛支气管等作用，故可缓解过敏性休克的心跳微弱、血压下降、呼吸困难等症状。皮下注射或肌注 0.2~1mg，也可用 0.1~0.5mg 缓慢静注（以 0.9% 氯化钠注射剂稀释到 10mL）。如疗效不好，可改用 4~8mg 静滴（溶于 5% 葡萄糖注射剂 500~1000mL）。②抢救心脏骤停：可用于麻醉和手术中的意外、药物中毒或心脏传导阻滞等原因引起的心脏骤停，以 0.25~0.5mg 心内注射，同时做心脏按压、人工呼吸和纠正酸血症。对电击引起的心脏骤停，亦可用本品配合除颤器或利多卡因等进行抢救。③治疗支气管哮喘：起效迅速但不持久。皮下注射 0.25~0.5mg，3~5 分钟即见效，但仅能维持 1 小时，必要时可重复注射 1 次。④与局麻药合用：加入少量本品于局麻药（如普鲁卡因）内，其比例为 1:（200000~500000），可减少局麻药的吸收而延长其药效，并

减少其不良反应，亦可减少手术部位的出血。⑤制止鼻黏膜和齿龈出血：将浸有 1:（1000~20000）溶液的纱布填塞出血处。⑥治疗荨麻疹、枯草热、血清反应等：皮下注射，1:1000 溶液 0.2~0.5mL，必要时再以上述剂量注射 1 次。

【不良反应】常见的不良反应有心悸、头痛、血压升高、震颤、无力、出汗，有时可引起心律失常，严重者可由于心室颤动而致死。

【注意事项】①对其他拟交感胺类药，如去甲肾上腺素等过敏者，对本品也可能过敏。②高血压、缺血性心脏病、糖尿病、甲状腺功能亢进症、洋地黄中毒、冠状动脉疾患、外伤性及出血性休克、心源性哮喘者禁用。③用量过大或皮下注射时误入血管后，可引起血压突然上升而致脑溢血。④每次局麻使用剂量不可超过 300μg，否则可致心悸、头痛、血压升高等症。⑤孕妇、老年患者慎用。⑥抗过敏性休克时应补充血容量。

【药物相互作用】本品与单胺氧化酶抑制剂合用时，可增强本品升压作用；与洋地黄类药物合用时，可致心律失常；与三环类抗抑郁剂合用时，会引起心律失常、高血压；与硝酸酯类药合用时，会引起低血压，硝酸酯类药的抗心绞痛疗效也会减弱；与氯丙嗪合用时，可致低血压；与全麻药（如氯仿、氟烷等）合用时，有发生严重室性心律失常及急性肺水肿的危险，故不宜合用；与降糖药合用时，会减弱口服降糖药及胰岛素的作用；与氯丙嗪合用时，会导致严重的低血压。

【制剂规格】注射剂：0.5mL：0.5mg；1mL：1mg。

盐酸异丙肾上腺素
Isoprenaline Hydrochloride

【别名】喘息定，治喘灵，Aludrin，Asdrin。

【药理作用】本品为 β 受体激动剂，对 β_1 和 β_2 受体均有强大的激动作用，对 α 受体几无作

用。主要作用如下：①作用于心脏 β_1 受体，使心收缩力增强，心率加快，传导加速，心输出量和心肌耗氧量增加。②作用于血管平滑肌 β_2 受体，使骨骼肌血管明显舒张，肾、肠系膜血管及冠脉亦不同程度舒张，血管总外周阻力降低，导致收缩压升高，舒张压降低，脉压变大。③作用于支气管平滑肌 β_2 受体，使支气管平滑肌松弛。④促进糖原和脂肪分解，增加组织耗氧量。

【体内过程】本品口服无效。舌下含药，可从舌下静脉丛迅速被吸收。气雾剂吸收迅速，生物利用度为80%～100%，2～5分钟起效，可维持0.5～2小时。静注立即起效，治疗作用可维持1小时，随尿排出。

【适应证】①支气管哮喘：适用于控制哮喘急性发作，常气雾吸入给药，作用快而强，但持续时间短。②心脏骤停：用于治疗各种原因如溺水、电击、手术意外和药物中毒等引起的心跳骤停。必要时，可与肾上腺素和去甲肾上腺素配伍使用。③用于窦房结功能低下、窦房结及房室传导阻滞等缓慢型心律失常、心肺复苏后心率缓慢的治疗。④抗休克：可用于心源性休克和感染性休克。对中心静脉压高、心输出量低者，应在补足血容量的基础上再用本品。

【剂量与用法】①支气管哮喘：舌下含服，成人每次10～20mg，每日3次，每日量不超过60mg；小儿5岁以上，每次2.5～10mg，每日2～3次。0.25%气雾剂吸入，每次吸1～2下，每日2～4次。重复使用的间隔时间不应少于2小时。②心跳骤停：心内注射0.5～1mg。③房室传导阻滞：Ⅱ度者采用舌下含片，每次10mg，每4小时1次；Ⅲ度者、心率低于每分钟40次时，可用0.5～1mg溶于5%葡萄糖注射液200～300mL中缓慢静滴。④抗休克：本品0.2～0.4mg加至5%葡萄糖注射液200mL中静滴，滴速0.5～2mL/min，依据心率和脉搏调整滴速，可应用到病情稳定1～2天后停药，但应注意补充血容量。

【不良反应】常见心悸、头痛、口与咽发干、恶心、软弱无力、出汗、乏力、头晕、面部潮红等不良反应。

【注意事项】①长期反复使用本品气雾剂可产生耐药性，可能对其他 β 受体激动剂、内源性肾上腺素递质等产生交叉耐药性，此时哮喘加重，效果下降，极可能增加死亡率。②舌下给药，应把药片嚼碎，以加速吸收。③已有明显缺氧的哮喘患者，用量过大易致心肌耗氧量增加、心律失常，甚至室性心动过速及心室颤动。成人心率超过每分钟120次，小儿心率超过每分钟140～160次时，应慎用。④冠心病、心绞痛、心肌梗死、心动过速、心肌炎及甲状腺功能亢进、嗜铬细胞瘤者禁用。

【药物相互作用】①本品与其他拟肾上腺素药合用时，有协同作用；三环抗抑郁药可能增强本品作用。②本品注射剂不可与碱性药配伍使用。③与洋地黄类药物合用时，会加重心动过速，应禁止合用。④与茶碱合用时，会降低茶碱的血药浓度。⑤与普萘洛尔合用时，会拮抗本品对心脏的作用。

【制剂规格】片剂：10mg。注射剂：2mL：1mg

盐酸去氧肾上腺素
Phenylephrine Hydrochloride

【别名】苯肾上腺素，新福林，Neo－Synephrine。

【药理作用】本品主要是 α 受体激动剂，有明显的血管收缩作用，增加外周阻力，使内脏、皮肤、肢体血流量减少，但冠脉血流量增加；随着血压升高，反射性兴奋迷走神经，使心率减慢；并有短暂的扩瞳作用。其优点是 β 受体作用很弱，对心肌无兴奋作用。缺点是肾血流量的减少作用比去甲肾上腺素更为明显。

【体内过程】本品口服可被破坏。皮下注射10～15分钟起效，作用可持续1小时。肌注10～

15 分钟起效，作用持续 30 ~ 120 分钟。静注立即起效，维持 15 ~ 20 分钟。

【适应证】临床用于治疗感染中毒性及过敏性休克、阵发性室上性心动过速，也用于防治全身麻醉及腰麻时的低血压和眼科散瞳检查。

【剂量与用法】①皮下或肌内注射：每次2 ~ 5mg，1 ~ 2 小时后可重复 1 次；极量，每次 10mg，每日 50mg。皮下注射后作用维持 50 分钟。②静注：每次 0.25 ~ 0.5mg，以 0.02% 浓度缓慢静注。极量，每次 0.5mg，每日 2.5mg。静注后 1 分钟起效，维持 20 分钟。③静滴：用10 ~ 20mg 以 5% 葡萄糖注射液或生理盐水 500mL 稀释后滴注，滴速及剂量根据血压而定。极量，每分钟 0.18mg。④滴眼：用2% ~ 5% 滴眼液滴眼散瞳。

【不良反应】可有恶心、呕吐、头晕、四肢疼痛及反射性心动过缓等不良反应。大剂量可引起早搏、室性心动过速等心率失常和尿少、尿闭及皮肤发冷等反应。静注部位发生药液外溢时，可引起局部组织坏死。

【注意事项】①甲状腺功能亢进、高血压、冠心病、心肌梗死、糖尿病、狭角型青光眼患者禁用。②心动过缓、脑动脉梗死、心肌病、室性心动过速、支气管哮喘者慎用。③本品遇光即变色，应避光、密闭保存。④对其他拟交感胺类药过敏者，亦可能对本品敏感。

【药物相互作用】与三环类抗抑郁药合用时，可使本品升压作用增强；与甲状腺素合用时，可同时增强两药的作用；与全麻药合用时，容易导致室性心律失常；与降压药合用时，会减弱本品的降压作用；与硝酸盐类药物合用时，会减弱本品的升压作用，并减弱硝酸盐类药物的抗心绞痛作用。

【制剂规格】注射剂：1mL：10mg。滴眼剂：2% ~ 5%。滴鼻剂：0.25% ~ 0.5%。

马栗种子提取物
Extract of Horse Chestnut Seeds

【别名】三萜糖苷片，强力脉痔灵（Aescuren

forte），迈之灵片，威利坦。

【药理作用】①本品能降低蛋白糖溶酶体的活性，阻碍蛋白酶的代谢，使破坏血管壁细胞间隙的作用消退或抑制，降低毛细血管的渗透性，减少液体进入组织间隙，对抗渗出，能预防和治疗静脉性水肿、组织肿胀。②本品通过抑制血液中蛋白酶的作用，使静脉壁的胶原结构不受破坏，增强静脉壁的弹性和张力，恢复毛细血管的强度和弹性，对各种原因所致的慢性静脉功能不全及静脉曲张起到预防和治疗作用。③本品还作用于血管内皮细胞感受器，引起静脉收缩，增加静脉回流量，改善微循环，减少静脉容积，降低静脉压，减轻静脉瘀血，改善和消除静脉瘀血症状。应用^{133}氙标记测量，在连续口服给药 12 天后（每次 2 片，每日 2 次），静脉血液流动速度可增加 30%，毛细血管过滤系数减少 22%，同时血液黏稠度也明显降低。

【适应证】本品可用于治疗以下病症：①各种原因所致的慢性静脉功能不全症，如静脉曲张症、静脉性水肿、血栓性静脉炎及深静脉血栓形成综合征。②各种原因所致软组织肿胀、静脉性水肿如各类创伤所致的肢体水肿和组织肿胀。③痔疮，内外痔急性发作。

【剂量与用法】饭后口服：成人每次 1 ~ 2 片，每日早、晚各 1 次；病情较重或治疗初期，每次 2 片，每日 2 次。适合长期服用，或遵医嘱服用。

【不良反应】少数病例可出现皮肤发痒、恶心或胃肠不适现象。

【注意事项】药片应完整服下，勿嚼服。极个别情况下，本品会刺激胃肠黏膜，此时可与饭同食。

【制剂规格】片剂：30mg；150mg；400mg。

盐酸甲氧明
Methoxamine Hydrochloride

【别名】甲氧胺，美速胺，美速克新命，凡

索昔，Vasoxine。

【药理作用】本品为人工合成的拟肾上腺素，是 α 受体激动剂，具有收缩周围血管的作用，作用较去甲肾上腺素弱而持久，对 β 受体几无激动作用。对心脏无直接作用，注射本品后血压升高，并通过颈动脉窦反射性地引起心率减慢。对肾血流量的减少超过去甲肾上腺素。

【体内过程】本品口服无效。静注 1 ~ 2 分钟后起效，维持时间约 30 分钟；肌注 15 ~ 20 分钟后起效，维持时间约 1.5 小时。

【适应证】常用于维持或恢复外科手术中的动脉压，尤其适用于脊椎麻醉所造成的血压降低。也用于大出血、创伤及外科手术所引起的低血压、心肌梗死所致休克，以及室上性心动过速、鼻充血等治疗。

【剂量与用法】①一般情况下采用肌注，每次 10 ~ 20mg，每 0.5 ~ 2 小时用药 1 次。肌注后经 5 ~ 10 分钟生效，作用维持 1.5 小时。极量，每次 20mg，每日 60mg。②对急症或收缩压降至 60mmHg 甚至更低者，缓慢静注 5 ~ 10mg，每次量不超过 10mg，并严密观察血压变化。静注后很快生效，维持 5 ~ 15 分钟。③对室上性心动过速者，静滴，用 10 ~ 20mg 加至 5% 葡萄糖注射液 100mL 中稀释后滴注，每分钟 15 ~ 20 滴；也可用 10mg 加至 5% ~ 10% 葡萄糖注射液 20mL 中缓慢静注，注射时应观察心率及血压，当心率突然减慢时应停用。④对心肌梗死休克者，开始肌注 15mg，接着静滴 5% ~ 10% 葡萄糖注射液 500mL（内含本品 600mg），滴速应随血压反应而调整，每分钟不宜超过 20 滴。

【不良反应】可引起肾血管痉挛，大剂量时偶可产生持续性血压过高，伴有头痛、心动过速、毛发竖立、恶心、呕吐等不良反应。

【注意事项】①甲状腺功能亢进、严重高血压、嗜铬细胞瘤患者禁用。酸中毒或缺氧、老年患者慎用。②避光，密闭保存。

【药物相互作用】①本品与局麻药同用时，可使局部循环血液减少，组织供血不足。②与洋地黄类、左旋多巴同用，可致心律失常。③与降压药或利尿药合用时，会减弱后者的降压作用。④与硝酸酯类药物合用时，二者具有拮抗作用。⑤使用 α 肾上腺素受体阻断药（如酚妥拉明、酚苄明、吩噻嗪类等）后，再使用本品，会减弱本品的升压效应，同时缩短作用时效。

【制剂规格】注射剂：1mL：10mg；1mL：20mg。

盐酸米多君
Midodrine Hydrochloride

【别名】甲氧胺福林，米维，安得林，管通，Gutron。

【药理作用】本品为一前体药物，在体内转换为脱甘氨酸米多君，选择性兴奋肾上腺素 α_1 受体，通过收缩动脉和静脉，促进血液回流，使血容量保持稳定，提高血压，但不增强中枢神经系统兴奋性，对心脏也无直接作用，但用药后由于反馈作用，心率可能下降。

【体内过程】口服本品 2.5mg 后，30 分钟血药浓度达峰值，半衰期为 3 ~ 4 小时，主要随尿排泄。

【适应证】治疗心血管调节功能紊乱，如直立性低血压、症状性低血压、气候敏感性低血压及女性压力性尿失禁。也可用于治疗感染、血透、麻醉、精神病药物治疗和脊髓损伤引起的继发性低血压。

【剂量与用法】口服：①用于低血压：成人和青少年（12 岁以上）开始剂量 2.5mg，每日 2 次（早、晚服药），必要时可每日 3 次。根据患者的反应和对本品耐受能力，可将用药剂量增至每次 5mg，每日 2 ~ 3 次。②压力性尿失禁：成人每次 2.5 ~ 5mg，每日 2 ~ 3 次。在有经验医生指导下，根据患者情况加以调整，增加至每次 10mg，每日 3 次维持。

【不良反应】个别患者在服药后出现心跳异

常、心前区疼痛和皮肤反应。大剂量服用后皮肤可出现竖毛反应（尤其在头、颈部）、自觉寒冷及尿潴留，脉搏可能降到每分钟 60 次以下。

【注意事项】①胃中食物可使本品吸收减少 30% ~ 40%，故宜在餐前 1 小时服药。②长期用药者，应检查肾功能，对气候敏感性高血压患者的用药剂量必须严格控制。③以下患者禁用本品：严重心脏病、对本品过敏者、准备怀孕的妇女和孕妇、高血压、肾上腺髓质瘤、急性肾炎、严重肾功能不全、青光眼患者、前列腺肥大引起的尿潴留、机械性排尿梗阻、甲状腺功能亢进者。④小儿不宜使用。⑤严重器质性心脏病变、心血管疾病或心律失常，以及肾功能不全者慎用。⑥过量服用可致低血压，应立即停药，并报告医师，及时处理，如补液以增加血容量，成人用血液透析以清除体内药物。

【药物相互作用】①哌唑嗪、酚妥拉明、利血平可使本品的作用减低或无效；②本品与糖苷类药物，如洋地黄制剂同服时，使心率减慢，个别患者引起心律不齐；③与阿托品、可的松制剂同服时，可使血压升高。④与去氧肾上腺素合用时，会增强本品的升压作用。⑤与三环类抗抑郁药、抗组胺药、甲状腺激素及单胺氧化酶抑制药合用时，会有高血压、心律失常和心动过速的危险。⑥与 α 和 β 肾上腺素阻滞药合用时，会减弱本品疗效。

【制剂规格】片剂：2.5mg。

依达拉奉
Edaravone

【别名】必存，毕存。

【药理作用】本品为一种脑保护剂（自由基清除剂）。临床研究提示，N - 乙酰门冬氨酸（NAA）是特异性的存活神经细胞的标志，脑梗死发病初期的含量急剧减少。脑梗死急性期患者给予本品，可抑制梗死周围局部脑血流量，使发

病后第 28 天脑中 NAA 含量较甘油对照组明显升高。实验研究提示，大鼠在缺血或缺血再灌注后静脉给予本品，可阻止脑水肿和脑梗死的进展，缓解其所伴随的神经症状，抑制迟发性神经元死亡。机理研究提示，本品可清除自由基，抑制脂质过氧化，从而抑制脑细胞、血管内皮细胞、神经细胞的氧化损伤。

【体内过程】本品蛋白结合率为 89% ~ 91%。在血浆中的代谢物为硫酸络合物、葡萄糖醛酸络合物；在尿中主要代谢物为葡萄糖醛酸络合物、硫酸络合物。本品每日 2 次，每次 0.5mg/kg，30 分钟内静滴，连续给药 2 天，每次给药至 12 小时后的排泄尿液中含 0.7% ~ 0.9% 原药、71.0% ~ 79.9% 代谢物。本品没有蓄积性。

【适应证】本品用于改善急性脑梗死所致的神经症状、日常生活活动能力和功能障碍。

【剂量与用法】通常成人每次 30mg，每日 2 次，用时以适量的生理盐水稀释，30 分钟内静脉滴注完毕。发病后 24 小时内开始给药，疗程为 14 天。

【不良反应】可见急性肾衰竭、肝功能障碍、黄疸、血小板减少、弥散性血管内凝血（DIC）（均程度不明）等不良反应。也可出现注射部位发疹、红肿、疱疹、瘙痒、嗳气、发热、血压上升、血清胆固醇升高、血清胆固醇降低、甘油三酯升高、血清总蛋白减少、肌酸激酶（CK）、肌酸磷酸激酶（CPK）降低、血清钙低下等症。

【注意事项】①本品必须用生理盐水稀释（与含有糖分的输液混合时，可使本品的浓度降低），注射时避免漏出血管外。②不要和高能量输液、氨基酸制剂混合或用同一条通道静脉滴注，混合后可致本品的浓度降低。③勿与抗痉挛注射液（地西泮、苯妥英钠等）、坎利酸钾液混合，以免产生白色混浊。④本品在给药过程中或给药后，有脑栓塞再发和脑出血的报道。⑤哺乳期妇女和孕妇对本品过敏者、重度肾患者均禁用。⑥轻中度肾功能损害、肝功能不全、心脏病者及高

龄者慎用，使用本品前和试用期间要监测肾功能，不推荐心室使用。

【药物相互作用】本品与抗生素，如头孢唑啉钠、盐酸哌拉西林钠、头孢替安钠、氨基苷类）等合用时，因有致肾衰竭加重的可能，合并用药时必须进行多次肾功能检测，密切观察。

【制剂规格】注射剂：5mL：10mg；10mL：15mg；20mL：30mg。

小牛血清去蛋白提取物
Deproteinised Calf Blood Serum

【别名】爱维治，奥德金。

【药理作用】本品能促进组织细胞对葡萄糖和氧的摄取与利用。在低血氧及能量需增加等情况下，本品可以促进能量代谢，增加供血量，改善细胞缺氧状态。

【适应证】①用于改善脑部血液循环和营养障碍性疾病（缺血性损害、颅脑外伤）所引起的神经功能缺损。②末梢动脉、静脉循环障碍及其引起的动脉血管病、腿部溃疡。③皮肤移植术；皮肤烧伤、烫伤、糜烂、愈合伤口（创伤、褥疮）及放射所致的皮肤、黏膜损伤。④角膜溃疡、损伤、灼伤；大泡性、神经麻痹性角膜炎；角膜、结膜变性等。

【剂量与用法】①本品既可以用于静脉注射、动脉注射、肌内注射，也可加至5%葡萄糖或0.9%氯化钠注射液200~300mL中静脉滴注，滴注速度约2mL/min。②静脉给药：脑部缺血性损害，每次20~30mL静脉滴注，每日1次，连续2~3周。动脉血管病，每次20~50mL静脉滴注，每日1次，或每次20~50mL动脉或静脉注射，每周数次，四周为一疗程。腿部或其他慢性溃疡、烧伤，每次10mL静注（或5mL肌注），每日1次或每周数次，按愈合情况可加用本品局部治疗。放射引起的皮肤、黏膜损伤的预防和治疗，在放疗期间，平均一日5mL静注。③尿道给药：放射

性膀胱炎，一日10mL联合抗生素经尿道给药治疗。④口服：一日3次，一次20mg（4粒），持续两周。此后为维持剂量，每日3次，每次10mg（2粒），疗程视病情持续2~4周。

【不良反应】①偶见过敏反应，例如荨麻疹、皮肤潮红、药物热、休克等；②大剂量使用可引起胃部不适；③外用出现局部刺痛或灼热感。

【注意事项】①本品不宜与其他药物混合输注。②本品为高渗溶液，肌内注射时要缓慢，注射量不超过5mL；静脉滴注时，滴速应小于每分钟2mL。③本品一旦发生沉淀或浑浊即禁止使用。④糖尿病、妊娠期、哺乳期妇女慎用。

【制剂规格】注射剂：10mL：400mg；5mL：200mg；2mL：80mg。胶囊（肠溶胶囊）剂：5mg（以多肽计）。眼用凝胶剂：5g（50%）。

十一、降血脂药

阿昔莫司
Acipimox

【别名】乐脂平，氧甲吡嗪，Olbemox。

【药理作用】本品为烟酸的异构体。通过以下几种作用机制起到降血脂的作用：①抑制脂肪组织的脂解，减少游离脂肪酸的释出，减少甘油三酯的合成；②抑制极低密度脂蛋白（VLDL）和低密度脂蛋白（LDL）的合成；③抑制肝脂肪酶活性，减少高密度脂蛋白（HDL）－胆固醇异化；④激活脂肪组织中的脂蛋白脂肪酶，加速LDL分解，有利于高密度脂蛋白胆固醇增高。其降血脂作用较烟酸强。总数3009例患者服本品后，降总胆固醇（TC）18.3%，降三酰甘油43.7%，增高HDL－C 13.3%。

【体内过程】本品口服吸收迅速，达血药浓度峰值时间为2小时。本品不与血浆蛋白结合，半衰期约2小时。在体内无显著代谢，经尿排泄，大部分为原形。

【适应证】适用于治疗高甘油三酯血症、高胆固醇血症和混合型高脂血症，相当于Ⅱ$_a$、Ⅱ$_b$、Ⅲ、Ⅳ和Ⅴ型高脂蛋白血症。

【剂量与用法】口服：每次250mg，每日2~3次，必要时加量，最大剂量不超过每日1200mg。

【不良反应】本品治疗初期可引起皮肤血管扩张，有潮热感及瘙痒，通常在治疗数日后减轻或消失。可引起上腹部不适、胃灼热、恶心、腹泻、头痛、哮喘等症。极少数患者有局部和全身反应，有时较严重，可能与变态反应有关，如荨麻疹、斑丘疹或口唇水肿、皮疹、哮喘样呼吸困难和低血压。一旦出现上述症状，应立即停药并给予处理。

【注意事项】①孕妇、哺乳期妇女禁用。②对本品过敏者，溃疡病患者禁用，肾功能不全者适当减量。

【药物相互作用】本品与口服降糖药，口服抗凝药无相互作用。

【制剂规格】片（胶囊）剂：100mg；250mg。

多烯酸乙酯

Ethyl Polyenoate

【别名】多烯康，ω-3脂肪酸。

【药理作用】本品主要为20碳5烯酸（EPA，含5个不饱和键）和22碳6烯酸（DHA，含6个不饱和键）组成，来自海洋生物。两者含不饱和键较多，具有较强的调血脂作用。此外，本品有扩张血管及抗血栓形成的作用。其机制能促进中性或酸性胆固醇自粪便排出，抑制肝内脂质及脂蛋白合成，从而降低血中胆固醇、甘油三酯、LDL、VLDL，增加HDL。参与花生四烯酸的代谢，合成没有血小板凝聚作用的TXA$_3$，合成可抑制血小板凝聚并能扩张血管的PGI$_2$。因此，多烯酸乙酯（EPA和DHA）具有舒张血管、抗血小板凝聚和抗血栓形成的作用。

【适应证】可用于治疗高胆固醇、高甘油三酯血症、动脉粥样硬化、冠心病。

【剂量与用法】口服：每次0.9~1.8g，每日3次。

【不良反应】不良反应较少见。大剂量使用后，可有胃肠道不适。

【注意事项】有出血性疾病者禁用。

【药物相互作用】本品与香豆素类或阿司匹林合用时，可增加出血倾向。

【制剂规格】胶囊剂：0.3g（含EPA和DHA、甲酯或乙酯0.21g）；0.45g（含EPA和DHA、甲酯或乙酯0.315g）。

非诺贝特

Fenofibrate

【别名】苯酰降脂丙酯，普鲁脂芬，Procetoken。

【药理作用】本品为苯氧异丁酸的衍生物，属安妥明类降血脂药，其药效较安妥明强。本品能明显降低血清甘油三酯和极低密度脂蛋白，也能降低血清胆固醇、低密度脂蛋白和载脂蛋白B，并使高密度脂蛋白、载脂蛋白A$_I$及载脂蛋白A与载脂蛋白B的比值增加。

【体内过程】本品口服吸收好，4~7小时达血药浓度峰值，表观分布容积为0.9L/kg，85%~90%经肾排出。

【适应证】本品对Ⅱ$_a$、Ⅱ$_b$、Ⅲ和Ⅳ型高脂蛋白血症有较高的疗效。也适用于高脂血症伴有糖尿病、高血压或其他心血管疾病患者。

【剂量与用法】口服：每次100mg，每日2~3次。待血脂明显下降后，改为每次100mg，每日2次。缓释胶囊剂，每次250mg，每日1次。

【不良反应】不良反应轻微，耐受性好。少数病例出现胃肠道反应、血清谷丙转氨酶及尿素氮暂时性轻度增高，停药后均可恢复正常。

【注意事项】肝功能不全、严重肾功能不全、胆石症、胆囊疾病患者及孕妇禁用。

【药物相互作用】本品与香豆素类抗凝药合

用时，可增加出血倾向；与其他贝特类药合用时，可增加不良反应发生率；本品与免疫抑制药或其他具肾毒性的药物合用时，可能会导致肾功能恶化；与羟甲基戊二酸单酰辅酶 A 还原酶抑制药（如辛伐他汀、氟伐他汀等）合用时，会导致肌痛、横纹肌溶解等不良反应，故使用时应谨慎。

【制剂规格】片（胶囊、缓释胶囊）剂：100mg。

氟伐他汀
Fluvastatin

【别名】来适可，Lescol。

【药理作用】本品是羟甲戊二酰辅酶 A（HMG－CoA）还原酶的抑制剂，这种还原酶能够催化 HMG－GoA 转换成甲羟戊酸盐，这是胆固醇生物合成的早期限速步骤。因此，本品能够减少胆固醇在肝脏中的合成，同时也可在一定浓度时诱导 HepG$_2$ 细胞上的低密度脂蛋白（LDL）受体，使它具有降低胆固醇的功效。

【体内过程】本品口服吸收好，0.5～0.7 小时达血药浓度峰值，蛋白结合率高达98%，主要经肝代谢，90%随粪便排出。

【适应证】本品适用于那些限制食用动物脂肪和胆固醇饮食及其他非药物治疗效果不好的高胆固醇血症（Ⅱ$_a$ 和 Ⅱ$_b$）患者。本品作为饮食疗法的辅助药物能够治疗总胆固醇（TC）和低密度脂蛋白（LDL－C）升高症。

【剂量与用法】大多数患者服用本品的起始剂量为每日 20mg，每晚睡前服用。4 周内会发现 LDL－C 降至最低，在此期间应进行阶段性脂质测定，也可根据患者对治疗的反应调整剂量，可以增加到每次 40mg，每日 2 次。

【不良反应】本品多见恶心、消化不良、腹泻、头痛，少见肌痛，罕见皮肤反应、血小板减少等不良反应。

【注意事项】①使用本品时，要求患者及时报告不能解释的肌肉痛、触痛或者突然的衰弱，尤其是伴有不适或发烧时。在肌酐磷酸激酶（CPK）水平显著升高或经诊断怀疑患有肌病时要停药。患者有以下情况也要停药：脓毒血症、低血压、大手术、创伤及严重的代谢、内分泌、电解质等紊乱或者无法控制的癫痫。②患有活动性肝脏疾病或者无法解释的血清转氨酶持续升高者禁用本品。③有肝病史的患者或嗜酒者要慎用本品。④在临床试验中，大约有1%患者的血清转氨酶持续升高（高于正常上限 3 倍以上）。如果血清转氨酶值等于或高于正常上限的 3 倍且居高不下时，要停用本品。用本品治疗前必须做肝功能测定，在治疗 6 周、12 周或增加剂量时也要测定，以后定期测定（如半年一次）。

【药物相互作用】与苯扎贝特合用时，可增加本品的生物利用度。与抗凝药合用时，可增加出血倾向。与利福平合用时，会降低本品血药峰浓度。与地高辛合用时，不影响后者的稳态药动学。

【制剂规格】胶囊剂：20mg；40mg。

吉非罗齐
Gemfibrozil

【别名】吉非贝齐，诺衡，Gevilon，GEM，Lipozid。

【药理作用】本品为一种非卤代的苯氧基戊酸衍生物，分子结构与安妥明有部分相似。能降低甘油三酯、血清总胆固醇及低密度脂蛋白胆固醇，升高高密度脂蛋白胆固醇，降低冠心病的死亡危险。

【体内过程】本品口服吸收良好，1～2 小时血药浓度达峰，2～5 日后起降血脂作用，主要在肝脏代谢，以原形从肾脏排泄，半衰期为 1.5 小时。

【适应证】用于治疗原发性和继发性高脂血症。

【剂量与用法】口服：每次 0.3～0.6g，每日 2 次，早、晚餐前半小时服用。

【不良反应】本品不良反应较小，主要为消化道反应，如腹泻、食欲下降，偶有头晕，个别患者可有血清谷丙转氨酶升高，偶见皮疹。

【注意事项】严重肝肾功能不全者禁用。对本品过敏者及孕妇、哺乳期妇女禁用。

【药物相互作用】本品可加强抗凝剂的作用，故合并使用时，抗凝剂的用量应减少，并定期检查凝血酶原时间。本品与他汀类血脂调节药合用后，具有横纹肌溶解、肌酸磷酸激酶浓度增高及肌球蛋白尿所致急性肾衰竭的危险。

【制剂规格】片（胶囊）剂：0.15g；0.3g；0.9g。

洛伐他汀
Lovastatin

【别名】美降脂，Mevacor。

【药理作用】本品为从真菌培养液中分离制备而得 HMG - CoA 还原酶抑制剂。体内胆固醇的合成最初由 3 个分子的乙酰辅酶 A 缩合成羟甲戊二酰辅酶 A（HMG - CoA），然后在 HMG - CoA 还原酶的作用下还原成甲基羟戊二酸，再经一系列生化反应合成胆固醇。HMG - CoA 还原酶是这一过程中关键的限速酶。如果该酶被抑制，胆固醇合成就受影响。本品是一非活性内酯，口服经胃肠道吸收后，在肝内水解为活性产物 β 羟酸。侧链与 HMG - CoA 结构非常相似，能竞争性地与 HMG - CoA 还原酶结合，从而降低了该酶活性，抑制胆固醇合成；刺激肝代偿性增加低密度脂蛋白（LDL）受体的合成，使肝脏增加对 LDL 的吸收，导致循环中 LDL - 胆固醇水平降低。

【体内过程】本品及其代谢产物与血浆蛋白结合率很高，能透过血 - 脑屏障和胎盘。口服后 2～4 小时的血药浓度达峰值，β 羟酸的半衰期为 1～2 小时。长期治疗后，作用持续 4～6 周。本品在肝内进行广泛的首过代谢，后经胆汁排泄。

【适应证】用于治疗原发性高胆固醇血症和混合型高脂血症。

【剂量与用法】起始剂量每日 10mg，晚餐时顿服。若需调整剂量，应间隔 4 周以上，最大可至每日 80mg，一次顿服或早晚餐分服。当 LDL 胆固醇降至 75mg/dL 以下或总胆固醇降至 140mg/dL 以下时，应减量。

【不良反应】常见不良反应有胃肠胀气、腹泻、便秘、恶心、皮疹、头痛、头晕、视觉模糊、味觉障碍，偶见转氨酶升高。

【注意事项】①本品可致少数患者转氨酶明显升高，治疗前应做转氨酶检查，以后定期检查。②若治疗期间磷酸肌酸激酶显著升高时，应停止治疗并采取相应措施。③肝活动性病变或转氨酶升高而又无法解释者、孕妇、哺乳期妇女及对本品过敏者禁用。④对纯合子家庭性高胆固醇血症疗效较差。

【药物相互作用】本品如与免疫抑制剂合用（如环孢霉素）时，在开始一年内可有 30% 患者发展成肌病；与吉非贝齐或烟酸合用时，肌病发生率为 5% 和 2%；与双香豆素类抗凝药合用时，可延长凝血酶原时间；与胆汁酸螯合剂合用时，会增强其降胆固醇作用；与普萘洛尔合用时，会降低本品疗效。

【制剂规格】胶囊（片）剂：10mg；20mg。

普伐他汀
Pravastatin

【别名】帕瓦停，Mevalotin，Provachol。

【药理作用】本品口服经十二指肠吸收后，能特异性地抑制胆固醇生物合成系统的限速酶——HMG - CoA 还原酶，抑制肝和小肠胆固醇的生物合成，减少肝细胞中胆固醇的含量，促进 LDL 受体的活性，使肝细胞从血液中摄取胆固醇量增加，降低血液中胆固醇水平；血药浓度与剂量呈依赖关系。

【体内过程】 口服 1 ~ 1.5 小时后，血药浓度达峰，半衰期 1.5 ~ 2 小时，服后 24 小时从尿中以原形排出 2% ~ 6%，而 1.5% ~ 3% 以代谢产物形式在尿中出现。

【适应证】 用于治疗原发性高胆固醇血症。

【剂量与用法】 口服：成人每次 10 ~ 20mg，每日 1 次。随症状适度增减，一日最大剂量 40mg。

【不良反应】 不良反应常见头痛、倦怠、胃肠反应、皮疹等。偶见白细胞、血小板减少，肝功能异常。

【注意事项】 对本品有过敏史者禁用。重症肝功能障碍者慎用。妊娠及哺乳期妇女禁用。

【药物相互作用】 本品与其他 HMG – CoA 还原酶抑制药（如环孢素）合用时，易致急性肾衰竭和横纹肌溶解；与华法林合用时，不会影响凝血酶原时间；与氯贝丁酯合用时，可能会导致肾功能异常；与考来烯胺、考来替泊等合用时，可降低本品的生物利用度，故应在服用 4 小时后服用本品。

【制剂规格】 片剂：5mg；10mg。

辛伐他汀

Simvastatin

【别名】 舒降之，忆辛，苏之，利之舒，卡地克，西之达，米希伦，剑之亭，新达苏，幸露，博占同，希赛，正支，新达苏，旨泰，赛夫丁，辛可，捷芝，Zocor。

【药理作用】 本品是由土曲霉菌酵解产物合成的抑制 HMG – CoA 还原酶的降胆固醇药物。其本身为无活性内酯，经口服吸收后水解为相应的 β 羟酸结构，此结构具有限制胆固醇合成作用。本品可以降低总胆固醇、低密度脂蛋白胆固醇（LDL – C）及极低密度脂蛋白胆固醇（VLDL – C）的血清浓度，还可中等程度地提高高密度脂蛋白胆固醇（HDL – C）和降低甘油三酯的血浆浓度。口服后 2 周内可见明显疗效，4 ~ 8 周达到最大效果，继续治疗可维持疗效。停止本品治疗可使总胆固醇恢复到原有水平。在合并高胆固醇血症和高甘油三酯血症，且高胆固醇血症为主要异常时，本品可降低升高的胆固醇水平。

【体内过程】 本品口服后首过效应较高，生物利用度约为 5%，血浆蛋白结合率为 95%。大部分经胆道排出，仅 5% 由尿排泄。

【适应证】 用于治疗仅用饮食疗法而效果不佳的原发性高胆固醇血症。本品对降低杂合子家族性和非家族性高胆固醇血症或混合型高胆固醇血症的总胆固醇和 LDL – C 的疗效很高。

【剂量与用法】 口服：①一般初始剂量为每日 10mg，晚间顿服；胆固醇水平轻中度升高患者的起始剂量每日 5mg。若需调整剂量，则需间隔 4 周以上。最大剂量为每日 40mg，晚间顿服。②当 LDL – C 水平降至 75mg/dL（1.94mmol/L）或总胆固醇水平降至 140mg/dL（3.6mmol/L）以下时，应降低本品的服用剂量。③由于本品经肾脏排泄不明显，故中度肾功能不全者不必调整剂量。对于严重肾功能不全者，如使用量超过每日 10mg 时应慎重使用。

【不良反应】 不良反应有腹痛、便秘、胃肠胀气、疲乏无力、头痛等。

【注意事项】 ①对本品过敏者、活动性肝炎或无法解释的持续血清转氨酶升高者、怀孕或哺乳期妇女及肌痛者禁用。②目前不宜给儿童服用。③应用本品期间，如有低血压、严重急性感染、创伤等应注意可能出现的继发肾衰竭。

【药物相互作用】 ①本品与抗凝剂同时使用时，可使凝血酶原时间延长。②与考来烯胺等合用时，可降低本品的生物利用度，故应在服用 4 小时后服用本品。③与环孢素、红霉素、吉非罗齐、烟酸合用时，可增加肌溶解和急性肾衰竭发生率。④与地高辛合用时，会使后者的血药浓度轻微升高。

【制剂规格】 片剂：5mg；10mg；20mg；30mg；

40mg；50m；80mg。胶囊（分散片）剂：5mg，10mg；20mg；40mg。咀嚼片：10mg。

滴丸剂：5mg；10mg。

阿托伐他汀
Atorvastatin

【别名】立普妥，尤佳，阿乐，Lipitor。

【药理作用】本品为他汀类血脂调节药，为 HMG – CoA 还原酶抑制剂。本品口服吸收后的水解产物在体内竞争性地抑制胆固醇合成过程中的限速酶——羟甲戊二酰单酰辅酶 A 还原酶，使内源性胆固醇的合成减少，触发肝脏代偿性增加，低密度脂蛋白（LDL）受体合成增加，从而增加肝脏对 LDL 的摄取，使血胆固醇和低密度脂蛋白胆固醇水平降低，中度降低血清甘油三酯水平，增高血清高密度脂蛋白水平。

【体内过程】本品口服吸收迅速，1～2 小时血药浓度达峰值。本品经肝脏代谢。

【适应证】用于治疗原发性高胆固醇血症、饮食控制无效的家族性高胆固醇血症（杂合子型）、混合性高脂血症。本品可与其他降脂疗法合用或单独使用，以降低总胆固醇、低密度脂蛋白胆固醇和甘油三酯，也可用于冠心病和脑中风的防治。

【剂量与用法】口服：起始剂量每次 10～20mg，每日 1 次，晚餐时服用。4 周后，根据血脂变化调整剂量，最大量为每日 80mg。

【不良反应】本品常见不良反应为胃肠道不适、头痛、皮疹、头晕、视物模糊和味觉障碍等，偶可引起血氨基转移酶可逆性升高；少见的有阳痿、失眠；罕见的有肌炎、肌痛、横纹肌溶解，表现为肌肉疼痛、乏力、发烧，并伴有血肌酸磷酸激酶升高、肌红蛋白尿等，横纹肌溶解可导致肾衰竭，但较罕见。有发生肝炎、胰腺炎及过敏反应如血管神经性水肿等报道。

【注意事项】①用药期间应定期检查血胆固醇和血清肌酸磷酸激酶。应用本品时血氨基转移酶可能增高，有肝病史者服用本品应定期监测肝功能。②治疗过程中如发生血氨基转移酶增高达正常高限的 3 倍，或血肌酸磷酸激酶显著增高或有肌炎、胰腺炎表现时，应停用本品。③应用本品时如有低血压、严重急性感染、创伤、代谢紊乱等情况时，须注意可能出现的继发于肌溶解后的肾衰竭，应减少剂量或停用并进一步处置。④本品宜与饮食共进，以利吸收。⑤对本品及其他他汀类药物过敏者、孕妇及哺乳期妇女、任何未采取适当避孕措施的育龄妇女、有活动性肝病或不明原因血氨基转移酶持续升高及肌病患者禁用本品。⑥老年患者需根据肝肾功能调整剂量。⑦儿童使用本品应由医生判断，且本品在儿童的治疗经验仅限于少数（4～17岁）患有严重脂质紊乱如纯合子家族性高胆固醇血症的患者。⑧过量服用应立即停药，并报告医师，及时处理，一般应根据需要采取对症治疗及支持治疗，同时监测患者的肝功能和血清 CPK 水平。由于本品大量与血浆蛋白结合，故血液透析未必能明显加速药物的清除。

【药物相互作用】本品与胆汁酸结合树脂类联合应用时，可增强降低血清 TC 及 LDL – C 的效应；与口服抗凝药合用时，可使凝血酶原时间延长，使出血的危险性增加；与环孢素、红霉素、吉非罗齐、烟酸等合用可增加肌溶解和急性肾衰竭发生的危险；与口服避孕药合用时，炔诺酮和乙炔雌二醇的浓度增高，选用口服避孕药时应注意其浓度增高；与考来替泊、考来烯胺合用时，可使本品的生物利用度降低，故应在服用前者 4 小时后服用本品。

【制剂规格】片（胶囊）剂：10mg；20mg；40mg。

苯扎贝特
Benzafibrate

【别名】必降脂，苯基安妥明，降脂苯酰，脂康平，必利脂，阿贝他，Befizal，Bezalip，Cedur。

【药理作用】本品是氯贝丁酯衍生物，临床试验表明，能明显降低血清甘油三酯（TG），并能降低总胆固醇（TC）、VLDL－C 和 LDL－C 浓度，增加血清 HDL－C 浓度。其降血脂机制可能为：①抑制乙酰辅酶 A 羧化酶，减少脂肪酸从脂肪组织进入肝合成 TG 及 VLDL。②增强脂蛋白脂肪酶（LPL）活化，极低密度脂蛋白（VLDL）的分解代谢。③增加 HDL 的合成，减慢 HDL 的清除。④促进 LDL 颗粒的清除。此外，本品也能降低血纤维蛋白原水平，具有抗血栓作用，本品还可改善有脂质代谢障碍的糖尿病患者的代谢，降低空腹血糖，冠心病发生率也明显降低。

【体内过程】口服本品 1.5～2 小时后的血药浓度达峰值，血浆蛋白结合率 94%～96%，半衰期约为 2 小时。老年人血药峰浓度升高 1.6 倍，半衰期延长 3.8 倍。主要由尿排泄。

【适应证】用于治疗各型高脂血症，对糖尿病合并高脂血症的患者尤为适合，能延缓年轻男性心肌梗死患者冠状动脉粥样硬化的进展。

【剂量与用法】口服：①每次 200mg，每日 3 次，餐后或与食物同服。疗效佳者维持量可为每次 400mg，每日 2 次。肾功能障碍者，按照肌酐清除率调整剂量：40～60mL/min 时，每日 1 次，每次 400mg；15～40mL/min 时，每日或隔日 1 次，每次 400mg；低于 15mL/min 时，每三日 1 次，每次 400mg。②缓释片：每次 400mg，每日 1 次，晚饭后服用，肾功能障碍者减为每日或隔日半片。

【不良反应】常见不良反应为胃肠道不适，如消化不良、厌食、恶心、呕吐、饱胀感、胃部不适等，其他较少见的不良反应有头痛、头晕、乏力、皮疹、瘙痒、阳痿、贫血及白细胞计数减少等。偶见胆石症或肌炎（肌痛、乏力）。

【注意事项】①本品对诊断有干扰，血红蛋白、白细胞计数可能降低；血氨基转移酶可能增高，血肌酐升高。②用药后如临床上出现胆石症、肝功能显著异常、可疑的肌病症状（如肌痛、触痛、乏力等）或血肌酸磷酸激酶显著升高时，则应停药。③用药期间应定期检查全血象及血小板计数、肝肾功能试验、血脂、血肌酸磷酸激酶。④在治疗高血脂的同时，还需关注和治疗可引起高血脂的各种原发病，如甲状腺功能减退、糖尿病等。⑤对本品过敏者、孕妇、哺乳期妇女、儿童、胆道疾病、肝功能不全或者原发性胆汁性肝硬化、肾功能不全、肾病综合征引起血白蛋白减少者禁用本品。⑥老年人应根据肝肾功能状态适当减少本品用药量。

【药物相互作用】①本品可增强香豆素类抗凝剂、抗高血压药、胰岛素和磺酰脲类降血糖药的作用，合用时应注意。②本品不宜与 HMG－CoA 还原酶抑制剂合用，避免不良反应加重。③与硝苯地平合用时，会影响本品的代谢。与苯妥英钠合用时，可能会影响后者的作用。④与考来烯胺合用，会影响本品的吸收，所以二者使用时间至少要 2 小时。

【制剂规格】片剂：200mg；400mg。缓释片剂：400mg。

普罗布考
Probucol

【别名】畅泰，之乐，普罗不可，丙丁酚，丙丁醇，Bifenabid，Biphenaloid，Dithiobisphenol，Lorelco，Probucol。

【药理作用】本品为疏水性抗氧化剂，抗氧化作用强。本品进入体内后，分布于各脂蛋白，被氧化为普罗布考自由基，阻断脂质过氧化，减少脂质过氧化物（LPO）的产生，减缓动脉粥样硬化病变的一系列过程；同时能抑制 HMG－CoA 还原酶，使胆固醇（Ch）合成减少，并能通过受体及非受体途径增加 LDL 的清除，使血浆 LDL－C 水平降低。通过提高 CE 转移蛋白和 ApoE 的血浆浓度，使 HDL 颗粒中 Ch 减少，HDL 颗粒变小，提高 HDL 数量和活性，增加 HDL 的转运效率，使 Ch 逆转运清除加快。此外，还能抑制泡沫细胞的形成，延缓动脉粥样硬化斑块的形成，消退动脉粥样硬化斑块。

【体内过程】本品口服 8 ~ 24 小时后达血药峰浓度，半衰期为 50 ~ 60 小时，主要经胆道和粪便排出。

【适应证】用于治疗各种高胆固醇血症，包括纯合子和杂合子家族性高胆固醇血症，对继发于肾病综合征或糖尿病的 II 型脂蛋白血症也有效。

【剂量与用法】口服：每次 0.5g，每日 2 次，可与早晚餐同时服用。

【不良反应】本品不良反应少而轻，以胃肠道反应为主，如腹泻、腹胀、腹痛、恶心等；偶有嗜酸性细胞增多、肝功能异常、高尿酸血症、高血糖、血小板减少、肌病、感觉异常、皮肤瘙痒等。

【注意事项】①本品不宜与安妥明合用：用药期间注意心电图的变化，QT 间期延长者慎用，不宜与延长 QT 间期的药物同用。②在服用本品前，应纠正下列情况：低钾血症、低镁血症、严重心动过缓、最近的或急性心肌梗死、供血不足或炎症。③服用本品对诊断有干扰：可使血氨基转移酶、胆红素、肌酸磷酸激酶、尿酸、尿素氮短暂升高。④对本品过敏、孕妇、哺乳期妇女、小儿、近期有心肌损伤或严重心律不齐者、无法解释的晕厥或心源性晕厥者和心电图 QT 间期延长者禁用。⑤肾功能减退者应减少剂量，本品用于 65 岁以上老年人，其降胆固醇和低密度脂蛋白胆固醇的效果较年轻患者更为显著。⑥育龄期妇女在停用本品至少 6 个月后方可受孕。

【药物相互作用】本品与三环类抗抑郁药及抗心律失常药和吩噻嗪类药物合用时的不良反应发生率增加；本品可增强香豆素类药物的抗凝血作用及降糖药的作用；与环孢素合用时，可明显降低后者的血药浓度。

【制剂规格】片剂：0.125g；0.25g；0.5g。

瑞舒伐他汀钙

Rosuvastatin

【别名】罗苏伐他汀，可定，Grestor。

【药理作用】本品是羟甲戊二酰辅酶 A（HMG - CoA）还原酶抑制剂，通过竞争抑制 HMG - CoA 还原酶，使胆固醇前体（甲羟戊酸）减少，降低血管内胆固醇、低密度脂蛋白胆固醇和甘油三酯的浓度，并可增加高密度脂蛋白胆固醇（HDL - C）。

【体内过程】本品口服 3 ~ 5 小时达峰浓度。口服生物利用度约为 20%。本品与血浆蛋白呈可逆性结合，结合率为 88%，平均分布容积为 134L/kg。半衰期 19 小时。本品约 10% 在肝脏代谢，主要为 N - 去甲基化和内酯化。10% 经尿排泄，90% 经粪便排泄。

【适应证】用于原治疗发性高胆固醇血症（包括纯合子、杂合子家族性高胆固醇血症）、高脂血症。

【剂量与用法】①高胆固醇血症及混合型血脂障碍（高脂蛋白血症 IIa 和 IIb 型）：口服，推荐起始剂量 10mg，常用剂量 5 ~ 40mg，每日 1 次。②纯合子家族性高胆固醇血症：口服，推荐起始剂量 20mg，每日 1 次，最大日剂量 40mg。③亚裔患者：推荐初始剂量 5mg，每日 1 次，剂量可根据情况调整为每日 5mg、10mg、20mg。④正在服用环孢素患者：推荐剂量 5mg，每日 1 次。⑤严重肾功能不全者（肌酐清除率 < 30mL/min）：推荐剂量 5mg，每日 1 次，最大日剂量 10mg。

【不良反应】本品耐受良好，不良反应多为轻微、一过性。常见不良反应有肌痛、腹痛、便秘、恶心和疲劳。其他不良反应包括以下几方面：①心血管系统，如高血压、心绞痛血管扩张、心悸。②消化系统，如便秘、胃肠炎、胃炎、呕吐、胃肠胀气、牙周脓肿。③中枢神经系统，如头晕、失眠、张力增加、感觉异常、焦虑、眩晕、神经痛。④呼吸系统，如气管炎、咳嗽加重、呼吸困难、肺炎、哮喘。⑤其他，如糖尿病、贫血、瘀斑、外周水肿、关节痛、关节炎、瘙痒。

【注意事项】 ①有肝病史的患者、重度肾功能不全者、过度饮酒者、哺乳期妇女、8 岁以下儿童慎用。②服药前与服药期间需要低胆固醇饮食，在使用本品前及治疗 3 个月内进行肝功能检查，若血清转氨酶高于正常值 3 倍时应停用本品或减量。③若有不明原因肌痛、肌无力发生或怀疑为肌病时应立即停用本品。④发生药物过量者，应采用支持治疗，本品不易通过透析清除。

【药物相互作用】 ①本品与伊曲康唑、环孢素、氟康唑、吉非贝特、红霉素同时使用时，可使这些药品 AUC、血药浓度不同程度升高。②与口服避孕药合用时，可使炔雌醇的血药浓度增加 26%，炔诺酮的血药浓度增加 34%。③与维生素 K 拮抗剂合用时，开始使用本品或逐渐增加本品剂量后不能导致 INR 升高，停用或逐渐降低本品剂量后不导致 INR 降低。④与抗酸药合用时，本品的血浆浓度降低 50%。⑤可升高华法林的 INR 比率。

【制剂规格】 包衣片：5mg，10mg，20mg，40mg。胶囊剂：5mg，10mg，20mg。

十二、其他

辅酶 Q_{10}
Coenzyme Q_{10}

【别名】 泛醌，癸烯醌，泛癸利酮，Co-Q_{10}，Ubiquinone-10，Ubidecarenone。

【药理作用】 本品在体内呼吸链中质子移位及电子传递中起作用，它不仅可作为细胞代谢和细胞呼吸激活剂，还可作为重要的抗氧化剂和非特异性免疫增强剂，具有促进氧化磷酸化反应，保护生物膜结构完整性。主要有下列作用：保护缺血心肌、抗心衰、抗心律失常、降压、抗阿霉素的心脏毒性作用及保肝等作用，常作为多种疾病的辅助治疗药物。

【体内过程】 本品口服易吸收。健康成人口服 40mg，每天 3 次，可达稳态平均血药浓度 1.52±0.82μg/mL。

【适应证】 可作为充血性心力衰竭、冠心病、高血压、心律不齐的辅助治疗药物。约 75% 冠心病患者服药后心绞痛、胸闷、心悸、呼吸困难等症状减轻或消失，40% 以上者心电图改善。治疗室性早搏有效率约 87%。此外，亦试用于原发性和继发性醛固酮增多症、颈部外伤后遗症、脑血管障碍、出血性休克及肝炎等。

【剂量与用法】 口服：每次 10~15mg，每日 3 次，饭后服，2~4 周为一疗程。肌注或静滴：每日一次 5~10mg，2~4 周为一疗程。

【不良反应】 可出现恶心、胃部不适、食欲减退等不良反应，但不必停药。偶见荨麻疹及一过性心悸反应。

【注意事项】 本药过敏者禁用，肝、肾功能不全者、胆管阻塞者慎用。

【药物相互作用】 本品与口服降糖药合用时，可抑制本品的疗效。与降血脂药物合用时，会降低高脂血症者内源性泛癸利酮的血浆浓度。

【制剂规格】 胶囊剂：5mg；10mg；15mg。注射剂：2mL：5mg。

己酮可可碱
Pentoxifylline

【别名】 Oxpentifylline，Trental。

【药理作用】 本品具有扩张脑血管及外周血管作用，是改善脑循环及末梢血管循环的药物。能恢复和增强红细胞的变形能力，增强纤酶溶活性，降低血液黏度，抑制血小板凝聚，达到增加动脉及毛细血管的血流量，改善脑和四肢的血液循环，但对血压无影响，尚可松弛支气管平滑肌。

【体内过程】本品口服吸收良好，血药浓度约1小时达峰，静注半衰期约为8.3分钟，口服半衰期约为1.8小时，24小时内主要以代谢物形式经肾排出。

【适应证】用于治疗脑血管障碍、血管性头痛、血栓闭塞性脉管炎、视网膜病等。

【剂量与用法】口服：每次0.2~0.6g，每日3次。静注：缓注每次0.1~0.2g。静滴：每日0.1~0.4g，溶于5%葡萄糖注射液250~500mL溶液中，于2~3小时内滴完。动脉滴注：每次0.1~0.3g，用20~50mL注射用生理盐水稀释后于10~30分钟内滴完。

【不良反应】少数患者可出现恶心、头晕、心悸及胃部不适。

【注意事项】①新近心肌梗死、脑出血、视网膜出血、严重冠状动脉硬化并有高血压者及孕妇禁用。②与治疗糖尿病药物或抗高血压药物合用时，应调整本品剂量。③低血压、血压不稳或肝、肾功能不全者慎用。

【药物相互作用】本品与茶碱类药物合用时，具有协同作用，会增加后者的疗效与毒性反应；与抗血小板药物或抗凝药物合用时，会延长凝血时间；与β肾上腺素受体阻断药、洋地黄、抗心律失常药及利尿药合用时，会导致轻度血压下降。

【制剂规格】片剂：0.1g（肠溶）；0.4g（缓释）。注射剂：5mL：0.1g；5mL：0.3g。

西洛他唑
Cilostazol

【别名】培达。

【药理作用】本品及其代谢物是环磷腺苷酸（CAMP）及磷酸二酯酶抑制剂（PDEⅢ抑制剂），可通过抑制磷酸二酯酶活性，减少CAMP的降解，从而升高血小板和CAMP水平，发挥抑制血小板聚集和舒张血管作用。本品能明显抑制各种诱导剂引起的血小板聚集，且可使已聚集的聚集块解离并能抑制二次聚集，对反复给药者仍能发挥作用。因服用本品而受到抑制的血小板聚集能力在停药后可迅速恢复。

【体内过程】健康成年男子单次口服100mg后，约3小时血药浓度达峰值（736.9μg/L），血清半衰期呈二相性，α相为2.2小时，β相为18小时。AUC显示剂量相关性，血浆蛋白结合率在95%以上，主要代谢物为环氧化物和环羟化物，动物试验显示本品无蓄积性。本品主要分布于胃、肝脏、肾脏，中枢神经系统的药物分布与其他组织相比很低。72小时后，给药量的42.7%随尿、61.7%随粪便排泄。动物实验证明，本品可向大鼠乳汁中移行。

【适应证】用于治疗由动脉粥样硬化、大动脉炎、血栓闭塞性脉管炎、糖尿病所致的慢性动脉闭塞症，改善因慢性动脉闭塞症引起的溃疡、肢痛、冷感及间歇性跛行等缺血性症状。

【剂量与用法】口服：通常成人每次100mg，每日2次。此外，可根据年龄、症状适当增减。

【不良反应】①主要可有皮疹、荨麻疹、瘙痒等过敏症状，偶有心悸、发热、头晕、血压低等症。②神经系统有头痛、头重、眼花、眩晕、失眠、发麻；消化道症状，如胃部不适、恶心、呕吐及腹部不适；肝脏偶有ALT、AST、ALP、LDH值上升；肾脏偶有BUN、肌酐、尿酸值上升；偶有消化道出血、皮下出血、血尿等出血症状。遇有这些症状时，可酌情减量，严重时应停药。

【注意事项】①月经期患者、有出血倾向者、正在使用抗凝药或抗血小板药者和重度肝肾功能障碍者应慎用。②出血患者、妊娠及哺乳期妇女禁用。

【药物相互作用】本品与前列地尔合用时，会增加本品疗效。与地尔硫草、酮康唑、伊曲康唑、奥美拉唑合用时，可使本品血药浓度增高，故本品剂量应减少。

【制剂规格】片剂：50mg；100mg。

环磷腺苷

Adenosine Cyclophosphate

【别名】环化腺苷酸，肖山平，康斯澳，天安欣，凯济欣，铭生，沃平，韦安，灵辰功，cAMP。

【药理作用】本品为蛋白激酶激活剂，系核苷酸的衍生物。它是在人体内广泛存在的一种具有生理活性的重要物质，由三磷酸腺苷在腺苷环化酶催化下生成，能调节细胞的多种功能活动。作为激素的第二信使，本品在细胞内发挥激素调节生理机能和物质代谢作用，能改变细胞膜的功能，促使网织肌浆质内的钙离子进入肌纤维，从而增强心肌收缩力，增加心排血量，并可促进呼吸链氧化酶的活性，改善心肌缺氧，扩张冠脉，缓解冠心病症状及改善心电图。此外，对糖、脂肪代谢、核酸、蛋白质的合成调节等起着重要作用。

【适应证】用于心绞痛、心肌梗死、心衰、心肌炎及心源性休克的辅助治疗。对改善风湿性心脏病的心悸、气急、胸闷等症状有一定作用；还可用于白血病、银屑病等治疗。

【剂量与用法】①肌内注射：每次20mg，每日2次。②静脉注射：每次20mg，溶于0.9%氯化钠注射液20mL中推注，每日2次。③静脉滴注：每次40mg稀释于5%葡萄糖注射液250~500mL中，每日1次。冠心病以15日为一疗程，可连续应用2~3疗程；白血病以1个月为一疗程；银屑病以2~3周为一疗程，可延长使用到4~7周，每日用量可增加至60~80mg。

【不良反应】偶见发热、皮疹等不良反应，大剂量应用时，可见头痛、腹痛、高热等症。

【制剂规格】注射剂：20mg；40mg。

三磷酸腺苷

Adenosine Triphosphate

【别名】三磷酸腺苷二钠，腺三磷，ATP。

【药理作用】本品为一种辅酶，具有高能磷酸键，是核苷酸衍生物，参与体内脂肪、蛋白质、糖、核酸以及核苷酸的代谢，是体内能量的主要来源。当体内吸收、分泌、肌肉收缩及进行生化合成反应等需要能量时，三磷酸腺苷即分解成二磷酸腺苷及磷酸基，同时释放出能量。本品能够穿透血-脑脊液屏障，能提高神经细胞膜性结构的稳定性和重建能力，促进神经突触的再生长。试验发现，本品对人心肌细胞电生理具有明显作用，可抑制慢反应细胞的钙离子内流，阻断和延长房室结折返环绕的前向导，大剂量时尚可阻断房室结的折返性，具有增强迷走神经的复时性效应，故可应用于折返性心率失常的治疗。

【体内过程】本品在体内迅速水解的产物是腺苷，半衰期为10~30秒。

【适应证】主要用于心衰、心肌炎、心肌梗死、脑动脉硬化、冠状动脉硬化、心绞痛、进行性肌萎缩、脑出血后遗症、心功能不全、心肌疾病及肝炎、肾炎等的辅助治疗。

【剂量与用法】①静滴：每次20mg，用5%~10%葡萄糖注射液200~250mL稀释后缓慢静滴，每日1~2次。②静注或肌注：每次10~20mg，每日10~40mg。

【不良反应】使用本品后可见咳嗽、胸闷、低血压、头晕等不良反应。

【注意事项】①脑出血初期患者禁用。②当药品性状发生改变时禁止使用。③静注宜缓慢。④病窦综合征、窦房结功能不全、老年人慎用。⑤对本品过敏者、急性心肌梗死者禁用。

【药物相互作用】本品与强心苷合用时，可降低强心苷的毒性反应；与茶碱、咖啡因合用时，可降低本品疗效；与卡马西平合用时，可加重腺苷对心脏的阻滞作用。

【制剂规格】注射剂：20mg。粉针剂：20mg（另附缓冲液2mL）。

第十六章　泌尿系统用药

一、利尿药

氨苯蝶啶
Triamterene

【别名】三氨蝶啶，三氨蝶呤，Dyrenicem，Vrocaudol，Pterepen。

【药理作用】本品为保钾利尿药。主要作用于肾脏远曲小管，直接抑制肾脏远曲小管对 Na^+ 的再吸收，进而减少 K^+ 和 H^+ 的分泌，也能抑制集合管对 Na^+ 的再吸收，使尿量增多。

【体内过程】口服后30%～70%迅速被吸收，血浆蛋白结合率为40%～70%。单剂口服后2～4小时起作用，达峰时间6小时，作用持续时间7～9小时。半衰期为1.5～2小时，无尿者每日给药1～2次时延长至10小时，每日给药4次时延长至9～16小时（平均12.5小时）。吸收后大部分迅速由肝脏代谢，经肾脏排泄，少数经胆汁排泄。

【适应证】常与其他利尿药合用治疗肝硬化、心力衰竭及慢性肾炎等引起的顽固性水肿或腹水。也用于治疗轻、中度高血压及原发性醛固酮增多症。

【剂量与用法】口服：每日25～100mg，分2次，最大剂量每日不超过300mg。维持剂量可改为隔日疗法。与其他利尿药合用时，两者均减量。

【不良反应】本品不良反应较少，偶有头痛、口干、低血压、低钠血症、皮疹、胃肠道反应及光敏感。长期服用可致高血钾。

【注意事项】孕妇、肝肾功能不全、无尿、高血钾、糖尿病等患者禁用。

【药物相互作用】①肾上腺皮质激素尤其是具有较强盐皮质激素作用者、促肾上腺皮质激素能减弱本品的利尿作用，而拮抗本品的潴钾作用。②雌激素能引起水钠潴留，从而减弱本品的利尿作用。③非甾体类消炎镇痛药，尤其是吲哚美辛，能降低本品的利尿作用，且肾毒性增加。④拟交感神经药物降低本品的降压作用。⑤多巴胺加强本品的利尿作用。⑥与引起血压下降的药物合用时，本品的利尿和降压效果均加强。⑦与葡萄糖胰岛素液、碱剂、钠型降钾交换树脂合用，发生高钾血症的机会减少。⑧本品使地高辛半衰期延长。⑨与氯化铵合用易发生代谢性酸中毒。⑩与肾毒性药物合用，肾毒性增加。⑪甘珀酸钠、甘草类制剂具有醛固酮样作用，可降低本品的利尿作用。⑫本品可使血尿酸升高，与噻嗪类、袢利尿剂合用时，可使血尿酸进一步升高，故应与治疗痛风的药物合用。⑬可使血糖升高，与降糖药合用时，后者剂量应适当加大。⑭与锂盐合用时，可使血药浓度增加而引起锂中毒。

【制剂规格】片剂：0.05g。

呋塞米
Furosemide

【别名】呋喃苯胺酸，速尿，Frusemide，Lasix。

【药理作用】本品主要抑制髓袢升支髓质部和皮质部对 Cl^- 和 Na^+ 的重吸收，能增加水、钠、钾、钙、镁、磷等的排泄。该段存在着一种同时转运 1 个 Na^+、1 个 K^+ 和 2 个 Cl^- 的同向转运体系，且可双向进行，其利钠效应远较噻嗪类强大。由于尿中 Cl^-、Na^+、K^+ 和 H^+ 排出增加，而 HCO_3^- 的排出并不增加，故长期反复用药可出现低盐综合征、低氯血症性和低钾血症性碱血症。

【体内过程】本品口服吸收率为 60%～70%，血浆蛋白结合率为 91%～97%。口服后 20～30 分钟内开始利尿，1～2 小时达最高峰，持续 6～8 小时；静注后 2～5 分钟出现作用，0.5～1.5 小时发挥最大效应，持续 4～6 小时。

【适应证】用于治疗心脏性水肿、肾性水肿、肝硬化腹水、功能障碍或血管障碍引起的周围性水肿，并可促使上部尿路结石的排出。其利尿作用迅速、强大，多用于其他利尿药无效的严重病例。由于水、电解质丢失明显等原因，故不宜常规使用。静脉给药（20～80mg）可治疗肺水肿和脑水肿。药物中毒时，可加速毒物的排泄。可用于高血压治疗及预防急性肾衰竭。

【剂量与用法】①口服：成人，开始每日 20～40mg，分 1～2 次服用，以后根据病情可加至 60～120mg。当每日剂量超过 40mg 时，可以每隔 4 小时 1 次。②静滴：初始剂量为 20～80mg，必要时每 1～2 小时酌情增加用量。儿童口服量开始按体重 1～2mg/kg 给药，然后再视情况酌减。③静注：初始剂量按体重 1mg/kg 给药，一日最大剂量可达 6mg/kg。静注必须缓慢，不宜与其他药物混合注射。长期（7～10 日）用药后的利尿作用消失，故需长期应用者，宜采取间歇疗法：给药 1～3 日，停药 2～4 日。

【不良反应】服用本品后，水电解质紊乱较为常见。可能出现的不良反应有轻微恶心、腹痛、腹泻、药疹、瘙痒、视力模糊等，有时可发生起立性眩晕、乏力、疲倦、肌肉痉挛、口渴，少数病例有白细胞减少，个别病例出现血小板减少、多形性红斑、直立性低血压，长期应用可致胃及十二指肠溃疡。由于能减少尿酸排出，故多次应用后能产生尿酸过多症，个别患者长期应用可产生急性痛风。

【注意事项】①糖尿病患者应用后，可使血糖增高；尽管其升血糖远较噻嗪类利尿药弱，但与降血糖药合并应用时，仍有使血糖增高的可能。②由于利尿作用迅速、强大，因此要注意掌握初始剂量，防止过度利尿引起脱水和电解质不平衡。肝炎患者服用后，因电解质（特别是 K^+）过度丢失易产生肝昏迷。长期大量用药时，应注意检查血中电解质浓度。顽固性水肿患者特别容易出现低钾症状，在同时使用洋地黄或排钾的甾体激素时，更应注意补充钾盐。在脱水的同时，可出现可逆性血尿素氮水平的升高，如果肌酐水平不显著升高和肾功能无损害时，可继续使用本品。使用第 1 个月内，要定期检查血清电解质、二氧化碳和血中尿素氮水平。与其他利尿药一样，在治疗进程中出现血清尿素氮值增高和少尿现象时，应立即停止用药。③低钾血症、超量服用洋地黄、肝昏迷患者禁用；晚期肝硬化患者慎用。大剂量静注过快时，可出现听力减退或暂时性耳聋。

【药物相互作用】①因结构上与氯噻嗪结构相似的磺胺型化合物能降低动脉对升压胺（如去甲肾上腺素）的反应，并能增加筒箭毒碱的肌松弛及麻痹作用，故手术前一周应停用。②本品与氨基糖苷类抗生素配伍应用时，更易引起听力减退。③能增强降压药的作用，故合并用药时，降压药的用量应适当减少。④与下列药物合用时需注意：与头孢噻唑、头孢噻吩和头孢氰甲配伍应用时，能增加其肾脏毒性，必须合并用药时，以选用头孢甲氧噻吩为宜。⑤与吲哚美辛合用时，则影响其在肠道的吸收，并对抗升血压作用。⑥与碳酸锂配伍时，可诱发后者产生中毒症状，可能与本品升高碳酸锂的血浆浓度有关。⑦静注可引起服用水合氯醛者产生出汗、潮红、血压不稳、心动过速、心神不宁等反应。⑧治疗肾病综合征期间，如加用氯贝丁酯，除增强本品的利尿作用外，还出现肌痛、肌僵硬和全身不适等症。⑨本品与苯妥英钠合用时，可降低本品 50% 的利尿效应。⑩与多巴胺合用时，其利尿作用增强。

【制剂规格】注射剂：2mL：20mg。片剂：20mg；40mg。粉针剂：20mg；40mg。

螺内酯
Spironolactone

【别名】安体舒通，Aldactone。

【药理作用】本品化学结构与醛固酮相似，可与醛固酮竞争肾远曲小管及集合管胞浆内的醛固酮受体，影响醛固酮与受体的结合，从而阻碍醛固酮诱导蛋白质的合成，进而抑制 $K^+ - Na^+$ 交换，起到排钠保钾的利尿作用，属保钾利尿药。本品利尿作用弱，起效慢，但维持时间长，其利尿作用的强弱与体内醛固酮水平有关。

【体内过程】本品口服易吸收，因其原形药无明显药理活性，需经过肝代谢成为有活性的坎利酮后才能发挥作用，所以起效缓慢，口服后一天左右起效，2～3天出现最大利尿效应。因坎利酮的半衰期约18小时，故作用时间长，停药后作用可持续2～3天。约10%以原形从肾脏排泄，无活性代谢产物主要从肾脏和胆道排泄。

【适应证】主要用于伴有醛固酮增多的顽固性水肿，如肝硬化腹水、充血性心力衰竭及肾病综合征等的治疗，也用于原发性醛固酮增多症的诊治，还可作为高血压的辅助治疗药。本品与噻嗪类利尿药合用时，可增强利尿效果并预防低钾血症。

【剂量与用法】口服。①治疗水肿：每次20～40mg，每日2～4次，至少连服5日，以后酌情调整剂量。②治疗高血压：开始每日40～80mg，分2～4次服用，至少2周，以后酌情调整剂量。但本品不宜与血管紧张素抑制剂合用，以免增加高钾血症的发生率。③诊断原发性醛固酮增多症：每日400mg，分2～4次服用。长期试验为3～4周，短期试验为4日。判断指标是低钾血症和碱血症的纠正，高血压亦有不同程度的下降。④治疗原发性醛固酮增多症：每日120～240mg，待血压和

血钾水平正常后即可逐渐减至每日40～100mg。

【不良反应】①可引起胃痉挛、腹泻、头痛、眩晕、嗜睡、精神错乱，以及皮疹、荨麻疹等过敏反应，停药后可恢复。②本品单独应用时，可产生高钾血症，用药时应避免高钾饮食。③本品有性激素样作用，可致男性乳房发育及性功能障碍，女性多毛、声音低沉、月经不调或闭经及乳腺分泌增多，也可发生更年期后子宫出血。

【注意事项】①孕妇慎用，哺乳期妇女在用药期间停止授乳。②无尿、肝肾功能不全、低钠血症、酸中毒者慎用。③高钾血症及肾衰竭者禁用。

【药物相互作用】①本品可拮抗米托坦的抗癌疗效，可以因利尿使血浆中凝血因子浓集而减弱抗凝作用。②本品与补钾制剂合用时，可引起严重的高血钾，故不应合用。③卡托普利有潴钾作用，两药合用可引起血钾水平升高。④与阿司匹林合用时，可使本品利尿作用减弱。⑤由于本品竞争性阻滞，与地高辛合用可引起地高辛分布容积减少，血浆清除率和肾小管清除率下降，血药浓度升高以及血钾水平的波动。⑥与下列药物合用时，发生高钾血症的机会增加，如含钾药物、库存血（含钾30mmol/L，库存10日以上含钾高达65mmol/L）、血管紧张素转换酶抑制剂、血管紧张素Ⅱ受体拮抗剂和环孢素A等。

【制剂规格】片（胶囊）剂：20mg。

氢氯噻嗪
Hydrochlorothiazide

【别名】双氢克尿噻，双氢氯噻嗪，Esidrex，Hydrodiuril。

【药理作用】①主要抑制肾脏髓袢升支皮质部和远曲小管的前段对 Na^+ 和 Cl^- 再吸收，从而促进肾脏对钠的排泄而产生利尿作用，为中效利尿药。本品还有微弱的抑制碳酸酐酶的作用，尿中 HCO_3^- 丢失较轻，但长期应用后，H^+ 产生较

少，K^+-Na^+ 交换代偿性增强，也促进 K^+ 的丢失，还可增加 Mg^{2+} 排泄，减少钙及尿酸的排泄。②本品还有降压作用，并能增强其他降压药的降压作用。其降压作用温和、确切。临床上可单独应用于轻度高血压，或作为基础降压药与其他降压药配伍应用。此外，还有抗利尿作用，减少肾源性尿崩症的尿量，但疗效不及脑垂体后叶素，作用机制不详。

【体内过程】本品口服吸收迅速但不完全，进食能增加吸收量，可能与药物在小肠的滞留时间延长有关。部分与血浆蛋白结合，蛋白结合率为 40%；部分进入细胞内。口服 2 小时起作用，达峰时间 4 小时，作用持续时间为 6～12 小时。半衰期为 15 小时，肾功能受损者延长。本品吸收后的消除相开始阶段，血药浓度下降较快，以后下降明显减慢，可能是由于后阶段药物进入红细胞内有关。主要以原形由尿排泄。

【适应证】临床上用于治疗各种水肿，如肝硬化腹水、心力衰竭、肾病综合征（对心脏性水肿疗效较好）及各期高血压、尿崩症及肾结石（主要预防钙盐形成的结石）。

【剂量与用法】口服。①水肿性疾病：一般每日用量 25～100mg，分 1～3 次分服。需要时可增至每日 100～200mg，隔日或一周 1～2 次服用。至恢复原体重后，可减至维持量。②心源性水肿：开始时用小剂量，每日 12.5～25mg，以免因盐及水分排泄过快而引起循环障碍或其他症状；同时注意调整洋地黄用量，以免因钾的丢失而致洋地黄中毒。③肝硬化腹水：最好与螺内酯合用，以防血钾过低而诱发肝昏迷。④高血压：常与其他降压药合用，可减少后者剂量，减少不良反应。开始时每日 50～75mg，早晚 2 次分服。一周后减为每日 25～50mg 的维持量。⑤尿崩症：每次 25mg，每日 3 次；或每次 50mg，每日 2 次。

【不良反应】①少数患者服药后可能产生胃肠道症状，如恶心、呕吐、腹泻、腹胀；皮肤症状，如皮疹、瘙痒症、疹块、光敏性皮炎等。②

有时还可引起结晶尿及血中尿素氮、尿酸浓度增高，后者导致潜在的痛风发作，也可引起血糖升高（可能与抑制胰岛素释放有关）。③少数患者曾发生急性胰腺炎、血小板减少，甚至因粒细胞缺乏及肝内阻塞型黄疸而致死，应加以注意。

【注意事项】①服用期间，应定期检查血液的电解质含量，如发现有电解质失衡的早期症状，如口干、衰弱、嗜睡、肌痛、腱反射消失等，应立即停药或减量。②长期服用时，可致碱血症，如低钠血症、低钾血症和低氯血症，故宜用隔日或服药3～4日，停药3～4日的间歇疗法，同时不应过分限制食盐的摄入量，多食用含钾食物或钾盐，以防血钾过低。③停药时应逐渐减量，突然停药可能引起钠、氯及水的潴留。④氮质血症：对于肾功能严重损害者，可诱发肾衰竭。⑤升高血氨：对于肝功能严重损害者，可诱发肝昏迷的危险。⑥肝肾功能减退者、痛风、糖尿病患者慎用。孕妇禁用。⑦对诊断的干扰：可致糖耐量降低，血糖、尿糖、血胆红素、血钙、血尿酸、血胆固醇、甘油三酯、低密度脂蛋白浓度升高，血镁、钾、钠及尿钙降低。⑧肝肾功能减退者、痛风、糖尿病、红斑狼疮、胰腺炎、交感神经切除者及有黄疸的婴儿慎用。孕妇禁用。

【药物相互作用】①肾上腺皮质激素、促肾上腺皮质激素、雌激素、两性霉素 B（静脉用药），能降低本品的利尿作用，增加发生电解质紊乱的机会，尤其是低钾血症。②非甾体类消炎镇痛药，尤其是吲哚美辛，能降低本品的利尿作用，与前者抑制前列腺素合成有关；与阿司匹林合用，可引起或加重痛风。③本品与拟交感胺类药物合用时，利尿作用减弱。④考来烯胺（消胆胺）能减少胃肠道对本品的吸收，故应在口服考来烯胺 1 小时前或 4 小时后服用本品。⑤本品与多巴胺合用时，利尿作用加强。⑥本品与降压药合用时，利尿和降压作用均加强。⑦本品与抗痛风药合用时，后者应调整剂量。⑧本品能使抗凝药作用减弱，主要是由于利尿后机体血浆容量下降，血中凝血因子水平升高，加上利尿使肝脏血液供应改善，合成凝血因子增多所致。⑨本品能降低降糖药的作用。⑩洋地黄类药物、胺碘酮等与本药合用时，应慎防低钾血症引起的副作用。⑪与锂制剂合用时，因本品能减少肾脏对锂的清除而增加锂的肾毒性。⑫乌洛托品与本品合用时，其转换为甲醛受抑制，使疗效下降。⑬本品能增强非去极化肌松药的作用，与血钾下降有关。⑭本品与碳酸氢钠合用时，发生低氯性碱中毒机会增加。

【制剂规格】片剂：10mg；25mg；50mg。

盐酸阿米洛利
Amiloride Hydrochloride

【别名】必达通，氨氯吡咪，Amipromizide。

【药理作用】本品为保钾利尿药。其机制主要作用于肾远曲小管，阻断 $Na^+ - K^+$ 交换，抑制 Na^+ 和 Cl^- 重吸收，减少 K^+ 和 H^+ 的分泌，此作用不依赖于醛固酮。本身排钠利尿作用较弱，但与噻嗪类或髓袢利尿剂合用有协同作用。其特点是排钠保钾利尿药中能力最强，作用起始快，服用剂量小，持续时间长。

【体内过程】本品口服后 2 小时内起效，血药浓度峰值 3～4 小时，半衰期为 6～9 小时，有效作用时间 6～10 小时。口服后经胃肠道迅速吸收但不完全，约 50% 以原形从尿中排泄，40% 从粪便中排泄，长期服用无药物蓄积作用。

【适应证】主要用于水肿性疾病及难治性低钾血症的辅助治疗。

【剂量与用法】口服：每次 2.5～5mg，每日 1 次，必要时早晚各 1 次，与食物同服。

【不良反应】开始服用本品时，可有恶心、口干、腹胀、头昏、胸闷等不良反应，一般无需停药。偶见心绞痛、心悸、直立性低血压、低钠血症、高钙血症、神经质、眼内高压、耳鸣、皮疹等不良反应。

【注意事项】长期应用本品时，应定期检查血钾、钠、氯浓度水平。高钾血症、严重肾功能减退者禁用。

【药物相互作用】①本品与其他保钾利尿药或钾盐合用时，有发生低血钾或高血钾的可能。②本品与碘造影剂合用时，可增加急性肾功能不全的危险。③与抗精神病药合用时，可增加直立性低血压的危险。④与螺内酯、他克莫司钾合用时，可致高钾血症。

【制剂规格】片剂：2.5mg；5mg。

布美他尼
Bumetanide

【别名】丁尿胺，丁苯氧酸，Burinex，Bumex。

【药理作用】本品为强效速效利尿剂，是呋塞米的衍生物。其作用部位、作用机制与呋塞米类似，利尿作用强，起效快，作用持续时间短。主要抑制髓袢升支对 Cl^-、Na^+ 的再吸收，对近曲小管也有明显作用，但所产生的 K^+ 丢失较呋塞米轻。此外，还可能有扩张肾血管、改善肾血流的作用。

【体内过程】本品口服后吸收迅速而完全，30～60 分钟显效，1～2 小时达高峰，持续 3～6 小时；静注后数分钟见效，30～60 分钟达高峰，作用持续 2～4 小时。血浆蛋白结合率为 94%～96%，77%～85% 自肾脏排出，其中 45% 为原形，15%～23% 由胆汁和粪便排出，24 小时体内不存留。肾衰竭时仍能从循环中迅速移去，但不能经透析清除。

【适应证】本品作为呋塞米的代用品，用于治疗各种顽固性水肿及急性肺水肿。对急、慢性肾衰竭尤为适宜。肾功能不全者在使用呋喃苯胺酸效果不佳时，该药仍可有效。

【剂量与用法】①治疗水肿或高血压：口服，每次 0.5～2mg，每日 1～3 次。总量有时可至每日 10mg。静注，每次 0.5～1mg，必要时每隔 2～

3 小时重复注射，每日最大剂量 10mg。亦可肌注。②急性肺水肿及左心衰：将本品 2 ~ 5mg 加入 5% 葡萄糖注射液 500mL 中静滴，30 ~ 60 分钟滴完。亦可肌注。

【不良反应】 可出现轻微恶心、呕吐、腹痛、皮疹等症状。应注意以下不良反应：①长期或大量应用本品可致电解质紊乱，出现低血钠、低血钾、低血氯、低血容量（低血压）、高尿酸血症和高血糖；用于肾功能不全时，可发生皮肤、黏膜及肌肉疼痛，但多数轻微，1 ~ 3 小时自行缓解。②如疼痛剧烈或持续较久，应停药；少数患者可有暂时性中性粒细胞降低或血小板减少；本品能加强降压药的作用，用于治疗高血压水肿时，宜减少降压药的用量；少数患者可出现男性乳房发育。

【注意事项】 本品毒性低。严重肝肾功能不全、糖尿病、痛风患者及小儿慎用；孕妇禁用；哺乳期妇女慎用。本品不宜加入酸性溶液中静脉滴注，以免发生沉淀。

【制剂规格】 片剂：1mg。注射剂：2mL：0.5mg；2mL：1mg。粉针剂：0.5mg；1mg。

托拉塞米
Torasemide

【别名】 托拉沙得，特苏敏，伊迈格，拓赛，益耐，特苏尼，丽芝，丽泉。

【药理作用】 本品为磺酰脲吡啶类利尿药，其作用于肾小管髓袢升支粗段，抑制 $Na^+/K^+/2Cl^-$ 载体系统，使尿中 Na^+、Cl^- 和水的排泄增加，但对肾小球滤过率、肾血浆流量或体内酸碱平衡无显著影响。本品与噻嗪类利尿剂相比：作用时间长，高效利尿；排 K^+ 量明显低于速尿；其临床结果显示对 Mg^{2+}、尿酸、糖和脂质类物质无明显影响；服用本品后可排出碱性尿。

【体内过程】 本品口服吸收迅速而完全，0.8 ~ 1.25 小时达峰值。生物利用度为 76% ~ 92%，与血浆蛋白结合率为 97% ~ 99%。大部分药物在肝脏被细胞色素 P450 代谢。半衰期为 2.2 ~ 5.1 小时，在体内无蓄积作用。心衰患者肾清除率降低，半衰期延长。

【适应证】 适用于心力衰竭、急性或慢性肾衰竭所致水肿，肝硬化腹水，原发性高血压。

【剂量与用法】 ①口服：充血性心力衰竭、肾衰竭及肾脏疾病所致的水肿，一般初始剂量为 10mg，每日早晨服用 1 次。以后根据病情调整剂量，一般每日最高不超过 20mg。肝硬化腹水，一般初始剂量为 10mg，每日早晨服用 1 次，与醛固酮拮抗剂或保钾利尿剂同时服用。原发性高血压，一般初始剂量为 5mg，每日 1 次。如果在 4 周之内没有达到足够的降压效果时，可增加剂量到 10mg，每日 1 次。如果此剂量降压效应仍不充分时，应考虑加用其他降压药物。②注射给药：充血性心力衰竭所致的水肿、肝硬化腹水，一般初始剂量为 5mg 或 10mg，每日 1 次，缓慢静脉注射，也可用 5% 葡萄糖注射液或生理盐水稀释后进行静脉输注；如疗效不满意，可增加剂量至 20mg，每日 1 次，每日最大剂量为 40mg，疗程不超过一周。肾脏疾病所致的水肿，初始剂量 20mg，每日 1 次，以后根据需要可逐渐增加剂量至最大剂量每日 100mg，疗程不超过 1 周。

【不良反应】 常见不良反应有头痛、眩晕、疲乏、食欲减退、肌肉痉挛、恶心呕吐、高血糖、高尿酸血症、便秘和腹泻；长期大量使用可能发生水和电解质平衡失调。治疗初期和年龄较大的患者常发生多尿，个别患者由于血液浓缩而引起低血压、精神紊乱、血栓性并发症及心或脑缺血引起心律紊乱、心绞痛、急性心肌梗死或昏厥等，低血钾可发生在低钾饮食、呕吐、腹泻、过多使用泻药和肝功能异常的患者。个别患者可出现皮肤过敏，偶见瘙痒、皮疹、光敏反应，罕见口干、肢体感觉异常、视觉障碍。本品有耳毒性。

【注意事项】 ①应用期间应定期检查电解质（特别是血钾）、血糖、尿酸、尿素氮、肌酐、血脂等。②使用前，必须纠正排尿障碍，特别对老年患者在治疗开始时要仔细检查电解质和血容量的不足及血液浓缩的有关症状。③肝硬化腹水利尿时，应住院治疗，防止因利尿过快造成严重的电解质紊乱和肝昏迷。④本品与醛固酮拮抗剂或保钾药物合用时，可防止低钾血症和代谢性碱中毒。⑤本品可导致前列腺肥大尿潴留和膀胱扩张。⑥初次使用本品或由他药转为使用本品或开始一种新的辅助药物治疗时，可影响个别患者的警觉状态（驾驶车辆或操作机器时要小心）。⑦本品用生理盐水或5%葡萄糖注射液稀释、必须缓慢静脉注射时，不可与其他药物混合使用。

【药物相互作用】①本品引起的低钾可加重强心苷类的不良反应；②本品可加强盐和糖皮质类固醇和轻泻剂的钾消耗作用；③非甾体类抗炎药（如消炎痛）和丙磺舒可降低本品的利尿和降压作用；④本品可加强抗高血压药物的作用；⑤本品连续用药或开始与一种血管紧张素转换酶抑制剂合用时，可能会使血压过度降低；⑥本品可降低抗糖尿病药物的作用；⑦本品在高剂量使用时，可能会加重氨基糖苷类抗生素（如卡那霉素、庆大霉素、妥布霉素）、顺铂类制剂、头孢类的耳毒性与肾毒性；⑧本品可加强箭毒样肌松药和茶碱类药物的作用；⑨本品可降低去甲肾上腺素和肾上腺素的作用；⑩当使用大剂量水杨酸盐类时，本品可增加水杨酸盐类的毒性。⑪本品与华法林合用时，华法林的血药浓度升高，消除下降。

【制剂规格】片剂：2.5mg；5mg；10mg；20mg。胶囊剂：10mg。注射剂：1mL：10mg；2mL：20mg；5mL：50mg。

二、脱水药

甘油氯化钠
Glycerol and Sodium Chloride

【药理作用】给正常及病理模型的动物静脉注射本品后，可迅速提高血浆渗透压，从而产生脱水作用，有效降低颅内压和眼压，尤以降低颅内压作用明显。

【适应证】①降低颅内压，治疗脑水肿。②降低脑内出血、脑梗死、脑外伤、脑膜炎、脑肿瘤等引起的高颅压，防止脑疝形成。③降低眼压，用于治疗青光眼，以及其他降眼压药无效或眼内手术前准备。

【剂量与用法】静脉滴注，每次250～500mL，每日1～2次。滴注速度应缓慢，每分钟不超过3mL，或遵医嘱。

【不良反应】①头痛：可于用药后立即发生，为剧痛或呈持续性；②偶可发生眩晕、虚弱、心悸和其他体位性低血压的表现，尤其在直立、制动的患者；③治疗剂量可发生明显的低血压反应，表现为恶心、呕吐、虚弱、出汗、苍白和虚脱；④可能出现血红蛋白尿或血尿，发生率与滴注速度过快有关，故应严格控制滴注速度（每分钟2～3mL），一旦发生，及时停药，2日内即可消失；⑤晕厥、面红、药疹和剥脱性皮炎均有报告。

【注意事项】①静脉滴注速度不宜过快。②严重心力衰竭者慎用。③易出现药物耐受性。④静脉使用本品时须采用避光措施。

【药物相互作用】①中度或过量饮酒时使用本品，可致低血压。②本品与降压药或血管扩张药合用时，可增强硝酸盐的致体位性低血压作用。③阿司匹林可减少舌下含服硝酸甘油的清除，并增强其血流动力学效应。④使用长效硝酸盐可降低舌下用药的治疗作用。⑤枸橼酸西地那非（万艾可）加强有机硝酸盐的降压作用。⑥本品与乙酰胆碱、组胺及拟交感胺类药合用时，疗效可能减弱。

【制剂规格】注射剂：每瓶50mL含甘油25g，氯化钠0.45g；每瓶100mL含甘油50g，氯化钠0.9g。

三、前列腺疾病用药

黄酮哌酯
Flavoxate

【别名】泌尿灵，舒尔达，津源灵。

【药理作用】本品具有抑制平滑肌细胞的环腺苷酸磷酸二酯酶及钙离子拮抗作用，并有较弱的抗毒蕈碱作用。对泌尿生殖系统平滑肌具有选择性解痉止痛作用，因而可直接解除泌尿生殖系统平滑肌痉挛，使平滑肌松弛，抑制膀胱排空收缩的频率，增加膀胱容量，减少压力阈值和排尿压力，消除尿频、尿急、尿失禁及尿道膀胱平滑肌痉挛引起的下腹疼痛。

【体内过程】本品在胃肠道吸收良好，服药后药时曲线下面积与静脉注射相当，蓄积排泄方式也相同。本品广泛分布于体内各种组织，如血液、肝脏、肾、膀胱、肺、心脏、小肠、胃、肌肉。脑中分布较少。口服200mg，1小时血药浓度达峰值，其半衰期为1.5小时。代谢产物为3-甲基黄酮-8-羧酸，主要通过尿和粪便排泄，24小时已无黄酮哌酯成分。

【适应证】①膀胱炎、膀胱三角区尿道炎、尿道炎、前列腺炎等引起的尿频、尿急、尿痛、夜尿增多，耻骨上或会阴部疼痛；②由于膀胱和尿道、前列腺炎症引起的急迫性尿失禁；③膀胱镜检查或插入导尿管后引起的尿频、尿急、尿痛等排尿刺激症状；④老年人尿频、尿急和急迫性尿失禁，不稳定膀胱；⑤尿石症引起尿路平滑肌痉挛时，可作为辅助解痉治疗；⑥膀胱、前列腺、尿道手术后引起的排尿刺激症状；⑦妇女生殖道痉挛、疼痛，如痛经、下腹痛等。

【剂量与用法】口服：每次200mg，每日3~4次。

【不良反应】①本品不良反应较少，主要发生在胃肠道，可以有恶心、呕吐、腹胀、腹痛等。饭后服药可减轻或避免胃肠道反应。②本品有抗胆碱能的作用，小部分患者可出现口干、视物模糊、视力调节障碍、瞳孔放大、眼压升高、消化道蠕动减少、便秘、尿潴留、心率加快等抗胆碱药物的不良反应。

【注意事项】①本品禁用于幽门及十二指肠梗阻、肠梗阻绞痛、消化道出血、尿路梗阻，以及对本品过敏者。②青光眼患者应避免使用或慎用。③12岁以下儿童不宜服用。④孕妇的安全性尚未确定。

【药物相互作用】①本品与大量维生素C或氯化钾固体剂型合用时，通过胃肠道的速度发生改变，增加胃肠道损害的风险。②慎与金刚烷胺、某些抗组胺药、吩噻嗪类抗精神病药、三环类抗抑郁药、单胺氧化酶抑制剂、拟交感神经药合用。③对抗西沙比利、多潘立酮和甲氧氯普胺的胃肠道作用。

【制剂规格】片剂：200mg。胶囊剂：200mg。

盐酸特拉唑嗪

Terazosin Hydrochloride

【别名】高特灵，马沙尼，Hytrin。

【药理作用】本品为长效选择性 α_1 受体阻滞剂，是喹唑啉的衍生物。通过降低膀胱出口部位的平滑肌张力，解除前列腺增生时由于平滑肌张力引起的排尿困难。本品具有降压作用，同时维持正常的心输出量。能改善血脂、血糖、血尿酸等物质代谢障碍及男性性功能障碍。

【体内过程】本品口服吸收好，服药后1小时血浆浓度达到峰值，其血浆蛋白结合率为90%~94%，半衰期为12小时。原型自尿中排出约占口服剂量的10%，粪便中排出约占20%。代谢产物自尿中排出约40%，自粪便中排出约占60%。本品的药代动力学参数与肾功能无关，食物对生物利用度无影响。

【适应证】①适用于高血压及充血性心衰等症的治疗，也可用于前列腺肥大。②治疗轻度和中度良性前列腺增生引起尿频、尿急、夜尿增多、尿量小、急慢性尿失禁等刺激症状，同时对排尿踌躇、尿线断续、终末滴尿、尿线细而无力、排尿不尽感等有改善。③治疗慢性、非细菌性前列腺炎和前列腺痛，还可用于女性膀胱颈梗阻、结肠手术拔除导尿管前能预防急性尿潴留的发生。

【剂量与用法】口服：开始每日 1 次，每次 1mg，逐渐增加至每日 5mg，最高可至每日 20mg，根据血压调整剂量。本品与其他降压药合用时，应减量，以每日 5mg 为宜。治疗前列腺肥大，每日 5～10mg。

【不良反应】不良反应轻微而短暂，常见有头晕、头痛、乏力、嗜睡等，偶见周围水肿、恶心、心悸、视力模糊等。1% 患者有首过反应，出现直立性低血压，较哌唑嗪发生率低。长期服用有轻微的血红蛋白、白细胞计数、总蛋白和白蛋白浓度下降。

【注意事项】①对良性前列腺增生（BPH）伴高血压者同时应用噻嗪类药物或其他抗高血压药物时，应注意调整剂量以防止低血压。②如果用药中断数天，恢复用药时应从初始剂量重新开始。初始剂量为睡前服用 1mg，以减少或避免首剂低血压效应。③首次用药或停止用药后重新给药，可能发生眩晕、轻度头痛或嗜睡，建议在初始剂量 12 小时内或增加剂量时应避免从事驾驶或危险工作。④与其他 α 肾上腺素受体拮抗剂一样，特拉唑嗪也会引起眩晕。眩晕常发生在初始用药 30～90 分钟内，偶尔会发生在剂量增加过快时，一旦发生眩晕，应将患者平卧，必要时采用支持疗法。虽然在昏厥前偶尔会出现心动过速（心率每分钟 120～160 次），但通常认为昏厥与过度的直立性低血压有关。当从卧位或坐位突然转向立位时，可能会发生眩晕、轻度头痛甚至昏厥。大多数情况下，治疗初期后或连续用药阶段不会再发生该反应。⑤肾功能损伤者无须改变推荐剂量。⑥采用初始剂量治疗并在 4 周后进行疗效总结。每次调整剂量都可能发生暂时的不良反应。如果不良反应持续存在，应考虑减少剂量或停药。

【药物相互作用】①本品与其他降压药合用时，有产生严重低血压的危险。②与醋氯芬酸合用时，降低本品的作用。

【制剂规格】片剂：1mg；2mg；5mg；10mg。胶囊剂：1mg；2mg；5mg；10mg。

爱普列特
Epristeride

【别名】依普甾胺，依立雄胺。

【药理作用】本品是一种新型竞争性甾 - 5α - 还原酶抑制剂，它可与甾 - 5α - 还原酶等形成不可逆三元复合物，从而抑制睾酮向双氢睾酮的转化，达到治疗前列腺增生目的。

【体内过程】本品口服吸收良好，生物利用度 93% 左右，蛋白结合率为 97%。1.5～3 小时达血药峰值，半衰期约 7.5 小时。

【适应证】用于治疗良性前列腺增生症，改善因良性前列腺增生的有关症状。

【剂量与用法】口服：每次 5mg，每日早晚各 1 次，可按病情适当增减，4 个月为一疗程。

【不良反应】可见轻微恶心、食欲减退、头昏、性欲下降等不良反应；腹胀、腹泻、口干、失眠、全身乏力、皮疹、勃起功能障碍、射精量下降、耳鸣、耳塞、髋部痛等的发生率约为 6.63%。

【注意事项】在使用血清 PSA 指标检测前列腺癌时，应提请医生充分考虑患者因服本品而导致血清 PSA 值下降的重要因素；本品不适用于儿童。妊娠期、哺乳期妇女禁用本品。

【制剂规格】片剂：5mg。

非那雄胺
Finasteride

【别名】保列治，Troscar。

【药理作用】本品是一种 4 - 氮甾体激素化合物，是一类 5α - 还原酶特异抑制剂，该酶能将睾酮代谢成作用更强的雄激素双氢睾酮。双氢睾酮是前列腺生长发育和增生所依赖的物质，因其合成受阻而使前列腺消肿。本品对雄性激素受体无亲和力。

【体内过程】 吸收：本品（5mg）单剂口服的生物利用度为 63%，其生物利用度不受食物影响。血药浓度于服药后 1～2 小时达峰值，浓度为 37ng/mL（范围为 27～49ng/mL）。分布：平均稳态分布容积为 76L（范围 44～96L），血浆蛋白结合率约为 90%。多剂量口服后有少量缓慢蓄积。代谢：本品主要在肝脏通过细胞色素 P450 酶 3A4 代谢，其两个主要代谢产物，在本品对 5a-还原酶的抑制活性中仅起很小作用。排泄：本品血浆清除率为 165mL/min，血浆平均半衰期为 6 小时（范围 3～16 小时），男性单剂量口服给予 14C-非那雄胺后，给药剂量的 39% 从尿液中以代谢产物的形式排泄，总量的 57% 从粪便中排泄。70 岁以上老人的终末半衰期为 8 小时（6～15 小时）。

【适应证】 用于治疗良性前列腺增生，使增大的前列腺缩小，改善尿速，以及前列腺增生所致的相关症状。此外，还可用于脱发。

【剂量与用法】 口服：每次 5mg，每日 1 次。

【不良反应】 常见不良反应有乳房增大及压痛。偶见性功能障碍、皮疹、口唇肿胀等过敏反应。

【注意事项】 儿童、孕妇及哺乳期妇女禁用。

【药物相互作用】 本品与圣约翰草合用，可减少本品的血浆浓度，并加快本品的代谢和清除。

【制剂规格】 片剂：1mg；5mg。

普适泰
Cernilton

【别名】 舍尼通，Prostat。

【药理作用】 本品为裸麦花粉的提取物，能特异性地阻断雄性激素双氢睾酮（DHT）与前列腺雄性激素受体的结合过程，阻止受体作为转录因子发挥作用，能舒张膀胱逼尿肌和尿道平滑肌，抑制前列腺上皮细胞增殖，抑制内源性炎症介质的合成，产生抗炎、抗水肿作用，达到抑制前列腺增生、炎症和疼痛的治疗目的。

【适应证】 用于治疗良性前列腺增生（BPH）、慢性非细菌性前列腺炎及前列腺疼痛等。

【剂量与用法】 口服：每次 1 片，每日早晚各 1 次，疗程 3～6 个月。

【不良反应】 绝大多数患者对本品有很好耐受性，仅少数人有轻微的腹胀、恶心皮炎、湿疹和胃灼热，停药后症状即消失。

【注意事项】 前列腺感染、尿道狭窄、前列腺结石、膀胱颈硬化、前列腺癌症和其他前列腺疾病都会引起类似的 BPH 症状，所以在使用本品治疗之前应对上述疾病作出正确的判断。

【制剂规格】 片剂：每片含阿魏酸 γ-丁二胺（P_5）70mg，植物生长素（EA-10）4mg。

盐酸坦洛新
Tamsulosin Hydrochloride

【别名】 盐酸坦索罗辛，哈乐，Harnal。

【药理作用】 本品为肾上腺素 α_1 受体亚型 α_{1A} 的特异性拮抗剂，而 α_{1A} 受体主要存在于尿道、前列腺及膀胱颈部，因此对尿道、膀胱颈部及前列腺平滑肌具有高度选择性，抑制神经冲动传导，抑制尿道、膀胱及前列腺导管的收缩而达到治疗尿频、尿多及排尿困难等作用。

【体内过程】 单剂量口服本品 0.2mg 后，半衰期为 7.68±1.40 小时，达峰时间 5.2±1.0 小时，峰浓度 7.37±1.11ng/mL，平均驻留时间为 12.31±1.70 小时。本品通过肝脏代谢，半衰期为 10 小时，连续口服，血药浓度可在第 4 日达到稳态，代谢产物的 70%～75% 经尿排出，25%～30% 经肠道排出。

【适应证】 用于治疗前列腺肥大症引起的排尿异常（如尿频、夜尿增多、排尿困难等），适用于轻中度患者及未导致严重排尿障碍者。

【剂量与用法】口服：每次 0.2mg，每日 1 次，饭后服用。

【不良反应】一般无严重不良反应，偶见头晕、倦怠、步态蹒跚、血压下降、心率加快、皮疹、恶心、呕吐、胃部不适、腹痛、食欲不振、鼻塞、浮肿、吞咽困难等不良反应。胃肠道不适，饭后服药多可避免。

【注意事项】对本品过敏及肾功能不全者禁用，直立性低血压患者慎用。服用时不要嚼碎胶囊内的颗粒。

【药物相互作用】①本品与华法林合用时尚无试验结果，因此与华法林合用需谨慎。②西咪替丁使本品清除率显著降低，AUC 显著增加，所以与西咪替丁合用应慎重，尤其当剂量大于 0.4mg 时。③首次与 β 肾上腺素受体合用时，可增加发生低血压的危险。④本品与降压药合用时，可增强降压作用。

【制剂规格】缓释胶囊剂：0.2mg。

溴醋己烷雌酚
Hexestrol Dibromoacetate

【别名】溴乙酰己烷雌酚，HL286。

【药理作用】本品为己烷雌酚的衍生物，具有雌激素样作用，可作为雄激素的拮抗剂，有抑制肿瘤细胞生长和升高白细胞作用，作用持续时间较长，不良反应较小。

【体内过程】本品口服后从胃肠道吸收，通过肝脏进入胆囊，又迅速从胆汁进入肠道，小部分进行肝肠循环，48 小时后，其70% 自尿和粪便排出。

【适应证】用于治疗前列腺癌和前列腺肥大及绝经后晚期乳腺癌。

【剂量与用法】口服：每次 10～20mg，每日 3 次；维持量每日 1 次，每次 10mg。

【不良反应】不良反应小，部分患者有恶心、呕吐、食欲减退、乳房肿痛、月经失调、白带增多、阴道出血、皮肤瘙痒等症，减低服药量或停药后即可消失。

【注意事项】①应按指定方法服药，中途停药可致子宫出血。②肝、肾疾病患者及孕妇禁用。③癌症患者（除前列腺癌病人）忌用。④少数患者有心窝部疼痛，性欲增强。⑤乳腺病、子宫内膜炎、出血倾向及更年期滤泡过多期禁用。⑥长期大量应用可诱发生殖系统恶性肿瘤；孕期用药有致胎儿先天缺陷危险，女婴成年后发生阴道腺病或宫颈癌（DES 综合征）的危险增加。⑦避光，密闭保存。

【制剂规格】片剂：10mg；20mg。

阿夫唑嗪
Alfuzosin

【别名】诺舒安，维平，桑塔，桑塔前列泰，Xatral。

【药理作用】本品是一种新的喹唑啉类衍生物，可选择性地阻断分布于膀胱、尿道和前列腺三角区的突触后 α_1 肾上腺素受体，拮抗该受体介导的下泌尿道平滑肌收缩，从而改善良性前列腺增生患者排尿困难的相关症状。

【体内过程】口服后在 0.5～6 小时之间达到峰浓度。生物利用度为 64%，血浆蛋白结合率为 90%。进食不影响本品的药动学特征，主要在肝脏代谢，经胆汁排泄。

【适应证】用于缓解轻、中度良性前列腺增生症状，尤其用于梗阻症状明显者，亦可用于高血压。

【剂量与用法】片剂：口服，每次 2.5mg，每日 3 次，吞下，勿咀嚼。缓释制剂：口服，每次 10mg，每日 1 次。晚饭后立即服用。该片剂需整片吞服，不能咀嚼。

【不良反应】常见胃肠紊乱（恶心、胃痛、腹泻）、昏厥现象（眩晕、头昏眼花或昏厥）、头痛，较少见口干、心动过速、胸痛、虚弱无力、困倦、皮疹、瘙痒、颜面潮红等不良反应。

【注意事项】①对本品过敏者、有直立性低血压史者禁用。②65 岁以下患者或正在接受治疗的高血压者，初始剂量应为 2.5mg，每日 2 次。③避免与钙离子拮抗剂合用，以防导致严重低血压。④患者在需要麻醉时，应于麻醉前停用本品，以免引起血压不稳定。⑤冠心病患者在心绞痛发作期间和恶化时应停用本品。⑥服用本品初期可能出现眩晕、虚弱等症状，应避免驾驶车辆和操纵机器。

【药物相互作用】①与下列药物合用可能会产生剧烈的药物相互作用而引起的低血压，其他 α - 受体阻滞剂，如哌唑嗪、特拉唑嗪等；钙拮抗剂如硝苯地平、双苯吡乙胺、硫氮草酮、异搏定、硝吡胺甲酯、硝吡乙甲酯等。②与西咪替丁合用，可增加本品的血药峰浓度和时间 - 浓度曲线下面积，可减少本品的代谢，合用应注意低血压发生。③与奥洛福林合用时，剂量需调整。

【制剂规格】片剂：2.5mg。缓释片剂：5mg；10mg。

多沙唑嗪
Doxazosin

【别名】多喜林，东港天乐，喹唑嗪，伊舒通，可多华，Cardura。

【药理作用】本品是长效 α_1 受体阻滞剂。本品选择性地作用于节后 α_1 肾上腺素受体，使周围血管扩张，周围血管阻力下降而降低血压，对心排出量影响不大。与其他的 α_1 受体阻滞剂一样，本品对立位血压和心率影响较大。本品作用于前列腺和膀胱颈平滑肌的 α_1 肾上腺素受体，使膀胱颈、前列腺、前列腺包膜平滑肌松弛，尿道和膀胱阻力减低，从而减轻前列腺增生引起的尿道阻塞症状。本品还能轻度降低总胆固醇（2% ~ 3%）、LDL - C（4%），并轻度升高 HDL - C（4%）。

【体内过程】本品口服吸收迅速、完全，1.5 ~ 3.6 小时达血药浓度峰值，半衰期为 19 ~ 22 小时。生物利用度约为 65%，与血浆蛋白广泛结合，透析不能排出。

【适应证】①原发性轻、中度高血压，对于单独用药难以控制血压的患者，可与利尿剂、β 受体阻滞剂、钙拮抗剂或血管紧张素转换酶抑制剂（ACEI）合用。②良性前列腺增生。

【剂量与用法】①片剂和胶囊剂：口服，起始剂量 0.5 ~ 1mg，每日 1 次，1 ~ 2 周后根据临床反应和耐受情况调整剂量，首剂及调整剂量时宜睡前服用。维持量为 1 ~ 4mg，每日 1 次，剂量超过 4mg 时，易引起直立性低血压。②控释片：服用时，应用足量液体将药片完整吞服，不得咀嚼、掰开或碾碎后服用。不受进食影响。最常用剂量为每次 4mg，每日 1 次。常用剂量可用于肾功能不全的患者及老年患者。

【不良反应】本品不良反应轻微，主要为头痛、眩晕、嗜睡、乏力，偶有周围组织水肿、心慌、视力模糊等。服用 2 周可自行消失。

【注意事项】①为减少首过效应和直立性低血压，治疗的首次剂量应为 1mg，每 1 ~ 2 周按需增加剂量，初次及每增量后第 1 剂都宜睡前服用。②患者在开始治疗及治疗中增加剂量时，应避免引起突然性体位变化和行动，并注意其可能对身体造成的伤害。③若加用其他降压药，宜减少本品剂量；若将本品加用于已有的降压药治疗时应格外小心。④如发生晕厥，应置患者于平卧位，必要时给予支持治疗。⑤肝功能受损的患者或正使用任何影响肝代谢的药物时，应用本品应十分谨慎。⑥阴茎痉挛是本品治疗中一种非常罕见的不良反应，可引起持续性勃起功能障碍，一旦发生需立即治疗。⑦前列腺癌和前列腺增生的许多症状相同，且两者常合并存在，故在开始治疗良性前列腺增生症前，应先排除前列腺癌。⑧12 岁以下及对本品过敏者禁用。

【药物相互作用】①与利尿剂或 β 受体阻滞

药合用时，有协同降压作用。②与吲哚美辛或其他非甾体抗炎药合用时，降压作用减弱。③雌激素与本品合用时，可由于胶体潴留而使血压升高。

【制剂规格】　片剂：1mg；2mg；4mg。胶囊剂：1mg；2mg。缓/控释片剂：4mg。

前列地尔
Alprostadil

详见"第七章激素及调节内分泌功能药"。

萘哌地尔
Naftopidil

【别名】　君列欣，来络尔，浦畅，帝爽，坤达，司坦迪，再畅，博帝，那妥，愈畅，格瑞佳，疏尔。

【药理作用】　本品属苯哌嗪衍生物。具有选择性 α_1 受体阻断作用，主要作用于血管平滑肌及前列腺、尿道、膀胱三角部平滑肌，故可抑制 α_1 受体兴奋所造成的血压升高，扩张周围血管；能缓解该受体兴奋所致的前列腺和尿道的交感神经性紧张，降低尿道内压，改善良性前列腺增生症所致的排尿障碍等症状。

【体内过程】　连续口服本品4天后的血药浓度达到稳态，体内主要代谢产物为原形药物与葡萄糖醛酸的结合物和甲氧苯基的氢氧化物。

【适应证】　适用于治疗良性前列腺增生症引起的排尿障碍、原发性高血压症。

【剂量与用法】　①用于良性前列腺增生症（BPH）引起的尿路梗阻症：口服，通常成人初始剂量为每次25mg，每日1次，于睡前服用。剂量可随临床疗效适当调整，每日最大剂量不得超过75mg，高龄患者应从低剂量（每日12.5mg）开始用药，同时注意监护。②用于高血压病：本品用药应个体化，常用的起始剂量为每次25mg，每日2次。两周后，可根据患者血压的下降程度调整剂量，推荐剂量范围为每次25～50mg，每日2次。

【不良反应】　偶见头昏、起立性眩晕、头重、头疼、耳鸣、便秘、胃部不适、浮肿、寒颤、AST升高和ALT升高等不良反应。

【注意事项】　①肝功能损伤者慎用，重症心脑血管疾病患者初次使用时应慎重。②本品服用初期及用量剧增时，能引起直立性低血压，导致头昏、起立性眩晕，故高空作业及驾驶员应慎用。③服用期间，应注意血压变化，发现血压降低应酌情减量或停止使用。④患严重心、脑血管疾病及肝功能不全者禁用。⑤服用本品后有发生直立性低血压的可能性，应在睡前服用本品。

【药物相互作用】　本品与降压药和利尿药有协同作用，同时服用时酌减。

【制剂规格】　片剂：12.5mg；25mg。胶囊剂：25mg。

四、其他

大黄碳酸氢钠
Rheum and Sodium Bicarbonate

【别名】　大黄苏打。

【药理作用】　本品有抗酸、健胃、缓泻作用。

【适应证】　用于食欲缺乏、胃酸过多及缓泻，并有碱化尿液的作用。

【剂量与用法】　片剂，每次1～3片，每日3次，饭前服。

【不良反应】　偶见轻度恶心。

【注意事项】　①按推荐剂量服用，过量服用反而抑制胃液分泌，甚至引起恶心、呕吐、腹泻。②儿童用量请咨询医师或药师。③老年人及体弱患者应在医师指导下使用。④服用过量或出现严重不良反应者应立即就医。⑤对本品过敏者禁用，过敏体质者慎用。⑥本品性状发生改变时禁止使用。⑦请将本品放在儿童不能接触的地方。⑧儿童必须在成人监护下使用。⑨如正在使用其他药品时，在使用本品前请咨询医师或药师。

【药物相互作用】①本品不能与肠溶片同时服用。②禁与酸性药物合用。③不宜与维生素 C、庆大霉素合用。

【制剂规格】片剂：每片含碳酸氢钠 0.15g，大黄 0.15g 及少量薄荷油等。

碳酸氢钠
Sodium Bicarbonate

【别名】小苏打，重碳酸钠。

【药理作用】本品口服后能迅速中和胃中过剩的胃酸，减轻疼痛，但作用持续时间较短。口服易吸收，能碱化尿液，与某些磺胺药同服可防止磺胺在尿中结晶析出。尿液碱化可使有机酸自肾小管的重吸收减少，这一作用在苯巴比妥、阿司匹林等中毒的解救中有一定应用价值。

【体内过程】本品可以 HCO_3^- 形式由肾脏排泄，也可以 CO_2 形式由肺排出体外。

【适应证】用于治疗胃、十二指肠溃疡，碱化尿液。

【剂量与用法】口服：每次 0.5 ~ 2g，每日 3 次，饭前服用。静脉滴注：2 ~ 5mmol/kg，滴注时间 4 ~ 8 小时。

【不良反应】①本品口服后，能中和胃酸，产生大量二氧化碳，增加胃内压力，使胃扩张，造成腰痛腹胀，常见嗳气、食欲减退，并刺激溃疡面，对严重胃溃疡者有引起胃穿孔的危险。胃内压和 pH 值的升高还能刺激胃幽门部，反射性地引起促胃泌素的释放，导致继发性胃酸分泌增加。②如长期大量使用时，可能引起碱血症，均须注意。

【注意事项】本品服药后 1 ~ 2 小时内不宜服用其他药物。高血压患者、妊娠期妇女慎用。

【药物相互作用】治溃疡病时，常与其他碱性药物组成复方使用，也常与解痉药合用。不宜

与胃蛋白酶合剂、维生素 C 等酸性药物合用，使各自疗效降低。

【制剂规格】片剂：0.3g；0.5g。注射剂：10mL：0.5；20mL：1g；100mL：5g；250mL：12.5g。

腹膜透析液
Peritoneal Dialysis Solution

【药理作用】腹膜为一种生物性的半透膜，有吸收、分泌、扩散和渗透等作用。向腹腔内注入腹膜透析液后，通过腹膜毛细血管内血浆及腹腔内透析液中的溶质浓度梯度、渗透梯度，按杜南平衡原理，将血浆和淋巴液中积聚的尿素、肌酐、钾、胍类、中分子物质及电解质等，经过腹膜进入腹腔透析液中，而透析液中的一些物质通过腹膜进入体循环，形成交换。由于不断地将腹腔内的透析液更换和引流出体外，使体内的代谢废物得以排除，达到治疗的目的。

【体内过程】腹膜透析液 pH 值为 5.0 ~ 5.8。目前均以乳酸盐为碱基，它进入体内后经肝脏代谢为碳酸氢根离子。

【适应证】用于治疗急慢性肾衰竭、顽固性水肿、心力衰竭、药物中毒，以及严重电解质紊乱，如高钾血症等。

【剂量与用法】成人一般每次用 2000mL 经腹透管输入腹腔，儿童减量。根据患者情况和采用的方法不同，如间歇性腹膜透析、持续性非卧床腹膜透析等，每日的用量也不同。

【注意事项】①每日多次灌入或放出腹膜透析液，应严格按腹膜透析常规进行无菌操作，注意水、电解质、酸碱平衡。②腹膜透析时，以含 1.5% ~ 2.5% 葡萄糖的透析液为主，超滤脱水欠佳者只能间用 4.25%；糖尿病患者应严密观察血糖水平。剩余药液不得再用。若较长时间使用本品，应避免引起腹膜失超滤，并应遵医嘱补钾。本品不能用于静脉注射。③若肝功能不全时，不

宜使用含乳酸盐的腹膜透析液；尽可能不用高渗透析液，以免导致高糖血症及蛋白质丢失过多。④使用前应加热至37℃左右，并应检查透析液是否有渗漏、颗粒物质、絮状物及变色、浑浊等。⑤乳酸透析液对腹膜刺激小，但有肝脏严重损害者不宜采用。⑥醋酸透析液有扩张血管作用，对腹膜刺激性较大。⑦碳酸氢盐透析液在低渗条件下对中性粒细胞的功能有保护作用，而且适用于肝脏损害者。但碳酸氢盐须临时加入或临时配制，因其易于发生结晶沉淀，目前尚无商品碳酸氢盐腹膜透析液供应。

【不良反应】可发生腹痛、水及电解质紊乱、蛋白质及其他营养物质丢失、腹膜增厚等不良反应，个别患者可出现化学性腹膜炎。

【药物相互作用】一般情况下，不得随意向腹膜透析液内加药；特殊情况可根据病情变化做加药处理，但应注意避免刺激腹膜。

【制剂规格】腹膜透析液（乳酸盐）：①含1.5%葡萄糖（1L、1.5L、2.5L、5L、6L）；②含2.5%葡萄糖（1L、1.5L、2L、2.5L、5L、6L）；③含4.25%葡萄糖（1L、1.5L、2L、2.5L、5L、6L）；④含4.0%葡萄糖（1000mL）；腹膜透析液（乳酸盐，低钙）：含4%葡萄糖（2000mL）；含2.5%葡萄糖（1000mL）；含2.5%葡萄糖（2000mL）；含1.5%葡萄糖（2000mL）。

聚磺苯乙烯
Polystyrene Sulfonate

【别名】降钾树脂，聚苯乙烯磺酸钠，Kayexalate。

【药理作用】本品是一种药用的钠式离子交换树脂。经口服或灌肠，可在肠道内产生离子交换作用，吸收钾后随粪便排出体外，达到降低血钾的作用。钠式树脂的优点是既不会加重酸中毒，又能摄取尿毒症患者肠道内的铵离子，因此可减少尿素的合成。

【体内过程】本品口服不吸收，主要在大肠内与钾离子等交换后，随粪便排出体外。

【适应证】用于治疗各种原因引起的高钾血症（血钾 > 5.5mmol/L 者），特别是急、慢性肾衰竭时的高钾血症。

【剂量与用法】①口服：成人每次 15 ~ 30g，事先可用水调匀，每日服 1 ~ 2 次或遵医嘱；儿童每日按 1g/kg 计算。若有便秘，可与甘露醇粉或山梨醇粉等量同时服用。②直肠给药：每次 30g，每日 1 ~ 2 次，用水或 20% 甘露醇 100 ~ 200mL 混匀后做高位保留灌肠。

【不良反应】少数患者可出现轻微恶心、呕吐、胃痛、食欲不振、心律不齐、肌无力、应激性精神紊乱、血压升高、便秘等不良反应。

【注意事项】①有严重高血压及心力衰竭者慎用。②治疗期间应经常测定血钾水平，避免血钾过低，血钾降至 4.5mmol/L 时即应停药。③密闭，避光保存。

【药物相互作用】本品与抗酸药、缓泻药、血管紧张素 II 受体拮抗剂、血管紧张素转换酶抑制剂、潴钾利尿药等任一药物合用，均可影响疗效。

【制剂规格】粉剂：15g。

奥昔布宁
Oxybutynin

【别名】尿多灵，奥宁，爽妙，捷赛，依静，Ditropan。

【药理作用】本品具有较强的平滑肌解痉作用和抗胆碱能作用，也有镇痛作用。可选择性作用于膀胱逼尿肌，降低膀胱内压，增加容量，减少不自主性的膀胱收缩，而缓解尿急、尿频和尿失禁等。

【体内过程】本品给药 30 分钟后起效，维持6 小时，半衰期 2 ~ 3 小时，主要在肝脏代谢，经尿排出。

【适应证】本品为解痉药，用于治疗无抑制性和反流性神经源性膀胱功能障碍者，缓解与排尿有关的症状，如尿急、尿频、尿失禁、夜尿和遗尿等。

【剂量与用法】 成人口服常用量为每次 5mg，每日 2~3 次；最大剂量为每次 5mg，每日 4 次，或遵医嘱。5 岁以上儿童口服常用量，每次 5mg，每日 2 次；最大剂量，每次 5mg，每日 3 次，或遵医嘱。缓释制剂：每次 5mg，每日 1 次。

【不良反应】 本品可出现轻微抗胆碱类药物的不良反应，偶见口干、少汗、视力模糊、乏力、头晕及胃肠道反应，有些反应可随用药次数增加而消失。

【注意事项】 ①肝肾功能不全者、膀胱溢出性梗阻、胃肠梗阻、溃疡性结肠炎、小肠无力症和重症肌无力、胃食管反流者同时服用引起加重食管炎药物等患者慎用。老年和所有植物神经疾病、伴有食管裂孔疝的消化性食管炎患者慎用。妊娠妇女慎用。回肠和结肠造口术者慎用。②慎和其他不易变型的固体食物合用；告知患者高温环境下服用本品易引起中暑；高空作业人员及从事危险工作的人员请遵医嘱使用。③伴有感染的患者，应合并使用相应的抗菌药物；溃疡性结肠炎患者大剂量使用时，可能抑制肠蠕动而产生麻痹性肠梗阻；甲状腺功能亢进、冠心病、充血性心力衰竭、心律失常、高血压及前列腺肥大等患者使用本品后，可加重症状。④对并发感染者，应合用抗生素。

【药物相互作用】 ①酒精能加重本品引起的嗜睡。②与抗胆碱药合用时，本品应酌减剂量。③本品与阿托品合用时，可使疗效与不良反应均增强。

【制剂规格】 片（胶囊）剂：5mg。缓释片剂：10mg。口服液：60mg。

醋酸钙

Calcium Acetate

【别名】 乙酸钙，斯林妥，艾西。

【药理作用】 本品为补钙剂，主要有促进骨骼和牙齿的钙化，维持神经与肌肉正常兴奋性，以及毛细血管渗透性等作用。本品与饮食同服，可结合饮食中的磷酸盐形成不溶的磷酸钙，并随粪便排出，防止高磷酸盐血症。

【体内过程】 本品由肠道吸收，经肾脏排泄，未吸收部分或可与磷结合后随粪便排泄。

【适应证】 ①主要用于纠正高磷血症，也可用于成人短期内因膳食中钙摄入不足时的补充。②用于防治钙缺乏症，如骨质疏松、手足抽搐症、骨发育不全、佝偻病，以及儿童、妊娠和哺乳期妇女、绝经期妇女、老年人等钙的补充。

【剂量与用法】 ①片剂：口服，每次 50mg，每日 2~3 次。根据人体需要及膳食钙的供给情况酌情补充，或遵医嘱。服药时间不宜超过 1 个月。②颗粒剂：口服，每次 1 包，每日 1 次，温水冲服。

【不良反应】 可见嗳气、便秘、腹部不适等不良反应，大剂量服用时，可见高钙血症，表现为厌食、恶心、呕吐、便秘、腹肌痛、无力、心律失常及骨石灰沉着等。

【注意事项】 ①本品宜在空腹（饭前 1 小时）时服用，应尽量通过正常膳食保证钙的摄入。本品不宜长期大量服用，故不宜用于钙缺乏症的治疗，使用时间超过 2 周时，应进行血钙、血磷的监测。②肝肾功能不全时，应在医嘱下使用，不宜与洋地黄类药物合用。③如与其他药物同时使用时，可能会发生药物相互作用，详情请咨询医师或药师指导用药。④严重肾功能不全者、高血钙者、孕妇禁用。

【药物相互作用】 ①大量饮用含酒精和咖啡因的饮料及大量吸烟均会抑制钙剂的吸收。②大量进食富含纤维素的食物能抑制钙的吸收，因钙与纤维素结合成不易被吸收的化合物。③本品与苯妥英钠类及四环素类同用时，二者吸收减少。④维生素 D、避孕药、雌激素能增加钙的吸收。⑤含铝的抗酸药与本品同服时，铝的吸收增多。

⑥本品与噻嗪类利尿药合用时，易发生高钙血症（因增加肾小管对钙的重吸收）。⑦本品与含钾药物合用时，应注意心律失常的发生。

【制剂规格】片剂：0.2g；0.667g。颗粒剂：0.2g（相当于钙50.7mg）；0.4g（相当于钙101.4mg）；0.6g（相当于钙152.1mg）。

托特罗定

Tolterodine

【别名】司培尔，特苏安，贝可，海正内青，布迈定，乐在，舍尼亭，宁通，得妥，Detrusitol。

【药理作用】本品用于缓解膀胱过度活动所致的尿频、尿急和紧迫性尿失禁症状。本品为竞争性M胆碱受体拮抗剂，口服后经肝脏代谢为具有药理作用的活性代谢产物5-羟甲基衍生物，其抗胆碱活性与本品相近。两者对M胆碱受体均具有高选择性，但对其他神经递质的受体和潜在的细胞靶点（如钙通道）的作用或亲和力很弱。

【体内过程】本品口服后吸收迅速，与血浆蛋白结合率高，首过效应明显，半衰期为2~3小时，大部分经尿排泄。

【适应证】本品适用于因膀胱过度兴奋引起的尿频、尿急或紧迫性尿失禁症状的治疗。

【剂量与用法】口服。①初始剂量为每次2mg，每日2次。根据患者的反应和耐受程度，剂量可下调到每次1mg，每日2次。②对肝功能不全或正在服用CYP3A4抑制剂（见药物相互作用）的患者，推荐剂量是每次1mg，每日2次。

【不良反应】本品的副作用一般可以耐受，停药后即可消失。可引起轻、中度抗胆碱能作用，如口干、消化不良和泪液减少。①常见：自主神经系统的口干（＞1/100）；胃肠系统的消化不良、便秘、腹痛、胀气、呕吐；全身性的头痛；眼的干眼病；皮肤的皮肤干燥；精神的思睡、神经质；中枢神经系统的感觉异常。②少见：自主神经系统的调节失调（＜1/100）；全身性的胸痛。③少见全身性过敏反应（1/1000）；泌尿系统的尿闭；中枢神经系统的精神混乱。

【注意事项】①服用本品可能引起口干、视力模糊，驾驶车辆、操作机器和进行危险作业者在用药期间应当注意。②肝功能明显低下的患者，每次剂量不得超过半片（1mg）。肾功能低下、自主性神经疾病及裂孔疝患者慎用本品。③由于尿潴留的风险，本品慎用于膀胱出口梗阻的患者；由于胃滞纳的风险，也慎用于患胃肠道梗阻性疾病，如幽门狭窄者。④尚无儿童用药经验，不推荐儿童使用。⑤孕妇慎用，哺乳期间服用本品应停止哺乳。⑥与CYP3A4抑制剂如大环内酯类抗生素（红霉素、克拉霉素）、抗真菌药（酮康唑、咪康唑、依曲康唑）合用时，须谨慎。⑦对本品过敏者、未控制的狭角性青光眼、重症肌无力患者禁用。

【药物相互作用】①与其他具有抗胆碱作用的药物合并给药时，可增强本品治疗作用，但也增强不良反应。②其他药物因需细胞色素P4502D6（CYP 2D6）或CYP3A4进行代谢或能抑制细胞色素活性，所以可能与本品发生药代动力学上的相互作用。如要合并使用较强作用的CYP3A4抑制剂如大环内酯类抗生素（红霉素和克拉霉素）、抗真菌药（酮康唑、咪康唑、伊曲康唑）应十分谨慎。③同时口服氯化钾固体制剂可增加胃肠道损害的风险，属于禁忌。

【制剂规格】片剂：1mg；2mg。分散片：2mg。胶囊（缓释片）剂：4mg。缓释胶囊剂：2mg；4mg。

第十七章 血液系统用药

一、止血药

氨甲苯酸
Aminomethylbenzoic Acid

【别名】止血芳酸，PAMBA。

【药理作用】本品能抑制纤溶酶原激活因子，使纤溶酶原不能激活为纤溶酶，抑制纤维蛋白及纤维蛋白原的溶解产生止血作用。其作用较氨基己酸强4~5倍，排泄慢，毒性较低。

【体内过程】本品口服易吸收，3小时血药浓度达峰值。静脉注射后，有效血浓度维持3~5小时，生物利用度为70%。本品经肾排泄，半衰期为1小时，不易生成血栓。

【适应证】适用于纤维蛋白溶解过程亢进所致出血，如肺、肝、胰、前列腺、甲状腺、肾上腺等手术时的异常出血，产后出血，以及肺结核咯血或痰中带血、血尿、前列腺肥大出血、上消化道出血等。对一般慢性渗血效果较显著，但对癌症出血及创伤出血无止血作用。此外，尚可用于链激酶或尿激酶过量引起的出血。

【剂量与用法】静注：每次0.1~0.3g，用5%葡萄糖注射液或0.9%氯化钠注射液10~20mL稀释后缓慢注射，每日最大用量0.6g；儿童每次0.1g。口服：每次0.25~0.5g，每日3次，每日最大用量为2g。

【不良反应】偶见头昏、头痛、瞳部不适等不良反应。

【注意事项】本品大剂量使用后，可促进血栓形成，对有血栓形成倾向或有血栓栓塞史者禁用或慎用。对老年人慎用。血友病或肾盂实质病变发生大量血尿时慎用。

【药物相互作用】本品与雌激素、口服避孕药、凝血因子Ⅰ复合物浓缩剂等合用时，有增加血栓形成的危险。

【制剂规格】片剂：0.125g；0.25g。注射剂：5mL：0.05g；10mL：0.1g。

氨甲环酸
Tranexamic Acid

【别名】止血环酸，AMCHA。

【药理作用】本品为氨基酸类抗纤维蛋白溶解药，能抑制纤溶酶原激活因子。低剂量可抑制纤溶酶原的活化，使纤溶酶原不能转变成纤溶酶；高剂量则可直接抑制纤溶酶的蛋白溶解活性，从而抑制纤维蛋白溶解，产生止血作用。

【体内过程】本品口服吸收缓慢且不完全，吸收30%~50%，半衰期为2小时，3小时血药浓度达峰值。静滴15mg/kg，1小时和4小时后血药浓度分别为20μg/mL、5μg/mL。本品能透过血脑脊液屏障，口服药量的39%、静滴药量的90%于24小时内经肾排出。

【适应证】用于纤维蛋白溶解酶活性增高的出血，如产后出血及前列腺、肝、胰、肺等手术后出血，也用于链激酶及尿激酶过量引起的出血，以及继发性弥散性血管内凝血后期的出血。

【剂量与用法】①口服：每次 0.5～1.5g，每日 2～3 次。②静注：每次 0.25～1g，每日 2～3 次，用 25% 葡萄糖注射液 20mL 稀释后缓慢静注，不得少于 5 分钟。③静滴：用 5% 或 10% 葡萄糖注射液稀释后静滴，剂量可酌情加大。

【不良反应】①可见腹痛、头痛、头晕、恶心、呕吐、胸闷等不良反应。②静注过快时，可引起低血压、心动过缓。

【注意事项】①使用过量时，可能产生血栓，如诱发肾小球毛细血管栓塞、脑栓塞或心肌梗死，有血栓形成倾向或过去有栓塞性血管疾病的患者禁用或慎用。②本品主要以原形由肾脏排出，肾功能不全者慎用。③肝功能不全者慎用。④本品可透过胎盘屏障，故孕妇慎用。⑤应避光保存。

【制剂规格】片（胶囊）剂：0.25g。注射剂：2mL：0.1g；2mL：0.2g；5mL：0.25g。

亚硫酸氢钠甲萘醌
Menadione Sodium Bisulfite

【别名】维生素 K_3，Vitamin K_3。

【药理作用】本品参与肝脏合成凝血因子，促进纤维蛋白原形成纤维蛋白，为人工合成的水溶性维生素。

【体内过程】本品口服吸收好，活性较强。肌注后 8～24 小时作用才开始明显。本品代谢迅速，经肾及胆道排出，不在体内蓄积。

【适应证】长期口服预防广谱抗生素类药物引起的本品缺乏症、低凝血酶原血症及新生儿自然出血。用于止血、镇痛、解救杀鼠药"敌鼠钠"中毒。

【剂量与用法】成人口服，每次 2～4mg，每日 3 次；肌内注射，每次 2～4mg，每日 2 次。防止新生儿出血，可在产前 1 周给孕妇肌注，每日 2～4mg，解痉止痛，每次 8～16mg。

【不良反应】可引起面部潮红、出汗、胸闷、血压下降等症状，口服常见恶心、呕吐等胃肠道反应。

【注意事项】本品不宜静注。对葡萄糖 6-磷酸脱氢酶（6-GPD）先天性缺陷诱发溶血性贫血者禁用。新生儿、临产妇慎用，阻塞性黄疸者慎用。肝功能不全者不宜使用本品，可改用维生素 K_1。

【药物相互作用】①与苯巴比妥合用时，可使本品代谢加速而致出血。②本品与抗凝药（口服双香豆素类）均可干扰维生素 K 代谢，故合用时作用相互抵消。

【制剂规格】片剂：2mg；4mg。注射剂：1mL：4mg。

甲萘氢醌
Menadiol

【别名】维生素 K_4，Vitamin K_4。

【药理作用】本品为人工合成品，作用与维生素 K_1 相同，还参与因子 Ⅶ、Ⅸ、Ⅹ 的合成，缺乏时可引起凝血因子合成障碍，影响凝血过程而易出血。使用本品则能促进凝血因子合成而止血。口服吸收不依赖胆汁。

【体内过程】本品口服吸收后，主要储存在肝脏中，其他组织含量极少，难以通过胎盘，很少进入乳汁中。本品体内代谢快，先转成氢醌型，再与葡萄糖醛酸或硫酸结合经肾及胆道中排泄。

【适应证】用于治疗本品缺乏引起的出血症。

【剂量与用法】①口服：每次 2～4mg，每日 2～3 次，常用于轻症患者或预防性用药。②肌注或皮下注射：每次 5～15mg，每日 1～2 次。

【不良反应】可致恶心、呕吐等不良反应。

【注意事项】肝功能不良者可使用维生素 K_1。

【制剂规格】片剂：2mg；4mg。注射剂：1mL：2mg；1mL：4mg。

硫酸鱼精蛋白
Protamine Sulfate

【药理作用】本品为碱性较强的低分子量蛋

白质，是新鲜鱼类精子提取物，在体液中带正电荷，可中和肝素所带负电荷而抗凝。硫酸鱼精蛋白1mg约可中和肝素100单位活性，一次给药后作用持续2小时。

【体内过程】注射本品0.5～1分钟后即可发挥止血作用，作用持续时间约2小时。半衰期与用量相关，用量越大半衰期越长。

【适应证】主要用于治疗肝素过量引起的出血，亦可用于自发性出血，如咯血等。

【剂量与用法】①抗肝素过量：静注，用量应与所用肝素相当，但一次不超过50mg。②抗自发性出血：静滴，每日5～8mg/kg，分2次，间隔6小时。每次以生理盐水300～500mL稀释，连用不宜超过3日。

【不良反应】本品滴注速度过快时，可引起血压下降、心动过缓和呼吸困难等不良反应。偶见面部潮红与湿热感。

【注意事项】本品注射宜缓慢，鱼精蛋白本身也有抗凝作用，可延长血凝时间，此作用虽较肝素弱，但仍不能使用过量。

【药物相互作用】本品可延长胰岛素的作用。

【制剂规格】注射剂：5mL：50mg；10mL：100mg。粉针剂：50mg。

凝血酶
Thrombin

【别名】纤维蛋白酶，Thrombase。

【药理作用】本品是从猪的血液中提取、精制，经除菌过滤、冷冻干燥而获得的凝血酶无菌制剂，是凝血酶原的活化形态，可直接促使纤维蛋白原转换为纤维蛋白而加速血液凝固，起止血作用。

【适应证】适用于局部止血，如结扎困难的小血管、毛细血管，以及实质性脏器出血的止血。可用于外伤、手术、口腔、耳鼻喉、泌尿、烧伤、骨科、神经外科、眼科、妇产科，以及口服给药

用于消化道等部位出血的止血。

【剂量与用法】①局部止血：用灭菌生理盐水溶解成每毫升含凝血酶50～250单位的溶液，喷雾或灌注于创面；或以明胶海绵、纱条沾凝血酶贴敷于创面；也可直接撒布粉状凝血酶至创面。②消化道止血：用适当的缓冲液或生理盐水（温度不超过37℃）溶解凝血酶，使每毫升含10～100单位，口服或灌注，每次用量500～2000单位，每1～6小时1次；或根据出血部位及程度适当增减浓度、用量和次数。

【不良反应】本品偶见局部过敏反应。

【注意事项】本品只能用于局部外用止血，严禁注射用药，否则可导致血栓、局部坏死而危及生命。溶液状态的凝血酶会很快失活，应现用现配。本品必须直接与创面接触，才能起止血作用。

【药物相互作用】本品属酶制剂，与酸、碱或重金属盐类同用可使本品凝血活力下降。

【制剂规格】凝血酶冻干粉剂：200单位；500单位；1000单位；2000单位；5000单位；10000单位。

氨基己酸
Aminocaproic Acid

【别名】EACA。

【药理作用】本品能竞争性抑制纤溶酶原激活因子，阻止纤维蛋白溶解酶原转换为纤维蛋白溶酶，从而减少纤维蛋白及纤维蛋白原的溶解，达到止血作用。本品在高浓度（100mg/mL）时，对纤溶酶有直接抑制作用。

【体内过程】本品分布于血管内外间隙，并迅速进入细胞、胎盘。在血中以游离状态存在，在体内维持时间短，不代谢，给药12小时后，有40%～60%以原形从尿中迅速排泄。半衰期为61～120分钟。

【适应证】适用于制止外科大手术出血、妇

产科出血、肺出血、肝硬化出血及上消化道出血等。术中早期用药或术前用药，可减轻手术中渗血，并减少输血量。

【剂量与用法】 静滴：首剂 4~6g，加入生理盐水或 5% 葡萄糖注射液 100mL 中，15~30 分钟内滴完，维持量为每小时 1g，维持时间依病情而定。口服：成人每次 2g，每日 3 次。小儿 0.1 g/kg，每日 3~4 次，依病情服用 7~10 天或更久。局部止血：5%~10% 溶液，用纱布浸泡作局部止血用，也可用 5% 油膏作皮肤涂敷剂。

【不良反应】 偶有腹泻、腹部不适、恶心、呕吐等消化道反应，以及鼻塞、皮疹、低血压、全身不适等不良反应。

【注意事项】 本品排泄较快，须持续用药。本品不能阻止小动脉出血，术中如有活动性动脉出血，仍须结扎止血。本品从肾脏排泄，且能抑制尿激酶，可引起血凝块而形成尿路阻塞，故泌尿道手术后的血尿患者慎用；心、肝、肾功能不良时，不用或慎用。有血栓形成倾向或过去有栓塞性血管病者慎用。

【药物相互作用】 ①与避孕药或雌激素，或同时给予高浓度激活的凝血酶原复合物和抗纤维蛋白溶解药，有增加血栓形成的危险。②本品有拮抗尿激酶的作用。

【制剂规格】 片剂：0.5g。注射剂：10mL：2g；20mL：4g。

冻干人纤维蛋白原

Human Fibrinogen

【别名】 凝血因子Ⅰ。

【药理作用】 本品由人血浆分离、提纯、经冻干处理而得，含纤维蛋白原不少于 60%，对维持正常凝血和止血功能有重要作用。当其血中浓度每 100mL 低于 68mg 时，血液即不能正常凝固。静注本品可提高血中纤维蛋白原浓度，输入 4~6g 可使成人每 100mL 血浆中的纤维蛋白原浓度提高 100~150mg，在凝血酶作用下，溶胶状态的纤维蛋白原转换为不溶性纤维蛋白，促使血液凝固，达到止血目的，对缺乏纤维蛋白原所致的出血有特效。2% 本品生理盐水溶液可外用止血。本品干燥制剂不溶于水，可用于局部出血处，尤其是脑、肝、肾等手术采用其他方法止血无效时。

【体内过程】 本品给药后 1~72 小时起效，给予负荷剂量后的起效时间相应缩短，用于局部止血 5 分钟起效。14%~35% 在肝脏代谢，11% 代谢物为脂肪酸。86% 代谢物经肾脏排泄，肾脏消除率为 116mL/min，半衰期为 1~5 小时。

【适应证】 用于抢救由妊娠中毒症、胎盘早期剥离、死胎、产后大出血，以及大手术、严重创伤大出血等引起的纤维蛋白原缺乏所造成的凝血障碍。也可用于预防先天性和后天性慢性低纤维蛋白原血症引起的出血。

【剂量与用法】 按病情决定用量。静滴，每次 1~6g，每日 3~8g。将所附注射用水加温至 25℃~30℃后再溶解本品，用带滤网输血器立即静滴，速度以不超过 40~60 滴/分为宜。

【不良反应】 可有紫绀、心动过速等不良反应，输入过快或过量可发生血管内凝血。

【注意事项】 ①有血栓性静脉炎、动脉血栓形成、心肌梗死、心功能不全者禁用。②对非纤维蛋白原缺乏所致的出血无效。③婴幼儿、无尿症等患者慎用。④本品应密封，于 2℃~10℃ 的环境下避光贮藏，56℃ 以上则变性。

【制剂规格】 注射剂：1g；1.5g。

酚磺乙胺

Etamsylate

【别名】 止血敏。

【药理作用】 本品能增加血小板数量，增强血小板的聚集性和黏附性，促进血小板释放凝血活性物质，缩短凝血时间；同时可降低毛细血管通透性，使血管收缩，出血时间缩短。

【体内过程】静注后 1 小时作用达峰值，作用维持 4~6 小时，半衰期 1.9 小时，肌注半衰期为 2 小时，血管脆性增加。口服也易吸收，1 小时起效。80% 以原形从肾脏排出，小部分经胆汁随粪便排出。

【适应证】适用于防治多种外科手术前后的出血、血小板减少性紫癜或过敏性紫癜，以及其他原因引起的出血，如脑出血、胃肠道出血、泌尿道出血、眼底出血、齿龈出血、鼻衄等。

【剂量与用法】①预防手术出血：术前 15~30 分钟静注或肌注 0.25~0.5g，必要时 2 小时后再注射 0.25g。②治疗出血：肌注或静注 0.25~0.5g，也可与 5% 葡萄糖注射液或生理盐水稀释后静滴，每次 0.25~0.75g，每日 2~3 次。必要时可根据病情增加剂量。

【不良反应】本品毒性低，但有静注时发生休克的报道。

【注意事项】有血栓形成倾向者慎用。

【药物相互作用】①本品与氨基己酸混合注射时，可引起中毒，故两者不能合用。②本品与其他类型止血药，如氨甲苯酸、维生素 K 合用时，可增加疗效。

【制剂规格】注射剂：2mL：0.25g；5mL：0.5g。

卡巴克络

Carbazochrome

【别名】肾上腺色素缩胺脲，肾上腺色腙，安络血，安特诺新。

【药理作用】本品为肾上腺素的衍生物，无拟肾上腺素作用，但可增强毛细血管对损伤的抵抗力，降低毛细血管通透性，对抗透明质酸酶，使受损的毛细血管断端回缩而止血。

【适应证】用于紫癜、鼻衄、视网膜出血、慢性肺出血、咯血、胃肠出血、血尿、痔出血、产后出血、子宫出血、齿龈出血、脑溢血、手术出血等的防治。

【剂量与用法】口服：卡巴克络水杨酸钠盐每次 2.5~5mg，每日 2~3 次。肌注：卡巴克络水杨酸钠盐，每次 5~10mg，每日 2 次；卡巴克络磺酸钠盐，每次 20mg，每日 2 次。出血缓解后改口服。严重出血，每次 10~20mg，每日 2~4 次。静注磺酸钠盐，每次 25~50mg，每日 1 次；静滴磺酸钠盐，每次 60~80mg，溶于注射用水或氯化钠注射液中静滴。

【不良反应】本品水杨酸盐的复合物，反复使用时有可能产生水杨酸过敏反应，如头晕、耳鸣、视力减退等。

【注意事项】本品水杨酸钠盐禁用于静注。大量应用可诱发癫痫和精神紊乱，故有癫痫和精神病史者慎用。

【药物相互作用】本品可降低氟哌啶醇等抗精神药物和抗癫痫药物的疗效。

【制剂规格】片剂：1mg；2.5mg；5mg。注射剂：卡巴克络水杨酸钠注射液：1mL：5mg；2mL：10mg。注射用卡巴克络磺酸钠盐：20mg。

抗血友病球蛋白

Antihemophilic Globulin

【别名】人凝血因子Ⅷ，冷不溶球蛋白，Human Antihemophilic Factor，AHF，AHG。

【药理作用】本品系从健康人血浆中分离提纯，经冷冻沉淀或冷冻干燥而得，其中还含少量纤维蛋白原和其他血浆蛋白。本品将血浆中 FⅧ 促凝活化，参与内源性凝血酶原激活物的形成，在循环中形成纤维蛋白，起到维持有效止血的作用。当缺乏本品时，凝血酶原激活、生成变慢，凝血时间明显延长，因而患者出现创伤或手术后出血不止，以及各种自发性出血在静脉输入本品后，能迅速纠正由于Ⅷ因子缺乏所致的血液凝固障碍和各种临床出血症状。

【体内过程】本品口服易被消化液中蛋白酶破坏失效，肌内注射后难吸收。静脉输注后，因分子量大，主要停留在血管内。本品在肝内代谢与破坏，半衰期为 4 ~ 24 小时，平均约 12 小时。

【适应证】血友病和获得性抗血友病球蛋白缺乏症；血管性假血友病出血。

【剂量与用法】本品仅供溶解稀释后静脉滴注。一般输入本品 1U/kg，可提高血浆Ⅷ因子活性 2%，可参照下述公式计算所需输注剂量：

所需剂量单位（U）= 体重（kg）× 所需Ⅷ因子活性（%）×0.5，计算出的剂量一次输入。

由于本品的清除半衰期为 12 小时，因此，应每隔 12 小时重复输入突击剂量的 1/2，以维持血浆Ⅷ因子的稳定浓度，疗程则根据出血部位和程度而定。

【不良反应】①个别患者可出现类特发性血小板减少性紫癜和溶血性贫血症状。②输注速度过快时，可发生头痛、心动过速、心衰、血压降低、呼吸困难及紫绀等。

【注意事项】输液器应带有滤网装置，滴注速度应个体化，一般 2 ~ 4mL/min。

【制剂规格】注射用人凝血因子Ⅷ：200 单位；300 单位；400 单位；500 单位；750 单位；1000 单位。

凝血酶原复合物

Prothrombin Complex Concentrated

【别名】血浆凝血因子，普舒莱士，Human Factor Ⅸ Complex，PPSB。

【药理作用】本品含多种血液凝血因子（Ⅱ、Ⅶ、Ⅸ、Ⅹ因子），能补充血浆凝血因子，促进凝血。

【体内过程】本品静注后，10 ~ 30 分钟血药浓度达峰值。凝血因子Ⅸ的分布半衰期为 3 ~ 6 小时，半衰期为 18 ~ 32 小时。

【适应证】用于防治因凝血因子Ⅱ、Ⅶ、Ⅸ、Ⅹ缺乏所致的出血，以及这些患者手术前准备，以防手术出血。主要用于：①乙型血友病、儿童或成人因凝血因子Ⅸ缺乏所致出血症或已有出血倾向时使用。②因双香豆素类抗凝剂过量引起的出血。③补充因严重肝病引起的凝血因子缺乏。④控制严重出血，如肝出血及弥漫性血管内凝血。

【剂量与用法】本品仅用于静脉输注，用量视病情和所需因子而异。输注 10 ~ 20U/kg 以后，一般因子Ⅶ缺乏者，每 6 ~ 8 小时 1 次，因子Ⅸ缺乏者每 24 小时 1 次，因子Ⅱ、Ⅹ缺乏者每 24 ~ 48 小时 1 次。可减少或酌情减少剂量，一般历时 2 ~ 3 天，在出血量较大或大手术时可适当增加剂量。在凝血酶原时间延长如拟做脾切除者，要先于手术前用药，术中和术后根据病情决定。

【不良反应】快速注入本品时，偶见一过性的发热、寒颤、头痛、潮红或刺痛感，甚至过敏反应。

【注意事项】①本品对血友病甲（Ⅷ因子缺乏）和丙（Ⅺ因子缺乏）无效。②使用前将本品和稀释液温热至 20℃ ~ 25℃，稀释过程中切忌剧烈振摇以免蛋白变性。静注本品应现用现配。③有可能传播传染性肝炎及其他血源性疾病。肝病患者可引起弥散性血管内凝血，应慎用。④长期使用本品时，应持续监测凝血因子Ⅱ、Ⅸ、Ⅹ，并密切观察患者有无血管内凝血或血栓的症状。⑤孕妇若非紧急情况，一般不用。⑥本品一般不与其他药物混合溶解，以免产生沉淀。⑦避光，于 2℃ ~ 8℃ 干燥处保存。

【药物相互作用】与抗纤溶药（如氨基己酸、氨甲环酸等）合用，可增加血栓并发症的危险。本药给予 8 小时后，上述药物方可使用。

【制剂规格】注射剂每瓶 200 单位，相当于 200mL 血浆中所含的量。内含凝血因子Ⅱ、Ⅶ、Ⅸ、Ⅹ及少量其他血浆蛋白，内含肝素 200 单位及适量枸橼酸钠和氯化钠。

维生素 K_1

Vitamin K_1

【药理作用】本品可从苜蓿、菠菜、鱼糜等

天然生物体中获得。维生素 K_1 为脂溶性。本品参与肝脏合成凝血酶原，为肝脏合成凝血因子 II、VII、IX、X 的必须辅酶，当维生素 K_1 缺乏时，上述因子不能合成或合成障碍。本品尚可抑制内脏平滑肌痉挛引起的绞痛。

【体内过程】口服 6 ~ 12 小时起效，注射 1 ~ 2 小时起效，3 ~ 6 小时止血效果明显，12 ~ 24 小时后凝血酶原时间恢复正常。本品经注射后较 K_3、K_4 作用快，可通过胎盘。吸收后在肝内迅速代谢，经肾及胆道排泄。

【适应证】主要用于治疗本品缺乏所致凝血障碍性疾病，特别对新生儿出血症较为合适。

【剂量与用法】肌内或静脉注射，每次 10mg，每日 10 ~ 20mg，术前用量为每日 25 ~ 50mg；新生儿出血：肌内或皮下注射 1mg，8 小时后视病情可重复使用。

【不良反应】本品毒性低，静脉注射偶见面部潮红、出汗、胸闷等症状，有时可引起血压骤降，一般不采用；肌注可致恶心、呕吐。

【注意事项】必须采用静脉注射时，应缓慢滴注，不应超过 5mg/min。肝功能损害者禁用。肝素引起的出血倾向及凝血时间延长者用本品无效。

【药物相互作用】本品与口服抗凝药合用时，可发生相互拮抗作用。

【制剂规格】注射剂：1ml：10mg。

聚桂醇
Lauromacrogol

【别名】聚氧乙烯月桂醇醚，乙氧硬化醇，聚多卡醇。

【药理作用】本品是一种硬化剂，在曲张静脉旁用药（注射后），曲张静脉周围产生纤维化变化，使曲张静脉受压迫，起到止血作用；若在静脉内注射，能使血管内皮损伤，促进血栓形成，阻塞血管，达到止血目的。

【体内过程】本品半衰期约为 1.5 小时。

【适应证】用于内镜下食管曲张静脉出血的急诊止血；静脉曲张、血管瘤、内痔及囊肿性疾病的硬化治疗。

【剂量与用法】食管曲张静脉活动出血时，采用环绕出血点 + 出血点处直接注射技术止血，一个出血点局部用量 10mL 左右，最大剂量不超过 15mL。曲张静脉硬化治疗：采用单纯静脉内注射技术时，每次注射 2 ~ 4 个点，每点注射剂量 3 ~ 15mL；采用静脉旁 – 静脉内联合注射技术时，以静脉旁注射为主，从距食管齿状线 1 ~ 2 cm 处开始逆行性硬化治疗，静脉旁黏膜下多点注射，每点注射量以注射局部出现灰白色隆起为标准，通常用量不超过 1mL，静脉内注射每点 1 ~ 2mL，一次硬化治疗总剂量不超过 35mL。

【不良反应】①暂时胸痛、心功能降低、吞咽困难、烧心、反酸、便秘；②局部组织坏死和食管溃疡（有时伴出血，个别有穿孔）、食道狭窄、胸腔积液等；③较少见暂时性虚脱、头晕、胸闷、呼吸困难、恶心、视力障碍、局部感觉损害和金属味觉。

【注意事项】①千万不可注入动脉血管；②应严格按操作规程做好术前准备及术后护理；③以下情况禁用：急性严重心脏病（心内膜炎、心肌炎、心力衰竭和高血压等）、发热、急性肺部疾病（如呼吸困难、支气管哮喘）。

【药物相互作用】本品是一种局麻药，有局部镇痛作用，当与麻醉剂合用时有增加心脏麻醉的危险（抗心律失常作用）。

【制剂规格】注射剂：10mL：100mg。

血凝酶
Hemocoagulase

【别名】蛇凝血素酶，立止血，凝血酵素，Botropase，Defibrase。

【药理作用】本品是由巴西蛇毒液中分离得到的一种血液凝固酶，其中含有类凝血酶和类凝血激酶两种。类凝血酶是与凝血酶极为相似的酶作用物，在钙离子存在下能活化因子Ⅴ、Ⅶ、Ⅷ，并刺激血管破损部位的血小板凝集；类凝血激酶在血小板因子Ⅲ存在下，可促使凝血酶原变为凝血酶，也可活化因子Ⅴ，并影响因子Ⅹ，因而对血液具有凝血和止血的双重作用。二者均可提高血小板聚集功能，使血小板发生不可逆性聚集。

【体内过程】本品静脉给药5~10分钟起效，持续24小时；肌内或皮下给药20~30分钟起效，维持48~60小时。

【适应证】用于手术前后出血，胃、肠、肾脏出血，各种癌症与肿瘤引起的出血，以及拔牙出血、新生儿出血等。

【剂量与用法】①一般出血：成人1~2kU，儿童1/3~1/2kU；②紧急出血：立即静注或肌注1kU，36小时后再肌注1次；③手术前后：术前晚上肌注1kU，术前1小时肌注及15分钟再分别静注1kU，术后每天肌注1kU，连用3天；④肺部咯血：每12小时皮下注射1，U，必要时再静注1kU；⑤异常出血：剂量加倍，间隔6小时肌注1kU，至出血完全停止。

【不良反应】不良反应发生率极低，偶见过敏反应。如出现上述反应时，可按一般抗过敏反应处理。

【注意事项】①有血栓或栓塞史者禁用。②妊娠3个月以内非紧急出血者不宜应用本品。

【制剂规格】注射剂：1kU（1000U）。

冻干人凝血因子Ⅷ浓制剂
Lyophilized Human Clotting Factor Ⅷ

【药理作用】本品系从新鲜冰冻健康人血浆中分离并经冻干处理而得。主要成分为第Ⅷ凝血因子（即抗血友病球蛋白）及少量纤维蛋白原。其作用机制同"抗血友病球蛋白"。

【适应证】适用于防治甲型血友病（先天性凝血因子Ⅷ缺乏症）、获得性凝血因子Ⅷ缺乏症和血管性假血友病的补充疗法。对乙型血友病（缺乏凝血因子Ⅸ）和丙型（缺乏凝血因子Ⅺ）血友病无效。

【剂量与用法】静滴：每次5~10U/kg，以25℃~30℃注射用水100mL溶解，于20分钟内输完。每隔12~24小时1次，连用3~5日即可。在出血量较大或大手术时，剂量可加大2~3倍，间隔时间也可缩短，滴速60滴/分。本品溶解后应立即使用，要求1小时内输完，不得放置，切忌剧烈振摇。

【不良反应】①大剂量输注（一日超过20U/kg）时，可出现肺水肿；快速注射可致紫绀、心动过速、呼吸困难、焦虑、晕厥等过敏症状。②有心脏瘤者应注意。

【注意事项】①本品应与受血者ABO血型相同。②少数患者因产生抗体而影响疗效。③输液器应有滤网装置。如发现有大块不溶物时不可使用。④本品应于8℃以下干燥处避光保存。

【制剂规格】注射冻干粉针剂：50U；100U；200U；300U；400U；500U；750U；1000U。

二、抗凝血药及溶血栓药

1. 抗凝血药

肝素（钠、钙）
Heparin（sodium, Calcium）

【药理作用】本品为直接抗凝剂，在体内外均有抗凝作用。其抗凝机理复杂，对凝血的各个环节均有作用，包括抑制凝血酶原转换成凝血酶、抑制凝血酶活性、妨碍纤维蛋白原变为纤维蛋白、防止血小板聚集或破坏，从而起到延长凝血时间的作用。

【体内过程】口服不吸收，皮下或静注吸收良好，起效时间与给药方式有关。皮下注射一般在 20～60 分钟起效；直接静脉注射可发挥最大抗凝效应，3～4 小时血凝恢复正常。大量静脉给药后，约 50% 以原形排出，静注半衰期为 1～6 小时，肝内代谢后由肾排出。

【适应证】①急性血栓栓塞疾病。②多种疾病并发的弥散性血管内凝血。③其他体内外抗凝血。

【剂量与用法】成人：①静注，每次 0.5 万～1 万单位，每 4～6 小时 1 次，用 0.9% 氯化钠注射液稀释后使用。②静滴，每日 1 万～2 万单位，加至 0.9% 氯化钠注射液 1000mL 中滴注。③深部皮下注射，每次 0.5 万～1 万单位，以后每 8 小时 0.8 万～1 万单位，总量每日 3 万～4 万单位。小儿用量：静注或静滴，每次 50U/kg。

【不良反应】①常见出血，如肾上腺出血，卵巢出血及腹膜后出血等任何部位出血。②常见寒战、发热、荨麻疹等过敏反应。③出现血小板减少症（极少见）时，应停用本品。

【注意事项】①每次注射前应测定血凝时间。②出血性疾病、外伤或术后渗血、先兆流产、细菌性心内膜炎、消化道溃疡、严重肝功能不全、黄疸、重症高血压者禁用。③有过敏性疾病及哮喘史者及服用口服抗凝药者、月经过多者慎用。④切勿肌内注射。⑤肝素过量可引起严重出血。

【药物相互作用】①本品与双香豆素类、非甾体抗炎药、潘生丁、右旋糖酐铁、尿激酶等同用时，可加重出血危险。②与甲巯咪唑、丙硫氧嘧啶同用时，可增强抗凝作用。③与头孢噻啶、柔红霉素、阿霉素、氯丙嗪、异丙嗪等药物同用时，有配伍禁忌。

【制剂规格】注射剂：肝素钠 2mL：0.5 万单位；2mL：1.25 万单位。肝素钙 0.3mL：0.25 万单位；1mL：0.5 万单位。

华法林
Warfarin

【别名】苄丙酮香豆素。

【药理作用】本品属香豆素类口服抗凝药，化学结构与维生素 K 相似，在肝脏中抑制羧基化酶，竞争性拮抗维生素 K，使谷氨酸 γ-羧基化受抑制，从而使维生素 K 依赖性凝血因子 II、VII、IX、X 等合成减少，延长凝血酶原时间，降低凝血活性。

【药物相互作用】本品口服易吸收，生物利用度达 100%，血浆蛋白结合率 99.5%。服后 12～18 小时起效，24～36 小时作用达峰值，作用持续 3～6 天，半衰期为 44～60 小时。

【适应证】①血栓栓塞性疾病。②用于心脏外科手术，防治血栓形成。③对有血栓病史及有术后血栓并发症危险者，可作为预防性用药。

【剂量与用法】成人口服，每日 5～20mg，连用 3 日后，给予维持量每日 2.5～5mg。

【不良反应】常见为鼻出血。此外，出血还可发生在齿龈、胃肠道，泌尿生殖系统、肺、肾上腺或肝脏等部位。偶见恶心、呕吐、腹泻、白细胞减少、粒细胞增高等不良反应。

【注意事项】①老年体弱及糖尿病患者用量减半。②有出血倾向者，如血友病、血小板减少性紫癜者禁用；重度肝肾疾患、活动性消化道溃疡及中枢神经系统或眼科手术者禁用。③恶病质、发热、慢性酒精中毒、活动性肺结核、充血性心力衰竭、重度高血压、先兆流产等患者慎用。④本品可通过胎盘屏障，并致畸胎及胎儿中枢神经异常。因此，妊娠期妇女禁用。⑤本品少量经乳腺分泌进入乳汁，哺乳期妇女禁用。⑥用药期间，应定期检查凝血酶原时间、大便隐血、尿隐血。

【体内过程】①本品与血浆蛋白亲和力高的药物，如阿司匹林、保泰松等；肝微粒体酶抑制剂，如氯霉素、甲硝唑等；减少维生素 K 族吸收和影响凝血酶原合成的药物，如各种广谱抗生素等；能促进本品与受体结合的药物，如奎尼丁等；干扰血小板功能，促进抗凝作用更明显的药物，如氯丙嗪等；口服降糖药、肾上腺皮质激素等合用时，可增强抗凝作用。②本品与抑制其吸收的药物，如制酸药；肝药酶诱导剂，如卡马西平等；能促进凝血因子Ⅱ、Ⅶ、Ⅸ、Ⅹ合成的药物，如维生素 K 族等合用时，可减弱抗凝作用。

【制剂规格】片剂：2.5mg；5mg。

醋硝香豆素
Acenocoumarol

【别名】新抗凝，Sintrom。

【药理作用】本品在双香豆素类中作用最强，作用机制同华法林，半衰期约为 8 小时，其代谢产物仍有抗凝活性。

【体内过程】本品口服吸收迅速完全，36～48 小时达抗凝高峰。血浆蛋白结合率高，可通过胎盘，减少进入乳汁。主要经肝脏代谢，代谢产物也有抗凝作用，抗凝作用持续 2～4 日，其代谢物主要随尿排出，半衰期为 8～11 小时。

【适应证】防治血栓栓塞性疾病，作为心肌梗死的辅助用药。

【剂量与用法】口服：首日 8～16mg，次日 4～12mg，以后用维持量，每日 2～6mg，根据凝血酶原情况决定用药时间和剂量。

【不良反应】胃肠道刺激、皮炎、荨麻疹、脱发等不良反应明显。

【注意事项】同“华法林”。

【制剂规格】片剂：1mg；4mg。

枸橼酸钠
Sodium Citrate

【别名】柠檬酸钠，Trisodium Citrate。

【药理作用】枸橼酸根能与血中游离的钙离子形成一种难以解离而可溶的络合物（枸橼酸钙），使血中的游离钙离子浓度突然降低，从而阻止血液的凝固，产生抗凝作用。

【适应证】用于体外抗凝血。

【剂量与用法】输血时，用本品作为体外抗凝剂，每100mL 全血加本品 2.5% 注射液 10mL。

【注意事项】大量输血时，应注射适量的钙剂，以预防低钙血症。肝、肾功能严重损害者及新生儿慎用。

【制剂规格】注射剂：10mL：0.25g。粉针剂：0.25g：0.4g。

蚓激酶
Lumbrukinase

【别名】博洛克。

【药理作用】本品主要成分是由人工养殖的赤子爱胜蚓中提取分离而得的含酶复合物。临床实验表明，本品能够缩短优球蛋白溶解时间，降低血浆黏度。

【体内过程】本品口服易吸收，口服后 40～80 分钟即可发挥作用，半衰期为 1.5～2.5 小时。

【适应证】本品适用于缺血性脑血管病中纤维蛋白原增高及血小板凝集率增高的患者。

【剂量与用法】口服：每次 2 粒，每日 3 次或遵医嘱，饭前半小时服用。每 3～4 周为一疗程，可连服 2～3 个疗程，也可连续服用至症状好转。

【不良反应】偶见皮疹、恶心、腹泻等不良反应。

【注意事项】①饭前服。②有出血倾向者慎用。

【制剂规格】肠溶胶囊剂：30 万单位。

舒洛地特
Sulodexide

【别名】硫苯辛胺醇，舒洛地昔，苏罗西得，伟素。

【药理作用】本品为葡萄糖胺聚糖，通过抗血小板聚集，激活循环和血管壁的纤溶系统，对静、动脉均有较强的抗血栓作用；通过保存血管壁上的正常负电荷和抑制细胞增殖及随后发生的血管壁基底膜和细胞外基质功能丧失，起到维持血管壁通透性的作用。

【体内过程】本品口服后，90% 存在于血管内皮，其浓度比其他器官高出 20~30 倍。口服后 2 小时，血药浓度出现第一高峰，第 4~6 小时出现第二高峰。约 55% 经肾排出，23% 经粪便排出。

【适应证】用于治疗有血栓形成危险的血管疾病，包括周围动静脉疾病、脑血管疾病、糖尿病性血管病变。

【剂量与用法】①胶囊：每次 1 粒，每日 2 次，餐后 2~3 小时服药。②注射剂：每日 1 安瓿，肌注或静注。一般以安瓿剂开始治疗，15~20 日后改胶囊剂维持 30~40 日，一年至少重复 2 次。

【不良反应】①有极少的不良反应发生。偶见恶心、呕吐和上腹痛等胃肠紊乱症状。②可见注射部位疼痛、灼烧感及血肿，罕见过敏反应。

【注意事项】如同时使用其他抗凝、抗血小板药物时，应定期监测凝血指标。一般情况下，要禁止同时使用其他抗凝、抗血小板药物。药物过量会引起出血，可用 1% 鱼精蛋白 30mg 静脉注射。

【药物相互作用】由于本品是肝素样分子，它可增强肝素本身或同时口服使用的其他抗凝剂的抗凝作用。

【制剂规格】胶囊：每粒含舒洛地特 250 脂酶单位（LSU）。注射剂：每安瓿含舒洛地特 600 脂酶单位（LSU）。

2. 溶栓药

链激酶（含重组链激酶）
Streptokinase

【别名】思凯通，溶栓酶，Kabikinase，Kinalysin。

【药理作用】本品系自 β 溶血性链球菌培养液中提纯精制而得的高纯度冻干制剂，具有促进体内纤维蛋白溶解系统活性的作用，能使纤维蛋白溶酶原转换为活性的纤维蛋白溶酶，使血栓溶解。

【体内过程】本品静脉给药后迅速分布全身，15 分钟可分布于肝脏、肾、胃肠道。主要经肝脏从胆道排出。形成的链激酶 – 纤溶酶原复合物很快从血浆清除。其与抗纤溶液相结合的纤溶酶则在血栓部位释出，而后者在停止滴注后的溶栓效率可延长 12 小时。生物半衰期为 82~184 分钟。

【适应证】用于治疗深部静脉血栓形成或血栓栓塞、血管外科手术后的血栓形成、肺栓塞、新近心肌梗死、中央视网膜动静脉血栓形成等。

【剂量与用法】静滴：给药前半小时先肌注异丙嗪 25mg、静注地塞米松 2.5~5mg 或氢化可的松 25~50mg 以预防不良反应（出血倾向、感冒样寒颤、发热等）。初始剂量为 50 万单位，溶于 100mL 生理盐水或 5% 葡萄糖注射液中，30 分钟左右滴注完毕。维持剂量为 60 万单位，溶于 5% 葡萄糖注射液 250~500mL 中，加入氢化可的松 25~50mg 或地塞米松 1.25~2.5mg，静滴 6 小时，保持每小时 10 万单位水平。24 小时不间断，直至血栓溶解或病情不再发展为止。疗程根据病情而定，视网膜血管栓塞一般用药 12~24 小时，新近心肌梗死用药 18~24 小时，周围动静脉血栓用药 3 日左右，最多 5~6 日，慢性动脉阻塞用药时间较长，但不宜超过 6~7 日。治疗结束时，可用低分子右旋糖酐作为过渡，以防血栓再度形成。儿童的初始剂量应根据抗链激酶值的高低而定，维持剂量根据血容量换算，保持在每小时每毫升血容量 20 单位的水平。

【不良反应】①少数可有发热、寒战、头痛等不适症状。②注入速度过快时，有可能引起过敏反应。

【注意事项】①本品系由 β 溶血性链球菌的培养液中提取而得，而人体常受链球菌感染，故体内常有链激酶的抗体存在，使用时必须先给予足够的链激酶初始剂量将其抗体中和。②新近患有链球菌感染者，体内链激酶抗体含量较高，在使用本品前，应先测定抗链激酶值，如大于 100 万单位，不宜应用本品。链球菌感染和亚急性心内膜炎患者禁用。③本品主要合并症为出血，一般为注射部位血肿，不需停药，严重出血可给予10%氨基己酸20～50mL以对抗，更严重者可补充纤维蛋白原或全血。④在使用本品过程中，应尽量避免肌注及动脉穿刺，以免引起血肿。新做外科手术后的3日内不得使用本品，但如产生急性栓塞而必须紧急治疗时，亦可考虑应用高剂量以减少出血机会，但应严密注意手术部位出血。⑤怀孕6周内、产前2周内和产后3日内患者，在使用本品以前，必须充分估计到出血危险；有慢性胃溃疡、新近空洞型肺结核、严重肝病伴有出血倾向者均应慎用，出血性疾病禁用。不可与其他体内抗凝药合用。⑥本品具抗原性，滴注速度太快时，有可能引起过敏反应，故需用异丙嗪、地塞米松等预防，有时可产生过敏性休克。本品溶解时，不可剧烈振荡，以免降低活力。本品溶液在5℃左右可保存12小时，室温下应即时应用，以防活力降低。⑦使用过抗凝药的患者，在使用本品前可用鱼精蛋白中和；禁与蛋白质沉淀剂、生物碱、消毒灭菌剂配伍应用。

【药物相互作用】①本品与阿司匹林、吲哚美辛、双密达莫合用时，可加重出血的危险性。②本品可部分拮抗肝素的抗凝作用，与肝素合用时，应增加肝素用量，并随时调整本品的用量。

【制剂规格】粉针剂：10万单位；20万单位；30万单位；50万单位。

尿激酶

Urokinase

【别名】尿活素。

【药理作用】从健康人尿中制取的一种蛋白激酶，为高效血栓溶解剂，可直接使无活性的纤维蛋白溶解原转换为活性纤维蛋白溶酶，因而可溶解血栓。它对新鲜血栓效果较好，静注后半衰期约15分钟。

【体内过程】本品经静脉给药后，纤溶酶的活性立刻上升，15分达峰值，6小时后继续升高。本品在肝脏代谢，少量药物经胆汁和随尿液排出，半衰期约20分钟。

【适应证】用于治疗急性心肌梗死、肺栓塞、脑血管栓塞、周围动脉或静脉栓塞、视网膜动脉或静脉栓塞等。也可用于眼部炎症、外伤性组织水肿、血肿等。

【剂量与用法】①静滴：负荷量2000～4000U/30min；继以维持量，每小时2000～4000单位，连续12小时。成人总量156万～312万单位。近有采用大剂量冲击疗法：重症肺栓塞者，应尽早经静脉导管插至右心房，在10分钟内滴入15000U/kg，随即改用肝素。②静注：开始时（最初2～3日）每日3万～4万单位，分2次静注，以后每日1万～2万单位，维持7～10日。眼科应用时，其剂量按病情做全身静脉滴注或推注。③结膜下或球后注射：通常一次100单位。前房冲洗液每毫升含1000单位。

【不良反应】①使用剂量较大时，少数出现出血现象。②少数有头痛、恶心、呕吐、食欲不振等过敏反应，应立即停药。

【注意事项】①使用过程中如发现有出血倾向者，应立即停药，并给予抗纤维蛋白溶酶药。严重肝功能障碍、低纤维蛋白原血症及出血性体质者禁用。高龄、严重动脉粥样硬化者应减少使用剂量。②本品溶解后应立即应用，不得用酸性溶液稀释。

【药物相互作用】①肝素可抑制本品的活性，合用时两药应间隔2～3小时。②不宜与口服抗凝药合用，有加重出血的危险。

【制剂规格】粉针剂：1万单位；5万单位；10万单位；20万单位；25万单位；50万单位；100万单位；150万单位。

那屈肝素钙

Nadroparin Calcium

【别名】速避凝，低分子肝素钙，Fraxiparine。

【药理作用】本品平均分子量为 4500 道尔顿，不会改变血管通透性，可抑制体内外血栓的形成。与常规肝素相比，本品延长活性部分凝血时间作用弱，不易引起出血倾向。

【体内过程】本品的药动学由其血浆抗 Xa 因子活性确定。皮下注射 3 小时后，血药浓度达峰值，生物利用度约 100%，然后下降，但 24 小时内仍可监测到，半衰期约 3.5 小时。通过肾脏以少量代谢物形式或原形消除。

【适应证】深部静脉血栓及肺血栓，预防及治疗栓塞性疾病，也用于血液透析患者。

【剂量与用法】①腹壁皮下注射：深部静脉血栓，每日 450U/kg，分 2 次使用。预防用药，7500 单位，每日 1 次，或术前 1~2 小时使用。②透析预防凝血：体重 <50kg 者，每次 3075U；体重在 51~69kg 之间者，每次 4000U；体重 >70kg 者，每次 6150U。

【不良反应】偶见血小板减少、皮下血肿等不良反应，罕见变态反应。

【注意事项】①对本品和肝素类制剂过敏者；血小板减少症、急性溃疡、脑出血、严重凝血功能异常、脓毒性心内膜炎等患者禁用。②肝肾功能不全、严重动脉高血压、心包炎或心包积液等患者慎用。③若出现用药过量，紧急时可用硫酸鱼精蛋白解救，硫酸鱼精蛋白 1mg 可中和本品 400 单位。

【药物相互作用】①香豆素类药、非甾体抗炎药、乙酰水杨酸，以及右旋糖酐等可增强本品作用。②维生素 K 等可拮抗本品作用。

【制剂规格】注射剂：0.3mL：7075U；0.4mL：4100U；0.6mL：6150U。

达肝素钠
Dalteparin Sodium

【别名】法安明。

【药理作用】本品是一种分子量为 4000~6300 道尔顿的低分子肝素。与常用肝素相比，抑制凝血因子 Xa 的活性强，不易引起出血倾向。

【体内过程】本品口服不吸收。静脉注射 3 分钟后起效，最大效应时可持续 2~4 小时，生物利用度约 90%，半衰期约为 2 小时。皮下注射，半衰期 3~5 小时，主要经肾脏排泄。

【适应证】用于治疗深部静脉血栓及肺血栓，也用于预防血液透析时血凝块形成和不稳定型心绞痛等。

【剂量与用法】皮下注射：深部静脉血栓，200U/kg，每日 1 次，最大剂量不宜超过 1.8 万单位；预防及高危手术血栓形成，术前 1~2 小时用 0.25 万单位，术后每日 0.25 万单位；不稳定型心绞痛，每次 120U/kg，每日 2 次，12 小时内不宜超过 1 万单位。

【不良反应】①常见血小板减少、皮肤坏死、一过性转氨酶升高等不良反应，罕见发生变态反应。②最常见出血，可发生在任何部位。

【注意事项】①对本品和肝素类制剂过敏者，以及急性溃疡、脑出血、严重凝血功能异常、脓毒性心内膜炎等患者禁用。②肝、肾功能不全者、消化性溃疡、糖尿病性视网膜病变、细菌性心内膜炎等患者慎用。③若出现用药过量，紧急时可用硫酸鱼精蛋白解救，硫酸鱼精蛋白 1mg 可中和本品 100 单位。

【药物相互作用】香豆素类药、非甾体抗炎药、乙酰水杨酸，以及右旋糖酐等可增强本品的作用。维生素 K 等可拮抗本品作用。

【制剂规格】注射剂：0.2mL：2500U；0.2mL：5000U；1mL：10000U。

降纤酶
Defibrinogenase

【别名】去纤酶，Defrine。

【药理作用】本品是从尖吻蝮蛇蛇毒中分离提取的去纤维蛋白酶，有显著增强体内纤维蛋白溶解系统的活性。能直接作用于血浆纤维蛋白原，使血液黏度明显下降，血小板聚集功能及黏附力下降，因而具有去纤、抗凝、溶栓作用。对出血时间无影响。

【适应证】用于治疗脑栓塞的急性期与恢复期、血栓闭塞性脉管炎、深部静脉炎和雷诺病等，对冠心病、心绞痛、心肌梗死也有一定疗效。

【剂量与用法】静脉滴注：急性发作期，每次 10 单位，每日或隔日 1 次，连用 2~3 日。非急性发作期，每次 5~10 单位，每日或隔日 1 次，2 周为一疗程。用量与疗程，可根据病情适当调整。用前加入 0.9% 氯化钠注射液或 5% 葡萄糖注射液 100~200mL 中，1~2 小时内滴注完毕。

【不良反应】使用本品可能出现变态反应、凝血机制障碍、低纤维蛋白原血症等不良反应。偶见可逆性复视、血小板减少性紫癜、药物性肝炎等不良反应。

【注意事项】对本品过敏、严重肝肾功能不全、心源性休克、有出血倾向等患者禁用。妇女月经期慎用。使用本品前，必须做过敏试验，无过敏反应者方可使用。

【药物相互作用】抗凝血药、阿司匹林可增强本品作用，引起意外出血。

【制剂规格】注射剂：每支 2mL 含 20 单位。

蝮蛇抗栓酶

Ahylysantinfarctase

【别名】抗栓酶，清栓酶，Svate。

【药理作用】本品是从蝮蛇蛇毒中分离提取制得的一种酶制剂，含有精氨酸酯酶、水解蛋白酶、磷酸二酯酶等多种成分。能明显增强体内纤维蛋白溶解系统的活性，使血液黏度明显下降；能扩张血管，增加血流量，改善微循环，明显抑制血小板的黏附和聚集功能。

【体内过程】本品半衰期为 4 小时。在肝脏代谢，从肾脏和消化道排泄，24 小时后大部分从体内排出，48 小时排完。

【适应证】用于治疗脑栓塞、心肌梗死、闭塞性脉管炎、脑血栓后遗症、动静脉血栓、视网膜静脉栓塞、肺梗死、高凝血症及断肢（指）再植中抗凝治疗。

【剂量与用法】①静滴：每次 0.25~0.5 单位或每次 0.008U/kg，每日 1 次，总量不宜超过 0.75 单位，用生理盐水或 5% 葡萄糖注射液 250mL 稀释，滴速以 40 滴/分为宜。15~20 次为一疗程，一般 1~2 个疗程，重症可 3 个疗程。一般 2 个疗程无效者，可考虑停药。②静注：本品加入 20~40mL 生理盐水或葡萄糖注射液中缓注。

【注意事项】① 用药前应做过敏试验，过敏者立即停药，并用抗腹蛇血清中和，密切观察病情。皮试法：取该注射剂 0.1mL 用生理盐水稀释至 1mL，皮内注射 0.1mL，15 分钟后，丘疹直径 <1cm，伪足 <3 个者为阴性，阴性者方可用药。如出现药物性肝炎、急性肾衰竭时，应立即停药。②注射局部出现酸胀麻感觉及头痛、发热、出汗、困倦者，是感觉和运动恢复的先兆。剂量较大时，血小板稍有下降。③凝血机制低下、有出血纤维蛋白原血症、活动性溃疡、严重高血压、活动性肺结核、脑出血、亚急性细菌性心内膜炎、肝肾功能不全及妇女经期禁用。

【制剂规格】注射剂：2mL：0.4 单位。粉针剂：0.25 单位。

3. 血容量扩充剂

右旋糖酐 40

Dextran 40

【别名】低分子右旋糖酐。

【药理作用】本品为高分子葡萄糖聚合物，平均分子量为 40000。具有改善微循环、防止弥散性血管内凝血的作用，亦能提高血浆胶体渗透压，吸收微循环外的水分，扩充血容量，维持血压，但作用短暂。有抑制凝血因子活性，抗血小板和血栓聚集，从而预防血栓形成的作用。此外，尚有渗透性利尿作用。

【体内过程】在体内停留时间短，静滴后立即开始从血中消除，半衰期约 3 小时。用药后 1 小时，从肾脏中排出 50%，24 小时排出 70%。

【适应证】用于抗休克和治疗各种血栓性疾病，也用于治疗突发性耳聋，预防术后血栓形成。

【剂量与用法】静滴：本品 6% 或 10% 溶液，每次 500mL，滴速根据病情而定；用于低血容量性休克时，输注要快，20～40mL/min。

【不良反应】少数患者可出现过敏反应，如发热、寒战、胸闷、呼吸困难、皮肤瘙痒、荨麻疹等。

【注意事项】①用药前取 0.1mL 做皮内注射，观察 15 分钟，输注时应密切观察。②充血性心力衰竭及其他血容量过多，有出血倾向者禁用。③心肾功能不全及活动性肺结核患者慎用。④用量过大可致出血，不宜与全血混合输注，每次用量不宜超过 1500mL。

【药物相互作用】与肝素合用有协同作用，可增加出血风险。

【制剂规格】右旋糖酐 40 葡萄糖注射液：每瓶 250mL 含本品 15g，葡萄糖 12.5g；每瓶 500mL 含本品 30g，葡萄糖 25g。10% 右旋糖酐 40 氯化钠注射液：每瓶 100mL 含本品 10g，氯化钠 0.9g；每瓶 250mL 含本品 25g，氯化钠 2.25g；每瓶 500mL 含本品 50g，氯化钠 4.5g。6% 右旋糖酐 40 氯化钠注射液：每瓶 100mL 含本品 6g，氯化钠 0.9g；每瓶 250mL 含本品 15g，氯化钠 2.25g；每瓶 500mL 含本品 30g，氯化钠 4.5g。

羟乙基淀粉
Hydroxyethyl Starch

【别名】淀粉代血浆，706 代血浆，706 Plasma Substitute。

【药理作用】本品有增加并维持血液胶体渗透压、增加血浆容量、维持血压、改善微循环、预防血栓形成等作用。

【体内过程】本品分子量大，静滴后主要停留在血液循环中，并分布于肝脏，大部分从肾排出，小部分随粪便排泄，微量被机体分解代谢。

【适应证】用于治疗出血性休克、创伤性休克与烧伤性休克等，预防大手术出血或烧伤时的休克及需要全血、血浆治疗者。

【剂量与用法】本品与"右旋糖酐"基本相同。

【不良反应】少数患者经多次用药后，可发生荨麻疹、瘙痒等不良反应。

【注意事项】①本品可影响凝血功能，可引起红细胞聚集而妨碍微循环。因此，在两个疗程之间应停药 1 周，以免在体内蓄积。②有出血倾向或出血性疾病、严重心力衰竭或肾功能不全者禁用。

【药物相互作用】本品与潘生丁或维生素 B_{12} 混用时，会发生变化；与卡那霉素、庆大霉素和巴龙霉素等合用时，可增加其肾毒性。

【制剂规格】注射剂：6%（500mL，含氯化钠 4.5g）。

右旋糖酐 70
Dextran 70

【别名】中分子右旋糖酐。

【药理作用】本品为高分子葡萄糖聚合物，平均分子量约为 70000。能提高血浆胶体渗透压，增加血液容积，维持血压。与右旋糖酐 40 相比，其扩充血容量和抗血栓作用较强，但因其分子量比右旋糖酐 40 大，故在血循环中停留时间长，排泄较慢。

【体内过程】静脉输入本品后，血药浓度在最初 3～4 小时内下降较快，以后下降缓慢，在血中存留时间较长。本品从肾脏排泄，1 小时内约排出 30%，24 小时内排出 60%。

【适应证】用于治疗出血性、创伤性、烧伤性等低血容量性休克，也用于手术后预防血栓形成和血栓静脉炎。

【剂量与用法】静滴：每次 500mL。每分钟滴入 20~40mL，在 15~30 分钟内滴完全量。预防术后发生静脉栓塞：术中或术后给予 500mL，次日再给予 500mL。

【不良反应】偶见发热、寒战、胸闷、呼吸困难等过敏反应。

【注意事项】①用药前取 0.1mL 做皮内注射，观察 15 分钟，输注时应缓慢并密切观察。②充血性心力衰竭及其他血容量过多、有出血倾向者禁用。心、肝、肾功能不全及活动性肺结核患者慎用。③不宜与全血混合输注。每次用量不宜超过 1500mL，以防引起出血和低蛋白血症。④本品比右旋糖酐 40 更易引起出血。

【制剂规格】本品的氯化钠注射液：每瓶 500mL 含本品 30g，氯化钠 4.5g；本品的葡萄糖注射液：每瓶 500mL 含本品 30g，葡萄糖 25g。

包醛氧淀粉
Coated Aldehyde Oxystarch

【别名】析清。

【药理作用】本品是将氧化淀粉颗粒表面进行覆醛处理而制成的一种新型尿素氮吸附剂。氧化淀粉经覆醛处理后，在胃肠道中易于溶解，从而提高了对尿素氮的吸附力。胃肠道中的氨、氮可通过覆醛处理层与氧化淀粉中的醛基结合成希夫碱络合物而从粪便中排出，故能代偿肾功能，降低血液中非蛋白氮和尿素氮的浓度，从而发挥治疗作用。

【适应证】临床用于治疗各种原因造成的氮质血症，如慢性肾炎尿毒症、高血压尿毒症及糖尿病尿毒症等。

【剂量与用法】口服：每次 5~10g，每日 2~

3 次，饭后用温开水浸泡后服，或用温水冲服。

【注意事项】①本品的醛基不与胃肠道直接接触，故无明显的消化道反应，在胃肠道中不被吸收，长期服用对人体无害。②服用本品时，要适当控制蛋白质摄入量，如能配合低蛋白饮食，将有助于提高疗效。③药品受潮变黄后勿用，应于密闭、遮光、干燥处保存。

【制剂规格】散剂：5g。

琥珀酰明胶
Succinylated Gelatin

【别名】血定安。

【药理作用】本品是牛胶原经水解和琥珀酰化后配制而成的明胶类血浆代用品。本品平均分子量为 22500，聚散系数为 1.29，接近人类白蛋白。本品与血浆有相似的渗透压，Ca^{2+}、K^+ 含量低，扩容作用小，主要作为增大血容量的代用品，可广泛用于因手术和各种原因引起的失血、失液，以纠正血容量的不足，可以大剂量应用，不影响凝血机制，不干扰交叉配血，不影响肾功能，可迅速完全消除。

【体内过程】本品在体内存留时间短，在血液循环中呈多项消除曲线，半衰期 4 小时，90% 从尿中排出。

【适应证】本品用于纠正或预防血浆或全血容量不足引起的循环功能不全，如低血容量性休克；用于严重创伤、烧伤、败血症、胰腺炎、手术等引起的全血丢失；可作为体外循环，如人工心肺机、血液透析时的容量补充剂。

【剂量与用法】静脉滴注：输注剂量和速度按个体情况而定。成人少量出血时，500~1000mL 在 1~3 小时内输入；生命垂危者，500mL 在 5 分钟内输入，用量根据病情需要而定；低血容量休克，1000~1500mL 于 24 小时内输入。一般滴速为每分钟 120~180 滴，每小时相当于 360~540mL。

【不良反应】偶见过敏反应，如轻微荨麻疹。

【注意事项】①对本品有过敏反应者禁用，但发生率较低，约为0.066%。循环超负荷、水潴留、肺水肿、严重肾衰者禁用。②对心衰、肾衰、有出血倾向、肺水肿、钠或钾缺乏者慎用。③失血量超过总量25%时，应输全血或红细胞。④使用时，注意观察血流动力学指标。

【制剂规格】注射剂：500mL（4%）。

4. 抗贫血药

硫酸亚铁
Ferrous Sulfate

【别名】硫酸低铁。

【药理作用】铁为构成血红蛋白、肌红蛋白、细胞染色质及某些组织酶的主要成分之一，具有携氧和利用氧的功能。缺乏铁时，可引起缺铁性贫血。本品是人体红细胞合成血红蛋白的必需成分，主要用于贫血的治疗。

【体内过程】铁剂在十二指肠及空肠上段被吸收。吸收的铁大部分在骨髓中参与血红蛋白的合成，以及在多种细胞中参与氧化和还原酶的合成。剩余的铁以铁蛋白及含铁血黄素的形式贮存在骨髓、肝脏、脾脏的单核-巨噬细胞中，部分贮存在肠黏膜上皮细胞内，以后可随肠道上皮的更新脱落而排出体外。

【适应证】临床上用于治疗长期慢性失血（如子宫出血、痔出血和钩虫病等）、红细胞大量遭到破坏（如疟疾、某些药物中毒）、人体某时期需铁增加（如婴儿和孕妇）和胃肠吸收发生障碍等原因所造成的缺铁性贫血。

【剂量与用法】①口服：每次0.3~0.6g，每日3次。小儿每次0.1~0.3g，每日3次，餐后服。②缓释片：每次0.45g，每日1次。

【不良反应】本品可引起胃肠道刺激症状，可致恶心、呕吐、腹痛、腹泻等，进食或饭后服用可减少其不良反应。大便可呈黑色，长期服用可致慢性中毒。

【注意事项】①非缺铁性贫血、肝肾功能严重损害、溃疡性结肠炎者禁用。②大量口服可致急性中毒，出现胃肠道出血，应立即救治。③酒精中毒、急性感染、肠道炎症、肝炎、胰腺炎及消化道溃疡者慎用。

【药物相互作用】①服用本品时，不能同时服四环素、茶及含鞣酸类物质，也禁服抗酸药如碳酸氢钠等，这些药物可阻碍铁吸收。②稀盐酸和维生素C常与本品合并使用，以利吸收。

【制剂规格】片剂：0.3g。缓释片剂：0.45g。

叶酸
Folic Acid

【别名】叶片酸，蝶酰谷氨酸，维生素M。

【药理作用】本品为水溶性维生素，是细胞生长、分裂必需物质，在人体内参与氨基酸及核酸的合成，并与维生素B_{12}共同促进红细胞的生成和成熟。

【体内过程】本品口服后，以还原型在空肠近端吸收，5~20分钟出现在血中，1小时后血药浓度达峰值。贫血患者吸收速度比正常人快，治疗剂量的90%随尿液排泄，少量从胆汁、乳汁排泄。大剂量注射2小时后，20%~30%的给药量可从尿液中检测到。

【适应证】临床主要用于营养性、妊娠性和幼儿型的巨幼红细胞性贫血。可用于叶酸缺乏症引起的其他症状（包括牛皮癣、皮炎、湿疹、舌炎、胃炎、流产和神经精神障碍等）和化学物质（如铅、苯等）中毒引起的贫血。

【剂量与用法】口服：成人每次5~10mg，每日3次；儿童每次5mg，每日3次。肌注：每次15~30mg，每日1次。肌注及口服疗程为20~30天。

【不良反应】偶有过敏反应。长期服用，可

出现恶心、腹胀等胃肠道反应。

【注意事项】本品注射液不宜静注；营养性巨幼红细胞性贫血常伴缺铁，需同时补充铁剂、蛋白质和其他 B 族维生素；本品虽能纠正红细胞异常，但不能改善神经损害症状，故用于恶性贫血时，应与维生素 B_{12} 合用。

【药物相互作用】①胰酶、柳氮磺胺吡啶可减少本品吸收。②本品注射液不宜和维生素 B_1、B_2 及维生素 C 同时注射，以防本品失效。

【制剂规格】片剂：5mg。注射剂：1mL：15mg。

右旋糖酐铁

Iron Dextran

【别名】葡聚糖铁。

【药理作用】本品是氢氧化铁同右旋糖酐的胶状复合物，为可溶性铁，含铁量 27%～30%，专供注射使用。

【体内过程】由于分子量较大，本品肌注后由淋巴液吸收再转入血液，血药浓度提高较慢，24～48 小时血药浓度达峰值，大部分在 72 小时内吸收，剩余的铁在后 3～4 周被吸收，6～8 周后可见造血功能增强，维持时间可达 2 周。

【适应证】用于治疗重症缺铁性贫血患者有下列情况者：①口服铁剂有严重胃肠反应者，或口服治疗无效者。②妊娠晚期或手术必需在短期内纠正缺铁者。

【剂量与用法】总量（g）＝［血红蛋白正常值（g/100mL）－患者血红蛋白值（g/100mL）］×0.255。①深部肌注：每次 2mL，每日 1 次。②静注：首次 50mg，每日 1 次，以后可增至每次 150mg，用生理盐水或 5% 葡萄糖注射液稀释，于 2～5 分钟内注入。③静滴：剂量根据患者血红蛋白浓度计算总量，1 次剂量用生理盐水或 5% 葡萄糖注射液稀释，6～8 小时滴完。

【不良反应】①本品肌注可出现局部疼痛、淋巴结炎、荨麻疹等，药液溢出至皮下时，可使局部皮肤呈黑色，故要求深部肌注。②部分患者有过敏反应，可见面部潮红、头痛、头晕、恶心、呕吐、寒战、发热，甚至过敏性休克、心跳停止等。

【注意事项】①注射过量可致肝硬化、胰腺纤维化和糖尿病等。肝、肾、胰损害者禁用。②类风湿关节炎患者慎用。

【制剂规格】注射剂：2mL：50mg；4mL：100mg。

富马酸亚铁

Ferrous Fumarate

【别名】富血铁，富马铁。

【药理作用】本品含铁量较高（33%），较难被氧化，体内吸收较好，刺激性小，便秘、恶心、呕吐等不良反应较少，且血清铁很快上升，并能保持稳定。

【体内过程】本品吸收后与转铁蛋白结合，进入血循环，为抗体生成红细胞的原料，同时还可以铁蛋白或含铁血黄素形式贮存在肝脏、骨髓及其他单核－吞噬细胞系统。本品蛋白结合率在血红蛋白中较高，在肌红蛋白酶、转运铁蛋白、铁蛋白及铁血黄素中都较低。可从尿液、胆汁、肝脏、酶及脱落的肠黏膜上皮细胞内排泄。口服后未吸收者从粪便排出。

【适应证】主要用于治疗各种缺铁性贫血，如胃酸缺少性贫血、孕期贫血、婴儿营养不良性贫血、月经过多引起的贫血，以及过量出血与传染病引起的贫血等。

【剂量与用法】预防：口服，每日 200mg。治疗：口服，成人，每次 200～400mg，每日 3 次；儿童 1 岁以内，每次 35mg，每日 3 次；1～5 岁，每次 70mg，每日 3 次；6～12 岁，每次 140mg，每日 3 次。

【不良反应】本品可引起胃肠道症状，但较

硫酸亚铁少见。

【注意事项】 溃疡性结肠炎、胃及十二指肠溃疡、对铁过敏者禁用；肝炎、肠道炎症、胰腺炎患者慎用。

【药物相互作用】 ①与维生素C、稀盐酸合用时，有助于本品的吸收。②本品与西咪替丁、二硫丙醇、胰酶及制酸药（如碳酸氢钠）合用时，可影响铁的吸收。

【制剂规格】 片（咀嚼片、胶囊）剂：35mg；50mg；200mg。

琥珀酸亚铁
Ferrous Succinate

【药理作用】 本品为一种结合铁蛋白的有机络合物，含铁量达35%，水溶性高。口服给药吸收好，生物利用度高，口服无铁锈味。

【体内过程】 本品口服后主要在十二指肠和空肠（该部位pH值较高）吸收。吸收平稳，无很高吸收率，但较其他铁剂吸收率高，生物利用度高。

【适应证】 预防及治疗缺铁性贫血。

【剂量与用法】 预防：每次0.1g，每日1次；孕妇每次0.1g，每日1~2次。治疗：每次0.1~0.2g，每日3次，饭后口服。小儿需个体化给药，一般每日9~18mg/kg，分3次服用。

【不良反应】 过量可引起呕吐、腹痛、呕血、黑便及嗜睡、紫绀、休克等不良反应。

【注意事项】 对铁过敏者，血色病或含铁血黄素沉着症禁用。

【药物相互作用】 参见"硫酸亚铁"。

【制剂规格】 片（胶囊）剂：0.1g。

葡萄糖酸亚铁
Ferrous Gluconate

【药理作用】 本品含铁量为11.6%，口服后经十二指肠吸收良好，口感好，对胃肠道刺激性小，作用温和，铁利用率高，起效快。

【体内过程】 口服吸收迅速，起效快，铁利用率高，在十二指肠及空肠上段吸收。被吸收的大部分铁在骨髓中参与血红蛋白的合成，以及在多种细胞中参与氧化和还原酶的合成。剩余铁则以铁蛋白及含铁血黄素的形式贮存在骨髓、肝脏及脾脏的单核-巨噬细胞中，部分贮存在肠黏膜上皮细胞内，以后可随肠道上皮的更新脱落而排出体外。

【适应证】 主要用于防治慢性失血、营养不良、妊娠和儿童生长期所致缺铁性贫血。

【剂量与用法】 预防：口服，每次0.3g，每日0.6g；儿童每次0.1g，每日0.2g。治疗：口服，每次0.3~0.6g，每日3次；儿童每次0.1~0.2g，每日0.2g。

【不良反应】 偶有轻度胃肠不适反应。

【注意事项】 ①细菌感染者，应暂停用药。②饭后服用。③服药后可见排黑色便，易与上消化道出血混淆。④服药后2小时内禁饮茶水，禁服含鞣酸类药物，禁食带酸涩味的水果。

【制剂规格】 片（胶囊）剂：0.3g。

山梨醇铁
Iron Sorbitex

【药理作用】 本品为铁、山梨醇及枸橼酸复合物的等渗水溶液。药理作用同"硫酸亚铁"。

【体内过程】 肌内注射后局部扩散快，因分子量小而易吸收，2~8小时后血中可达峰值，24小时内随尿液可排出给药量的20~30%。

【适应证】 用于不能耐受口服铁剂的患者。

【剂量与用法】 深部肌内注射100mg，一周2~3次，直至总量注射完毕。用前需计算注射总量。方法是：

注射总量（mg）＝ ［150 - 患者Hb（g/L）］×体重（kg）×0.33

初次注射者，先注射 0.5mL，观察半小时后，如无反应则继续注射 1.5mL。

【不良反应】部分患者注射局部有疼痛及皮肤因药物外渗而变色。少数患者可有过敏反应，如发热、心动过速、关节疼痛、白细胞增多和淋巴结肿大。

【注意事项】一定要深部肌内注射，注射时宜将皮肤横向撑开，以避免注射液回流，使皮肤染上颜色。注射场所应有救护设备（如肾上腺素、氧气及复苏设备等）。注射后口腔内有金属味，在排泄铁达高峰时，尿液暂时呈黑色。

【制剂规格】注射剂：1mL：50mg。

腺苷钴胺

Cobamamide

【别名】$5'$-脱氧腺苷钴胺；辅酶-B_{12}；辅酶维 B_{12}；辅酶维生素 B_{12}；腺苷辅酶 B_{12}；腺苷辅酶维生素 B_{12}；AdenosylB_{12}；Adenosyl Vitamin B_{12}；CoenzymeB_{12}；Codroxomin。

【药理作用】本品是体内维生素 B_{12} 的两种活性辅酶形式之一，以辅酶方式参与体内的重要代谢反应，如体内核酸的合成，以及氨基酸、蛋白质、脂肪的代谢等；也是促进细胞生长、增殖和维持神经系统髓鞘完整所必需的物质。

【体内过程】本品可被直接吸收利用，在体内的利用率高于维生素 B_{12} 且活性强，与组织细胞亲和力强，体内存留较久。1 小时后血药浓度达峰值，大部分在开始 8 小时内由肾排出。

【适应证】①用于治疗巨幼细胞性、营养不良性、妊娠期等贫血。②用于神经性疾患，如多发性神经炎、神经根炎、三叉神经痛、坐骨神经痛、神经麻痹、营养性神经疾患、药物引起的白细胞减少症及放射治疗。

【剂量与用法】①口服给药：每次 0.5～1.5mg，每日 1～3 次。②肌内注射：每日 0.5～1mg，每日 1 次。

【不良反应】①口服偶见过敏反应。②肌内注射能发生皮疹、瘙痒、过敏性哮喘、腹泻等症。长期应用尚可出现缺铁性贫血症。

【注意事项】①本品注射剂启封后，应尽快使用。②若出现缺铁性贫血，应补充铁剂。

【药物相互作用】①不应与氯丙嗪、维生素 C、维生素 K 等混合在同一容器内使用；②不可与葡萄糖注射液配伍；③不可与对氨基水杨酸钠、氯霉素、消胆胺合并使用。

【制剂规格】片剂：0.25mg。注射剂：0.5mg；1.0mg；1.5mg。

重组人红细胞生成素

Recombinant Human Erythropoietin

【别名】怡泼津，Epogen，rHuEPO。

【药理作用】本品主要用于骨髓中的红细胞减少症，促进红细胞的分化、成熟，增加红细胞数量和血红蛋白含量，提高红细胞膜的抗氧化能力。

【体内过程】本品皮下注射吸收缓慢，2 小时后可见血清促红素浓度升高，8～12 小时血药浓度达峰值，主要在肝脏和肾脏摄取。给药后大部分在体内代谢，除肝脏外，少部分在肾、骨髓和脾脏内降解。肾脏不是促红素的主要排泄器官，药物以原形经肾排泄小于 10%。

【适应证】用于治疗肾衰贫血、晚期肾病、再生障碍性贫血、化疗引起的贫血、恶性贫血及艾滋病引起的贫血。

【剂量与用法】①慢性肾衰竭患者，开始剂量 50～100U/kg，一周 3 次。透析患者，静脉注射。非透析慢性肾衰患者，静脉或皮下注射。出现以下情况时，应减少剂量：血细胞比容达到了 30%～33%，最高 36%。在 2 周内血细胞比容增高 4% 以上。出现以下情况应增加剂量：治疗 8 周后血细胞比容增加少于 5%～6%，且血细胞比容低于目标范围。维持剂量视个人具体情况确定。

②接受化疗的癌症患者：通常血清红细胞生成素水平较低者，要比基线水平较高者对本品的反应更为强烈。初始剂量：150U/kg，一周3次，皮下注射。剂量调整：治疗8周后，可将剂量增加到300U/kg，一周3次。如果疗效仍不满意，则可能对更高剂量也不会有反应。如果血细胞比容超过40%时，应停止给药，直至血细胞比容下降到36%。恢复治疗时，剂量应减少25%，并调整到可以维持理想的血细胞比容值。

【不良反应】治疗早期可能出现感冒样头痛、头晕和乏力，最常见的是血压升高或加重高血压。

【注意事项】①严重高血压、癫痫、慢性肝功能衰竭、血小板增多症、恶性肿瘤和激素过敏者慎用。②维生素B或叶酸缺乏会降低本品的疗效。③血清含铁值低于100μg/L者，建议用铁剂治疗。④孕期和哺乳期不宜使用本品。⑤治疗期间应监测血压。⑥治疗期间，血液黏滞度增加时需调整剂量。应监测血钾浓度，尤其在治疗早期。⑦本品只可在出现贫血症状时使用。⑧可能促进肿瘤细胞的生长，使用本品时，血红蛋白浓度应维持在 $10 \sim 12g/dL$ 之间，不得超过 $12g/dL$。⑨本品应在 $2^{\circ}C \sim 8^{\circ}C$ 环境下贮藏，不可冻结或振荡，避免光线照射。

【制剂规格】注射剂：1mL：2000U（3000U；4000U；10000U）。

蔗糖铁

Iron sucrese

【别名】维乐福，Venofer。

【药理作用】本品为多核氢氧化铁（Ⅲ），核心表面被大量非共价结合的蔗糖分子所包围，形成一个平均分子量为43kDa的复合物。几乎全被利用，且对肾脏无害。这种大分子结构可避免被肾脏消除。这种复合物结构稳定，在合理条件下释放出铁离子。其结构与生理性铁蛋白相似。

【体内过程】单次静脉注射100mg，10分钟后血清铁达峰浓度，24小时降至基础水平。给药后5分钟可分布至肝脏与骨髓，1月后可见网织红细胞增多。铁主要被肝脏、脾脏、骨髓、转铁蛋白及去铁蛋白摄取，用于红细胞造血，并很快代谢。2~4周后利用率为68%~98%。

【适应证】本品用于口服铁剂效果不好而需要静脉铁剂治疗的患者。

【剂量与用法】①输液：本品的首选给药方式是滴注（本品不适合肌内注射）。1mL最多只能稀释到0.9%氯化钠注射液20mL中，稀释液配好后应立即使用。药液的滴注速度应为100mg铁至少滴注15分钟，200mg铁至少滴注1.5小时，400mg铁至少滴注2.5小时；500mg铁至少滴注3.5小时。如果临床需要，本品的0.9%氯化钠注射液的稀释液体积可以小于特定的数量，配成较高浓度的本品药液。然而，滴注的速度必须根据每分钟给予铁的剂量来确定（如10mL本品＝200mg铁，至少30分钟滴完；25mL本品＝500mg铁，至少3.5小时滴完）。为保证药液稳定，不允许将药液配成更稀的溶液。②静脉注射：本品可不经稀释缓慢静脉注射，推荐速度为每分钟1mL，每次的最大注射剂量是10mL。静脉注射后，应伸展患者的胳膊。

往透析器里注射：本品可直接注射到透析器的静脉端，用量的计算如下：

总缺铁量（mg）＝体重（kg）×（Hb目标值－Hb实际值）（g/L）×0.24＋贮存铁量（mg）

体重小于35kg：Hb目标值＝130（g/L）贮存铁量＝15mg/kg。

体重大于35kg：Hb目标值＝150（g/L）贮存铁量＝500mg/kg。

如果总需要量超过了最大单次给药剂量，则应分次给药。如果给药后1~2周，观察到血液学参数无变化，则应重新考虑最初的诊断。

常用剂量：成人和老年人应根据血红蛋白水平，一周用药2~3次，每次5~10mL（100~200mg铁），给药频率应不超过一周3次。儿童则根据血红蛋白水平，一周用药 2 ~ 3 次，每次 0.15mL/kg（3mg 铁）。

【注意事项】本品只能与 0.9% 氯化钠注射液混合使用，而不能与其他治疗药品混合使用。本品打开后，应在 12 小时内使用。本品使用时应备有心肺复苏设备，并以滴注或缓慢注射的方式静脉给药，或直接注射到透析器的静脉端。首次给药，应按照推荐的方法给予小剂量测试，成人用 1 ~ 2.5mL（20 ~ 50mg）铁。体重小于 14kg 的儿童用 1mL（20mg）铁，体重大于 14kg 的儿童用量为 1.5mg 铁。如果给药 15 分钟后未出现不良反应者，应继续给予余下药液。铁过高会出现铁血症。

【制剂规格】注射剂：5mL：100mg；5mL：200mg。

5. 升白细胞药

肌苷
Inosine

【别名】Riboside。

【药理作用】本品参与体内核酸代谢、能量代谢和核蛋白的合成，活化丙酮酸氧化酶系，提高辅酶 A 的活性；本品可活化肝功能，加速受损肝细胞的修复，可使处于低能、缺氧状态下的组织细胞继续顺利地进行代谢；有助于骨髓白细胞和血小板的生成；尚可刺激体内产生抗体与提高肠道对铁的吸收。

【适应证】①用于治疗白细胞和血小板减少症、各种心血管疾病（心肌炎、心肌梗死、心绞痛、心力衰竭、风湿性心脏病、肺源性心脏病、高血压心脏病等）；并可预防及解除血吸虫病防治药物引起的对心肝的毒性反应。②可用于急慢性肝炎、肝硬化、胆囊炎的治疗，亦可用于眼科疾病（中心性视网膜炎、视神经萎缩）的治疗。③国内应用肌苷对保护肝脏缺血患者有一定疗效，可延长手术中肝门阻断后的肝组织耐受时限。

【剂量与用法】口服，每次 0.2 ~ 0.6g，每日 3 次。静注或静滴，每次 0.2 ~ 0.6g，静滴可与葡萄糖注射液、生理盐水混合滴入，每日 1 ~ 2 次。眼球后注射，每次 0.04mg，每 8 日 1 次，5 次为一疗程。

【不良反应】口服用药可见胃肠道反应，如胃部不适、轻度腹痛、腹泻。

【注意事项】孕妇、哺乳期、儿童慎用。

【药物相互作用】本品不能与氯霉素、潘生丁、硫喷妥钠及各种水溶性维生素等混合注射。

【制剂规格】片剂：0.1g；0.2g。注射剂：5mL：0.1g（0.2g）。

重组人粒细胞集落刺激因子
Human Granulocyte Colony Stimulating Factor

【别名】rHGCSF，非格司亭。

【药理作用】本品是应用 DNA 重组技术在大肠杆菌中繁殖生成的含有 175 个氨基酸的蛋白质，可与靶细胞膜受体结合作用。主要作用于粒细胞系造血祖细胞，诱导其分化、成熟，同时激活成熟中性粒细胞的功能，增强外周中性粒细胞的吞噬、杀菌及趋化作用，因此对骨髓移植及肿瘤化疗后粒细胞减少的恢复具有明显的促进作用。

【体内过程】本品皮下注射吸收良好，起效快，静注 24 小时后的中性粒细胞达峰值，半衰期为 3.5 小时，无体内蓄积。

【适应证】用于促进骨髓移植后中性粒细胞恢复的治疗，肿瘤化疗后的中性粒细胞减少症；治疗伴随骨髓发育不良综合征和再生不良性贫血之中性粒细胞缺乏症；治疗先天性、特发性中性粒细胞缺乏症。

【剂量与用法】皮下注射或静脉滴注。①骨髓移植：于骨髓移植术后第 2 ~ 5 日内开始，每日

2.5～5μg/kg。②实体肿瘤（肺癌、乳腺癌、卵巢癌、恶性淋巴瘤、睾丸肿瘤、神经母细胞瘤）：于化疗完成 24 小时后开始每日皮下注射 75μg。③白血病：于化疗完成 24 小时后，开始每日皮下或静脉点滴 300μg。

【不良反应】少数患者会有轻度骨痛、胸痛、关节痛，亦有少量暂时性的血清尿酸、乳酸脱氢酶及碱性磷酸酶增高，停药后可恢复。

【注意事项】①对大肠杆菌及其衍生物过敏者禁用；②孕妇及哺乳期妇女禁用。③不可在放、化疗前使用本品。④肝、肾、心、肺功能严重障碍者慎用。

【药物相互作用】与化疗药合用时，能影响本品的疗效，须停用化疗药 1～3 日后再使用本品。

【制剂规格】注射剂：0.3mL：75μg；0.6mL：150μg；1.2mL：300μg。

重组人粒细胞巨噬细胞集落刺激因子
Human Granulocyte Macrophage Colony Stimulating Factor

【别名】沙格司亭，生白能。

【药理作用】本品是应用基因重组技术制成的含有 127 个氨基酸的蛋白质无菌粉剂。本品可刺激粒细胞及巨噬细胞等白细胞增殖、分化和活化作用，从而增强造血功能。克服化疗引起骨髓毒性减少感染并发症。能增强中性粒细胞、嗜酸细胞及单核细胞多种功能，提高效应细胞吞噬细菌及消灭癌细胞等免疫活动能力，使患者易于耐受化疗。

【体内过程】本品皮下注射 3、10、20μg/kg，静脉注射 3～30μg/kg，血药浓度峰值和曲线下面积（AUC）随剂量增大而增高。皮下注射 3～4 小时后的血药浓度达峰值。静脉注射半衰期为 1～2 小时，皮下注射半衰期为 2～3 小时。24 小时内

有 45% 药物经尿液排出，其中 20% 以原形排出。48 小时内 66%～86% 的药物随尿液排泄。

【适应证】治疗和预防因骨髓抑制引起的白细胞减少症、骨髓衰竭引起的白细胞下降，预防白细胞减少引起的感染，以及因感染而引起的中性粒细胞下降。

【剂量与用法】①癌症化疗：5～10μg/kg，皮下注射，每日 1 次，使用本品必须在化疗停止 1 天后使用，持续 7～10 天。停药 2 天，再行下一疗程。②骨髓移植：5～10μg/（kg·d），静滴 4～6 小时，每日 1 次，一直持续到中性粒细胞数 ≥1000/mm³ 达 3 天之久。③骨髓增生异常综合征/再生障碍性贫血：每次 3μg/kg，皮下注射，每日 1 次，使用 2～4 天。

【不良反应】①可见发热反应。严重的毒性作用有毛细血管漏泄综合征，偶有血清蛋白水平降低。②罕见变态反应、支气管痉挛、心力衰竭、肺水肿、晕厥等。可出现血小板暂时性减少、支气管痉挛，有可能发展成为呼吸窘迫综合征（ARDS）。

【注意事项】①对本品过敏者及自身免疫性血小板减少性紫癜者禁用。②本品使用期间，应定期检查血象。③孕妇、哺乳期妇女禁用。④本品应在 2℃～8℃下避光贮藏。

【药物相互作用】①与化疗药物合用，可影响本品药效。②皮质激素类药物可增强本品的骨髓增殖作用，合用时应慎用。

【制剂规格】注射剂（无菌冻干粉）：150μg（1.67×10⁶ 单位）；300μg；700μg。

利血生
Leucogen

【别名】Leikogen。

【药理作用】本品为半胱氨酸的衍生物，有增强骨髓造血功能，口服吸收好。

【适应证】用于治疗白细胞减少、血小板减

少、再生障碍性贫血等。

【剂量与用法】口服：成人每次 10 ~ 20mg，每日 3 次；儿童每次 10mg，每日 2 ~ 3 次，疗程 1 个月。

【不良反应】本品毒性极小，无严重不良反应。

【制剂规格】片剂：10mg；20mg。

鲨肝醇
Batilol

【别名】鯿二醇，Batylalcohol。

【药理作用】本品为动物体内固有的一种物质，在血液系统中含量较高，被认为是一种造血因子，有促进白细胞增生和抗放射作用，并能对抗由于药物治疗或苯中毒所致造血系统的抑制。

【适应证】用于治疗化疗、放疗或化学药品苯等引起的白细胞减少症，并可预防长期从事放射工作者的白细胞减少症，也用于贫血及小儿粒细胞缺乏症。

【剂量与用法】口服：每次 50mg，每日 3 次，4 ~ 6 周为一疗程。

【不良反应】偶见消化道反应。

【注意事项】用药期间应经常检查白细胞计数，以调整剂量。

【制剂规格】片剂：50mg。

脱氧核苷酸钠
Deoxyribonucleotide Sodium

【药理作用】本品为升白细胞药。

【适应证】用于急慢性肝炎、白细胞减少症等。

【剂量与用法】口服，每次 60mg，每日 3 次。肌注：每次 50 ~ 100mg，每日 1 次。

【制剂规格】片剂：20mg。注射剂：1mL：25mg；2mL：50mg。

维生素 B_4
Vitamin B_4

【别名】腺嘌呤。

【药理作用】本品是核酸的成分之一，还是合成核酸的前体。在体内参与 RNA 和 DNA 合成，是实现生物体内代谢功能的必要成分。当白细胞缺乏时，它能促进白细胞增生，一般用药 2 ~ 4 周，白细胞数目可增加。

【适应证】用于各种原因如放射治疗、苯中毒、抗肿瘤药和抗甲状腺药等引起的白细胞减少症，也用于各种原因引起的急性粒细胞减少症。

【剂量与用法】口服：成人每次 10 ~ 20mg，每日 3 次。肌注或静注，每日 20 ~ 30mg。

【注意事项】①注射时需溶于 2mL 磷酸氢二钠缓冲液中，缓慢注射，不能与其他药物混合注射。②由于本品是核酸前体，故与肿瘤化疗或放疗并用时，应考虑它是否有促进肿瘤发展的可能性。

【制剂规格】片剂：10mg；25mg。注射剂：20mg。

辅酶 Ⅰ
Nadide

【别名】辅酶 A，Coenzyme A。

【药理作用】本品为体内乙酰化反应的辅酶，参与体内乙酰化反应，对糖、脂肪及蛋白质的代谢起着重要作用，如三羧酸循环的进行、肝糖原的积存、乙酰胆碱合成、胆固醇量的降低及血浆脂肪含量的调节、甾体物质的合成等。

【适应证】主要用于白细胞减少症、原发性血小板减少性紫癜、功能性低热等。对脂肪肝、肝昏迷、急慢性肝炎、冠脉硬化、慢性动脉炎、慢性肾功能减退引起的肾病综合征、尿毒症等，可作为辅助治疗药。但目前对其治疗作用存在争议，认为疗效可疑。

【剂量与用法】①静滴：每日 1~2 次或隔日 1 次，每次 50~100 单位，用 0.9% 氯化钠注射液或 5%~10% 葡萄糖注射液 500mL 溶解稀释后滴注。②肌注：以 0.9% 氯化钠注射液溶解后注射，每次 50~100 单位，每日 1~2 次，一般以 7~14 日为一疗程。

【不良反应】偶见口干、头晕、恶心。

【注意事项】对本品过敏者禁用。

【制剂规格】粉针剂：50U；100U。

氨肽素

Ampeptide Elemente

【药理作用】本品为生化制品，可促使血细胞增殖、分化、成熟与释放，能增强机体代谢，对提升白细胞、血小板均有较好作用。

【适应证】主要用于治疗白细胞减少症、原发性血小板减少性紫癜、过敏性紫癜、慢性再生障碍性贫血等。

【剂量与用法】口服：成人每次 5 片（1g），每日 3 次。小儿酌减或遵医嘱。

【注意事项】服用不得少于 4 周，有效者可连续服用。对本品过敏者禁用。

【制剂规格】片剂：0.2g。

6. 抗血小板药物

双嘧达莫

Dipyridamole

【别名】潘生丁，Persantin。

【药理作用】具有抗血小板聚集和较强的冠状血管扩张作用，可显著增加冠脉流量及心肌供氧量。本品只扩张健康冠状动脉，而不扩张病损分支，会出现窃流现象，长期使用本品可促进侧支循环的形成。能抑制血小板聚集，防止血栓形成及冠心病发展有一定的意义。

【体内过程】本品口服吸收快，血药浓度波动较大，难以维持稳定有效的抗血小板聚集的血药浓度。一日服药量 200mg，其血药吸收在 1.8~5.6μmol/L 之间波动。血浆蛋白结合率为 92%~99%。在肝内药物与葡萄糖醛酸结合后进入胆汁，再进入小肠后被再吸收入血，其作用较持久，尿中呈较小排泄量。半衰期为 2~3 小时。

【适应证】用于血栓栓塞性疾病及缺血性心肌病，如心肌梗死，还可用于心肌缺血的诊断性试验。

【剂量与用法】口服，每次 25~50mg，每日 3 次，饭前 1 小时服。在症状改善后，可改为每日 50~100mg，分服 2 次。深部肌注或静注，每次 10mg，8~12 小时 1 次。

【不良反应】可有头痛、眩晕、恶心、呕吐、腹泻等不良反应。

【注意事项】①低血压、有出血倾向者及孕妇、哺乳期妇女慎用。②对本品过敏及休克者禁用。③避光密闭保存。

【药物相互作用】①不宜与葡萄糖以外的其他药物混合注射。②与肝素、香豆素类及纤维蛋白溶解药合用时，可引起出血倾向。

【制剂规格】片剂：25mg。注射剂：2mL：10mg。

曲克芦丁

Troxerutin

【别名】维脑路通，羟乙芦丁。

【药理作用】本品系芦丁经羟乙基化制成的半合成黄酮化合物。具有抑制血小板聚集作用，防止血栓形成；同时能增加血中氧的含量和氧饱和度，改善微循环，促进新生血管形成以增进侧支循环的开放。本品对内皮细胞有保护作用，能对抗 5-羟色胺和缓激肽等物质对血管的损伤，增加毛细血管的抵抗力，降低毛细血管的通透性，防止因血管通透性升高而引起的水肿，并有抗放射性损伤、抗炎症、抗过敏、抗溃疡等作用。

【体内过程】本品口服吸收好，给药后 1～6 小时，血药浓度达峰值。体内广泛分布，血浆蛋白结合率为 30%，能通过血－脑脊液屏障，肝内代谢，可能有肠肝循环。70% 代谢产物从粪便排泄，半衰期为 10～25 小时。

【适应证】临床用于闭塞性脑血管病引起的偏瘫、失语等症。也用于冠心病心肌梗死前综合征、中心性视网膜炎、血栓性静脉炎、静脉曲张、动脉硬化，以及血管通透性增加而引起的水肿等。

【剂量与用法】口服：每次 0.2～0.3g，每日 3 次。肌注：每次 0.1～0.2g，每日 2 次。静滴：每次 0.4g，每日 1 次，用 5%～10% 葡萄糖注射液稀释。20 天为一疗程，可用 1～3 个疗程，每个疗程间隔 3～7 天。

【不良反应】偶见胃肠道反应及过敏反应，个别患者静注后可出现心血管系统及肝脏毒性反应、急性脑水肿及心律失常等。

【注意事项】对本品过敏者、儿童禁用。

【制剂规格】片（胶囊）剂：0.1g。注射剂：2mL：0.1g。冻干粉针剂：60mg。

盐酸噻氯匹定
Ticlopidine Hydrochloride

【别名】利旭达，抵克力得，力抗栓，Tiklid。

【药理作用】本品为血小板膜稳定剂，具有抑制血小板聚集、阻止血栓形成的作用。其作用机制是抑制纤维蛋白原与血小板受体之间的附着，使所有与血小板聚集作用有关的物质如凝血酶、二磷酸腺苷（ADP）、血小板活化因子 A（TXA_2）等同时失活，抑制血小板的聚集，从而抑制血栓形成。同时也具有降低血液黏稠度，改善微循环的作用。与阿司匹林相比，本品既抑制血小板聚集激活因子，又抑制聚集过程本身。

【体内过程】本品口服后吸收迅速，给药后 2 小时的血药浓度达峰值。给药后的第 2 天产生显著的抑制血小板聚集作用，4～6 天达最大作用。本品的血浆半衰期为 8～12 小时，活性成分转化为代谢物，60% 从尿排泄，其余 25% 从粪便排泄。

【适应证】主要用于血管手术和体外循环发生血栓栓塞的预防及慢性动脉闭塞等循环障碍的治疗。

【剂量与用法】口服：每次 0.25g，每日 2 次，餐时同服。短期治疗可适当加大剂量，但应根据血液学检查来确定。

【不良反应】偶见轻微的胃肠道功能紊乱，罕见恶心、腹泻，可见红斑、皮疹、血肿、齿龈出血、中性白细胞及白细胞总数减少、胆汁阻塞性黄疸、转氨酶升高等不良反应，均可在停药后消失。

【注意事项】①近期出血者、近期患溃疡病者、血友病伴有出血时间延长者、对本品过敏者及有白细胞减少症、血小板减少或粒细胞减少病史者禁用。肾功能严重损害者慎用。②妊娠期与哺乳期妇女应避免使用。曾有报道，使用本品出现数例白细胞减少及粒细胞缺乏，所以在初始几个月中，应定期检测血常规。注意感染综合征及溃疡坏死性咽峡炎发生。

【药物相互作用】本品避免同肝素、阿司匹林等抗凝血药合用。

【制剂规格】片剂：0.25g。

奥扎格雷
Ozagrel

【别名】橘善宝，丹奥。

【药理作用】本品为血栓素 TXA_2 合成酶抑制剂，能抑制 TXA_2 生成，促进前列环素（PGI_2）的生成，使两者之间的平衡失调得到改善。具有抗血小板聚集和扩张血管作用，能抑制大脑血管痉挛，增加大脑血流量，改善大脑内微循环障碍和能量代谢异常。因而具有抗血小板聚集和扩张血管作用。动物实验，静脉给药能降低血浆 TXA_2

水平，对不同诱导剂所致血小板聚集均有抑制作用，对大鼠中脑动脉的脑梗死有预防作用。

【体内过程】本品单次静脉给药的血中消除较快，静脉连续给药后 2 小时的血药浓度达稳态，受试者半衰期最长为 1.93 小时。停药 24 小时后，药物全部经尿排出体外。

【适应证】适用于治疗急性血栓性脑梗死和脑梗死所伴随的运动障碍。本品也用于蛛网膜下腔出血手术后的血管痉挛及其并发脑缺血症状的改善。

【剂量与用法】静滴：成人每次 40～80mg，每日 1～2 次，溶于 500mL 生理盐水或 5% 葡萄糖注射液中，连续静脉滴注，1～2 周为一疗程。可根据年龄、症状适当增减用量，与其他抗血小板药合用时，可减量。

【不良反应】偶见胃肠道反应和过敏反应，如恶心、呕吐、荨麻疹、皮疹等，但程度都较轻，经适当处理后得到缓解。少数可出现 GPT 及 BUN 升高，以及颅内、消化道、皮下出血、血小板减少等现象。

【注意事项】孕妇、哺乳期妇女慎用。下列情况者禁用：① 出血性脑梗死，或大面积脑梗死深昏迷者。②有严重心、肺、肝、肾功能不全，如严重心律不齐、心肌梗死者。③有血液病或有出血倾向者。④严重高血压者，收缩压超过 200mmHg。⑤对本品过敏者。

【药物相互作用】①本品应避免与含钙的输液混合使用。②与其他抗血小板聚集药、抗凝血药、血栓溶解药合用时有协同作用，可加重出血的倾向，合用时应适当减少本品剂量。

【制剂规格】注射剂：20mg；40mg。奥扎格雷氯化钠注射液：250mL（奥扎格雷 80mg 和氯化钠 2.25g）。奥扎格雷葡萄糖注射液：250mL（奥扎格雷 80mg 和葡萄糖 12.5g）。

氯吡格雷
Clopidogrel

【别名】波立维，Plavix，Is。

【药理作用】本品是一种血小板聚集抑制剂，选择性地抑制二磷酸腺苷（ADP）与血小板受体的结合及继发的 ADP 介导的糖蛋白 GPⅢb/Ⅲa 复合物的活化，进而抑制血小板聚集。除 ADP 外，本品还能抑制其他激动剂诱导的血小板聚集，不能影响磷酸二酯酶的活性。此外，本品通过不可逆地修饰血小板 ADP 受体起作用，所以血小板的寿命也受到一定影响。

【体内过程】本品口服后迅速被吸收，口服 2 小时后，即出现抑制血小板的作用。药物主要在肝脏代谢，主要代谢物为羟酸盐衍生物，对血小板聚集无影响。本品在 5 日内约 50% 随尿液排泄，约 46% 从粪便排出。

【适应证】本品适用于有近期发作的中风、心肌梗死和确诊外周动脉疾病的患者。本品可减少动脉粥样硬化性事件的发生，如心肌梗死、中风和血管性死亡。预防和纠正慢性血液透析导致的血小板功能异常，降低血管手术后闭塞的发生率。

【剂量与用法】口服：成人每次 50～75mg，每日 1 次。对于肾功能不全及老年患者不需调整剂量。

【不良反应】常见的不良反应有皮疹（4%）、腹泻（5%）、腹痛（6%）、消化不良（5%）、颅内出血（0.4%）、消化道出血（2%），严重粒细胞减少（0.04%）。

【注意事项】对本品过敏者、严重肝损伤者、消化性溃疡者禁用。如急需逆转本品的药理作用时，可进行血小板输注。妊娠妇女慎用。动物研究显示，本品可进入乳汁，哺乳期妇女慎用。

【药物相互作用】①本品与华法林、肝素、溶栓药、月见草油、姜黄素、银杏叶、丹参合用时，可增加出血的危险。②与阿司匹林、萘普生合用时，可增加胃肠道出血的潜在风险，应谨慎。

【制剂规格】片剂：25mg；75mg。

替罗非班
Tirofiban

【别名】欣维宁；AGGRASTAT；Tirofiban Hydrochloride

【药理作用】本品为一高效可逆性非肽类血小板表面糖蛋白（GP）Ⅱb/Ⅲa 受体拮抗剂。血小板聚集的最终共同通路是纤维蛋白原和血小板 GPⅡb/Ⅲa 受体结合，GPⅡb/Ⅲa 受体发生构象变化可受血小板活化诱导而致纤维蛋白原与受体的亲和力明显增加，结合的纤维蛋白原可使血小板发生交联，引起血小板聚集。因此，不论血栓形成的原因如何，GPⅡb/Ⅲa 受体在血小板聚集和血栓形成过程中起着重要作用。本品竞争性抑制纤维蛋白原和血小板 GPⅡb/Ⅲa 受体的结合，抑制血小板聚集、延长出血时间、抑制血栓形成，缩小形成血栓的大小。本品对各种刺激因素诱发的血小板聚集都有效，其抑制作用与剂量成正比。

【体内过程】静脉给药后 5 分钟起效，稳态分布容积范围为 22~42L，3~8 小时内持续保持作用。在 0.01~25μg/mL 的血药浓度之间，蛋白结合率为 65%，多以原形经胆道、肾排出。正常人单次静脉给药后，从尿液、粪便中可分别测到给药量的 66%、23%。半衰期为 1.4~1.8 小时。65 岁以上冠心病患者的血浆清除率比 65 岁以下患者下降 19%~26%。严重肾功能不全者（肌酐清除率小于 30mL/min，包括需血液透析的患者）血浆清除率下降大于 1/2。本品可血液透析清除。

【适应证】①急性心肌梗死和急性缺血性心脏猝死；②冠脉缺血综合征患者可施行冠脉血管成形术或冠脉内斑块切除术，以防相关的心脏缺血并发症；③本品与肝素或阿司匹林联合用于不稳定性心绞痛或非 Q 波型心肌梗死，预防心脏缺血事件的发生。

【剂量与用法】静脉给药常与肝素联用。①冠脉血管成形术或冠脉内斑块切除术：本品起始剂量为 10μg/kg，在 3 分钟以内静注后，以 0.15μg/（kg·min）维持静滴 36 小时，然后停用肝素。②对其他适应证：初始剂量以 0.4μg/（kg·min）静滴，以后按 0.1μg/（kg·min）维持静滴，2~5 天为一个疗程。本品与肝素合用，持续滴注时间最少 48 小时（平均 71.3 小时，可达 108 小时）。在施行血管造影术期间，可持续不断地滴注，而且在冠脉血管成形术或冠脉内斑块切除术后持续不断地滴注 12~24 小时。

【不良反应】常见不良反应有出血，包括颅内出血、腹膜后出血和心包积血。其他一些不良反应，如恶心、发热、头痛、皮疹或荨麻疹，血红蛋白、红细胞压积、血小板数目减少，尿粪隐血发生率增加。不良反应发生程度均较轻微，无需治疗，停药后即可消失。使用时必须严密观察出血等副作用，并监测出血时间。

【注意事项】①当与肝素或阿司匹林等抗凝药合用时，可使出血时间更加延长。②替罗非班对血小板聚集的抑制作用是可逆性的，当停止给药 3 小时左右以后，出血时间可恢复到正常。③严重肾功能不全者应用时，其血浆清除率可降低 50% 以上，因此需减少用药剂量，减慢输注速率。④孕妇、哺乳期妇女、对本品过敏者、严重高血压者、近期有出血史者禁用。

【药物相互作用】①与当归、茴香、山金车、小槲树、月见草、绣线菊、野甘菊、越橘、黑穗醋栗、墨角藻、睡菜、波多、琉璃苣、猫爪草、芹菜、姜黄素、大蒜、黄芪、辣椒辣素、生姜、蒲公英、银杏、丁香油、山楂、甘草、益母草、黄芩、卡瓦（Kava）、丹参、大黄、红花油合用，有增加出血的危险性。②本品与下列药物合用时，可增加出血危险：阿加曲班、阿司匹林、维生素 A、软骨素、多昔单抗、低分子肝素、萃布地尼、尕古树脂，特别是抗凝药、溶栓药。③本品与地西泮存在配伍禁忌。

【制剂规格】替罗非班注射剂：0.4mg。盐酸替罗非班注射液：50mL：12.5mg；250mL：12.5mg。盐酸替罗非班氯化钠注射液：100mL（替罗非班 5mg 和氯化钠 900mg）。

第十八章　调节水、电解质及酸碱平衡药

复方氯化钠
Compound Sodium Chloride

【别名】林格注射液。

【药理作用】钠是保持细胞外液渗透压和容量的重要成分。正常人体内总钠量为150g，大部分以 Na^+ 和 Cl^- 形式存在于细胞外液。此外，钠还以碳酸氢钠形式构成缓冲体系，对调节体液的酸碱平衡有重要作用。血液中的 Na^+ 浓度经常保持于 136~145mmol/L（0.5%）水平。此浓度的钠是维持细胞兴奋性、神经肌肉应激性的必要条件。

【体内过程】本品静脉注射后，氯、钠离子主要经肾脏排泄。

【适应证】本品可补充血容量和钠离子，适当补充钾离子和钙离子。用于各种缺盐性失水症（如大面积烧伤、严重吐泻、大量出汗、强利尿药和出血等引起）。在大量出血而暂时又无法进行输血时，可输入其注射液以维持血容量进行急救。

【剂量与用法】静脉滴注。剂量根据病情决定，一般每次 500~1000mL。

【不良反应】①过多过快地给予低渗本品时，可导致脑水肿、溶血等。②输液过多过快可引起水钠潴留，导致水肿、心率加快、血压升高、胸闷及呼吸困难，甚至引起急性左心衰竭。③给予高渗溶液不当时，可致高钠血症。

【注意事项】①下列情况慎用：水肿性疾病，如肝硬化腹水、肾病综合征、充血性心力衰竭、肺水肿、脑水肿、特发性水肿及急性左心衰竭等；脑、肾、心功能不全及血浆蛋白过低者。急性肾衰竭少尿期，慢性肾衰竭尿量减少而对利尿药反应不佳者；高血压及低钾血症者。②开瓶24小时后不宜再用。

【药物相互作用】①本品与两性霉素 B 等合用时，可出现浑浊或沉淀、变色现象，禁止配伍使用。②禁与利血平、多黏菌素 B 硫酸盐、多黏菌素 E 硫酸盐、先锋霉素 I 配伍。

【制剂规格】注射剂：50mL；250mL；500mL；1000mL（每100mL含氯化钠0.82~0.90g，氯化钾0.025~0.035g，氯化钙0.03~0.036g）。

氯化钾
Potassium Chloride

【药理作用】正常成年人体内总钾量平均为120g，K^+ 为细胞内主要阳离子，浓度为 150~160mmol/L，约2%存在于细胞外液中，浓度仅为 3.5~5mmol/L，其余约98%几乎都集中在细胞内，K^+ 是维持细胞内渗透压的重要成分。K^+ 通过与细胞外的 H^+ 交换参与酸碱平衡的调节，当体内（细胞外液）缺 K^+ 时，细胞内 K^+ 向外转移而细胞外 H^+、Na^+ 离子向内转移，结果形成细胞内酸中毒；而体内（细胞外液）血钾过高时则相反。

钾参与糖、蛋白质的合成及二磷酸腺苷转化为三磷酸腺苷的能量代谢，也参与神经冲动传导

和神经末梢递质乙酰胆碱的合成。缺钾时心肌兴奋性增高，钾过多时则抑制心肌的自律性、传导性和兴奋性，因而钾浓度变化影响洋地黄对心脏的作用。

【体内过程】本品口服后可被肠道迅速吸收，肾小球滤液中的钾在近曲小管内几乎完全被重吸收，远曲小管及集合小管的钾离子通过钠泵与管腔内钠离子交换而被排泄。体内90%钾经肾排出，其余10%经肠道排泄。

【适应证】本品用于各种原因引起的低钾血症（多由严重吐泻、不能进食、长期应用排钾利尿剂或肾上腺皮质激素所引起）的防治，亦可用于强心苷中毒引起的阵发性心动过速或频发室性早搏的防治。

【剂量与用法】①片剂：口服，每次1g，每日3次。颗粒剂：口服，每次1g，每日3次。②注射剂：血钾过低，病情危急或吐泻严重者，口服不易被吸收时，可用静滴。每次用10%～20%氯化钾注射液10～15mL加入到5%～10%葡萄糖注射液500mL中稀释或根据病情酌定用量。③缓释片：口服，每次0.5～1g（1～2片），每日2～4次，饭后服用，并按病情需要调整剂量，一般成人每日最大剂量为6g（12片）。对口服片剂出现胃肠道反应者，可改用口服溶液，稀释于冷开水或饮料中内服。④控释片：口服，成人常规剂量为每次0.5～1g（6.7～13.4 mmol），每日2～4次。饭后服用，并按病情需要调整剂量，一般成人每日最大剂量为6g（80 mmol）。对口服片剂出现胃肠道反应者，可改用口服溶液，稀释于冷开水或饮料中内服。小儿口服宜用溶液，每日0.075～0.22g/kg（1～3mmol/kg），稀释于冷开水或饮料中，分次服用。老年人使用时，需严密监测血钾和尿量。

【不良反应】①口服可引起胃肠道反应，如恶心、腹泻、呕吐、腹痛、咽喉不适，甚至消化道溃疡和胃肠道出血。若空腹服用、剂量较大或原有胃肠道疾患者，更易发生胃肠道反应。②静注浓度较高、速度较快或静脉较细时，易刺激静脉内膜，常有疼痛感。③滴注速度较快或原有肾功能损害时，应防止发生高钾血症的可能。其临床表现为软弱乏力、不明原因的焦虑、口唇手足麻木、意识模糊、呼吸困难、心率减缓、心率失常、传导阻滞，甚至心脏停搏。其心电图表现：高而尖的T波，并逐渐出现PR间期延长、P波消失、QRS波变宽及正弦波等。若出现高钾血症，应紧急处理。

【注意事项】①高钾血症者、急慢性肾功能不全者、严重脱水者、无尿或血钾过高、明显传导阻滞者禁用。②下列情况慎用：代谢性酸中毒并伴有少尿者、急性脱水者、肾上腺皮质功能减弱者、先天性肾上腺皮质增生伴盐皮质激素分泌不足者；传导阻滞，心率失常，尤其是使用洋地黄类药物者；大面积烧伤、肌肉创伤、严重感染、大型手术后24小时内或严重溶血者。③静脉滴注过量，可出现疲乏、循环衰竭、肌张力减弱、反射消失、心率降低，甚至停搏等不良反应。④静滴速度宜慢，浓度不超过0.2%～0.4%，治疗心律失常可增加至0.6%～0.7%，否则可引起局部疼痛，甚至心脏停搏。⑤本品对胃肠道有强烈刺激，可导致胃肠不适，甚至胃肠溃疡、坏死或狭窄，故宜采用本品的10%水溶液稀释在饮料中，饭后服用，片剂不可嚼服。⑥老年患者慎用。⑦随访检查血钠、钾、钙浓度及酸碱浓度平衡指标、肾功能和尿量、心电图等。

【药物相互作用】①血管紧张素转换酶抑制剂和环孢素、肾素可抑制醛固酮分泌，减少尿钾排泄，合用易发生高钾血症。②抗胆碱类药物可加重口服钾盐，尤其是氯化钾的胃肠道刺激作用。③非甾体类抗炎镇痛药可加重口服钾盐的胃肠道反应。④肾上腺皮质激素、促肾上腺皮质激素（ACTH）均可促进尿钾排泄，合用可降低钾盐疗效。⑤与含钾和保钾利尿药合用时，发生高钾血症的机会增多，尤其是肾损害患者。

【制剂规格】注射剂：10mL∶1g。片（缓释、控释片）剂：0.5g。颗粒剂：1.5g（10g）；1g（6g）。

氯化钠
Sodium Chloride

【药理作用】 人体内总钠量为150g，其中约44%以NaCl形式存在于细胞外液，约9%在细胞内。细胞外液中Na^+占阳离子总数的90%，维持着机体恒定的渗透压，是保持细胞外液渗透压和容量的重要成分，同时钠对调节体内酸碱平衡也起到了重要的作用。血液中NaCl的浓度大约维持在136～145mmol/L，是维持细胞兴奋性、神经肌肉应激性的必要条件。缺失大量钠时，可引起低钠综合征。

【体内过程】 本品静脉注射时，可直接进入血液循环，体内广泛分布，主要分布于细胞外液。钠和氯离子均可经肾小球滤过，部分经肾小管被重吸收，主要由肾脏随尿排泄，仅有少量随汗排出。

【适应证】 适用于治疗低钠综合征、大失血、低血容量休克等。

【剂量与用法】 氯化钠注射液可补充血容量和钠离子，用于各种缺盐性失水症（如大面积烧伤、严重吐泻、大量出汗、强利尿药、出血等引起）。在大量出血而又无法进行输血时，可输入其注射液以维持血容量进行急救。暑天高温下劳动，大量出汗，丢失氯化钠量很大，常引起"中暑"，可在饮水中加入0.1%～1%的氯化钠，或以含盐清凉片溶于开水中饮用。还可用于艾迪生病，治疗过程中补充氯化钠，每日约10g。此外，生理盐水可用于洗伤口、洗眼及洗鼻等。

【不良反应】 ①输液过多过快时，可致水钠潴留，引起水肿、血压升高、心率加快、胸闷及呼吸困难，甚至可致急性左心衰竭。②过多过快地给予低渗氯化钠可导致溶血和脑水肿等。

【注意事项】 ①下列情况慎用：水肿性疾病，如肝硬化腹水、肾病综合征、充血性心力衰竭、脑水肿、特发性水肿及急性左心衰竭等；脑、肾、心功能不全及血浆蛋白过低者。急性肾衰竭少尿期，慢性肾衰竭尿量减少而对利尿药反应不佳者；高血压者、低血钾症；血浆蛋白过低者。②开瓶24小时后不宜再用。③妊娠高血压综合征者禁用。④儿童及老年人应严格控制补液量和速度。⑤根据临床需要，检查血清中钠、钾、氯离子浓度；血液中酸碱浓度平衡指标、肾功能及血压和心肺功能。⑥肺水肿患者禁用。

【药物相互作用】 作为药物溶剂或稀释剂时，要注意药物间配伍禁忌。

【制剂规格】 注射剂：0.9%氯化钠注射液（5mL、10mL、100mL、250mL、500mL）。浓氯化钠注射液：10mL：1g。

葡萄糖
Glucose

【别名】 右旋糖。

【药理作用】 本品是机体能量的重要来源，在体内被氧化成二氧化碳和水，同时提供热量或者以糖原形式储存，能保护肝脏。静脉注射20%以上的高渗葡萄糖溶液可提高血液渗透压，使组织脱水而利尿。

【体内过程】 本品静脉注射直接进入血液循环，体内完全氧化生成CO_2和水，由肺和肾排出体外，同时产生能量。在体内也可转化成糖原和脂肪贮存，通常正常人体每分钟利用葡萄糖能力为6mg/kg。

【适应证】 ①腹泻、呕吐、重伤大出血、体内损失大量水分。②不能自主饮食的重患者可注射本品或灌肠。③血糖过低或胰岛素过量。④降低眼压及因颅压增加引起的各种病症。⑤高钾血症。

【剂量与用法】 ①补充热能：10%～25%葡萄糖注射液静脉滴注，同时补充体液。②全静脉营养疗法：25%～50%不同浓度葡萄糖，必要时加胰岛素，每5～10g葡萄糖加正规胰岛素1个单位。③低糖血症：轻者口服，重者50%葡萄糖注射液20~40mL。④饥饿性酮症：轻者口服，重者静注5%~25%葡萄糖注射液。⑤失水：静注5%葡萄糖注射液。⑥高钾血症：10%~25%注射液，每2~4g葡萄糖加正规胰岛素1个单位。

【不良反应】①高浓度葡萄糖注射液外渗时可致局部肿痛。②静脉炎常见于高渗葡萄糖注射液滴注时。③反应性低血糖。④高血糖非酮症昏迷：常见于糖尿病、使用大量的糖皮质激素的患者及应激状态、尿毒症腹膜透析者、腹腔内给予高渗葡萄糖溶液及全营养疗法时。⑤电解质紊乱：长期单纯补充葡萄糖易出现低钾、低钠及低磷血症。⑥高钾血症：1型糖尿病患者应用高浓度葡萄糖时偶见。

【注意事项】①下列情况禁用：糖尿病酮症酸中毒未控制者、高血糖非酮症性高渗状态、高钙血症者、维生素D增多症者、高磷血症并肾性佝偻病者及糖尿病者。②下列情况慎用：周期性麻痹、低钾血症患者；应激状态或应用糖皮质激素时；水肿及严重心、肾功能不全、肝硬化腹水者；心功能不全者尤应控制滴速。③分娩时，过多使用葡萄糖可刺激胎儿分泌胰岛素，发生产后婴儿低血糖。④天气寒冷季节注射本品前，应将安瓿加热至体温，防止注射时过凉引起痉挛。⑤高渗溶液应缓慢注射。⑥葡萄糖具引湿性，易发霉，尤其夏季，宜注意消毒。

【药物相互作用】中药注射剂中微粒的存在是导致不良反应的原因之一，有的注射剂本身因为成分不稳定或因为与其他输液或药物一起配伍后产生不溶性微粒。如鱼腥草注射液与5%葡萄糖注射液或10%葡萄糖注射液、0.9%氯化钠注射液配伍后，可致不溶性微粒数大大增加。

【制剂规格】注射剂：250mL：1.25g；500mL：25g；1000mL：50g；250mL：25g；500mL：50g；1000mL：100g；20mL：5g；20mL：10g；10mL：2g。口服葡萄糖粉剂：每袋100g。空腹开水送服，用于糖耐量试验。

葡萄糖氯化钠

Glucose and Sodium Chloride

【药理作用】补充体液，维持体内电解质平衡，供给能量。

【体内过程】本品进入人体后，正常人体每分钟利用葡萄糖能力为6mg/kg。

【适应证】适用于治疗剧烈呕吐、腹泻、手术后等大量失水症及休克、酸碱中毒等。

【剂量与用法】静脉滴注，用量视病情而定。

【不良反应】①输液过多过快时，可致水钠潴留，引起水肿、血压升高、心率加快、胸闷及呼吸困难，甚至急性左心衰竭。②过多过快地给予低渗氯化钠时，可致溶血、脑水肿等。③高浓度葡萄糖注射液外渗时，可致局部肿痛。④静脉炎常见于高渗葡萄糖注射液滴注时。⑤反应性低血糖：易发生于合并使用胰岛素过量，原有低血糖倾向及全静脉营养疗法突然停止时。⑥高血糖非酮症昏迷：糖尿病、使用大量糖皮质激素者、应激状态、尿毒症腹膜透析者、腹腔内给予高渗葡萄糖溶液以及全营养疗法时常见。⑦电解质紊乱：长期单纯补充葡萄糖时，易出现低钾、低钠及低磷血症。

【注意事项】①以下情况禁用：脑、肾、心脏功能不全者；血浆蛋白过低者；高渗性脱水者；糖尿病及酮症酸中毒未控制者；高血糖非酮症高渗状态者。②下列情况慎用：水肿性疾病，如肝硬化腹水、肾病综合征、充血性心力衰竭、脑水肿、特发性水肿及急性左心衰竭等；急性肾衰竭少尿期，慢性肾衰竭尿量减少而对利尿药反应不佳者；高血压者、低血钾症。③妊娠高血压综合征禁用。④分娩时，过多使用葡萄糖可刺激胎儿分泌胰岛素，发生产后婴儿低血糖。⑤儿童及老年人应严格控制补液量和速度，心功能不全者尤应控制滴速。⑥根据临床需要，检查血清中钠、钾、氯离子浓度；血液中酸碱浓度平衡指标、肾功能及血压和心肺功能。

【药物相互作用】①中药注射剂中微粒的存在是致不良反应的原因之一，有的注射剂本身因为成分不稳定或因为与其他输液或药物一起配伍后产生不溶性微粒。如鱼腥草注射液与5%葡萄糖注射液或10%葡萄糖注射液、0.9%氯化钠注射液配伍后，可致不溶性微粒数大大增加。②作为药物溶剂或稀释剂时，注意药物之间的配伍禁忌，如奥美拉唑与本品配伍前后pH值发生变化，直接影响药物的稳定性。

【制剂规格】注射剂：100mL含葡萄糖10g与氯化钠0.9g；250mL含葡萄糖25g与氯化钠2.25g；500mL含葡萄糖25g与氯化钠4.5g；1000mL含葡萄糖50g与氯化钠9g。

乳酸钠
Sodium Lactate

【药理作用】本品为一种弱碱性药物，其高渗溶液注入体内后，解离成乳酸根，与血中H^+结合成乳酸，由肝脏合成糖原或经有氧氧化代谢成CO_2及水，Na^+在体内转化成碳酸氢钠而发挥作用。

【体内过程】本品经静脉注射后进入血液循环，经肝脏氧化生成二氧化碳和水，二者在碳酸酐酶的催化下生成碳酸，再解离成碳酸氢根离子而发挥作用。

【适应证】本品可治疗代谢性酸中毒，由于疗效不及碳酸氢钠迅速，现已少用，但在高钾血症及普鲁卡因胺等引起的心律失常伴有酸血症者仍以本品为宜。此外，本品也可用于碱化尿液及静注溶解结石以治疗尿酸结石，口服可治疗婴儿胃肠炎。

【剂量与用法】静滴，每次11.2%溶液5~8mL/kg，先用半量，以后根据病情再给其余量。用时须以5%~10%葡萄糖注射液5倍量稀释（1.87%溶液）后静滴。成人每次量，一般为500~2000mL。

【不良反应】①低钙血症者（如尿毒症）在应用本品纠正酸中毒后，因血清中钙离子浓度降低易引起手足发麻、疼痛、搐搦、心率加速、胸闷、气急、心力衰竭、呼吸困难等症状。②有时出现低钾血症。③体重增加，出现水肿。④可出现焦虑、惊恐、出汗、感觉异常、震颤及眩晕等反应。⑤血压升高。

【注意事项】①以下情况禁用：心力衰竭及急性肺水肿、脑水肿、严重乳酸性酸中毒、严重肝功能不全及严重肾衰竭（少尿或无尿时）者。②下列情况慎用：水肿伴有钠潴留倾向、轻中度肾功能不全、高血压（包括妊娠高血压综合征）、心肝功能不全、缺氧及休克、脚气病、酗酒及水杨酸中毒或是I型糖原沉积病，以及服用双胍类药物（特别是苯乙双胍）治疗糖尿病或糖尿病酮症酸中毒者。③通常不宜用生理盐水或其他含氯化钠溶液稀释本品，以免成为高渗溶液。④老年患者因各组织器官功能下降，常存在隐匿性心肾功能不全，应慎用。⑤给药速度不宜过快。⑥定期检查血钠、钾、钙、氯浓度；肾功能；血气分析或二氧化碳结合力；血压；心肺功能状态等。

【药物相互作用】①皮质激素具有保钠作用，与本品合用可增高血钠浓度。②糖尿病患者服用双胍类药物（尤其是苯乙双胍）时，可阻碍肝脏对乳酸的利用，从而导致乳酸中毒。③乳酸钠与盐酸四环素、新生霉素钠、磺胺嘧啶钠有配伍禁忌。

【制剂规格】注射剂：20mL：2.24g。

复方电解质葡萄糖 MG3
Compound Electrolytes and Glucose MG3

【别名】MG3。

【药理作用】本品是由氯化钠、氯化钾、乳酸钠、葡萄糖组成的复方制剂，为电解质热量补充药。

【适应证】①用于经口服摄取水分和电解质发生困难时，可以补充热量、水分和电解质。用于低钾血症的高渗性脱水症。②用于外科手术前及术后的水分和电解质的补充。

【剂量与用法】静脉缓慢滴注，每日 500 ~ 1000mL，按症状可适量增减。

【不良反应】①急速大量给药可致肺水肿、脑水肿、高钾血症、水中毒、末梢浮肿等。②偶见血栓静脉炎。

【注意事项】①乳酸血症、高钾血症、艾迪生病、缺尿患者、重症灼伤、高氮血症者禁用。②肾功能不全伴有高钾血者、重症肝功能不全者、心功能不全者、因闭塞性尿路疾患而尿量减少及糖尿病者慎用。③建议患者尿量为每日 500mL 或每小时 20mL 以上时使用本品。

【药物相互作用】本品与中药注射剂配伍时应注意配伍禁忌，配伍后可能导致 pH 值的变化、不溶性微粒数目增加以及出现浑浊等。

【制剂规格】注射剂：500mL（每 1000mL 中含氯化钠 1.75g，氯化钾 1.50g，乳酸钠 2.24g，葡萄糖 100g）。

复方电解质葡萄糖 R2A

Compound Electrolytes and Glucose R2A

【别名】R2A。

【药理作用】本品系由氯化钠、磷酸二氢钠、氯化钾、磷酸氢二钾、乳酸钠、葡萄糖、氯化镁组成的复方制剂，为电解质水分补充药。

【适应证】用于脱水症及手术前后的水分和电解质的补充和调整。

【剂量与用法】静脉滴注，每次 500 ~ 1000mL，按病情适当增减。

【不良反应】①快速大量给药可出现肺水肿、脑水肿、高血钾症、末梢浮肿。②对未满 1 周岁的小儿急速给药（超过 100mL/小时）时，更易出现高血钾症。

【注意事项】①不伴有高钾血症的肾功能不全、重症肝功能不全、心功能不全，因闭塞性尿

路疾患而尿量减少、糖尿病者等慎用。②乳酸血症、高钾血症、尿少、重度灼伤、阿狄森病、高氮血症、高磷血症、低钙血症、甲状腺功能低下、副甲状腺功能低下、高镁血症者禁用。③切勿与含钙的药剂配伍。④最好在患者尿量为每日 500mL 或每小时 20mL 以上时使用本品。⑤老年人机体各种功能减弱，使用本品应减慢速度及减少用量。

【药物相互作用】本品遇钙离子产生沉淀，故勿与含钙制剂配伍使用。

【制剂规格】注射剂：500mL；1000mL（每 1000mL 含氯化钠 1.92g，氯化钾 1g，乳酸钠 2.8g，氯化镁 0.1g，磷酸二氢钠 0.14g，磷酸二氢钾 1g，葡萄糖 23.5g）。

复方乳酸钠林格

Compound Sodium Lactate and Ringers

【药理作用】本品与细胞外液的电解质组成相似，能确实补充电解质和水。当手术或休克时，由于出血使循环血量损失同时丧失大量细胞外液。此种情况下，使用与血浆和细胞外液的电解质组成相似的本品最为适宜，愈后也好。此外，本品中乳酸钠在体内经代谢生成 HCO_3^-，可纠正酸中毒。

【体内过程】乳酸钠 pH 为 6.5 ~ 7.5，口服吸收迅速，1 ~ 2 小时内可经肝脏氧化，代谢转变为碳酸氢钠。但静脉注射时，常用乳酸钠替代醋酸钠作为腹膜透析液的缓冲剂，能减少腹膜刺激，也可减少对心肌抑制和周围血管阻力的影响。

【适应证】本品为调节体液、电解质、酸碱平衡用药。用于预防酸中毒、失血、手术时失血、缺水症及电解质紊乱。

【剂量与用法】静脉滴注：成人，每次 500 ~ 1000mL，按年龄、体重及症状的不同适量增减。给药速度：成人每小时 300 ~ 500mL。

【不良反应】①低钙血症患者（如尿毒症）

用本品纠正酸中毒后，易出现手足发麻、搐搦、疼痛、呼吸困难等症状；②心率加速、胸闷、气急等肺水肿、心力衰竭等；③水肿、体重增加；④血压升高；⑤超量时，可出现碱中毒。

【注意事项】①下列情况禁用：脑水肿；心力衰竭及急性肺水肿；乳酸血症者；重症肝功能不全、严重肾衰竭有少尿或无尿者。②下列情况慎用：糖尿病患者服用双胍类药物（尤其是降糖灵）；高血压者；水肿患者伴有钠潴留倾向时；心肝肾功能不全；缺氧及休克；酗酒、水杨酸中毒、1型糖原沉积病发生乳酸性酸中毒倾向者；糖尿病铜症酸中毒者；因阻塞性尿路疾患而引起尿量减少者。③本品禁与含磷酸离子、碳酸离子类制剂配伍使用。④本品含钙盐，与含有枸橼酸钠血液制剂混合时，可产生凝血，故应注意。⑤孕妇及哺乳期妇女慎用。⑥老年患者慎用。⑦定期检查血钠、钾、钙、氯浓度；肾功能；血气分析或二氧化碳结合力；血压；心肺功能状态等。⑧给药速度宜慢。⑨使用前应仔细检查，若溶液浑浊、絮状沉淀、异物及瓶盖松动或有裂纹等勿用。一次使用不完，禁止再用。

【药物相互作用】①与其他药物合用，应注意大环内酯类抗生素、生物碱、磺胺类等药物因pH值及离子强度的变化而产生配伍禁忌。②本品含有钙离子，与含有枸橼酸钠血液制剂混合可产生沉淀。③本品禁与含磷酸离子、碳酸离子类制剂配伍使用。

【制剂规格】注射剂：500mL（每1000mL含氯化钠6g，氯化钾0.3g，二水合氯化钙0.2g，乳酸钠3.1g）。

复方乳酸钠山梨醇

Compound Sodium Lactate and Sorbitol

【药理作用】本品与细胞外液电解质组成相似，可为人体补充适当的电解质、水分和糖。本品含有的乳酸钠在体内经代谢生成 HCO_3^-，以调整酸碱平衡，维持正常生理功能；本品可作为组织液的补充调整剂，对电解质紊乱及酸中毒有纠正作用。此外，在手术中和手术后的山梨醇代谢几乎不受影响。循环血容量及组织间液量减少时，可作为细胞外液的补充调整剂。

【体内过程】山梨醇主要经肝脏代谢，静脉输入后在肝中迅速转化为果糖。复方乳酸钠山梨醇注射液每升含有山梨醇50g。山梨醇是人体内正常含有的物质，一般为 $3.7 \sim 45 \mu mol/L$。人体精囊、主动脉、晶体、大脑、周围神经及红细胞存在葡萄糖代谢多元醇途径，此途径不依赖胰岛素。在山梨醇脱氢酶作用下，山梨醇与 NAD^+ 或 $NADP^+$ 转变为葡萄糖，既可合成糖原，也可酵解供能。人体对山梨醇利用率为每小时0.15g/kg。如果输入超过此量，山梨醇经肾小球滤过后不被吸收，即可随尿排出，产生明显的利尿现象。

【适应证】用于纠正代谢性酸中毒及补充热量，特别适用于糖尿病患者等有葡萄糖利用障碍的患者。

【剂量与用法】成人静脉滴注每次 $500 \sim 1000mL$。按年龄、体重及症状的不同可适量增减。给药速度：成年人应在以山梨醇计算0.5g/（kg·h）以下（$300 \sim 500mL/h$）。

【不良反应】快速大量给药时，可能出现心力衰竭、脑水肿、肺水肿及肢体水肿等。

【注意事项】①高钾血症、少尿、阿狄森病、重症烧伤、高氮血症、高乳酸血症及遗传性果糖不耐受症患者禁用。②肾功能不全、严重肝功能不全、心功能不全、高渗性脱水症及因阻塞性尿路疾患引起尿量减少者慎用。③本品含钙盐，与含有枸橼酸钠血液混合时，会产生凝血，应注意。④勿与含磷酸离子、碳酸离子制剂配合使用。⑤患妊娠高血压综合征的孕妇慎用。⑥老年者慎用。⑦定期检查血钠、钾、钙、氯浓度及肾功能、心肺功能状态。⑧注意给药速度不宜过快。⑨使用前应仔细检查，若溶液浑浊、絮状沉淀、出现异物及瓶盖松动、出现裂纹等勿用。⑩成人输入速度应限制在 200mL/h 左右，以免发生利尿现象。

【制剂规格】注射剂：500mL（每 1000mL 含氯化钠 6g，氯化钾 0.3g，氯化钙 0.2g，乳酸钠 3.1g，D-山梨醇 50g）。

复合磷酸氢钾

Compound Potassium Dihydrogen Phosphate

【药理作用】磷在体内是组成细胞膜的磷脂双分子层骨架的主要成分，同时磷也参与糖代谢。磷还参与细胞遗传物质，以及许多酶的组成成分。人体内磷总含量 400~800g，约有 35% 存在于骨骼内，约有 6% 存在于肌肉组织内，9% 存在于其他组织内，血内无机磷酸盐约有 12% 与血浆蛋白结合，33% 为复合型，44% 为碱式磷酸盐，11% 为酸式磷酸盐，后两者为复合型的，一部分是可超滤的。健康成人每日约需 0.9g 磷，每日排泄量与之相当，所需之磷约 60% 由空肠迅速吸收，余者在肠道其他部位被吸收。

【体内过程】约 60% 磷由空肠迅速吸收，其余经肠道其他部位吸收。肾脏是调节磷平衡的主要器官，每日经尿液排出磷量约相当于摄取量的 90%，其余由胃肠道及皮肤排泄。

【适应证】本品主要用于完全胃肠外营养疗法中作为磷的补充剂，如中等以上手术或其他创伤需禁食 5 天以上者的磷补充剂。本品亦可用于某些疾病所致低磷血症。

【剂量与用法】对长期不能进食的患者，应根据病情、监测结果而由医生决定用量。将本品稀释 200 倍以上，供静脉点滴输注。一般在完全胃肠外营养疗法中，每 1000kcal 热量加入本品 2.5mL（相当 $[PO_4]^{3-}$ 8mmol），并控制滴注速度。

【不良反应】①本品口服可出现恶心、呕吐、腹痛、腹泻、大便次数增多。②高钾血症：表现为心律失常、口唇麻木、四肢乏力等。③过量使用可出现高磷血症、低钙血症、肌肉颤搐、痉挛、胃肠道不适等。若出现中毒症状时，应立即停药。

【注意事项】①严禁直接注射，须在医师严格指导下稀释 200 倍以上，静脉滴注应控制滴注速度。②仅限于不能进食者使用。③肾衰竭者禁用。④与含钙注射液配伍时，易析出沉淀。⑤过量使用本品时，可致低钙血症、高磷血症、肌肉抽搐、痉挛及胃肠不适等中毒症状，应立即停药。⑥严重肾功能不全者（内生肌肝清除率低于正常值 30%）、肾结石者（指感染所致含有磷酸铵镁盐的结石）禁用。⑦下列情况慎用：心脏病者（尤其是在使用洋地黄类药物时）慎用，甲状腺功能减退、慢性肾脏疾病、急性胰腺炎、佝偻病及骨软化症等可能出现高磷血症或低钙血症、高钾血症倾向者，如严重肾上腺皮质功能减退、严重组织损伤（如重度烧伤或挤压伤）、急性失水、先天性肌肉强直者。

【药物相互作用】①维生素 D、甲状旁腺激素能增加磷吸收，合用易发生高磷血症。②与杏仁酸乌洛托品或马尿酸乌洛托品合用时，可增强后两者抗菌活性。③与肾上腺皮质激素（尤其是盐皮质激素）、促皮质素、雄激素等合用时，可增加水钠潴留发生率。④降钙素可抑制磷的肠道吸收，食物中 Mg^{2+}、Fe^{2+}、Ca^{2+}、Al^{3+} 等金属离子过多，可与磷酸结合成不溶性盐，阻碍磷吸收。⑤与含钙注射液配伍时，易析出沉淀。

【制剂规格】注射剂：2mL。（本品主要成分为三水合磷酸氢二钾和磷酸二氢钾的灭菌水溶液，其渗透压约 7.4mOsm/L。）

甘油磷酸钠

Sodium Glycerophosphate

【别名】Sodium Glycerinophosphate。

【药理作用】本品为营养健脑药。进入人体后释放磷离子，对神经细胞和机体细胞有一定营养功能。参与能量的转换、贮藏、运输及体液缓冲的调节。

【体内过程】本品口服吸收率约为70%，主要经过空肠吸收。进入人体后，释放出磷离子，约90%经肾排泄，10%随粪便排出。

【适应证】适用于治疗磷缺乏症及脑力衰弱、头晕、目眩、精神疲倦、神经衰弱及营养不良等。

【剂量与用法】口服：常用量每次0.6g，每日3次。静注：将本品10mL加入500mL输液中，在4~6小时内缓慢滴入。

【不良反应】长期使用本品可致血磷升高、血钙降低。

【注意事项】①严重肾功能不全、脱水、休克及对本品过敏者禁用。②轻中度肾功能障碍者慎用。③本品为高渗溶液，未经稀释不能输注本品，应加入5%~10%葡萄糖注射液或静脉营养液中，稀释后24小时内用完，以免发生污染。④应控制本品给药速度。⑤长期使用应监测血磷、血钙浓度变化。⑥25℃以下密闭保存，不得冷冻。

【药物相互作用】①降钙素可抑制磷吸收。②维生素D可增加磷吸收。

【制剂规格】注射剂：10mL：2.16g。

琥珀酰明胶

Succinylated Gelatin

【别名】血定安。

【药理作用】本品是牛胶原经水解和琥珀酰化后配制而成的明胶类血浆代用品，本品平均分子量为22500，聚散系数为1.29，接近人体白蛋白，能维持正常的血浆胶体渗透压，钾离子、钙离子含量低，扩容作用小，可广泛应用于因手术和各种原因引起的失血、失液，以纠正血容量的不足，可以大剂量应用，不影响凝血机制，不干扰交叉配血。

【体内过程】本品静脉输注后的半衰期为4小时。90%经肾脏排泄，5%随粪便排泄。大部分可在24小时内经肾脏排出，3日内可完全从血液中清除。

【适应证】本品用于纠正或预防血浆或全血容量不足引起的循环功能不全，如低血容量性休克；用于严重创伤、烧伤、败血症、胰腺炎、手术等引起的全血丢失；可作体外循环加入人工心肺机及血液透析时容量补充剂。

【剂量与用法】静脉滴注：输注剂量和速度按个体情况而定。成人少量出血，500~1000mL在1~3小时内输入；生命垂危者，500mL在5分钟内输入；低血容量休克，10000~15000mL在24小时内输入。一般滴速为每分钟120~180滴，每小时相当于360~540mL。

【不良反应】使用本品偶有过敏反应发生，如轻微荨麻疹。严重不良反应发生率为1/6000~1/13000。

【注意事项】①对明胶类药物或本品过敏者、肾衰竭者、有出血体质者、肺水肿患者、循环超负荷、水潴留者禁用。②水分过多、肾衰、有出血倾向、钠或钾缺乏者慎用。③心衰可能伴有循环超负荷，故输液缓慢。④患者失血量超过总量25%时，应输全血或红细胞。⑤妊娠或哺乳期等慎用。⑥使用本品期间，血糖、血沉、尿液比重、双缩脲、尿蛋白、脂肪酸、胆固醇、果糖、山梨醇脱氢酶等指标可能不稳定。⑦封口开启后，应在4小时内使用，未用完药液不可再用。

【药物相互作用】①本品与含有枸橼酸的抗凝剂全血、血浆、血液制品都有良好的相容性。②脂肪乳勿与本品同一管道输注。③本品与某些水溶性药物（如巴比妥酸盐类、血管活性药、肌肉松弛药、肾上腺皮质激素和抗生素）一般可经相同输液器输液，但并不主张。

【制剂规格】注射剂：500mL：20g（每1000mL含琥珀明胶40g，氯化钠7.01g，氢氧化钠1.36g，注射用水969g）。

聚明胶肽

Polygeline

【别名】血脉素，尿联明胶，血代，Haemaccel。

【药理作用】本品来源于牛骨，通过尿素桥交联的降解明胶多肽，平均分子量30000。本品为血浆代用品，能替代血液或体液，其渗透性、相对黏稠度、pH 值与血浆相同。无凝血障碍，对血型无影响，不在网状内皮系统蓄积，不引起器官功能障碍。本品的输入可恢复人体体液的生理平衡，使心输出量、心率、血压、血液循环恢复正常。本品无致免疫性，故不会诱发抗体形成。

【体内过程】本品经静脉给药15 分钟后起效，体内无蓄积作用，主要由肾脏排泄，半衰期为4～6 小时，肾功能正常的情况下完全排出时间约为48 小时。透析患者，本品不能完全被排出体外而逐渐被内源性蛋白酶降解。

【适应证】本品用于纠正或预防血浆或全血容量缺乏引起的循环功能不全，如低血容量性休克、严重创伤、烧伤、手术等引起的全血或血浆丢失，在心血管手术中作为心肺体外循环机的容量补充剂。

【剂量与用法】静滴：剂量和输注速度可按照个体情况和脉搏、血压、外周组织灌注及尿量进行调整，一般500mL 约在1 小时内输入；急救时，可在5～15 分钟内输入500mL。一般健康成人全血及血浆流失时，可用本品预防休克，最多不超过2000mL。

【不良反应】①偶见过敏性皮肤病（如荨麻疹）、风团、低血压、心动过速或过缓、恶心呕吐、呼吸困难、体温升高、寒战等，反应较重时应立即停药。②过敏性休克罕见。③用药后，短期内可出现血清钙浓度轻度增高（因本品含钙较多），特别是在大剂量快速滴注时；可见红细胞沉积率暂时加快。

【注意事项】①下列情况禁用：严重肝肾功能损害、肾性或肾后性无尿者；充血性心力衰竭、肺水肿、心源性休克者；高血压、食道静脉曲张出血性疾病者；对本制剂过敏或具有组织胺释放高危因素者。②患有充血性心力衰竭、高血压、肺水肿、食道静脉曲张者，应特别谨慎，并注意严密观察。③本品钙含量较高，大量注入后，短期内可出现高血钙。④不可与加有抗凝剂的全血或血浆混合，但肝素化的血可与本品混合。⑤使用前应仔细检查，如有溶液浑浊、瓶口或瓶身微裂、封口松动等勿用。⑥输注本品可致暂时性红细胞沉降率加快。⑦本品不受血型限制，如配合输血时，应先查血型，以防出现红细胞假凝集现象。⑧不宜在冰冷状态下输注，宜稍加温后使用。⑨妊娠期和产妇使用时，应密切观察。⑩老年人使用应注意可能存在的低蛋白血症，并注意用药剂量，密切注意心脏功能。

【药物相互作用】①本品中的钙剂与强心苷有协同作用，故正在使用强心药物治疗者应禁用本品。②与庆大霉素合用时，可增加肾功能损害，增加肾衰竭风险。③不可与氨苄青霉素、头孢曲松、阿昔洛韦、甲泼尼龙、丙咪嗪等配伍药液。④不能与含枸橼酸盐的血液制剂混合使用，但含枸橼酸盐的血液制剂可在输入本品之前或之后输注，或分通道同时输注。

【制剂规格】注射剂：500mL；1000mL。

口服补液盐
OralRehydration Salt（ORS）

【药理作用】本品为体液补充药，可调节水、电解质与酸碱平衡。

【适应证】适用于治疗各种腹泻引起的轻中度脱水，特别适用于小儿。

【剂量与用法】本品口服时，将袋内粉末全部倒出，溶于凉或温开水500mL（约2 茶杯）中，少量多次分服，于4～6 小时内服完。轻度脱水者，50mL/kg。中度脱水者，80～100mL/kg。成人每日不超过3000mL，分次于4～6 小时内服完。

【不良反应】本品可出现胃肠道不良反应，如恶心、刺激感，多因未按规定溶解本品，使浓度过高所致。

【注意事项】①本品宜用凉或温开水溶解，不能煮沸。②心、脑、肾功能不全及高钾血症者慎用。③严重脱水者应用静脉输液法。④严重腹泻、失水或呕吐、少尿或无尿、葡萄糖吸收障碍、肠麻痹、肠梗阻及肠穿孔者禁用。⑤对本品过敏者禁用，过敏体质者慎用。⑥本品性状发生改变时禁用。⑦本品宜放在儿童不能接触处。⑧儿童用量请咨询医师或药师。若服用过量或出现严重不良反应时，需立即就医。⑨当脱水纠正和腹泻停止后，立即停用。⑩应置密闭干燥处保存。

【药物相互作用】①本品与健胃消食类乳酶生、胃蛋白酶合剂等存在配伍禁忌。由于口服补液盐含有碳酸氢钠，乳酶生、胃蛋白酶等在碱性条件下都会降低活性，甚至失去活性。②红霉素与口服补液盐合用时，可致配伍药物失效或产生毒副作用。③如与其他药物同时使用时，可能会发生药物相互作用，详情请咨询医师或药师。

【制剂规格】粉剂：每袋含氯化钠 1.55g，氯化钾 0.7g，碳酸氢钠 1.2g，葡萄糖 13.85g。

枸橼酸钾

Kalii Citras

【别名】柠檬酸钾，可维加，potassium Citrate。

【药理作用】本品为补钾剂。钾离子为细胞内主要阳离子，为维持细胞新陈代谢、细胞内渗透压和酸碱平衡、神经传导、肌肉收缩、心肌收缩所必需的重要成分。

【体内过程】本品口服后经胃肠道迅速吸收，约为给药量的 90%。主要分布于细胞外液，细胞内液除离子状态外，部分与蛋白质结合，部分与糖及磷酸结合，90% 钾经肾脏排泄，其余 10% 随粪便排出。

【适应证】本品为碱性钾盐。用于治疗低钾血症、钾缺乏症、利尿及碱化尿液。

【剂量与用法】口服：温开水冲服，每次 1~2g，每日 3 次。

【不良反应】①口服可有异味感及胃肠道刺激症状，如恶心、呕吐、腹痛、腹泻。空腹、剂量较大及原有胃肠道疾患者更易发生。②应用过量或原有肾功能损害时易发生高钾血症，表现为软弱、乏力、不明原因的焦虑、手足口唇麻木、意识模糊、呼吸困难、心率减慢、传导阻滞、心律失常，甚至心脏骤停。

【注意事项】①以下情况禁用：高钾血症、消化性溃疡、心力衰竭或严重心肌损害、伴有少尿或氮质血症的严重肾功能损害、未经治疗的阿狄森病（Addison'sdisease）、急性脱水、中暑性痉挛及无尿者。②下列情况慎用：急慢性肾功能不全、传导阻滞性心律失常，尤其应用洋地黄类药物者、家族性周期性麻痹、低钾性麻痹补钾，但需鉴别高钾性或正常性周期麻痹者；慢性或严重腹泻引起低钾血症者；肌肉创伤、严重感染、大面积烧伤、大手术后 24 小时和严重溶血者；接受潴钾利尿剂及肾上腺性异常综合征伴盐皮质激素分泌不足者。③定期随访检查：血钾、镁、钠、钙；酸碱平衡指标；肾功能和尿量；心电图。④孕妇及哺乳期妇女、儿童、老年人慎用。

【药物相互作用】①肾上腺糖皮质激素，特别是具有较强盐皮质激素作用的患者，以及肾上腺盐皮质激素、促肾上腺皮质激素（ACTH）可促进尿钾排泄，合用则可降低钾盐疗效。②抗胆碱药物可加重口服钾盐，尤其是氯化钾的胃肠道刺激作用。③非甾体类抗炎镇痛药可加重口服钾盐胃肠道反应。④合用库存血（库存 10 日以下含钾 30mmol/L，库存 10 日以上含钾 65mmol/L）、保钾利尿药、含钾药物时，发生高钾血症的机会增加，尤其是有肾损害者。⑤血管紧张素转换酶抑制剂与环孢素 A 可抑制醛固酮分泌，减少尿钾排泄，合用易发生高钾血症。⑥肝素可抑制醛固酮的合成，减少尿钾排泄，合用易发生高钾血症。肝素也可增加胃肠道出血机会。⑦缓释型钾盐可减少肠道对维生素 B_{12} 吸收。

【制剂规格】颗粒剂：2g。

门冬氨酸钾镁

Potassium Magnesium Aspartate

【别名】Panangin，Aspara。

【药理作用】门冬氨酸在三羧酸循环中起重要作用，是草酰乙酸的前体。门冬氨酸参与鸟氨酸循环，促进氨和二氧化碳的代谢，生成尿素，从而降低血中氨和二氧化碳的含量。门冬氨酸与细胞的强结合力可作为钾离子载体，使钾离子返回细胞内，促进细胞除极化和细胞代谢，维持正常功能。

【体内过程】本品在消化道内易被吸收，迅速进入血液循环。动物经口服本品 0.5~1 小时后血药浓度达峰值，1 小时后肝脏药物浓度最高，血、肾、肌肉、心脏和小肠终浓度依次降低。

【适应证】主要用于治疗急性黄疸型肝炎、肝细胞功能不全及其他急慢性肝病。本品还可用于各种原因引起的低钾血症、洋地黄中毒引起的心律失常、心肌炎后遗症、慢性心功能不全、冠心病等。

【剂量与用法】口服：每次 1~2 片，每日 3 次，饭后服。注射液：成人每次 10~20mL 加入 5% 或 10% 葡萄糖注射液 250~500mL 中缓慢静滴，每日 1 次。儿童用量酌减。重症黄疸者，每日可用 2 次。低血钾者可适当加大剂量。口服液：每次 1 支，每日 3 次。

【不良反应】①滴注速度过快，易引起高钾血症和高镁血症，还可出现恶心、呕吐、胸闷、颜面潮红、血压下降等症状，偶见血管刺激性疼痛。心率减慢罕见，减慢滴速或停药后即可恢复。②大剂量可能引起腹泻。

【注意事项】①本品滴注速度过快时，可引起恶心、呕吐、面部潮红、血压下降等症。②高钾血症、高血镁、严重肾功能障碍、Ⅲ度房室传导阻滞、爱迪生病者、心源性休克者［收缩压小于 12kPa（低于 90mmHg）］禁用。房室传导阻滞（除洋地黄中毒所致）、肾功能损害者慎用。④老年人慎用。⑤本品不宜与保钾利尿药合用。⑥对电解质紊乱者，需检查血镁及血钾浓度。

【药物相互作用】①本品能够抑制四环素、铁盐、氟化钠的吸收，合用时应间隔 3 小时以上。②本品与保钾性利尿剂和（或）血管紧张素转换酶抑制剂（ACEI）配伍时，可能会发生高钾血症。

【制剂规格】注射剂：10mL（含钾盐、镁盐各 0.5g）。片剂：每片含钾盐、镁盐各 0.075g。口服液：5mL；10mL［无水 L-门冬氨酸钾 451mg（含钾 103mg），无水 L-门冬氨酸镁 403.6mg（含镁 34mg），按 L-门冬氨酸计（$C_4H_7NO_4$）为 723mg］。

多种微量元素

Multi-trace Elements

【药理作用】本品为微量元素的浓缩液，可供应锌、锰、铜、磷、铁的正常每日需要量，用作多种氨基酸注射剂和葡萄糖注射剂的添加剂，可发挥各种电解质和微量元素的特有作用以使机体内有关生化反应能正常进行。

【适应证】本品为肠外营养的添加剂。10mL 能满足成人每天对铬、铜、铁、锰、钼、硒、锌、氟和碘的基本和中等需要。妊娠妇女对微量元素的需要量增加，故也适用于妊娠妇女补充微量元素。

【剂量与用法】成人推荐剂量为每日 10mL。在配伍得到保证的前提下，用本品 10mL 加入 500~1000mL 多种氨基酸或葡萄糖注射剂中，静滴时间

6~8 小时，输注速率不宜过快。体重超过 15kg 的儿童每日 0.1mL/kg，稀释后静脉输注。输注速率不超过 1mL/min。

【不良反应】本品用于防治小儿反复上呼吸道感染，当静滴本品过快时，患儿会出现面红、多汗、心悸、恶心、呕吐等症状，调整滴速后症状缓解，不影响疗效，用药前后无其他异常。

【注意事项】①微量元素代谢障碍、胆道功能明显减退及肾功能障碍者慎用。②不耐果糖者、肾功能障碍者禁用。③经外周静脉输注时，每 500mL 注射剂中成人最多可加入本品 10mL。④输注前 1 小时将本品加入稀释液中，12 小时内用完。⑤输注速度不宜过快，每分钟不得超过 1mL。⑥本品渗透压较高和 pH 较低，未经稀释不得输注。⑦不可添加其他药物，以避免可能发生的沉淀。⑧长期使用中，注意监测各微量元素缺乏或过量的有关证候，进行相应的药物调整。⑨本品与酒精饮料同服可引起腹部痉挛、呕吐及灼热感，故用药期间应避免饮酒。⑩与抗凝药同用时，可增强抗凝药药效，故应观察凝血酶原时间并调整给药剂量。

【药物相互作用】①维生素 C 注射液：本品中的铜离子，可使维生素 C 氧化；所含的碘可与维生素 C 发生氧化还原反应而使液体变色。故维生素 C 注射液和本品不能在同一输液瓶中相加或在同一输液管中使用。②头孢曲松钠注射液：本品中的钙离子，可与头孢曲松钠注射液形成头孢曲松钙盐，造成致命的危害。③阿莫西林注射液：本品中的铜、锌离子及氟和碘等，可使阿莫西林注射液抗菌活力降低，过敏反应增加。④青霉素钾或钠注射液：本品中的铜、锌离子，可破坏青霉素的氧化噻唑环，使其丧失抗菌疗效，过敏反应也有可能增加，故与青霉素钾或钠注射液属于配伍禁忌。⑤喹诺酮类注射液：本品中的铜、锌、铁等离子，可使喹诺酮类注射液抗菌活力下降或消失，故二者不能在同一输液管中使用。⑥丹参酮注射液：本品中金属离子可使丹参酮注射液发

生类似蛋白质样变性反应，使溶液变黏稠。二者属配伍禁忌。⑦脂肪乳注射液：本品的多种金属离子，可致脂肪乳剂破裂，引起血管的脂肪栓塞，故二者属配伍禁忌。

【制剂规格】注射剂，每支 10mL。本品为微量元素浓缩液复方制剂。其组成为：氯化铬（$CrCl_3 \cdot 6H_2O$）53.3mg，氯化铜（$CuCl_2 \cdot 2H_2O$）3.4mg，氯化铁（$FeCl_3 \cdot 6H_2O$）5.4mg，氯化锰（$MnCl_2 \cdot 4H_2O$）0.99mg，钼酸钠（$Na_2MoO_4 \cdot 2H_2O$）48.5mg，亚硒酸钠（$Na_2SeO_3 \cdot 5H_2O$）105mg，氯化锌（$ZnCl_2$）13.6mg，碘化钾（KI）166mg，氟化钠（NaF）2.1mg，山梨醇（$C_6H_{14}O_6$）3g，盐酸调节 pH 值至 2.2，注射用水加至 10mL。本品 pH2.2；渗透压约 1900 mOsm/kg。

微量元素
Trace Elements

【别名】安达美，Addamel，派达益尔，Pedail。

【适应证】本品为多种微量元素的灭菌溶液，供成人使用的全静脉营养添加剂，以满足人体对微量元素的需要。本品 10mL 能满足成人每日对铬、铜、铁、锰、钼、硒、锌、氟和碘的基本或中等的需要。妊娠妇女对微量元素更需要，故本品也适用于妊娠妇女。

【剂量与用法】成人每日剂量为 10mL，能满足基本或中等的需要。

【注意事项】①微量元素代谢明显减退及胆囊和肾功能障碍者慎用。②本品渗透压较高和 pH 较低，未经稀释不能输注。③经外周静脉输注时，每 500mL 注射剂中成人最多可加入本品 10mL。④在无菌条件下，输注前将本品加入注射剂中，12 小时内用完。⑤输注速度不宜过快。⑥不耐果糖的糖尿病者禁用。

【制剂规格】注射剂 10mL 含量见下表：

成人	小儿
铬 0.2μmol	
铜 20μmol	0.0075μmol
铁 20μmol	0.5μmol
锰 5μmol	0.25μmol
钼 0.2μmol	
硒 0.4μmol	
锌 100μmol	0.15μmol
氟 50μmol	0.75μmol
碘 1μmol	0.01μmol
山梨醇 3g	
钙 0.15mmol	
镁 25μmol	
磷 75μmol	
氯 0.35μmol	

硫酸锌

Zinc Sulfate

【药理作用】锌存在于人体呼吸酶、乳酸脱氢酶、碳酸酐酶、碱性磷酸酶、DNA 和 RNA 聚合酶、羧肽酶等酶系中，是人体必不可少的微量元素之一。锌与核酸、蛋白质的合成，与糖类代谢及内分泌腺的活动有密切关系。

【体内过程】本品口服后主要在小肠吸收，极少量经胃和结肠吸收，绝大部分与血清蛋白结合，主要随粪便排出体外，微量经尿、皮肤脱屑、出汗及毛发脱落排出。

【适应证】适用于治疗缺锌症，如儿童生长发育迟缓、厌食症及各种皮肤痤疮、复发性口腔溃疡等。

【剂量与用法】口服：每日 0.2g，分 3 次餐后服用，2~4 周为一疗程。

【不良反应】本品口服后常见食欲缺乏、恶心、呕吐、腹泻、腹痛等消化道反应，不宜空腹服用。②偶见皮疹、胃肠道出血，罕见肠穿孔。

【注意事项】①消化道溃疡者禁用。②宜餐后服用。③孕妇慎用。④不宜与四环素、多价磷酸盐、青霉胺等药物同服。⑤滴眼剂禁用于急性卡他性结膜炎。

【药物相互作用】①锌与铬具有生物拮抗作用，不可同服。②本品与铝、钙、锶、硼砂、碳酸盐和氢氧化物（碱）、蛋白银及鞣酸等有配伍禁忌。③本品可降低青霉胺、四环素类药品的作用。④本品勿与牛奶同服。

【制剂规格】片剂：0.2g。

葡萄糖酸锌

Zinc Gluconate

【药理作用】锌存在于人体呼吸酶、乳酸脱氢酶、碳酸酐酶、碱性磷酸酶、DNA 和 RNA 聚合酶、羧肽酶等酶系中，是人体必不可少的微量元素之一。锌与核酸、蛋白质的合成，与糖类代谢以及内分泌腺的活动有密切关系。

【体内过程】口服后主要由小肠吸收，1 小时后血清锌浓度达高峰，2 小时后开始下降。锌广泛分布于肝、肠、脾、胰、心、肾、肺、肌肉及中枢神经系统及骨骼内。主要随粪便排泄，少量由尿液和乳汁排泄，失血及妇女月经也是丢失锌的重要途径。本品经鼻腔给药后，通过鼻黏膜及鼻黏液渗透，并且黏附于鼻黏膜上，可维持约 4 小时。鼻黏膜逐渐吸收锌离子，使局部锌离子浓度较高。

【适应证】适用于治疗缺锌症，如儿童生长发育迟缓、厌食症，以及各种皮肤痤疮、复发性口腔溃疡等。

【剂量与用法】口服，每次 25mg，每日 2 次。皮肤痤疮，3 周为一疗程，每疗程间停药 1 周；复发性口腔溃疡，每 1~2 周为一疗程。小儿厌食症：每次 1~3mg/kg，每日 2~3 次。

【不良反应】①轻度胃部不适，如恶心或呕吐等消化道症状。②血液系统：锌可影响铁的代谢。大量补充锌可致铁粒幼红细胞性贫血，可引起严重淋巴细胞和多形核白细胞功能受到损害，可致明显的高密度脂蛋白降低而不伴有明显的临床症状。偶见过敏性皮疹。初次使用本品鼻喷剂或鼻黏膜破损者，可能出现一过性轻微烧灼和刺激感。

【注意事项】①对本品制剂中的任何成分过敏者禁用，过敏体质者慎用。本品性状发生改变时，禁止使用。②本品宜餐后服用，避免空腹服药，以减少胃肠道刺激。③血色素沉着病的纯合子者慎用，应测定血清锌浓度。在治疗肝豆状核变性时，应检测尿酮。④将本品放在儿童不易接触处。⑤儿童必须在成人监护下使用。⑥应在确诊为缺锌症时使用，如需长期服用者必须在医师指导下使用。

【药物相互作用】①本品可降低青霉胺、四环素类等药物的药效，故勿与这些药物同时服用。②勿与多价磷酸盐药物同时服用。③本品勿与牛奶同服。④本品勿与铝盐、钙盐、碳酸盐、鞣酸等药物同时使用。

【制剂规格】 片剂：25mg。颗粒剂：70mg（10g）。

第十九章　专科用药

一、皮肤科用药

1. 抗感染药

苯甲酸
Benzoic Acid

【别名】安息香酸。

【药理作用】本品在酸性溶液中，0.1% 的浓度即可抑制细菌和霉菌生长。而在碱性溶液中，由于形成苯甲酸盐而使其作用大为减弱。本品广泛用作食品防腐剂。

【体内过程】本品口服后在肝脏与甘氨酸结合成马尿酸从肾脏排出，故曾用于肝功能测定。

【适应证】本品对皮肤无刺激性，与其他药物（如水杨酸）合用时，可广泛用于治疗头癣、脚癣等症。

【剂量与用法】本品常与水杨酸等一起配制成外用抗真菌用软膏及酊剂；作为防腐剂时，其浓度可为 0.2%～0.3%；作为仪器及中草药制剂的防腐剂时，其浓度可为 0.1%。

【不良反应】服用本品特大剂量时，可见类似水杨酸盐的全身反应。

【制剂规格】软膏剂：6%～12%。酊剂：6%。

二硫化硒
Selenium Sulfide

【别名】希尔生。

【药理作用】本品能抑制表皮及滤泡上皮细胞过度生长，具有抗皮脂溢出及杀菌作用，从而减少角质细胞的产生，止痒去头屑。

【适应证】本品用于头屑过多及花斑癣的治疗，防治脂溢性皮炎，包括干性糠疹（干性皮脂溢）、脂样糠疹（湿性皮脂溢）、湿疹样皮脂溢及油性皮脂溢。

【剂量与用法】①去除头屑：将头发冲洗后，用本品洗发并按摩发根至产生适量泡沫。冲净后再重复洗 1 次，一周洗 1～2 次，用量按头屑多少适当增减，2～4 周为一疗程。②治疗花斑癣：用 2.5% 悬浮液涂于已洗净的患处，保留 10～30 分钟后以大量水冲洗，每日 2 次，一周 2 次，持续 2～4 周。③治疗脂溢性皮炎：用 2.5% 悬浮液 5～10mL 在润湿的头皮上涂抹按摩 5 分钟后，用大量水冲洗，一周 2 次，2～4 周一疗程。④预防干性糠疹和脂样糠疹：每次用 1% 洗液在润湿的头皮上涂抹按摩 5 分钟，再冲洗。

【不良反应】偶见正常脱发增多，或头发变浅色，用大量水冲洗可避免。

【注意事项】①禁止口服，不能入眼（会引起结膜炎）。②有急性皮炎及渗出时不能使用。③如出现过敏即应停药。⑤婴儿安全性尚未确定。

【制剂规格】洗剂：50mL：1.25g；100mL：2.5g。混悬液：120mL：3g。

复方氯己定
Compound Chlorhexidine Gluconate

【别名】复方洗必泰。

【药理作用】本品系含葡萄糖酸氯己定和甲硝唑复方含漱剂，为黄色的液体，具有芳香气味，pH 值为 5.0～7.0。本品中氯己定和甲硝唑具有协同抗菌作用。前者分子中的阳离子基团与细菌的阴离子结合，改变菌体表面的结构，破坏胞浆膜的渗透屏障，呈现抗菌作用。对革兰阳性菌和革兰阴性菌均有效，对假单胞菌属和变形杆菌属中某些菌种较不敏感。对芽孢、抗酸杆菌、真菌、病毒无效。此外，氯己定与牙齿表面的有机、无机物有很高的亲和力，可较长时间抗菌和抑制葡聚糖合成，显示抗牙菌斑的功效。后者可通过扩散入细胞中，利用厌氧菌具有低氧化还原电势能还原其硝基，产生对细菌有害的复合物，抑制细菌脱氧核糖核酸的合成，呈现抗厌氧菌的作用。

【适应证】本品为抗菌消炎药，可抑制口腔内细菌的黏附和生长，减少牙菌斑；可用于牙龈炎、冠周炎、口腔黏膜炎等引起的牙龈出血、牙周肿痛、溢脓口臭及口腔溃疡等症的辅助治疗。

【剂量与用法】早晚刷牙后含漱，每次15mL，5～10 天为一疗程。

【不良反应】偶有味觉改变和口腔黏膜轻微刺痛，停药后即可消失，也可使牙齿着色。

【注意事项】对本品过敏者禁用，连续使用不超过 10 天；本品不宜用于急性渗出性皮肤病。

【制剂规格】含漱剂：100mL；150mL；200mL（本品系由葡萄糖酸氯己定和甲硝唑组成的复方含漱液，为黄色的液体）。

高锰酸钾粉
Potassium Permanganate Powder

【别名】PP 粉。

【药理作用】本品具有消毒防腐作用。

【适应证】适用于皮肤、黏膜及腔道的消毒，也用于有机物中毒时的洗胃。

【剂量与用法】配成 0.01%～0.02% 溶液冲洗创面、腔道或洗胃。

【注意事项】溶液宜新鲜配制，久置易失效。

过氧苯甲酰
Benzoyl Peroxide

【别名】过氧化苯酰，班茜，Benzihex。

【药理作用】本品为强氧化剂，极易分解，遇有机物可分解出新生态氧，进而氧化细菌的蛋白质而发挥杀菌作用，对厌氧菌感染有效。本品还具有缓慢的角质溶解、脱屑及降低皮脂腺内游离脂肪酸的作用。

【体内过程】本品通过皮肤吸收，在体内代谢为苯甲酸，再以苯甲酸盐随尿排出。

【适应证】本品可用于寻常痤疮的局部治疗；夏季可用于防治疖肿、湿疹及慢性皮肤溃疡。

【剂量与用法】本品使用前，应将局部洗净揩干，涂患处，每日 2～3 次。

【不良反应】①本品用药后可有短暂的刺痛或灼烧感，但继续用药后消失。②使用 1～2 周后，可出现皮肤过度干燥及脱皮现象。③长期使用可引起接触性皮炎。

【注意事项】①本品不得用于眼睛周围或黏膜处。②本品和有色物接触时，可出现漂白或退色现象。③本品应遮光密闭保存。④孕妇、儿童慎用。

【制剂规格】乳膏剂：10g：250mg（2.5%）；10g：500mg（5%）；10g：1g（10%）。凝胶剂：10g：25mg（0.25%）；10g：500mg（5%）；10g：1g（10%）。洗剂：5%；10%。

过氧化氢溶液
Peroxide Hydrogen Solution

【别名】双氧水，H_2O_2。

【药理作用】本品为消毒防腐药，含过氧化氢量为 3%，与血液和组织中的过氧化氢酶接触时，能迅速分解释放出新生氧，发挥抗菌及除臭作用，但作用短暂。有机物会减弱其作用，其放氧产生气泡的机械作用可使脓、血块及坏死组织松动、剥脱而易于排出。

【适应证】3%本品溶液常用于冲洗创面和溃疡，尤其适用于厌氧菌感染。用于治疗化脓性中耳炎，可清除耳内脓液；用于创伤换药，可松动创面上的痂皮和敷料；也用于扁桃体炎、口腔炎及白喉等。

【剂量与用法】外用以3%溶液涂于局部或冲洗创面和溃疡。用1%溶液含漱，治疗扁桃体炎、口腔炎及白喉等；治疗中耳炎，用本溶液清洗耳道，每日3次。

【注意事项】本品有30%浓溶液，须稀释后使用。

【制剂规格】溶液剂：500mL（1%；3%）。

环吡酮胺
Ciclopirox Olamine

【别名】环己吡酮氨乙醇，环匹罗司胺乙醇，环吡司胺，Patrafen，巴特芬。

【药理作用】本品为吡啶酮类广谱抗真菌药。主要通过改变真菌细胞膜的完整性及阻断蛋白前体物质摄取，从而导致真菌细胞死亡。其特点是毒性低，渗透力强，不仅能渗透表皮及皮肤各层，还能进入深层皮脂腺、毛囊。本品具有抗皮肤癣菌、酵母菌、放线菌、腐生霉菌、其他真菌及多种革兰阳性与阴性菌的广泛作用。对衣原体及毛滴虫亦有作用。

【体内过程】本品能渗透皮肤各层，也可进入深层的皮脂腺及毛囊。本药入血极少，仅为给药量的1.3%，半衰期约为1小时。

【适应证】1%霜剂及溶液外用后，可治疗各种皮肤癣菌病（包括甲癣及阴道念珠菌病），疗程一般为1~4周（甲癣为13周）。1%软膏治疗体癣、股癣、花斑癣、手足癣、白色念珠菌病等。疗效与克霉唑相似，第一周的痊愈率显著高于克霉唑组。

【剂量与用法】外用：1%软膏，每日2次，涂擦于患处，4周为一疗程。

【不良反应】少数患者用药后局部有发红、刺痒等反应，停药后症状可消失。

【注意事项】本品不宜用于眼睛。

【制剂规格】软膏（霜）剂：10g（1%）。溶液剂：1%。

克罗米通
Crotamiton

【别名】克鲁塔米通，优力肤，优力斯，优乐散，Eurax。

【药理作用】本品可产生局麻作用，用于消炎止痒。

【体内过程】本品能迅速透入皮肤，在体内作用约6小时。

【适应证】用于治疗疥疮及各种皮肤瘙痒症，如小儿湿疹、冻疮、疥疮、肛门瘙痒、老年性蚁走感、过敏性黄疸、糖尿病、癣症等，也可用于继发性皮肤感染。

【剂量与用法】瘙痒症：外擦，每日3次。疥疮：外涂，每日1次。

【注意事项】婴幼儿及急性皮肤炎症不宜使用。急性炎症性、糜烂性或渗出性皮肤损害者慎用。

【制剂规格】乳膏（霜）剂：1%。

联苯苄唑
Bifonazole

【别名】比佛拉唑，美克，白呋唑，孚琪乳膏。

【药理作用】本品为咪唑类抗真菌外用药，对皮肤丝状菌、二相性真菌、酵母状真菌等有良好作用，在Kimming培养基上对各种致病真菌有

90%以上菌株最小抑菌浓度为 $5\mu g/mL$ 以下，$5\mu g/mL$ 以上浓度对致病真菌有较强的杀灭效能和明显的预防感染效果。本品具有广谱、高效、安全、无毒、无刺激性等特点，且皮肤涂抹后很容易渗透，保留时间长，见效快，每日涂 1 次，一般 2 周即可痊愈。其作用机制为：低浓度时阻止细胞脂质成分麦角甾醇的合成，高浓度时使细胞膜脂质特异性结合膜的性质发生变化，使细胞膜结构及其机能发生障碍而显示抗真菌作用。

【体内过程】正常成年人腹部皮肤 10～20cm 涂敷本品溶液，达高峰时间为给药后 3 小时，峰值为 360ng/mL，皮肤吸收率极低。吸收后，大部分由尿和粪便排出体外。

【适应证】本品主治各种皮肤真菌病，如体癣、股癣、手足癣、花斑癣等。对皮肤、指（趾）间念珠菌、革兰阳性菌及链球菌引起的感染和继发感染有良好作用。

【剂量与用法】涂敷患处，每日 1 次，2～4 周为一疗程。

【不良反应】使用本品后有局部过敏反应，表现为接触性皮炎、一过性轻度皮肤变红、烧灼感、蜕皮、瘙痒及龟裂。

【注意事项】①以往对咪唑类药物有过敏史者，或对本品有过敏者忌用。②最好在睡前用药。

【制剂规格】溶液剂：10mL：100mg。软膏剂：10g：100mg。乳膏（霜）剂：15g：150mg。

莫匹罗星
Mupirocin

【别名】百多邦，澳琪，Bactroban。

【药理作用】本品为新一代抗菌药物，是由萤光假单胞菌液体培养基中提取的主要代谢产物——假单胞酸 A 通过可逆的、特异的与细菌异亮氨酸转换 RNA 合成酶结合而抑制细菌蛋白质的合成，具有强效抗金黄色葡萄球菌及化脓性链球菌

的作用。本品对耐药金葡菌有效，对某些革兰阴性杆菌也有一定抗菌作用，与其他常用抗生素无交叉耐药性。

【体内过程】本品涂于皮肤后，能到达角质层下，但吸收差。血清蛋白结合率为 95%，可代谢为无活性物经肾排泄。由于本品半衰期极短，只用于局部抗感染。

【适应证】用于治疗各种细菌性皮肤感染，如毛囊炎、脓疱疮、小腿溃疡、化脓性肉芽肿、传染性湿疹样皮炎。

【剂量与用法】2% 软膏局部涂布，每日 1～3 次，连用 3～7 日。

【不良反应】个别患者在用药期间可出现皮疹及局部刺激症状。

【注意事项】本品只适用于表浅的皮肤感染。

【制剂规格】软膏剂：5g：100mg。

硼酸
Boric Acid

【别名】正硼酸，Boracic Acid。

【药理作用】本品能与细菌蛋白质中的氨基结合而发挥抑菌作用，但作用弱，对皮肤黏膜无刺激性。

【适应证】用于皮肤、黏膜、伤口、角膜、口腔、膀胱和阴道冲洗消毒，亦用于皮肤疾患湿敷。

【剂量与用法】2%～4% 的本品水溶液用于皮肤、黏膜、伤口、角膜等冲洗；4% 酒精溶液治疗中耳炎及外耳道炎；4% 水溶液含漱治咽部或口腔炎症；软膏用于烧伤、擦伤、皮肤溃疡、褥疮等；消肿药膏用于消肿消炎，敷于患处，每日或隔日更换 1 次；安敷膏用于皮肤急慢性炎症、淋巴腺炎等，用前加温，迅速涂于布片上贴敷患处；安肤消炎膏用于局部消炎、退肿，亦用于肌肉炎、关节炎及其他皮肤炎症，预热搅匀后，取适量涂于纱布上，3～5mm 厚，趁热贴敷

患处。

【不良反应】本品大量吸收后，可出现恶心、呕吐、腹泻等不良反应，严重者可因循环衰竭致死。

【注意事项】洗液不宜用于大面积创伤或连续灌洗肉芽组织及擦洗乳头。禁止内服，婴幼儿慎用。

【制剂规格】软膏剂：5%。洗剂：2%～3%。

升华硫

Sublimed Sulfur

【别名】硫，硫黄，硫华。

【药理作用】本品与皮肤或组织的分泌物接触后，生成硫化氢和五硫黄酸（$H_2S_5O_6$），产生杀菌（包括真菌）、杀疥虫和软化表皮、溶解角质的作用。

【适应证】本品适用于治疗疥疮、皮癣、皮炎、湿疹、皮脂漏、酒糟鼻、痤疮、溃疡等。

【剂量与用法】治疗疥疮：用 10%～25% 软膏，于夜间局部涂搽。治疗皮脂漏、痤疮等皮肤疾病：用 5%～10% 软膏或复方硫黄软膏局部涂搽。

【注意事项】本品易燃，保存应远离火源。

【制剂规格】软膏剂：5%；10%。复方硫乳膏：含硫 3%，硼酸 5%。

十一烯酸

Undecylenic Acid

【药理作用】本品能抑制真菌的繁殖。

【适应证】用于治疗各种癣症及霉菌性阴道炎，对脚癣的疗效最好。

【剂量与用法】局部涂敷或撒布其制剂，须连用数周才能治愈，用于黏膜的浓度不宜大于 1%。

【注意事项】浓度过大时，对组织有刺激，不得内服。

【制剂规格】十一烯酸癣药水：含十一烯酸、乙醇，用于皮肤霉菌病。局部涂布，每日 2～3 次。湿气灵药粉：又称复方十一烯酸粉，含十一烯酸、水杨酰苯胺、薄荷油、氧化锌、麝香草酚等，用于皮肤霉菌感染。脚气灵软膏：含十一烯酸 5%，十一烯酸锌 20%，每支 10g，局部涂布。新脚气膏：含十一烯酸、十一烯酸锌和糖皮质激素，每支 10g，局部涂布，治疗皮肤癣症、过敏性皮炎和非特异性皮肤瘙痒，每日 1～2 次。严重溃烂处禁用。

酞丁安

Ftibamzone

【别名】增光素，Ftiloxazone。

【药理作用】本品为我国创制的抗沙眼衣原体药，作用比金霉素强 10 倍。亦有抗病毒作用，能抑制病毒 DNA 及早期蛋白的合成，特别是对沙眼病毒尤为突出。此外，对带状疱疹等常见的病毒性皮肤病及病毒性角膜炎亦有一定疗效，还有一定的抗真菌作用。

【适应证】主要用于治疗沙眼及单纯疱疹病毒性角膜炎等，对病毒性皮肤病及尖锐湿疣疗效显著。也可用于治疗浅部真菌感染，如体癣、股癣、手足癣等。

【剂量与用法】本品外用，治疗尖锐湿疣，先用 0.01% 高锰酸钾溶液清洗患处，再用本品 1% 乳膏涂敷皮损表面，每日换药 1 次。沙眼：用眼膏点眼，每日 3 次。浅部真菌感染：涂患处，早晚各 1 次，体股癣连用 3 周，手足癣连用 4 周。

【不良反应】少数患者可见瘙痒、红斑、丘疹、刺痒等不良反应，偶见过敏反应。

【注意事项】注意勿入口内。育龄妇女慎用，孕妇禁用。对本品过敏者禁用。

【制剂规格】乳膏剂：1%。软膏剂：3%。搽剂：5mL：25mg（0.5%）。滴眼剂：8mL：8mg（0.1%）。

维胺酯
Viaminate

【别名】维甲酰胺，痤疮王。

【药理作用】本品为维A酸的衍生物，具有减少皮脂分泌及调节控制上皮细胞分化作用。对多种化学致癌物有抑制作用，尤对白血病细胞的增殖有明显抑制。

【体内过程】本品口服后，多数经肠道吸收，经肝脏代谢后，由二便排出。口服 10mg，达峰时间为 2.612 ± 0.778 小时，达峰浓度为 $17.496 \pm 8.992\mu g/mL$，半衰期为 2.378 ± 0.871 小时。

【适应证】主要用于痤疮类皮肤病及角化异常性皮肤病（如鱼鳞病、毛囊角化症、毛发红糠疹、掌跖角化症等）、白血病的治疗。

【剂量与用法】口服，每次 25~50mg，每日 2~3 次。3% 乳膏，局部外用，每日 2~3 次。

【不良反应】使用本品可引起肝酶升高，血小板减少。可有头痛、抑郁、良性颅内压升高等，肌肉骨骼系统如骨质疏松、疼痛、肌无力。代谢内分泌系统如血糖、血脂升高等不良反应。

【注意事项】①强致畸性，孕妇禁用；育龄妇女慎用，不可在服药期间怀孕。②肝、肾功能不全、高维生素A、重症糖尿病、酒精中毒、脂代谢障碍及高危患者禁用。③不可同时服用维生素A，在遮光、密闭、低温处保存。

【制剂规格】胶囊剂：25mg。乳膏剂：3%。

复方苯甲酸软膏
Compound Benzoic Acid Ointment

【别名】复方水杨酸软膏。

【药理作用】本品具有抗菌及杀灭真菌作用，对人体毒性很低。

【适应证】用于治疗体癣、发癣、角质增厚型手足癣、手足皲裂等。

【剂量与用法】外用：将药涂在洗净的患部，每日 1~2 次。

【注意事项】pH 值大于 5 时，抗真菌作用减弱。避热、避光、密闭保存。

【制剂规格】软膏剂：含苯甲酸 6%~12%，水杨酸 3%~6%。

红霉素
Erythromycin

【别名】新红康。

【药理作用】本品为大环内酯类抗生素，对大多数革兰阳性菌、部分革兰阴性菌及一些非典型致病菌如衣原体、支原体均有抗菌活性。

【适应证】用于治疗脓疱疮等化脓性皮肤病、小面积烧伤、溃疡面感染和寻常痤疮。

【剂量与用法】局部外用。取本品适量，涂于患处，每日 2 次。

【注意事项】①用药部位如出现烧灼感、瘙痒、红肿等情况时停药，并将局部药物洗净，必要时咨询医师。②孕妇及哺乳期妇女应在医师指导下使用。③对本品过敏者禁用，过敏体质者慎用。④儿童必须在成人监护下使用。⑤正在使用其他药品时，在使用本品前请咨询医师或药师。

【制剂规格】软膏剂：1%。

甲硝唑
Metronidazole

详见第一章抗微生物药。

克林霉素
Clindamycin

【别名】氯洁霉素，氯林霉素，力派，可尔生，克林美。

【药理作用】本品为窄谱抗生素，主要对革兰阳性球菌及厌氧菌有很强的抗菌活性。本品具有抑制痤疮丙酸杆菌、颗粒丙酸杆菌、金黄色葡萄球菌、表皮葡萄球菌等的生长作用。

【适应证】本品适用于因敏感菌所致寻常痤疮、疖、脓肿、蜂窝织炎、创伤和术后感染等皮肤软组织感染。

【剂量与用法】局部清洗后，将本品涂抹于患处，早晚各1次。

【注意事项】本品应避免触及眼睛及口。误入眼时，应以清水彻底冲洗。

【制剂规格】软膏剂：1%。

膦甲酸钠
Foscarnet Sodium

【别名】可耐，迪表特，巨佳，PFA。

【药理作用】本品为合成的病毒抑制剂，体外可阻断病毒DNA多聚酶的磷酸盐结合部位，最终防止焦磷酸盐从三膦酸去氧核苷中分离及病毒DNA链的延长，从而发挥抗病毒作用。本品在细胞内无需依靠病毒的胸腺嘧啶激酶激活，停用后病毒复制仍可恢复。本品的体外试验显示，可抑制所有疱疹病毒的复制，包括单纯疱疹（HSV-1和HSV-2）、带状疱疹、E-B病毒、人疱疹病毒-6和巨细胞病毒。本品可非竞争性地抑制HIV的逆转录酶和乙型肝炎病毒DNA多聚酶。

【适应证】用于治疗免疫功能损害者对阿昔洛韦耐药的单纯疱疹病毒性皮肤黏膜感染。

【剂量与用法】外用。适量涂于患处，每日3~4次，连用5日为一疗程。

【不良反应】偶见局部红肿等刺激反应。

【注意事项】①本品严格用于免疫功能损害者耐阿昔洛韦的单纯疱疹病毒性皮肤、黏膜感染。②破损皮肤涂敷本品或涂敷面积较大时，应适当减少剂量。③用药后如局部刺激症状严重，应立即停药。④肝肾功能不全者慎用。

【制剂规格】软膏剂（乳膏）：5g：150mg（3%）。

喷昔洛韦
Penciclovir

【药理作用】本品为核苷类抗病毒药，体外对I型和II型单纯疱疹病毒有抑制作用，在病毒感染细胞中，病毒胸腺嘧啶脱氧核苷激酶将本品磷酸化为喷昔洛韦单磷酸盐，然后细胞激酶将喷昔洛韦单磷酸盐转化为喷昔洛韦三磷酸盐。喷昔洛韦三磷酸盐与脱氧鸟嘌呤核苷三磷酸盐竞争性抑制单纯疱疹病毒多聚酶，从而选择性抑制单纯疱疹病毒DNA的合成。耐本品的单纯疱疹病毒突变株的产生是由于病毒胸腺嘧啶脱氧核苷激酶或DNA多聚酶性质发生了改变，最常见耐阿昔洛韦的病毒突变株缺乏胸腺嘧啶核苷激酶，它们对本品也耐药。

【适应证】用于治疗口唇或面部单纯疱疹、生殖器疱疹。

【剂量与用法】外用：涂于患处，每日4~5次。

【不良反应】未见全身不良反应，偶见用药局部灼热感、疼痛、瘙痒等。

【注意事项】①不推荐用于黏膜，因刺激作用，勿用于眼内及眼周。②严重免疫功能缺陷者（如艾滋病或骨髓移植者）应在医生指导下应用。

【制剂规格】软膏剂：2g：10mg；2g：20mg；5g：50mg。

2. 角质促进剂及溶解药

水杨酸
Salicylic Acid

【别名】柳酸，撒酸。

【药理作用】本品可抑制细菌和真菌生长，有止痒作用，并有溶解角质等作用。

【适应证】用于治疗真菌感染。高浓度有角质溶解作用，用于软化疣和鸡眼等。

【剂量与用法】外用涂搽：10%～25%溶液用于治疗疣瘰和鸡眼，3%～6%醇溶液及5%软膏用于治疗皮肤真菌感染及止痒。

【注意事项】若色变红或更深，不可供药用。

【制剂规格】软、乳膏（霜）剂：5%。溶液剂：10%；3%（醇溶液）。

强 力 碘

Strong Iodine

【别名】聚维酮碘，PovidoneIodine。

【药理作用】本品是碘的复合物，含有效碘9%～12%，属碘伏类为非离子表面活性消毒剂。其中的1-乙烯基-2-吡咯烷酮有助于溶液对物体的湿润和穿透，从而加强碘的杀菌作用。试验表明，本品可使细菌胞壁通透性屏障破坏，核酸漏出，酶活性降低而死亡。

本品对细菌繁殖体、真菌及呼吸道与肠道病毒等均有良好的杀灭作用。其杀菌作用随溶液中所含游离碘的增多而加强。

【适应证】本品为外用消毒剂，多用于医院和家庭中对皮肤和黏膜的消毒。例如，对医护人员手术前手的消毒、手术前皮肤或黏膜的消毒、泌尿生殖系统黏膜的冲洗、伤口的消毒等。必要时，亦可用于病区设备表面或医疗器械的消毒，但不能达到灭菌要求。

【剂量与用法】①使用溶液应按有效碘含量配制成所需浓度。②手术前医护人员手消毒，可常规用肥皂与水刷洗后，以含5000～10000mg/L有效碘溶液浸泡3～5分钟；亦可直接以该消毒剂刷洗3～5分钟。③对手术野皮肤与黏膜消毒，用含10000～20000mg/L溶液（黏膜用含5000mg/L溶液）局部涂抹2次。④对平时皮肤和伤口的消毒，用含500～1000mg/L有效碘的溶液涂抹，作用1～3分钟。⑤口腔消毒，用含20～500mg/L有效碘的溶液含漱或用含2000～5000mg/L有效碘的溶液局部涂抹。⑥阴道杀菌，可用含有效碘200～500mg/L溶液冲洗。此外，阴道或直肠杀菌可用本品栓剂，每次1粒（0.2g），每日1次。

【不良反应】偶见引起过敏性皮疹与皮炎等不良反应。

【注意事项】①以大白鼠LD_{50}试验测定，该类消毒剂（碘伏）经皮与口均属低毒类，对皮肤和黏膜刺激性试验结果属无刺激性。小白鼠精子畸形试验和骨髓嗜多染红细胞微核试验阴性，经口蓄积毒性试验结果亦为弱蓄积性。②有报道，用含3000mg/L有效碘的该类消毒剂溶液连续滴注小白鼠膀胱，可引起膀胱黏膜破损，应立即滴注肝素6～7天，可使其恢复正常。③本消毒剂对细菌芽孢杀灭作用较差，只可用于消毒处理，不宜用于灭菌。④有机物的存在，pH值的增高，温度的下降，或游离碘释放速度减缓等均可使本品的杀菌作用减弱。使用时应尽量避免上述情况发生，否则需提高消毒所需药液浓度或延长作用时间。⑤因对银、铜、铝和碳钢等有轻微腐蚀作用，该类金属制作的物品不宜长期浸泡于消毒液内。消毒后，应及时将残留药物冲洗干净。此外，还可使某些塑料制品着色，使用时应予注意。

【药物相互作用】①本品不可与汞溴红溶液同时涂用。②禁与过氧化氢溶液混合，可引起爆炸。

【制剂规格】溶液剂：100mL：10g；100mL：7.5g；100mL：5g；100mL：1g（本品以含聚维酮碘计算，应为标示量的8.5%～12.0%）。

治 裂 膏

【药理作用】本品具有角质软化作用。

【适应证】适用于治疗皮肤角化症、手足皲裂、湿疹等，也可用于皮炎。

【剂量与用法】外用，局部涂布于患处，每日2～4次。

【制剂规格】软膏剂：10%（尿素 10g，蜂蜡 4g，无水羊毛脂 10g，甘油 20g，黄凡士林适量制成 100g）；25%（尿素 25g，乳剂基质或油脂性基质加至 100g）。

3. 皮质类固醇（激素）类药

醋酸氟轻松
Fluocinolone Acetonide

【别名】氟西奈德，肤氢松。

【药理作用】本品为肾上腺皮质激素类药物，具有抗炎止痒作用。

【体内过程】本品可通过完整皮肤吸收，主要经肝脏代谢，肾脏排出。

【适应证】适用于治疗过敏性皮炎、接触性皮炎、脂溢性皮炎及湿疹等。

【剂量与用法】外用，涂于患处，每日 2～3 次，一周总量不超过 50g。

【不良反应】长期大量应用时，可引起皮肤萎缩及毛细血管扩张，发生痤疮及毛囊炎，并偶见接触性皮炎。

【注意事项】①真菌性或病毒性皮肤病者禁用。②皮肤病并发感染时，应配合使用抗生素。

【制剂规格】软膏剂：10g：2.5mg；20g：5mg。

醋酸氢化可的松
Hydrocortisone Acetate

【别名】可的索，皮质醇。

【药理作用】①抗炎作用：其机制可能包括抑制炎症性毛细血管扩张，降低毛细血管通透性和水肿形成；减低各种细胞黏附分子的表达和游走抑制因子（MIF）的作用，减少白细胞在炎症部位的积聚；抑制前列腺素、白三烯等炎症介质的形成和释放；稳定溶酶体膜，抑制溶酶体酶的

释放，从而减少组织损伤。②抗过敏和免疫抑制作用：其机制可能为加速淋巴细胞破坏，使淋巴组织萎缩，阻止 T 细胞和 B 细胞参与免疫反应；抑制单核巨噬细胞的生成和功能；降低补体和抗体水平等。③抗核分裂作用：抑制 DNA 合成，阻止细胞分裂，从而抑制成纤维细胞、上皮细胞的再生或增生，使胶原合成减少，创面修复过程延迟，长期使用能引起表皮和真皮萎缩。④在皮质类固醇激素外用制剂中，本品属低效类；其不良反应也相对较少，故应作为皮质类固醇外用制剂中的一线药物。

【体内过程】本品可经皮肤吸收，尤其在皮肤破损处吸收更快。本品主要经肝脏代谢，可转化为四氢可的松和四氢氢化可的松，大多数代谢产物结合成葡萄糖醛酸酯，极少量以原形经尿排泄。

【适应证】外用治疗接触性皮炎、脂溢性皮炎、湿疹、神经性皮炎、皮肤瘙痒症和较小范围的银屑病等。

【剂量与用法】本品涂于患处，每日 2～3 次。

【不良反应】①长期每日涂用多次，可致耐药。②用于破损皮肤处，本品易被吸收，引起全身性作用。③长期使用可发生皮肤萎缩和毛细血管扩张、痤疮和毛囊炎等，偶致接触性皮炎，面部不宜长期外用。④长期大面积外用时，易引起全身症状，与长期内服相仿。

【注意事项】①本品治疗并发细菌或真菌感染的皮肤病时，应与相应的抗细菌或抗真菌药配合使用。②病毒性皮肤病禁用。

【制剂规格】软膏剂：0.25%；0.5%；1%；2%；2.5%。霜剂：0.5%～2.5%。

丙酸倍氯米松
Beclomethasone Dipropionate

【别名】二丙酸氯地米松，必可松，倍可松。

【药理作用】本品系人工合成的强效外用糖皮

质激素类药物，具有抗炎、抗过敏和止痒等作用，能有效抑制支气管的炎症和水肿，可使支气管哮喘缓解。本品局部收缩微血管的作用为氢化可的松的5000倍，局部抗炎作用是氟轻松的5倍。

【体内过程】本品亲脂性较强，渗透性好，软膏（乳膏）涂于局部患处，30分钟后起效，半衰期为3小时。

【适应证】用于治疗各种炎性皮肤病如湿疹、过敏性皮炎、神经性皮炎、接触性皮炎、牛皮癣、干癣、婴儿奶癣、瘙痒等。气雾剂可用于慢性及过敏性哮喘和过敏性鼻炎等。对皮质激素依赖的支气管哮喘患者，可用本品代替强的松全身用药，能继续控制症状，而使肾上腺皮质功能得到恢复。

【剂量与用法】局部涂敷：每日涂患处2~3次，必要时包扎。

【不良反应】使用本品如剂量过大（＞0.8mg/d）时，亦可出现糖皮质激素的一系列全身性不良反应（参见氢化可的松）。

【注意事项】①本品不宜密封给药，易引起红斑、丘疹、痂皮等症，应减少用量。②本品不宜用于皮肤结核、疱疹、水痘、皮肤化脓性感染、溃疡、Ⅱ度以上烫伤、冻伤、湿疹性外耳道炎等；不能用于眼科。③孕妇及婴儿慎用。

【制剂规格】软、乳膏（霜）剂：10g：2.5mg。

丙酸氯倍他索
Clobetasol Propionate

【别名】特美肤，氯倍米松，恩肤。

【药理作用】本品为强效的局部用糖皮质激素，具有较强的抗炎、止痒和血管收缩作用，无水钠潴留作用，且有一定促进钠、钾的排泄作用。

【体内过程】本品外用易吸收，易通过表皮层吸收，不易透过真皮，较少透入血液。主要经肝脏代谢，由肾脏排出。

【适应证】小面积短期外用适用于治疗银屑病、慢性湿疹、扁平苔癣、盘状红斑狼疮等。

【剂量与用法】外用，涂患处，每日2~3次，病情控制后改为每日1次维持。

【不良反应】①大面积涂布时，由于吸收增多，可引起全身的不良反应，如出现皮质醇增多症应立即停药。②可有局部烘灼感、瘙痒等症状。

【注意事项】本品不宜长期使用；孕妇、儿童慎用；面部、腋窝及腹股沟处慎用。

【药物相互作用】本品不能与碱性药物合用。

【制剂规格】软膏（乳膏）剂：10g：5mg。

哈西奈德
Halcinonide

【别名】氯氟舒松，氯氟轻松，肤乐。

【药理作用】本品为人工合成的强效局部应用糖皮质激素，具有抗炎、止痒、血管收缩、抗过敏等作用。

【体内过程】本品外用基本不吸收，对全身影响小。局部外用吸收程度与不同部位相关，主要经肝脏代谢，大部分由肾脏排泄。

【适应证】用于治疗银屑病、异位性皮炎、神经性皮炎、湿疹性皮炎等。

【剂量与用法】外用涂擦，每日2~3次。

【不良反应】①大面积或长期局部外用时，可因吸收、发挥全身作用而引起可逆性皮质功能抑制，故不宜大面积长期应用。②少数用药部位可出现烧灼感、刺痛、粟粒疹、皮肤继发性感染等。

【注意事项】①本品仅供外用，避免接触眼睛。②对本品过敏者禁用。③牛痘、水痘患者禁用。

【制剂规格】软膏（乳霜）剂：15g；30g；60g。溶液剂：10mL：10mg。

卡泊三醇
Calcipotriol

【别名】钙泊三醇，代维尼克，Calcipotriene，Dovonex。

【药理作用】 本品是维生素 D_3 类似物。其作用是通过在体内形成受体 – 维生素 D 复合物而结合到 DNA 特定的基因上，从而抑制皮肤角质，形成细胞增殖和诱导刺激细胞分化。对银屑病患者，可能是通过抑制人体角化细胞增生和分化而起治疗作用。

【体内过程】 本品较骨化三醇安全有效，它在体内迅速转变成无活性的代谢物，其引起高钙血症和高尿钙症的作用较骨化三醇弱 200 倍，而对维生素 D 受体的亲和力与其相当。

【适应证】 用于治疗斑状银屑病和头皮银屑病。

【剂量与用法】 在患处涂软膏，每日 2 次，可在 1~2 周内改善，最大临床有效期为 6~8 周。搽剂主要用于头部银屑表面，每日 2 次。多数患者有所改善，约 15% 的患者完全治愈。通常须维持治疗，不发生快速耐受。

【不良反应】 常见皮损周围皮肤刺激反应，如红斑、脱皮等，但无需停药。此外，还可引起光敏反应、皮肤萎缩。

【注意事项】 本品不宜在面部使用，擦伤部位应慎用。软膏一周使用量不超过 100g，搽剂每日用量不超过 60mL。

【药物相互作用】 本品禁止与水杨酸制剂合用。

【制剂规格】 软膏剂：1g：50μg；15g：0.75mg。搽剂：1mL：50μg；30mL：1.5mg。

糠酸莫米松
Mometasone Furoate

【别名】 艾络松，Eloson。

【药理作用】 本品为一合成的糖皮质激素，具有抗炎、抗过敏等作用。其特点表现在作用强度增强而不良反应并不成比例增加，且每天仅使用 1 次。

【体内过程】 本品经皮肤给药后，3 日至 3 周起效。主要在肝脏代谢，大部分经肾脏随尿液排出，部分分泌到胆汁中由粪便排泄。半衰期为 5.8 小时。

【适应证】 适用于对皮质类固醇治疗有效的皮肤病，如神经性皮炎、湿疹、异位性皮炎及银屑病等引起的皮肤炎症和皮肤瘙痒症的治疗。

【剂量与用法】 外用适量涂于患处，每日 1 次。

【不良反应】 ①使用本品的局部不良反应极少见，如烧灼感、瘙痒刺激和皮肤萎缩等。②长期大量使用可引起刺激反应、皮肤萎缩、多毛症、口周围皮炎、皮肤浸润、继发感染、皮肤条纹状色素沉着或减退等。③如大面积、长期或采用封包方式使用本品时，会增加药物的全身吸收，同时会增加肾上腺皮质抑制不良后果的危险性，尤其是婴儿及儿童。

【注意事项】 ①对糠酸莫米松和本品中含有的其他成分过敏者或对皮质激素类药物过敏者禁用。②如伴有皮肤感染，必须同时使用抗感染药物。如联合用药而不能及时改善临床症状时，应停用本品直至感染得到控制。③未经治疗的真菌、细菌及全身病毒者，活动期或静止期结核病者，肝硬化者慎用。

【药物相互作用】 与酮康唑合用时，可升高本药的血药浓度。

【制剂规格】 霜（乳膏）剂：5g：5mg。

卤米松/三氯生
Halometasone/Triclosan

【别名】 复方卤米松，复方适确得。

【药理作用】 本品为 0.05% 卤米松和 1% 三氯生复合制剂。卤米松（Halometasone）为高活性外用皮质类固醇，三氯生（Triclosan）为广谱抗菌、抗皮肤真菌药物。两种药物结合在一起，具有强力抗炎、抗过敏、止痒、抗渗出和抗增生作用。

【体内过程】 本品代谢迅速，75% 吸收剂量在 48 小时内主要以葡醛化合物形式从尿中排出。

【适应证】用于急性接触性皮炎、特异反应性皮炎、神经性皮炎、脂溢性皮炎、湿疹及真菌性皮肤病的早期治疗，以及传染性脓疱病、表皮性毛囊炎、擦烂和红癣等。

【剂量与用法】将本品涂于患处，每日 2 次，轻轻揉擦，不必包扎覆盖。

【不良反应】长期应用可致皮肤萎缩、紫纹及毛细血管扩张、紫癜、色素性疾患和多毛症。

【注意事项】①严重皮肤感染者，须加用全身抗感染治疗。②不宜长期、大面积使用，也不能长期用于面部或皮肤皱褶区。③6 个月婴儿及妊娠期禁用。④皮肤结核、梅毒性皮肤病、病毒性皮肤感染、预防接种的皮肤反应及对本品中任一种成分过敏者禁用。

【制剂规格】软膏（乳膏、霜剂）：10g。

4. 其他

炉甘石
Calamine

【别名】异极石，异极矿。

【药理作用】本品含炉甘石、氧化锌、甘油及液化酚，有较弱的收敛和防腐作用。

【适应证】用于治疗急性渗出性皮炎、湿疹、痱子、荨麻疹等，亦可用于静脉曲张性溃疡、癣症及瘙痒。

【剂量与用法】本品外用涂搽，用时摇匀，每日数次。

【注意事项】本品为洗剂，为粉红色混悬液，放置后沉淀。

【制剂规格】洗剂：15%（以炉甘石计）。

尿素
Urea

【别名】脲，Ureaphil，Urevert。

【药理作用】本品为低肾阈物质，有 1/2 不被肾小管再吸收，因高渗而起利尿作用。静脉给药可提高血浆渗透压而脱水，临床可用于脑水肿和青光眼。外用有抗菌及使蛋白质溶解、变性、增加蛋白质水合的作用，同时有止痒和增加皮肤通透性作用。

【适应证】用于治疗皲裂、银屑病、表皮角化症、鱼鳞癣、甲癣等。

【剂量与用法】外用：局部涂布。

【制剂规格】软膏剂：10%。

维 A 酸
Tretinoin

【别名】维甲酸，全反式黄酸。

【药理作用】本品为维生素 A 的代谢中间产物，主要影响骨的生长和上皮代谢，可能具有促进上皮细胞增长分化、角质溶解等作用。实验表明，本品对多种化学致癌物的致癌过程，对肿瘤病毒的诱癌作用等均有抑制作用。本品可抑制白血病细胞的增殖，诱导白血病细胞分化成熟。对急性早幼粒细胞 M_3 型的完全缓解率可达 90% 左右。

【体内过程】本品外用，吸收范围为使用量的 1% ~31%，约有 5% 的外用量随尿排出。本品口服吸收良好，吸收后主要在葡萄糖醛酸转移酶作用下生成葡萄糖醛酸酯化物。60% 经肾脏排泄，其余由胆汁排泄，平均半衰期约为 0.7 小时。

【适应证】局部用于治疗扁平苔癣、黏膜白斑、银屑病、面部单纯糠疹、痤疮及皮肤基底细胞癌等。全身用于治疗急性早幼粒细胞白血病等。

【剂量与用法】外用 0.025% 乳膏或软膏治疗痤疮、面部单纯糠疹，0.1% 乳膏或软膏治疗扁平苔癣、毛发红糠疹、白斑等，每日 2 次，或遵医嘱。治疗白血病，按每日 45mg/m² 给药，分 2 ~3 次口服，也可增至每日 100mg，6 ~8 周为一疗程，达完全缓解所需总量为平均 4000mg。痤疮等皮肤病：片剂，每次 10mg，每日 2~3 次。

【不良反应】可见头痛、头晕、嗜睡、疲劳、心律不齐、咳嗽、肺炎、肺水肿等症。常见口干、恶心、呕吐、腹胀、腹泻等消化系统症状，部分患者可出现 KA－APL 综合征。

【注意事项】①孕妇禁用，肝肾功能不全者慎用；不宜用于急性皮炎、湿疹。②治疗白血病，须与其他化疗药交替使用，至少 3 年。③对本品、阿维 A 酯、维生素 A 衍生物过敏者，以及患急性和亚急性皮炎、湿疹类皮肤病者禁用。④育龄妇女及其配偶，在服用本品及服药前 3 个月和服药后 1 年内，必须避孕。

【药物相互作用】本品禁止与西咪替丁、环孢素、地尔硫䓬、维拉帕米、酮康唑合用。

【制剂规格】片剂：10mg；20mg。软膏（凝胶、霜）剂：0.025%；0.05%；0.1%。

氟尿嘧啶
Fluorouracil

【别名】5－氟尿嘧啶，菲士康，佛来丁。

【药理作用】本品可影响蛋白质的生物合成，从而抑制肉芽组织增殖，防止瘢痕形成。

【体内过程】本品经皮肤吸收，单次涂擦 50mg，12 小时后可吸收用药量的 5.98%。如每日涂擦 2 次，可进入血循环，药量为 5~6mg。

【适应证】本品适用于丝状疣、传染性软疣、扁平疣、皮肤淀粉样变、脂溢性角化等，也适用于皮肤肿瘤及头颈部鳞癌。

【剂量与用法】本品局部涂敷于患处。涂敷之前先剪去上盖厚皮，然后涂药后包扎，每日 1~2 次。

【不良反应】本品可见皮肤色素沉着，如面部、双手、指甲，皮炎、皮疹、皮肤光敏反应等。

【注意事项】用于面部，只宜用 0.5% 软膏。

【制剂规格】软膏剂、乳膏、霜剂：4g（0.25%；0.5%）。

积雪苷

【别名】肤康片。

【药理作用】本品为积雪草的提取物，主要含积雪草苷和羟基积雪草苷，是一种创伤愈合的促进调整剂，有激活上皮细胞、促进正常肉芽组织形成的作用；能抑制成纤维细胞的增殖，对无秩序的瘢痕细胞增殖具有抑制和延缓作用；尚可防止粘连的产生，对粘连的形成有缓解作用。

【适应证】用于治疗各种皮肤溃疡、各种烧灼伤、外伤及手术伤口、肌腱粘连、瘢痕增生，以及硬皮病等。

【剂量与用法】口服，每次 12~24mg，每日 3 次。外用涂患处，每日 3~4 次。

【注意事项】①孕妇及过敏体质者慎用。②药品性状发生改变时禁止使用。③局部涂抹后宜按摩 5 分钟。④儿童应遵医嘱，且必须在成人监护下使用。⑤本药品应放在儿童不易接触处。

【制剂规格】片剂：6mg。软膏剂：10g：0.25g。

甲氧沙林
Methoxsalen

【别名】8－甲氧基补骨脂素，花椒毒素，肤乐仙。

【药理作用】本品有增加皮肤黑色素的作用，在黑光（长波紫外光）照射下，可产生光敏反应，选择性地抑制表皮细胞 DNA 的合成，减缓表皮细胞更新速度，促使黑色素细胞形成并向表皮移动，从而使皮肤出现色素沉着。

【体内过程】本品口服可吸收 95%，与血红蛋白结合率高。在肝脏代谢，24 小时内约 95% 的代谢物经肾脏排泄。

【适应证】用于治疗白癜风，对牛皮癣有效。

【剂量与用法】治疗白癜风：0.1%~1% 溶液局部涂擦。治疗牛皮癣：口服，每次 30~

50mg，2 小时后全身照黑光 15 ~ 30 分钟，照距 7 ~ 17cm，每日或隔日 1 次。基本治愈后，继续巩固治疗，可一周 1 ~ 2 次，最后减至每月 1 次。局部涂擦，1 小时后按上法照射。

【不良反应】个别患者有头痛、头晕、恶心、皮肤瘙痒等反应。

【注意事项】①紫外线照射后有红肿、起水泡者，暂停使用，待恢复后再用。②肝功能不全等肝病、心血管病、传染源白斑、夏令水疱病、儿童、年老体弱者、哺乳期妇女、孕妇、消化道疾患、糖尿病、光敏性疾患者、白内障和晶体病患者禁用。③慢性感染、有皮肤癌史、日光敏感家族史、接受细胞毒和砷治疗，近期照射 X 线者慎用。

【药物相互作用】①本品可抑制咖啡因的代谢，降低其清除率，半衰期延长。②苯妥英钠可减弱本品的作用。③不得服用其他光敏性药物。④与吩噻嗪类同服，可加剧眼脉络膜、视网膜和晶体光化学损伤。

【制剂规格】片剂：10mg。溶液剂（白斑风药水）：0.1%；0.2%；0.3%。

氧化锌
Zinc Oxide

【药理作用】本品具有较弱的收敛及抗菌作用。能与油脂中的游离脂肪酸生成油酸锌及脂酸锌，对皮肤起保护作用；也通过毛囊吸收到细胞内，促进核酸和核蛋白的合成，参与细胞的能量代谢，起到促进组织修复的作用。

【适应证】用于治疗亚急性皮炎、湿疹等。

【剂量与用法】外用：局部涂布。

【制剂规格】软膏剂：15%。

依沙丫啶
Ethacridine

【别名】雷佛奴尔，利凡诺，Acrinol。

【药理作用】本品为外用消毒防腐剂，对革兰阳性菌及少数革兰阴性菌，尤其是链球菌有较强的抑制作用，毒性低，无刺激性，作用缓慢。

【体内过程】引产时，羊膜腔内注射，12 小时后羊水中药浓度达峰。少量进入母体，峰浓度约 0.02μg/mL。大部分分布于胎儿体内，药物经产妇肝解毒后从肾排出，24 ~ 36 小时尿中排出量最多。胎儿娩出后，尿中药物浓度急剧下降，并很快消失。

【适应证】①用于外科创伤，皮肤、黏膜的洗涤及湿敷，以及治疗急性皮炎、渗出多的急性湿疹、化脓性皮肤病等。②本品纯品经消毒后，可用于中期妊娠的引产，终止 12 ~ 36 周妊娠，药物进入母体血循环的量甚微，对母体安全。

【剂量与用法】①洗涤各种创伤或黏膜感染：处理化脓性感染的创面时，用 0.1% 溶液冲洗或用纱布浸满药液湿敷。清洗创面后，用软膏涂抹患处，每日 1 次或数次。②治疗化脓性皮肤病、急性皮炎、渗出很多的急性湿疹：用 0.02% 溶液冲洗或湿敷。用 4 ~ 5 层纱布浸透药液，置患处，每 5 ~ 10 分钟换药 1 次，持续 1 小时，每日湿敷 3 ~ 4 次。③羊膜腔注射：每次 50 ~ 100mg，溶于 10 ~ 20mL 注射用水中，由下腹壁注射。一般妊娠 20 周以内者用 50mg，20 周以上者用 100mg，一般用药后 42 小时左右产出，超出 48 小时未产出者，需注射第 2 次，或改用其他方法。④胎膜外注入：用导尿管向宫腔注入 0.1% 溶液 50mL，保留导尿管 24 小时后取出。

【不良反应】①用于引产时的不良反应有阵缩疼痛和产后出血，以后者为主，并有 3% ~ 4% 发烧在 38℃ 以上。②长期外用溶液可延缓伤口愈合，少数患者会有皮肤刺激反应。

【注意事项】①为减少出血，一般以妊娠 16 ~ 24 周的引产为宜。②应注意掌握剂量，注入量过大（如超过 1g）可能引起肾衰竭致死；肝、肾病者不宜应用。③针剂避免久贮，使用期 3 ~ 6 个月。粉针临用时配制，用注射用水溶解。④对本品过敏者、贫血、心功能不全、急性传染病和生殖器官炎症者均禁用。⑤引产以羊膜腔内注射为佳。

【药物相互作用】本品不能与生理盐水或含氯化物的溶液或碱性溶液配伍，以免析出沉淀。

【制剂规格】注射剂：50mg；100mg。溶液剂：0.1%～0.3%（外用）。软膏剂：10g：10mg；10g：100mg。

异维 A 酸
Isotretinoin

【别名】13－顺式维甲酸，13－顺式视黄酸，保肤宁。

【药理作用】本品为治痤疮药，具有缩小皮脂腺组织、抑制皮脂腺活性、减少皮脂分泌，以及减轻上皮细胞角化和减少痤疮丙酸杆菌数的作用。

【体内过程】本品口服吸收快，进入人体后主要在肝脏或肠壁代谢，以代谢物或原形药进入肝肠循环，原形药经便排出，代谢产物随尿排出。半衰期为10～20小时。

【适应证】本品适用于治疗重型痤疮，尤其适用于重度痤疮，如玫瑰痤疮、结节囊肿型痤疮；亦可用于治疗角化异常性皮肤病，如鱼鳞病、毛发红糠疹等疾病。

【剂量与用法】口服，每次10mg，每日2～3次，1个月后改为每次10mg，每日1～2次。饭后服用，疗程一般为3个月，视病情遵医嘱增减。

【不良反应】①常见唇干、唇炎、口干、皮肤干燥和脱屑，偶见瘙痒、鼻衄、恶心等不良反应。②妊娠期服用，可发生自发性流产及胎儿畸形。③可引起血沉加快，血脂、血糖、肝酶升高，血小板下降。④可引起眼不良反应，如结膜炎、视力障碍；以及头痛、头晕、毛发疏松、骨质疏松等症。

【注意事项】①孕妇、哺乳期妇女、肝肾功能不全、维生素A过量及高脂血症患者禁用。②本品有致畸胎作用，育龄期妇女或其配偶服药期间及服药前、后3个月内应严格避孕。育龄期妇女服药前、停药后应做妊娠试验。③在遮光、密闭、阴凉处保存。

【药物相互作用】①本品避免与维生素A及四环素同时服用。②本品可增加华法林的作用。③本品可加剧光敏感药物的光敏感作用。

【制剂规格】胶丸剂：10mg。胶囊剂：5mg；10mg；20mg。

樟 脑
Camphor

【别名】樟冰，油脑，右旋樟脑。

【药理作用】局部应用本品时，可刺激冷觉感受器而有清凉感；适当剂量下，局部皮肤血管因轴突反射而扩张，皮肤发红，血流通畅，有利于消除炎症，从而改善受凉部位皮肤的血流瘀积、组织缺氧和细胞损伤。

【适应证】局部用于治疗冻疮和瘙痒性皮肤病及神经痛、肌肉痛和关节痛等。

【剂量与用法】局部涂搽，每日数次。

【不良反应】肌注或皮下注射大剂量时，可引起惊厥（现已不做注射用），或恶心和呕吐。

【注意事项】不宜口服。

【制剂规格】酊剂：2%～4%。醑剂：5%～10%。软膏剂：5%～10%。

重组人表皮生长因子
Recombinant Human
Epidermal Growth Factor

【别名】荷伯明，RhEGF，Homogarol，Supergastrone，Ugaron，Urogastrone。

【药理作用】本品能促进皮肤创面组织修复过程中DNA、RNA和羟脯氨酸的合成，诱导分化成熟的表皮细胞逆转化为表皮干细胞，加速创面肉芽组织的生成和上皮细胞的增殖，从而缩短创面的愈合时间，提高创面修复质量。

【适应证】①用于烧伤、烫伤、灼伤创面（包括浅Ⅱ度、深Ⅱ度创面），残余小创面，供皮区创面等的治疗。②用于各类慢性溃疡创面（包括糖尿病性、血管性、放射性溃疡）等的治疗。③适用于各类新鲜及难愈性皮肤创面的治疗，如普通创面、足坏疽、角膜炎、鼓膜穿孔、褥疮、口腔溃疡、黄雀斑、激光手术防护等。

【剂量与用法】外用。①溶液剂（或喷剂）：常规清洗创面，局部均匀喷湿创面，每 10cm × 10cm 约 4000 单位，每日 1 次，再根据创面情况做相应处理。②凝胶剂：常规清创后，用生理盐水清洗创面，取本品适量，均匀涂于患处。需要包扎者，同时将本品均匀涂于适当大小的内层消毒纱布上，并覆盖于创面，常规包扎，每日 1 次或遵医嘱。推荐剂量为每 100cm^2 创面使用本品 10g。

【注意事项】对感染创面进行创面清创的前提下，可考虑联合使用抗菌药物控制感染。对于各种慢性创面，如溃疡、褥疮等使用本品前，应先行彻底清创，去除坏死组织，有利于本品与创面肉芽组织的充分接触以提高疗效。

【制剂规格】凝胶剂：10g：100μg。溶液剂：15mL（2000IU/mL）。喷剂：15mL（2000IU/mL）。

阿维 A
Acitretin

【别名】阿维 A 酸，阿曲汀，新体卡松，新银屑灵，ETRETIN，Neligason。

【药理作用】本品为第二代口服芳香族维甲酸、阿维 A 酯的活性代谢产物，具有调节表皮细胞分化和增殖等作用，但其对银屑病及其他角化性皮肤病的作用机理尚不清楚。

【体内过程】本品口服后，1～4 小时血药浓度达峰值。在肝脏中代谢，主要代谢产物为 13 - 顺式异构体，具有致畸性。本品全部以代谢物形式排出，二便中各占一半。药物半衰期为 50 小时，代谢物半衰期为 60 小时。

【适应证】用于治疗严重的银屑病，包括红皮病型银屑病、脓疱型银屑病等；也可用于痤疮及其他角化性皮肤病，如毛发红糠疹、毛囊角化病等。

【剂量与用法】本品口服的个体差异较大，剂量需要个体化，以达到最佳疗效和减少不良反应。①银屑病：开始治疗时，每次 25～30mg，每日 1 次，餐时服用。如果用药 4 周未达满意疗效且无毒性反应者，每日最大剂量可逐渐增加至 60～75mg。治疗开始有效后，维持剂量为每日 20～30mg。②其他角化性疾病：维持剂量为每日 10mg，最大剂量不应超过每日 50mg。儿童常用剂量为 0.5mg/kg。

【不良反应】常见维生素 A 过多综合征样反应。

【注意事项】①对本品、阿维 A 酯、维生素 A 及其他视黄醛或维 A 酸类药物过敏者禁用。②孕妇、哺乳期妇女及两年内有生育计划的妇女禁用。③维生素 A 过多症患者、高脂血症、眼干燥、结膜炎、严重肝肾功能不全者禁用。④服药期间或治疗 2 个月内避免饮酒及含酒精饮料或食用含酒精的食物。⑤有脂代谢障碍、糖尿病、肥胖症、酒精中毒的高危患者或长期服用本品患者应定期检查血清胆固醇、甘油三酯及有无骨异常。

【药物相互作用】①不宜与四环素、氨甲蝶呤、苯妥英钠、维生素 A 及其他维 A 酸类药物同服。②本品能影响去氧孕烯、炔雌醇等药的避孕作用。

【制剂规格】胶囊剂：10mg；25mg。

多塞平
Doxepin

【别名】多虑平。

【药理作用】本品具有阻断 H_1 和 H_2 受体的作用，同时也是胆碱能受体和肾上腺素受体拮抗剂，其阻断 H_1 受体效价比苯海拉明强 775 倍，比赛庚啶强 11 倍。皮肤给药能明显抑制全身性瘙痒、降低皮肤的血管通透性，并抑制组胺引起的过敏反应。本品可越过血－脑屏障和胎盘屏障。

【适应证】用于慢性单纯性苔藓、局限性瘙痒症、急慢性湿疹及异位性皮炎引起的瘙痒。

【剂量与用法】外用涂于患处，每日 2～3 次。每次涂布面积不得超过总体表面积的 5%。

【不良反应】可见局部有烧灼感或刺痛感、瘙痒加重、皮肤干燥、脱屑等不良反应。少数患者有兴奋、口干、视物模糊等症。

【注意事项】①本品不能用于眼部及黏膜部位。②外用后仍可吸收入血，故 20% 的患者外用后可出现嗜睡，特别是外用超过 10% 体表面积时，应提醒患者不要驾驶车辆或操作危险的机器。本品连续使用不得超过 8 天。③用药时应避免饮酒。④对本品过敏者、对未经治疗的窄角性青光眼或有尿潴留倾向者、心功能不全者、肝肾功能损伤者、有癫痫病史者，以及孕妇、哺乳期妇女、儿童禁用。

【药物相互作用】使用本品前，应停用单胺氧化酶（MAO）抑制剂至少两周。

【制剂规格】软膏剂：10g：0.5g。

鬼臼毒素
Podophyllotoxin

【别名】足叶草酯毒素，疣敌，Condyline。

【药理作用】本品是一种容易穿过细胞膜的脂溶性化合物，为强细胞毒剂，外用可治疗尖锐湿疣，是因其能抑制人乳头瘤病毒感染的上皮细胞的分裂增殖，使之坏死脱落。

【体内过程】局部外涂可致全身性吸收。

【适应证】用于治疗外生殖器或肛门周围的尖锐湿疣，也可用于其他病毒疣。

【剂量与用法】洗净患处后涂药于局部，尽量避免接触周围正常皮肤和黏膜。每次涂药后暴露局部 2～3 分钟，使药液挥发干燥，每日 1～2 次（包皮过长者每日 1 次），每晚睡前清洗局部，连用 3 天后停药观察 4 天为一疗程，必要时最多可用 3 个疗程。

【不良反应】局部外涂本品时，常见灼热、红斑、疼痛，疣体脱落后可见浅表溃疡或糜烂等不良反应。

【注意事项】①外涂本品时可全身被吸收，能透过胎盘而致畸，故孕妇禁用，哺乳期妇女禁用。②勿接触眼睛，误入眼内，应立即以水冲洗 15 分钟。③松脆、出血、炎症或新近做活检部位禁用。④抢救全身中毒反应主要为支持疗法，若误服本品需立即催吐或洗胃，亦可给予活性炭，注意血中电解质、钙或血红蛋白改变。在危及生命或病情恶化时，可进行活性炭血液透析。⑤尚无儿童用药资料，故儿童不宜使用本品。

【制剂规格】酊剂：3mL：15mg。软膏剂：5g：25mg。

鸦胆子油
Oil Seed Bruceae

【药理作用】本品是从植物鸦胆子的果实中提取的有效成分。本品对正常皮肤或黏膜有刺激作用，系一种细胞毒剂，其治疗作用可能是由于它的毒性作用使细胞发生退行性变，细胞核固缩，最后坏死而脱落。

【适应证】主要用于治疗寻常疣、扁平疣、脂溢性角化病及银屑病。亦可用于治疗生殖器及肛门部位尖锐湿疣，外用也可治皮瘤。

【剂量与用法】外用。将本品涂于患处，每日 2 次，连续 3 天，然后停药观察 4 天为一疗程。用药时，病变周围正常皮肤可涂凡士林保护。若疣体未消退者，可重复上述治疗或遵医嘱。

【不良反应】①较常见的有接触性皮炎，出

现皮肤红肿、斑丘疹、水泡、糜烂等皮疹，可伴有瘙痒、烧灼、疼痛等刺激症状，停药及抗过敏治疗后消退。②较少见的有皮肤黏膜溃疡、粘连及瘢痕形成。③少见的有因大面积、大剂量使用而产生全身性不良反应，如恶心、呕吐、腹痛、腹泻、白细胞、血小板减少、头晕、心慌、胸闷、休克及肝肾功能损害等。

【注意事项】①不可大面积及长时间使用。②对皮肤、黏膜有刺激及腐蚀性，应避免接触眼睛及正常皮肤和黏膜。③严重肝、肾功能损伤者慎用。④避免与其他有腐蚀作用制剂同时使用。

【制剂规格】溶液剂：5mL（20%）。

二、眼科用药

1. 抗感染药

羟苄唑
Hydrobenzole

【别名】羟苄苯并咪唑。

【药理作用】本品为抗病毒药，能抑制病毒感染细胞的 RNA 聚合酶，从而起到抗病毒作用。

【适应证】用于流行性出血性结膜炎和其他病毒性角膜炎、结膜炎及细菌性角膜炎等的治疗。

【剂量与用法】滴眼，每次 1~2 滴，每小时 1~2 次。

【注意事项】经眼给药时，可出现眼睛疼痛，偶有视力改变。置阴凉处，防止日光直射。

【制剂规格】滴眼剂：0.1%。

碘苷
Idoxuridine

【别名】疱疹净。

【药理作用】本品为抗病毒药物，对单纯疱疹病毒 I 型、牛痘病毒及腺病毒等 DNA 型病毒有抑制作用，对 RNA 病毒无作用。其作用原理：本品能与胸腺嘧啶核苷相互竞争磷酰化酶及聚合酶，抑制病毒合成 DNA，或代替胸腺嘧啶核苷渗入病毒核酸，形成无感染力的 DNA，使病毒停止繁殖或失去活性。

【适应证】用于治疗疱疹性角膜炎及其他疱疹性眼病，也可用于单纯疱疹病毒引起的黏膜损害。

【剂量与用法】滴眼，0.1% 溶液，每次 1~2 滴，每日6~12 次。

【不良反应】有时可引起眼部瘙痒、疼痛、水肿、发炎、过敏等反应。

【注意事项】①本品不宜长期使用，因其能影响正常角膜上皮代谢，使用过久可出现角膜变性、浑浊、点状着色等。②溶液滴眼可使孕兔产生死胎或畸胎，孕妇慎用。

【制剂规格】滴眼剂：8mL：8mg；10mL：10mg。

妥布霉素/地塞米松
Tobramycin and Dexamethasone

【别名】复方妥布霉素，点必殊。

【药理作用】妥布霉素为氨基糖苷类抗生素，地塞米松系肾上腺皮质激素，有抗炎及免疫作用，可减轻眼部水肿及炎症。本品对敏感菌的活性和庆大霉素相同，细菌对本品的耐药性发展慢。本品耐药株对阿米卡星大多敏感。本品眼内透性良好，0.5% 溶液滴眼可在房水获较高药浓度；结膜下注射 5~10mg，房水浓度更高；肌注 3mg/kg，亦达有效房水浓度。

【体内过程】本品滴眼后吸收完全，主要分布在细胞外液，半衰期为 2~3 小时。

【适应证】本品主要用于治疗革兰阴性杆菌，特别是绿脓杆菌所致的眼部感染性疾病。

【剂量与用法】滴眼液：每次 1~2 滴，每日 3~4 次。眼膏：每日 3~4 次。

【不良反应】少数患者有眼部红肿、发痒、结膜充血等不良反应。长期使用可发生二重感染及引起细菌耐药、白内障、眼压升高等症。

【注意事项】含0.3%妥布霉素溶液滴眼，对眼无刺激。含1%妥布霉素溶液滴眼时，则明显降低角膜上皮再生。长期应用时，本品中的地塞米松会使眼压升高。

【制剂规格】滴眼剂：5mL（含妥布霉素15mg，地塞米松5mg）。眼膏剂：3g（含妥布霉素9mg，地塞米松3mg）。

氟米龙/庆大霉素
Fluorometholone and Gentamicin

【别名】易妥芬。

【药理作用】庆大霉素是通过抑制细菌蛋白质的合成与破坏细胞膜的转运而达到杀菌效果。氟米龙可抑制充血、新生血管、肿胀、水肿、纤维蛋白外溢、微血管扩张、白细胞聚集、吞噬细胞作用、微血管增生、胶原蛋白沉积、生成瘢痕等。局部抗炎作用强于氢化可的松。

【适应证】对庆大霉素敏感的眼前段细菌性感染，如细菌性结膜炎、角膜炎。

【剂量与用法】滴眼：①细菌性感染：剂量可依病情轻重加以调整。一般建议每次1滴，每日5次；严重者可在1~2天内，每小时滴1滴。②眼部手术：第一周，每次1滴，每日4次，之后再依治疗情况酌减使用。

【注意事项】①长期使用类固醇治疗时，可会引起可逆性眼压升高，而氟米龙与其他类固醇相比，发生这种现象的几率要低，但长期使用时，仍应定期监测眼内压。长期局部使用大量类固醇制剂是产生后囊下晶体白内障的可能因素。若眼部手术后立刻应用类固醇制剂，可能会延缓伤口的痊愈。长期使用类固醇或抗生素，可能会增加继发性真菌感染或非易感细菌的感染的机会，故并用时勿超过2周。长期角膜溃疡患者，其眼部

可发现有真菌感染。长期使用类固醇激素可能会导致角膜和巩膜变薄，罕有报道发生角膜穿孔者，应定期进行角膜厚度检查。②庆大霉素可能会延缓角膜上皮组织的愈合，但此现象只限于应用高浓度的庆大霉素。若使用本品7~8日而病情未见改善时，可考虑改用其他疗法。隐形眼镜戴用者，在使用本品前5分钟，须先将隐形眼镜取下。若发生眼部感染，则应停戴隐形眼镜数日，以防感染蔓延。孕妇及哺乳期妇女禁用，除非其治疗上的利益大于对胎儿的危险性。③使用前先用力摇匀，若与其他药品合用时，两者点用间隔时间须在5分钟以上，以防本品活性成分被洗掉。

【制剂规格】滴眼剂：5mL（每瓶含有硫酸庆大霉素15000U，氟米龙5mg）。

2. 抗青光眼药

马来酸噻吗洛尔
Timolol Maleate

【别名】噻吗心安。

【药理作用】本品为β肾上腺素受体阻滞剂，能减少眼内房水的生成，有明显降眼压作用。无显著的内源性拟交感活性，也无局部麻醉作用。不缩小瞳孔，不影响视敏度，不引起睫状肌痉挛，不出现明显的视力模糊或夜盲症等。

【体内过程】本品滴眼20分钟后，眼内压即开始下降，2小时后的下降幅度最大，并可连续作用24小时。

【适应证】主要用于治疗原发性开角型青光眼、无晶状体性青光眼、某些继发性青光眼和高眼压；也适用于治疗某些对药物或手术治疗无效的青光眼。

【剂量与用法】滴眼，开始时用0.25%滴眼液，每次1滴，每日1~2次。如疗效不佳，可改用0.5%滴眼液，每次1滴，每日1~2次。如眼压已得到控制，则改为每日1次维持。

【不良反应】偶有眼干、眼灼热感、眼痛、视力减退、头晕、血压下降、胃肠不适等不良反应。个别患者可出现心率减慢。

【注意事项】①如原用其他药物进行治疗者，不宜突然停用原药，应从改用后第二日起逐渐停用。②心力衰竭、支气管哮喘、肺气肿、糖尿病、甲状腺功能亢进、重症肌无力等患者慎用。孕妇和小儿最好不用。对噻吗洛尔过敏、心功能不全及心动过缓者禁用。

【药物相互作用】①滴眼时，本品可被吸收而产生全身作用，不宜与其他 β 受体阻滞药合用。②与其他滴眼剂合用时，两者应间隔 10 分钟。

【制剂规格】滴眼剂：5mL（0.25%；0.5%）。

乙酰唑胺

Acetazolamide

【别名】醋唑磺胺，醋氮酰胺，Diamox。

【药理作用】本品为磺胺的衍生物，属碳酸酐酶抑制剂，能抑制肾皮质、红细胞、胃黏膜、肺、胰腺、眼及中枢神经系统等组织内的碳酸酐酶，或能抑制肾小管（近曲小管）中的碳酸酐酶，使 HCO_3^- 合成减少，H^+ 的产生随之减少，$Na^+ - H^+$ 交换受抑制，同时 $Na^+ - K^+$ 交换相应增加，致使尿量、尿 Na^+、尿 K^+ 排出增多，具有利尿作用，但临床已不作为利尿剂应用。

【体内过程】本品口服吸收良好，口服半小时后分布到眼部，抑制眼内睫状体的碳酸酐酶，使 H_2CO_3 形成减少，HCO_3^- 减少，可能通过渗透压的作用，使房水生成减少。降低眼压，半衰期为 3~6 小时，大部分以原形随尿排出。

【适应证】临床用于降低眼内压，治疗青光眼。还可治疗胃酸过多、胃及十二指肠溃疡、癫痫和心脏性水肿、脑水肿等。

【剂量与用法】①治疗青光眼：口服，成人每次 0.125~0.25g，每日 2~3 次；儿童每次 5mg/kg，每日或隔日 1 次，一般每日量不超过 1g。肌注或静注，每次 0.25~0.5g，每 2~4 小时 1 次。②治疗胃及十二指肠溃疡：口服，每次 10mg/kg，每日 3 次，2~4 周为一疗程。同时加天门冬酸镁钾，每次 0.3g，每日 3 次。③治疗癫痫：口服，每日 0.4~1g，与其他药合用则不超过每日 0.25g。④脑水肿：口服，每次 0.25g，每日 2~3 次。⑤心脏性水肿：口服，每次 0.25~0.5g，早餐后服用为佳。

【不良反应】①大剂量应用时，偶有嗜睡、疲倦、厌食、眩晕、耳鸣、面部及四肢麻木、刺痛感等不良反应；个别患者可发生粒细胞缺乏症及血小板减少症。②长期使用，可致高氯血症性酸中毒。

【注意事项】①应多饮水和多活动，以防本品引起尿路结石、肾绞痛及血尿。长期应用可致低血钾，应同时服用钾盐。②慢性非充血性闭角型青光眼患者，应禁用。③本品也禁用于钠、钾缺乏症、阿狄森综合征、原发性肾性血氯过多性酸血症、肾上腺功能减退、严重的肝肾功能不全等。④肝性脑病、尿道结石、膀胱手术及严重糖尿病患者禁用。⑤对磺胺过敏者，对本品也过敏。⑥本品可引起肾并发症，故应加服碳酸氢钠，使尿呈碱性，高钙尿者应低钙饮食。⑦肺心病、心衰、伴有低钾血症、水肿、妊娠及哺乳期妇女，均不宜使用。⑧使用本品 6 周以上时，应检查血、尿常规及水和电解质平衡。

【药物相互作用】①与缩瞳药合用时，可增强本品的作用。②与洋地黄糖苷类药合用时，可增强洋地黄的毒性，引起低钾血症。③本品与枸橼酸钾合用时，可控制眼压，且能防止尿结石发生或复发。④与促皮质激素、糖或盐皮质激素合用，本品可致低血钾和骨质疏松。⑤与胰岛素等抗糖尿病药合用时，可减少低血糖现象。⑥不可与排钾利尿药合用，可增加低血钾症发生。⑦与苯巴比妥、卡马西平、苯妥英钠合用时，可增加骨软化发病率。⑧本品可使尿液碱化，造成弱酸性药物如水杨酸类、呋喃妥因、诺氟沙星、巴比妥等排泄增加，不利于治疗。

【制剂规格】片剂：0.25g。注射剂：5mL：250mg。

盐酸地匹福林

Dipivefrine Hydrochloride

【别名】双特戊酰肾上腺素，二匹福林，DPE。

【药理作用】本品本身并无生物活性，眼组织中有一种催化 DPE 水解为肾上腺素的酶，DPE 进入眼组织（主要在角膜和前房）后在此酶的作用下，迅速水解成肾上腺素而发挥生物效应，引起散瞳、降眼压。因此，DPE 亦可称是肾上腺素的前体药（Pro – drug）。本品尚有较好的抗过敏作用。

【体内过程】用 0.025% ~ 0.5% 本品溶液单剂量 1 次点眼，30 分钟均能使眼压下降，4 ~ 8 小时达降压高峰，作用持续 12 小时。DPE 降眼压作用机制为减少房水生成和增加房水排出。0.1% DPE 的降眼压作用与 1% 肾上腺素相当，而散瞳作用则与 2% 肾上腺素相当，DPE 溶液滴眼后更易透过角膜屏障进入眼内。动物实验表明，DPE 的眼压通透性比肾上腺素强 10 倍，在人眼则强 17 倍。DPE 在眼压的水解部位主要是角膜，DPE 滴眼后的 15 分钟内，房水中大部分以肾上腺素及其代谢产物的形式出现。

【适应证】主要用于治疗开角型青光眼、色素性青光眼、新生血管性青光眼，以及能散瞳、术中止血、减少局麻药的吸收及延长其药效，抗药物过敏等。

【剂量与用法】滴眼，每次 1 ~ 2 滴，每日 1 ~ 2 次。

【不良反应】DPE 浓度仅为肾上腺素的 1/10 ~ 1/20，因此不良反应的发生率要比肾上腺素低得多，仅有 3% 患者出现烧灼感。DPE 溶液点眼对血压和心率的影响较小，是肾上腺素的良好代用品。长期应用可引起滤泡性结膜炎及睑结膜炎，并能引起散瞳（未经手术的闭角型青光眼禁用），无晶体性黄斑病变。

【注意事项】①有严重高血压、动脉硬化及冠状动脉供血不足者、严重心律不齐者禁用。②高血压、糖尿病、心律不齐者慎用。③对本品过敏、闭角型青光眼、窄房角患者及甲亢患者禁用。④孕妇、哺乳期、小儿无晶体性青光眼者慎用。

【药物相互作用】①与 β 肾上腺素受体阻断药合用有协同作用。②与硝酸毛果芸香碱合用，可发生一过性近视程度增加。

【制剂规格】滴眼剂：0.1%；0.25%。

盐酸卡替洛尔

Carteolol Hydrochloride

【别名】美特朗，美开朗。

【药理作用】本品为 β 受体阻断药，可抑制房水产生，降低眼压。

【体内过程】本品口服后大部分被吸收，1 ~ 4 小时血药浓度达峰，半衰期为 5 ~ 7 小时，血浆蛋白结合率为 15% ~ 16%，大部分从尿中排泄。青光眼患者滴用本品后，1 小时后眼压开始降低，4 小时可达最大降眼压作用，作用持续 8 ~ 24 小时。

【适应证】用于治疗青光眼和高眼压症。也可用于高血压、心绞痛治疗。

【剂量与用法】①滴眼：每次 1 ~ 2 滴，每日 1 ~ 2 次。②高血压：口服，每日 15mg。③心绞痛：口服，每日 5 ~ 20mg。

【不良反应】偶有脉缓、呼吸费力、头痛、头晕、倦怠、恶心及眼部刺痛、发痒、发干、发热等症状。长期用于无水玻璃体眼或有眼底病变患者时，偶有眼底黄斑部出现浮肿、浑浊，故需定期测定视力，进行眼底检查。

【注意事项】有难以控制的心脏器质性病变、支气管哮喘或支气管痉挛及对本品过敏的患者、过敏性鼻炎者禁用。窦性心动过缓、房室传导阻滞（Ⅱ°、Ⅲ°）、心源性休克、肺高压引起的右心器质性病变及瘀血性心脏器质性病变等全身禁用β受体阻断药的患者，难以控制的糖尿病患者、孕妇及小儿慎用。

【药物相互作用】本品经眼给药，可致全身吸收。与其他口服β肾上腺素受体阻断药有协同作用。

【制剂规格】滴眼剂：5mL：50mg（1%）；5mL：100mg（2%）；10mL：200mg（2%）。片剂：5mg；10mg；20mg。

倍他洛尔
Betaxolol

【别名】倍他心安。

【药理作用】本品可选择性阻断 β_1 受体，无内在拟交感活性，具有一定的膜稳定作用，通过抑制房水的产生而降低眼压，作用类似阿替洛尔。

【体内过程】本品口服吸收完全，生物利用度为80%~90%，血浆蛋白结合率为50%，在肝脏代谢，肾排出，半衰期为16~20小时。本品眼部用药有较强的角膜穿透力。滴眼30分钟后，眼压开始下降，2小时达最大作用，降眼压作用可持续12小时。

【适应证】用于治疗慢性开角型青光眼、高眼压症；对术后未完全控制的闭角型青光眼引起的高眼压需与缩瞳剂合用，也可单独用于高血压。

【剂量与用法】滴眼：每次1~2滴，每日2次。如本品尚不足以控制患者眼内压时，可用毛果芸香碱、肾上腺素或服用碳酸酐酶抑制剂（如乙酰唑胺）等。高血压治疗：口服。每日20mg，或开始每日10mg，如需要可增至每日40mg，老年人宜减量。

【不良反应】服用本品后，可能会有暂时不适感。偶有视物模糊、点状角膜炎、异物感、畏光、流泪、痒、干燥、红斑、发炎、分泌物增多、视力敏锐度降低、过敏反应、水肿、角膜敏感性降低及瞳孔大小不一，偶有心动过缓、心脏传导阻滞及充血性心力衰竭；可能会有因呼吸困难、支气管痉挛、气管分泌物浓稠、气喘或呼吸衰竭而产生肺压迫感、失眠、眩晕、头昏、头痛、忧郁、嗜睡、荨麻疹、中毒性表皮坏死、脱毛、舌炎等症。

【注意事项】糖尿病、甲状腺功能亢进症、肌无力、肺功能不全者慎用。严重窦性心动过缓、房室传导阻滞、心力衰竭、孕妇禁用。

【药物相互作用】①本品与缩瞳药和碳酸酐酶抑制药合用有协同降压作用。②本品可增加利血平的不良反应。

【制剂规格】滴眼剂（混悬液）：5mL：25mg。片剂：20mg。

盐酸左布诺洛尔
Levobunolol Hydrochloride

【别名】贝他根，眼力健。

【药理作用】本品为非选择性β肾上腺受体阻断剂，对 β_1 和 β_2 受体具有同样的作用。对高眼压及正常眼压者均有降眼压作用，降眼压效果与噻吗洛尔相当或稍弱。其降眼压机制主要是减少房水生成，对巩膜上静脉压无影响；可降低血浆肾素活性，故能降压和抗心律失常。

【体内过程】本品口服吸收快，半衰期为6~7小时，原形及代谢物经肾排泄。局部经眼给药可吸收。

【适应证】本品对原发性开角型青光眼具有良好的降低眼内压疗效。对某些继发性青光眼、高眼压症、手术后未完全控制的闭角型青光眼，以及其他药物及手术治疗无效的青光眼，也可加用本品滴眼以增强降眼压效果。此外，本品可用于降压和抗心律失常。

【剂量与用法】滴眼：每次1滴，每日1~2次。滴于结膜囊内，滴后用手指压迫内眦角泪囊部 3 ~ 5 分钟。高血压、心律失常：口服，每次 1 ~ 5mg，每日 3 次。

【不良反应】①常见不良反应：1/3 患者可出现暂时性眼烧灼及眼刺痛，5% 的患者出现结膜炎，也可出现心率减慢及血压下降。②少见不良反应：心律变化、呼吸困难、虹膜睫状体炎、头痛、头晕、一过性共济失调、嗜睡、瘙痒及荨麻疹。③罕见不良反应：全身症状为无力、胸痛；心血管系统为心动过缓、心率失常、低血压、晕厥、心传导阻滞、脑血管意外、脑缺血、心衰、心绞痛、心悸、心搏停止；消化系统：恶心、腹泻；神经系统：抑郁、精神错乱、重症肌无力症状加重、感觉异常；皮肤：过敏反应，包括局部和全身皮疹、脱发、Steven - Johnson 综合征；呼吸系统：支气管痉挛、呼吸衰竭、呼吸困难、鼻腔充血；内分泌系统：掩盖糖尿病患者应用胰岛素或降糖药后的低血糖症状；泌尿生殖系统：阳痿。

【注意事项】①本品不宜单独用于治疗闭角型青光眼。②本品含氯化苯烷铵，戴软性角膜接触镜者不宜使用。③使用中若出现脑供血不足症状时应立即停药。④重症肌无力患者用本品滴眼时需遵医嘱。⑤用药过程中应定期复查眼压，根据眼压变化调整用药方案。⑥用药前应摇匀，避免容器尖端接触眼睛，防止滴眼液污染。⑦支气管哮喘或有支气管哮喘史者、严重慢性阻塞性肺部疾病、窦性心动过缓、Ⅱ度或Ⅲ度房室传导阻滞、明显心衰、心源性休克及对本品过敏者禁用。⑧孕妇及哺乳期妇女慎用。本品对于儿童的安全性和疗效尚未确立。

【制剂规格】滴眼剂：5mL：25mg。片剂：1mg；5mg。

可乐定
Clonidine

【别名】氯压定，可乐宁，血压得宁，Catapres。

【药理作用】本品为 α_2 肾上腺素能受体激动药，经眼给药以降低眼内压，其作用机制为激活 α_2 肾上腺素能受体，通过负反馈机理，抑制交感神经，使房水生成减少，并增加房水流出，产生降眼压效果，本品对瞳孔大小、视力及眼调节功能均无影响。

【体内过程】本品滴眼后可被吸收入血循环，30 分钟后眼压下降，1 ~ 2 小时血药浓度达峰值，可持续 4 ~ 8 小时，半衰期为 12.7 小时。

【适应证】用于治疗原发性开角型青光眼及闭角型青光眼，尤其适用于不能耐受缩瞳药的青光眼患者。

【剂量与用法】滴眼。每次 1 滴，每 6 小时 1 次。

【不良反应】有眼干、眼灼热感及视力模糊，心率减慢、口鼻干燥、嗜睡、头昏、血压下降等不良反应。连续用药时，这些现象可逐渐减轻或消失。

【注意事项】滴眼时用手压迫泪囊部位，以减少药物全身吸收。严重心血管疾病、低血压症患者禁用。

【制剂规格】滴眼剂：5mL：12.5mg。

溴莫尼定
Brimonidine

【别名】阿法根。

【药理作用】本品为一种眼用的相对选择性 α_2 肾上腺素受体激动剂，对心血管和肺功能的影响很小，具有双重作用机制，即既减少房水的生成，又增加房水经葡萄膜、巩膜的外流。

【体内过程】本品滴眼后，1 ~ 4 小时血药浓度达峰值，2 小时后达最大降眼压作用。多次给药，作用可持续 12 小时。本品可穿透房水，可被全身吸收，主要经肝脏代谢，半衰期约 3 小时。

【适应证】适用于降低开角型青光眼及高眼压症患者的眼内压。

【剂量与用法】滴眼：每次 1 滴，每日 1 ~ 2 次，滴入结膜囊内。眼内压在下午达到高峰或眼内压需加控制的患者，下午可增加 1 滴。

【不良反应】可出现眼部充血、烧灼感、刺痛感、异物感、视物模糊、瘙痒、畏光、眼睑水肿、眼部干燥、流泪等不良反应。

【注意事项】①本品中使用的防腐剂为苯扎氯铵，可被软性隐形眼镜所吸收，因此应在滴用本品至少 15 分钟后，再戴上软性隐形眼镜。②本品可使某些患者有疲劳感及困倦，因此从事危险性作业的患者有在用药后出现精神不集中的可能性。③孕妇、哺乳期妇女、老年人、严重心血管疾病、肝肾功能损伤者慎用。

【药物相互作用】本品与其他降眼压药物合用时，有协同作用。

【制剂规格】滴眼剂：5mL：10mg（0.2%）。

毛果芸香碱

Pilocarpine

【别名】硝酸匹罗卡品。

【药理作用】本品能直接激动 M 胆碱能受体，使虹膜括约肌收缩，瞳孔缩小，睫状肌收缩导致房水排出阻力减小，从而使青光眼的眼内压下降。

【体内过程】本品有较好的水溶性和脂溶性，滴眼液通透性良好。1% 滴眼液滴眼后 10 ~ 30 分钟出现缩瞳作用，作用持续 4 ~ 8 小时，25 分钟达最大降眼压作用，作用持续 4 ~ 14 小时。

【适应证】用于治疗开角型青光眼和急、慢性闭角型青光眼及继发性闭角型青光眼。用于白内障人工晶体植入手术中的缩瞳。

【剂量与用法】皮下注射，每次 2 ~ 10mg，术中稀释后注入前房或遵医嘱。滴眼：①慢性青光眼，0.5% ~ 4% 溶液滴眼，每次 1 滴，每日 1 ~ 4 次。②急性闭角型青光眼急性发作期，1% ~ 2% 溶液滴眼，每次 1 滴，每 5 ~ 10 分钟滴眼 1 次；3 ~ 6 次后，每 1 ~ 3 小时滴眼 1 次，直至眼压下降。③缩瞳：对抗散瞳作用，1% 溶液滴眼 1 滴，每日 2 ~ 3 次；④先天性青光眼房角切开术前，1% 溶液滴眼，一般每次 1 滴，每日 1 ~ 2 次；⑤虹膜切除术前，2% 溶液滴眼，每次 1 滴，每是 1 ~ 2 次。

【不良反应】用药后瞳孔缩小，可使视力下降，引起暂时性近视、视物发暗、模糊、结膜充血、眼痛、头痛、眼部刺激等不良反应。

【注意事项】①瞳孔缩小常引起暗适应困难，应告知须在夜间开车或从事照明不好的危险职业者特别小心。②定期检查眼压，如出现视力改变，应查视力、视野、眼压描记及房角等，根据病情变化改变用药及治疗方案。③为避免吸收过多引起全身不良反应，滴眼后要用手指压迫泪囊部 1 ~ 2 分钟。④如意外服用，须给予催吐或洗胃；过多吸收可出现全身中毒反应，应使用抗胆碱药进行对抗治疗。虹膜睫状体炎、瞳孔阻滞性青光眼、老年白内障、视网膜炎、急性结膜炎、急性虹膜炎、角膜炎、支气管哮喘、胃溃疡及对本品过敏者禁用。

【药物相互作用】①阿托品可干扰本品的抗青光眼作用，本品也可抵消阿托品的散瞳作用。②本品与地匹福林合用时，可引起近视程度暂时增加。

【制剂规格】注射剂：1mL：10mg。滴眼剂：10mL：50mg；10mL：100mg；10mL：200mg。

3. 激素类药

醋酸可的松

Cortisone Acetate

【别名】醋酸皮质酮，考的松。

【药理作用】本品为肾上腺皮质激素药物，具有抗炎、抗过敏、抗内毒素等作用。

【适应证】适用于过敏性结膜炎、角膜炎、巩膜炎及急性虹膜睫状体炎等的治疗。

【剂量与用法】滴眼，每次 1～2 滴，每日 2～4 次。

【注意事项】眼部用药不超过 2 周，禁与其他眼用制剂同时使用。

【制剂规格】滴眼剂：0.5%。眼膏剂：0.25%；0.5%；1%。

地塞米松磷酸钠
Dexamethasone Sodium Phosphate

【别名】Dexasone，Decadron。

【药理作用】眼科常用的皮质激素主要是指糖皮质激素，包括机体产生和人工合成两类。地塞米松是人工合成品的一种，它比机体产生的可的松和氢化可的松的消炎作用强，渗透性高，作用时间长，属长效皮质激素。皮质激素作用广而复杂，眼科应用与以下作用有关：①消炎作用：对各种原因（物理、化学、生物、免疫等）引起的炎症都有很强的消炎作用。能减轻炎症的早期渗出、水肿、毛细血管扩张、白细胞浸润及吞噬反应，从而改善红、肿、热、痛等症状；炎症后期，可抑制毛细血管和纤维母细胞的增生，延缓肉芽组织生长，防止粘连及瘢痕形成，减少后遗症（同时会导致感染扩散和阻碍创口愈合）。其消炎作用机制，一般认为与稳定溶酶体膜、减少溶酶体内水解酶的释放有关。同时抑制致炎物质缓激肽、5-羟色胺和前列腺素的产生；增加肥大细胞颗粒的稳定性，减少组胺的释放；收缩血管，抑制白细胞和巨噬细胞移行于血管外等。②免疫抑制作用：糖皮质激素主要通过抑制巨噬细胞功能而发挥免疫抑制作用。全身用药可治疗变态反应和自身免疫等疾病。眼科以全身用药配合局部滴眼，抑制角膜移植所致的排斥反应。③缓和结缔组织对伤害的反应：结缔组织包括基质、纤维、纤维母细胞和肥大细胞。激素抑制纤维母细胞的形成，从而有利于防止角膜瘢痕的产生，当外伤使用时，可减少瘢痕形成，保全视力。对纤维母

细胞的抑制作用，能延缓角膜伤口的愈合，则为其不利的因素。④对眼组织的作用：地塞米松点眼可增加角膜厚度，抑制角膜上皮再生，引起结膜动脉血管收缩，增加去甲肾上腺素的血管收缩效应。在角、结膜疾患中，可抑制或减少新生血管的形成。此外，对房水蛋白质等浓度有一定影响。

【适应证】可用于治疗各种原因引起的炎症，如虹膜睫状体炎、虹膜炎、角膜炎、过敏性结膜炎、眼睑炎等。根据炎症的部位和发炎程度的不同而采用不同的浓度（0.001%～0.1%），必要时配合结膜下、球后注射，或者全身用药。角膜移植手术和近视治疗手术时，也可局部使用，减轻排斥反应和瘢痕形成。白内障、青光眼手术时，也可减轻炎症，有助于手术成功。

【剂量与用法】滴眼，一般外眼性炎症可采用 0.001% 浓度，每日 4～5 次。内眼性炎症及手术治疗后，药物浓度可增加至 0.1%，每日 4～5 次。

【不良反应】长期局部使用本品，部分患者可产生激素性青光眼或激素性白内障，应用最低有效浓度即可减轻或避免发生。

【注意事项】眼部感染性炎症应与有效抗生素联合应用，角膜溃疡者禁用。随着病情好转，应逐渐减少点药次数，以减少疾患复发的危险。

【制剂规格】滴眼剂：0.001%～0.1%。

氟甲松龙
Fluorometholone

【别名】氟米龙，氟甲龙，艾氟龙。

【药理作用】本品为合成糖皮质激素，在眼科主要用其下述作用：①消炎作用：能减轻充血，降低毛细血管的通透性，抑制炎性浸润和渗出，并使细胞间质的水肿消退，缓解红、肿、热、痛等症状。能抑制成纤维细胞的增生和肉芽组织的形成，减轻炎症引起的瘢痕和粘连等。②免疫抑

制作用：能解除许多过敏性疾病的症状，如过敏性充血、水肿、渗出、皮疹及细胞损害等。本品的抗炎和抗过敏作用比泼尼松龙强，但略低于地塞米松。

【体内过程】本品滴眼 30~60 分钟后达峰浓度，半衰期短，易于代谢。

【适应证】主要用于治疗各种眼前房炎症性疾患，如对糖皮质激素敏感的睑球结膜、角膜及其他眼前段组织的非感染性炎症。

【剂量与用法】滴眼：用前摇匀，一次 1~2 滴，一日 2~4 次。可依据年龄及病情适当增减。

【不良反应】①本品混悬液滴眼而引起眼压升高的发生率低于泼尼松龙和地塞米松，但长期应用仍有升高眼压和诱发感染的危险，可能会使创伤愈合延迟。②偶可引起囊下白内障。

【注意事项】急性树枝状单疱角膜炎，结核和真菌性眼病，以及对本品过敏者禁用。

【制剂规格】滴眼剂：5mL：5mg（0.1%）。

氢化可的松
Hydrocortisone

【别名】皮质醇，考的索。

【药理作用】本品为肾上腺皮质激素类药，具有抗炎、免疫抑制、抗毒素及抗过敏等作用。

【适应证】滴眼剂、眼膏主要用于过敏性结膜炎、角膜炎、巩膜炎和虹膜炎等。软膏主要用于过敏性皮炎、湿疹、婴儿湿疹、苔癣样变及瘙痒等症。

【剂量与用法】滴眼液、眼膏：滴（涂）于眼睑内，每日数次。软膏：涂于患处，每日 2~3 次。

【不良反应】外用可出现局部烧灼、瘙痒及干燥等不良反应。长期大面积使用可引起皮肤萎缩、毛细血管扩张、痤疮等，甚至还出现全身不良反应。

【注意事项】滴眼液用前摇匀；单纯疱疹性或溃疡性角膜炎禁用。

【制剂规格】滴眼（眼膏）剂：0.25%~2.5%。软膏剂：0.5%；1%；2%；2.5%（4g；8g）。

泼尼松龙
Prednisolone

【别名】强的松龙。

【药理作用】本品是一种糖皮质激素，相同剂量下，其抗炎效力为氢化可的松的 3~5 倍。糖皮质激素可减轻炎症反应时的组织水肿、纤维沉积，抑制毛细血管扩张、吞噬细胞游走。同样也可抑制毛细血管的增生、胶原的沉积及瘢痕的形成。

【适应证】睑球结膜、角膜及其他眼前段组织对糖皮质激素敏感的炎症。

【剂量与用法】滴眼，每次 1~2 滴，每日 2~4 次。开始治疗的 24~48 小时，剂量可酌情增大至每小时 2 滴。不宜中途终止治疗，应逐步减量停药。

【不良反应】①继发眼部的真菌和病毒感染，角膜及巩膜变薄患者长期使用时，还可导致眼球穿孔。②眼部长期或大剂量使用本品者，致后囊膜下白内障。③本品可引起眼内压升高，从而导致视神经的损害和视野的缺损，故应常测眼内压。

【注意事项】①长期用药后，若出现眼部慢性炎症时，应考虑角膜真菌感染的可能。②如果发生双重感染，应立即停药并进行适当的治疗。③有单纯疱疹病毒性角膜炎史及急性化脓性感染者慎用。④长期应用本品者，可致非敏感菌过度生长。⑤未行抗感染治疗的急性化脓性眼部感染、急性单纯疱疹病毒性角膜炎、角膜及结膜的病毒感染、眼结核、眼部真菌感染及有牛痘和水痘等感染性疾病，以及对本品成分过敏者禁用。

【制剂规格】滴眼剂：5mL（1%）。

4. 其他

普罗碘铵
Prolonium Iodide

【别名】安妥碘，洛冠。

【药理作用】本品为有机碘化物，作用缓和而持久，可促进组织内病理沉着物的吸收，用于慢性炎症的消散。

【体内过程】注射给药吸收缓慢，大部分存在于脂肪组织与神经组织中，最终在体内逐渐分解，成为游离碘，并分布于全身。

【适应证】为眼科辅助治疗剂，用于治疗中心性脉络膜视网膜炎、渗出性视网膜炎、晚期脉络膜视网膜病变、晚期葡萄膜炎、玻璃体浑浊、角膜云翳、斑翳、非活动性眼底出血。亦可作为视神经炎的辅助治疗。

【剂量与用法】肌内注射：每次 0.4g，每日或隔日 1 次，10 次为一疗程，每个疗程间隔 1~2 周，一般用药 2~3 个疗程；结膜下注射：每次 0.1~0.2g，每日或隔日 1 次，5 次为一疗程，疗程间隔 2 天；球后注射：每次 0.1~0.4g，每日或隔日 1 次，5 次为一疗程，疗程间隔 2 天。

【不良反应】注射后可出现皮肤红疹、恶心或轻度碘中毒现象，此时应减量或暂停用药。

【注意事项】①眼部注射出现疼痛时，可采用本品 1 支（2mL 含 0.4g），并加至 2% 普鲁卡因 1mL 中注射作为预防。②对碘过敏者、活动性肺结核、消化道溃疡有隐性出血者、肝肾功能严重不全者禁用。③能刺激组织水肿，不用于病变初期。④甲状腺肿大、有家族性甲状腺功能亢进史者慎用。

【药物相互作用】与氯化亚汞制剂合用时，可生成碘化高汞毒性物。

【制剂规格】注射剂：2mL∶0.4g。

托吡卡胺
Tropicamide

【别名】托品酰胺，双星明。

【药理作用】本品为人工合成的 M 胆碱受体阻断药，使瞳孔括约肌和睫状肌松弛而致扩瞳，调节麻痹。

【体内过程】0.5% 或 1% 本品溶液点眼，于 25~30 分钟内产生最大散瞳和睫状肌麻痹作用，随后作用逐渐降低，6 小时恢复至点眼前水平。本品作用强、起效迅速，但维持时间短。

【适应证】散瞳用于眼底检查，睫状肌麻痹用于屈光检查，并为首选药物。

【剂量与用法】滴眼液点眼。散瞳检查：每次 1~2 滴；验光检查：每次 1 滴，每 3~5 分钟 1 次，可连续滴药 4~6 次。

【不良反应】1% 溶液滴眼时，能产生暂时的刺激性；亦可使开角型青光眼患者眼压升高，但通常不超过 0.67kPa（5mmHg），且时间短暂，因此不会损害视神经。溶液滴眼后的全身不良反应罕见，偶有过敏性休克报道。

【注意事项】①青光眼患者禁用，小儿慎用，出现过敏症状和眼压升高时停用。②老年人易产生类阿托品样毒性作用，可诱发闭角型青光眼。

【药物相互作用】本品与三环类抗抑郁药或单胺氧化酶抑制剂合用时，可引起血压上升。

【制剂规格】滴眼剂：5mL∶25mg；6mL∶30mg。

吡诺克辛
Pirenoxine Sodium

【别名】白内停，卡他灵，Banitini，Catalin。

【药理作用】醌型学说认为，芳香氨基酸的异常代谢产物醌亚胺酸，能与晶状体水溶性蛋白结合，使其变性而浑浊，形成白内障。本品能抑制芳香氨基酸异常代谢生成的醌类物质，防止晶状体内不溶性蛋白质的形成，抑制白内障病情的发展。此外，本品尚可对抗自由基对晶状体的作用所而形成的白内障，亦可减少白内障外摘术后，后囊膜混浊发生的比例。

【适应证】用于治疗老年白内障、外伤白内障、先天性白内障和糖尿病白内障。

【剂量与用法】取本品片剂 1mg，放入专用溶剂中，轻轻振摇使药片完全溶解，配成 0.005% 溶液滴眼，每次 2 滴，每日 4～5 次。

【不良反应】使用本品所产生的不良反应有：发生眼睑炎、接触性皮炎，或弥漫性浅表层角膜炎、结膜充血、刺激感、瘙痒感等症状。

【注意事项】本品水溶液不稳定，宜新鲜配制，宜密闭、避光保存。

【制剂规格】滴眼剂：0.005%。片剂：每片含 1mg，溶剂 20mL（使用时，将 1mg 药片溶于 20mL 溶剂中）。

玻璃酸酶
Hyaluronidase

【别名】透明质酸酶，Ronidase。

【药理作用】本品为黏多糖的分解酶，可水解组织基质中的主要成分透明质酸，暂时降低细胞间质的黏性，提高毛细血管组织的通透性，从而促进注入皮下输液和局部积贮的渗出液或血液的吸收，故可用作消肿和药物扩散剂。临床上作为眼科手术的辅助用药，主要是可保护眼角膜内皮细胞及眼组织，促进手术创面愈合，防止角膜干燥；局部滴眼，可改善干眼症，防止配戴隐形眼镜等因素引起的角膜损伤。

【体内过程】用于眼科手术时，血中半衰期仅为 2.5～4.5 分钟，在肝脾中代谢分解。

【适应证】作为眼科手术的辅助用药，如青光眼、白内障、视网膜等手术。本品可以加速皮下、肌内注射药液的吸收，促进局麻药的浸润，减轻注射部位疼痛，促进手术及创伤后局部水肿或血肿的消散。本品也可用于肠粘连手术的辅助用药。

【剂量与用法】①滴眼：0.1～0.3% 溶液，每次 1～2 滴，每日数次。②结膜下注射：每次 50～100 单位，每日或隔日 1 次。③球后注射：每次 100～300 单位，每日 1 次。④使药液快速扩散吸收，当需要皮下注入大量药液时，可于 1000mL 液体中加入本品 150 单位，以每分钟 10mL 滴速进行皮下输注。⑤加速局麻药物起效，在每 20mL 药液中加进行本品 1000 单位，必要时加入肾上腺素以延长麻醉时间。⑥促进外伤、手术后水肿或血肿吸收，可用本品氯化钠注射液（含 1～2U/mL）局部浸润。

【不良反应】有眼睑炎、眼睑皮肤炎等过敏反应。局部滴眼可有刺激感、异物感、灼热感等反应。

【注意事项】禁用于局部感染及肿瘤部位，不能静注。应临用新配，宜在密闭、阴暗处保存。

【药物相互作用】水杨酸类可减弱本品作用。

【制剂规格】注射剂：1500 单位。滴眼剂：5mL：5mg。

谷胱甘肽
Glutathione

【别名】L-谷胱甘肽，得视安，去白障。

【药理作用】本品是氧化还原反应的辅酶，参与体内三羧酸循环，能激活各种酶，可阻止晶状体混浊化。

【适应证】适用于角膜疱疹、浅表性角膜炎、角膜溃疡、角膜外伤、流行性角膜炎、结膜炎、白内障等治疗。

【剂量与用法】滴眼，将药片（0.1g）溶于 5mL 专用溶剂中。每次 1～2 滴，每日 4～5 次。

【不良反应】若眼睛出现刺激感、瘙痒感、结膜充血等症状时，应停止滴药。

【注意事项】本品溶解后应立即使用，剩余溶液不可再用。

【药物相互作用】不得与四环素类及磺胺类药物合用。

【制剂规格】滴眼剂：5mL：100mg。

羟苯磺酸钙
Calcium Dobesilate

【别名】导升明，氢醌磺酸钙，护脉钙，Doxium。

【药理作用】①本品能调整和改善毛细血管壁的通透性和柔韧性，拮抗诱导血管通透性增加的活性物质，如组织胺、5-羟色胺、缓激肽、透明质酸酶、前列腺素、血小板激活因子（PAF）及防止胶原的改变。②对血液高黏稠度，本品通过降低大分子血浆蛋白、纤维蛋白原和球蛋白的浓度，调节白蛋白与球蛋白的比值，增强红细胞的柔韧性，降低它们的高聚性。此外，还能激活纤维蛋白溶解，从而使血液黏稠度降低。③对血小板高聚性，本品可减少血小板聚集因子（如 B 凝血蛋白、血栓素 A_2、血小板激活因子等）引起的聚集反应和血小板自发聚集反应，抑制二磷酸腺苷（ADP）诱导的血栓形成。此外，能改善淋巴液的回流。

【体内过程】本品口服 6 小时后达血药浓度峰值，蛋白结合率为 20%～25%，约 75% 以原形药物随尿液排出。

【适应证】主要用于治疗糖尿病引起的视网膜病变和肾小球性硬化症，也用于治疗微循环障碍引起的各种静脉曲张和痔疮及小腿溃疡、瘙痒性皮炎等。

【剂量与用法】口服用药应个体化。①糖尿病视网膜病变：初始剂量每次 500mg，每日 3 次，显效后改为每日 1g 维持，一般疗程 3～5 个月。②用于严重微血管病变时，初始剂量为每日 1.5～2g，维持量为每日 1g；③用于微循环机能不全者，一般每日 1g，大多数患者每 3 周为一疗程，可视病情而定。

【不良反应】一般患者耐受良好，某些病例存在短暂的胃肠不适感。

【注意事项】孕妇、哺乳期妇女禁用，胃肠功能障碍者慎用。

【制剂规格】片（胶囊）剂：250mg；500mg。

阿托品
Atropine

【别名】硫酸阿托品，颠茄碱。

【药理作用】本品可阻断乙酰胆碱的作用，使瞳孔括约肌和睫状肌松弛，引起散瞳及调节麻痹，作用持续 10～12 天。

【适应证】适用于角膜炎、虹膜睫状体炎、白内障手术前后及验光前散瞳。

【剂量与用法】滴于或涂于眼结膜囊内。每次 1 滴，每日 1～2 次，或必要时用。

【不良反应】经眼用药后，可出现皮肤黏膜干燥、发热、面部潮红、心动过速、视物模糊、眼部烧灼感等不良反应。

【注意事项】青光眼及青光眼可疑者禁用。前列腺肥大者慎用。为防止药液进入鼻腔吸收后所致中毒，滴时应压迫泪囊。

【制剂规格】眼膏剂：1%；2%。滴眼剂：0.5%；1%。

色甘酸钠
Sodium Cromoglicate

【别名】色甘酸二钠。

【药理作用】本品为抗过敏药物，可抑制致敏活性物质的释放。

【适应证】适用于过敏性结膜炎、角膜炎等眼病治疗。

【剂量与用法】滴眼，每次 1～2 滴，每日 2～4 次。

【注意事项】对牛奶、乳糖或乳制品有过敏

史者，对本品可能过敏。孕妇及哺乳期妇女慎用。

【制剂规格】滴眼剂：2%（5mL；8mL）。

荧光素钠
Fluorescein Sodium

【别名】荧光红钠，荧光黄钠。

【药理作用】本品为一种可溶性染料。静脉注射可用于循环时间的测定，也用于测定血管通透性或开放情况。正常情况下，本品不易透过血-脑屏障，但有脑脓肿、脑血肿或脑肿瘤存在时，则可透过血-脑屏障，弥散到病变处的脑组织，这种反应能帮助表浅病灶的定位。

【适应证】放射性碘标记的荧光素钠与扫描技术合用时，能帮助深部病灶定位。本品2%的水溶液，可用于角膜上皮损伤、异物的诊断与定位。滴入眼内时，正常角膜不显色，角膜溃疡时则呈现绿色，异物存在时则呈现绿色圈，角膜缺损时可染成黄色。本品也用于眼底血管造影，在脑脊液中的渗透率改变可用于推断结核性脑膜炎的病程和预后。

【剂量与用法】①测定血液循环时间：由臂静脉快速注射0.4～0.8g，在紫外光灯下观察，以10～16秒内唇黏膜见到黄绿色荧光为正常。②眼角膜损伤的诊断：2%滴眼剂滴入眼结膜囊，5分钟后用生理盐水冲洗。若用眼用试纸时，可取其1片，滴生理盐水1滴于试纸药端，使试纸湿润变软，放入眼结膜囊内，经15～30秒后取出，即可在裂隙灯下检查。③眼底血管造影：先在肘前或手臂静脉缓慢静注0.2%溶液3mL，若无反应则快速静注20%溶液3mL，从动脉期前开始，边观察边拍片，直至15分钟。

【不良反应】本品静脉注射后，可使皮肤黄染，24小时退色。也可致恶心、呕吐、荨麻疹、晕厥等反应。

【注意事项】先天性缺血性心脏病、肝肾功能严重不全、孕妇、有药物过敏史者禁用。

【制剂规格】滴眼剂：2%。注射剂：3mL：0.3g；3mL：0.6g。眼用凝胶剂：5g：1g（20%）。

洛度沙胺
Lodoxamide

【别名】阿乐迈，Alomide。

【药理作用】是一种肥大细胞稳定剂，通过抑制肥大细胞脱颗粒，降低靶细胞膜对钙离子的通透性，抑制I型速发变态反应，防止致敏原导致的支气管痉挛及肺功能降低，也可抑制由于反应素、IgE及抗原介导反应出现的皮肤血管通透性增加。

【体内过程】本品局部滴眼7小时后，眼部症状得到缓解，眼部用药吸收入血的量较少。

【适应证】适用于治疗各种过敏性眼病，如春季卡他性角膜炎、卡他性结膜炎、巨大乳头性睑结膜炎、过敏性或特异反应性角结膜炎；也包括病因不明，但一般由空气传播的抗原及隐形眼镜引起的过敏反应，对由I型速发性变态反应（或肥大细胞）引起的炎症性眼病有效。

【剂量与用法】滴眼。每次1～2滴，每日4次。用药后症状改善（如不适、痒感、异物感、畏光、刺痛、流泪、发红及肿胀等）通常需数天，有时需持续治疗达4周。用药后若症状减轻，应坚持用药至进一步改善，必要时可与皮质激素类药物同用。

【不良反应】个别患者滴眼后，可出现轻微的眼部灼热、刺痛、流泪等不良反应。

【注意事项】本品仅限外用，勿与滴眼瓶口接触，以免污染药液。用药时勿配戴隐形眼镜，需等数小时后方可配戴，用药次数勿任意增加。

【制剂规格】滴眼剂：5mL：5mg。

人工泪液
Artificial Tear

【药理作用】本品用来代替泪液湿润眼球。

本品中的羧甲基纤维素钠含有多量的羧基、羟基，带负电荷，多亲水基团，故易黏附于角膜表面，起润滑、营养和保护作用。本品还含天然泪液中的电解质，能有效缓解干燥刺激引起的干涩、烧灼、磨砂感等不适症状；还可补充泪液中的电解质，以达到平衡。

【适应证】用于无泪液及干燥性角膜炎、结膜炎患者。

【剂量与用法】滴眼：每次 1～2 滴，滴眼次数按需要而定。

【注意事项】本品尽可能保证新鲜，甲基纤维素需冷溶。为防止污染，勿将瓶口触及任何物体表面。应用时如感觉眼痛、视力改变、眼部持续充血或刺激感，或症状加重或症状持续 72 小时以上者，应停止用药，并咨询医生。如果药液变色或浑浊时，不应使用。

【制剂规格】滴眼剂：1.4%（15mL）。

透明质酸钠

Sodium Hyaluronate

【别名】玻璃酸钠。

【药理作用】本品是天然高分子黏多糖化合物，是细胞外基质的重要成分，具有黏性，对角膜起保护作用。其保水性可防止角膜干燥。加入纤维蛋白黏合剂（FN）对角膜上皮细胞基质有促进黏附的作用，从而对角结膜上皮损伤具有保护作用。

【适应证】用于治疗伴有角结膜上皮损伤的下列疾病：①Sjogrensches 综合征、Stevens－Johnson 综合征、眼球干燥综合征等内因性疾病。②术后、药物性、外伤及配戴隐形眼镜等引起的外因性角膜疾病。

【剂量与用法】点眼：每次 1 滴，每日 5～6 次，可视病情适当增减。若 0.1% 效果不佳时，可用 0.3%。

【不良反应】局部滴眼有瘙痒感、刺激感、

充血等反应。

【注意事项】①宜低温保存。②启封后限用 1 次。③配戴软性隐形眼镜者，需取下眼镜后使用。

【制剂规格】滴眼剂：1mL：1mg；1mL：3mg。

透明质酸钠

（手术用）

Sodium Hyaluronate

【别名】玻璃酸钠。

【药理作用】本品是广泛存在于动物和人体的生理活性物质，在皮肤、关节滑膜液、脐带、房水及眼玻璃体中均有分布。溶液具有高黏弹性及仿形性，为眼科手术的辅助剂，药液注入前房能维持一定的眼前房深度，便于手术操作，并有保护角膜内皮细胞及眼内组织，减少手术并发症，促进伤口愈合的作用。

【体内过程】用于眼部手术辅助用药时，术后大部分被冲出，血中半衰期为 2.5～4.5 分钟。

【适应证】本品为眼科手术辅助用药，用于白内障囊内外摘除术、人工晶体植入术、青光眼手术、角膜移植术等。

【剂量与用法】内眼手术中充盈前房，每次 0.5～0.75mL 缓慢注入前房内。

【注意事项】手术使用时，防止充填过量；手术结束后，根据需要清除残留药液，术中及术后应密切观察眼内压。

【药物相互作用】本品勿与含洁尔灭类药物接触，以免产生浑浊。若有浑浊，应停止使用。

【制剂规格】注射剂：0.5mL：5mg。

依美斯汀

Emedastine

【药理作用】本品是一种相对选择性的组胺 H_1 受体拮抗剂。它对组胺 H_1 受体具有相对选择性的作用。

【适应证】本品可暂时缓解过敏性结膜炎的体征和症状。

【剂量与用法】滴眼。每次 1 滴，每日 2 次，如需要可增加到每日 4 次。

【不良反应】经眼给药，常见头痛、乏力、视物模糊、眼部烧灼感、刺痛、异物感、充血等。

【注意事项】①本品只用于眼部滴用，不能用于注射或口服。②不使药瓶口接触眼睑和眼周部位，不用时应将药瓶口拧紧。如果药液变色，请勿使用。③配戴隐形眼镜的患者，如果眼部充血时，治疗期间不要配戴隐形眼镜。

【制剂规格】滴眼剂：5mL：2.5mg。

重组人（牛）碱性成纤维细胞生长因子

Recombinant Human（Bovin）Basic Fibroblast Growth Factor

【别名】贝复舒滴眼液。

【药理作用】本品是利用基因工程技术将人或牛抗体中碱性成纤维细胞生长因子经过克隆后再分离纯化制得的可促进纤维细胞生长的肽素物质，对来源于中胚层和外胚层的细胞具有促进修复和再生作用。

【适应证】用于各种原因引起的角膜上皮缺损和点状角膜病变、复发性浅层点状角膜病变、轻中度干眼症、大疱性角膜炎、角膜擦伤、轻中度化学烧伤、角膜手术及术后愈合不良、地图状（或营养性）角膜溃疡等。

【剂量与用法】滴眼，每次 1 ~ 2 滴，每日 4 ~ 6 次，或遵医嘱。

【注意事项】①本品为蛋白类药物，应避免置于高温或冰冻环境。②对感染性或急性炎症期角膜病患者，须同时局部或全身使用抗生素或抗炎药，以控制感染和炎症。③对某些角膜病，应针对病因进行治疗，如联合应用维生素及激素类等药物。

【制剂规格】滴眼剂：5mL：12000AU。

三、耳鼻喉及口腔科用药

盐酸地芬尼多

Difenidol Hydrochloride

【别名】眩晕停。

【药理作用】本品能增加椎 – 基底动脉血流量，调节前庭系统，抑制呕吐中枢，具有抗眩晕及镇吐作用。特别对内耳前庭引起的眩晕和呕吐更有效。本品有较弱的抗胆碱作用，但无明显镇静催眠作用。

【体内过程】本品肠吸收比较完全。口服 1 小时、直肠给药 2 小时、肌注 0.5 小时后的血药浓度可达峰值。90% 以上药物经肾排泄，半衰期为 4 小时。

【适应证】可用于治疗各种原因引起的眩晕症，如椎 – 基底动脉供血不足、梅尼埃病、植物神经功能紊乱、晕车晕船等。无嗜睡或过度兴奋等不良反应。

【剂量与用法】口服：成人每次 25 ~ 50mg，每日 3 次。儿童（6 个月以上）每次按 0.9mg/kg，每日 3 次。

【不良反应】①偶见口干、心动过速、头昏和胃不适感。②可见头痛、视力模糊、皮疹和轻度、短暂的低血压。③因有中枢抗胆碱作用，可引起视、听幻觉及定向力障碍和精神错乱。

【注意事项】①6 个月以内幼儿禁用。②肾衰竭患者禁用。③有青光眼、胃溃疡、妊娠、泌尿道阻塞性损伤、窦性心动过速或心动过缓者、哺乳期妇女慎用。

【制剂规格】片剂：25mg。

鱼肝油酸钠

Morrhuas Sodium

【药理作用】本品对凝血无直接作用，但与

钙离子有亲和力，形成钙皂，激活内源性凝血机制，加速血液的凝结。能致静脉内膜的内皮细胞损伤及脱落，使静脉内形成混合血栓，有利于止血。能诱导血小板聚集，使受损的血管裂口封堵，促使血液流速变慢而瘀滞。本品对黏膜创口及一般创口均有止血作用。

【适应证】本品为血管硬化剂，用于治疗血管瘤、内痔、下肢静脉曲张、创面渗血和出血。

【剂量与用法】①局部注射：每次 0.5～5mL，常用量每次 1mL。②用于治疗手部腱鞘囊肿：应先抽净囊肿内冻胶状液体，然后注入本品 0.5～2mL，用眼用消毒纱布覆盖保护 2～3 天。肿块未消者，可在一周后重复注射。③用于静脉曲张：第一次注射 0.5～1mL 于静脉曲张腔内，如无反应，24 小时后再注射 0.5～2mL，以后每隔 3～5 日在不同部位注射。④用于内痔：每次 0.5mL，注入痔核上部，一周 1 次。⑤用于关节炎：注入关节滑膜内，膝部 5mL，小关节 0.3～0.4mL。

【不良反应】偶有皮疹，可引起注射区疼痛、肿胀等反应。

【注意事项】①偶有严重过敏反应，注射前应先做过敏试验。②有深部静脉血栓形成者禁用。③急性感染、慢性全身性疾病、心脏功能失调者禁用。④天冷药液有固体析出，可用微热溶解。⑤用于鼻中隔黏膜下注射，每次只可注射一侧。

【制剂规格】注射剂：1mL：0.05g；2mL：0.1g。

度米芬含片
Domiphen Bromide

【别名】杜灭芬含片。

【药理作用】本品为季铵盐类表面活性广谱消毒剂，具有杀真菌作用，毒性小。

【适应证】预防和治疗口腔、咽喉感染，如咽喉炎、扁桃体炎等。

【剂量与用法】含服，每次 1～2 片，每日 4 次。

【注意事项】本品在碱性环境中作用增强。有肥皂等阴离子表面活性剂、酸性有机物、脓血存在时作用降低。不可与碘酊等同时使用。本品应避光，于干燥阴凉处保存。

【制剂规格】片剂：0.5mg。

西地碘片
Cydiodine Tablets

【别名】华素片。

【药理作用】本品在唾液作用下，迅速释放出碘分子，可直接卤化菌体蛋白质，无选择性地杀灭各种微生物，包括细菌繁殖体、真菌、芽孢，甚至病毒。体外试验表明，当西地碘有效碘浓度为 10ppm，作用 2 分钟时，即可杀灭需氧菌：大肠杆菌、金黄色葡萄球菌、乙型溶血性链球菌；对厌氧消化链球菌，浓度为 10ppm，作用 8 分钟时，可全部杀灭；浓度为 25ppm，作用 8 分钟时，可有效杀灭不解糖拟杆菌和坏死梭杆菌；浓度为 120ppm，作用 30 分钟时，全部杀灭类炭疽杆菌芽孢；浓度为 50ppm 时，对真菌有抑菌作用。本品具有收敛、消除黏膜水肿、止痛、消除口腔臭味、促进口腔溃疡黏膜愈合等功能。

【适应证】用于治疗慢性咽喉炎、白色念珠菌感染性口炎、口腔溃疡、慢性牙龈炎、牙周炎症，以及糜烂型扁平苔藓等。

【剂量与用法】含服，每次 1 片，每日 3～5 片，或遵医嘱。

【不良反应】个别口腔溃疡较重者含药后，可出现一过性刺激感，但不影响疗效。偶有皮疹、皮肤瘙痒等反应。

【注意事项】对碘过敏或可能敏感的患者慎用；正在测试甲状腺功能的患者，则应考虑可能被吸收的影响；因吸收的碘能通过胎盘屏障，并在乳汁中排出，故妊娠或哺乳期妇女避免应用。遮光密封，在阴凉处保存。

【制剂规格】片剂：1.5mg。

葡萄糖酸氯己定

Gluconic Acid Chlorhexidine Gargarism

【别名】葡萄糖酸洗必泰。

【药理作用】本品为消毒杀菌药。

【体内过程】本品含漱后，30%药液可保留在口腔内，然后慢慢释放至唾液中。

【适应证】适用于口腔疾病的防治。

【剂量与用法】饭后含漱，成人一次约20mL，儿童一次约10mL。

【不良反应】偶见接触性皮炎、口炎等过敏反应；使用过久易致牙齿着色；可致一过性味觉改变。

【制剂规格】溶液剂：0.8%（500mL；1000mL）。

氮䓬斯汀

Azelastine

【别名】氮䓬斯丁，Azeptin，Rhinolast。

【药理作用】本品为强效 H_1 受体拮抗剂，有弱的抗胆碱能作用。具有抗组胺作用，抑制白三烯的释放，常用作抗过敏；亦可作为哮喘辅助治疗。

【体内过程】本品口服吸收快而全，生物利用度80%，蛋白结合率为78%~97%。经鼻给药的生物利用度为40%。滴眼3分钟起效，持续8小时有效。大部分在肝代谢，25%由肾，50%~75%随粪便排泄。

【适应证】用于治疗季节性和非季节性鼻炎，过敏性结膜炎。

【剂量与用法】①季节性和非季节性过敏性鼻炎：6岁以上儿童和成人，每次每鼻孔喷约0.137mg，每日2次，在花粉季节连续用药控制鼻部症状，比临床用药好。非季节过敏性鼻炎，口服，每次1~2mg，每日2次，可持续用药6个月。②血管收缩性鼻炎，12岁以上儿童和成人相同，每次每鼻孔1喷，约0.137mg，每日2次。③过敏性结膜炎：3岁以上儿童和成人，用0.05%溶液，每次1滴，每日2次。④预防和治疗哮喘：6岁以上儿童和成人，口服，每次1~4mg，每日2次；也可每次8mg，每日1次，宜睡前服。

【不良反应】使用本品后常见的不良反应如下：①口服有口干、改变味觉；滴眼可见刺激、灼热感；滴鼻可改变味觉和烧灼感。个别出现鼻出血。②可见困倦、头痛、多梦、全身疲乏等。

【注意事项】①对本品过敏者禁用。②孕妇、哺乳期妇女、肾衰者慎用。

【药物相互作用】西咪替丁可增加本品生物利用度和不良反应。

【制剂规格】吸入剂（鼻喷剂）：10mL：10mg（每揿0.07mL含本品0.07mg）。片剂：1mg；2mg。滴眼剂：5mL：2.5mg；6mL：3mg；8mL：4mg。

复方醋酸曲安奈德

Compound Triamcinolone Acetonide Acetate

【别名】舒松。

【药理作用】本品由醋酸曲安奈德和氯霉素组成。醋酸曲安奈德为肾上腺皮质激素类药物，具有抗炎、抗过敏和抑制免疫等多种药理作用。①抗炎作用：糖皮质激素减轻和防止组织对炎症的反应，从而减轻炎症的表现。②免疫抑制作用：防止或抑制细胞中介的免疫反应，延迟过敏反应，并减轻原发免疫反应的扩展。③抗毒、抗休克作用：糖皮质激素能对抗细菌内毒素对机体的刺激反应，减轻细胞损伤，发挥保护机体的作用。氯霉素对需氧革兰阴性菌及阳性菌、厌氧菌、立克次体属、螺旋体和衣原体属等具有抗菌作用。

【适应证】用于治疗急慢性中耳炎，外耳道炎及耳部湿疹等。

【剂量与用法】每次2~3滴，每日3次；小儿每次1滴，每日3次。

【注意事项】使用本品时，应将药液温度温热至与体温相近后滴入耳内，以免引起眩晕。

【制剂规格】滴耳剂：10mL 内含醋酸曲安奈德 0.1%，氯霉素 1.5%。

复方麻黄碱色甘酸钠
Compound Ephedrine Sodium cromoglicate

【别名】鼻腔去敏膜。

【药理作用】色甘酸钠能稳定肥大细胞膜，制止肥大细胞释放致敏介质，如组胺、白三烯和缓激肽等，减少过敏反应介质对组织的损伤。醋酸地塞米松具有抗炎、抗过敏作用，能抑制结缔组织的增生，降低毛细血管壁和细胞膜的通透性，减少炎性渗出量，抑制组胺及其他毒性物质的形成和释放。盐酸麻黄碱可收缩黏膜血管，缓解鼻黏膜充血肿胀引起鼻塞，缓解荨麻疹和血管神经性水肿等过敏反应。三药联合应用可产生抗炎、抗过敏、收缩黏膜血管的作用。

【适应证】用于过敏性鼻炎、急慢性鼻炎、副鼻窦炎、花粉症的治疗。

【剂量与用法】每次每侧鼻孔 1 片，每日 3～4 次或遵医嘱。用棉签或将药膜卷成细卷送入患侧鼻孔下鼻甲处，即可自行粘住。

【注意事项】如正在使用其他药品时，应咨询医师。肝肾功能不全者慎用。出现头痛、焦虑不安、心动过速、眩晕、多汗时，应减量或停用。儿童必须在成人的监护下使用。

【制剂规格】贴剂（药膜）：10mm × 10mm（含盐酸麻黄碱 1mg，色甘酸钠 0.4mg，醋酸地塞米松 0.04mg）。

糠酸莫米松
Mometasone Furoate

【别名】艾洛松，内舒拿，Eloson，Nasonex。

【药理作用】本品是局部用糖皮质激素剂，可发挥局部抗炎作用的剂量并不引起全身作用。

【体内过程】经鼻给药，首次 12 小时起效。

【适应证】适用于预防和治疗成人、青少年和 3～11 岁儿童季节性或常发性鼻炎，对于曾有中至重度季节性过敏性鼻炎的患者，主张在花粉季节开始前 2～4 周用本品进行预防性治疗。

【剂量与用法】喷鼻：①成人（包括老年患者）和青年：常用推荐量为每侧鼻孔 2 喷（每喷 50μg），每日 1 次（总量为 200μg）。症状被控制后，剂量可减至每侧鼻孔 1 喷，即能维持疗效。如果症状未被有效控制，剂量可增至每侧鼻孔 4 喷（总量 400μg），症状控制后则减小剂量。在首次给药后 12 小时，即能产生明显的临床效果。②3～11 岁儿童：常用量为每侧鼻孔 1 喷，每日 1 次。

【不良反应】经鼻喷给药时，可见鼻出血、鼻刺激感、咽炎，罕见过敏反应。

【注意事项】对于涉及鼻黏膜未经治疗的局部感染，不应使用本品。使用本品治疗 12 个月后，未见鼻黏膜萎缩，同时可使鼻黏膜恢复至正常组织学表现。对于活动性或静止性呼吸道结核感染及未经治疗的真菌、细菌、全身性病毒感染或眼单纯疱疹的患者慎用。

【制剂规格】喷雾剂：50μg×60 喷（0.05%）。

羟甲唑啉
Oxymetazoline

【别名】甲酚唑啉，氧甲唑啉，达芬霖。

【药理作用】本品为 α 肾上腺素受体激动剂，具有良好的外周血管收缩作用，直接作用于血管 α_1 受体引起鼻腔黏膜血管收缩，从而减轻炎症所致的充血和水肿。

【体内过程】本品经鼻给药由鼻黏膜吸收，起效时间 1～5 分钟，作用持续 8～12 小时。72 小时后，有 30% 的给药量以原形经肾排出，10% 的原形药随粪便排出。

【适应证】用于治疗急慢性鼻炎、鼻窦炎、过敏性鼻炎、肥厚性鼻炎。

【剂量与用法】滴鼻：每次 1~3 滴，早晚各 1 次，每次间隔 4 小时以上，连续使用不得超过 7 日。喷鼻：成人和 6 岁以上儿童，每侧每次 1~3 喷，早晨和睡前各 1 次，连续使用不得超过 7 日。

【不良反应】经鼻给药可引起鼻黏膜局部烧灼感、针刺感、口干、咽干等不良反应。局部应用可少量被吸收，出现心率加快、头痛、头晕、震颤、睡眠障碍等反应。

【注意事项】①本品不宜大量连续应用超过 7 日。②有冠心病、高血压病、甲状腺功能亢进、糖尿病等严重器质性和代谢性疾病者慎用。③对本品过敏者及患萎缩性鼻炎、干燥性鼻炎者，以及孕妇、哺乳期妇女和 3 岁以下儿童禁用。④发生不良反应立即就医。

【药物相互作用】不宜与单胺氧化酶抑制剂合用，亦不可同时使用其他缩血管滴鼻剂。

【制剂规格】滴鼻剂：3mL：1.5mg；5mL：2.5mg；10mL：5mg。喷雾剂：5mL：2.5mg；10mL：5mg。

赛洛唑啉
Xylometazoline

【别名】丁苄唑啉，天诚洛尔，诺通。

【药理作用】本品为咪唑啉类衍生物，为 α 肾上腺素受体激动剂，直接作用于拟交感神经和鼻黏膜小血管上的肾上腺素 α 受体，形成血管收缩，达到减少血流量，减轻炎症所致的鼻黏膜充血和肿胀。

【体内过程】本品经鼻给药后，从鼻黏膜和消化道吸收，5~10 分钟起效，可持续 5~6 小时。

【适应证】用于治疗急慢性鼻炎、鼻窦炎、过敏性及肥厚性鼻炎等所致的鼻塞症状。

【剂量与用法】滴鼻：每次 1~2 滴，每日 2 次，连续使用不得超过 7 日。

【不良反应】本品经鼻给药后，可见一过性的鼻黏膜烧灼感或干燥感、头痛、心率加快等不良反应。

【注意事项】①青光眼者禁用。②不宜久用，否则可致嗅觉异常。③萎缩性鼻炎、干燥鼻腔禁用。④孕妇及患冠心病、高血压、甲状腺功能亢进、糖尿病者慎用。

【药物相互作用】本品与单胺氧化酶抑制药合用时，可致严重头痛、高血压危象。

【制剂规格】滴鼻剂：10mL：5mg（儿童型）；6mL：10mg（成人型）。

四、妇产科用药

1. 子宫收缩药

马来酸麦角新碱
Ergometrine Maleate

【别名】Ergonovine。

【药理作用】麦角新碱为麦角成分中作用最强、毒性反应最小的一种，能明显增加子宫活动。小剂量时，其收缩频率或强度增加，然后正常放松；剂量加大则宫缩加强并延长，静止张力提高，甚至形成持续收缩。子宫下段与宫体肌肉同时收缩，不利于胎儿娩出，故只能用于产后。麦角新碱直接作用于子宫平滑肌，增加节律收缩的张力、频率与幅度，故作用迅速、强而持久，子宫平滑肌发生强直性收缩，使胎盘附着处肌层内血管受到压迫而止血，缩短第三产程，减少出血。

【体内过程】麦角新碱口服吸收快而完全，10 分钟内即见子宫紧张度增加，60~90 分钟达血药浓度高峰。肌注为口服剂量的 1/10，静脉注射剂量为肌注的 1/2，5 分钟内即现子宫兴奋效应。静注 0.2mg 后，药物迅速从血浆分布到外周组织，其 α 相半衰期为 20~30 分钟，β 相半衰期为

20～30 分钟以上，临床作用可持续约 3 小时。肌注 0.2mg，达峰时间为 0.5 小时。分娩时静注或肌内注射，生物利用度可增至 78%。排泄迅速，由肝肾排出。

【适应证】适用于治疗产后出血，促进子宫复旧。胎儿娩出后常规肌注 0.2mg，促进子宫收缩，压迫肌纤维间血管以防止产后出血，可用于预防及治疗产后宫缩无力性出血。

【剂量与用法】胎盘排出后、胎儿娩出前肩后、或产褥期用药，但多用于产后子宫恢复不全。口服：每次 0.2～0.5mg，每日 2～3 次，用药 2～3 日为佳。肌内注射或静脉注射，每次 0.2～0.5mg，必要时可隔 2～4 小时重复用药，不宜超过 5 次。静脉注射，用 25% 葡萄糖注射液稀释（约 20mL）。静脉滴注：每次 0.2mg 溶于 5% 葡萄糖注射液 500mL 中，缓缓滴注。剖宫产时，直接注入子宫肌层（0.2mg）。产后包括流产后止血，可注入子宫颈 0.2mg，用量每次不得超过 0.5mg，每日不得超过 1mg。

【不良反应】①有可能突然发生高血压引起剧烈头痛，甚至抽搐，偶有恶心呕吐。②冠状动脉痉挛可致胸痛，但较少见；其他如皮肤瘙痒、四肢疼痛或腰痛、手足苍白发冷、两腿无力、呼吸短促均为少见。③使用不当，可发生麦角中毒，如心跳减弱、惊厥。

【注意事项】①肝肾功能损伤慎用。②与其他血管收缩药同时使用者慎用。③不应常规静脉注射，以免突发高血压或脑血管意外。④妊娠期、合并妊娠高血压综合征、动脉硬化、冠状动脉疾病、高血压及对本品过敏者禁用。⑤用药期间不得吸烟。⑥胎盘未剥离娩出前不可使用。⑦子宫复原不全时，常有宫腔内感染，应同时使用抗感染药。⑧哺乳期妇女、血管痉挛、低血钙、闭塞性周围血管病者慎用。

【药物相互作用】①与升压药合用，能引起严重高血压或脑血管破裂。②不得与其他麦角碱、血管收缩药（包括局麻药含有者）和洋地黄药同用。

【制剂规格】注射剂：1mL：0.2mg。

缩宫素
Oxytocin

【别名】催产素，Pitocin。

【药理作用】药理作用与天然催产素相同，能直接兴奋子宫平滑肌，产生节律性收缩，增加频率与提高肌张力。子宫肌层中有特殊催产素受体，妊娠期中催产素受体浓度逐渐增加，在足月临产早期达最高峰，受体浓度为非妊娠期子宫的 100 倍。在妊娠早期应用缩宫素需要很大剂量才可引起子宫收缩，但妊娠晚期则只需稀释后缓慢静滴小量即可。妇女对所用缩宫素剂量反应的个体差异很大，取决于子宫催产素受体浓度。此外，由于缩宫素与垂体后叶的加压抗利尿素的结构仅有两个氨基酸不同，所以大量应用缩宫素时，可出现增压及抗利尿特性，医生应该警惕。此外，缩宫素还可通过作用于乳腺腺泡周围的肌上皮细胞而促进乳汁分泌。

【体内过程】口服后可被胃肠道消化酶破坏，故必须注射给药。肌注吸收良好，3～5 分钟生效，持续 2～3 小时，静脉点滴生效更快，但维持时间较短，血浆半衰期为 3～5 分钟。药液进入体内后，主要分布在细胞外液，小量药物可达到胎儿循环。有效成分大部分经肝、肾迅速破坏，仅极小量以原形由尿排出。

【适应证】①产前：由于母体或胎儿情况需尽早结束妊娠时，可用本品诱发宫缩（引产）或增强宫缩（催产）。引产：妊高症、糖尿病、胎膜早破、过期妊娠等。刺激或加强宫缩：宫缩乏力。不全流产或难免流产的辅助治疗：刮宫为主要治疗手段，缩宫素可促进子宫收缩而减少失血，晚期流产可排空子宫。催产素激惹试验（OCT）：通过缩宫素引起宫缩，对胎儿的一过性缺氧负荷以判断胎儿反应性及其储备能力。②产后：主要用于第3产程，胎儿娩出后肌注10单位以预防出血。治疗产后出血时，可以肌注及静脉点滴。

【剂量与用法】①引产或催产：静脉点滴为唯一可接受的方法，准确控制进药速度十分重要。为安全使用，最好有输液泵，并经常监测宫缩速度与胎心率。如出现宫缩过强，应立即停止滴入，则宫缩刺激可迅速消除。一般用量为1单位缩宫素用100mL液体稀释，通常为5单位加入5%葡萄糖注射液500mL中，并充分混匀。最好用三通接管同时连接二套输液系统，先用不含缩宫素的溶液调节好滴速，再转换含缩宫素的溶液。开始剂量不应大于每分钟0.001~0.002单位，从每分钟8滴开始，15分钟后根据宫缩反应情况，逐渐增加滴速，直至出现正常宫缩为止。同时应监测胎心率、子宫张力、宫缩频率、持续时间及强度，如出现子宫过度刺激或胎儿窘迫时，立即停药。②产后出血：胎儿娩出后立即肌注10单位，或同时将10~40单位溶于500~1000mL液体中静滴。③不全流产或难免流产：立即肌注10单位，必要时于30分钟后重复注射，亦可静滴给药。

【不良反应】母体有下列不良反应：过敏、心律失常、恶心、呕吐、室性早搏。药物过量或过敏可致妊娠子宫高张性、痉挛性、强直性收缩，甚或子宫破裂。胎儿可由宫缩过强引起宫内缺氧、窒息，甚至死亡。

【注意事项】①用于引产或催产，只能在有适当监护条件下的医院，经稀释后静脉点滴给药。必须由受过训练的医务人员严密监护，正确遵照使用方法，剂量根据宫缩反应情况逐渐增加，发现宫缩过强时立即停止点滴。②严格掌握适用指征，禁用于有头盆不称、子宫瘢痕、胎位不正、子宫过度扩张者。③对本品过敏、三胎以上经产妇、骨盆过窄、产道受阻、脐带先露或脱垂、完全性前置胎盘、前置血管、胎儿窘迫、宫缩过强、子宫收缩乏力又长期用药无效及需马上手术之急症者禁用。④子宫收缩乏力者，用药不宜超过6~8小时。⑤胎盘早剥、心脏病、妊娠高血压综合

征较重者及用高渗盐水中止妊娠的流产、有宫腔内感染史、做过子宫宫颈手术者、宫颈癌、早产者、胎儿或胎位先露、妊娠超过35岁者慎用。

【药物相互作用】①合用麦角新碱及麦角制剂，可增强子宫收缩作用。②肾上腺素、硫喷妥钠、乙醚、吗啡可减弱子宫收缩作用。③环丙烷等吸入麻醉剂全麻时，使用本品可使产妇出现低血压、窦性心动过缓症。

【制剂规格】注射剂：1mL：10单位；1mL：5单位；0.5mL：2.5单位。

米非司酮
Mifepristone

【别名】息隐，息百虑，含珠停，Lunarette，Xiyin。

【药理作用】本品为新型抗孕激素，能与孕酮受体及糖皮质激素受体结合，对子宫内膜孕酮受体的亲和力比黄体酮强5倍，可作为非手术性抗早孕药。在有效剂量下，本品对皮质醇水平无明显影响。

【体内过程】本品口服吸收迅速，达峰时间约1.5小时，体内消除缓慢，半衰期约20小时，首过效应明显，口服1~2小时后，血中代谢产物水平可超过母体化合物。

【适应证】本品与前列腺素序贯合并使用时，可终止停经49日内的妊娠。

【剂量与用法】抗早孕：停经小于49日的健康早孕妇女，于进食后1小时或空腹顿服本品200mg；或每次25mg，每日2次，连续3日，服药后禁食1小时；第3日或第4日清晨于阴道后穹隆处放置卡前列甲酯栓1mg或其他同类前列腺素药物，卧床休息1小时后再起床。如使用米索前列醇口服片，则应用400~600μg，在门诊观察6小时后，注意用药出血情况及有无胎囊排出和副反应。

【不良反应】常见恶心、呕吐、眩晕、下腹

痛和乏力等不良反应，偶见一过性肝功能异常和皮疹。

【注意事项】①本品不能引起足够子宫活性，单独给药抗早孕不完全流产率较高（可增加子宫对前列腺素的敏感），但合用小剂量前列腺素，可提高完全流产率，还可降低前列腺素的不良反应。②有心、肝、肾疾病及肾上腺皮质功能不全者禁用，带宫内节育器妊娠和怀疑有宫外孕的患者也禁用，有前列腺素类药物禁忌证者和早孕有严重反应，如恶心、呕吐频繁者慎用。③少数妇女应用后，可发生不全流产，甚至大量出血，故必须在医生监护下使用。服药 8～15 日后应就诊，以确定流产效果。如确诊为流产失败或不全流产时，应作清理宫腔或作负压吸宫术以终止妊娠。

【药物相互作用】酮康唑、伊曲康唑、红霉素等药物可降肝药酶活性，升高本药的血药浓度。利福平、肾上腺皮质激素及某些抗惊厥药（苯巴比妥、卡马西平等）能诱导肝酶的活性，降低本药的血药浓度。

【制剂规格】片剂：25mg；200mg。胶囊剂：25mg。

米索前列醇
Misoprostol

【别名】喜克溃，Cytotec。

【药理作用】本品为前列腺素 E 的类似物，可通过抑制胃酸分泌和增加碳酸氢盐、黏液分泌而促使消化性溃疡愈合，或使症状减轻；还可使胃黏膜增生。本品对妊娠子宫有明显收缩作用，口服有效，故与米非司酮合用时，抗早孕效果良好。

【体内过程】口服 30 分钟可达最大效应，半衰期为 1.5 小时。

【适应证】用于预防非甾体抗炎药引起的胃肠溃疡及消化性溃疡，也可与米非司酮合用抗早孕。

【剂量与用法】口服：①胃和十二指肠溃疡，每次 200μg，每日 2 次；或每次 200μg，每日 4 次，连服 4～8 周。②预防非甾体抗炎药引起的胃肠溃疡，每次 200μg，每日 2～4 次。③抗早孕，孕妇在服用米非司酮（600mg）36～48 小时后口服本品，每次 400μg。

【不良反应】常见腹泻、恶心、呕吐、月经过多、阴道出血、皮肤瘙痒、头痛和眩晕等不良反应。

【注意事项】食物能减少本品的吸收，但可减轻腹泻作用。妊娠，低血压患者慎用；对本品过敏者、哺乳期妇女禁用，闭经妇女一般不应使用。

【药物相互作用】制酸剂可减少本品的吸收，并增加本品的致腹泻作用。

【制剂规格】片剂：200μg。

卡前列甲酯
Carboprost Methylate

【别名】卡波前列素甲酯，卡孕栓。

【药理作用】本品阴道给药有明显子宫收缩作用和扩宫颈作用，还可抑制黄体激素分泌，降低孕酮水平，终止妊娠。

【体内过程】阴道给药可直接到达作用部位，部分经阴道黏膜吸收，进入循环系统。给药 6～9 小时后随尿排出。

【适应证】用于抗早孕和中期妊娠流产、晚期足月妊娠促子宫颈成熟及引产。

【剂量与用法】本品阴道给药，用于抗早孕：①先口服孕三烯酮，每次 3mg，每日 3 次，共 4 天；或先肌注丙酸睾酮，每日 1 次，每次 100mg，共 3 天，48 小时后，阴道后穹窿处放 1 粒本品（5mg），如 12 小时无效，再肌注卡前列素 2mg。②一次口服 600mg 米非司酮，第 3 或第 4 天在阴道后穹窿处放 1 粒本品（1mg）。③单用时，本品 5mg 放入阴道后穹窿处，如 12 小时后无效，再肌注 2mg 卡前列素，用于扩宫颈，于负压吸宫前放 1 粒阴道栓（5mg）。

【不良反应】主要有恶心、呕吐、腹泻等。

【注意事项】①用于引产时，应严密观察子宫有无强直性收缩及胎心率，一旦发现异常应采取缓解措施，并停止用药。②哮喘、高血压、肝肾功能不全者及过敏体质者慎用。③异位妊娠、对本品过敏、用皮质激素治疗较久者禁用。④用药 8 ~ 15 天后应请专科医生确诊流产效果，若流产失效或不完全流产，应终止妊娠或做清理宫腔处理。

【制剂规格】栓剂：1mg；5mg；8mg。膜剂：2mg。海绵块：6mg。注射剂：1mg；2mg。

2. 局部抗感染药

聚甲酚磺醛
Policresulen

【别名】爱宝疗，地瑞舒亦。

【药理作用】本品为外用局部抗感染药：①抗细菌、真菌和原虫感染。②选择性地作用于坏死组织和柱状上皮，并使之变性，但对正常鳞状上皮无影响。③通过使血浆蛋白凝固和显著的刺激血管收缩而起止血作用。

【适应证】①妇科：局部治疗宫颈及阴道炎症（如细菌、滴虫和霉菌引起的白带增多）、尖锐湿疣、使用子宫托造成的压迫性溃疡等。②外科与皮肤科：能够加速烧伤后组织的脱落，促进愈合过程（如小面积烧伤、肢体溃疡、褥疮、慢性炎症、尖锐湿疣等）。③用于局部治疗口腔黏膜和齿龈的炎症、口腔溃疡、扁桃体切除后及鼻出血的止血。

【剂量与用法】①妇科：治宫颈糜烂，用 1：（80 ~ 100）稀释的浓缩液行阴道冲洗，然后将浸有浓缩液的长棉签伸入宫颈管，转动 1 ~ 2 分钟后取出；将浸有浓缩液的棉片贴于糜烂面，至黏膜变白，通常一周 1 ~ 2 次。隔日上阴道栓剂 1 枚，上栓剂前用 1：（80 ~ 100）稀释的浓缩液冲洗阴道。治尖锐湿疣，将浸有浓缩液的棉片直接贴于疣体，一般 5 ~ 10 分钟，到疣体变白。最后应在根部加压涂擦，每日 1 次，直到疣体完全脱落。治阴道炎，隔日上栓剂 1 枚，置于阴道深部，用前先用 1：（80 ~ 100）稀释的浓缩液冲洗阴道。②外科与皮肤科：为了终止伤口出血，可将浸有浓缩液的纱布块压在出血部位 1 ~ 2 分钟，止血后擦干残留药液。治疗局部烧伤、褥疮和肢体溃疡时，也可采用同样方法，以使坏死组织易于脱落。③口腔黏膜与牙龈的消炎：在使用本品浓缩液治疗后，必须彻底漱口。

【不良反应】用药初期，有时会产生局部刺激症状，但很快自行消失。当治疗口腔病变时，请注意其高酸性可能损伤牙釉质。

【注意事项】①本品会加速伤口的愈合过程，当坏死组织从病灶处脱落时，有时甚至是大片脱落，无需惊恐。治疗期间避免性交，不要使用刺激性肥皂清洗患处。行经时停止用药，防止本品与眼部接触。②怀孕期间，特别是妊娠晚期，任何宫颈内的局部治疗均应避免，宫颈外和阴道烧灼只可在极特殊的情况下进行。哺乳期妇女不宜用。③口腔用药必须漱口。

【制剂规格】浓缩液：36%。栓剂：90mg。洗剂：36%（10mL）。

替硝唑
Tinidazole

【别名】替尼达唑。

【药理作用】本品为抗滴虫和抗厌氧菌药，对滴虫和大多数厌氧菌有抑制或杀灭作用。

【适应证】适用于滴虫性阴道炎及敏感的厌氧菌所致细菌性阴道炎。

【剂量与用法】①阴道给药：栓剂每次 1 枚放入阴道后穹隆处，隔日 1 次，连用 2 日为一疗程。②片剂：将本品置于阴道后穹窿部，每晚 1 片，连用 7 日为一疗程。

【不良反应】①用药部位如有烧灼感、红肿等不良反应者应停药，并将局部药物洗净，必要时向医师咨询。如出现过敏反应、局部疼痛、头痛、头晕等不良反应者，应停药就医。

【注意事项】①使用本品时，应避开月经期。②给药时，应洗净双手或戴指套或手套。③使用本品期间，不得饮酒或含有酒精的饮料。④对本品过敏者禁用，过敏体质者慎用。

【制剂规格】阴道泡腾片：0.2g。栓剂：0.2g。

3. 其他

制霉菌素
Nystatin

【别名】米可定，耐丝菌素。

【药理作用】本品具有广谱抗真菌作用，抗念珠菌属的抗菌活性尤为明显；新型隐球菌、曲霉菌、毛发癣菌、表皮癣菌和小孢子菌通常对本品敏感。此外，本品对组织胞浆、皮炎芽生菌、球孢子菌等也具有抗菌活性，对敏感真菌的 MIC 为 1.56～6.25μg/mL。其作用机制为与细胞膜上的特异甾醇相结合，导致膜通透性改变，以至重要的细胞内容物外漏。

【体内过程】本品口服后不易吸收，一次口服大量（600 万～1000 万单位）后，血浓度可达 2.4～7.5U/mL，常用口服量所产生的血浓度极低，对全身真菌感染的治疗并无作用。口服后几乎全部服药量自粪便排出，皮肤黏膜局部用药后不被吸收。

【适应证】本品主要用于治疗胃肠道及皮肤黏膜念珠菌病，适用于胃肠道、口腔、皮肤、阴道、眼、耳等念珠菌感染，疗效良好。也可作为预防用药。

【剂量与用法】口服，每日 200 万～400 万单位，儿童每日 50000～100000U/kg，3～4 次分服。栓剂，每日 1～2 次，15 日为一疗程。局部用药可采用制霉菌素软膏、混悬液、栓剂等，一般疗程为 2 周左右。在长期应用抗生素、肾上腺皮质激素、免疫抑制剂的患者，以及有严重原发疾病、体质衰弱的患者均易发生真菌感染，必要时可考虑短程（3～5 日）口服制霉菌素，防止真菌（尤其是念珠菌）感染的发生。

【不良反应】较大剂量口服时，可发生恶心、呕吐或腹泻，但减量或停药后症状迅速消失。皮肤和黏膜局部应用时刺激性不大，个别患者阴道内应用时可引起白带增多。有 1 例报道，在服一片药物后，发生固定性药疹。

【注意事项】本品的水混悬液在 -25℃下可贮存 18 个月，37℃下用药 7 日后的效价减损 50%。

【制剂规格】栓剂（阴道用）：10 万单位。片剂（阴道用泡腾片）：10 万单位。片剂（口服）：10 万单位；25 万单位；50 万单位。

利托君
Ritodrine

【别名】羟苄羟麻黄碱，利妥特灵，安宝，雷托君，柔托扒，幼托，Yutopar。

【药理作用】本品为肾上腺素 β_2 受体激动剂，可作用于子宫平滑肌中的 β_2 受体，从而抑制子宫平滑肌的收缩，减少子宫活动，延长妊娠期。此外，本品可增强腺苷酸环化酶活性，故可用于保胎。

【体内过程】本品口服 30～60 分钟后达血药浓度峰值，生物利用度约 30%。任何途径给药 24 小时内，有 90% 的药物随尿液排出。

【适应证】用于延长孕期，防止早产。

【剂量与用法】静滴：取本品 150mg 加至 5% 葡萄糖注射液 500mL 中稀释为 0.3mg/mL 的溶液，于 48 小时内使用完毕。静滴时，应保持左侧姿势，以减少低血压危险。开始时，应控制滴速，为每分钟 0.1mg（10 滴），并逐渐增加至有效剂量，通常保持在每分钟 0.15～0.35mg 之间，待宫缩停止后，至少持续滴注 12 小时。静滴前半小时口服本品 10mg，最初 24 小时内通常口服剂量为每 2 小时 10mg，此后每 4～6 小时 10～20mg，但每日总剂量不超过 120mg。为了防止早产，可以按此维持量继续口服。

【不良反应】①本品对 β_2 受体的激动作用选择性不强，它同时也作用于 β_1 受体，故可发生心悸、胸闷、胸疼和心律失常等反应，反应严重者应中断治疗。②静脉注射时，可有震颤、恶心、呕吐、头痛、红斑，以及神经质、心烦意乱、焦虑不适等不良反应。③口服时可有心率加快、心悸、震颤、颤抖、皮疹和心律失常等反应。

【注意事项】①本品禁用于妊娠不足 20 周和分娩进行期（子宫颈扩展大于 4cm 或开至 80% 以上）的孕妇。②有严重心血管疾患者禁用。③糖尿病及使用排钾利尿剂的患者慎用。④本品能通过胎盘屏障，使新生儿心率改变，出现低血糖，应密切注意。⑤溶液变色或出现沉淀、结晶时，不可再用。⑥较重先兆子痫、胎儿死于宫内、绒毛膜羊膜炎、产前出血、孕妇肺高压、甲状腺机能亢进、心律不齐且心动过速、高血压、嗜铬细胞瘤、哮喘及过敏者禁用。⑦静滴时，应观测母体、胎儿的血压和心率等，视病情调整剂量或停药。⑧母体心率超过 140 次/分，且时间较长时，可产生肺水肿，应停药。⑨胞膜已破裂，在推迟分娩和可能发生宫内感染之间，应考虑是否用药。

【药物相互作用】①与糖皮质激素合用时，可出现肺水肿，甚至死亡。②与硫酸镁、哌替啶、强效麻醉药、二氮嗪合用时，可加重对心血管的影响。③β 受体激动剂、拮抗剂不宜与本品合用。

【制剂规格】片（胶囊）剂：10mg。注射剂：5mL：50mg；10mL：150mg。

表 19－1　皮肤科用制剂

制剂名称	规格	适应证	剂量与用法	注意事项
阿昔洛韦软膏	5g（3%；5%）	适用于单纯性疱疹、带状疱疹和扁平疣等病毒性皮肤疾病	患处涂敷，每日 3～5 次，也可包敷或刺破疱疹后再用药	偶有轻度发热、痒感、烧灼感和刺痛感，过敏患者慎用
复方酮康唑乳膏	7g；10g（含酮康唑 1%；丙酸氯倍他索 0.05%）	治疗体癣、股癣、手足癣、花斑癣、阴道炎等浅部真菌病，银屑病、湿疹、脂溢性皮炎、异位性皮炎、神经性皮炎、接触性皮炎等	外用，涂于患处，每日 2 次。阴道炎，10 天为 1 疗程	并发细菌或病毒感染时，应与抗菌或抗病毒药物合用。遮光、密闭、阴凉处保存
复方硝酸咪康唑软膏	5g；10g（含硝酸咪康唑 2%；丙酸氯倍他索 0.05%）	适用于真菌感染的皮肤病如股癣、手足癣及体癣，并可用于过敏性皮炎、湿疹等皮肤病	外用，涂于患处，每日 2～3 次，一般疗程 2～4 周	本品吸收过多，能产生肾上腺皮质激素类的全身性不良反应。在阴凉处保存
绿药膏	10g（处方：盐酸洁霉素 5g，盐酸利多卡因 4g，雷佛奴尔 0.2g，基质适量，制成 1000g）	适用于外科、烫伤及蚊虫叮咬引起的各种感染	外用，涂布于洗净的患处，每日 2～3 次	应避免触及眼、口。若误入眼内，应以清水彻底冲洗
无极膏	10g（含薄荷脑、合成樟脑、水杨酸、水杨酸甲酯、冰片、麝香草酚、丙酸倍氯米松）	适用于虫咬性皮炎、丘疹性荨麻疹、湿疹、接触性皮炎、神经性皮炎、皮肤瘙痒症及足癣等	外用，涂于患处，每日 2～3 次	密闭，在阴凉处保存

续表

制剂名称	规格	适应证	剂量与用法	注意事项
复方苯甲酸软膏	含苯甲酸 6%～12%，水杨酸 3%～6%	用于体癣、发癣、角质增厚型手足癣、手足皲裂等	外用：将药涂在洗净的患部，每日 1～2 次	pH 值大于 5 时，抗真菌作用减弱。避热、避光、密闭保存
曲安奈德/益康唑软膏	15g（每克含曲安奈德 1mg，醋酸益康唑 10mg）	适用于足癣、体癣、股癣、花斑癣和湿疹	局部外用。适量涂于患处，早晚各 1 次，疗程 2～4 周	避免接触眼睛和其他黏膜，用药部位如有烧灼感、红肿等情况应停药，并将局部药物洗净，必要时向医师咨询。不得长期大面积使用。儿童、孕妇及哺乳期妇女应在医师指导下使用
治裂膏	10%（尿素 10g，蜂蜡 4g，无水羊毛脂 10g，甘油 20g，黄凡士林适量制成 100g）；25%（尿素 25g，乳剂基质或油脂性基质加至 100g）	适用于治疗皮肤角化症、手足皲裂、湿疹等，也可用于皮炎	外用，局部涂布于患处。每日 2～4 次	
复方地塞米松软膏	20g；15mg	适用于治疗神经性皮炎、慢性湿疹、虫咬性皮炎及瘙痒性皮肤病的局部治疗	外用。涂于患处，每日 2～3 次，或遵医嘱	孕妇、哺乳期妇女及小儿慎用。破损皮肤及黏膜部位不宜使用。避免大面积应用。并发细菌及病毒感染时，应与抗菌药物合用
复方曲安奈德软膏（霜）	5g；15g（每克含曲安奈德 1.0mg，制霉菌素 10000）、硫酸新霉素（按新霉素计）2500 单位和短杆菌肽 250 单位	适用于治疗白色念珠菌并发细菌感染的皮肤病，如各类湿疹、接触性皮炎、脂溢性皮炎、神经性皮炎等	外用，涂于患处，每日 2～3 次	对本品所含各成分过敏者禁用。孕妇及引起新霉素吸收的大面积烧伤、营养性溃疡等患者应避免长期或大剂量使用
曲安奈德/尿素乳膏	5g；10g。（附处方：曲安奈德 1g，尿素 100g，二甲基亚砜 20g，敷料适量，制成 1000g）	用于治疗皮肤局限性瘙痒症、神经性皮炎、接触性皮炎、脂溢性皮炎、湿疹、带状疱疹和多形性红斑等。也可用于牛皮癣和扁平苔癣的治疗	外用，局部涂敷于患处，每日 2～3 次	不宜长期使用并避免大面积使用
樟脑薄荷柳酯软膏	10g（每克含樟脑 50mg，薄荷脑 50mg，水杨酸甲酯 50mg）	用于治疗头痛、头昏、蚊虫叮咬	外用。头痛、头昏时涂于太阳穴处，其他则涂患处，每日 3～4 次	不得用于皮肤破溃处，避免接触眼睛和其他黏膜。用药部位如有烧灼感、瘙痒、红肿等情况时应停药
复方克霉唑软膏	20g；30g；40g（含克霉唑 1.5%）	用于治疗白色念珠菌所致的皮肤念珠菌病、红色毛癣菌、须癣毛癣菌、絮状表皮癣菌和犬小孢子菌所致的足癣、股癣、体癣以及由马拉色菌所致的花斑癣，亦可用于治疗甲沟炎、须癣和头癣	外用。取适量均匀涂抹于患处，每日 2～3 次	使用本品时，应避免接触眼睛及其他黏膜。本品偶可引起局部皮肤过敏，一旦发生，应立即停药。应用本品治疗皮肤念珠菌病时，避免将敷料紧压在药品上或封包，以免酵母菌生长。哺乳期妇女慎用

制剂名称	10g。本品每 100g 含	适应证	剂量与用法	注意事项
复方鱼肝油软膏	浓鱼肝油 8g（相当于维生素 A8000U，维生素 $D_2$800U）、呋喃西林 0.1g，氧化锌 20g，无水羊毛脂 4g，凡士	用于慢性皮炎、湿疹、烫伤、冻伤、外伤、黄水疱等	外用。涂于皮肤患处，每日 2～3 次	本品需要冷暗处保存
复方苯佐卡因软膏	林 55g 以及滑石粉 13g 10g（每克含苯佐卡因 50mg，氧化锌 100mg，桉叶油 5mg，苯酚 10mg）	用于治疗皮肤轻度烫伤、烧伤	外用：涂敷患处，每日 2～3 次	本品仅限于皮肤表面使用，不宜大面积使用。如用药部位出现皮疹、瘙痒、红肿时，应停止用药，洗净。连续使用不得超过 1 周
水杨酸苯酚贴剂	每片含药膏量为 0.2g。每克药膏含水杨酸 780mg，苯酚 40mg	用于治疗鸡眼	外用，使用本品前，将患处于热水中浸泡 10 分钟，擦干，将本品盖膜撕去后贴于患处，24 小时后，如患处软化发白，且略感疼痛时，可换药 1 次（宜先除去白色软化层）。若未发现上述现象可延长贴用时间，直到鸡眼全部脱落为止	不得用于皮肤破溃处。用药部位如有烧灼感、瘙痒、红肿等情况时应停药，并将局部药物洗净，必要时向医师咨询。孕妇及哺乳期妇女慎用。对本品过敏者禁用，过敏体质者慎用
肤疾宁贴膏	橡皮贴膏，每张 4cm×6.5cm。每 $1cm^2$ 含醋酸确炎舒松 – A 18μg，含新霉素 90U，麝香草酚 0.8%，氧化锌 17.9%	适用于治疗局限性神经性皮炎、苔藓化慢性湿疹，也可用于治疗小面积的银屑病	将病灶局部清洗后擦干，然后将本品贴膏贴附于皮肤表面，1～2 天更换 1 次	应避免触及眼、口。若误入眼内时，应以清水彻底冲洗
复方土槿皮酊	15mL（每 1mL 的总酸量为 187.5mg）	用于治疗手癣、脚癣、体癣	外用，涂于患处，每日 1～2 次	小儿不宜应用，皮肤局部如有继发性感染破裂或糜烂者，待愈后用药
复方水杨酸甲酯苯海拉明喷雾剂	300 喷/50mL（50mL 中含有水杨酸甲酯 1.5g，盐酸苯海拉明 0.09g，薄荷脑 1.2g，樟脑 1.95g，麝香草酚 0.15g）	用于治疗肌肉疼痛、关节痛、腰腿痛、跌打损伤及网球肘引起的肿痛	外用：喷于患处，每日数次	孕妇及哺乳期妇女慎用。避免接触其他黏膜。当本品性状发生改变时禁用。儿童必须在成人的监护下使用。请将本品放在儿童不易接触处
吲哚美辛呋喃唑酮栓	栓剂：每粒含吲哚美辛 75mg，呋喃唑酮 100mg	用于治疗内痔、外痔、肛门肿胀、瘘管、肛裂等肛肠疾病及痔瘘手术后止痛	外用：每次 1 粒，每日 1～2 次。临睡前或大便后塞入肛门。使用时戴塑料手套，而后洗手	如本品稍有变形变软并不影响疗效，可冷却后使用；天气寒冷时，可稍蘸温水后使用。前列腺肥大者慎用。心脏病、高血压、心动过速、胃肠道梗阻性疾病患者慎用

续表

制剂名称	规格	适应证	剂量与用法	注意事项
美辛唑酮红古豆醇酯栓	栓剂：每粒含吲哚美辛75mg，呋喃唑酮0.1g，红古豆醇脂5mg	适用于治疗内痔、外痔、肛门肿胀、瘘管、肛裂等肛肠疾病及痔瘘手术后止痛	每次1粒，每日1~2次，临睡前或大便后塞入肛门。使用时，戴塑料指套，而后洗手	如本品稍有变形变软并不影响疗效，可冷却后使用；天气寒冷时，可稍蘸温水后使用。前列腺肥大者慎用。心脏病、高血压、心动过速、胃肠道梗阻性疾病患者慎用

表 19 - 2　眼科用制剂

制剂名称	规格	适应证	剂量与用法	注意事项
氯霉素滴眼液	8mL（0.25%）	用于治疗沙眼、结膜炎、角膜炎等眼部感染疾病	滴眼，每次2~3滴，每日3~5次	对本品过敏者禁用
环丙沙星滴眼液	5mL：15mg	用于治疗结膜炎、角膜炎、角膜溃疡、泪囊炎、麦粒肿、眼睑炎、术后感染症等	滴眼，每次1~2滴，每日3~6次，疗程6~14日，或遵医嘱	偶有局部一过性轻微刺激症状，不影响治疗
硫酸新霉素滴眼液	8mL：40mg	用于治疗沙眼结膜炎及角膜炎	滴眼，每次2~3滴，每日3~5次	第8对脑神经损害、肠梗阻、重症肌无力、帕金森病、肾功能损害、结肠溃疡性病变者慎用
诺氟沙星滴眼液	8mL：24mg	用于治疗各种细菌性外眼感染（特别是绿脓杆菌性角膜炎等）、沙眼、新生儿急性滤泡性结膜炎等	滴眼，每次1~2滴，每日3~6次	有轻度刺激性
妥布霉素滴眼液	8mL：24mg；8mL：40mg	用于治疗耐药葡萄球菌、绿脓杆菌及敏感细菌所致的外眼感染	滴于眼睑内。轻、中度感染：每次1~2滴，每4小时1次；重度感染：每次2滴，每小时1次	眼睑发痒、红肿、结膜红斑等过敏反应的发生率低于3%。对本品过敏者禁用
氧氟沙星滴眼液	5mL：15mg（0.3%）	用于治疗细菌性结膜炎、角膜炎、角膜溃疡、泪囊炎、术后感染等外眼感染	滴眼，每次1~2滴，每日4~6次，或遵医嘱	对氧氟沙星或喹诺酮类过敏者禁用。不宜长期使用。出现过敏症时，应立即停止使用
左氧氟沙星滴眼液	5mL：15mg	用于治疗敏感细菌引起的细菌性结膜炎、细菌性角膜炎、角膜溃疡，泪囊炎等外眼感染	滴入眼结膜囊内。每次1~2滴，每日3~5次。推荐疗程：细菌性结膜炎7天、细菌性角膜炎10~14天，或遵医嘱	细菌性结膜炎、角膜炎患者不宜戴接触透镜。对本品或其他喹诺酮类药物及本品任何组分过敏者禁用
庆大霉素滴眼液	8mL：40000U（0.3%）	用于治疗葡萄球菌属及敏感的革兰阴性杆菌等所致的结膜炎、角膜炎、泪囊炎、眼睑炎、睑板腺炎等感染	滴入眼结膜囊内，每次1~2滴，每日3~5次	不得直接注入球结膜下或眼前房内；瓶口勿接触眼睛，用后将瓶盖拧紧，以免污染药液；孕妇及哺乳期妇女不可过量或长期使用

续表

制剂名称	规格	适应证	剂量与用法	注意事项
氟康唑滴眼液	5mL：5mg	用于治疗敏感性真菌引起的真菌性角膜炎，角膜溃疡等	滴眼：每日4~6次，重症每1~2小时1次，每次1~2滴	对本品或其他吡咯类药物过敏者禁用；溶液发生变色或浑浊，不可再用；孕妇慎用
阿昔洛韦滴眼液	5mL：15mg	用于治疗病毒性角膜炎及角膜溃疡	滴眼，每日3~5次	偶有角膜上皮损害
利福平滴眼液	0.1%	用于治疗沙眼、急性结膜炎、疱性结膜炎，效果显著。对病毒性角膜炎、角膜溃疡也有明显疗效	滴眼，每次2~3滴，每日4~6次	对本品过敏者禁用，严重肝功能不全者禁用
阿糖胞苷滴眼液	0.2%	用于治疗病毒性角膜炎及角膜溃疡	滴眼，每日4~6次	pH值应在6.5~6.9之间，以免疗效下降
红霉素眼膏	2.5g（0.5%）	用于治疗眼部及皮肤感染性疾病，如沙眼、结膜炎、角膜炎等	涂于眼睑内，每日3~4次	偶见眼部刺激症状（如发红）
胍乙啶滴眼液	10%	治疗甲状腺突眼的上睑退缩症及单纯性青光眼	滴眼，一日4次	pH值应在6~7之间
依地酸钠滴眼液	8mL：40mg	用于石灰等碱烧伤、角膜钙质沉着及角膜带状变性	滴眼，1~2小时1次	
塞替派滴眼液	5mL：2.5mg	用于翼状胬肉术后，对创面的新生上皮细胞及新生结缔组织有明显的抑制作用，可防止复发	滴眼，1次1~2滴，1日3~5次。手术后2~3天使用	低温保存，有效期1个月
羧甲基纤维素钠滴眼液	5mL：50mg；5mL：100mg	用于眼球干燥症，也可作为眼底接触镜检查时的润滑剂	滴眼，1次1~2滴	pH值应在6~7之间，密闭，置阴凉处保存
酞丁胺滴眼剂	8mL（混悬剂）	用于沙眼、病毒性角膜炎	每次1~2滴，每日2~4次	孕妇、哺乳期妇女禁用。育龄者慎用

表19-3 耳鼻喉及口腔科用制剂

制剂名称	规格	适应证	剂量与用法	注意事项
氯霉素滴耳液	8mL：0.2g	用于外耳道炎，急、慢性中耳炎等	滴入耳道内，一次2~3滴，一日2~3次	如耳内分泌物多时，应先清除，再滴入本品。孕妇及哺乳期妇女慎用
环丙沙星滴耳液	5mL：15mg	用于治疗敏感细菌所致的中耳炎、外耳道炎、鼓膜炎、乳突腔术后感染等	滴耳：成人一次6~10滴，一日2~3次。点耳后患耳朝上耳浴10分钟	使用本品时温度应接近体温。疗程以4周为限。若继续给药时，应慎用。偶有中耳痛及瘙痒感。孕妇、哺乳期妇女慎用，一般不用于婴幼儿
左氧氟沙星滴耳液	5mL：15mg	用于治疗敏感菌所致外耳道炎、中耳炎、鼓膜炎、乳突腔术后感染等	滴耳：成人一次6~10滴，一日2~3次。点耳后进行约10分钟耳浴	对本品及喹诺酮类药物过敏者禁用。本品一般不用于婴幼儿

续表

制剂名称	规格	适应证	剂量与用法	注意事项
洛美沙星滴耳液	5mL：15mg	用于治疗敏感细菌所致的中耳炎、外耳道炎、鼓膜炎	滴耳：成人一次 6～10 滴，一日 2 次，点耳后进行约 10 分钟耳浴	疗程以 4 周为限。若继续给药，应慎用。偶有耳痛现象。使用前尽可能以近于体温的状态点滴，以免引起眩晕
复方呋喃西林滴鼻液（呋麻滴鼻液）	8mL：呋喃西林 1.6mg；盐酸麻黄碱 80mg	用于治疗急、慢性鼻炎，鼻窦炎等	滴鼻：一次 2～3 滴，一日数次	本品不宜长期使用，对麻黄碱过敏者及患有高血压、冠状动脉病、心绞痛、甲状腺功能亢进及萎缩性鼻炎、闭角型青光眼者禁用
复方薄荷脑滴鼻液	10mL：薄荷脑 0.1g；樟脑 0.1g	用于治疗干燥性和萎缩性鼻炎、鼻出血等	滴鼻：一次 1～2 滴，一日数次	
氧氟沙星滴耳液	1mL：3mg（0.3%）	用于治疗中耳炎、外耳道炎及鼓膜炎	滴耳：成人每次 6～10 滴，每日 2 次。滴耳后耳浴 10 分钟，可按症状增减用量。小儿应减量	用药疗程为 4 周。对本品过敏者禁用。炎症波及鼓室周围时，应结合口服用药。滴耳前，液温应加热至 37℃ 左右
复方环丙沙星滴鼻液	8mL（含环丙沙星 0.3%，麻黄碱 0.5%，马来酸氯苯那敏 0.15%）	用于治疗急慢性鼻炎、过敏性鼻炎、鼻窦炎、鼻黏膜肿胀等	滴鼻：一次 1～2 滴，一日 3 次	密闭，避光保存
苯酚甘油	8mL（含苯酚 1% 或 2%）	用于治疗扁桃体炎、溃疡性口腔炎及未穿孔的外耳道炎	外用，涂于患处或滴耳	本品不可用水稀释，本品变红色后禁止使用
复方丁香油涂剂（牙痛水）	8mL（含水合氯醛 10%）	用于对龋齿的止痛	用药棉蘸取药液，塞入龋齿窝内。不可咽下，用后漱口	遮光，密封，置阴凉处保存
复方替硝唑溶液（口洁液）	100mL（含替硝唑 0.02%，醋酸氯己定 0.02%）	用于治疗口腔厌氧菌感染及其他细菌感染引起的咽峡炎、牙周炎及口腔溃疡等	含漱。每 4 小时 1 次，每次 10～15mL	不得咽下
碘甘油	8mL（含碘及碘化钾均为 1%）	用于治疗口腔及齿龈感染	局部涂抹	对本品或其他含碘药品过敏者禁用，新生儿慎用

表 19-4　妇科外用制剂

制剂名称	规格	适应证	剂量与用法	注意事项
益康唑栓	50mg	用于治疗念珠菌性阴道炎	睡前使用 1 枚，置阴道深处，15 日为一疗程	对本品过敏者禁用。妊娠前三个月及月经期禁用
重组人干扰素 α-2b 阴道泡腾胶囊	80 万单位	用于治疗阴道病毒感染引起的慢性宫颈炎，宫颈糜烂、阴道炎及预防宫颈癌	将胶囊置于阴道穹隆处，每晚 1 粒，睡前用。10 天为 1 疗程	对本品过敏、哺乳期妇女禁用，孕妇慎用
氯己定（洗必泰）阴道栓	40mg	用于治疗阴道炎	洗净外阴，临睡前将 1/2～1 粒塞入阴道深部	月经期、孕妇禁用。本品刺激性大，如有刺激应洗去

第二十章　解毒药

一、重金属、类金属中毒解毒药

二巯丙醇
Dimercaprol

【别名】巴尔，双硫代甘油，BAL。

【药理作用】本品分子中有两个活性巯基（-SH）。活性巯基能夺取已与组织中酶系统结合的金属，形成新的化合物，从尿中排出体外（解毒），酶系统随之恢复活性。一分子的本品结合一个金属原子形成不溶性复合物，但两分子则与一个金属原子形成较稳定的水溶性复合物。复合物在体内可重新离解为金属和本品，本品被氧化后失去作用。要在血浆中保持本品与金属2：1的优势，避免本品过高浓度的毒性反应，需要反复给药，一直用到金属排尽和毒性作用消失为止。本品为一种竞争性解毒剂，必须及早并足量使用。当大量重金属中毒时，解毒疗效不佳。

【体内过程】本品应在接触金属后 1~2 小时内给药，4 小时内有用，超过 6 小时则作用减弱。

【适应证】本品主要用于治疗砷、汞和金中毒，但治疗慢性汞中毒效果较差。与依地酸钙钠合用可治疗儿童急性铅脑病。

【剂量与用法】肌注：按体重 2.5~5mg/kg 给药。最初 2 日每 4~6 小时 1 次，第 3 日每 6~12 小时 1 次，以后每日 1 次，7~14 日为一疗程。

【不良反应】常见不良反应有恶心、呕吐、头痛、流泪、流涎、腹痛、肢端麻木、肌肉和关节酸痛等症。剂量超过 5mg/kg 时，可出现心动过速、高血压、抽搐和昏迷；持续应用时，可损伤毛细血管，引起肝肾损害。儿童不良反应与成人相同，且多有发热和暂时性中性粒细胞减少症。

【注意事项】肝肾功能不良者慎用。禁用于铁、硒、镉中毒者。高血压、心脏病、营养不良者慎用。对花生或花生制品过敏者禁用。

【药物相互作用】铁、镉、硒、铀与本品合用时，可形成有毒的复合物，禁止合用。

【制剂规格】注射剂（油针剂）：1mL：0.1g；2mL：0.2g。

二巯丙磺钠
Sodium Dimercaptopropane Sulfonate

【别名】二巯基丙磺酸钠，Dimercaptosul-fonate Sodium。

【药理作用】本品作用与二巯基丙醇相似，能有效地与重金属结合成无毒性、解离度小、可溶于水的化合物，减少对酶的毒害。

【体内过程】本品吸收好，作用强，且对急性及亚急性汞中毒效力较二巯基丙醇好，毒性则较低。

【适应证】①本品主要用于解救汞中毒，对砷、铬、铋、铜、锑等中毒、慢性乙醇中毒亦有效。②治疗毒蘑菇毒素毒肽、毒伞肽中毒。③治疗沙蚕毒素类农药中毒。

【剂量与用法】①急性金属中毒：静注，按体重每次 5mg/kg 给药，第一日注射 3~4 次，第二日 2～3 次，以后每日 1～2 次，5～7 日为一疗程。②慢性金属中毒：肌注，按体重每次 2.5～5mg/kg 给药，每日 1 次，连续用药 3～4 日，间歇 3～4 日为一疗程，一般 3～5 个疗程。③慢性乙醇中毒：皮下注射或肌注，每次 0.125～0.25g，一周 2～3 次。

【不良反应】服用本品后，可有恶心、心动过速、头晕等不良反应，但不久可消失。如有过敏反应者，如皮疹、寒战、发热，甚至发生过敏性休克、剥脱性皮炎时，应立即停药。

【注意事项】①本品为无色透明液体，若浑浊、变色则不能再用。②静脉注射要慢（至少在 5 分钟以上），过快可引起反应。一般可采用肌注。

【制剂规格】注射剂：2mL：125mg；5mL：250mg。

二巯丁二钠

Sodium Dimercaptosuccinate

【别名】二巯琥钠，二巯琥珀酸钠，DMS。

【药理作用】本品作用虽与二巯丙醇相似，但对酒石酸锑钾的解毒效力却强 10 倍且毒性较小。对汞、铅等中毒亦较好。

【体内过程】本品从血液中消失快，4 小时排出 80%，主要经肾脏排泄。

【适应证】用于治疗锑、铅、汞、砷的中毒（治疗汞中毒的效果不如二巯丙磺钠），预防镉、钴、镍中毒，对肝豆状核变性有驱铜及减轻症状的效果。

【剂量与用法】①肌内注射，每次 0.5g，每日 2 次，防止疼痛可加 2% 普鲁卡因 2mL（先作皮试）。②缓慢静脉注射（不宜静滴）：用于急性中毒（如锑剂引起的心律紊乱），首次 2g，以注射用水 10～20mL 稀释后注射，以后每次 1g，每小时 1 次，共 4～5 次；用于亚急性金属中毒，每次 1g，每日 2～3 次，共用 3～5 日；用于慢性中毒，每次 1g，每日 1 次，5～7 日为一疗程，可间断用 2～3 个疗程。③小儿常用量：按体重每日 20mg/kg。

【不良反应】①常有轻度头昏、头痛、口臭、恶心、四肢无力等反应，注射速度越快则反应越重，但可于数小时内自行消失。②少数患者可见红色丘疹、瘙痒等症，并以面、颈、胸前处为多见。

【注意事项】粉剂溶解后应立即使用，因水溶液不稳定，不可久置，也不可加热。正常者为无色或微红色，变色不能应用。严重肝功能损害者禁用，肝脏疾患者慎用。

【药物相互作用】本品用药期间可使尿中锌、铜排泄增高，但不必补充。

【制剂规格】注射剂：0.5g；1g。

二巯丁二酸

Dimercaptosuccinic Acid

【药理作用】本品为解毒剂，分子中有 2 个活泼的巯基，与金属离子有较强的亲和力，易结合成不易解离的、无毒性的络合物自尿排出。因而可夺取已与酶结合的金属或类金属离子，使组织细胞中的巯基酶复活而解毒。

【体内过程】药理研究表明，口服本品对铅、汞等金属的中毒有较好的解毒促排作用。

【适应证】本品适用于治疗铅中毒、汞中毒，亦可用于急性砷中毒。

【剂量与用法】口服，每次 0.5g，每日 3 次，连服 3 日后，停药 4 日为一疗程，一般用 3 个疗程，不超过 6 个疗程，或遵医嘱。

【不良反应】可有轻微的口臭、腹胀、恶心、呕吐、无力、关节酸痛等不良反应，个别患者可有皮疹。

【注意事项】①对本品过敏者禁用，严重肝、肾功能不全者慎用。②本品一般不可长期连续使用。

【制剂规格】胶囊剂：0.25g。

青霉胺
Penicillamine

【药理作用】本品系青霉素的分解产物，为含有巯基的氨基酸，对铜、汞、铅等重金属离子有较强的结合作用。其作用较二巯丙醇强，但不及依地酸钠及二疏丙磺钠。

【体内过程】本品口服后，约有 57% 经胃肠吸收，血药浓度达峰时间约 1 小时，大部分在肝脏代谢。本品在不同组织和器官中的存留时间不同，富含胶原和弹性蛋白的组织中存留较久。

【适应证】本品主要用于治疗重金属离子的中毒。对因铜在各组织沉积所致的肝豆状核变性的疗效比二巯基丙醇强，对铅、汞中毒的作用不如依地酸钙钠和二巯基丙磺钠强。此外，尚有免疫抑制作用，用于治疗某些免疫性疾病，如类风湿关节炎、慢性活动性肝炎等。

【剂量与用法】空腹服药。①肝豆状核变性：每日 20~25mg/kg，分 3 次服，长期服用，症状改善后可间歇给药。②慢性铅、汞中毒：每次 0.25g，每日 4 次，5~7 日为一疗程，停药 2 日后可开始下一疗程，一般 2~3 个疗程。③自身免疫性疾病：每日 0.8~1.8g，分 3~4 次服，可连服 6 个月。

【不良反应】不良反应与给药剂量相关，发生率较高且较严重。可引起头痛、咽痛、乏力、恶心、腹痛、腹泻、发热、皮疹、白细胞减少、血小板减少等症，长期应用可引起视神经炎；可刺激肾脏，出现蛋白尿及肾病综合征，故用药期间应经常检查尿蛋白。

【注意事项】①对青霉素及本品过敏者，用药前需做青霉素皮试。②肾病患者禁用。③孕妇忌服。

【药物相互作用】①本品可加重抗疟药、免疫抑制剂、金制剂等对血液系统和肾脏的毒性。②与铁剂可使本品的吸收减少 2/3。③本品可拮抗维生素 B_6 的作用。④本品可明显降低地高辛的血药浓度。⑤抗酸药可减少本品的吸收。⑥吡唑类药物可增加本品不良反应。

【制剂规格】片剂：0.125g。

去铁胺
Deferoxamine

【别名】除铁胺，去铁灵，去铁敏，Desferrioxamine。

【药理作用】本品为铁离子络合剂，注射给药可以和 3 价铁离子络合成无毒的络合物，并迅速从尿和胆汁中排出。口服给药可以和胃肠道中的铁离子络合，影响其吸收。

【适应证】临床上主要用于急性铁中毒和慢性铁聚集性疾病，如原发性或继发性含铁血黄素沉着症。还可用于海洋性贫血、铁粒幼细胞贫血、溶血性贫血、再生障碍性贫血或其他贫血。

【剂量与用法】肌注与静注，首次 0.5~1g，以后每 4 小时 0.5g，一日总量不宜超过 6g。静注速度不宜太快，应保持每小时 15mg/kg 的速度。粉针剂用注射用水溶解后应于 24 小时内用完。

【不良反应】①快速静注给药可引起面色潮红、血压降低，甚至休克；长期应用有腹泻、视力模糊、腹部不适、腿肌震颤、发热、皮疹等不良反应。②少数患者有晕眩、惊厥、腿部肌肉疼挛、排尿困难、心律失常等不良反应。

【注意事项】严重肾病患者慎用，孕妇在怀孕的最初 3 个月尽量避免使用。

【药物相互作用】维生素 C 可增强本品与铁离子的亲和力及铁胺的排泄，增加组织铁毒性，影响心脏的代偿功能。吩噻嗪类衍生物与本品合用时，可引起暂时性意识障碍。

【制剂规格】粉针剂：0.5g。

依地酸钙钠
Calcium Disodium Edetate

【别名】解铅乐，乙二胺四乙酸二钠钙，依

地钙。

【药理作用】依地酸能与金属离子相结合，成为可溶性的金属络合物，可与很多2价、3价金属形成不易分解的金属螯合物。依地酸与各种金属形成的螯合物稳定性不同，主要取决于其稳定常数，稳定常数较高的金属离子，可以置换稳定常数较低的金属螯合物。本品与钠、钾离子的结合力最弱，与钙、镁、钡等的结合较牢固，与铅、钴、铬、镉、铜、镍等离子的结合力更强，故依地酸钙钠中的钙离子可被铅、钴、镉等金属所代替。结合后，金属离子失去作用，逐渐由尿中排出。在铅、钴、铬等中毒时，依地酸可与体内存量多的钙形成稳定的螯合物，引起血钙降低，因而作为促排药物应用依地酸二钙钠。在体内稳定常数比钙高的离子可以置换钙，形成稳定性较高的金属螯合物。

【体内过程】依地酸进入体内以后，迅速与水结合，90%分布于全身细胞外液中。血液中则全部分布在血浆中，不能进入红细胞内，故只能络合细胞外液的铅，但由于浓度的梯度改变，细胞内的铅可排到细胞外液，与螯合剂结合后排出。依地酸在体内不代谢，只有0.1%氧化为二氧化碳呼出。本品静注后，迅速由尿排出，半衰期为1小时，第1小时内排出50%，4小时内排出70%，24小时内排出95%，其排泄是通过肾小球滤过，肾小管排泄，但可受酸碱代谢的影响。肌内注射后2.5小时排出50%，用药后1小时，脑脊液中的浓度约为血浆浓度的1/20。口服吸收不良，约有90%由粪便排出，故口服给药无效。

【适应证】本品治疗铅中毒有特效。能促排铜、镉、钴、铍、锰、镍、镭及钒等，对放射性元素损伤亦有治疗作用，但对四乙基铅中毒无明显效果。

【剂量与用法】本品每日1g加至5%葡萄糖注射液200mL内静滴，或0.5g加入少量普鲁卡因肌注，每日1次，连续用药3天，间歇3～4日为一疗程，一般用药2～4个疗程。如尿铅仍高，需继续治疗者，可停药3个月后再考虑是否继续驱铅。小儿：按体重一日25mg/kg给药，用药方法参照成人。

本品对铅中毒性脑病疗效不高，有报道，本品与二巯基丙醇合用可提高疗效，但需同时采取对铅中毒脑病的对症治疗。

【不良反应】①本品不良反应少，部分患者可有短暂的头晕、恶心、关节酸痛、乏力等症。剂量过大、速度过快时，可引起肾脏损害，使近曲小管发生严重水肿性退行性病变，使肾小管坏死，尿中出现蛋白、红白细胞、管型等，也可出现肾衰竭，及时停药可以恢复。②造成肾损害的原因，可能是由于大量金属络合物于短时间内经过肾脏上皮细胞，其中一部分解离，释出高浓度的金属离子，影响细胞酶活性所致；但某些不解离的金属络合物本身对于酶的活性也有影响。③注射过高浓度的溶液，可引起栓塞性静脉炎。目前采用每日1g剂量，溶液浓度不应超过0.5%，用5%葡萄糖注射液或生理盐水稀释后静脉注射，或0.5g肌注，每日2次，均可避免上述不良反应。长时间大剂量用药时，可以发生络合综合征，尿中钙、锌排出较多，铁、锰排出量也增加，血浆中微量金属有轻度变化，患者一般仅有疲乏、无力的感觉。此外，偶见组胺样反应，如在注射4～8小时后出现发冷、发热、恶心、呕吐、头痛、肌肉痛等症状。

【注意事项】①避免剂量过大、速度过快用药，每日剂量不得超过3g，速度不得超过15mg/min，以免引起肾脏毒性反应。注射浓度不应超过0.5%，以免发生栓塞性静脉炎。同时应避免长时间用药。②对本品过敏者、少尿或无尿及肾功能不良者及孕妇禁用本品。

【药物相互作用】可与锌络合，干扰精蛋白锌胰岛素的作用时间；可作为维生素 B_1 溶液的稳定剂。

【制剂规格】注射剂：5mL：1g（20%）。

药用炭
Medicinal Charcoal

【别名】药用活性炭。

【药理作用】本品具有丰富的孔隙，进入胃肠道可减轻有毒肠内容物对肠壁的刺激，使蠕动减少，从而起止泻作用。此外，尚有吸着胃肠内有害物质的作用，阻止毒物由胃肠道吸收。

【体内过程】本品不能被胃肠吸收，因此全部仍由肠道排出。

【适应证】用于治疗腹泻、胃肠胀气、食物中毒等症。

【剂量与用法】口服：每次 1.5～4g，每日 2～3 次，饭前服。亦可先服本品后服硫酸镁的方法以排除有毒物质。灌胃洗胃：用量 4～8g，加水 500～1000mL 洗胃。本品用悬浮剂或悬浮剂与硫酸钠溶液混合后进行保留灌肠时，可排除有害物质。

【不良反应】本品口服可出现恶心，长期服用可出现便秘等不良反应。

【注意事项】本品应于干燥处贮存。

【药物相互作用】本品能吸附维生素、抗菌药、生物碱、洋地黄、磺胺类、乳酶生、激素等药，对胰酶、蛋白酶的活性亦有影响，均不宜合用。

【制剂规格】片剂：0.15g；0.3g；0.5g。

二、氰化物中毒解毒药

硫代硫酸钠
Thiosulfate Sodium

【别名】大苏打，海波，次亚硫酸钠，Hypo。

【药理作用】本品为氰化物解毒剂，有活泼的硫原子，通过体内的硫转移酶，将硫与体内游离的或与高铁血红蛋白结合的氰离子相结合，转变为毒性很小的硫氰酸盐，并随尿排出而解毒。

【适应证】用于治疗皮肤瘙痒症、慢性荨麻疹、药疹，以及可溶性钡盐和氰化物及砷剂等的中毒解救。

【剂量与用法】①抗过敏：每次静注 5% 溶液 10～20mL，每日 1 次，10～14 日为一疗程。②抢救氰化物中毒：由于本品解毒作用较慢，须先用作用迅速的亚硝酸钠、亚硝异戊酯或亚甲蓝，然后缓慢静注本品 12.5～25g（25%～50% 溶液 50mL）。口服中毒者，还须用 5% 溶液洗胃，洗后留本品溶液适量于胃内。

【不良反应】大剂量口服可引起腹泻，外用可引起接触性皮炎，而静注则不良反应少。注射过快时，容易引起血压下降。

【注意事项】静脉注射时不宜过快，以免引起血压下降。

【药物相互作用】与亚硝酸钠同服，可加重血压降低。

【制剂规格】注射剂：10mL∶0.5g；20mL∶1g。注射用硫代硫酸钠：0.32g 无水物（相当于含结晶水 0.5g）；0.64g 无水物。

亚硝酸钠
Nitrite Sodium

【别名】Diazotizing Salts，Erinitrit。

【药理作用】本品为氧化剂，很易使血红蛋白氧化为高铁血红蛋白，高铁血红蛋白与细胞色素氧化酶中高铁离子竞争性地与氰离子结合。由于高铁血红蛋白与氰离子亲和力强，故可解除氰离子的毒性。因此，在急性氰化物中毒解救中，本品在血液内生成 20%～30% 高铁血红蛋白，且能加速已与细胞色素氧化酶结合的氰离子的释放，使酶的活性得以恢复。血中游离氰离子消除后，又可使进入细胞的氰离子回流入血中，有利于进一步清除。

【体内过程】本品口服吸收迅速，15 分钟即起作用，作用持续 1 小时。约 60% 在体内代谢，部分为氨，其余以原形由尿排出。静脉注射后能立即起作用。

【适应证】临床主要用于氰化物中毒的治疗，但必须和硫代硫酸钠联合使用。

【剂量与用法】静注：每次 3% 溶液 10 ~ 15mL，缓慢静注，每分钟 2 ~ 3mL。

【不良反应】本品有扩张血管作用，注射过快可引起血压下降和头痛的不良反应。

【注意事项】不能和硫代硫酸钠同时注射。休克者禁用。

【制剂规格】注射剂：10mL：0.3g。

亚硝酸异戊酯
Amyl Nitrite

【药理作用】本品能直接松弛血管平滑肌，对冠状血管和脑血管的作用更明显；可使血管扩张，血压下降，降低回心血量和心脏负荷，减少心肌耗氧量，恢复心肌对氧的供需平衡；对胆道平滑肌亦有松弛作用。此外，本品也可使血红蛋白转变为高铁血红蛋白，与氰化物形成无毒的氰化高铁血红蛋白，恢复组织的呼吸功能。

【体内过程】本品吸收后 0.5 ~ 1 分钟起效，维持 3 ~ 10 分钟。

【适应证】用于治疗心绞痛急性发作、氰化物中毒及胆绞痛等。

【剂量与用法】鼻腔吸入，每次 0.2mL，每日不得超过 0.6mL。用时将玻璃管连同外包物包于薄手帕内，压破，置鼻孔处，吸入气体。总量不超过 5 ~ 6 支。

【不良反应】吸入本品后，有头痛、面部潮红、颈部出汗、心悸、血压下降、眼压增高等不良反应。大剂量可引起高铁血红蛋白血症。

【注意事项】青光眼患者慎用。头部外伤、脑出血、急性心肌梗死者禁用。

【制剂规格】吸入剂：0.2mL。

三、有机磷酸酯类解毒药及其他解毒药

阿托品
Atropine

【药理作用】本品为抗 M 胆碱受体药，能解除胃肠平滑肌的痉挛，抑制腺体分泌，扩大瞳孔，升高眼压，加快心率，兴奋呼吸中枢等。

【体内过程】本品易透过生物膜，自胃肠道及其他黏膜吸收，也可经眼吸收，少量从皮肤吸收。口服单次剂量，1 小时后达血药浓度峰值；注射用药起效快，肌注 2mg，15 ~ 20 分钟后即达血药峰浓度。

【适应证】用于治疗有机磷中毒、胃肠型毒蕈中毒、乌头中毒、锑中毒引起的心率失常及钙通道阻滞剂引起的心动过缓。

【剂量与用法】①与碘解磷定等合用时：中度中毒，每次皮下注射 0.5 ~ 1mg，每隔 30 ~ 60 分钟 1 次；严重中毒，每次静脉注射 1 ~ 2mg，隔 15 ~ 30 分钟 1 次，病情稳定后，逐渐减量并改用皮下注射。②单用时：轻度中毒，每次皮下注射 0.5 ~ 1mg，隔 30 ~ 120 分钟 1 次；中度中毒，皮下注射 1 ~ 2mg，隔 15 ~ 60 分钟 1 次；重度中毒，即刻静脉注射 2 ~ 5mg，以后每次 1 ~ 2mg，隔 15 ~ 30 分钟 1 次，根据病情逐渐减量和延长间隔时间。

【不良反应】本品常有口干、眩晕，严重时出现兴奋、烦躁、谵语、惊厥、瞳孔散大、皮肤潮红、心率加快等不良反应。

【注意事项】①青光眼、前列腺增生、高热及重症肌无力者禁用。②腹泻、胃溃疡、脑损伤（尤其是儿童）及心脏疾患者慎用。

【药物相互作用】本品与异烟肼合用时，药效增强；与盐酸哌替啶合用时，有协同解痉和止痛作用；与奎尼丁合用时，可增强本品对迷走神经的抑制作用。此外，本品也可增加地高辛的吸收。

【制剂规格】片剂：0.3mg。注射剂：1mL：

0.5mg；2mL：1mg；1mL：5mg。

贝美格

Bemegride

【别名】美介眠，乙甲哌啶三酮，Megimide。

【药理作用】本品能直接兴奋呼吸中枢及血管运动中枢，使呼吸增加，血压微升。

【体内过程】本品作用迅速，静注后的作用能维持10～20分钟。

【适应证】本品适用于解救巴比妥类、格鲁米特、水合氯醛等药物的中毒。亦用于加速硫喷妥钠麻醉后的恢复。

【剂量与用法】本品作用快，多采用静滴，常用量为每次50mg，用5%葡萄糖注射液稀释后静滴。亦可静注，每3～5分钟注射50mg，至病情改善或出现中毒症状为止。

【不良反应】使用本品后，可引起恶心呕吐、腱反射亢进、意识混乱、低血压、抽搐甚至惊厥等不良反应。过量及注射过快则可引起惊厥。此外，还可导致卟啉病急性发作。

【注意事项】①静滴时，速度不宜过快，以免产生惊厥。②本品可引起低血压、意识紊乱，应密切观察。③注射时须准备短效巴比妥类药，以便惊厥时解救。④吗啡中毒者禁用。

【制剂规格】注射剂：20mL：50mg。

碘解磷定

Pralidoxime Iodide

【别名】解磷定，PAM。

【药理作用】本品为胆碱酯酶复活剂。当有机磷酸酯类杀虫剂进入机体后，与体内胆碱酯酶结合，形成磷酰化胆碱酯酶，从而失去水解乙酰胆碱的作用，使体内乙酰胆碱大量蓄积，导致一系列中毒症状。本品在体内能使磷酰化胆碱酯酶脱磷酰化，恢复酶的活性；也可与游离的有机磷酸酯类结合，成为无毒物，从尿排出，阻止其继续抑制胆碱酯酶。

【体内过程】本品静注后迅速分布，不与血浆蛋白结合，在肝脏迅速代谢。4小时内由肾脏排泄约83%，药物在体内无蓄积作用。

【适应证】主要用于治疗急性有机磷酸酯类中毒。早期用药疗效较好，如中毒经过数小时，磷酰化胆碱酯酶已"老化"（变成单烷基或单烷氧基磷酰化胆碱酯酶），本品则无恢复酶活性的作用。对慢性有机磷酸酯类中毒无效。本品解毒作用具有一定选择性，对1065、1059、特普、乙硫磷的疗效较好；而对敌敌畏、乐果、敌百虫、马拉硫磷效果较差或无效；对二嗪农、甲氟磷、丙胺氟磷及八甲磷中毒无效。本品不能直接对抗体内蓄积的乙酰胆碱，必须与阿托品联合应用，以控制中毒症状。

【剂量与用法】①治疗轻度中毒：成人每次0.4g，以葡萄糖注射液或生理盐水稀释后静滴或缓慢静注，必要时2～4小时重复1次。小儿按体重每次15mg/kg给药。②治疗中度中毒：成人首次0.8～1.2g，以后每2小时0.4～0.8g静注，共2～3次；或以静滴给药维持，每小时0.4g，共4～6次。小儿按体重每次20～30mg/kg给药。③治疗重度中毒：成人首次1～1.2g，30分钟后无效则再给0.8～1.2g，以后每小时0.4g。小儿按体重每次30mg/kg给药，静滴或缓慢静注。

【不良反应】①本品注射过快时，可引起恶心、呕吐、眩晕、视力模糊、心动过缓，严重时可发生阵挛性抽搐，甚至呼吸抑制，引起呼吸衰竭。②局部刺激性较强，注射时若漏液至皮下，可导致剧痛及周围皮肤发麻。

【注意事项】①对碘过敏者禁用。②本品在体内分解迅速而维持时间短，故根据病情必须反复给药。③用药过程中，要随时监测血胆碱酯酶活性，要求血胆碱酯酶维持在50%～60%以上。④在碱性溶液中易水解为氰化物，故禁与碱性药物配伍。⑤粉剂较难溶，溶时可加温（40℃～

50℃）或振摇。⑥应避光贮存。

【药物相互作用】本品可增加阿托品的生物效应。与维生素 B₁ 合用时，本品半衰期延长。在碱性溶液中易水解，故忌与碱性药物配伍。

【制剂规格】粉针剂：0.4g。注射剂：20mL：0.5g。

氟马西尼
Flumazenil

【药理作用】①本品为苯二氮草类选择性拮抗药。通过中枢苯二氮草受体结合部位和苯二氮草类药物（Benzodiazepines，BZs）相互作用拮抗 BZs 的中枢药理作用。②本品部分拮抗丙戊酸钠的抗惊厥作用。可减轻手术后恶心和呕吐程度或减少对镇痛药的需要。

【体内过程】①本品主要在体内代谢成无活性的游离羧酸和相应的葡萄糖醛酸，总血浆清除率平均为 1L/min，平均清除半衰期为 53 分钟，肝硬化患者的清除半衰期和口服生物利用度增加，总体清除率降低。本品在脑内分布的研究表明，本品由灰质结构摄取，在大脑皮质内滞留率最高，而结合程度最高的是枕骨部分的大脑皮质，其后依次为额部、小脑、丘脑、纹状体和脑桥等处。本品在脑内不被代谢，血循环中本品的水溶性代谢产物不能通过血－脑屏障。②静脉给药时，本品血浆浓度呈线性分布，禁食时静脉内输注各 0.1、1 和 3mg 时的稳态血药浓度各为 6μg/L、13μg/L 和 39μg/L。如果同时进食，血药浓度下降 1/3，本品血浆浓度迅速下降，与其对 BZs 的拮抗作用降低呈平行关系。所以，临床上为维持本品的有效血药浓度和疗效需反复多次地注射或静滴给药（24μg/min 或 1.44mg/h）。

【适应证】①本品用于逆转苯二氮草类的中枢镇静作用。②终止手术患者的苯二氮草类诱导和维持全身麻醉的作用。③用于苯二氮草类药物中毒的诊断与解毒。原因不明的神志丧失者可试用本品，用以鉴别苯二氮草类及其他药物的中毒或脑损伤，也可用于解救乙醇中毒。

【剂量与用法】本品可用 0.9% 氯化钠，0.45% 氯化钠或 5% 葡萄糖注射液稀释后静脉滴注，或与其他复苏药同时应用。本品用于 BZs 中毒急救时，静注的初始剂量为 0.3mg。如在 60 秒内未达到要求的清醒程度，可重复注射 1 次，直到总剂量达 2mg 为止。通常使用 0.3~0.6mg。在给予本品前连用 BZs 数周的患者，快速注射可引起戒断症状，此时可通过缓慢静注地西泮 5mg 或咪达唑仑 5mg 缓解。

【不良反应】用药后偶有潮红、恶心、呕吐，但症状轻微、短暂的不良反应。个别患者可产生一种濒死感，这是一种严重的主观不良反应。快速注射本品偶见焦虑、心悸和恐惧感，一般不需要特殊处理。

【注意事项】对本品过敏者禁用。妊娠前 3 个月不应使用本品。术后，在肌肉松弛药的作用消失前，不应注射本品。在给予本品后的 24 小时内，患者所摄入的 BZs 的作用有可能重新出现，在此期间内患者不宜从事危险的作业或驾驶车辆。

【制剂规格】注射剂：5mL：0.5mg；10mL：1mg。

抗蝮蛇毒血清
Agkistrodon Halys Antivenin

【别名】蝮蛇抗毒素。

【药理作用】本品系由蝮蛇［Agkistrodon halys（pallas）］毒免疫马匹后所采集的含有抗体的血清或血浆精制而成。除能中和蝮蛇毒（每毫升中和蝮蛇毒 6mg）外，对蝮科其他毒蛇的蛇毒亦有交叉中和作用（每毫升抗毒血清能中和五步蛇毒 1mg，烙铁头蛇毒 1.5mg，竹叶青蛇毒 0.5mg）。对眼镜蛇科的银环蛇、眼镜蛇、眼镜王蛇蛇毒无效。

【体内过程】抗蛇毒血清进入人体后可特异性地中和已扩散到体内各处的蛇毒。患者如能及时使用抗毒血清，则蛇毒在破坏脏器之前就被特异性的抗体中和，即可得到较好效果。

【适应证】主要用于蝮蛇咬伤的治疗。对本品可交叉中和蛇毒的毒蛇咬伤亦有一定疗效，可很快消除症状，明显降低死亡率。咬伤后应立即注射本品，愈早愈好。

【剂量与用法】用前先做皮试：取本品0.1mL，加生理盐水1.9mL，在前臂掌侧皮内注射0.1mL，经15~30分钟后，其皮丘直径小于1cm，且周围无红晕及伪足者为阴性。皮试阴性者，可用本品10~20mL，以生理盐水稀释1倍，缓慢静脉注射。皮试阳性或可疑阳性者，先注射苯海拉明20mg或马来酸氯苯那敏10mg，15分钟后再注射本品。亦可在10%葡萄糖注射液内加入氢化可的松100~200mg（或地塞米松5~10mg），再加本品1~2mL，缓慢静脉滴注（10~20滴/分）并观察30分钟左右，未见反应者则将所需抗毒血清加入滴注液内，继续并加快滴注，或脱敏后注射。

【不良反应】本品不良反应少见。可引起过敏反应，一旦发生，应立即停止注射。轻者立即肌注肾上腺素或扑尔敏，重者用氢化可的松或地塞米松静滴，吸氧，必要时加用升压药物。

【注意事项】个别患者在注射后7~14天出现血清病，可用钙剂、抗组胺药及糖皮质激素治疗。遇有伤口污染者，应同时注射精制破伤风抗毒素1500~3000单位。

【药物相互作用】抗毒血清是异种血清，可引起过敏反应及血清病。也不宜与其他血清制品同时使用。

【制剂规格】注射剂：10mL：6000单位；10mL：8000单位。

抗五步蛇毒血清
Agkistrodon Acutus Antivenin

【别名】Guenther。

【药理作用】五步蛇含凝血毒，可抑制凝血酶原活化，被咬伤的局部可产生剧痛红肿，起水泡或血泡，伤口出血不止，局部淋巴结肿大压痛；后期常有组织坏死，全身凝血障碍，溶血性黄疸及肾衰竭。本品为特异性抗毒血清，使用五步蛇毒素免疫马匹所得血浆或血清经胃蛋白酶消化后，用硫酸铵盐析法制成抗五步蛇毒球蛋白制剂，每毫升中含五步蛇毒血清不少于180单位，它能与五步蛇毒特异性结合，中和毒素，达到解毒目的。

【适应证】治疗五步蛇咬伤。

【剂量与用法】成人静脉、肌内或皮下注射，每次4000~8000单位；儿童与成人等量（静脉注射方法参见抗蝮蛇毒血清）。

【不良反应】本品可引起血清过敏反应，出现发热、荨麻疹、胸闷、气短、恶心、呕吐、腹痛、抽搐等症。

【注意事项】参见"抗蝮蛇毒血清"。

【制剂规格】注射剂：10mL：4000单位。

抗眼镜蛇毒血清
Naja Antivenin

【药理作用】本品可特异地治疗眼镜蛇所致毒素中毒。

【适应证】治疗眼镜蛇咬伤。

【剂量与用法】静脉注射，用前先做过敏试验，如为阳性，则采用脱敏注射。遇有血清过敏反应者，即肌内注射扑尔敏，必要时应用地塞米松5mg加入25%或50%葡萄糖注射液20mL中静脉注射。注射本品2000单位，亦可做肌内及皮下注射。

【注意事项】伤口污染较明显者，应同时注射精制破伤风抗毒素或类毒素。

【不良反应】参见"抗蝮蛇毒血清"。

【制剂规格】液体、冻干两种。

抗银环蛇毒血清
Bungarus Multicinctus Antivenin

【别名】Blyth。

【药理作用】银环蛇含神经毒，受伤局部可有麻木感，发病潜伏期较长（3～5小时）。临床主要表现为骨骼肌功能障碍，如四肢无力、眼睑下垂、吞咽困难、呼吸困难、腹式呼吸、紫绀、反射消失、四肢瘫痪等。本品系由银环蛇毒素免疫马匹所得血浆或血清，经胃蛋白酶消化后，用硫酸铵盐析法精制成抗银环蛇毒球蛋白制剂，每毫升含本品不少于800单位。它能特异地与银环蛇毒产生免疫反应，从而中和毒素，达到解毒目的。

【适应证】治疗银环蛇咬伤。

【剂量与用法】成人皮下、肌内或静脉注射，每次1万单位。

【不良反应】参见"抗蝮蛇毒血清"。

【注意事项】参见"抗蝮蛇毒血清"。

【制剂规格】注射剂：5mL：1万单位。

硫酸钠

Sodium Sulfate

【别名】芒硝，朴硝，药用硫酸钠。

【药理作用】本品拮抗体内钡离子作用。钡离子是一种极强的肌肉毒，对平滑肌、骨骼肌、心肌等产生过度刺激性兴奋，导致麻痹与瘫痪。钡离子能改变细胞膜通透性，使钾大量进入细胞内，从而产生低钾血症。临床上表现心律紊乱、心房颤动、传导阻滞、心室颤动、心搏骤停、肌张力减弱、肌力减退、腱反射消失、呼吸麻痹、呼吸困难、紫绀、窒息。口服氯化钡的中毒剂量为0.2～0.5g，致死量为0.8～0.9g。硫酸钠能与钡离子形成不溶性硫酸钡，从而阻断后者的毒性作用。硫酸钠属容积性泻药，进入胃肠道后，通过增加肠道容积而扩张，刺激肠壁，反射性地使肠蠕动增强而导泻。

【体内过程】一般口服本品后的1～2小时内生效，排出水性大便。

【适应证】①钡中毒解毒药。②泻药。

【剂量与用法】①用于解毒：10%～20%溶液10～20mL静脉缓注；或1%～5%溶液500～1000mL静脉滴注。病情严重者，24小时用量为20～30g，连用2～3天。口服中毒者可用2%～5%的硫酸钠洗胃，或口服20～30g导泻。皮肤被钡盐灼伤或污染时，用2%～5%溶液冲洗皮肤。②用于导泻：口服，每次5～20g，每日10～30g。

【不良反应】严重钡中毒时，静脉给予硫酸钠，在解除钡离子毒性作用同时，由于形成大量硫酸钡沉淀而导致肾小管阻塞、坏死，以致产生肾衰竭。

【注意事项】用于治疗金属钡中毒时，除静脉给予硫酸钠外，尚需同时给予氯化钾及大量输液以稀释，在体内形成硫酸钡，防止其对肾脏的损害，并可使用利尿剂促进钡的排出；同时可解除钡中毒所致低钾血症。年老体弱者及充血性心力衰竭、水肿患者禁用。

【制剂规格】粉剂：10g；20g；30g。

氯解磷定

Pralidoxime Chloride

【别名】氯化派姆，氯磷定，PAM－C1。

【药理作用】本品药理作用与碘解磷定相似，使有机磷酸酯类导致的磷酰化胆碱酯酶脱磷酰化，恢复胆碱酯酶的活性，使蓄积的乙酰胆碱得以水解，从而治疗有机磷酸酯类中毒。本品比碘解磷定作用强，且水溶性高，溶液稳定，可静脉给药或肌注，亦可口服，使用较方便。

【体内过程】与碘解磷定相似，但大剂量本品能通过血－脑屏障进入脑组织，恢复脑组织胆碱酯酶活性。

【适应证】临床用于1059、1065、敌百虫、敌敌畏、3911等中毒的解毒，宜及早应用；对乐果、马拉硫磷中毒疗效差。

【剂量与用法】轻度中毒：肌注，每次0.25～0.5g，必要时2～4小时重复1次。中度中毒：肌注，每次 0.5 ~ 0.75g；静注，每次 0.5 ~ 0.75g，或在首次注射后，继续每小时 0.25 ~ 0.5g 静滴，至症状好转。重度中毒：静注及静滴，首次剂量 1g，用生理盐水 10 ~ 20mL 稀释后缓慢静注，如 30 ~ 60 分钟内未见好转时，可再注射 0.75 ~ 1g，以后 1 ~ 2 小时重复注射 0.5g 至症状好转。本品在治疗重症中毒时，宜和阿托品联合应用以控制症状。

【不良反应】肌注局部可有轻微疼痛；静注过快，可引起轻度乏力、视力模糊、复视、眩晕、头痛、恶心及心动过速。静脉注射剂量过大（50 ~ 100mg/kg），除恶心、呕吐外，可引起癫痫样发作、抽搐、昏迷、呼吸抑制。

【注意事项】本品勿与碱性药物混合或同时应用。肾功能不良者慎用。

【药物相互作用】本品与阿托品同用可发挥协同作用；与阿托品、贝那替嗪或苯扎托品组成急救复方"解磷"注射液，临床疗效满意。禁与吩噻嗪类药合用，与维生素 B_1 同用可延长半衰期。

【制剂规格】注射剂：2mL：0.25g；2mL：0.5g。

双复磷
Obidoxime Chloride

【别名】氯化双异烟醛肟甲醚。

【药理作用】本品为胆碱酯酶复活药，可被有机磷酸酯类失活的胆碱酯酶（磷酰化胆碱酯酶）脱磷酰化，恢复胆碱酯酶的活性，其作用比碘解磷定、氯磷定强而持久。本品容易通过血-脑屏障，兼有阿托品样作用。因此，本品也能解除有机磷酸酯类化合物引起的烟碱样、毒蕈碱样及中枢神经系统症状。

【体内过程】本品口服后的胃肠道吸收极少，肌注 24 小时后的 84% 原形从尿中排出。

【适应证】用于治疗 1059、1605、3911（甲拌磷）等急性中毒，疗效较好；对慢性有机磷中毒疗效欠佳。

【剂量与用法】①轻度中毒：肌注，每次 0.15g，必要时 4 小时后重复 1 次。②中度中毒：肌注或缓慢静注，每次 0.25 ~ 0.5g，4 小时后再注射 0.15g。③重度中毒：静注，每次 0.3 ~ 0.75g，4 小时后再注射 0.3g。必要时静滴维持。

【不良反应】本品注射过快时，可引起全身发热、口干、面部潮红、恶心、呕吐，甚者神经肌肉传递阻滞、心律失常等不良反应。偶见中毒性黄疸。

【注意事项】对中度及重度中毒者，仍应联合使用阿托品。

【制剂规格】注射剂：2mL：0.25g。

亚甲蓝
Methylthioninium Chloride

【别名】美蓝，Methylene Blue。

【药理作用】本品为氧化还原剂，体内亚甲蓝在酶的作用下起递氢作用。对血红蛋白的作用因浓度不同而异：高浓度时（5 ~ 10mg/kg），亚甲蓝直接使血红蛋白氧化为正铁血红蛋白，主要原因是体内还原形辅酶I脱氢酶（NADPH）生成较少，不能把进入体内的亚甲蓝转变为还原形亚甲蓝，氧化型亚甲蓝使血红蛋白成为正铁血红蛋白。

【体内过程】本品静注作用迅速，口服在胃肠吸收。本品在组织内可迅速还原为白色亚甲蓝，6 天内，74% 由尿排出，少量通过胆汁由粪便排出。

【适应证】①用于治疗氰化物中毒，但必须与硫代硫酸钠合用，效力远低于亚硝酸钠。低浓度时（1 ~ 2mg/kg），NADPH 使进入体内的亚甲蓝全部转变成还原形亚甲蓝，后者使正铁血红蛋白还原为血红蛋白。用于治疗正铁血红蛋白血症，如醌类、醌亚胺类、靛蓝磺酸类、苯靛酚类、亚硝酸盐、氯酸盐、苯胺类及硝基苯等引起的正铁血红蛋白血症，但使用时剂量不宜太大。②本品尚可使膀胱结石溶解，与神经组织有较高的亲和力，可损害末梢神经髓质。用于治疗尿路结石（对草酸钙结石疗效好）、神经性皮炎和闭塞性脉管炎。

【剂量与用法】①正铁血红蛋白血症：静注，按体重 1 ~ 2mg/kg 给药，配成 1% 溶液 5 ~ 10mL 静注。②氰化物中毒：静注，按体重 5 ~ 10mg/kg，用葡萄糖注射液稀释成 1% 溶液，缓慢静注，并与硫代硫酸钠合用。③闭塞性脉管炎：动脉注射，0.5% 溶液，每次 5 ~ 10mL，每 3 ~ 4 日 1 次，3 次为一疗程。④神经性皮炎：局部多次点状注射，以本品 0.2g 及盐酸普鲁卡因 3g，加水至 100mL，一次用药总量不超过 15mL。

【不良反应】①静脉注射时若剂量过大（500mg），可引起恶心、腹痛、眩晕、头痛、出汗、心前区痛、神志不清和正铁血红蛋白血症，或头痛、血压降低、心率增快伴心律紊乱、大汗淋漓和意识障碍等不良反应。②用药后尿呈蓝色，有时可产生尿道灼痛。

【注意事项】本品不可做皮下、肌内、鞘内注射，以免造成组织损害。

【药物相互作用】本品与 5 - 羟色胺抗精神病药合用时，可使脑内 5 - 羟色胺积聚，引发 5 - 羟色胺综合征。与苛性碱、重铬酸盐、碘化物、利尿和还原剂合用时，可引起化学反应，不宜合用。

【制剂规格】注射剂：2mL：20mg；5mL：50mg；10mL：100mg。

盐酸纳洛酮

Naloxone Hydrochloride

【别名】丙烯吗啡酮，烯丙羟吗啡醇。

【药理作用】本品为吗啡的完全拮抗剂，结构似吗啡，与吗啡竞争同一受体，但几乎完全没有吗啡样激动作用，能够阻断吗啡作用，消除吗啡的中毒症状，如呼吸抑制、缩瞳、胃肠道和胆管痉挛，可以迅速诱发吗啡成瘾者的戒断症状。

本身无镇痛和呼吸抑制作用，临床上常用于治疗麻醉性镇痛药的急性中毒，解除呼吸抑制及其他中枢抑制症状。

【体内过程】本品口服经胃肠吸收，首过效应明显。多注射给药，静注 1 ~ 2 分钟，肌注或皮下注射 15 分钟后即可起效，作用时间可持续 1 ~ 4 小时。可迅速通过血 - 脑脊液屏障，蛋白结合率为 46%，半衰期为 60 ~ 90 分钟，主要在肝内与葡萄糖醛酸结合后经尿排出。

【适应证】解除吗啡类药物中毒。

【剂量与用法】皮下、肌内、静脉注射，每次 400 ~ 800μg，最大量 25μg/kg，间隔 2 ~ 3 分钟后可重复注射。

【不良反应】可见恶心、呕吐等不良反应，偶见镇静作用。

【注意事项】对本品过敏者，对吗啡、海洛因等依赖或正在服用阿片类镇痛剂者，成瘾母亲的新生儿禁用。高血压、动脉硬化、心功能不全者及哺乳期妇女慎用。由于此药作用持续时间短，一旦其作用消失，可使患者再度陷入昏睡和呼吸抑制，故需注意维持药效。

【药物相互作用】本品可诱导美索比妥阻止阿片戒断症状急性发作，拮抗卡托普利的降压效应，减弱可乐定的降压和降低心率作用，从而引起血压升高。

【制剂规格】注射剂：1mL：400μg。

盐酸戊乙奎醚

Penehyclidine Hydrochloride

【别名】长托宁

【药理作用】本品系新型选择性抗胆碱药，能透过血 - 脑屏障进入脑内，能阻断乙酰胆碱对脑内及外周毒蕈碱受体（M 受体）和脑内烟碱受体（N 受体）的激动作用，能较好地拮抗有机磷毒物（农药）中毒引起的中枢及毒蕈碱样中毒症状，如惊厥、中枢呼吸循环衰竭和烦躁不安、支气管平滑肌、胃肠道平滑肌痉挛和分泌物增多、流涎、出汗、缩瞳等症。此外，还能增加呼吸频率和呼吸流量。但由于本品对 M_2 受体无明显作用，故对心率无明显影响，对外周 N 受体无明显拮抗作用。

【体内过程】健康成人肌内注射本品 1mg 后，2 分钟可在血中检测出戊乙奎醚，约 0.5 小时血药浓度达峰值。本品能分布到全身各组织中，以颌下腺、肺、脾、肠较多，半衰期约为 10 小时。本品主要由尿和粪便排出，24 小时总排泄量为给药量的 94.17%。

【适应证】用于有机磷毒物（农药）中毒急救治疗和中毒后期或胆碱酯酶（ChE）老化后维持阿托品化。单独应用疗效较差，应与胆碱酯酶复活剂联合应用。

【剂量与用法】肌注，根据中毒程度选用首次用量。①成人常用量：轻度中毒，每次 1~2mg，必要时配伍使用氯解磷定 500~750mg；中度中毒，每次 2~4mg，同时配伍使用氯解磷定 750~1500mg；重度中毒，每次 4~6mg，同时配伍使用氯解磷定 1500~2500mg。首次用药 45 分钟后，如仅有恶心、呕吐、出汗、流涎等毒蕈碱样症状时，只应用盐酸戊乙奎醚 1~2mg；仅有肌颤、肌无力等烟碱样症状或胆碱酯酶活力低于 50% 时，只需应用氯解磷定 1000mg，如无氯解磷定时可用解磷定代替。如上述症状均有时，需重复应用盐酸戊乙奎醚和氯解磷定首次用量的 1/2，每日 1~2 次。中毒后期或 ChE 老化后可用本品 1~2mg 维持阿托品化，每次间隔 8~12 小时。②小儿参照成人用量。

【不良反应】用量适当时，常常伴有口干、面红和皮肤干燥等不良反应。如用量过大时，可出现头晕、尿潴留、谵妄和体温升高等症。一般不需特殊处理，停药后可自行缓解。

【注意事项】①儿童对本类药物较敏感，应慎用；伴有高热的患儿更应慎用。②心跳不低于正常值时，一般不需配伍阿托品。③当用本品治疗有机磷毒物（农药）中毒时，不能以心跳加快来判断是否"阿托品化"，而应以口干和出汗消失或皮肤干燥等症状判断。④本品半衰期较长，孕妇及哺乳期妇女每次用药间隔时间不宜过短，剂量不宜过大。⑤本品对前列腺肥大的老年患者可加重排尿困难，用药时应严密观察。

【药物相互作用】本品与其他抗胆碱药（阿托品、东莨菪碱和山莨菪碱等）配伍使用时有协同作用，应酌情减量。

【制剂规格】注射剂：1mL：1mg.

纳美芬

Nalmetrene

【别名】ORF-11676，Revex。

【药理作用】本品为阿片受体拮抗剂，是纳曲酮的 6-亚甲基类似物，能抑制或逆转阿片药物的呼吸抑制、镇静和低血压作用。在完全逆转剂量下，其作用持续时间长于纳洛酮。本品无阿片激动活性，不产生呼吸抑制、致幻效应或瞳孔缩小。研究中未见其耐受性、躯体依赖性或滥用倾向。在阿片依赖者中，本品可产生急性戒断症状，是阿片受体拮抗剂纳洛酮和纳曲酮的理想代用品。

【体内过程】本品肌注、皮下注射及静注具有生物等效性。肌注和皮下注射的绝对生物利用度分别为 101.5%±8.1% 和 99.7%±6.9%。肌注 2.3±1.1 小时、皮下注射 1.5±1.2 小时后达最大血药浓度。紧急情况下静注 1mg，剂量在 5~15 分钟内，可达治疗浓度。本品作用迅速，用药后 5 分钟内就可阻断 80% 的大脑阿片类受体，在浓度为 0.1~2μg/mL 时，其血浆蛋白结合率为 45%。本品主要通过肝脏代谢，与葡萄糖醛酸化合物结合形成无活性的代谢物随尿液排出。5% 以下的原形药物随尿液排出，17% 通过粪便排出。本品静注后的半衰期为 10.8±5.2 小时，在全身和肾脏的清除率分别为 0.8±0.2L/（hr·kg）和 0.08±0.04L/（hr·kg）。

【适应证】用于完全或部分逆转阿片类药物的作用，主要用于阿片类药物过量或中毒（如呼吸抑制）的急救，也用于手术后的麻醉催醒、酒精中毒的急救、解毒后防复吸、休克及酒精依赖的辅助治疗。

【剂量与用法】一般为静脉注射。一般原则：①用于已知或怀疑使用阿片样物质过量急救：静脉注射（制剂规格 2mL：2mg）；初始剂量按体重 0.5mg/kg 给药，必要时 2～5 分钟后给予第 2 次剂量。如总剂量达到 70μg/kg 仍无作用时，则应停药。当呼吸频率达到正常情况后，应停止给药，以尽可能减少发生心血管危险，引起戒断综合征的概率。②用于术后阿片样物质抑制：静脉注射（制剂规格 1mL：0.1mg），初始剂量按体重 0.25μg/kg 给药，2～5 分钟后可再给 0.25μg/kg 补充，当达到了预期的阿片样物质逆转作用后立即停药。累计剂量超过 1μg/kg 后，不会增加治疗效果。在已知可能增加患者心血管危险的情况下，可将本品与氯化钠注射液或无菌注射用水按 1：1（制剂规格 1mL：0.1mg）的比例稀释，并使用 0.1μg/kg 作为初始剂量和补充剂量。

【不良反应】对健康用药者，即使剂量达到推荐剂量的 15 倍及其以上时，也不会出现严重的不良反应。对少数患者，当使用超过推荐剂量时，可显示出对内源性阿片类药物的逆转作用，症状（如恶心、寒战、肌痛、烦躁不安、腹部痉挛和关节痛）常为一过性且发生率低。但要注意术前曾使用过阿片类药物的患者，即使是临床推荐剂量，也会出现上述症状。据报道，术后使用纳美芬与使用生物等效剂量的纳洛酮，出现心动过速和恶心的频率是相同的。当用药剂量只能部分逆转阿片类作用时，这两种不良反应的发生率低，随着剂量的增加其发生率也随之增加。因此，推荐剂量为术后使用时不超过 1μg/kg，治疗阿片类药物过量时不超过 1.5mg/70kg。

【注意事项】①本品不是治疗通气衰竭的主要手段。在大部分紧急情况下，应首先建立人工气道、辅助通气、给氧和建立循环通道。②应提醒医生注意可能出现呼吸抑制的复发，因此，使用本品的患者应持续观察，直到认为患者复发呼吸抑制的发生率很低为止。③本品可安全地用于心脏病史患者，但对于心血管高危患者或使用了可能有心脏毒性药物的患者应慎用。④本品与其他阿片类拮抗剂一样，应注意出现急性戒断反应症状，因此，对阿片类药物出现躯体依赖或手术中使用了大剂量的阿片类药物的患者应格外谨慎。⑤本品对丁丙诺啡产生不完全的逆转作用，这是由于丁丙诺啡对阿片受体亲和力强所致。

【药物相互作用】①在使用苯二氮䓬类、吸入性麻醉剂、肌肉松弛剂和肌肉松弛拮抗剂后使用本品会引起感觉缺失。②本品与氟马西尼联用可能引起癫痫。

【制剂规格】盐酸纳美芬注射液：1mL：0.1mg（蓝色标签，用于术后呼吸抑制）；2mL：2mg（绿色标签，用于阿片类药物中毒的急救）。

第二十一章　放射性同位素药

碘［^{131}I］化钠

Sodium Iodide［^{131}I］

【别名】Na^{131}I。

【药理作用】碘是甲状腺滤泡上皮细胞制造甲状腺激素的原料之一，在体内碘含量正常情况下口服 Na^{131}I 后，甲状腺吸收^{131}I 的速度和量与其功能程度有关，据此可以诊断甲状腺功能亢进和低下。明显浓聚于甲状腺滤泡上皮的^{131}I 可使甲状腺、异位甲状腺和分化较好的甲状腺癌转移灶显影。^{131}I 衰变时发射 β 射线，能量为 0.608MeV，在组织内的射程仅几毫米，故聚集在甲状腺内的^{131}I 的辐射能量基本上全被甲状腺组织吸收，而对其他器官甚至邻近的甲状旁腺影响不大。本品可以使甲状腺组织受到集中照射而出现一定的破坏，从而达到治疗甲状腺功能亢进症和功能性甲状腺癌转移灶的目的。

【体内过程】口服碘［^{131}I］化钠后，几乎全部被消化道吸收，正常人甲状腺对^{131}I 的清除率约为 25mL（血浆）/min，24 小时后甲状腺约可聚集口服量的 50%，30% 左右经尿排出，1% 左右经大便排出，5% ~ 10% 左右经汗腺排出，乳汁可排出少许。聚集在甲状腺内的^{131}I 参与甲状腺素的合成，而后逐渐分泌到血液内并运至末梢器官发挥生理作用，甲状腺素最后在肝内分解，分解出来的^{131}I 被再利用或排出。^{131}I 在正常甲状腺内的有效半衰期为 6 ~ 8 天，甲状腺功能亢进时缩短至 3 ~ 4 天。^{131}I 对组织的明显辐射作用长达 3 个月。

【适应证】用于甲状腺功能测定、甲状腺显像、功能性甲状腺癌转移灶显像、治疗甲状腺功能亢进、功能性甲状腺癌转移灶。

【剂量与用法】①甲状腺功能测定，空腹口服 Na^{131}I 0.074MBq 后，2、4、24 小时（或 3、6、24 小时）测定吸碘率。②甲状腺显像，空腹口服 1.1 ~ 3.7MBq，24 小时后显像。③功能性甲状腺癌转移灶显像，口服 37 ~ 74MBq，48 小时后显像。④治疗甲状腺功能亢进症，每次口服 2.2 ~ 3.7MBq。若疗效不明显时，可于 3 ~ 6 个月后进行第二疗程治疗，用药量根据临床情况增减。⑤治疗功能性甲状腺癌转移灶，第一次口服 3.7 ~ 5.55GBq，2 ~ 3 月后再进行第二疗程，直到病灶消除或不吸收^{131}I 为止，总量不宜超过 30GBq。

【不良反应】^{131}I 治疗时，可出现一过性胃不适、恶心、颈部不适和无力，偶可出现血象改变和甲状腺危象，可出现永久性甲状腺功能低下症。

【注意事项】①甲状腺功能亢进症用^{131}I 治疗后，远期可并发甲状腺功能减低，诊断用药前两周禁用含碘食物及药物，除特殊目的外，停用有关甲状腺激素类药物。②用过碘油造影剂者，不宜再用本品。③未成年人慎用，孕妇和哺乳期妇女禁用^{131}I 治疗甲状腺功能亢进症。④肾功能严重受损者禁用^{131}I 治疗。⑤服用治疗量的患者需隔离适当时间，以免照射他人。其尿液要按规定管理，防止污染公共场所和水源。⑥伴发急性心肌梗死或急性肝炎的患者禁用。

【药物相互作用】使用本品后，需停用含碘药物 2 ~ 6 周，复合碘溶液需停用 4 ~ 5 周。使用本品后需停用甲状腺片，含甲状腺的药物2~8周，三碘甲状腺原氨酸需停用3~7日。抗甲状腺药物、肾上腺皮质激素、溴剂、抗结核药物、乙酰唑胺等药物可影响甲状腺对碘的摄取。

【制剂规格】口服溶液剂：925MBq；1850MBq；3700MBq；7400MBq。（注：Bq是放射性强度单位的名称；KBq：表示103Bq；MBq：表示106Bq）。

碘 $[^{123/131}I]$ 化钠

Sodium Iodide $[^{123/131}I]$

【药理作用】碘是甲状腺合成甲状腺素的主要原料，因而^{131}I化钠能被甲状腺滤泡上皮摄取和浓聚，摄取量及合成甲状腺素的速度与甲状腺功能有关，用甲状腺功能仪体外测量口服本品2、4、24小时甲状腺摄^{131}I率，判断甲状腺功能。

【体内过程】口服本品24小时后，大部分^{131}I已经尿排出体外，存留体内部分几乎全部浓集在有功能的甲状腺组织中，因此，本品是具有很高特异性的有功能甲状腺组织的显像剂。

【适应证】主要用于诊断和治疗甲状腺疾病及制备碘$[^{131}I]$标记化合物。

【剂量与用法】甲状腺吸碘$[^{131}I]$试验：空腹口服74~370 KBq（2~10μCi）；甲状腺显像：空腹口服1.85-3.7 MBq（50~100μCi）；甲状腺疾病治疗：一般2590~3700 KBq（70~100μCi）或遵医嘱。

【注意事项】①本品仅在具有《放射性药品使用许可证》的医疗单位使用。②20岁以下患者慎用本品治疗。

【药物相互作用】很多药物和食物都可以影响甲状腺摄碘$[^{131}I]$率，服用本品前需停服2~6周含碘中草药、化学药及食物等，如海带、紫菜、海蜇等。硫氰酸盐、过氯酸盐和硝酸盐，需停服3~7天；甲状腺片及含甲状腺素的药品可以抑制甲状腺对碘$[^{131}I]$的摄取，需停服2~8周，三碘甲状腺原氨酸应停服3~7天；抗甲状

腺药物如甲硫氧嘧啶、丙硫氧嘧啶、甲巯咪唑（他巴唑）和卡比马唑（甲状腺功能亢进症平）等应停药2~4周，碘$[^{131}I]$治疗前至少要停药3~4天；肾上腺皮质激素等激素类药物应停药1~4周；溴剂应停药2~4周；含钴的补血药和抗结核药物应停药2~4周；乙酰唑胺需停药2~3天。

【制剂规格】口服溶液：1850 MBq。

高锝 $[^{99m}Tc]$ 酸钠

Sodium Pertechnetate $[^{99m}Tc]$

【别名】Na$[^{99m}TcO_4]$，高锝$[^{99m}Tc]$。

【药理作用】$^{99m}Tc\ O_4^-$的生物学特性类似I$^-$。甲状腺约浓聚2.2%；唾液腺小叶导管上皮细胞也有浓聚和分泌的功能，酸味可使分泌加速。据此，用以显示甲状腺和唾液腺并测定其功能。胃黏膜上皮细胞也有类似功能，食管和肠黏膜不聚集$^{99m}Tc\ O_4^-$，因此可用于诊断胃黏膜异位症。其他脏器组织皆不浓聚本品。370MBq^{99m}Tc经过衰变转变为^{99}钌（^{99}Ru），重量不到10^{-5}μg，离化学中毒量极远。全身的辐射吸收剂量也极低，为0.003mGy/MBq，临界器官结肠为0.019~0.054mGy/MBq。

【体内过程】本品口服后，由胃肠吸收进入血液，1~2小时达高峰。静脉注射后半衰期α和β分别为25分钟和200分钟，大部分经肾排出。

【适应证】用于甲状腺功能测定、甲状腺显像、腮腺淋巴乳头状囊腺瘤（Warthin病）的诊断、口-眼干燥-关节炎综合征（Sjögren综合征）的诊断、胃黏膜异位（Barrett食管和Meckel憩室）的诊断和定位。

【剂量与用法】①甲状腺功能测定：静脉注射3.7~74MBq后，在甲状腺部位连续计数20分钟，根据计数高低判断甲状腺功能。②甲状腺显像：静脉注射74MBq或口服148MBq，1小时后进行甲状腺显像。因它可以聚集在唾液腺、胃黏膜

和一些病变中，故不能用它诊断异位甲状腺和功能性甲状腺癌转移灶，这点与^{131}I不同。③腮腺淋巴乳头状囊腺瘤的诊断：静脉注射111MBq，30分钟后进行腮腺显像，本法对诊断本病的准确率达90%左右。④口-眼干燥-关节炎综合征的诊断：静脉注射74MBq后对腮腺进行动态显像，影像稳定后，迅速嚼碎维生素C200mg，再观察促排情况。促排百分数明显下降是本病的特点。⑤胃黏膜异位的诊断和定位：静脉注射74~148MBq后的24小时内多次显像，灵敏度为85%左右，特异性为95%左右。显像前要排尿，并注意放射性对肠道的影响。

【注意事项】 ①本品发生浑浊时，应停止使用。②本品仅在具有《放射性药品使用许可证》的医疗单位使用。③闭经、溢乳影响乳腺摄取。

【药物相互作用】 含碘药物及高氯酸盐能影响甲状腺及胃的摄取。

【制剂规格】 注射剂：18.5GBq；37GBq；55.5GBq。

邻碘 $\left[\,^{131}\text{I}\,\right]$ 马尿酸钠

Sodium Iodohippurate $\left[\,^{131}\text{I}\,\right]$

【别名】 ^{131}I - Hippuran。

【药理作用】 根据本品在血内的清除速率和分布容积，可以计算出肾有效血浆流量，其值与PAH经典方法测得值吻合。由于能在体外测定清除速率，故方法大大简化，是一种优于临床常规方法的肾功能检查法。在肾区用放射性探测器或γ相机可以测得本品在肾脏聚集和排出的动态曲线（肾图），分别了解双侧肾血流量、肾功能和尿路通畅情况。其化学毒性与对氨马尿酸相同。全身辐射吸收剂量为0.002mGy/MBq，临界器官膀胱壁为1.234mGy/MBq。

【体内过程】 静脉注入后，本品随血流经过肾脏时，80%左右由肾小管近端小管上皮细胞吸收，然后分泌到管腔，其余20%由肾小球滤出，随尿液排出体外，30分钟可排出70%左右。

【适应证】 用于肾图检查、肾有效血浆流量测定及肾动态显像。

【剂量与用法】 ①肾图检查：静脉注射0.185~0.370MBq后立即进行。②肾有效血浆流量测定：静脉注射1.1MBq后立即进行。③肾动态显像：静脉注射11.1~18.5MBq后，立即进行显像。

【不良反应】 少数患者注射本品后，有一过性轻度虚脱表现，平卧后很快恢复，不需特殊处理。应注意有过敏反应发生的可能性。

【注意事项】 溶液颜色变深或出现浑浊时，应停止使用。孕妇及哺乳期妇女慎用。

【药物相互作用】 近期使用磺胺类、肾盂造影剂、扩张及收缩血管药、利尿药等，可影响肾功能检查结果。

【制剂规格】 注射剂：37MBq；111MBq；185MBq；370MBq。

锝 $\left[\,^{99\text{m}}\text{Tc}\,\right]$ 二巯基丁二酸

Technetium $\left[\,^{99\text{m}}\text{Tc}\,\right]$
Dimercaptosuccinic Acid

【别名】 $^{99\text{m}}$Tc - DMSA。

【药理作用】 本品为肾脏显像剂。

【体内过程】 本品静脉注射后，即与血浆蛋白结合，并被肾小管上皮细胞吸收和浓集，滞留于肾皮质，排泄较慢，使肾皮质显示清晰的图像。

【适应证】 ①判断肾内有无占位性病变；②判断肾脏位置、大小、形态及肾功能状况；③了解腹部肿块与肾脏关系；④观察尿路通畅情况；⑤肾移植术后监测。

【剂量与用法】 临用前，将$^{99\text{m}}$TcO$_4^-$淋洗液2~4mL注入二巯基丁二钠和氯化亚锡冻干品瓶中，振摇1~2分钟即得。静注，每次74~185MBq（2~5mCi），注射后1~3小时内做显像检查。

【注意事项】冻干品加入$^{99m}TcO_4^-$淋洗液后，如呈微红色，则不可使用。

【制剂规格】注射用亚锡二巯基丁二酸钠。

锝［^{99m}Tc］双半胱乙酯
Technetium【99mTc】–1

【药理作用】本品为显像剂。静脉注入后，可穿过完整的血－脑屏障而进入脑细胞，经水解酶或脱脂酶作用，由脂溶性变为带电水溶性，但不能扩散出脑细胞而停留在内。它进入脑细胞的量与局部脑血流（rCBF）量成正比，因此，可用于进行脑 rCBF 正因显像和定量测定。

【体内过程】本品静脉注射后，药物迅速从血中清除，注药后 2 小时、4 小时血的放射量分别是注药后 1 分钟的 28.5% 和 2.8%。本品在脑中浓聚快，静注后 1 分钟内达峰值，10 分钟稳定，15 分钟下降 10% 左右，45 分钟时脑摄取率达 7.4% 左右。未进脑的药物经肝、肾代谢成为水溶性物质，由肾脏排泄。

【适应证】用于各种脑血管性疾病（梗死、出血、短暂性缺血发作等）、癫痫和痴呆、脑瘤等疾病的脑血流灌注显像。

【剂量与用法】本品仅供静脉注射，注药后 30～90 分钟显像，成人每次用量为 555～1110MBq，体积小于 4mL，儿童酌减。

【不良反应】本品无明显不良反应。静脉注药后，偶见面部轻度潮红，可自行消退。

【注意事项】本品如发生浑浊及放化疗纯度小于 90% 时不得使用。

【制剂规格】临用前，在无菌操作条件下，依高锝（^{99m}Tc）酸钠注射剂的放射性浓度，取 1～4mL（370～3700MBq）注入所附亚锡葡萄糖酸钠冻干品瓶中，振摇，全溶后将制成的锝（^{99m}Tc）葡萄糖酸盐溶液全量抽出并注入双半胱乙酰冻干品瓶中，振摇，冻干品全溶解，室温静置 5 分钟即可。

锝［^{99m}Tc］亚甲基二磷酸盐
Technetium［^{99m}Tc］Methylenediphosphonate

【别名】^{99m}Tc－MDP。

【药理作用】本品是目前公认的较理想的骨显像剂。它的主要优点是：制备容易，对患者的辐射剂量低，无药理效应，经血流一次通过骨的摄取率高，软组织清除快，因此，靶/本底比值高，γ－照相机显像率高。骨显像的原理为骨骼的无机成分中有一种六角形的羟基磷灰石结晶，它能与组织液中可交换离子进行交换。结晶的表面能对本品进行化学吸附。此外，骨内未成熟的胶原，可能比羟基磷灰石晶体对本品有更高的亲和力。

【体内过程】静脉注射后 3 小时，骨骼内的聚集量达到峰值，约为 40%～50%，可持续 2 小时以上，软组织内聚集量于 30 分钟达到峰值，然后逐渐下降。因此，最理想的显像时间为静脉注射后 3 小时左右。注射后 2～3 小时约 10% 与骨骼结合。它与血浆蛋白和红细胞结合少，加速了尿排泄与骨骼摄取，增加了骨骼与软组织的比值。注射后 3～6 小时，由尿排泄量为 50% 以上。

【适应证】用于全身骨显像，诊断转移性骨肿瘤病等。

【剂量与用法】成人静注本品 370～740MBq（10～20mCi），2～3 小时后显像，注射后嘱患者多饮水，以加速清除非骨组织的显像剂。

【不良反应】^{99m}Tc 发生器洗脱液中的铝离子、药盒中亚锡过多能影响肾、肝、脾对本品的摄取。其他少见心绞痛、呼吸困难、幻觉、高血压、皮肤皮疹、激动或焦虑、眩晕、头痛、恶心、倦睡和嗅觉倒错等症。

【注意事项】①本品如发生变色或沉淀，应停止使用。②小儿、妊娠及哺乳期妇女禁用。③颈椎后凸，显像时对位不准。

【药物相互作用】下列药物及因素对本品的

分布有影响：长春新碱、环磷酰胺、氢氧化铝、硫酸亚铁、转移癌等能影响胃的吸收。维生素 D_3、心肌梗死等能影响心脏吸收，硫酸亚铁、原发性肿瘤等影响乳腺摄取；何杰金病等可影响脾脏摄取；右旋糖酐铁等能影响软组织摄取；老年患者影响气管摄取；肿瘤影响脑摄取；骨关节炎、转移性疾病可影响下颈部摄取。

【制剂规格】注射剂：5mg/740～2960MBq。

锝 [^{99m}Tc] 亚乙双半胱氨酸

Technetium [^{99m}Tc] Ethylenedicysteine

【药理作用】本品是一种肾小管分泌型的肾功能显像剂。

【体内过程】在体内经肾小管主动排泄，其他组织几乎不吸收。

【适应证】作为诊断用药，用于肾动脉、尿路显像。同时用于各种血管疾病（梗死、出血、短暂性缺血发作等）、癫痫和痴呆、脑瘤等疾病和脑血流灌注显像。

【剂量与用法】将 [^{99m}Tc] 注入 EC 亚锡冻干品中，即得到标记率高、性能稳定的 [^{99m}Tc] – EC 注射剂。^{99m}Tc 的物理性能适合于 γ 照相，能显示清晰的肾影。静注 37MBq/10kg 进行肾动脉显像，对肾炎、肾结石、尿路梗阻、肾肿瘤等病诊断有临床价值，也可测定有效肾浆流量。

【不良反应】本品服用后，偶有面部潮红，可自行消退。

【注意事项】①本品发生沉淀、变色时，应停止使用。②小儿、妊娠、哺乳期妇女禁用。

【制剂规格】注射剂：370～5550MBq。

锝 [^{99m}Tc] 甲氧异腈

Technetium [^{99m}Tc] Methoxy Isonitrile

【药理作用】本品每毫升放射性活度应不低于370MBq。

【体内过程】静脉给药1.5及6小时后，心肌内放射性分别占全身剂量的4%和2%。注药后1小时，心/肺值大于2.5，心/肝值大于0.5，药物主要从肝、胆排泄。

【适应证】作为心肌血流灌注显像剂，最佳显像时间为注射后 60～90 分钟。主要用于冠状动脉疾患（心肌缺血、心肌梗死）的诊断与鉴别诊断、心肌病的诊断和鉴别诊断。采用门电路控制显像软件，同时进行门控心肌显像和测定全心和局部射血分数，评估局部室壁运动，较全面了解心脏功能。在鉴别心肌缺血和梗死做负荷试验时，必须进行两次注射。

【剂量与用法】供静脉注射：成人每次用量 370～1110MBq，儿童酌减。

【不良反应】本品无明显不良反应。给药后有一过性异腈臭味伴口苦；偶有面部潮红，均可自行消退。有报道，第二次注射后 2 小时发现严重高度过敏反应，出现呼吸困难、低血压、心悸、无力与呕吐。

【注意事项】①作运动和双嘧达莫负荷显像时，必须与心脏内科医师共同进行，并备有急救措施。②本品如发生浑浊及标记率小于90%时不得使用。

【制剂规格】临用前，在无菌操作条件下，依高锝（^{99m}Tc）酸钠注射剂的放射性浓度，取 1～4mL（370～3700MBq）注入甲氧异腈冻干品瓶中，密封条件下置沸水浴加热 5～15 分钟后取出，冷却至室温备用。

锝 [^{99m}Tc] 聚合白蛋白

Technetium [^{99m}Tc] Macroaggregated Albumin

【别名】Technetium (^{99m}Tc)，Aggregated Albumin。

【药理作用】本品为肺灌注显像剂。

【体内过程】静脉注射后首次达肺时，90%以上被阻拦于肺血管床内，仅有少部分直经 < 7μm 的小颗粒能通过肺毛细血管入动脉而至肝和

脾，被网状内皮细胞吞噬。拦阻在肺内的颗粒逐渐分解，阻塞逐渐消失，半衰期 4~5 小时，48 小时内经尿排出 50%~60% 的放射性。

【适应证】用于诊断肺梗塞和肺癌等，了解肺心病等的肺血流情况，每次注射颗粒数控制在 20~120 万，儿童不超过 50 万。

【剂量与用法】本品供静脉注射，放射性浓度应在 37~111MBq（1~3mCi）之间。

【注意事项】有心脏从右到左分流患者禁用。肺动脉高压和肺血管床极度受损者慎用。静脉注射时，稍见回血即缓慢注射，患者取仰卧位，遇有不良反应时应停止注射。如药品颗粒分散不均匀，出现絮状现象时应停止使用。

【制剂规格】临用前，在无菌操作条件下，依高锝（^{99m}Tc）酸钠注射剂的放射性浓度，取 3~10mL（放射性浓度应不低于 74MBq），注入所附亚锡聚合白蛋白冻干瓶内充分振摇，使颗粒均匀分散成为悬浮液备用。

锝 $[^{99m}Tc]$ 泮替酸盐
Technetium $[^{99m}Tc]$ Pentetate

【别名】锝 $[^{99m}Tc]$ 喷替酸盐。

【药理作用】本品为喷替酸和氯化亚锡经冷冻干燥的白色冻干粉末，在水或氯化钠注射剂中易溶。

【体内过程】本品经静脉注射后，迅速进入双肾，约 95% 以上被肾小球滤过，且不被肾小管吸收，由输尿管排泄入膀胱。体内分布测定证实，本品在肾内通过迅速，静注 2~3 分钟后，肾区放射性达高峰，5 分钟时膀胱区开始出现放射活性，25 分钟时膀胱区放射性高于肾区，1 小时内任何时相肾区放射性均高于其他脏器（膀胱除外）。

【适应证】本品注射剂主要用于肾动态显像、肾功能测定、肾小球滤过率测定和监测移植肾等。

【剂量与用法】供静脉注射，用量 185~555MBq，体积不超过 1mL。儿童酌减。

【注意事项】①铅容器内贮存。密封，2℃~8℃暗处保存。②在高锝（^{99m}Tc）酸钠注射剂加入冻干品的配制过程中，如发现溶液有白色浑浊时，应停止使用。③妊娠妇女禁用。

【制剂规格】临用前，在无菌操作条件下，将高锝（^{99m}Tc）酸钠注射剂 2~4mL（放射性浓度应不低于 185MBq/mL）注入所附亚锡泮替酸冻干品瓶中充分振摇，使冻干品速溶。每瓶内含泮替酸 2.1mg，氯化亚锡 0.13mg，氯化钠 7.8mg，供一次制备。

锝 $[^{99m}Tc]$ 依替菲宁
Technetium $[^{99m}Tc]$ Etifenin

【别名】^{99m}Tc – EHIDA。

【药理作用】显影剂。

【体内过程】静脉注射后迅速被肝脏实质细胞所浓聚，然后排泄至胆管及胆囊，进入肠道内。

【适应证】用于肝胆系统的显像。

【剂量与用法】用药前禁食 2~4 小时。肝胆显像时如胆红素正常，静脉注射 1.11MBq（0.03mCi）/kg。胆红素不正常时，可增加剂量至 7.4MBq（0.2mCi）/kg，静脉注射后 1、5、10、15、20、30、40、50、60 分钟用 γ 照相机连续动态显像。正常人注射后 60 分钟内，胆囊及肠道可显像。

【注意事项】①妊娠及哺乳期妇女禁用。②18 岁以下青少年尽量减少使用剂量。③制备后 1 小时内使用。④放射化学纯度不低于 90%，铅器保存。

【制剂规格】注射剂：42.7mg/111MBq。

锝 $[^{99m}Tc]$ 植酸盐
Technetium $[^{99m}Tc]$ Phytate

【药理作用】^{99m}Tc – 植酸盐为澄明非胶体溶液，可以进行肝、脾、骨髓及淋巴结显影。

【体内过程】静脉注射后，此化合物与血清

钙络合形成微胶体，即不溶性的植酸钙，它能被网状内皮细胞所吞噬。植酸盐分子带有高的负电性。^{99m}Tc 植酸盐的生物学分布不仅与植酸和亚锡离子的浓度比率有关，而且和注入的植酸盐总量有关，当此比率为 5∶1 时，注射后 15 ~ 30 分钟，85% ~ 90% 的放射性定位于肝脏，肝脏的放射性最高，其次为脾脏和骨髓；改变此比率，增加植酸盐量时，肝脏放射性减少，30% ~ 50% 的注入剂量定位于功能骨髓内，故使用 ^{99m}Tc 植酸盐可以进行肝脾、骨髓及淋巴结显像。

【适应证】诊断用药。用于肝、脾、骨髓及淋巴结显像，了解肝脏位置、大小和形态，发现和定位肝内病变。

【剂量与用法】静注本品 37 ~ 111MBq（1 ~ 3mCi）后 5 ~ 10 分钟即可开始检查。肝功能差的患者，其检查的时间应适当推迟。一般常用前后位、右侧位及后前位检查，必要时可加用斜位及左侧位。

【不良反应】本品的毒性极低，患者检查时，仅需要数毫克植酸盐，正常人血清中钙的含量约为 10mg/100mL，这样，消化掉的钙是微不足道的。

【注意事项】本品如发生变色或沉淀应停止使用。

【制剂规格】注射剂：10mg/111 ~ 1850MBq。

枸橼酸镓 [^{67}Ga]

Gallium [^{67}Ga] Citrate

【药理作用】无载体 ^{67}Ga 静脉注射后，大部分与血浆蛋白相结合，特别是与血浆中的输铁蛋白、肝球蛋白及白蛋白相结合。然后，^{67}Ga 聚集在活细胞的溶酶体样的胞浆结构内，但它的摄取机制尚不清楚。有人使用超离心技术，观察到 ^{67}Ga 与一种特殊的微粒亚细胞结构的结合比溶菌体多。

【体内过程】^{67}Ga 静脉注射后，血液清除曲线为双相，快速清除部分半衰期为 7 小时，缓慢清

除部分半衰期为 6.5 天，在各脏器内的半衰期为 162 ~ 850 小时，有效半衰期为 53 ~ 74 小时，生物半衰期为 2 ~ 3 周。^{67}Ga 静脉注射后 1 天，自肾脏排泄约 12%，以后随粪便排泄较明显，为 10% ~ 15%。注入量的 1/3 于第一周内排出体外，1/3 分布在肝（6%）、脾（1%）、肾（2%）、骨骼及骨髓（24%），其余 1/3 聚集在软组织内（34%）。此外，唾液腺、泪腺及鼻咽部也可见到放射性浓聚，哺乳期的含 ^{67}Ga 量可比非哺乳期高 4 倍。注射后服泻药可使经肠内的 ^{67}Ga 排出，这样可以避免或减少肠道内 ^{67}Ga 对显像的干扰。同时静脉注射枸橼酸钠 200mg，可以减少肝脏的放射性浓聚，使 ^{67}Ga 在骨骼及肿瘤组织内聚集更为明显。肿瘤组织能浓集 ^{67}Ga 的原理尚不清楚，有人用电子显微镜观察，发现它主要浓集在细胞浆中的溶酶体内。^{67}Ga 浓集在肿瘤细胞内的程度与细胞活性有关，增殖活跃的肿瘤细胞浓集多，坏死的癌组织浓集少，纤维化的组织呈中等程度浓集。

【适应证】适用于肿瘤和炎症的定位诊断和鉴别诊断。

【剂量与用法】静脉注射，成人常用量：74 ~ 185MBq（2 ~ 5mCi）。静注后 48 或 72 小时用 γ 照相。

【不良反应】①^{67}Ga 显像可以影响抗 DNA 抗体放射免疫分析测定，产生假阳性或假阴性的结果。②当用较大剂量的皮质甾醇类治疗时，中枢神经系统肿瘤的摄 ^{67}Ga 率可以降低。

【注意事项】①妊娠妇女因乳腺能大量浓聚 ^{67}Ga，故不能用于乳腺癌的诊断。②哺乳期禁用 ^{67}Ga 检查。

【药物相互作用】下列药物及因素对本品分布有影响：硝酸镓、化学治疗及血液透析影响骨摄取；苯巴比妥、右旋糖酐铁及铁缺乏症影响肝摄取；硫化二苯胺、溢乳及男子女性型乳房影响乳腺摄取；顺铂、博莱霉素、长春碱及阿霉素影响其摄取；克林霉素及伪膜性结肠炎影响其结肠摄取；外科病变、放射治疗影响其软组织摄取；

长春碱、盐酸氮芥、泼尼松治疗 5~7 个月以及恶性肿瘤可较多滞留；淋巴管造影剂影响淋巴摄取；顺铂、博莱霉素、长春碱、阿霉素及移植肾排斥影响其肾脏摄取。

【制剂规格】注射剂：185MBq，370MBq，740MBq。

胶体磷 $[^{32}P]$ 酸铬
Colloid Chromium Phosphate $[^{32}P]$

【别名】放射性胶体磷酸铬（^{32}P）注射剂。

【药理作用】本品每毫升的放射性浓度应不低于 37MBq，为放射性磷酸铬的灭菌胶体溶液。

【适应证】本品可用于控制癌性胸、腹水及某些恶性肿瘤的辅助治疗。

【剂量与用法】胸腔注射：每次 185~277.5MBq。腹腔注射：每次 370~555MBq。

【不良反应】腔内放射很少出现全身反应，偶有乏力、头晕或恶心等胃肠道反应，并发白细胞减少症。误入肠道和粘连包裹腔时，可引起放射性肠炎或局限性放射性炎症。

【注意事项】①置铅容器密闭保存。②患者病情严重，如恶病质、贫血、包裹性积液及体腔与外界相通时禁用本品。

【制剂规格】注射剂：185MBq；370MBq。

氯化铊 $[^{201}T_1]$
Thallium $[^{201}T_1]$ Chloride

【药理作用】正一价铊离子可被正常心肌细胞选择性地摄取，而在供血不良、坏死或有瘢痕形成的心肌处，由于摄取不良而出现显影缺损。本品为放射性诊断用药。

【体内过程】本品静注后，主要浓聚于心肌和肾脏，主要通过肾脏排出。

【适应证】主要用作心肌灌注显像，适用于心肌梗死和心肌缺血的诊断和定位，亦用于冠状

动脉搭桥术后的随诊等。

【剂量与用法】静脉注射，成人每次用量 74~185MBq。儿童 0.74 MBq（0.02 mCi）/kg。

【注意事项】本品如发生变色或沉淀，应停止使用。妊娠及哺乳期妇女禁用。

【制剂规格】注射剂：185MBq；370MBq。

锝 $[^{99m}Tc]$ 巯替肽
Technetium $[^{99mm}Tc]$ MAG$_3$

【别名】锝 $[^{99m}Tc]$ 巯乙甘肽。

【药理作用】本品为显像剂。

【体内过程】本品静脉注射后，主要由肾小管分泌，少量由肾小球滤过，被肾脏浓聚和排泄的速度显著高于目前常用的过滤型显像剂 $[^{99m}Tc]$ –DTPA。动物试验表明，本品在胆管内有浓聚，可能与其被肝脏摄取有关。但在正常情况下，无胆囊及胆管排泄现象，而以原形自泌尿系统排出。

【适应证】本品作为肾动态显像剂，用于观察肾脏灌注、形态、大小、位置及功能。用于血管性高血压，各种肾实质病变所致的肾功能损害、肾盂积水、尿路梗阻等多种肾脏疾病的诊断和鉴别诊断；用于肾移植的监护。此外，尚可用于膀胱显像，以诊断膀胱输尿管的反流及有效肾血浆流量的测定。

【剂量与用法】①肾图检查：静脉注射，每次 80KBq/10kg，最大注射体积不超过 1mL。②肾显像：静脉注射，每次 185~555MBq，最大注射容积不超过 1.5mL。

【注意事项】①本品应在具有《放射性药品使用许可证》的医疗单位使用。②本品如发生浑浊、变色或出现沉淀时，应停止使用。③检查后，应多饮水，以减少膀胱的辐射吸收剂量。孕妇及哺乳期妇女慎用。本品标记率小于 80% 时不得使用。

【制剂规格】注射剂：185MBq；555MBq。

锝 [^{99m}Tc] 右旋糖酐

Technetium [^{99m}Tc] Dextran

【药理作用】本品为淋巴系统显像剂，为高分子化合物，颗粒直径较大，体内稳定性好。

【体内过程】本品皮下注射后，不能直接通过毛细血管壁进入血液，而能通过淋巴管壁经淋巴毛细管清除而使淋巴系显像。

【适应证】用于淋巴系显像。用于肢体水肿的鉴别，如肿瘤部位前哨淋巴结的定位、肿瘤分期的辅助诊断，以及其他淋巴系统受累程度和范围监测等。

【剂量与用法】根据拟显示部位及淋巴回流途径确定注射部位。临用前，将 ^{99m}TcO$_4^-$ 淋洗液 2~4mL 注入"Dx 105"瓶中，混匀，静置5分钟即可。皮下注射，每次 74~148MBq（2~4mCi），注射后30分钟进行显像检查。

【注意事项】要求将显像剂正确地注射到相应注射点。

【制剂规格】冻干针剂（含右旋糖酐，平均分子量10.5万）。

氟 [^{18}F] 脱氧葡萄糖

Fluorine [^{18}F] -2- Deoxy Glucose

【别名】氟 [^{18}F] 脱氧葡糖、^{18}F - FDG。

【药理作用】本品是一种正电子放射性体内用药，与正电子放射断层显像技术（PET）结合用于研究和临床诊断肿瘤、脑、心脏疾病。

【体内过程】本品从血液到组织的过程与葡萄糖相似，由己糖激酶催化形成 FDG - 6 - 磷酸。静脉注射本品后30分钟达峰值，有效诊断时间为1小时，脑和心脏聚积量最高。

【适应证】①脑显像：脑肿瘤、癫痫、精神抑郁症、老年痴呆症、脑卒中。②心脏显像及肿瘤的诊断和治疗。

【剂量与用法】本品通过静脉注射给药，空腹给药将增加本品的摄取。成人用量为 185~370MBq。

【不良反应】本品未见不良反应。有时可能引起短暂低血压、高血糖、低血糖和碱性磷酸酶升高。

【注意事项】本品在乳内等部位的淋巴系统显像时，应给腹直肌鞘注射；颈部淋巴显像时，须在头顶皮下或乳突皮下注射。如发生变色或沉淀时，立即停止使用。

【制剂规格】0.37~7.4 GBq。

亚锡焦磷酸钠

Sodium Pyrophosphate and Stannous Chloride for Injection

【药理作用】本品为复方制剂，是诊断用药。其组分为焦磷酸钠 10mg 与氯化亚锡 1mg。本品主要用于制备锝 [^{99m}Tc] 焦磷酸盐注射液。临床上主要用于骨扫描，也可用于急性心肌梗死灶阳性显像。

【体内过程】本品中的氯化亚锡静脉注入后，几乎全部穿透红细胞膜进入红细胞，可将随后静脉注入的高锝 [^{99m}Tc] 酸钠还原，迅速稳定地与血红蛋白的球蛋白结合，完成红细胞标记（^{99m}Tc - RBC），实现血池（心血池、肝血池等）显像。

【适应证】本品可用于制备锝 [^{99m}Tc] 焦磷酸盐注射液，但目前临床上大多用于锝 [^{99m}Tc] 标记红细胞。

【剂量与用法】①用于制备锝 [^{99m}Tc] 焦磷酸盐注射液，取本品1瓶（支），在无菌操作条件下，将高锝 [^{99m}Tc] 酸钠注射液 4~6mL 注入瓶中，充分振摇，使冻干物溶解，室温静置5分钟即制得 ^{99m}Tc - PYP 注射液。②用于标记红细胞，取本品1瓶（支），在无菌操作条件下，将生理盐水 2~5mL 注入瓶中，充分振摇，使冻干物溶解，给预先口服 400mg 过氯酸钾的受检者静脉注射。20~30分钟后，再静脉注射高锝 [^{99m}Tc] 酸钠注射液

370～740MBq（10～20mCi）。20～30分钟后，即完成锝［99mTc］标记红细胞（体内法）。

【注意事项】①本品如发生变色或潮解，应停止使用。②受检者必须在扫描前排空小便，避免对骶骨及盆腔病变显影的干扰。③本品仅限于在具有《放射性药品使用许可证》的医疗单位及"即时标记放射性药品生产企业"使用。④孕妇及哺乳期妇女禁用。

【制剂规格】注射剂：每瓶含焦磷酸钠10mg，氯化亚锡1.0mg。

第二十二章　诊断用药

一、造影剂

碘化油
Iodinated Oil

【别名】Iodized Oil，Iodipin。

【药理作用】本品为碘与植物油的加成产物，含碘量大都在 37% ~ 41% 之间，可补充机体碘的不足。

【体内过程】肌注 1 次后，碘化油贮存于人体单核 - 吞噬细胞系统和脂肪组织，缓慢释放，其疗效可维持 2 ~ 3 年。

【适应证】主要用于支气管以及子宫、输卵管、瘘管等的造影检查，亦用于预防地方性甲状腺肿及肝癌的栓塞治疗。此外，应用本品尚可有效地控制地方性克汀病的发生。在妇女怀孕前即给予碘化油，可保证母体在整个妊娠期间乃至哺乳期间都有足够的碘补充，从而有效地预防克汀病。

【剂量与用法】造影检查：导管直接导入。预防地方甲状腺肿：多用肌注，亦可口服（应用其胶丸剂）。肌注，学龄前儿童每次剂量 0.5mL，学龄期儿童和成人每次剂量 1mL，每 2 ~ 3 年注射 1 次。

【不良反应】①碘过敏反应：血管神经性水肿，呼吸道黏膜刺激，肿胀或分泌物增多。②甲状腺功能亢进。

【注意事项】①碘化油注射剂比较黏稠，注射时要选用较粗大的针头。注意被注射者有无碘制剂过敏史，要注入深部肌肉组织，避免损伤血管引起油栓。用作支气管、子宫、输卵管造影，应先做口服碘过敏试验。②碘遇高热和日光照射易于游离析出，故本品不宜在日光下或空气中暴露过久。③甲状腺功能亢进、老年结节型甲状腺肿、甲状腺瘤（癌）患者及有发热、过敏体质或有心、肝、肺疾患者禁止使用。④支气管造影时，要做支气管表面麻醉。

【制剂规格】注射剂：10mL；20mL（30%）；10mL；20mL（40%）。

泛影葡胺
Meglumine Diatrizoate

【药理作用】本品为水溶性造影剂，通过血液循环系统或泌尿系统显影。

【体内过程】静脉注射后，在胃肠道不被吸收，绝大部分经肾小球滤过，随尿以原形排出体外。

【适应证】临床上主要用于静脉尿路造影，可使肾盂、输尿管及膀胱显影。也用于逆行肾盂造影、心脑血管造影、周围血管造影、胃肠道造影、瘘管、窦道及关节等的造影。

【剂量与用法】①静脉尿路造影：每次静注 60% 或 76% 溶液 20mL。②心血管造影：心脏注射或大血管注射 76% 溶液成人 40 ~ 60mL，小儿 10 ~ 30mL。③脑血管造影：经颈动脉注入 60% 溶液 8 ~ 12mL。④周围血管造影：动脉或静脉注射 60% 溶液 10 ~ 40mL。⑤逆行肾盂造影：每次经输尿管导管注入 30% 溶液 15mL。

【不良反应】本品给药后，少数患者可出现

恶心、呕吐、面色潮红、流涎、眩晕、荨麻疹等反应。多数不需处理，很快会自动缓解。

【注意事项】本品有凝血作用，在造影操作中注意凝血发生。肝、肾功能严重减退、心血管功能不全、活动性结核、甲状腺功能亢进症及对碘过敏者禁用。

【药物相互作用】使用本品48小时前后停用双胍类药物。使用本品可使接受β受体阻滞药者，尤其是支气管哮喘者的过敏反应可能加重。

【制剂规格】注射剂：20mL；100mL（60%）。10mL；30mL；50mL（65%）。20mL（76%）。1mL（30%，供过敏试验用）。

硫酸钡

Barium Sulfate

【药理作用】放射学检查使用硫酸钡剂主要利用其在胃肠道内可吸收X射线而起到显影的作用，不用其药物作用，粗细不匀型硫酸钡优于细而匀的硫酸钡。

【体内过程】①吸收：口服适当剂量硫酸钡剂可立即使上消化道显影（包括食管、胃及十二指肠）。经肛门注入足够量后，可使结肠显影。检查完毕，口服钡剂不被胃肠道吸收而在24小时以后从肛门排出，灌入结肠的钡剂在检查结束后也可全部从肛门排出。②排空：正常者口服硫酸钡剂后，一般在24小时内排出体外。少数肠道运动功能减弱者，钡剂可停留在结肠内较长时间。钡剂灌肠后，可立即排出体外。

【适应证】主要用作食道及胃肠道造影。

【剂量与用法】①食管造影：常规食管造影，口服适当硫酸钡剂可观察食管外形、大小、位置、扩张性及蠕动波情况，藉以诊断功能性及器质性病变，用透视结合系列快速点片进行记录。食管双对比造影，口服高浓度、低黏度硫酸钡剂15~60mL（成人剂量），同时咽下大量气体，然后进行透视及连续点片摄影。②胃及十二指肠造影：

常规造影，空腹口服中等密度硫酸钡造影剂250mL，透视下观察胃及十二指肠的黏膜、形状、大小、位置、轮廓、柔软度及蠕动波，同时用常规位置进行点片摄影，用以诊断胃及十二指肠功能及器质性病变。胃及十二指肠低张双对比造影，空腹服下高浓度、低黏度硫酸钡剂250mL后，口服发泡剂产生300~500mL空气，再注射低张药物，使胃黏膜表面显影，以诊断微细病变（如早期胃癌）。③肠造影：经十二指肠管向小肠注入稀钡剂800~1500mL。如欲做双对比小肠造影，再经肠管注入气体或0.5%甲基纤维素1000mL，在透视下进行点片摄影。④结肠造影：先对患者进行结肠清洁，肌注解痉灵经肛管注入稀钡剂1500mL左右，在透视下进行点片摄影。如欲进行双对比造影，经肛管注入较高密度硫酸钡300~600mL，然后再经肛管注入空气1000~2000mL空气并注射低张药物，透视并点片摄影。

【注意事项】①对胃幽门、小肠及结肠有狭窄性病变的检查应特别注意，以防止梗阻的发生。检查以后应多饮水，防止硫酸钡在肠内干结成块。②对有食管-气管瘘病者检查食管时，应注意避免硫酸钡剂经瘘管进入肺内，一旦发生应立刻停止检查，以防更多钡剂进入肺内。③对怀疑溃疡性结肠炎及结肠憩室症患者进行钡剂灌肠时，应注意结肠发生穿孔的可能。灌注时，不宜过度加压。④做结肠活体病理检查后1~2周方可进行钡剂灌肠造影，以免发生结肠穿孔。⑤对有上消化道出血者，应在停止出血后24小时方可进行钡剂检查。⑥禁用于疑有消化道穿孔、肠梗阻及急性胃肠出血者。

【不良反应】可因硫酸钡在肠道内干结而发生肠梗阻。如不慎误从气管吸入硫酸钡剂进入肺内时，可发生肺间质肉芽肿。对小儿，以及结肠患有严重炎症、溃疡、寄生虫病、肿瘤或近期曾做过结肠活检者，硫酸钡剂灌肠可引起肠穿孔。如有大量硫酸钡剂溢入腹膜腔时，可产生小肠坏死。钡剂灌肠还可引起心电图改变，偶有排便困难。

【制剂规格】 干混悬剂：100% （w/v）。

碘佛醇

Loversol

【别名】 安射力，伊奥索，Optiray。

【药理作用】 本品为一种含三碘低渗非离子的新型造影剂，经血管内注射后，由于含碘量高，则 X 线衰减，能使途经的血管显像清楚，直至稀释后为止。

【体内过程】 快速静脉注射后，血液内碘浓度立即升至峰值，5 ~ 10 分钟内迅速下降，血管内的半衰期约为 20 分钟，这是由于血管内和血管外液体间隙稀释之故，使血浆内浓度急剧下降。再经 20 分钟后，与细胞外间隙达到平衡，然后浓度呈指数性下降。静脉注射造影剂后 15 ~ 120 秒钟，正常和异常组织的对比增强达到最高，因此，应在注射后 30 ~ 90 秒钟内进行动态 CT 扫描，可以提高增强效果及诊断效率，这在 CT 增强检查时尤为有用。

正常血管内注射本品后，其药物动力学与开放式两室模型相符合一级排出（即药物分布的快速 α 期及药物排出的较慢 β 期）。根据对 12 名志愿者血液清除曲线的分析（6 人接收 50mL、6 人接收 150mL 碘佛醇 320），其生物半衰期在上述两种剂量曲线均为 1.5 小时，排泄速度与剂量无关。血管内注射后，本品主要通过肾脏排泄。在肾功能正常的情况下，注射 50mL 碘佛醇，通过尿排泄的平均半衰期为 118 分钟（105 ~ 156 分钟）；如注射 150mL，则为 105 分钟（74 ~ 141 分钟）。在开始注射的 24 小时内，注射剂量 95% 以上已排出。尿中浓度在注射后 2 小时达峰值，通过粪便排出量极小。本品不与血浆蛋白结合，不发生代谢、除碘或生物转换。碘佛醇可能以单纯扩散方式通过胎盘屏障，而通过乳汁排泄情况尚不清楚。

【适应证】 本品主要用于各种放射学造影检查，包括脑血管造影、周围动脉造影及内脏动脉、肾动脉和主动脉造影，心血管造影包括冠状动脉造影、动脉及静脉性数字减影血管造影，以及静脉性尿路造影、CT 增强检查（包括头部和体部 CT）等。

【剂量与用法】 ①脑血管造影：显示颈动脉或椎动脉需 2 ~ 12mL，可重复注射，使用碘佛醇 240 或 320 均可。②动脉造影：主动脉用 60mL、髂总股动脉用 40mL、锁骨下动脉肱动脉用 20mL、腹腔动脉用 45mL、肠系膜动脉用 45mL、肾动脉用 9mL，以上碘佛醇 320 剂量可重复，总剂量一般不超过 200 ~ 250mL。③冠状动脉及左室造影：左冠状动脉 8mL、右冠状动脉 6mL、左室造影 40mL。以上碘佛醇 320 剂量可重复，但总剂量一般不超过 200 ~ 250mL。④儿童心血管造影：做此项检查的前提必须是有专业人员参加，且具备心电监护设备及立即复苏和心律转换条件。用碘佛醇 320，一般单次注射剂量为 1.25mL（范围 1 ~ 1.5mL）/kg，多次注射总量不应超过 5mL/kg。⑤动脉性数字减影血管造影（IA - DSA）：一般而言，IA - DSA 的用量为常规用量的 50% 或更少，具体的剂量取决于注射部位，如颈动脉 6 ~ 10mL、椎动脉 4 ~ 8mL、主动脉 25 ~ 50mL、锁骨下动脉 2 ~ 10mL、腹主动脉主要分支 2 ~ 20mL。如必需重复注射时，总剂量不超过 200 ~ 250mL。⑥CT 增强扫描：头部 CT，成人碘佛醇 320 一般剂量为 50 ~ 150mL，或碘佛醇 240 剂量用 100 ~ 250mL，注射结束后可立即扫描；儿童，碘佛醇 320 剂量一般用 1mL（1 ~ 3mL）/kg。体部 CT，成人碘佛醇 320 静注 25 ~ 75mL，点滴 50 ~ 150mL，或碘佛醇 240 静注 35 ~ 100mL，点滴 70 ~ 200mL；儿童，碘佛醇 320 静注 1mL（1 ~ 3mL）/kg。⑦静脉性数字减影血管造影（IV - DSA）：根据检查部位，每次注射剂量通常为 30 ~ 50mL，可重复注射，总剂量不超过 200 ~ 250mL。⑧静脉性尿路造影：成人碘佛醇 320 用 50 ~ 75mL，或碘佛醇 240 用 75 ~ 100mL；儿童碘佛醇 320 用 1 ~ 1.5mL/kg，总剂量不超过 3mL/kg。

【不良反应】①造影剂所引起的不良反应包括头痛、恶心、呕吐、荨麻疹、胸闷、热感、疼痛等，碘佛醇引起的反应一般较少，且轻微，但和所有碘造影剂一样也可能发生严重反应，如支气管痉挛甚至过敏样休克。②遇有较重反应时，除对症治疗外，并给予抗过敏药物、肾上腺素、吸氧等。发生支气管痉挛致呼吸困难时，可给予气管插管。平时应与急诊科配合，遇有紧急情况随时参加抢救。高危患者的预防用药（地塞米松）也是有帮助的。

【注意事项】①当患者有碘过敏史，虽非禁忌证但也需谨慎。对有高危因素的老年人、孕妇或幼儿、支气管哮喘、心脏及肝肾功能不全、甲状腺功能亢进等，或患者血清肌酸酐超过 3mg/dL 应用时，亦应慎重并作好急救准备。②造影前使患者体内保持足够水分。因偶有延迟反应，患者做完造影后宜观察 1 小时。③非离子型造影剂，包括碘佛醇，抑制血凝的作用比离子型为弱，故在做血管造影时，对操作步骤、时间长短、注射次数、导管及注射器材料应予注意，尽量缩短血液与注射器、导管的接触时间，以防可能发生的凝血现象。

【药物相互作用】如果用皮质类固醇作为预防用药时，因造影剂和皮质类固醇存在配伍禁忌，故不能混合在一个注射器内使用。与二甲双胍合用时，可产生乳酸性酸中毒和急性肾衰竭。

【制剂规格】注射剂：碘佛醇 160：碘含量 1mL：160mg；碘佛醇 240：碘含量 1mL：240mg；碘佛醇 300：碘含量 1mL：300mg；碘佛醇 320：碘含量 1mL：320mg；碘佛醇 350：碘含量 1mL：350mg。（诊断用药，限用于医学影像科：X 线诊断专业、CT 诊断专业、介入放射学）

碘海醇
Iohexol

【别名】碘苯六醇，欧乃派克，Omnipaque。

【药理作用】本品为单环非离子型造影剂，水溶性稳定，毒性很小。

【体内过程】本品注射后，不在体内吸收而全部由泌尿系统排泄，从而起到造影剂的作用。本品经静脉注射后，于 24 小时内排出 87% ± 14%，器官及组织内没有或极少药物吸收。将本品注入蛛网膜下腔内有 83% 的剂量在 24 小时内从尿液中排出，96% 在 1 周后排出。一般不良反应低于甲泛葡胺，仅为 19.6%。

【适应证】本品适用于成人和儿童的动脉造影、尿路造影、静脉造影和 CT 增强、脊髓造影及经椎管蛛网膜下腔脑池造影、关节造影、经内窥镜胰胆管造影（ERCP）及子宫输卵管造影等。

【剂量与用法】①动脉造影：主动脉与血管造影，每毫升含碘 300mg，每次注射 30～40mL。选择性脑血管造影，每毫升含碘 300mg，每次注射 5～10mL。心血管造影，每毫升含碘 350mg，每次注射 30～60mL。外周血管造影，每毫升含碘 300mg，每次注射 30～50mL。②尿路造影：成人：每毫升含碘 300mg，每次注射 40～80mL。儿童 < 7kg，每毫升含碘 300mg，每次注射 2mL；> 7kg，每毫升含碘 300mg，每次注射 3mL。③CT 增强：每毫升含碘 140mg，每次注射 100～300mL；或每毫升含碘 240mg，每次注射 100～250mL；或每毫升含碘 300mg，每次注射 100～200mL。④椎管造影：颈部椎管造影，每毫升含碘 240mg，每次注射 10mL；或每毫升含碘 300mg，每次注射 7～8mL。腰部椎管造影：每毫升含碘 180mg，每次注射 10～15mL，或每毫升含碘 240mg，每次注射 8～12mL。⑤CT 脑池造影：每毫升含碘 180mg，每次注射 5～15mL（腰椎穿刺）；或每毫升含碘 240mg，每次注射 4～12mL。

【不良反应】由于本品为非离子型造影剂，极少引起不良反应。轻度反应包括热感、恶心、呕吐、轻度过敏反应（如皮肤或呼吸道症状）等；偶见严重反应，如喉头水肿、支气管痉挛。外周血管造影可引起远端的热感和疼痛。

【注意事项】对碘造影剂过敏者、心功能代

偿失调、严重肝肾功能不良者，支气管哮喘及糖尿病患者及孕妇禁用。对有癫痫病史者可先给予抗惊厥治疗。

【药物相互作用】本品与二甲双胍合用时，可致乳酸性酸中毒和急性肾衰竭；与有肾毒性的药物合用时，可增加本品的肾毒性。

【制剂规格】注射剂：300mgI/mL：10mL；20mL；50mL；100mL。350mgI/mL：20mL；50mL。（诊断用药，限用于医学影像科：X线诊断专业、CT诊断专业、介入放射学）

碘帕醇

Iopamidol

【别名】碘必乐，碘异肽醇，Iopamiron。

【药理作用】本品含碘量高，渗透压低，黏稠度低，适用于血管内注射用的 X 射线造影。血管内注射后，由于含碘量高，使 X 射线衰减，从而达到造影显像目的。对血管及神经的毒性均低，耐受性良好，注射液稳定。

【体内过程】本品经静脉注射后，血液内碘浓度很快达峰值，然后迅即下降，与细胞外间隙达到平衡。本品主要通过肾脏排泄，体内不发生代谢，不与血浆蛋白结合，对同工酶无干扰。

【适应证】主要用于各种放射学造影检查，如腰、肠及脊髓造影；各种血管造影，如脑血管造影、心血管造影、冠状动脉造影、胸腹部动脉造影、周围动脉造影、数字减影血管造影（DSA）、静脉造影、尿路造影、CT 增强扫描、关节腔造影等。此外，还可经蛛网膜下腔注射后造影，如脊髓造影、脑池及脑室造影。

【剂量与用法】

适应证/检查项目	碘浓度（mg/mL）	用量（mL）
脊髓造影	200~300	5~15
脑池造影	200~300	5~15
CT 脑池造影	200	7
脑动脉造影	300	根据需要
胸腹动脉造影	370	1~1.2mL/kg
冠状动脉造影	370	根据需要
心血管造影	370	1~1.2mL/kg
周围动脉造影	300~370	40~50
DSA 动脉性	150~300	根据需要
DSA 静脉性	300~370	根据需要
静脉造影	200~300	30~50
尿路造影		
成人	370	30~50
儿童 <8kg	300~370	2~4mL/kg
>8kg	300~370	1.5~2mL/kg
CT 增强扫描	300~370	0.5~2mL/kg

【不良反应】有眩晕、恶心、呕吐、皮肤过敏反应、荨麻疹、胸闷、疼痛等不良反应，一般发生较少，且较为轻微；严重反应如支气管痉挛、过敏性休克也有发生。

【注意事项】①对心脏、肝、肾功能不全者，患有多发性骨髓瘤患者应特别注意，确实需要造影者，要做好抢救准备。②遇有严重反应时，除进行对症治疗，给予抗过敏药物外，必要时给予肾上腺素、吸氧。遇有支气管痉挛呼吸困难时，可给予气管插管，同时应有急诊室、麻醉科参加抢救，平时应做好协调工作，做到随叫随到。预防用药（地塞米松）也有助于减少或减轻反应。③对高危患者、老年人及儿童更应谨慎，应详细了解病史，严格掌握适应证，抢救药品及设备必须准备就绪，并定期检查，随时补充更新。④注意纠正水与电解质平衡失调，尤其是婴幼儿及老年患者。检查前要保持患者体内足够水分。⑤孕妇及甲状腺功能亢进症患者只能在绝对必需的情况下使用。使用本品和作甲状腺放射性碘示踪检查之间必须间隔足够时间（1～2周），以免影响同位素检查结果。⑥本品用于蛛网膜下腔注射时应注意：脑脊液若有梗阻，应尽量放出注入的造影剂。⑦有癫痫病史者禁用。⑧血性脑脊液患者慎用。⑨使用抗惊厥药物者，在等待造影检查期间，不宜中断用药；造影检查中若有发作，可静脉注射安定或巴比妥钠。⑩患嗜铬细胞瘤或可疑者，用前应测血压。⑪对含碘造影剂过敏者、一般过敏体质、或隐匿性甲状腺功能亢进患者等应慎用。

【药物相互作用】本品不可与其他药物配伍使用。

【制剂规格】注射剂：150mgI/mL：50mL，100mL，250mL。200mgI/mL：10mL。300mgI/mL：10mL，30mL，50mL，100mL，200mL。370mgI/mL：10mL，30mL，50mL，100mL，200mL。均以无菌性水溶液供应。（诊断用药，限于医学影像科：X线诊断专业、CT诊断专业、介入放射学）

碘普胺

Iopromide

【别名】碘普罗胺，优维显，Ultravist。

【药理作用】本品为水溶性非离子型造影剂。产生对比效果的物质是三碘化的非离子型水溶性X射线对比剂，牢固结合的碘可吸收X射线。本品为血管造影剂中效果最佳者，静脉注入时无血管疼痛，造影清晰度良好。

【体内过程】本品注射后在体内迅速分布，血、肝、肾中最多，不通过血－脑屏障，但少量可通过胎盘，半衰期2小时。

【适应证】诊断用药。用于CT增强扫描、静脉尿路造影、心血管造影、脑血管造影、体腔显示，以及子宫输卵管、关节腔和窦道等造影。

【剂量与用法】①静脉泌尿系统造影：成人，1mL/kg 碘普胺－300；0.8mL/kg 碘普胺－370。小儿，1.5～4mL/kg 碘普胺－300；1.4～3.2mL/kg 碘普胺－370。②头、颅、脑CT：成人，1～2mL/kg 碘普胺－300；1～1.5mL/kg 碘普胺－370。③血管造影：主动脉弓造影，50～80mL 碘普胺－300；选择性血管造影，6～15mL 碘普胺－300。胸动脉造影，50～80mL 碘普胺300/370；腹主动脉造影 40～60mL 碘普胺－300；动脉造影，上腹 8～12mL 碘普胺－300，下腹 20～30mL 碘普胺－300；心血管造影，心室 40～60mL 碘普胺－370，冠状动脉内 5～8mL 碘普胺－370。静脉造影，上肢 15～30mL 碘普胺－300，下肢 30～60mL 碘普胺－300。

【不良反应】头痛、热感、皮疹、恶心、呕吐，偶有过敏反应。其他可能出现严重过敏，甚至休克。

【注意事项】对碘过敏者、孕妇、甲状腺功能亢进者禁用。肝肾功能不良、循环不全、肺气肿、糖尿病、脑动脉硬化或痉挛者慎用。婴幼儿及老人在使用前应避免脱水。

【药物相互作用】本品与二甲双胍合用时可致乳酸性酸中毒。

【制剂规格】注射剂：49.9%：20mL；50mL（240）。62.3%：20mL；50mL（300）。76.9%：20mL；50mL（370）。（括号内数字为每1mL溶液内含碘的毫克数。诊断用药，限于医学影像科中的X线诊断专业、CT诊断专业、介入放射学）

碘曲仑
Iotrolan

【别名】伊索显，碘＋醇，Isovist。

【药理作用】本品为较好的水溶性非离子型二聚体三碘环造影剂。几乎各种浓度均与体液接近等渗，有较好的神经耐受性，体腔造影的耐受性良好。

【体内过程】口服不吸收，静脉给药后均匀分布于细胞外液，血浆浓度平均为给药量的6%，1～2小时达高峰，半衰期为4小时。

【适应证】用于椎管造影、脑室造影及各种瘘管腔道造影等。

【剂量与用法】腰段椎管造影：7～12mL（240mgI/mL）；胸段椎管造影：10～15mL（240mgI/mL）、8～12mL（300mgI/mL）；全椎管造影：10～15mL（300mgI/mL）；颈段椎管造影：8～12mL（240mgI/mL）、7～10mL（300mgI/mL）；CT脑池造影：4～12mL（240mgI/mL）；关节造影：2～15mL（240mgI/mL或300mgI/mL）。

【不良反应】可出现轻度头痛、恶心、呕吐，极少数可发生轻微的肌肉紧张或功能异常，以及极短暂的非特异性的脑电图变化。

【注意事项】对碘过敏者、明显甲状腺功能亢进者禁用。盆腔炎患者禁做子宫输卵管造影。

【药物相互作用】使用二甲双胍治疗的患者同时使用本品等碘造影剂时，可致乳酸性酸中毒和急性肾衰竭。本品与β－肾上腺素阻滞药合用时，可使支气管哮喘患者的过敏反应加重。

【制剂规格】注射剂：伊索显190：10mL；伊索显240：10mL；伊索显300：10mL。

钆泮替酸葡胺
Gadopentetate Dimeglumine

【别名】马根维显，钆喷酸葡胺，GD－DTPA。

【药理作用】本品所含的元素钆属于稀土金属，离子含7个不成对电子，具有很强的顺磁性。在核磁共振（MR）成像的 T_1 加权像上，可缩短 T_1 弛豫时间，呈很强信号。其结果可使某些病灶的对比增强，达到影像诊断目的。

【体内过程】在生物体内，本品的作用与其他高度亲水、生物惰性化合物相同，静脉注入后，很快分布至细胞外间隙，90%以原形通过肾小球排出。用全身放射自显影方法测定证明，注射后1小时和24小时后，有90%以上已被排出。极少量可在肠道中检出，说明本品极少量可通过肠道及胆汁排泄。在皮肤中未检出。即使肾功能有损害者，本品也能经肾排除。当肾功能严重损害时，本品在体内停留时间延长。此外，本品还可经体外血液透析排出。

【适应证】核磁共振平扫对一些疾病的诊断存在一定限止，若能使用一种安全、有效的影像增强剂，则可提高核磁共振诊断的敏感性及特异性。①本品主要应用于神经系统疾病的诊断，如对脑肿瘤的诊断。由于肿瘤破坏了血－脑屏障，本品进入脑肿瘤内，影响周围质子，使其产生强信号，从而达到诊断效果。②静脉注入本品后，可使脊髓内病变显影，对脊髓病变如炎症、肿瘤的诊断及鉴别诊断有较好效果。③对全身各部位疾病的诊断，如胸、腹腔、乳腺、盆腔及骨关节等的肿瘤及其转移、术后复发的确认。④辨别椎间盘脱出手术后的复发，关节软骨，韧带及半月板病变等均有独特诊断效果。此外，还可代替X线含碘造影剂使用。

【剂量与用法】①颅脑和脊髓核磁共振：一

般按体重0.1~0.2mL/kg给药，小儿可考虑减半。②全身核磁共振：按体重0.2mL/kg给药，可满足增强目的。

【不良反应】①本品注射后，偶有恶心、呕吐及过敏性的皮肤和黏膜反应。极少数过敏体质者，应注意过敏样反应甚至休克的发生。②偶有注射部位轻度疼痛感、支气管痉挛、过敏水肿、喉头水肿、休克等反应。

【注意事项】①有肾功能严重损害者慎重，如确有必要时，应考虑血液透析以加速本品的排出。本品截至目前尚无禁忌证报道。②孕妇及哺乳期妇女慎用。

【制剂规格】注射剂：1mL（含46mg）：10mL，15mL，20mL。（诊断用药，限于医学影像科：磁共振成像诊断专业）

碘拉酸葡胺
IothalamateMeglumine

【别名】碘酞葡胺，异泛影葡胺。

【药理作用】本品为泛影葡胺的同分异构体。为毒性较小的静脉性肾盂尿路造影剂。

【体内过程】静脉注射后，以原形经肾小球滤过，随尿排出。

【适应证】适用于静脉肾盂尿路造影、脑血管造影、周围血管造影、逆行肾盂造影等。也可供胆道、子宫、输卵管或其他窦腔内直接注射做造影。

【剂量与用法】静脉肾盂造影：60%溶液，每次20~30mL。周围动脉造影：60%溶液，每次20~40mL。静脉造影：60%溶液，每次20~40mL。脑血管造影：颈动脉注入60%溶液，每次6~10mL，必要时可重复1次。

【不良反应】可出现恶心、呕吐、头晕、口干、出汗、流泪等不良反应，少数患者出现较严重反应。

【注意事项】本品与异泛影钠相似，但可用于脑血管造影。本品应避光、密闭保存。

【药物相互作用】使用胆囊造影剂后立即注射本品，会增加本品肾毒性。在本品进行主动脉造影时，使用血管加压药物可提高造影对比度，但也可致截瘫。

【制剂规格】注射剂（60%）：10mL；20mL；30mL；50mL；100mL。

碘卡酸
Meglumine Acid

【别名】双碘酞葡胺。

【药理作用】本品是水溶性三碘环造影剂中的一种新型制品，其含碘浓度、水中溶解度、溶液稳定性、吸收排泄速度都与其他常用的三碘环化合物相似。其特点是毒性极低，造影清晰。当碘浓度与异泛影酸相似时，造影效果一致，但其溶液的渗透压低，因而对神经组织及血-脑屏障的损害较轻。

【适应证】本品适用于脑室及腰椎以下的椎管造影，尤其适用于脑室系统阻塞而脑室扩大不严重者及腰段椎管占位性病变、椎间盘突出、椎管狭窄症者的造影诊断。对脑室极度扩大者及颅内脑外较小占位性病变者都可能显影不佳，故应慎重使用。此外，本品也可用于膝关节造影。

【剂量与用法】脑室造影时，通过颅骨钻孔，穿刺导管抽出脑脊液5mL，与60%本品注射液5mL混合后注入，必要时可用至10mL。椎管造影时，可通过腰椎穿刺抽出5mL脑脊液，与60%本品5mL混合注入。注入药液时，应变动患者头位与体位，使药液分布均匀。双重对比膝关节造影时，用本品4mL注入膝关节，在用药前后同时注入空气。

【不良反应】本品毒性低，大多无反应；少数可有轻度反应，如头痛、腰痛、恶心、呕吐、寒战、发热、下肢肌肉痉挛、低血压、晕厥等。这些反应可在1~2日后自行消失。

【注意事项】①如有较多造影剂进入颅内及颈、胸段蛛网膜下腔时，反应较明显，甚至发生抽搐，应注意避免。②腰椎椎管造影时，避免造影剂上行刺激脊髓。③初次用药需做碘过敏试验。碘过敏、气喘及有癫痫史、低血压者禁用。年老及心脑血管疾病者慎用。④本品应避光保存。

【药物相互作用】本品不可与其他任何药物配合使用。

【制剂规格】注射剂：5mL（60%）。

碘比醇
Iobitridol

【别名】三代显。

【药理作用】本品为非离子型、低渗透压并溶于水的含碘造影剂。本品分子具有稳定的亲水性。

【体内过程】本品经血管内注射后，药物分布在血管内和间质中。药物通过肾小球过滤，以原形状态快速从尿液中排出（8小时达98%），半衰期为1.8小时。肾衰者，经胆道途径排出。本品可通过透析排出。

【适应证】本品主要用于尿路静脉造影、动脉造影、头颅和全身计算机断层扫描、静脉血管数字减影。

【剂量与用法】本品所使用的剂量必须与检查的方法、部位、体重及肾功能的情况相符，尤其是儿童。①成人常规剂量：静脉尿路造影，250mgI/mL，每次150～220mL，平均2.6mL/kg；或350mgI/mL，每次50～100mL，平均1mL/kg。快速静脉注射，300mgI/mL，每次50～100mL，平均1.2mL/kg。慢速静脉注射，300mgI/mL，每次100mL，平均1.6mL/kg。②计算机断层扫描：头颅，300mgI/mL，每次20～100mL，平均1.4mL/kg；或350mgI/mL，每次40～100mL，平均1.0mL/kg。胸部，250mgI/mL，每次95～170mL，平均2.0mL/kg。全身，300mgI/mL，每次20～150mL，平均1.9mL/kg；或350mgI/mL，每次90～180mL，平均1.8mL/kg。③静脉血管数字减影：250mgI/mL，每次75～360mL，平均1.7mL/kg；300mgI/mL，每次40～270mL，平均1.7mL/kg；350mgI/mL，每次95～250mL，平均2.1mL/kg。④动脉造影术：脑部动脉造影，300mgI/mL，每次42～210mL，平均1.8mL/kg。外周动脉造影，350mgI/mL，每次105～205mL，平均2.2 mL/kg。下肢动脉造影，300mgI/mL，每次85～300mL，平均2.8mL/kg；或350mgI/mL，每次80～190mL，平均1.8mL/kg。腹部动脉造影，350mgI/mL，每次155～300mL，平均3.6mL/kg。⑤心血管造影术：300mgI/mL，每次70～125mL，平均1.1mL/kg；350mgI/mL，每次65～270mL，平均1.9mL/kg。⑥儿童常规剂量（静脉注射心血管造影术）：300mgI/mL，每次70～125mL，平均1.1mL/kg；350mgI/mL，每次10～130mL，平均4.6mL/kg。

【不良反应】含碘造影剂可以引起轻微的、严重的或致命的不良反应，通常是在给药初期发生，但也可能在后期发生，通常发生在有过敏史者身上。如有风疹、哮喘、花粉热、湿疹、多种食物或药物过敏史，或在预先用碘造影剂检查期间有特殊敏感史。用碘试验或同时做其他试验时，常不能检测出这些不良反应。

【注意事项】①对患有甲状腺功能亢进或良性甲状腺结节者应特别注意。②使用本品检查前，应避免任何脱水，特别是婴儿。有肾衰竭、糖尿病、多发性骨髓瘤、高尿酸血症、老年性动脉粥样化患者及幼儿需维持充分的尿液排出。③使用本品时，必须具备急救和复苏设备，特别是患者服用β受体阻断药或已知或怀疑是黑色素细胞瘤时。④尿路造影或血管造影前，必须进行甲状腺放射性核素扫描或用放射性碘检查，因为碘会短暂地滞留在甲状腺中。⑤检查应在禁食情况下进行，对怀疑肾功能受损患者应先确定血浆肌酸酐的量，以便确定给药剂量。检查期间，必须由医师进行监护，必须维持一条静脉输液导管，特别注意患有严重的呼吸衰竭，或充血性心力衰竭者。⑥已经发现脱水患者、超剂量服药及注射剂量较高者全部注射完之后出现急性肾衰竭时，应补充水分或其他适宜的治疗。若少尿或无尿仍无改善时，必须给予透析治疗。⑦发生不良反应时，应停止注射，检查脉搏和血压，服用抗组胺药或皮质类固醇并吸入氧气，监测呼吸和心血管系统。

【药物相互作用】本品与利尿药合用时，可引起脱水，同时使用二甲双胍时，可导致乳酸性酸中毒。

【制剂规格】注射剂：100mL：35g（I）；75mL：26.25g（I）；50mL：17.5g（I）；100mL：25g（I）；50mL：12.5g（I）；100mL：30g（I）；75mL：22.5g（I）；50mL：15g（I）。

钆双胺

Gadodiamide

【别名】欧乃影，Omniscan。

【药理作用】本品的顺磁性可使 MRI 的对比增强。健康志愿者接受静注本品后，其血液动力学及血、尿的实验室参数与注射前相比都无临床意义上的明显偏差。但其血清铁离子浓度在注射本品后的 8～48 小时内有微小、暂时的变化。本品不能通过健全的血-脑屏障。注射本品后，疾病所致血-脑屏障失常区域可以明显增强，从而使所提供的诊断信息超过了未增强 MRI。由于某些恶性分化程度较低或非活动性、多发性硬化斑是不增强的，所以 MRI 上不显示增强时，并不表明没有病变。本品用于不同疾病的鉴别诊断。T_1 加权成像序列特别适用于本品的造影增强检查；在所研究的 0.15～1.5 特斯拉磁场强度范围内，发现相关的影像对比与所用磁场强度无关。

【体内过程】本品注射后很快分布到细胞外液，其分布量与细胞外液中水量相等。其分布半衰期为 4 分钟，排泄半衰期约为 70 分钟。肾功能不全患者（GFR < 30mL/min）排泄半衰期的延长程度与 GFR 值成反比。本品通过肾小球过滤而经肾脏排泄。给肾功能正常患者注射 4 小时后，有约 85% 的注射剂量通过尿液排泄；静脉注射后 24 小时，有 95%～98% 被排泄。肾脏清除率及其总清除率几乎相同，与其他主要经肾小球滤过排泄的物质相似。注射 0.1、0.3mmol/kg 时，未见与剂量有关的药物动力学变化。本品无代谢物测出，未观察到其与蛋白的结合。

【适应证】本品静脉注射用于头颅、脊髓和身体的一般磁共振成像（MRI）造影。本品能增强对比，有利于全身不同部位，包括中枢神经系统异常结构或病灶的显示，还可代替 X 线含碘造影剂。

【剂量与用法】患者无需特殊准备。本品必须在使用前才开瓶抽入注射器，一个聚丙烯药瓶和预灌装注射器仅供一名患者使用，每次未用完的药品应销毁。成人及儿童所需剂量必须完全静脉注射，为了保证造影剂完全注射，可以用 0.9% NaCl 注射液冲洗静脉注射用导管。中枢神经系统和全身造影增强的 MRI 应在造影剂注射后的较短时间内开始，而此时则取决于所用脉冲序列和检查方案，在注射后的最初数分钟（此时取决于病灶或组织的类型）就可见显著增强。①成人常规剂量：a. 中枢神经系统造影，体重 100kg 及以下者剂量为 0.1mmol/kg（相当于 0.2mL/kg）；体重 100kg 以上者，通常用 20mL 足以提供造影诊断所需剂量。对怀疑脑中有转移性疾病者，体重 100kg 及以下者注射剂量为 0.3mmol/kg（相当于 0.6mL/kg）；体重 100kg 以上者通常用 60mL，注射剂量为 0.3mmol/kg（相当于 0.6mL/kg），可采用静脉弹丸式注射。注射 0.1mmol/kg 后，进行双重扫描者在第 1 次注射后的 20 分钟内进行剂量为 0.2mmol/kg（相当于 0.4mL/kg）的弹丸式注射具有加和的诊断效果。b. 全身造影：体重 100kg 及以下者剂量通常为 0.1mmol/kg（相当于 0.2mL/kg）或 0.3mmol/kg（相当于 0.6mL/kg）；

体重100kg以上者通常用20～60mL足以提供造影诊断所需剂量。②儿童常规剂量：中枢神经系统造影，体重100kg及以下者剂量为0.1mmol/kg（相当于0.2mL/kg）；体重100kg以上者通常用20mL足以提供造影诊断所需剂量。全身造影，6个月以上儿童剂量为0.1mmol/kg（相当于0.2mL/kg）。

【不良反应】①应考虑某些反应发生的可能性，包括严重的、威胁生命的、过敏性的或心血管反应或特异性反应，特别是对那些已知临床高敏性或有哮喘病史或其他过敏性呼吸系统疾病的患者。因此，应预先安排一套救护方案，并应准备好紧急救护必需的药品和设备，以防严重不良反应的发生。②部分患者注射本品后，其血清铁离子浓度有短暂变化。本品对比色（络合）法测血清钙浓度有影响，对其他电解质的测定也有影响（如铁离子），故使用本品后12～24小时内不要使用以上方法。③个别患者亦有恶心、呕吐、注射部位疼痛、重症肌无力等报道。

【注意事项】本品虽然预计分泌至人乳中的浓度极低，但分泌的程度仍然未知，故哺乳妇女用药须权衡利弊。此外，本品给药前后至少24小时内不应哺乳。肾功能受损者、镰状细胞贫血者及其他变态反应性呼吸道疾病者应慎用。

【制剂规格】注射剂：20mL；15mL；10mL；5mL（每毫升含287mg）。

钆贝葡胺

Gadobenate Dimeglumine Multihance

【别名】莫迪司。

【药理作用】本品为钆喷酸葡胺（Gd－DTPA）的衍生物，是顺磁性磁共振造影剂，可在特定组织产生局部磁场而增加其信号强度。给药后迅速分布，而肿瘤（特别是转移瘤）却不能像正常细胞那样正常转运本品进入肿瘤细胞内，从而肿瘤组织的磁场强化不明显，与正常强化的人体脏器和组织（肝脏强化程度为100％）实质形成鲜明对比。本品不经体内代谢，在体内的离子解离率小于1％。该药主要经肾脏随尿液排泄。

【体内过程】本品在人体的药代动力学描述呈二级指数衰变形式。其分布和清除半衰期分别为0.085～0.117和1.17～1.68小时。总的分布容积在0.170～0.248 L/kg之间，化合物分布于血浆及细胞外。在24小时内，注射剂量中的78％～94％的钆贝酸离子以原形从尿中排出，给药剂量的2％～4％可从粪便中检出。血浆浓度和曲线下面积（AUC）呈现与给药剂量相关的线性关系，且具有统计学意义。钆贝酸离子不能穿过完整的血－脑屏障。因此，它不会累积在正常的脑组织中或具有正常血－脑屏障的损伤脑组织中。然而，当血－脑屏障遭到破坏或血管不正常时钆贝酸离子则可能渗入到损伤部位中。

【适应证】本品是一种诊断性磁共振成像（MRI）的顺磁性对比剂，用于肝脏和中枢神经系统，特别适用于肝脏特异性造影。其适用于探测已知或怀疑患有原发性肝癌（例如肝细胞癌）或转移性癌的局灶性肝损伤；也适用于脑和脊柱的MRI增强检查，可以增强损害的检出，与未增强的MRI影像相比，可提供更多信息。

【剂量与用法】肝脏、中枢神经系统造影：静脉注射，成年患者的推荐剂量为0.1mmol/kg。相当于0.5M的溶液0.2mL/kg。造影剂注射后，可以立刻进行动态增强成像，也可以在注射后40～120分钟之间进行延迟成像。本品应在未经稀释的情况下缓慢静脉注射（10mL/min）给药，并随之注入至少5mL生理盐水冲洗。

【不良反应】最常见的不良反应为头痛、呕吐、味觉异常、恶心，最罕见、严重的不良反应包括癫痫发作、急性肺水肿、急性胰腺炎和过敏样反应。

【注意事项】①镰状贫血患者尽可能避免使用该药，因为该药可能诱发脉管阻塞性危象；②可能会导致部分患者出现房性或室性心律失常。

③为了使本品软组织外渗的潜在危险降至最低，应保证注射针头或插管准确地插入静脉中；④本品不能与其他药物混合注射，未用完的药液必须丢弃；⑤使用本品24小时内，不应哺乳，18岁以下患者不建议使用；⑥肾功能减退者慎用。

【药物相互作用】本品可能会使顺铂、蒽环类抗生素、甲氨蝶呤、长春花碱类药物、他莫昔芬、依托泊苷和紫杉醇等药在体内消除过剩受影响。

【制剂规格】注射剂：20mL：10.58g（相当于钆贝酸6.680g，葡甲胺3.900g）。

铁羧葡胺
Ferucarbotran

【别名】内二显。

【药理作用】本品是一种由羧基右旋糖酐包裹的超顺磁性氧化铁的磁共振（MRI）造影剂，是网状内皮系统特异性MRI造影剂，注射后主要被体内网状内皮系统（RES）摄取。由于氧化铁的超顺磁性，缩短质子T_2弛豫时间，降低正常组织的信号轻度，使T_2加权图像信号明显下降，而REA功能减弱的组织–肿瘤病灶（如后发性肝癌等）则保留了自身的信号强度，因而增强了与正常组织的信号对比，起到了MRI对比剂的作用。

【适应证】本品注射液是一种肝脏磁共振成像对比剂，有助于病灶的检出（如数量、大小、断面的分布和显著性），可对局灶性肝脏病变的分类和定性提供更多的诊断信息。

【剂量与用法】本品注射液通过附带的过滤器进行静脉内团注，随后用无菌生理盐水（10～20mL）冲洗静脉输液管，用于肝脏造影，增强外向约45分钟。成人剂量：体重为35～60kg患者，用量为0.9mL（相当于25.2mg铁），体重为60kg或以上患者，用量为1.4mL（相当于39.2mg铁）。

【不良反应】①发生率＜2%：感觉异常，血管扩张；②发生率＜1%：头痛、胸痛、背部疼痛、恶心、呕吐、味觉改变；③发生率＜0.1%：呼吸困难、咳嗽、湿疹、荨麻疹、过敏反应。

【注意事项】①注射本品后，应注意包括类过敏性或过敏性休克在内的严重反应的发生。这些反应大多在给药后1小时内发生，但也可能发生迟发性的皮肤反应（在数小时到数天内）。因此，检查室应配备急救药品和设备，如气管插管和氧气呼吸机。②有过敏倾向者，包括有哮喘病史，使用前必须仔细权衡利弊。③对含铁血黄素沉积症的患者，应注意肝脏内的高铁含量会影响肝脏的信号强度。因此，注射本品所得到的对比度可能会受到影响。④为避免静脉注射导致局部皮肤持续色素样变色，故在注射前必须先注射无菌生理盐水以确保注射针的位置正确。

【制剂规格】注射剂：0.9mL：25.2mg Fe；1.4mL：39.2mg Fe。

二、其他

结核菌素纯蛋白衍生物
Purified Protein Derivative Tuberculin

【别名】Tuberculin PPD。

【药理作用】本品系将结核杆菌培养于有甘油、天门冬素、枸橼酸盐等组成的人工综合培养基内，经6～8周培养、杀菌并滤过除去菌体，再经沉淀、分离、洗涤及再溶解的方法制得纯结核蛋白质。对已受结核杆菌感染或曾接种卡介苗而产生免疫力的机体，能引起特异的皮肤变态反应。与旧结核菌素（OT）相比，本品具有反应敏感、容易触到硬结、非特异性反应少等优点。本品2×10^{-5}mg相当于旧结核菌素1×10^{-2}mg，即相差50倍。

【适应证】用于检查结核杆菌感染或选择卡介苗接种对象及卡介苗接种后的监测，也可用于测定肿瘤患者的细胞免疫功能等。2单位制品可用于临床诊断及流行病学监测。

【剂量与用法】婴儿、儿童及成人均可使用。①检查结核杆菌感染：第 1 次试验，前臂掌侧皮内注射 0.1mL（5 单位），如呈阴性，再皮内注射 0.1mL（5 单位），如仍属阴性，方可判定为阴性。②选择卡介苗接种对象及免疫效果的考核：皮内注射 0.1mL（5 单位）48～72 小时后检查注射部位反应，如发现有红肿硬结，其纵横直径平均＞5mm 者为阳性反应，＞1.5cm 者为强阳性反应，凡有水泡、坏死、淋巴管炎者也属强阳性反应。临床意义：阳性反应表示对结核杆菌有变态反应，过去曾感染过结核或接种过卡介苗。强阳性反应表示可能有结核活动性感染，应进一步检查是否患有结核病。阴性反应表示无结核菌感染，可接种卡介苗，接种后再次测定如已转阳，表示卡介苗已产生免疫效果。

【不良反应】局部出现水泡，有的出现不同程度的发热。偶有严重者，可做局部消炎或退热处理。

【注意事项】患急性传染病、急性中耳炎、急性结膜炎、广泛性皮肤病者暂不宜使用。注射本品使用的针头，不得作其他注射用。

【制剂规格】注射剂：1mL：50 单位；2mL：100 单位。

第二十三章 生物制品

白喉抗毒素

Diphtheria Antitoxin

【别名】精白抗，DAT。

【药理作用】本品系用白喉类毒素免疫马匹后所采集的含有抗毒素（抗体）的血浆经胃蛋白酶消化后，用盐析法制成。能中和血中游离的白喉毒素，用于防治白喉，但对已与组织结合的毒素无作用，故应尽早使用。预防作用维持时间短，应采取应急预防措施，不能代替常规的白喉疫苗免疫。

【适应证】本品适用于配合抗生素治疗白喉，在病程最初 3 日内应用者效果较好，以后疗效显著下降。对 4 年内未接受白喉类毒素全程免疫而又与白喉患者密切接触者，应及早、足量注射本品预防，同时开始白喉类毒素预防注射。

【剂量与用法】①治疗：所用剂量由假膜范围、部位及治疗早晚而定。咽白喉假膜局限在扁桃体者，用 2～4 万单位；假膜范围广泛，中毒症状重者，用 4～10 万单位；单纯喉白喉及鼻白喉者，用 1～3 万单位。发病后 3 日方开始治疗者，剂量加倍。可肌注，只有肌注无异常反应时方可静滴。静滴宜缓慢，开始每分钟不超过 1mL，以后每分钟不超过 4mL，一次用量不超过 40mL。②预防：肌内或皮下注射 1000～2000 单位，可维持免疫力 20 日左右。亦可与白喉类毒素联合应用，即在注射本品的同时，在另一处皮下注射 0.5mL 白喉类毒素（注射部位必须严格与注射白喉抗毒素部位分开），1 个月后再注射白喉类毒素 0.5mL。

【不良反应】①本品不良反应少见，但能引起过敏反应。②偶见过敏性休克、胸闷、恶心、血压下降等。③可见血清病。

【注意事项】应用前应询问患者有无过敏史并做皮试。皮试阳性者，按脱敏方法给药。皮试方法：取本品 0.1mL 加生理盐水 1.9mL，制成 20 倍稀释液，在前臂掌侧皮肤用 75% 乙醇消毒并挥发后，皮内注入 0.05mL 后呈一丘状隆起。观察 30 分钟，如出现丘疹增大、红肿（直径超过 1cm）或有伪足等为阳性，表示对本品过敏。脱敏法：第 1 次注射 1∶20 稀释液 0.05mL，第 2、3 次分别注射 1∶10 稀释液 0.1mL、0.3mL。第 4、5、6 次分别注射未稀释液 0.1mL、0.2mL、0.3mL。第 7 次将剩余量全部注入。第 1～4 次均为皮下注射，第 5～7 次为肌注。每注射 1 次，观察 30 分钟，注意有否出现胸闷、全身不适、呼吸困难、紫绀等症状。如无反应，再依次递增注射量，最后注入剩余剂量。门诊患者应观察 30 分钟后方可离开。皮试及脱敏时，均应注意过敏反应的发生，以便及时抢救。过敏性休克用 0.1% 肾上腺素 0.5mL 肌注，对荨麻疹或血管神经性水肿肌注抗组胺药。本品对白喉杆菌无效，故应同时进行抗菌治疗。开瓶后应一次用完，混浊有异物时不得注射。

【制剂规格】注射剂：1000 单位/瓶；8000 单位/瓶。精白抗冻干粉针剂：每支含本品 30000 单位（40000U/g）。

多价气性坏疽抗毒素

Lyophilized Polyvalent Gas – gangrene Antitoxin

【别名】GGAT。

【药理作用】本品系用产气荚膜杆菌、水肿杆菌、脓毒杆菌和溶组织杆菌等气性坏疽菌群的类毒素分别免疫马匹后采集的含有抗体的血清，经胃酶消化后，用盐析法制取抗毒素，并按一定比例混合而成，具有中和气性坏疽毒素的作用，但其预防措施不能代替常规的疫苗免疫程度。

【适应证】用于配合抗生素治疗和预防气性坏疽杆菌感染。

【剂量与用法】①预防：在伤口有气性坏疽杆菌感染可疑时，立即肌内注射 1 万单位，必要时每隔 5~6 日重复注射 1 次。②治疗：每次肌注 3~5 万单位，紧急情况下，可采用静注或静滴。根据病情，每 4~12 小时反复注射，直至病情好转为止，也可同时于伤口周围健康组织适量注射。静注宜缓慢，开始每分钟不超过 1mL，以后每分钟不超过 4mL。一次静注不得超过 40mL，儿童不应超过 0.8mL/kg。

【不良反应】本品易引起过敏反应、过敏性休克及血清病。

【注意事项】使用前需了解过敏史，并做过敏试验。皮试阳性而又必须用药者，要先进行脱敏。皮试及脱敏注射方法同精制白喉抗毒素。本品对气性坏疽杆菌无效，故应同时进行清创术及抗菌治疗。注射本品时如发生异常反应者，应立即停止注射。注射后需观察 30 分钟方可离开。

【制剂规格】注射剂：1 万单位（10mL），每毫升含多价（荚膜:水肿:败毒:溶组织 = 2:2:1:1）气性坏疽抗毒素不少于 1000 单位。

抗狂犬病血清

Rabies Antiserum

【药理作用】本品系由狂犬病固定毒株免疫的马匹血浆，经胃蛋白酶消化后，用硫酸铵盐析法制得的免疫球蛋白制剂。能中和狂犬病患者体液中的游离毒素。

【适应证】本品用于配合狂犬病疫苗对被疯动物严重咬伤（如咬伤头、脸、颈部及多部位咬伤）者进行预防注射，愈早使用愈好。咬伤 48 小时内注射可减少发病率，对已有狂犬病症状者无效。

【剂量与用法】受伤部位应先处理。若伤口曾用其他化学药品处理过，应冲洗干净，先在受伤部位进行浸润注射（5mL），剩余药液进行血清肌注（头部咬伤可注射于颈背部肌肉），用量为 40U/kg。特别严重者，可酌情增至 80~100U/kg，在 1~2 日内分数次注射，注射完毕后开始注射狂犬病疫苗。

【不良反应】①本品可引起过敏反应。②本品还可引起血清病，表现为荨麻疹、发热、淋巴结肿大，偶有蛋白尿、关节痛，注射部位可有红斑、瘙痒及水肿。一般在注射后 7~14 天发病（迟缓型），亦有在注射后 2~4 天发病（加速型）者，可用钙剂或抗组胺药治疗，一般数日至数十日即可痊愈。

【注意事项】①注射前须详细询问既往过敏史，凡本人及其直系亲属曾有支气管哮喘、枯草热、湿疹或血管神经性水肿等病史，或对某种物质过敏，或本人曾注射过马血清制剂者，均须特别提防过敏反应的发生。②注射前必须做皮试，用生理盐水将抗血清稀释 10 倍（0.1mL 抗血清加 0.9mL 盐水），在前臂掌侧皮内注射 0.05mL，观察 30 分钟。注射部位无明显反应者即为阴性，可在严密观察下直接注射本品。如注射局部出现皮丘增大、红肿、浸润，特别是形似伪足或有痒感者，为阳性反应，必须用脱敏法注射。注射局部反应特别严重，或除局部反应外尚有全身症状，如荨麻疹、鼻咽刺痒、喷嚏等，为强阳性反应，必须采用脱敏注射，并高度警惕过敏性休克的发生。③无过敏史或皮试阴性者，也可能发生过敏性休克。为慎重起见，可先皮下注射小量本品，观察 30 分钟后如无异常反应者再注射全量。脱敏注射方法：在一般情况下，可用生理盐水将抗血清稀释 10 倍，分数次小量皮下注射，每次注射后观察 20~30 分钟。第一次可注射 1mL，如无异常反应（如紫绀、气喘、脉速等）时，即可注射第二次 2mL，如注射量达到 4mL 仍无反应时，可将全量缓缓注入。门诊患者注射后，须观察至少 30 分钟方可离开。过敏性休克可有注射中或注射后数分钟至数十分钟内突然发生，应立即注射肾上腺素抢救，并按抗休克原则治疗。④本品如出现浑浊、有摇不散的沉淀或异物、安瓿有裂纹、标签不清及过期者均不可使用。安瓿打开后应一次用完。

【制剂规格】 注射剂：1mL：700 单位。冻干精制抗狂犬病血清：700 单位；1000 单位（用时加 5mL 注射用水，轻摇使其完全溶解）。

抗炭疽血清
Anthrax Antiserum

【别名】 Anti-anthrax Serum。

【药理作用】 本品系用炭疽杆菌活菌苗免疫马匹后所采集的含有抗体的血浆或血清精制而成。能中和炭疽杆菌产生的有致死毒性的炭疽毒素和保护性抗原，维持时间不长。

【适应证】 主要用于配合抗生素（青霉素）治疗炭疽病，也可作预防用。

【剂量与用法】 供皮下注射、肌注、静注或静滴。预防：每次 20mL 肌注。治疗：轻症者，肌注或皮下注射，每次 20~30mL；较重者，可用至每次 80mL 以上静注或静滴，以后每日酌情肌注 20~30mL，直至病情好转为止。

【不良反应】 本品可引起过敏反应、过敏性休克、血清病。

【注意事项】 用前需做皮试。皮试阳性者，采用脱敏方法注射（方法见"白喉抗毒素"项下）。应备有 1：1000 肾上腺素，以供偶有发生过敏性休克时抢救之用。冻干品使用前应用注射用水溶解，本品如有摇不散的凝块或已过有效期均不得使用。开瓶后一次性用完，注射后需观察 30 分钟方可离开。

【制剂规格】 注射剂：20mL。冻干粉针剂每支含相当于 20mL 注射剂的冻干品。

破伤风抗毒素
Tetanus Antitoxin

【别名】 精破抗，破伤风抗毒血清，抗破伤风免疫血清，TAT。

【药理作用】 本品系用破伤风类毒素免疫马匹后所采集的含有抗体的血浆或血清精制而成，具有中和破伤风毒素的作用，但维持时间不长，可能受到异性蛋白致敏，应有应急预防措施。

【适应证】 本品配合抗生素对破伤风的预防和治疗。由于破伤风毒素对神经细胞有很强的亲合力，一旦与神经细胞结合，抗毒素即失去中和效力，故应尽早应用。在其出现破伤风或可疑症状时，在进行外科处理及其他治疗的同时，即应使用抗毒素治疗。在未接受过类毒素免疫者，应同时注射类毒素，以获得持久免疫。

【剂量与用法】 ①预防：凡 5 年内未接受破伤风类毒素预防接种者，特别是战伤、深部刺伤和伤口有泥土或异物者，在进行抗菌治疗的同时，均应注射本品。一般用量为皮下或肌注 1500~3000 单位。创面污染严重者，剂量加倍。成人与儿童剂量相同。每隔一周重复注射 1 次，直至创口基本愈合为止。5 年内经过类毒素全程免疫者，不必注射本品，只需注射类毒素 0.5mL 即可。亦可用本品 1500 单位、类毒素 0.5mL 同时分两处皮下注射，1 个月后再注射类毒素 0.5mL。新生儿脐带处理不符合卫生条件者，应尽快注射 3000~5000 单位。②治疗：在抗菌治疗的同时，应用本品。重症患者用 10~20 万单位加入 5% 葡萄糖注射液内缓慢静注或静滴，以中和血中游离的毒素。一周后根据病情肌注 5～10 万单位，直至病愈为止。还可行鞘内注射 5000～1 万单位，一次即可。病情较轻者，肌注每次 5 万单位，第一日注射 2 次，第二日注射 1 次，第三日开始减至每日 2 万单位，第八日开始减为每日 1 万单位，直至病愈。轻症患者肌注或静注，每日 1 万单位，共 5～7 日。新生儿破伤风可在 24 小时内肌注 2～10 万单位，分一至数次，重者静注。除全身用药外，还可于伤口周围组织同时适量注射。

【不良反应】 本品可出现过敏性休克、血清病等不良反应。

【注意事项】 注射前必须做皮试。皮试方法：取本品 0.1mL，用生理盐水稀释至 1mL，在前臂掌侧皮内注射 0.1mL，10～30 分钟内如注射处有红肿或皮丘直径超过 1cm 者，为阳性反应，否则为阴性。皮试阳性而又必须注射者，按下法进行脱敏：首次皮下注射本品 1：20 稀释液 0.05mL；第二次皮下注射 1：10 稀释液 0.1mL；第三次皮下注射 0.3mL。每注射 1 次，观察 30 分钟后注意有无胸闷、全身不适、呼吸困难、紫绀、虚脱等症状。如无反应，方可依次递增注射量。第 4～6 次分别注射本品未稀释液 0.1mL、0.2mL、0.3mL，第七次注射全部剩余量，自第五次起改为肌注。注射后，门诊患者应观察 30 分钟才能离开。皮试及进行脱敏时，均应注意过敏反应的发生。过敏性休克用 0.1% 肾上腺素 0.5mL 肌注。对荨麻疹或血管神经性水肿，可肌注抗组胺药。其他不良反应少见。因本品对破伤风杆菌无效，故应同时进行抗菌治疗。本品开瓶后，应一次用完。

【制剂规格】 注射剂：1500 单位（1mL）；3000 单位（1mL）；1 万单位（1mL）；3 万单位（1mL）。精破抗冻干粉针剂：4 万单位（1g）。

肉毒抗毒素
Botulinum Antitoxin

【药理作用】 肉毒杆菌因菌株不同，可产生 A、B、C、D、E 五型外毒素，毒性极强，作用于传出神经突触前膜，阻止乙酰胆碱释放，引起全身肌肉麻痹。除抗毒血清外，目前尚无有效解毒药。毒素 A 毒性最强，作用快，死亡率最高，抗毒素疗效也较差。毒素 E 中毒多见于食鱼中毒。人类疾病多由 A、B 两型，部分由 E 型外毒素引起。用 A、B、E 型三种外毒素分别免疫马匹，待产生抗体后，取其血清精制，即成本品。70% 以上患者的效果明显，可持续 3～6 个月。

【适应证】 用于预防和治疗由肉毒杆菌毒素引起的食物中毒及某些斜视病症。

【剂量与用法】 ①预防：在同食者发生中毒症状时，其他人均应注射抗毒素预防。在未明确中毒菌型时，可用多价抗毒素，肌注各型毒素 1000～2000 单位。如能确定中毒菌型，则注射同型抗毒素 1000～2000 单位即可。②治疗：肌注或静注，首次注射 10000～20000 单位，以后每隔 12 小时注射 1 次，好转后停用。

【不良反应】 本品可引起血清过敏及血清病。用药 5～13 后，日可出现荨麻疹、发热、瘙痒等症。

【注意事项】 使用前应做皮试，阳性者应脱敏后再注射。毒素一旦与组织结合，抗毒素即不能发挥作用，故越早使用越好。尽可能小剂量注射和尽可能长的注射间期，原则上不应短于 3 个月。

【制剂规格】 注射剂。A 型 4.0mL：10000 单位；B 型 2.0mL：5000 单位；C 型 7.0mL：5000 单位；D 型 2.0mL：5000 单位；E 型 4.0mL：5000 单位；F 型 7.0mL：5000 单位。

白蛋白
Human Serum Albumin

【药理作用】 本品系自健康人血浆或血清中分离而得的蛋白质制成浓缩白蛋白液，是重要的血容量扩充剂。可提高血浆胶体渗透压，增加血容量，具有补充机体白蛋白、提高血浆白蛋白浓度功能，可作为氮源为组织供氧。

【适应证】本品用于预防和治疗循环血容量减少，如失血性休克、创伤性休克、严重烧伤、烫伤。肝肾疾病等引起的低蛋白血症和肝硬化和肾疾患所致的水肿和腹水，由脑水肿或大脑损伤所致的脑压增高，以及流产或早产妇的白蛋白缺乏症、新生儿高胆红素血症。

【剂量与用法】静注：用5%葡萄糖注射液或灭菌注射用水稀释，制成10%的白蛋白溶液，进行静脉滴注，滴速以不超过每分钟2mL为宜。

【不良反应】本品偶见过敏反应，输入速度过快可引起循环超负荷而致肺水肿。

【注意事项】①为防止大量注射时机体循环负担过度以及脱水，常用5%葡萄糖注射液或灭菌注射用水稀释后静滴。肾病患者需静脉滴注时，不宜用生理盐水稀释，使用剂量由医师掌握。②本品开瓶暴露后4小时不得再用，如出现浑浊或有摇不散的沉淀时不宜再用。严重贫血、心力衰竭者不宜大量使用。输注有不适反应时，应立即停止注射。③本品应于2℃～10℃暗处保存。④禁用于急性肺水肿患者。

【药物相互作用】本品与含蛋白水解酶、氨基酸或乙醇的注射液合用时，可致蛋白质沉淀。

【制剂规格】注射剂：20mL：5g；50mL：10g。冻干注射剂：5g；10g；20g。

丙种球蛋白

Human Globulin

【别名】人免疫球蛋白。

【药理作用】本品含有健康人体血清所具有的各种抗体，因而有增强机体抵抗力以预防感染的作用，一种是"被动免疫"，另一种"是被动-自动免疫"。

【适应证】主要用于免疫缺陷病及传染性肝炎、麻疹、水痘、腮腺炎、带状疱疹等病毒感染

和细菌感染的防治，也可用于哮喘、过敏性鼻炎、湿疹等内源性过敏性疾病。

【剂量与用法】肌注。①预防麻疹：0.05～0.15mL/kg。②预防甲型肝炎：0.05～0.1mL/kg。③用于内源性过敏性疾病：每次10mL（含量10%者），3周内注射2次。人胎盘球蛋白，每次6～9mL。

【注意事项】肌注时局部有疼痛。1岁以内婴儿要尽量少用，否则会抑制自身免疫球蛋白的合成。除特别注明的制剂外，不能做静注或静滴，否则会引起类似过敏性休克的反应。注射剂开瓶后应一次用完，已发生浑浊、沉淀者不可再用。本品应于2℃～10℃暗处保存，有效期3年。

【不良反应】本品为血清制品，偶可发生过敏反应，出现荨麻疹、喉头水肿，严重者发生过敏性休克。剂量大时，可见头痛、心悸、恶心和暂时性体温升高。

【药物相互作用】本品与抗生素合用时，可提高疗效。

【制剂规格】注射剂：3mL：0.15g；3mL：0.3g；5mL：0.25g；5mL：0.5g。

〔附〕按其来源可分为两种：一为健康人静脉血来源的人血丙种球蛋白，按蛋白质含量有10%、16%、16.5%等数种（国内制品浓度在10%以上），其中丙种球蛋白占90%以上；另一种为胎盘血来源的丙种球蛋白（人胎盘血丙种球蛋白），即胎盘球蛋白，含蛋白质5%，其中丙种球蛋白占90%以上。胎盘球蛋白因丙种球蛋白含量及纯度均较低，故其用量应相应增大。

抗淋巴细胞球蛋白

Antilymphocyte Globulin

【别名】ALG。

【药理作用】本品为强免疫抑制剂，对骨髓没有毒性作用。其免疫抑制作用主要是在补体协助下对淋巴细胞产生细胞溶解作用，但至少部分

是由于使淋巴细胞"障盲",封闭了抗原识别部位,从而阻止其发现靶细胞而产生作用的。

【体内过程】本品注射后,即对淋巴细胞进行攻击,约6小时后在循环中被消除。由于本品分子量大,被大量地停留在循环中,使组织液内浓度甚低,故使本品的循环浓度增高。但在大多数情况下,组织与循环中淋巴细胞是不断交换的,故本品能发挥其作用。如果活性淋巴细胞局限在组织内,而排斥危象在移植物周围,则本品无效。动物试验表明,本品对B细胞或体液免疫无直接的抑制作用,但本品用于人体Ⅱ型或Ⅲ型自身免疫性疾病时可获得缓解并伴有自身抗体的消失。

【适应证】①本品具有抑制器官移植时的免疫排斥作用,用于人的同种移植有明显疗效,特别是对肾脏移植的患者。但也有一定局限性,主要是对急性排斥期有效,对体液免疫所致的超急性排斥无效。与硫唑嘌呤、泼尼松合用时,可提高脏器移植的成功率。骨髓移植时,供者与受者双方在术前均给予抗淋巴细胞球蛋白,具有防止移植物抗宿主反应的作用。②本品对自身免疫性疾病,如肾小球肾炎、红斑狼疮、类风湿关节炎、重症肌无力等自身免疫性疾病有良好疗效,对顽固性皮炎、脉管炎、原发性肝炎、交感性眼炎等也有一定疗效。

【剂量与用法】①肌注:马抗淋巴细胞球蛋白,每次4~20mg/kg;兔抗淋巴细胞球蛋白,每次0.5~1mg/kg。每日1次或隔日1次,14日为一疗程。②静注:马抗淋巴细胞球蛋白,每次7~20 mg/kg,稀释于50~100mL生理盐水中,于4~6小时内滴完,可输入适量0.9%氯化钠注射液,每日1次。

【不良反应】①肌注可引起局部疼痛、红肿、发热、荨麻疹等,甚至过敏性休克。②静注也见有短时高热(38℃~40℃,持续3小时)、发冷、有时伴有关节痛和气短。③静滴可见一过性体温升高与寒战、低血压、心率增快等,一般1~2小时内消退。

【注意事项】①过敏体质者禁用,有急性感染者慎用。②采用本品治疗自身免疫性疾病应特别慎重,因长期应用可使机体的免疫功能降低,给癌变细胞的发展以可乘之机。③本品宜于2℃~8℃避光保存,勿冻结。

【制剂规格】注射剂:5mL:0.1g。

乙型肝炎免疫球蛋白
Human Hepatitis B Immunoglobulin

【药理作用】本品系用乙肝疫苗免疫健康人,待乙肝抗体产生后,自血浆制取含有乙肝抗体的免疫球蛋白,其效价在1:160000以上,用于乙型肝炎的被动免疫。普通丙种球蛋白对乙肝的预防作用有限,尤其对阻断乙型肝炎病毒母婴传播基本无效。注射本品,可在乙肝疫苗主动免疫尚未产生前,为HBV感染者提供被动免疫措施。

【体内过程】本品的体内半衰期平均为17.5~25日,无持久保护作用,其抗Hbs在多次注射后1年内可维持一定水平,随后抗体滴度迅速下降,故多与乙型肝炎疫苗合用,以达到较好预防乙型肝炎的疗效。

【适应证】本品主要用于预防病毒性乙型肝炎,注射后被动免疫可持续3个月。用于意外感染后的预防,如乙肝病毒通过针刺、吸入或溅入黏膜等意外暴露事故感染,可防止发病、延长潜伏期或减轻症状。亦用于阻断乙型肝炎病毒的母婴传播(垂直传播),婴儿出生后注射愈早则效果愈好,可免除或推迟新生儿感染乙型肝炎。对急性乙型肝炎患者或HbsAg携带者(HbsAg阳性)的配偶等密切接触者,亦可注射本品预防感染,可与乙肝疫苗联合使用。

【剂量与用法】肌注。①母亲乙型肝炎表面抗原阳性,应从产前3个月起每月注射1次,每次200~400IU。②预防乙肝:成人每次200IU,每隔1月注射一次,必要时按免疫程序全程注射乙肝疫苗。③预防乙型肝炎病毒相关疾病肝移植患者术后感染：乙型肝炎人免疫球蛋白与拉米夫定联合静注使用。④意外暴露感染：立即注射8~10IU/kg，最迟不超过一周。

【不良反应】一般无不良反应。个别患者出现头痛、心慌、恶心等反应。

【注意事项】急性传染病及发热者不能注射。安瓿破裂、变质、浑浊者不得使用。本品应在2℃~8℃阴暗处保存。

【药物相互作用】本品与活病毒疫苗同用时，可干扰活疫苗免疫反应。

【制剂规格】注射剂：100IU；200IU；400IU。

抗蛇毒血清
Snake venom antiserum

【别名】蛇毒抗血清。

【药理作用】本品是用各种蛇毒如五步蛇毒、眼镜蛇毒、银环蛇毒、蝮蛇毒等免疫马所得的血浆或血清，分别经胃蛋白酶消化，用硫酸铵盐析法制成不同品种的球蛋白制剂，可中和相对应的蛇毒。本品久置后可析出少量能摇散的沉淀。血清分单价和多价两类，前者较好。

【适应证】用于各种毒蛇咬伤中毒。

【剂量与用法】国内产品有：①精制抗五步蛇毒血清：每毫升含抗五步蛇毒血清不少于180单位，皮下、肌注或静注，每次800单位。②精制抗眼镜蛇毒血清：每毫升含抗眼镜蛇毒血清不得少于100单位，皮下、肌注或静注，每次2000单位。③精制抗银环蛇毒血清：每毫升含银环蛇毒血清不得少于800单位，皮下、肌注或静注，每次1万单位。④精制抗蝮蛇毒血清：每毫升含蝮蛇毒血清不得少于500单位。除蝮蛇外，对五步蛇、烙铁头蛇、竹叶青蛇的毒素亦有一定的中和作用，皮下、肌注或静注，每次6000~12000单位。

国外产品有：①多价抗蛇毒素（响尾蛇，美国制）：适用于特定响尾蛇类咬伤所致毒液中毒，

包括响尾蛇、铜头蛇和水生噬鱼蝮蛇（蝮蛇属，如朝鲜和日本珊瑚蝮蛇、大具窍蝮蛇和双线纹蝮蛇）以及中南美的"丛林王"等。本品对珊瑚蛇毒液无效。首剂使用本品，视中毒严重程度可自20~150mL或更多开始，首剂给予后，视临床反应和病情再给予10~50mL。②北美珊瑚蛇抗蛇毒素（美国制）：能中和东方珊瑚蛇、得克萨斯珊瑚蛇毒。每支10mL，含量可中和东方珊瑚蛇毒液约2mg，但对亚利桑那或索诺兰珊瑚蛇无效。使用本品30~50mL应加入0.9%氯化钠注射剂250~500mL中输注。③欧洲蝰蛇抗血清（英国制）：可中和多种蝰蛇毒素。

【不良反应】本品均为马血清制品，故易引起过敏反应及血清病。

【注意事项】①使用这类制品前，必须做过敏试验。方法同"白喉抗毒素"，阴性者才可直接注射。为尽快取得治疗效果，一般采用静注，亦可皮下注射或肌注；也可取部分剂量于伤肢向心端皮下或肌注，但切勿注入手指或脚趾。静注时，一般先用0.9%氯化钠注射液稀释，开始速度亦慢，不超过1mL/min。抗蛇毒血清的应用要尽快和足量，儿童与成人剂量相同，一般不作首选。②对皮试可疑阳性者，可预先注射苯海拉明20mg或马来酸氯苯那敏10mg，15分钟后再注射本品。阳性者应采用脱敏注射法（参见"白喉抗毒素"）。③对毒蛇咬伤的处理，除尽快、足量使用抗蛇毒血清外，还应包括破伤风防治和支持疗法。

【制剂规格】注射剂。抗蝮蛇毒血清每瓶6000U；抗眼镜蛇毒血清每瓶1000U；抗五步蛇毒血清每瓶2000U；抗银环蛇毒血清每瓶10000U。

精制抗狂犬病血清
Purified Rabies Antiserum

【药理作用】本品系由狂犬病固定毒免疫马的血浆经胃酶消化后，用硫酸铵盐析法制得的液

体或冻干免疫球蛋白制剂。本品具有特异性中和狂犬病毒的作用，可用于狂犬病的预防。

【适应证】本品仅用于配合狂犬病疫苗对被疯动物严重咬伤者进行预防注射，使用愈早愈好。被咬后48小时内注射本品，可减少发病率。已有狂犬病症状的患者注射本品无效。

【剂量与用法】对受伤部位应先进行处理。若伤口曾用其他化学药品处理时，应冲洗干净。先在受伤部位进行浸润注射，余下的血清进行肌内注射（头部咬伤可注射于颈背部肌内）。注射量均按体重计算，每千克体重注射40单位（特别严重者可酌情增至80~100单位），1~2日内分数次注射，注射完毕后开始注射狂犬病疫苗，亦可同时注射狂犬病疫苗。

【注意事项】参见"抗狂犬病血清"。

【制剂规格】注射剂：5mL：1000单位。冻干粉针剂：1000单位。

精制抗蛇毒血清
Refined anti – cobra venom serum

【药理作用】参见"抗蛇毒血清"。

【体内过程】参见"抗蛇毒血清"。

【适应证】参见"抗蛇毒血清"。

【剂量与用法】本品既可静脉注射或静脉滴注，也可用肌内或皮下注射。①抗蝮蛇毒血清：主要用于蝮蛇咬伤，对竹叶青和烙铁头咬伤也有交叉中和作用，每次0.6万~1.6万单位。以氯化钠注射液或葡萄糖注射液稀释，缓慢静脉注射。②抗五步蛇毒血清：主要用于五步蛇咬伤，对蝮蛇毒也有一定交叉中和作用。每次用量0.8万单位，以氯化钠注射液稀释，缓慢静脉注射。③抗眼镜蛇毒血清：主要用于眼镜蛇咬伤，对其他毒蛇的蛇毒也有交叉中和作用。每次用量0.25万单位。④抗银环蛇毒血清：主要用于银环蛇咬伤。每次用量1万单位。

【不良反应】临床可见过敏反应。

【注意事项】用前必须做过敏试验。取本品0.1mL加生理盐水1.9mL，在前臂掌侧皮内注射0.1mL，经20~30分钟判定结果。可疑阳性者，可预先注射扑尔敏10mg（儿童酌减），15分钟后再注本品。阳性者应采用脱敏注射法。

精制抗炭疽血清
Purified Anthrax Antiserum

【药理作用】参见"抗炭疽血清"。

【体内过程】参见"抗炭疽血清"。

【适应证】参见"抗炭疽血清"。

【剂量与用法】本品可皮下、肌内、静脉注射或静脉滴注。①预防：皮下或肌内注射，每次20mL。②治疗：轻症者，肌内或皮下注射，每次20~30mL；较重者，每次80mL以上，可采用静注或静滴，以后每日酌情肌注20~30mL，至病情好转为止。

【制剂规格】注射剂：5mL。

破伤风免疫球蛋白
Tetanus Immunoglobulin

【别名】抗破伤风免疫球蛋白，人抗破伤风免疫球蛋白，Human Tetanus Immunoglobulin。

【药理作用】本品系由经破伤风类毒素免疫的成人血浆制备而成的球蛋白无菌溶液，用于破伤风的被动免疫。本品含高效价的破伤风抗体能中和破伤风毒素，从而起到预防和治疗破伤风杆菌感染的作用。

【体内过程】由于是由人血浆制备的，所以使用本品发生过敏反应的机率甚微，而且保护性抗体在循环中停留时间更长，肌注本品250单位，能维持免疫球蛋白保护水平（0.01U/mL）4周左右。

【适应证】主要用于预防和治疗破伤风，尤其适用于对精制破伤风抗毒素（TAT）有过敏反应者。

【剂量与用法】肌注。①预防：儿童、成人每次用量 250 万单位，创面严重或创面污染严重者可加倍。②参考治疗剂量：0.3 万～1 万单位，尽快用完，可多点注射。

【不良反应】偶有注射部位红肿、疼痛反应。

【注意事项】①应用本品做被动免疫的同时，可使用吸附破伤风疫苗进行自动免疫，但注射部位和用具应分开。②本品注射液和冻干粉针剂应为澄清或带乳光液体，可能出现微量沉淀，但一经摇动应立即消散。若有摇不散的沉淀或异物，以及安瓿有裂纹、过期失效等现象时，均禁用。③开瓶后，制品应一次注射完毕，不得分次使用。④供臀部肌内注射的药液不需做皮试，不得用作静脉注射。⑤本品应于 2℃～8℃ 避光保存和运输。

【药物相互作用】本品与其他活病毒疫苗（除脊髓灰质炎疫苗、黄热病疫苗外）合用时可干扰机体对此类活疫苗的免疫反应。

【制剂规格】注射剂：250 单位；500 单位。冻干粉针剂：250 单位；500 单位。

人狂犬病免疫球蛋白
Human Rabies Immunoglobulin

【别名】狂犬病人免疫球蛋白，Rabies Immunoglobulin。

【药理作用】本品是用人狂犬病疫苗对健康献血员进行免疫后获得的特异免疫血浆并经提纯制成的高效价狂犬病免疫球蛋白制剂。能特异地中和狂犬病病毒，起到被动免疫作用。

【体内过程】本药经胃肠外给药 24 小时后起效，肌内注射 2～7 天后达最大效应，半衰期为 21 天。

【适应证】主要用于被狂犬或其他疯动物咬伤、抓伤者的被动免疫，可配合狂犬病疫苗使用。

【剂量与用法】用法：及时彻底清创后，于受伤部位用本品总剂量的 1/2 做皮下浸润注射，余下 1/2 进行肌内注射（头部咬伤者可注射于背部肌肉）。用量：注射剂量按体重 20IU/kg 计算（或遵医嘱），一次注射，如所需总剂量大于 10mL，可在 1～2 日内分次注射。随后即可进行狂犬病疫苗注射，但两种制品的注射部位和器具要严格分开。

【不良反应】一般无不良反应，少数人有红肿、疼痛反应，无需特殊处理，可自行恢复。

【注意事项】①本品可配合狂犬疫苗使用，当被疯动物咬伤后，在做狂犬疫苗预防注射同时，配合使用本品，对狂犬病作紧急被动免疫，以提高预防治疗作用。②本品不得用作静脉注射。③本品肌内注射时不需做过敏试验。④如有异物或摇不散的沉淀，或安瓿出现裂纹或过期失效等现象时禁用。⑤对人免疫球蛋白过敏者禁用。⑥冻干注射剂按说明书计入灭菌注射用水，完全溶化后使用，不得分次或第二人使用。⑦潜伏期短的被疯动物咬伤者，单独给予狂犬疫苗，不能很快产生免疫效应，若同时注射本品则可延长潜伏期，为注入狂犬疫苗后，机体产生自动免疫，提供了时间，发挥共同特异免疫作用，通常应在被咬后 48 小时内注射。

【药物相互作用】本品与活病毒疫苗合用时，可干扰机体对活疫苗的免疫反应。

【制剂规格】注射剂（液体）：100 单位；200 单位；500 单位。注射剂（冻干品）：100 单位；200 单位；500 单位。

附　录

中成药笔画索引

中成药拼音索引

化学药中文名笔画索引

化学药中文名汉语拼音索引

化学药英文名索引

参考文献

［1］国家药典委员会. 中华人民共和国药典 2010 版一部［S］. 北京：中国医药科技出版社，2010.

［2］中国药典 2010 版. 二部［S］. 北京：中国医药科技出版社，2010.

［3］陈新谦，金有豫，汤光. 新编药物学［M］. 第 16 版. 北京：人民卫生出版社，2010.

［4］陈新谦，金有豫，汤光. 新编药物学［M］. 第 17 版. 北京：人民卫生出版社，2011.

［5］Chase. Den Gennaro. etal. Remington's Pharmaceutical Sciences. 12th Edition. Malk Publishing Co. 2013.

［6］Sean C Sweetman. Martindale The Complete Drug Reference. 37th Edition. Pharmaceutical Press. 2014.

［7］《中国药学大辞典》编委会. 中国药学大辞典［M］. 北京：人民卫生出版社，2010.

［8］南京中医药大学编著. 中药大辞典［M］第 2 版. 上海：上海科学技术出版社，2006.

［9］PHYSICIANS' DESK REFERENCE 68th Edition. Abbvie Inc，2014.

［10］刘吉祥，武建国，金进. 常用药品应用与选购［M］. 上海：三联书店，2006.

［11］四川美康医药软件研究开发有限公司. 药物临床信息参考［M］. 成都：四川科学技术出版社，2006.

［12］卫生部合理用药专家委员会. 中国医师药师临床用药指南［M］. 重庆：重庆出版社，2009.

［13］石立夫. 新药与临床评价［M］. 上海：第二军医大学出版社，2004.

［14］方淑贤，杜光，方建同，等. 临床药物指南［M］. 第 2 版. 北京：北京科学出版社，2005.

［15］石立夫. 内科药物手册［M］. 上海：第二军医大学出版社，2004.

［16］李晓迪，戈吉祥. 药物速查手册［M］. 北京：清华大学出版社，2004.

［17］欧阳冬生. 临床护理手册［M］. 北京：人民卫生出版社，2008.

［18］傅宏义. 常用药物分册［M］. 北京：中国医药科技出版社，2005.

［19］冯富兰，孔颖伦，张丽娟，等. 简明临床药物手册［M］. 第 2 版. 北京：人民卫生出版社，2004.

［20］解斌. 实用新药手册［M］. 第 2 版. 北京：人民卫生出版社，2003.

［21］李功奇，徐新. 药品通用名别名速查［M］. 第 2 版. 北京：化学工业出版社，2005.

［22］陈馥馨. 新编中成药手册［M］. 第 2 版. 北京：中国医药科技出版社，1998.

［23］程兆盛，王坤根，林志南，等. 现代中成药［M］. 第 2 版. 南昌：江西科学技术出版社，1996.

［24］梅全喜，毕焕新. 现代中药药理手册［M］. 北京：中国中医药出版社，1998.

［25］稽汝运，张天禄. 药学大辞典［M］. 上海：上海科技出版社，2006.

［26］薛芳，许占民. 中国药物大全中药卷［M］. 第 2 版. 北京：人民卫生出版社，1991.

[27]The United States Pharmacopieial Convention. USP34 – NF29 ［S］, 2011.

[28]国家药典委员会. 中华人民共和国药典临床用药须知 ［M］. 北京：中国医药科技出版社, 2010.

[29]刘皋林，金进. 新编治疗药物学 ［M］. 北京：人民卫生出版社, 2007.